de Gruyter Lehrbuch mit Repetitorium

Medizinische Physiologie

Bearbeitet und übersetzt von

G. Asmussen, P. Bartsch, R. Hanitzsch,
R. Haschke, W. Haschke, G. Kaczmarczyk,
B. Nilius, H. Opitz, C. Pfeiffer,
H. W. Reinhardt, E. Schubert, S. Waurick

Schauf · Moffett · Moffett

Medizinische Physiologie

Nach der amerikanischen Originalausgabe herausgegeben von E. Schubert

Walter de Gruyter
Berlin · New York 1993

Titel der Originalausgabe:

Human Physiology, Foundations & Frontiers.
Copyright 1990 by Times Mirror/Mosby College Publishing

Autoren der Originalausgabe:

Charles L. Schauf
Professor and Chairman
Department of Biology
Indiana University
Purdue University at Indianapolis

David F. Moffett
Associate Professor
Program in Zoophysiology
Department of Zoology
Washington State University

Stacia B. Moffett
Associate Professor
Program in Zoology
Department of Zoology
Washington State University

Herausgeber der deutschsprachigen Ausgabe:

Prof. Dr. med. habil. Ernst Schubert
Direktor des Institutes für Physiologie
Medizinische Fakultät (Charité) der Humboldt-Universität zu Berlin
Hessische Straße 3–4
1040 Berlin

Dieses Buch enthält 106 Tabellen und 512 Abbildungen.

Die Deutsche Bibliothek – CIP-Einheitsaufnahme

Medizinische Physiologie : mit Repetitorium / Schauf ; Moffett ; Moffett.
Nach der amerikan. Orig.-Ausg. hrsg. von E. Schubert.
[Bearb. und übers. von G. Asmussen ...]. – Berlin ; New York : de Gruyter, 1993
(De-Gruyter-Lehrbuch)
Einheitssacht.: Human physiology
ISBN 3-11-011022-9
NE: Schauf, Charles; Moffett, David; Moffett, Stacia; Schubert, Ernst [Hrsg.];
Asmussen, Gerhard [Bearb.]; EST

Printed in Germany
Didaktisches Konzept: Dr. Ulrich Herzfeld, Gaiberg
Herstellung: Thomas Spitzer M. A., Berlin
Typografie: Detlev Plake, Berlin
Zeichnungen: Helmut Holtermann, Berlin
Umschlagentwurf: Rudolf Hübler, Berlin
Satz und Druck: Appl, Wemding
Bindung: Lüderitz & Bauer GmbH, Berlin

Über dieses Buch . . .

Dieses Buch ist eine Übersetzung und Bearbeitung des amerikanischen Physiologie-Lehrbuches: Schauf/Moffett/Moffett **„Human Physiology. Foundations and Frontiers“.** Die Originalausgabe ist inzwischen international als Lehrbuch eingeführt (USA, Großbritannien, Israel, Niederlande) und hervorragend besprochen worden.

Amerikanische Ausgabe

Hauptanliegen der amerikanischen Autoren ist das Prinzip, Konzepte anstelle von Fakten anzubieten und die Physiologie des Menschen als **medizinische Physiologie** aufzubereiten und damit auf die Anwendung physiologischer Erkenntnisse in der klinischen Tätigkeit des Arztes zu orientieren. Dazu ist in enger Kooperation mit Studenten ein eigenes didaktisches Konzept entwickelt worden:

• Der immer **wiederkehrende Aufbau aller Kapitel:** Sie enthalten eine „Einführung“, die den Inhalt zusammenfaßt. Der folgende Text ist in zusammenhängende Abschnitte gegliedert. Grundkonzeption und Tabellen orientieren auf ein funktionelles Verständnis physiologischer Reaktionen. Die Kapitel schließen mit „Zusammenfassung“, „Übungsfragen“, „Brennpunkt der Physiologie“ und „Klinische Physiologie“ ab:
– Die **„Zusammenfassung“** enthält knapp formulierte Kardinalaussagen jedes Kapitels.
– Eine systematische Überprüfung, ob der Inhalt verstanden wurde, ermöglichen die etwa **zehn „Übungsfragen“** am Ende jedes Kapitels mit Antworten.
– Besonders interessante (gleichwohl nicht prüfungsrelevante) physiologische Fragestellungen und klinische Bezüge enthalten die Abschnitte **„Brennpunkt der Physiologie“** und **„Klinische Physiologie“**.

• Die Beiträge weisen einen **gleichmäßig hohen Schwierigkeitsgrad,** klare Definitionen und nur wenig Mathematik auf.

• Grundsätzlich sind die Kapitel etwa gleichlang, so daß **keine Disproportionen** auftreten; sie bieten keinen Raum für Spezialwissen. Für die klinische Praxis besonders relevante Themen sind ausführlicher dargestellt.

• Text, Abbildungen und Tabellen sind in den USA von Experten und Studenten z.T. mehrfach koreferiert worden.

• Die **informativen Abbildungen** sind zweifellos das Herzstück des Lehrbuches. Sie gliedern sich in 4 Kategorien:

1. Detailgenaue morphologische Darstellungen, die zeigen, daß Funktionen an Strukturen gebunden sind;
2. Darstellungen, die den inhaltlichen Zusammenhang eines Funktionsablaufes aufzeigen;
3. Diagramme und Flußdiagramme, die ebenfalls Funktionsabläufe skizzieren und
4. praktische Beispiele aus der Klinik (z.B. Ultraschall- und Röntgenbilder).

• Sinnvolle **Tabellen** ergänzen den Lehrtext, fassen ihn zusammen, ohne ihn langweilig zu wiederholen, und tragen zur Systematik bei. Im Anhang sind **Referenzwerte** und **Maßeinheiten** physiologischer Größen zusammengestellt.

• Die in den Text eingestreuten (unterlegten) **Wiederholungsfragen** dienen der Selbstkontrolle.

Deutsche Ausgabe

Die deutschsprachige Ausgabe enthält zusätzliche didaktische und inhaltliche „Bonbons“: So ist das bewährte **duale Konzept** der de Gruyter Lehrbuchreihe mit Repetitorium übernommen worden: Das Buch ist sowohl ein am Gegenstandskatalog orientierter **Leitfaden** als auch ein **Lehrbuch im klassischen Sinne**, das auf das schriftliche und mündliche Examen wie auch auf die Praxis vorbereitet.

• Es ist mit einer **Marginalie** versehen, die den kondensierten Inhalt des Lehrtextes wiedergibt, gemeinsam mit den „Zusammenfassungen“ den roten Faden darstellt und zu Wiederholungen vor Examina konzipiert wurde. Der „Brennpunkt der Physiologie“ und die „Klinische Physiologie“ enthalten keinen Examensstoff; die Marginalie ist hier also entbehrlich. Im **„Brennpunkt der Physiologie“** wird auf epochemachende Persönlichkeiten der Physiologie eingegangen bis zu den deutschen Nobelpreisträgern 1991 Sackmann und Näher und deren revolutionäre Entdeckungen. Die **„Klinische Physiologie“** beschreibt Zusammenhänge physiologischer Prozesse, die eine direkte, praktische Bedeutung in der Klinik haben.

• Die sorgfältig neugestalteten **mehrfarbigen Illustrationen** erschließen Inhalte, die durch abstrakte Beschreibungen nur schwer zu vermitteln wären.

• Der Originaltext ist von deutschen Physiologen mit jahrzehntelanger Erfahrung in der Lehre übertragen und an jenen Stellen knapp ergänzt worden, wo es der **Gegenstandskatalog** erfordert.

• Viele Beispiele aus der klinischen Medizin – gekennzeichnet als **„Klinischer Hinweis“** – belegen, wie weit die Physiologie das praktische ärztliche Handeln durchdringt. Entsprechende Anregungen verdanken wir zahlreichen bekannten Hochschullehrern aus der klinischen Medizin (s. entsprechendes Verzeichnis).

• Antworten auf die in den Text eingestreuten (unterlegten) **Wiederholungsfragen** findet der Leser überwiegend in **eingerahmten Textpassagen**.

• Der eilige, im wesentlichen auf die Prüfung orientierte Student nutzt nur den **Leitfaden** mit

– **Marginalie, Wiederholungsfragen mit eingerahmten Textpassagen, Zusammenfassungen,**
– **Abbildungen, Tabellen und**
– **Antworten auf die „Übungsfragen“.**

• Der besonders Interessierte findet erschöpfende Informationen im Lehrbuchtext und kann weitergehende Ausführungen unter **„Brennpunkt der Physiologie“** und **„Klinische Physiologie“** nutzen.

Berlin, Herbst 1992 Der Verlag

Vorwort zur deutschen Ausgabe

Drei Gründe sind es, das inzwischen eingeführte und sehr gut rezensierte amerikanische Lehrbuch „Human Physiology. Foundations and Frontiers" für deutsche Medizin- und Zahnmedizinstudenten verfügbar zu machen: Das Lehrbuch bietet zum einen eine Darstellung der Physiologie auf der Grundlage einer modernen Konzeption, die infolge der Bearbeitung durch nur 3 Autoren weitgehend in sich geschlossen und wegen ihrer Erarbeitung erst gegen Ende der 80er Jahre sehr modern ist. In ihr finden sich die wesentlichen Entdeckungen der 80er Jahre: Unter anderem Patch-clamp-Technik, neue Erkenntnisse über Membrantransporte, Neurotransmitter und Neuromodulatoren. Die damit gewonnenen Ergebnisse werden nicht wie bei der Überarbeitung älterer Lehrbücher sozusagen durch Apposition angefügt, sondern durchziehen als grundsätzliche Denkwege alle Einzelgebiete der Physiologie und werden so erstmals ausreichend und zusammenhängend berücksichtigt. Damit hat dieses Buch gegenüber neuaufgelegten älteren Werken den Vorteil, eine vom heutigen Erkenntnisstand ausgehende Gesamtkonzeption des Stoffgebietes der Physiologie vorzulegen, wie sie nur durch das vollständige Neuschreiben auf der Basis einer akutell erarbeiteten Konzeption möglich ist.
Weiterhin wird großer Wert darauf gelegt, die Physiologie des Menschen als medizinische Physiologie aufzubauen. Dazu dienen zunächst eingearbeitete Ausführungen „Klinische Anwendung". Darüber hinaus ist die Verteilung und Dimensionierung des Stoffes ebenso wie die Schwerpunktbildung nur unter diesem Gesichtspunkt zu verstehen. Sie weichen in manchem deutlich von der Fassung deutscher Lehrbücher ab, die stärker auf neurophysiologische Gesichtspunkte orientiert sind. Deren klinische Anwendung ist jedoch häufig weniger evident als die der regulativen Prozesse in den vegetativen Organen. Hier werden Stoffgebiete angesprochen, die für die praktische Tätigkeit des Arztes wichtig sind. Die dankenswerterweise von vielen klinischen Kollegen zu den einzelnen Kapiteln zur Verfügung gestellten Gutachten und Stellungnahmen belegen Besonderheit und Wichtigkeit einer derartigen Konzeption eindeutig.
Schließlich muß als herausragende Eigenschaft des übersetzten Textes sein gründlich überlegtes didaktisches Konzept betont werden. Das beginnt mit formalen Gesichtspunkten der Länge einzelner Abschnitte und Kapitel nach Wichtigkeit und Bedeutung für die klinische Anwendung sowie mit dem Aufbau eines geschlossenen Konzeptes der Physiologie für den Studenten und führt zu der instruktiven und umfangreichen Illustrierung des Textes, der klaren und merktechnisch günstigen Herstellung von Tabellen und Zusammenfassungen und schließlich der Einarbeitung der „Brennpunkte der Physiologie" und der „Klinischen Physiologie". Sie weisen den Studenten auf den Kontext der Physiologie des Menschen mit Nachbarfächern – hier ist besonders die sorgfältige Darstellung der Bezüge zur Morphologie zu betonen – und auf die Weiterverwendung dieses Wissens in der klinischen Praxis hin. Dabei ist sicher an manchen Stellen auf die Darlegung übermäßiger Einzelheiten verzichtet worden. Dafür wird der innere Zusammenhang des Gesamtorganismus des Menschen deutlich gemacht. Der Umfang des Buches und Ergänzungen der deutschen Bearbeiter gewährleisten, daß alle prüfungsrelevanten Aspekte ausreichend berücksichtigt sind.

Berlin, Herbst 1992 *E. Schubert*

Anschriftenverzeichnis der Autoren

Prof. Dr. med. habil. G. Asmussen
Carl-Ludwig-Institut für Physiologie
der Universität Leipzig
Liebigstr. 27, 7010 Leipzig

Doz. Dr. med. habil. P. Bartsch
Institut für Physiologie der Charité
Humboldt-Universität zu Berlin
Hessische Str. 3–4, 1040 Berlin

Prof. Dr. med. habil. R. Hanitzsch
Carl-Ludwig-Institut für Physiologie
der Universität Leipzig
Liebigstr. 27, 7010 Leipzig

a. o. Doz. Dr. med. habil. R. Haschke
Institut für Physiologie
der Friedrich-Schiller-Universität Jena
Teichgraben 8, 6900 Jena

Prof. Dr. med. habil. W. Haschke
Institut für Physiologie
der Friedrich-Schiller-Universität Jena
Teichgraben 8, 6900 Jena

Prof. Dr. med. G. Kaczmarczyk
AG Experimentelle Anästhesie
des Universitätsklinikums Rudolf Virchow
Spandauer Damm 130, 1000 Berlin 19

Prof. Dr. med. habil. B. Nilius
Physiologisches Institut
der Medizinischen Akademie Erfurt
Nordhäuser Str. 74, 5020 Erfurt

Prof. Dr. sc. nat. H. Opitz
Julius-Bernstein-Institut für Physiologie
der Martin Luther Universität Halle
Leninallee 6, 4020 Halle

Prof. Dr. med. habil. C. Pfeiffer
Institut für Physiologie der Universität Rostock
Gertrudenstr. 9, 2300 Rostock

Prof. Dr. med. H. W. Reinhardt
AG Experimentelle Anästhesie
des Universitätsklinikums Rudolf Virchow
Spandauer Damm 130, 1000 Berlin 19

Prof. Dr. med. habil. E. Schubert
Medizinische Fakultät (Charité)
Institut für Physiologie
der Humboldt-Universität zu Berlin
Hessische Str. 3–4, 1040 Berlin

Dr. med. habil. S. Waurick
Carl-Ludwig-Institut für Physiologie
der Universität Leipzig
Liebigstr. 27, 7010 Leipzig

Anschriftenverzeichnis der Koreferenten

Herausgeber, Autoren und Verlag danken den nachstehenden Wissenschaftlern, zumeist aus klinischen Fachgebieten, die mit ihrem fachlichen Rat und ihren Hinweisen zu klinisch-praktischen Bezügen die Arbeit an diesem Buch unterstützend begleitet haben.

Prof. (em.) Dr. med. habil. H. Börnig
Institut für Biochemie
der Friedrich-Schiller-Universität Jena
Löbderstr. 3, 6900 Jena

Prof. Dr. med. W. Fröscher
Ltd. Arzt der Abteilung für Neurologie
des Landeskrankenhauses Weissenau
Akademisches Krankenhaus der Universität Ulm
Weingartshofer Str. 2, 7980 Ravensburg-Weissenau

Prof. Dr. sc. med. G. Göretzlehner
Frauen- und Poliklinik
der Ernst-Moritz-Arndt-Universität Greifswald
Wollweberstraße, 2200 Greifswald

Prof. Dr. med. K.-U. Hartmann
Institut für Experimentelle Immunologie
der Philipps-Universität Marburg
Deutschhausstr. 1, 3550 Marburg

Prof. Dr. med. D. Huhn
Institut für Innere Medizin
Universitätsklinikum Rudolf Virchow
Augustenburger Platz 1, 1000 Berlin 65

Prof. (em.) Dr. med. habil. W. Jäger
Mozartstr. 17 a, 6900 Heidelberg

Prof. Dr. sc. med. L. Keßler
Medizinische Akademie Carl Gustav Carus
Klinik für HNO-Krankheiten
Fetscherstr. 74, 8019 Dresden

Prof. Dr. med. W. Kölmel
Leiter der Neurologischen Abteilung
im Zentrum für Nervenheilkunde der Charité
Humboldt-Universität zu Berlin
Schumannstr. 20/21, 1040 Berlin

Prof. Dr. med. N. Konietzko
Chefarzt der Ruhrlandklinik (Universitätsklinik)
Essen-Heidhausen, Abteilung für Pneumologie
Tüschener Weg 40, 4300 Essen 16

Prof. Dr. med. Th. Philipp
Direktor der Abteilung für Nieren-
und Hochdruckkrankheiten
Medizinische Klinik und Poliklinik der Universität Essen
Hufelandstr. 55, 4300 Essen 1

Prof. Dr. med. J. D. Ringe
Ltd. Arzt der Geriatrischen Klinik
am Städtischen Krankenhaus Leverkusen
Akademisches Lehrkrankenhaus der Universität Köln
Dhünnberg 60, 5090 Leverkusen

Prof. Dr. med. M. V. Singer
Direktor der Medizinischen Klinik für Gastroenterologie
der Universität Heidelberg
Theodor-Kutzer-Ufer, 6800 Mannheim 1

Prof. Dr. med. J. Wagner
Chefarzt der Inneren Abteilung
am Städtischen Krankenhaus Neukölln
Rudower Str. 56, 1000 Berlin 44

Für die Überlassung von Abbildungen dankt der Verlag in besonderer Weise

OA Dr. sc. med. R. Bollmann
Frauenklinik (Charité)
Abteilung für Pränatale Diagnostik und Therapie
Humboldt-Universität Berlin
Schumannstr. 20/21, 1040 Berlin

Prof. Dr. med. J. Kunze
Institut für Humangenetik
des Universitätsklinikums Rudolf Virchow
Freie Universität Berlin
Heubnerweg 6, 1000 Berlin 19

Prof. Dr. sc. med. M. Lüning
Institut für Röntgendiagnostik der Charité
Humboldt-Universität Berlin
Schumannstr. 20/21, 1040 Berlin

Prof. Dr. sc. med. R. Meyer
Institut für Pathologie der Charité
Humboldt-Universität Berlin
Schumannstr. 20/21, 1040 Berlin

Priv.-Doz. Dr. med. habil. R. Radke
Asternplatz 2, 1000 Berlin 45

Prof. Dr. sc. med. P. Romaniuk
Institut für kardiovaskuläre Diagnostik der Charité
Humboldt-Universität Berlin
Schumannstr. 20/21, 1040 Berlin

Prof. Dr. med. N. Schnoy
Institut für allgemeine Pathologie und pathologische
Anatomie des Universitätsklinikums Rudolf Virchow
Freie Universität Berlin
Spandauer Damm 130, 1000 Berlin 19

Inhalt

I Grundlagen der Physiologie

Grundlagen der Physiologie

1 Physiologie des Menschen – Definition

E. Schubert

Definition: Lehre von den normalen Lebensvorgängen

Die Physiologie untersucht und beschreibt, wie Funktionen im Körper der Lebewesen ablaufen.

Name stammt von griechischen Naturphilosophen

Ihr Name stammt von einer Schule **griechischer Philosophen** des 6. und 5. Jahrhunderts vor Christi Geburt, den *Physiologoi*. *Thales, Heraklit* und *Demokrit* als Hauptvertreter dieser Schule widmeten sich dem Studium aller Aspekte der Natur – der Mathematik, der Astronomie, der Physik und der Medizin. Sie wiesen übernatürliche Erklärungen für die Natur der Dinge zurück und vertraten die Ansicht, daß das Universum in allen seinen Teilen verstanden werden kann und daß nichts ohne Ursache geschieht. Im modernen Sprachgebrauch sollten sie besser Wissenschaftler statt Philosophen genannt werden. Die Inschrift ihres Tempels in Delphi lautete: *Erkenne dich selbst.*

Erneuerung der Naturphilosophie in der Renaissance durch
- Physiker
- Anatomen

Die Physiologie und die meisten anderen Wissenschaften erlebten eine Erneuerung durch die Denkrevolution der **Renaissance**. Deren Physiker gingen erste Schritte auf eine moderne Physiologie hin mit dem Versuch, die Arbeitsweise des menschlichen Körpers aus systematischen Untersuchungen seines Aufbaues zu verstehen. Die Kenntnis der Anatomie ist dazu jedoch nicht ausreichend. Es ist vielmehr notwendig, anatomisches Wissen mit Beobachtungen und Experimenten über die Arbeitsweise der lebenden Strukturen zu kombinieren.

1.1 Physiologie des Menschen – eine experimentelle Wissenschaft

Physiologie als experimentelle Wissenschaft

Wie die anderen großen Organe wurde auch das Herz von den Anatomen der Mitte des 16. Jahrhunderts ausreichend beschrieben. Obwohl seine ventilartigen Klappen wie die in den Venen eindeutig sichtbar waren, glaubten die meisten Ärzte jener Zeit, daß die Kontraktionen des Herzens lediglich dazu dienten, die Gefäße durch Hin- und Herbewegen des Blutes zu durchspülen. Erst 1628 beschrieb *William Harvey* die **Pumpfunktion des Herzens** eindeutig und leitete den Kreislauf des Blutes ab. Für diese Entwicklung nutzte er Kenntnisse aus Sektionen des menschlichen Körpers über das Herz und die Blutgefäße zusammen mit Beobachtungen und Experimenten an Lebewesen, Menschen und Tieren.

- erste **Organbeschreibung: Herz** durch W. Harvey 1628

Noch mehr Zeit verging zwischen der Beschreibung der Anatomie des **Magens** und dem ersten Verstehen seiner Funktion. Erste direkte Beobachtungen der Verdauung der Nahrung im Magen stammen von dem amerikanischen Arzt *William Beaumond* zu Beginn des 19. Jahrhunderts.

- **Magenfunktion** durch Beaumond (19. Jh.)

Er führte Beobachtungen und Experimente an dem kanadischen Trapper Alexis St. Martin aus, bei dem sich nach einem Gewehrdurchschuß eine Fistel als permamente Öffnung zwischen Magen und Körperoberfläche ausgebildet hatte. Beaumond entdeckte in mehrjährigen Beobachtungen seit 1835, daß der Magen seines Patienten auf Emotionen reagierte. Er entnahm Proben von Magensekreten und belegte mit chemischen Analysen ihren **Salzsäuregehalt.**

- Experiment mit **Magenfistel**

Der Fall des Trappers St. Martin ist ein Beispiel für Gelegenheiten, nach menschlichem Mißgeschick Körperfunktionen zu studieren. Patienten sind jedoch nicht die Hauptquelle der Informationen über die Physiologie. Glücklicherweise ähneln die Grundfunktionen des menschlichen Körpers sehr stark denen anderer Lebewesen. So finden sich beispielsweise in den Muskeln aller bisher untersuchten Tierarten die beiden Proteine *Aktin* und *Myosin*, die durch ein Miteinanderreagieren die Kontraktion zuwege bringen. Diese Wechselwirkung unterliegt auch stets der Kontrolle durch *Kalzium*. Physiologische Ähnlichkeiten sind am stärksten zwischen Mensch und Säugetier – die Physiologie des Menschen ähnelt der der Säugetiere weitgehend.

- Ähnlichkeit der Funktionen bei Mensch und Tier

Beispiele
I. Pawlow als experimenteller Physiologie: nervale Steuerung der Magentätigkeit

Ein frühzeitiges Beispiel dafür ist das Werk des russischen Physiologen *Iwan Pawlow* über die Kontrolle der Magenfunktion durch das Nervensystem.
Mitte des 19. Jahrhunderts legte *Pawlow* an Hunden **Magenfisteln**, ähnlich der von Alexis St. Martin, an. Damit konnte er beweisen, daß nach Fütterung oder anderen mit der Nahrung verbundenen Reizen eine Säuresekretion im Magen auftrat. Er trennte den Magen chirurgisch aus seiner Verbindung mit dem Verdauungskanal und zeigte, daß die Magenaktivität vom Nervensystem gesteuert wird.

Anwendung
- Magenoperation
- Pathogenese von Magengeschwüren

Klinische Anwendung. Diese Experimente lieferten zusammen mit Untersuchungen an Patienten das Verständnis dafür, wie Streß *Magengeschwüre* erzeugt und warum manche Menschen auf Streß mit übermäßiger Nahrungsaufnahme reagieren. Außerdem haben sie den Ärzten Kenntnisse und Sicherheit für die Ausführung erfolgreicher *Operationen am Magen* vermittelt. Ohne Versuche an solchen Tieren würde die moderne Medizin viel stärker auf Spekulationen, Versuch und Irrtum sowie Anekdoten beruhen.

- Tierversuch – Selbsterfahrung

Kenntnisse über die Physiologie der Säugetiere werden praktisch in allen Gebieten der menschlichen Gesundheitspflege angewandt – sie bilden wichtige Grundlagen von Medizin, Zahnheilkunde, Pharmakologie, Krankenpflege, Psychologie, Körperertüchtigung und öffentlicher Gesundheitspflege. Auch alle nicht in Gesundheitsberufen Tätigen erfahren Ermüdung, Hunger, Durst, Sexualtrieb, Angst, Schmerz und Furcht als normale Zustände des menschlichen Organismus. Das Verständnis für die Zusammenhänge zwischen dem Leben des Individuums in der Umwelt und den Funktionsabläufen im Körperinneren ist ein essentieller Teil der Selbsterfahrung.

Erklärungen in der Physiologie

1.2 Wie und warum – Erklärungen in der Physiologie

- **Vitalismus**

Bis vor kurzem führte der außerordentliche Zustand des lebendigen Seins zu dem Glauben, daß Organismen über eine rätselhafte „*Lebenskraft*" verfügten. Dieser Art zu denken hieß **Vitalismus**. Sie beherrschte das physiologische Denken bis zur Mitte des 19. Jahrhunderts, und erst dann wurde klar, daß in der Physiologie die gleichen physikalischen und chemischen Gesetze gelten wie für nichtbelebte Materie. Diese Erkenntnis wurde wesentlich gefördert von den Physiologenschulen des 19. Jahrhunderts. So erzog *Carl Ludwig* die Physiologen zur exakten **Beobachtung des Zeitverlaufes** der Lebensvorgänge. *Hermann von Helmholtz und Emil Dubois Reymond* begründeten die physikalischen Methoden in **Sinnes- und Erregungsphysiologie.** Über diese engeren physiologischen Untersuchungen hinaus begründeten sie die modernen naturwissenschaftlichen Denkweisen im Gegensatz zum *Vitalismus.* Physiologen betrachten die Funktion der Lebewesen jetzt als Mechanismen, die trotz ihres komplexen Aufbaues aus der Untersuchung ihrer einzelnen Teile und deren Tätigkeit verstanden werden können. Diese Art des Denkens heißt **mechanistische Denkweise.**

- **19. Jahrhundert: mechanistisches Denken**
  - C. Ludwig
  - H. v. Helmholtz
  - E. Dubois Reymond

Jede Eigenschaft des Körpers kann von Informationen abgeleitet werden, die durch die kleinen Einheiten der DNA in den Genen codiert vererbt werden. Jedes Lebewesen erbt eine Kombination der Gene, die seine Eltern tragen. Wie Strukturen und Aktivitäten der Zelle durch den Code festgelegt werden, zeigt die **Genetik.** Wegen der großen Zahl möglicher Genkombinationen können viele Variationen entstehen, so wie sie bei Individuen gleicher Populationen auftreten. Genetische Unterschiede kommen durch kleine spontane Änderungen in einzelnen Gruppen zustande, die *Mutationen* heißen.

- **Funktionen und ihre Vererbung** durch
  - Gene
  - Mutationen

Lebewesen, die günstige Eigenschaften für das Überleben und die Fortpflanzung unter speziellen Lebensbedingungen geerbt haben, besitzen die größte Chance, diese auch auf folgende Generationen weiterzugeben. Über längere Zeit führt eine solche natürliche Auswahl der am besten geeigneten Individuen zu dem Vorherrschen derjenigen Genpopulationen, mit denen Überleben und Reproduktion gesichert sind. Diese Konzeption stammt von *Charles Darwin.* Für viele physiologische Vorgänge in der Zelle ist die natürliche Selektion der kontinuierliche Anpassungsvorgang.

- **natürliche Selektion von Merkmalen:** C. Darwin

Beispiel Energieproduktion durch o. Phosphorylierung (Einzeller), in Mitochondrien (Vielzeller)

In einem frühen Entwicklungsstadium bildeten einige Zellen die Fähigkeit aus, Sauerstoff mit Kohlenhydraten reagieren zu lassen und die bei dieser Reaktion freigesetzte Energie aufzufangen. Anfänglich liefen diese Reaktionen, die insgesamt als *oxidative Phosphorylierung* bezeichnet werden, wahrscheinlich an der Zelloberfläche ab, und dort finden sie noch immer bei den Bakterienzellen statt. Mit der Entwicklung komplizierterer Zellen wurde die Fähigkeit für die Energieproduktion auf Strukturen übertragen, die im Zellinneren liegen und *Mitochondrien* heißen.

- **Entwicklung von Funktionen**

Viele Eigenschaften im menschlichen Körper wurden festgelegt, lange bevor der Mensch entstand. Weit vor der Entwicklung von Säugetieren hatte die natürliche Auswahl auch bereits die Wirksamkeit der **oxidativen Phosphorylierung** optimal gestaltet. In der Folge liefen **Mutationen** ab, die die an der oxidativen Phosphorylierung beteiligten Proteine erfaßten. Mutationen, die überleben konnten, waren vorwiegend solche, die keinen Einfluß auf die

Wirksamkeit der Energiegewinnung aus kohlenhydratspaltenden Reaktionen besaßen. Infolgedessen lassen sich die Mitochondrien aller Säugetiere weder in ihrem Aufbau noch in ihrer Arbeitsweise unterscheiden. Dagegen können sich andere Aspekte der Physiologie des Menschen schnell in der Entwicklungsfolge ändern. Die Ergebnisse von Untersuchungen an Fossilien machen es wahrscheinlich, daß die Entwicklung von Körperform und Gehirn der Hominiden, unmittelbare Vorfahren der heutigen spezies Homo sapiens, schnell ablief. Als menschlich erkennbare Wesen bevölkern sie die Erde seit etwa 1,5 Mio. Jahren, aber das menschliche Gehirn hat seinen gegenwärtigen Umfang erst vor etwa 35000 Jahren erreicht. Die Fähigkeiten des Gehirns entwickeln sich wahrscheinlich auch jetzt schnell weiter, da neuer Selektionsdruck durch die menschliche Kultur wirksam wird.

- **langsam**: Mutationen (Energiegewinnung)
- **schnell**: Körperform, (Hirn)

- 1. Mensch: vor 1,5 Mio. Jahren
- Gehirn entwickelt sich auch jetzt weiter

Die physiologischen Mechanismen scheinen eine **Zweckgebundenheit** zu besitzen, da sie zum Überleben beitragen. So führt beispielsweise die schmerzhafte Verletzung eines Fingers oder einer Zehe zu einem schnellen Zurückziehen der Gliedmaße. In den meisten Fällen kann dieses die Gliedmaße gegen weitere Verletzungen schützen. Die Reaktion sieht der Körper weder als *notwendig* an noch hat sie sich allmählich *entwickelt* – sie ist **angeboren.** Natürliche *Selektion* wirkt nur auf ererbte Eigenschaften, die bereits vorhanden sind oder durch Mutationen zustande gebracht wurden – sie kann keine neuen hervorbringen. Die Begründung eines Vorganges mit einer Bewertung des Ergebnisses für den Organismus wird als **teleologische Erklärung** bezeichnet. Solche sind die häufig gegebenen Antworten auf die Frage warum.

- **Natürliche Selektion**

Teleologie – Reflextheorie

Im Gegensatz dazu führt die **mechanistische Erklärung** darüber, wie die Rückziehreaktion abläuft, zur Schritt-für-Schritt-Aufklärung der Ereignisse, die mit der Verletzung beginnen und mit der Kontraktion der Muskelgruppe enden, die die verletzte Gliedmaße bewegt. Eine solche Erklärung könnte folgendermaßen aussehen (Abb. 1-1): Die Verletzung reizt spezifische Nervenendigungen in der Haut. Von dort wird die Nachricht in Form elektrischer Impulse zu den Nervenzellen im Rückenmark gesandt. Hier bestehen Verbindungen zwischen Nervenzellen, die auf die Verletzung antworten und anderen. Die Verbindungen bilden einen Kreis, in dem elektrische Impulse Population von Nervenzellen aktivieren, mit denen die Kontraktion der Beugemuskeln ausgelöst werden kann. Elektrische Impulse laufen vom Rückenmark zu diesen Beugemuskeln und bringen sie zur Kontraktion. Der Wirkungskreis für diese Antwort ist genetisch determiniert und bildet sich während der frühen Entwicklungsstufen des Nervensystems.

Kausalanalyse – Wirkungskreis
- **Mechanistische Erklärung**
  → Reflexkreis (Abb. 1-1) genetisch determiniert

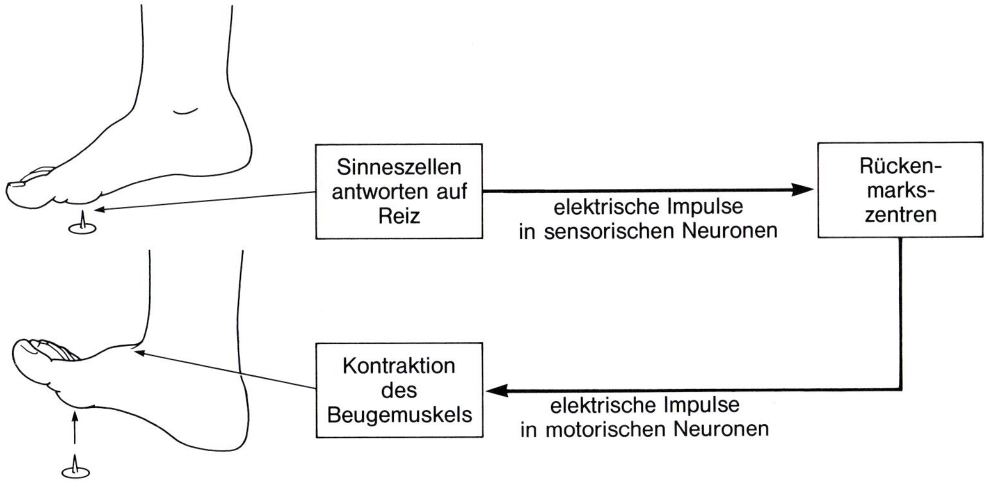

Abb. 1-1: Der *Reflexkreis* für die Rückziehreaktion auf einen schmerzhaften Reiz ist genetisch determiniert. Er wird während der Ontogenese in das Nervensystem eingebaut

Bei einer mechanistischen Erklärung wird *jedes Ereignis als Ursache für das nächstfolgende angesehen.* Eine Unterbrechung der Wirkungskette würde die Erklärung unvollständig machen. Die vollständige Beschreibung des Ablaufes der Rückziehantwort enthält die Beschreibung aller Vorgänge in Nerven- und Muskelzellen auf jedem Schritt dieser Folge einschließlich der Vorgänge auf molekularer Ebene (Einzelheiten s. Kap. I/2, II/5).

- **Kausalkette**

Fragen

Wiederholungsfragen:
1. Was ist Physiologie, worin bestehen die Beziehungen zwischen Physiologie des Menschen und der der Säugetiere?
2. Was ist Vitalismus? Wie unterscheidet er sich von der mechanistischen Auffassung des Lebens?
3. Was ist eine teleologische Erklärung?

Zelle – Organsystem

1.3 Von der Zelle zum Organsystem

1.3.1 Zellen

1. Zelle
kleinste Bau- u. Funktionseinheit v. Organismen
- Zelle als Grundbaustein – Arbeitsteilung
  - Einzeller
  - Mehrzeller

Zellen sind die grundlegenden Arbeitseinheiten des Organismus. Die meisten Lebewesen bestehen aus vielen Zellen; ein erwachsener Mensch enthält z. B. etwa 100 Trillionen (10^{14}). Die ersten Lebewesen waren wahrscheinlich **Einzeller,** ähnlich wie viele Bakterien. Freilebende Zellen müssen alle Strukturen besitzen, die für solche Aktivitäten wie Ernährung, Bewegung und Reproduktion notwendig sind. Von der Entwicklungsgeschichte her gesehen müssen die Einzeller sehr erfolgreich gewesen sein, denn sie kommen in jedem Bereich der Erde in riesiger Zahl vor. Ein *Vorteil* der **vielzelligen Lebewesen** dagegen ist die hohe Spezialisierung für einzelne Zellgruppen, um spezifische Funktionen auszuführen. Die Arbeitsteilung zwischen spezialisierten Zellen erlaubt größere Wirkungsgrade.

- Differenzierung und funktionelle Spezialisierung

Differenzierung heißt der Entwicklungsprozeß, in dem relativ unentwickelte Zellen ihre Spezialisierung für die Ausführung *spezifischer Funktionen* innerhalb eines vielzelligen Organismus erhalten. Die **funktionelle Spezialisierung** drückt sich in den Zellstrukturen aus, und häufig ist die *Anpassung der Zelle* an *eine besondere Funktion* leicht ersichtlich. So sind, wie in Kap. II/6 gezeigt, Muskelzellen beispielsweise gefüllt mit hochorganisierten Anordnungen der kontraktilen Proteine Aktin und Myosin und den Strukturbausteinen für die Regulation der Kontraktion. Oder die schleimsezernierenden Becherzellen des Verdauungstraktes besitzen einen zentralen Hohlraum für die Speicherung der Schleimsubstanz. Dieser Hohlraum macht den größten Anteil des Volumens aus.

- Differenzierung und Regeneration

Manche spezialisierten Zellen können die Fähigkeit verlieren, sich durch Zellteilung zu vermehren. Bei den Skelettmuskel- oder Nervenzellen des ZNS geht die Differenzierung während der Entwicklung nur von embryonalen Zellen aus. Alle Zellen, die später absterben, können postnatal nicht mehr ersetzt werden. Bei Haut und Blut werden abgestorbene Zellen durch die Differenzierung von Stammzellen ersetzt.

- **4 Gewebetypen und Funktionen**

In Geweben sind Zellen oft für die Ausübung einer gemeinsamen Aufgabe einheitlich ausgestaltet. Man unterscheidet **4 Gewebetypen:**

a) **Muskel** erzeugt Kraft oder Verkürzung

• **Muskelgewebe** ist spezialisiert auf Verkürzung und Kraftentwicklung. Die unterschiedlichen Muskelgewebstypen sind funktionelle Anpassungen des grundsätzlichen kontraktilen Apparates von Aktin und Myosin. Der *Skelettmuskel* bewirkt die Bewegung der Bauteile des Skeletts; der *Herzmuskel* führt die Kontraktion des Herzens für den Blutkreislauf aus; *glatte Muskulatur* sichert die Bewegung von Stoffen in den inneren Organen wie Magen, Darm und Blutgefäßen.

b) **Nervengewebe** leitet Information

• **Nervengewebe** enthält *Nervenzellen,* die sich auf die Erzeugung und Weiterleitung elektrischer Impulse spezialisiert haben und *Gliazellen* für die Unterstützung der Neuronenfunktion und die sichere Einstellung ihres Arbeitsmilieus.

c) **Epithelgewebe** als
- Bedeckung, Auskleidung
- Rezeptoren
- exo-, endokrine Drüsen

• **Epithelgewebe** ist funktionell stärker differenziert als Muskel- oder Nervengewebe. Es umfaßt die *Membranen* für die Bedeckung der Körperoberfläche und die Auskleidung der inneren Hohlorgane und formt die Schranken zwischen Körperinnerem und Umgebung. Epithelzellen können modifiziert sein, um als *Sinnesrezeptoren* für die Aufnahme von Reizen aus der Umgebung zu wirken, z. B. in der Retina des Auges oder den Geschmacksknospen der Zunge. Epithelzellen können auch *endokrine Drüsen* bilden, wie Hypophyse, Schilddrüse, Nebenschilddrüse, Nebenniere, Ovar oder Testis, die Hormone direkt in das Blut abgeben. Andere bilden *exokrine Drüsen* für die Absonderung von Sekreten durch Ausführungsgänge, z. B. Pankreassaft und Lebersekret in den Darm, dessen Innenraum tatsächlich zur Außenseite des Körpers gehört.

d) **Bindegewebe** als Stütze oder Verbindung

• **Bindegewebe** sind unterschiedlich und besitzen normalerweise große Mengen extrazellulären Materials, um den strukturellen Zusammenhang der umgebenden Gewebe abzusichern. Beispiele dafür sind der *Knochen* und die elastischen Elemente des *Skelettes* und anderer Organe. Fettgewebe und Blut sind nur zusammen mit Bindegewebe wirksam.

1.3.2 Organe, Organsysteme

Organe sind Strukturen aus 2 oder mehr Zelltypen. Führen sie zusammenhängende Funktionen aus, so werden sie zu Organsystemen zusammengefaßt (Tab. 1-1). Die funktionellen Bezeichnungen enthalten einige Überlappungen. So werden beispielweise Hormone auch von Organen außerhalb des endokrinen Systems abgegeben und verschiedene Komponenten des Immunsystems befinden sich in den Gefäßen des Lymphsystems.
Die Organsysteme des Körpers zeigen einen viel höheren Grad an Verflechtung als z. B. Subsysteme von Maschinen. So ist ein Auto nicht vollständig zerstört, wenn seine Batterie nicht mehr arbeitet. Im Gegensatz dazu hängt die Gesundheit aller Körpersysteme kritisch von der Arbeitsfähigkeit jedes einzelnen ab. Erkrankungen des Herzens, der Nieren oder der Lungen führen schnell zu Funktionsstörungen anderer Organe, und ohne medizinische Hilfe wird der Schaden auch für die anderen Systeme schnell unheilbar.

2. Organe, Systeme

Organe: aus Zellen und Gewebe zusammengesetzte Teile d. Körpers

Organsysteme (Tab. 1-1) Verflechtung der Organsysteme

Tab. 1-1: Organsysteme: Bestandteile und Funktionen

System	Bestandteile	Funktionen
Nervensystem	Gehirn, Rückenmark, periphere Nerven, Ganglien	Kontrolltätigkeit über andere Systeme; Aufnahme von Informationen aus der Umwelt; Speicherung von Gedächtnisinhalten; Einleitung und Überwachung des Verhaltens
Skelettsystem	Knochen, Bindegewebe	Stützfunktionen; Mineralspeicher; Produktion der roten Blutzellen
Muskelsystem	Skelettmuskel	Bewegung
Körperhülle	Haut, Haare, angeschlossene Drüsen, Blutgefäße	Schutz gegen Austrocknen und Infektion; Temperaturregulation
Herz-Kreislauf-System	Herz, Blutgefäße, Erythrozyten	Transport von Nährstoffen, Gasen, Stoffwechselendprodukten und Hormonen zwischen Organsystemen
Atemsystem	Nase, Rachen, Trachea, Bronchien, Bonchiolen, Lungen	Aufnahme von Sauerstoff; Abgabe von CO_2 in die Atmosphäre; Stimmbildung und z. T. Regulation des Blut-pH
Verdauungssystem	Mund, Ösophagus, Magen, Dünn- und Dickdarm, Speicheldrüsen, Leber, Gallenblase, Pankreas	Verdauung; Nahrungsspeicherung; Absorption der Nährstoffe; Schutz gegen Infektionen
Ausscheidungssystem	Nieren, Harnleiter, Blase, Harnröhre	Homöostase von Volumen und Zusammensetzung der extrazellulären Flüssigkeit; Ausscheidung von Endprodukten
Endokrines System	Hypophyse, Nebennieren, Schilddrüse, Nebenschilddrüsen, Gonaden, Pankreas (viele andere Organe bilden Hormone zusätzlich zu ihren anderen Funktionen)	Regulation der Fortpflanzung, des Wachstums, des Stoffwechsels, des Energieaustausches und der extrazellulären Flüssigkeitseinstellung
Fortpflanzungssystem	**Mann:** Hoden, zugeordnete Drüsen und Ausführgänge, Penis; **Frau:** Ovarien, Tuben, Uterus, Vagina, Klitoris, Brüste	Fortpflanzung und sexuelle Befriedigung
lymphatisches System	Lymphgefäße, -knoten	Flüssigkeitsausgleich; Transport aufgenommener Fette; Aufenthaltsort für Zellen des Immunsystems
Immunsystem	Lymphgewebe, Knochenmark, Leukozyten, Thymus	Abwehr gegen Infektionen, Parasiten und Krebsbildung

Fragen

Wiederholungsfragen:
1. Welche Rolle spielt die Differenzierung bei der Entwicklung der multizellulären Lebewesen?
2. Was ist ein Gewebe? Welche 4 Hauptgruppen von Geweben gibt es?
3. Was ist ein Organ? Nennen Sie die wichtigsten Organsysteme.

Homöostase

1.4 Homöostase – ein sorgfältig ausgewogenes Gleichgewicht

Komponenten des Gleichgewichtes der Homöostase:
- **Flüssigkeit als Lebensraum**

Der englische Physiologe *Lawrence Henderson* definierte den Organismus als „eine stabile Struktur, durch welche Stoffe und Energie fließen". Die Strukturen und chemischen Reaktionen in lebenden Organismen sind höchst empfindlich gegenüber den chemischen und physikalischen Bedingungen innerhalb und um die Zellen. *Vor allem müssen die Zellen in Feuchtigkeit leben.* Manche Organismen können im Trockenen existieren. Während sie sich im Trockenen befinden, können sie jedoch nur als potentiell lebendig bezeichnet werden. Zellen müssen außerdem umgeben sein von einer Flüssigkeit, die mit dem Leben vereinbar ist. Bei einzelligen Organismen und einigen einfachen Invertebraten muß die Umgebungslösung frisches oder Salzwasser sein. Für komplexe vielzellige Lebewesen wird die Umgebungsflüssigkeit als extrazelluläre (interstitielle) Flüssigkeit bezeichnet und ihre Zusammensetzung wird durch den Organismus überwacht.

- **intrazelluläre Flüssigkeit**
  - viel K^+
  - wenig NaCl, Mg^{2+}, Ca^{2+}

Die **intrazelluläre Flüssigkeit**, das Wasser in den Zellen, muß Elektrolyte in bestimmten Konzentrationen enthalten. Nahezu alle Zellen besitzen eine hohe Konzentration von Kalium und eine niedrige an Natriumchlorid, Magnesium und Kalzium. Dazu müssen die Zellen über einen greifbaren Vorrat von Nährstoffen verfügen, Substanzen, die als molekulare Bausteine und Quellen für chemische Energie dienen.

Lebensbereich der **Temperatur**

Die **Temperatur** hat einen starken Einfluß auf den Ablauf der Lebensvorgänge. Das Temperaturintervall, innerhalb dessen Leben möglich ist, umfaßt nur einen kleinen Ausschnitt der

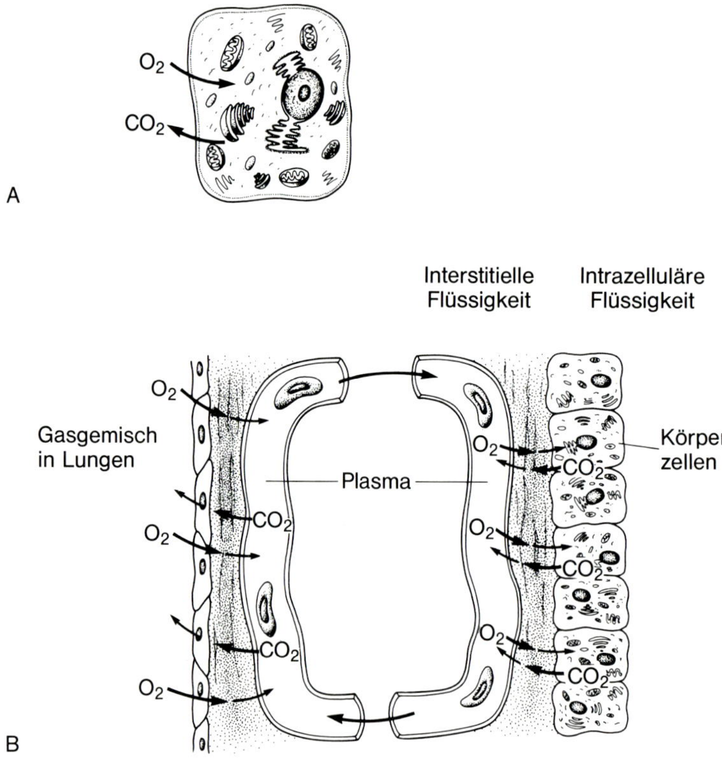

Abb. 1-2: A. Zellen tauschen Stoffe wie O_2 und CO_2 durch *Diffusion* über die Zellmembran mit ihrer unmittelbaren Umgebung aus. Der Weg für die Diffusion zwischen Zellen und extrazellulärer Flüssigkeit ist sehr kurz. **B.** Die Zellen innerhalb des Körpers haben keinen direkten Kontakt mit der äußeren Umwelt. Das *Kreislaufsystem* befördert die gelösten Gase über den langen Weg zwischen Lungen und Zellen sehr viel schneller als das die Diffusion könnte

bekannten Temperaturbereiche. Innerhalb der für das Leben möglichen Temperaturen begünstigen *kältere die Bewahrung zellulärer Strukturen*, verringern jedoch die Umsatzraten der chemischen Reaktionen, die die Zellen ausführen. *Höhere Temperaturen beschleunigen den Stoffwechsel.* Sie können aber auch Strukturen der Proteine und anderer großer Moleküle in der Zelle zerstören.

Austausch Zelle – Umwelt

Temperatur, Wassergehalt und chemische Zusammensetzung der Umgebung sind gewöhnlich nicht ideal für die molekularen Prozesse im Inneren der Zelle. Einzellige Lebewesen sind sehr leicht störbar durch Umwelteinflüsse, da ihre Oberfläche in direktem Kontakt mit der Umwelt steht. Je größer ein Organismus ist, umso weniger unterliegt sein Inneres unkontrollierten Veränderungen von Stoffen und Energien, die er mit seiner Umwelt austauscht. Andererseits müssen manche Substanzen mit der Umwelt ausgetauscht werden können. Besonders die Produktion chemischer Energie benötigt in den Zellen eine Zufuhr von Sauerstoff und Nährstoffen in das Innere der Zellen und den Abtransport von Kohlendioxid und anderen chemischen Endprodukten nach außen (Abb. 1-2). Ein großer Teil des Austausches zwischen den Zellen und ihrer unmittelbaren Umgebung geschieht durch **Diffusion,** ein Vorgang, in dem die stochastischen Bewegungen der einzelnen Moleküle zu einem Nettotransport der diffundierenden Substanz führen, wenn ein Konzentrationsgradient vorhanden ist. Das ist eine Differenz der Konzentrationen einer Substanz über den Austauschweg (s. Kap. III/3).

Diffusionstransport
(s. Kap. III/3)
Stofftransport durch semipermeable Membran

Nettobewegungen gelöster Nahrungsstoffe, Gase und Endprodukte durch Diffusion können die Erfordernisse aktiver Zellen erfüllen, wenn die *Austauschwege kurz* sind. Nimmt der Austauschweg zu, so ist das nicht mehr sicher.

Diffusion
- nur bei kurzen Austauschwegen ausreichend

Beispielsweise benötigen in Wasser gelöste Stoffe 0,05 Sekunden, um 10^{-5} m durch Diffusion hinter sich zu bringen. Dies entspricht dem Abstand zwischen dem Zentrum und der Oberfläche einer Zelle. Für 1 cm werden 13 Stunden, für 10 cm 53 Tage benötigt. Diffusion von Stoffen über Meter – Größenordnung des menschlichen Körpers – würde Dekaden erfordern.

Da Zellen Sauerstoff und Nährstoffe aufnehmen und Kohlensäure und andere Endprodukte durch Diffusion abgeben, ist der Durchmesser der einzelnen Zellen gewöhnlich nicht größer als einige Zehntel eines Millimeters. Daher konnten sich einzellige Organismen nicht einfach in größere einzellige Lebewesen weiterentwickeln.

- Zelldurchmesser < 1 mm ideal
- begrenzt die Größe von Einzellern

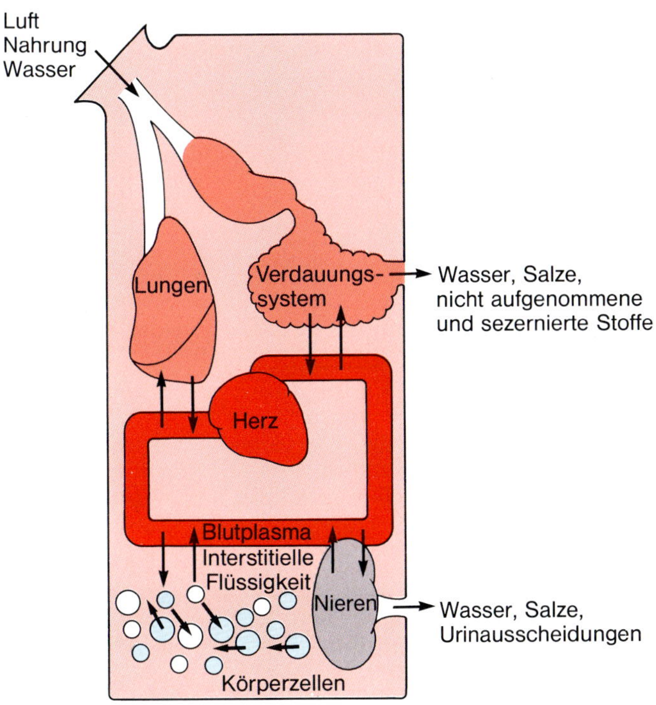

Abb. 1-3: Im Bauplan des Körpers wird die unmittelbare Umgebung der Zellen von der *interstitiellen Flüssigkeit* gebildet. Alle Stoffe, die zwischen Zellen und Umwelt ausgetauscht werden, müssen diese Flüssigkeiten passieren. Das Kreislaufsystem verbindet diese mit den Quellen für Sauerstoff (Lungen), Nährstoffe (Verdauungssystem) und erlaubt dem Kohlendioxid und den Endprodukten über die Lungen, die Nieren und das Verdauungssystem in die Umgebung abgegeben zu werden

extrazelluläre Flüssigkeit
- interstitielle F. plus
- Plasma

Bei der Entwicklung größerer komplexer multizellulärer Lebewesen bildeten ihre Körperbaupläne ein inneres Flüssigkeitsmilieu für die Zellen aus, welches **extrazelluläre Flüssigkeit** genannt wird. Diese umfaßt die
- *interstitielle Flüssigkeit,* die die Zellen unmittelbar umgibt und
- das *Plasma,* die flüssige Komponente des Blutes.

Im Kreislaufsystem wird das Blut schnell zwischen dem Atemsystem als Ort des Gasaustausches, der Niere als Ort des Austausches für nichtgasförmige Endprodukte und auszuscheidende Flüssigkeiten und Lösungen und dem Verdauungssystem als Ort der Aufnahme der Nährstoffe hin und her transportiert.

Substanztransport

Der schnelle Substanztransport durch das *Blut* innerhalb des inneren Milieus überwindet die Grenzen der *Diffusion* in großen Körpern.

Das Volumen der extrazellulären Flüssigkeit im menschlichen Körper macht etwa ein Drittel des intrazellulären Flüssigkeitsvolumens aus. Der Kreislauf wirkt als effektiver Ersatz für ein verhältnismäßig großes extrazelluläres Flüssigkeitsvolumen in der Umgebung einzelliger Organismen.

inneres Milieu
- Homöostase
- Rückkopplung

Die Wichtigkeit der inneren Umwelt oder des **Milieu interieur,** welches die extrazelluläre Flüssigkeit darstellt, wurde durch die Arbeiten des französischen Physiologen *Claude Bernard* um 1859 hervorgehoben. Durch das Aufrechterhalten eines stabilen inneren Milieus können komplexe multizelluläre Lebewesen frei in wechselnden Umweltbedingungen leben. Der amerikanische Physiologe *Walter Cannon* bezeichnete diesen stabilen Zustand des inneren Milieus als Homöostase, von dem griechischen Wort „homöo" gleich und „stasis" Zustand. Die Homöostase des inneren Milieus umfaßt die Überwachung solcher Faktoren wie der chemischen Zusammensetzung und dem Volumen der extrazellulären Flüssigkeit, dem Blutdruck und der Körpertemperatur.

negatives Feedback

Die meisten Überwachungssysteme im Körper nutzen das Prinzip des *negativen Feedback* (Abb. 1-4).

Bei dieser negativen Rückkopplung vergleicht ein Kontrollsystem fortlaufend eine überwachte Variable, z. B. Körpertemperatur oder Blutdruck mit einem Sollwert. Veränderungen im Istwert der Meßgröße lösen Antworten aus, die den Änderungen entgegenwirken und die überwachte Größe auf ihren Istwert zurückführen (s. Kap. I/2.2).

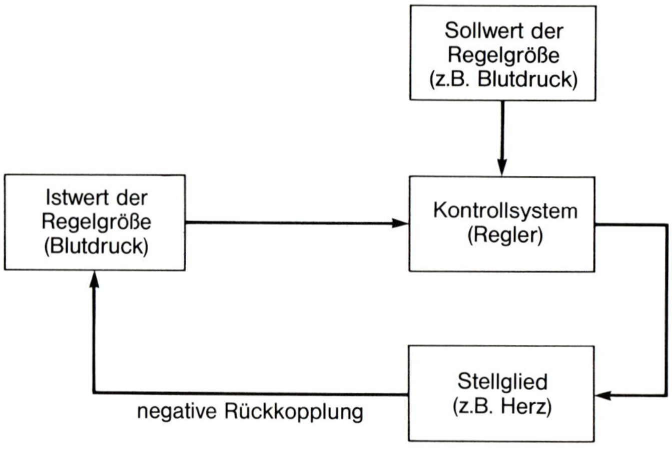

Abb. 1-4: Prinzip der *negativen Rückkopplung.* Das Kontrollsystem vergleicht den Ist-Wert einer physiologischen Größe, wie z. B. den Blutdruck, mit seinem Soll-Wert. Dann reguliert das Kontrollsystem Effektororgane wie das Herz und die Blutgefäße so, daß sie jede mögliche Abweichung korrigieren

Homöostase und Umwelt – Grenzen

Homöostase stellt einen dynamischen Gleichgewichtszustand dar – eine sorgfältige Balance, die durch viele einzelne Regulationsprozesse von allen Organen zustandegebracht wird (s. Tab. 1-1). Diese Balance kann außer Funktion gesetzt werden, wenn das äußere Milieu die homöostatischen Prozesse über ihre Grenzen beansprucht.

Klinische Anwendung. Langer **Aufenthalt in Kälte** kann zu einem nicht ausgleichbaren Absinken der Körperkerntemperatur führen; physische **Belastung in heißer Umgebung** kann einen *Flüssigkeitsentzug* des Körpers und einen Anstieg der Körperkerntemperatur bewirken, die zum Hitzschlag führen.

Homöostase und Verhalten – Thermoregulation

Die Zellen der meisten Säugetiere haben sich so sorgfältig an eine einregulierte Temperatur angepaßt, daß bereits eine Veränderung der Körpertemperatur um wenige Grade gefährliche Auswirkungen haben kann.

Der *Homo sapiens ist eine tropische Spezies* und besitzt relativ geringe Fähigkeiten, seine Temperatur zu regulieren. Unbekleidete und ungeschützte menschliche Lebewesen können nur wenige Zehntel Grad Temperaturdifferenz zwischen Körpertemperatur und Umgebung tolerieren. Trotzdem hat sich der Homo sapiens dazu befähigt, in feindlichen äußeren Bedingungen zu leben. Er hat sich *künstliche Mikroumweltbedingungen* geschaffen, wie Kleidung, Häuser, Raumschiffe, Tauchanzüge usw., die geeignete Bedingungen für Temperatur, atmosphärische Bedingungen und die Verfügbarkeit von Nahrung und Wasser möglich machen.

Homöostase und Krankheit
Beispiele

Klinische Anwendung. Viele Krankheiten stören die Homöostase. Auch die Veränderungen des Körpers im Alter können auf Fehler der Homöostase beruhen. Eine wichtige Verantwortung der Ärzte und anderer Heilkräfte besteht darin, die Homöostase zu sichern. Diese Verantwortung ist besonders kritisch in der Intensivüberwachung akut erkrankter Patienten. Unter solchen Bedingungen wird eine größere Zahl von Kennzeichen der Homöostase überwacht. Dazu zählen die *Herzfrequenz* und der *Blutdruck*, die *Atmung*, die *Körpertemperatur*, die *chemische Zusammensetzung des Blutes* sowie *Aufnahme* und *Verlust* von Körperflüssigkeit. Die Aufgabe der Intensivüberwachung besteht darin, die Verantwortung für das Ablaufen derjenigen Vorgänge der Homöostase zu übernehmen, die der gestörte oder erkrankte Organismus des Patienten nicht selbst ausführen kann.

Fragen

Wiederholungsfragen:
1. Was ist Diffusion? Warum begrenzt sie die Zellgröße?
2. Was ist Homöostase? Welche Bedeutung besitzt die extrazelluläre Flüssigkeit für die Homöostase?

1.5 Zusammenfassung

• **Physiologie** ist die Wissenschaft, die den Ablauf der Körperfunktionen in Lebewesen erklärt.
• Die **Entwicklung der Physiologie** des Menschen als Wissenschaft ist geformt durch die Integration von *Anatomie* mit Kenntnissen aus *Tierexperimenten.*
• **Vitalismus** versucht die Lebensprozesse als Folge der Wirkung eines geheimnisvollen *Lebensprinzipes* oder einer *Lebenskraft* zu erklären. Heute glaubt man, daß die Mechanismen der Körperfunktionen den grundsätzlichen Prinzipien von Physik und Chemie folgen.
• Im Verlaufe der **natürlichen Auswahl** erzeugt die Umgebungsbelastung des Organismus eine Vererbung nur solcher Eigenschaften, die das Überleben folgender Generationen möglich machen.
• Eine **teleologische** Erklärung setzt die Ursache eines Vorganges mit seiner Wertigkeit für den Organismus gleich. **Mechanistische** Erklärungen verfolgen die Reihe von Ursache und Wirkung, denen der Prozeß unterliegt.
• In multizellulären Lebewesen erfahren die Zellen durch die **Differenzierung** eine Spezialisierung auf die Ausführung spezifischer Funktionen. **Zellen** können *4 grundsätzlichen Funktionskategorien zugeteilt werden:*
– Nerven- und Muskelgewebe
– Epithel- und Bindegewebe.

Organe bestehen aus zwei oder mehr Gewebetypen.
Die großen **Organsysteme** umfassen:
– Nerven, Muskel, Skelett und Integument
– kardiovaskuläres, respiratorisches, Verdauungs-, Ausscheidungssystem
– endokrines, Reproduktions- und Immunsystem.

• **Diffusion** dient dem *Stoffaustausch,* bei dem stochastische Bewegungen einzelner Moleküle zu einem Nettotransport entlang einem Konzentrationsgradienten führen. Die Langsamkeit der Diffusion über lange Strecken begrenzt den Zelldurchmesser. Große Lebewesen sind daher aus vielen Zellen zusammengesetzt, die in einem inneren Flüssigkeitsmilieu schwimmen. **Extrazelluläre Flüssigkeit** umfaßt die **interstitielle Flüssigkeit**, die die Zellen unmittelbar umgibt, und das **Plasma** als flüssige Blutkomponente. Der **Transport** von Stoffen zwischen den Zellen und der äußeren Umgebung wird durch den *Blutkreislauf* unterstützt.
• **Homöostase** ist das dynamische Gleichgewicht des inneren Milieus. Abweichungen vom Gleichgewicht werden durch *negative Rückkopplung* ausreguliert.

1.6 Brennpunkt der Physiologie

Metaphorisches in der Geschichte der Physiologie – Vom Herzen zum Computer – Historische Schlaglichter
Seit dem Anfang der Physiologie als Wissenschaft im 5. Jahrhundert vor Christi Geburt vergleichen die Wissenschaftler die Funktionsweise des Körpers mit anderen natürlichen oder künstlichen Prozessen. Während der *prätechnischen Ära* war das **Feuer** so geheimnisvoll und nützlich, daß es mit religiösem Eifer verehrt wurde. Die Versuche, den in gleicher Weise rätselhaften Ablauf des Körperstoffwechsels zu verstehen, führten zu der Idee des *„Lebensfeuers"*. Als die Menschen begannen, große Behausungen zu bauen und sie mit Rohren, Heizungen und Ventilationssystemen zu versorgen, entdeckten sie, daß der Körper mit einem **Haus** verglichen werden kann. In ihm versorgen die Lungen die Ventilation, dient das Gehirn der Kühlung des Blutes und die Arterien bahnen einen Weg für den Geist, den Lebensatem oder das Pneuma, welches den ganzen Körper erreichen sollte.
Die kompliziertesten Maschinen des **18. Jahrhunderts** waren Uhren. Nahezu jeder natürliche Prozeß wurde als Form eines *Uhrwerkes* verstanden. So war es normal, die Körper der Tiere als kleine **Uhren** zu betrachten. Die besten Uhren jener Zeit jedoch waren unvollständige Maschinen, die regelmäßig aufgezogen und sehr häufig gestellt werden muß-

ten. Die *Vitalisten* konnten daher eine Art biologischen Uhraufzieher in jedem lebenden Organismus fordern.

Das **19. Jahrhundert** führte zum Beginn der Ära der Physiologie als experimentelle Wissenschaft. Der Franzose *Claude Bernard* (1813–1870) entdeckte die **Funktion der Leber** als Quelle von Glukose bei hungernden Lebewesen und die Freisetzung von Glukose durch die Leber nach dem Tod eines Tieres. Solche Experimente zeigten, daß Tiere wie Maschinen untersucht werden konnten, wenn man sie auseinandernahm. Wenn sie unter günstigen Bedingungen gehalten waren, konnten die Teile von Lebewesen ihre Funktion weiterhin ausführen.

Die physiologischen Vergleichsgrößen des **20. Jahrhunderts** waren chemischer, elektrischer und mechanischer Natur. Mit vielen verschiedenen Entdeckungen ist der Name *E. H. Starling* verbunden. Er demonstrierte die physikalischen Kräfte, die die Flüssigkeitsbewegung zwischen interstitieller Flüssigkeit und Plasma betreiben. Zusammen mit *W. M. Bayliss* stellte er fest, daß das vom Duodenum in den Darm abgegebene Hormon **Sekretin** die Pankreassekretion in Antwort auf Nahrungsaufnahme in den Darm auslöst. 1914 bestätigte er mit *Piper* und *Petterson* an einem isolierten Herzpräparat vom Hund den Anstieg der Kraftentwicklung des Herzens nach verstärkter Füllung, Grundlage des heutigen **Starling-Gesetzes.**

Der chemische Zusammenhang zwischen motorischen Nerven und ihren Effektorgeweben wurde 1921 von *Otto Loewi* in einem Experiment aufgezeigt, welches eine der klassischen Anekdoten der Physiologie darstellt. Loewi isolierte ein Froschherz zusammen mit dem N. vagus. Reizung des Vagus verlangsamt den Herzschlag. Loewi reizte den Vagus und sammelte während der Vagusreizung die Lösung, mit der das Herz durchströmt wurde. Später konnte das Herz, wenn es wieder normal schlug, durch Spülen mit der vorher gesammelten Lösung verlangsamt werden. Lösung, die ein Herz ohne Vagusreizung durchfloß, hatte keinen Effekt. Die Substanz, die der Vagus freisetzte, wurde später als **Azetylcholin,** ein einfacher organischer Stoff, identifiziert.

Im Ausgang des 19. Jahrhunderts gelang auch der experimentelle Nachweis, daß viele Gesetze der Physik für die belebte Natur galten. So begründete *M. Rubner* in energetischen Bilanzuntersuchungen an Tier und Mensch zu Ende des 19. Jahrhunderts die Übertragbarkeit der von *R. Mayer* und *H. v. Helmholtz* entwickelten **Energieerhaltungssätze.**

Eine weitere Revolution in der Physiologie entwickelte sich aus der Anwendung von **Radioisotopen** gewöhnlicher Elemente. Mit radioaktiven Markierungen konnten die Bewegungen von Atomen und Molekülen verfolgt werden. Alle Strukturen des Körpers, auch Knochen, unterlagen danach einem kontinuierlichen Austausch ihrer molekularen Bestandteile und befanden sich so in einen dynamischen Gleichgewicht. Es war daher nicht länger möglich, biologisches Altern als die Abnutzung einer Maschine zu betrachten. Vielmehr ergab sich, daß Altern und Tod, wenn keine Krankheiten eintraten, das Ergebnis von Fehlern in der Homöostase sein mußten.

Das neueste physiologische Metapher ist der **Computer**. Die Computersprache ist in die Physiologie wie in andere Disziplinen eingedrungen. Sensorische und motorische Signale sind die biologischen Äquivalente von Input und Output. Die Fähigkeiten des Gehirnes werden häufig verglichen mit denen eines Computers. Zeitgenössische Neurophysiologen haben die elektrischen Verbindungen zwischen Kleinhirn und Hippocampus als „repetitive units" gleich den Schaltkreisen in einem Mikrochip beschrieben. Der Vergleich wirkt in beide Richtungen: Experimentatoren in den BEL-Laboratorien benutzen jetzt einfache Modelle neuraler Funktionen, die sie von Lebewesen wie Schnecken gewonnen haben, um die Flexibilität der Informationsverarbeitung in Computern weiterzuentwickeln.

1.7 Übungsfragen

1. Geben Sie einige Beispiele für teleologische Erklärungen. Warum bevorzugt der Vitalismus solche Erklärungen gegenüber mechanistischen?
2. Was sind die beiden wichtigen Entwicklungsvorteile der vielzelligen Lebewesen?
3. Beschreiben Sie die Beziehung zwischen Distanz und Transportausmaß gelöster Substanzen bei der Diffusion.
4. Was ist Umweltbelastung? Geben Sie Beispiele.
5. Was ist natürliche Auswahl? Glauben Sie, daß natürliche Auswahl auch jetzt noch in menschlichen Populationen wirksam ist?
6. Was ist negative Rückkopplung? Benennen Sie einige Gesichtspunkte des inneren Milieus, die einer homöostatischen Kontrolle unterliegen.

2 Homöostatische Regulation: Neuronale und endokrine Mechanismen

W. Haschke und R. Haschke

Homöostatische Regulation: Neuronale und endokrine Mechanismen

Das Kapitel informiert über
- die Elemente eines **negativen Rückkopplungssystems** und wie derartige Systeme physiologische Größen stabilisieren
- **positive Rückkopplungen** und wie sie zur Instabilität führen
- Beispiele intrazellulärer, lokaler und übergeordneter **Kontrollprozesse** des Organismus
- die Unterscheidung somatischer, autonomer und hormonaler **„Reflexe"**
- die Charakteristik der **Hormone** und ihre drei großen chemischen Klassen
- die Begriffe **Down(Herab-)-Regulation** und **Up(Herauf-)-Regulation**
- die Faktoren, welche die **Hormonfreisetzung** aus dem Hypophysenhinterlappen kontrollieren sowie die Releasing- und Inhibiting-Hormone für die Hormonsekretion des Hypophysenvorderlappens überwachen
- einige **second-messenger-Systeme** sowie die **intrazellulären Wirkmechanismen** von Steroid-, Protein- und Peptidhormonen.

2.1 Einführung

Einführung

Biologische Systeme sind
- selbstregulierend (homöostatisch)
- hochkomplex
- enorm umfangreich

Der menschliche Organismus ist eine sich selbst regulierende, *homöostatische Einheit.* Die für die Physiologie so wichtigen Prinzipien der homöostatischen Regulation wurden zuerst von Ingenieuren und Physikern erarbeitet. Es zeigte sich, daß biologische „Maschinen" denselben Prinzipien der Regulation folgen wie ein Thermostat oder ein Automat, der die Geschwindigkeit einfacher industrieller Motoren reguliert. Das Eindrucksvollste an biologischen Regulationssystemen ist ihre *enorme Komplexität,* ihr *Umfang* und *Zeitbereich,* über die sie operieren.
Homöostatische Regulationsmechanismen sind schwer von der Physiologie der verschiedenen Organsysteme des Körpers zu trennen. Der beste Weg, die komplexen Interaktionen zu skizzieren, ist, den Gesamtkomplex der spezifischen neuronalen und hormonalen Einflüsse mit der Diskussion der einzelnen Organsysteme zu integrieren.
Das *Ziel dieses Kapitels* ist es, die **Grundprinzipien negativer Rückkopplungsprozesse** (Reflexe) zu beschreiben, in die Unterschiede zwischen somatischem und autonomem **Nervensystem** einzuführen und eine dementsprechende Übersicht zum **endokrinen System** zu geben.
Intrazelluläre Regulationssysteme beziehen oft eine vielstufige Kaskade chemischer Reaktionen ein, die ein einleitendes Einzelereignis tausendfach verstärken. Ein eher noch komplexeres Geschehen liegt im ZNS vor, wo Millionen von Neuronen an einem so simplen Akt wie Treppensteigen teilnehmen können. Einige Regulationssysteme arbeiten im Zeitbereich von Millisekunden; intrazelluläre Regulationsprozesse funktionieren in der Dimension von Molekülgrößen oder Ionen. Am anderen Ende der Zeit- und Raumskalen steht der Entwicklungsplan des menschlichen Organismus, der – vom endokrinen System vermittelt – viele Milliarden von Zellen einschließt und einen Zeitbereich von Dekaden ausfüllt.

2.2 Theorie der homöostatischen Regulation

Homöostase-Regulationstheorie

2.2.1 Allgemeine Eigenschaften einer negativen Rückkopplung

Eigenschaften negativer Rückkopplung

Homöostase erfordert, daß wichtige physiologische Parameter wie *Körpertemperatur, Zusammensetzung des Blutes* und *Blutdruck* innerhalb angemessener Grenzwerte gehalten werden (Abb. 1-5). Die negative Rückkopplung ist der Mechanismus, der die Abweichung einer **geregelten Größe** aus dem richtigen Bereich verhindert.

Geschlossene Systeme
Regelkreis enthält
- geregelte Größe
- Sollwert
- Rezeptor/Sensor
- Integrator/Regler

Das Idealniveau einer geregelten Größe ist als **Sollwert** definiert. Die Regelgröße wird durch **Sensoren** oder **Rezeptoren** gemessen, die diese Informationen für den Vergleich mit dem Sollwert an den **Integrator** oder **Regler** senden. Jede Abweichung aus dem akzeptablen Bereich führt zu einem Signal an den Effektor, einer **Stellgröße,** sobald die Abweichung vom Integrator erkannt ist. Die Stellgröße aktiviert einen **Effektor,** der eine Abweichung vom Sollwert verhindert. Der Begriff *negativ* bedeutet, daß die Effektorantwort der Abweichung

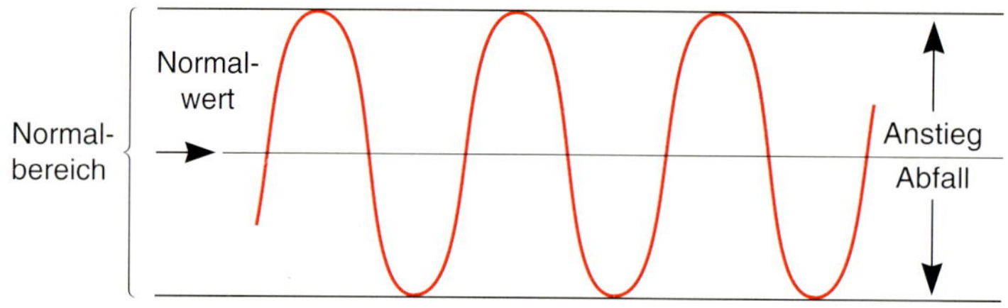

Abb. 1-5: *Negative Rückkopplung.* Gezeigt ist der Bereich, in dessen Grenzen eine gegebene homöostatische Größe gehalten wird. Die Werte fluktuieren über und unter einem Normalwert, bleiben jedoch innerhalb des physiologischen Bereiches

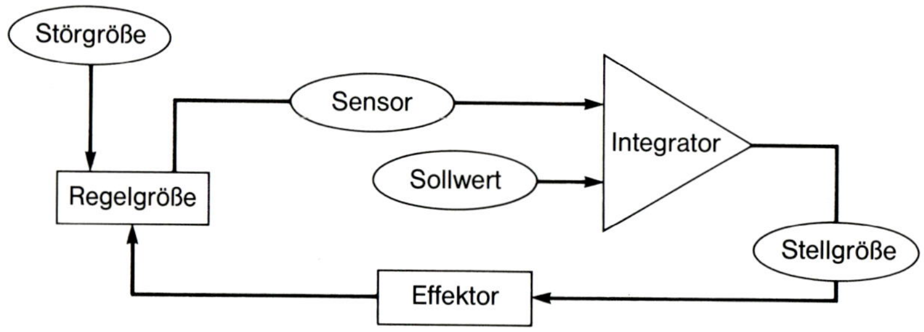

Abb. 1-6: Verallgemeinerndes Diagramm einer *negativen Rückkopplung*

- Stellgröße
- Effektor

Beispiel:
- Körpertemperatur (→ Sollwertverstellung)

entgegenwirkt. Die Effektorantwort schließt die **Rückkopplungsschleife,** die von der Regelgröße über Sensor, Intergrator und Effektor zurück zur Regelgröße läuft (Abb. 1-6). Solche Systeme werden **geschlossene Systeme** genannt.
Der Sollwert kann in physiologischen Systemen über die Zeit verändert werden. Z. B. wird die Körpertemperatur während des Schlafes auf einem niedrigeren Wert geregelt und im Fieber auf einem höheren. Bei Frauen ändert sich so die Körpertemperatur zu einem bestimmten Zeitpunkt des Menstruationszyklus (s. Kap. VII/1.6.2, S. VII/3.6)
Die Stellgröße ist proportional der Differenz zwischen Sollwert und Regelgröße. Auf diese Weise haben die Effektoren in Abhängigkeit vom zahlenmäßigen Wert der Stellgröße kleinere oder größere Leistungen zu erbringen.

Offene Systeme

Abweichungen vom Sollwert werden nicht korrigiert

Vorkommen:
- meist als Ausfallserscheinung
- bei schnellen Reaktionsabläufen, z. B. Augenbewegungen, Boxen

Vorwärtsregelung

2.2.2 Offene Systeme

Offene Systeme sind Systeme ohne negative Rückkopplung (Abb. 1-7). Abweichungen vom Sollwert können nicht korrigiert werden, die Regelgröße verläßt ihren Bereich. Offene Systeme können durch Erkrankungen oder Ausfälle innerhalb der Rückkopplungsschleife entstehen: z. B. kann ein Ausfall eines zerebralen Regulationssystems der Motorik zu unkontrollierten Körperbewegungen führen, wie etwa beim Parkinson-Syndrom (s. Kap. II/5.4.6).
In einigen physiologischen Funktionen sind offene Systeme Teil der normalen Funktion. Körperbewegungen, die sehr schnell erfolgen müssen, wie Augenbewegungen, die einem Objekt folgen, wenn der Kopf bewegt wird, oder der Schlag des Tennisspielers oder Boxers müssen entsprechend eines gelernten Musters ausgeführt werden; denn sie müssen bereits vollendet sein, bevor die Rückkopplung wirken könnte. Die Fertigkeiten, die durch erlernte Modifikationen eines solchen offenen Systemverhaltens erworben wurden, werden **Vorwärts**komponenten des Effektorkommandos genannt *(Vorwärtsregelung).*

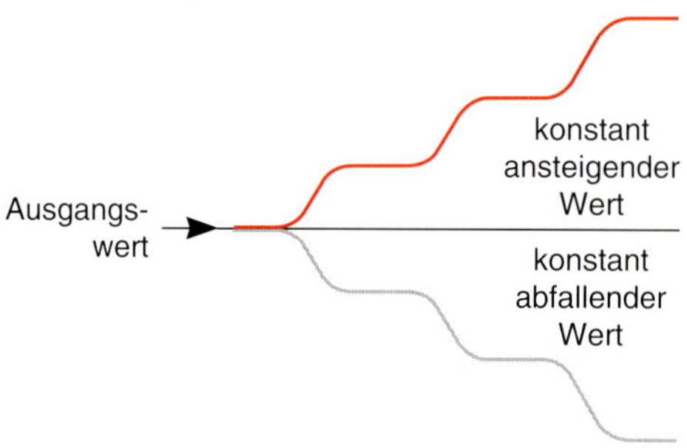

Abb. 1-7:
Wenn eine Störung auf ein *offenes System* wirkt, ändert es die Größe fortgesetzt in einer Richtung

2.2.3 Verstärkung und Zeitverzögerung negativer Rückkopplungssysteme

Verstärkung, Verzögerung neg. Rückkopplung
1. Verstärkung
Größe des Effektorreaktionsschrittes bei gegebener Regelgrößenänderung

2 Faktoren bestimmen, wie eng die kontrollierte Variable, *Regelgröße,* um den Sollwert schwankt. Der *erste Faktor* ist die **Verstärkung** entsprechend der Empfindlichkeit, sie ist definiert als der Grad, in dem die Reaktion eines Effektors für eine gegebene Änderung der Regelgröße variiert. Die Verstärkung ist eine Art Hebelwirkung, die in dem Regulationssystem installiert ist.

> *Allgemeiner:* Wenn die Verstärkung klein ist, haben Änderungen der Stellgröße einen relativ geringen Effekt auf die Reaktion des Effektors und die Regelgröße.

Geringe Verstärkung bedeutet, daß größere Stellgrößenwerte erforderlich sind, um eine deutliche Effektorreaktion zu bewirken. Da größere Stellgrößensignale nötig sind, ist das Ergebnis einer geringen Verstärkung, daß ständige Störfaktoren stärker vom Sollwert wegführen können.

2. Zeitverzögerung
Latenz zwischen Regelgrößenabweichen und Effektorantwort
- **bestimmt Stabilität der Regelgröße**

Ursachen:
- Latenz- und
- Übertragungszeiten (afferent, efferent)
- Verarbeitungszeit (zentral)

Informationsübertragung:
- **nerval:** schnell/kurz
- **hormonal:** langsam/groß

Physiologische Rückkopplungen haben i.d.R. eine Zeitverzögerung zwischen Abweichen der Regelgröße vom Sollwert und der Effektorantwort. Die **zeitliche Verzögerung** ist der zweite Faktor, der bestimmt, wie stark die Regelgröße um den Sollwert schwankt.
Zeitverzögerungen können verschiedene *Ursachen* haben, die Zeit,
- die erforderlich ist, eine sensorische Information zum Integrator zu übertragen
- dieses Signal im Integrator zu verarbeiten
- das Kommandosignal zum Effektor zu übertragen und
- die Latenz der Effektorantwort selbst.

Nachrichten, die im Organismus über *Nerven* übertragen werden, haben Verzögerungen, die lediglich Bruchteile von Sekunden betragen. Wenn jedoch *Hormone* in die Übertragung einbezogen sind, kann die Verzögerung sehr viel größer sein. Verzögerungen können Oszillationen des Systems um den Sollwert verursachen, wenn die Regelgröße durch Störfaktoren schnell verändert wird.

2.2.3.1 Physiologische Beispiele

Physiologische Beispiele

Größere Verstärkung in negativen Rückkopplungssystemen kombiniert mit geringerer Verzögerung ergeben eine bessere Regulation, da die mittleren Abweichungen der Regelgröße vom Sollwert geringer sind.
Physiologische Regulationssysteme sind durch Verstärkungs- und Verzögerungswerte gekennzeichnet. Diese passen die Reaktionsweisen des Systems an Häufigkeit und Größe von Änderungen der zu regulierenden physiologischen Größe an.
Z.B. hat die Blutdruckregulation eine hohe Verstärkung und geringe Verzögerung (Abb. 1-8). Das ist zweckentsprechend, da Änderungen der Körperlage im Schwerefeld der Erde rasche und deutliche Änderungen des arteriellen Blutdrucks bewirken können.
Die Rezeptoren dieses Systems befinden sich in der Aorta und in den Aa. carotides, die den

Blutdruckregulation
- hohe Verstärkung
- geringe Verzögerung

ergeben: **rasche, stabile Regulation (!)**

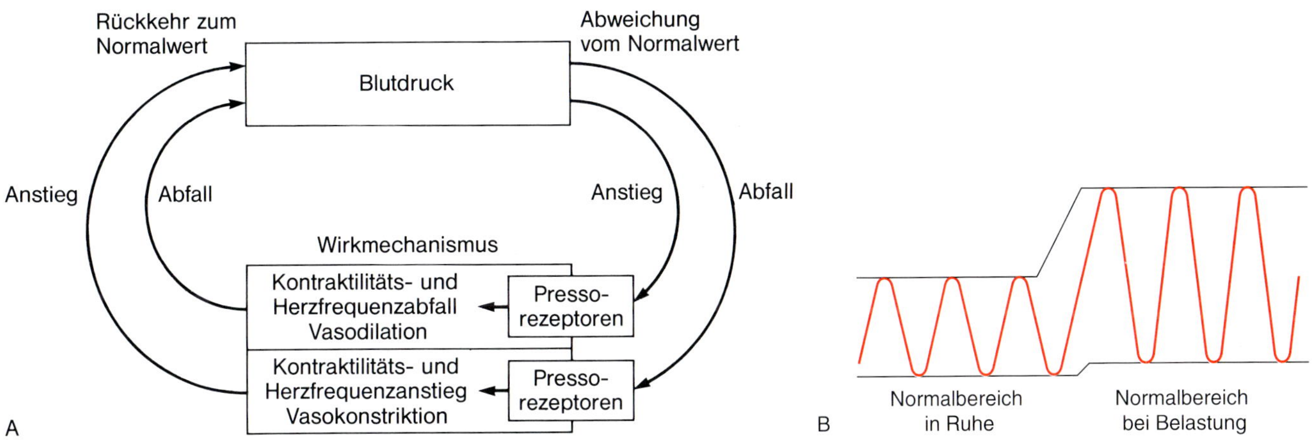

Abb. 1-8: Beispiel einer *negativen Rückkopplung.* **A.** Mechanismen, die in die *Blutdruckregulation* eingehen. **B.** *Blutdruckänderungen* während körperlicher Belastung. Der O_2-Bedarf der Muskulatur ist erhöht. Dem wird durch verbesserte Blutversorgung begegnet, die durch Blutdrucksteigerung erreicht wird. Diese Blutdruckerhöhung ist eine Verstellung des homöostatischen Bereichs auf die erhöhten Anforderungen, also normal

pathophysiologisch bei zu geringer Verstärkung:
- **orthostatische hypotone Dysregulation**

Kopf versorgen. Das System reagiert i.d.R. rasch genug, um den Blutdruck in diesen Arterien sehr dicht am Sollwert zu halten, wenn sich eine Person von der Horizontalen in die Vertikale begibt.

Klinische Anwendung: Im Krankheitsfalle kann die Verstärkung des Systems geschwächt sein, so daß der Blutdruck in den Aa. carotides nicht am Sollwert gehalten werden kann, sofern der Körper aufgerichtet wird.

Das kann dazu führen, daß jemand beim Aufstehen in Ohnmacht fällt *(Orthostasesyndrom).*

Änderungsquote, neg. Rückkopplung (nR)

2.2.4 Änderungsquote und negative Rückkopplung

Verbesserung der n. R. durch
- Berechnung der Änderungsquote der Regelgröße
- antizipatorische Effektorreaktion
- Verminderung von Overshoot, Oszillationen

Ein unerfahrener Kraftfahrer neigt zur Übersteuerung, so daß das Fahrzeug um den Sollwert seiner Fahrbahn pendelt.

Eine negative Rückkopplung kann bedeutend verbessert werden, wenn ein Integrator die Änderungsquote der Regelgröße in die Berechnung einbezieht. Damit kann er den folgenden Zustand des Systems vorhersehen. Wenn der Effektor die Regelgröße sehr rasch zum Sollwert zurückführt, wird das Stellgrößensignal schon vor Erreichen des Sollwertes reduziert. Damit vermindert sich die Tendenz, daß die Regelgröße über den Sollwert mit einem *„Overshoot"* hinausschießt. Es entstehen wenige Oszillationen, die über die Zeit ihre Amplitude verringern, bis sie ganz gering sind. Eine solche Antizipation gilt für die meisten physiologischen Regelsysteme. Einige physiologische Sensoren sind an die Messung der Änderungsquote des Reizes adaptiert. Die Existenz solcher Rezeptoren erlaubt dem Integrator, die Änderungsquote in die Berechnung einzubeziehen.

Physiologsche Bedeutung der Rückkopplung

2.2.5 Physiologische Rolle der Rückkopplung

Die diskutierten Verfeinerungen von Rückkopplungssystemen gewährleisten, daß der Fehler klein gehalten wird. Diese geringen Abweichungen sind meist akzeptabel. Größere Änderungen träten auf, wenn die Regelgröße nicht durch Rückkopplung reguliert wäre. In einigen Fällen kann auch der geringe Fehler für die Gesundheit bedeutsam werden.

Stabilisierung der Regelgröße
Beispiel:
Übermäßige Salzaufnahme → art. Hypertonie

Klinische Anwendung. Bei übermäßiger *Salzaufnahme* mit der Nahrung reagieren die Nieren innerhalb weniger Tage und scheiden verstärkt Salz aus, um den Salzgehalt des Körpers nahe dem Sollwert zu halten. Die Fähigkeit des renalen Regulationssystems ist jedoch nicht unbegrenzt. Bei kontinuierlich hoher Salzaufnahme kommt es zu einer Erhöhung des Salzgehaltes des Körpers um 1–2%. Diese geringe Erhöhung ist ein Restfehler, der als Krankheitsfaktor bei der *arteriellen Hypertonie* eine Rolle spielen kann.

komplexe Interaktionen zw. Organen erfordern
- **Regulations-„zentren"**

Beispiel
- Skelettmuskulatur
- Herzfrequenz

Die meisten physiologischen Regulationssysteme müssen wegen der komplexen Interaktionen zwischen verschiedenen Organsystemen mehrere Regelgrößen erfassen. Die *kardiovaskulären Regulations„zentren"* erhalten Informationen über den arteriellen Blutdruck, das Blutvolumen und den O_2- sowie den CO_2-Gehalt. In der *motorischen Regulation* werden sowohl die absolute Position als auch die Bewegungsrichtung der Gliedmaßen ständig kontrolliert. In beiden Beispielen muß die relative Bedeutung jeder der Größen bewertet und durch den Intergrator ein Reaktionsoptimum bestimmt werden. In physiologischen Systemen kann die Rückkopplung durch *zwei Effektorsätze* mit gegensätzlichen Wirkungen auf eine Regelgröße realisiert werden (Abb. 1-9). Anschauliche Beispiele sind in der Skelettmuskulatur gegeben, wo die Position eines Gliedes durch Muskeln kontrolliert wird, die es in entgegengesetzter Richtung bewegen. Ein anderes Beispiel ist das Herz, das durch den Vagus gehemmt und durch den Sympathikus stimuliert werden kann. Beide Mechanismen unter-

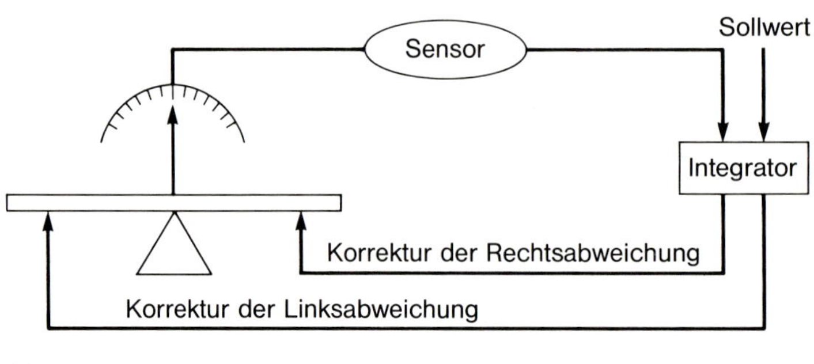

Abb. 1-9: Ein *Regelsystem* mit zwei Effektoren, von denen einer die Regelgröße erhöht, während der andere sie vermindert. Antagonistische Effektoren sind in physiologischen Systemen typisch

liegen der Kontrolle eines integrierenden „Zentrums" im Hirnstamm; eine Erhöhung der Herzfrequenz kann sowohl durch Erhöhung der Sympathikusaktivität als auch durch eine Verminderung der Vagusaktivität hervorgerufen werden.

2.2.6 Positive Rückkopplung

Positive Rückkopplung

Negative Rückkopplungen stabilisieren die Regelgröße im Bereich des Sollwerts, da die Effektorantwort durch Verminderung der Stellgröße reduziert wird.

Instabilität ⇐

> Bei **positiver Rückkopplung** bewirkt eine Änderung der Regelgröße eine Effektorantwort, die sie noch weiter vom initialen Wert weg bewegt. Systeme mit positiver Rückkopplung sind sehr **instabil**. Der Effekt einer initialen Störung ist ähnlich der eines Funkens, der eine Explosion zündet.

Da sie Instabilität bewirkt, ist die positive Rückkopplung gewöhnlich eine unerwünschte Eigenschaft in physiologischen Systemen. Destruktive positive Rückkopplung tritt im allgemeinen bei Erkrankungen auf und bewirkt eine rasche Verschlechterung homöostatischer Bedingungen.

Beispiel:
- Herzinsuffizienz

Klinische Anwendung: Das *Herz* kann bei bestimmten Herzkrankheiten überlastet werden und nicht mehr in der Lage sein, das gesamte anflutende Blutvolumen wieder auszuwerfen. Das Herzvolumen steigt an, und diese Volumenvergrößerung kann die Pumpleistung des Organs weiter verschlechtern. Im Endergebnis verwandelt sich die stabilisierende negative Rückkopplung in einen instabilen positiven Feedback mit deletären Konsequenzen für den Patienten.

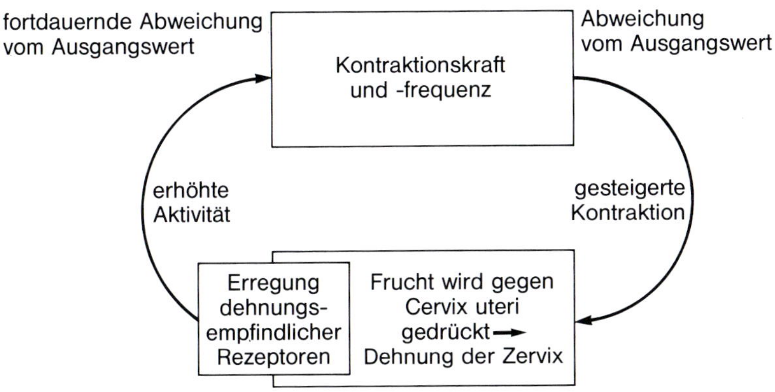

Abb. 1-10: Beispiel einer *positiven Rückkopplung* während der Geburt

pos. Rückkopplung erwünscht:
- Ovulation
- Aktionspotential
- immunologische Reaktion
- Geburt

Positive Rückkopplung ist nicht immer eine unnormale Funktionsweise. Sie kann auch speziellen Zielen dienen. Ein Beispiel ist im *Menstruationszyklus der Frau* gegeben, wo die Freisetzung eines Hypophysenhormons und deren Erkennung durch die Hypophyse zur Erhöhung von Produktion und Freisetzung desselben führt. Im Ergebnis steigt der Blutspiegel des Hormons rasch an und löst die Ovulation aus (Kap. VII/3.6). Ein anderes Beispiel ist das *Aktionspotential der Nervenfaser,* wo die Öffnung einiger Na^+-Kanäle die rasche Öffnung weiterer bewirkt (Kap. II/1.3.4). Die normale Reaktion des *Immunsystems* gegen Bakterien und Viren ist ein drittes Beispiel positiver Rückkopplung (Kap. VII/2). Positive Rückkopplung ist nützlich bei *Austreibungsprozessen,* wie der *Kontraktion des Uterus* bei der Geburt, wo positive Rückkopplung die Uteruskontraktionen in Reaktion auf den Druck des Kindskopfes gegen die Cervix uteri verstärkt. (Abb. 1-10).

Fragen

Wiederholungsfragen:
1. Wie ist die Verstärkung eines Rückkopplungssystems definiert?
2. Worin besteht der Wert der Informationsintegration über die Änderungsquote der Regelgröße?
3. In welchen Situationen ist positive Rückkopplung nützlich?

Ebenen der physiologischen Regulation
- intrazelluläre R.
- lokale R. (Autoregulation)
- reflektorische R.

2.3 Ebenen der physiologischen Regulation

3 Regulationsebenen können unterschieden werden (Abb. 1-11):
• Regulation in der Zelle, **intrazelluläre Regulation**
• lokale Regulation in einzelnen Regionen innerhalb eines Organs, die viele Zellen unterschiedlicher Typen umfassen, **lokale** oder **Autoregulation**
• **reflektorische Regulation,** bei der Gewebe oder Organe durch nervale Aktivitäten oder Hormone kontrolliert werden, die ihren Ursprung außerhalb des Organs haben.

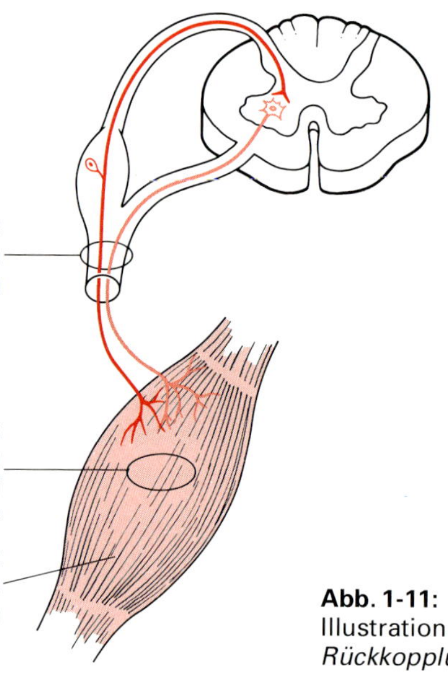

Abb. 1-11:
Illustration der *3 Ebenen,* in denen *Rückkopplungen* im Organismus wirken

Intrazelluläre Regulation
durch:
⟹

2.3.1 Intrazelluläre Regulation

In die intrazelluläre Kontrolle sind fast immer *Änderungen enzymkatalysierter Reaktionen* einbezogen.

• **allosterische Effekte**

Eine Möglichkeit der Enzymkontrolle sind allosterische Effekte. Sie sind verbunden mit Änderungen der Aktivität des aktiven oder katalytischen Zentrums eines Enzyms durch Bindung eines regulatorischen Moleküls an einer separaten Stelle des Enzyms (Abb. 1-12 A). In diesem Falle werden die in der Zelle vorhandenen Enzymmoleküle mehr oder weniger aktiviert.

Ein Enzym, das auf diese Weise reguliert wird, ist wie ein Wasserhahn, der einen Sensor hat, welcher mißt, wie voll das Waschbecken ist.

• **2 parallel wirkende Enzyme**

Intrazelluläre Reaktionen, die an kritischen Verzweigungspunkten metabolischer Wege gelegen sind, werden oft durch zwei verschiedene Enzyme katalysiert. Jedes dieser Enzyme ist Subjekt allosterischer Regulation, so daß der Fluß in den einen oder anderen Zweig auf die nötige Endproduktmenge in jedem Zweig abgestimmt ist (Abb. 1-12 B).

Dieser Fall erinnert an zwei Wasserhähne, die an eine Leitung angeschlossen sind, aber zwei Wasserbecken füllen.

Häufig dient eines der Enzyme einem Syntheseprozeß und das andere einem abbauenden. Diese Art der Regulation betrifft die Balance zwischen Synthese und Abbau innerhalb der Zelle und der relative Fluß durch den einen oder anderen Zweig wird sowohl durch die Substrat- als auch die Endproduktkonzentration kontrolliert (Abb. 1-12 C).

Beispiel:
- postprandialer Blutzuckerspiegelanstieg

Klinische Anwendung: Nach einer Mahlzeit steigen *Blutzucker-, Aminosäure- und Fettsäurespiegel* an. Die Verfügbarkeit der Nährstoffe wird durch Rezeptoren im Hypothalamus und im Gastrointestinaltrakt erkannt. Die Rezeptoren lösen Hormonfreisetzungen aus, einschließlich Insulin. Dieses aktiviert Enzyme, die Glukoseaufnahme in das Gewebe, in die Zelle und damit auch Energiespeicherung und Proteinsynthese fördern (Abb. 1-13 A). Dieselben Hormone tendieren dazu, diejenigen Enzyme zu hemmen, die korrespondierende katabolische Prozesse katalysieren.

Ansteigender Energieaufwand im Muskel vermindert das intrazelluläre ATP. Entleerung der ATP-Speicher führt zur Steigerung der ATP-Synthese durch Glykolyse und damit zur Abnahme des Blutzuckerspiegels. Wenn der Blutzuckerspiegel fällt, wird die Insulinsekretion gehemmt (Abb. 1-13 A). Zusätzlich führen Abnahme des Blutzuckers und Streßsituationen

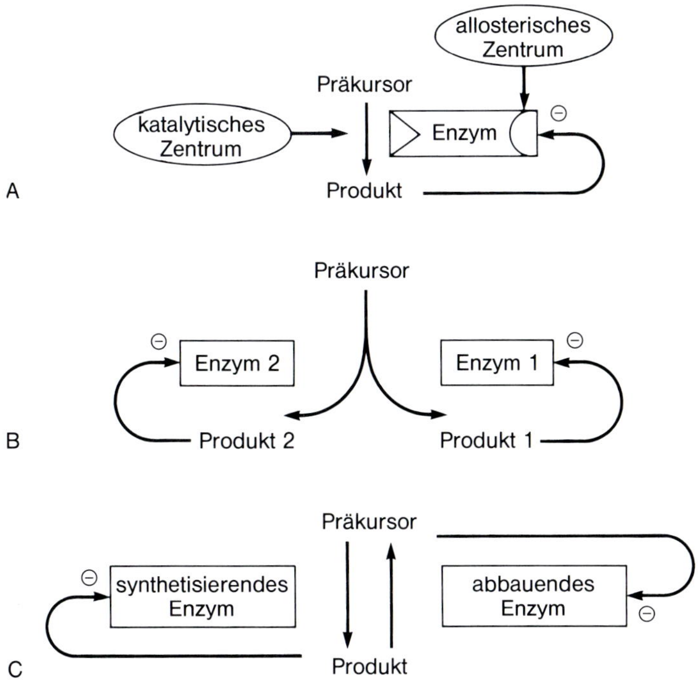

Abb. 1-12: A. *Allosterische Regulation* eines Enzyms durch das Reaktionsprodukt, das es katalysiert. **B.** Regelung an einer *metabolischen Aufzweigung* durch Rückkopplung beider Produkte. **C.** *Reversible Reaktion,* in der Vorwärts- und Rückwärtsreaktion durch verschiedene Enzyme katalysiert werden, von denen jede durch ihr eigenes Produkt gehemmt wird

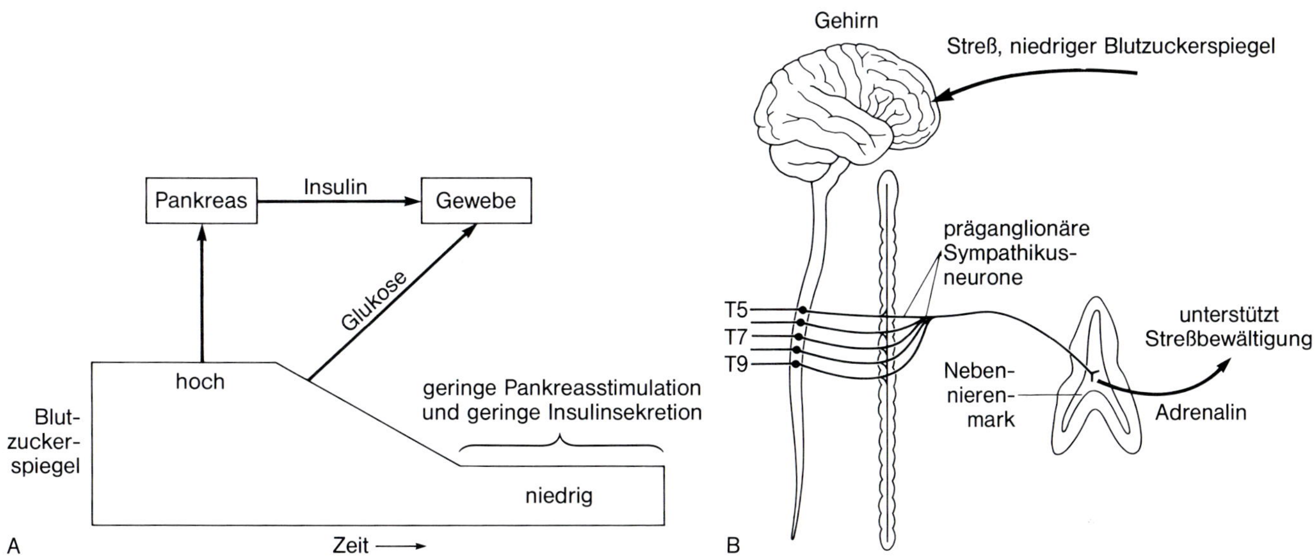

Abb. 1-13: Die Regulation der *Hormonsekretion durch Blutzucker* ist ein Beispiel intrazellulärer negativer Rückkopplung. **A.** Der Blutzuckerspiegel kontrolliert die *Insulinsekretion.* Nach einer Mahlzeit stimuliert der erhöhte Blutzuckerspiegel die Insulinsekretion. Insulin bewirkt eine erhöhte Glukoseaufnahme in die Zelle. Mit dem Abfall des Blutzuckerspiegels fällt auch die Insulinsekretion. Bei zu niedrigem Blutzuckerspiegel verhindert die verminderte Insulinsekretion zu hohe Glukoseaufnahme durch das Gewebe. **B.** *Adrenalin* wird als Reaktion auf Sympathikusaktivierung vom Nebennierenmark freigesetzt, z. B. durch Streß oder niedrigen Blutzuckerspiegel induziert. Adrenalin hilft dem Organismus, auf Streßbedingungen zu reagieren, indem es die Mobilisierung von Glykogen und Fett bewirkt

zur Freisetzung von Adrenalin aus dem Nebennierenmark. Adrenalin aktiviert Enzyme, die den Glykogenabbau zu Glukose fördern und damit den Blutzuckerspiegel wieder steigern und dem Körper helfen, seinen Energieaufwand zu sichern (Abb. 1-13 B).

– Proteinsynthese

In manchen Fällen bewirkt die intrazelluläre Kontrolle eine Hemmung oder Aktivierung der mRNA-Synthese oder der Translation von mRNA in Protein. Das ist ein Weg der Regulation der Synthese spezifischer Proteine. Auf diese Weise wird eine angemessene Mischung von strukturellen Proteinen und Enzymen synthetisiert, wenn Zellen wachsen und sich teilen.

Regulation durch lokale chemische Faktoren

2.3.2 Regulation durch lokale chemische Faktoren

In einigen Fällen ist die lokale Regulation wertvoll, weil sie dem Gewebe oder Organ die Fähigkeit gibt, auf solche Änderungen zu reagieren, die viel zu gering wären, um über die nervalen oder hormonalen Kontrollprozesse effektiv vermittelt zu werden.

Beispiel
– lokale Regulation d. kapillären Blutflusses
Autoregulation d. Durchblutung

Zum Beispiel ist der *Blutfluß* durch jede individuelle Kapillare den wechselnden Bedürfnissen einer kleinen Zellpopulation angepaßt, die von diesen Kapillaren versorgt wird. Steigende metabolische Aktivität in einem Muskel, der sich zu kontrahieren beginnt, führt zur Ansammlung von CO_2 im aktiven Gewebe, während O_2 verbraucht wird.

Aktive Gewebe setzen mehrere Substanzen frei, die *lokale Faktoren* genannt werden und sich in der interstitiellen Flüssigkeit ansammeln, wenn sie nicht durch den Blutstrom ausgewaschen werden.

lokale Faktoren ⇨

Lokale Faktoren sind z. B. *Kalium, Stoffwechselendprodukte* wie CO_2 und Laktat, aber auch Stoffe einer Familie regulatorischer Moleküle, die *Prostaglandine* genannt werden.

Ein Konzentrationsanstieg lokaler Faktoren führt zur **Erweiterung der Arteriolen,** die das aktive Gewebe versorgen.
Die negative Rückkopplungsschleife ist geschlossen, wenn mit ansteigender Durchblutung die O_2–Versorgung des aktiven Gewebes wieder steigt und das Auswaschen der lokalen Faktoren gewährleistet ist. Jedem konstanten Niveau der Muskelaktivität entspricht ein Sollwert der Durchblutung. Das ist eine **Autoregulation der Durchblutung,** bei der die Stellsignale chemische Faktoren wie CO_2 als Stoffwechselendprodukt und die Effektoren Arteriolen sind (Abb. 1-14).

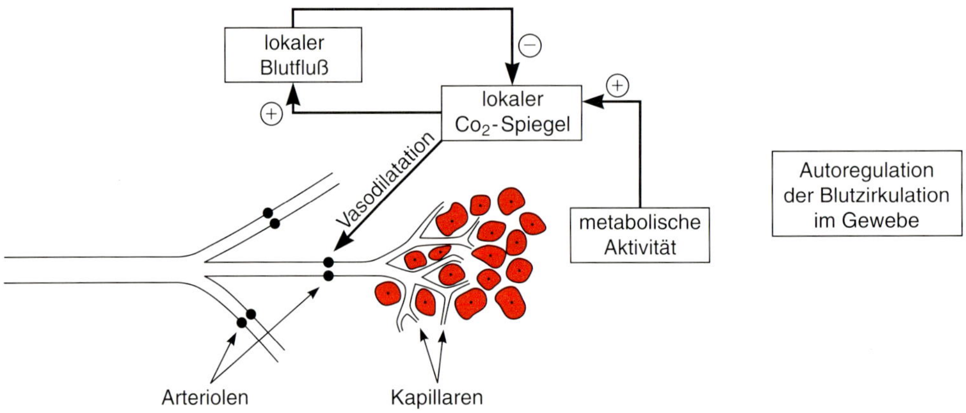

Abb. 1-14: *Lokale Autoregulation der Durchblutung* als Beispiel einer negativen Rückkopplung im Gewebe. Anstieg der metabolischen Aktivität bewirkt die Akkummulation lokaler Faktoren, die die Arteriolen erweitern und so die Durchblutung steigern. Durchblutungssteigerung vermindert den Anstieg der Konzentration lokaler Faktoren

Regulation durch Prostaglandine

2.3.2.1 Regulation durch Prostaglandine

• **Bezeichnung** der Prostaglandine (Tab. 1-2)

Prostaglandine sind eine Gruppe von C_{20}-Fettsäurederivaten und Derivate der Arachidonsäure, einem Mebranphospholipid. Die verschiedenen Prostaglandine werden durch Abkürzungen bezeichnet, in denen *PG* für Prostaglandin steht, das von einem Buchstaben und Indices gefolgt ist, welche das spezielle Prostaglandin identifizieren (Tab. 1-2).

Tab. 1-2: Prostaglandineffekte

Prostaglandin	physiologische Wirkung
TX_{A2} (Thromboxane)	Vasokonstriktion, Thrombozytenaggregation (Blutgerinnung)
PGI_2	Hemmung der Thrombozytenaggregation, Vasodilatation
PGE_2	Entzündungsförderung, Vasodilatation, Diuresesteigerung, Uteruskontraktion, Hemmung der HCl-Sekretion des Magens
PGF_2	Bronchodilatation, Vasokonstriktion, Uteruskontraktion

Diese Molekülklasse spielt in einer großen Zahl lokaler regulatorischer Funktionen eine Rolle, z.B. **Entzündung** und **Blutgerinnung** (Kap. III/2.2.2), **Ovulation, Menstruation** und **Arbeit** (Kap. VII/3.6, IV/4) und der **HCl-Sekretion** des Magens (Kap. VI/1.4.1).

Klinische Anwendung. Der initiale Schritt in der Prostaglandinproduktion ist die Abspaltung der Arachidonsäure durch eine membrangebundene Phospholipase. Im nächsten Schritt wird der 5gliedrige C-Ring formiert. Diese Reaktion wird durch Azetylsalizylsäure und Aminophenazon gehemmt. Deshalb wirken diese Pharmaka *entzündungshemmend.* Gleichzeitig steigert die Hemmung von PGE_2 die HCl-Sekretion im Magen, so daß Azetylsalizylsäure die Magenschleimhaut irritieren und Geschwüre auslösen kann.

- Prostaglandinproduktion, **gehemmt** durch
  - Aspirin
  - Aminophenazon

Prostaglandine werden rasch in inaktive Formen konvertiert, so daß ihre Wirkungen gewöhnlich auf die lokale Ebene begrenzt bleiben. Chemische Signale, die lokal wirken, werden als **parakrine** Agentien bezeichnet, um sie von endokrinen Agentien, den Hormonen, die mit dem Blutstrom zu allen Organen gelangen, sowie von anderen chemischen Messengern zu unterscheiden (Tab. 1-3).

- Prostaglandine wirken **parakrin**

Tab. 1-3: Chemische Signalstoffe im Organismus

Signalstoffe	Beispiel	Wirkungsweise
Hormon	Insulin Östrogene	Sekretion durch spezielle Zellen erreicht Targetzellen, beeinflußt spezifische Aktivitäten
Gewebshormon	Prostaglandine Histamin	Sekretion ins Gewebe, Sekretion durch verschiedene Zelltypen
Neurohormon	Oxytocin, ADH	Bildung durch Neurone, wirkt als Hormon
Neurotransmitter	Azetylcholin Noradrenalin	Bildung durch Neurone, unmittelbare Wirkung am postsynaptischen Neuron
Neuromodulator	Endorphine Enkephaline	Bildung durch Neurone, ändern die Sensitivität des postsynaptischen Neurons für den Neurotransmitter

2.3.2.2 Lokale Autoregulation

Lokale Autoregulation

In manchen Fällen ist die Regulation in der Organ- oder Gewebsebene ein zellinternes Phänomen.

Klinische Anwendung. Die kontraktilen Elemente der quergestreiften *Herzmuskelzellen* sind so angeordnet, daß eine geringe Dehnung der Zellen ihre Kontraktilität erhöht, während sie durch starke Dehnung reduziert wird. Am gesunden Herzen führt erhöhter venöser Rückstrom zu leichter Dehnung, was die Kontraktion verstärkt (s. Kap. III/1.4.1.2).

Beispiel
- Herzmuskel

Die lokale Autoregulation allein ist nicht ausreichend, alle notwendigen Regulationen zu sichern und wird deshalb fast immer durch reflektorische ergänzt.

Fragen

Wiederholungsfragen:
1. Wie können allosterische Effekte Zwischenproduktmengen innerhalb einer Zelle stabilisieren?
2. Wie beeinflußt die mRNA-Produktion die Synthese spezifischer Proteine in einer Zelle?

Reflektorische Regulation

2.3.3 Reflektorische Regulation

Reflexbögen sind „Schaltkreise", die ein Erkennungssystem mit einem Antwortsystem verbinden (Abb. 1-15).

Reflex„bogen" ⇨

Ein **Reflexbogen** hat mindestens *3 Bestandteile:*
- eine **afferente** oder sensorische Komponente, die Änderungen der Variablen erkennt und Information mittels neuronaler oder chemischer Signale übermittelt
- einen **Integrator,** oft Reflex„zentrum" genannt, der die adäquate Antwortgröße bestimmt
- eine **efferente** oder **motorische** Komponente, die neuronale oder hormonale Signale vom Integrator zum Effektor übermittelt.

Beispiele
- Barorezeptorreflex
- Atemreflex

Die reflektorische Kontrolle kann der Stabilisierung physiologischer Variablen dienen, wenn der Reflexbogen eine negative Rückkopplung bildet.
Klinische Anwendung: Beispiele zur Aufrechterhaltung der Homöostase sind der **Barorezeptorreflex,** der den arteriellen Blutdruck reguliert, und **respiratorische Reflexe,** die die Lungenventilation regulieren.

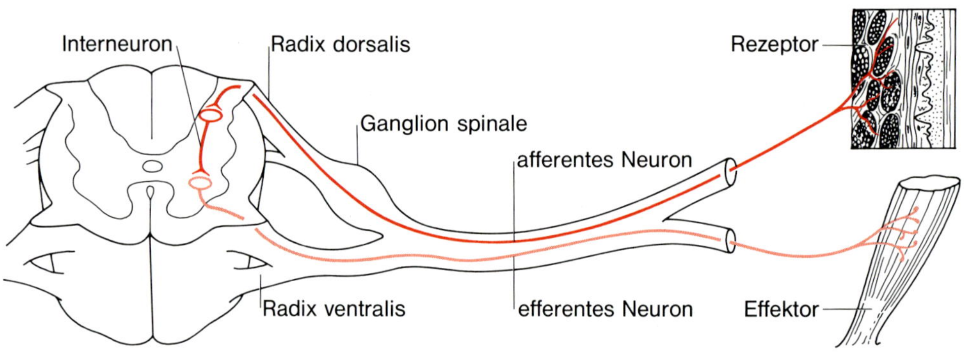

Abb. 1-15: Schema eines *Rückenmarkreflexbogens.* Die Information von den Rezeptoren gelangt durch die Hinterwurzeln in das Rückenmark. Nach synaptischer Verarbeitung unter Beteiligung von ein oder mehreren Interneuronen übermitteln efferente Fasern Aktionspotentiale zu den Effektoren

Neuronale und endokrine Reflexe

2.3.4 Neuronale und endokrine Reflexe

- **Neurosekretion:** Neurone sezernieren „Hormone"

Bei einigen Reflexen sezernieren Integratorzellen, bestimmte Neurone, Substanzen in das Blut, die als Hormone wirken. Man bezeichnet diese Neurone als **neurosekretorische** oder **neuroendokrine** Zellen. Endokrine Drüsen, die nicht neuronalen Ursprungs sind, können in die Übertragung eingeschaltet sein, wenn ihre Hormonsekretion nerval kontrolliert ist. In einigen Fällen kombinieren endokrine Drüsen auch die Funktion eines Sensors und eines Integrators, indem sie auf Änderungen der Regelgröße mit Steigerung oder Minderung ihrer Sekretion antworten. Obgleich der Reflexbegriff definitionsgemäß an Prozesse gebunden ist, die über das ZNS vermittelt sind, sollten auch die hier genannten Rückkopplungen als **hormonale** oder **endokrine „Reflexe"** bezeichnet werden. Auch einige Organe, die nicht als Drüsen erkennbar sind, dienen endokrinen Funktionen. Das ist für Herz und Niere der Fall, die Hormone sezernieren, welche für den Salz- und Wasserhaushalt des Organismus wichtig sind.

- endokrine „Reflexe"

Reflexeinteilung:
1. **somatomotorische Reflexe**
2. **vegetative (autonome) Reflexe**
3. **endokrine „Reflexe"**

Reflexe kann man so in *3 Klassen* einteilen:
- **somatomotorische Reflexe,** die die Skelettmuskulatur kontrollieren. Ein bekanntes Beispiel ist der *„Wegziehreflex",* bei dem ein schmerzhafter Hautreiz am Fuß zur raschen Beugung des Beines führt, um weitere Schädigung zu vermeiden (s. Abb. 1-1)
- **autonome Reflexe,** die die Aktivität glatter *Muskeln,* exokriner *Drüsen* und des *Herzens* modulieren
- **endokrine „Reflexe",** bei denen das ZNS in die Rückkopplung einbezogen sein kann oder auch nicht.

Die Grundprinzipien sind für alle 3 Arten der reflektorischen Kontrolle die gleichen.

2.3.4.1 Somatomotorische Reflexe

1. somatomotorische Reflexe
3 Aufgaben

Funktionen der somatomotorischen Reflexe sind:
- Aufrechterhaltung der Körperposition in bezug auf die Umgebung
- den Körper vor schädigenden Einwirkungen auf die Körperoberfläche bewahren
- „Willkür"motorik hat wesentliche reflektorische Komponenten.

Reflexbogen:
Haut → Afferenzen → Interneurone → Motoneurone → Muskel

Interneurone erhöhen Modifizierbarkeit

Der afferente Input in das ZNS läuft von speziellen Sinnesorganen, Haut, Muskeln und Gelenken über afferente Nervenfasern in das Rückenmark. Die Skelettmuskeln werden von Fasern der sog. **Motoneurone** kontrolliert. Die Verbindung von sensorischen zu Motoneuronen geschieht über **Interneurone,** Zellen, deren Fasern das ZNS nicht verlassen. Sie sind wesentliche Elemente, um die Reflexantwort zu bestimmen. Diese Verbindungen haben sich in der Entwicklung so etabliert, daß die sensorische Information zu denjenigen Effektoren übertragen wird, welche die adäquate Antwort realisieren können. Interneurone erhöhen die Möglichkeiten der Kontrolle und Modifikation der Reflexantwort in typischer Weise.

Reflexantwort
z. T. stereotyp, z. B. PSR

Dehnungsreflexe gewährleisten Körperhaltung

Klinische Anwendung: Viele somatomotorische Reflexe sind in ihrem Antwortmuster so konstant, daß sie als **stereotyp** bezeichnet werden. Wenn die Sehne eines Muskels leicht beklopft wird, so wie wenn der Arzt den Patellarsehnenreflex (PSR) auslöst, kontrahiert sich nur der Muskel, der durch das Beklopfen der Sehne gedehnt wurde. Die Kontraktion ist das Ergebnis eines **Dehnungsreflexes,** früher auch *Sehnenreflex* oder *myotatischer Reflex* genannt, der einer Dehnung des Muskels entgegenwirkt (Abb. 1-16). Solche Reflexe sind wichtig für die *Aufrechterhaltung* der *Körperposition.* Die negative Rückkopplung tendiert dazu, die Glieder in ihre ursprüngliche Position zurückzuverlagern.

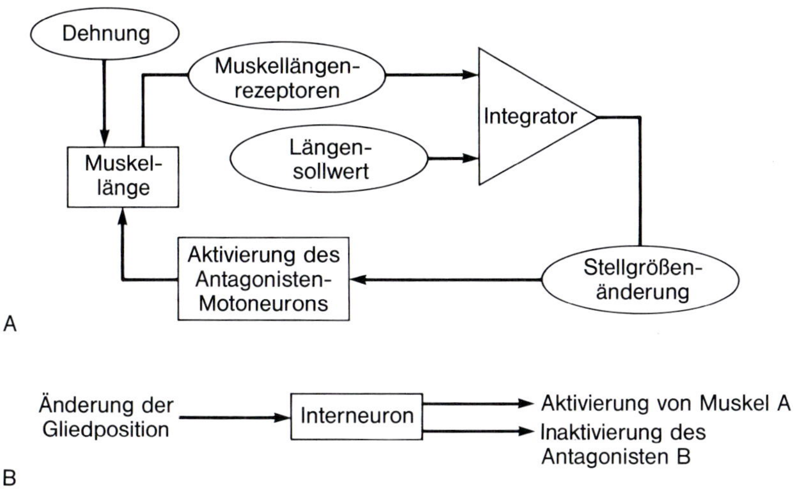

Abb. 1-16: A. Der *Dehnungsreflex* der Skeletmuskulatur ist eine negative Rückkopplung. **B.** *Spinale Interneurone* aktivieren einen Muskel und inaktivieren gleichzeitig den Antagonisten

Die Skelettmuskeln sind größtenteils in entgegengesetzt wirkenden Muskelgruppen als **Antagonisten** angeordnet. Die Aktivität der antagonistischen Muskeln bestimmt die Gelenkstellung. Wenn ein Muskel eine Gelenkstellung verändern soll, darf der Antagonist dem nicht durch gleichzeitige Kontraktion entgegenwirken.

Antagonistenhemmung ⇦

> **Interneurone** des Rückenmarks verbinden die Motoneurone der Antagonisten so, daß die *Aktivierung eines Muskels automatisch von Inaktivierung des Antagonisten* begleitet wird (Abb. 1-16 B).

Stereotype Rückenmarkreflexe sind Bausteine weit komplexerer motorischer Aktivitäten, die im Kap. II/5 diskutiert werden.

2.3.4.2 Autonome, vegetative Reflexe

2. autonome Reflexe

kontrolliert über Rezeptoren:
- Barorezeptoren
- Chemorezeptoren

Die inneren Variablen des Organismus werden von Rezeptoren kontrolliert, deren Namen auf Funktionen hinweisen, z. B.: *Barorezeptoren* für den Blutdruck, *Chemorezeptoren* sensibel für chemische Substanzen wie Sauerstoff und Kohlendioxyd, *Osmorezeptoren* registrieren die Osmolarität, *Thermorezeptoren* messen die Haut- und Körperkerntemperatur. Eben-

- Osmorezeptoren
- Thermorezeptoren

Reflexbogen ähnelt dem von somatomotorischen R.

so wie bei den somatomotorischen Reflexen ist auch bei den viszeralen Reflexen der afferente Schenkel neuronal. Die sensorische Information wird von Integrationsstrukturen des ZNS, oft unzutreffend „Zentren" genannt, bewertet und verarbeitet. Kommandos werden über efferente Nerven ausgesandt und können viszerale glatte Muskeln aktivieren oder relaxieren, Drüsensekretion bewirken oder den intrazellulären Stoffwechsel verändern. Diese neuronalen Signale korrigieren Abweichungen von den Sollwerten, die im ZNS programmiert sind.

Reflexmuster ⟹

Es gibt keinen Unterschied im Reflexmechanismus zwischen **viszeralen** und **somatomotorischen Reflexen.** Allerdings finden sich anatomische Unterschiede in den Verbindungen zwischen dem ZNS und viszeralen und somatischen Effektoren. Heute weiß man, daß eine *willkürliche Kontrolle viszeraler Funktionen* möglich ist.

3. endokrine „Reflexe"

2.3.4.3 Endokrine „Reflexe"

- **Hormone als Signalstoffe**

Hormone als chemische Signalstoffe

Nervenwachstumsfaktor, NGF

Hormone gehören zu den zahlreichen Signalstoffen innerhalb des Organismus (s. Tab. 1-3). Einige dieser chemischen Signale sind schon lange bekannt, während andere erst kürzlich entdeckt worden sind. Ein Beispiel einer neuen Kategorie chemischer Signale, der **Nervenwachstumsfaktor NGF,** wird später (S. 34) diskutiert. In diesem Kapitel werden spezifische Beispiele besprochen, um die Prinzipien der endokrinen Kontrolle zu veranschaulichen. Die meisten endokrinen Systeme werden jedoch im Detail bei den Organsystemen abgehandelt, die sie regulieren. Eine komprimierte Zusammenfassung der endokrinen Systeme wird im Anhang an dieses Kapitel gegeben.

Der Mechanismus des hormonellen Informationstransfers folgt 2 Grundsätzen:

Zielzellen:
- nehmen hormonelle Nachricht auf
- haben Hormonrezeptoren

Informationsverarbeitung
a) Hormon-Rezeptor-Komplex löst **spezifische Aktivitäten in Zielzelle** aus
b) **Antwort der Zielzelle durch deren Eigenschaften bestimmt**

• *Erstens* wird die Nachricht, obgleich sie sich über den ganzen Organismus ausbreitet, nur von **Zielzellen, Targetzellen,** aufgenommen. Diese Zellen besitzen **Rezeptoren** für das Hormon (Abb. 1-17). Hormonrezeptoren sind Proteine, die das betreffende Hormon erkennen und binden. Das geschieht durch einen Prozeß, der der Interaktion von Enzym und Substrat ähnlich ist. In diesem Falle bewirkt der Hormon-Rezeptor-Komplex Änderungen in spezifischen Aktivitäten der Targetzellen, ohne daß sich die chemische Struktur des Hormons ändert.

• Der *zweite* Eckpfeiler besteht darin, daß die Antwort der Targetzellen auf die Nachricht von den Eigenschaften dieser Zellen selbst abhängt. Ein Hormon, das an Rezeptoren einer Drüsenzelle bindet, kann deren Sekretion auslösen, während dasselbe Hormon, wenn es an

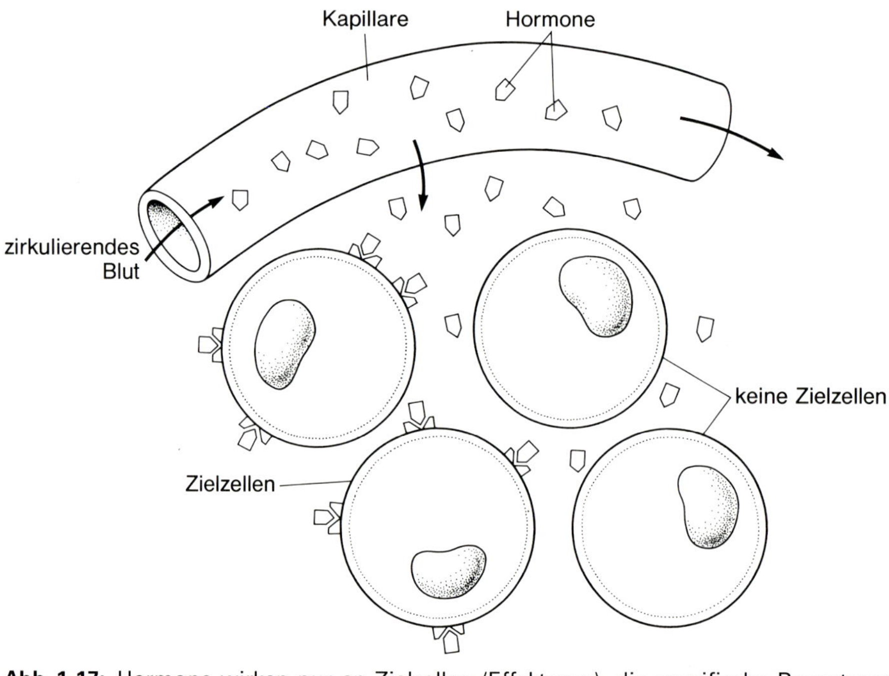

Abb. 1-17: Hormone wirken nur an Zielzellen (Effektoren), die spezifische Rezeptoren für das betreffende Hormon haben

identische Rezeptoren einer glatten Muskelzelle bindet, eine Kontraktion derselben bewirken kann. So hängt die Bedeutung der Nachricht von den Antwortmöglichkeiten der Targetzellen ab.

Dauer der Hormonwirkung

Viele endokrine Drüsen sezernieren ihre Hormone nur, wenn andere Hormone, bestimmte Metaboliten oder externe Signale einwirken. Andere Drüsen synthetisieren Hormone auf einem bestimmten Basisniveau, das durch Kontrollsysteme, die auf diese Drüse wirken, gesteigert oder vermindert wird. Basale Hormonfreisetzung kann konstant oder periodisch erfolgen. In letztem Falle folgt sie oft einem **zirkadianen** Rhythmus. Beim *Wachstumshormon, Somatotropin,* wird ein großer Teil der täglichen Sekretion von der Hypophyse z. B. in einem **Puls** während der ersten ein oder zwei Stunden nach Beginn des Tiefschlafes freigesetzt (Abb. 1-18). Nur während dieses *Pulses* wird ein signifikanter stimulierender Effekt auf das Wachstum ausgeübt.

- **Dauer der Hormonwirkung**

3 Arten der **Hormonfreisetzung**
- basal
- periodisch (zirkadian)
- pulsatil

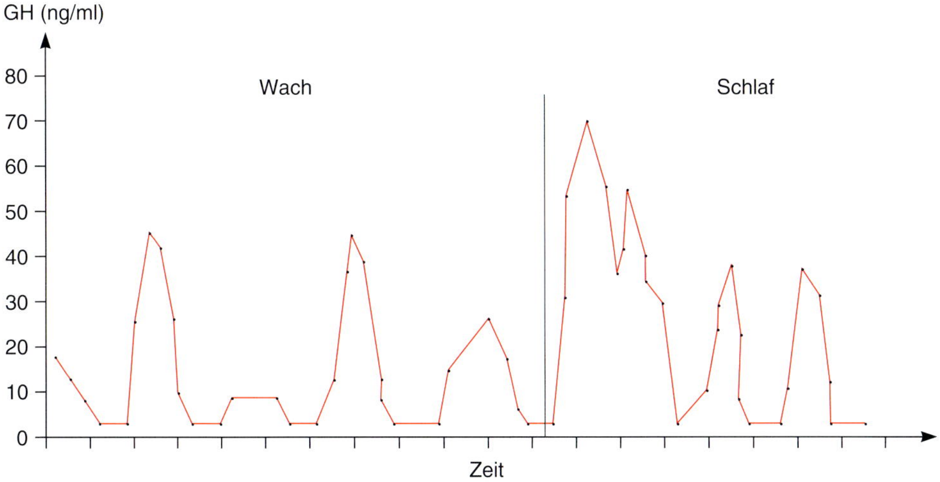

Abb. 1-18: Die Wachstumshormonsekretion eines erwachsenen Mannes tritt im Wachzustand in kleinen Pulsen (pulsatil) auf und in großer Pulshöhe gleich nach Einsetzen des Tiefschlafes

Die verschiedenen Hormone haben eine unterschiedliche Lebensdauer im Blut. Die Höhe ihres Blutspiegels wird durch Sekretion und Elimination, Abbau oder Ausscheidung bestimmt. Man benutzt die **Halbwertszeit** (HWZ) als ein Maß, wie schnell ein Hormon vom Organismus umgewandelt wird. Die HWZ ist die Zeit, die nötig ist, um die Hälfte einer gegebenen Hormonmenge im Plasma abzubauen oder auszuscheiden. Je kürzer sie ist, umso höher muß die Sekretionsrate sein, um einen bestimmten Hormonspiegel im Plasma aufrechtzuerhalten. *Hormonsekretionsrate, -halbwertszeit* im Plasma und *-wirkungsdauer* an den Targetzellen bestimmen die Dauer der Antwort auf einen Hormonpuls. *Adrenalin* hat z. B. eine Plasmahalbwertszeit von wenigen Minuten und bewirkt keine langdauernde Antwort, da auch die Antwort der Targetzelle kurz ist. *Wachstumshormon* hat eine HWZ von 20 Min, doch seine Wirkung ist anhaltend, da es langdauernde Änderungen in den Targetzellen verursacht (s. Klinische Physiologie, S. 34).

Blutspiegel hängt ab von:
- Elimination
- Abbau
- HWZ

Wirkungsdauer eines Hormonpulses bestimmen:
- Sekretionsrate
- Halbwertszeit
- Wirkungsdauer an Zielzellen

Funktionsklassen der Hormone

Hormone können entweder eine **direkte** oder eine **permissive** Wirkung haben. Bei einer direkten Wirkung löst die Hormon-Rezeptor-Bindung im Zielgewebe eine Aktivitätsänderung aus. In anderen Fällen ist ein weiteres Hormon in geringer Menge zusätzlich erforderlich, um die volle Wirkung des primären Hormons zu erreichen. Dieses weitere Hormon wird **permissives Hormon** genannt. Viele der metabolischen *Adrenalinwirkungen* hängen beispielsweise von einer adäquaten Konzentration des Nebennierenrindenhormons *Kortisol* ab. Kortisol kann Adrenalin nicht substituieren, doch ist Adrenalin ohne Kortisol viel weniger wirksam. Die Natur der permissiven Effekte ist nicht in allen Fällen bekannt. Einer der Wirkungsmechanismen permissiver Hormone ist die Stimulation der Targetzellen zur Synthese von Rezeptoren für das andere Hormon.
In einigen Fällen können zwei oder mehr chemisch differente Hormone ähnliche Effekte auf das Zielgewebe haben. Ist die Wirkung beider Hormone zusammen größer als die Summe

- **Hormonklassen**

Hormone mit
- **direkter** Wirkung
- **permissiver** Wirkung

Hormone mit
- synergistischer
- agonistischer
- antagonistischer Wirkung am Zielgewebe

glandotrope Hormone kontrollieren Sekretion anderer Hormone (endokriner Drüsen)

der Einzelwirkungen, werden diese Hormone als **Synergisten** bezeichnet. Wenn die Effekte am Zielgewebe lediglich additiv sind, spricht man von **Agonisten. Antagonistische** Hormone sind solche, deren Effekte am Zielgewebe dazu tendieren, sich gegenseitig auszulöschen. Generell wird die Sensitivität und die Vielseitigkeit der Kontrolle der Zielgewebe durch die multiplen Linien der hormonalen Kommunikation erhöht.

Mit dem Begriff **Trophormone** (syn. *glandotrope Hormone*) werden solche bezeichnet, die die Sekretion anderer Hormone kontrollieren. Die Regulationen, die vom ZNS über den Hypophysenvorderlappen zu den endokrinen Drüsen laufen, sind gute Beispiele der Kontrolle der endokrinen Drüsen durch Trophormone. Ein Beispiel ist das **Thyrotropin** (syn. *thyreoideastimulierendes Hormon, TSH*), das die Schilddrüse zur Hormonsekretion stimuliert.

Hormonale Regulation

2.3.4.4 Hormonale Regulation

Insulinsekretion
- durch B-Zellen

B-Zellen sensitiv für Blutglukosespiegel

Insulinrezeptoren an fast allen Zellen

Insulin-Rezeptor-Bindung bewirkt Glukoseaufnahme

Insulin wurde bereits als Beispiel für negative Rückkopplung erwähnt (s. Abb. 1-13). Insulin wird von den B-Zellen der *Langerhans-Inseln* sezerniert, die den endokrinen Teil des Pankreas bilden (s. Kap. VII/1.2). Die **Insulinsekretion** wird primär vom Blutglukosespiegel kontrolliert. Nach kohlenhydratreichen Mahlzeiten steigt der Blutglukosespiegel. Einer der wichtigen Insulineffekte ist die Stimulation der Glukoseaufnahme durch die Zellmembranen.

Die B-Zellen sind sensitiv für den Blutglukosespiegel in den sie umgebenden Kapillaren. Nüchtern wird Insulin in geringem Maße sezerniert, doch ein Anstieg des Blutglukosespiegels über den Sollwert stimuliert die Sekretion. Das zirkulierende Hormon bindet sich an Insulin-Rezeptoren, die an fast allen Zellen vorhanden sind. Das Ergebnis ist ein Anstieg der Glukoseaufnahme in die Zellen. Glukose wird für den Energieumsatz gebraucht oder geht in anabole Stoffwechselwege ein, die zur Speicherung als Fett oder Glykogen führen. Im Ergebnis der insulinstimulierten Glukoseaufnahme in die Zellen fällt der Blutglukosespiegel wieder in Richtung auf den Sollwert ab (Abb. 1-19). Wenn der *Sollwert* erreicht ist, vermindert sich die Insulinsekretion. In die negative Rückkopplung geht die Sensitivität der insulinsezernierenden Zellen als *Sensoren* und die Insulinsekretion als *Effektor* ein, der die *Variable,* den Blutglukosespiegel auf ihren Sollwert zurückführt.

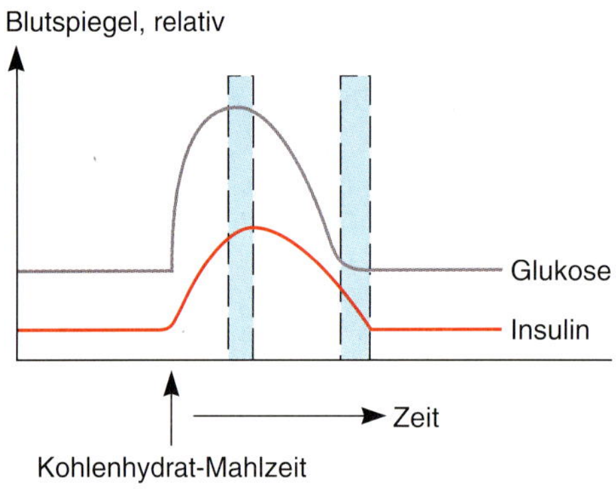

Abb. 1-19:
Blutzucker- und *Insulinspiegel* nach einer Kohlenhydratmahlzeit. Beachte, daß der Insulingipfel kurz nach dem Blutzuckergipfel erreicht wird und daß der Insulinspiegel noch kurze Zeit erhöht ist, nachdem der Blutzuckerspiegel bereits wieder in den Normbereich zurückgekehrt ist. Das sind Anzeichen einer zeitlichen Verzögerung in diesem Rückkopplungssystem

HHL

Hypophysenhinterlappen (HHL)
Die Hypophyse ist eine kleine aber komplexe Struktur, die der ventralen Seite des Hypothalamus anliegt. Embryonal und funktionell unterscheiden sich Vorder- und Hinterlappen. Der HHL ist embryologisch ein Teil des Gehirns. Axone von Neuronen kommen vom Hypothalamus und ziehen in den HHL.

HHL-Hormone ⇨

Die elektrische Aktivität dieser Neurone führt zur Freisetzung von *2 Hormonen:*
- **antidiuretisches Hormon (ADH),** *auch Vasopressin (VP) genannt (s. Wasser-, Elektrolythaushalt) und*
- **Oxytozin** *(s. Wehentätigkeit, Laktation).*

Wasser-, Elektrolythaushalt
Wehentätigkeit
Laktation

Die Hormone sind Sekretionsprodukte neuronaler Reflexe, die ihren Input über sensorische Projektionen oder von Sensoren innerhalb des Gehirns selbst erhalten (Abb. 1-20 A). *ADH* ist in den Wasser- und Elektrolythaushalt eingeschaltet (Kap. V/2.3.2), *Oxytozin* ist wichtig für Wehentätigkeit und Laktation (Kap. VII/4.4).

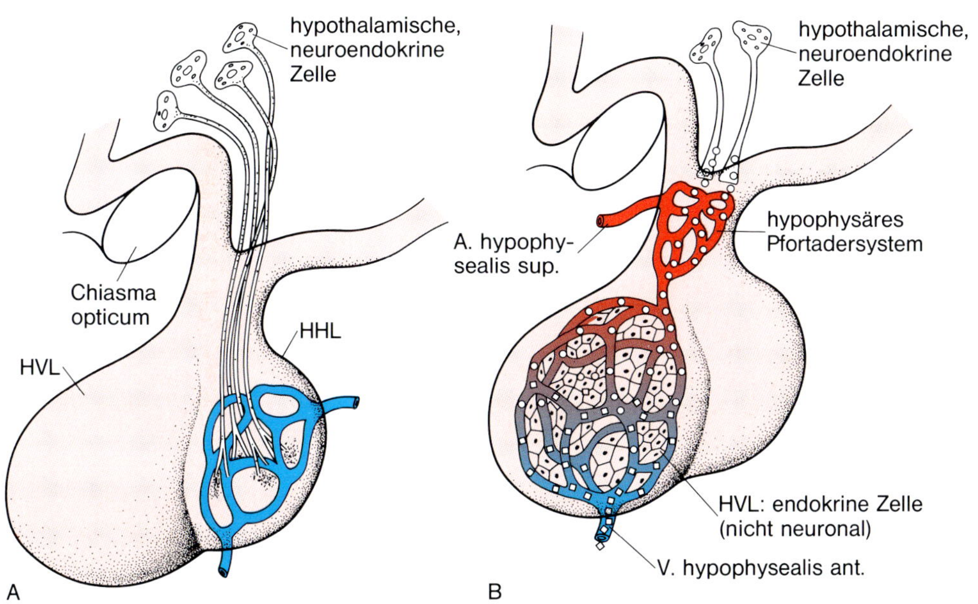

Abb. 1-20: A. Kontrolle der *Hormonsekretion durch den Hypophysenhinterlappen* (HHL). Hypothalamische Neurone senden ihre Axone durch den Hypophysenstiel in den HHL. Die Peptidhormone Oxytocin und ADH werden in den Somata dieser Neurone synthetisiert und axonal in den HHL transportiert, wo sie gespeichert werden. Afferente Impulse führen zur Generierung fortgeleiteter Aktionspotentiale dieser Neurone, wodurch die Hormone aus den terminalen Nervenendungen im HHL freigesetzt werden. **B.** Kontrolle der *Hormonsekretion durch den Hypophysenvorderlappen* (HVL). In diesem Falle sezernieren hypothalamische Neurone Releasing-Hormone, die über den hypophysären Portalkreislauf zu nichtneuronalen Zellen des HVL gelangen. Bindung der Releasing-Hormone (weiße Punkte) durch die Zielzellen stimuliert die Freisetzung von HVL-Hormonen (rote Punkte)

Hypophysenvorderlappen (HVL)

HVL

Ein komplexerer Prozeß der endokrinen Kommunikation zwischen Gehirn und Körper ist im HVL gegeben. Er stammt entwicklungsgeschichtlich nicht vom Nervensystem wie der HHL ab, sondern von epithelialem Gewebe der Rathke-Tasche, das sich in der frühen Entwicklung aus dem Dach der Mundbucht (Pharynx) ausstülpt und separiert.

HVL-Hormone

⇦

Der HVL enthält **5 differenzierbare Zellpopulationen,** die zusammen wenigstens **7 Hormone** sezernieren. 6 dieser Hormone haben eine gut definierte Bedeutung für *Stoffwechsel, Wachstum* und *Reproduktion:*

- Corticotropin (*adrenocorticotropes Hormon,* **ACTH**)
- Thyrotropin (*thyreoideastimulierendes Hormon,* **TSH**)
- Wachstumshormon (**GH,** *syn. Somatotropin,* **STH**)
- Lutropin (*luteinisierendes Hormon,* **LH**)
- Follitropin (*follikelstimulierendes Hormon,* **FSH**)
- Prolaktin (**PRL**).

Die Rolle des *Melanotropins* ist beim Menschen weniger gut bekannt.

Von diesen 6 sind 4 *Trophormone,* mit denen das Gehirn die Schilddrüse (TSH), die Nebennierenrinde (ACTH) und die Gonaden (FSH, LH) kontrolliert. Die anderen beiden Hormone werden von Speicherorten im HVL ebenfalls in das Blut freigesetzt und haben *direkte Wirkungen* auf Wachstum (STH) und Laktation (PRL). Zur Kontrolle der Sekretion jedes der HVL-Hormone sezerniert das Gehirn das jeweilige **Releasing-Hormon** (*RH,* syn. *Liberin*), oder **Inhibiting Hormon** *(IH, syn. statin)* in den Teil des lokalen Kreislaufs, der Blut vom Gehirn zum HVL bringt (Abb. 1-20 B). Kreislaufsysteme, die die Kapillarnetze zweier Organsysteme miteinander verbinden, werden **Portalkreisläufe** genannt, hier: hypothalamo-hypophysäres Pfortadersystem. Mit einer Ausnahme sind alle bekannten Releasing- und Release-Inhibitinghormone kleine Peptide.

Die Rückkopplung für Hormone, die vom HVL kontrolliert werden, ist komplex angelegt; da sie in verschiedenen Ebenen angreifen kann (Abb. 1-21). Das wird oft als **Short-loop-** oder **Long-loop**-Rückkopplung bezeichnet.

- **Trophormone** sind
  - TSH, ACTH
  - FSH, LH
- **direkt wirken:**
  - STH → Wachstum
  - PRL → Laktation
- kontrollierende Hypothalamushormone: **Releasing-Hormone**
- hypothalamo-hypophysäres **Pfortadersystem**

Rückkopplung für HVL-Hormone:

- short-loop
- long-loop

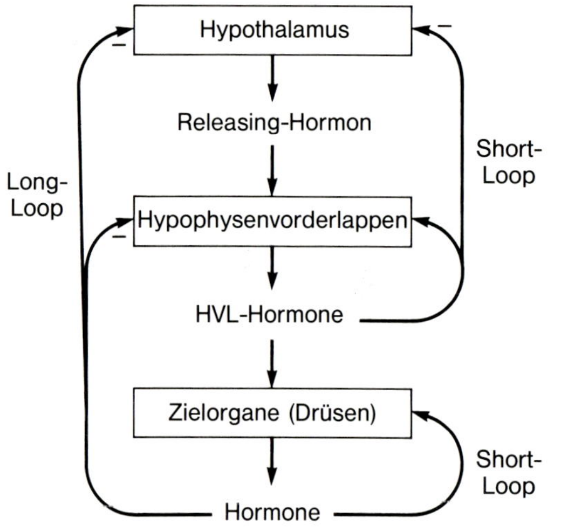

Abb. 1-21: *Rückkopplung* kann in verschiedenen Ebenen des vom Hypothalamus und dem HVL kontrollierten endokrinen Systems wirken

Klinische Anwendung: Das kontrollierte Hormon kann seine eigene Sekretion, die Sekretion des Trophormons oder die des Releasing-Hormons hemmen. Das Trophormon kann ebenfalls die Sekretion des Releasing-Hormons hemmen.
Neuere Befunde machen zusätzlich zum Pfortaderkreislauf vom Hypothalamus zur Hypophyse einen zweiten Pfortaderkreislauf wahrscheinlich, der von der Hypophyse zum Hypothalamus führt.

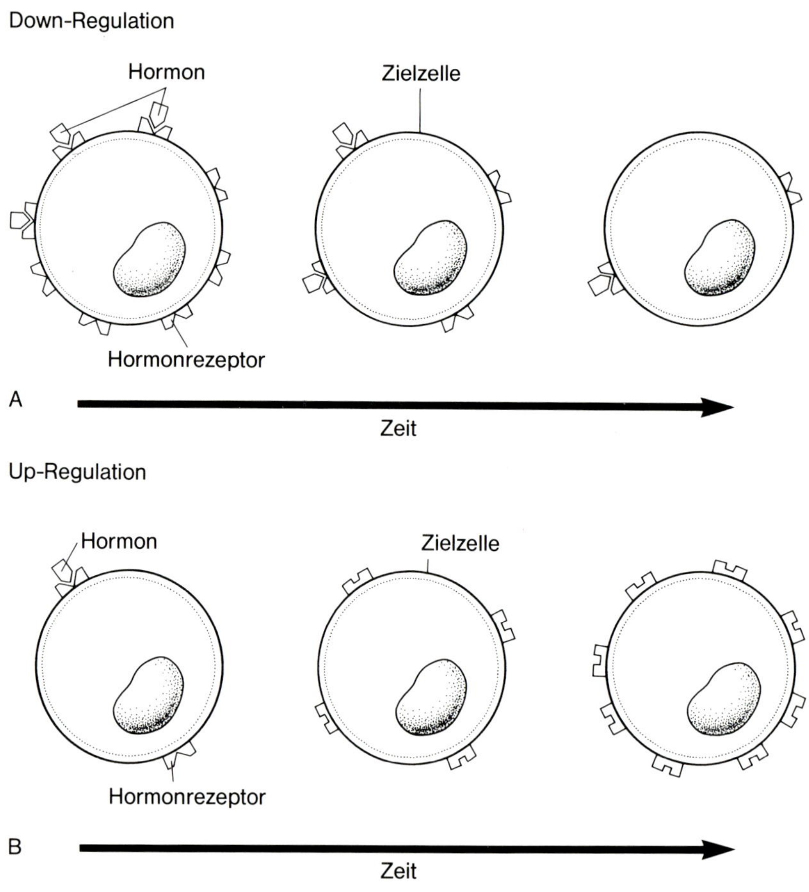

Abb. 1-22: *Down-Regulation* **(A)** und *Up-Regulation* **(B)** von Hormonrezeptoren

2.3.4.5 Regulation von Hormonrezeptoren

Regulation von Hormonrezeptoren

Hormonrezeptoren unterliegen wie alle anderen Zellelemente einem Austausch. Die Syntheserate der Rezeptorproteine hängt vom Hormonspiegel ab. In einigen Fällen führt ein hoher Hormonspiegel an den Zellen zu einer Abnahme der Zahl der Rezeptoren, **Down-** oder Abwärtsregulation (Abb. 1-22 A). Down-Regulation kann als *negative Rückkopplung* betrachtet werden.

• **Down-Regulation**

Klinische Anwendung: Bei der Stoffwechselkrankheit *Diabetes mellitus* führt die chronische Erhöhung des *Insulinspiegels* zu einer Down-Regulation von Insulinrezeptoren (Kap. VII/1.2). Das verhindert eine ausreichende Rückkopplung, die den Blutglukosespiegel kontrollieren kann.

Beispiel: **Diabetes mellitus** (neg. Rückkopplung)

Das Gegenteil, **Up-** oder Aufwärtsregelung, kann ebenso auftreten (Abb. 1-22 B). Das ergibt eine *positive Rückkopplung.*

• **Up-Regulation** Beispiel: Follikelreifung (pos. Rückkopplung)

Klinische Anwendung: Ein gutes Beispiel ist die Follikelreifung im Ovar (Kap. VII/3.6.3). Reifende Follikel sezernieren das weibliche Sexualhormon Östrogen. Wenn ein Follikel reift, verstärkt er die Östrogensekretion, indem er die Zahl der Bindungsstellen für ein Hypophysenhormon erhöht, welches die Östrogenproduktion stimuliert. Das wird bisweilen als ein **Primer-Effekt** oder Auslösewirkung bezeichnet. Diese positive Rückkopplung wird durch die Ovulation abgebrochen.

Fragen

Wiederholungsfragen:
1. Was ist ein lokaler Faktor? Was ist ein parakrines Agens? Können alle lokalen Faktoren als parakrine Agentien bezeichnet werden?
2. Was sind die Unterschiede zwischen direkten, tropen und permissiven Effekten von Hormonen?
3. Welche zwei Faktoren bestimmen den Hormonspiegel im Blut?

2.3.4.6 Chemische Klassen der Hormone

Chemische Einteilung der Hormone

Chemisch unterscheidet man **3 Hormonklassen** (Tab. 1-4):
- *Proteine, Glykoproteine, Polypeptide*
- Hormone, die von den *Aminosäuren* Tyrosin und Tryptophan abgeleitet sind
- *Steroide*

Tab. 1-4: Chemische Einteilung der Hormone

Gruppe	Beispiele
Proteine	STH, Prolactin, Insulin, PTH
Glykoproteine	FSH, LH, TSH
Polypeptide	TRH, Oxytocin, ADH, Kalzitonin, MSH, ACTH, hypothalamische Hormone, Somatostatin
Aminosäurederivate	Adrenalin, Thyroxin, Melatonin
Steroide	Östrogene, Progesteron, Testosteron, Kortisol

Es gibt viele **Protein-** und **Polypeptidhormone.** Sie reichen in der Größe vom Thyrotropin-Releasing-Hormon *(TRH)* mit nur drei Aminosäuren bis zum Wachstumshormon *(STH)* mit 191 Aminosäuren. Von der **Aminosäure** Tyrosin abgeleitete Hormone sind: *Adrenalin,* das vom Nebennierenmark sezerniert wird sowie die Schilddrüsenhormone T_4 (Thyroxin) und T_3. Die **Steroidhormone** leiten sich von der gemeinsamen Grundsubstanz Cholesterin ab. Zu ihnen gehören die *Sexualhormone:* Östrogene, Progesteron und Testosteron, die von den Gonaden produziert werden, aber auch Kortisol und Aldosteron aus der Nebennierenrinde. Vitamin D_3, das im Organismus auch aus Cholesterin synthetisiert werden kann, wirkt über ähnliche Mechanismen wie die Steroidhormone. Es ist als 1,25-Dihydroxicholecalciferol (1,25-Di-OH-D_3) hormonell wirksam.

2.3.4.7 Verstärkung hormonaler Signale

Verstärkung hormonaler Signale

Die Hormonmenge in einer endokrinen Drüse ist gering. Reindarstellungen des Hormons würden einige Hundert Kilogramm Drüsengewebe erfordern, wie etwa bei der Gewinnung von Insulin aus Schweine- oder Rinderpankreata. Die normale Hormonkonzentration im Blut ist sehr niedrig.

Verstärkungseffekt

Schon wenige Hormonmoleküle an der Targetzelle können genügen, um eine Antwort auszulösen. Die Targetzelle muß diese schwache Nachricht wesentlich verstärken.

So veranlaßt zum Beispiel jedes Insulinmolekül an der Targetzelle die Aufnahme vieler Glukosemoleküle. Die Details der Verstärkung sind für die verschiedenen Hormone unterschiedlich, doch in allen Fällen läuft der Effekt auf eine Multiplikation der Hormonnachricht in der Zelle hinaus.

Wirkungsmechanismen der Steroidhormone

2.3.4.8 Wirkungsmechanismus der Steroidhormone

Induktion der Produktion spezifischer Proteine
- **Strukturproteine**
- **Enzyme**

Steroidtransport über **Carrierproteine**

Steroidhormone induzieren im Zielgewebe die Synthese spezifischer Proteine. Dazu wird die Transkription durch Teile der Targetzellchromosomen aktiviert, die die Kodierung für die Proteine tragen. Im Ergebnis kann die Struktur des Zielgewebes verändert werden: Sexualhormone induzieren die Entwicklung sexualspezifischer Körperstrukturen in der frühen Ontogenese und Pubertät (Kap. VII/3.4). Wirkt das Protein als Enzym, werden diejenigen Gewebsfunktionen stimuliert, denen die Enzyme dienen. So stimuliert z. B. das von der Nebennierenrinde sezernierte Aldosteron den Na^+-Rücktransport aus den distalen Teilen des Nephrons der Niere (Kap. V/2.3.3).

Da Steroide nicht ausreichend wasserlöslich sind, um im Blutplasma gelöst zu sein, werden sie an Proteine gebunden und in Form von Komplexen transportiert. Obgleich sich Steroide an verschiedene Plasmaproteine binden können, existieren für viele Steroidhormone spezifische Carrierproteine. Steroidhormone sind lipidlöslich und können so die Zellmembran durchdringen, wenn sie sich zuvor von den Carrierproteinen getrennt haben. Sofern das Hormon auf diese Weise in eine Zelle eingedrungen ist, die keine Targetzelle ist, bricht die Informationsübertragung hier ab und das Hormon wird im Stoffwechsel abgebaut.

Steroidhormon-Rezeptoren:
- zytoplasmatische Rezeptoren
- Testosteron

Zielgewebe enthalten Steroidhormonrezeptoren im Zytoplasma (Abb. 1-23). Diese **zytoplasmatischen Rezeptoren** sind wahrscheinlich Proteine, doch konnten noch nicht alle chemisch charakterisiert werden. In einigen Fällen muß das Steroidhormon eine enzymatische Konvertierung absolvieren, bevor es sich effektiv mit dem Rezeptor binden kann. Z. B. konvertieren viele Gewebe das männliche Sexualhormon Testosteron in 5α-Dihydrotestosteron

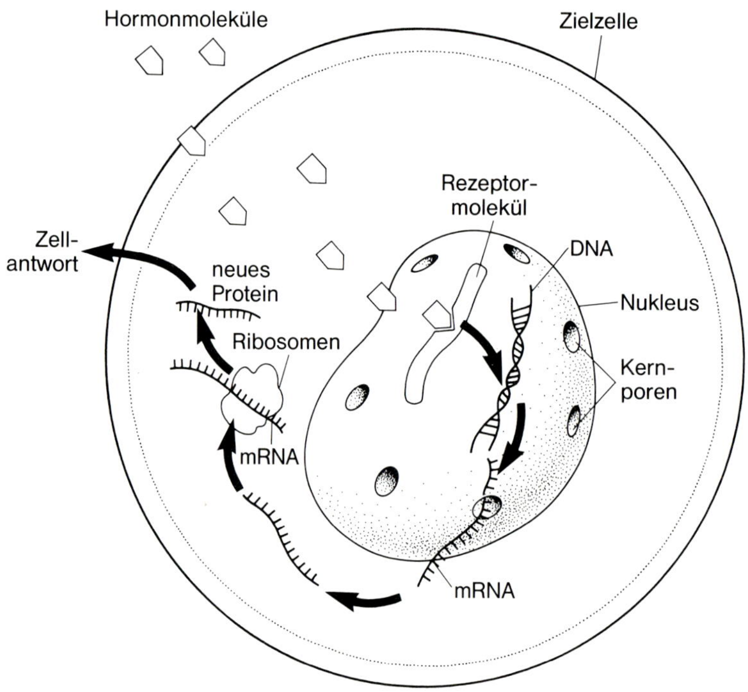

Abb. 1-23: Der Mechanismus der *Steroidhormonwirkung.* Das Hormon durchdringt die Zellmembran und bindet an einen zytoplasmatischen (mobilen) Rezeptor. Der Hormon-Rezeptor-Komplex dringt in den Zellkern ein und bewirkt die Transkription der DNA-Kodierung spezifischer Proteine

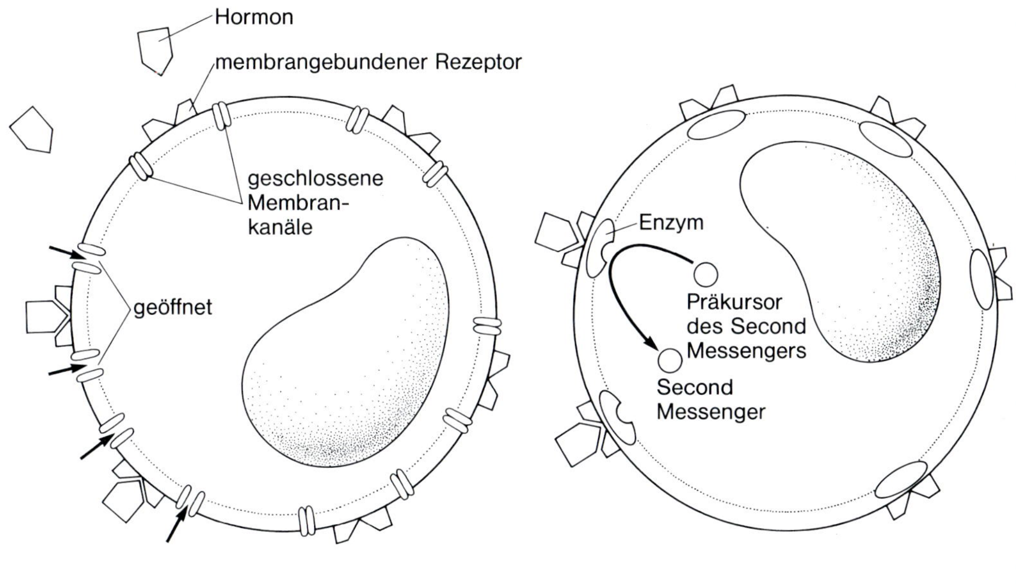

Abb. 1-24: *Wirkungsmechanismus* der meisten *Proteine* und *Peptidhormone.* Die Hormone binden mit Rezeptoren an der Außenseite der Zellmembran und leiten die Aktivierung von zweiten Boten (second messengern) ein

(Kap. VII/3.5). Das ist besonders wichtig für die embryonale Entwicklung der äußeren Genitalien, die dann dem weiblichen Muster folgt, wenn Testosteron fehlt. Individuen, die genetisch männlich angelegt sind, denen aber die für die Kodierung zum Enzym 5α-Reduktase erforderliche DNA fehlt, werden mit weiblich entwickelten externen Genitalien geboren (testikuläre Feminisierung).

Sobald der Komplex Steroidhormon und zytoplasmatischer Rezeptor gebildet ist, dringt er in den Zellkern ein. Die Notwendigkeit dieses Schritts führte zu der Bezeichnung **mobile Rezeptorhypothese.** Hat der Komplex den Zellkern erreicht, reagiert er mit einem zweiten **nukleären Rezeptor,** der mit der DNA verbunden ist. Der nukleäre Rezeptor wird gesplittet, wobei ein Teil an der ursprünglichen Stelle am Chromosom verbleibt. Der andere Teil bindet an eine benachbarte Region der DNA und initiiert damit die Transkription der mRNA, die eine Kopie des Kodes für das Protein führt, das von jenem Teil des Chromosoms determiniert wurde. Die mRNA gelangt in das Zytoplasma, wo die Translation der Nachricht in die Proteine durch Ribosomen erfolgt.

Hypothese mobiler Rezeptoren
- nukleärer Rezeptor
- Transkription der mRNA
- Translation im Zytoplasma (Ribosomen)

Jeder Steroid-Rezeptor-Komplex kann die Produktion einer großen Zahl von mRNA-Molekülen initiieren und jede mRNA kann ihrerseits die Synthese zahlreicher Kopien der Proteine bewirken.

Ein einziges Hormonmolekül kann leicht zur Produktion von einigen Tausend Proteinmolekülen führen. Die Rückkopplung erfährt eine mehrtausendfache Verstärkung.

Verstärkereffekt ⇦

2.3.4.9 Wirkungsmechanismus der Peptid- und Proteinhormone

Viele Peptid- und Proteinhormone wirken durch Stimulation oder Inhibition spezifischer enzymatischer Prozesse. Z.B. bewirkt Adrenalin in der Leber einen Anstieg der Glykogenolyse und eine Abnahme der Glykogenese. Dies geschieht durch Aktivierung oder Inhibierung von Enzymen, die in der Targetzelle vorhanden sind. Die Antworten auf Protein- oder Peptidhormone werden durch Bindung an Rezeptoren an der Zellmembran, **membrangebundene Rezeptoren** (Abb. 1-24), ausgelöst. Hormone vermögen auch durch Penetration in die Zelle – möglicherweise durch Endozytose von Hormon und Rezeptor – und nachfolgende Einwirkung auf die mRNA-Synthese zu wirken.

Wirkungsmechanismus der Proteinhormone
Stimulation oder **Inhibition** enzymatischer Prozesse durch:
1. Hormon-Rezeptor-Bindung an **membrangebundenen Rezeptoren**

Die *meisten* Hormoneffekte werden jedoch durch zweite Boten, **second messenger,** vermittelt.

2. second messenger ⇦

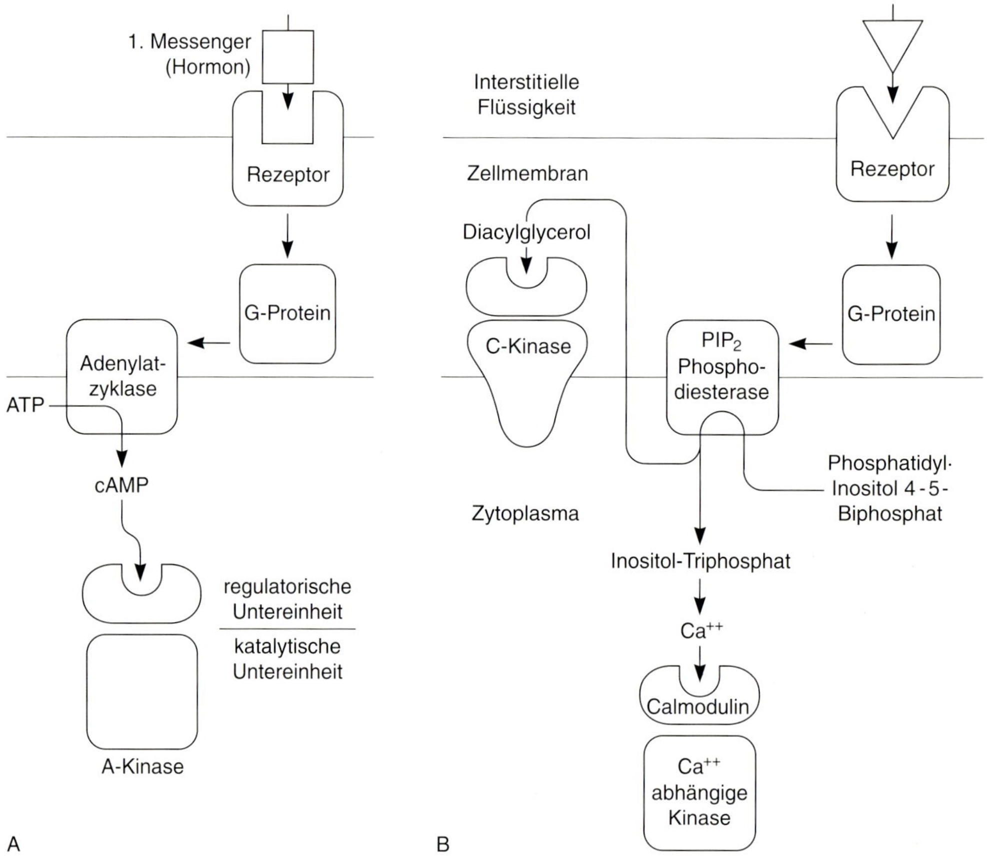

Abb. 1-25: Zwei spezifische second messenger-Systeme. **A.** Die Ereignisfolge, die zur Generierung des second messengers cAMP führt. Die Hormonbindung kann über membrangebundene G-Proteine die Adenylatzyklaseaktivität entweder steigern oder mindern. Die cAMP-Wirkungen werden durch Proteinkinasen vermittelt, die als *A-Kinasen* bezeichnet werden. Die cAMP wirkt durch Bindung an ein allosterisches Zentrum einer regulatorischen Untereinheit des Enzyms. **B.** *Phosphoinositolsystem.* Über ein zwischengeschaltetes G-Protein steigert die Hormonbindung die Phosphodiesteraseaktivität. Aktivierung der Phosphodiesterase bewirkt die Bildung von 2 messengern, Diacylglycerol und Inositoltriphosphat. *Diacylglycerol* kann an die regulatorische Untereinheit von C-Kinasen binden. *Inositoltriphosphat* kann Ca^{++}-Einstrom in die Zelle bewirken. Ca^{++} bildet einen Komplex mit Calmodulin, das als regulatorische Untereinheit der Ca^{++}-abhängigen Proteinkinasen wirkt

Interaktionen mit Rezeptoren an der Zellmembran setzen second messenger frei, die die Nachricht zu Enzymen im Zellinneren übertragen.

Second messenger sind:

- **cAMP**

• **cAMP** (Abb. 1-25 A): Adenylatzyklase bildet das **zyklische AMP** *(cAMP)*, eine Form des Adenosinmonophosphats. Die Hormon-Rezeptor-Bindung führt zur Aktivierung einer Membranproteinklasse, die als **G-Proteine** bezeichnet wird. Verschiedene G-Proteine aktivieren (G_s) oder hemmen (G_i) das Enzym **Adenylatzyklase,** das an der Membraninnenseite lokalisiert ist. Adenylatzyklase katalysiert die Konvertierung einer geringen Menge ATP in cAMP, den second messenger. Die Dauer der Hormonwirkung wird von der Aktivität eines zweiten Enzyms bestimmt, der **Phosphodiesterase,** die cAMP in einfaches AMP konvertiert, was nicht als messenger wirkt. Ein ähnlicher Mechanismus nutzt das zyklische Guanosinmonophosphat (cGMP) als second messenger.

- **Phosphoinositol-system (IP_3)**
- **Diacylglycerol (DG)**

• **IP_3 und DG**: Ein gleichermaßen wichtiges, doch erst kürzlich entdecktes second messenger-System (Abb. 1-25 B) schließt Phospholipidkomponenten ein, es wird Phosphoinositolsystem genannt. In diesem Falle ist der Hormonrezeptor durch ein membrangebundenes G-Protein, strukturell dem G_i ähnlich, an ein Enzym gekoppelt, das Phophoinositol in **Inositoltriphosphat** (ITP, IP_3) und das Lipid **Diacylglycerol** (DG) umwandelt. Die Hormonbindung aktiviert dieses Enzym. IP_3 und DG wirken als innere second messenger an verschiedenen Stellen.

- **intrazelluläres Ca^{++}**

• **Intrazelluläres Ca^{++}** ist an der Kontrolle vieler Zellfunktionen beteiligt. In manchen Fäl-

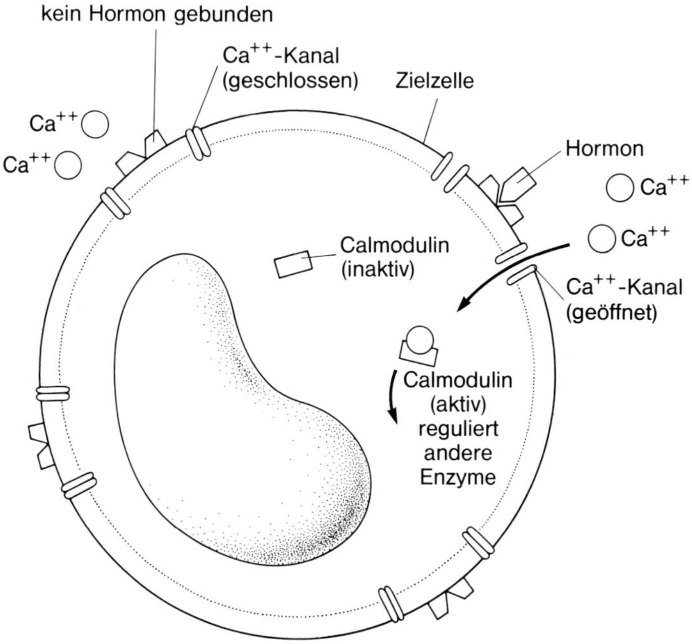

Abb. 1-26: *Ca^{++}-Calmodulin* als ein intrazellulärer second messenger. Bestimmte Hormone binden an Rezeptoren der Zellmembran, wo sie oft einen Anstieg der Ca^{++}-Permeabilität bewirken. Ca^{++} strömt in die Zelle ein und bildet einen Ca^{++}-Calmodulin-Komplex, der die Aktivität verschiedener intrazellulärer Enzyme reguliert

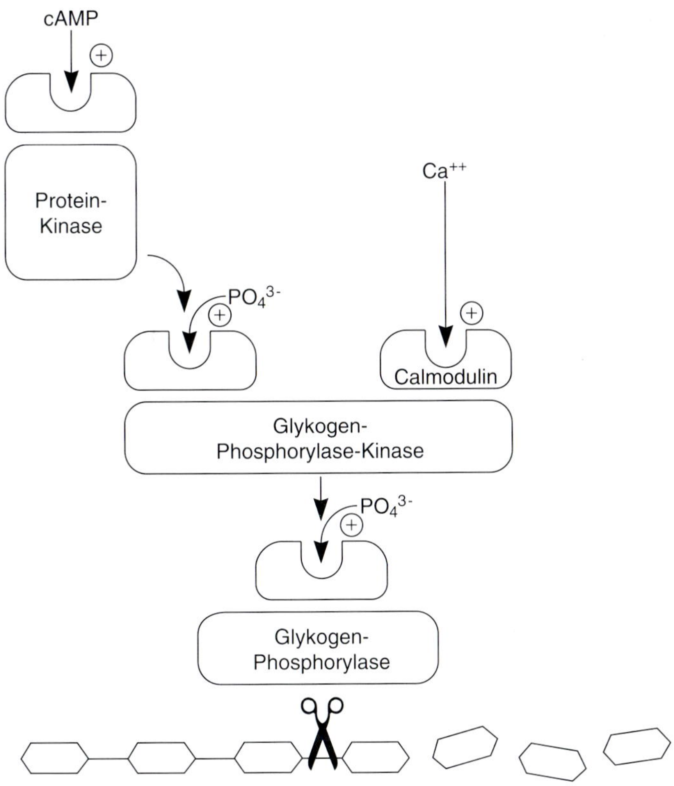

Abb. 1-27: Ein Beispiel von *second messenger-Wirkungen von cAMP und Ca^{++}*. Beide stimulieren die Glykogenolyse in den Leberzellen. Die von cAMP aktivierte Proteinkinase ist eine A-Kinase. Calmodulin ist eine regulatorische Untereinheit für die Glykogen-Phosphorylase-Kinase. Dieses Enzym ist ein Beispiel einer Ca^{++}-abhängigen Kinase. Die aktuelle Umwandlung von Glykogen in Glukose-6-Phosphat wird durch die Glykogenphosphorylase katalysiert. Das ist der letzte Schritt in der regulatorischen Kaskade. Die Symbole + markieren eine allosterische Aktivierung

len erscheint es sinnvoll, es als second messenger zu bezeichnen. Voraussetzung ist, eine sehr niedrige Ca^{++}-Konzentration im Zytoplasma aufrechtzuerhalten (annähernd 10^{-6} M). Hormonale Signale können bereits durch relativ wenige Ca^{++}-Ionen vermittelt werden. In Abhängigkeit vom Zelltyp kann Ca^{++} im Ergebnis der Hormonbindung aus dem Extrazellularraum in die Zelle eintreten oder aus intrazellulären Speichern, wie Mitochondrien oder dem endoplasmatischen Retikulum, freigesetzt werden.

Ca^{++}-Calmodulin-Komplex
regulatorische Untereinheit an Enzymen

Einer der Ca^{++}-vermittelten Effekte erfordert die Komplexierung von Ca^{++} mit Ca^{++}-bindenden Proteinen, z. B. dem **Calmodulin** (Abb. 1-26). Calmodulin ist häufig an Enzyme gebunden, wo es als **regulatorische Untereinheit** dient (s. Abb. 1-25 B). Das gilt für das Enzym Glykogen-Phosphorylase-Kinase, wo die Bindung von Ca^{++} an die regulatorische Untereinheit zur Aktivierung der **katalytischen Untereinheit** des Enzyms führt, die den Substratabbau katalysiert (Abb. 1-27).

Second messenger-Regulation der Proteinkinasen
⟹
Enzymphosphorylierung
katalysiert durch Proteinkinasen

2.3.4.10 Second messenger-Regulation der Proteinkinasen

Zahlreiche Enzyme, die Schlüsselstufen im Zellstoffwechsel oder wichtige Funktionen, wie z. B. die Muskelkontraktion, beeinflussen, können durch Bindung von Phosphatgruppen an allosterische Zentren aktiviert oder gehemmt werden. Dieser Prozeß wird **Enzymphosphorylierung** genannt.

Beispiel:
Glykogenolyse

Die Phosphorylierung spezifischer Enzyme wird von Kontrollenzymen, **Proteinkinasen,** katalysiert (s. Abb. 1-25). Proteinkinasen werden wiederum durch second messenger kontrolliert. Bei der Glykogenolyse (Abb. 1-27) wird die Schlüsselstufe in der Umwandlung von Glykogen in Glukose durch Glykogen-Phosphorylase katalysiert. Dieses Enzym wird durch Glykogen-Phosphorylase-Kinase aktiviert, welches durch eine andere, von cAMP stimulierte Proteinkinase aktiviert wird.

jede **Kontrollstufe** → Verstärkung der Reaktion

Warum so viele *Kontrollstufen?* Genau wie bei den Steroidhormonen verursacht jede Stufe eine Verstärkung. Wenige Hormonmoleküle erreichen die Zelle, jedes führt zur Bildung einiger cAMP-Moleküle. Jedes cAMP-Molekül aktiviert viele Proteinkinasemoleküle. Jedes Proteinkinasemolekül aktiviert viele Phosphorylase-Kinase-Moleküle. Schließlich spaltet jedes aktive Phosphorylasemolekül viele Glukoseeinheiten aus dem Glykogen ab.

viele **Kontrollzentren** an einem Enzym → vielseitige Ansprechbarkeit

Beispiel:
Glykogen-Phosphorylase-Kinase

Man beachte, daß sowohl cAMP als auch Ca^{++} die Glykogen-Phosphorylase-Kinase aktivieren können, jedoch an unterschiedlichen allosterischen Zentren. Für dieses Enzym sind sie agonistische second messenger. Es gibt weitere Zentren an dem Enzym, die durch andere Proteinkinasen phosphoryliert werden können. Einige davon führen zu inhibitorischen Effekten. Warum gibt es so viele *Kontrollzentren* an diesem Molekül? Die Antwort ist, daß die Schlüsselstufen der durch Glykogen-Phosphorylase-Kinase kontrollierten Glykogenolyse für viele verschiedene homöostatische Signale von unterschiedlichen Hormonen und von anderen Elementen des Zellenergiestoffwechsels ansprechbar sein müssen. Das Enzymmolekül ist ein Integrator, der die Eingangssignale zweckmäßig summiert, so daß ein Aktivitätsniveau resultiert, das z. B. den Bedürfnissen der Leberzellen und den Bedürfnissen des Körpers an Glukose dient.

Fragen

Wiederholungsfragen:

1. Warum müssen Steroide Komplexbindungen mit Proteinen eingehen, um im Blut transportiert zu werden?
2. Warum diktiert die geringe Lipidlöslichkeit der Peptide und der Tyrosinderivate, daß sie über second messenger wirken?
3. Wie wird die Verstärkung der Hormonnachricht im Falle der Steroidhormone erreicht? Wie ist es bei Proteinhormonen?
4. Warum haben Schlüsselenzyme häufig viele allosterische Zentren?

2.4 Zusammenfassung

• In einer **negativen Rückkopplung** fließen Informationen vom **Sensor** *(Rezeptor)* zum **Integrator** *(„Zentrum")*, wo sie mit dem **Sollwert** verglichen werden. Eine Differenz zwischen Sensornachricht und Sollwert führt zur Generierung eines **Stellgrößensignals,** das den Effektor erreicht, die Differenz wird minimiert.
• **Positive Rückkopplung** führt zu dramatischer Steigerung oder Verminderung der Effektoraktivität, die die kontrollierte Variable *(Regelgröße)* zu extremen Werten treibt.
• Im Organismus verlaufen homöostatische Prozesse in 3 Ebenen: **intrazelluläre Regulation,** die häufig Enzymregulationen einschließt; **lokale Regulation** in der Gewebsebene, die häufig Rückkopplungen lokaler chemischer Faktoren einschließt; **reflektorische Regulation,** in der die Rückkopplung durch neuronale oder hormonale Reflexe realisiert wird.
• Die **reflektorische Rückkopplung** kann in 3 Kategorien eingeteilt werden: *somatische, autonome* (vegetative) und *hormonale* Reflexe.
• Hormone werden *eingeteilt* in: **direkte, permissive** und **Trop**hormone (glandotrope H.).
• Die Zahl der *Hormonrezeptoren* unterliegt der zellulären Kontrolle. Dabei existiert sowohl eine *negative* **(Down-Regulation)** als auch eine *positive Rückkopplung* **(Up-Regulation).**
• Das Gehirn setzt über den **HHL** 2 Neurohormone frei: **ADH** und **Oxytocin.** Über **Releasing-Hormone** (Liberine) und **Inhibiting-Hormone** (Statine) kontrolliert es wenigstens 7 **HVL**-Hormone. 4 (ACTH, STH, FSH und LH) sind Trophormone für endokrine Drüsen.
• Chemisch unterscheidet man *3 Hormonklassen:* **Steroide, Peptide/Proteine** und **Aminosäurederivate.**
• *Steroidhormone* werden durch **mobile zytoplasmatische Rezeptoren** erkannt. Typischerweise besteht ihre Wirkung in einer Synthesesteigerung spezifischer Proteine.
• Peptid/Proteinhormone und Aminosäurederivate werden durch **membranständige Rezeptoren** identifiziert. Die Hormon-Rezeptor-Bindung bewirkt Aktivierung eines intrazellulären **second messengers.** Second messenger sind: *zyklisches Adenosinmonophosphat (cAMP),* Ca^{++}, *Inositoltriphosphat* (IP_3) und *Diacylglycerol (DG).* Die typische Wirkung der second messenger ist eine **Phosphorylierung** an **allosterischen Zentren** von Schlüsselenzymen der Targetzellen.

2.5 Übungsfragen

1. Welches sind die Grundelemente einer Rückkopplungsschleife (eines Regelkreises)?
2. Warum ist die Verstärkung in einer Rückkopplung (einem Regelkreis) bedeutend?
3. Was geschieht, wenn eine Verzögerung zwischen Stellgrößensignal und Effektorantwort auftritt?
4. In welchen 3 Ebenen ist negative Rückkopplung zu beobachten?
5. Nenne einige Reflexe, die als negative Rückkopplung wirken!
6. Welches sind die hauptsächlichen chemischen Hormonklassen?
7. Wodurch ist determiniert, ob ein bestimmtes Hormon auf ein Zielorgan wirkt oder nicht?
8. Was sind die beiden wichtigsten intrazellulären Mechanismen der Hormonwirkung? Was sind für jeden der beiden die Schritte vom Eintreffen des Hormons bis zur Antwort der Targetzelle?
9. Welche Membranbestandteile sind das Startmaterial für die Prostaglandinsynthese? In welchen Ebenen wirken Prostaglandine?
10. Was sind Trophormone? Nenne Beispiele und das Zielgewebe, das kontrolliert wird!
11. Worin bestehen die funktionellen Unterschiede zwischen HVL und HHL?
12. Warum kann die Sekretionsrate eines Hormons anhand einer einzelnen Blutprobe nicht bestimmt werden?

2.6 Brennpunkt der Physiologie

Nervenwachstumsfaktor (NGF)

Gelegentlich eröffnet eine einzelne Entdeckung einen enormen Erkenntniszuwachs. Wissenschaftler sind gehalten, für das Unerwartete offen zu sein. Doch es bedarf einer außergewöhnlichen Persönlichkeit, die Bedeutung einer Beobachtung zu erfassen, die nicht in den bislang akzeptierten Rahmen paßt.

Die **Entdeckung des NGF** hat so große Auswirkungen auf das Gebiet der *zellulären Kommunikation* und *Kontrolle,* daß bis heute die endgültige Bedeutung noch nicht feststeht.

Die Beobachtung, die dieses neue Feld eröffnete, verdanken wir *Rita Levi-Montalcini.* Dafür erhielten sie und ihr Mitarbeiter, *Stanley Cohen,* 1986 den Nobelpreis. Dr. Levi-Montalcini hatte in Turin Medizin studiert und gerade promoviert, als ihr der Faschismus in Italien die ärztliche Tätigkeit versagte, da sie Jüdin war. Trotzdem entschloß sie sich, auf ihre Ausbildung in der Forschung bauend, im Labor solchen Fragen nachzugehen, die sie interessierten. Dazu hatte sie sich ein winziges Labor in ihrem Schlafzimmer eingerichtet. Sie begann Untersuchungen an Hühnerembryonen zu wiederholen, die von dem Amerikaner Victor Hamburger publiziert worden waren. Ein einfaches Mikroskop und eine geschärfte Nähnadel waren ihre Hilfsmittel.
Da Italien damals nicht der Ort war, wo ein jüdischer Autor publizieren konnte, beschrieb sie ihre Interpretationen in einer belgischen Zeitschrift. Das wiederum führte zu einer Einladung von Dr. Hamburger, ihn in der Washington-Universität in St. Louis zu besuchen. Dr. Levi-Montalcinis Interpretationen erwiesen sich als korrekt und auf Initiative von Dr. Hamburger konnte sie nun hier die Arbeiten in Kooperation mit ihm fortsetzen, wo sie in den USA die offenere Atmosphäre für die Forschung nutzen konnte.

Die Untersuchungsreihe begann 1949 mit der Züchtung eines *Hühnerembryos* zusammen mit einem *Mäusetumor* in einer Kultur. Es zeigte sich, daß das Wachstum bestimmter Nervenzellen in Gegenwart des Tumors enorm gesteigert war. Die betreffenden Nervenzellen penetrierten den Tumor und wuchsen mit solcher Hemmungslosigkeit, daß sie ihn regelrecht überrannten. Dieses Experiment war zwar schon vordem gemacht, doch seine Bedeutung war nicht erkannt worden. Levi-Montalcini nahm an, daß das *Wachstum* auf die Freisetzung eines **trophischen Faktors** aus dem Tumor zurückzuführen sei.
Um diese Hypothese zu prüfen, kultivierte sie Tumorzellen zusammen mit isolierten Nervenzellen aus dem sympathischen Nervensystem. Innerhalb von Stunden wuchsen die Nervenzellen in einen dicken Hof aus, was die Anwesenheit eines aus dem Tumor stammenden Stimulans für das Nervenzellwachstum anzeigte. Nach Jahren geduldiger Bemühungen und Cohens Entdeckung, daß normale Speicheldrüsen große Mengen desselben Faktors enthalten,

konnten sie die chemische Zusammensetzung des NGF bestimmen. Seither sind viele andere Wachstumsfaktoren isoliert und studiert worden, einschließlich des **epidermalen Wachstumsfaktors,** der von Cohen entdeckt wurde. Es wird angenommen, daß der NGF in der Entwicklung normalerweise von Zellen freigesetzt wird, die vom Sympathikus versorgt werden.

2.7 Klinische Physiologie

2.7.1 Ärzte – Ingenieure für Regelungstechnik?

Obgleich sich Ärzte nicht als Ingenieure für Regelungstechnik verstehen, wirken sie dennoch auf diese Weise. Die meisten Symptome, die den Patienten veranlassen, einen Arzt aufzusuchen, sind Anzeichen von Funktionsstörungen in „Regelkreisnetzen". Als *Diagnostiker* betätigt sich der Mediziner wie ein Ingenieur für Regelungstechnik, indem er bestimmt, welche Komponenten des regulierenden Systems gestört sind. Als *Therapeut* trifft er Entscheidungen etwa für pharmakologische oder chirurgische Maßnahmen, die normalen Interaktionen in einem physiologischen Regulationssystem wiederherzustellen. Diese Entscheidungen werden unabhängig davon getroffen, ob es sich um kardiovaskuläre, respiratorische, renale, gastrointestinale, endokrine, nervale o. a. Systeme handelt.
Auch auf anderen Gebieten – neben Diagnostik und Therapie – wirken Ärzte ähnlich wie Regeltechniker. Z. B. können Gesunde eine medikamentöse oder chirurgische Behandlung erstreben, um eine ganz normale Funktion zu unterbinden. So wird z. B. bei der *Kontrazeption* dasjenige Regulationssystem unterbrochen, welches die Fortpflanzungsfunktionen kontrolliert, so daß keine Befruchtung erfolgt. An welcher Stelle diese Unterbrechung des „Regelkreises" vorgenommen werden soll, hängt von vielen Faktoren ab, z. B.: vom Gesundheitszustand, vom Alter, aber auch von religiösen und ethischen Auffassungen u. a.
Ein anderes Beispiel: Bei *Alkohol- oder Drogenabhängigen* wäre die positive Rückkopplungsbeziehung zu unterbrechen, die sich zu Alkohol oder Drogen aufgebaut hat.

2.7.2 Endokrine Drüsen und ihre Hormone

Die klassische Definition beschrieb die Endokrinologie als dasjenige Gebiet der Physiologie, das die *„innere Sekretion"* des Organismus behandelt. Das ursprüngliche Konzept, daß eine chemische, Hormon genannte Substanz von einem Zelltyp freigesetzt wird, sich mit dem Blut im Körper ausbreitet und schließlich an entfernten Zellen zur Wirkung kommt, war ein wesentlicher Fortschritt in den Erkenntnissen der Physiologie. Mit der Zeit ist dieses Konzept erweitert worden und schließt nun auch *lokal* wirkende, **parakrine Agentien, Neurohormone** und verschiedene **Releasing-** (Liberine) und **Inhibiting-**Faktoren (Statine) ein.
Zu den **Targetzellen** gehören heute auch andere hormonbildende Zellen und einige Hormone bedürfen zwischen zellulären Bildungs- und Wirkorten einer chemischen Modifikation, bevor sie ihre Aufgabe erfüllen können. Hormone, von denen angenommen worden war, daß sie nur im Bereich des *Magen-Darm-Kanals* vorkommen, sind nun auch im *Gehirn* gefunden worden. Rezeptoren für einige zentralnervöse Neurotransmitter wurden an Zellen des Immunsystems identifiziert. Die letzte Entdeckung führte zu einem neuen Forschungsgebiet: der **„neuroendokrinen Immunologie".**
Die Fortschritte im Verständnis von Hormonwirkungen, von hormonalen Interaktionen und physiologischen Prozessen haben es zunehmend schwieriger gemacht, die Endokrinologie isoliert von der übrigen Physiologie zu behandeln.
Wenn das Kapitel Endokrinologie am Anfang des Lehrbuches steht, sind die Studenten noch nicht mit der Physiologie der Gewebe und Organe vertraut und können so die Rolle der Hormone für die Homöostase nur schwer verstehen. Wenn andererseits die hormonalen Einflüsse auf ein Organsystem voll verstanden werden soll, müssen sie sorgfältig in die Gesamtheit der Grundlagen der Physiologie integriert werden. So kann die Endokrinologie nicht erst am Ende eines Lehrbuches behandelt werden.
Viele Hormone regulieren mehr als ein Organsystem, und andererseits kann ein Organ von mehreren Hormonen reguliert werden. So z. B. werden das antidiuretische Hormon *(ADH),* das *Renin-Angiotensin-Aldosteronsystem (RAA)* und das atriale natriuretische Peptid *(ANP)* von verschiedenen Zellen im Organismus freigesetzt und stehen zugleich in enger Wechselwirkung in der Kontrolle von Herz-Kreislauf-Funktionen und des Wasser- und Elektrolythaushaltes. In die Herz-Kreislauf-Regulation bei körperlicher Belastung und bei Streß sind das „autonome" (vegetative) Nervensystem, Kortisol und Adrenalin einbezogen. Solche Überlegungen schließen die Orientierung auf ein Drüse-zu-Drüse Prinzip in der Endokrinologie aus.
Dieser Text integriert die Endokrinologie und die Kontrolle durch das vegetative Nervensystem in die Grundlagen der Physiologie jedes Organsystems. Dennoch ist es zweckmäßig, eine Vorstellung zu haben, wie das endokrine System organisiert ist, welches die wichtigsten endokrinen Drüsen und was ihre Aufgaben sind. Die folgenden Abbildungen und Tabellen beschreiben die endokrinen Drüsen des Organismus, zählen die abgegebenen Hormone auf und geben Seitenverweise, wo die jeweiligen physiologischen Prozesse besprochen werden, die sie regulieren.
Die wichtigsten **endokrinen Organe** des Körpers sind (Abb. 1-28):

- Hypophyse
- Schilddrüse, Nebenschilddrüsen, Thymus
- Nebennieren
- Pankreas
- Ovarien bzw. Hoden.

Wie im vorstehenden Kapitel beschrieben, werden einige der *peripheren endokrinen Drüsen* – Schilddrüse (Abb. 1-32), Nebennieren (Abb. 1-33), Ovarien, Hoden (Abb. 1-34) – von HVL-Hormonen kontrolliert, deren Sekretion wiederum von hypothalamischen Liberinen (RH) und Statinen (IH) abhängen (Abb. 1-29). Der HHL, ein Abkömmling des ZNS, setzt ADH und Oxytocin frei (Abb. 1-28).
Die Rolle des **ADH** wird bei der Regulation des Wasserhaushaltes (Kap. V/2) und **Oxytocin** bei der Fortpflanzung (Kap. VII/4) besprochen (Abb. 1-30).
Die **Pankreashormone** (Abb. 1-31) werden bei der Stoffwechselregulation (Kap. VII/1) und die **Nebennierenhormone** im Zusammenhang mit der Herz-Kreislauf-Regulation (Kap. III/3; VII/1) beschrieben (Abb. 1-33). Eine detaillierte Übersicht über **FSH, LH, Prolaktin** und die **Se-**

xualhormone (Abb. 1-34) ist in den Kap. VII/3 und VII/4 zu finden.
Zu diesen leicht zu erkennenden endokrinen Drüsen kommen noch Zellgruppen innerhalb des **Magen-Darm-Kanals** (Abb. 1-31), die Substanzen wie Gastrin, Motilin und das gastrointestinale Hormon GIP (gastrisches inhibitorisches Polypeptid) freisetzen (Kap. VI/2). In der **Niere** (Abb. 1-33) findet man spezielle Zellen, die Renin synthetisieren, und in der Wand des rechten **Herzvorhofs** dehnungssensitive Zellen, die das ANP (atriales natriuretisches Peptid) sezernieren (Kap. III/3, V/2). Während der Schwangerschaft spielt auch die **Plazenta** eine Rolle als endokrines Organ (Kap. VII/4). **Prostaglandine** finden zunehmend mehr Beachtung (Abb. 1-35). Sie werden an verschiedenen Stellen im Lehrbuch diskutiert. In diesem Brennpunkt sind die Hormone des Organismus, ihre Wirkorte und physiologischen Wirkungen aufgelistet. Die Tabellen können als Referenzen benutzt werden, wenn im Text bei den einzelnen Geweben und Organsystemen das jeweilig regulierende Hormon im Detail besprochen wird.

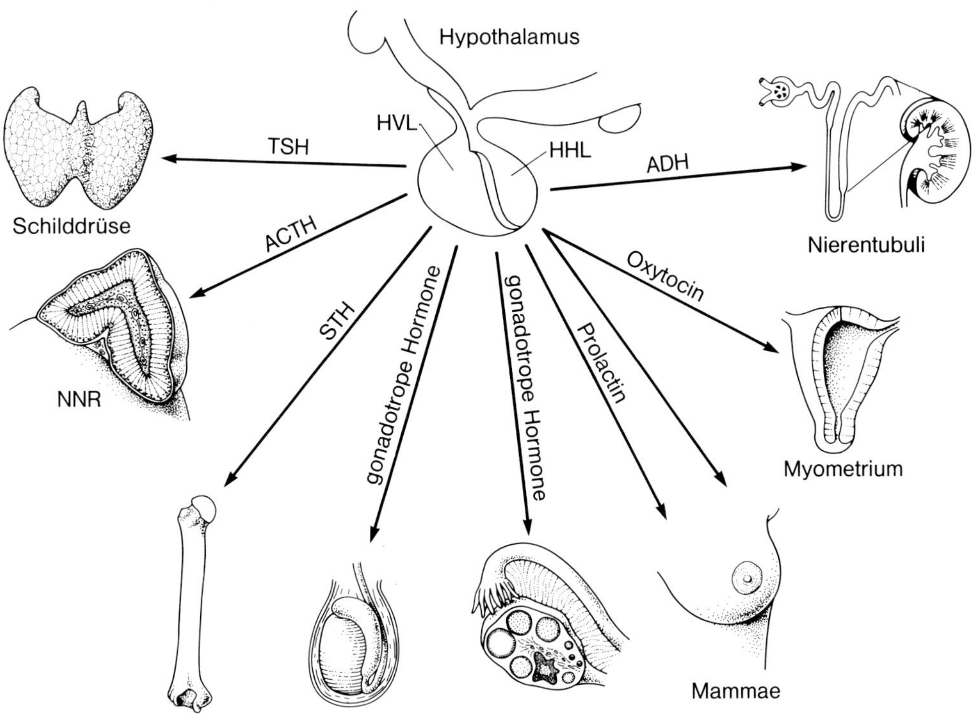

Abb. 1-28: Hypophysenhormone und ihre Zielstrukturen
ACTH – adrenokortikotropes Hormon
ADH – antidiuretisches Hormon
FSH – follikelstimulierendes Hormon
HHL – Hypophysenhinterlappen
HHV – Hypophysenvorderlappen
LH – luteinisierendes Hormon
NNR – Nebennierenrinde
STH – somatotropes Hormon
TSH – thyreoideastimulierendes Hormon

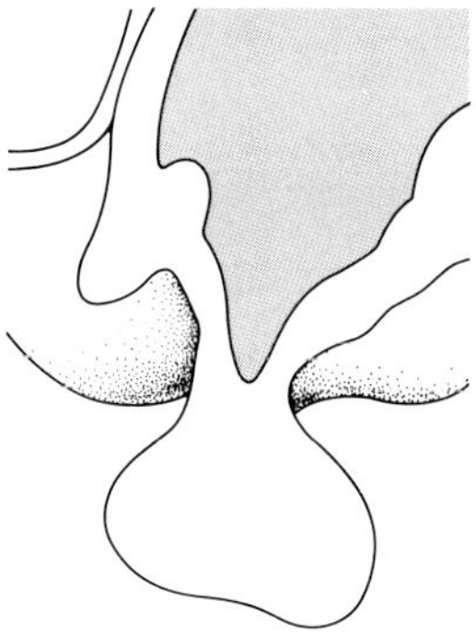

Abb. 1-29: Hypothalamus

Tab. 1-5: Hypothalamushormone und ihre Wirkung am HVL

Hormon	Wirkung
Corticotropin-RH	erhöhte ACTH-Sekretion
Thyrotropin-RH	erhöhte TSH-Sekretion
Gonadotropin-RH	erhöhte FSH-, LH-Sekretion
Somatotropin-RH	erhöhte STH-Sekretion
Somatostatin	verminderte STH-Sekretion
Prolactin-RH	erhöhte PRL-Sekretion
Prolactin-IH (PIF)	verminderte PRL-Sekretion

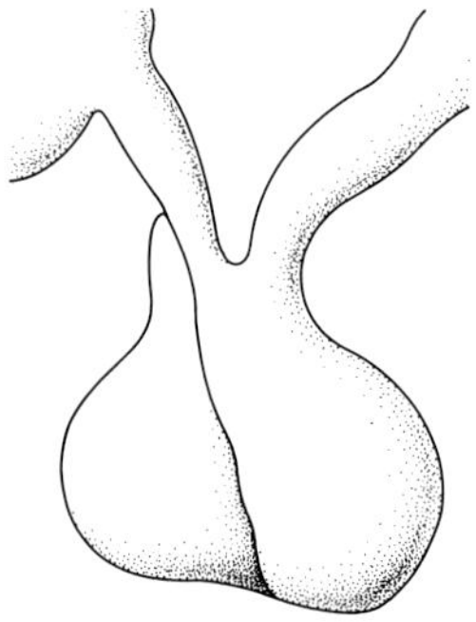

(links) anterior

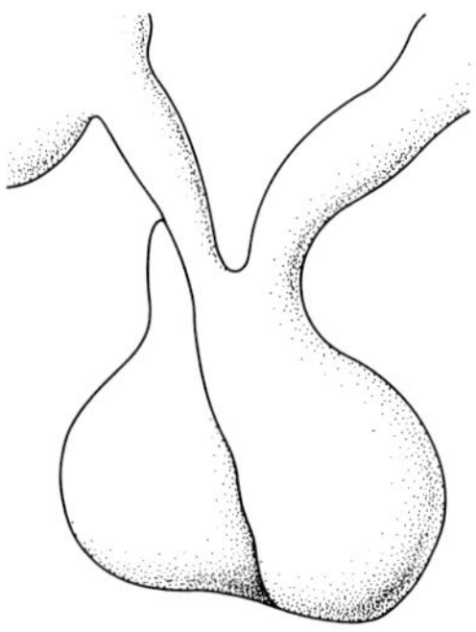

(rechts) posterior

Abb. 1-30: Hypophysenvorder- und hinterlappen

Tab. 1-6: Hypophysenhormone, ihre Zielgewebe und Wirkungen

Hormon	Ursprung	Wirkort	Wirkung
Corticotropin *(ACTH)*	HVL	NNR	Sekretion von NNR-Hormonen
Follitropin *(FSH)*	HVL	Ovarien, Hoden	Oogenese Spermiogenese Menstruationszyklus
Lutropin *(LH)*	HVL	Ovarien, Hoden	Oogenese Spermiogenese Menstruationszyklus
Somatropin *(GH, STH)*	HVL	ubiquitär	Anabolismus, Wachstum und Entwicklung
Melanotropin *(MSH)*	HVL	verschiedene	beim Menschen noch nicht geklärt
Prolactin *(PRL)*	HVL	Brustdrüse	Milchsynthese
Thyrotropin *(TSH)*	HVL	Schilddrüse	Bildung und Sekretion der Schilddrüsenhormone
Antidiuretisches H. *(ADH)*	HHL	distales Nephron	Wasserrückresorption; in der Niere
Oxytocin	HHL	Myoepithel (Brustdrüse, Uterus)	Kontraktion des Myoepithels Uteruskontraktion

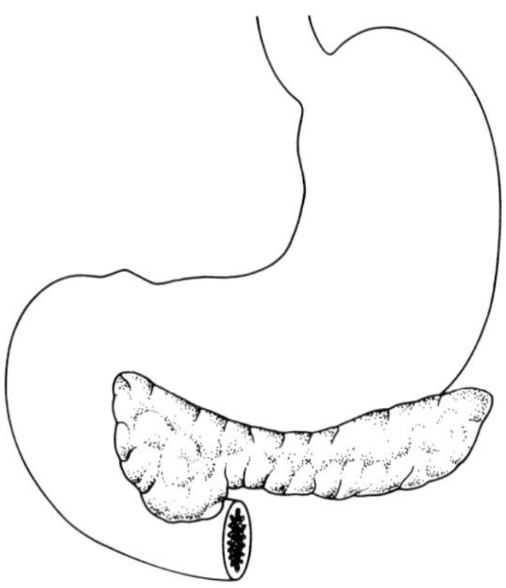

Abb. 1-31:
Magen-Darm-Trakt

Tab. 1–7: Hormone des Magen-Darm-Kanals mit Wirkung und Zielgewebe

Hormon	Ursprung	Wirkort	Wirkung
Cholezystokinin (CCK)	Dünndarm-schleimhaut	Gallenblase, Pankreas	Kontraktion Enzymproduktion
Gastrisches inhibitorisches Polypeptid (GIP)	Dünndarm-schleimhaut	Magen	Hemmung der Magenmotilität
		Pankreas	erhöht Insulin- und Glukagon-sekretion höhere Konz.: Motilität und Sekretion
Gastrin	Magen-schleimhaut	Magen	HCl-Sekretion Motilität
Motilin	Duodenum	Magen, Darm	Motilität
Sekretin	Duodenum	Magen, Leber	hemmt HCl-Sekretion und Gastrinfreisetzung
		Pankreas	Bikarbonatproduktion
Glukagon	A-Zellen des Pankreas	Leber	erhöht Glykogenolyse
Insulin	B-Zellen des Pankreas	Leber, Muskeln und Fett	Glykogensynthese, Glukoseaufnahme in die Zellen u. a.
Somatostatin	D-Zellen des Pankreas	A-, B-Zellen des Pankreas	hemmt Insulin- und Glukagon-sekretion

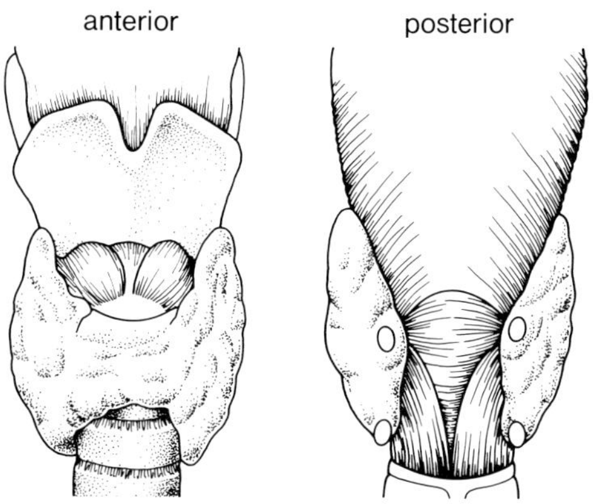

Abb. 1-32:
Schilddrüse und Nebenschilddrüse

Tab. 1-8: Schilddrüsen- und Nebenschilddrüsenhormone mit Wirkung und Zielgewebe

Hormon	Ursprung	Wirkort	Wirkung
Kalzitonin	Schilddrüse (C-Zellen)	Knochen	Kalziumeinbau und Minderung von Osteolyse u. Blutkalziumspiegel
Thyroxin *(T_4, T_3)*	Schilddrüse	Meiste Gewebe	Wachstum und Entwicklung
Parathormon *(PTH)*	Nebenschild-drüsen	Knochen, Niere	Ca^{++}- und P^{3+}-Homöostasis

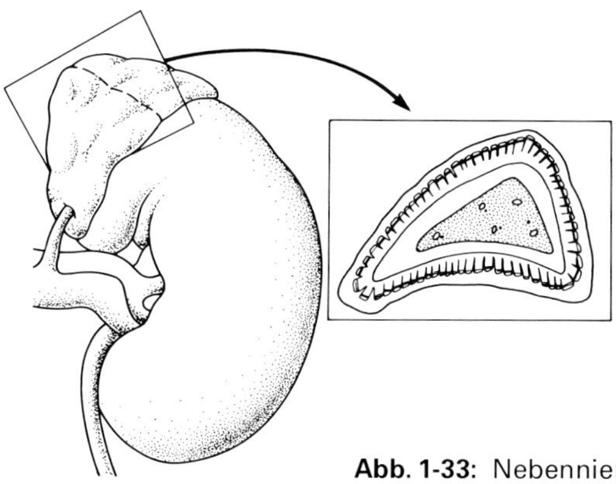

Abb. 1-33: Nebennieren und Niere

Tab. 1-9: Nebennieren- und Nieren-Hormone mit Wirkung und Zielgewebe

Hormon	Ursprung	Wirkort	Wirkung
Aldosteron	NNR	Niere	Na^{+}-Rückresorption, K^{+}-, Protonenausscheidung
Androgene *(DHEA)*	NNR, Zona reticularis	ubiquitär	bei Frauen: Sexualtrieb, Haar-wachstum
Kortisol	NNR	Meiste Gewebe	katabolische W. Endzündungshemmung
Adrenalin	NNM	Meiste Gewebe	Streßreaktion
Cholekalziferol (1,25-Dihydroxi-cholecalciferol)	Niere	Darm	Ca^{++}- und P^{3+}-Homöostasis
Erythropoetin	Niere	Knochenmark	Erythropoese

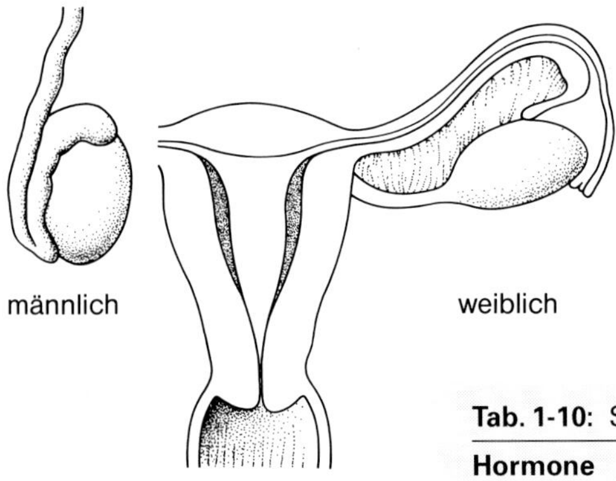

Abb. 1-34: Sexualorgane

Tab. 1-10: Sexualhormone mit Wirkort und Wirkung

Hormone	Ursprung	Wirkort	Wirkung
Testosteron	Hoden	ubiquitär	Spermiogenese sekundäre Geschlechtsmerkmale
Inhibin	Hoden	Hypophyse	Rückkopplung Hoden-Hypophyse
Östrogene	Ovarien	ubiquitär	Menstruationszyklus Entwicklung Brustdrüsen, Uterus sekundäre Geschlechtsmerkmale
Progesteron	Ovarien	ubiquitär	Menstruationszyklus Entwicklung Brustdrüsen, Uterus sekundäre Geschlechtsmerkmale
Choriongonadotropin, humanes *(HCG)*	Plazenta	C. luteum	unterhält C. luteum in der Schwangerschaft
humanes plazenteres laktogenes H. *(HPL)*	Plazenta	Brustdrüsen, Fötus	laktotrope W. fötales Knochenwachstum
Relaxin	Plazenta	Becken (Knochen, Bänder), Zervix	Vorbereitung der Geburt
Östrogen	Plazenta	Brüste, Uterus	stimuliert Brüste und Menstruationszyklus unterhält Endometrium
Progesteron	Plazenta	Brüste, Uterus	hemmt Uteruskontraktion stimuliert Brüste und Menstruationszyklus

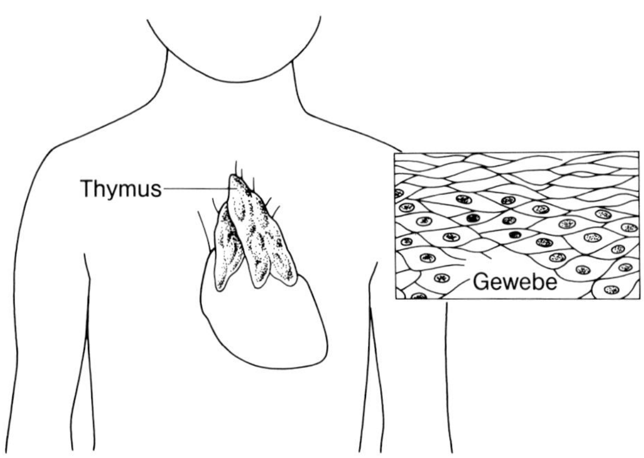

Abb. 1-35: Weitere Strukturen

Tab. 1-11: Weitere Hormone und deren Wirkung

Hormone	Ursprung	Wirkort	Wirkung
atriales natriuretisches Peptid	Atrium	Niere	reguliert Salz- und Wasserverlust
Thymosin	Thymus	T-Lymphozyten	Entwicklung, Funktion des Immunsystems
Prostaglandine	Meiste Gewebe	Meiste Gewebe	Entzündung Uteruskontraktion

3 Transport durch Zellmembranen

Transport durch Zellmembranen

B. Nilius

Dieses Kapitel informiert über
- die **Doppelschichtstruktur** von Zellmembranen, intrinsische und extrinsische **Membranproteine**
- die **Ursachen der Impermeabilität** von Lipidschichten für polare Lösungen und Ionen
- die Eigenschaften von **Transportsystemen**
- die Beeinflussung von **Diffusionsraten**
- die Begriffe **Isotonie, Hypotonie** und **Hypertonie** und ihre Anwendung auf Volumenänderungen von Zellen
- die Rolle **impermeablen Natriums** für die Regulation des Zellvolumens
- die **Entstehung des Membranpotentials** sowie Größe und Vorzeichen des Ruhe-Membranpotentials, wenn Permeabilitäten und Ionengradienten für Na^+ und K^+ bekannt sind
- erleichterte **Diffusion,** aktiven **Transport** und gradienten-getriebenen **Gegentransport** oder **Kotransport** (Anti- oder Symport).

3.1 Einführung

Einführung

Zellmembranen als Lipidschichten

Die **Zellmembran** umgibt als dünne Lipiddoppelschicht mit eingelagerten Proteinen jede Zelle. Sie gewährleistet
- eine geeignete *chemische Umgebung* für metabolische Prozesse
- reguliert das *Zellvolumen*
- vermittelt den *Austausch von Informationen*

Aufgaben:
- **Transportfunktion**
- **Träger und Kanäle** beherbergen
- **Membranpotentiale** aufbauen

Die Zellmembran ist eine *dynamische Barriere.* Sie vermittelt einen ständigen Austausch von Glukose und Aminosäuren zwischen Umgebung und Zellinnerem. Einige lipidunlösliche Stoffe können mit Hilfe von Membranproteinen die Zellmembran durchdringen. Solche Proteine sind Kanäle oder Träger („*Carrier*"). Konzentrationsgradienten von Na^+ und K^+ durch die Zellmembran werden durch ATP-getriebene Transporte aufrechterhalten. Diese sowie unterschiedliche Permeabilitäten für Na^+ und K^+ erzeugen eine Ungleichverteilung elektrischer Ladungen an der Zellmembran, die Membranpotentiale aufbaut. Die molekulare Zusammensetzung der Membran wird ständig durch intrazelluläre Membransysteme, wie das endoplasmatische Retikulum, kontrolliert.

3.2 Molekulare Struktur von Zellmembranen

Struktur von Membranen

3.2.1 Eigenschaften von Phospholipiden in Membranen

Phospholipide

- **energetisch günstige Anordnung**
- **hydrophile und -phobe Teile**
- **Mizellstrukturen**

Phospholipide bestehen aus *hydrophilen Gruppen,* die in eine wässrige Lösung hineinragen, und *hydrophoben Kohlenwasserstoffketten,* die von der wässrigen Umgebung fortzeigen und miteinander in Kontakt treten. Für Phospholipide ist diese Anordnung die energetisch günstigste. Die resultierende Phospholipidstruktur können kugelförmige **Mizellen** sein, wie sie bei der Verdauung von Fetten im Gastrointestinaltrakt auftreten (Kap. VI).

Doppelschichtstruktur

Zellmembran und Membranen von intrazellulären Organellen bestehen aus *einzelnen* Phospholipidschichten, der **Phospholipid-Doppelschicht** („bilayer"). Das aus Kohlenwasserstoffen bestehende Innere der Membran bildet die eigentliche Barriere für die **Permeation** von *polaren* gelösten *Stoffen,* wie z. B. Aminosäuren, Zuckern und Ionen.

3.2.2 Membranproteine

Membranproteine

3.2.2.1 Einteilung

Einteilung

Die Struktur der Zellmembran wird in Abb. 1-36 dargestellt. Diese zeigt das sog. *„Flüssig-Mosaik"-Modell (fluid-mosaic*-modell) einer Membran, die eine mosaikähnliche Anordnung

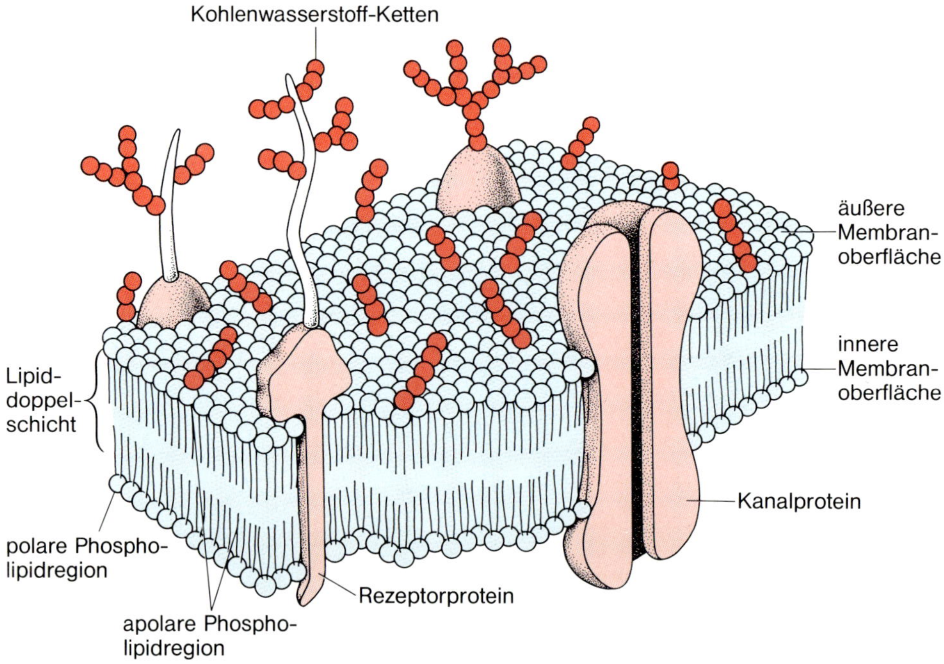

Abb.: 1-36: Modell einer Zellmembran bestehend aus einer *Lipiddoppelschicht* mit eingelagerten Proteinen, die sich frei in dieser Schicht bewegen (fluid mosaic-Modell). Die nichtpolaren *hydrophoben Anteile* eines jeden Phospholipidmoleküls sind in das Zentrum der Membran gerichtet. Die polaren, *hydrophilen Anteile* zeigen nach außen in die wässrige Zellumgebung oder ins Zellinnere. Intrinsische Proteine durchqueren teilweise oder vollständig die Membran und dienen als Transport- oder Rezeptormoleküle

- **Mosaikstruktur** von Phospholipiden und Proteinen
- Beweglichkeit von Membranproteinen

⇨

aus Phospholipiden und Proteinen aufweist, wobei sich die Membranbestandteile zweidimensional in der Membranebene frei bewegen.

> Membranproteine können in *2 Klassen* unterteilt werden. Diese Klasseneinteilung bezieht sich auf die *Stärke der Interaktion* der Proteine in der Membran mit den Phospholipiden:

2 Membranproteine:
1. extrinsische: außen **locker aufliegend**

• **extrinsische Proteine** sind durch elektrostatische Kräfte relativ locker an die äußere oder innere Oberfläche gebunden und können durch milde chemische Eingriffe abgelöst werden, wie z. B. Änderungen in der Salzkonzentration, wodurch schwache elektrostatische Kräfte

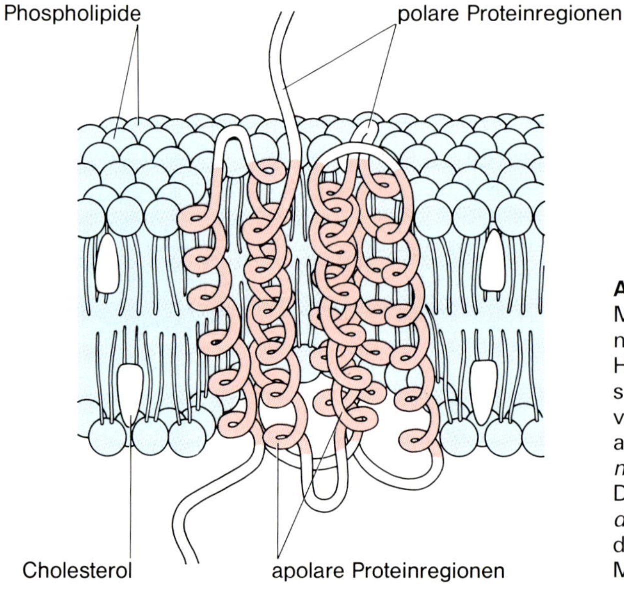

Abb. 1-37: Membranproteine sind durch nichtpolare Segmente, die eine Helix als Sekundärstruktur besitzen, mit der Lipiddoppelschicht verankert. Viele *Proteine* bestehen aus mehreren *hydrophoben Segmenten* innerhalb der Membran. Diese Segmente werden durch *hydrophile Proteinabschnitte,* die in die wässrige Umgebung an beiden Membranseiten ragen, verbunden

aufgehoben werden. Extrinsische Proteine sind mit einer zweiten Klasse von Membranproteinen assoziiert:

- den **intrinsischen** oder **integralen Membranproteinen.**

2. intrinsische: mit Membranlipiden **integriert**
Begründung

Intrinsische Membranproteine sind enger mit Membranlipiden verbunden als extrinsische, da diese integralen Proteine *eine große Zahl hydrophober Aminosäuren* enthalten.

Diese interagieren stark mit den entsprechenden hydrophoben Teilen der Membranphospholipide, so daß ein integrales Protein nur durch drastische chemische Intervention, etwa die Anwendung starker Detergentien oder organischer Lösungsmittel, von der Membran dissoziert werden kann. Einige intrinsische Proteine durchdringen die Membran vollständig, andere ragen nur partiell in sie hinein (Abb. 1-36). Bei membrandurchdringenden Proteinen sind die Anteile, welche die Phospholipidschicht aufspannen, in einer *Helix-Sekundärstruktur* konfiguriert (Abb. 1-37). In einem integralen Protein können mehrere solcher intramembranären Helixsegmente vorhanden sein. In vielen Fällen sind nichtmembranäre Proteinanteile mit Ketten von Kohlenwasserstoffen assoziiert (s. Abb. 1-36). Solche Proteine nennt man **Glykoproteine.**

Membranproteine haben **Helixstruktur**

3.2.2.2 Funktion

Funktion von Membranproteinen

- **Transport, Rezeptoren**

Membranproteine haben *zahlreiche Aufgaben* (Tab. 1-12):

- **Transportfunktionen: Kanäle** oder **Trägerproteine** (sog. **carrier**) bestehen für den Membrandurchtritt gelöster Stoffe
- andere Membranproteine sind **Rezeptorproteine** (Abb. 1-38).

Tab. 1-12: Funktionelle Klassen von zellulären Membranproteinen

Klasse	Funktion	Beispiele
1. Rezeptoren	binden Moleküle mit speziellen Eigenschaften	Azetylcholin-Rezeptor (Kap. II/2)
2. Signalproteine	erlauben dem Immunsystem, zwischen Krebszellen, Fremdzellen, die in den Körper eindringen, und körpereigenen Zellen zu unterscheiden	Histokompatibilitäts-Antigene (Kap. VII/2)
3. Transportproteine	erlauben speziellen polaren gelösten Stoffen und Ionen Zellmembranen zu durchdringen; in einigen Fällen spalten solche Proteine auch ATP	Na-K-ATPase (dieses Kapitel)
4. Zell-Zell-Kontaktproteine	bilden Koppelungen zwischen benachbarten Zellen aus	gap junctions
5. Enzyme	katalysieren spezifische Reaktionen von Substraten in der extra- oder intrazellulären Flüssigkeit an der Zellmembran	Azetylcholinesterase (Kap. II/2)

weitere Aufgaben:
- **Informationstransfer**

Membranproteine vermitteln die Umwandlung chemischer Informationen aus verschiedenen Teilen des Körpers, die an Membranrezeptoren gelangen, in intrazelluläre Antworten. Rezeptorproteine sind z. T. ebenfalls Transportproteine, da mit Bindung eines Botenstoffes eine Konformationsumwandlung des Proteins verbunden ist, die jetzt z. B. Ionenbewegungen durch die Membran zuläßt. Andere Rezeptorproteine werden **„Erkennungsproteine"** genannt. Sie lassen eine Erkennung von transplantierten Zellen oder Krebszellen durch das eigene Immunsystem zu (s. Kap. VII/2).

- **Identifizierungsfunktion**

Enzyme können an die äußere- oder innere Membranoberfläche gebunden sein. Enzyme an der inneren Membranseite spielen meist eine Rolle bei der Regulation der metabolischen Aktivität der Zelle, z. B. die Adenylzyklase (s. Kap. II/2). Einige Enzyme an der äußeren Membranfläche wirken als *Rezeptoren* (s. Kap. II/2). Sie können ebenfalls *Katalysatoren* für chemische Reaktionen in der Nähe der Zelloberfläche sein.

membrangebundene Enzyme als
- Rezeptoren
- Katalysatoren

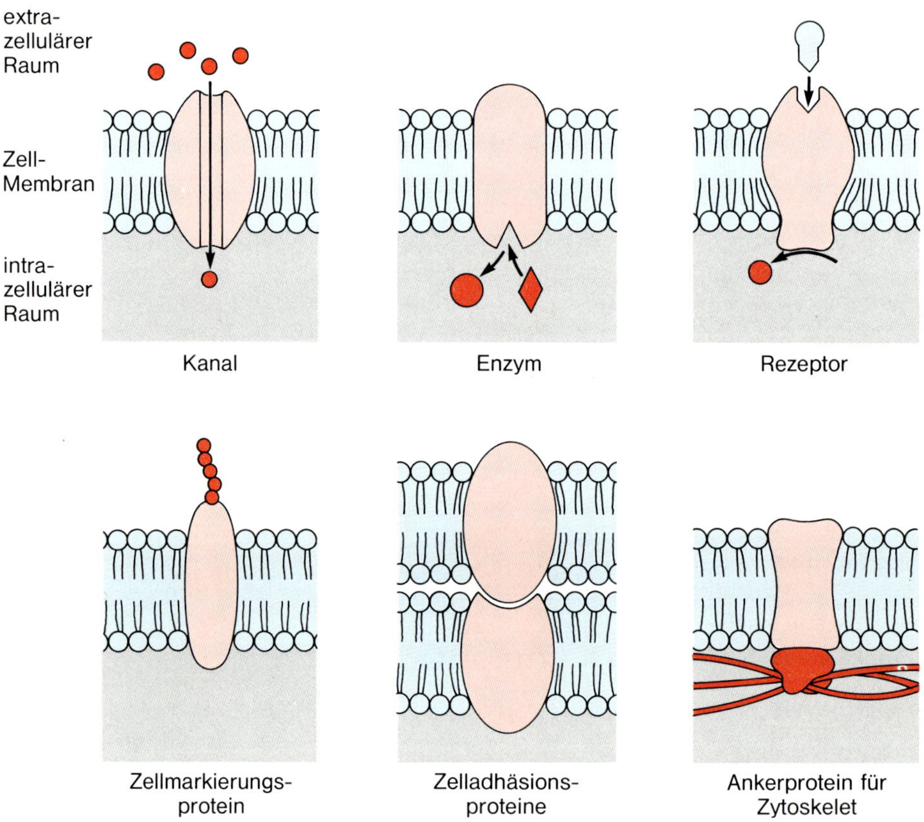

Abb. 1-38: Beispiele für die unterschiedlichen *Funktionen von Membranproteinen*

So besitzen z.B. Zellen des Verdauungstraktes Enzyme, die eine Kohlenhydrat- und Proteinverdauung an der äußeren Zelloberfläche bewirken.

- Zell-Zell-Koppler

Andere Membranproteine stellen *Verbindungen zwischen verschiedenen Zellen* her.

Beweglichkeit von Membranproteinen

- Messungen der **lateralen Beweglichkeit**
- keine **Rotationsbewegungen**

3.2.2.3 Zweidimensionale Beweglichkeit

Die Fluidität von Zellmembranen kann durch Experimente gezeigt werden, in denen die Bewegung markierter extrinsischer Proteine in der Fläche der Zellmembran gemessen wird. Diese freie Bewegung schließt jedoch Rotationen aus. Protein-Phospholipid-Interaktionen sind so stark, daß die Rotation eines Membranproteins sehr energieaufwendig ist. Intrinsische Membranproteine behalten also bei einer freien planaren Bewegung ihre spezifische Orientierung bei. Eine Reorientierung in dem Sinne, daß interne und externe Proteinenden ausgetauscht werden können, ist nicht möglich. Die meisten intrazellulären Proteine können sich also planar frei bewegen, Drehungen sind jedoch ausgeschlossen. Diese Eigenschaft liegt dem Konzept der Membran als **„Flüssig-Mosaik"-Modell** zugrunde.

Verankerte Membranproteine
haben **spezifische Aufgaben:**

- Ionenkanäle in **Ranvier-Schnürringen**
- azetylcholin-sensitive Ionenkanäle in **motorischer Endplatte**
- Ankerfunktion des **Zytoskeletts**

3.2.2.4 Verankerung

Einige Regionen von Membranproteinen sind auf *bestimmte Funktionen* spezialisiert, die eine Verankerung des Membranproteins voraussetzen. So sind z.B. in myelinisierten Nervenfasern *Ionenkanäle,* welche der Ausbildung eines elektrischen Nervenimpulses dienen, in bestimmten Abschnitten konzentriert, den sog. Ranvier-Schnürringen, die nicht vom Isolator Myelin bedeckt werden (Kap. II/1). Eine spezielle räumliche Anordnung von Ionenkanälen erfolgt ebenfalls in Muskelfasern (Kap. II/5). Hier sind Rezeptoren für Azetylcholin, die einen Ionenkanal bilden und die Kontraktion aktivieren können, in sog. Endplatten konzentriert. Oft sind auch spezifische Transportfunktionen an nur einer Seite von Epithelzellen des Gastrointestinaltraktes (Kap. VI/1) oder renaler Tubuli ausgebildet (Kap. V/1). Der dazu notwendige Verlust an lateraler Beweglichkeit kommt durch Assoziation dieser Membranproteine mit Proteinen des Zytoskeletts (Mikrofilamente, -tubuli, Intermediärfilamente) zustande.

Die Frage, durch welche Mechanismen die Lokalisation bestimmter Membranproteine an bestimmten Stellen einer Zellmembran erfolgen kann, ist ein Hauptgebiet der gegenwärtigen Forschung.

Fragen

Wiederholungsfragen:
1. Welche allgemeinen Klassen von Membranproteinen gibt es?
2. Was ist der Unterschied zwischen extrinsischen und intrinsischen Membranproteinen?
3. Durch welche chemischen Eigenschaften kommt die starke Bindung von intrinsischen Membranproteinen mit Membranphospholipiden zustande?

3.3 Diffusion

Diffusion

3.3.1 Zufallsbewegung von Molekülen

zufällige Molekülbewegungen

- **Ursache:** thermische Energie
- **Konzentrationsgradienten** → Nettotransport (**Diffusion**)

Moleküle in Lösungen befinden sich in ständiger Bewegung. Der dabei zurückgelegte Weg hängt von der Frequenz der zufälligen Richtungsänderungen ab (Abb. 1-39). Diese zufällige Bewegung repräsentiert die thermische Energie aller molekularen Prozesse. Liegen **Konzentrationsgradienten** vor, bewirkt die Zufallsbewegung einen Nettotransport des gelösten Stoffes von höheren nach niedrigeren Konzentrationen. Dadurch wird der Konzentrationsgradient abgebaut. Diese Form eines Transportes gelöster Substanzen nennt man **Diffusion.** Der Abbau eines Konzentrationsgradienten durch Diffusion kann durch ein einfaches Beispiel veranschaulicht werden:

Beispiel:
- Glukose-Diffusion

Einige Glukosekristalle werden in ein mit Wasser gefülltes Glas gegeben (Abb. 1-40 A). Zuerst lösen sich die Zuckermoleküle unmittelbar in der Nachbarschaft zum Lösungsmittel Wasser (Abb. 1-40 B). Das Resultat ist eine hohe Glukosekonzentration am Boden des Gefäßes und somit ein großer Konzentrationsgradient in Richtung der Becheröffnung. In jedem Augenblick bewegen sich einige Glukosemoleküle vom Boden des Gefäßes fort in alle Richtungen. Am oberen Gefäßrand ist die Glukosekonzentration gering, so daß ein **Fluß** von Glukosemolekülen vom Gefäßboden fort resultiert. Der entgegengesetzte Strom ist gering, da die Glukosekonzentration in der oberen Gefäßhälfte niedrig ist.

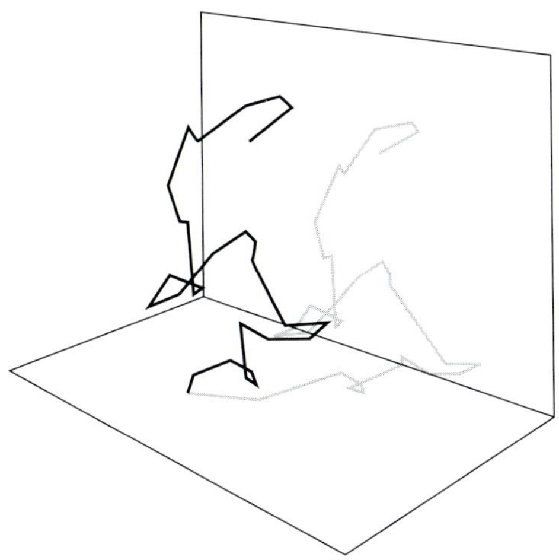

Abb. 1-39:
Darstellung des statistisch zufälligen Weges eines Moleküls durch seine thermische Energie. Diese *Zufallsbewegung* ist die Grundlage der Diffusion

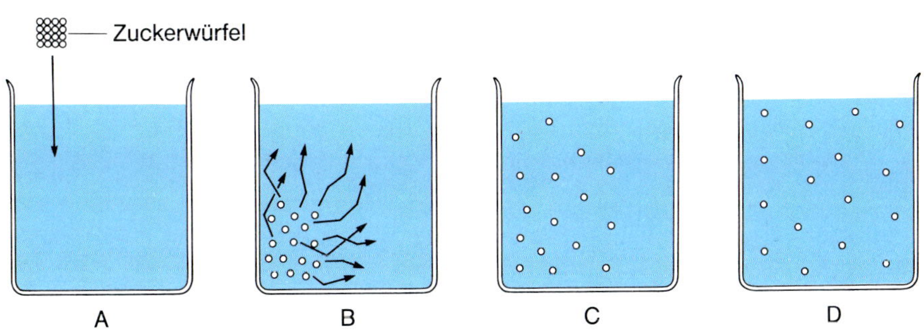

Abb. 1-40: Ein Beispiel für *Diffusion.* Ein Stück Glukose wird in ein Becherglas gegeben. Seine Moleküle lösen sich (**A**) und diffundieren (**B,C**). Im Gleichgewicht ist die Glukosekonzentration im gesamten Gefäß gleich (**D**) und die mittlere Zahl der Glukosemoleküle, die sich in irgendeine Richtung bewegen, ist ungefähr gleich zu jedem Zeitpunkt und an jedem Ort

Die algebraische Summe dieser beiden unidirektionalen Flüsse würde den **Nettofluß** ergeben. Je mehr Glukosemoleküle die obere Gefäßhälfte erreichen, umso geringer würde der Konzentrationsgradient werden (Abb. 1-40 C). Zuletzt wird die Glukose gleichförmig verteilt sein, der Zustand eines **Gleichgewichtes** ist erreicht, der an jeder Stelle des Gefäßes durch gleiche Konzentration sowie gleiche Flüsse in alle Richtungen charakterisiert ist.

Entropie, freie Energie, Gleichgewicht

⟹

Konzentrationsgradienten entsprechen einer gespeicherten Energie. Es muß Arbeit geleistet werden, um sie herzustellen. Die gespeicherte Energie stellt eine treibende Kraft für einen Fluß gelöster Partikel dar. Diffusion setzt gespeicherte Energie frei und vergrößert die thermodynamische Unordnung, die **Entropie** des Systems. Wenn alle Glukosemoleküle im gesamten System zufällig verteilt sind, ist die Entropie des Systems maximal, die Fähigkeit des Systems, Arbeit zu leisten, seine **freie Energie** ist dagegen minimal. Das System ist im *thermodynamischen Gleichgewicht.*

Diffusionsgeschwindigkeit
Festlegung durch
- **Konzentrationsgradient**
- **Geometrie des Weges**
- **Stoffeigenschaften**

3.3.2 Festlegung von Diffusionsraten

Die Größe des Nettoflusses einer Substanz durch Diffusion hängt von den Eigenschaften des Systems und des gelösten Stoffes ab (Tab. 1-13). Nach dem oben Gesagten ist es klar, daß der *Konzentrationsgradient* die Diffusion festlegt. Weiter spielen die *Dimensionen des Diffusionsweges* eine wichtige Rolle. Der Diffusionsfluß wird umso ausgeprägter, je größer der Querschnitt und je kürzer der Diffusionsweg sind. Ein weiterer Faktor ist die *thermische Beweglichkeit* der Moleküle. Die mittlere Geschwindigkeit der thermischen Bewegung hängt von der Temperatur – sie wird größer mit wachsender Temperatur – und von der Größe der diffundierenden Moleküle ab – kleine Moleküle diffundieren schneller als große. Der **Diffusionskoeffizient** des gelösten Stoffes ist ein Maß für die Rate der thermischen Bewegung bei einer Standardtemperatur (*Maßeinheit:* cm^2/s).

Diffusionskoeffizient
Maß für thermische Bewegung bei Standardtemperatur

Diffusionsgleichung

⟹

Die **Diffusionsgleichung** stellt eine Beziehung zwischen Nettofluß eines ungeladenen Stoffes durch Diffusion, Konzentrationsgradienten, Querschnitt des Diffusionsweges, dessen Länge und dem Diffusionskoeffizienten her: *Nettofluß* $= DA\,(C_1 - C_2)\,/\,L$

D Diffusionskoeffizient des gelösten Stoffes
A Querschnitt, **L** Weglänge, $\mathbf{C_1 - C_2}$ Konzentrationsgradient.
Der Nettofluß hat die **Maßeinheit** „Moleküle pro Sekunde“.

Tab. 1-13: Faktoren, die Diffusionsraten festlegen

Faktor	Erklärung
Größe des Konzentrationsgradienten	stellt treibende Kraft für den Nettofluß zur Verfügung
Diffusionskoeffizient	umfaßt die Faktoren Temperatur und Größe des gelösten Moleküls. Der Diffusionskoeffizient ist umso größer, je kleiner das Molekül und je größer die Temperatur ist
Geometrie des Diffusionsweges	je größer die Fläche, durch welche die Diffusion erfolgt, und je kürzer der Diffusionsweg ist, umso größer ist die Diffusionsrate

- Diffusion **determiniert biologische Strukturen**

Die Rate, mit der sich Moleküle durch Diffusion bewegen können, legt eine *räumliche Begrenzung* von biologischen Strukturen fest, in welchen Stofftransporte durch Diffusion erfolgen. Solche *Strukturen* sind:
– die *endotheliale Wand* von Blutkapillaren
– die *zelluläre Auskleidung* von Alveolen oder allgemein
– der Durchmesser von Zellen.

- Diffusionsweg, -zeit

Ein Molekül mit einem Diffusionskoeffizienten von $10^{-5} cm^2/s$ kann sich durch Diffusion über eine Distanz von 10 µm (das entspricht etwa einem Zellradius) in 50 ms bewegen. Das gleiche Molekül benötigt jedoch für 1 cm schon 13 Stunden (s. Kap. I/1.4).

3.3.3 Permeabilität von Membranen

Permeabilität

Definition

Diffusionskoeffizienten beschreiben die zufällige thermische Bewegung von Molekülen in freien Lösungen. Weiter ist die Eigenschaft „Permeabilität" entscheidend für den Nettotransport eines gelösten Stoffes durch Diffusion. Zellmembranen sind so dünn, daß ihre Dicke für Diffusionsflüsse vernachlässigt werden kann. Sie bilden lediglich Barrieren zwischen zwei Lösungen.

Permeabilitätskoeffizient

⇐

> Der **Permeabilitätskoeffizient** beschreibt die Leichtigkeit, mit der eine gelöste Substanz eine Membran durchdringen kann. Er ähnelt dem *Diffusionskoeffizienten*, da er einen Fluß festlegt, der hier durch eine Membran erfolgt. Seine *Maßeinheit* ist cm/s (*Diffusionskoeffizient:* cm^2/s).

Der Grund für die unterschiedliche Maßeinheit ist die Vernachlässigung der Weglänge im Falle des Permeabilitätskoeffizienten.

- polare Stoffe benötigen

Permeationswege

Für polare gelöste Stoffe ist der Permeabilitätskoeffizient etwa 3–5 Größenordnungen geringer als der Diffusionskoeffizient des gleichen Stoffes in Wasser. Die Permeabilitätskoeffizienten polarer gelöster Stoffe variieren sehr, da für sie ein bestimmter Permeationsweg durch die Membran existieren muß. Dadurch ist die Eigenschaft bestimmter gelöster Stoffe, permeabel oder nichtpermeabel zu sein, eine Eigenschaft der individuellen Membran. Ist eine Membran durchlässig für einen Stoff, so heißt dieser bezüglich der jeweiligen Membran **permeabel,** im anderen Falle **impermeabel.**

- impermeabel
- permeabel

Für die Permeabilität gelten die gleichen Prinzipien wie für die Diffusion.

⇐

Konzentrationsgradient, Permeation

> Der Nettofluß durch eine Membran ist proportional
> - dem Permeabilitätskoeffizienten
> - der Fläche der permeablen Membranstellen
> - der Konzentrationsdifferenz zwischen beiden Seiten der Membran, oft einfach *Konzentrationsgradient* genannt

Im Gleichgewicht sind die Konzentrationen auf beiden Membranseiten und die unidirektionalen Flüsse gleich. Zur Vereinfachung wird der Permeabilitätskoeffizient häufig mit dem Begriff **Permeabilität** eines Stoffes durch eine bestimmte Membran gleichgesetzt.

- Durchlässigkeit von Membranen abhängig von
  - **Molekulargewicht**
  - **Lipidlöslichkeit**

Wenn biologische Membranen ausschließlich aus *Lipiden* bestehen würden, dann wäre die Permeabilität eines gelösten Stoffes ausschließlich durch sein *Molekulargewicht* sowie seine *Lipidlöslichkeit* festgelegt. In diesem Falle wäre die Membranpermeabilität für lipidlösliche Kohlenwasserstoffe, wie etwa Fettsäuren, und für sehr kleine polare gelöste Stoffe, wie z. B. Wasser, groß. Größere polare Stoffe, wie Glukose, würden eine geringere Membranpermeabilität besitzen.

  - **Hydrathülle** geladener Stoffe (nicht permeabel)
  - **Transportproteinen:** für polare Stoffe und Ionen (Glukose, K^+, Na^+)

So ist die Membranpermeabilität für Glukose 5 Größenordnungen kleiner als die für Wasser. Der Durchtritt geladener Stoffe, z. B. Ionen, ist besonders schwierig, da sie von einer **Wasserhülle** umgeben sind, die sich nach dem Ladungszentrum des Ions ausrichtet. Reine Lipidmembranen haben Permeabilitätskoeffizienten für Na^+ und K^+, die etwa 10 Größenordnungen geringer sind, als nach ihren Diffusionskoeffizienten in Wasser erwartet würde.

Da Zellmembranen aber auch für *Glukose,* Na^+, K^+ sowie andere gelöste Stoffe permeabel sind, die eine reine Lipidmembran nur mit größter Schwierigkeit durchqueren könnten, muß es spezielle Wege durch die Zellmembran für diese Stoffe geben. Bestimmte intrinsische Membranproteine, **Transportproteine,** determinieren die Permeabilität einer Zellmembran für *spezielle polare Stoffe* und *Ionen.*

Fragen

Wiederholungsfragen:

1. Wie legen Konzentrationgradient und der Querschnitt der für eine Diffusion verfügbaren Membranareale die Rate der Diffusion fest?
2. Wie beeinflussen die Variablen Temperatur und Molekülgröße den Diffusionskoeffizienten eines gelösten Stoffes?
3. Beschreiben Sie mit 3 Worten die Beziehung zweier unidirektionaler Flüsse eines gelösten Stoffes im Diffusionsgleichgewicht.

Osmose

3.3.4 Osmose

Die Gesetze der Diffusion gelten für Wasser ebenso wie für gelöste Stoffe. Wasser diffundiert in einer Lösung von der größeren Wasserkonzentration in Richtung der niedrigeren. Unterschiede in der Wasserkonzentration können entstehen, wenn gelöste Partikel das Wasser als Lösungsmittel verdünnen, in welchem sie gelöst sind.

Definition ⇨

> Die *Diffusion von Wasser* durch eine Membran, die für die gelösten Stoffe nicht permeabel ist, nennt man **Osmose.**

Aufgabe:

- **Volumenregulation von Zellen**

Für Zellen ist die Osmose besonders wichtig, da Wasserbewegungen *Volumenveränderungen* bedingen, die bis zur Zerstörung der Zelle führen können. Wenn zwischen zwei Lösungen, die durch eine wasserpermeable Membran getrennt werden, ein Konzentrationsgradient für Wasser existiert, findet durch Osmose ein Wasserfluß statt.

Osmotischer Druck

3.3.4.1 Osmotischer Druck

- **Definition**

Der **osmotische Druck** einer Lösung wird als die treibende Kraft definiert, die sich aus der Differenz der Wasserkonzentration in der entsprechenden Lösung und reinem Wasser ergibt.

- **Messung**

Experimentell könnte man den osmotischen Druck einer beliebigen Lösung mittels eines mit der zu untersuchenden Lösung gefüllten Beutels messen, der Wasser, aber nicht den gelösten Stoff permeieren läßt. In den Beutel wird vertikal ein Röhrchen eingebunden, welches die eigentliche Messung des osmotischen Druckes zuläßt (Abb. 1-41). Der osmotische Druck ist gleich, aber umgekehrt im Vorzeichen, zum hydrostatischen Druck, der durch die Lösungssäule im Röhrchen abgelesen werden kann. Der osmotische Druck kann in *Zentimeter Wassersäule (cm* H_2O*)* ausgedrückt werden, wird aber meist in **Torr (mmHg)** angegeben, da Quecksilber viel dichter als Wasser ist und die somit resultierenden Zahlenwerte kleiner sind.

- **Beispiele**

Je größer die Konzentration des gelösten Stoffes ist, umso größer ist die Differenz zwischen der Wasserkonzentration der Lösung und reinem Wasser und damit der osmotische Druck der Lösung.

Bei Körpertemperatur erzeugt eine Lösung einer Osmolarität von einem Milliosmol pro Liter (1 mOsm) eine osmotische Druckdifferenz von 19.3 mmHg bezogen auf reines Wasser. Zwischen zwei

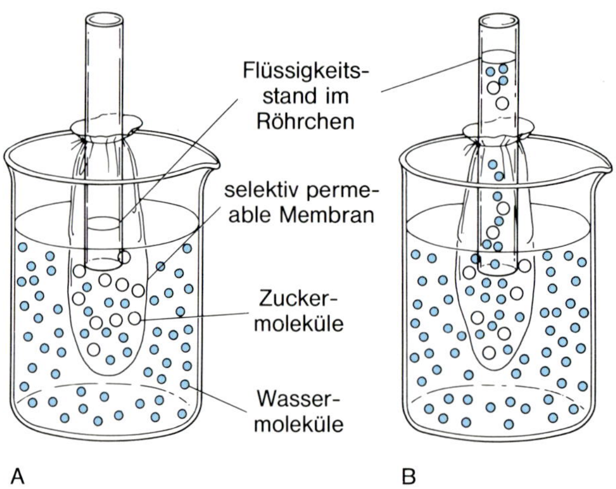

Abb. 1-41: Der *osmotische Druck* resultiert aus der Differenz der Wasserkonzentration in der Lösung und reinem Wasser. Er wird als die treibende Kraft definiert, die sich durch den Unterschied in der Wasserkonzentration einer Lösung und reinem Wasser ausbildet. Der osmotische Druck kann mittels eines Beutels gemessen werden, der in ein Gefäß mit Wasser getaucht wird und in dem sich die Lösung befindet. Die Wand des Beutels ist undurchlässig für den gelösten Stoff, aber durchlässig für Wasser. In den Beutel wird vertikal ein Steigröhrchen eingebunden (**A**) mit dessen Hilfe die Steighöhe der Lösung gemessen werden kann (**B**). Der osmotische Druck ist gleich, aber in der Richtung umgekehrt zum hydrostatischen Druck, der im Steigröhrchen durch den Lösungsanstieg abgelesen werden kann. Je konzentrierter die Lösung ist, umso kleiner ist die Wasserkonzentration und umso größer ist der osmotische Druck der Lösung

Lösungen, die um 1 mOsm differieren (z.B. 300 und 301 mOsm) würde ein osmotischer Druck von 19.3 mmHg entstehen.
Zum Vergleich: *extra- und intrazelluläre Lösung* haben die *gleiche Osmolarität von 300 mOsm.*

3.3.4.2 Isoosmose, Hyperosmose, Hypoosmose

Iso-, Hyper-, Hypoosmose
Wasserbewegungen durch Osmose (s. u.)

Obwohl Wassermoleküle polar sind, erlaubt ihnen ihre geringe Größe eine rasche Bewegung durch Lipid-Doppelschichten. Wegen dieser großen Wasserpermeabilität sind Lipidmembranen nicht fähig, einem osmotischen Druck zu widerstehen. Schon kleine Differenzen im osmotischen Druck zwischen Zytoplasma und extrazellulärer Flüssigkeit würden eine Nettowasserbewegung erzeugen, die eine *Zellschwellung* oder *Zellschrumpfung* bedingt.
3 Begriffe werden häufig verwendet, um osmotische Drücke verschiedener Lösungen vergleichen zu können. Lösungen gleicher Konzentration ihrer gelösten Partikel haben den gleichen osmotischen Druck, auch wenn die Partikel differieren, und werden daher **isosmotisch** genannt. Eine Lösung mit einer größeren Konzentration an gelösten Partikeln als eine andere Lösung heißt im Vergleich zur mehr verdünnten Lösung **hyperosmotisch.** Die mehr verdünnte Lösung, die den geringeren osmotischen Druck besitzt, bezeichnet man dagegen als **hyposmotisch.**

Definitionen:
- **isosmotisch**
- **hyperosmotisch**
- **hyposmotisch**

3.3.4.3 Beeinflussung des Zellvolumens: Zellödem, -schrumpfung

Zellvolumen und Osmose

- **Isotonie**
- **Hypotonie**
- **Hypertonie**
- **Tonizität und Osmolarität**

3 weitere Begriffe beschreiben die Tendenz einer Zelle zu schrumpfen oder zu schwellen, wenn sie einer Lösung zugegeben werden. Eine Lösung wird als **isoton** bezeichnet, wenn sie keine Änderungen des Zellvolumens erzeugt, als **hypoton,** falls in ihr die zugegebenen Zellen schwellen, als **hyperton,** wenn diese schrumpfen (Abb. 1-42). Die Unterscheidung zwischen **Tonizität** und **Osmolarität** ist notwendig, weil der Effekt eines speziellen gelösten Stoffes auf osmotische Wasserbewegungen durch die Zellmembran von der jeweiligen Membranpermeabilität für diesen Stoff abhängt. Das soll mittels eines einfachen Beispiels erläutert werden: Wenn sich eine Zelle in einer Lösung befindet, die anfangs isotonisch ist, so kann das Hinzufügen von gelösten Stoffes in die extrazelluläre Lösung unterschiedliche Effekte auf das Zellvolumen auslösen, abhängig davon, ob der gelöste Stoff ins Zytoplasma permeieren kann oder nicht.

Veränderungen des Zellvolumens und Permeationseigenschaften der gelösten Stoffe:

Beispiel ⇦

Wenn der Stoff in die Zelle permeieren kann, vergrößert sich im Zellinneren die Konzentration des gelösten Stoffes. Die Osmose bedingt proportional zum gelösten Stoff, der in die Zelle eingetreten ist, einen Wassereinstrom, die Zelle schwillt an *(Zellödem).*

Wenn die Zelle impermeabel für den gelösten Stoff ist, tritt der gegenteilige Effekt ein *(Zellschrumpfung).* Die Vergrößerung der Konzentration des gelösten Stoffes im Zelläußeren erzeugt einen Gradienten im osmotischen Druck, der eine Wasserbewegung vom Zellinneren ins -äußere bedingt, so daß die Zelle schrumpft (Abb. 1-42 A).

Bedeutung der Isotonie ⇦

Da schon kleine Änderungen im osmotischen Druck gefährliche Zellvolumenveränderungen hervorrufen, muß die **extrazelluläre Flüssigkeit isoton** sein.

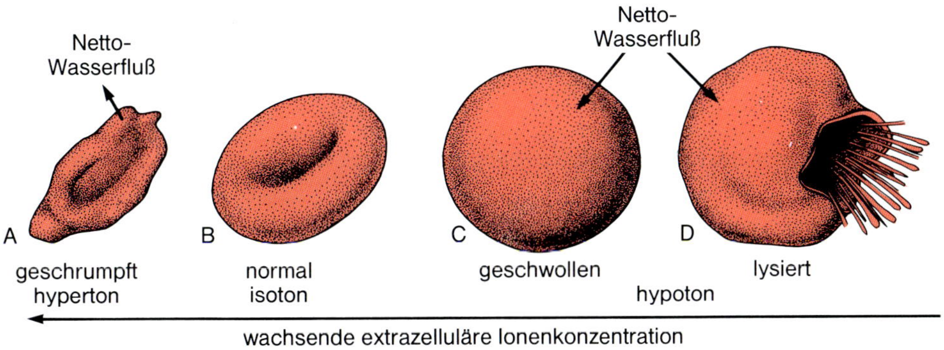

Abb. 1-42: Effekte einer *hypertonen, isotonen* und *hypotonen Lösung* auf rote Blutzellen. **A.** *hypertone* Lösungen erzeugen Schrumpfung der Zelle. **B.** *isotone* Lösungen verändern das Zellvolumen nicht. **C.** *hypotone* Lösungen bewirken eine Zellschwellung, ggf. eine Lyse (**D**)

- **impermeable Proteine erzeugen kolloidosmotischen Druck**

Dazu muß die Konzentration der impermeablen Partikel im Zelläußeren gleich der im -inneren sein, welche Stoffe auch immer im Zytoplasma vorhanden sind. Proteine, die wichtige intrazellulär gelöste Substanzen darstellen, sind groß und normalerweise impermeabel. Damit Isotonie erreicht werden kann, muß in der extrazellulären Flüssigkeit die gleiche Konzentration an nichtpermeablen Partikeln vorhanden sein, wie sie der Proteinkonzentration im Zytoplasma entspricht. Die meisten der kleinen gelösten Stoffe, Zucker, Aminosäuren, Ionen, können die Zellmembran durchqueren, obwohl das relativ langsam geschieht. Da die Proteinkonzentration extrazellulär gering ist, müßte durch Osmose ein Wasserfluß ins Zellinnere erfolgen. Trotzdem schwellen die Zellen nicht an. Um das zu gewährleisten müssen *3 Bedingungen* erfüllt sein:

- **osmotisches Gleichgewicht** durch
  - gleiche Konzentration intra- u. extrazellulär
  - keine Konzentrationsgradienten für permeable Stoffe
  - elektrische neutrale Lösungen
- Einstellung des **osmotischen Gleichgewichtes** durch **effektiv impermeables Na^+**

• Die *Konzentration* gelöster Partikel innen und außen muß *gleich* sein, um der Bedingung des osmotischen Gleichgewichtes zu genügen.

• Bei Fehlen einer Spannungsdifferenz zwischen Zelläußerem und -innerem dürfen im Diffusionsgleichgewicht *keine Konzentrationsgradienten* für die einzelnen permeablen Stoffe existieren.

• Die Lösungen müssen elektrisch neutral sein. Anderenfalls würden große elektrische Kräfte entstehen.

Diese 3 Bedingungen gelten für Zellen, die permeabel für K^+ und Cl^- sind und sich in einer extrazellulären Lösung befinden, die KCl enthält (Abb. 3-8). Die Konzentrationen positiver Ladungen im Zytoplasma und in der extrazellulären Lösung müssen gleich der Konzentration der negativen Ladungen in beiden Kompartimenten sein. Im extrazellulären Raum muß die Anzahl der K^+ und Cl^- Ionen gleich sein. Im Zellinneren sind damit mehr K^+ als Cl^- Ionen vorhanden, da zytosolisch ebenfalls negativ geladene Proteine existieren (Pr^- in Abb. 1-43 B). Ein K^+-Überschuß wird benötigt, um die negativen Ladungen der Proteinanionen auszugleichen. Unter diesen Bedingungen kann eine Zelle kein Gleichgewicht erreichen. Das osmotische Ungleichgewicht würde Wasser in die Zelle hineintreiben und die Zelle würde platzen. Das geschieht jedoch an lebenden Zellen nicht. Unter Aufwand von Energie machen sie nämlich Na^+-Ionen in der extrazellulären Flüssigkeit „effektiv" impermeabel, damit der osmotische Effekt negativ geladener Proteine ausgeglichen wird (s. Abb. 1-43 B). Die dafür wirksame **Na^+-K^+ Pumpe,** die im Abschn. 3.4 besprochen wird,

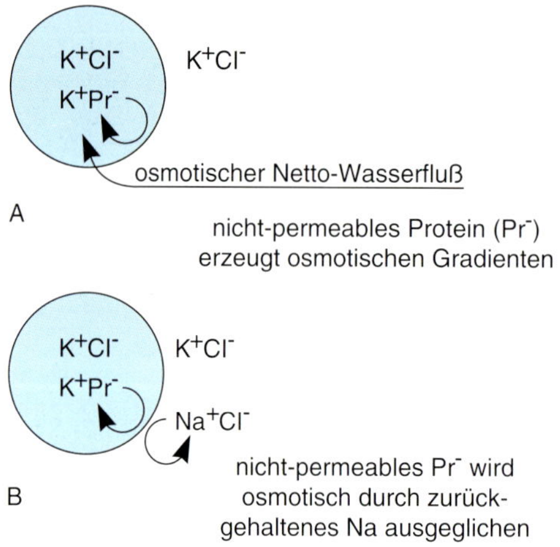

Abb. 1-43:
A. Zellen in einer isoosmotischen KCl-Lösung schwellen an, wenn sich Wasser entsprechend einem osmotischen Druckgradienten in die Zelle hineinbewegt, der durch nichtpermeable Proteinanionen (Pr^-) erzeugt wird. **B.** Eine Schwellung wird in der normalen extrazellulären Flüssigkeit verhindert, da der osmotische Druck der intrazellulären nichtpermeablen Lösung durch den osmotischen Druck des effizient nichtpermeablen extrazellulären Natriums ausgeglichen wird

ist ein intrinsisches Protein der Zellmembran, welches im Austausch mit extrazellulärem K^+ intrazelluläres Na^+ in die extrazelluläre Lösung zurückbefördert. Die für diesen Transport gegen die Konzentrationsgradienten von K^+ und Na^+ benötigte Energie wird aus der Spaltung von ATP gewonnen. Da dieses Protein ATP spaltet, ist es ein Enzym und wird konsequenterweise auch als Na^+-K^+ **ATPase** bezeichnet.

- **Na^+/K^+ ATPase und Ausbildung osmotischer Gleichgewichte**
- **Begriff „effektiv-impermeabel"**

Obwohl also *Zellmembranen* eine wenn auch geringe Permeabilität für Na^+ besitzen, *sind* sie *osmotisch* gesehen *„effektiv" impermeabel für Na^+*, da es kontinuierlich aus der Zelle im gleichen Ausmaß wieder entfernt wird wie es in sie eintritt.

Fragen

Wiederholungsfragen:
1. Was versteht man unter dem osmotischen Druck einer Lösung?
2. Welchen Effekt hat eine hypotone Lösung auf das Zellvolumen?

3.4 Membranäre Transportproteine

Transportproteine

3.4.1 Vermittelter Transport

Vermittelter Transport

Polare gelöste Stoffe gelangen mittels spezieller Transportmechanismen durch eine Lipidmembran. Man nennt die Gesamtheit solcher Mechanismen **vermittelte Transporte** (Tab. 1-14). Vermittelte Transporte sind, wie auch Enzyme, durch Sättigungscharakteristiken zwischen der Konzentration des transportierten Stoffes und der Transportgröße bestimmt. Ähnlich wie Enzyme haben sie besondere chemische Strukturen. In einigen Fällen können gelöste Substanzen mit ähnlicher Struktur um die aktiven Stellen eines Transportsystems konkurrieren. Transportprozesse, die direkt an eine ATP-Spaltung gekoppelt sind, bezeichnet man als **aktive Transportprozesse.** Vermittelte Transporte, die durch den Konzentrationsgradienten des transportierten Stoffes angetrieben werden, bezeichnet man als **passive Transporte,** da sie keinen weiteren Energiebedarf haben. Aus historischen Gründen werden solche Transporte oft als **erleichterte Transporte** bezeichnet, da die gelöste Substanz schneller durch die Membran durchtreten kann, als es von ihrer Lipidlöslichkeit vorherzusagen ist.

Charakteristika:
- **Sättigung**
- **Kompetition** ähnlicher Stoffe

- benötigen **Energielieferung** (aktive Transporte)
- **Konzentrationsgradient** (passive Transporte)

Tab. 1-14: Klassen vermittelter Transporte

Klasse	Kennzeichen	Beispiele
1. Kanäle	Pore in einer Membran, vermittelt hohe Transportraten für eine gelöste Substanz (10^8 Ionen/s); die treibende Kraft ist der Gradient des gelösten Stoffes	Na^+-Kanäle in Nerven und Muskeln (Kap. II/1)
2. Träger	intrinsisches Protein, bindet den zu transportierenden gelösten Stoff, unterliegt einer Konformationsveränderung, die den Stofftransport vermittelt; Transportraten sind langsamer als bei Kanälen (bis zu 10^4/s)	Transport von Glukose in die Zelle hinein (dieses Kapitel)
a) erleichterte Diffusion	treibende Kraft ist der Gradient des zu transportierenden gelösten Stoffes	Glukoseaufnahme in den meisten Zellen (Kap. II/1)
b) aktiver	getrieben durch ATP	Na^+-K^+-Pumpe (dieses Kapitel)
c) gradientengetriebener Kotransport	der Gradient einer transportierten Substanz treibt den Transport einer (mehrerer) anderen in die gleiche Richtung	Na^+-gekoppelter Glukose- und Aminosäurentransport in Darm und Niere (Kap. VI/1 u. V/1)
d) gradientengetriebener Gegentransport	der Gradient einer transportierten Substanz treibt den Transport einer (mehrerer) anderen in die Gegenrichtung	HCO_3^--Cl^--Austausch in Darmepithelzellen (Kap. VI/1)

3.4.1.1 Membranäre Kanäle

Kanäle

Der einfachste Weg, auf dem eine polare gelöste Substanz eine Zellmembran durchqueren kann, ist der Durchtritt durch eine Pore oder einen **Kanal** (Abb. 1-44 A). Ein Kanal ist eine die Membran durchziehende Röhre, die durch ein *intrinsisches Protein* gebildet wird. Das *Äußere* der Röhre besteht aus *hydrophoben Gruppen,* die mit der Phospholipidschicht in Wechselwirkung treten. Das *Innere* der Röhre wird aus *hydrophilen Gruppen* gebildet, die eine Füllung des Kanals mit Wasser ermöglichen. Dadurch können polare Stoffe die Membran in einer wässrigen Lösung durchqueren. Die meisten Kanäle besitzen eine Region, die als *Selektivitätsfilter* bezeichnet wird. So wird die Na^+- und K^+-Permeabilität einer Zellmembran durch strukturell unterschiedliche Na^+- und K^+-Kanäle reguliert. *Kanäle öffnen und schließen spontan.* Öffnen und Schließen einer großen Klasse von Kanälen wird durch externe oder interne Faktoren reguliert. Solche nennt man **geschaltete Kanäle.**

durch intrinsisches Protein gebildete transmembranäre Röhren:
- außen: **hydrophob**
- innen: **hydrophil**

- **Selektivitätsfilter**
  - **K^+-Kanäle** sind verschieden von
  - **Na^+-Kanälen**
- **geschaltete Kanäle**

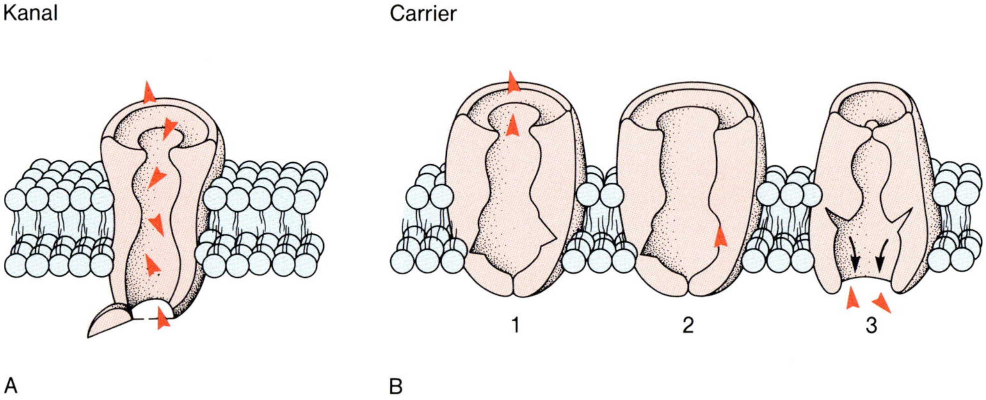

Abb. 1-44: Funktioneller Vergleich eines *Membrankanals* und eines *Trägers* (Carrier). **A.** Ein *Kanal* ist eine Röhre durch die Membran, die durch ein oder mehrere intrinsische Proteine gebildet wird. **B.** Im Gegensatz dazu sind *Carrier* Proteine, die einem Zyklus von „Bindung" und „Konformationswechsel" unterliegen

Träger

Charakteristika
- **Bindung** des Stoffes
- **Konformationsänderung** des Trägers
- **Energielieferung** aus
  - **ATP** oder
  - **Konzentrationsgradienten**

Beispiel:
Na^+/K^+ Pumpe

3.4.1.2 Trägervermittelter Transport

Im Gegensatz zu Kanälen unterliegen **Trägermoleküle,** die Transporte vermitteln, auch als **Carrier** bezeichnet, einem Zyklus von Bindung des zu transportierenden Stoffes und Konformationsänderung (Abb. 1-44 B). Die treibende Kraft für einen Nettostofftransport mittels eines Trägers kann abhängig vom jeweiligen Trägerprotein durch einen Konzentrationsgradienten oder durch ATP bereitgestellt werden. Der Eintritt von Glukose in eine Zelle wird z. B. durch einen Träger vermittelt. Die treibende Kraft für diesen Transport wird durch den Konzentrationsgradienten von Glukose und Natrium festgelegt, der Transport ist nach unserer Definition somit energetisch passiv.
Die **Na^+-K^+ Pumpe** (*Na^+-K^+ ATPase*) ist ein Beispiel für einen trägervermittelten aktiven Transport. Die Pumpe besteht aus einem Protein, welches die Membran mit mehreren

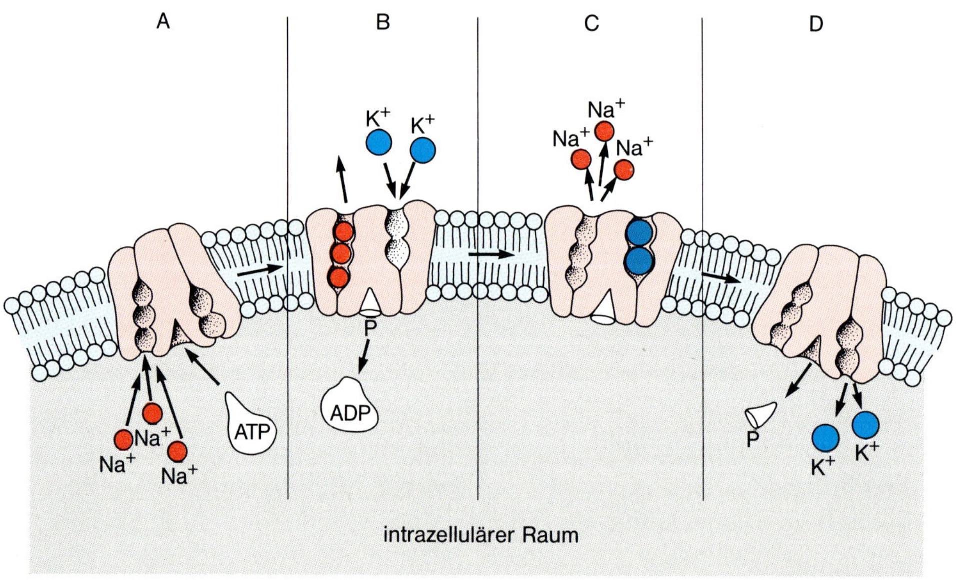

Abb. 1-45: Schematische Darstellung des *Zyklus der Na^+-K^+*-Pumpe. **A.** *3 Na^+-Ionen* werden an der zytoplasmatischen Seite des Proteins gebunden. **B.** Das *Pumpenprotein* wird durch ATP phosphoryliert. **C.** Die *Phosphorylierung* veranlaßt eine Konformationsänderung des Proteins, die eine Verminderung der Affinität der Na^+-Bindungsstellen bewirkt und eine Vergrößerung der Affinität der K^+-Bindungsstelle. Die 3 Na^+-Ionen werden nach außen freigesetzt. **D.** *2 K^+-Ionen* besetzen die K^+-Bindungsstellen, das Pumpenprotein setzt das Phosphat frei und kehrt in seine ursprüngliche Konformation zurück. Die Affinität der K^+-Bindungsstelle wird wieder vermindert, die der Na^+-Bindungsstelle vergrößert. Die K^+-Ionen werden an der intrazellulären Seite der Membran freigesetzt, die Pumpe ist wieder bereit, 3 Na^+-Ionen zu binden. Der Zyklus beginnt von neuem

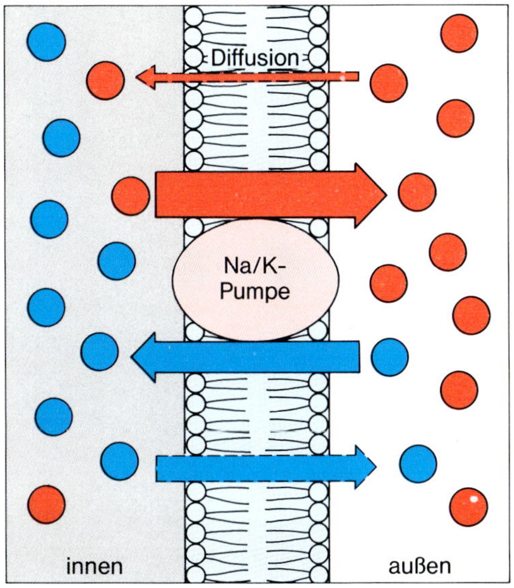

Abb. 1-46:
Die *Na^+-K^+-Pumpe* hält die Na^+- und K^+-Gradienten aufrecht. Sie wirkt dem Na^+-Eintritt in die und dem K^+-Austritt aus der Zelle durch Diffusion entgegen

Helices durchzieht. Das Protein kann verschiedene Konformationszustände einnehmen (Abb. 1-45). In der mit A bezeichneten Konformation ist die Pumpe an der zytoplasmatischen Seite geöffnet und kann Na^+ binden, zur extrazellulären Seite hin ist sie geschlossen. Die Pumpe hydrolysiert ATP. Dadurch wird eine spezifische Stelle im Protein phosphoryliert. Als Ergebnis der Phosphorylierung tritt eine Konformationsänderung ein (B), die folgendes bewirkt:
- Die Affinität für Na^+ wird vermindert.
- Eine Bindungsstelle für K^+ an der äußeren Membranseite wird zugänglich.
- Das Pumpenprotein öffnet sich zur extrazellulären Seite, schließt sich dagegen an der intrazellulären (C). Wenn K^+ gebunden wird, dissoziiert das Phosphat vom Pumpenprotein und die Konformationsänderung wird rückgängig gemacht, so daß die Pumpe ihre ursprüngliche Konformation wiedererlangt (D).

• **Mechanismus der Pumpe**

⇦

Gesamtergebnis:
- **Na^+** wird intrazellulär gebunden und nach außen entlassen
- **K^+** wird dagegen extrazellulär gebunden und nach innen freigesetzt
- die Pumpe tauscht *3 Na^+ gegen 2 K^+* aus und benötigt dafür *1 ATP-Molekül.*

Die **Pumprate** wird durch das *intrazelluläre Na^+* reguliert.

Intrazellulär akkumuliertes Na^+ wird ausgetauscht, bevor es zu Änderungen im Konzentrationsgradienten kommt (Abb. 1-46).

Hemmung der Na^+/K^+ Pumpe durch
• **Ouabain**

Die Na^+-K^+ ATPase kann spezifisch durch ein *pflanzliches Toxin,* **Ouabain,** gehemmt werden, indem es sich an einen äußeren Teil des Pumpenproteins bindet.
Ouabain gehört zu einer Klasse seit langem bekannter Wirkstoffe, die Effekte auf Herz und Niere haben. Die Entdeckung des Wirkungsmechanismus des Ouabains war der entscheidende Schritt bei der experimentellen Charakterisierung des Pumpenproteins.
Bisher sind viele Hemmstoffe für verschiedene wichtige Transportproteine charaktersiert worden. Solche Hemmstoffe sind sehr oft geeignete experimentelle Werkzeuge, um Transportvorgänge zu studieren oder sie sind auch wichtige Pharmaka in der praktischen Medizin.

• **Diuretika**

Klinische Anwendung. In der Niere wirken Hemmer der Na^+-K^+-Pumpe als Diuretika (s. Kap. V/1).

3.4.1.3 Na^+-Gradienten-getriebene Kotransporte

Na^+-Getriebene Kotransporte
• Na^+-Gradienten als **Energiespeicher**
• **Kotransporte = Symporte vermitteln Transportkoppelungen**

Der Na^+-Gradient an einer Zellmembran resultiert aus der kontinuierlichen Aktivität der Na^+-K^+-Pumpe. Im Na^+-Gradienten wird Energie gespeichert, solange dieser Gradient nicht aufgehoben ist. Diese gespeicherte Energie kann zum Transport anderer Substanzen gegen ihren Konzentrationsgradienten benutzt werden. Solche Prozesse nennt man *Na^+-Gradienten-getriebene Kotransporte* (s. Tab. 1-14).
Natriumgekoppelte Transporte benötigen einen Träger, dessen Affinität für die in gleicher

Richtung, daher Kotransport oder **Symport,** transportierte Substanz davon abhängt, ob Na^+ gebunden ist oder nicht.

Beispiel:
- **Na^+-Glukose Symporter**
- **Na^+-K^+-$2Cl^-$-Kotransporter**

- Ein Beispiel dafür ist die **Glukoseaufnahme in Dünndarmzellen** (Abb. 1-47). Glukose kann nur dann an seinen Träger gebunden werden, wenn Na^+ ebenfalls gebunden ist. Da die Na^+-Konzentration außen groß, innen wegen der Na^+-K^+-Pumpe niedrig ist, bindet der Träger außen Glukose, die durch Affinitätserniedrigung an der zytoplasmatischen Seite freigesetzt wird. Ähnliche Kotransportsysteme existieren für kleine Stoffe, einschließlich Aminosäuren.
- Ein interessantes Beispiel ist der **Kotransport von Na^+, K^+ und $2Cl^-$**, der für die Reabsorption gelöster Stoffe in Nierentubuli eine besondere Bedeutung hat (Kap. V/1).

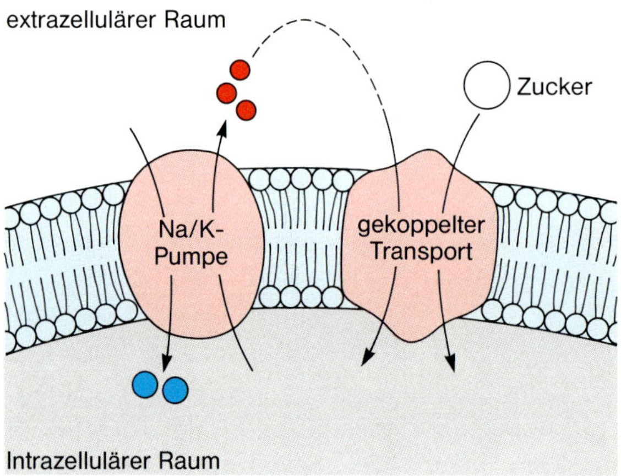

Abb. 1-47:
Der durch die *Na^+-K^+-Pumpe* erzeugte *Na^+-Gradient* kann benutzt werden, um die Aufnahme von Glukose in eine Zelle gegen einen Konzentrationsgradienten zu vermitteln. Dieser Transport ist an den Na^+-Gradienten gekoppelt

In diesem Beispiel treibt der Na^+-Gradient sowohl K^+ als auch Cl^- gegen ihre elektrochemischen Gradienten.

2. Antiporte = Gegentransporte

Es gibt außerdem gradientengetriebene Transportsysteme, in denen die treibenden gelösten Stoffe sich in umgekehrter Richtung wie die getriebenen bewegen. Solche Transporte nennt man **Gegentransporte** oder **Antiporte** (s. Tab. 1-14)

Beispiel:
- **Cl^--HCO_3^--Antiport**

- Ein Beispiel ist der **Austausch von Cl^- gegen HCO_3^-** in der *Niere* (Kap. V/1) und im *Gastrointestinaltrakt* (Kap. VI/1).

Transport-Koppelung über elektrische Gradienten als
- Ko- oder
- Antiporte

2 Ionenbewegungen können als Gegentransport oder Kotransport in Erscheinung treten, auch wenn sie nicht das gleiche Trägersystem benutzen. Das kann z. B. durch elektrische Koppelung erfolgen. In solchen Fällen erzeugt der aktive Transport einer geladenen Substanz einen elektrischen Gradienten, der wiederum die treibende Kraft für die Bewegung einer geladenen Substanz in der entgegengesetzten oder in der gleichen Richtung erzeugt, falls sie eine Ladung umgekehrten Vorzeichens besitzt.

Beispiel:
- **H^+-Na^+-Austausch**

Ein Beispiel dafür ist der **epitheliale H^+ – Na^+-Austausch** (Abb. 1-48).

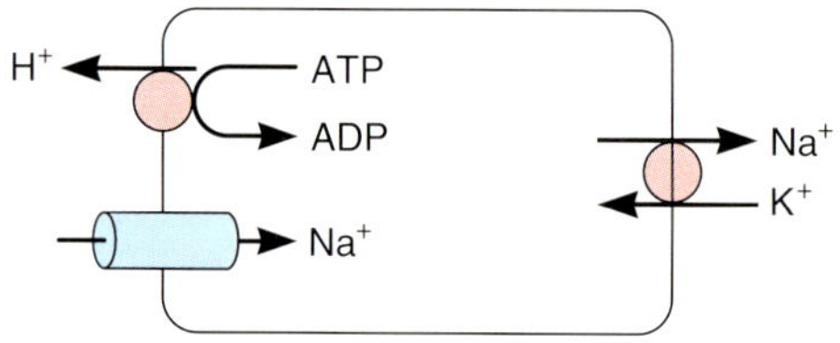

Abb. 1-48:
Die *H^+-Sekretion* in Epithelzellen wird durch eine H^+-Pumpe angetrieben. Der Na^+-Eintritt folgt dem Na^+-Gradienten. Die Koppelung zwischen beiden Prozessen ist elektrisch: eine positive Ladung tritt in die Zelle ein und bewirkt den Austritt einer gleichen Ladung und umgekehrt

In diesem Falle wird die elektrische Energie durch die H^+-Pumpe bereitgestellt, die eine Na^+-Absorption in Richtung von der niedrigeren Konzentration im Zelläußeren zur höheren Konzentration im Zellinneren ermöglicht.

Fragen

Wiederholungsfragen:
1. Welche Energiequellen gibt es für:
   a) die Absorption von Glukose in den meisten Zellen,
   b) für den aktiven Na^+-Transport,
   c) für den Na^+-gekoppelten Glukosetransport in intestinalen Zellen?
2. Welche Merkmale sind diesen vermittelten Transporten gemeinsam?
3. Was sind die Unterschiede in der Wirkungsweise von Kanälen und Trägern?

3.5 Membranpotential

3.5.1 Elektrische Gradienten durch Zellmembranen

Membranpotential

Elektrische Gradienten

Alle lebenden Zellen halten Ungleichgewichte in der Ladungsverteilung an den Zellmembranen aufrecht.

Membranpotentiale

> *Gradienten* in der elektrischen potentiellen Energie werden **Membranpotentiale** genannt. Der Begriff **Ruhemembranpotential** ist die spezielle Bezeichnung für das Membranpotential einer ruhenden Zelle.

- **Messung** Mikroelektroden
- **Betrag und Polung des Ruhemembranpotentials**
  - 40–80 mV
  - innen: negativ
  - außen: positiv
- **Erzeugung** des Ruhemembranpotentials

Membranpotentiale können durch *Glasmikroelektroden* gemessen werden, die mit einer leitenden Flüssigkeit gefüllt sind, in die Zelle eingestochen und dann mit einem Voltmeter verbunden werden. Das Voltmeter mißt die Spannungsdifferenz zwischen der Mikroelektrode, deren Elektrolytfüllung elektrisch mit dem Zytoplasma gekoppelt ist, und der extrazellulären Lösung (Abb. 1-49). Das Ruhemembranpotential beträgt *40–80 mV,* abhängig vom Zelltyp. Dabei ist das Zellinnere negativ im Vergleich zum -äußeren.

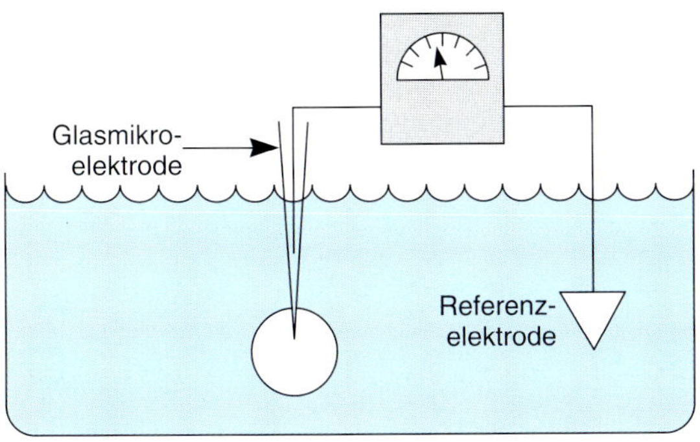

Abb. 1-49:
Das Membranpotential einer Zelle kann mittels Glasmikroelektroden gemessen werden

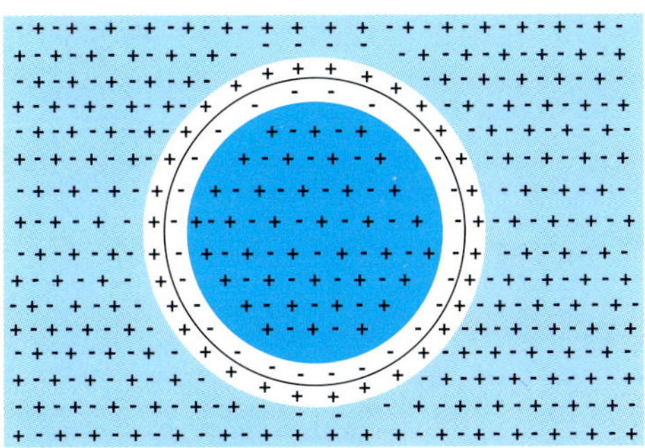

Abb. 1-50:
Die Ausbildung des *Membranpotentials* ist an eine nur sehr kleine Verschiebung von Ladungen in der extra- und intrazellulären Lösung gebunden

Das Ausmaß des Ladungsungleichgewichtes, welches das Ruhemembranpotential bewirkt, ist sehr klein im Vergleich zur Gesamtzahl der Ionen in der intra- und extrazellulären Lösung (Abb. 1-50). Obwohl ein geringer Überschuß negativer Ladungen an der Membraninnenseite und ein gleicher Überschuß positiver Ladungen an der -außenseite existiert, gibt es keine meßbaren Veränderungen in der Gesamtkonzentration irgendeines Ions.

- *Beispiel:* für eine Membran von 8 nm Dicke würde eine Spannungsdifferenz von 100 mV (innen negativ) schon erzeugt werden, wenn sich nur die innerhalb der Membran lokalisierten Kaliumionen von innen nach außen bewegen.

- Membranpotentiale als **Diffusionspotentiale**

Gradienten gelöster Stoffe stellen eine gespeicherte Energie dar, die *elektrische* und *chemische* Arbeit leisten kann. Um die Natur des Membranpotentials und damit die in der zellulären Kommunikation benutzten Veränderungen solcher Potentiale zu begreifen, ist es nötig, die Beziehung zwischen chemischen und elektrischen Gradienten durch eine Membran zu verstehen.

Ausbildung eines Membranpotentials

Das Verhältnis zwischen der Größe des *Konzentrationsgradienten* und der *elektrischen Kraft,* die durch einen Konzentrationgradienten erzeugt wird, kann durch ein einfaches System erläutert werden: Es besteht aus zwei Behältern, die mit je einer Lösung von 1 M KCl bzw.

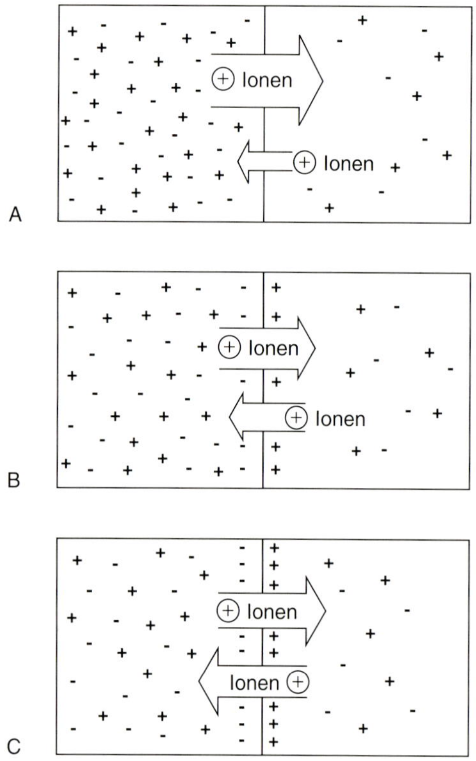

Abb. 1-51: Einstellung des *elektrochemischen Gleichgewichtes* in einem System mit einer Membran, die nur für ein positiv geladenes Ion permeabel ist (K^+, einfach als + dargestellt). **A.** Werden die Lösungen beiden Seiten der Membran zugegeben, so stellt sich anfänglich ein *Nettofluß* durch die Membran ein, der wegen Fehlens einer Gegenkraft allein dem Konzentrationsgradienten folgt. **B.** Die Ionenbewegung bewirkt eine *Ladungstrennung,* die Größe des Flusses, der durch den Konzentrationsgradienten angetrieben wird, nimmt ab, der entgegengesetzte Fluß nimmt zu. Dieser Fluß wird durch elektrische Anziehung der auf der anderen Membranseite zurückgebliebenen negativen Nettoladung bewirkt. **C.** Im Gleichgewicht sind die Kräfte durch den elektrischen und den Konzentrationsgradienten gleich groß und entgegengesetzt. Der *Nettofluß ist Null.* Es ist eine Verschiebung von nur wenigen Ionen erfolgt, so daß die Konzentrationsänderungen in den Lösungen zu vernachlässigen sind

0.1 M KCl gefüllt werden und durch eine für K^+, nicht aber für Cl^- permeable Membran getrennt sind (Abb. 1-51). Anfangs ist in jeder Lösung die Anzahl der K^+-Ionen gleich der Anzahl der Cl^--Ionen, so daß die Lösungen elektrisch neutral sind (Abb. 1-51 A). Nach kurzer Zeit werden einige K^+-Ionen, durch den 10fachen Konzentrationsgradienten getrieben, die Membran durchqueren. Jedes auf die Seite der niedrigeren Konzentration bewegte K^+-Ion überträgt eine positive Ladung. Eine negative in Form eines Cl^--Ions bleibt zurück (Abb. 1-51 B). Bevor viele K^+-Ionen die Membran passieren, bewirkt der Aufbau eines elektrischen Feldes durch die Ladungstrennung eine elektrische Kraft, die in entgegengesetzter Richtung wirkt (Abb. 1-51 C). Wird diese elektrische Kraft oder der elektrische Gradient gleich der durch den Konzentrationsgradienten erzeugten, stellt sich ein elektrochemisches Gleichgewicht ein. In diesem Falle nennt man den elektrischen Gradienten das **Gleichgewichtspotential.** Das Gleichgewichtspotential für eine Ionensorte wird im allgemeinen durch einen Subskript abgekürzt, welcher das Ion identifiziert.

- **Gleichgewichtspotentiale**

$E = \frac{R \cdot T}{n \cdot F} \cdot \ln \frac{c_1}{c_2} \approx 60\,mV \lg \frac{c_1}{c_2}$

- Z. B. wird das K^+-Gleichgewichtspotential mit E_K bezeichnet.

Nernst-Gleichung

3.5.2 Nernst-Gleichung

- beschreibt **Gleichgewicht** zwischen **chemischer und elektrischer potentieller Energie**

Die Beziehung zwischen chemischer potentieller Energie und elektrischer potentieller Energie für K^+, so wie es in Abb. 1-51 dargestellt ist, wird durch die *Nernst-Gleichung für Kalium* beschrieben $E_K = C \log ([K^+]_{rechts} / [K^+]_{links})$.

Die Konstante **C** enthält die allgemeine Gaskonstante, die Temperatur, die Faraday-Konstante und die Wertigkeit des Ions, in diesem Falle + 1. Bei Körpertemperatur beträgt diese Konstante **C = 60 mV.**

Beispiele zur Anwendung:

Im Falle der in Abb. 1-51 dargestellten Situation mit einer 10fach größeren Kaliumkonzentration auf der linken als auf der rechten Seite beträgt $E_K = 60\,mV \log (0.1) = -60\,mV$. Dabei ist die linke Seite negativ. Eine Vergrößerung des Verhältnisses der Kaliumkonzentration um eine Größenordnung – die linksseitige Konzentration ist das hundertfache der rechtsseitigen – würde das Gleichgewichtspotential auf – 120 mV verdoppeln. Wenn der Gradient umgekehrt wird, eine zehnfach größere Konzentration rechts im Vergleich zur linken Seite, würde E_K denselben Wert, aber das umgekehrte Vorzeichen haben. Die Nernst-Gleichung gilt für jede sich im elektrochemischen Gleichgewicht befindliche Ionensorte. Für Anionen erhält die Konstante C ein negatives Vorzeichen.

– für **Anionen**

- Im Beispiel, welches in Abb. 1-51 gezeigt wird, würde für Cl^- die Nernst-Gleichung lauten $E_{Cl} = (-60\,mV) \log ([Cl^-]_{rechts} / [Cl^-]_{links})$

Tab. 1-15: Ionale Zusammensetzung des Zytoplasmas und der extrazellulären Flüssigkeit (Konzentrationen in [mM])

	Zytoplasma	extrazelluläre Flüssigkeit	Verhältnis	Gleichgewichtspotential
Na^+	15	150	10:1	+60 mV
K^+	150	5	1:30	−90 mV
Cl^-	7	110	15:1	−70 mV

Ein zehnfacher Konzentrationsgradient für Cl^-, also größere Konzentration auf der linken Seite, würde ein Gleichgewichtspotential $E_{Cl} = (-60\ mV) \log(0.1) = 60\ mV$ ergeben.

– für **divalente Ionen**

Die Konstante C wird halbiert, wenn die Gleichung für divalente Ionen angewendet wird, die zwei Ladungen besitzen.

- **physiologische Konzentrationsgradienten:**

– $E_K = -90$ mV

– $E_{Na} = +60$ mV

Das Konzentrationsverhältnis für Kalium zwischen der zytoplasmatischen und der extrazellulären Flüssigkeit beträgt für Nerven- und Muskelzellen etwa 1 zu 30 (Tab. 1-15). Es existiert also ein auswärtsgerichteter Konzentrationsgradient für K^+ (Abb. 1-52). Das K^+-Gleichgewichtspotential ergibt sich aus diesem 30fachen Konzentrationsgradienten und beträgt etwa 90 mV, wobei das Zytoplasma negativ zur extrazellulären Flüssigkeit ist. Die Na^+-Konzentration ist im Zellinneren niedrig, außen dagegen groß, so daß ein einwärts gerichteter Konzentrationsgradient für Na^+ besteht (s. Abb. 1-52). Das Konzentrationsverhältnis zwischen außen und innen liegt etwa bei 10. Damit ergibt sich ein Gleichgewichtspotential für Na^+ (E_{Na}) von etwa 60 mV (Tab. 1-15). Da der Konzentrationsgradient entgegengesetzt dem für K^+ ist, hat E_{Na} auch das entgegengesetzte Vorzeichen.

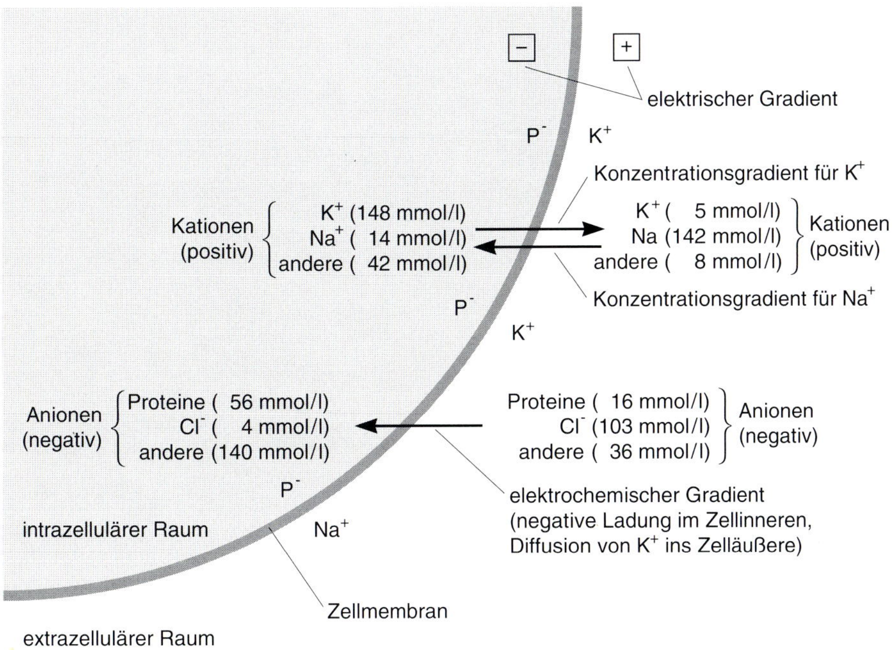

Abb. 1-52: Darstellung einer Zelle mit den intra- und extrazellulären Ionenkonzentrationen und den Gradienten für Na^+, K^+ sowie der Membranspannung

3.5.3 Verteilung von Na^+- und K^+-Ionen durch Membranen

Na^+, K^+ – Ungleichverteilung

- **Gleichgewicht** und **unidirektionale Flüsse**

Um Ladungen zu bewegen, müssen treibende Kräfte auf diese einwirken. Das Gleichgewicht für eine Ionensorte wurde als die elektrische Spannung definiert, bei der 2 unidirektionale Flüsse sich genau ausgleichen. Am Gleichgewichtspotential ist die Nettoladungsverschiebung für die jeweilige Ionensorte Null, oder, was gleichbedeutend ist, die treibende Kraft verschwindet. Entfernt sich das Membranpotential vom Gleichgewichtspotential, so wird

- treibende Kraft für Ionenströme: **Abstand des Membran- vom Gleichgewichtspotential des Ions**

eine treibende Kraft für diese Ionensorte erzeugt. Die Größe der treibenden Kraft für eine Ionensorte ergibt sich aus dem Abstand des Membranpotentials von dessen Gleichgewichtspotential. Die Größe des Ionengradienten durch eine Membran kann mit chemischen Methoden oder mit Mikroelektroden gemessen werden, die nur für eine spezielle Ionensorte sensitiv sind, sog. *ionenselektive Mikroelektroden.* Solche Messungen zeigen, daß das Membranpotential (etwa −70 mV für eine ionale Zusammensetzung wie sie in Tab. 1-15 gegeben ist) zwar im Zellinneren negativ ist, aber nicht völlig dem Kaliumgleichgewichtspotential entspricht und weit vom Gleichgewichtspotential für Natrium entfernt ist.

Ergebnis treibender Kräfte für K^+, Na^+

⟹

Die **elektrische treibende Kraft für K^+** ist die Differenz zwischen dem Ruhe-Membranpotential (−70 mV) und dem K^+-Gleichgewichtspotential (−90 mV), so daß auf K^+ eine aus der Zelle *heraustreibende elektrische Kraft von 20 mV* wirkt.
Die **elektrische treibende Kraft für Na^+** ist die Differenz zwischen dem Ruhe-Membranpotential (−70 mV) und dem Na^+-Gleichgewichtspotential (+60 mV). Auf Na^+ wirkt somit eine treibende *Kraft von 130 mV* ein, die einwärts, *ins Zellinnere, gerichtet* ist.
Ergebnis dieser treibenden Kräfte:
- kontinuierlicher *K^+-Fluß aus der Zelle*
- Netto-*Na^+-Fluß in die Zelle*

- Aufrechterhaltung von Ionengradienten durch **Transportproteine: Na^+, K^+**

Die Existenz von stationären (steady state) Konzentrationsgradienten für Na^+ und K^+, die nicht mit den Gleichgewichtspotentialen für diese Ionensorten übereinstimmen, bedeutet, daß die *Zelle stets Arbeit leisten muß,* um beide Ionen am Erreichen des Gleichgewichtes zu hindern. Diese Arbeit wird von der *membranären Na^+-K^+-ATPase* geleistet, die ein kontinuierliches Leck von K^+ aus dem Zytoplasma heraus und von Na^+ in das Zytoplasma hinein verhindert.

- **passive Verteilung:** Cl^-

Im Unterschied zu Na^+ und K^+ ist **Cl^-** in der Zelle, die in Tab. 1–15 beschrieben wird, im elektrochemischen Gleichgewicht. Es findet hier kein aktiver Transport von Chlorid statt. Cl^- ist jedoch nicht in allen Zellen im elektrochemischen Gleichgewicht.

Einflüsse auf Ruhemembranpotential

- **E_K und E_{Na}** beeinflussen **Ruhemembranpotential gegensinnig**

3.5.4 Beeinflussung des Ruhemembranpotentials

Der Na^+-Gradient stellt eine Kraft dar, die das Ruhemembranpotential einer Zelle in Richtung auf das Na^+-Gleichgewichtspotential E_{Na} verändern kann; der K^+-Gradient kann dagegen das Ruhemembranpotential in Richtung auf das K^+-Gleichgewichtspotential E_K verschieben. Das Ruhemembranpotential liegt viel näher an E_K als an E_{Na} (Abb. 1-53, Linie E).

K^+ > Na^+ Gradient
- **Ruhemembranpotential** nahe **am K^+-Gleichgewichtspotential**

⟹

Dies bedeutet ein *Überwiegen des K^+-Gradienten über den Na^+-Gradienten* aus 2 Gründen:
- der K^+-Gradient ist etwa 3mal größer als der Na^+-Gradient
- die Membran der meisten Zellen ist etwa 10–75 mal mehr für Kalium als für Natrium permeabel.

- Vergrößerung der Leitfähigkeit für eine Ionensorte verschiebt Ruhemembran zum Gleichgewichtspotential dieses Ions

Das Ruhemembranpotential einer Zelle kann sich durch folgende Einflüsse ändern: die *Permeabilität* für eine spezielle Ionensorte oder aber der *Konzentrationsgradient* für eine Ionensorte ändern sich. So würde z.B. eine Vergrößerung der Na^+-Permeabilität relativ zur K^+-Permeabilität eine Verminderung des Einflusses von K^+ bedeuten und eine Verschiebung des Ruhemembranpotentials in Richtung auf das Na^+-Gleichgewichtspotential bedeuten. Es erfolgt eine Verminderung der intrazellulären Negativität (Abb. 1-53, Linie B–D). Eine Vergrößerung der K^+-Permeabilität muß ein weiteres Überwiegen des Einflusses von K^+ bedeuten und somit eine Verschiebung des Membranpotentials in Richtung negativerer Werte (Abb. 1-53, Linie A).

- **Veränderungen des Ruhepotentials durch Änderungen des Konzentrationsgradienten**

Änderungen in den intra- und extrazellulären Konzentrationen von Na^+ und K^+ verändern die entsprechenden Konzentrationsgradienten und damit auch das Ruhemembranpotential:
- Eine **Vergrößerung der extrazellulären K^+-Konzentration** senkt den K^+-Gradienten. E_K ist weniger negativ. Der Einfluß des Na^+-Gradienten wächst und das Ruhemembranpotential verschiebt sich zu intrazellulär weniger negativen Werten.
- Eine **Vergrößerung der extrazellulären Na^+-Konzentration** vergrößert den Na^+-Konzentrationsgradienten und verschiebt das Na^+-Gleichgewichtspotential zu positiveren Werten. Es resultiert eine vergrößerte treibende Kraft für Na^+, das Ruhemembranpotential wird damit zu weniger negativen Werten verschoben.

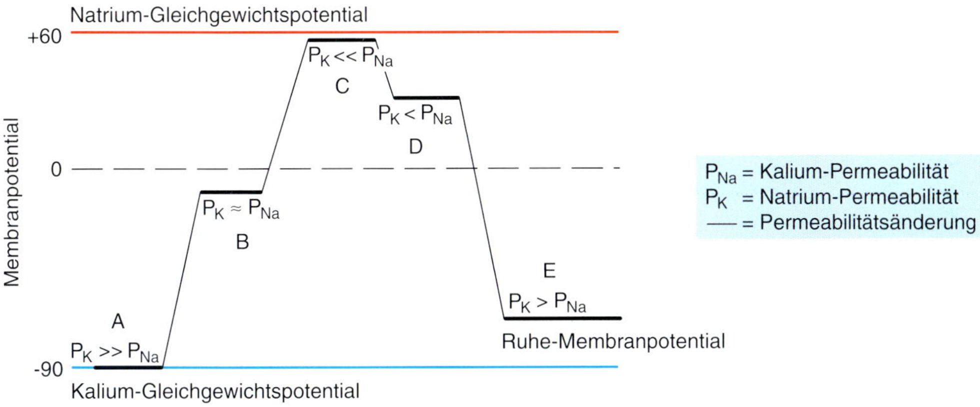

Abb. 1-53: Effekte unterschiedlicher Verhältnisse der *Na^+- und K^+-Permeabilitäten* auf das Membranpotential. In **A** ist die K^+-Permeabilität (P_K) viel größer als die Na^+-Permeabilität (P_{Na}). In Position **B** sind P_K und P_{Na} nahezu gleich, während bei **C** P_K viel größer ist als P_{Na}. **D** und **E** stellen Zwischenstufen dar. Veränderungen in der relativen Größe von P_K und P_{Na} bedingen Verschiebungen im Membranpotential, wie es in den dünnen Linien gezeigt wird

3.5.5 Na^+/K^+-Pumpe und homöostatische Systeme

Na^+/K^+-Pumpe und Homöostase

Da weder Na^+ noch K^+ im Gleichgewicht sind und die Membran für beide Ionen durchlässig ist, wird Na^+ in die Zelle hinein- und K^+ aus ihr herausfließen, bis die Zelle ins Gleichgewicht kommt, die Konzentrationsgradienten für Na^+ und K^+ sowie das elektrische Potential aufgehoben sind.

Na^+/K^+-Pumpe, Niere

In lebenden Zellen werden die
- *niedrigere* **intrazelluläre Na^+-** sowie die *hohe* **K^+-Konzentration** durch die *Na^+/K^+-Pumpe* aufrechterhalten
- die **extrazellulären Konzentrationen für Na^+ und K^+** werden durch die *Niere* reguliert (Kap. V/1).

Solange sich Konzentrationsgradienten und Permeabilitäten nicht ändern, ist das Ruhemembranpotential konstant.

Fragen

Wiederholungsfragen:
1. Wie kann algebraisch das Gleichgewicht zwischen Konzentrationgradienten für eine Ionensorte und elektrischer treibender Kraft beschrieben werden?
2. Was sind die treibenden Kräfte für Na^+ und K^+ in einer Zelle, deren Ruhe-Membranpotential weder gleich E_K noch E_{Na} ist.
3. Welche Faktoren beeinflussen die Größe und das Vorzeichen des Ruhe-Membranpotentials?

3.6 Zusammenfassung

- Zellmembranen bestehen aus **Phospholipidmolekülen,** die in einer *Doppelschicht* angeordnet sind. In diese Doppelschicht sind **intrinsische Proteine** eingelagert. **Extrinsische Proteine** sind an der Membranoberfläche angelagert.
- Reine **Lipidmembranen sind impermeabel für polare gelöste Stoffe und Ionen.** Es werden spezielle *Träger* oder *Kanäle* benötigt, um einen Transport solcher Substanzen durch die Membran zu vermitteln (vermittelter Transport). **Vermittelte Transporte** sind durch *Selektivität* und *Sättigung* charakterisiert.
- **Diffusion,** bei der es zu einem Nettotransport eines gelösten Stoffes in Richtung eines Konzentrationsgradienten kommt, ist das **Ergebnis zufälliger thermischer Bewegung** der gelösten Partikel.
Die **Diffusionsrate** wird beeinflußt durch die Größe des *Konzentrationsgradienten,* des Querschnittes und der Länge des *Diffusionsweges* sowie die *Größe* der diffundierenden gelösten *Substanz.*
- **Lipidmembranen sind gut permeabel für Wasser.** Der **osmotische Druck** einer Lösung wird als die treibende Kraft definiert, die durch den Unterschied in der Wasserkonzentration zwischen einer bestimmten Lösung und reinem Wasser entsteht. Osmotische **Druckgradienten** an Zellmembranen können immer dann entstehen, wenn ein *Ungleichgewicht* in der Konzentration *nichtpermeabler Substanzen* zu beiden Seiten einer Membran ausgebildet wird.

• **Isotonische Lösungen** sind solche, deren Konzentration an nichtpermeablen Substanzen gleich der des Zytoplasmas ist, so daß Zellen in einer isotonischen Lösung weder schwellen noch schrumpfen. **Hypotone Lösungen** enthalten eine zu geringe Konzentration an nichtpermeablen gelösten Stoffen, so daß in ihnen *Zellen schwellen.* **Hypertone Lösungen** enthalten einen Überschuß nicht permeabler gelöster Substanzen im Vergleich zum Zytoplasma, sodaß in ihnen *Zellen schrumpfen.*

• Die **Stabilität des Zellvolumens** erfordert eine große extrazelluläre Na^+-Konzentration und impermeables Na^+. Ein geringer Leckfluß von Na^+ in die Zelle existiert. Gleichwohl ist durch die Na^+-K^+-Pumpe **Na^+ effektiv impermeabel für die Zellmembran.**

• Das **Membranpotential,** welches ein *innen negativer Ladungsgradient* durch die Zellmembran ist, wird durch die **Na^+- und K^+-Konzentrationsgradienten** sowie die **unterschiedliche Permeation beider Ionen** durch die Zellmembran erzeugt. Wäre nur eines dieser Ionen permeabel, so würde sich ein Membranpotential entsprechend dem jeweiligen Gleichgewichtspotential einstellen, das durch die *Nernst-Gleichung* vorausgesagt werden kann.
Da Zellmembranen für Na^+ und K^+ durchlässig sind, entspricht das Ruhemembranpotential keinem dieser Gleichgewichtspotentiale.

• Größe und Vorzeichen des Membranpotentials sind durch die relativen Größen der Membranpermeabilitäten und der Konzentrationsgradienten für Na^+ und K^+ festgelegt. Da die meisten Membranen mehr permeabel für K^+ als für Na^+ sind und der K^+-Konzentrationsgradient größer als der Na^+-Gradient ist, liegt das **Ruhemembranpotential näher am K^+-Gleichgewichtspotential** als am Na^+-Gleichgewichtspotential, von dem es weit entfernt ist.

• Es gibt **3 Grundmechanismen des vermittelten Transportes** eines gelösten Stoffes durch eine Membran:
1. **erleichterte Diffusion,** bei der der eigene Konzentrationsgradient der gelösten Substanz den Transport antreibt;
2. **aktiver Transport,** bei dem die gelöste Substanz gegen einen Konzentrationsgradienten mittels Energiezufuhr durch ATP-Spaltung transportiert wird;
3. **gradientengetriebener Gegen- oder Kotransport,** bei dem der Nettofluß eines gelösten Stoffes gegen seinen Konzentrationsgradienten durch den Nettofluß eines anderen Stoffes (meist Na^+) in Richtung seines Konzentrationsgradienten angetrieben wird.

• Ko- und Gegentransporte gelöster Substanzen erfolgen meist vermittelt durch ein **gemeinsames Trägermolekül.** Alternativ dazu können sie aber auch von Ionen durch eine **elektrische Koppelung** erfolgen, bei denen die Transportwege der transportierten Substanzen verschieden sind, aber das elektrische Potential, welches beim Transport einer Substanz entsteht, den Transport der anderen vermittelt.

3.7 Übungsfragen

1. Beschreiben Sie das „Flüssig-Mosaik"-Modell („fluid mosaic") der Membran. Durch welche Besonderheiten dieses Modells kann die innere Membranoberfläche andere Eigenschaften als die äußere besitzen?
2. Welche Eigenschaften einer Membran und eines gelösten Stoffes legen den Permeabilitätskoeffizienten eines speziellen Stoffes durch eine spezielle Membran fest?
3. Spezifizieren Sie die Konzentrationen in mM für 3 Lösungen mit der Osmolarität 300 mOsm. Eine Lösung enthält nur Nichtelektrolyte wie zum Beispiel Glukose, die andere enthält nur monovalente Stoffe, die dritte enthält divalente Kationen und monovalente Anionen.
4. Das Plasma hat eine Osmolarität von 300 mOsm. Wie groß muß die intrazelluläre Osmolarität sein und warum ist dieser Wert erforderlich?
5. Welche Funktion hat die Na^+-K^+-Pumpe bei der Volumenregulation einer Zelle?
6. Durch welche Faktoren wird das Membranpotential innen negativ?
7. Eine Zelle soll sich in einer normalen extrazellulären Lösung befinden, in der aber statt 5 mM K^+ jetzt 15 mM K^+ enthalten sind. Wie wird das Membranpotential beeinflußt?
8. Welche 2 Eigenschaften sind allen vermittelten Transporten gemeinsam?

3.8 Brennpunkt der Physiologie

3.8.1 Künstliche Membranen als experimentelle Werkzeuge

Zellmembranen sind komplizierte Strukturen, die gleichzeitig viele Funktionen erfüllen. Einfachere Membransysteme können im Labor nachgebildet werden, um die Gesetze von Transport und Permeation zu untersuchen. Eine künstliche Membran aus unterschiedlichen Lipiden kann hergestellt werden, indem man einen Lipidtropfen über ein kleines Loch laufen läßt, welches in die Trennwand zwischen zwei Lösungsreservoiren gebohrt ist. Die Lipidmoleküle bilden einen Film, der aus zwei Molekülschichten besteht und das gesamte Loch überzieht (Abb. 1-54).
Einige Substanzen, deren antibiotische Aktivität schon länger bekannt war, sind als erste für Modelle von Transportproteinen verwendet worden. Diese Substanzen, **Ionophore** genannt (das bedeutet *„Ionenträger"*), sind Moleküle mit einem hochpolaren Inneren, die sich in einer artifiziellen Membran einlagern können und eine selektive Permeabilität für verschiedene Ionensorten ausbilden. Ein solches Beispiel ist Valinomycin, ein kleines Peptid mit 6 polaren Sauerstoffatomen, die das Molekülinnere auskleiden. In das so konstruierte Loch paßt gerade ein K^+-Ion. Ein polares Sauerstoffmolekül ersetzt ein Wassermolekül im Hydratmantel des K^+-Ions. Valinomycin kann sich von einer zur anderen Membranseite bewegen und transportiert dadurch K^+. Es wurde lange vermutet, daß sich biologische Trägerproteine ähnlich verhalten. Intrinsische Proteine sind jedoch viel zu groß, um eine Hin- und Herbewegung in der Membran ausführen zu können.
Einige Ionophoren bilden relativ stabile Poren in Lipidmembranen. Ein Beispiel dafür ist das Antibiotikum Gramicidin, das ein helicales Peptid bildet. Polare Gruppen in der Helix ermöglichen es Ionen mit passendem Durchmesser, ihren Wassermantel gegen diese Gruppen zu tauschen und sich durch die Pore zu bewegen. Gramicidin ist ein nützliches Modell für das Verhalten von Ionenkanälen.
Es ist jetzt möglich geworden, Transportproteine aus biologischen Membranen zu isolieren und sie in künstliche Membranen wieder einzusetzen. Außerdem kann eine Boten-Ribonukleinsäure (mRNA), die ein spezielles Transportprotein kodiert, in Frosch-Oozyten injiziert werden. Der Translationsapparat des Oozyten bildet dann das

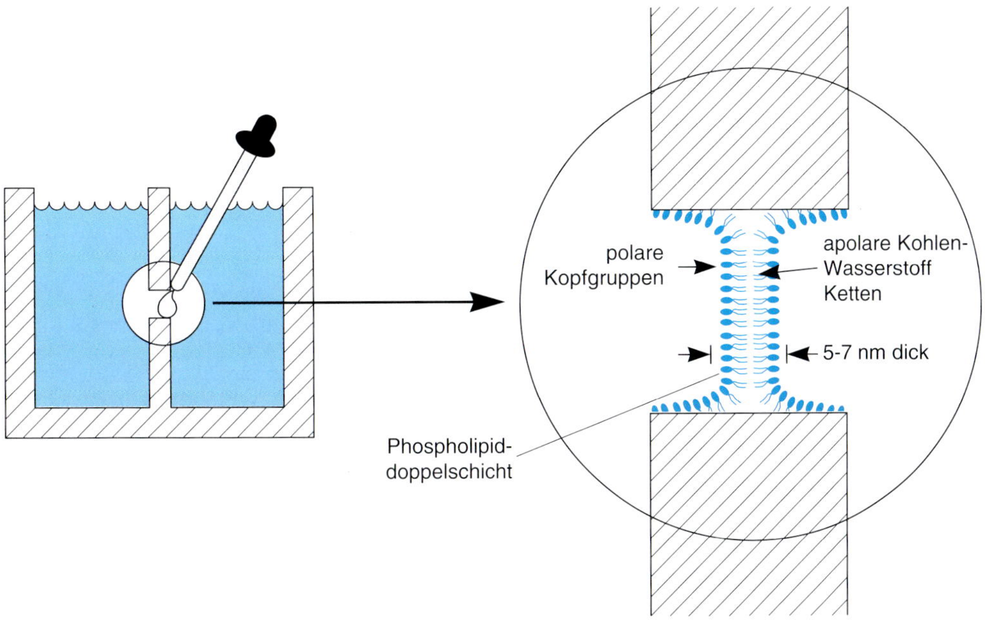

Abb. 1-54: Eine *künstliche Lipidmembran* wird durch Aufbringen eines Lipidtropfens über ein Loch in einer Trennwand zwischen zwei Lösungsreservoiren gebildet (links). Die Lipiddoppelschicht ist 5–7 nm dick. Alle Phospholipidmoleküle sind so orientiert, daß die polaren Köpfe mit der Umgebungslösung in Wechselwirkung treten können

Transportprotein und es kann in die Oozytenmembran eingesetzt werden. Verschiedene funktionell wichtige Kanäle und Pumpen sind inzwischen in solchen Systemen untersucht worden. Dabei werden die gleichen elektrophysiologischen Techniken angewendet, die auch an lebenden Zellen benützt werden (s. z.B. die „patch clamp" Technik, die bei „dehnungsaktivierte Kanäle" vorgestellt wird, Kap. II/1.10).

3.8.2 Die Goldman-Gleichung beschreibt das Membranpotential

Wenn die Na^+- und K^+-Konzentrationen und die relativen Permeabilitäten der Zellmembran für Na^+ und K^+ bekannt sind, so errechnet sich das Membranpotential nach der *Goldman-Gleichung*

$$E = C \log \frac{(P_K[K^+]_{außen} + P_{Na}[Na^+]_{außen})}{(P_K[K^+]_{innen} + P_{Na}[Na^+]_{innen})} \, .$$

Dabei ist, da nur monovalente Ionen berücksichtigt werden, $C = 60\ mV$. Die Gleichung kann für andere monovalente Ionen wie zum Beispiel Cl^- erweitert werden. Die Goldman-Gleichung beschreibt das Membranpotential im Fließgleichgewicht, das weder ein K^+- noch Na^+-Gleichgewichtspotential ist. Wenn diese Gleichung mit den in Tab. 1-15 gegebenen Ionenkonzentrationen und Permeabilitäten gelöst wird, so ergibt sich ein Membranpotential von –70 mV. Wenn eine Membranpermeabilität sehr groß gegenüber einer anderen wird, so kann der Term für die wenig permeable Ionensorte vernachlässigt werden und die algebraische Form der Goldman-Gleichung wird identisch mit der *Nernst-Gleichung* für das besser permeable Ion.

II Nerv, Sinne und Muskel

II Nerv, Sinne und Muskel

1 Erregbare Membranen

B. Nilius

Erregbare Membranen

Dieses Kapitel informiert über

- die Eigenschaften von **Aktions-, Rezeptor-** und **synaptischen Potentialen**
- das Verhalten von **spannungsgeschalteten Na^+- und K^+-Kanälen** in erregbaren Membranen
- **Bildung und Beendung des Aktionspotentials,** das **Schwellenpotential** und die **Refraktärzeit** einschließlich der Rolle der Na^+- und K^+-Kanäle
- die **Leitungsgeschwindigkeit** für das Aktionspotential an Axon oder Muskelzelle und die **saltatorische Erregungsleitung** am markhaltigen Nerven
- den Ursprung des **Summenaktionspotentials** eines Nerven und seiner Komponenten

1.1 Einführung

Einführung

Die größten menschlichen Gedanken und Leistungen, aber auch die einfachsten alltäglichen Handlungen hängen von einem raschen und komplexen **Informationsfluß** innerhalb des Nervensystems und zwischen Nervensystem und dem Körper ab. Diese Informationen werden mittels *elektrischer Signale kodiert.* Die Fähigkeit, Informationen rasch über lange Distanzen senden zu können, ermöglicht erst die Regulation der Lebensvorgänge. Im Nervensystem und in der Muskulatur werden Signale durch sog. **Aktionspotentiale** über große Entfernungen gesendet. Die Fähigkeit, Aktionspotentiale zu bilden und fortzuleiten, ist eine spezifische Zellfunktion. Zellen, die Aktionspotentiale erzeugen können, werden erregbar genannt.

- **Informationen** werden in elektrische Signale kodiert
- **Aktionspotentiale** bilden und leiten (= spezifische Zellfunktion)
- **Erregbarkeit**

> **Erregbarkeit** ist eine Eigenschaft der Zellmembran. Sie ist gekoppelt an *Transportproteine,* sog. *Ionenkanäle,* die in die Zellmembranen eingebaut sind.

Das **Membranpotential** als ein Kennzeichen lebender Zellen stellt gespeicherte elektrische Energie dar, die Änderungen im Membranpotential ermöglicht. Sie bilden die Grundlage des Informationstransfers in erregbaren Zellen.

Kanäle, die als Antwort auf einen Umweltreiz rasch öffnen und schließen können, erzeugen Empfindungen wie Geschmack, Geruch, Berührung und sind am Seh- und Hörvorgang beteiligt. Ein *offener Kanal* ermöglicht einen Fluß von Ionen durch die Membran, also einen elektrischen Strom. Diese winzigen individuellen Ströme ermöglichen in ihrer Vielzahl einen Informationsfluß, der 10 Mrd. Zellen miteinander verbindet. Der Stromfluß in einer Gruppe von Motoneuronen, die durch das Gehirn angesprochen werden, erregt die Muskeln in der Hand des Chirurgen oder leitet auch den Geräteturner durch eine Routineübung.

- **Membranpotential** → Energiespeicher
- **Kanäle:** Werkzeuge der Informationsverarbeitung

1.2 Elektrische Vorgänge an Membranen

Elektrische Membranvorgänge

1.2.1 Klassen elektrischer Ereignisse

Verschiedenartigkeit elektrischer Ereignisse

In Plasmamembranen einiger Zellen können sich rasch und reversibel Veränderungen in der Leitfähigkeit abspielen, in deren Ergebnis eine Verschiebung des Membranpotentials vom Ruhewert fort erfolgt. Diese *Permeabilitätsveränderungen* bilden die Grundlage für die Informationsübertragung im Nervensystem. Sie sind wichtig für die Einleitung von *Kontraktionen in Muskelzellen,* von *Sekretionsvorgängen in Drüsenzellen* und vielen anderen biologisch

Permeabilitätsänderungen: Ursache elektrischer Signale

- **2 elektrische Zellphänomene:**

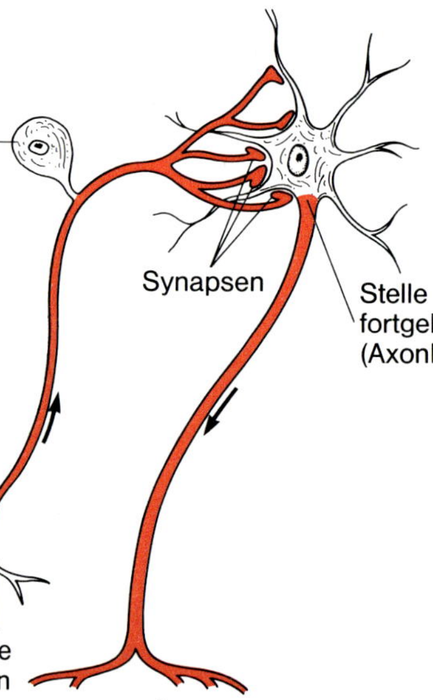

Abb. 2-1: Schema einer sensorischen und einer motorischen *Nervenzelle.* Die elektrisch erregbaren Regionen (rot gekennzeichnet) sind in den Membranen der Axone der beiden Zellen, den synaptischen Endigungen der sensorischen Zelle und den synaptischen Nervenendigungen der motorischen Zelle am Muskel lokalisiert. Die sensorischen Endigungen, die auf einen Reiz antworten, die Dendriten der motorischen Zelle und die Zellsomata sind elektrisch nicht erregbar. Die Region im motorischen Neuron unmittelbar am Abgang des Axons ist elektrisch erregbar und wird als Axonhügel bezeichnet

wichtigen Ereignissen. Elektrische Vorgänge in Zellen können in *2 Klassen* unterteilt werden.

1. Aktionspotentiale

- *Aktionspotentiale,* der Gegenstand dieses Kapitels, sind elektrische Phänomene, die für rasche Signalübertragung und längere Distanzen im Nervensystem und im muskulären System sorgen. Sie werden in den langen, tubulären Forsätzen von Nervenzellen, den Axonen (Abb. 2-1), sowie in Muskelzellen gebildet.
- *Rezeptor-* und *synaptische Potentiale* (s. Kap. II/2) sind wichtig bei der Informationsverarbeitung und der Kommunikation zwischen Nerven und Muskeln. Die Unterschiede zwischen diesen beiden Klassen elektrischer Signale werden in Tab. 2-1 zusammengefaßt.

2. Rezeptor- und synaptische Potentiale

⇨

Rezeptor- und **synaptische Potentiale** haben *3 gemeinsame Merkmale:*
- ihre Amplitude kann **abgestuft** werden, sie wächst mit Vergrößerung des chemischen oder physikalischen Reizes, die diese Potentiale auslösen
- sie können **nicht** über längere Entfernung *fortgeleitet* werden und vermindern sich mit dem Abstand von der Stelle des Reizes, diese Verminderung wird **Dekrement** genannt
- sie können sich addieren, zeigen also das Phänomen der **Summation.**

- **Eigenschaften von Aktionspotentialen:**
  - Alles-oder-Nichts-Phänomene
  - Fortleitung

Aktionspotentiale unterscheiden sich in 2 wichtigen Merkmalen von Rezeptorpotentialen oder synaptischen Potentialen (s. Tab. 2-1):
- die Amplitude eines Aktionspotentials ist konstant und zeigt keine Abhängigkeit von der Größe des Reizes, Aktionspotentiale sind also **Alles-oder-Nichts-**Ereignisse.
- Aktionspotentiale werden nicht mit der Entfernung vom Entstehungsort in ihrer Größe vermindert, sie werden **fortgeleitet,** zeigen also keine dekrementale Ausbreitung wie Rezeptorpotentiale oder synaptische Potentiale.

- **erregbare und nichterregbare Zellabschnitte**

Zellen, die Aktionspotentiale ausbilden, heißen **erregbar.** Solche, die nur abgestufte elektrische Signale erzeugen können, nennt man **elektrisch unerregbar.**
Zellen können Regionen besitzen, die elektrisch erregbar sind, aber auch solche, die elektrisch unerregbar sind. So ist z. B. der terminale Abschnitt einer sensorischen Nervenendigung elektrisch unerregbar, während das sensorische Axon elektrisch erregbar ist (elektrisch erregbare Regionen sind in Abb. 2-1 rot gekennzeichnet). Diese Unterscheidung ist zum Verstehen der Auslösung eines Aktionspotentials an sensorischen Rezeptoren und der Fortleitung einer elektrischen Aktivität von einer Zelle zur anderen wichtig.

Tab. 2-1: Vergleich elektrischer Phänomene in Membranen

Kennzeichen	Rezeptorpotentiale, synaptische Potentiale	Aktionspotentiale
Lokalisation	sensorische Endigungen, Synapsen, Verbindungen zwischen Nerven und Muskeln	Axone, Nervenzellen, Muskeln
Art der reizvermittelten Ereignisse	physikalisch oder chemisch	elektrisch
Natur der Ereignisse	abgestuft	Alles-oder-Nichts
Größe	variabel, aber gewöhnlich kleiner als 10 mV	gewöhnlich größer als 100 mV
Fortleitung	nein	ja
Mechanismus der Stromausbreitung	dekrementale Fortleitung	dekrementlose Fortleitung
Schwelle	nein	ja
Summation	ja	nein
Richtung der Potentialänderung	de- oder hyperpolarisierend	depolarisierend
Membrantyp	elektrisch unerregbar	elektrisch erregbar
Art der Ionenkanäle	"reizabhängig"	"spannungsabhängig"

1.2.2 Ruhemembranpotential

Ruhepotentiale

- **Referenzwert** für elektrische Signale
- nichtstimuliertes **Membranpotential**
- **Größe.** $E_M = -70\,mV$
- **Polarisierung:**
  - negativer: **Hyperpolarisation**
  - postiver: **Depolarisation**

Im vorausgegangenen Kapitel wurde gezeigt, wie das Membranpotential einer Zelle durch die relativen Größen der Na^+- und K^+-Permeabilitäten bestimmt wird (s. Abb. 1-53). Zellen, in denen eine rasche Permeabilitätsänderung erfolgen kann, sind in der Lage, schnelle Änderungen des Membranpotentials zu erzeugen, die eine Information enthalten. Damit eine solche Information sinnvoll wird, muß sie mit einem Grundzustand verglichen werden. Dieser ist relativ stabil und heißt Ruhemembranpotential. Es ist das *Membranpotential einer Zelle, die nicht auf irgendeinen Stimulus reagiert.*
Die Spannung einer unpolarisierten Membran von Null mV liegt zwischen den physiologischen Extremen des K^+-Gleichgewichtspotentials (E_K, etwa −90 mV) und des Na^+-Gleichgewichtspotentials (E_{Na}, etwa +60 mV). Das Ruhemembranpotential ist intrazellulär negativ und liegt bei −70 mV (s. Kap. I/3). Eine andere Ausdrucksweise bedient sich des Begriffes der **Polarisierung,** falls das Membranpotential von Null verschieden ist. Wenn das Ruhemembranpotential die Vergleichsgröße zum aktuellen Membranpotential ist, dann wird eine Verschiebung des Membranpotentials zu negativeren Werten im Zellinneren als **Hyperpolarisation** bezeichnet, d. i. eine intrazellulär größere negative Ladung und weitere Entfernung vom Potential Null (Abb. 2-2).
Veränderungen des Membranpotentials in Richtung auf weniger negative, also Annäherung

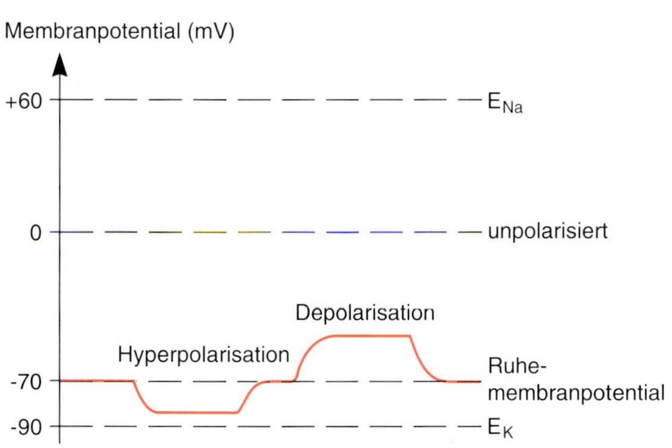

Abb. 2-2: Definition *hyper-* und *depolarisierender Spannungsverschiebungen.* Die Gleichgewichtspotentiale für Na^+ (+60 mV) und K^+ (-90 mV) sind in Beziehung zum Ruhe-Membranpotential (-70 mV) und zum unpolarisierten Zustand der Membran (0 mV) eingezeichnet

an das Nullpotential oder sogar positive intrazelluläre Werte werden **Depolarisation** genannt (Abb. 2-2).

- **Aktionspotentiale sind größer** als synaptische oder Rezeptorpotentiale

Aktionspotentiale sind durch große Depolarisationen der Membran, Rezeptorpotentiale durch meist kleine Depolarisationen gekennzeichnet. Synaptische Potentiale sind ebenfalls viel kleiner als Aktionspotentiale und können depolarisierend oder hyperpolarisierend sein (s. Tab. 4-1).

Rezeptor-, synaptisches Potential
- **Rezeptorpotentiale** durch Reizung sensorischer Nervenendigungen (Schall, Geruch u. a.)
- **Synapt. Potentiale**

1.2.3 Rezeptorpotentiale und synaptische Potentiale

Rezeptorpotentiale sind solche Veränderungen des Membranpotentials, die durch Reizung von sensorischen Nervenendigungen hervorgerufen werden (s. Abb. 2-1). Sensorische Nervenendigungen sind so spezialisiert, daß sie am sensitivsten auf eine spezielle Reizenergie reagieren. Es existieren somit verschiedene Klassen von Nervenendigungen, die speziell Reize wie Schall, Geruch oder Berührung besonders empfindlich beantworten. **Synaptische Potentiale** dagegen sind Signale, die in Regionen erzeugt werden, welche darauf spezialisiert sind, von anderen Zellen Erregungen aufzunehmen (s. Abb. 2-1). Sie bilden eine Art Rezeptorpotential, jetzt aber an einer Stelle, die für die Informationsübermittelung von einer anderen Zelle und nicht von einer sensorischen Nervenendigung (s. Tab. 2-1) spezialisiert ist.

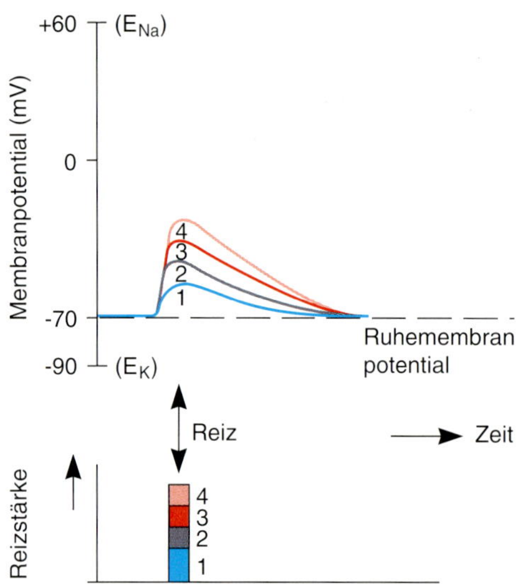

Abb. 2-3: Abgestufte *elektrische Antworten.* Der untere Teil der Abbildung zeigt 4 verschiedene Reize wachsender Größe; der obere Teil die dadurch ausgelösten Rezeptorpotentiale. Diese Potentiale dauern einige Millisekunden

- **Abstufbarkeit durch Reizgröße**

Sowohl Rezeptor- als auch synaptische Potentiale sind in ihrer Amplitude *nach der Größe des Reizes abstufbar* (Abb. 2-3). Eine größere Verschiebung eines Hautareals zum Beispiel kann eine größere Membranpotentialveränderung in einem drucksensitiven sensorischen Rezeptor bewirken als eine kleinere. Synaptische und Rezeptorpotentiale sinken sofort ab, wenn der Stimulus beendet ist, der die Öffnung bestimmter Ionenkanäle bewirkt (s. Tab. 2-3).

- **dekrementale Fortleitung** ⟹

Die Größe von synaptischen und Rezeptorpotentialen vermindert sich mit dem Abstand von der Reizstelle. Diese Art der Ausbreitung eines elektrischen Signals in die Umgebung wird als **dekrementale Fortleitung** bezeichnet.

- **lange Dauer:** 4 ms bis Minuten
- **Summierbarkeit als Grundlage der Verarbeitung von Information**
- **Integration**

Da sich also weder ein Rezeptorpotential noch ein synaptisches Potential weit in die Umgebung ausbreiten kann, es also in einer bestimmten räumlichen Entfernung unbedeutend wird, spielen additive Mechanismen an der Zelle selbst eine bedeutende Rolle. Diese Addition ist zeitlich möglich, da Rezeptor- und synaptische Potentiale lange genug andauern: zwischen 4 ms bis zu mehreren Sekunden oder Minuten. Der Prozeß der Überlagerung elektrischer Signale wird **Summation** genannt (Abb. 2-4). Die Fähigkeit, eintreffende Informationen von verschiedenen aktiven Quellen oder aber von der gleichen, wiederholt oder repetitiv aktiven Quelle zu verarbeiten, bildet die Grundlage der sog. **Integration,** die dem Nervensystem die Möglichkeit, Entscheidungen zu treffen, eröffnet. Dieses Gebiet wird in Kap. II/2 besprochen.

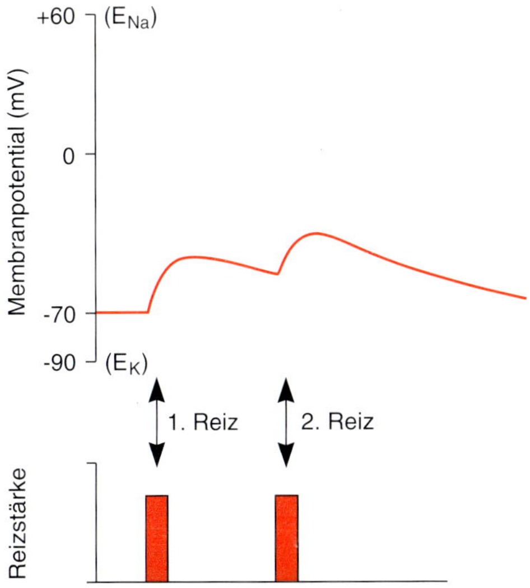

Abb. 2-4:
Summation. Der untere Teil der Abbildung zeigt zwei Reize, die zeitlich dicht benachbart appliziert werden. Der obere Teil gibt die beiden entstandenen Rezeptorpotentiale wieder, wenn der zweite Stimulus appliziert wird, bevor das erste Rezeptorpotential abgeklungen ist

1.2.4 Aktionspotentiale (AP)

Aktionspotentiale (AP)

Ein AP kann ausgelöst werden oder nicht ausgelöst werden, abhängig von der Größe des applizierten Reizes. Das **Schwellenpotential** des Reizes wird als das negativste Membranpotential definiert, bei dem mit einer Wahrscheinlichkeit von 50% ein Aktionspotential entsteht (Abb. 2-5).

Bewegen sich Membranpotentialwerte unterhalb dieses Schwellenpotentials, spricht man von **unterschwelligen** Membranpotentialen. Falls ein Reiz nicht in der Lage ist, das Membranpotential über das Schwellenpotential hinaus zu verschieben, so verschwindet die unterschwellige Antwort auf den Reiz wieder.

AP sind im Vergleich zu Rezeptor- und synaptischen Potentialen relativ groß. Mit Ausnahme des Herzmuskels und einiger glattmuskulärer Zellen (s. Kap. II/6) dauern AP sehr kurze Zeit: 1–5 ms. Während eines Aktionspotentials wird die Membranspannung vom intrazellulär negativen Ruhewert bis zu positiven Spannungswerten verschoben, um danach das Ruhemembranpotential wieder einzunehmen. Das AP stellt eine standardisierte Spannungsgröße dar, die sich entlang des Axons einer Nervenfaser ausbreitet. Seine Größe nimmt nicht ab, wenn es fortgeleitet wird. Die Region auf einer Nervenfaser, an der gerade ein AP entstanden ist, muß sich erst in einer gewissen Zeit erholen, ehe sie wieder in der Lage ist, ein Aktionspotential fortzuleiten.

- **Dauer von AP:** 1–5 ms

AP haben etwa **konstante Amplituden**

Erregungsfortleitung ohne Abnahme der Signalgröße wird **nicht-dekrementale Fortleitung** genannt (s. Tab. 2-1).

- **nichtdekrementale Fortleitung**

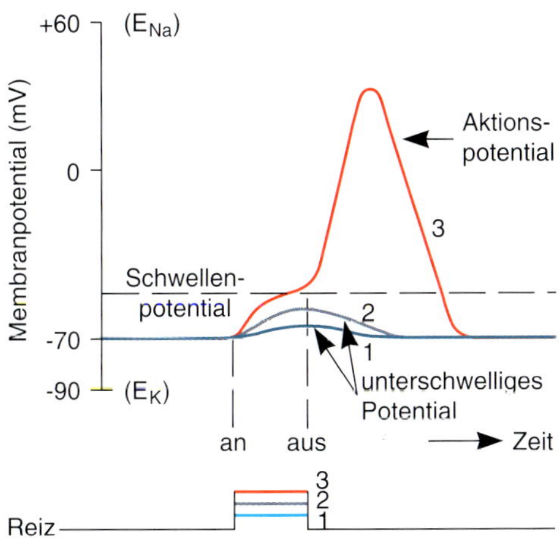

Abb. 2-5:
Die *Alles-oder-Nichts-Eigenschaft* des Aktionspotentials. Das Membranpotential wird im oberen Teil der Abbildung gezeigt, im unteren dagegen werden die Verschiebungen des Membranpotentials zu depolarisierten Werten abgebildet, wenn ein Reiz angeschaltet („an") oder abgeschaltet („aus") wird. Die Größe der Depolarisation wächst mit größerem Reiz. Die Antworten auf unterschwellige Reize klingen ab, wenn der Reiz abgeschaltet wird. Am Schwellenpotential werden Alles-oder-Nichts-Aktionspotentiale erzeugt

Fragen

Wiederholungsfragen:
1. Welche Unterschiede zwischen Aktions-, Rezeptor- und synaptischen Potentialen kennen Sie?
2. Was bedeuten die Ausdrücke „dekrementale" und „nichtdekrementale" Erregungsfortleitung?
3. Definieren Sie den Begriff des Schwellenpotentials.

Molekulare Elektrophysiologie

1.3 Molekulare Mechanismen der elektrischen Phänomene in Membranen

Ionenkanäle

- **durch Reize** geschaltet
- **Schalter sind spannungsempfindliche Abschnitte**
- **3 Ionenkanäle:**
  - Na^+
  - K^+
  - Leck

1.3.1 Ionenkanäle in Membranen

Die Fähigkeit zu raschen Permeabilitätsänderungen erhalten Membranen durch Transportproteine, die **geschaltete Ionenkanäle** darstellen (s. Abb. 1-44 A). Solche Ionenkanäle sind *wassergefüllte Poren,* die normalerweise geschlossen sind, wenn nicht ein geeignetes Signal den Kanal zur Öffnung veranlaßt. Öffnung und Schließung von Kanälen werden durch spezielle Strukturen im Kanalprotein reguliert, die funktionell Schalter darstellen. Das Schalten von Membrankanälen erfolgt durch einen physikalischen oder chemischen Reiz, wie z.B. durch Druck oder auch die Bindung von Geruchsmolekülen. Sie werden daher **reiz-** oder **stimulusgeschaltete Kanäle** genannt (s. Tab. 2-1). Andere Kanäle, einschließlich solcher im Axon, öffnen oder schließen als Antwort auf eine Änderung im elektrischen Potential und werden daher **spannungsgeschaltete** Ionenkanäle genannt.
Kanäle werden weiterhin durch die Ionensorte charakterisiert, die durch sie hindurchtritt. Hier sollen 3 Typen von Kanälen vorgestellt werden:
- spannungsabhängige **Na^+-Kanäle**
- spannungsabhängige **K^+-Kanäle**
- **Leckkanäle,** die die meisten Ionen hindurchlassen und deren Schalten unabhängig vom Membranpotential ist.

Es ist nun möglich geworden, biochemisch verschiedene Arten von geschalteten Ionenkanälen zu isolieren, ihre Aminosäuresequenz sowie ihre dreidimensionale Struktur zu bestimmen und sie sogar mittels rekombinanter DNS-Techniken zu klonieren.

Beeinflussung von Membranpotentialen durch
- **Permeabilität**
- **Konzentrationsgradient**

Permeabilitätsänderungen verstellen Membranpotentiale

Ionenflüsse hängen ab von
- **Leitfähigkeit der Membran**
- **treibender Kraft**

⇒

- treibende Kraft für
  - **K^+** → 20 mV
  - **Na^+** → −130 mV

1.3.2 Beeinflussung des Membranpotentials

Das Membranpotential aller Zellen wird bestimmt durch:
- die relative *Permeabilität* der Membran für spezifische Ionen
- den *Konzentrationsgradienten* der durch die Membran getrennten Ionen.

Konzentrationsgradienten ändern sich nur wenig, da sie durch das Homöostasesystem des Körpers fest eingestellt werden. So hält z. B. die Na^+-K^+-ATPase (s. Kap. I/3.5) die intrazelluläre Konzentration dieser Ionen aufrecht. Verschiebungen des Membranpotentials vom Ruhepotential können durch zeitliche Veränderungen der Permeabilität für spezifische Ionen herbeigeführt werden. Solche Verschiebungen sind die Grundlage für die Kodierung von Informationen im Nervensystem, die im folgenden Kapitel besprochen werden.
Ein Fluß von Ionen durch die Membran, der jeder Permeabilitätsveränderung folgt, entspricht einem elektrischen Strom. Der Strom, der durch ein spezifisches Ion getragen wird, ist eine Funktion der *treibenden Kraft* und der *Leitfähigkeit* der Membran für das Ion.

> Die **treibende Kraft** für ein beliebiges Ion ist die Differenz (in mV) zwischen dem Gleichgewichtspotential dieses Ions und dem Membranpotential (s. Kap. I/3.5).

So macht z.B. die treibende Kraft für **K^+** 20 mV, nämlich die Differenz zwischen −70 mV und −90 mV aus. Die treibende Kraft für **Na^+** beträgt die Differenz zwischen −70 mV und +60 mV also −130 mV.

In den meisten Fällen können die Begriffe Permeabilität und Leitfähigkeit synonym verwendet werden, da beide von der Anzahl offener Kanäle für die spezielle Ionensorte abhängen.

Repolarisation

1.3.3 Repolarisation der Membran

Um die Ausbildung eines Aktionspotentials verständlich zu machen, soll zuerst besprochen werden, wie das Membranpotential den Ruhewert wieder erreicht, nachdem es durch ein synaptisches Ereignis oder eine Rezeptoraktivierung graduell verändert wurde. Solche Vor-

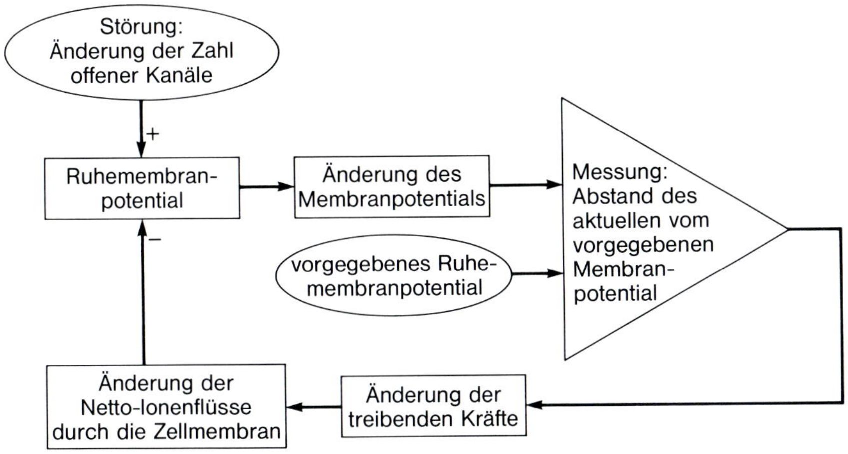

Abb. 2-6: Der Schaltkreis der *negativen Rückkoppelung*, der nach einer über- oder unterschwelligen depolarisierenden Membranpotentialverschiebung das Ruhe-Membranpotential wieder herstellt

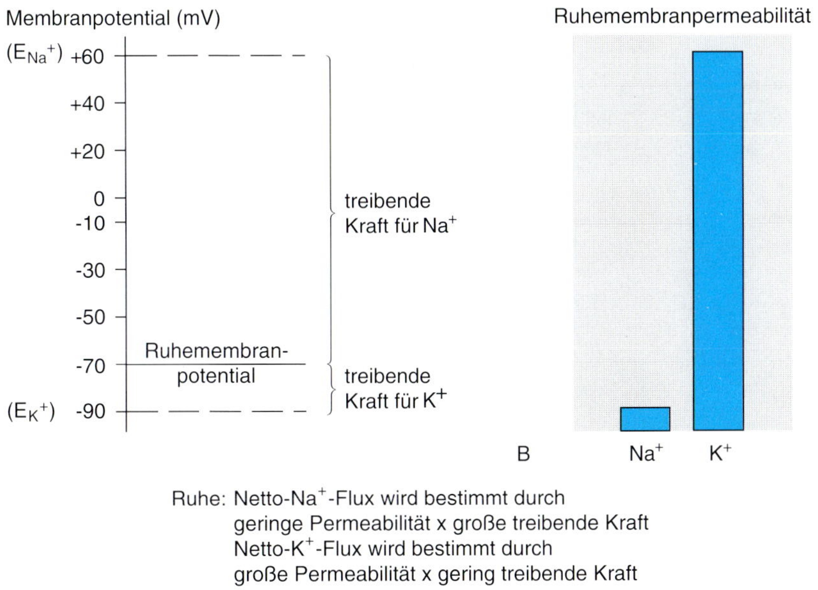

Abb. 2-7: Vergleich der *treibenden Kräfte* **(A)** und der *Permeabilitäten* **(B)** für Na^+ und K^+ am Ruhe-Membranpotential

gänge können als Störung in einem System mit negativer Rückkoppelung verstanden werden (Abb. 2-6, s. Kap. I/2.2).

- **negative Rückkoppelungen stabilisieren Membranpotential**

Öffnet sich ein Kanal z. B. durch die Bindung einer chemischen Substanz an ein Rezeptorprotein oder durch eine mechanische Alteration eines Membranareals, so ergibt sich ein Fluß von Ionen entsprechend ihrem elektrochemischen Gradienten. Lokal wird dadurch die Ladungsverteilung an der Zellmembran verändert. Wenn Kanäle geöffnet werden, die für K^+ permeabel sind, erfolgt ein Fluß von K^+ in Richtung seines Gradienten aus der Zelle heraus. Dadurch wird die Ladung an der Membraninnenseite negativer und das Membranpotential bewegt sich in Richtung auf das K^+-Gleichgewichtspotential E_K. Schließen die Kanäle wieder, so wird sich der ursprüngliche Zustand wiederherstellen, die treibende Kraft für Na^+ ist jedoch vergrößert, die für K^+ dagegen verkleinert.

Abb. 2-7 A zeigt das Ruhemembranpotential (E_M) und die **Gleichgewichtspotentiale für Na^+ und K^+** sowie die daraus ersichtlichen treibenden Kräfte. Im Ruhezustand liegt das Membranpotential näher am K^+-Gleichgewichtspotential als am Na^+-Gleichgewichtspotential, da die Permeabilität im Ruhezustand für K^+ viel größer als für Na^+ ist (Abb. 2-7 B). Die treibende Kraft für K^+ ist also relativ gering. Unter Ruhebedingungen werden K^+-Ionen durch die intrazellulär negative Ladung angezogen und es wird dem Konzentrationsgradienten ent-

- **K^+**-Permeabilität bei E_M groß/treibende Kraft gering

gegengewirkt, der K^+ aus der Zelle heraustreibt. Das Ergebnis ist, daß am Ruhepotential nur wenige K^+-Ionen die Zelle verlassen, obwohl viele K^+-Kanäle geöffnet sind.

• **Na^+**-Permeabilität bei E_M gering/treibende Kraft groß

Für Na^+ ist die Situation völlig anders. Das Ruhemembranpotential ist weit vom Na^+-Gleichgewichtspotential entfernt (Abb. 2-7 A), sodaß die treibende Kraft für Na^+ groß ist, da die negative intrazelluläre Ladung die Na^+-Ionen anzieht. Am Ruhepotential sind jedoch nur wenige Na^+-Kanäle geöffnet und trotz der größeren treibenden Kraft unterscheidet sich der Na^+-Einstrom in die Zelle nicht sehr vom Netto K^+-Austritt. Zur Vereinfachung wird der Beitrag von Cl^- und anderen Ionen nicht berücksichtigt.

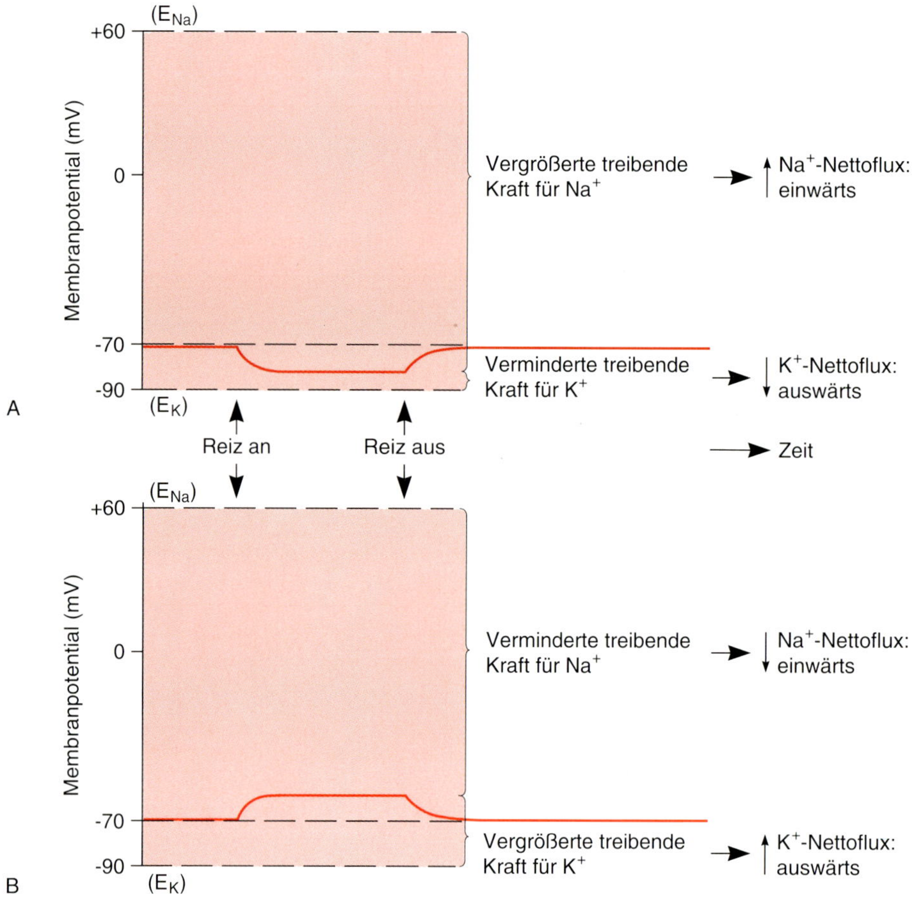

Abb. 2-8: **A.** Die Wirkung eines *hyperpolarisierenden Reizes besteht in der Vergrößerung der treibenden Kraft für Na^+* und einer Verminderung der treibenden Kraft für K^+. Wenn der Reiz aufhört, verschiebt die kombinierte Wirkung des gesteigerten Nettoeinwärtsflusses von Na^+ in die Zelle und des verminderten Nettoaustrittes von K^+ aus der Zelle das Membranpotential an seinen Ruhewert zurück. **B.** Die Wirkung eines *depolarisierenden Reizes* besteht in einer Verminderung der treibenden Kraft für Na^+ sowie einer Vergrößerung der treibenden Kraft für K^+. Hört der Reiz auf, so verschiebt jetzt die kombinierte Wirkung des verminderten Nettoeintritts von Na^+ und der vergrößerte Nettoaustritt von K^+ das Membranpotential wieder an seinen Ruhewert

• **Stabilisierung** des Membranpotentials

Wenn das Membranpotential vom Ruhemembranpotential weg verschoben wird, so ändern sich die treibenden Kräfte für Na^+ und K^+. Wird z. B. die Zelle hyperpolarisiert (Abb. 2-8 A), so vermindert sich die treibende Kraft für K^+, während sich die für Na^+ vergrößert. Der Anteil von Na^+, der in die Zelle tritt, wird vergrößert, obwohl die Zahl offener Na^+-Kanäle gering ist, da das negativere Zellinnere jetzt eine größere Anziehung ausübt als beim Ruhemembranpotential. Dagegen wird die Auswärtsbewegung von K^+ vermindert, die normalerweise den Na^+-Einstrom etwa ausgleicht, da die größere negative Ladung innen ebenfalls K^+ anzieht. Wenn das Membranpotential in depolarisierende Richtung verschoben wird, kommt es zu einer entgegengesetzten Anwort (Abb. 2-8 B): Es ergibt sich ein vergrößerter Nettoausstrom von K^+ und ein verminderter Netto-Na^+-Einstrom. Der folgende Verlust an positiver Ladung im Zellinneren stellt das Ruhemembranpotential wieder her. In beiden Fällen stellen die entstandenen Veränderungen der treibenden Kräfte für Na^+ und K^+ das ursprüngliche Membranpotential wieder ein.

1.3.4 Konzept des Schwellenpotentials

Schwellenpotentiale

In sensorischen Rezeptoren und in Synapsen ist ein physikalischer oder chemischer Reiz die Ursache für eine Verschiebung des Membranpotentials (s. Tab. 2-1), während in Nerven und Muskeln die elektrische Aktivierung spannungsgeschalteter Ionenkanäle vorherrscht. In sensorischen Rezeptoren folgt wie in Synapsen stets auf eine Auslenkung des Membranpotentials seine Wiederherstellung, während in Nervenfasern und im Muskel das Potential nur dann wieder zum Ruhewert zurückkehrt, wenn kein Aktionspotential ausgelöst wird. In beiden Fällen ist die Wiederherstellung damit verbunden, daß Ionen durch Kanäle fließen, die normalerweise beim Ruhepotential offen sind. Nach jeder Veränderung des Membranpotentials hängt die Rückkehr zum Ruhepotential nur von den Ruhepermeabilitäten und den Konzentrationsgradienten für Na^+ und K^+ ab. Zur **Ausbildung eines Aktionspotentials** führen:

- *Versagen des negativen Rückkoppelungssystems,* welches das normale Ruhemembranpotential wiederherstellt und
- der Beitrag *spannungsgeschalteter Na^+-Kanäle,* die eine positive Rückkoppelung erzeugen.

- **Wiederherstellung des Ruhepotentials** nach schwachen Änderungen
- **Aktionspotentiale entstehen durch**
  - Versagen der negativen Rückkoppelung und
  - Öffnen von Na^+-Kanälen

Spannungsabhängige Na^+- und K^+-Kanäle, die für die Ausbildung von Aktionspotentialen verantwortlich zeichnen, müssen von Kanälen in nicht erregbaren Regionen einer Zelle unterschieden werden, z.B. von azetylcholinaktivierten Kanälen an der Verbindung zwischen Nerv und Muskel (s. Kap. II/2.5.2). Spannungsabhängige Na^+- und K^+-Kanäle werden durch depolarisierende Membranpotentialänderung geöffnet.

Mit dem Anwachsen der treibenden Kraft für K^+ (Abb. 2-9) öffnen sich einige Na^+-Kanäle durch die Depolarisation. Da die treibende Kraft für Na^+ groß ist, kommt es zu einem mas-

- **Na^+-Kanäle** erzeugen Aktionspotential

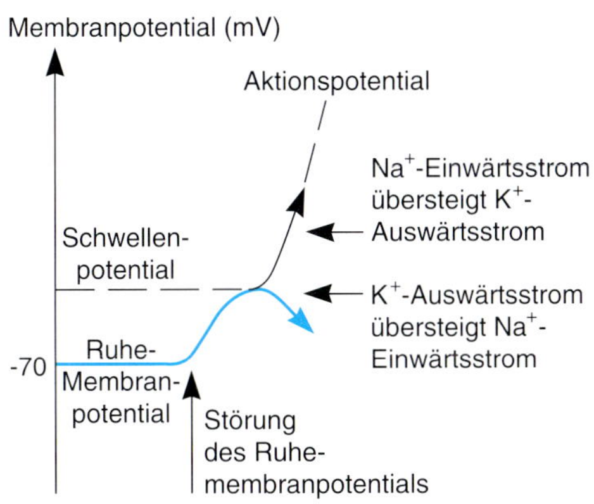

Abb. 2-9:
Ein *positiver* und ein *negativer Rückkoppelungsmechanismus* legen das Verhalten der Membranantwort in der Nähe des Schwellenpotentials fest. Wenn an der Schwelle der Nettoeintritt von Na^+ den Nettoaustritt von K^+ übersteigt, dann erfolgt eine zusätzliche Depolarisation und mehr spannungsabhängige Na^+-Kanäle öffnen

siven Na^+-Einstrom in die Zelle, der weitere Depolarisation bewirkt und Na^+-Kanäle zum Öffnen bringt. Am Schwellenpotential gewinnt dieser Einfluß gerade das Übergewicht bei der Regulation des Membranpotentials.

durch positive Rückkoppelung

> Das **Schwellenpotential** ist somit die minimale Spannungsverschiebung, die benötigt wird, um ein Aktionspotential auszulösen.

- **Schwellenpotential** ⇦

Wenn jetzt durch die spannungsabhängigen Na^+-Kanäle mehr Na^+-Ionen in die Zellen einströmen als K^+-Ionen durch eine zunehmende treibende Kraft aus ihr herausfließen können, öffnet die zusätzliche intrazelluläre positive Ladung noch mehr Na^+-Kanäle, und die positive Rückkoppelung überwiegt.

Fragen

Wiederholungsfragen:
1. Wie lautet die Definition einer treibenden Kraft?
2. Durch welche Mechanismen wird das Ruhemembranpotential bei einer hyper- oder depolarisierenden unterschwelligen Verschiebung des Membranpotentials wiederhergestellt?
3. Welche entgegengesetzt gerichteten Kräfte werden am Schwellenpotential gerade ausgeglichen?

Spannungsklammer-technik
Riesenaxon und Spannungsklammer

Spannungsklammer wirkt wie Kompensationsschaltung für das Membranpotential

1.4 Untersuchungen mit der Spannungsklammer-Technik

1.4.1 Spannungsklammer am Riesenaxon

Die Analyse der Mechanismen für die Ausbildung von Aktionspotentialen ist durch die experimentelle Technik der **Spannungsklammer** bedeutend gefördert worden. Ein elektronischer Schaltkreis ermöglicht es dabei, an einer Nerven- oder Muskelzelle ein beliebiges Membranpotential einzustellen, es während des Stromflusses durch die Zellmembran festzuhalten und den Ionenstrom zu messen. Das Prinzip des Schaltkreises (Abb. 2-10) ist das einer negativen Rückkoppelung: wenn der Stromfluß durch die Membran ihre Spannung zu ändern beginnt, wird ein im Vorzeichen umgekehrter Strom erzeugt, der die Änderung des Membranpotentials verhindert. Dazu muß der durch die negative Rückkoppelungsschaltung in die Zelle geleitete Strom gleichgroß, in der Ladung jedoch umgekehrt sein.

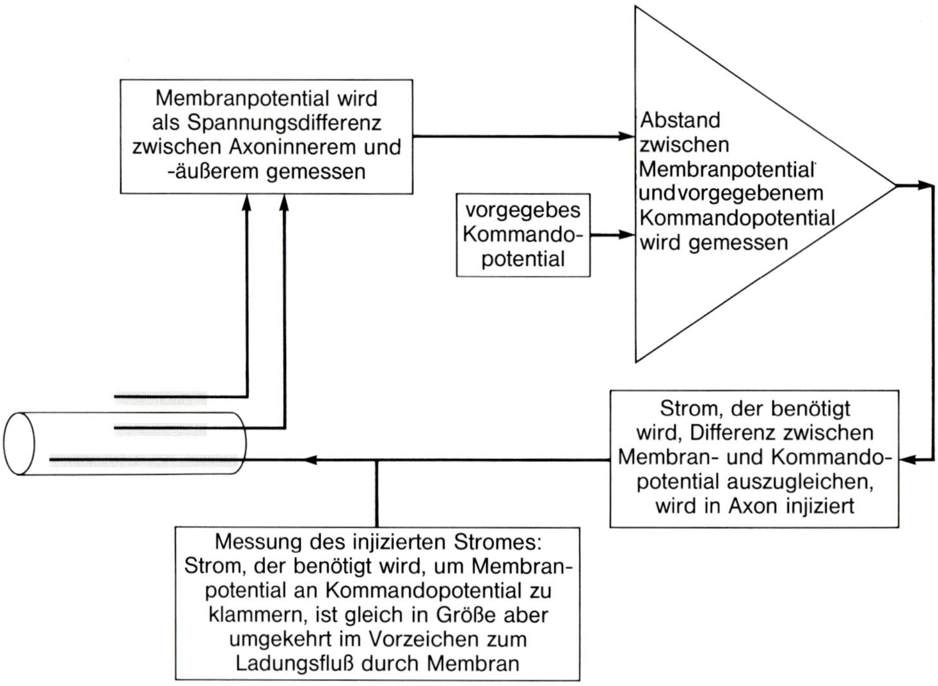

Abb. 2-10: Die *Spannungsklammer-Methode* erlaubt die Regulation des Membranpotentials mittels einer negativen Rückkoppelung

Riesenaxon

günstiges Präparat zur Spannungsklammer-Technik

1.4.2 Squid-Riesenaxon

Um die Spannungsklammer anwenden zu können, mußte eine Nervenzelle gefunden werden, die ein hinreichend großes Axon hat, um 2 dünne Elektroden darin entlang der Längsachse plazieren zu können. Solche Axone finden sich in neuronalen Reflexverschaltungen, die für das Überleben eines Tieres wichtig sind. Die experimentell am günstigsten anwendbaren Riesenaxone werden im Tintenfisch, einem Meeresmollusken, gefunden (Abb. 2-11). Damit ist es möglich, sogar das Zytoplasma vollständig zu entfernen und das Zellinnere mit Lösungen beliebiger Zusammensetzung zu perfundieren. Ohne das Tintenfischaxon würden wir heute viel weniger über die Funktion unseres Nervensystems wissen.

Einführung der Spannungsklammer

Spannungsklammeruntersuchungen wurden erstmalig zwischen 1930 und 1940 von den amerikanischen Wissenschaftlern K. *Cole* und H. *Curtis* sowie den Engländern A. *Hodgkin*, A. *Huxley* und B. *Katz* durchgeführt. Zu dieser Zeit war über die Struktur von Zellmembranen und die funktionelle Rolle von Membranproteinen nur sehr wenig bekannt.

Die ersten wichtigsten Beobachtungen waren eine kurzzeitige Umpolarisierung der intrazellulären Spannung zu positiven Werten und die dramatische Zunahme aller Ionenfluxe während des Aktionspotentials.

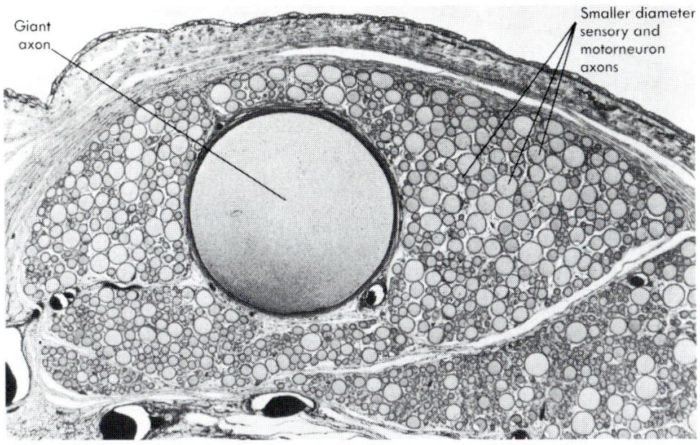

Abb. 2–11:
Querschnitt eines *Riesen-Tintenfisches:* Neben Nervenfasern mit kleineren Axonen ist ein Riesenaxon zu sehen

1.4.3 Messung der Membranleitfähigkeit

Membranleitfähigkeit

Identifizierung von Ionenströmen

Ein wichtiges experimentelles Problem war die Identifizierung der in der frühen und späten Phase des Aktionspotentials durch die Membran fließenden Ionensorten. Es konnte mittels schneller Spannungspulse auf Werte oberhalb des Ruhemembranpotentials mit einer Dauer länger als das Aktionspotential gelöst werden.

Die Analyse der **am Stromfluß beteiligten Ionen** erfolgte mittels:
- Durchführung der Experimente in *Seewasser,* welches dem Blutplasma des Tintenfisches ähnlich ist
- Ersatz von Na^+-Ionen durch große *nichtpermeable Ionen.*

Unter diesem Ersatz wurde die Rolle der K^+-Ionen deutlich, da Na^+ fehlte. Die Na^+-Antwort ergab sich durch die Subtraktion der Antwort in Na^+-freiem Seewasser von der in normalem Seewasser mit K^+ und Na^+. Im Tintenfischaxon tragen nur diese beiden Ionen zum Aktionspotential bei.

1.4.4 Charakterisierung der Na^+- und K^+-Leitfähigkeiten

Charakterisierung von Leitfähigkeiten

Depolarisation erzeugt
- **rasche, kurze Anstiege der Na^+-Leitfähigkeit**

Die Ergebnisse der Spannungsklammeruntersuchungen zeigen den Ionenfluß zu jeder Zeit und bei jedem beliebig eingestellten Membranpotential. Na^+- und K^+-Ströme unterscheiden sich in der Zeitabhängigkeit ihrer Antwort auf einen Spannungsklammerpuls und in der Ge-

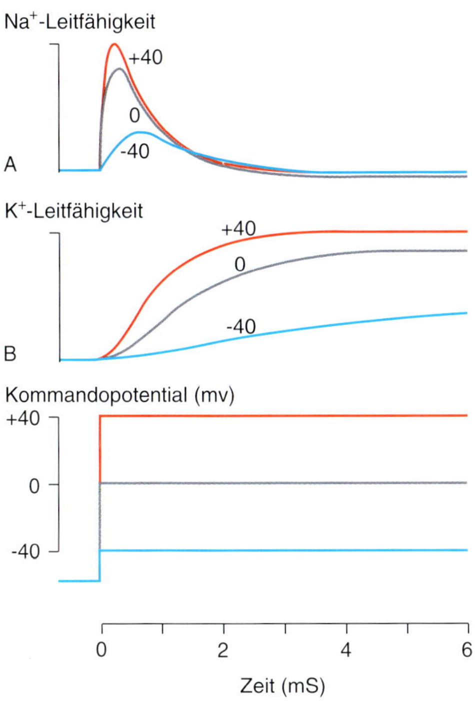

Abb. 2-12:
Antworten einer erregbaren Zelle unter Spannungsklammer-Bedingungen auf drei verschiedene Potentialsprünge. **A.** Die *Na^+-Leitfähigkeit* ist nahe dem Schwellenpotential (-40 mV) gering, ist mittelgroß bei 0 mV und sehr stark angewachsen bei + 40 mV. Die Na^+-Leitfähigkeit steigt rasch an (Aktivierung) und nimmt danach wieder ab (Inaktivierung). **B.** Die *K^+-Leitfähigkeit* hat einen langsameren Anstieg und zeigt keine Inaktivierung solange das Klammerpotential aufrechterhalten wird

- **langsame, anhaltende Steigerung der** K^+-Leitfähigkeit
- **Stromverläufe folgen den Leitfähigkeitsänderungen**

schwindigkeit der Permeabilitätsänderungen (s. Abb. 2-12): Bei gerade überschwelligem Membranpotential vergrößert sich die Na^+-Leitfähigkeit rasch und fällt in wenigen ms trotz konstantem „geklammerten" Membranpotential wieder ab (Abb. 2-12 A). Die Antwort des K^+-Stromes ist viel langsamer, bleibt aber bei konstant geklammertem Membranpotential aufrechterhalten (s. Abb. 2-12 B).

Die Messung von Ionenströmen bei Membranpotentialen in der Nähe von 0 mV und bei Spannungen, die dem Gipfel des Aktionspotentials entsprechen, zeigen ein entsprechendes Bild. Es variiert lediglich die Größe der Stromantwort. Bei allen Potentialen steigt der Na^+-Strom relativ rasch in weniger als 1 ms an und sinkt sofort trotz gleichbleibender treibender Kraft. Der K^+-Strom dagegen zeigt eine langsamere Vergrößerung innerhalb 1–2 ms und wird aufrechterhalten. Die Richtung der Ströme wird durch den Konzentrationsgradienten festgelegt, der Na^+ in die Zelle und K^+ aus der Zelle heraus treibt. Diese Messungen erlaubten Hodgkin und Huxley, die Größe der Membranleitfähigkeit für Na^+ und K^+ zu jedem Zeitpunkt des Aktionspotentials zu beschreiben.

Spannungsklammermessungen führten zu der Erkenntnis:

- **schnelle Depolarisation, Repolarisation**

⇨

> Die *schnelle Depolarisation* zu Beginn des Aktionspotentials kommt durch eine rasche **Vergrößerung der Na^+-Leitfähigkeit** zustande: das Membranpotential wird dadurch in Richtung des Na^+-Gleichgewichtspotentials verschoben.
> Die *Repolarisation* entsteht durch:
> - die zeitlich **begrenzte Zunahme der Na^+-Leitfähigkeit**
> - die **Vergrößerung der K^+-Leitfähigkeit** durch Öffnen von spannungsabhängigen K^+-Kanälen.

- **Nach-Hyperpolarisation** durch Überwiegen der K^+-Leitfähigkeit

Die Veränderungen repolarisieren die Membran rasch und verschieben das Membranpotential sogar für kurze Zeit in Richtung des K^+-Gleichgewichtspotentials, ehe das Membranruhepotential wieder eingestellt wird. Dieser Vorgang heißt **Nach-Hyperpolarisation**.

Abb. 2-13 stellt die Spannungsänderungen während eines Aktionspotentials den in der gleichen Zeit ablaufenden Leitfähigkeitsänderungen für Na^+ und K^+ gegenüber. Auch wenn das Membranpotential nicht geklammert wird, entsteht die Antiegsphase durch Vergrößerung der Na^+-Leitfähigkeit, die abfallende Phase durch Wiederverminderung der Leitfähigkeit für Na^+ und Vergrößerung der für K^+. In Anwesenheit der Spannungsklammer bleibt die K^+-Leitfähigkeit konstant. Unter physiologischen Bedingungen, d. h. ohne Spannungsklammer wird sie infolge Absinkens der treibenden Kraft für K^+ mit der Repolarisation wieder herabgesetzt.

- **Leitfähigkeitsveränderung geht Ladungsverschiebung voraus**

Die Spannungsveränderung setzt verzögert gegenüber den Leitfähigkeitsänderungen für Na^+ und K^+ ein. Die Verzögerung erklärt sich dadurch, daß zuerst die Membranladung geändert werden muß, ehe ein Nettostrom durch die Membran zustande kommen kann. Mit anderen Worten, der erste Ladungsfluß spielt sich in der Membran, nicht aber durch die Membran hindurch ab.

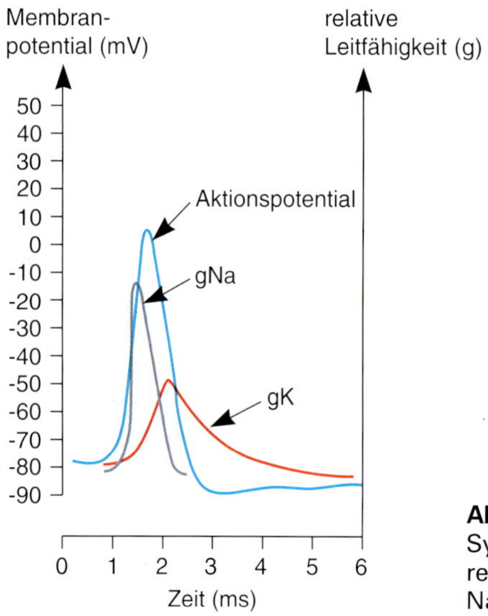

Abb. 2-13:
Synopsis der *Membranpotentialveränderungen* während des Aktionspotentials und der *Zeitverläufe* der Na^+- (gNa) und K^+-Leitfähigkeiten (gK)

1.5 Spannungsgeschaltete Kanäle

1.5.1 Elektrisch erregbare Membranproteine

Es ist jetzt möglich, die Erkenntnisse aus den Spannungsklammermessungen durch Vorgänge an den Membranproteinen der Ionenkanäle zu erklären. Diese Proteine besitzen eine Region, die als *Selektivitätsfilter* wirkt, und eine zweite, die den eigentlichen Schalter, auch als *„geschaltetes Tor"* bezeichnet, bildet (Abb. 2-14). Der Schalter ist ein Teil des Kanalproteins.

Schalten von Kanälen

Erregbare Membranproteine

- **Kanäle** besitzen
  - Schalterregionen
  - Selektivitätsfilter

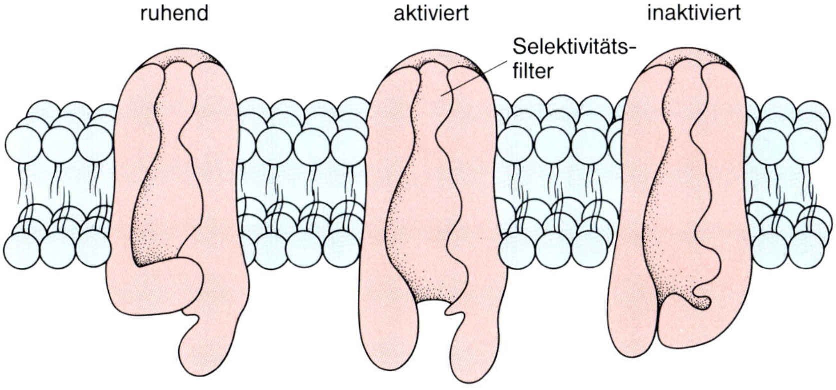

Abb. 2-14: Hypothetisches *Modell eines Na^+-Kanales.* Es sollen die 3 Zustände – ruhend, aktiviert und inaktiviert – skizziert werden

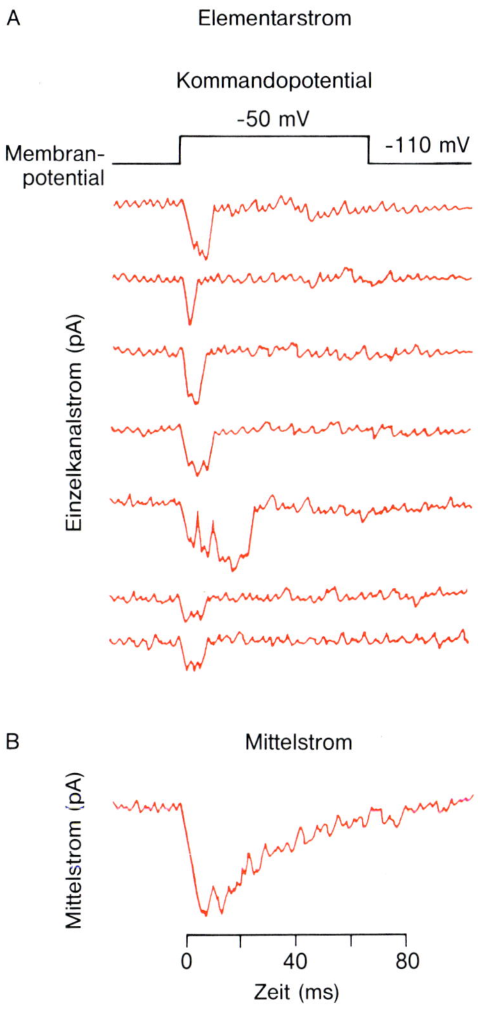

Abb. 2-15:
A. *Einzelkanalströme,* die mit der Öffnung einzelner Na^+-Kanäle gekoppelt sind und als Antwort auf einen depolarisierenden Spannungssprung erfolgen. Öffnung und Schließung der individuellen Kanäle erfolgt unabhängig. Einzelkanalströme liegen in der Größenordnung von 1 pA. **B.** Der über mehrere Einzelkanalströme gemittelte *Summenstrom* ähnelt sehr dem Zeitverlauf von Aktivierung und Inaktivierung der Gesamtzellströme

Er trägt eine Ladung und ist zu einer Bewegung zum Blockieren der Kanalpore fähig. Veränderungen im Membranpotential werden durch den Schalter, „*Spannungssensor*" genannt, registriert und rufen Konformationsänderungen im Protein hervor. Die Konformationsänderung führt zu dem Übergang von einem geschlossenen in einen offenen, aktivierten Zustand des Kanals.

- **makroskopische Ionenströme sind Ergebnis der Summation über viele Einzelkanalströme**
- **„patch clamp" Technik** ermöglicht Messung an einzelnen Ionenkanälen

Mit Verschiebungen des Membranpotentials variiert die mittlere Anzahl offener Kanäle. Dadurch können bei verschiedenen Klammerpotentialen unterschiedliche Na^+- und K^+-Leitfähigkeiten gemessen werden. Die Aktivierung einer Population von Ionenkanälen ist also kein „Alles-oder-Nichts"-Vorgang, obwohl der einzelne Kanal entweder „offen" oder „geschlossen" ist. Der Zusammenhang zwischen dem Schaltzustand des einzelnen Kanals und der gemittelten Antwort einer Population von Kanälen wird mittels der „Patch clamp-Technik" erfaßt. Sie ermöglicht die elektrische Isolation einer sehr kleinen Membranfläche, eines Fleckens oder „patch". Diese Region enthält beispielsweise nur einige wenige Na^+-Kanäle (Abb. 2-15). Bei jedem Membranpotential ergibt sich die Leitfähigkeit der Membran durch Mittelwertbildung über die Öffnung der aktivierten Na^+ oder K^+-Kanäle.

Na^+- und K^+-Kanäle

1.5.2 Eigenschaften von Na^+- und K^+-Kanälen

- **Öffnen von Na^+**-Kanälen durch Depolarisation = **Aktivierung**
- **Inaktivierung** ⇨

Am Ruhemembranpotential sind die meisten Na^+-Kanäle geschlossen, sie werden als „ruhend" bezeichnet. Eine Depolarisation kann die Kanäle öffnen. Das erfolgt sehr rasch, (innerhalb weniger Zehntel ms) und wird **Aktivierung** genannt.

> Nachdem sich ein Na^+-Kanal geöffnet hat, schließt er sich nach kurzer Zeit wieder spontan, auch wenn das Membranpotential konstant gehalten wird. Die Schließung nennt man **Inaktivierung**. Sie verläuft etwa 10mal langsamer als die Aktivierung.

Ein inaktivierter Kanal ist nicht einfach geschlossen, denn er kann nicht unmittelbar, wie ein ruhender Kanal, wieder geöffnet werden. Der inaktivierte Zustand dauert mindestens so lange, wie die Membrandepolarisation andauert. Wird die Membran wieder repolarisiert, so

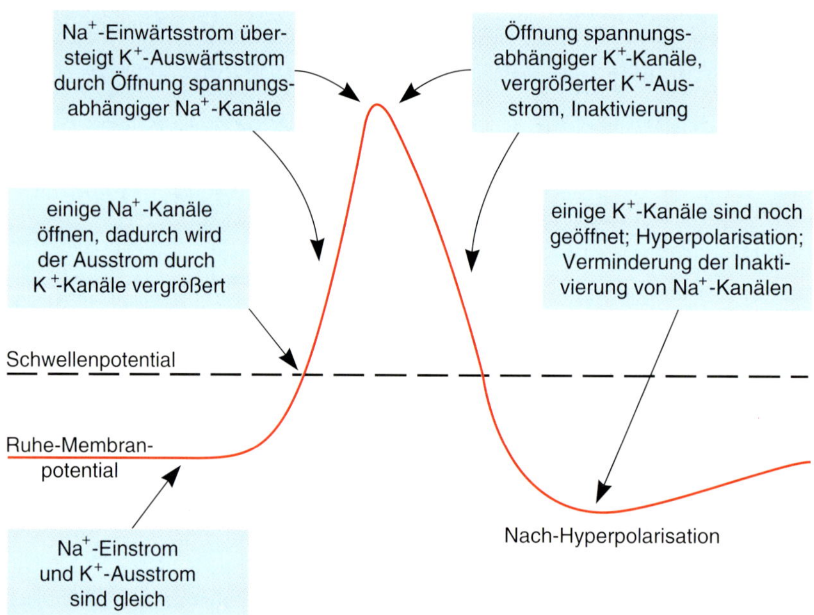

Abb. 2-16: *Änderungen in der Membranpermeabilität* zu bestimmten Zeitpunkten des Aktionspotentials. Am Ruhe-Membranpotential sind einige K^+-Kanäle geöffnet und der K^+-Austritt gleicht den Na^+-Eintritt durch Leckkanäle aus. Am Schwellenpotential sind soviele Na^+-Kanäle geöffnet, daß der Eintritt von Na^+ den K^+-Austritt überwiegt. Das bewirkt eine weitere Öffnung von Na^+-Kanälen. Während der abfallenden Phase des Aktionspotentials werden spannungsgeschaltete K^+-Kanäle geöffnet, die Na^+-Kanäle dagegen inaktivieren. Während der Nach-Hyperpolarisation ist zeitweise die Zahl offener K^+-Kanäle vergrößert, sodaß das Membranpotential näher an das K^+-Gleichgewichtpotential verschoben wird. Wenn die K^+-Kanäle schließen, kehrt das Membranpotential zum Ruhe-Membranpotential zurück

werden die inaktivierten Kanäle in ruhende umgewandelt, die sich jetzt bei einer erneuten Membrandepolarisation wieder öffnen können. Im Mittel öffnen sich K^+-Kanäle 10mal langsamer als Na^+-Kanäle und inaktivieren nicht spontan. Sie schließen sich, wenn das Membranpotential auf seinen ursprünglichen Ruhewert zurückkehrt.

- K^+-Kanäle inaktivieren nicht, schließen durch Repolarisation

1.5.3 Änderung der Membranpermeabilität während eines Aktionspotentials

Veränderungen der Membranpermeabilität im Aktionspotential

Die Bewegung von Ionen durch die Membran bei Ausbildung eines Aktionspotentials kann durch Ereignisse dargestellt werden, die sich in einem winzigen Membranabschnitt abspielen (Abb. 2-16). Die *treibenden Kräfte* für Ionenbewegungen stehen für jede Änderung des Membranpotentials fest. Die **Größe des Ionenstromes** wird aber außerdem von der *Zahl der geöffneten spannungsabhängigen Kanäle* bestimmt. Im Ruhezustand liegt nur eine geringe treibende Kraft für K^+-Ionen vor. Die K^+-Leitfähigkeit ist jedoch groß, da die ruhende Membran sehr gut K^+-permeabel ist. Die treibende Kraft für Na^+ ist groß, die Na^+-Leitfähigkeit jedoch gering. Öffnen sich als Antwort auf eine Depolarisation einige Na^+-Kanäle, so vergrößert sich die Na^+-Leitfähigkeit, denn die Depolarisation übt eine positive Rückkoppelung auf die spannungsgeschalteten Na^+-Kanäle aus (Abb. 2-17). Die Vergrößerung erreicht eine Begrenzung infolge der Abnahme der treibenden Kraft für die Na^+-Bewegung in der Nähe des Na^+-Gleichgewichtspotentials und durch das spontane Schließen der Tore der Na^+-Kanäle nach ihrem Öffnen.

Die Inaktivierung von Na^+-Kanälen senkt die Na^+-Permeabilität auf den im Ruhezustand charakteristischen niedrigen Wert. Sie allein könnte bei Vorhandensein einer Leckleitfähig-

- **Ruhezustand** mit offenen K^+-Kanälen
- **Depolarisation öffnet Na^+-Kanäle** → weitere Depolarisation
- **wird begrenzt von:**
  - Annäherung an Na^+-Gleichgewichtspotential
  - Inaktivierung von Na^+-Kanälen
  - Öffnen von K^+-Kanälen

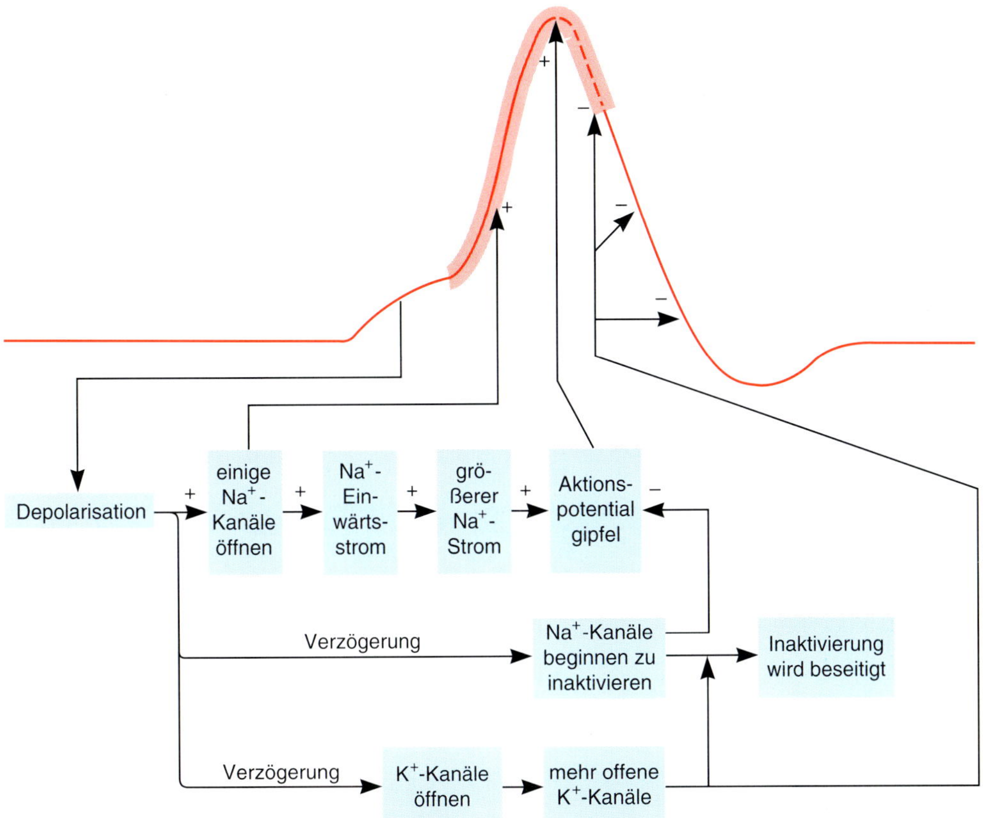

Abb. 2-17: Die Wirkung einer *positiven Rückkoppelung* während der Anstiegsphase des Aktionspotentials kommt durch die Wirkung der Depolarisation auf die spannungsgeschalteten Na^+-Kanäle zustande. Die Depolarisation aktiviert ebenso spannungsgeschaltete K^+-Kanäle mit einer bestimmten Verzögerung. Der Beitrag des Stromflusses durch K^+-Kanäle zusammen mit der gleichzeitig erfolgenden Inaktivierung der Na^+-Kanäle führt zur Repolarisation der Membran. Ein weiterer Effekt der Repolarisation ist die Zurückdrängung der Inaktivierung der Na^+-Kanäle, so daß sie in den ruhenden, d.h. geschlossenen, aber spannnungssensitiven Zustand überführt werden

• **Repolarisation**
  – Inaktivierung von Na^+-Kanälen
  – Öffnung von K^+-Kanälen

keit für K^+ schon eine Repolarisation hervorrufen, die aber relativ langsam wäre. K^+-Kanäle aktivieren mit etwa der gleichen Rate, wie Na^+-Kanäle inaktivieren (s. Abb. 2-17). Das beschleunigt die Repolarisation und begrenzt die Dauer des Aktionspotentials, welches seinen Maximalwert nach etwa 1–2 ms erreicht.
Wenn die Membran repolarisiert, beginnen die K^+-Kanäle sich wieder zu schließen. Das Schließen erfordert Zeit, sodaß die K^+-Leitfähigkeit nicht sofort auf ihren Ruhewert zurückfällt. Während der Periode des Aktionspotentials, in der die Na^+-Kanäle schon inaktiviert und die K^+-Kanäle noch offen sind, ist die K^+-Permeabilität der Membran größer als unter Ruhebedingungen. Das Membranpotential wird zu Werten negativer als das Ruhepotential hyperpolarisiert; denn es bewegt sich auf das K^+-Gleichgewichtspotential zu (s. Abb. 2-16). Diese Potentialverschiebung heißt **hyperpolarisierendes Nachpotential**.

Fragen

Wiederholungsfragen:
1. Welche Unterschiede in der Na^+- und K^+-Leitfähigkeit können mittels der Spannungklammermethode gemessen werden?
2. Was bedeutet „Inaktivierung" von Na^+-Kanälen?
3. Welches sind positive und negative Rückkoppelungen, die einem Aktionspotential zugrunde liegen?

Refraktärphase, Entladungsfrequenz
Absolute Refraktarität

1.6 Refraktärphase und Entladungsfrequenz

1.6.1 Absolute Refraktärphase

charakterisiert durch
– inaktivierte Na^+-Kanäle und
– hohe K^+-Leitfähigkeit
– verhindert Auslösung von Aktionspotentialen

Im inaktivierten Zustand sind die Na^+-Kanäle nicht imstande, sofort wieder auf eine Depolarisation zu anworten. Solange die Mehrzahl der Kanäle inaktiviert ist, kann kein auch noch so großer Reiz sie öffnen. Diese **absolute Refraktärperiode** ist die Zeit, in der trotz vergrößerter Reizstärken keine Erregung ausgelöst werden kann. Nach dieser Zeit ist für die meisten Na^+-Kanäle die Inaktivierung durch die Repolarisation abgeschlossen. Die absolute Refraktärzeit fällt mit dem Abfall des Aktionspotentials zusammen. Es ist hier experimentell unmöglich, Potentialveränderungen auszulösen (Abb. 2-18).

⟹

Da die Inaktivation nicht für alle Kanäle synchron stattfindet, sondern ein in der Population von Kanälen statistisches Phänomen darstellt, wird die Membran während der Repolarisation fortlaufend mehr zur **Reaktivierung von Kanälen** befähigt. Ein anderer Umstand, der die Auslösung eines Aktionspotentials erschwert, ist die durch die große Zahl geöffneter K^+-Kanäle relativ **hohe K^+-Leitfähigkeit** während des Abfalls des Aktionspotentials.

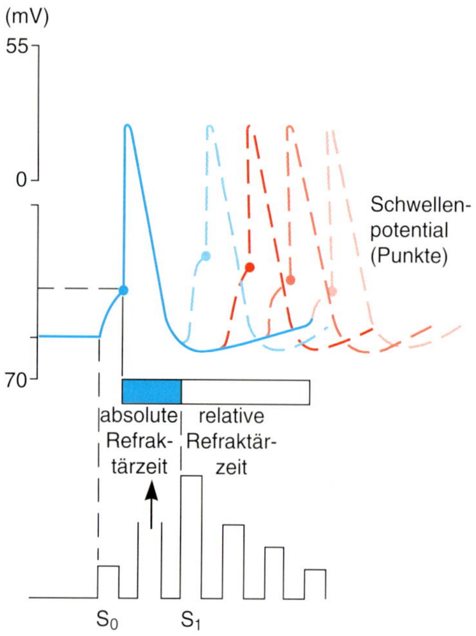

Abb. 2-18:
Kein noch so großer Reiz kann ein *zweites Aktionspotential* unmittelbar nach dem Reiz S_0 erzeugen, der ein Aktionspotential ausgelöst hat. Die Vergrößerung eines späteren Stimulus S_1 im Vergleich zu S_0 ist notwendig, um in der relativen Refraktärphase ein zweites Aktionspotential auszulösen. Das bedeutet, daß die Membranschwelle angestiegen ist. Im Verlauf der relativen Refraktärphase vermindert sich die Schwelle wieder und erreicht schließlich den Ausgangswert

1.6.2 Relative Refraktärphase

Die absolute Refraktärzeit wird von der etwas längeren relativen Refraktärzeit gefolgt, in der ein zweites Aktionspotential (AP) bei einer höheren Membranschwelle ausgelöst werden kann (s. Abb. 2-18). Der Reiz, das Aktionspotential auszulösen, muß daher stärker sein. Die *Dauer der relativen Refraktärzeit* ist durch den Zeitbedarf festgelegt, den die *K^+-Leitfähigkeit* benötigt, um auf ihren Ruhewert zurückzukehren.

Relative Refraktarität

- **auslösen von AP durch stärkere Reize**

1.6.3 Repetitive Entladung während einer verlängerten Depolarisation

Wenn durch die Aktivierung vieler synaptischer oder Rezeptorpotentiale eine langdauernde Depolarisation entsteht, kann es zur Auslösung einer Serie von Aktionspotentialen kommen (Abb. 2-19). Dieses Phänomen wird als **repetitive Entladung** bezeichnet und ist von besonderer Bedeutung, weil es den „Alles-oder-Nichts"-Aktionspotentialen erlaubt, eine Information über die Stärke eines Reizes zu kodieren. Es besteht nämlich eine Beziehung zwischen der Zahl der ausgelösten Aktionspotentiale und der Intensität eines Reizes (s. Kap. II/2.4). Um die Entstehung repetitiver Entladungen zu verstehen, müssen die Vorgänge bei der Repolarisation betrachtet werden. Bei einer festgehaltenen Depolarisation der Membran gibt es einen Zeitpunkt innerhalb der relativen Refraktärphase, bei dem der durch Rezeptor- oder synaptisches Potential getriebene Einwärtsstrom gleich dem Auswärtsstrom durch K^+-Kanäle wird. Jetzt kann ein neues Aktionspotential entstehen. Ist die Membrandepolarisation größer, entsteht das Aktionspotential früher, was eine größere Anzahl pro Zeiteinheit, also eine erhöhte Frequenz bedeutet. Im Ergebnis wird die *Größe der Depolarisation in der Frequenz von Aktionspotentialen* an einer Nervenfaser *kodiert.*

Repetitive Entladungen

- **langdauernde Rezeptorpotentiale erzeugen repetitiv Aktionspotentiale**
- **Einstellung der Frequenz durch**
  - Refraktärzeit
  - Reizgröße

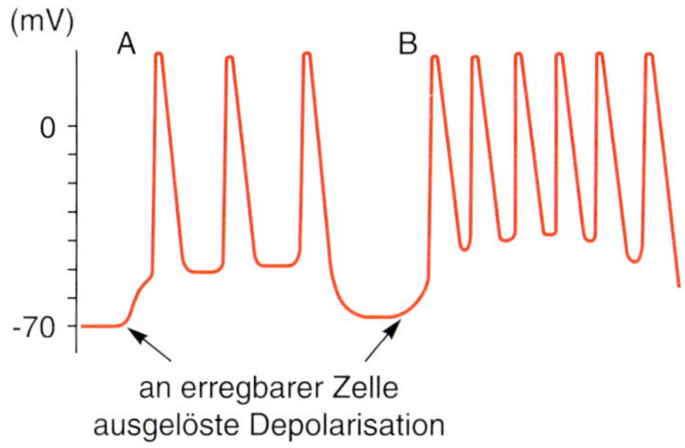

Abb. 2-19: Die *Frequenz repetitiver Aktionspotentiale* ist eine Funktion der Größe der Membrandepolarisation. **A.** Durch eine wenig überschwellige Depolarisation werden 3 Aktionspotentiale erzeugt. **B.** Für eine größere Depolarisation können die Aktionspotentiale schon während der relativen Refraktärperiode entstehen. Dadurch wird eine größere Frequenz erzeugt

1.6.4 Extrazelluläres Kalzium und Erregbarkeit

Die polaren Köpfe der membranären Phospholipide sowie viele Nebengruppen von Membranproteinen sind ionisiert und tragen negative Ladungen. In dem Ausmaß, in dem solche **fixierten negativen Ladungen** frei sind, neutralisieren sie positive im Ruhezustand mit der Membran assoziierte Ladungen.

Die Auswirkung der Fixierung einer negativen Ladung an der Membranaußenseite ist gleichbedeutend mit einem depolarisierenden Strom. Ca^{++}-Ionen mit ihren beiden positiven Ladungen interagieren mit den fixierten negativen Membranladungen, neutralisieren sie und erzeugen so eine **Abschirmung** oder **screening**. Änderungen in der extrazellulären Ca^{++}-Konzentration können die Erregbarkeit und damit die Entstehung von Aktionspotentialen über eine Veränderung der Schwellenpotentiale beeinflussen (Abb. 2-20).

Ca + + und Erregbarkeit

- **Einstellung der Membranschwelle durch negative Oberflächenladungen**
- **Abschirmung**

In Lösungen mit *verminderter extrazellulärer Ca^{++}-Konzentration* wird das Schwellenpotential erniedrigt und die erregbaren Membranen in Nerven- und Muskelzellen werden übererregbar. Sie können sogar kontinuierlich Aktionspotentiale erzeugen, als würden sie stimuliert. In Lösungen mit *erhöhter Ca^{++}-Konzentration* wird das Schwellenpotential erhöht. Da jetzt ein größerer Reiz benötigt wird, um ein Aktionspotential auszulösen, werden die erregbaren Membranen von Nerven und Muskeln gegenüber einer Stimulation **refraktär.**

- **Ca^{++}↓, Ca^{++}↑** ⇦

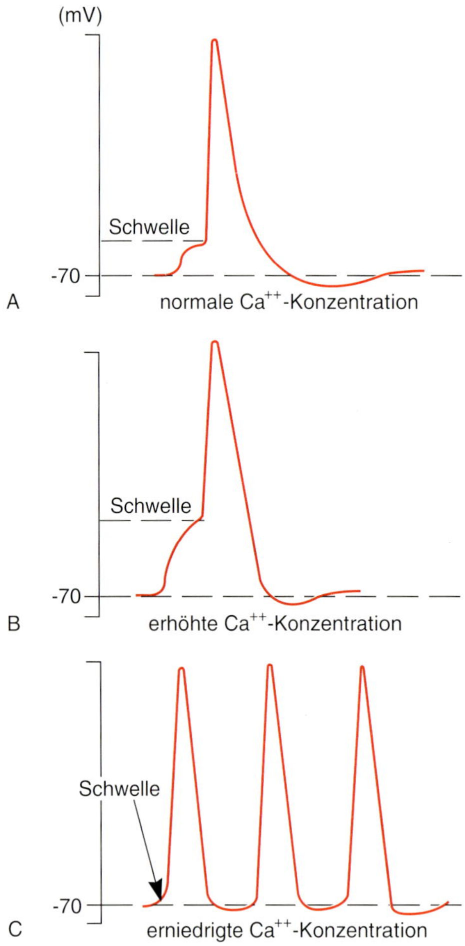

Abb. 2-20:
Wirkung der *extrazellulären Ca^{++}-Konzentration* auf eine elektrisch erregbare Membran. Die Bedingungen bei normaler extrazellulärer Ca^{++}-Konzentration **(A)** werden der Vergrößerung des Schwellenpotentials bei Vergrößerung der extrazellulären Ca^{++}-Konzentration gegenübergestellt **(B)**. Ein vermindertes Schwellenpotential ergibt sich bei verminderter extrazellulärer Ca^{++}-Konzentration **(C)**. Es können hier spontane Aktionspotentiale entstehen, wenn die Membranschwelle in die Nähe des Membran-Ruhepotentials verschoben wird

- **hypokalzämische Tetanie**

Klinische Anwendung. Fehlregulationen in der Kalziumhomöostase erzeugen z. B. große Fluktuationen der Schlagfrequenz des Herzens. Bei *Hypokalzämie* (erniedrigte Ca^{++}-Plasmakonzentration) entstehen in motorischen Nerven und in Skelettmuskelfasern spontan Aktionspotentiale, die einen muskulären Spasmus, die sog. *hypokalzämische Tetanie,* hervorrufen.

Na^+/K^+-Pumpe und Erregbarkeit

1.6.5 Rolle der Na^+-K^+-ATPase bei der Erregbarkeit

- **Na^+/K^+**-ATPase verhindert den Verlust der Erregbarkeit

Durch Wirkung der Na^+-K^+-ATPase oder Na^+-K^+-Pumpe wird das Membranpotential aufrechterhalten, indem das passiv einströmende Na^+ aus der Zelle heraus und das ausströmende K^+ wieder in die Zelle hineintransportiert werden. Die Na^+-K^+-ATPase arbeitet kontinuierlich und verhindert einen Verlust der Erregbarkeit, der sich als Folge der Verminderung der Konzentrationsgradienten ergeben würde. Während des Aktionspotentials fließt etwas K^+ aus dem Zytoplasma in das Interstitium und Na^+ von dort ins Zytoplasma. Die Ionenmengen sind sehr klein im Vergleich zu den Konzentrationsgradienten, die das Ruhemembranpotential erzeugen.

So beträgt zum Beispiel der intrazelluläre K^+-Verlust während eines Aktionspotentials nur den 10millionsten Teil des zytoplasmatischen Kaliums.

- **Verschiebung von Konzentrationsgradienten durch Aktionspotentiale ist gering**

Das Na^+-K^+-ATPase-System eines Axons kann pharmakologisch blockiert werden, ohne daß sich über Stunden die Ausbildung der Aktionspotentiale ändert. Das unterstreicht, daß die Ausbildung von Aktionspotentialen nicht energieabhängig ist, jedoch der im Konzentrationsgradienten gespeicherte Energievorrat. Unabhängig von der Größe der Zelle addiert sich der Verlust an K^+ und der Gewinn an Na^+ zu den in der ruhenden Zelle ständig stattfindenden Leckflüssen von K^+ und Na^+.
Kleine Zellen, deren Oberfläche im Verhältnis zum zytoplasmatischen Volumen groß ist, sind empfindlicher gegen eine Beeinflussung von Ionengradienten durch die Veränderung

der Leitfähigkeiten während eines Aktionspotentials. Nach einer Serie repetitiver Aktionspotentiale kann man jedoch an kleinen Nervenfasern eine deutliche Stimulation der Na^+-K^+-ATPase beobachten. Ohne die restaurierende Wirkung der Na^+-K^+-ATPase müßte durch den Zusammenbruch der Konzentrationsgradienten früher oder später ein Verlust der Erregbarkeit eintreten. Ionenpumpen arbeiten jedoch wesentlich langsamer, als sich die Schaltereignisse an Ionenkanälen abspielen. Sie spielen daher keine Rolle für die Veränderungen von Leitfähigkeiten während eines Aktionspotentials.

- **Pumpenaktivierung** hängt ab von:
  - intrazellulärem Natrium
  - Entladungsfrequenz
  - Zellgröße

Wiederholungsfragen:

Fragen

1. Welche zwei Faktoren sind für die Refraktärphase verantwortlich?
2. Wie wird die Größe einer Depolarisation in einem Aktionspotential ausgedrückt?
3. Wie beeinflußt das extrazelluläre Ca^{++} die Erregbarkeit?

1.7 Fortleitung von Aktionspotentialen

Erregungsfortleitung

1.7.1 Ausbreitung der Erregung

Erregungsausbreitung

Unter normalen Bedingungen spielt sich die Ausbildung eines Aktionspotentials (AP) in Regionen ab, die den elektrisch unerregbaren Arealen eng benachbart sind, wo die Reize eintreffen. In der Nervenzelle heißt die Region, in der das AP entsteht, **Axonhügel** oder **Initialsegment** (s. Abb. 2-1). Der Stromfluß bewirkt hier das Öffnen spannungsabhängiger Na^+-Kanäle und wenn die Depolarisation größer als das Schwellenpotential ist, wird ein AP ausgelöst. Ist ein AP entstanden, so aktiviert es geschlossene Na^+-Kanäle in der Nachbarschaft. Das geschieht durch die Ladungsumverteilung infolge des Na^+-Einstromes (Abb. 2-21).

- **Entstehung** von Aktionspotentialen am **Axonhügel**
- **Ausbreitung** der Erregung durch **Aktivierung von Na^+-Kanälen**

Die durch die Membran geflossenen Na^+-Ionen bilden eine lokale Wolke positiver Ladungsträger. Diese verschiebt das Gleichgewicht zwischen positiven und negativen Ladungen im Zellinneren. Dadurch werden positive Ladungsträger in die angrenzende ruhende Region gestoßen und dort partiell durch negative Ladungen neutralisiert. Der Effekt ist unmittelbar an der Eintrittsstelle der Ionen am stärksten und vermindert sich mit dem Abstand von diesem Ort. Ist ein AP entstanden, so ist die Menge der durch die Membran eingetretenen Ionen viel größer, als zur Öffnung nur einiger nahegelegter Na^+-Kanäle nötig ist. Das AP wird so stets wieder in der Nachbarschaft neu erzeugt und so Schritt für Schritt über die Membran fortgeleitet. Nach einer Verzögerungszeit öffnen sich die K^+-Kanäle und Na^+-Kanäle schließen wieder. Entlang des Weges des Stromflusses wird also das Ruhemembranpotential hinter der fortschreitenden Welle der Depolarisation wieder eingestellt (s. Abb. 2-21).

Auf diese Weise breitet sich ein AP, wenn es einmal entstanden ist, mit unveränderter Gestalt über das Axon aus. Die Notwendigkeit einer solchen dekrementlosen Fortleitung wird deutlich, wenn man die relativ großen Entfernungen in Betracht zieht, über welche eine Nervenfaser Informationen fortleiten muß. Die Entfernung einer sensorischen Nervenendigung im Fuß von seinem Zellsoma im Rückenmark beträgt etwa 1 m. Ohne den Mechanismus der vollständigen Umladung an jedem Ort würde ein elektrisches Signal höchstens einige mm auf dem Nerven fortgeleitet werden um dann zu erlöschen. Die kontinuierliche Regeneration des Signals wird durch den Zyklus, in dem Na^+-Kanäle sich öffnen, zustande gebracht, sodaß das Aktionspotential auf dem gesamten Leitungswege erhalten bleibt.

- **dekrementlose Fortleitung durch ständige Aktivierung von Na**$^+$-Kanälen

1.7.2 Unterschiede in der Fortleitungsgeschwindigkeit

Einstellung der Fortleitungsgeschwindigkeit

Einige Informationen müssen im Körper sehr rasch, andere dagegen können langsamer fortgeleitet werden, ohne daß die Effektivität der Informationsübermittlung beeinträchtigt wird. So ist z.B. die rasche Übermittlung von Informationen über einen „inneren Zustand" wie Hunger nicht notwendig. Die Informationsübermittlung beim Zurückziehen der Hand von einem heißen Ggenstand muß dagegen sehr schnell erfolgen. Einige Kommunikationswege im Nervensystem haben also unter dem evolutionären Druck gestanden, die Fortleitungsgeschwindigkeit für Aktionspotentiale zu vergrößern. Das Riesenaxon im Nervensytem von vielen Vertebraten liefert im Zusammenhang mit Fluchtreflexen ein Beispiel für eine Adaptation vermittels großer Fortleitungsgeschwindigkeit.

- **rasche Informationsübertragung** ist notwendig (z.B. Fluchtreflexe)

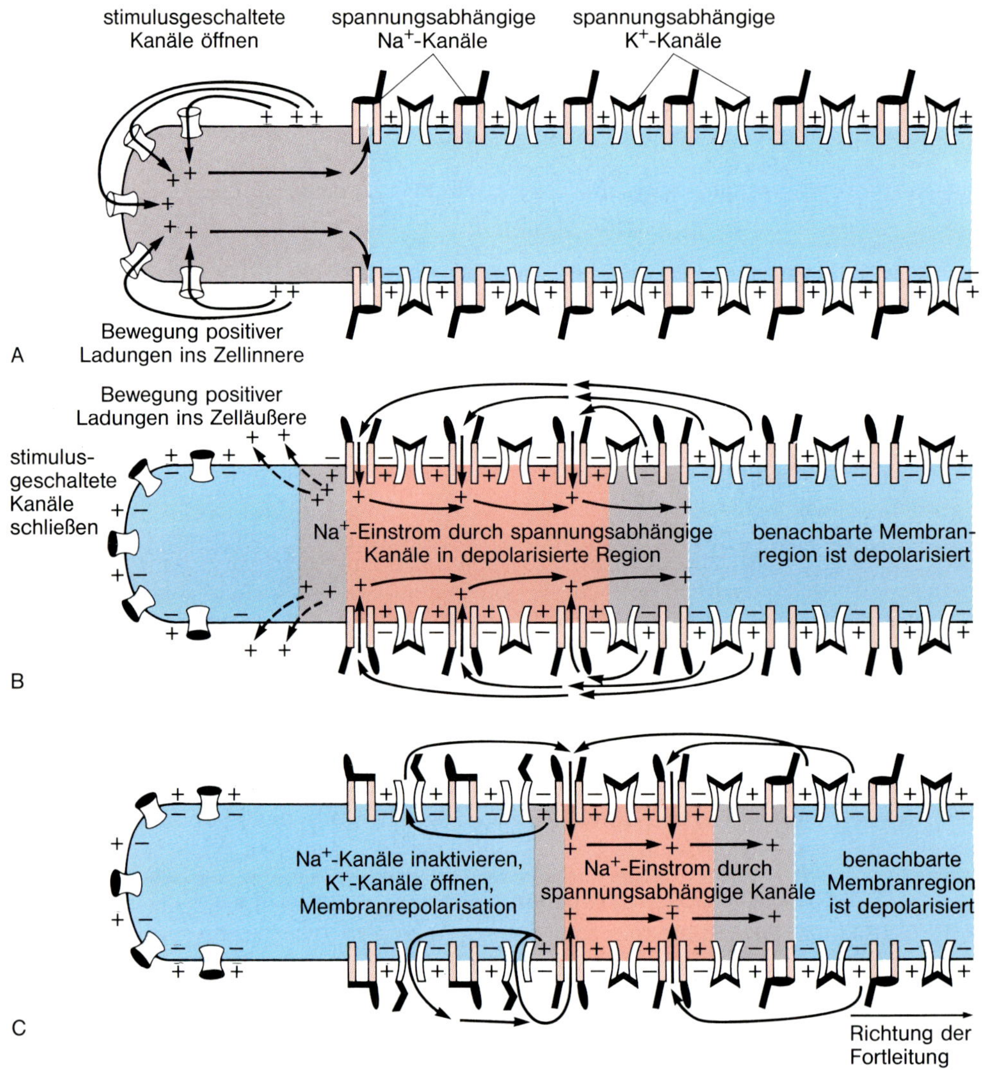

Abb. 2-21: **A.** Die *dekrementale Ausbreitung eines Stromes,* der durch rezeptorabhängige Kanäle in die Zelle geleitet wird, kann groß genug sein, um die Öffnung spannungsgeschalteter Na^+-Kanäle im erregbaren Teil der Zelle zu bewirken. **B.** Der *Stromfluß durch Na^+-Kanäle* breitet sich in nur einer Richtung, entlang des Axons, aus, da die spannungsgeschalteten Na^+-Kanäle nicht im unerregbaren Teil der Zelle vorhanden sind, die den Reiz registriert. **C.** Auf dem Weg des Stromflusses durch ein Axon, in dem ein Aktionspotential fortgeleitet wird, entstehen *Regionen,* die *de- oder repolarisieren* oder *unerregbar* sind

1.7.3 Einfluß von Durchmesser und Myelinscheide auf die Fortleitungsgeschwindigkeit

Faserdurchmesser, Myelinscheide und Fortleitungsgeschwindigkeit ⇨

Die *Geschwindigkeit*, mit der ein Aktionspotential in einer erregbaren Membran fortgeleitet werden kann, wird durch die *Größe der benachbarten Membranfläche* festgelegt, deren Depolarisation das Schwellenpotential erreicht. Anders ausgedrückt bezeichnet das die Entfernung, über die ein offener Na^+-Kanal andere Na^+-Kanäle öffnen kann.
2 Faktoren legen diese Distanz fest.

- **Durchmesser der Faser:** je größer umso besser leitet sie einen elektrischen Strom
- **isolierende Gliazellen:** *Schwann-Zelle* (PNS), *Oligodendrozyt* (ZNS) verhindern **Leckströme.**

Bei Vertebraten ist die Länge der Gliazellen bedeutungsvoller als der Durchmesser. Ein von einem geöffneten Kanal in die Längsrichtung der Nervenfaser fließender Strom wird durch Leckströme zwischen Zellinnerem und -äußerem vermindert. In vielen Axonen bilden deshalb Gliazellen eine Isolation, die diese unterbinden. Im Laufe der Entwicklung senden die Gliazellen zungenförmige Fortsätze einer lipidreichen Membran aus, die das Axon mehrere Male umwickeln. Sie bilden eine **Myelinscheide,** die so aus vielen Schichten einer Phospholipid-Membran zusammengesetzt ist. Die Schichten werden entlang der ganzen Axonlänge

• Myelin als Isolator

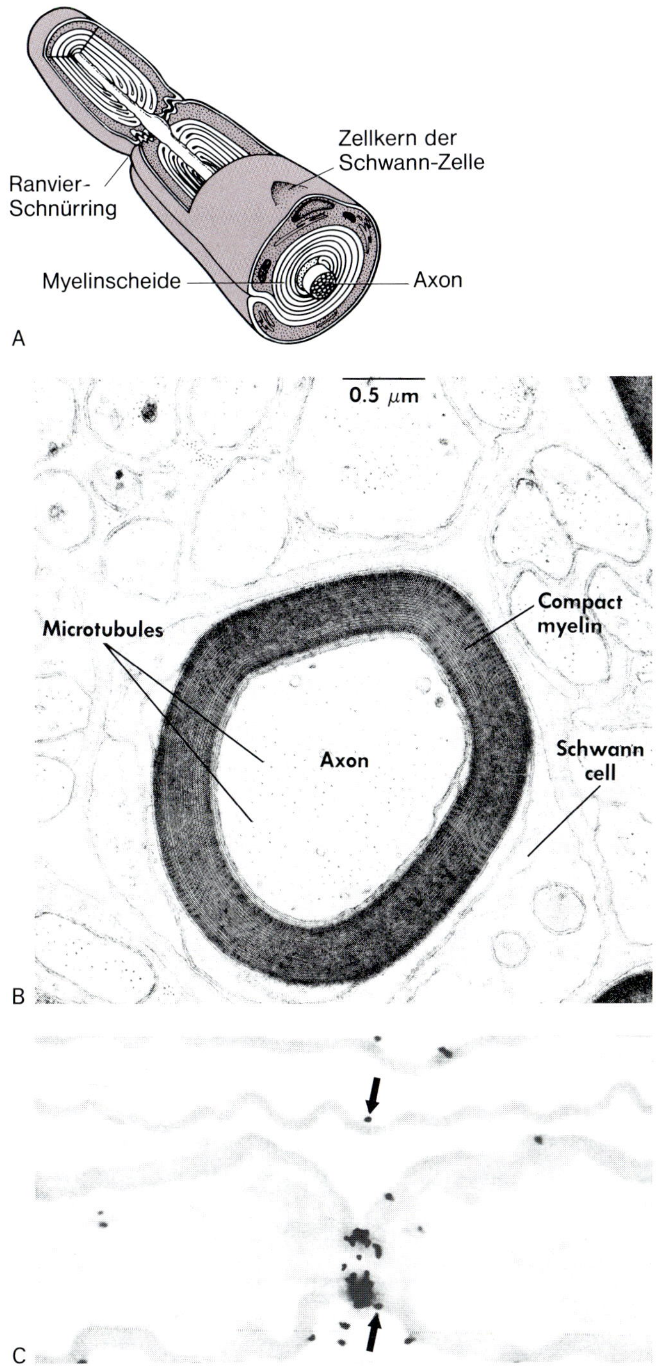

Abb. 2-22: **A**. *Längsschnitt* durch ein *myelinisiertes Axon* des ZNS. Dargestellt sind ein Ranvier-Schnürring und die Myelinschichten. **B.** *Querschnitt* durch ein *myelinisiertes Axon,* der die Schichten des membranbildenden kompakten Myelins und dessen Beziehung zur Schwann-Zelle zeigt. **C.** *Autoradiographie eines Ranvier-Schnürringes.* Monoklonale Antikörper (Pfeile) gegen Na^+-Kanäle sind an den Schnürringen konzentriert

- **Ranvier-Schnürringe** unterbrechen Myelinscheide

periodisch von schmalen Lücken unterbrochen, die etwa 1–2 µm lang sind, den **Ranvier-Schnürringen.** Abb. 2-33 A zeigt einen Längsschnitt durch eine myelinisierte Faser mit einem Schnürring. In Abb. 2-22 B wird eine Myelinschicht im Querschnitt gezeigt.
In einer Faser mit einem Durchmesser von 10–20 µm liegen die Ranvier-Schnürringe etwa 1 mm voneinander entfernt. Die axonale Zellmembran besitzt unter der Myelinschicht keine spannungsgeschalteten Kanäle. Diese sind vielmehr ausschließlich in den Schnürringen lokalisiert (schwarze Punkte in Abb. 2-22 C).

Erregungsleitung und Myelin

1.7.4 Fortleitung in myelinisierten Nervenfasern

Der Einfluß der Myelinschicht auf den Stromfluß wird in Abb. 2-23 gezeigt. Am Schnürring 1 wird ein Aktionspotential (AP) ausgelöst. Während des AP tritt Na^+ in die Nervenfaser ein und erzeugt einen Einwärtsstrom. Der größte Teil des Stromes fließt wegen der Isolation innerhalb des Axons weiter, nur ein sehr kleiner Leckanteil kann die Myelinschicht durchqueren. Als Folge der Isolation geht daher nur ein geringer Stromanteil verloren. Der fortgeleitete Strom ist stark genug, um die Membran am Schnürring 2 über das Schwellenpotential hinaus zu depolarisieren, auch wenn dieser weit entfernt ist. Wird die Membranschwelle hier überschritten, entsteht das AP. Der Einwärtsstrom fließt nun in Richtung auf Knoten 3, aber ebenfalls zurück zu Knoten 1. In Knoten 3 entsteht ein neues AP. An Knoten 1 kann es sich

- **Myelinisolator konzentriert depolarisierenden Strom im Schnürring**

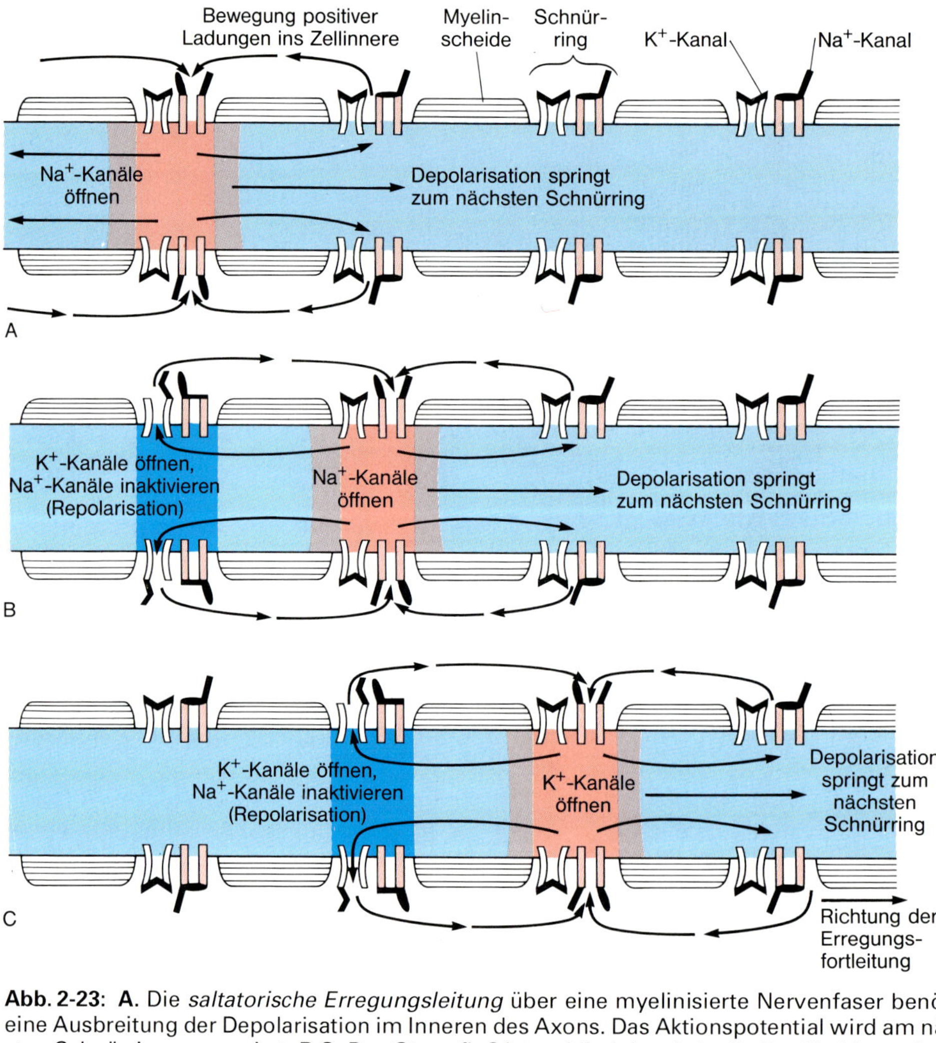

Abb. 2-23: A. Die *saltatorische Erregungsleitung* über eine myelinisierte Nervenfaser benötigt eine Ausbreitung der Depolarisation im Inneren des Axons. Das Aktionspotential wird am nächsten Schnürring regeneriert. **B,C.** Der *Stromfluß* ist *unidirektional,* da die Kanäle hinter der Erregungswelle inaktiviert sind

jedoch wegen der Refraktärperiode nicht ausbilden (Abb. 2.23 B). Dadurch wird das AP nur in einer Richtung fortgeleitet. Da sich dieser Vorgang an jedem Schnürring wiederholt, scheint das AP von Schnürring zu Schnürring zu springen. Diese Art der Fortleitung wird **saltatorische Erregungsleitung** genannt. Sie vergrößert die Geschwindigkeit der Fortleitung, da die Ausbreitung des elektrischen Signals im Axon im Vergleich zum Ionenfluß infolge des Öffnens von Kanälen schnell verläuft. Die Sprünge zwischen den Schnürringen erfolgen nahezu ohne Zeitverlust. Die Fortleitung des AP wird dann nur durch die Umladung der Membran an jedem Schnürring verzögert.

- **Mechanismus der saltatorischen Erregungsleitung**

Die Bestimmung der Abstände von Schnürringen ist ein wichtiger Vorgang bei der Entwicklung des Nervensystems. Der Abstand kann nicht beliebig groß werden, da der Strom sonst zu schwach wird, um den nächsten Schnürring überschwellig zu depolarisieren. Bei seiner Entwicklung scheint sich das Nervensystem auf der sicheren Seite zu bewegen: der Stromfluß zwischen den Schnürringen beträgt ein Vielfaches des erforderlichen Minimums, um die Membranschwelle zur Auslösung eines AP zu erreichen. Das Verhältnis von Extrastrom zum Minimalstrom bezeichnet man als **Sicherheitsfaktor.**

- **Schnürringe sind in optimalen Abstand** angeordnet

1.7.5 Vergleich nicht- und myelinisierter Nerven

Erregungsleitung in markreichen und -armen Fasern

Die Vorteile von Durchmesser und Myelinisierung können an folgenden Beispielen verdeutlicht werden:

Eine unmyelinisierte Nervenfaser von 10 µm Durchmesser würde die Erregung mit einer Geschwindigkeit von 0.5 m/s fortleiten. Wenn solche Axone in einem Reflexbogen lokalisiert werden, der einen Schmerzreflex vermittelt, würde das Fortziehen einer Extremität von einem Schmerzreiz etwa 4 s dauern. Wenn der Durchmesser des Axons auf 500 µm vergrößert wird, steigt die Leitungsgeschwindigkeit auf etwa 25 m/s an (Tab. 2-2), was die Verzögerungszeit in der Reflexantwort auf 80 ms reduziert. Wenn ein 10 µm Axon myelinisiert ist, so wächst die Leitungsgeschwindigkeit auf 50 m/s an und die Latenzzeit reduziert sich auf 40 ms.

- **Verbesserung der Isolation ist effizienter als Vergrößerung der Durchmesser (Beispiele)**

Myelinisierung spart also im Vergleich zur Durchmesservergrößerung erheblich Raum ein. Sie wird im Nervensystem selektiv für solche Erregungswege verwendet, in denen große Leitungsgeschwindigkeiten realisiert werden müssen. Das schließt *sensorische Nervenfasern* von Druckrezeptoren der Haut sowie *motorische Nervenfasern* ein, die zu Armen und Beinen ziehen. In ihnen kann die Fortleitungsgeschwindigkeit bis zu 100 m/s betragen. Sensorische Nerven, die Information von Temperaturrezeptoren übertragen, sind kleiner aber noch myelinisiert. Viele motorische Nervenfasern zu inneren Organen, für die die Schnelligkeit einer Reflexantwort nicht wichtig ist, sind nicht myelinisiert und leiten die Erregung mit Geschwindigkeiten von < 1 m/s (s. Tab. 2-2).

Tab. 2-2: Leitungsgeschwindigkeiten in Nervenfasern

Nerv	Durchmesser (µm)	Myelin	Leitungsgeschwindigkeit (m/s)
Squid-Riesenaxon	500	nein	25
großer motorischer Nerv, Beinmuskel	20	ja	120
Nerven von Druckrezeptoren der Haut	10	ja	50
Nerven von Temperaturrezeptoren der Haut	5	ja	20
Nerven von Schmerzrezeptoren	1	nein	2

1.7.6 Summen-Aktionspotentiale (SAP) in Nerven

Summenpotentiale

Strukturen, die in der makroskopischen Anatomie als Nerven bezeichnet werden, bestehen aus Bündeln vieler Axone, die von Gliazellen umgeben sind. Elektroden, die auf oder in der Nähe solcher Nerven angebracht werden, messen elektrische Signale, die eine Summation der individuellen Aktionspotentiale (AP) vieler einzelner Nervenfasern repräsentieren.

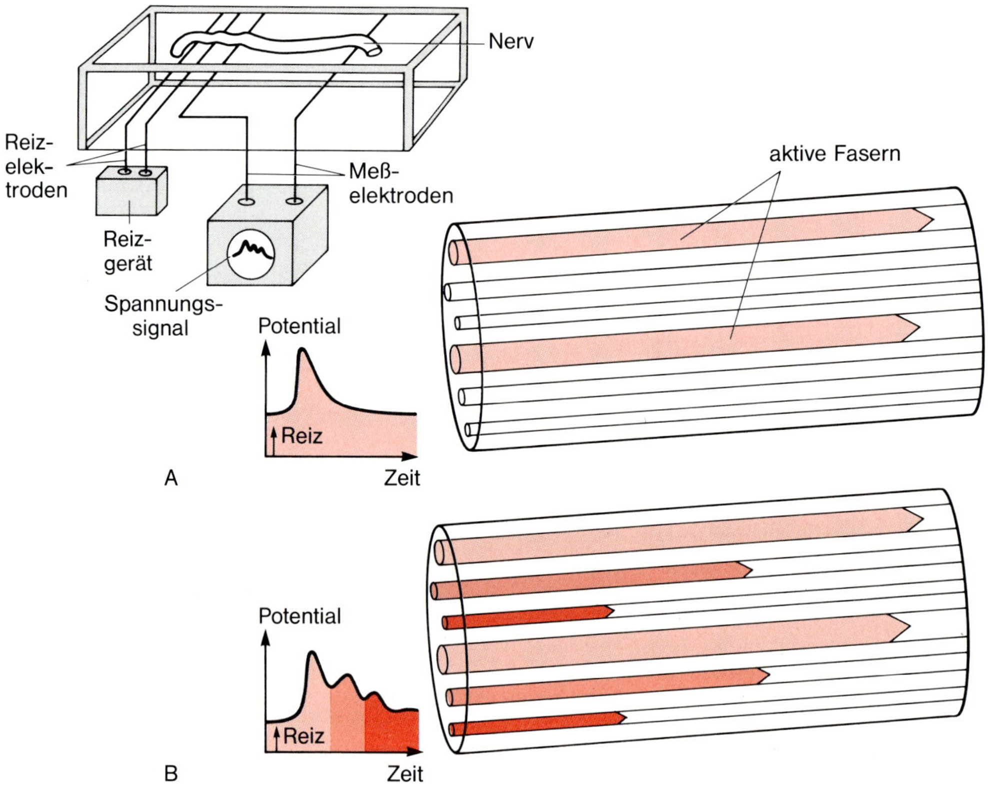

Abb. 2-24: Reizung eines Nerven erzeugt ein *Summenaktionspotential.* **A.** Ein kleiner stimulierender Strom aktiviert die Axone mit den größten Durchmessern. Innerhalb einer Klasse von Durchmessern besitzen die Axone ähnliche Leitungsgeschwindigkeiten. Dadurch erreicht das Potential an der Ableitelektrode einen Gipfel. **B.** Ein größerer Reizstrom kann alle Klassen von Axonen aktivieren. Die unterschiedlichen Leitungsgeschwindigkeiten der großen, mittleren und kleinen Neurone ergeben unterschiedliche Potentialgipfel an der Ableitelektrode zu verschiedenen Zeiten

Summen-Aktionspotential (SAP) ⇨

Wenn alle Axone simultan elektrisch gereizt werden, nennt man die zusammengesetzte elektrische Antwort ein **Summen-Aktionspotential.** Die Axone im Nerven haben unterschiedliche Durchmesser und Leitungsgeschwindigkeiten (Abb. 2-24). Werden mehrere Elektroden in wachsendem Abstand vom Reizort plaziert, so treffen die AP je nach Leitungsgeschwindigkeit der Fasergruppen zu unterschiedlichen Zeiten an den Elektroden ein. Das SAP besteht somit aus *zeitlich versetzten verschiedenen Signalen*. Jedes entspricht der elektrischen Aktivierung einer Gruppe von Axonen mit annähernd gleichem Durchmesser (Abb. 2-24).

- SAP sind **abstufbar**

Verschiedene Fasergruppen in einem Nerven reagieren mit unterschiedlichen Schwellenpotentialen: dickere Fasern werden schon durch kleinere Ströme überschwellig depolarisiert. Das gibt nicht nur einen Unterschied im Schwellenpotential wieder, sondern ist auch das Ergebnis der Ausbreitung des stimulierenden Stromes im Nerven. Das Summen-Aktionspotential ist daher kein Alles-oder-Nichts-Potential, auch wenn es sich aus individuellen AP zusammensetzt. Wird der stimulierende Strom verstärkt, so werden mehr und mehr Fasern im Nerven überschwellig erregt. Jedes individuelle AP trägt damit zum Summenpotential bei.
Summenpotentiale werden sehr häufig im Labor für experimentelle Zwecke gemessen. Wenn ein Nerv gereizt wird, so breitet sich das AP in beide Richtungen aus. Das ist eine unphysiologische Situation, da normalerweise das AP unidirektional fortgeleitet wird, z. B. von einem Rezeptor ins ZNS: **orthodrome Leitung.** Die unphysiologische Leitung in die Gegenrichtung wird als **antidrome Leitung** bezeichnet. Unter physiologischen Bedingungen existiert eine feste Ausbreitungsrichtung des AP. Sie wird durch die Reizquelle festgelegt, z. B. die Endigungen einer sensorischen Nervenfaser.

- **Orthodromie** und **Antidromie**

Im Körper werden niemals alle Nervenfasern in einem zusammengesetzten Nerven synchron aktiviert. Einige Nervenfasern übermitteln sensorische Informationen in das Nervensystem hinein, andere wiederum leiten Informationen zu Muskeln oder Drüsenzellen. Jedes Axon definiert einen separaten Informationsweg, verschiedene Axone übermitteln unterschiedliche Informationen, die in der Frequenz der entstehenden AP kodiert sind. Die Art und Weise der Informationsübertragung im Nervensystem wird im nächsten Kapitel besprochen.

Fragen

Wiederholungsfragen:
1. Welche beiden Faktoren legen die Leitungsgeschwindigkeit eines Aktionspotentials in einem Nerven fest?
2. Was ist die unmittelbare Energiequelle, die benötigt wird, um ein elektrisches Signal in ein Aktionspotential zu transformieren?
3. Was ist ein Summenaktionspotential? Unter welchen Bedingungen kann es gemessen werden?

1.8 Zusammenfassung

• **Aktionspotentiale** unterscheiden sich von **Rezeptor**- und **synaptischen Potentialen** durch
• ein *Schwellenpotential*
- die *Alles-oder-Nichts-Antwort*
- die Unfähigkeit zur *Summation*
- ihre *regenerative Fortleitung* durch die erregbare Membran
- die zeitweise *Refraktarität* gegenüber einem zweiten Reiz.

• Aktionspotentiale können durch die Arbeitsweise **spannungsgeschalteter Ionenkanäle** in erregbaren Membranen erklärt werden:
- *Na^+-Kanäle* werden durch eine Depolarisation rasch aktiviert und inaktivieren spontan
- *K^+-Kanäle* werden durch eine Depolarisation langsamer aktiviert, inaktivieren nicht, werden aber infolge der Repolarisation geschlossen.

• Ein Aktionspotential entsteht, wenn ein depolarisierender Reiz hinreichend viele spannungsgeschaltete Na^+-Kanäle öffnet, sodaß die **Na^+-Leitfähigkeit die K^+-Leitfähigkeit übersteigt.** Dadurch entsteht über eine *positive Rückkoppelung* eine Depolarisation, die noch verfügbare Na^+-Kanäle öffnet.

• Die **Repolarisation** ist das Ergebnis *2er Einflüsse:*
- der spontanen **Inaktivierung von Na^+-Kanälen**
- der **Öffnung von K^+-Kanälen.**

Diese beiden Faktoren erzeugen die *absolute Refraktärphase* für einen zweiten Reiz, der einige ms nach Beginn des Aktionspotentials andauert. Wenn einige Na^+-Kanäle vom inaktivierten Zustand in den ruhenden Zustand überführt sind, von dem aus sie wieder öffnen können, ist die Membran noch *relativ refraktär* bis die K^+-Kanäle wieder geschlossen sind.

• Die **Leitungsgeschwindigkeit eines Aktionspotentials** wird
- vom *Durchmesser der Faser* und
- von der *Länge der Myelinscheide* festgelegt.

Im myelinisierten Axon erfolgt die Leitung **saltatorisch:** ein regeneratives Aktionspotential entsteht entlang der Faser an den *Ranvier-Schnürringen.* Die Distanz zwischen einem depolarisierten Schnürring und dem nächsten zu polarisierenden legt das Signal in Form eines intraaxonalen Stromes zurück.

• In einem Nerven, der sich aus vielen Axonen zusammensetzt, erzeugt ein *Reiz* ein Aktionspotential, welches sich *in beide Richtungen* von der Reizstelle aus gesehen *ausbreitet* und das als ein **Summen-Aktionspotential** gemessen werden kann. Da verschiedene Fasern mit unterschiedlichen Geschwindigkeiten die Erregung fortleiten, zeigt das Summen-Aktionspotential mit wachsender Entfernung einzelne *Maxima,* die mit den *verschiedenen* Gruppen von *Fasern* mit unterschiedlichen Fortleitungsgeschwindigkeiten korrespondieren.

1.9 Übungsfragen

1. Das Gift der meisten Skorpione und vieler Insekten wirkt über eine Verzögerung der Inaktivierung von Na^+-Kanälen. Welche Wirkung würden solche Gifte auf die Dauer der Aktionspotentiale haben? Wie würde sich die Refraktärphase verändern?
2. Wie unterscheidet sich eine dekrementlose von einer dekrementalen Fortleitung?
3. Stellen Sie eine Beziehung zwischen Änderungen in den Ionenpermeabilitäten und dem Aktionspotential her.
4. Wodurch wird die Höhe eines Aktionspotentials festgelegt? Warum erzeugt ein kleiner Reiz nicht auch ein kleines und ein großer Reiz kein großes Aktionspotential?
5. Welches sind die Kräfte einer negativen Rückkoppelung, die das Membranpotential auf den Ruhewert nach einer hyperpolarisierenden Potentialänderung zurückverschieben?
6. Was versteht man unter Inaktivierung von Na^+-Kanälen? Wodurch wird die Inaktivierung zurückgedrängt und welcher Zustand von Na^+-Kanälen wird schließlich erreicht?
7. Welchen Effekt bewirkt das Myelin? Was sind die Ranvier-Schnürringe und welche Funktion besitzen sie?
8. Warum verletzt ein Summen-Aktionspotential das Alles-oder-Nichts-Gesetz?
9. Lokalanästhetika, die z. B. von Zahnärzten benutzt werden, um den Schmerz zu beseitigen, sind Blocker von Na^+-Kanälen. Wie würde die Membranschwelle beeinflußt werden, wenn in einer sensorischen Nervenfaser die Hälfte aller Na^+-Kanäle blockiert wird. Könnte dadurch die Geschwindigkeit der Erregungsausbreitung in einem Nerven beeinflußt werden?

1.10 Brennpunkt der Physiologie

Kanalblockierende Toxine: Die Entdeckungsgeschichte von Tetrodotoxin (TTX) und Saxitoxin (STX)

Bis etwa zur Mitte der 60er Jahre hatten die Biophysiker keine klaren Vorstellungen darüber, wie Ionen eine Membran durchqueren können. Es war völlig unklar, ob es evtl. vorübergehend mit Wasser gefüllte Poren gibt oder ob sich Ionen in einer homogenen Lipidmembran lösen können. Unklar war auch, ob lipidlösliche Proteine existieren, die als Träger wirken könnten. Eine teilweise Lösung aller dieser Fragen wurde durch die Entdeckung einer chemischen

Substanz ermöglicht, die sich *selektiv an bestimmte Membranproteine* bindet.

Tetrodotoxin (TTX) ist ein Gift, welches sich in den Ovarien, Eiern und der Leber des Kugelfisches und anderen Spezies der Tetraodontiformen („Kugelfischartige") findet, sich aber auch bei Oktopus-Arten („Achtfüßer") und einigen Salamanderarten nachweisen läßt.

Saxitoxin (STX) ist ein ähnliches Molekül, welches in Meeresprotozoen, sog. Dinoflagellaten, gefunden wird.

Beide Toxine sind kleine, wasserlösliche Verbindungen mit einer positiv geladenen Guanidin-Gruppe. Sie *blockieren spannungsgeschaltete* Na^+*-Kanäle* im Nerven und im Muskel schon in nanomolaren Konzentrationen. Dadurch wird eine Fortleitung von Aktionspotentialen erschwert oder sogar unmöglich. Die außergewöhnlich hohe Affinität zu Na^+-Kanälen erzeugt die extreme Giftigkeit dieser Toxine.

Die **erste Erwähnung** des TTX erfolgte in einem chinesischen Arzneibuch, einer Pharmakopöe, die etwa 200 v.Chr. geschrieben wurde und in der es als ein Mittel gegen epileptische Anfälle erwähnt wird. Eine wesentlich genauere Mitteilung erfolgt um 1600 n.Chr. wiederum in einer Pharmakopöe. Hier können Beschreibungen der TTX-Effekte gefunden werden wie z.B.: „. . . im Mund bewirken sie (Eier und Leber des Kugelfisches) ein Abfaulen der Zunge . . ."; „. . . im Inneren des Körpers ein Abfaulen des Darmes . . ."; „. . . nach Vergiftung gibt es keine Heilung . . ."; und „. . . willst du Dein Leben wegwerfen, so mußt Du Kugelfisch essen . . .".

In **Japan** gilt der Kugelfisch, hier „fugu" genannt, immer noch als ein Kultobjekt und als eine besondere Delikatesse. Das Fleisch kann gefahrlos verspeist werden, wenn der Fisch ohne Verletzung der Leber und der Reproduktionsorgane zubereitet wird. Gaststätten, die „fugu" anbieten, werden besonders kontrolliert. Die Faszination jedoch, „fugu" zu essen, führt zu jährlich etwa 200 bis 400 Vergiftungen. Die meisten Vergiftungen treten auf, wenn die Fische von Amateurköchen zubereitet werden, es muß jedoch angenommen werden, daß ein besonders risikoreiches Verhalten angestrebt wird, welches seinen besonderen Ausdruck im freiwilligen Zusetzen einiger toxinenthaltender Teile des Fisches findet. Dieses Verhalten spielt sicher eine ebenso große Rolle wie Sorglosigkeit und Ignoranz.

Für **Europäer** war TTX völlig unbekannt. Der erste Kontakt erfolgte durch Besucher des Ostens im 17.Jahrhundert. Eine detaillierte Beschreibung einer „fugu"-Vergiftung erscheint im Logbuch von Kapitän Cook auf seiner zweiten Weltumsegelung 1670.

Klinische Anwendung: Schwache Vergiftungserscheinungen sind *Gefühllosigkeit* in den Extremitäten, *Rötung* der Haut, *Muskelschwäche* sowie ein *Kribbeln* im Mund und auf der Zunge. Dieses Kribbeln ist bei einigen Japanern Teil der erwünschten Empfindungen beim Verzehr von „fugu". Größere Dosen erzeugen Herzrhythmusstörungen. **Lethale Dosen** führen zur *Zwerchfell-* und *Atemlähmung*.

STX-enthaltende Dinoflagellaten „blühen" zu bestimmten Zeiten im Jahr an bestimmten Stellen des Ozeans. Die Konzentration dieser Protozoen erreicht manchmal 20 Mio./l und färbt das Wasser rötlich, so daß man von einer „roten Flut" spricht. Die Dinoflagellaten werden von Muscheln aufgenommen, die dadurch kontaminiert werden, was einen großen ökonomischen Ausfall bedeuten kann. Unabhängig davon, daß das Wasser stets nach Dinoflagellaten

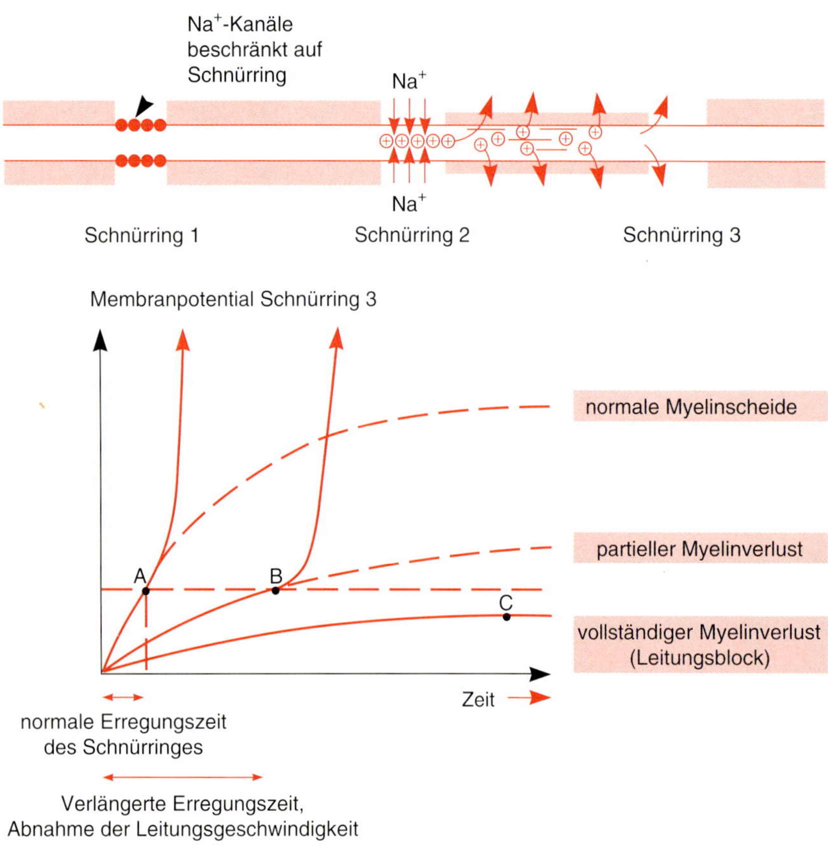

Abb. 2-25:
Der obere Teil der Abbildung stellt die Lokalisation von Na^+*-Kanälen* in den Ranvier-Schnürringen dar. Die Aktivierung der Kanäle in einem Schnürring erzeugt normalerweise einen hinreichend großen Strom, um die Membran des nächsten Schnürringes über das Schwellenpotential zu depolarisieren. Eine Demyelinisierung wird zwischen Schnürring 2 und 3 angenommen. Im unteren Teil der Abbildung sind die Folgen der *Demyelinisierung* für die Ausbildung eines Aktionspotentials an Schnürring 3 zu sehen. Bevor die Demyelinisierung beginnt, kann die Membranschwelle am Schnürring 3 leicht erreicht werden (A). Wenn die Demyelinisierung fortschreitet, tritt ein umso größerer Verluststrom zwischen Schnürring 2 und 3 ein, je größer der Myelindefekt ist (B). Die Membranschwelle am Schnürring 3 wird später erreicht, was zur Abnahme der Leitungsgeschwindigkeit führt. Bei nahezu vollständigem Verlust der Myelinisolation wird der Leckstrom so groß, daß im Schnürring 3 die Membranschwelle nicht mehr erreicht werden kann und die Erregungsleitung unterbrochen ist (C). Das Axon ist nicht länger funktionsfähig

untersucht wird, ereignen sich jährlich *Todesfälle* durch *Vergiftungen* mit *Muschelfleisch.*
Diese Toxine werden in der Neurophysiologie benutzt, um zu zeigen, daß Na^+-Kanäle unterschiedlich von anderen Membrankanälen, wie z. B. K^+-Kanälen wirken. Sie haben wesentlich geholfen, den Eintrittsweg von Na^+ in die Zelle zu charakterisieren, haben aber auch das Zählen und die Isolierung von Na^+-Kanalmolekülen ermöglicht. TTX und STX sind nicht die einzigen natürlichen Toxine, die bei der Analyse von Membranvorgängen hilfreich gewesen sind. Andere nützliche Werkzeuge sind Toxine von Pflanzen, der Haut von Amphibien, und den Giftdrüsen von Skorpionen, Spinnen und Seeanemonen.

1.11 Klinische Physiologie: Folgen einer Demyelinisierung

Nervenfasern leiten auch dann noch zuverlässig, wenn die Frequenz der entstehenden Aktionspotentiale groß ist. In einer myelinisierten Nervenfaser ist der während eines Impulses erzeugte Strom etwa 5–7 mal größer als notwendig, um am nächsten Schnürring ein Aktionspotential zu erzeugen *(Sicherheitsfaktor).*
Diese Situation ändert sich vollständig bei Krankheiten, die mit dem Verlust des Myelins einhergehen. **Demyelinisierung** kann beim *Diabetes mellitus* auftreten oder ist auch eine Folge beim *Alkoholismus.*

Die am häufigsten auftretende Demyelinisierungserkrankung ist jedoch die **multiple Sklerose.**

Diese Krankheit wurde erst kürzlich als eine *Autoimmunerkrankung* beschrieben, bei der eine Immunabwehr gegen das körpereigene Myelin in verschiedenen Teilen des ZNS besteht. Abhängig von der Stelle der Demyelinisierung treten Symptome wie *Muskelschwäche, Lähmung* oder abnormale sensorische *Empfindungen* auf. Diese Symptome kommen und gehen. Je größer der Verlust an Myelin ist und je mehr nervale Leitungsbahnen betroffen sind, umso ausgeprägter werden die Symptome. In myelinisierten Axonen werden, bedingt durch das Zytoskelett, Na^+-Kanäle im Schnürring zusammengelagert. Der Myelinverlust bewirkt eine Zunahme des Leckstromes entlang der Faser (Abb. 2-25). Der erste Effekt wird die Zunahme der Zeit sein, die notwendig ist, um am nächsten Schnürring die Membranschwelle zu erreichen, so daß die Leitungsgeschwindigkeit abnimmt. Bei fortschreitender Demyelinisierung ist der Stromfluß nicht mehr groß genug, um den nächsten Schnürring über die Membranschwelle zu depolarisieren, die Fortleitung wird blockiert. Der Leitungsblock in einer Gruppe von motorischen Axonen geht mit einer *Muskellähmung* einher. In sensorischen Nerven führt ein solcher Block zu *Empfindungsstörungen.* Bereits eine Verlangsamung der Leitungsgeschwindigkeit hat schon schwerwiegende Folgen, da die zeitliche Abstimmung der gesamten Informationsverarbeitung durcheinander gerät.
Demyelinisierung beeinflußt die gesamte Informationsfortleitung und -verarbeitung im Nervensystem. Es gibt einige Hoffnungen, daß durch das bessere Verstehen der Faktoren, die normalerweise das Immunsystem daran hindern, körpereigenes Gewebe anzugreifen, Therapiemöglichkeiten gefunden werden, die den Demyelinisierungskranken helfen können.

2 Erzeugung, Übertragung und Integration neuronaler Signale

B. Nilius

Erzeugung, Übertragung und Integration neuronaler Signale

Dieses Kapitel informiert über
- die Bahnen für **sensorische Information** zum ZNS
- die **Kodierung der Reizintensität**
- die Auslösung von **Generator- oder Rezeptor-Potentialen** durch Aktivierung von reizabhängigen Ionenkanälen und den Vergleich mit Aktionspotentialen
- die Ereignisse bei der **synaptischen Transmission**
- exzitatorische und inhibitorische **postsynaptische Potentiale** und **Rezeptoradaptation**
- **präsynaptische Hemmung** und ihre Modulierung durch Transmittersubstanzen
- **Konstruktion einfacher logischer Schaltkreise** aus synaptischen Übertragungsvorgängen
- Langzeitveränderungen der **synaptischen Effizienz** durch Neuromodulatoren

2.1 Einführung

Einführung

Das Nervensystem erkennt externe und interne physikalische und chemische Reize und erzeugt Antworten wie z. B. Muskelkontraktion oder Sekretion.

Kodierung von Informationen

⇦

Da Aktionspotentiale die einzigen Signale sind, die von Nervenfasern über weite Distanzen fortgeleitet werden, müssen alle Informationen, die das Nervensystem verarbeitet, in einen „*Kode*" überführt werden, *der auf Aktionspotentialen aufbaut.* Im Falle von sensorischen Rezeptoren wird diese Übersetzung **sensorische Transduktion** genannt.

Prinzipien neuronaler Informationsverarbeitung u. Integration:

Kodierte Botschaften, die ins ZNS gelangen, erzeugen dort Antworten, die zu verschiedenen Effektororganen geleitet werden, so daß die sensorische Transduktion in viele Vorgänge der Homoöstase eingeschaltet ist. Auf welche Art und Weise das ZNS sensorische Informationen nutzt, um geeignete Antworten zu erzeugen, ist eines der interessantesten Probleme der modernen Neurobiologie. Zwei Prozesse, in beiden spielt die Kommunikation zwischen Zellen eine Rolle, müssen ablaufen:

- **Fortleitung von Aktionspotentialen**
- **Integration von Informationen**

– axonale Aktionspotentiale müssen zu anderen Neuronen und zu Effektoren geleitet werden können
– Neurone müssen fähig sein, Informationen von mehr als einer Quelle zu kombinieren, so daß die von ihnen bereitgestellte Ausgangsinformation von den relativen Beiträgen der einzelnen Informationsquellen abhängt.

Der zweite Vorgang wird **neuronale Integration** genannt und ist die Grundlage der Informationsverarbeitung im ZNS. Der Ausgang an einem einzelnen Neuron hat eine Alles-oder-Nichts Struktur: zu einer beliebigen Zeit entsteht entweder ein Aktionspotential oder nicht. Viele sehr komplexe Vorgänge der Homoöstase werden unbewußt durch komplizierte nervale Schaltkreise reguliert. Andere Funktionen dagegen laufen bewußt ab.

- Synapsen wandeln Aktionspotentiale in postsynaptische Potentiale um

Vorgänge der Kommunikation spielen sich an spezialisierten Verbindungen zwischen Zellen ab, den *Synapsen.* An einer Synapse werden Alles-oder-Nichts Aktionspotentiale eines Neurons in abgestufte elektrische Ereignisse eines zweiten Neurons umgewandelt, die *postsynaptischen Potentiale.* In den meisten Fällen hängt im ZNS die Aktivität eines Neurons von der Summe der postsynaptischen Potentiale einer größeren Anzahl synaptischer Verbindungen ab.

Neuronale Struktur und Information

2.2 Neuronale Struktur und Informationsübertragung

Ein- und Ausgangssegmente

2.2.1 Eingangs- und Ausgangssegmente in Neuronen

Informationsaufnahme und -abgabe erfolgen in spezialisierten Zellabschnitten:

Alle Neurone müssen zur Informationsaufnahme von einer anderen Nervenzelle oder von Energie, die in spezieller Form in der Umgebung erzeugt wird, befähigt sein. Die Informationen müssen an andere Nerven- oder Effektorzellen weitergegeben werden können. Alle diese Vorgänge spielen sich an räumlich getrennten und spezialisierten Eingangs- und Ausgangssegmenten des Neurons ab. Die *Anatomie des Neurons* variiert sehr stark mit dessen Lokalisation und seiner Funktion. Jedes Neuron hat jedoch einen Zellkörper, Soma, der die metabolischen Funktionen für die anderen Teile der Zelle übernimmt. Abb. 2-26 zeigt ein typisches Neuron, welches für die Verarbeitung von Informationen im ZNS spezialisiert ist, wie z.B. Motoneurone und einige Interneurone. In solchen Zellen gehen vom Zellkörper **(Soma, Perikaryon)** Fortsätze, **Dendriten** aus. Dendriten und Zellkörper bilden viele synaptische Kontakte mit anderen Neuronen aus. Die Kontaktstellen der Zelle faßt man im **Eingangssegment** zusammen. Das **Ausgangssegment** bildet in Form eines einzelnen kabelähnlichen Fortsatzes das Axon, welches die Zelle am **Axonhügel** verläßt. Hier entstehen die Aktionspotentiale, die zu den Endigungen des Axons weitergeleitet werden. Von ihnen wird die neuronale Aktivität durch die **synaptische Transmission** auf andere Zellen übertragen.

- **Soma** und **Dendriten** als **Eingangssegmente**
- Axonhügel: **Initialsegment** als **Ausgangssegment**
- Soma sensorischer Neurone ist kein Eingangssegment!

Nicht alle Neurone haben den gleichen Aufbau. So gehört z.B. an sensorischen Neuronen das Soma nicht zum Eingangssegment (Abb. 2-26B). Die Zellkörper der afferenten Neurone sind innerhalb des ZNS lokalisiert oder aber, wie im Falle der spinalen Afferenzen, in den **Hinterwurzelganglien** in unmittelbarer Nachbarschaft zum Rückenmark. Die Zellkörper in den Hinterwurzelganglien sind elektrisch unerregbar und werden vom Axon gewöhnlich durch einen kurzen Fortsatz getrennt, so daß sie keine unmittelbare Rolle bei der Informationsübertragung spielen. Das Eingangssegment ist hier mit einem Axon verbunden, welches sich in das ZNS fortsetzt. Innerhalb des ZNS verzweigt sich das Axon und bildet viele Synapsen zur Kommunikation mit anderen Neuronen aus. Obwohl es eine Reihe morphologischer Unterschiede gibt, können doch allgemeine Aussagen über Eingangs- und Ausgangssegmente getroffen werden.

- **Eingangssegmente**

⇨

Eingangssegmente besitzen *viele rezeptorische Ionenkanäle*, die zu einer Antwort auf den Reiz befähigt sind, z.B. Duftmoleküle oder Druck. Sie besitzen aber nur einige oder überhaupt *keine spannungsgeschalteten Kanäle.*

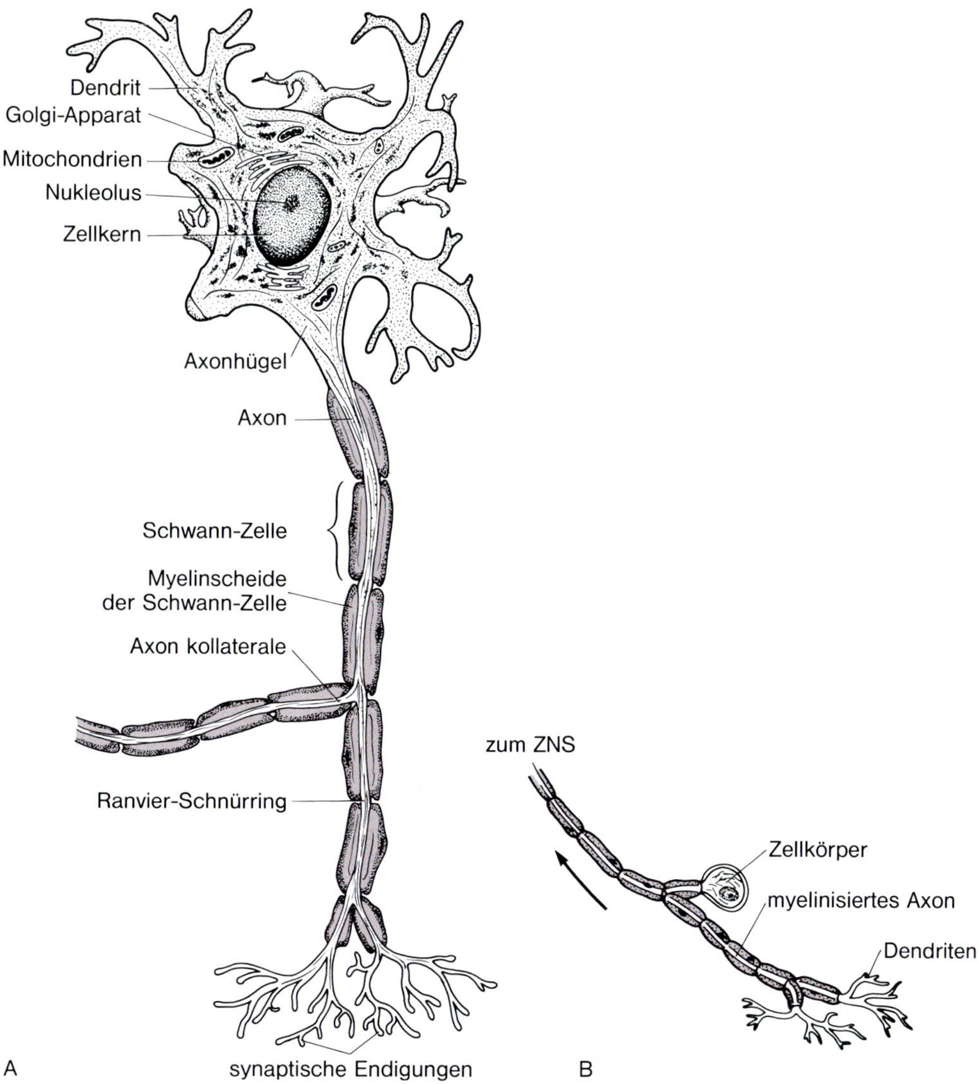

Abb. 2-26: A. Ein verallgemeinertes Neuron: Das *Eingangssegment* besteht aus Dendriten und dem Zellkörper, das *Ausgangssegment* setzt sich aus dem Axon und den synaptischen Endigungen zusammen. Aktionspotentiale entstehen am Axonhügel, an welchem das Axon den Zellkörper verläßt, und werden zu den synaptischen Endigungen fortgeleitet. Das Perikaryon enthält Zellorganellen. **B.** Die meisten sensorischen Neurone sind pseudounipolar. Sie besitzen ein Axon, welches sich teilt und in zwei Richtungen fortsetzt

Das Eingangssegment hat demnach eine sehr *hohe Schwelle* und erzeugt *kein Aktionspotential (AP)*. Im Eingangssegment sind die eigentlichen elektrischen Signale **lokale Ströme** (s. Kap. II/1.2). Diese Ströme werden zu den Stellen niedriger Membranschwelle geleitet, die sich nahe am Axonhügel im Ausgangssegment befinden. In Neuronen hat der Axonhügel die niedrigste Membranschwelle (Abb. 2-26A). Synaptische Ströme summieren sich am Axonhügel. Wenn der Strom eine hinreichend große Depolarisation hervorruft, wird die Membranschwelle überschritten und ein oder mehrere Aktionspotentiale entstehen.

- im Eingangssegment entstehen **lokale Ströme, keine AP**

2.2.2 Sensorische Neurone

Sensorische Neurone

- afferente Informations-Verarbeitung – 3 Wege:
1) **direkte Reizaufnahme** (freie NE)

Abb. 2-27 zeigt verschiedene Wege, auf denen durch ein afferentes Neuron eine Information ins ZNS fortgeleitet werden kann. In einigen sensorischen Systemen, wie z.B. bei Berührungs- und Drucksensoren, kann das *afferente Neuron direkt den Reiz* aufnehmen (Abb. 2-27, Weg 1). Das ist die einfachste Anordnung. Im visuellen und Hörorgan, bei der Geschmacks- und Geruchswahrnehmung sowie im vestibulären System des Innenohres sind *spezialisierte Epithelzellen* die primären Rezeptoren für den Reiz (Abb. 2-27, Weg 2). Die sensorischen

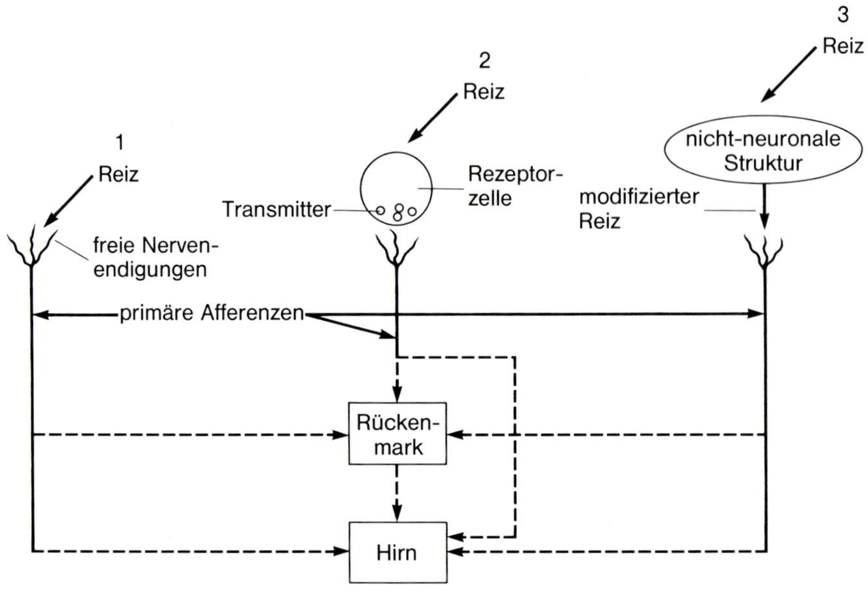

Abb. 2-27: 3 verschiedene Wege von *primär afferenten Nervenendigungen* werden gezeigt, die von verschiedenen Reizen erregt werden (Pfeile). In einigen sensorischen Systemen aktivieren die Reize direkt *freie Nervenendigungen* von primären Afferenzen (1). In den meisten komplexen sensorischen Systemen setzen Rezeptorzellen chemische *Transmitter* frei, um primär afferente Nervenendigungen zu erregen (2). In anderen werden Reize durch die zelluläre *Umgebung modifiziert,* im allgemeinen durch nichtneuronale Gewebe, so daß die freien Nervenendigungen nur den modifizierten Reiz registrieren (3). Abhängig vom spezifischen Reiz bilden die afferenten Fasern Synapsen im Rückenmark oder projizieren direkt ins Gehirn

2) über primäre u. sekundäre **Sinneszellen**

Epithelzellen erzeugen keine Aktionspotentiale. Ihre Permeabilitätsänderung kann jedoch eine Freisetzung chemischer Botenstoffe auslösen, die eine Änderung der Aktivität afferenter Neurone bewirken.

Nichtneuronale Komponenten
nicht-neuronale Strukturen modulieren neuronale Antworten
3) **Mechanorezeption** z.B. durch Lamellenkörperchen

2.2.3 Nichtneuronale Komponenten im sensorischen System

In einigen Fällen wird die Antwort sensorischer Rezeptoren durch nichtneuronale Strukturen beeinflußt (Abb. 2-27, Weg 3). Z.B. sind Vater-Pacini-Körperchen (Abb. 2-28) vibrationssensitive Rezeptoren in tieferen Hautschichten und an anderen Stellen des Körpers. Mehrere Bindegewebeschichten, die gegeneinander verschoben werden, wenn ein Druck

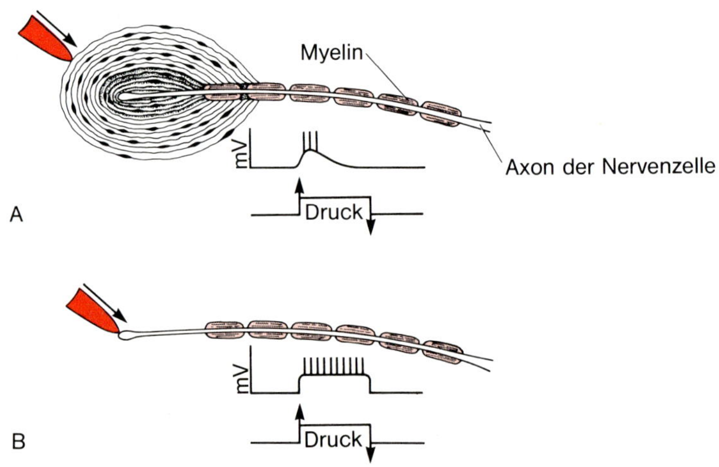

Abb. 2-28: A. Vater-Pacini-Körperchen: Die primär afferente Nervenendigung ist von einer Kapsel umgeben (Innenkolben), die aus Gewebsschichten besteht, die ähnlich einer Zwiebelschale angeordnet sind. In der intakten Kapsel erzeugt ein aufrechterhaltener Druck eine kurze Antwort, die nur aus einigen Aktionspotentialen besteht. **B.** Wird die Kapsel entfernt, so verändert sich das Antwortverhalten drastisch. Ein aufrechterhaltener Druck erzeugt jetzt eine konstante Aktionspotentialfrequenz

ausgeübt wird, umgeben die Nervenendigungen, so daß die Nervenfaser entlastet wird. Der Effekt besteht darin, daß der Rezeptor sensitiv gegenüber Druckänderungen bleiben kann, nicht aber gegenüber einem stationären Druck. Das ist nur ein Beispiel, wie nichtneuronale Strukturen, die mit Nervenfasern assoziiert sind, die Arbeitsweise sensorischer Rezeptoren einstellen können, um bestimmte Eigenschaften des Reizes zu selektieren.

2.2.4 Konzept des rezeptiven Feldes

Rezeptive Felder

Definition

Die *Lage des Eingangssegmentes* eines jeden afferenten Neurons legt sein **rezeptives Feld** fest. Das wird als die Fläche definiert, in der ein geeigneter Reiz adäquater Stärke eine Aktivierung in dem zugehörigen Neuron auslösen kann (Abb. 2–29)

Beispiele

So haben z.B. die Endigungen der Rezeptoren, die die Temperatur messen können, eine spezielle Verteilung in der Haut. Die Verteilung legt das rezeptive Feld fest. Die Ausbreitung der auf eine Retinaganglienzelle ableitenden photorezeptorischen Zellen in der Netzhaut definiert ebenfalls ein rezeptives Feld.

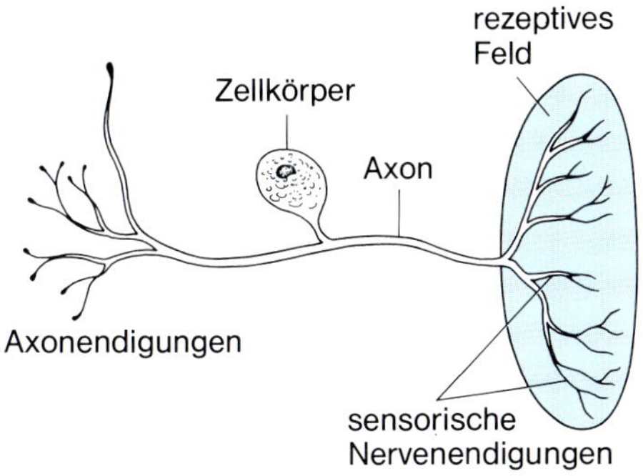

Abb. 2-29:
Das *rezeptive Feld* eines primären sensorischen Neurons ist die Region an der sensorischen Oberfläche (z.B. der Haut), die von den rezeptiven Nervenendigungen innerviert wird

2.2.5 Afferente Neurone als spezifische Leitungsbahnen

Spezifische afferente Leitungsbahnen

zu übermittelnde Informationen

Informationsarten werden über sensorische Signale dem ZNS zugeführt. Diese Informationen betreffen:
- **die Art, Größe und den Ort des Reizes.**

Reizart und -ort werden durch die Struktur des Nervensystems selbst bestimmt. Während der Entwicklung sendet nämlich ein Neuron ein peripheres Axon aus, welches sein rezeptives Feld an der geeigneten Stelle festlegt.

Modalität, Leitungsbahnen

Die peripheren Enden des sensorischen Neurons reagieren selektiv auf eine bestimmte Reizart, die als die zugehörige bezeichnet wird. Solche **Modalitäten** können z.B. Druck, Vibration, Schall oder Geschmack sein. Zur gleichen Zeit bilden die zentripetalen Axone Kontakte mit Neuronen in spezifischen Regionen des Gehirns aus, welche eine spezielle Informationsverarbeitung bezüglich der registrierten Modalität ermöglichen (Abb. 2–30). Als eine Folge dieser Verbindungen entwickeln sich **Leitungsbahnen**, die bestimmte Modalitäten verarbeiten und Eingänge von Rezeptoren erhalten, welche auf die betreffende Modalität spezialisiert sind. Dadurch erzeugt Licht eben keine Geschmacksempfindung. Auch erzeugt Licht, welches ins Ohr einfällt, keine visuelle oder auditive Empfindung.

- Leitung und Zentrale Abbildung

Die Leitungsbahnen zwischen den einzelnen Rezeptoren und ihren speziellen Regionen des Gehirns analysieren damit bereits die Art des Reizes, des sensorischen Inputs. Die afferenten Neurone bilden innerhalb jeder spezialisierten Region des ZNS ihre eigenen begrenzten Verbindungen aus. Die Verbindungen sind durch ihre rezeptiven Felder festgelegt, so daß in einer zentralen Region eine *Karte der rezeptorischen Felder* entsteht. Nicht nur Informationen von der Körperoberfläche und von Orten im Körperinneren, sondern auch die visuell und auditorisch aufgenommenen Räume werden in Zentren des Gehirns kartographiert. Die

Rezeptive Felder werden zentral abgebildet. Abbildung gibt Information über Reizort

Art dieser Karten differiert innerhalb des sensorischen Systems (s. Abb. 2-30), jede aber beantwortet die Frage, woher die Information stammt.

Das Problem der quantitativen Verschlüsselung eines Reizes wird im folgenden Kapitel behandelt.

Eigenschaften von Rezeptoren

Rezeptoren als Transducer

- **Energietransformation** durch Rezeptoren
- **Klassifizierung** von Rezeptoren nach Modalitäten
- **2 interne Rezeptoren**
  - Proprio- und
  - Interorezeptoren

2.3 Physiologische Eigenschaften sensorischer Rezeptoren

2.3.1 Sensorische Rezeptoren als Transducer

Sensorische Rezeptoren transformieren die einzelnen Formen von außen einwirkender Energie in einen neuronalen Kode. Sie sind in diesem Sinne **Transducer** (s. Kap. I/2). Entsprechend ihrer physikalischen Natur gliedern sich Reize in bestimmte Klassen der sensorischen Wahrnehmungen, den Modalitäten (Abb. 2–30). Hautreize sind durch verschiedene *Submodalitäten* wie Druck, Vibration, Schmerz und Temperatur repräsentiert. **Interne Rezeptoren** können in 2 Kategorien unterteilt werden:

• *Propriorezeptoren* vermitteln Informationen über die Lage eines jeden Körpersegmentes relativ zu einem anderen, z. B. Winkel an Gelenken und die Lage des Körpers im Raum

• *Interozeptive Systeme* messen Größen innerhalb des Körpers wie den Partialdruck von Sauerstoff oder Kohlendioxid sowie Osmolarität und Azidität der Körperflüssigkeiten.

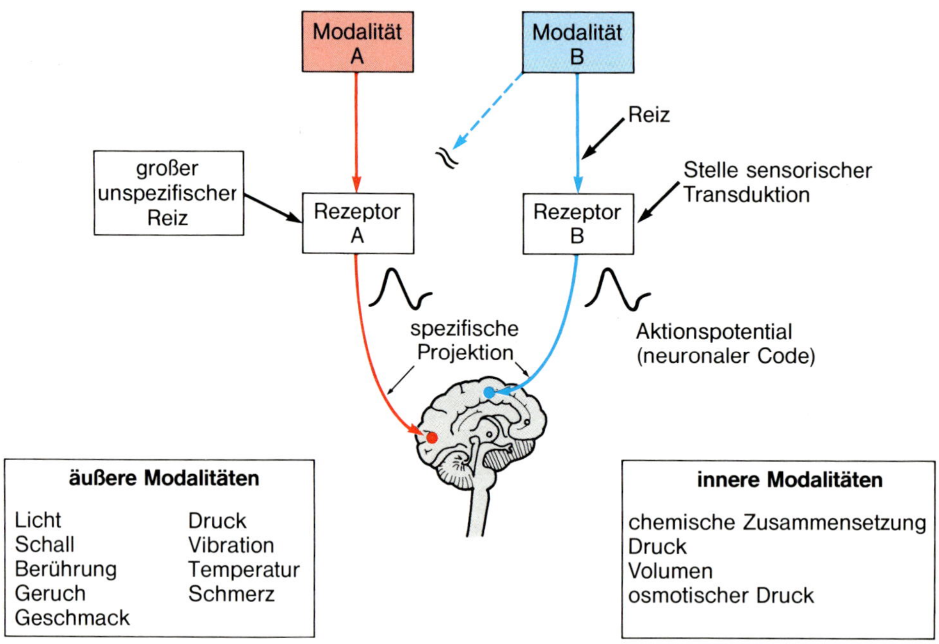

Abb. 2-30: Konzept der *Reizmodalitäten* und der *Leitungsbahnen.* Sensorische Rezeptoren haben eine niedrige Schwelle für eine spezifische Modalität und sind durch eine feste Bahn mit dem ZNS verbunden. Abnormal große Reize anderer Modalitäten können sensorische Rezeptoren aktivieren, wobei die Empfindung der durch die spezifische Modalität hervorgerufenen ähnlich ist. So ergibt z. B. ein Druck auf die Augenlider eine Lichtempfindung. Die mechanische Energie, die dafür angewendet werden muß, ist beträchtlich größer als die durch das einfallende Licht benötigte

- **Sensitivität** ⇨

Eine wichtige Eigenschaft der sensorischen Rezeptoren ist ihre besondere *Sensitivität gegenüber einer bestimmten Reizmodalität.*

- **Spezifität** der Rezeptoren von Energie ihres Reizes festgelegt

Beispiele

Stäbchen und Zapfen des *visuellen Systems* registrieren z. B. einzelne Photonen. Das *auditive System* nimmt über eine Verschiebung von Zilien an Haarzellen im Gehörorgan, die in der Größenordnung eines Atomdurchmessers liegen, Schallwellen auf. Das *olfaktorische System* kann einzelne Geruchsmoleküle wahrnehmen. Trotz ihrer hohen Spezifität können sensorische Rezeptoren auch durch andere Reize erregt werden, die dann aber eine beträchtlich größere Energie als die adäquaten haben müssen (Abb. 2–30).

Die bemerkenswerte *Sensitivität* gegenüber bestimmten Reizen wird durch Begrenzung des Bereichs effektiver Reize erreicht. So ist z.B. das menschliche Auge nur für einen kleinen Anteil des Spektrums magnetischer Wellen empfindlich, welches ja außer dem Bereich des sichtbaren Lichtes noch infrarotes und ultraviolettes Licht, Mikro-, Radiowellen, Röntgen- und Gammastrahlen umfaßt. Das menschliche Ohr ist unempfindlich für Schall unter 10 Hz und oberhalb 20 kHz, obwohl andere Säugetiere andere Frequenzbereiche wahrnehmen können. Die Selektivität unserer sensorischen Rezeptoren begrenzt in beträchtlichem Ausmaß die Erfahrbarkeit unserer physikalischen Umwelt.

- Rezeptoren **selektieren** Umweltreize
- begrenzte Erfahrbarkeit der physikalischen Umwelt

2.3.2 Filterung sensorischer Signale

Signalfilterung

Nur ein kleiner Teil der Informationen innerhalb einer afferenten Bahn wird unserem Bewußtsein zugänglich gemacht. So werden z.B. Informationen, die von Meßfühlern des Blutdrucks stammen, überhaupt *nicht bewußt* wahrgenommen.

- **unbewußte** Signal-Rezeption (z.B. Blutdruck)

Filter

> Eine wesentliche Funktion unseres ZNS besteht darin, Informationen *auszufiltern*, die unwichtig, fehlerhaft oder von geringem Neuigkeitswert sind.

Die Anteile unseres Gehirns, die in die *bewußte Wahrnehmung* eingebunden sind, vermitteln bevorzugt solche Empfindungen, die von spezifischem Neuigkeitswert sind oder von denen die Erfahrung gezeigt hat, daß sie eine besondere Bedeutung besitzen. Diese Fähigkeit ist für höhere Funktionen des Gehirns, wie das Lernen, wichtig.

- **bewußte** Signal-Rezeption (z.B. Lernen)

Fragen

Wiederholungsfragen:
1. Was versteht man unter einer Reizmodalität und welche Beispiele können Sie nennen?
2. Was ist die Relation zwischen Rezeptorspezifität und Reizmodalität?
3. Was sind Leitungsbahnen?

2.4 Erzeugung eines neuronalen Kodes

Neuronaler Kode

2.4.1 Erzeugung von Rezeptorpotentialen

Rezeptorpotentiale

Sensorische Rezeptoren kodieren Informationen mittels elektrischer Ereignisse, die an rezeptorischen Endigungen entstehen.

Rezeptorzelle, -protein

> Rezeptorzellen können auf Reize antworten, da sie **reizabhängige** (oder **stimulusabhängige**) **Rezeptorproteine** in ihren Membranen besitzen. Die Rezeptorproteine sind entweder:
> - selbst für Na^+ oder K^+ *selektive Kanäle* (Abb. 2–31 A) oder an
> - *Ionenkanäle* (Abb. 2–31 B) *gekoppelt.*

Der Begriff „Rezeptorprotein" unterscheidet sich von dem des sensorischen Rezeptors, der jeweils für eine *ganze Zelle* steht.

Reiz → Rezeptorprotein → Permeabilität ↓↑

Wirkt ein geeigneter Reiz auf ein Rezeptorprotein, so werden in Abhängigkeit von seinem sensorischen System entweder Ionenkanäle geöffnet oder geschlossen. Schließung oder Öffnung von Kanälen erzeugt Permeabilitätsveränderungen der Membran, so daß Potentialänderungen entstehen können (Abb. 2–32), die bei sensorischen Rezeptoren **Generator-** oder **Rezeptorpotentiale** genannt werden. In den meisten sensorischen Systemen lassen reizabhängige Kanäle sowohl Na^+ als auch K^+ durch die Membran fließen. Da das Membranpotential der Nervenendigungen nahe am K^+-Gleichgewichtspotential liegt, ist die treibende Kraft für Na^+ viel größer als die für K^+ (Abb. 2–32 A). Der überwiegende Effekt ist ein Na^+-Einstrom, der zu einer Depolarisation führt. Im visuellen System dagegen führt die Verminderung eines Na^+-Einstromes zu einer Hyperpolarisation (s. Kap. II/4.4.5).

- **Generator-** und **Rezeptorpotentiale**
- Leitfähigkeitsänderungen für Na^+ erzeugen Depolarisation bei Kanalöffnung, Hyperpolarisation bei Schließung

Erzeugung von Aktionspotentialen in Rezeptoren

Nervenendigungen sind elektrisch unerregbar. Der Abstand zwischen dem Ruhemembranpotential des Axons und dem de- oder hyperpolarisierten Membranpotential der Nervenendigung bedingt einen Stromfluß zwischen Endigung und Axon (Abb. 2–33, Messung an Stelle A). Wie in Kap. II/1.6.3 beschrieben wird, erzeugt ein stationärer Strom eine Serie von Aktionspotentialen. Im sensorischen Neuron wirken Ionenkanäle also wie ein Stimulator.

Aktionspotentiale (AP) in Rezeptoren
- Unerregbarkeit der rezeptorischen Endigung

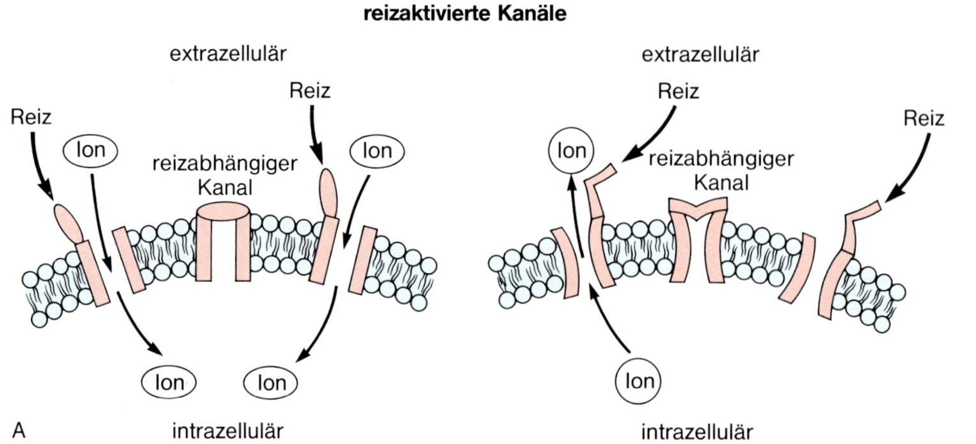

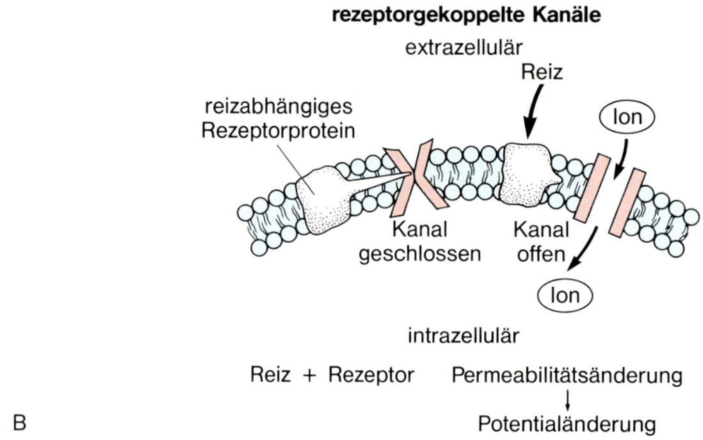

Abb. 2-31: **A.** Ein konzeptionelles Schema von *sensorischen Rezeptorproteinen,* die gleichzeitig als Ionenkanäle fungieren. Der Reiz bewirkt eine Öffnung von Kanälen für Na^+ (li.) oder K^+ (re.) **B.** Schema eines Rezeptors, der mit einem Kanal gekoppelt ist. Der Reiz aktiviert ein Rezeptorprotein, das mit einem zweiten Membranprotein gekoppelt ist und einem „geschalteten" Kanal entspricht. Die Koppelung kann physisch sein, wie skizziert ist, oder einen second messenger, wie z. B. ein G-Protein, beanspruchen (s. Kap. I/2.3.4). In **A** und **B** ist das Ergebnis der Interaktion zwischen Reiz und Rezeptor die Veränderung der Leitfähigkeit der Zellmembran. In vielen Fällen sind die Koppelungsmechanismen denen ähnlich, die für hormonale Rezeptoren beschrieben wurden

• Enstehung am Axonhügel

Wenn die damit ausgelöste Änderung der Membranpermeabilität eine ausreichende Depolarisation erzeugt, wird am Axonhügel das Schwellenpotential erreicht und eine Aktionspotentialserie hervorgerufen (Abb. 2–33 B).

Reizkodierung

2.4.2 Kodierung von Reizen

Rezeptorpotential erzeugt Strom

Ein Rezeptorpotential hat einen Strom zu Folge, der mit der Entfernung vom Entstehungsort rasch abfällt, so daß nur an der rezeptorischen Endigung eine Depolarisation entsteht. Sie entspricht der Reizgröße, ist also abgestuft und dient damit am sensorischen Rezeptor zur Kodierung der Reizintensität in die neuronale Information.

⇨

Die **Reizintensität wird somit quantitativ in eine Änderung des Membranpotentials umgewandelt.** Eine *Vergrößerung der Depolarisation* läßt sich durch *räumliche* und *zeitliche* Summation hervorrufen.

• räumliche Summation

• **Räumliche Summation** bedeutet *Addition von Reizen von mehr als einer rezeptorischen Endigung.* Nur sensorische Rezeptoren mit Verzweigungen oder räumlich verteilten Nervenendigungen können diese Art der Summation erzeugen. Ein typisches Beispiel ist der *Berührungsrezeptor* der Haut. Mehrere getrennte Reize können von einem Rezeptor räumlich addiert werden und legen zusammen die Größe des Rezeptorpotentials fest. Reizung eines größeren Anteils des rezeptiven Feldes eines Rezeptors führt zu einer entsprechend höheren Frequenz der am Axonhügel entstehenden Aktionspotentiale (Abb. 2–34).

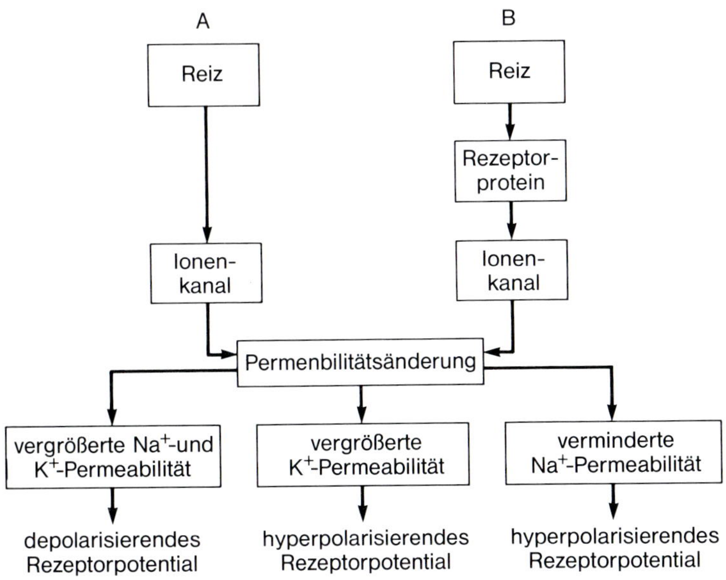

Abb. 2-32: Eine mögliche Reihenfolge von Ereignissen, durch die ein Reiz ein *Generator-* (oder Rezeptor-)potential hervorrufen kann. In **A** aktiviert der Reiz einen Ionenkanal, in **B** einen Rezeptor, der an einen Ionenkanal gekoppelt ist. In beiden Fällen entsteht eine Permeabilitätsänderung. *Depolarisierende Rezeptorpotentiale* sind das Ergebnis der Vergrößerung einer Na^+-Permeabilität; *hyperpolarisierende Rezeptorpotentiale* entstehen durch die Vergrößerung einer K^+-Permeabilität oder aber durch Verminderung einer Na^+-Permeabilität. Verschiedene Rezeptoren benutzen in diesem Schema verschiedene Wege

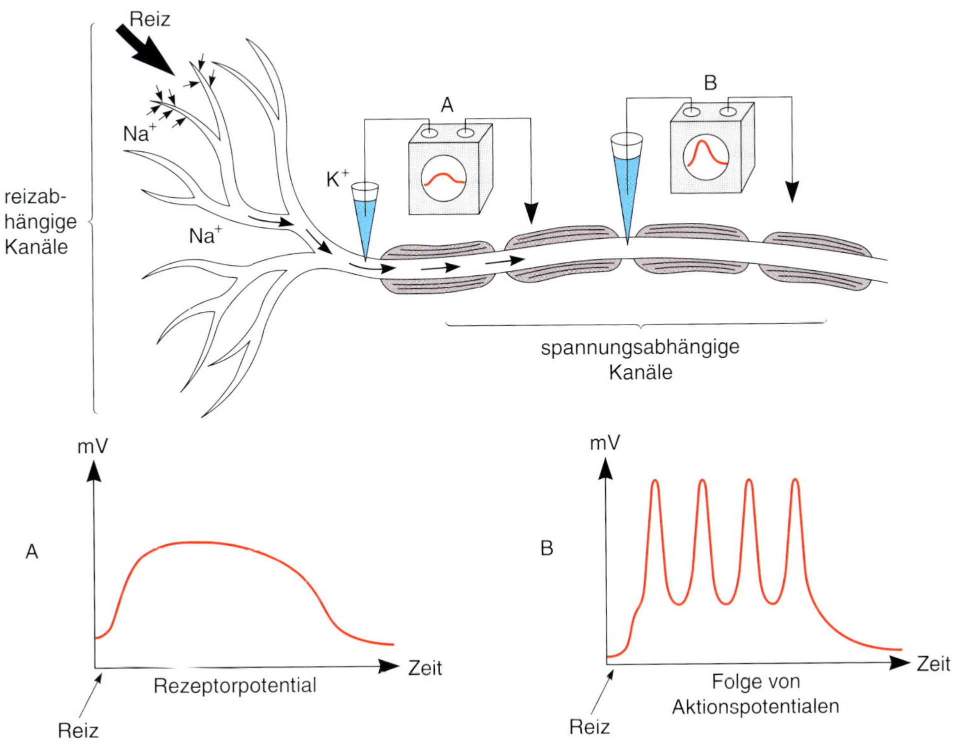

Abb. 2-33: **A**. Die Depolarisation einer freien Nervenendigung führt zu einem *Rezeptorpotential,* welches sich über einen lokalen Strom auf das Axon ausbreitet. **B**. Eine *Serie von Aktionspotentialen* entsteht im Axon durch ein Rezeptorpotential, das die Membranschwelle überschreitet

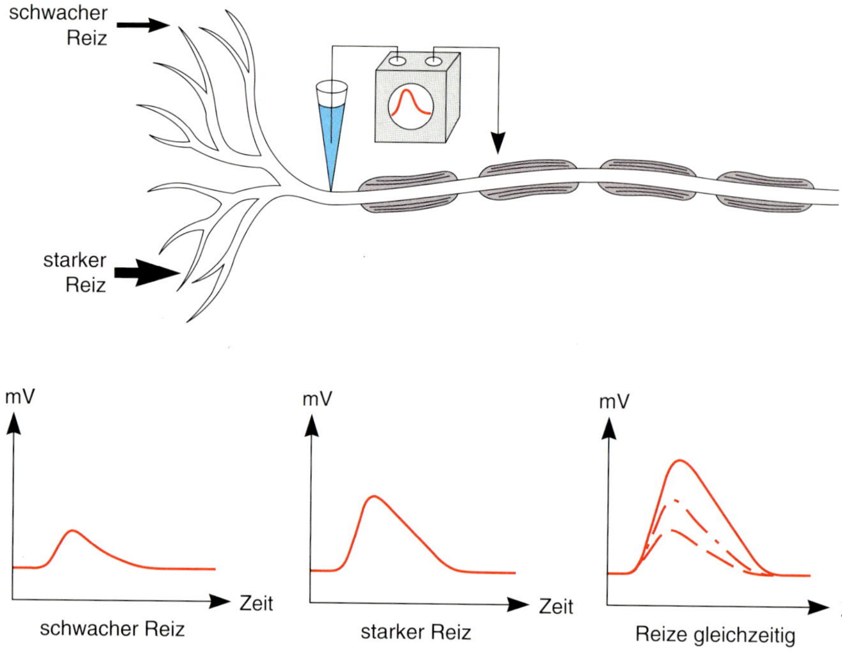

Abb. 2-34: *Räumliche Summation* entsteht im Eingangssegment eines sensorischen Rezeptors. 2 in benachbarten Regionen gleichzeitig eintreffende Reize ergeben ein größeres Rezeptorpotential als ein einzelner Reiz

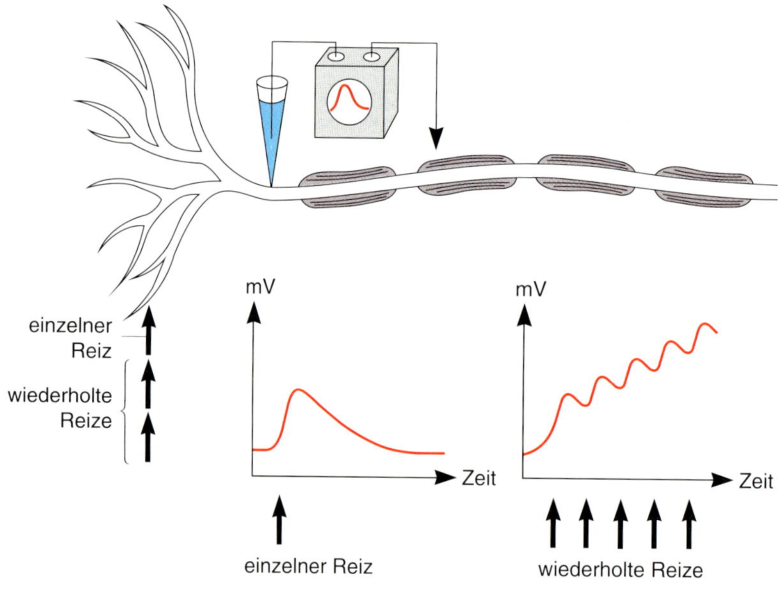

Abb. 2-35: *Zeitliche Summation* in einem Eingangssegment eines sensorischen Rezeptors. Das Rezeptorpotential an einer Stelle des Eingangssegmentes bei einmaliger Reizung wird mit dem an der gleichen Stelle bei wiederholter Reizung verglichen

• **zeitliche Summation**

• **Zeitliche Summation** ist das Ergebnis einer raschen *repetitiven Reizung der gleichen Eingangsregion* (Abb. 2–35). Wie bei der räumlichen Summation besteht der Effekt in einer Vergrößerung eines Rezeptorpotentials.

2.4.3 Lineare und logarithmische Rezeptoren

Lineare, logarithmische Rezeptoren

Die Frequenz der entstehenden Aktionspotentiale ist stets proportional zur Amplitude des Rezeptorpotentials. Die Beziehung zwischen Reizintensität und der Amplitude des sich ergebenden Rezeptorpotentials variiert mit der Natur des Reizes, den ein sensorischer Rezeptor aufnimmt.

lineares, logarithmisches Antwortmuster

• In einem speziellen Muster (Abb. 2–36 A) ist das Rezeptorpotential direkt proportional zur Reizintensität: **lineares Antwortmuster**
• In einem anderen Antwortmuster nimmt der Rezeptor Änderungen eines schwachen Reizes sehr empfindlich auf (vergleiche Reiz 1 und 2 in Abb. 2–36 B), wird aber zunehmend weniger sensitiv, wenn die Intensität des Reizes höhere Werte erreicht: **logarithmisches Antwortmuster.**
Letztes wird an Rezeptoren beobachtet, die Reize aufnehmen, deren Energie im Bereich mehrerer Größenordnungen variiert, wie z. B. *Licht* oder *Schall.*

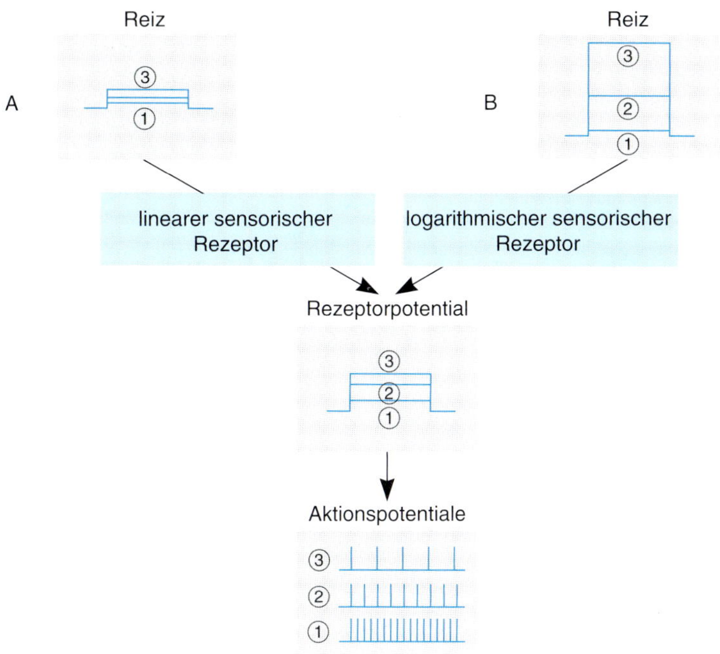

Abb. 2-36: *Kodierung der Reizintensität* durch einen sensorischen Rezeptor. In solchen Systemen, in denen die Reizintensität nicht über mehrere Größenordnungen variieren kann, ist die Beziehung zwischen Rezeptorpotential und Aktionspotentialfrequenz linear. In Systemen, die Intensitätsbereiche über mehrere Größenordnungen registrieren müssen, wird eine *logarithmische* Beziehung beobachtet. In beiden Fällen ist die Frequenz der entstehenden Aktionspotentiale direkt proportional zur Amplitude des Rezeptorpotentials

Die Refraktärperiode der Nervenaktionspotentiale limitiert ihre Frequenz auf einige Hundert pro Sekunde. Ein lineares Antwortmuster würde damit einen Rezeptor schon an seine Auflösungsgrenze bringen, wenn die Reizintensität nur um etwa 2 Größenordnungen anwächst.

Beispiel

Anwendung. Das logarithmische Antwortmuster von visuellen und auditorischen Rezeptoren erlaubt dagegen eine Änderung in den Aktionspotential-Frequenzen um das etwa Siebenfache bei einer 10millionfachen Änderung der Reizintensität. Das ist etwa die Differenz zwischen Flüstern und Rockkonzert.

Rezeptorarten

2.4.4 Tonische, phasische, gemischte und modifizierte sensorische Rezeptoren

Adaptation

⇨

> Unter **Adaptation** versteht man in der Sinnesphysiologie eine spezielle Antwort eines Rezeptors auf einen langdauernden Reiz. Sensorische Rezeptoren variieren sehr in ihrem Adaptationsverhalten. Drei Klassen können unterschieden werden: *tonische, phasische und gemischte.*

Tonischer Rezeptor

- **Definition**
- Beispiele für nicht adaptierende Rezeptoren, tonische Rezeptoren messen absolute Reizintensitäten

2.4.4.1 Tonische Rezeptoren

Die tonischen oder nicht adaptierenden Rezeptoren umfassen Antworten, die während eines langdauernden Reizes überhaupt keine Veränderungen in der Entladungsfrequenz zeigen. Beispiele für tonische Rezeptoren sind die für *Schmerz, Stellung der Extremitäten, Blutdruck* und *Sauerstoffgehalt des Blutes.* Bei diesen Rezeptoren hält das Rezeptorpotential so lange an, wie der Reiz andauert. Die Größe des Rezeptorpotentials ist proportional zur Intensität des Reizes (Abb. 2–37).

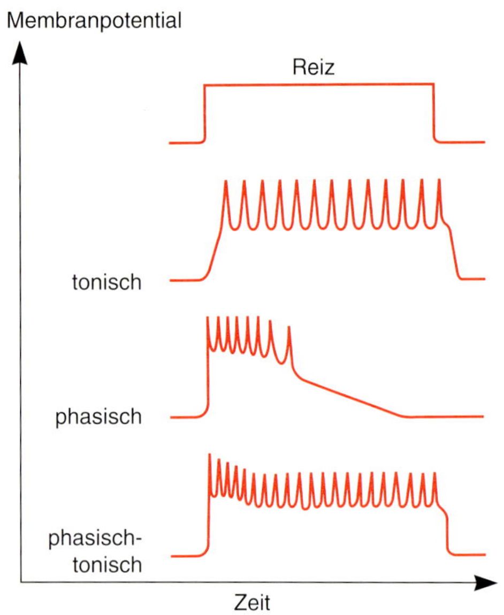

Abb. 2-37:
Antwort eines *tonischen,* phasischen und *gemischten Rezeptors* (phasisch-tonisch) auf einen länger dauernden Reiz

Phasischer Rezeptor

- **Definition**

2.4.4.2 Phasische Rezeptoren

Die zweite Klasse von Rezeptoren zeigt eine Salve von Aktionspotentialen beim Einsetzen des Reizes. Die Entladungsfrequenz der Aktionspotentiale wird jedoch vermindert, wenn der Reiz andauert, bis schließlich keine Aktionspotentiale mehr enstehen. Solche Rezeptoren werden als **phasische** oder **rasch adaptierende** bezeichnet. Es gibt verschiedene Möglichkeiten der Adaptation, die in den verschiedenen sensorischen Systemen variieren. Im schon besprochenen Beispiel der *Vater-Pacini-Körperchen* ermöglicht eine Kapselstruktur die notwendige rasche Adaptation. In anderen Beispielen wird die Adaptation durch *Öffnen und Schließen von reizempfindlichen Ionenkanälen* hervorgerufen. Die Fähigkeit eines Sinnessystems zu adaptieren, ist von einer solchen Bedeutung, daß sich eine Vielzahl von Mechanismen entwickelt hat.

- **Änderungen von Reizintensitäten**

Die Antwort eines phasischen Rezeptors bildet im allgemeinen die Änderungsgeschwindigkeit einer Reizintensität ab und nicht seine endgültige Größe (Abb. 2–37). Bei diesen Rezeptoren verschwindet das Rezeptorpotential innerhalb einer bestimmten Zeit, auch wenn der Reiz noch aufrechterhalten wird. Phasische Rezeptoren sind darauf spezialisiert, daß sie neu eintreffende oder sich zeitlich ändernde Reize messen können. Sie werden in solchen Systemen gefunden, in denen Änderungen besonders bedeutungsvoll sind. Beispiele dafür sind die phasischen Rezeptoren in der *Haut,* die nur auf einen *Berührungsbeginn* antworten, oder auch *Muskelrezeptoren,* die eine *Längenänderung* im Muskel erkennen.

2.4.4.3 Gemischte Rezeptoren

Eine dritte Klasse von Rezeptoren zeigt Eigenschaften beider schon besprochenen Klassen phasischer und tonischer Rezeptoren. Die Rezeptorpotentiale dieser **phasisch-tonischen** oder **gemischten Rezeptoren** zeigen eine initiale transiente Antwort, die proportional zur Änderungsgeschwindigkeit der Reizintensität ist (Abb. 2–37) und von einer konstanten Antwort gefolgt wird. Diese ist proportional zur endgültigen Intensität des Reizes. Es wird also eine initiale Salve von Aktionspotentialen registriert, der eine Frequenzabnahme und schließlich eine konstante Entladungsfrequenz folgen, die proportional zur endgültigen Reizgröße ist.

Phasisch-tonischer Rezeptor

Definition
- messen
  - **Änderungen** und
  - **Größe** von Reizintensitäten

2.4.4.4 Modifizierte Epithelzellen als Rezeptoren

Die Reihenfolge der Ereignisse bei der sensorischen Transduktion ist etwas komplizierter in den sensorischen Systemen, deren Rezeptoren keine Neurone, sondern modifizierte Epithelzellen sind. Sie werden als **sekundäre Sinneszellen** bezeichnet.
Das ist im *auditorischen, vestibulären, visuellen* und *gustatorischen* System der Fall. Alle diese Systeme gehorchen jedoch den allgemeinen Prinzipien der sensorischen Transduktion, die gerade besprochen wurden.
Bei Neuronen, die gleichzeitig Rezeptoren sind und eine afferente Nervenfaser ausbilden, wie die Vater-Pacini-Körperchen, entsteht das Rezeptorpotential im elektrisch unerregbaren Abschnitt des Axons und wird mit der Reizintensität abgestuft.

Epithelzellen als Rezeptoren

- viele Sinneszellen sind umgewandelte Epithelzellen: **sekundäre Sinneszellen**
- Sinneszellen mit eigenem Axon: **primäre Sinneszellen**

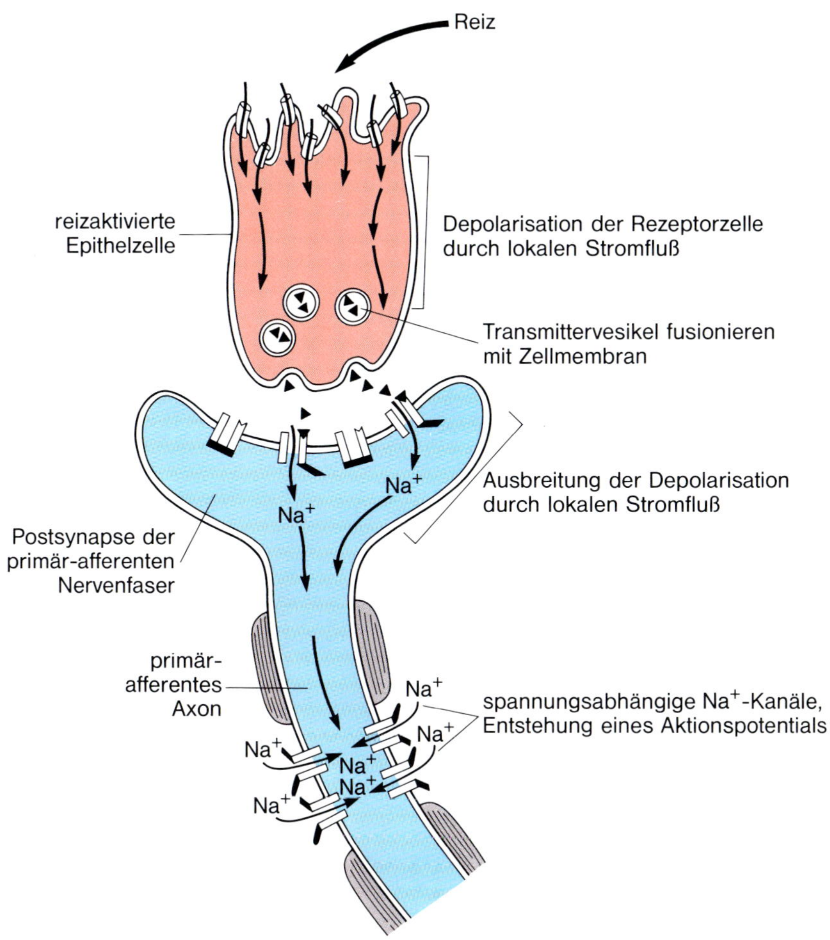

Abb. 2-38: Ausbildung eines *Aktionspotentials in einem sensorischen System,* in dem das Eingangssegment eine modifizierte *Epithelzelle* ist. Ein Reiz aktiviert eine Epithelzelle, die ein Rezeptorpotential, aber kein Aktionspotential ausbilden kann. Das Rezeptorpotential reguliert die Rate der Transmitterfreisetzung. Der Transmitter depolarisiert die postsynaptische Membran einer afferenten Nervenfaser. Ein lokaler Strom, der hier durch Pfeile dargestellt wird, fließt zwischen den depolarisierten Nervenendigungen und dem Axon, das spannungsgeschaltete Na^+-Kanäle besitzt. Es wird im Axon ein Aktionspotential erzeugt, das zum ZNS geleitet wird

In sensorischen Epithelien sind die Rezeptoren keine Nervenzellen und können keine Aktionspotentiale erzeugen. Bei ihnen entstehen keine Permeabilitätsänderungen als Folge einer Stimulation. Die Rezeptorzellen kommunizieren mit den sensorischen Afferenzen durch die Freisetzung chemischer Botenstoffe (Abb. 2–38) oder in einigen Fällen durch eine direkte Koppelung über spezielle Zellkontakte, „gap junctions".

- epitheliale Rezeptoren sind **Eingangssegmente**

Die epithelialen Rezeptoren können als eine Ganzzellstruktur für ein Eingangssegment in einem sensorischen Übertragungsweg angesehen werden. Die Permeabilitätsänderungen, die in diesen Eingangssegmenten ein Rezeptorpotential hervorrufen, sind innerhalb verschiedener sensorischer Systeme sehr unterschiedlich. In einigen Fällen ist das Rezeptorpotential sogar hyper- und nicht depolarisierend. So wird in den *Photorezeptoren*, den Stäbchen und Zapfen, durch Photonen über eine Verminderung einer Na^+-Leitfähigkeit eine Hyperpolarisation ausgelöst.

Fragen

Wiederholungsfragen:
1. In welchen unterschiedlichen Bedeutungen wird der Begriff „Rezeptor" verwendet?
2. Was bedeutet eine Rezeptoradaptation für die Reizintensität?
3. Welche Reizmodalitäten benötigen eine logarithmische Rezeptorantwort? Warum?

Synaptische Übertragung

Synapsenarten

2.5 Physiologie der synaptischen Übertragung

2.5.1 Elektrische und chemische Synapsen

Die Kommunikation zwischen Zellen des Nervensystems und zwischen neuronalen und effektorischen Zellen wird durch Zell-zu-Zell-Verbindungen, **Synapsen,** verwirklicht.

1. Elektrische Synapsen = gap junctions
- leiten in **jeder Richtung**

• Elektrische Synapsen sind Stellen mit spezialisierten Zellkontakten, *gap junctions* (Abb. 2–39). Diese ermöglichen einen direkten elektrischen Kontakt zwischen benachbarten Zellen mit sehr geringem elektrischen Widerstand. Ein an einer solchen Synapse ankommendes Aktionspotential kann einen depolarisierenden Strom zwischen den beiden Zellen erzeugen. Diese Synapsen erlauben einen *Informationstransfer in beiden Richtungen.* Elek-

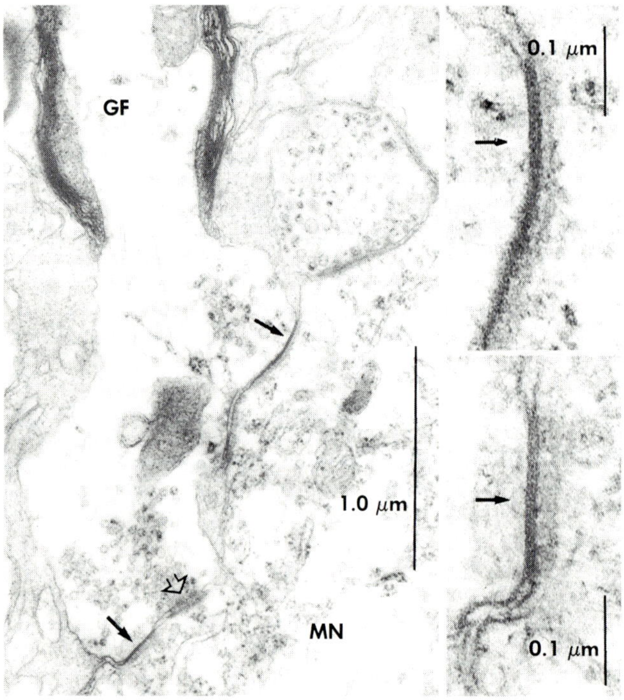

Abb. 2-39: Die *elektronenoptische Aufnahme* zeigt eine elektrische Synapse, die von einer motorischen Riesennervenfaser eines Hammerfisches gebildet wird. **Links:** eine Riesennervenfaser, GF, verliert die Myelinschicht (oberer Rand der Abbildung) und bildet *gap junctions* aus. Diese sind das strukturelle Substrat der elektrischen Kommunikation mit dem Motoneuron (MN, etwa in der Mitte und unten links, geschlossener Pfeil). **Rechts:** 10fach stärkere Vergrößerung der beiden gap junctions

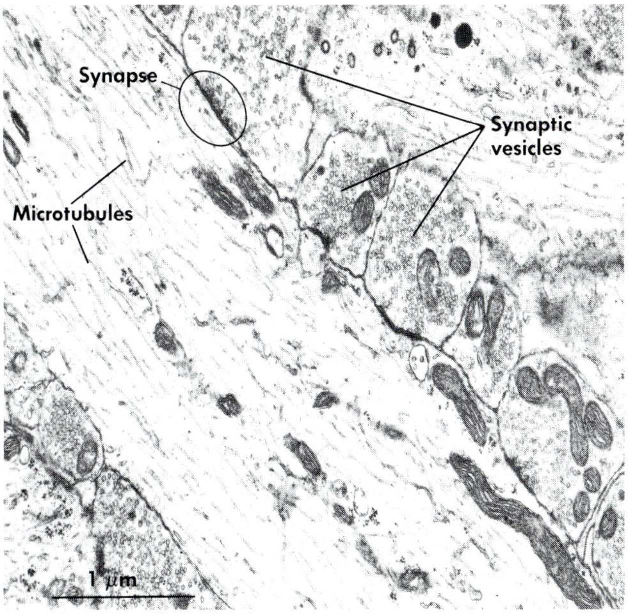

Abb. 2-40: Beispiel mehrerer *chemischer Synapsen* auf einer postsynaptischen Zelle. In den synaptischen Endigungen sind Vesikel zu sehen, die einen Transmitter enthalten, während in der postsynaptischen Zelle keine Vesikel enthalten sind. Stark angefärbtes Material ist an der Innenseite sowohl der prä- als auch der postsynaptischen Membran zu sehen. Die postsynaptische Zelle enthält Mikrotubuli

trische Synapsen sind sehr verbreitet bei Invertebraten. Ihre große allgemeine Bedeutung wird jedoch immer offensichtlicher. Sie kommen in verschiedenen Teilen des ZNS vor, sind jedoch relativ schwer zu isolieren und zu untersuchen.

2. Chemische Synapsen

• Chemische Synapsen (Abb. 2–40) zeigen einen schmalen *synaptischen Spalt von 30 bis 50 nm*, der zwei Zellen voneinander trennt. Der Spalt erlaubt keinen elektrischen Stromfluß. Stattdessen werden als Folge der Erregung einer Zelle *chemische Botenstoffe* freigesetzt. Sie diffundieren durch den Synapsenspalt und beeinflussen die Aktivität der zweiten Zelle. Dieser Mechanismus des Informationstransfers wird *chemische synaptische Transmission* genannt (Abb. 2–41). Die Information kann eine chemische Synapse nur in einer Richtung passieren, nämlich von der **präsynaptischen Zelle**, die den Transmitter ausschüttet, zur **postsynaptischen Zelle,** welche ihn empfängt.

Damit wird die präsynaptische Zelle Teil eines Ausgangssegmentes, welches auf das Eingangssegment der postsynaptischen Zelle wirkt.

2.5.2 Chemische Synapsen und deren Unterschiede

Unterschiede Chemischer Synapsen

Über den allgemeinen Bauplan hinaus haben synaptische Strukturen in verschiedenen Teilen des ZNS, den Verbindungen zwischen Neuronen und Muskeln sowie den Verbindungen zwischen Neuronen des vegetativen Nervensystems und ihren Effektorzellen spezielle Eigenschaften.

• Synapsen im ZNS

• Im ZNS ist die Größe der Zelloberfläche, die von Synapsen eingenommen wird, relativ gering und der Transmitter diffundiert leicht in den synaptischen Spalt.

• neuromuskuläre Synapsen

• In den *neuromuskulären Synapsen* am Skelettmuskel (Abb. 2–42) ist die Axonendigung relativ groß und ragt in Einstülpungen der postsynaptischen Membran hinein, die aus Falten des Muskels gebildet wird. Die Aufgabe einer solchen Struktur ist es, den Verlust von Überträgerstoff durch Diffusion zu beschränken.

• Synapsen im autonomen Nervensystem, **Varikositäten**

• Efferente Nervenfasern des *autonomen Systems* dringen in die Wandstrukturen der Effektororgane ein und setzen dort aus Auftreibungen der Axonendigungen, den **Varikositäten,** Überträgerstoffe frei (Abb. 2–43). Die Entfernung zwischen Varikosität des Axons und den Zellmembranen der umgebenden Effektorzellen ist im Vergleich zum engen Synapsenspalt

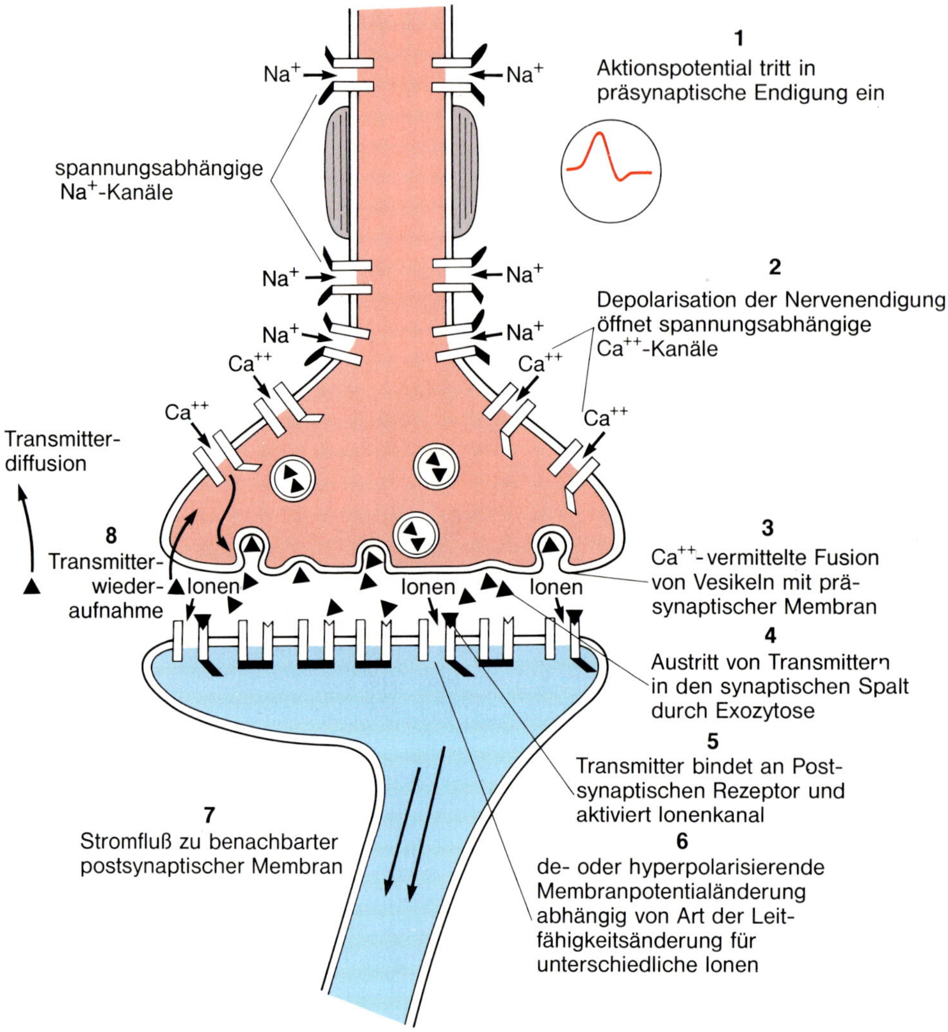

Abb. 2-41: *Synaptische Übertragung:* Ein präsynaptisches Aktionspotential (1) öffnet Ca^{++}-Kanäle in der Nervenendigung (2) und erleichtert die Verschmelzung der Vesikel, die den Transmitter enthalten, mit der Membran der Nervenendigung (3). Nach der exozytotischen Freisetzung des Transmitters (4) kann dieser frei durch den synaptischen Spalt diffundieren und bindet sich an einen Rezeptor (5). Dadurch kann ein Ionenkanal in der postsynaptischen Membran aktiviert werden (6). Der sich ergebende Strom breitet sich in die Umgebung der postsynaptischen Membran aus (7). Einige der freigesetzten Transmittermoleküle werden von der Nervenendigung wieder aufgenommen (8) oder verlassen durch Diffusion den Bereich der Synapse

im ZNS recht groß (s. Abb. 2–39). Die Folge ist eine weite Verteilung der Überträgersubstanz, die aus einer Varikosität freigesetzt wird.

2.5.2.1 Synaptische Vesikel und Übertragung in Quanten

Vesikel und Quanten

- synaptische Vesikel als Transmitterspeicher

Die präsynaptischen Nervenendigungen besitzen einen bestimmten Vorrat an **synaptischen Vesikeln,** die kleine kugelförmige Membranbehälter sind und den Transmitter enthalten (s. Abb. 2–40, 41). Ihr Erscheinungsbild und Durchmesser variieren zwischen funktionell verschiedenen Synapsen beträchtlich. Die Vesikel erscheinen als elektronendichte oder -durchlässige Gebilde, wenn man sie im Elektronenmikroskop darstellt. Ihr Durchmesser bewegt sich zwischen 30–50 nm. Für einen gegebenen Typ von Synapsen enthält jedes Vesikel etwa die gleiche Menge an Überträgerstoff.

⇨ Die geringste freisetzbare Menge an Transmitter, die gerade dem Inhalt eines Vesikels entspricht, ist das **Transmitterquantum.**

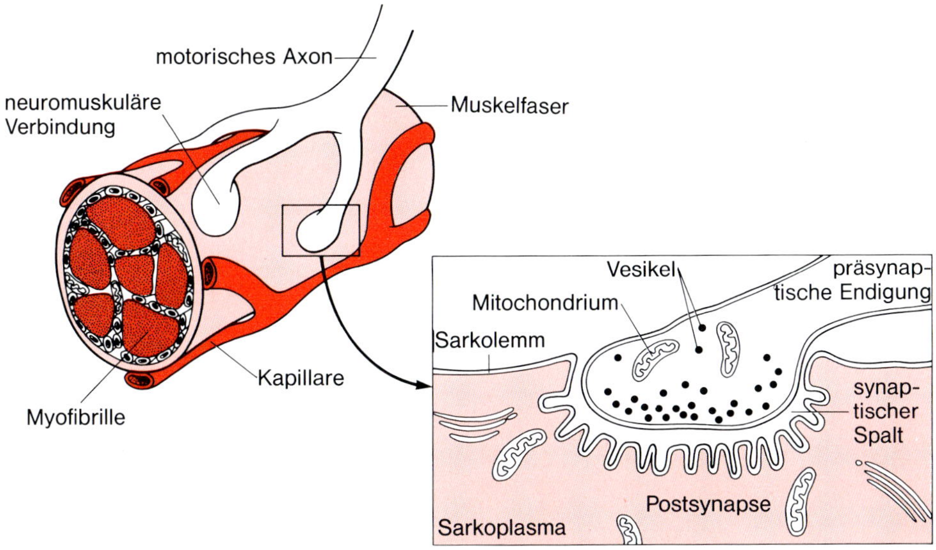

Abb. 2-42: Charakteristische Eigenschaften der *neuromuskulären Endplatte*

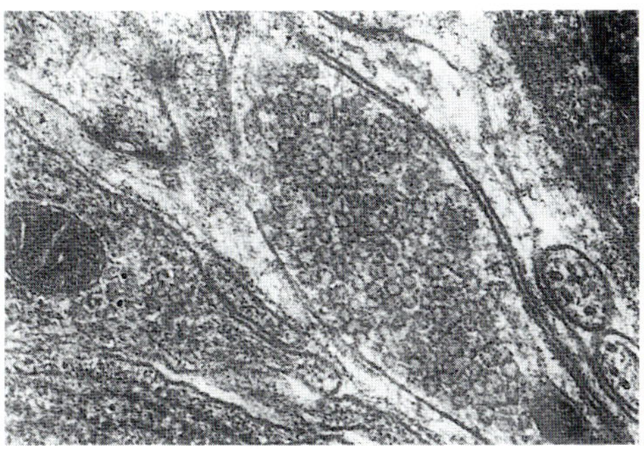

Abb. 2-43:
Die elektronenmikroskopische Aufnahme zeigte eine Synapse im autonomen Nervensystem. Synaptische Vesikel liegen hier in einer Auftreibung des Axons, *Varikosität,* dicht an einer Pankreaszelle. Im Gegensatz zu interneuronalen Synapsen bildet sich kein direkter Kontakt zwischen beiden Strukturen aus

2.5.2.2 Axoplasmatischer Transport

Axoplasmatischer Transport

Nervenendigungen sind in einer beträchtlichen Entfernung vom Zellkörper lokalisiert. Für ein sensorisches Neuron, dessen rezeptives Feld z. B. in einer Zehe lokalisiert ist, beträgt dieser Abstand mehr als 1 m. *Neurotransmitter, synaptische Vesikel, Ionenkanäle und Enzyme* werden entweder in den Nervenendigungen selbst synthetisiert, vom Zelläußeren aufgenommen oder aber im Axon vom Soma zu den Endigungen transportiert. Der letzte Fall ist typisch für viele Materialien und wird **axoplasmatischer Transport** genannt.
Die Strukturgrundlage für wenigstens eine Form des axoplasmatischen Transportes sind die Mikrotubuli, die in der Längsrichtung des Axons verlaufen (Abb. 2–44). In videomikroskopischen Aufnahmen eines Axons kann der Transport von Mitochondrien und synaptischen Vesikeln entlang solcher Tubuli unmittelbar beobachtet werden. Bemerkenswerterweise wird in beide Richtungen transportiert: vollständige *synaptische Vesikel* werden in Richtung der Endigungen transportiert, während membranäre Überreste leerer Vesikel, die in Bündeln von **multivesikulären Körperchen** gesammelt werden, zum Abbau in Richtung des Zellkörpers transportiert werden.

- **axonal transportierte Substanzen:**
  - Vesikel
  - Enzyme
  - Transmitter
- **Mikrotubuli** vermitteln axonalen Transport
- **Transport** bidirektional
  - synaptische Vesikel: zur Synapse
  - multivesikuläre Körperchen: zum Zellkörper

2.5.2.3 Freisetzung von Neurotransmittern durch Kalziumkanäle

Transmitterfreisetzung und Ca^{++}-Kanäle

Synaptische Vesikel liegen einige Mikrometer von der präsynaptischen Membran entfernt. Solange die Konzentration des zytoplasmatischen Ca^{++} unter 0,1 uM bleibt, sind Fusionsereignisse zwischen Vesikeln und präsynaptischer Membran sehr selten. Die Endigungen ruhender Axone setzen Neutrotransmitter in solch einer niedrigen Rate frei, daß dieser Effekt postsynaptisch zu vernachlässigen ist.

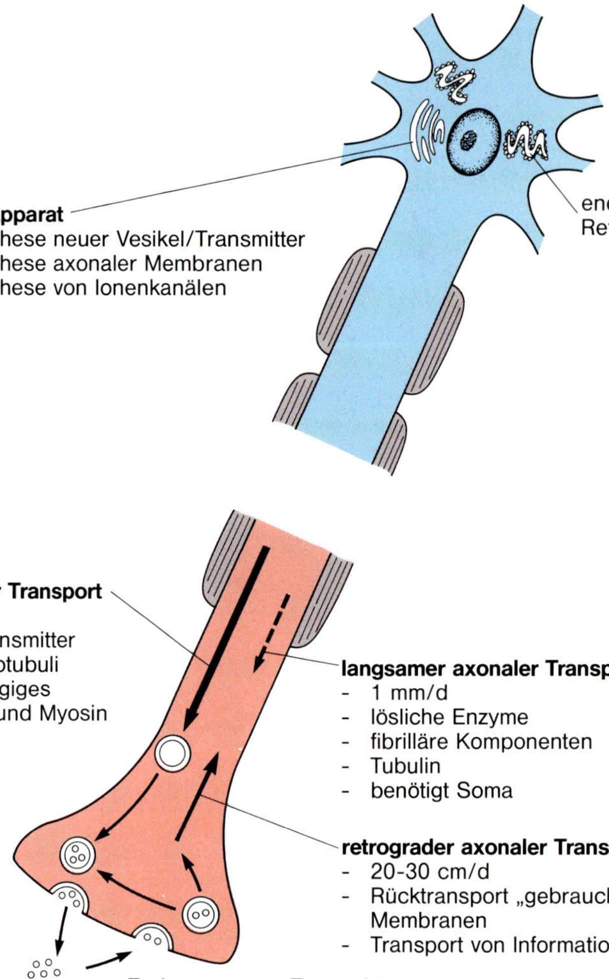

Abb. 2-44: Die *3 Arten des axoplasmatischen Transports* in einem Neuron. Das *schnelle* Transportsystem befördert synaptische Vesikel, die den Transmitter schon enthalten, sowie trophische Stoffe. Das *langsame* befördert andere Komponenten. Ein *retogrades* System schafft verwendete Membranen zum Soma zurück und übermittelt bestimmte Informationen

- **Nervenendigungen und Kanäle** ⇨

Axonendigungen enthalten wie das Axon selbst
- spannungsabhängige Na^+- und K^+-Kanäle, aber auch
- **spannungsabhängige Ca^{++}-Kanäle.**

- Ca^{++}-Kanäle **regulieren intrazelluläres Ca^{++}**
- **Ca^{++}** in Endigungen reguliert **Fusion der Vesikel mit präsynaptischer Membran**

Wenn ein Aktionspotential in die präsynaptische Endigung fortgeleitet wird und sie depolarisiert (s. Ereignis 1 in Abb. 2–41), so öffnen die Ca^{++}-Kanäle und extrazelluläre Ca^{++}-Ionen treten in die Endigungen ein (Ereignis 2). Steigt die zytoplasmatische Ca^{++}-Konzentration über den Ruhewert, werden verschiedene intrazelluläre second messengers aktiviert und die Wahrscheinlichkeit, daß ein Vesikel die präsynaptische Membran erreicht, wächst dramatisch an. Viele Vesikel fusionieren jetzt mit der Membran (Ereignis 3 und 4).

Quanten

2.5.2.4 Quantengehalt und synaptische Effizienz

synaptische Effizienz
- synaptische Verzögerung durch Transmitterfreisetzung

Zwischen dem Eintreffen des Aktionspotentials und der postsynaptischen Antwort tritt eine Verspätung ein, **synaptische Verzögerung.** Den größten Teil dieser Zeit benötigt die Freisetzung des Transmitters. Andere Ereignisse, wie die Diffusion des Transmitters durch den Synapsenspalt und die Aktivierung der postsynaptischen Kanäle, tragen nur einen geringen Teil zu dieser Verzögerung bei.

Der **Quantengehalt**, die Zahl der durch ein einzelnes Aktionspotential freigesetzten Transmitterquanten, wird durch die in der Axonendigung erreichte *Ca^{++}-Konzentration* festgelegt. Der Quantengehalt ist einer der Faktoren, welche die **synaptische Effizienz** festlegen. Sie beschreibt das Ausmaß, mit welchem eine einzelne Synapse die *Aktivität einer postsynaptischen Zelle* beeinflussen kann.

Quanten und synaptische Effizienz

Aktionspotentiale sind Alles-oder-Nichts Ereignisse und besitzen konstante Amplituden, da die Änderungen in den Na^+- und K^+-Leitfähigkeiten stets die gleichen sind. In den Nervenendigungen jedoch können die Na^+- und K^+-Leitfähigkeiten durch die Anwesenheit anderer modulationsfähiger Ionenkanäle geringfügig vergrößert oder vermindert werden. Der Beitrag solcher Ionenkanäle verändert Höhe und Dauer eines Aktionspotentials und bestimmt damit die Menge an Ca^{++}, die durch die präsynaptische Membran in die Nervenendigung einströmt. Dadurch kann eine Vergrößerung oder Verminderung der synaptischen Effizienz erfolgen. Solche Permeabilitätsveränderungen sind beispielsweise die Grundlage für die Abstufung derjenigen synaptischen Effizienz, welche einfache Lernvorgänge steuert.

- **Na^+**- und K^+-Leitfähigkeiten bestimmen den **Ca^{++}-Einstrom** in Präsynapse

2.5.2.5 Schicksal der freigesetzten Transmitter

Transmitter- (TM-) stoffwechsel

Neurotransmittermoleküle werden in den synaptischen Spalt freigesetzt und können frei diffundieren. Die thermische Zufallsbewegung führt dazu, daß *folgende Ereignisse ablaufen:*
- einige Moleküle erreichen die postsynaptische Membran (s. Ereignis 5 in Abb. 2–41).
- andere diffundieren in die extrazelluläre Flüssigkeit, ohne die postsynaptische Zelle erreicht zu haben (Ereignis 9)
- manche präsynaptischen Endigungen können den freigesetzten Transmitter wieder aufnehmen (Ereignis 8)
- an der motorischen Endplatte können die Transmittermoleküle (Azetylcholin) durch spezifische Enzyme, die Azetylcholinesterasen, in inaktive Spaltprodukte abgebaut werden. Dadurch besteht nur für einige Millisekunden eine hohe Transmitterkonzentration in der Nähe der postsynaptischen Membran. Während dieser kurzen Periode können die Transmittermoleküle mit den Rezeptormolekülen an der postsynaptischen Membran reagieren (Ereignis 6).
- die Bindung der Transmitter an den Rezeptor ist reversibel, so daß auch die Moleküle, die sich an einen Rezeptor gebunden haben, einige Millisekunden nach der Freisetzung wieder in den synaptischen Spalt abgegeben werden.

Die Schnelligkeit der synaptischen Ereignisse ermöglicht erst die hohen Geschwindigkeiten des Informationstransfers.

- **TM-Diffusion**
- **TM-Aufnahme**
- **TM-Abbau**
- **TM-Bindung** an postsynaptischer Membran

- **hohe Geschwindigkeit** der synaptischen Übertragung

2.5.2.6 Neurotransmitterinduzierte Permeabilitätsveränderungen

Transmitter, Membranpermeabilität

Wie bei den sensorischen Rezeptorproteinen können **neurotransmittersensitive Rezeptoren** selbst Kanäle oder aber mit solchen gekoppelt sein. Abb. 2–45 zeigt in einer hochauflösenden elektronenoptischen Aufnahme einen gereinigten Rezeptor für den Transmitter Azetylcholin (ACh). Jeder Rezeptor besteht aus einer Bindungsstelle für den Transmitter, der von der Membran in den synaptischen Spalt ragt und dessen Besetzung mit ACh den Konformationszustand des Membranproteins reguliert. Das Protein besteht aus fünf Untereinheiten, die den Kanal bilden. Eine spezielle Untereinheit, die γ-Untereinheit, ist im Kanalkomplex doppelt vertreten. Die Bindung von je einem ACh-Molekül an beide Untereinheiten öffnet den Ionenkanal. Es sind also zur Überführung des Kanals in die offene Konformation zwei ACh-Moleküle notwendig. Durch Öffnen oder Schließen des Kanals wird eine vorübergehende Änderung im Membranpotential der postsynaptischen Zelle bewirkt, welche **postsynaptisches Potential** genannt wird.

- ACh und Entstehung eines postsynaptischen Potentials

Die Polarität des postsynaptischen Potentials hängt vom Typ des Kanals oder der Art der durch die Transmitterbindung beeinflußten Kanäle ab. So kann die gleiche Rezeptorbindung in verschiedenen Zellen unterschiedliche Effekte hervorrufen. Häufig sind mehrere Rezeptortypen an einem Kanal gekoppelt. In solchen Fällen, in denen der Kanal keine Rezeptorstelle besitzt, erfolgt die Koppelung zwischen Rezeptor und Kanal durch ein *G-Protein.* Die G-Proteine bilden eine Familie intrinsischer Proteine, die als zweite Botenstoffe in Membranen wirken. Dieser Mechanismus der Informationsübertragung auf einen Ionenkanal über einen chemischen Botenstoff innerhalb der Membran ist ähnlich dem für hormonale Botenstoffe, der in Kap. I/2 beschrieben wurde.

Rezeptoren sind
- **Kanäle** oder
- über **G-Proteine mit Kanälen gekoppelt**

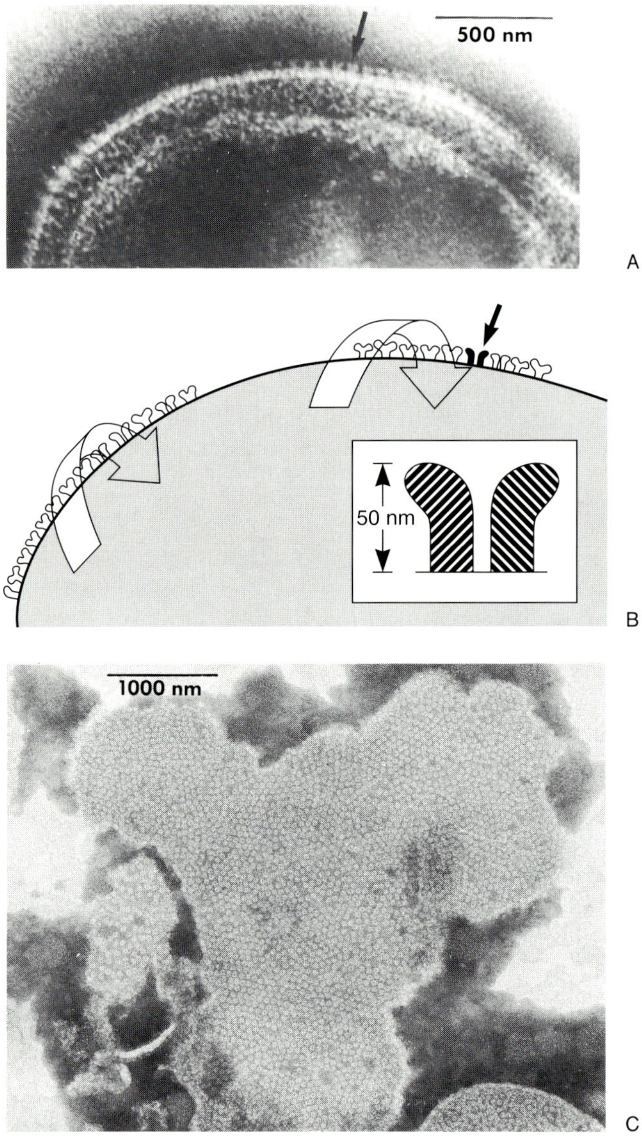

Abb. 2-45: **A.** Seitenansicht einer Membran mit Azetylcholin-Rezeptoren (Pfeil). **B.** Schematische Darstellung des Teiles eines Azetylcholin-Rezeptors, der von der Membran weg nach außen weist. Die Bindungsstelle des Rezeptors für ACh wird durch einen Pfeil markiert. **C** Aufsicht auf eine Membranoberfläche, die dicht mit Azetylcholin-Rezeptoren besetzt ist. Im Zentrum jedes Rezeptors ist als eine Pore der Ionenkanal zu sehen

Postsynaptische Potentiale

2.5.2.7 Postsynaptische Potentiale (PSP)

PSP werden bezüglich ihres Effektes auf die Aktivität der postsynaptischen Zelle in *2 Klassen* unterteilt:

EPSP

- **exzitatorisches postsynaptisches Potential (EPSP):** depolarisierende Potentiale, die die Wahrscheinlichkeit vergrößern, daß eine postsynaptische Zelle ein Aktionspotential erzeugt (Abb. 2–46).

Entstehung ⟹

> EPSP entstehen durch eine Vergrößerung der *postsynaptischen Permeabilität für* **Na^+ und K^+.** Wie auch für sensorische Rezeptoren, erfolgt eine Depolarisation, da die treibende Kraft für Na^+ sehr viel größer als für K^+ ist.

Das äquivalente Ereignis an der neuromuskulären Endplatte des Skelettmuskels ist das **Endplattenpotential (EPP).**

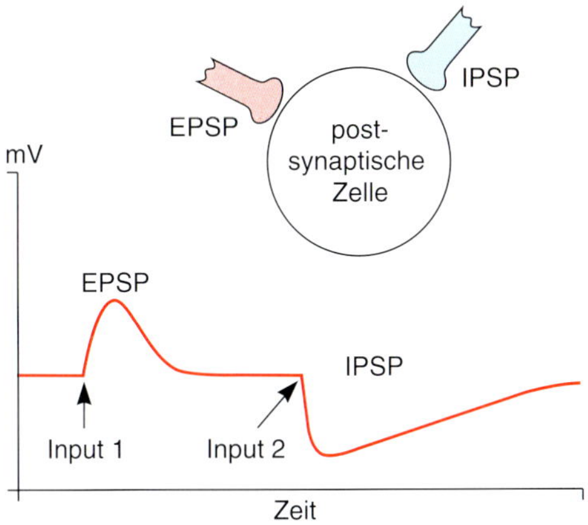

Abb. 2-46:
Schematische Darstellung von *EPSP* und *IPSP*, die durch Aktivierung zweier synaptischer Strukturen an einer postsynaptischen Zelle entstehen

IPSP

• **inhibitorisches postsynaptisches Potential (IPSP):** vermindert die Wahrscheinlichkeit, daß an einer postsynaptischen Zelle ein Aktionspotential entsteht (Abb. 2–46).

Entstehung

Das IPSP entsteht
- **durch eine Vergrößerung der** *Leitfähigkeit* für $\mathbf{K^+}$
- **durch eine Vergrößerung der** *Leitfähigkeit* für $\mathbf{Cl^-}$ **oder**
- **durch beide** Veränderungen gemeinsam.

Eine einfache Vergrößerung der K^+-Leitfähigkeit erzeugt eine Hyperpolarisation der postsynaptischen Membran, da das K^+-Gleichgewichtspotential negativer als das Ruhe-Membranpotential ist (s. Kap. II/1.2). Wird eine Zelle hyperpolarisiert, so vergrößert sich der Abstand zum Schwellenpotential. Dadurch wird die Ausbildung von Aktionspotentialen gehemmt.

• **schweigende Hemmung:** Stabilisierung des Ruhepotentials über Cl^--Leitfähigkeitssteigerung

Die vergrößerte Cl^--Leitfähigkeit ergibt sich aus dem Umstand, daß sich Cl^- an einer neuronalen Membran im elektrochemischen Gleichgewicht befindet (Kap. I/3.5), und daß es für die Hemmung nur notwendig ist, ein Aktionspotential am Axonhügel zu verhindern. Eine Vergrößerung der Cl^--Leitfähigkeit stabilisiert das Membranpotential an seinem Ruhewert und wirkt damit einer Depolarisation entgegen. Dieser Vorgang wird **schweigende Hemmung** genannt.

Neurotransmitter

2.5.2.8 Neurotransmitter im Nervensystem

Tab. 2–3 enthält eine Auflistung verschiedener Neurotransmitter im Nervensystem und gibt die durch sie vermittelten Prozesse an.

1. ACh

• ACh war der erste entdeckte Neurotransmitter.
Zusätzlich zu seiner Wirkung an der motorischen Endplatte und im autonomen Nervensystem spielt eine Verarmung an ACh eine Rolle bei der Demenz vom Alzheimer-Typ.

2. Monoamine
- Noradrenalin
- Adrenalin
- Dopamin
- Serotonin

• **Noradrenalin,** ebenfalls ein Transmitter im sympathischen autonomen Nervensystem, scheint im Gehirn eine Rolle bei Weckreaktionen und bei emotionalen Antworten zu spielen. Noradrenalin ist ein Beispiel für *Monoamine,* ebenso wie die Transmitter *Adrenalin, Dopamin* und *Serotonin.* Adrenalin ist in die Entstehung von Streßreaktionen eingebunden.
• **Dopamin** spielt eine Rolle beim emotionalen Verhalten. Eine *Überproduktion* wird bei verschiedenen Formen der *Schizophrenie* gefunden. Es ist außerdem an der Kontrolle motorischer Funktionen beteiligt. Eine Verminderung des Dopamins führt zu Schüttelbewegungen beim Parkinson-Syndrom.
• **Serotonin** scheint bei der Kontrolle des Schlafrhythmus wichtig zu sein. Eine Verarmung an Serotonin findet sich bei Depressionen.
Andere wichtige Klassen von Neurotransmittern sind

3. Aminosäuren
- Glutamat: **exzitatorisch**
- Gaba, Glycin: **inhibitorisch**

• **Aminosäuren:** *Glutamat, Glycin,* und *Gamma-Amino-Buttersäure (Gaba).* **Glutamat** ist wahrscheinlich der wichtigste exzitatorische Transmitter im ZNS, während **Glycin** der wichtigste inhibitorische ist. **Gaba** wirkt ebenfalls inhibitorisch. Eine Verarmung an Gaba scheint viele Angstzustände zu begleiten, da angsthemmende Pharmaka, wie Benzodiazepine (Diazepam), die Effektivität von Gaba steigern.

Tab. 2-3: Klassische Neurotransmitter

Transmitter	Lokalisation	Funktion
Azetylcholin	motorische Endplatte autonomes Nervensystem Hippocampus, Kortex	Überleitung Überleitung Gedächtnis
Noradrenalin	sympathisches Nervensystem Gehirn	Überleitung Regulation von emotionalen Reaktionen auf Umgebungsreize
Dopamin	Corpus striatum	Parkinson-Syndrom, Schizophrenie
Serotonin	Raphe-Kerne	Beeinflussung von Emotionen, des Schlafes; Verarmung äußert sich in Depressionen
Histamin	viele Bahnen im Gehirn	Regulation von Durst, Körpertemperatur, Emotionen
Glycin	ubiquitär	wichtigster inhibitorischer Transmitter, kommt in 30–40% aller Synapsen des Hirnstammes und des Rückenmarks vor; ebenfalls Retina
Glutamat	ubiquitär	wichtigster exzitatorischer Transmitter, freigesetzt von afferenten Neuronen des Rückenmarks und Hirnstamms
Gaba	ubiquitär	hemmender Transmitter in 25–40% aller Synapsen des Gehirns; ebenfalls in der Retina

In diesen Beispielen ist jedoch die Spezifizierung einer bestimmten Funktion für einen Neurotransmitter lediglich durch eine Korrelation zwischen Verhalten und der Gabe eines Pharmakons erfolgt, von dem bekannt ist, daß es den Stoffwechsel dieses Transmitters beeinflußt.

Fragen

Wiederholungsfragen:
1. Welches sind die charakteristischen Eigenschaften chemischer Synapsen?
2. Was ist ein Transmitterquantum? Was bedeutet der quantale Gehalt einer synaptischen Entladung?
3. Welche Leitfähigkeitsveränderungen bedingen ein EPSP? Welches sind Ionen, für die Leitfähigkeitsveränderungen zu IPSP führen?

Prinzipien der Informationsverarbeitung

2.6 Prinzipien der Informationsverarbeitung im Nervensystem

PSP-Eigenschaften

2.6.1 Abgestufte Antwort postsynaptischer Potentiale (PSP)

- **Abstufbarkeit** je nach TM-Ausschüttung
- **keine Fortleitung**
- **PSP erzeugen lokale Ströme**
- große Wirksamkeit von Synapsen **nahe am Axonhügel**

Wie sensorische Rezeptorpotentiale, so sind auch PSP *abstufbar.* Die Abstufung wird durch die Menge des freigesetzten Transmitters möglich. Je mehr Transmittersubstanz freigesetzt wird, umso mehr Rezeptoren werden erreicht, umso größer sind die Permeabilitätsänderungen und damit auch das resultierende PSP. Ebenso wie bei sensorischen Rezeptorpotentialen, wird das PSP wegen des Fehlens spannungsaktiver Ionenkanäle im Eingangssegment und der sich daraus ergebenden Unmöglichkeit die Membranschwelle zu erreichen *nicht fortgeleitet.* Stattdessen erfolgt ein *Stromfluß* von der Synapse fort *in die Umgebung* und in das *Zellinnere* hinein. Dieser Strom nimmt mit der Entfernung von der Synapse rasch ab. Das Ausmaß, in dem eine Synapse die elektrische Aktivität der postsynaptischen Zelle beeinflussen kann, hängt damit von der Entfernung zwischen Synapse und erregbarer Membran des Zellkörpers ab. *Synapsen,* die *nahe am Axonhügel lokalisiert* sind, besitzen daher einen wesentlich größeren Einfluß auf die Ausbildung eines Aktionspotentials als solche, die weit entfernt an Dendriten lokalisiert sind. Synapsen, die eine große Transmittermenge freisetzen, haben, wenn alle anderen Eigenschaften gleich sind, größeren Einfluß als solche, die nur wenig Transmitter freisetzen, da eine größere Zahl von Kanälen aktiviert und somit ein höherer initialer Strom erzeugt werden kann.

An der motorischen Endplatte des Skelettmuskels beträgt die Freisetzung etwa 100 Vesikel pro synaptischem Impuls. Das sich ergebende EPSP beträgt etwa 50 mV. Dieser Wert ist um ein Vielfaches größer als das zum Erreichen der Membranschwelle erforderliche Minimum. Deshalb kann an der motorischen Endplatte ein einzelner Impuls ein Aktionspotential am Skelettmuskel auslösen. Es ist keine Summation von EPSP notwendig. Für Neurone im ZNS ist das Freisetzungsquantum viel geringer und die Entfernung zwischen Synapse und elektrisch erregbarer Membran ist gewöhnlich größer. Es ist daher für ein einzelnes EPSP unmöglich, ein Aktionspotential zu triggern. Die Aktivität dieser Zellen hängt demnach von der Summation postsynaptischer Potentiale ab.

- **1 EPSP** an Endplatte erzeugt **1 Aktionspotential am Muskel**

Quantum-Gehalt und **Summation,** Aktionspotentiale an Neuronen durch Summation von EPSP

2.6.1.1 Räumliche und zeitliche Summation

Räumliche Summation

Definition

Eine **räumliche Summation** ergibt sich, wenn *mehr als 2* postsynaptische Potentiale (*PSP*) zur *gleichen Zeit* aber an *verschiedenen Synapsen* des Eingangssegmentes einer Zelle erzeugt werden (Abb. 2–47).

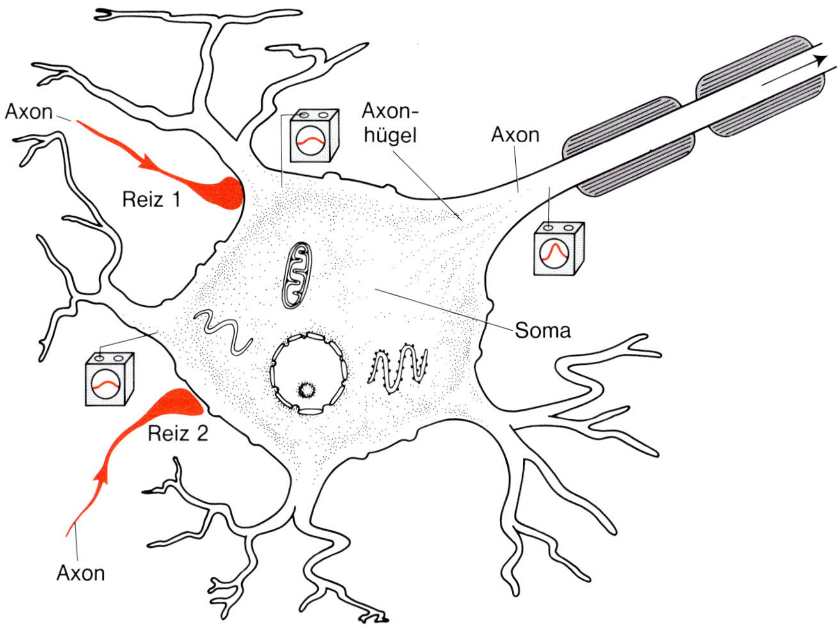

Abb. 2-47: *Räumliche Summation* bei der synaptischen Übertragung. Zwei lokale Depolarisationen entstehen durch präsynaptische Aktionspotentiale simultan an Stelle 1 und 2 und werden am Axonhügel des postsynaptischen Neurons summiert. Die dort entstehende überschwellige Depolarisation kann ein Aktionspotential auslösen

Die Ströme fließen dann gemeinsam durch die Zelle. Wenn sie die gleiche Polarität besitzen (alle erzeugen entweder ein EPSP oder ein IPSP), summieren sie sich und der Effekt am Axonhügel wird größer. Wenn sie in ihrer Polarität verschieden sind, z. B. gemischte EPSP oder IPSP, können sie sich gegenseitig auslöschen.

- Summation von EPSP und IPSP

Zeitliche Summation

Definition

Die **zeitliche Summation** von PSP existiert, wenn 2 oder mehr Aktionspotentiale an der gleichen präsynaptischen Endigung mit kurzem zeitlichen Abstand eintreffen.

In einem solchen Fall kann wieder Transmitter freigesetzt werden, bevor das erste PSP abgeklungen ist und das sich neu ergebende PSP wird auf das erste aufsummiert (Abb. 2–48).

Konvergenz

Jedes zentrale Neuron erhält viele synaptische Eingänge: **Konvergenz** (Abb. 2–49). Die Konvergenz macht die räumliche und zeitliche Summation von EPSP und IPSP erst möglich (Abb. 2–50 A).

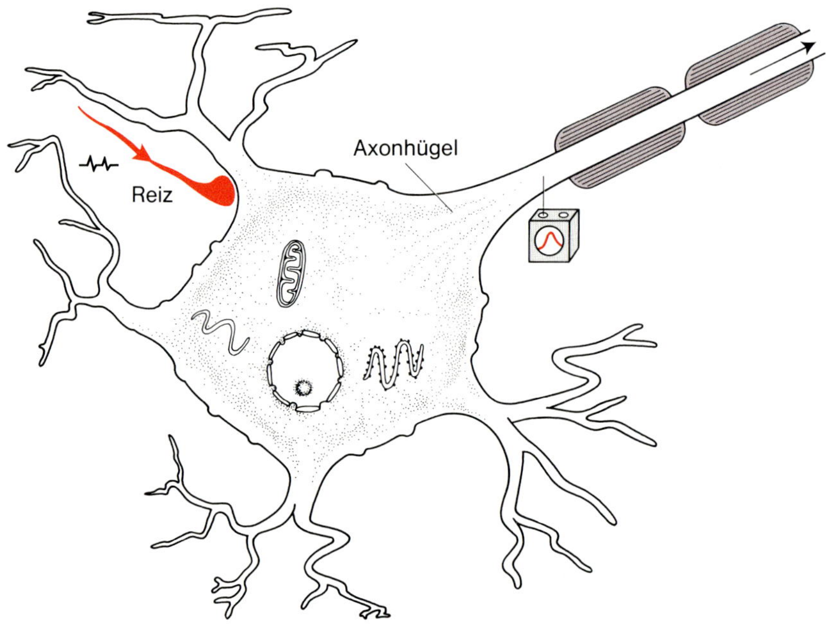

Abb. 2-48: *Zeitliche Summation* von postsynaptischen Potentialen (PSP) durch wiederholte Aktivierung der gleichen Synapse. Wird eine einzelne Synapse nur einmal erregt, so entsteht am Axonhügel kein Aktionspotential, da das Schwellenpotential nicht erreicht wird. Wenn dagegen zwei Aktionspotentiale in kurzem zeitlichen Abstand an der Präsynapse eintreffen, so entsteht ein zweites PSP, bevor das erste vollständig abgeklungen ist. Dabei kann eine größere Depolarisation erzielt werden

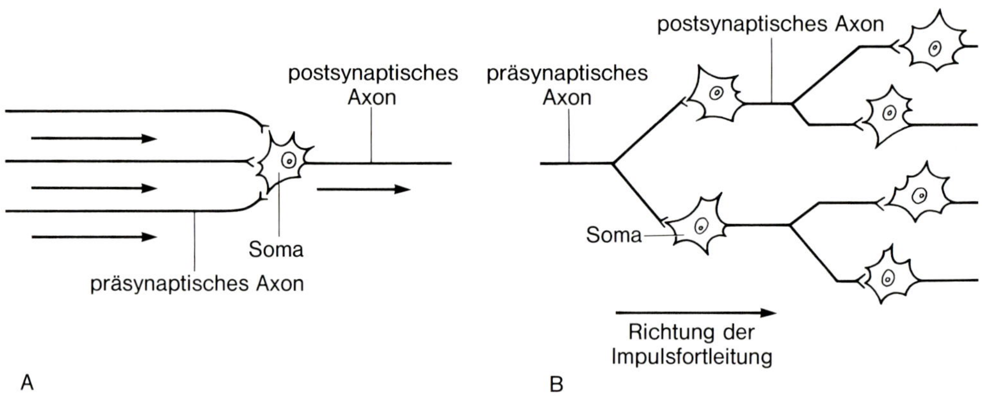

Abb. 2-49: Konvergente und divergente *Schaltkreise.* **A.** Beispiel eines konvergenten Schaltkreises, in dem 3 präsynaptische Zellen an einer postsynaptischen konvergieren. **B.** Divergenter Schaltkreis, in welchem zwei postsynaptische Zellkörper von einem präsynaptischen Axon erreicht werden, die dann mit 4 anderen in Kontakt treten

Innerhalb einer gegebenen Zeitspanne summieren sich PSP im Eingangssegment proportional zur Größe des Freisetzungsquantums und abhängig von der Entfernung zum Axonhügel. Die sich ergebende Spannungsveränderung der postsynaptischen Zelle ist das gewichtete Mittel vieler erregender und hemmender synaptischer Eingänge (Abb. 2–50 B). Wenn die Spannung der postsynaptischen Zelle die Schwelle übersteigt, kann ein Aktionspotential entstehen (Abb. 2–50 C).

Präsynaptische Hemmung, Potenzierung

2.6.2 Präsynaptische Hemmung und Potenzierung

Im Nervensystem gibt es viele Beispiele dafür, daß ein Neuron eine Präsynpase für eine bestimmte Zielstruktur bildet und dabei postsynaptisch in einem anderen Übertragungsweg wirkt (Abb. 2–51). Solche Strukturen werden als *axo-axonale Synapsen* bezeichnet: ein Axon (Endigung 2) endet an einem anderen Axon (Endigung 1) und nicht an einem Zellkörper oder Dendriten.

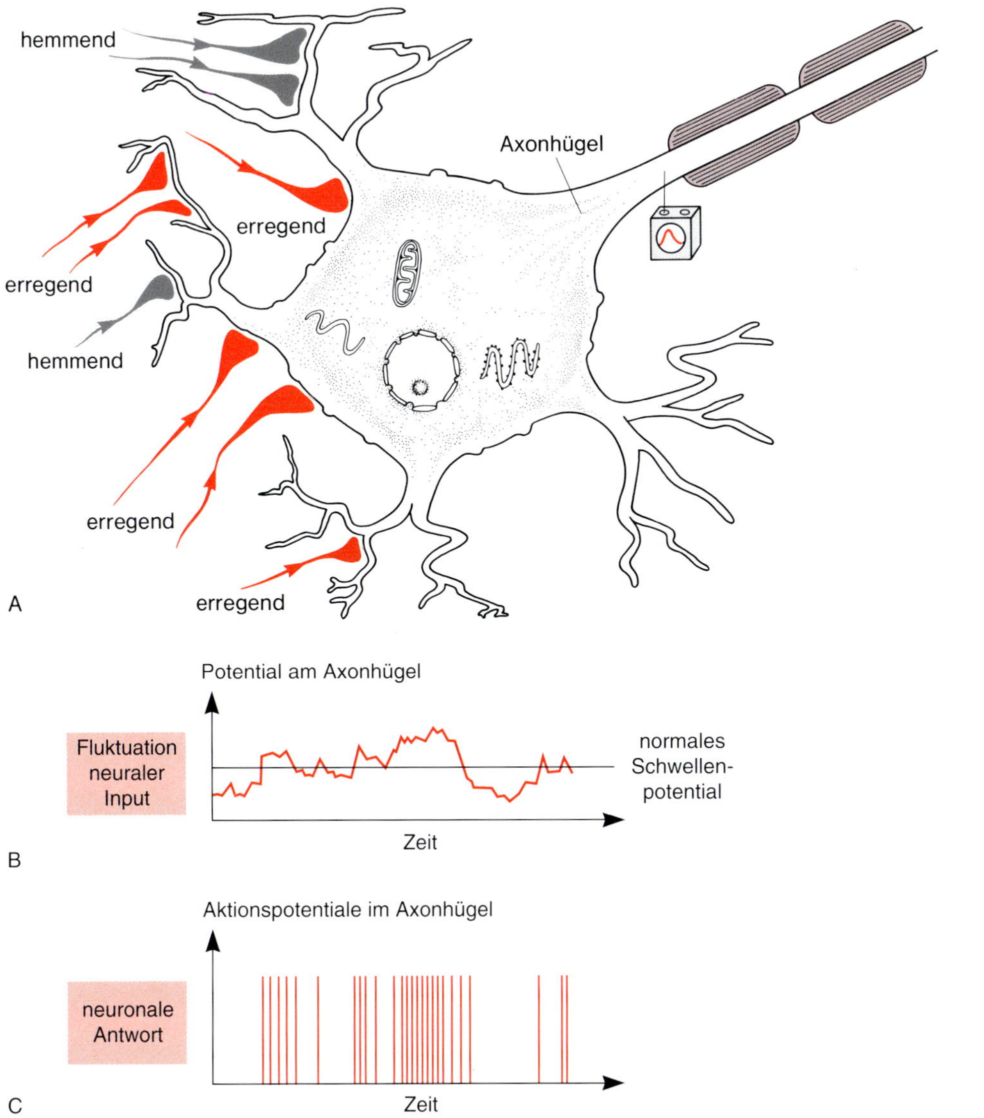

Abb. 2-50: **A.** Darstellung einer kombinierten *räumlichen und zeitlichen Summation.* Exzitatorische Synapsen sind rot, hemmende Synapsen sind grau dargestellt. Das Ergebnis der Summation wird durch den größeren der beiden Einflüsse festgelegt. **B.** *Fluktuation des Membranpotentials, die als Ergebnis unterschiedlicher erregender oder hemmender postsynaptischer Potentiale zustande kommt.* **C.** Ein *Aktionspotential* kann entstehen, wenn das aktuelle Membranpotential positiver als das Schwellenpotential des Neurons ist

Eine **axo-axonale Synapse** erzeugt selbst kein Aktionspotential. Wenn jedoch die axo-axonale Synapse zur gleichen Zeit aktiviert wird, zu dem ein Aktionspotential an seiner Nervenendigung eintrifft, resultiert eine verminderte oder verstärkte Freisetzung von Transmitter: **präsynaptische Hemmung** oder **präsynaptische Potenzierung**, sind 2 Beispiele für die Modulation der synaptischen Effizienz, die vorher diskutiert wurde.

- **axo-axonale Synapsen als Struktur präsynaptischer Ereignisse**

⇦ **präsynaptische Hemmung, Potenzierung**
- erschwerte Ausbildung von Aktionspotentialen: **präsynaptische Hemmung**
- erleichterte Ausbildung: **präsynaptische Potenzierung**

Wie dicht das Membranpotential im Gipfel des Aktionspotentials an das Na^+-Gleichgewichtspotential heranreichen kann, hängt ab
- vom Verhältnis der Na^+- zur K^+-Leitfähigkeit zu diesem Zeitpunkt
- von der Geschwindigkeit der Inaktivierung der Na^+-Kanäle (Kap. II/1.5)

Unser gegenwärtiges Verständnis der Neuromodulation modifiziert die Alles-oder-Nichts-Regel der Fortleitung eines Aktionspotentials. Der *Ca^{++}-Einstrom* in eine synaptische Endigung ist eine sehr empfindliche Funktion von Gipfelspannung und Dauer des präsynaptischen Aktionspotentials. Eine Veränderung von K^+-Kanälen, die für die Repolarisation

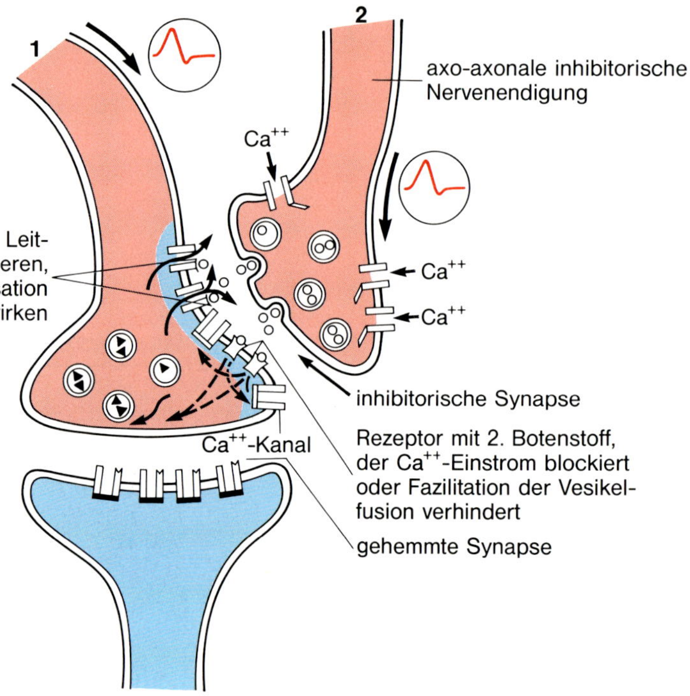

Abb. 2-51: Bei der *präsynaptischen Hemmung* einer speziellen präsynaptischen Endigung (mit 1 gekennzeichnet) erhält diese ein synaptisches Eingangssignal von einem zweiten Neuron (Endigung 2, Ausbildung einer axo-axonalen Synapse). Die präsynaptische Hemmung ändert die K^+-Leitfähigkeit der Endigung. Dadurch kann die Amplitude des eintreffenden Aktionspotentials und die Zahl freigesetzter Quanten abgestuft werden. In einigen Fällen wird eine präsynaptische Hemmung über eine Modulation von spannungsabhängigen Ca^{++}-Kanälen durch second messenger verwirklicht

- Modulation des Ca^{++}-Einstromes durch Veränderung der K^+- und Na^+-Leitfähigkeiten: **Grundlage präsynaptischer Effekte**
- Mechanismus der **Hemmung**

verantwortlich sind, kann Amplitude oder Dauer eines Aktionspotentials vergrößern oder vermindern und damit auch die Größe des Einstromes von Ca^{++} verändern. Ein möglicher Mechanismus der *präsynaptischen Hemmung* kann folgendermaßen wirken: wenn die K^+-Permeabilität von Endigung 1 gerade durch eine Transmitterfreisetzung an Endigung 2 vergrößert worden ist, dann wird das Verhältnis von Na^+- zur K^+-Permeabilität während des Gipfels des eintreffenden Aktionspotentials vermindert und das Aktionspotential wird kürzer. Außerdem wird seine Amplitude verkleinert. Beide Effekte vermindern die Ca^{++}-Menge, die in die Endigung 1 eintritt und damit die Menge der freigesetzten Transmitterquanten. Im Ergebnis wird das entstehende PSP an der postsynaptischen Zelle geringer, eine prä-

Tab. 2-4: Mögliche Neuromodulatoren und deren Wirkungen

Neuromodulator	Wirkungen
Angiotensin	beeinflußt spannungsabhängige Ca^{++}-Kanäle im Herzmuskel
Enkephaline	beeinflussen Ca^{++}-Kanäle in Hinterwurzel-Ganglienzellen; Modulation der Schmerzperzeption
Substanz P	wirkt in Afferenzen, die Schmerzempfindungen fortleiten; hemmt Aktivierung von K^+-Kanälen
Histamin	stimuliert die Adenylzyklase im Herzmuskel
Noradrenalin	moduliert das cAMP-System,, welches in Hinterwurzel-Ganglienzellen spannungsabhängige Ionenkanäle reguliert
Gaba	vermindert die Transmitterfreisetzung von sensorischen Afferenzen
Somatostatin	vermindert Ca^{++}-Ströme in kultivierten Nervenzellen und in Hinterwurzel-Ganglienzellen
Dopamin	hemmt Ca^{++}-Kanäle, die von Noradrenalin-Rezeptoren aktiviert werden

synaptische Hemmung ist erfolgt. Wenn der an Endigung 2 freigesetzte Transmitter eine Abnahme der K^+-Permeabilität an Endigung 1 hervorruft, müßten Amplitude und Dauer des Aktionspotentials vergrößert werden, die Menge der freigesetzten Transmitterquanten zunehmen und damit eine präsynaptische Potenzierung entstehen. Ca^{++}-Kanäle in der präsynaptischen Endigung können zudem selbst durch Neuromodulatoren variiert werden (Tab. 2–4).

- Mechanismus der **Potenzierung**
- präsynaptische Modulation von Ca^{++}-Kanälen

Dieser Mechanismus ist sicher nur einer von vielen, die an axo-axonalen Synapsen angreifen, viele andere sind noch unbekannt und müssen analysiert werden.

2.6.3 Verarbeitung synaptischer Eingänge in zentralen Neuronen

Verarbeitung synaptischer Eingänge

Die Summation von PSP bildet die Grundlage der neuronalen Integration, der Verarbeitung synaptischer Eingänge zu einer geeigneten Antwort.

• Eine bestimmte Form der neuronalen Integration enthält den **Vergleich eines sensorischen Eingangssignals mit einem vorbestimmten Kriterium.**

- **Vergleich eines Eigangs- mit einem Sollwert**

Beispiel
– Barorezeptoren

Bei der *nervalen Regulation des Blutdruckes* zum Beispiel wird die von den Barorezeptoren eintreffende Information mit einem vom Kreislauf-Regulationszentrum festgelegten Sollwert verglichen. Wenn eine Information eintrifft, die eine Abweichung des Blutdruckes vom Sollwert signalisiert, induzieren Neurone im kardiovaskulären Zentrum eine motorische Aktivität, die wieder einen normalen Blutdruck einstellt. Das ist nur ein Beispiel für neuronale Integration als Teil eines homoöstatischen Reflexes.

• Eine zweite Art neuronaler Integration besteht in der **Verarbeitung sensorischer Eingänge von externen Reizen.** Ein schädigender, *nocizeptiver Reiz* aktiviert motorische Neurone, die eine Fluchtreaktion veranlassen, wie zum Beispiel das Wegziehen einer Extremität von einem schädigenden Gegenstand oder die Schreckreaktion. Das Nervensystem kann bestimmte Formen eines sensorischen Eingangs bevorzugen.

- **Bevorzugung und Unterdrückung synaptischer Eingänge**

Schlafende Eltern können zum Beispiel viele Geräusche ignorieren, sie werden aber relativ leicht erwachen, wenn sie leise Geräusche ihrer Kinder erreichen.

In diesem Beispiel verwirft das Nervensystem sensorische Informationen, die für die augenblickliche Situation nicht von Bedeutung sind. Im Nervensystem werden solche Entscheidungen durch viele Tausende oder Millionen von Neuronen getroffen, die zusammenarbeiten. Solche Funktionen können nicht auf der Ebene des einzelnen Neurons erklärt werden.

2.6.4 Logische Schaltkreise

Logische Schaltkreise

- Modellneurone

Es soll ein idealisiertes Neuron mit nur 2 Synapsen (Abb. 2–52) betrachtet werden. Wenn man annimmt, daß jede Synapse ein EPSP erzeugt, welches jeweils den Axonhügel erreicht und diesen um 10 mV depolarisiert, aber 15 mV notwendig sind, um die Membranschwelle zu erreichen, dann würde ein einzelner Impuls an je einer Synapse die postsynaptische Zelle nicht über die Membranschwelle depolarisieren können. Die etwa zeitgleiche Aktivierung beider Synapsen würde 2 EPSP von 10 mV erzeugen, die sich zu etwa 20 mV addieren und eine überschwellige Depolarisation entstehen lassen, so daß ein Aktionspotential ausgelöst wird. Es entsteht also ein Signal nach der logischen **„und"** Verknüpfung, **A und B.** Wenn die Depolarisation zum Erreichen des Schwellenpotentials auf nur 10 mV festgelegt wird, realisiert die synaptische Schaltung die logische Verknüpfung **A oder B.** Nimmt man an, daß eine Synapse hemmender Art ist, dann erzeugt die synaptische Verschaltung nur ein Aktionspotential bei **A und nicht B.** Wenn also A und B Informationen von synaptischen Eingängen erhalten, dann würden solche einfachen Verschaltungen schon eine sehr komplexe Verrechnung der sensorischen Information erlauben.

- **und -Verschaltung**
- **oder -Verschaltung**
- **und nicht-Verschaltung**

Es ist eine große wissenschaftliche Herausforderung, solche Schaltkreise zu analysieren. In der Neurophysiologie scheint sich jedoch die Auffassung durchzusetzen, daß Felder von Neuronen als sich wiederholende einfache Einheiten funktionieren. „Einfach" ist natürlich ein relativer Begriff. Jedes individuelle Neuron ist bei verschiedenen Eingängen zu einer sehr komplexen Antwort befähigt. In den meisten Fällen hat ein einzelnes Neuron viele synaptische Kontakte mit verschiedensten postsynaptischen Neuronen. Diese Organisation nennt man **Divergenz** (s. Abb. 2–49 B). Sie kompliziert die Analyse neuronaler Schaltkreise im Gehirn weiter.

- **Divergenz als neuronales Verschaltungsprinzip**

Sicher ist ein neuronaler Schaltkreis nicht wie in einem Computer konstruiert, dessen Schaltelemente sich niemals verändern. Bei vielen Synapsen wird dagegen die Bereitschaft von Rezeptoren an der postsynaptischen Membran, auf Reize zu reagieren, vermindert, wenn die Synapse wiederholt aktiviert wird. Dieser Vorgang wird **Desensitivierung** genannt und ist ein Analogon der Adaptation einer sensorischen Rezeptorzelle. Das ist jedoch nur ein Weg,

- **Plastizität neuronaler Verschaltungen, Desensitivierung**

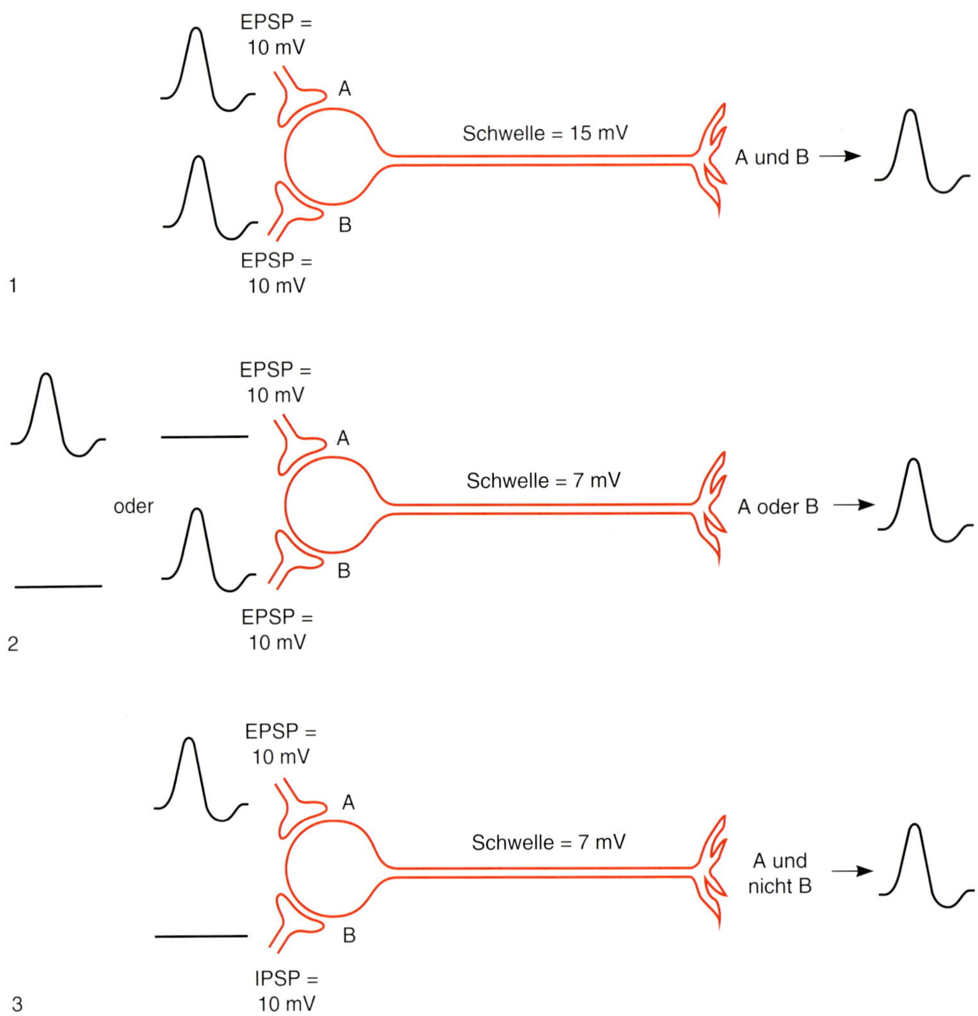

Abb. 2-52: Schematische Darstellung *neuronaler Verschaltungen* zur Realisierung logischer *Schaltkreise.* **1.** Ein logischer *UND*-Schaltkreis. Die Eingänge A und B sind beide exzitatorisch und erzeugen EPSPs von 10 mV, während die Schwelle der postsynaptischen Zelle 15 mV ist. **2.** Ein logischer *ODER*-Schaltkreis. Die Eingänge A und B sind die gleichen, die postsynaptische Schwelle liegt aber bei 7 mV. **3.** Ein logischer *UND-NICHT*-Schaltkreis. Der Eingang A ist erregend, der Eingang B wirkt dagegen hemmend über ein IPSP von -10mV. Die postsynaptische Schwellendepolarisation muß 10 mV übersteigen, um ein Aktionspotential auszulösen

wie sich Veränderungen im Antwortverhalten eines neuronalen Schaltkreises ergeben können.

Langzeitmodulation von Synapsen

2.6.5 Langzeitmodulation der synaptischen Übertragung

Bis zu dieser Stelle ist stets die Kürze der Prozesse, die in einem Informationstransfer gekoppelt sind, betont worden. Unsere tägliche Erfahrung lehrt uns jedoch, daß ein sensorischer Eingang zu Veränderungen führen kann, die Minuten, Stunden oder sogar Tage andauern.

Neuromodulator, Langzeiteffekt ⟹

> Einige dieser *Langzeitveränderungen* an Synapsen werden durch **Neuromodulatoren** vermittelt (s. Tab. 2–4).

Effekte von Neuromodulatoren sind komplizierter als einfache Leitfähigkeitsveränderungen für Na^+, K^+ und Cl^-, welche PSP hervorrufen. Die Langzeiteffekte der Neuromodulatoren stellen eine *zweite Stufe* im Prozeß der Informationsverarbeitung dar.

Kurzzeiteffekt

Wie kann nun eine einzelne Synapse sowohl *Kurzzeiteffekte* als auch *Langzeiteffekte* an einer postsynaptischen Zelle auslösen? Eine Möglichkeit besteht darin, daß eine aktivierte Synapse

- einen *Transmitter für Kurzzeiteffekte* freisetzt
- einen *zweiten* dagegen zur gleichen Zeit für Langzeiteffekte.

> Kurz- und Langzeiteffekte werden also von den **gleichen Synapsen**, aber **unterschiedlichen Transmittern** vermittelt.

Einen Hinweis auf einen solchen Mechanismus liefert der Nachweis zweier oder mehrerer gespeicherter Transmitter an der gleichen Nervenendigung. In vielen Fällen gehören solche zusätzlichen Transmitter zur Familie kleiner Proteine, den **Neuropeptiden.** Einige Mitglieder dieser Familie waren den Physiologen zuerst als Hormone bekannt, die vom Nervensystem ins Blut sezerniert werden. Beispiele für Neuropeptide, die vom Gehirn als Hormone freigesetzt werden, sind **Vasopressin** (ADH), **Somatostatin** und **Oxytocin.** Als Hormone regulieren sie jeweils Funktionen der Niere, die Sekretion von Wachstumsfaktoren oder die Kontraktion des Uterus. Von allen diesen weiß man jetzt, daß sie mit anderen Transmittern zusammen freigesetzt werden und im Gehirn eine Funktion als Neuromodulatoren erfüllen. Die Unterscheidung zwischen Neurotransmittern und -modulatoren, wenn wirklich eine solche getroffen werden kann, bezieht sich nicht auf die chemische Identität, da die gleiche Substanz beide Funktionen in verschiedenen Abschnitten des ZNS erfüllen kann.

- **Neuropeptide als Neuromodulatoren** sind:
  - ADH
  - Somatostatin
  - Oxytocin

> Der Unterschied zwischen Neurotransmitter- und modulator liegt vielmehr in der **Zeitskala** und der **Natur der Effekte** beider Gruppen von Substanzen beim Prozeß der Informationsverarbeitung
> - **Transmitter** vermitteln Effekte an den *postsynaptischen Zellen*, die *unmittelbar einsetzen* und *rasch ablaufen.*
> - **Neuromodulatorische Effekte** sind *langsamer, dauern länger an* und beanspruchen einen *second messenger* innerhalb der Zelle. Effekte von Neuromodulatoren spielen sich entweder *prä-* oder *postsynaptisch* ab.

Transmitter/Modulatoren

2.6.5.1 Neuromodulation des Schmerzes

Modulation des Schmerzes durch

Wichtige Beispiele für die Bedeutung der Neuromodulation zeigen sich bei der Verarbeitung von Schmerzreizen.
Klinische Anwendung. Eine Verletzung mit Gewebeschädigung bewirkt die Freisetzung verschiedener Neuromodulatoren an der Wunde, z.B. **Prostaglandine** und **Bradykinin.** Beide vergrößern die Fähigkeit von Nervenendigungen, Schmerzreiz zu registrieren. Sensorische Impulse gelangen entlang bestimmter Schmerzbahnen in das Rückenmark und werden über synaptische Verbindung mit Interneuronen ins Gehirn projiziert.

- **Bradykinin**
- **Prostaglandine**

> Die Transmittersubstanz, die durch *schmerzsensitive Neurone* freigesetzt wird, ist das Peptid **Substanz P.**

- **Substanz P**

Die Intensität, mit der eine Schmerzinformation registriert wird, hängt sehr stark davon ab, welche *anderen sensorischen Einflüsse* zur gleichen Zeit in das ZNS gelangen und von der *emotionalen Verfassung.*

> *Veränderungen der Schmerzempfindung* werden zu einem großen Teil durch Peptide hervorgerufen, die zur Familie der **Enkephaline** zählen.

- **Enkephalin**

Diese Substanzen werden wahrscheinlich von Interneuronen freigesetzt, die vom Gehirn ihre Axone in das Rückenmark entsenden und dort präsynaptische Kontakte mit spinalen Neuronen ausbilden. Enkephaline scheinen den *Transfer von Schmerzinformationen in das ZNS zu vermindern* oder sogar auszuschalten. Auf diese Weise reguliert das Nervensystem seine eigene Antwortfähigkeit auf Schmerzreize.
Klinische Anwendung. Opiumverbindungen, z.B. Morphium oder Heroin, besitzen analgetische oder schmerzreduzierende Effekte, da sie eine große Ähnlichkeit zur chemischen Struktur von Enkephalinen aufweisen und daher an deren Rezeptoren gebunden werden können.

- enkephalinähnliche **analgetische Effekte durch Opiumderivate**

Neuromodulation durch second messenger

- Koppelung von Rezeptoren mit verschiedenen Kanälen über G-Proteine
- Enstehung von second messenger durch aktivierte G-Proteine

2.6.5.2 Neuromodulation durch second messenger

Ein weiterer allgemeiner Mechanismus der *Langzeiteffekte* schließt die Bildung zweiter Botenstoffe (second messenger) durch einen Rezeptor-Transmitter-Komplex ein. Über eine Koppelung mit *G-Proteinen* kann ein einzelner Transmitter verschiedene Kanaltypen in der postsynaptischen Zelle aktivieren. Einige dieser Kanäle öffnen und schließen sehr rasch, andere bleiben für längere Zeiten offen und beeinflussen kontinuierlich die nachfolgende elektrische Aktivität der Zelle. Neuromodulatoren, die spezifisch K^+- oder Ca^{++}-Kanäle in Nervenendigungen aktivieren, können die synaptische Effizienz verändern. Aktivierte G-Proteine können auch intrazelluläre metabolische Funktionen steuern oder andere zweite Botenstoffe induzieren, die ebenfalls die synaptische Effizienz und andere Ionenkanäle modulieren.

second messenger ⇨

Intrazelluläre zweite Botenstoffe, die in Neuronen und anderen Zellen wirken, sind
- **zyklisches Adenosinmonophosphat (cAMP)** und
- **Phosphatidyl-Ionsitol-4,5-Diphosphat,** welches über die Spaltprodukte *1,4,5-Inositoltriphosphat,* **IP_3** und *Diacylglycerol,* **DAG**, eine intrazelluläre Freisetzung von Ca^{++} und die Modulation von Proteinkinasen steuert (s. Kap. I/3.4.11).

Zweite Botenstoffe, wie die gerade aufgeführten, haben vielfache und auch *lang andauernde Effekte* in Neuronen, sie erzeugen Veränderungen in unserem Verhalten, die letztlich das Ergebnis von *Erfahrungen* in unserem Leben sind.

Fragen

Wiederholungsfragen:
1. Was versteht man unter synaptischer Effizienz? Welche Faktoren legen diese fest?
2. Welches sind die Unterschiede zwischen zeitlicher und räumlicher Summation postsynaptischer Potentiale?
3. Beschreiben Sie die allgemeinen Beziehungen zwischen dem synaptischen Eingang in ein Neuron und der Frequenz der entstehenden Aktionspotentiale?

2.7 Zusammenfassung

• Synaptische Informationen erreichen das ZNS über **definierte Leitungsbahnen**, ausgehend von **Rezeptoren**, die spezifisch für bestimmte sensorische Modalitäten sind.
• Die **Reizintensität** wird in der Frequenz von Aktionspotentialen im afferenten Nerven kodiert. Das initiale Ereignis bei der Kodierung der Intensität ist die Erzeugung eines abgestuften Rezeptorpotentials (meist: Depolarisation), die **Generatorpotential oder Rezeptorpotential** genannt wird. Diese Potentiale entstehen durch die **Aktivierung reizabhängiger Ionenkanäle**. Die Größe der lokalen Ströme, die dadurch ausgelöst werden, legen die Frequenz der Aktionspotentiale fest, die in erregbaren Teilen des Rezeptors entstehen.
• **Adaptation** ist eine Verminderung des Antwortvermögens eines Rezeptors infolge der Reizung und erzeugt eine **Sensitivitätssteigerung** von Rezeptoren gegenüber Veränderungen in der Reizintensität. Rezeptoren, die einen großen Bereich von Reizintensitäten kodieren müssen, zeigen eine **logarithmische Beziehung** zwischen Reizintensität und Aktionspotentialfrequenz.
• Aktionspotentiale eines Neurons können die elektrische Aktivität anderer Neurone oder einer Effektorzelle beeinflussen, wenn beide durch Synapsen verbunden sind. Die Ereignissequenz ist folgende:
1) Depolarisation einer synaptischen Endigung führt zu einem **Ca^{++}-Einstrom**
2) **Verschmelzung von Vesikeln,** die mit Transmitter beladen sind, mit der präsynaptischen Membran
3) der **Transmitter** diffundiert zur postsynaptischen Zelle und wird dort **an Rezeptoren der Zelloberfläche gebunden**
4) Bindung an den Rezeptor **aktiviert den Ionenkanal** direkt oder über ein G-Protein
5) **Änderung in der Leitfähigkeit** der postsynaptischen Membran, und ein **postsynaptisches Potential entsteht.**
• **Postsynaptische Potentiale** können mit denen anderer synaptischer Eingänge summiert werden. Dadurch wird die Wahrscheinlichkeit, ein Aktionspotential an der postsynaptischen Zelle zu erzeugen, entweder vergrößert oder vermindert. **EPSP** (depolarisierend) entstehen durch eine nichtselektive Vergrößerung der Leitfähigkeit für kleine Kationen. **IPSP** sind entweder hyperpolarisierend (entstehen durch Vergrößerung einer K^+-Leitfähigkeit) oder aber „schweigend" (entstehen durch die Vergrößerung einer Cl^--Leitfähigkeit, die das Membranpotential in der Nähe des Ruhe-Membranpotentials stabilisiert).
• Wenn eine Synapse an einer anderen synaptischen Endigung lokalisiert ist, kann sie die synaptische Effizienz der zweiten Synapse entweder vergrößern (**präsynaptische Potenzierung**) oder vermindern (**präsynaptische Hemmung**).
• Durch die **Anordnung von Neuronen in Schaltkreisen** mit geeigneten synaptischen Verbindungen können postsynaptische Zellen vom präsynaptischen Eingang gesteuert werden. Das ist die Grundlage der neuronalen Integration im ZNS.
Das Langzeitverhalten solcher neuronaler Schaltkreise kann durch **Neuromodulatoren** abgestuft werden, die die synaptische Effizienz regulieren.

2.8 Übungsfragen

1. Beschreiben Sie die besonderen Eigenschaften der Eingangs- und Ausgangsregion eines Neurons.
2. Ist Ihre Telefonleitung eine Leitungsbahn im neuronalen Sinn?
3. Wie kann das rezeptive Feld eines Haut-Berührungsrezeptors experimentell kartographiert werden?
4. Für die räumliche und zeitliche Summation muß die Reizung der Eingangsregion einer Zelle innerhalb kurzer Zeitabstände erfolgen. Was sind die speziellen Eigenschaften der zeitlichen Summation und wie unterscheidet sich diese von der räumlichen Summation?
5. Welche Ionenströme fließen durch Kanäle, die depolarisierende Rezeptorpotentiale erzeugen und welche durch solche, die hyperpolarisierende erzeugen?
6. Wie wird die Reizintensität kodiert?
7. Vergleichen Sie die Antworten tonischer und phasischer Rezeptoren. Wie können die zwei verschiedenen Arten der Information, die sie vermitteln, genutzt werden, um eine Reizmodalität in eine geeignete Antwort zu überführen?
8. Welches sind die grundlegenden Unterschiede zwischen Neurotransmittern, Neuromodulatoren und Neurohormonen? Könnte eine chemische Verbindung alle diese drei Funktionen übernehmen?

2.9 Brennpunkt der Physiologie

2.9.1 Patch clamp-Technik

Durch Einführung einer neuen *membranphysiologischen Technik* ist die gesamte Grundlagenbiologie revolutioniert worden. Es handelt sich um die **Patch clamp-** oder **Technik der Membranfleck-Spannungsklemme.** Mit ihr können die kleinen elektrischen Ströme gemessen werden, die durch einzelne Membranproteine, Ionenkanäle, fließen. So wird die in der Physiko-Chemie einzigartige Messung an einem einzelnen Molekül in seiner nativen biologischen Umgebung möglich.

Die Entwicklung und Anwendung dieser Technik wurde 1991 mit dem Nobelpreis für Medizin und Physiologie an die Erfinder, die deutschen Zellphysiologen *Erwin Neher und Bert Sakmann,* gewürdigt.

Jede Lipidzellmembran ist für Ionen undurchlässig. Ionenströme dienen aber gerade als geeignetes Kommunikationsmittel zwischen Umwelt und Zelle sowie zwischen Zellen untereinander. Sie werden durch spezielle Proteine, Ionenkanäle, vermittelt, die in die Lipidmembran eingelagert sind. Auf geeignete Signale wie elektrische Spannungsänderungen, chemische Botenstoffe, z. B. Neurotransmitter, oder auch mechanische Dehnungs- oder Scherungsreize hin können sie eine Pore in der Membran bilden, durch die dann Ionen fließen und so ein elektrisches Signal erzeugen. Solche Ionenkanäle sind in vielen Zellen gefunden worden. Dazu zählen:

- **erregbare**, die Aktionspotentiale ausbilden können, wie *Nerven- und Muskelzellen,*
- aber auch die bisher experimentell schlechter zugänglichen **nicht erregbaren** Zellen wie *Drüsen-, Blut- und Endothelzellen.*

Abb. 2-53 zeigt das **Prinzip der Methode:** Mit einer Glaspipette von einem Spitzendurchmesser von 1 µm wird unter Sog ein dichter Kontakt zu einer Zellmembran mit hohem Widerstand (>10 Gigaohm) hergestellt. Damit können Ströme gemessen werden, die durch einen einzigen Ionenkanal fließen. Ihre Stromstärken liegen im Bereich von einem Pikoampere (1pA). Zum Messen des Stromes dient eine besonders rauscharme und hochempfindliche Elektronik. Verschiedene Vorgehensweisen der Untersuchungstechnik (s. Abb.) erlauben Messungen in unterschiedlichen Kombinationen, so daß *Ionenströme an beliebigen Zellen* gemessen werden können. Ein **Wichtiger Vorteil:** Über die Meßpipette kann die Zelle mit Substanzen beladen werden:

- Solche Substanzen können die Membran oft nicht durchdringen, spielen aber als *intrazelluläre Botenstoffe* biologisch eine wichtige Rolle, wie z. B. das *Guanosintriphosphat (GTP)* oder das IP_3.
- Sogar das Einbringen von *Indikatorsubstanzen* in Zellen ist damit möglich.
- Das besondere Vorgehen des Herausreißens des an der Meßpipette haftenden Membranflecks aus der Gesamtmembran (Abb. 2-53) eröffnet weiterhin die Möglichkeit, *Ionenkanäle* bei experimentellem Zugang von beiden Membranseiten zu *studieren.*

Die Einführung der Patch clamp-Methode erbrachte weit mehr Möglichkeiten als ursprünglich erwartet:

- Nach ihrer Ausarbeitung zur Messung an einzelnen Ionenkanälen entwickelte *E. Neher* eine **Variante der Ganzzellmethode**, mit der die Fusion sekretorischer Vesikel mit der Zellmembran gemessen werden kann. So war eine elegante Meßmöglichkeit für Vorgänge der Exozytose an Drüsenzellen, an Zellen des Immunsystems und ein Zugang zur Lösung von Problemen der Neurosekretion geschaffen. Abb. 2-54 zeigt das Prinzip dieser Methode. Die Fusion eines intrazellulären Vesikels, das mit einer von der Zelle sezernierten Substanz beladen ist, mit der Oberflächenmembran führt zu einer sehr kleinen Flächenvergrößerung der Membran und damit zu einer Zunahme der Membrankapazität. Die Messung dieser Kapazitätsänderung bedeutet die Darstellung der **Exozytose**.
- Eine umwälzende Erneuerung in vielen Grundlagengebieten der Biologie löste die **Kombination molekularbiologischer Techniken mit der neuentwickelten Patch clamp-Methode** aus (Abb. 2-55). Mittels Mikroelektroden kann man die mRNA, die aus der cDNA eines Ionenkanals durch in vitro-Transkription hergestellt wurde, in eine Eizelle injizieren. Benutzt wird meist der *Krallenfrosch.* In der Eizelle erfolgt jetzt die Expression des Ionenkanals, der normalerweise nicht von ihr gebildet wird. Mit der cell-attached-Technik oder einer anderen Konfiguration können Ionenströme durch das exprimierte Kanalprotein gemessen werden. Bedeutungsvoll ist, daß sich auch Mutanten von Ionenkanälen exprimieren lassen, die sich in einigen Stellen der Aminosäureprimärstruktur unterscheiden. Damit werden funktionell wichtige Bereiche im Kanalprotein herausgefunden und die Permeations- und Schalteigenschaften eines Ionenkanales auf submolekularer Ebene studiert. Die Konsequenzen dieser Methode sind noch nicht voll abzusehen. So können schon pathophysiologische Mechanismen von Erkrankungen auf Defekte in einzelnen Kanalproteinen zurückgeführt werden.

Klinische Anwendung. Das gilt beispielsweise für den Chloridkanal bei der Ausbildung der *Mukoviszidose.* Andere Beispiele sind muskuläre Erkrankungen wie die *myotone Dystrophie,* die *Myotonia congenita* oder die *hyperkaliämi-*

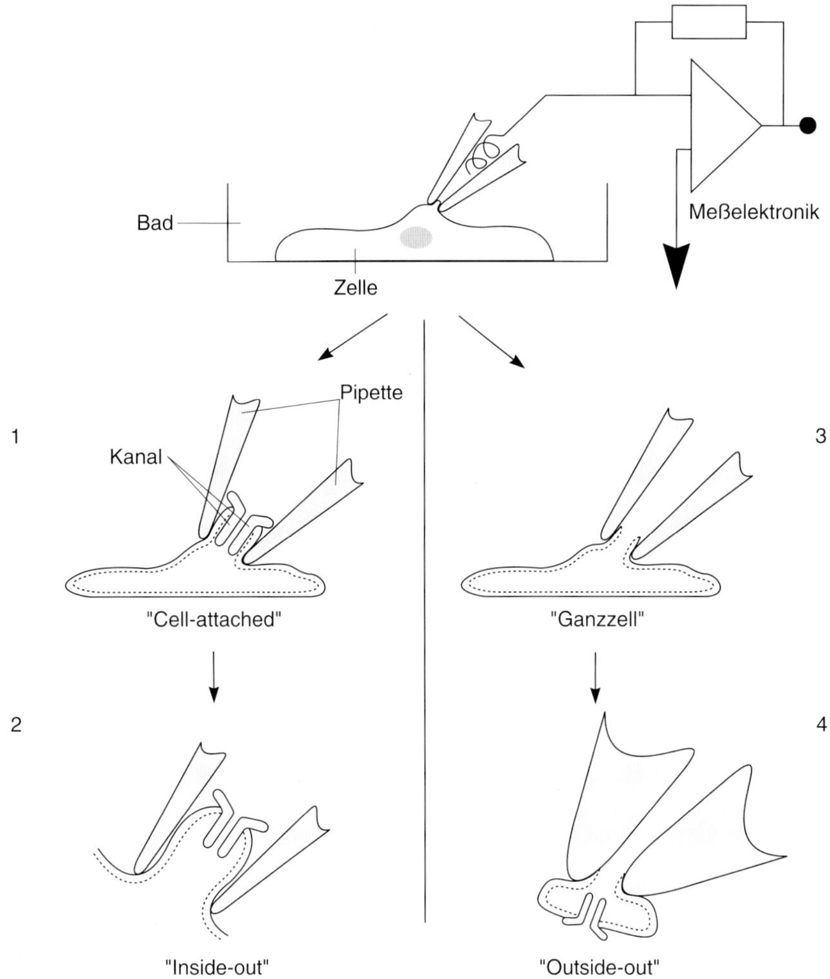

Abb. 2-53: *Konfiguration der „patch clamp" Technik.* Eine Glasmikropipette wird auf eine Zelle aufgesetzt. Sie ist mit einer Meßelektronik verbunden, welche Ströme im Bereich eines Picoamperes messen kann. Nach Bilden eines dichten Kontaktes zwischen Glas und Zelle mit einem Widerstand von mehr als 10 GΩ („Gigaseal") lassen sich Ströme durch individuelle Ionenkanäle an der intakten Zelle messen („Cell attached" Konfiguration, 1, die Außenseite der Zellmembran ist dick gezeichnet). Wird die Pipette von der Zelle abgerissen, bildet sich ein „inside out" Patch aus (2). Bricht man nach Ausbildung des „Gigaseals" in die Zelle ein (3), so können Ionenströme oder Membranpotentiale der gesamten Zelle gemessen werden („Ganzzell-Konfiguration"). Reißt man die Pipette von der Zelle ab, erhält man die „outside-out" Konfiguration (4)

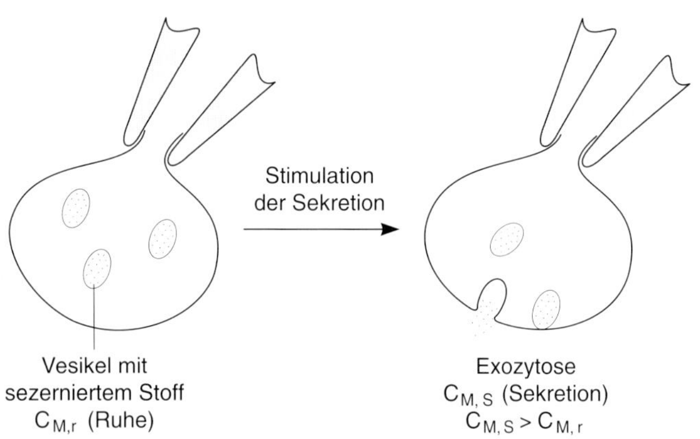

Abb. 2-54: *Kapazitive Exozytose-Messung.* Mittels der Ganzzell-Konfiguration der „patch clamp" Technik kann eine Messung der Membrankapazität mit solcher Präzision erfolgen, daß eine Vergrößerung der Gesamtmembrankapazität durch Fusion eines sekretorischen Vesikels mit der Außenmembran erfaßt wird. Durch Fusion des mit der zu sezernierenden Substanz beladenen intrazellulären Membranvesikels wird die Kapazität der stimulierten Zelle, $C_{M,s}$ größer als die der ruhenden Zelle, $C_{M,r}$

sche periodische Paralyse, Stoffwechselstörungen wie der *Diabetes mellitus*, *Herzrhythmusstörungen*, Störungen in der Entwicklung von *T-Lymphozyten* und Mechanismen der *Epilepsieentstehung*.

• Auch für die Entwicklung „maßgeschneiderter" Pharmaka für die Einwirkung auf spezielle Stellen an Kanalproteinen leistet diese Methode Wesentliches. Ein Beispiel ist die Herstellung von Benzodiazepimderivaten, die für die Behandlung zentralnervöser Erkrankungen Einsatz finden. Nicht zuletzt ist zu erwarten, daß die Übertragung der Erkenntnisse aus der molekularen Analyse dieser elektronischen Proteinbausteine der Zellmembran in die Technik die Entwicklung neuer Informationswerkzeuge entscheidend beeinflussen kann.

2.9.2 Abhängigkeit von Lernen und Gedächtnis vom Kalziumeintritt

Wenigstens 2 große Familien von Ionenkanälen werden unterschieden:

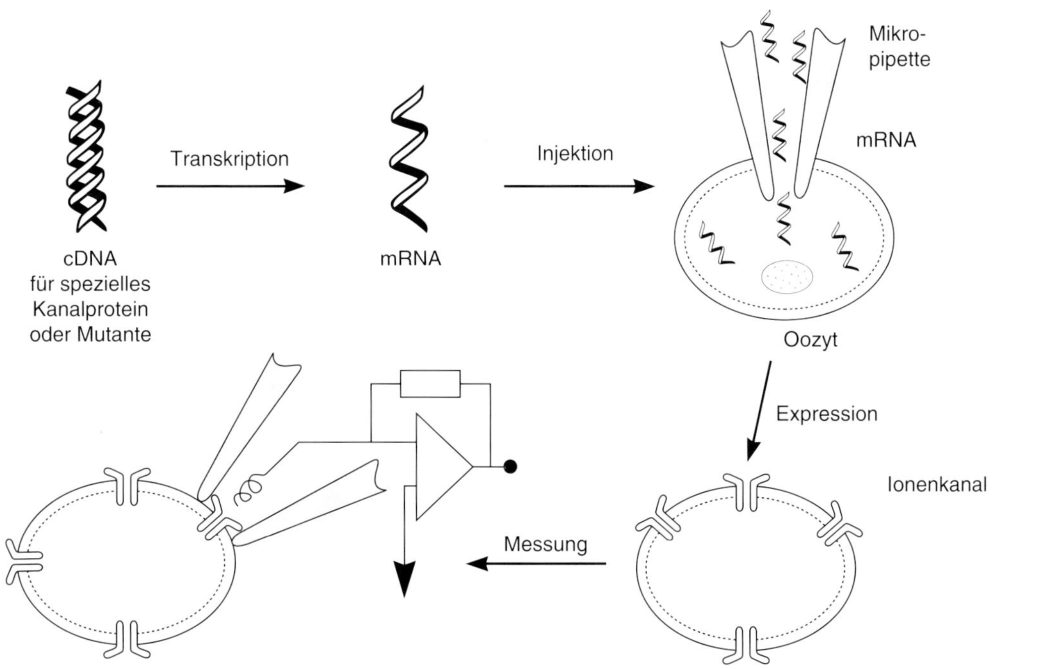

Abb. 2-55: *Kombination molekularer Techniken mit der „patch clamp" Methode.* Nach Analyse der cDNA, die einen Ionenkanal kodiert, kann gentechnologisch durch in vitro-Transkription dessen mRNA hergestellt werden. Diese wird über eine Mikropipette in eine Eizelle z.B. des Krallenfrosches, Cenopus laevis, injiziert. Die Eizelle bildet jetzt das Kanalprotein, dessen Funktion mit einer der „patch clamp" Konfigurationen untersucht werden kann. Durch dieses gentechnische Verfahren lassen sich gezielt hergestellte Mutanten von Ionenkanälen analysieren, die funktionelle Veränderungen im Permeations- oder im Schaltverhalten der Kanäle hervorrufen

- Ionenkanäle, die durch *Veränderungen einer Spannung* geschaltet werden
- Ionenkanäle an *sensorischen Endigungen* und *postsynaptischen Membranen*, die durch eintreffende Reize geschaltet werden.

Rezeptoren für den Transmitter Glutamat bilden eine Ausnahme. Sie werden auch als NMDA-Rezeptoren bezeichnet, da diese Verbindung stark die Wirkung von Glutamat an dieser Klasse von Rezeptoren nachahmt. Solche Rezeptoren sind an Synapsen des Hippocampus gefunden worden, einer Gehirnregion, die ein Modell für neuronale Lernfunktionen im ZNS darstellt.

Diese Synapsen funktionieren nur, wenn 2 Bedingungen erfüllt sind:

- Transmittermoleküle müssen sich an die Rezeptoren binden
- die postsynaptische Zelle muß depolarisiert sein, damit ein exzitatorischer Effekt sichtbar wird.

Das ist ein einfaches Modell für Lernen: 2 Ereignisse müssen gleichzeitig eintreten, um die klassische Konditionierung realisieren zu können. Zwei Reize von verschiedenen Quellen konvergieren an einem Effektor und müssen zeitlich zusammenfallen.

Der Mechanismus, der als ein Modell des Lernens im Hippocampus verwendet wurde, ist die posttetanische Potenzierung. Man versteht darunter eine lang andauernde (Tage bis Wochen) Vergrößerung der Effektivität eines Reizes, wenn ein hippocampaler Leitungsweg einmal stark aktiviert wurde. In dünnen Scheibenpräparaten des Hippocampus kann gezeigt werden, daß die Anwendung gepaarter Reize an 2 verschiedenen Eingängen einer einzelnen Zelle die gleichen Effekte erzeugen kann. Dieser Effekt kann durch NMDA-Antagonisten blockiert werden.

Die Funktion glutamataktivierter Kanäle ist recht gut bekannt. Der mit dem Glutamat-Rezeptor gekoppelte Kanal ist normalerweise geschlossen und zusätzlich durch Magnesium blockiert. Eine Depolarisation der Membran durch irgendeinen anderen Mechanismus treibt Mg^{++} aus dem Kanal. Erst dadurch wird der durch den Transmitter Glutamat geöffnete Kanal wirklich leitfähig für Kationen. Durch den offenen Kanal können Ca^{++}-Ionen ins Zytoplasma gelangen. Ca^{++} wirkt dann als Botenstoff und kann die synaptische Effektivität einer Zelle langandauernd vergrößern. Es gibt außerdem Hinweise darauf, daß eine Wiederbildung synaptischer Kontakte stattfinden kann. So kann z.B. Ca^{++} Enzyme aktivieren, die das Zytoskelett verändern. Anatomische Veränderungen könnten den durch ein Aktionspotential bewirkten Stromfluß in die synaptischen Endigungen hinein vergrößern, so daß eine größere Transmittermenge freigesetzt werden kann. Solche Veränderungen konnten an Kulturen von hippocampalen Zellen tatsächlich beobachtet werden, die mit Neurotransmittern stimuliert wurden.

Sensorische Systeme und Hirnfunktion

3 Sensorische Systeme und Hirnfunktion

P. Bartsch

Dieses Kapitel informiert über:

- **peripheres** und **zentrales Nervensystem** (PNS, ZNS) und die Topographie von Hirnstamm, Kleinhirn, Thalamus, Hypothalamus und Großhirnhemisphären
- **topographische Repräsentationen** für die zentrale Verarbeitung sensorischer Informationen
- die Grundlagen der **somatosensorischen Projektionen** und ihrer unterschiedlichen Bahnen für **Berührungs-, Vibrations-, Temperatur-** und **Schmerzreize**
- die Rolle des **aufsteigenden retikulären Systems** (ARAS)
- **Habituation, Sensibilisierung und assoziatives Lernen** sowie **Kurz- und Langzeitgedächtnis**
- den Begriff **"Dominante Hemisphäre"** und die sprachrelevanten Hirnrindengebiete
- den **Schlaf** mit seinen charakteristischen Phasen

Einführung

3.1 Einführung

ZNS-Aufgaben:

- **sensorische Informationsaufnahme = Schlüsselelement vieler Funktionen**
- **motorische Informationsabgabe:**
  - Reflexe
  - endokrine Wirkungen
  - Verhalten
- **Gedächtnisbildung**

Rückenmark und Gehirn werden als zentrales Nervensystem (ZNS) bezeichnet. Das Nervensystem

- nimmt **sensorische Informationen** auf und integriert sie für geeignete Antworten
- überträgt **Reflexe**
- steuert viele **endokrine Systeme:** *Wachstum, Stoffwechsel, Reproduktion*
- **generiert Verhalten** als komplexe Muster von Aktivitäten in den Effektorsystemen des Körpers
- lernt durch **Erfahrung,** wodurch sich auf der Basis gespeicherter Informationen die Verhaltensmuster verbessern.

Ein *Schlüsselelement* dieser Funktionen ist der **Erwerb sensorischer Informationen:** Sie werden zu diskreten Regionen des Gehirns projiziert und dort analysiert. Die Informationen, die über die verschiedenen sensorischen Wege in das Gehirn gelangen, werden gemeinsam mit gespeicherten Informationen verarbeitet, z.B. wenn wir die Stimme eines Freundes hören, wenden wir uns um, erkennen sein Gesicht und erinnern uns seines Namens. Die Stimme, das Gesicht und der Name sind Merkmale ein und derselben Realität. Im Prinzip gehen alle Leistungen des ZNS auf die Fähigkeiten seiner individuellen Neurone zurück.

> Die Fähigkeit des Nervensystems, aus mehreren Millionen Bit Informationen diejenigen auszuwählen, die an ein bekanntes Gesicht erinnern, gehört zu den bemerkenswertesten Leistungen lebender Systeme und erfordert einen riesigen Aufwand an neuronaler Aktivität.

Aufbau des Nervensystems (NS)

Axone und Perikarya

3.2. Aufbau des Nervensystems

3.2.1 Unterscheidung in Axone und Zellkörper

- **Bestandteile des NS:**
  - Neuron
  - Dendrit
  - Gliazellen
  - Modulkonzept

Das Nervensystem besteht aus vielen verschiedenen Komponenten (Abb. 2-56), und jede dieser Komponenten wird von *Neuronen* und ihren *Fortsätzen, den Axonen und Dendriten,* und von *Gliazellen* gebildet (s. Kap. II/2). Im Nervensystem sind Dendriten und Zellkörper der Neurone das Rezeptormodul, die von ihnen unterscheidbaren Axone das Effektormodul (*Modulkonzept des Neurons).* Zellkörper und Dendriten bilden die **graue,** Axone die **weiße Substanz.** Innerhalb der grauen Substanz sind die Perikarya oft in Gruppen dicht gepackt.

- **Rückenmark**
  - sensorische Bahnen
  - motorische Bahnen
  - sensorische Neurone
  - Motoneurone
  - afferent – efferent

Im **Rückenmark und Hirnstamm** liegt die graue Substanz im Zentrum, die weiße hüllt sie ein (Abb. 2-57). Die weiße Substanz des Rückenmarks besteht aus Nervenfasern: *aufsteigende* sensorische bzw. *absteigende* motorische Bahnen.

Sensorische Neurone übertragen Aktionspotentiale von den sensorischen Rezeptoren über die dorsale Wurzel des Rückenmarks in Richtung zum Gehirn (Abb. 2-57). Die Axone der *Motoneurone* übertragen Aktionspotentiale vom Gehirn oder der ventralen Wurzel des Rückenmarks zu Skelett- und glatten Muskeln, Drüsen und Eingeweideorganen. Die Bezeichnung *afferent* wird gebraucht für Fasern, welche sensorische Informationen von der Periphe-

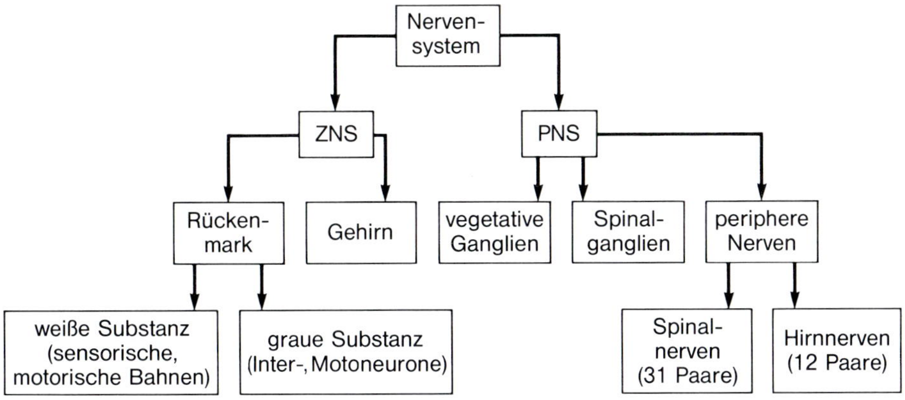

Abb. 2-56: Blockschema des *menschlichen Nervensystems*

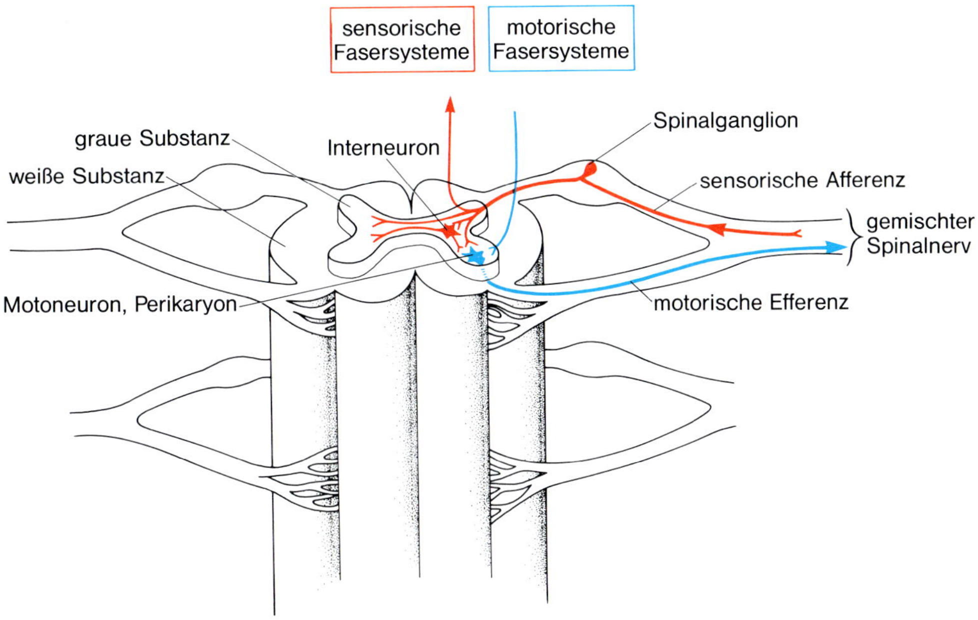

Abb. 2-57: *Rückenmark.* Die *graue Substanz,* zentral im Rückenmark lokalisiert, besteht aus den Nervenzellkörpern. Sie ist von *weißer Substanz* umgeben, die auf- und absteigende Nervenfasersysteme (Axone) enthält. *Afferente Nervenfasern* erreichen das Rückenmark über die Hinterwurzeln. Zweige der *sensorischen Fasern* steigen zum Gehirn auf oder endigen an Interneuronen. Gelegentlich endigen sie auch direkt an Motoneuronen, die auch Zuflüsse von Interneuronen und von absteigenden Bahnsystemen der supraspinalen Ebene des ZNS erhalten. *Efferente Nervenfasern* verlassen das Rückenmark über die Vorderwurzeln. Hinter- und Vorderwurzeln bilden gemeinsam die *gemischten Nerven, die afferente und efferente Fasern enthalten*

rie in das ZNS übertragen; *efferente* Impulse verlaufen umgekehrt. Die meisten efferenten Fasern sind Motoneurone, die die Aktivität der Effektororgane steuern oder modulierend beeinflussen. Einige spezialisierte sensorische Organe erhalten efferente Fasern, die es dem ZNS ermöglichen, die Empfindlichkeit sensorischer Rezeptoren entweder herauf oder herab zu regeln.

– efferente Kontrolle der Rezeptoren

3.2.2 Bausteine von zentralem (ZNS) und peripherem (PNS) Nervensystem

Zentrale und periphere Bestandteile
- **zentrales NS (ZNS)**
- **peripheres NS (PNS)**
- **vegetatives NS (VNS):** besteht aus ZNS u. PNS

Das Nervensystem kann hauptsächlich in 2 Komponenten unterteilt werden: Das ZNS besteht aus Rückenmark und Gehirn (Abb. 2-58), das periphere Nervensystem (PNS) entspricht den neuronalen Strukturen ausserhalb des Gehirns und des Rückenmarks. Das **vegetative Nervensystem** (s. Kap. II/5.6) wird durch Motoneurone in ZNS und PNS repräsentiert, die die glatten Muskeln der Eingeweideorgane und die Drüsen innervieren.

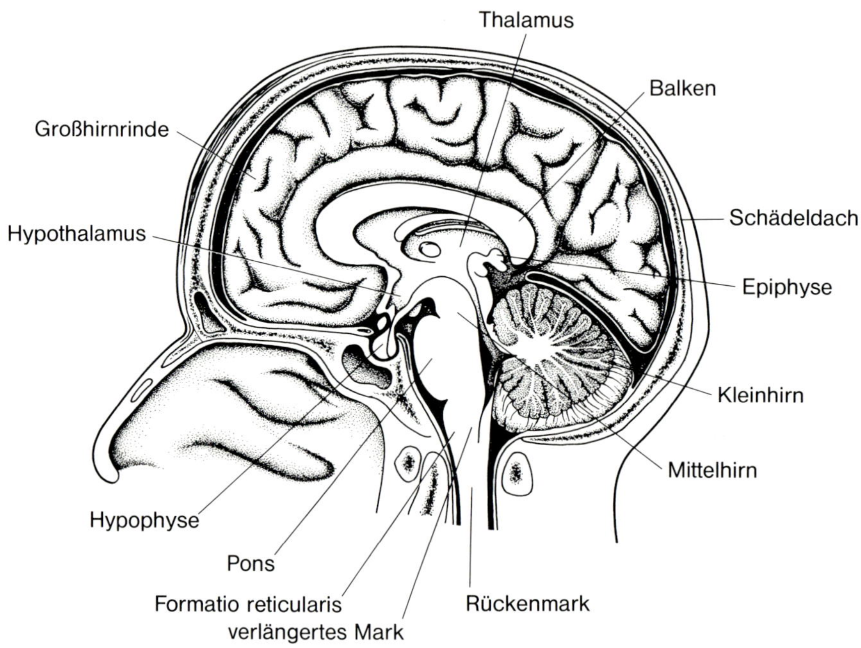

Abb. 2-58: Hauptabschnitte des ZNS (Mediansagittalschnitt)

1. ZNS:
- beherbergt 10^{10} Neurone
- assoziative Neurone am häufigsten

Der weitaus größere Teil der neuronalen Zellkörper befindet sich im ZNS: Man schätzt die Gesamtzahl der Neurone auf mehr als 10^{10}.
Die weitaus größte Neuronenfrequenz stellen weder sensorische noch Motoneurone, sondern die *assoziativen oder Interneurone.* Letzte stellen Verbindungen des sensorischen Eingangs zu geeigneten motorischen Ausgängen her. Hier liegt der Schlüssel für die enorme integrative Leistung.

2. PNS besteht aus
- **12 Nn. craniales**
  - sensorisch, sensibel
  - motorisch,
  - gemischt

Das **PNS** besteht aus peripheren Nerven und neuronalen Zellkörpern. Man unterscheidet: **Hirnnerven,** ausgehend vom Gehirn (Abb. 2-59) und **Spinalnerven,** ausgehend vom Rückenmark. Von der Unterseite des Gehirns, in den meisten Fällen aus dem Hirnstamm, entspringen *12 Paar Hirnnerven* (Tab. 2-5):
- 3 Paar (I, II, VIII) enthalten nur sensorische bzw. afferente Fasern
- 5 Paare (III, IV, VI, XI, XII) enthalten efferente Motorfasern und sind gemischt mit sensorischen Muskelafferenzen, die aus den relevanten Muskeln entspringen und mithin primär motorischen Funktionen dienen
- 4 Paare (V, VII, IX, X) sind gemischte Nerven, die sowohl motorische Efferenzen als auch nichtmuskuläre sensorische Afferenzen enthalten.

- **31 Nn. spinales**

Die **Spinalnerven** werden durch die Vereinigung der dorsalen sensorischen und ventralen motorischen Wurzeln auf jeder Seite jedes spinalen Segments gebildet (Abb. 2-57), sie sind deshalb gemischte Nerven. Insgesamt gibt es 31 Paare solcher spinalen Nerven (Abb. 2-60). Man unterteilt: 8 zervikale, 12 thorakale, 5 lumbale, 5 sakrale und 1 kokzygeales Nervenpaar.

- **Spinalganglien** =Ansammlg. sens. Nervenzellk.
- vegetative **Ganglien** (VNS) **Ganglien** (PNS), **Kerne** (ZNS)

Ansammlungen von sensorischen Nervenzellkörpern außerhalb des ZNS sind als **Spinalganglien** in den dorsalen Wurzeln (s. Abb. 2-57) bzw. von Zellkörpern des vegetativen Nervensystems in den **vegetativen Ganglien** lokalisiert. Ansammlungen von neuronalen Zellkörpern im PNS werden als **Ganglien** bezeichnet. Ansammlungen von Nervenzellkörpern im ZNS sind **Kerne**.
Die Axone der *somatomotorischen Neurone*, die die Skelettmuskeln ansteuern, ziehen in Spinalnerven ohne Unterbrechung vom Rückenmark bis zu den Muskelfasern. Die Motoraxone der viszeralen Effektoren im vegetativen Nervensystem verlaufen vom Rückenmark zu den peripheren Grenzstrangganglien (s. Kap. 9 II/5.6). Hier schalten die präganglionären spinalen Motoneurone auf postganglionäre Zellen um, die die Effektorenebene innervieren.

Tab. 2-5: Nn. craniales – Hirnnerven

Nerv	Bahn und Funktion
I Nn. olfactorii	*sensorisch:* vom Riechepithel zum Bulbus olfactorius
II N. opticus	*sensorisch:* von der Retina zum Corpus geniculatum laterale
III N. oculomotorius	*motorisch:* vom Mittelhirn zu den äußeren Augenmuskeln und ihren Muskelspindeln zur Bewegung der Augen *parasympathisch:* Innervation des M. ciliaris zur Nahakkommodation und zum M. sphincter pupillae zur Verengerung der Pupille
IV N. trochlearis	*motorisch:* innerviert äußere Augenmuskeln u. deren Muskelspindeln efferent
V N. trigeminus	*motorisch:* von der Brücke zur Kaumuskulatur *sensibel:* Afferenzen von Cornea, Gesicht, Lippen, Zunge, Zähnen zur Brücke
VI N. abducens	*motorisch:* innerviert äußere Augenmuskeln und deren Muskelspindeln efferent
VII N. facialis	*motorisch:* innerviert mimische Muskulatur *sensorisch:* überträgt Geschmacks- und viszerale Afferenzen (Chorda tympani) *parasympathisch:* Speichel- und Tränensekretion
VIII N. vestibulo cochlearis	*sensorisch:* überträgt akustische und Afferenzen des Gleichgewichtsorgans
IX N. glossopharyngeus	*motorisch:* Innervation der Schlundmuskulatur *sensorisch:* Afferenzen der Geschmacksrezeptoren, Blutzuckerregulation *parasympathisch:* Speichelsekretion
X N. vagus	*sensorisch:* überträgt Afferenzen viszeraler Rezeptoren von Thorax und oberem Abdomen *parasympathisch:* Innervation innerer Organe
XI N. accessorius	*motorisch:* von Medulla oblongata,, innerviert Hals-, Rachen- und Schlundmuskulatur
XII N. hypoglossus	*motorisch:* innerviert die Zunge, Unterzungenbeinmuskel

3.2.2.1 Abschnitte des ZNS

Abschnitte des ZNS

1. Rückenmark
2. Gehirn

Die wesentlichen anatomischen Abschnitte des ZNS sind:
- Medulla spinalis,
- Medulla oblongata,
- Pons (Brücke),
- Mittelhirn,
- Kleinhirn,
- Zwischenhirn (Diencephalon) und
- Telencephalon (Tab. 2-6)

a) Hirnstamm:
- **enthält:**
  - Kerne
  - Formatio reticularis
  - Nc ruber

Medulla, Pons und Mittelhirn werden zusammenfassend als **Hirnstamm** bezeichnet. Der Hirnstamm verbindet das Gehirn mit dem Rückenmark und enthält Motoneurone der *Hirnnerven.* Viele *Kerne* im Hirnstamm kontrollieren innere Organe z. B. kardiovaskuläre und Respirationszentren etc. Der Hirnstamm enthält auch ein weniger dicht gepacktes Netzwerk von Nervenzellen, die als *retikuläre Formation* bezeichnet werden. Die meisten sensorischen aufsteigenden Systeme zweigen Kollateralen zur Formatio reticularis ab, um einen gewissen Grad an Aufmerksamkeit zu erhalten. Die Formatio reticularis ist auch eines der Gebiete des Gehirns, die vegetative Aktivität initiieren und Emotionen generieren. Eine andere bedeutende Struktur im Mittelhirn ist der *Nucleus ruber,* der, seziert man den Hirnstamm nach seiner Fixierung, eine charakteristische Färbung zeigt.
Die beiden Kleinhirnhemisphären sind dorsal zum Hirnstamm lokalisiert. Im Cerebellum liegt die graue Substanz außen, die weiße innen. Die beiden wichtigsten Komponenten des

Tab. 2-6: ZNS und seine Bestandteile

große Untereinheiten	Komponenten	Funktionen
Rückenmark und Hirnstamm	Medulla oblongata	spinale Reflexe, Übertragung sens. Funktionen, retikuläres aktivierendes System, sensorische afferente Kerne, vegetative Regelzentren
	Pons	retikuläres aktivierendes System, vegetative Regelzentren
	Mesencephalon	wie Pons
Kleinhirn		Koordination der Bewegung, Gleichgewicht
Zwischenhirn	Thalamus	Relaisstation aufsteigender sensorischer und absteigender motorischer Neurone, Regulationen viszeraler Funktionen
	Hypothalamus	viszerale Funktionen, endokrine Regulationen
Endhirn	Basalganglien	Regulation von Bewegungen
	N. ruber	Regulation von Bewegungen
	Balken	Verbindung beider Großhirnhemisphären
	Hippokampus u. limb. System	Gedächtnis, Emotion
	olfaktor. Lappen	Riechen
	Großhirnrinde	höhere Funktionen

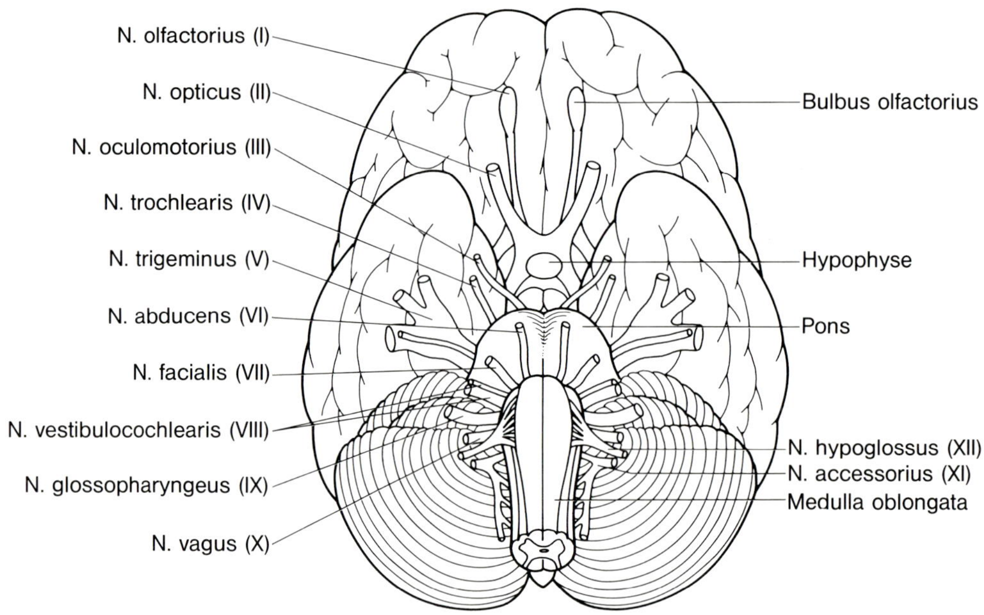

Abb. 2-59: Hirnbasis: Austrittsstellen der *Nn. craniales*

b) Kleinhirn
c) Zwischenhirn (Diencephalon)
- Thalamus
- Hypothalamus
- Hypophyse

d) Endhirn (Telencephalon)
- **zerebrale Hemisphären**
- **Corpus striatum mit Basalganglien**

Diencephalons sind *Thalamus* und *Hypothalamus* (Abb. 2-61). Die Hypophyse liegt eng benachbart zum Hypothalamus.

Das **Telencephalon** besteht aus den beiden *zerebralen Hemisphären.* Es entwickelt sich aus dem vordersten Teil des embryonalen Nervensystems und ist besonders im Gehirn des Menschen und anderer Primaten so stark entwickelt, daß es die anderen Teile des Gehirns fast überdeckt. In der Tiefe jeder zerebralen Hemisphäre befindet sich eine komplexe Struktur, die als *Corpus striatum* bezeichnet wird. Die wichtigsten Elemente des Corpus striatum sind verschiedene große Nervenzellgruppierungen, die als Kerne, zusammenfassend auch als *Basal- oder Stammganglien* bezeichnet werden: Globus pallidus, Nucleus caudatus, Putamen.

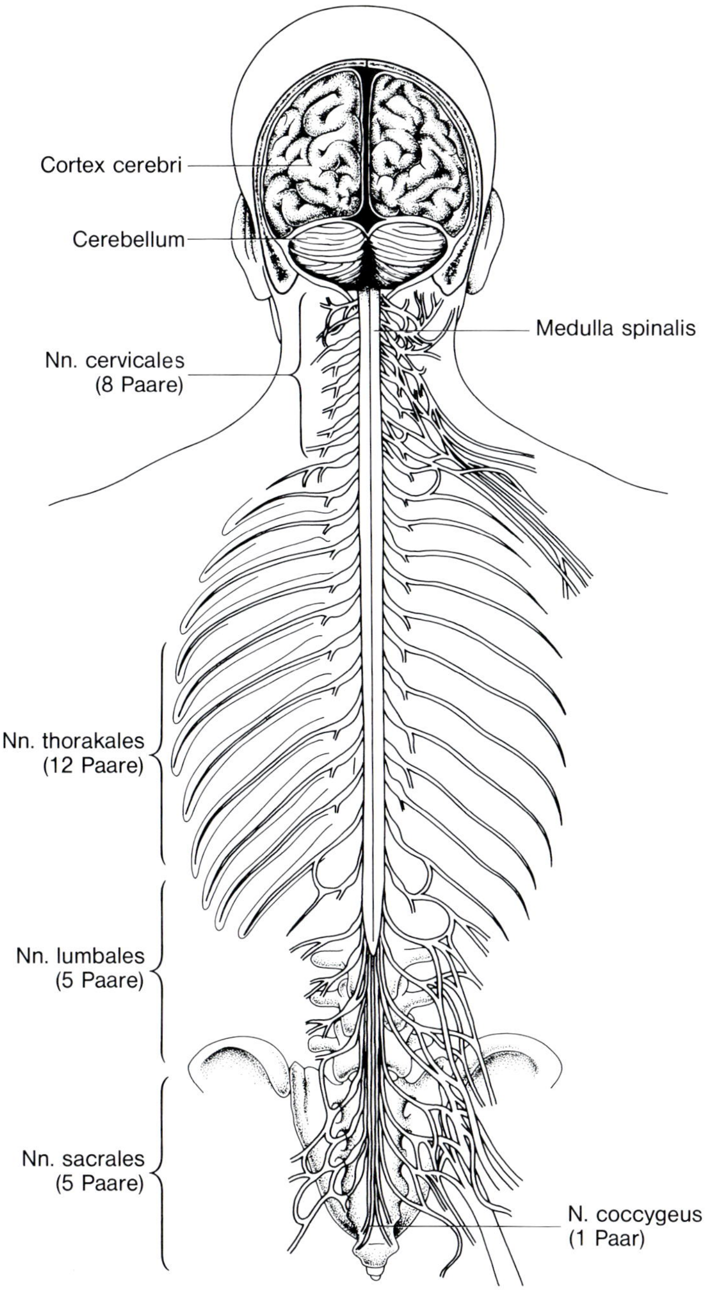

Abb. 2-60: *Rückenmark und Spinalnerven*

Diese Bezeichnung ist eine Ausnahme der üblichen Regel, nach der Nervenzellansammlungen im ZNS gewöhnlich als Kerne bezeichnet werden.

Die Basalganglien sind gemeinsam mit Cerebellum und Nucleus ruber in die Generierung von Aktivitätsmustern in motorischen Neuronen involviert, die komplexes Verhalten steuern.

Die Kommunikation zwischen den Neuronen der Hemisphäre erfolgt durch Nervenfasern, die die verschiedenen Strukturen jeder Hemisphäre *untereinander* bzw. über das *Corpus striatum* verbinden. Die Hemisphären kommunizieren miteinander über das *Corpus callosum* (Balken, s. Abb. 2-58), ein dickes Bündel von Fasern, also weiße Substanz, das die beiden Hemisphären verbindet.

- **Corpus callosum**

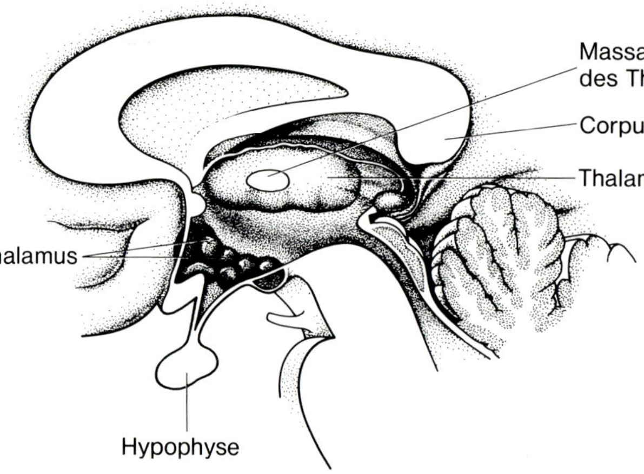

Abb. 2-61: *Diencephalon:* Thalamus, Hypothalamus mit Hypophyse

Großhirnrinde

3.2.2.2 Großhirnrinde

- **Neokortex**
- **Hippocampus**
- **olfaktorisches Rindengebiet**

Der zerebrale Kortex, Rinde, eine Kappe grauer Substanz von über 3 mm Dicke (s. Abb. 2-58), überzieht die inneren, evolutionär älteren Strukturen des Gehirns. Er soll 2/3 aller Neurone des ZNS enthalten. Der Kortex besteht aus dem *Neokortex*, dem *Hippocampus* und dem *olfaktorischen Rindengebiet.* Der Neokortex ist von der Entwicklung her der jüngste Abschnitt des Gehirns. Für Säugetiere ist ein großer Neokortex so charakteristisch, daß man für ihn gewöhnlich die Bezeichnung Kortex verwendet. Bei den Primaten hat der Kortex eine dominierende Rolle in der Signalverarbeitung, in der Informationsspeicherung, also dem Gedächtnis, und in der Generierung des Verhaltens.

- Sulcus
- Gyrus
- 4 Lappen

Sulci und Gyri vergrößern die Oberfläche des Kortex deutlich. Die Faltung ist im Gehirn des Menschen am ausgeprägtesten, wodurch die Oberfläche des Kortex etwa auf das Dreifache steigt. Die Faltung ist für die anatomische Beschreibung der Oberfläche des Kortex von Bedeutung. Die mediane Spalte, Fissura longitudinalis cerebri teilt das Gehirn in 2 *Hemisphären.* Der Sulcus centralis unterteilt in einen frontalen und einen parietalen Lappen, der Sulcus lateralis teilt den temporalen Lappen vom frontalen und parietalen Lappen. Der Sulcus parieto occipitalis teilt den Okzipital- vom Parietallappen (Abb. 2-62).

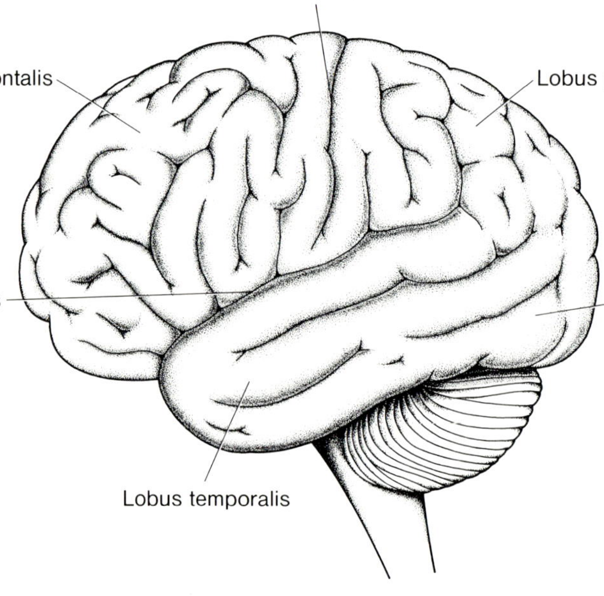

Abb. 2-62: Die *Großhirnrinde* wird topographisch in 4 Regionen unterteilt: Frontal-, Parietal-, Temporal- und Okzipitallappen

Der *Hippocampus* und das *olfaktorische Rindengebiet* gehören zum **limbischen System** (s. Kap. II/4.5.2.2), eine evolutionär alte Gruppe von miteinander verbundenen Strukturen in der Tiefe des Gehirns, die gemeinsam mit Telencephalon und Diencephalon u. a. für emotionale Antworten verantwortlich ist. Der Hippocampus ist unter dem Neokortex gefaltet und für die Bildung und den Rückruf von Gedächtnisinhalten von großer Bedeutung.

• **limbisches System**

3.2.2.3 Kortikale Organisation

kortikale Organisation

Der Kortex der Säugetiere ist aus *6 Schichten* zusammengesetzt (Abb. 2-63), wovon jede ein charakteristisches Muster von Nervenzellen und synaptischen Verbindungen mit anderen Teilen des Kortex oder anderen Teilen des Nervensystems zeigt. Die beiden innersten Schichten (VI, V) enthalten *Pyramidenzellen,* deren Axone abwärts zu Thalamus und Rükkenmark ziehen, während die Schicht IV sensorische Eingänge über den Thalmus erhält. Schicht I enthält keine Nervenzellen.

• **6 Schichten**

• **Pyramidenzellen** (in VI, V)

Pyramidenzellen der Schichten II, III sind über Axone assoziativ mit anderen kortikalen Arealen verschaltet. Pyramidenzellen der Schichten III, IV haben Axone, die durch das Corpus callosum und andere Kommissuren zur kontralateralen Hemisphäre ziehen. Viele Regionen des Kortex, besonders aber die primäre sensorische und die motorische Rinde, haben eine kolumnäre Organisation.

Eine **kortikale Kolumne** ist ein kleiner Zylinder des Kortex (ca. 1 mm Durchmesser), der Neurone enthält, welche in die Informationsverarbeitung eines einzelnen diskreten Teils des Körpers involviert sind. Sie sind für die Bearbeitung *einstelliger Sinneselemente* wie eine konkrete Berührung oder Berührungsänderung verantwortlich und in ihrer Antwort *nominal skaliert*

• im **somatosensorischen Kortex** ist eine einzelne Kolumne repräsentativ für umgrenzte Informationen, z. B. aus einem *Areal der Fingerspitze*

• im **motorischen System** hat eine einzelne Kolumne Beziehung zu einer definierten *Bewegungsebene an einem bestimmten Gelenk.*

• **kortikale Kolumne**

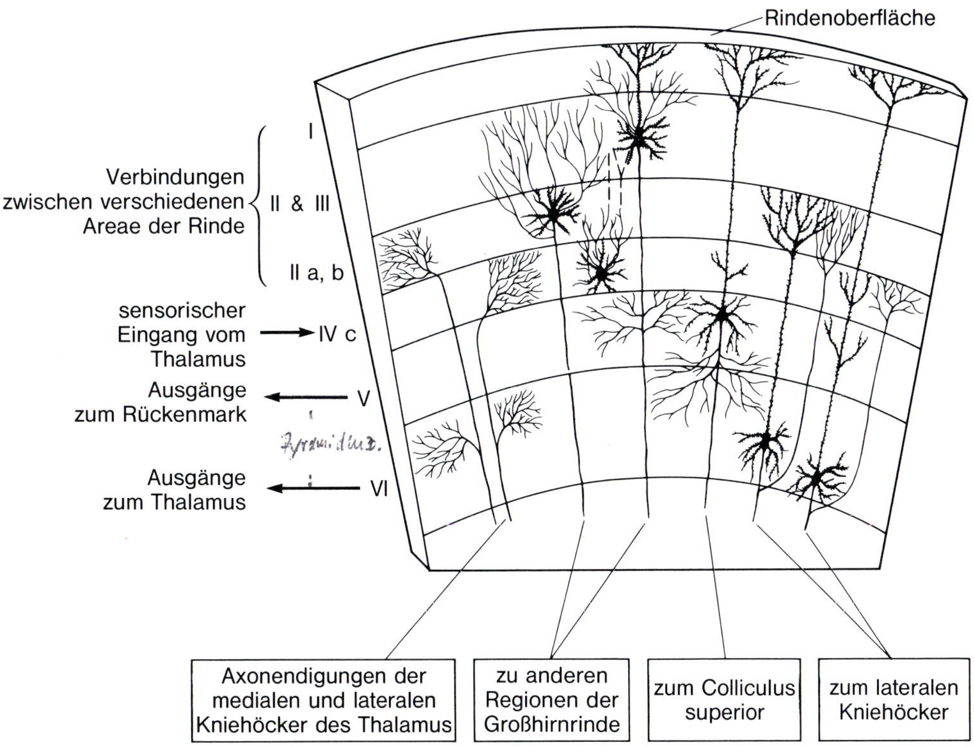

Abb. 2-63: Vereinfachte Darstellung der *Schichtung der Großhirnrinde* (I – VI) und einiger typischer Neuronenarten und Faserendigungen

Fragen

Wiederholungsfragen:
1. Welches sind die Hauptbausteine des ZNS?
2. Was ist die Funktion des limbischen Systems? Welche Beziehungen bestehen zwischen diesem und dem olfaktorischen System?
3. Definieren Sie kortikale Kolumne und beschreiben Sie die Beziehungen der Neurone, die eine solche bilden!

Signalverarbeitung

3.3 Sensorische Signalverarbeitung im Gehirn

Rezeptive Felder

3.3.1 Sensorische rezeptive Felder

Definition

Sensorische Rezeptoren antworten auf Reize und übertragen somit aus spezifischen Gebieten der Körperoberfläche Nachrichten. Diese Gebiete werden als **rezeptive Felder** bezeichnet (s. Abb. 2-29).

Das rezeptive Feld eines bestimmten *Hautrezeptors* ist z. B. mit demjenigen Feld der Haut identisch, in welchem seine Dendriten liegen. Ein Reiz, übertragen auf dieses Feld, erregt den kutanen Rezeptor. Der Rezeptor ist indifferent für Reize, die auf andere Regionen übertragen werden. Im visuellen System z. B. antworten die Fotorezeptoren nur auf Photonen, die direkt auf sie einwirken.

Sensorische Eingänge

3.3.2 Projektion sensorischer Eingänge

Bewußte Wahrnehmungen entstehen durch aktivierte sensorische Bahnen, die zum zerebralen Kortex projizieren. Der Kortex hat hoch organisierte Regionen, die der detaillierten Merkmalsanalyse einer gegebenen sensorischen Modalität gewidmet sind. Kap. 3.4 veranschaulicht, wie diese Fragen (z. B.: Welche Modalität? Woher? Wieviel?) im Nervensystem beantwortet werden.

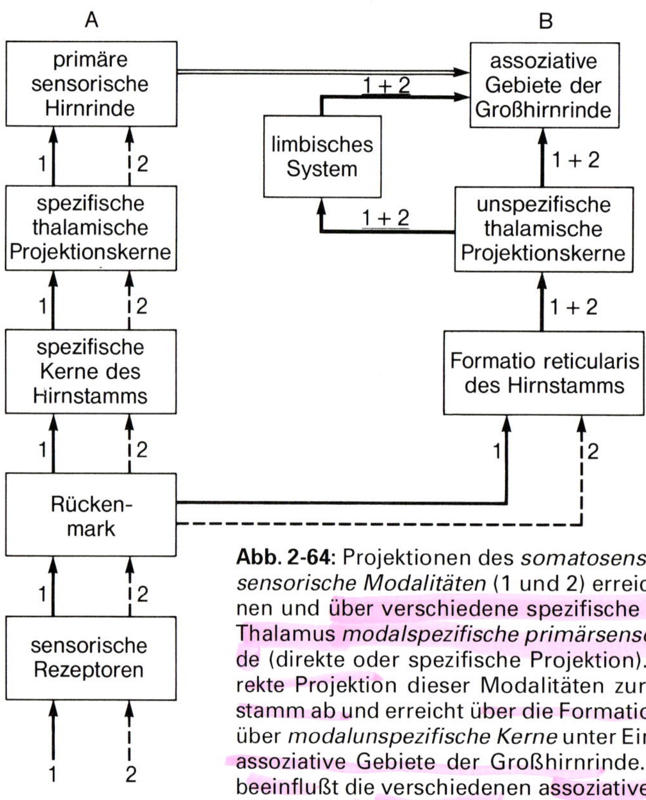

Abb. 2-64: Projektionen des *somatosensorischen Einganges.* **A.** *Somatosensorische Modalitäten* (1 und 2) erreichen über getrennte Nervenbahnen und über verschiedene spezifische Kerne des Hirnstamms und des Thalamus *modalspezifische primärsensorische* Gebiete der Großhirnrinde (direkte oder spezifische Projektion). **B.** Die unspezifische oder indirekte Projektion dieser Modalitäten zur Großhirnrinde zweigt im Hirnstamm ab und erreicht über die Formatio reticularis des Hirnstamms und über *modalunspezifische Kerne* unter Einschluß des limbischen Systems assoziative Gebiete der Großhirnrinde. Diese unspezifische Projektion beeinflußt die verschiedenen assoziativen Gebiete der Großhirnrinde im Sinne einer *„Weckreaktion"*, d. h. diese werden gegenüber der spezifischen Projektion sensitiver, die von den primärsensorischen Gebieten der Großhirnrinde stammt

Informationen, die von einer einzigen Rezeptorpopulation ausgehen, können **divergenten Wegen** (Abb. 2-64) folgen und in verschiedenen Regionen des Gehirns abgebildet werden, so daß unterschiedliche relevante Merkmale extrahiert werden und für bestimmte oder geeignete Antworten integriert werden können: Prinzip der **Parallelverarbeitung.**

- **divergente Wege, Parallelverarbeitung** ⇦

3.3.3 Kontrastüberhöhung im Eingang der Signale

Kontrastüberhöhung

Gewöhnlich ignorieren wir Teile eines Objekts, wenn sie uniform sind. Aber wir können mühelos geringe Unterschiede in der Struktur wahrnehmen, z.B. ist allein durch Berührung leicht zu unterscheiden zwischen einem Tennis- oder Basketball. Wir können auch leicht die Grenzen eines Objekts erkennen. Wie ist das möglich, wenn benachbarte Rezeptoren eines sensorischen Systems auf einen Reiz sehr ähnlich erregt werden, wenn dessen Intensität sich kaum unterscheidet?

- **Strukturunterschiede** erkennen

Die Fähigkeit des ZNS, kleine räumliche Unterschiede in der Stimulusintensität wahrzunehmen, wird durch **laterale Hemmung** (Abb. 2-65) gefördert: das schwächere von 2 Signalen wird durch inhibitorische Einflüsse reduziert, die von dem stärkeren Signal ausgehen. Dadurch wird der Unterschied in den Eingängen mit Erreichen höherer Zentren im ZNS vergrößert.

- **laterale Inhibition** ⇦

Die Wahrnehmung der Grenzen eines Objekts ist ein Beispiel für den allgemeinen Prozeß der **Merkmalsextraktion,** in welchem bedeutende Aspekte einer Modalität auf Kosten einer

- **Merkmalsextraktion, z.B.**

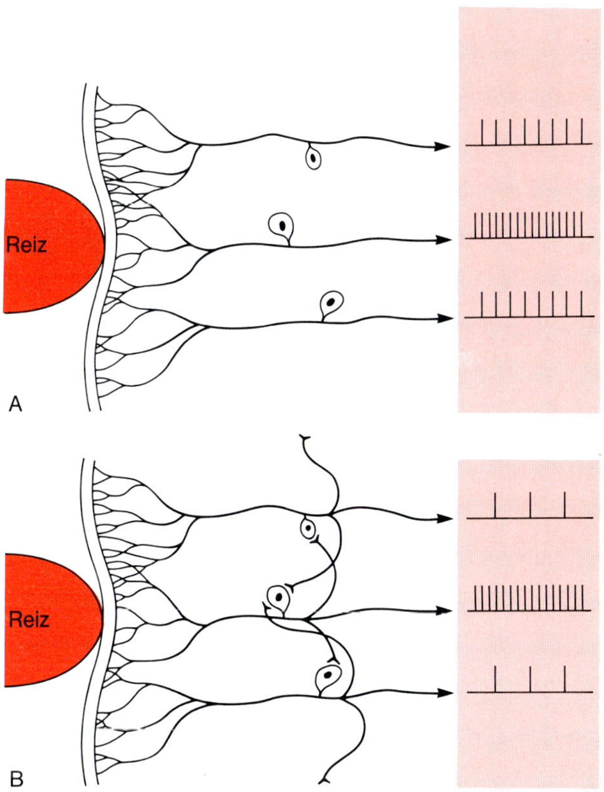

Abb. 2-65: A. Die Wirkung eines Reizes auf die *Reiztransformation sensorischer Rezeptoren* ist in sensorischen Neuronen zentral zur Reizwirkung stärker als in lateral zur Reizwirkung befindlichen sensorischen Neuronen, wie dies die Aktionspotentialraten der ableitenden Axone zeigen. Die Reizlokalisation dürfte dennoch nicht sehr präzise sein, weil die Rezeptoren lateral zur Reizwirkung relativ stark miterregt werden. **B.** Unter dem zusätzlichen Einfluß *lateral hemmender Verbindungen* werden die am stärksten erregten Neurone nur gering in ihrer Aktivität reduziert oder bleiben auf ihrem Erregungsniveau, während die Erregung primär geringer aktivierter Neurone stärker reduziert wird, bevor die zentralen signalverarbeitenden Strukturen erreicht werden. Dadurch wird die Lokalisation der Reizung präziser

– Bewegungsmerkmale

anderen betont werden. Ein anderes Beispiel der Merkmalsextraktion besteht darin, daß bewegte Gegenstände im visuellen Feld sehr viel schneller wahrgenommen werden als stationäre. Im visuellen signalverarbeitenden System gibt es besonders viele Elemente, die speziell der *Extraktion von Bewegungsmerkmalen* dienen.

Realität und Rezeptoren

3.3.4 Physikalische Realität und sensorische Perzeption

Rezeptoren übermitteln
– absolute und
– **relative Reizrepräsentation**

Die wichtigsten Reizmerkmale sind solche, die für das Überleben von besonderem Wert sind. Deshalb sind die sensorischen Rezeptoren selbst und die sensorischen signalverarbeitenden Systeme auf Umweltaspekte abgestimmt, die eine sinnvolle Antwort hervorrufen müssen. Rezeptoren übermitteln eher eine *relative* als eine absolute *Reizrepräsentation*. Die Informationsverarbeitung schließt das Feststellen von Unterschieden und das Erkennen ein, daß unter verschiedenen Bedingungen verschiedene Reize von ein und derselben Quelle ausgehen können.

Beispiele: Das Wasser eines Schwimmbeckens wird als *warm* oder *kalt* empfunden; dies ist abhängig von der vorhergegangenen Einstellung der Temperaturrezeptoren. Die *retinale Antwort* auf Farben hängt von der gesamten Intensität des Lichts im Umfeld ab, so daß ein roter Gegenstand selbst dann noch als rot identifiziert wird, wenn das Spektrum der Wellenlängen, die von dem Gegenstand ausgehen, in der Dämmerung verändert wird.

– Merkmalsextraktion

– Aufmerksamkeit

• **Filtrationsprinzip**

Das sensorische System verändert ferner die *Darstellung der Realität durch Extraktion* besonderer Merkmale und Eliminierung anderer. Das ZNS wird überschwemmt mit unbedeutenden sensorischen Informationen. Weniger wichtige müssen daran gehindert werden, die Stufe bewußter Verarbeitung zu erreichen. Andernfalls ist es unmöglich, die Aufmerksamkeit auf bedeutende Merkmale zu richten. Unterschiedliche sensorische Modalitäten konkurrieren um die bewußte Aufmerksamkeit und der Grad der Aufmerksamkeit hängt von dem Gesamtstatus der Wachheit des ZNS ab: **Filterprinzip** der sensorischen Verarbeitung.

Fragen

Wiederholungsfragen:
1. Was ist ein rezeptives Feld?
2. Welche Funktion hat die laterale Inhibition? Wie hilft sie bei der Merkmalsextraktion?
3. Welcher Funktion dient die Divergenz der Projektion sensorischer Informationen?

Somatosensorisches System

3.4 Somatosensorisches System

Dermatome, rezeptive Felder

3.4.1 Dermatome Organisation somatosensorischer rezeptiver Felder

Einteilung sensorischer Nerven:
• **myelinisiert**
• **nicht myelinisiert**
1. Gruppenklassifizierung

Jeder Rückenmarksnerv innerviert eine definierte Region der Körperoberfläche, die als Dermatom bekannt ist (Abb. 2-66). Sensorische Nervenstränge enthalten viele Fasern, die sich **4 Gruppen**, 3 myelinisierten und 1 marklosen, zuordnen lassen (Abb. 2-67, Tab. 2-7). Zur Klassifikation der Nervenfasern werden 2 Schemata angewendet. In der **Gruppenklassifizierung nach Hunt und Lloyd** werden in der Klasse **I** die am stärksten myelinisierten Fasern

Tab. 2-7: Klassifikation sensorischer Nerven

Klasse	Durchmesser (μm)	Leitungsgeschwindigkeit (m/s)	Myelinisierung	Funktion
Gruppe I	13–20	70–110	ja	Muskellänge
Gruppe II	6–12	25–70	ja	Sehnenspindel, schnell adaptierende Druckrezeptoren, Vater-Pacini-Körperchen
Gruppe III	1–5	3,5–20	ja	Berührung/Druck, schneller Schmerz, Kälte
Gruppe IV	≦ 1	≦ 1	nein	langsamer Schmerz, Temperatur, Juck- und Kitzelempfindung

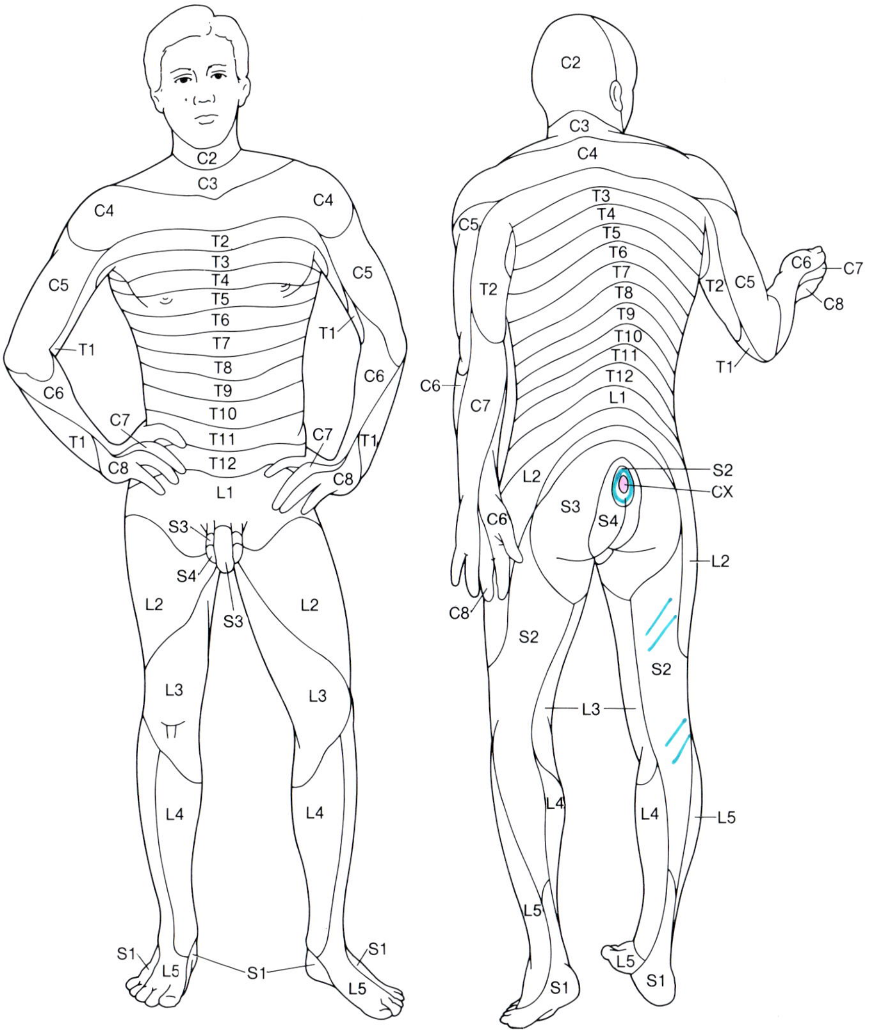

Abb. 2-66: In jedem *Spinalnerven* (s. Abb. 2-60) finden sich unter den Afferenzen auch sog. Oberflächensensibilitäten einer begrenzten Region der Körperoberfläche, die als *Dermatome* bezeichnet werden (dargestellt auf der ventralen und dorsalen Körperseite). Die Dermatombezeichnung entspricht dem jeweiligen Rückenmarkssegment des Spinalnerven, wobei bedeuten c: zervikal, t: thorakal, l: lumbal, s: sakral, cx: kokzygeal

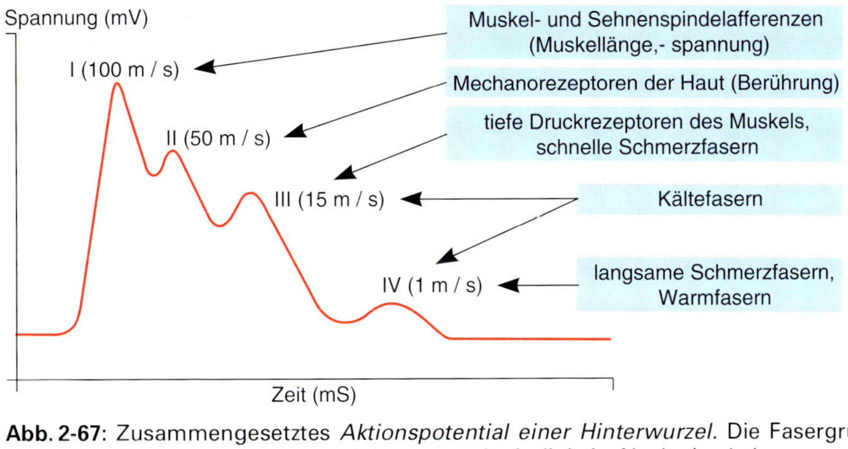

Abb. 2-67: Zusammengesetztes *Aktionspotential einer Hinterwurzel.* Die Fasergruppen unterscheiden sich in ihrer Erregungsleitungsgeschwindigkeit. Nach der Leitungsgeschwindigkeit können die sensorischen Nervenfasern in 4 Klassen (I – IV) eingeteilt werden (nach Lloyd und Hunt)

I-IV
I: stark myelinisiert
IV: marklos

2. Typenklassifizierung
A-C

- Muskelnerven: I-IV
- Hautnerven: II-IV, keine I-Fasern

- **Propriorezeptoren: I**

- **tiefe Druckrezeptoren: II**

zusammengefaßt, deren Durchmesser 13–20 µm mißt. Myelinisierte Fasern von Durchmessern zwischen 6 und 12 µm werden zur Gruppe **II** zusammengefaßt, während myelinisierte Fasern mit Durchmessern von 1–5 µm als Gruppe **III** geführt werden. Unmyelinisierte Fasern sind in der Gruppe **IV,** ihr Durchmesser mißt etwa 1 µm.
Das zweite Schema nach **Erlanger und Gasser** bezieht sich auf *Faserarten* **(Typenklassifizierung).** Typ $\mathbf{A}_\alpha$ umfaßt myelinisierte Fasern mit Leitungsgeschwindigkeiten ähnlich wie Gruppe I-Fasern. Typ $\mathbf{A}_\beta$ zeigt Geschwindigkeiten ähnlich wie Fasern der Gruppe II und Typ $\mathbf{A}_\delta$ zeigt Geschwindigkeiten ähnlich wie Fasern der Gruppe III. Unmyelinisierte Fasern (Gruppe IV) werden in diesem Schemata als **C**-Fasern geführt. In den *sensorischen Fasern, die von der Muskulatur* kommen, sind die 4 Nervenfaserklassen (I – IV) vertreten. Die *sensorischen Fasern der Haut* gehören nicht der Gruppe I (oder A_α) an. Im folgenden wird die Gruppenklassifikation verwendet.
Das somatosensorische System hat tiefe wie oberflächliche bzw. Hautrezeptoren. Zu den *tiefen Rezeptoren* gehören Propriorezeptoren, die Gelenkpositionen und Muskellängen signalisieren. Die ableitenden Nervenfasern der Propriorezeptoren gehören zur Gruppe I. *Andere tiefe Rezeptoren* sind sensitiv auf Druck und werden innerviert durch Fasern der Gruppe II. *Kutane Rezeptoren* reagieren auf Berührung, komplexe mechanische Reize wie Vibration, Temperatur – „heiß" und „kalt" sind separate Empfindungen – und oberflächlichen Schmerz. Sie werden innerviert durch Fasern der Gruppen II, III, IV.

Berührungsrezeptoren

in der **Haut**:
- Berührung
- Vibrations"rezeptoren": II

1. phasische Rezeptoren
- Haarfollikelrezeptoren
- Meißner-Körperchen
- Pacini-Körperchen

3.4.1.1 Berührungsrezeptoren

Verschiedene Mechanorezeptoren kommen in der Epidermis und Subkutis vor (Abb. 2-68). Morphologisch spezialisierte Rezeptoren übertragen feine Berührungen und Vibrationen und sind besonders dicht in der Fingerspitze und im Gesicht. Sie werden durch myelinisierte Fasern der Gruppe II innerviert und dienen zur präzisen Lokalisation kutaner Reize. Morphologisch spezialisierte Rezeptoren können phasisch wie tonisch reagieren:
- **Phasische Rezeptoren** schließen *Haarfollikelrezeptoren* und *Meißner-Tastkörperchen* in haarlosen Regionen ein. Der effektivste Reiz für beide ist eine periodische Verschiebung im Frequenzbereich zwischen 30 und 40 Hz und erzeugt eine Flatterempfindung. Das *Vater-Pacini-Körperchen* liegt tiefer, im subkutanen Gewebe, und sein effektiver Reiz ist eine hochfrequente periodische Verschiebung (300 Hz), die als Vibration empfunden wird.

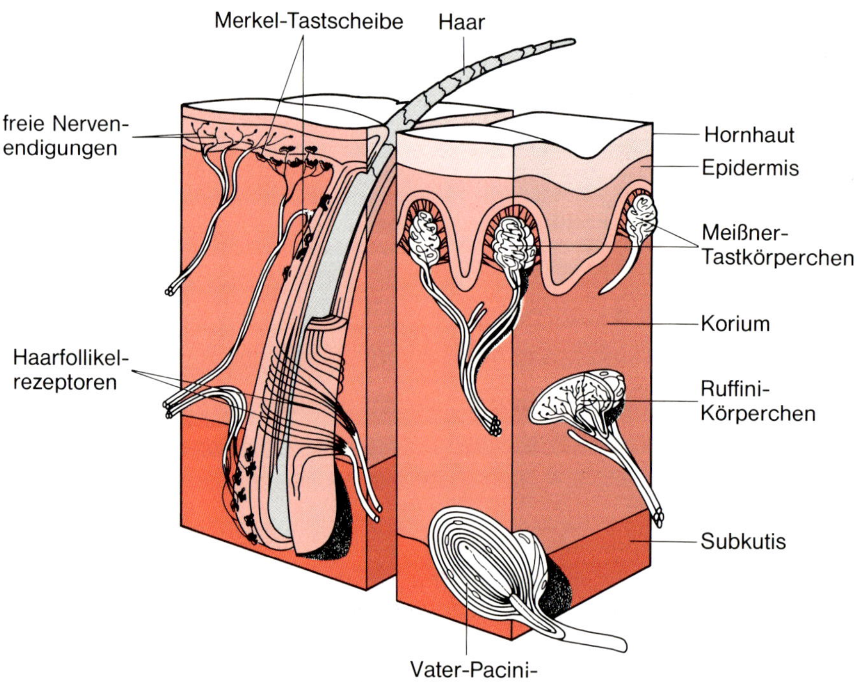

Abb. 2-68: *Mechanorezeptoren der Haut:* Haarfollikelrezeptoren, Meißner-Tastkörperchen, Vater-Pacini-Lamellenkörperchen, Ruffini-Endbüschel (Körperchen), Merkel-Tastscheibe, freie Nervenendigungen.
Die ableitenden Fasern der spezialisierten Rezeptoren gehören zur Gruppe der II-Fasern, die der freien Nervenendigungen zur Gruppe der III-Fasern

• Subkutan existieren darüber hinaus 2 **tonische Rezeptoren:** Berührungsempfindliche *Merkel-Tastscheiben* sind direkt unter der Epidermis lokalisiert und *Ruffini-Endbüschel.*
• In den meisten Gebieten der Körperoberfläche verursacht ein mechanischer Kontakt eine Aktivierung in kleinen myelinisierten III-Fasern. Die Fähigkeit zur Lokalisation der mit diesen Rezeptoren übertragenen Reize ist weniger genau. Im Ergebnis entsteht eine relativ *grobe Berührungsempfindlichkeit,* die von diffus verteilten **freien Nervenendigungen** ausgeht, die sowohl in der Epidermis wie in der Subkutis vorkommen.

2. tonische Rezeptoren:
- Merkel-Tastscheiben
- Ruffini-Endbüschel

3. freie Nervenendigungen

3.4.1.2 Temperaturrezeptoren

Temperaturrezeptoren

Es gibt Warm- und Kaltrezeptoren, die auf Änderungen der Temperatur reagieren. Temperaturrezeptoren sind *freie Nervenendigungen.* Sie sind in bisher unbekannter Weise spezialisiert, und sie können Änderungen einiger zehntel Grad erfassen. **Kaltrezeptoren** beginnen bei etwa 35° C zu entladen und ihre Entladungsfrequenz steigt mit der Senkung der Temperatur bis zu 20° C. **Warmrezeptoren** werden erst über 30° C aktiviert, ihre Entladungsrate steigt mit der Temperatur bis zu 45° C. Die kombinierte Antwort von Warm- und Kaltrezeptoren kann mit dem Modell einer umgekehrten Glocke verglichen werden, deren minimale Aktivität bei Temperaturen leicht unter der normalen Körpertemperatur liegt. Kaltrezeptoren sind an der Körperoberfläche etwa 5–10 x häufiger als Warmrezeptoren. Im Innern des Körpers sind Warmrezeptoren 3–4 x häufiger als Kaltrezeptoren. Beide haben die größte Dichte im Gesicht und an der Hand. Axone der Warmrezeptoren gehören zur Gruppe IV (Typ C-Fasern), während Axone der Kaltrezeptoren entweder der Gruppe III oder der Gruppe IV (Typ C-Fasern) angehören.

1. Kaltrezeptoren
- unter 35° C –20
- zahlreich an Körperoberfläche
- Fasergruppen III, IV

2. Warmrezeptoren
- ab 30° C –45
- zahlreich im Körperinneren
- Fasergruppe IV

3.4.1.3 Schmerzrezeptoren

Schmerzrezeptoren

Man unterscheidet 2 Schmerzarten: der *helle* oder **schnelle Schmerz** wird beispielsweise durch einen Nadelstich evoziert. Er ist gut zu lokalisieren und verschwindet sehr schnell ohne Nachwirkungen. Der **langsame** oder *dumpfe* **Schmerz** beschreibt die unangenehme brennende Empfindung, die der Verletzung eines Gewebes folgt, als könnte sie beispielsweise entstanden sein durch einen verlängerten Kontakt mit einem heißen Gegenstand. Langsamer Schmerz ist schwierig zu lokalisieren und überdauert die schmerzhafte Stimulation um ein Mehrfaches. Langsamer Schmerz wird auch hervorgerufen durch vegetative Reflexe und emotionale Reaktionen. Schneller und langsamer Schmerz werden von **freien Nervenendigungen** erfaßt und durch Fasern der Gruppen *III und IV* übertragen.

= freie Nervenendigungen (III, IV)

1. schneller Schmerz
- gut lokalisierbar

2. langsamer Schmerz
- überdauert Stimulation

Narkotika können den langsamen, aber nicht den schnellen Schmerz blockieren.
Schmerzendigungen gibt es in den meisten inneren Organen. **Innerer Schmerz** ist noch schwieriger zu lokalisieren als kutaner, weil viszerale Schmerzfasern gemeinsam mit Schmerzfasern der Haut in das Rückenmark eintreten, und das Nervensystem nicht in der Lage ist, den exakten Ursprung dieser Reize zu unterscheiden. Deshalb wird *viszeraler Schmerz* oft als von der Haut kommend wahrgenommen.

- Schmerz und Narkotika

Beispiele:
- **kutaner Schmerz**
- **viszeraler Schmerz**

Klinische Anwendung. Nach individuellen Erfahrungen beispielsweise wird bei einer Herzattacke der Schmerz im Brustkorb und im linken Arm gefühlt. Dies ist der „übertragene Schmerz", weil das Nervensystem die Schmerzsensation auf einen Ort projiziert, der sich vom eigentlichen Entstehungsort unterscheidet.

- **übertragener Schmerz**

Nach einer Amputation empfindet der Patient häufig einen *Phantomschmerz,* als ob die amputierte Gliedmaße noch präsent sei: Aktionspotentiale, die vom Stumpf des gekürzten sensorischen Nerven das ZNS erreichen, werden als sensorische Eingänge von Rezeptoren der amputierten Gliedmaße interpretiert.

- **Phantomschmerz**

3.4.2 Hinterstrangbahn des Rückenmarks

Hinterstrangbahn

Das Rückenmark überträgt segmentale Reflexe, indem im jeweiligen spinalen Segment zugehörige Afferenzen und Efferenzen zu einem Reflexkreis geschaltet werden. Die Reflexe sind besonders wichtig für die Kontrolle von *Haltung und Bewegung* (s. Kap. II/5.3). Sie schließen Zweige der sensorischen Afferenzen ein, die in dem gegebenen Segment des Rükkenmarks verbleiben. Für koordinierte Aktivitäten des Körpers muß die sensorische Information auch bis zu höheren Zentren des ZNS gelangen. I- und II-Fasern, die *propriozeptive und feine Berührungsreize* übertragen, zweigen nach Eintritt in das Rückenmark Äste ab, die zu höheren Zentren aufsteigen: **Hinterstrangbahn** oder **lemniskales System** (Abb. 2-69).

- segmentale Reflexe

• **lemniskales System**

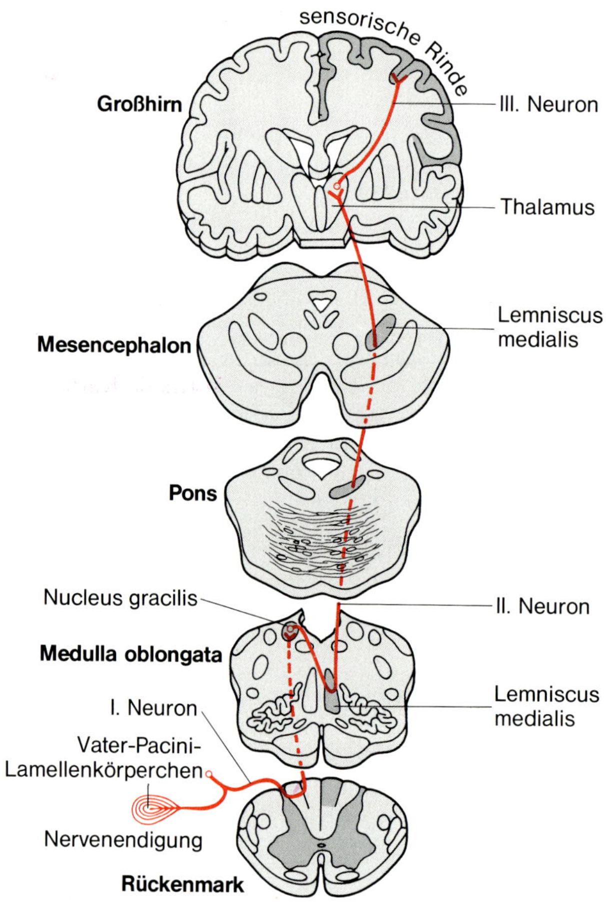

Abb. 2-69: *Projektion der I- und II-Afferenzen* zur somatosensorischen Rinde. Die über die Hinterwurzel eintretenden Fasern (I. Neuron) zweigen sich im Rückenmark auf, wobei die aszendierenden Fasern im Fasciculus dorsalis aufwärts steigen und im Nucleus gracilis der Medulla oblongata umgeschaltet werden. Die postsynaptischen Fasern dieser Afferenzen (II. Neuron) kreuzen zur Gegenseite (Decussatio lemniscorum) und steigen durch den Lemniscus medialis bis zu den somatosensorischen Projektionskernen des Thalamus auf. Dort werden sie erneut auf Faserzüge umgeschaltet (III. Neuron), die die somatosensorische Rinde erreichen. Diese Projektion ist die einzige, die die kontralaterale Körperoberfläche somatotop abbildet (s. Abb. 2-70)

⇨

Die **Hinterstrangbahn** ist der spezifische, direkteste Weg für somatosensorische Signale zum Kortex, weil ihre Axone die dorsalen Hinterstrangkerne der Medulla oblongata ohne synaptische Unterbrechung erreichen. Die postsynaptischen Fasern kreuzen zur Gegenseite und steigen im oberen Hirnstamm bis zu den spezifischen sensorischen Gebieten des Thalamus auf. Nach ihrer Umschaltung im Thalamus ziehen die Axone zum primär sensorischen Kortex.

Kartierung in der Hinterstrangbahn

3.4.2.1 Somatosensorische Kartierung in der Hinterstrangbahn des Rückenmarks

⇨

Die Hinterstrangbahn ist die einzige spinale somatosensorische Bahn, die eine *innere Kartierung der Körperoberfläche* enthält. Eine solche Kartierung wird als **somatotopische Repräsentation** bezeichnet.

- Anordnung der **aufsteigenden Fasern** im Rückenmark

Eine innere neuronale Kartierung entsteht, weil afferente Fasern in die Hintersäule eintreten und geordnet zu höheren Zentren aufsteigen. Die Fasern, die in ein einzelnes Segment des Rückenmarks (entsprechend einzelner Dermatome) eintreten, verschieben die Fasern des niedrigeren Segments stets in Richtung zum Zentrum des Rückenmarks: Die Fasern unterer Körperabschnitte, z.B. der Beine, liegen medial im Rückenmark und Hirnstamm, die oberen Abschnitte mehr lateral. Dabei bleiben die afferenten Fasern individueller Dermatome und spezifischer Submodalitäten getrennt, so daß das somatosensorische System in den Erregungsimpulsen, die die Kerne der Hinterstrangbahn in der Zeit passieren, eine dreidimensionale Kartierung von Position und Modalität erhält.

Die **dreidimensionale Kartierung** setzt sich in der Projektion zum Thalamus nach der Umschaltung in den Kernen der Hinterstrangbahn fort. Eine ähnliche dreidimensionale Kartierung wird erhalten, wenn die Fasern von den Kernen der Hintersäule zum Thalamus projizieren. Im Ergebnis aktiviert ein spezifischer Reiz auf einen Punkt an der Oberfläche des Körpers kleine Gruppen korrespondierender zentraler Neurone, die kleinen Orten der Hirnkartierung entsprechen. Die Fasern des Thalamus erzeugen auf dem Kortex verschiedene Karten der Körperobebrfläche. Im *primären somatosensorischen Kortex* sind die rezeptiven Felder distaler Regionen am höchsten geometrischen Punkt der Hemisphäre und auch an der medialen Oberfläche lokalisiert. Abb. 2-70 zeigt die *somatotope Repräsentation* der Körperoberfläche auf dem primären somatosensorischen Kortex. Die kortikale Karte, die als *somatosensorischer Homunkulus* bezeichnet wird, übertreibt diejenigen Gebiete der Körperoberfläche, die die größte Dichte an Rezeptoren haben. Weil die aszendierenden Nervenfasern, die zum somatosensorischen Kortex ziehen, auf die gegenüberliegende Seite kreuzen, repräsentiert der linke Kortex die rechte Seite und die rechte Kortex die linke Seite des Körpers.

- **dreidimensionale Kartierung** nach Position und Modalität
- Kartierung in der **zentralen Projektion**

- somatosensorischer Homunkulus

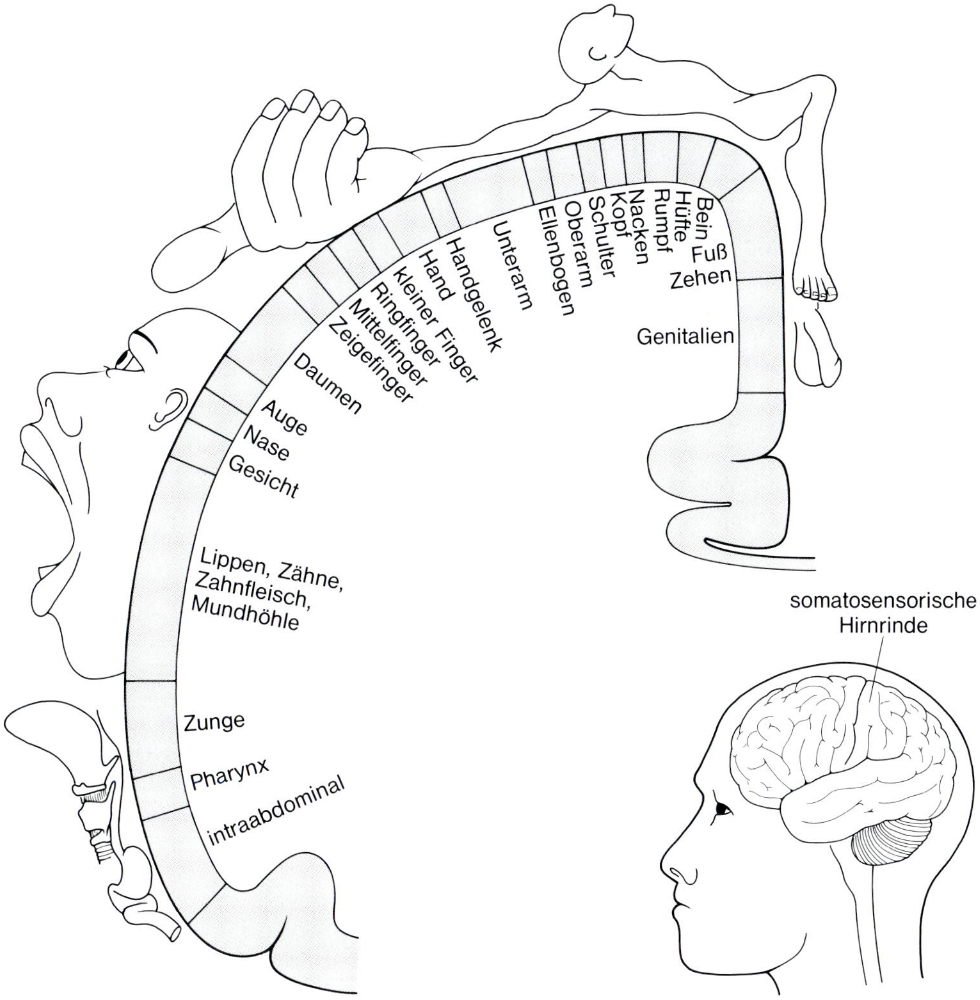

Abb. 2-70: *Somatosensorischer „Homunculus"* der linken Großhirnrinde. Die mediale Fläche der somatosensorischen Rinde empfängt Signale vom rechten Unterschenkel und Fuß. Laterale Regionen der somatosensorischen Rinde empfangen die Signale der rechten oberen Körperhälfte, wobei Hand und Gesicht die weitaus größten Projektionsflächen beanspruchen. Diese Körperregionen weisen die höchste Rezeptordichte auf

Zweipunktdiskrimination

- **Zweipunkt-Diskriminations-Test**
- **Raumschwelle** abhängig von:
  - **Rezeptordichte**
  - **Konvergenz**
- **bilaterale Kartierung** der „sekundären" Rindenfelder

3.4.2.2 Zweipunktdiskrimination

Man kann die Empfindlichkeit des somatosensorischen Systems mit Hilfe des **Zweipunkt-Diskriminations-Testes** messen. Indem die Körperoberfläche an 2 Orten gleichzeitig gereizt wird, mißt man den jeweils minimalen Abstand, den die Versuchsperson gerade noch als getrennte Reizorte wahrnimmt. Ein begrenzender Faktor dieser räumlichen Auflösung ist die relative *Dichte der Rezeptoren.* Wesentlich mehr afferente Fasern kommen z. B. von der Fingerspitze als von Regionen, deren taktile Empfindlichkeit gering ist. Die Fähigkeit, benachbarte Reize wahrzunehmen ist im Gesicht und an den Fingern auf einen Abstand von 1–2 mm, auf dem Rücken auf über 40 mm begrenzt, **Raumschwelle** (Abb. 2-71). Eine andere Grenze der Empfindlichkeit ist der *Grad an Konvergenz* im afferenten System. Wenn ein einzelnes zentrales Neuron von sehr verteilten Punkten auf der Körperoberfläche Eingänge erhält, so nennt man das Konvergenz im somatosensorischen System. Ist der Grad an Konvergenz für eine gegebene Körperregion hoch, ist die Zwei-Punkt-Auflösung entsprechend gering.

Im Gegensatz zur kompletten Kreuzung der großen Projektionswege, die zum primären sensorischen Kortex ziehen, empfangen andere kortikale somatosensorische Gebiete Fasern

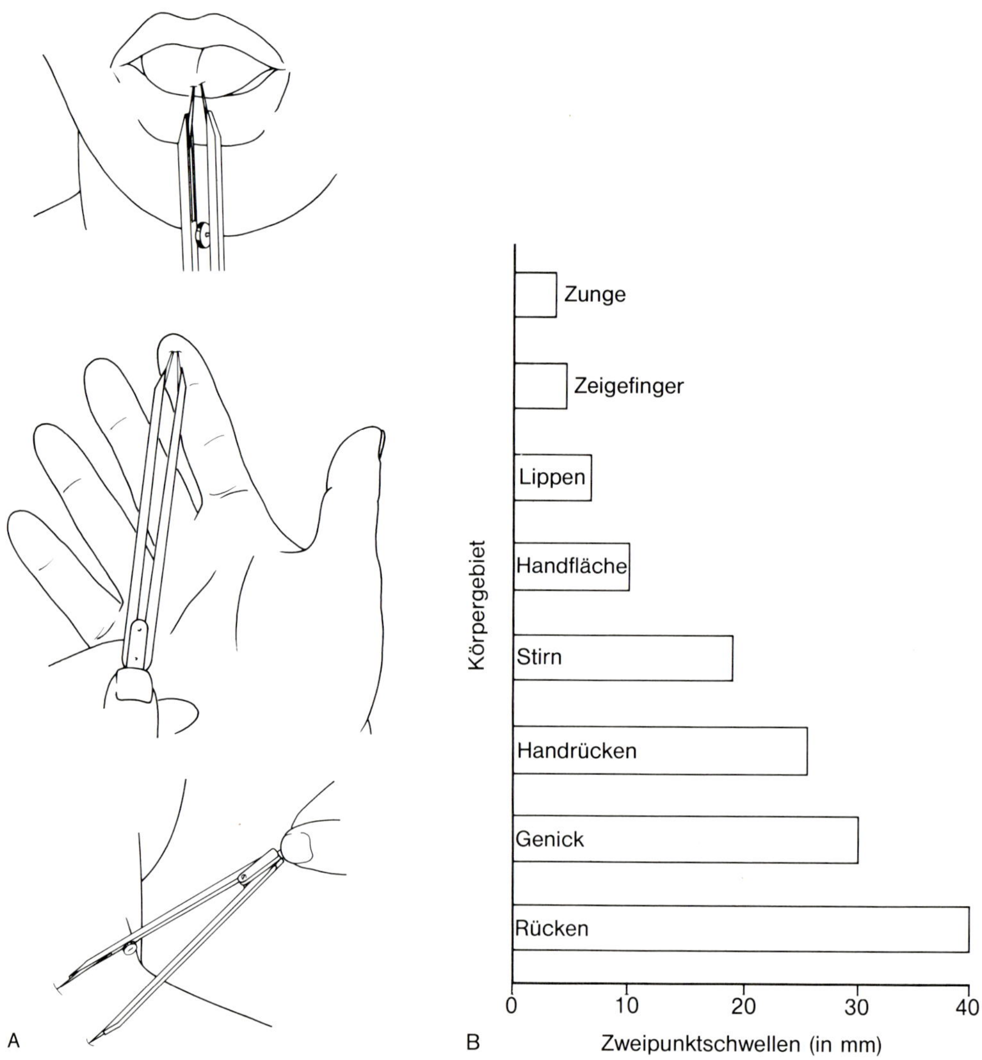

Abb. 2-71: A. Die *Zweipunkt-Diskrimination* kann durch Berührung der Hautoberfläche einer Versuchsperson mit den beiden Spitzen eines Tastzirkels bestimmt werden. Ist der Tastzirkel fest geschlossen, empfindet die Versuchsperson nur einen Berührungspunkt. Ist der Tastzirkel weiter geöffnet, nimmt die Versuchsperson zwei Punkte wahr. **B.** Die *Balkengraphik* zeigt typische Zweipunkt-Diskriminationsschwellen für verschiedene Teile des Körpers. Unterhalb der Schwelle werden die beiden Reizpunkte als ein Reizpunkt, oberhalb als zwei Reizpunkte wahrgenommen. Vergleiche die Größe der Schwellen mit der Repräsentation jeder Körperregion in der somatosensorischen Rinde (Abb. 2-70)

von beiden Seiten des Rückenmarks, bilaterale Signale. Die internen Kartierungen in diesen Areae sind geschichtet. Eine besondere kortikale Kolumne könnte z. B. aktiviert oder gehemmt sein, wenn gleichzeitig Reize vom linken oder rechten Zeigefinger einlaufen. Die Nützlichkeit solcher bilateralen Eingänge besteht darin, daß in beiden Händen gehaltene Gegenstände verglichen werden können.

3.4.2.3 Unspezifische somatosensorische Projektionen

Unspezifische Projektion

Die Bahn, durch die Fasern der Gruppe III und IV (Abb. 2-72) ziehen, unterscheidet sich von der Bahn der Fasergruppen I und II. Fasern der Grupe III und IV treten in das Rückenmark ein, geben Zweige ab, die im Rückenmark im gleichen spinalen Segment kreuzen, und steigen dann in einem anderen Faserzug des Rückenmarks auf (vergleiche diese Route mit derjenigen, die für die Hinterstrangbahn in Abb. 2-69 gezeigt wurde).

Alle Gruppen der *IV-Fasern für Warm-, Kalt- und langsame Schmerzreize* projizieren entweder
- auf unspezifische thalamische Kerne oder
- zur retikulären Formation des Hirnstamms.

Diese Tractus schließen die langsame Schmerzbahn mit ein. Da diese Projektionen den Kortex nicht direkt erreichen, müssen in diesem Fall Hirnstamm und limbisches System die Perzeption des dumpfen bzw. langsamen Schmerzes übertragen, weshalb der langsame Schmerz nicht präzise lokalisiert werden kann.

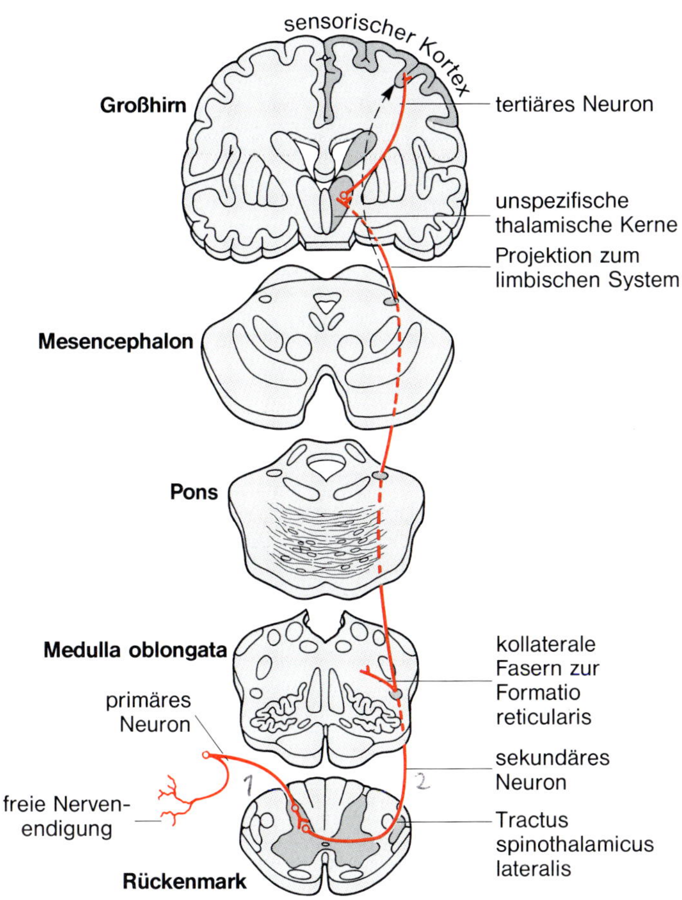

Abb. 2-72: Unspezifische *Afferenzen der III- und IV-Fasern* werden über Interneurone auf verschiedene aszendierende Fasersysteme geschaltet (I. Neuron), die segmental zur Gegenseite kreuzen und im Fasciculus lateralis des Rückenmarks nach kranial ziehen. Alle IV-Fasern projizieren auf unspezifische thalamische Kerne oder auf die Formatio reticularis. Ihre Projektionen beeinflussen viele Gebiete der Rinde und des limbischen Systems. Die III-Fasern projizieren zu Thalamuskernen über den Tractus spinothalamicus, erreichen also den Kortex nicht auf direktem Wege

• **Tract. spinothalamicus**

Fasern der Gruppe *III für Berührung, Kälte und hellen Schmerz ziehen zu den thalamischen Kernen, die auch Fasern der Hinterstrangbahn empfangen. Diese Bahn ist der* **Tractus spinothalamicus** (anterior, lateralis), der auch als anterolaterales System bezeichnet wird. Auch die Bahn für den hellen Schmerz erreicht den Kortex nicht direkt; dennoch kann der helle Schmerz relativ besser lokalisiert werden, weil die Projektionsfasern zu einer kortikalen Karte projizieren.

ARAS

3.4.2.4 Aufsteigendes retikuläres aktivierendes System (ARAS)

⇨

Unspezifische Eingänge von allen sensorischen Modalitäten und von Fasern, die vom Kortex zurückstrahlen, ziehen zu einem Netzwerk von Nervenzellen, dem ARAS, das in der Formatio reticularis des Hirnstamms und des Thalamus lokalisiert ist (Abb. 2-73). Der aktivierende Anteil dieses Systems hält *Bewußtsein und Wachheit* aufrecht und liegt in den medialen Bereichen des Mesencephalons und der oberen Brücke. Es hat **2 Hauptausgänge:** (1) zu höheren Zentren des *Gehirns* und (2) durch den Tractus reticulospinalis zum *Rückenmark*.

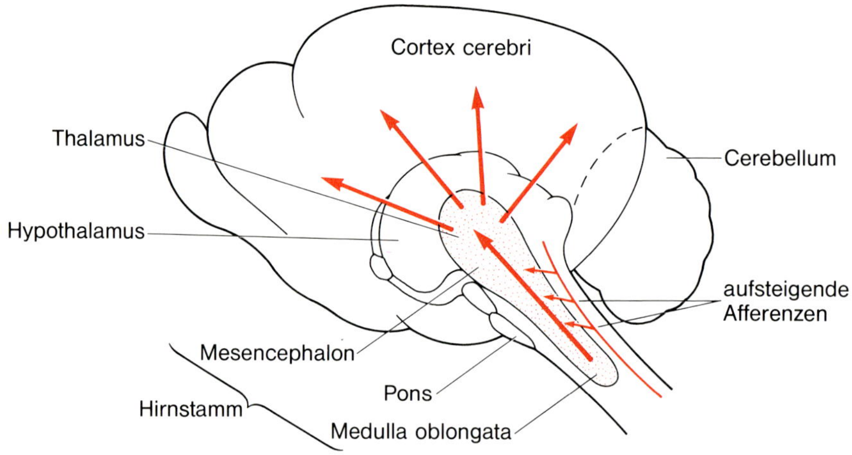

Abb. 2-73: Das *aktivierende aufsteigende retikuläre System (ARAS)* ist für den Status des Wachbewußtseins verantwortlich

- Azetylcholin
- Substantia nigra inhibiert
- Dopamin
- **Locus coeruleus**
  - Noradrenalin

Raphe Kerne

- Serotonin

Der hauptsächliche Neurotransmitter in diesen Teilen des ARAS ist Azetylcholin (ACh). Inhibitorische Bereiche dieses Systems werden auch als Substantia nigra bezeichnet. Die Neurone, die an ihren Axonendigungen *Dopamin* freisetzen, hemmen Zellen im Corpus striatum, im Hypothalamus, im zerebralen Kortex und im limbischen System.
Der **Locus coeruleus** ist ein Teil des ARAS, das *Noradrenalin* als Neurotransmitter freisetzt. Projektionen vom Locus coeruleus ziehen zu vielen Bereichen des Gehirns, erregen oder hemmen sie. Der Locus coeruleus ist für den *REM*-Schlaf (s.u.), eine besondere Form des Schlafs, bedeutend. Die *Raphe-Kerne,* ebenfalls im Hirnstamm lokalisiert, projizieren zum Diencephalon und zum Rückenmark. Der wichtigste Transmitter dieser Region des ARAS ist das *Serotonin,* und die Freisetzung von Serotonin ist mit dem Tiefschlaf, einer anderen Form des Schlafs, verbunden. Die Raphe-Kerne sind für die Wahrnehmung des Schmerzes wichtig.

- **Wachheitssteuerung**

⇨

ARAS-Zuflüsse von kutanen oder Muskel- und Gelenkrezeptoren steigern durch Projektion zu Diencephalon und Kortex die **Wachheit**.Schmerz und propriozeptive Zuflüsse, die eine Änderung in der Körperposition signalisieren, sind Informationen, die unmittelbare Aktionen des Gehirns erfordern; sie sind deshalb besonders effektiv in der Erhöhung des Ausgangs des ARAS.

Solche sensorischen Signale können eine schlafende Person unverzüglich wecken. Deshalb ist es effektiv, durch Rütteln zu wecken.
Projektionen von der retikulären Formation des Hirnstamms zum Kortex und zu anderen

Regionen des Gehirns werden durch Anaesthetika unterdrückt und durch spezifische Neurotransmitter während des Schlafs aktiviert. Damit im Zusammenhang ist ihre Rolle in der Regulierung des *Schlaf-Wach-Status* zu verstehen; aber sie spielt auch eine wichtige Rolle in der Regulation des kardiovaskulären, des pulmonalen und des Verdauungssystems.

– **Schlaf-Wach-Status**

Fragen

Wiederholungsfragen:
1. Was ist somatotope Repräsentation? Warum sind Hirngebiete, die von der Hand und dem Gesicht besetzt sind, im Vergleich zu jenen, die mit dem Körperstamm und den Oberschenkeln korrespondieren, so groß?
2. Was ist der funktionelle Unterschied zwischen einem spezifischen sensorischen und einem unspezifischen Projektionssystem?
3. Was ist die allgemeine Rolle des retikulären aktivierenden Systems? Welche Zuflüsse beeinflussen es?

3.5 Lernen und Gedächtnis

Lernen, Gedächtnis

3.5.1 Unterscheidung zwischen Lernen und Gedächtnis

Unterschiede

Definition

Lernen ist der Prozeß, der zentral kontrolliertes Verhalten durch Erfahrung modifiziert. **Gedächtnis** ist die Speicherung und der Rückruf von Erfahrung.

Die beiden Begriffe sind dadurch aufeinander bezogen, daß jegliche anhaltende Veränderung in der Antwort auf ein bestimmtes Bedingungsgefüge Speicherung und Rückruf von sensorischen Eigenschaften oder Ideen erfordert. Gedächtnisinhalte können unterteilt werden in solche, die man als *verbal-deklarativ oder „was“* – und in solche, die man als *nichtverbal-prozedural oder „wie“* – bezeichnet.

Gedächtnisinhalte sind
- deklarativ, verbal
- prozedural, nichtverbal

3.5.2 Kurzzeit- und Langzeitgedächtnis

Kurzzeit-, Langzeitgedächtnis

1. Kurzzeitgedächtnis
- präsente Informationen für Sekunden bis Minuten

Das Gedächtnis operiert in 2 unterschiedlichen Zeitbereichen: *Kurzzeit- und Langzeitgedächtnis.* Das **Kurzzeitgedächtnis** behält Informationen über einen Zeitbereich von Sekunden bis Minuten, z.B. um im Telefonbuch eine Nummer nachzuschauen und sie korrekt zu wählen. Die Informationen befinden sich im Kurzzeitgedächtnis, solange sie im Zentrum der unmittelbaren Aufmerksamkeit liegen. Im Gegensatz dazu kann eine Telefonnummer, die in das Langzeitgedächtnis eingespeichert wurde, jederzeit abgerufen werden, nach Stunden, nach Tagen oder Monate später. Die Grundlagen des Langzeitgedächtnisses sind stabile Veränderungen im Gehirn. Die Überführung von Ereignissen und Ideen vom Kurzzeit- in das Langzeitgedächtnis wird als **Gedächtniskonsolidierung** bezeichnet.

• **Konsolidierung**
  - Kurzzeit- Langzeitgedächtnis
  - retograde Amnesie

Klinische Anwendung. Bei schweren Schädel-Hirn-Traumen wird die Konsolidierung temporär gestört, so daß sich der Patient an die Zeit vor dem Unfall (Minuten bis Stunden, ja bis Tage) nicht mehr erinnern kann *(retrograde Amnesie).*

Da das **Langzeitgedächtnis** durch Beeinflussungen der normalen Leistungsfähigkeit für Nervenimpulse nicht gestört wird, muß seine Basis in relativ stabilen Veränderungen des Gehirns begründet sein.

2. Langzeitgedächtnis
  - stabile Veränderungen im Gehirn

Man nimmt heute allgemein an, daß Änderungen der *synaptischen Effizienz* die Grundlage des Langzeitgedächtnisses sind. Eine strukturelle Änderung könnte an besonderen Synapsen erfolgen. So könnten die Antworten der postsynaptischen Rezeptoren auf Muster präsynaptischer Eingänge verändert sein, oder neue Rezeptoren synthetisiert werden.

Viele Experimente zeigen, daß die Konsolidierung vom Kurz- zum Langzeitgedächtnis durch Proteinsynthese“hemmer“ blockiert wird und daß, wie erst kürzlich gezeigt wurde, auch *Enkephaline* und *Endorphine* an der Formierung des Gedächtnisses beteiligt sind. Obgleich es klare Existenzbeweise für das Langzeitgedächtnis gibt, konnten bisher definierte kortikale Zentren für besondere Gedächtnisinhalte nicht identifiziert werden: relativ ausgedehnte kortikale Zerstörung eliminiert keine selektiven Gedächtnisinhalte. Viele Gedächtnisinhalte bleiben trotz einer Zerstörung bestehen, bzw. die Fähigkeit eines Zugangs zu ihnen kehrt allmählich zurück. Entweder existieren im Gehirn multiple Kopien der Gedächtnisinhalte, oder das Langzeitgedächtnis schließt die Speicherung von individuellen Informationseinheiten ein, aus denen die ursprüngliche Erfahrung rekonstruiert werden kann, auch wenn die Daten nicht ganz komplett sind.

beeinflußt durch:
- Proteinsynthese
- Enkephaline
- Endorphine
- Hirnstruktur für L. nicht determinierbar

Hirnstrukturen und Gedächtnis
Strukturen für **Kurzzeitgedächtnis** und **Konsolidierung** sind:
- Temporallappen
- Hippokampus, Amygdala

3.5.2.1 Gedächtnis und Hirnstrukturen

Gebiete des *Temporallappens*, des *Hippokampus* und eine Struktur, die als *Amygdala*, ein Teil des limbischen Systems, bekannt ist, sind sowohl für das Kurzzeitgedächtnis als auch für die Gedächtniskonsolidierung relevant.

Daß diese Gebiete für die Gedächtniskonsolidierung wichtig sind, zeigen *tierexperimentelle Läsionsversuche* in diesen Strukturen, die selektiv die Fähigkeit, jüngste Ereignisse in das Langzeitgedächtnis zu übernehmen, erschweren.

• **anterograde Amnesie**

Läsionen dieser Strukturen berühren zuvor gespeicherte Langzeitgedächtnisinhalte nicht, verhindern aber nachträglich die Neubildung von Langzeitgedächtnisinhalten.
Klinische Anwendung. Eine solche *anterograde Amnesie* ist auch typisch für das neuropathophysiologische Bild eines *Korsakow-Syndroms.*

Lern- und Gedächtnismodelle

3.5.2.2 Modelle des Lernens und des Gedächtnisses

Viele Organismen können ihr Verhalten modifizieren, und zahlreiche von diesen Verhaltensmodifizierungen können für ausgesprochen lange Zeitperioden bestehen bleiben. Für spezielle Untersuchungen ist das menschliche Gehirn mit seinen vielen Milliarden Nervenzellen viel zu komplex. Hier bieten sich die relativ kleinen, nur einige Tausend Zellen umfassenden Nervensysteme verschiedener **Invertebraten** als Modelle an; denn in ihnen lassen sich einige wenige Neurone identifizieren, die mit dem Verhalten korrelieren und somit als **Modell** für wesentlich komplexere Nervensysteme geeignet sind.

2 Einfache Lernformen, die auch schon die Schnecke Aplysia ausbildet, sind *Habituation* und *Sensibilisierung:*

• **Habituation** ⟹

• Durch **Habituation** ist das Tier befähigt, die Antwort auf einen Reiz, der einen Reflex auslöst, in seiner Wirksamkeit abzuschwächen oder gar aufzuheben.

und

Falls ein solcher Reiz beispielsweise jede Nacht um 2 Uhr morgens wirksam wird, wird das so gereizte Individuum sicherlich nach entsprechend langer Reizanwendung nicht mehr durch den Reiz erwachen.

• **Sensibilisierung** ⟹

• Die **Sensibilisierung** schließt eine Steigerung der Reflexantwort auf viele harmlose Ereignisse ein, wenn ein Tier beispielsweise mit schmerzhaften Reizen geweckt wird.

sind
- **nicht assoziativ**

Beides sind Arten des Lernens, die man als **nicht assoziativ** bezeichnet, weil hier keine Assoziationen zwischen einem Reiz, der normalerweise eine Antwort auslöst, und einem anderen neutralen Reiz gebildet werden.

• **Zelluläre Mechanismen**
- Kalziumfluxe
- second messenger

Habituation und Sensibilisierung zeigen bei **Aplysia** sowohl Kurzzeit- wie Langzeitmuster der Gedächtnisbildung. Kürzere Perioden der Reizung erzeugen für einige Minuten Habituation, aber das wiederholte Training modifiziert die Antwort des Tieres für Wochen. Verhaltensmodifizierungen, die länger als Tage oder Wochen dauern, schließen intrazelluläre biochemische Prozesse ein. In beiden Fällen wurden Änderungen des *Kalziuminfluxes* in die präsynaptischen Endigungen beobachtet, was z.B. die Freisetzung von Neurotransmittern an Synapsen im motorischen Nerven erhöht. Besonders die Aktivierung eines intrazellulären *second messengers* produziert langdauernde strukturelle Modifizierungen von Ionenkanälen der Membran, die als Ursache für unterschiedliche Antworten in besonderen synaptischen Eingängen wirken.

Sind diese Verhaltensänderungen auch für das menschliche Gehirn gültig? Die Mechanismen, die in Experimenten an Aplysia aufgedeckt wurden, sind auch für die Nerensysteme der Wirbektiere typisch, möglicherweise auch für neuronale Veränderungen an Lern- und Gedächtnisprozessen des Menschen.

Assoziatives Lernen ⟹
- Belohnung
- Bestrafung

3.5.2.3 Assoziatives Lernen

Assoziatives Lernen verursacht am Tier eine **Beantwortung neutraler Reize**, nachdem diese Stimuli gepaart waren mit Belohnung oder Bestrafung.

Der erste Wissenschaftler, der assoziatives Lernen beschrieb, war der russische Physiologe *Iwan Pawlow*, der *Hunden* Speichelsekretion auf den Klang einer Glocke lehrte, indem er diese neutrale akustische Stimulation vorher mit einer Futterbelohnung paarte. Über die gleiche Art des Lernens verfügen einfache Tiere, wie z. B. *Schnecken* und *Blutegel.* Der Mechanismus dürfte sowohl bei Invertebraten wie bei Säugetieren eine Kaskade von Ereignissen einschließen, die die Eigenschaften der Membrankanäle verändern.

• aversives Lernen

Eine Kategorie assoziativen Lernens ist das besonders wirksame aversive Lernen, in welches die Geschmacksbahn eingeschlossen ist. Eine andauernde Verhaltensmodifizierung kann sich nach einer viszeralen Antwort, wie z. B. Schwindel, ergeben, obwohl beide Reize zeitlich stark gegeneinander versetzt sind. Tiere lernen so, giftige Nahrungen zu vermeiden. Die Projektionen für Geschmacks- und sensorische Informationen aus dem Bereich des Darms konvergieren in einem Kern des Hirnstamms, der auch eine Weckreaktion einschließt. Diese Beobachtung weist auf ein gemeinsames Merkmal täglicher Lern- und Gedächtniserfahrung: Die Gedächtniskonsolidierung vollzieht sich vor dem Hintergrund von Emotionen. Viele deutliche und detaillierte Gedächtnisinhalte werden besonders während eines emotionalen Stresses konsolidiert.

Wissenschaftliche Anstrengungen sind auf Faktoren gerichtet, die im Gehirn die Gedächtniskonsolidierung modulierend beeinflussen.

3.6 Besonderheiten des menschlichen Gehirns

Menschliches Gehirn

3.6.1 Hemisphärenspezialisierung

Hemisphärische Spezialisierung

Die beiden Hemisphären des menschlichen Gehirns sind – grob gesehen – symmetrisch. Verschiedene Funktionen können aber als Funktionen der rechten oder linken Hemisphäre identifiziert werden.

• dominante Hemisphäre

Die am besten untersuchte Hemisphärenspezialisierung ist die **Sprache:** Als **dominant** wird diejenige Hemisphäre bezeichnet, in der die **sprachlichen Fähigkeiten verankert** sind. Diese zerebrale Dominanz ist nicht identisch mit der **Händigkeit**, weil die linke Seite des Kortex in über 95% aller Rechtshänder und in 70% aller Linkshänder dominant ist.

2 Sprachzentren

Auf der linken bzw. dominanten Hemisphäre sind 2 *Sprachareale* bemerkenswert: die *Area nach Wernicke* und die nach *Broca* (Abb. 2-74):

• Wernicke

• Die **Area nach Wernicke** liegt im Parietallappen zwischen der primären auditorischen und visuellen Rinde und ist wichtig für die Interpretation der Sprache und für die Formulierung der Gedanken in der Sprache

• Broca

• Die **Area nach Broca** befindet sich nahe der motorischen Rinde, die das Gesicht kontrolliert. – Sie ist mit der Wernicke-Area durch dicke Bündel von Nervenfasern verbunden und

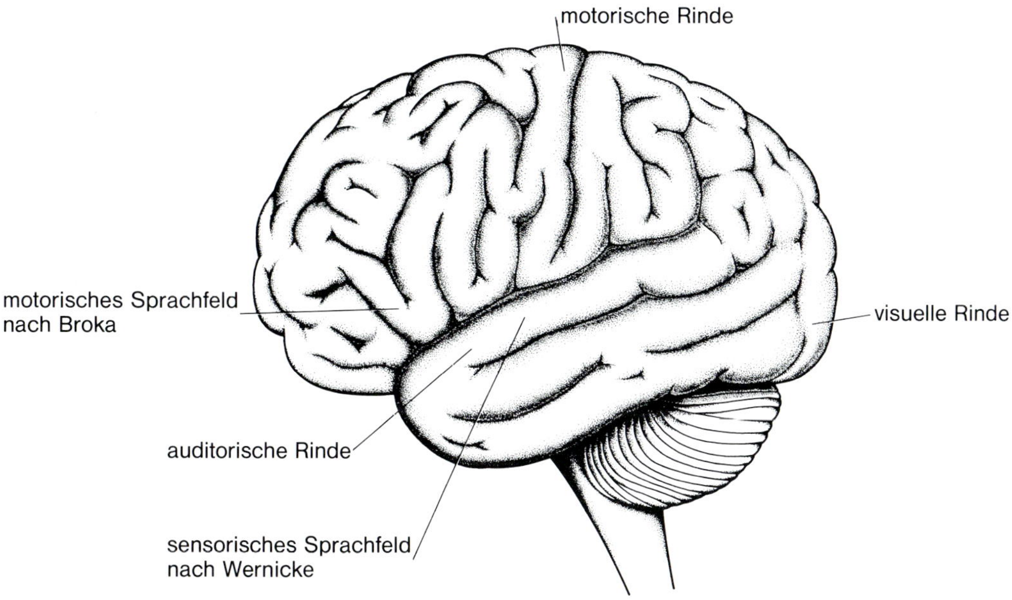

Abb. 2-74: Die Lokalisation der für die *Sprachfunktionen* spezialisierten Gebiete der Hirnrinde und die Lage der visuellen, motorischen und audiovisuellen Rinde

erzeugt die entsprechenden Muster der motorischen Efferenz der Rinde, in deren Ergebnis sinnvolle Sprache entsteht.

Spezialisierung der Sprachfunktion

3.6.1.1 Beweise für die Spezialisierung der Sprachfunktion

Klinische Anwendung. Ein Beweis hemisphärischer Spezialisierung ist durch Untersuchungen von Personen gegeben, die einen Schlaganfall erlitten haben und deren Kommunikation gestört ist:

1. expressive Aphasie:
- zäher **Telegrammstil,** falsche Grammatik

- **Broca-Aphasie** (syn. *expressive, verbale* oder *motorische Aphasie):* zähflüssige, karge, mühevolle, agrammatische Sprache im Telegrammstil, die sich aus einer Reihe von Phrasen mit vielen Lücken zusammensetzt. Die Phrasen sind aber logisch und enthalten Informationen. Ähnliche Defekte erscheinen beim Schreiben. Personen mit expressiver Aphasie erkennen die Fehler, die sie machen, und sind in der Lage, Aufgaben von vergleichbarer Komplexität durchzuführen, z.B. Singen oder Zeichnen. Sie verstehen bzw. begreifen auch ganz normale verbale Botschaften. Sie sind in der Lage, Sprache zu verstehen, was vermuten läßt, daß die einlaufenden auditorischen Informationen bis zur Area nach Wernicke zur Dekodierung weiter gereicht werden, und daß sie nicht in der Area nach Broca zuerst verarbeitet werden.

2. rezeptive Aphasie
- flüssige, **sinnlose** Sprache

- **Wernicke-Aphasie** (*sensorische, rezeptive, akustische Aphasie*): sehr viel ernstere Störung, weil Sprachausdruck und -verständnis beeinträchtigt sind. Die Sprache wird als inhaltsleerer, unverständlicher „Wortsalat" beschrieben. Rezeptive Aphasiker sprechen flüssig, grammatisch korrekt, aber unlogisch. Sie verstehen weder verbale noch geschriebene Aufforderungen.

Die Rolle der Sprachareale wird durch zwei weitere Formen der Aphasie illustriert.

3. Leitungsaphasie
verstehen: ja
wiederholen: nein

4. Worttaubheit
hörendes verstehen: nein
Sprechen, lesen, Schreiben: ja

5. Neglect
- Bewußtwerdungsstörung

- Bei der **Leitungs- oder Nachsprechaphasie** sind die neuronalen Verbindungen zwischen der Broca- und der Wernicke-Area gestört oder unterbrochen. Die Patienten können Worte verstehen, aber sie können nicht wiederholen, was gerade gesagt worden ist.
- Läsionen in neuronalen Bahnen, die zwischen der Wernicke-Area und dem primären auditorischen Kortex liegen, führen zu **Worttaubheit,** in welcher das Verständnis für die gesprochene Sprache gestört ist, nicht aber das Sprechen, Lesen und Schreiben selbst.

Der **Parietallappen** enthält zusätzlich zur Wernicke-Area noch Gebiete, die in die primäre somatosensorische Informationsverarbeitung eingebunden sind. Läsionen in diesem primären somatosensorischen Kortex verursachen *sensorische Defizite* **(Neglect)**. Angrenzende Bereiche sind integrative Orte für sensorische Modalitäten. Ein solcher Bereich ist wahrscheinlich an der Synthese des sensorischen Bewußtseins über den Gesamtorganismus beteiligt. Personen mit einseitigen Läsionen im Parietallappen ignorieren beispielsweise die kontralaterale Seite des Körpers. Sie tun so, als würde diese nicht existieren. Dabei hat der Parietallappen der dominanten Hemisphäre ein größeres Gewicht auf die Kontrolle der Bewegung des gesamten Körpers:

Eine Konsequenz daraus ist, daß die meisten linksdominanten Personen „rechtshändig" und „rechtsfüßig" sind.

Split-brain-Syndrom

3.6.1.2 Diskonnektionssyndrome

- Corpus callosum durchtrennt:

Split-brain-Patienten:
- Schreibfähigkeit erhalten
- Beschreibung li. gehaltener Gegenstände nicht möglich

Bedeutende Informationen über die Spezialisierung der Hemisphären wurden zufällig durch neurochirurgische Operationen gefunden, in deren Verlauf das Corpus callosum (Kommissurotomie) durchtrennt wurde. Die neurochirurgischen Eingriffe wurden in der Absicht durchgeführt, die Ausbreitung epileptischer Wellen von einer zur anderen Hemisphäre zu begrenzen. Im Ergebnis erhielt man sogenannte *Split-brain-Patienten.* Nach dieser kompletten Kommissurotomie können die beiden Hemisphären nicht mehr miteinander kommunizieren (Diskonnektion). Der **linke Kortex** kann willkürliche Bewegungen des rechten Armes und Beins initiieren und der Patient kann schreiben und sprechen. Der **rechten Hemisphäre** mangelt es an SprachLarealen, so daß die Split-brain-Patienten Gegenstände, die sie in der linken Hand halten oder die ihnen im linken Gesichtsfeld präsentiert werden, nicht beschreiben können. Solche Patienten können aber ihre linke Hand zur Lösung nonverbaler Prüfprobleme oder zum Zeichnen von Bildern einsetzen.

Spezialisierung der rechten Hemisphäre

3.6.1.3 Spezialisierung der rechten Hemisphäre

- **nichtdominante Hemisphäre**
  - Gesichtserkennung

Eine gut untersuchte Spezialisierung der rechten Rinde ist die Fähigkeit, Personen allein an ihren Gesichtern zu erkennen. Eine Traumatisierung des basalen Okzipitallappens, frontal zur primären visuellen Rinde, eliminiert in der nichtdominanten Hemisphäre die Fähigkeit, sich eines Gesichtes zu erinnern. Lesen, Schreiben und mündliches Begreifen sind normal erhalten. Die Patienten erkennen ihre Bekannten an deren Stimme.

Die Traumatisierung anderer Teile der rechten Hemisphäre kann zu einer Unfähigkeit führen, *räumliche Beziehungen* einzuschätzen und dürfte vor allem musikalische Aktivitäten wie das *Singen* stören.

- räumliche Schätzung

Eine Aphasie tritt dabei gewöhnlich nicht auf. Die Konsolidierung verbaler Gedächtnisinhalte erfordern die Hilfe der linken Hemisphäre. Die rechte Hemisphäre ist für die Konsolidierung nonverbaler Erfahrungen wichtig.

- nonverbale Erfahrung

Diese Beobachtungen zeigen, daß die beiden Hemisphären die Informationen unterschiedlich bearbeiten.

dominante, nichtdominante Hemisphäre

Die **dominante Hemisphäre** ist erfahren in der *sequentiellen Analyse*, wie sie zum Formulieren eines Satzes benötigt wird. Die **nichtdominante Hemisphäre** ist erfahren in der *räumlichen Analyse*, wie sie beispielsweise zum Zusammensetzen eines Puzzles oder zum Zeichnen eines Bildes benötigt wird.

3.6.1.4 Kortikale Leistungen bei Gedächtnisentstehung, Emotionen, Bewußtsein

Gedächtnis, Emotionen, Bewußtsein

Jeder Lappen des Kortex ist verbunden mit spezifischen Funktionen, die für die Persönlichkeit wichtig sind:

- **Frontallappenläsion** beeinträchtigt Emotionen

• Läsionen im **Frontallappen** beeinträchtigen *Emotionen*, unterdrücken Wut, vermindern Angst und stören auch die Fähigkeit, Gedanken auszuarbeiten, Prioritäten zu setzen und die Konsequenzen von Handlungen vorauszusehen.

Untersuchung der menschlichen Rindenrepräsentation

In den späten Fünfziger Jahren wurde damit begonnen, durch **hirnchirurgische Eingriffe Epilepsien zu behandeln.** Während einer solchen chirurgischen Behandlung läßt man den Patienten unter Lokalanaesthesie wieder zu Bewußtsein kommen, was zulässig ist, da das Gehirn selbst nicht über Schmerzrezeptoren verfügt. Dadurch ist auch eine direkte Kooperation mit dem Patienten möglich, was oftmals nötig ist, um nach einer schnellen funktionellen Kartierung genauer zu bestimmen, welche Gebiete durch den hirnchirurgischen Eingriff beeinträchtigt werden. Im Verlaufe vieler solcher Operationen gelang es dem amerikanischen Wissenschaftler Wilder Penfield, die meisten kortikalen Oberflächen mit stimulierenden Elektroden zu erkunden. Er fand, daß die Stimulation der primären visuellen, auditiven oder somatosensorischen Hirnrinde keinesfalls gut definierte sensorische Illusionen erzeugt, sondern nur reduzierte Halluzinationen, wie Farbblitze, einfache Töne oder flüchtige Berührungen. Andererseits evozierte die Reizung des Temporallappens oft zusammenhängende detaillierte Gedächtnisinhalte oder Phantasien sensorischer Erfahrungen, die zusammen mit Emotionen auftraten. Die Patienten berichteten oft über traumhafte Erscheinungen.

- Temporallappenreizung:
  - traumhafte Erscheinungen
  - Defizite bei räumlicher, visueller Erinnerung

• Diese Experimente wurden dahingehend interpretiert, daß der **Temporallappen** offenbar zu einer großen Menge gespeicherter Informationen vergangener Erfahrungen Zugang hat, die man „vergessen" hatte. Nach jüngeren experimentellen Erfahrungen scheint sich die Temporallappenreizung aber auch auf das limbische System, das ebenso an der Gedächtnisbildung wie am Entstehen von Emotionen beteiligt ist, auszudehnen. Patienten mit einer Zerstörung des rechten Temporallappens zeigen Defizite in der Verarbeitung räumlicher und visueller Informationen und in der Erinnerung an dieselben.

3.7 Schlaf- und Wachzustand

Schlaf-Wachzustand

3.7.1 Schlaf als eine aktive Funktion

Schlaf: aktive Funktion

Die Aktivität, die der Kortex während der wachen Stunden des Tages von der Formatio reticularis erhält, stimuliert die Rinde und steigert die Fähigkeit des Gehirns, von verschiedenen spezifischen Bahnen bereitgestellte Informationen zu beachten.

- **Formation reticularis** aktiviert Kortex

ARAS steuert Schlaf und Wachheit

Heute ist bekannt, daß das retikuläre aktivierende System (ARAS) sowohl den *Schlaf* als auch die *Wachheit* steuert. Schlaf ist ein aktivierter mehrphasiger Prozeß, der den Einfluß des ARAS und den Eingang zu ihm von vielen Regionen des Gehirns aus einschließt. Obgleich sich im Schlaf die regionalen Muster der Hirnaktivität von denen der Wachheit unterscheiden, konsumiert das gesamte Hirn während des Schlafs genau soviel Energie wie während der Wachheit. Ganz im Gegensatz dazu ist der Energieumsatz des Gehirns bei komatösen Patienten gesenkt.

Schlaftheorien

In einer früheren Hypothese über den Schlaf sah man zwischen dem Einschlafen und der Abnahme der retikulären Aktivierung des Kortex einen Zusammenhang. Schlaf wäre demnach ein vorübergehender Bewußtseinsverlust, ähnlich dem eines Komas, das verschiedenen Kopfverletzungen folgt.

Schlafphasen

Phasen definiert durch
- **Weckschwelle**
- **Muskeltonus**
- **EEG**

3.7.1.1 Schlafphasen

3 Kriterien definieren die Phasen des Schlafs:
- die **elektrische Aktivität des Kortex**, wie sie mit dem EEG registriert wird
- die Leichtigkeit, mit welcher eine schlafende Person geweckt werden kann **(Weckschwelle)**
- der **Tonus der Muskulatur.**

Eine Elektroenzephalogramm repräsentiert die externen Ströme, die vor allem durch die neuronale Aktivität im Kortex generiert werden. Je stärker diese Aktivität synchronisiert ist, desto größer ist das extrazellulär registrierte Signal.

α-Wellen (8–13 Hz)
β-Wellen (18–30 Hz)
ϑ-Wellen (4–8 Hz)
δ-Wellen (1–3 Hz)

Die Muster der **EEG-Aktivität** bestehen aus großen langsamen Wellen, die mit einer Frequenz von 8–13 Hz erscheinen, wenn die abgeleitete Person entspannt ist und die Augen geschlossen hält. Diese Wellen werden als Alpha-Wellen bezeichnet (Abb. 2-75). Alpha-Wellen sind am leichtesten vom Okzipitallappen zu erhalten. An wachen Personen, deren Augen geöffnet sind, ist die elektrische Aktivität des Kortex desynchronisierter und hat daher auch eine niedrigere Amplitude. Diese Wellen sind schneller (18–30 Hz) und werden als Beta-Wellen bezeichnet. Das EEG einer wachen Person zeigt keine Synchronisation, weil multiple sensorische Eingänge empfangen, bearbeitet und zu motorischen Aktivitäten umgesetzt werden.

EEG im Schlaf

Die ersten Änderungen, die man im EEG mit Beginn der Schläfrigkeit sieht, ist die *Verlangsamung* und *Erhöhung aller Wellenamplituden* (Abb. 2-76):

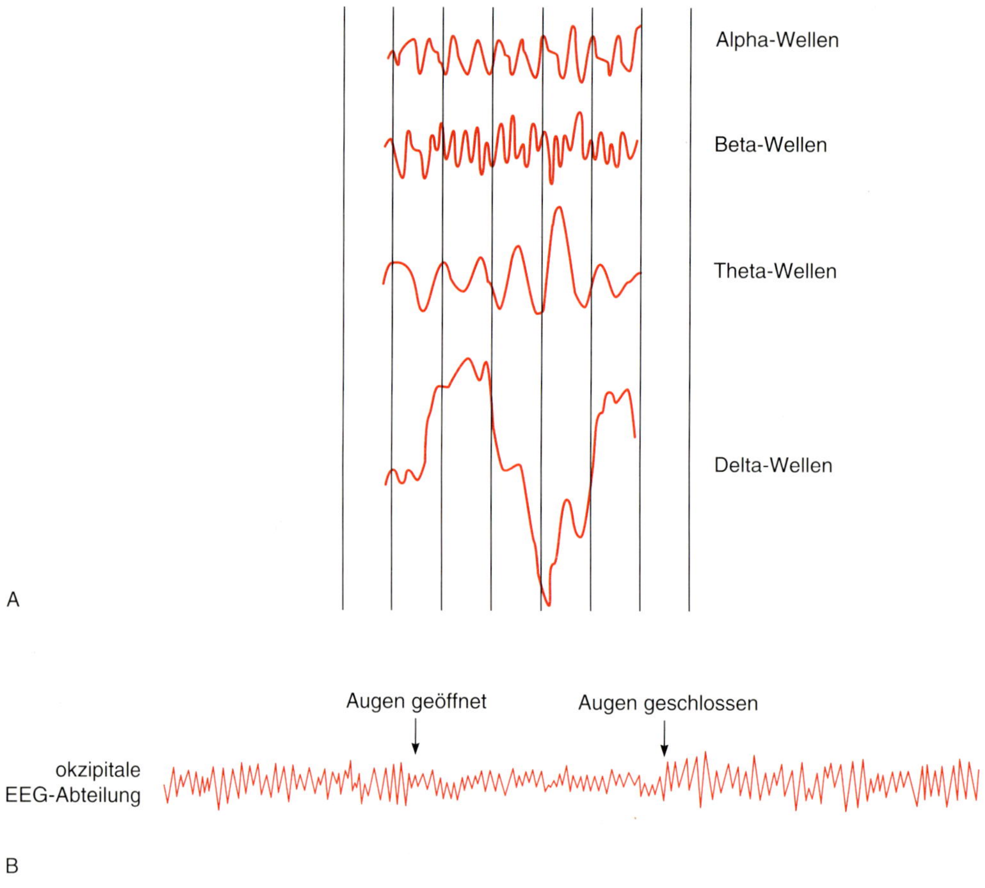

Abb. 2-75: A. Das *EEG* ist eine Widerspiegelung der Aktivität der Rinde. Es gibt 4 Grundrhythmen des EEG: Alpha-, Beta-, Theta- und Delta-Rhythmus. **B.** *Okzipitale Ableitung des EEG an einer relaxierten Versuchsperson bei geschlossenen und geöffneten Augen*

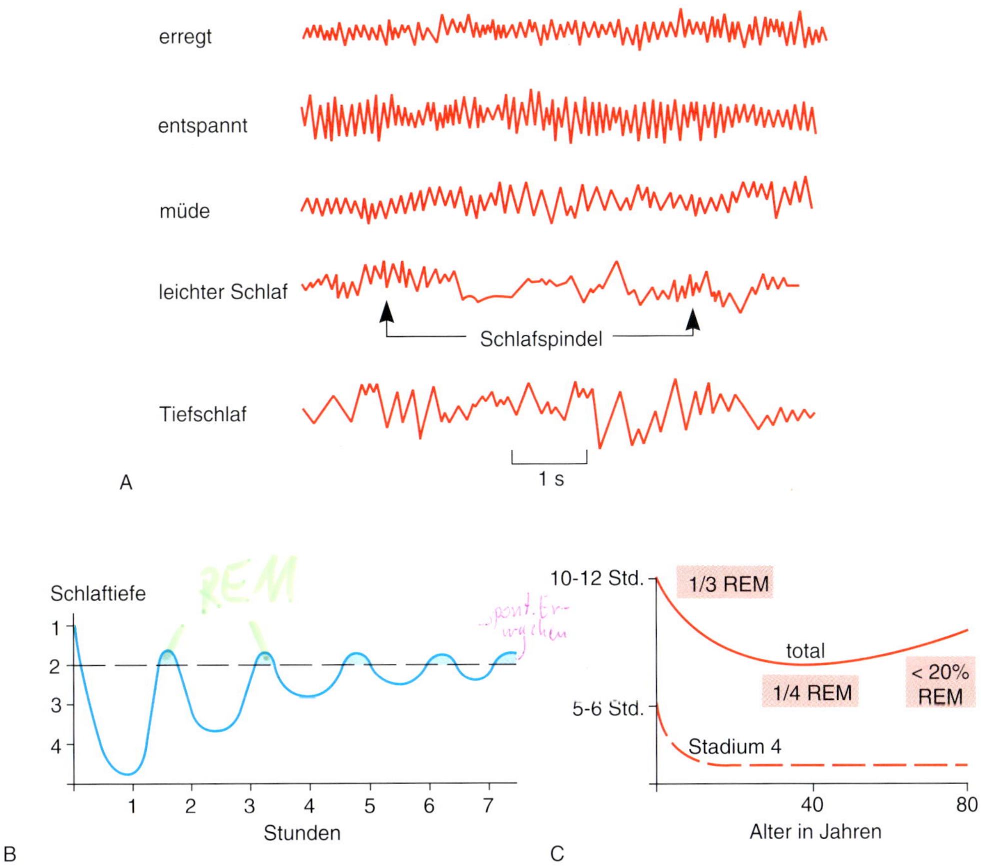

Abb. 2-76: A. *EEG-Ableitungen* eines Menschen unter verschiedener Wachheit. **B.** Abfolge einer typischen *Schlafperiodik:* Jede Schlafperiode wird durch eine Traumepisode im REM-Schlaf (schattiert) begrenzt. Spontanes Erwachen folgt meist am Ende einer REM-Schlafphase. **C.** *Gesamtschlafdauer* (obere Kurve), REM-Anteil und Delta-Wellenschlaf (Stadium 4) als Funktion des Lebensalters

- In der **ersten Phase** des Schlafs erscheinen *Theta-Wellen*
- in der **zweiten Phase** „*bursts*" von hoher frequenter Aktivität, die bekannt sind als *Schlafspindeln*, gelegentlich mit langsamen Delta-Wellen von großer Amplitude vergesellschaftet
- *Delta-Wellen* werden frequenter in der **dritten Phase** des Schlafs
- in der vierten Phase, der **Tiefschlafphase,** sind im EEG *Delta-Wellen* dominant:

1. Phase: **Tetha-Wellen**
2. Phase: **bursts**
3. Phase: **Delta-Wellen**
4. Phase: **Delta-Wellen dominant**

langsamer Wellenschlaf ⇦

> In diesem **langsamen Wellenschlaf** treten eine Erhöhung der *Weckschwelle*, eine Senkung des *Muskeltonus* und eine Abnahme der *Herzfrequenz*, des *Blutdrucks* und der *Atemfrequenz* auf.

3.7.1.2 REM-Schlaf

REM-Schlaf

Obwohl die Phasen des langsamen Wellenschlafs in etwa dem geschilderten Wellenbild des EEG entsprechen, erscheint demgegenüber eine andere Phase des Schlafzyklus paradox.

- paradoxer Schlaf
- **EEG-Wellenbild** ⇦

> Während des **Rapid eye movement-(REM)-Schlafs** erscheint das EEG-Wellenbild eher wie bei einer wachen relaxierten Person, Herzfrequenz und Atmung sind gesteigert, der Blutdruck ist gesenkt. Obgleich Augenbewegungen sehr deutlich sind, ist der Skelettmuskeltonus gesenkt. Im REM-Schlaf befindliche Personen sind schwerer zu wecken.

Die Wahrscheinlichkeit, daß sie aus der REM-Phase spontan erwachen, ist allerdings größer als in tieferen Phasen des langsamen Wellenschlafs. Experimentelle Untersuchungen, in denen Personen während der verschiedenen Schlafphasen geweckt wurden, haben gezeigt, daß im REM-Schlaf *geträumt* wird. Die für diese Schlafphase typischen *schnellen Augenbewegungen* sind ähnlich den sog. tracking movements, die für die Augen im Wachzustand typisch sind, als würden sie im REM-Schlaf anzeigen, daß Schläfer ihre Träume „beobachten".

Schlafzyklus

3.7.1.3 Schlafzyklus

Folge der Schlafphasen 1–4

Für den Beginn des Schlafs ist eine Aufeinanderfolge von immer tieferen Phasen des *langsamen Wellenschlafs* (Phase 1–4) charakteristisch, was gewöhnlich eine Zeit von einer halben Stunde erfordert (Abb. 2-76). Nach einer relativ kurzen Dauer der Phase 4 beginnt sich der Prozeß umzukehren, wird aber gewöhnlich durch einen abrupten Übergang zum REM-Schlaf unterbrochen. Nach einer variablen Dauer endet die 1. REM-Phase und der langsame Wellen-Schlaf kehrt zu zunehmend tieferen Schlafphasen zurück. Dieser Zyklus wiederholt sich verschiedene Male und wird schließlich begrenzt durch das spontane Erwachen, gewöhnlich am Ende einer REM-Schlaf-Phase.

Abfolge ⇨

Im Verlaufe der Nacht ändern sich die Schlafzyklen. Der **langsame Wellenschlaf** ist besonders am Anfang am stärksten entwickelt und nimmt mit der Dauer des Schlafes auf Phase 2 bzw. 3 ab. Im Gegensatz dazu steigt die Dauer der **REM-Schlaf-Phasen** von anfänglich einigen wenigen Minuten mit jeder weiteren REM-Schlaf-Phase bis auf 30–45 min gegen Ende der Nacht an.

Alter und Schlaf

Die menschlichen **Schlafmuster sind auch altersabhängig** (Abb. 2-76). Die totale Schlafdauer und auch die Dauer des Phase-4-Schlafs sinkt mit dem Alter und erreicht ein Minimum in mittleren Lebensjahren. Der relative Anteil des REM-Schlafs wird von 50% bei Neugeborenen auf 25% im mittleren Lebensalter und beim älteren Menschen unter 20% gesenkt. Mit dem Fortschreiten des Lebensalters wird ein immer größerer Zeitbetrag für die Übergangsphasen des Schlafs und ein immer geringerer Zeitbetrag für REM- und langsamen Wellen-Schlaf benötigt.

Fragen

Wiederholungsfragen:
1. Was ist der Unterschied zwischen Lernen und Gedächtnis?
2. Was ist der Unterschied zwischen assoziativem und nichtassoziativem Lernen?
3. Welche Funktionen herrschen in der dominanten Hemisphäre vor?
4. Welche Merkmale unterscheiden den langsamen Wellenschlaf vom REM-Schlaf?

3.8 Zusammenfassung

• Das Nervensystem ist unterteilbar in eine **zentrale Komponente,** bestehend aus Hirn und Rückenmark, und eine **periphere Komponente,** bestehend aus Nervenaxonen, Hinterwurzelganglien und autonomen Ganglien. Das **Gehirn** ist unterteilbar in Hirnstamm – gebildet von Pons, Med. oblongata und Mesencephalon –, in Cerebellum, in Dienzephalon – gebildet aus Hypothalamus und Thalamus – und Telencephalon, die zerebralen Hemisphären. Im ZNS finden sich Regionen, die Zellkörper enthalten, **graue Substanz** und Regionen, die Axone enthalten, **weiße Substanz.**

• Alle **sensorischen Projektionen divergieren**, so daß die Signale auf mehr als nur eine Region für die **parallele Verarbeitung** übertragen werden. Die zentral verarbeitenden Gebiete filtern die einkommenden Signale bzw. extrahieren neue oder bedeutende Merkmale für die weitere Analyse. Die für die zentrale Verarbeitung aktiven Gebiete sind **topisch** organisiert (somatotopisch, tonotopisch etc.), so daß die Rezeptoren eines kleinen Gebietes der Körperoberfläche zu einem korrespondierenden Gebiet in der relevanten Hirnarea projizieren.

• **Somatosensorische Rezeptoren** sind für verschiedene Submodalitäten wie Berührung, Vibration, Temperatur und Schmerz morphologisch spezialisiert. **Ruffini-Endbüschel** und **Merkel-Tastscheiben** übertragen *Berührung* und die **Vater-Pacini-Körperchen** reagieren auf *Vibration. Temperatur* und *Schmerz* werden durch **freie Nervenendigungen** erfaßt.

• Die **Hinterstrangbahn** des Rückenmarks überträgt die sensorischen Projektionen auf spezifische kortikale informationsverarbeitende Gebiete. Die unspezifischen Projektionen haben mit Hilfe des **retikulären aktivierenden Systems** (ARAS) eine allgemeine aktivierende Wirkung auf das Gehirn.

• Wenn sensorische Eindrücke das Verhalten verändern, so spricht man von **Lernen.** Die Verhaltensänderung ist eine Antwort auf wiederholte Reize: **Habituation** und **Sensibilisierung**, oder Induktion einer Antwort auf neutrale Reize: **assoziatives Lernen.** Informationen werden in verbaler und nicht verbaler Form gespeichert, aber es ist nicht möglich, eine einfache diskrete Hirnregion zu identifizieren, in der Gedächtnisinhalte lokalisiert sind. Das **Kurzzeitgedächtnis** hängt von der elektrischen Aktivität in neuronalen Schaltkreisen ab. In einfachen Nervensystemen scheint die **Lang-**

zeitspeicherung mit Änderungen der synaptischen Effizienz im Zusammenhang zu stehen, die eine Proteinsynthese voraussetzt.

- Im Laufe der Entwicklung spezialisiert sich die **dominante Hemisphäre** für die Steuerung der *Willkürbewegungen* und der *Sprache*. Gewöhnlich wird die *linke Hemisphäre* in diesen Prozessen dominant. Die **nichtdominante Hemisphäre** spezialisiert sich besonders für *nonverbale intellektuelle Funktionen*. Die **Zerstörung der Sprachregionen** der dominanten Hemisphäre ist mit einer *Aphasie* (Sprachunfähigkeit) und mit einer *Beeinträchtigung des verbalen Gedächtnisses* verbunden. **Läsionen** der korrespondierenden Regionen auf der **nichtdominanten Hemisphäre** erzeugen eine Benachteiligung der *räumlichen und nichtverbalen Funktionen*.
- Schlaf ist eine Aktivität des Gehirns. Er kann auf der Basis von Änderungen im *EEG*, im *Muskeltonus* und in der *Weckschwelle* in **langsamen Wellenschlaf** und in **REM-Schlaf** unterteilt werden.

3.9 Übungsfragen

1. Studenten fanden die räumliche Differenzierungsschwelle an den Lippen bei 1 mm und an der Schulter bei 5 mm. Welche Aussagen können Sie machen: a) über die Größe der Repräsentation von Schulter und Lippen im somatosensorischen Kortex? b) über die Größe der rezeptiven Felder in der Lippe und in der Schulter? c) über die Dichte der Rezeptoren an Lippen und Schulter?
2. Was ist die Rolle des retikulären aktivierenden Systems während Wachheit und Schlaf? Welche Beweise lassen vermuten, daß der Schlaf ein aktiver Zustand des Gehirns ist?
3. Welche experimentellen Hinweise lassen vermuten, daß die Gedächtnisinhalte über weite Gebiete des Gehirns verteilt sind?
4. Ein Patient spricht sehr langsam und mit langen Pausen zwischen den Worten, aber er kann ganz gut singen. Welches neurologische Defizit könnte er haben?
5. Was ist ein gemischter Nerv? Geben Sie einige spezifische Beispiele!
6. Welche Arten von sensorischen Informationen werden durch myelinisierte Fasern und welche durch unmyelinisierte Fasern übertragen?
7. Welche Strukturen liegen in der weißen Substanz? Wie sind graue und weiße Substanz im Gehirn verteilt? Wie unterscheidet sich in dieser Beziehung das Gehirn vom Rückenmark?
8. Bezeichnen Sie die beiden hauptsächlichen aufsteigenden Projektionen für sensorische Informationen im Rückenmark! Welche Informationen werden durch sie übertragen?
9. Nennen Sie Hautrezeptoren! Welche sind phasisch, welche sind tonisch?

3.10 Klinische Physiologie – die Gehirndarstellung

3.10.1 Anforderungen an diagnostische Verfahren

Bevor ein neues diagnostisches Verfahren in der Medizin angewendet werden darf, muß es einige Bedingungen erfüllen:

- Das Risiko seines Einsatzes muß zuvor im *Tierexperiment* geprüft werden. Sind Risiken und Nebenwirkungen akzeptabel, dann werden die Überprüfungen auch an gesunden *freiwilligen Erwachsenen* durchgeführt. Die weitere Anwendung bei Kleinkindern, Schwangeren und risikobelasteten Patienten erfordert darüber hinaus eine gründliche Bewertung.

Bevor ein neues Verfahren angewendet wird, müssen die Informationen interpretierbar sein. Es ist nicht akzeptabel, einen Patienten einem Test zu unterziehen, dessen Daten ihm nicht dienen. In Paralleluntersuchungen müssen klassische bzw. in der Anwendung bekannte Verfahren mit den neuen gleichzeitig angewendet und ausgewertet werden. Beispiele, wie neue Verfahren evaluiert werden können, stellen die nichtinvasive Computer- und Magnetresonanztomographie dar.

3.10.2. Computer- (CT) und Magnetresonanztomographie (MRT)

Die **CT** fußt auf Unterschieden in der Absorption der Röntgenstrahlen in den Geweben, um ein Bild zu konstruieren (Abb. 2-77). Im **MRT** entstehen die Unterschiede durch die Schwingungen der Wasserstoffkerne (Protonen) in den Geweben des Körpers, die durch ein äußerlich angewandtes Magnetfeld nachgewiesen werden. Ein gemeinsames Merkmal dieser Techniken ist die durch den Computer bewirkte Rekonstruktion eines Abbildes z.B. des Gehirns (z.B. Abb. 2-77A zeigt ein MRT-Bild äquivalent zur anatomischen Zeichnung in Abb. 2-58). Ohne die Entwicklung von sehr schnellen Computern mit hoher Speicherkapazität, die in den letzten 20 Jahren erfolgte, wären heute weder CT noch MRT möglich.

Sowohl CT als auch MRT vermitteln Informationen über die Lage eines Tumors oder einer Blutung infolge einer Verletzung oder andere Veränderungen. Wie Abb. 2-77 A, B zeigen, werden Blutungen infolge eines Schädel-Hirn-Traumas von beiden Verfahren abgebildet, aber das Magnetresonanztomogramm vermittelt mehr Informationen über Lage und Ausdehnung einer intrakraniellen Blutung als ein Computertomogramm. Dieser Unterschied entspricht der Tatsache, daß die MRT eine größere Kontrastauflösung hat als des CT und daß die Knochenstruktur das MRT-Bild nicht verdeckt.

Beide, CT und MRT, haben auch zur nichtinvasiven Lokalisierung von Tumoren und weiteren Veränderungen in anderen Teilen des Körpers beigetragen. Für viele Anwendungen dürfte das MRT als ein neues diagnostisches Verfahren mehr Zukunft haben, weil es die Patienten nicht mit Röntgenstrahlen belastet. Werden jedoch Informationen über die Knochenstruktur (Frakturen, Osteoporose) benötigt, dann sind CT oder röntgenologische Verfahren effektiver als die MRT (vgl. Klinische Radiologie mit Repetitorium, de Gruyter 1992).

3.11 Brennpunkt der Physiologie

3.11.1 Selektive Reizung und Leitungsanästhesie demonstrieren Faserspezifitäten

Sensorische Fasergruppen unterscheiden sich durch ihre Abmessung und dadurch in ihrer Leitungsgeschwindigkeit. Die Spitzen des zusammengesetzten Aktionspotentials eines gemischten Nervenbündels korrespondieren mit den Leitungsgeschwindigkeiten seiner Anteile. Somatosenso-

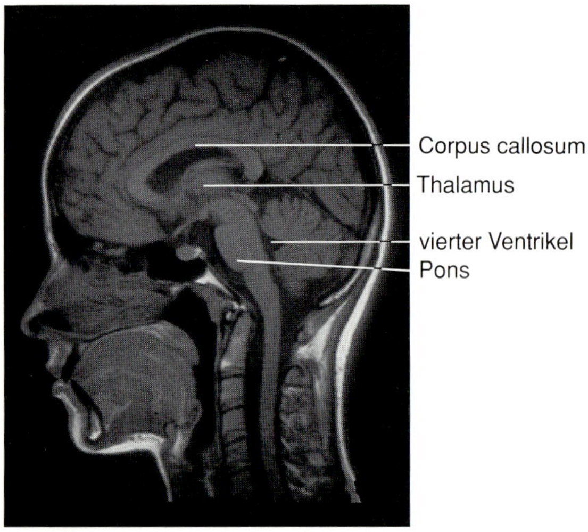

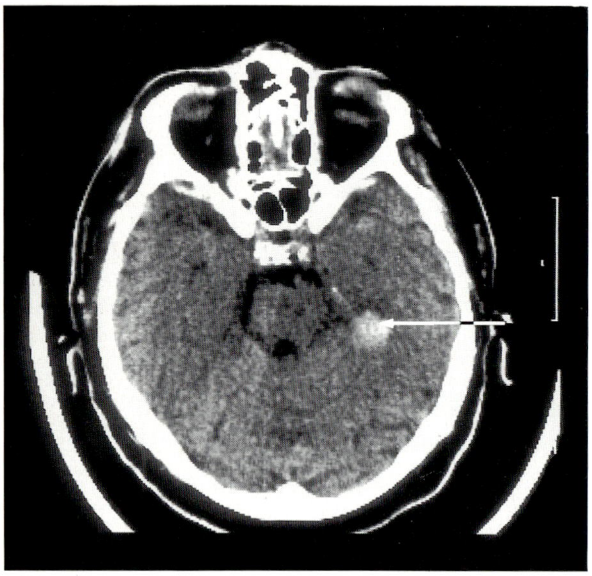

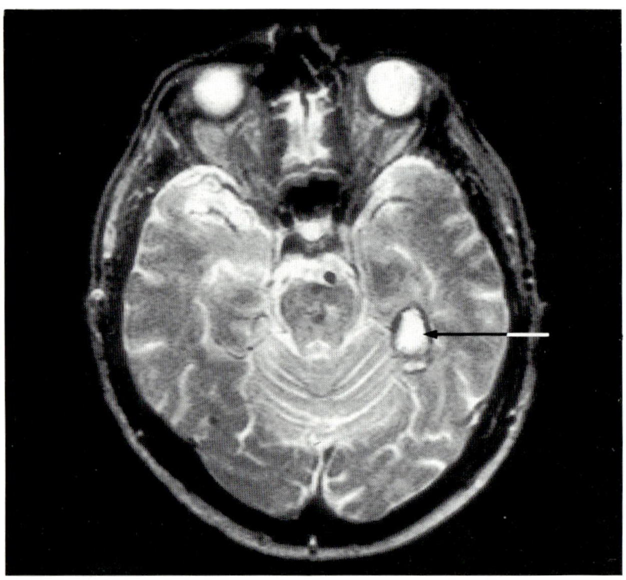

Abb. 2-77 A. Sagittaler Schnitt des Schädels, MRT-Bild eines normalen Gehirns. B., C. Vergleich einer linksseitigen Einblutung. Unterschiedliche Darstellung im CT (B) und MRT bei verschiedenen Wichtungen

rische Modalitäten können durch die unterschiedlichen Komponenten des zusammengesetzten Aktionspotentials aufgetrennt werden, weil die Modalitäten auf ganz bestimmte spezifische Fasergruppen beschränkt sind. Dies kann in verschiedener Weise gezeigt werden. Wird ein Nerv elektrisch gereizt, so werden zuerst die größten Fasern erregt. Sind die Elektroden am Finger einer Versuchsperson angelegt und wird diese aufgefordert zu beschreiben, was sie fühlt, wenn der Strom langsam ansteigt, so wird sie zuerst von der Illusion eines *mechanischen Kontaktes* berichten, der über die Aktivierung der Fasern der **Gruppe II** vermittelt wird. Werden die Fasern der **Gruppe III** erregt, so wird die Versuchsperson einen *hellen Schmerz* empfinden, wenn jedoch die **Gruppe IV (Typ C)** Fasern erregt werden, so wird ein *dumpfer anhaltender* Schmerz manifest. In niedriger Dosierung eines Anästhetikums werden die kleinen Nervenfasern ausgeschaltet, so daß der dumpfe Schmerz verschwindet. Steigt die Anästhetikadosis, so fallen zuerst die *Temperaturempfindung*, dann der *schnelle Schmerz*, schließlich auch die *Berührungsillusion* weg. Druck blockiert zuerst die größten Fasern, so daß die Berührungsreize vor den Schmerzempfindungen ausfallen (Denken Sie an Ihre Empfindungen bei eingeschlafenem Arm!).

3.11.2 Das Ohr kann vom Auge lernen

Der umgebende Raum wird in den verschiedenen Bereichen des Gehirns durch überlappende Projektionen von zwei und mehr sensorischen Systemen topographisch kartiert abgebildet. Z.B. haben Schlangen, die ihre Beutetiere teils mit Hilfe ihrer infrarotempfindlichen Grubenorgane orten, solche Umweltkartierungen, wo jeder einzelne Ortspunkt durch die koinzidenten Projektionen von visuellen und Signalen des Grubenorgans geprägt ist. Eine Maus kann so beispielsweise durch das visuell projizierte Ortsmuster ihrer Erscheinung und durch ihre Infrarotstrahlung im Vergleich zu einem geringen Hintergrundpegel wahrgenommen werden.

Schall kann im Raum beispielsweise durch Vergleich der Eingänge beider Ohren lokalisiert werden. Diese Information ist in einem Teil des Gehirns kartiert, der sich von der tonotop organisierten Hörrinde, deren Funktion mit der Wahrnehmung und dem Wiedererkennen verschiedener Schallfrequenzen verbunden ist, unterscheidet. Die topographische Kartierung ortsspezifischer Schallinformationen ist am Menschen noch nicht besonders gründlich untersucht worden, aber es gibt Erkenntnisse über *auditorische Raumkarten* bei Tieren. Wie das auditorische System im Raum organisiert ist, wurde besonders an Eulen studiert. Diese Vögel sind als nächtliche Jäger in der Lage, ihre Beute auf der Basis einfacher Raschelgeräusche zu ergreifen, wobei vom ersten Tag an blinde Eulen diese Aufgabe genauso effizient ausführen, wie Eulen mit normaler Sehfähigkeit. Wird jungen Eulen für eine Zeitlang ein Ohr verstopft, so zeigt sich, daß visuelle und auditorische Informationen gemeinsam bei der Ausdifferenzierung dieser Karten wirksam werden. Der auditorische Eingang ist zwar auf dem verstopften Ohr stark reduziert, aber die Eulen lernen durch Vergleich der Schalleindrücke der nunmehr ungleichen Ohren die Beute richtig zu lokalisieren und zu greifen. Werden die Ohrpfropfen gelöst, zeigten die in der Dunkelheit durchgeführten Tests, daß sich die Eulen in der Lokalisierung der Beute bemerkenswert verschätzten. Sie orteten die Schallquellen näher zur Mittellinie, somit auch näher zu derjenigen Seite, die zuvor verstopft war. Sie hatten also gelernt, die Informationen des verstopften Ohres stärker zu bewerten, was sie nach der Freigabe des Ohres im Beutefangverhalten fehlleitete. Nach der Entfernung des Ohrstopfens waren die jungen Eulen aber bald wieder befähigt, die akustischen Reize ihrer Beutetiere exakt im Raum zu lokalisieren. Für diesen Lernprozeß waren visuelle Informationen wichtig. Denn nur durch visuelle Signale konnten die Eulen die Schallquellen im Raum orten und lernen, die geänderten binauralen akustischen Informationen zu bewerten. Für die Bildung einer auditorischen Karte des Raumes ist gerade der Vergleich von Gesehenem und Gehörtem notwendig. Während bei jungen Eulen die Erfahrung offenbar die Stärke synaptischer Verbindungen beeinflußt, geht diese Adaptationsfähigkeit nach einer kritischen Entwicklungsperiode der Eulen verloren: werden die Ohrpfropfen erst im adulten Alter entfernt, lernen sie nicht, die Beute in der Dunkelheit exakt zu orten.

4 Spezielle Sinnesphysiologie: Hören, Gleichgewicht, Sehen, Schmecken, Riechen

P. Bartsch

Dieses Kapitel informiert über:
- die Funktionen von **äußerem Ohr, Trommelfell** und **Gehörknöchelchen**
- die **Frequenzdispersion und die Wanderwelle** auf der Basilarmembran mit der Reizung der inneren Haarzellen
- die **Bestschallfrequenz** einer Haarzelle und die „tuning"-Kurve
- die **Schallokalisierung** im Raum
- den Aufbau des **Vestibularapparates** und seine Aufnahme von Schwerkraft- und Beschleunigungsrichtung
- die **Abbildung im Auge** mit der Akkommodation
- die Arbeitsweise der **Retina**
- die zentrale Verarbeitung in der **Sehbahn**
- die Modalitäten von **Geruchs-** und **Geschmackswahrnehmung**

4.1 Einleitung

Hören, Gleichgewicht, Sehen, Geschmack und Geruch werden durch besondere **multizelluläre Rezeptorsysteme** ermöglicht. Die Eingänge, die von diesen Rezeptoren kommen, sind reich an Informationen und werden durch das Nervensystem analysiert. In einem multizellulären Sinnensorgan wie dem **Auge** liefert jede sensorische Zelle ein Stück des Puzzles, das im Gehirn wieder zu einer Art Repräsentation der externen Welt zusammengefügt wird. Das lichtbrechende System des Auges entwirft ein Bild auf *Fotorezeptoren,* und jeder dieser Fotorezeptoren liefert einen kleinen Ausschnitt dieses Bildes zum *visuellen Kortex.* In vergleichbarer Weise wandelt das **Ohr** die verschiedenen *Schallfrequenzen* in unterschiedlichen Gebieten von Rezeptoranordnungen des Innenohres um. Die Analyse der Aktivität dieser unterschiedlichen Rezeptoranordnungen durch das Gehirn ist die Basis der *Frequenzdiskriminierung, der Lautheitsempfindung* und des *akustischen Raumsinnes.* Im **vestibulären System,** einer Gruppe sensorischer Strukturen, die mit dem Innenohr verbunden sind, werden die verschiedenen Rezeptoren durch unterschiedliche *Orientierungen* oder *Bewegungen* des *Kopfes* erregt.

Geschmack und Geruch sind schwerer zu verstehende sensorische Systeme. Es gibt nur *wenige Geschmacksmodalitäten,* aber *keine fundamentalen Gerüche.* Statt dessen reagiert eine große Vielfalt von Reizmolekülen mit den einfachen olfaktorischen und Geschmacksrezeptoren und irgendwie kommt es zu einer relativ spezifischen Wahrnehmung.

Die Übertragung der Rezeptoraktivitäten auf zentralnervöse Strukturen ist keine einfache Projektion, weil viele für den Organismus wichtige Informationen erst durch den räumlich-zeitlichen Vergleich der verschiedenen Signaleingänge bzw. Sinnesmodalitäten ermittelt werden. So ist leicht einsehbar, daß die Rekonstruktion der sensorischen Welt im Gehirn weit mehr ist als die Summe ihrer direkt projizierten Ausschnitte: „Das Ganze ist mehr als die Summe seiner Teile".

Einleitung

- **multizelluläre Rezeptorsysteme** sind:
  - Gesichtssinn
  - Gleichgewichtssinn
  - Gehörsinn
  - Geschmackssinn
  - Geruchssinn

Hörphysiologie

Schallphysik

Schallwellen sind **Longitudinalschwingungen**

- **Töne**
- **Klänge**
- **Geräusche**

Leistungen des Hörsinns ⇨

- **Minimalschwelle:** $2 \cdot 10^{-5}$ Pa = 0 dB SPL
- **Schmerzschwelle:** $0{,}65 \cdot 10^{2}$ Pa = 130 dB SPL

4.2 Physiologie des Hörens

4.2.1 Physik des Schalls

Schallwellen sind *Longitudinalschwingungen* eines elastischen Mediums, beispielsweise der Luft. In ihrer Ausbreitungsrichtung wechseln Verdichtung und Kompression sowie Verdünnung und Rarefaktion des Trägermediums. Reine Töne sind sinusförmige Longitudinalschwingungen, sie können nur mit elektronischen Generatoren unter Laborbedingungen erzeugt werden. **Töne,** die auf verschiedenen Musikinstrumenten gespielt werden, unterscheiden sich in ihrer Klangfarbe. **Klänge** sind gradzahlige Vielfache sinusförmiger Grundwellen, sie lassen sich z.B. leicht mit Musikinstrumenten erzeugen. **Geräusche** sind ungradzahlige Vielfache von Grundschwingungen.

Das auditorische System **analysiert Klänge und Geräusche** nach
- *Höhe* bzw. vorherrschender Frequenz
- *Lautstärke* bzw. Intensität
- dem *Entstehungsort* durch binauralen Vergleich in der transversalen Ebene (rechts-links, *Stereophonie*) und zusätzlich monaural in der vertikalen (oben-unten) und anteroposterioren Ebene (vorn-hinten, *Quadrophonie*).

Das menschliche Ohr ist in der Lage, Klänge und Geräusche von **16–20000 Hz** zu erfassen.

Die Minimalschwelle für einen Prüfton von 1000 Hz liegt bei einem Schalldruck von $2 \cdot 10^{-5}$ Pa bzw. bei einer Schalleistung von $1 \cdot 10^{-12}$ W/m^2. Schalldruck und Schalleistung sind Maße für die Schallintensität bzw. für die Beschreibung der Schallamplitude. Steigt die Intensität des Schalls auf $0{,}65 \cdot 10^{2}$ Pa an, geht die Schallempfindung in eine Schmerzempfindung über: *Schmerzschwelle* (Abb. 2-78).
Wie ein Vergleich von Minimal- und Schmerzschwelle zeigt, bewegt sich die Intensität hörbarer Schallreize über 7 Zehnerpotenzen. Zur vereinfachenden Beschreibung wurde deshalb

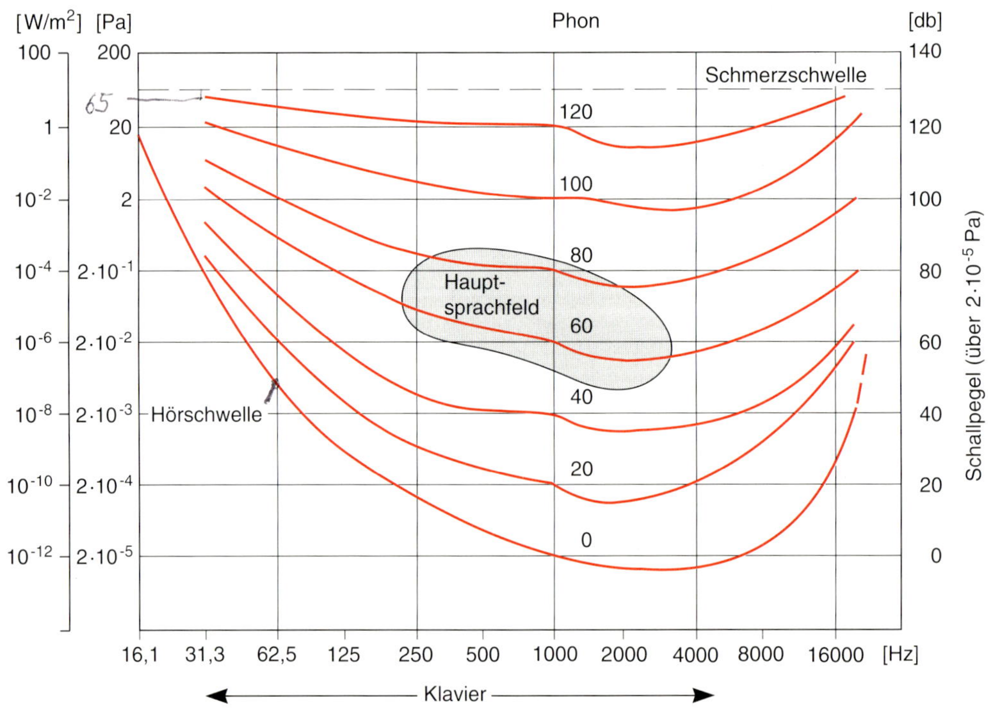

Abb. 2-78: *Graphisches Hörfeld.* Die Kurven verbinden verschieden hohe Töne mit unterschiedlichen Schallstärken, die als gleichlaut, **isophon** empfunden werden. Als Maße der Schallstärke sind links Schalleistung in W/m^2 bzw. Schalldruck in Pa = N/m^2, rechts der Schallpegel in dB angegeben.
Die *Null-Isophone* gibt die frequenzabhängige Schwellenlautstärke (Hörschwelle) an. Die *gestrichelte Isophone* kennzeichnet die Lautstärke, wo die Tonempfindung in eine Schmerzempfindung übergeht *(Schmerzschwelle).* Die Phonskala ist bei 1000 Hz mit der dB-Skala identisch

das **Dezibel „sound pressure level" (dB SPL),** ein logarithmisches Maß für die Schallstärke oder den -pegel, eingeführt, das auf die Minimalschwelle eines Prüftones von 1000 Hz $P_o = 2 \cdot 10^{-5}$ Pa bezogen ist.

- **Dezibel, dB SPL**

Das **Dezibel ist definiert:**

$$\text{dB SPL} = 20 \log \frac{p}{p_0}$$

Eine Verdopplung des Schalldrucks entspricht folglich einer Zunahme der Schallstärke von

$$\text{dB SPL} = 20 \log \frac{2 \cdot 2 \cdot 10^{-5}\,\text{Pa}}{2 \cdot 10^{-5}\,\text{Pa}}$$

$$= 20 \cdot 0{,}301$$

$$= 6{,}04\ \text{dB SPL}$$

und eine Verzehnfachung des Schalldrucks beispielsweise um

$$\text{dB SPL} = 20 \log \frac{10 \cdot 2 \cdot 10^{-5}\,\text{Pa}}{2 \cdot 10^{-5}\,\text{Pa}} = 20 \cdot 1 = 20\ \text{dB SPL}$$

Die Schwellenlautstärke bei 1000 Hz entspricht

$$\text{dB SPL} = 20 \cdot \log \frac{2 \cdot 10^{-5}\,\text{Pa}}{2 \cdot 10^{-5}\,\text{Pa}} = 20 \cdot 0 = 0\ \text{dB SPL}$$

und lautstarke Schallreize gehen bei einem Schalldruck von $0{,}65 \cdot 10^2$ Pa in eine Schmerzempfindung über, was einer Schallstärke von

$$\text{dB SPL} = 20 \log \frac{0{,}65 \cdot 10^2\,\text{Pa}}{2 \cdot 10^{-5}\,\text{Pa}} = 20 \cdot 6{,}5 = 130\ \text{dB SPL}$$

entspricht.

Schallreize, die trotz unterschiedlicher Frequenzanteile als gleichlaut empfunden werden, sind **isophon.** Das *graphische Hörfeld* beschreibt die hörbaren Schallreize normalhörender Personen in ihrer Frequenz- (Hz) und Amplitudenskalierung (dB SPL). Die Schar eingetragener „Isophonkurven" verbindet gleichlaute „Orte" des Hörfeldes. Die Phonskala ist nach internationaler Festlegung bei 1000 Hz mit der Dezibelskala identisch.

- **isophon:** gleichlaute Schallreize
- **Isophonkurven**

Ein **„Hauptsprachfeld"** definiert die physikalischen Dimensionen der menschlichen Stimme, näherungsweise zwischen **300 und 3000 Hz**. Zwischen der *normalen Lautstärke* eines Gesprächs (**ca. 65 dB SPL**) und der *Schmerzschwelle* (**130 dB SPL**) besteht in der Schalldruckamplitude ein ungefährer Unterschied von 1:1800! Die Schmerzschwelle entspricht der mehr als 3millionenfachen Steigerung des Schwellenschalldrucks.

- **Hauptsprachfeld, Schmerzschwelle**

Klinische Anwendung. Zur Bestimmung der Hörfähigkeit erhalten Patienten über Kopfhörer in Höhe und Dauer definierte Töne steigender Lautstärke. Man beginnt dabei mit unterschwelligen Schallreizen. Signalisiert der Patient eine Schallwahrnehmung mittels Tastendruck, spricht man von *subjektiver Audiometrie.* Werden auf Tonreize evozierte Potentiale vermittels einer EEG-Ableitung am Skalp des Patienten abgeleitet, ist das akustisch evozierte Potential Kriterium für die Hörfähigkeit: *objektive Audiometrie.* Die Dokumentation erfolgt in **Audiogrammen,** entweder in absoluten Maßen, dem Hörfeld vergleichbar, oder relativ auf die Hörschwelle bezogen.

- **Audiometrie**
  - subjektive Audiometrie
  - objektive Audiometrie

4.2.2 Äußeres Ohr

Äußeres Ohr

Zum äußeren Ohr gehören *Ohrmuschel, äußerer Gehörgang* und *Trommelfell* (Abb. 2-79). Die Ohrmuschel ist ein flacher Trichter, der die Schallwellen einfängt und über zwei unterschiedlich lange Wege zum Gehörgang weiterleitet. Die auf der Anthelix einfallenden Schallwellen werden z.T. über die Concha direkt in den Gehörgang geleitet (*„Schallrutschbahn"* bzw. Schallweg I, Abb. 2-80), zum Teil durch die halboffene s-förmige Tunnelkrempe der Helix zum Gehörgang geführt (*Schallweg II*). Da der Schallweg II um ca. 6,6 cm länger ist, wird der einfallende Schall durch die Ohrmuschel *gedoppelt.* Diese Schalldopplung ist beweisbar, wenn man ein Miniaturmikrophon in den äußeren Gehörgang einbringt. Es empfängt bei kurzen klickförmigen Schallreizen 2 Impulse im Abstand von ca. 200 µs. Die Schalldopplung hängt jedoch vom Einfallswinkel der Schallwellen ab. In der

- Auricula
- Meatus ac. ext.
- Membrana tympani
- **Schallwege:**
  - **I:** Concha zu Gehörgang
  - **II:** Concha über Tunnelkrempe zu Gehörgang
- **Schalldopplung,** da II länger

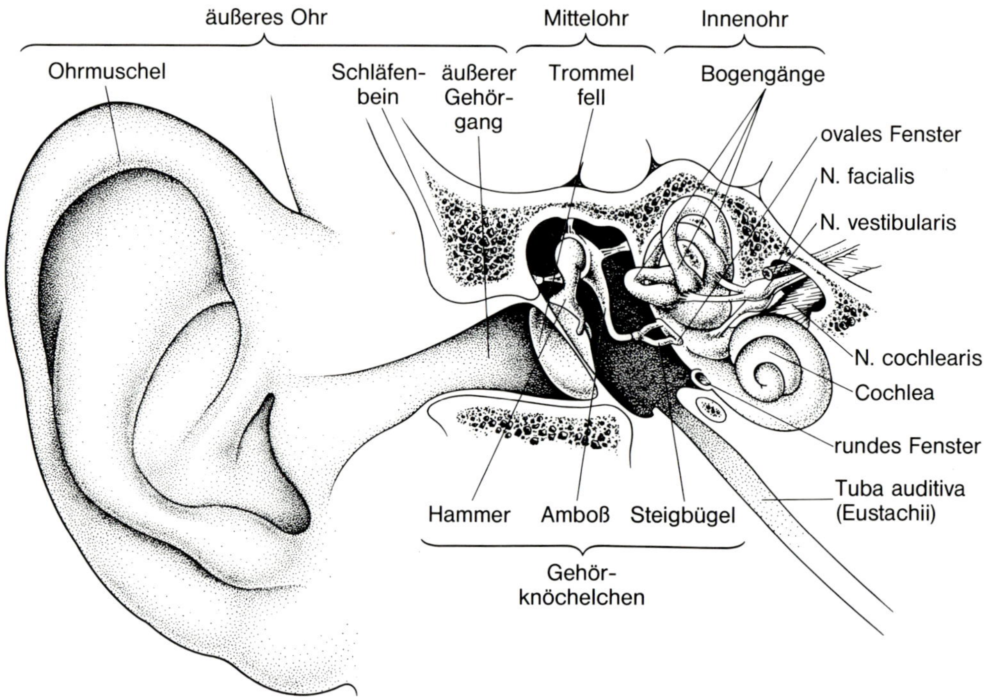

Abb. 2-79: Ansicht von Ohrmuschel, äußerem Gehörgang, Mittel- und Innenohr. Beachte die *Lokalisation des Trommelfells* und seine Beziehung über die Gehörknöchelchen des Mittelohres zur Cochlea. Das Mittelohr ist zu seiner Belüftung durch die Tuba auditiva (Eustachii) mit dem Pharynx verbunden. Die abgebildeten Strukturen sind nicht maßstabsgerecht

horizontalen Ebene ist sie optimal, wenn die Ohrmuschel direkt beschallt wird, aber minimal, wenn der Schall von frontal oder okzipital kommt. In der vertikalen Ebene variiert die Verzögerung mit dem Einfallswinkel. Schallwellen, die 30° über horizontal einfallen, werden mit kürzerem Abstand gedoppelt als Schallwellen, die 45° unter horizontal einfallen.

• **monaurale räumliche Schallorientierung** ⇨

Die **Schalldopplung**, die bewußt nicht wahrgenommen wird, dient der *monauralen räumlichen Schallorientierung* in der *vertikalen* wie *antero-posterioren Ebene*. Ein Fehlen der Tunnelkrempe hebt dieses monaurale Raumhören auf.

– äußerer Gehörgang
– Resonanz

Der äußere Gehörgang ist einer gedeckten Pfeife vergleichbar, deren Eigenton sich individuell zwischen 2000 bis 4000 Hz ermitteln läßt. Schallreize dieser Frequenz werden durch Resonanz der Luftsäule verstärkt und beeinflussen die Gestalt des Hörfeldes. Verschließt man den äußeren Kanal mit schallschluckendem Material, z.B. Ohropax, wird das Hörvermögen dieses Ohres nicht vollständig aufgehoben, weil ein Teil der Schallenergie auch direkt den Schädelknochen anregt. Diese **Knochenleitung** ist folglich von der durch den äußeren Gehörgang vermittelten **Luftleitung** zu unterscheiden. Die Luftleitung wird oberhalb der Eigenfrequenz des Gehörgangs zunehmend schlechter und Hören ist schließlich im Hochtonbereich nur noch über Knochenleitung möglich. Ursächlich dafür sind z.T. auch die Massenträgheiten der Schallübertragung im Mittelohr.

– Knochenleitung
– Luftleitung

• **Trommelfell 55 mm²**

Das **Trommelfell** ist mit seiner Gesamtfläche von ca. 55 mm² keineswegs eine gespannte Membran, wie man dies aus seinem Namen folgern könnte, sondern ein türflügelartig schwingungsfähiges Häutchen, das den äußeren Gehörgang abschließt und durch den zentral ansetzenden Stiel des Hammers von der Innenseite gedämpft wird. Sein Rand gleicht einem starren Ring. Seine größte Translationsbewegung liegt azentrisch, distant vom Hammerstiel. Bei maximaler Schallreizung mit 140 Phon ist seine Translationsbewegung kaum größer als 0,2 mm. Eine kleinere Verletzung des Trommelfells, beispielsweise durch eine Inzision *(Parazentese)* zum Zwecke einer Mittelohruntersuchung oder bei einer Otitis media, führt zu keiner Beeinträchtigung seiner Schwingungsfähigkeit.

– Translation: ⩽ 0,2 mm

– Parazentese

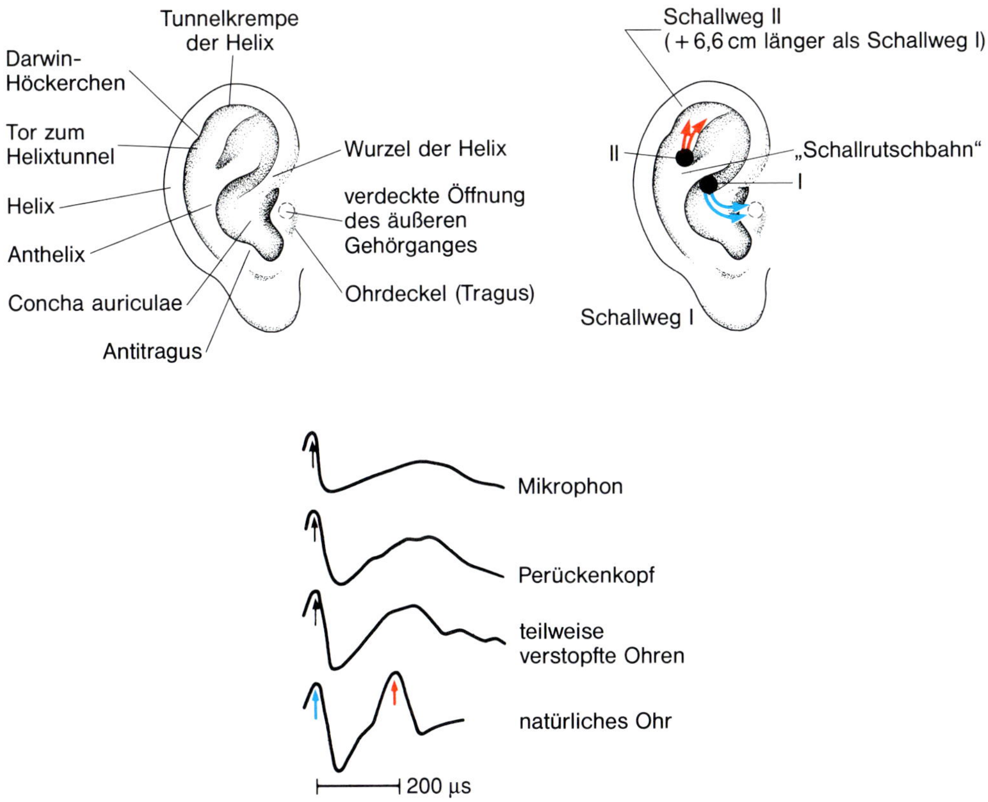

Abb. 2-80: *Funktion der Ohrmuschel.* An der Anthelix kommt es zur Aufteilung einfallender Schallwellen: Ein Teil wird direkt über die Concha auriculae in den äußeren Gehörgang geleitet *(Schallweg I)*, ein anderer Teil läuft durch die Tunnelkrempe *(Schallweg II)*. Da der Schallweg II um zirka 6,6 cm länger ist, wird ein impulsförmiger Schallreiz gedoppelt. Ein im äußeren Gehörgang befindliches Miniaturmikrofon registriert zwei Druckwellen auf einen impulsförmigen Reiz. Die Schalldopplung dient der monauralen räumlichen Schallwahrnehmung in der sagittalen Ebene, weil sie vom Einfallswinkel des Schallreizes abhängt. Am deutlichsten ist sie, wenn der Schall in Richtung der beiden scheinbaren Ohröffnungen I und II einfällt

4.2.3 Mittelohr

Mittelohr

- Cavum tympani
- Malleus
- Incus
- Stapes
- Tuba auditiva

Das Mittelohr besteht aus der im Felsenbein liegenden luftgefüllten *Paukenhöhle,* die die 3 Gehörknöchelchen *Hammer, Amboß* und *Steigbügel* enthält. Zum äußeren Gehörgang ist die Paukenhöhle durch das Trommelfell abgegrenzt. Belüftet wird die Paukenhöhle durch die Ohrtrompete (Tuba Eustachii), die eine Verbindung mit dem Schlund herstellt. Nach medial grenzt sie an das knöcherne Labyrinth, das die Strukturen des Innenohrs und des Gleichgewichtsorgans umschließt.

Schallübertragung, -verstärkung ⇦

Die auf das Trommelfell einfallende Schallenergie wird *über die Gehörknöchelchenkette* auf die 3 mm^2 *große Steigbügelfußplatte* übertragen, die im *ovalen Fenster* zum Innenohr verankert ist. Auf diesem Weg erfährt der **Schall eine Verstärkung:**

- einerseits aus dem Flächenverhältnis *Trommelfell zu Steigbügelplatte* (55:3 = 18,3:1)
- andererseits aus dem Hebelverhältnis *Hammer zu Amboß* (1,3:1)

Die **Kraftverstärkung** berechnet sich zu dB SPL = 20 · log 18,3 · 1,3 = **27,5**

Bedingungen: Druckausgleich

Die Gehörknöchelchen des Mittelohrs übertragen den Schall nur dann adäquat, wenn der Druck zu beiden Seiten des Trommelfells nahezu gleich ist. Die Tuba auditiva (s. Abb. 2-79) verbindet das Mittelohr über den Schlund mit der Atmosphäre. Dadurch wird die Entwicklung eines Differenzdruckes verhindert.

- **Druckabnahme im Mittelohr**

Klinische Anwendung. Bei Kälte oder Erkrankungen des Mittelohrs, wie z. B. bei Otitis media, können entzündliche Reaktionen die Tube verschließen und damit eine Druckabnahme im Mittelohr hervorrufen, die die Schwingungen des Trommelfells und der Steigbügelplatte

- **Hörverlust** durch Schalleitungsstörung
- **Weber-Versuch**
- bei Mittelohrausfall: **Hörverlust** 27,5 dB SPL
- Otosklerose
- Tympanoplastik

im ovalen Fenster stärker dämpfen, was einen *temporären Hörverlust* hervorruft. Ein Hörverlust als Folge einer solchen Schalleitungsstörung im Mittelohr läßt sich leicht nachweisen. Wird eine schwingende Stimmgabel auf Vertex od. die Kopfmitte aufgesetzt, so empfindet der Patient den Schall auf dem erkrankten Ohr deutlich lauter **(Weber-Versuch)**. Dieses Phänomen beruht auf verbesserten Voraussetzungen für das Hören über Knochenleitung (s.d.). Bei einem *vollständigen Ausfall eines Mittelohres* einschließlich des *Trommelfells* liegt der *Hörverlust bei 27,5 dB SPL* (s.o.). In manchen Fällen kann eine Mittelohrinfektion durch Verletzung der Gehörknöchelchen mit einem bleibenden Hörverlust dieser Größenordnung einhergehen.
Eine Schalleitungsstörung kann auch – meist hereditär bedingt – durch sklerosierende Prozesse *(Otosklerose)* entstehen, wenn diese die Beweglichkeit der Steigbügelfußplatte im ovalen Fenster einschränken oder aufheben. Ziel gehörverbessernder Operationen ist es, eine neue schwingungsfähige Verbindung zwischen Trommelfell und Innenohr herzustellen *(Tympanoplastik)*.

2 Muskeln:
- M. tensor tympani
- M. stapedius

2 Muskeln, der *M. tensor tympani*, der an der Wand der Paukenhöhle, nahe der Ohrtrompete entspringt und am Hammerkopf ansetzt, und der *M. stapedius*, der am Köpfchen des Steigbügels ansetzt und an der Eminentia pyramidalis entspringt, verstellen die Effektivität der Schallübertragung durch die Gehörknöchelchen (s. Abb. 2-79).

Effektivität d. Schallübertragung

> **Laute Schallreize** lösen reflektorisch eine Aktivierung dieser Muskeln aus, was einerseits zur *Versteifung dieser Kette*, andererseits zum *Auskippen der Steigbügelplatte* aus dem ovalen Fenster führt und damit zur **Senkung der Schalltransmission**.

- **Schädigung durch Schall:**
  - **Presbyakusis**
  - Impedanzaudiometrie

Dieser Reflex hat eine Latenzzeit von ca. 30 ms. Es kann mithin das Ohr vor plötzlichen lauten Schallreizen, wie z.B. beim Schußwaffengebrauch, nicht schützen. Dieser Reflex schützt auch nur z.T. die Rezeptorzellen bei lang anhaltenden intensiven Schallreizen, wie sie z.B. durch Preßlufthämmer erzeugt werden oder bei Rock-Konzerten entstehen.
Klinische Anwendung. Durch überlange Exposition von Schallreizen wächst in modernen Industriegesellschaften ständig die Zahl an Menschen, die einen Hörverlust erleiden. Vergleichbare Schallschäden werden in Gemeinden nicht beobachtet, die vor artefiziellen Schallquellen geschützt sind, und Einwohner solcher Gemeinden leiden seltener an *Presbyakusis*, einer Verschlechterung des Hörens mit fortschreitendem Alter.
Klinische Anwendung. Die Aktivierung der Mittelohrmuskeln durch Schall wird zur objektiven Prüfung der Mittelohrimpedanz genutzt *(Tympanomanometrie, Impedanzaudiometrie)*.

Fragen

Wiederholungsfragen:
1. Was wissen Sie über die Physik des Schalls, wie mißt man ihn?
2. Welche Funktion haben die Gehörknöchelchen?
3. Wie werden die Rezeptorzellen vor zu lauten Schallreizen geschützt?

Innenohr

4.2.4 Innenohr

- Frequenzanalyse
- Cochlea
- Corti-Organ enthält die Hörzellen

Das Ohr ist aufgrund seiner besonderen Anordnung der Rezeptorzellen im Innenohr und deren Beziehung zu anderen, ihnen verbundener Elemente zu einer Frequenzanalyse des Schalls befähigt, die in der modernen Technik noch nicht erreicht wurde. Die Cochlea ist eine 3,5 cm lange, spiralig gewundene Kammer, die wie ein Schneckengehäuse aussieht (s. Abb. 2-79). Das eine Ende in der Nähe des Mittelohrs ist die Basis, das andere Ende ist die Spitze. Abb. 2-81 B zeigt einen Querschnitt durch die Cochlea mit dem Corti-Organ, vergrößert in Abb. 2-81 C. Das **Corti-Organ** enthält die auditorischen Rezeptorzellen, die auch wegen ihres Zilienbesatzes auf der Kutikularplatte als Haarzellen bezeichnet werden (Abb. 2-82).

Cochlea:
- Scala vestibuli
- Scala tympani
- Scala media
- ovales Fenster
- Helicotrema
- rundes Fenster
- Perilymphe

Die **Cochlea** (Abb. 2-81 B) ist in eine obere Kammer *(Scala vestibuli)*, in eine untere Kammer *(Scala tympani)* und in eine mittlere Kammer (Scala media oder *Ductus cochlearis*) geteilt. Im Ductus cochlearis befindet sich das Corti-Organ. Die Kammern sind mit Flüssigkeit (Lymphe) gefüllt. Der Steigbügel überträgt mit seiner Platte im ovalen Fenster die im Mittelohr verstärkten Schallwellen auf die Lymphe der Scala vestibuli (Abb. 2-82). Am apikalen Ende der Cochlea ist die Scala vestibuli über das Helicotrema mit der Scala tympani verbunden. Die Scala tympani ist vom Mittelohr durch das häutig abgedeckte *runde Fenster* getrennt (Abb. 2-82 A).
Scala vestibuli und Scala tympani sind mit Perilymphe gefüllt, einer Flüssigkeit, die sich in ihrer ionalen Zusammensetzung nur wenig von extrazellulärer Flüssigkeit unterscheidet. Der

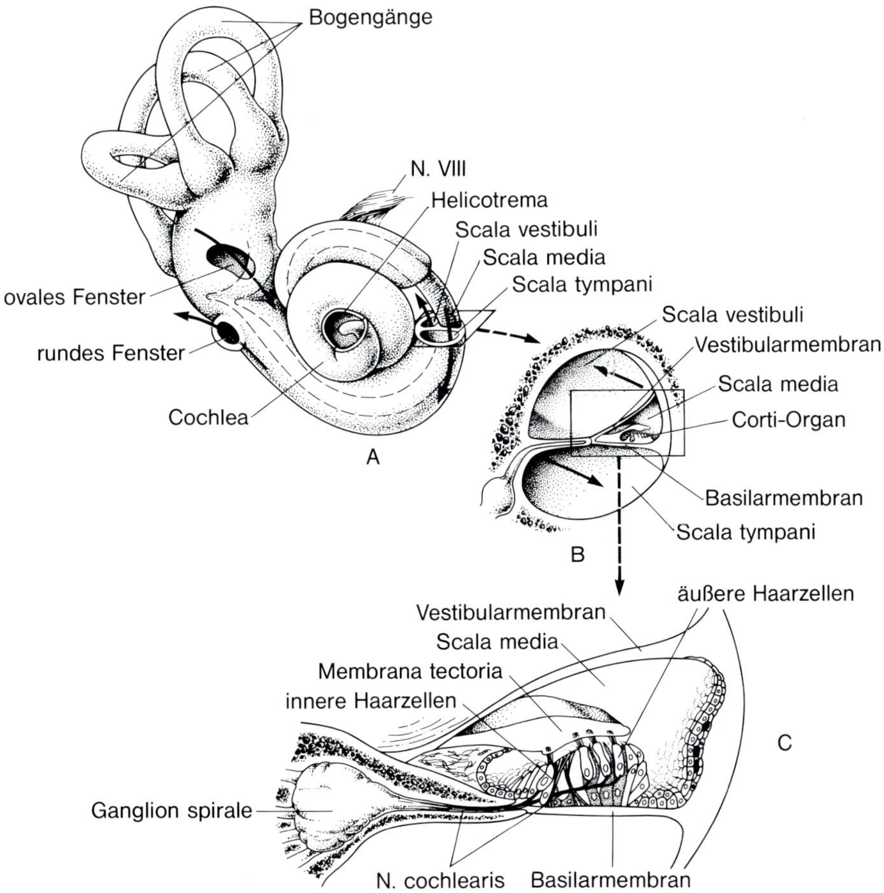

Abb. 2-81: *Innenohr.* **A.** Die *Cochlea* in ihrer Position zu den Bogengängen. **B.** *Querschnitt durch die Cochlea.* Beachte die Anwesenheit von 3 Skalen: die Scala vestibuli, die mit dem ovalen Fenster verbunden ist, die Scala tympani, die mit dem runden Fenster verbunden ist, und die Scala media (Ductus cochlearis). In der Scala media befindet sich das Corti-Organ, das die auf Schall empfindlichen Rezeptoren enthält. Die Scala media ist mit Endolymphe gefüllt, die beiden anderen mit Perilymphe. **C.** Vergrößerte Abbildung des *Corti-Organs.* Beachte 3 Reihen äußere und 1 Reihe innere Haarzellen, deren Zilien in der Membrana tectoria eingebettet sind. Die Zellkörper der ableitenden Nervenfasern bilden das Spiralganglion

Ductus cochlearis, von der Scala vestibuli durch die Reisnermembran, von der Scala tympani durch die Basilarmembran getrennt, ist mit Endolymphe gefüllt. Sie ähnelt in ihrer Zusammensetzung dem Zytosol (mM/l):

- Reisner-Membran
- Basilarmembran
- Endolymphe

Perilymphe:	140 Na^+	4 K+	100 Cl^-
Zytoplasma:	10 Na^+	155 K+	3 Cl^-
Endolymphe:	15 Na^+	145 K+	100 Cl^-

Die abweichende Zusammensetzung der Endolymphe entsteht durch aktive elektrogene Ionenpumpen in der Stria vascularis, einer blutgefäßreichen Schicht am lateralen Rand der Scala media. Zwischen Peri- und Endolymphe existiert eine Potentialdifferenz von 80 mV, wobei die Endolymphe positiv gepolt ist. Dieses **cochleäre Bestandspotential** ist eine wichtige Voraussetzung für die primäre Schalltransformation in den Haarzellen des Corti-Organs. **Klinische Anwendung.** Sein Verlust, meist infolge akuter Durchblutungsstörungen, führt zum *Hörsturz,* einer akut-dramatischen, zumeist aber temporären sensorischen bzw. peripheren Taubheit.

- Stria vascularis
- cochleäres Bestandspotential
- **Hörsturz**

4.2.4.1 Frequenzdispersion in der Cochlea

Frequenzverteilung

Stellt man sich die 2,5 Windungen der Cochlea aufgerollt vor, resultiert ein leicht zu verstehendes Bauprinzip. Nahe dem runden Fenster hat die Scala tympani ihren größten Querschnitt, der sich bis zum Helicotrema kontinuierlich verkleinert. Der Querschnitt der Scala

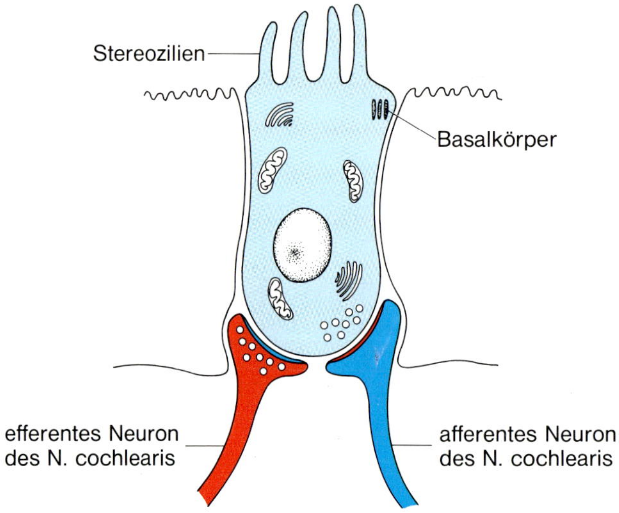

Abb. 2-82: Schematische Abbildung einer *Haarzelle des Corti-Organs.* Auditorische Haarzellen besitzen Stereozilien, die durch das positive cochleäre Bestandspotential des Endolymphraums gegenüber dem negativen intrazellulären Raum der Haarzelle besonders stark polarisiert sind. Die Ablenkung der Stereozilien in Richtung Basalkörper führt zur Depolarisation der Haarzelle und zur Ausschüttung eines Transmitters, der nach postsynaptischer Effektuierung am afferenten Neuron Aktionspotentiale auslöst. Dieser Prozeß kann durch postsynaptische Einflüsse efferenter Fasern moduliert werden

- **Basilarmembran:**
  - schwingungsfähig
  - verbreitert sich am Helicotrema auf das 12fache

vestibuli bleibt nahezu konstant. Die einzige schwingungsfähige Struktur zwischen beiden Scalen ist die Basilarmembran. In der Nähe des runden bzw. ovalen Fensters mißt sie nur 40 µm, verbreitert sich aber bis zum Helicotrema auf 500 µm (Abb. 2-83 A). Ihre Gesamtlänge ist ca. 35 mm. Da sie aus längsgerichteten bindegewebigen Faserzügen besteht, ist die Faserdichte an der Schneckenbasis hoch, am Helicotrema gering. Entsprechend verhält sich ihre Steifigkeit, wodurch die dynamische Rückstellkraft kontinuierlich von der Basis der Cochlea bis zum Helicotrema abnimmt.
Diese Struktur der Basilarmembran ist die wesentliche Voraussetzung für ihre *frequenzdispergierenden Eigenschaften:*

Frequenzaufteilung: Druck-, Sog-, Wanderwellen

⇨

Schallreize, die über den Luftweg kommend im Mittelohr verstärkt über die Stapesplatte auf die Perilymphe der Scala vestibuli im Wellenverhältnis 1:1 übertragen werden, erscheinen schallsynchron als **Druck- und Sogwellen**, die über Helicotrema, Scala vestibuli und rundes Fenster zur Paukenhöhle einen Ausgleich finden. Dabei stellen sich zwangsläufig auch **Druckunterschiede** zwischen dem Anfang der Scala vestibuli und Scala tympani ein, die die Basilarmembran zur einen oder anderen Scala auslenken. Diese Auslenkung, die an der Basis der Schnecke entsteht, greift wellenförmig auf die benachbarten Anteile der Basilarmembran über; es entsteht eine sog. **Wanderwelle**.

- **Wellenlänge**
  - Rückstellkraft ortsabhängig **reduziert**

Ausbreitungsgeschwindigkeit

Anbrandungsstelle von Frequenz abhängig

Diese Welle wandert unabhängig von der Druckwelle der Perilymphe entlang der Basilarmembran in Richtung Helicotrema. In der basalen Startposition ist ihre **Wellenlänge** umgekehrt proportional zur Anregungsfrequenz; hohe Töne erzeugen folglich kurze, niedrige Töne lange Wanderwellen. Die Wellenlänge ist aber keineswegs konstant, denn durch die *ortsabhängige* unterschiedliche *Rückstellkraft* der Basilarmembran reduziert sich auch im Verlaufe ihres Weges ihre *Ausbreitungsgeschwindigkeit,* und ihre Wellenlänge verkürzt sich. Da die Schallenergie nicht augenblicklich in Wärme verwandelt wird, erhöht sich die Amplitude der Wanderwelle auf dem Ausbreitungsweg. Es ist leicht vorstellbar, daß ein Prozeß, der sich während seiner Ausbreitung in seiner örtlichen Ausdehnung kontinuierlich verkürzt und dabei vorübergehend an Amplitude gewinnt, irgendwo wie eine Welle am Meeresstrand anbrandet und verlöscht. Tatsächlich ist die Weglänge bis zu einer solchen Anbrandungsschulter eine Funktion der Anregungsfrequenz:

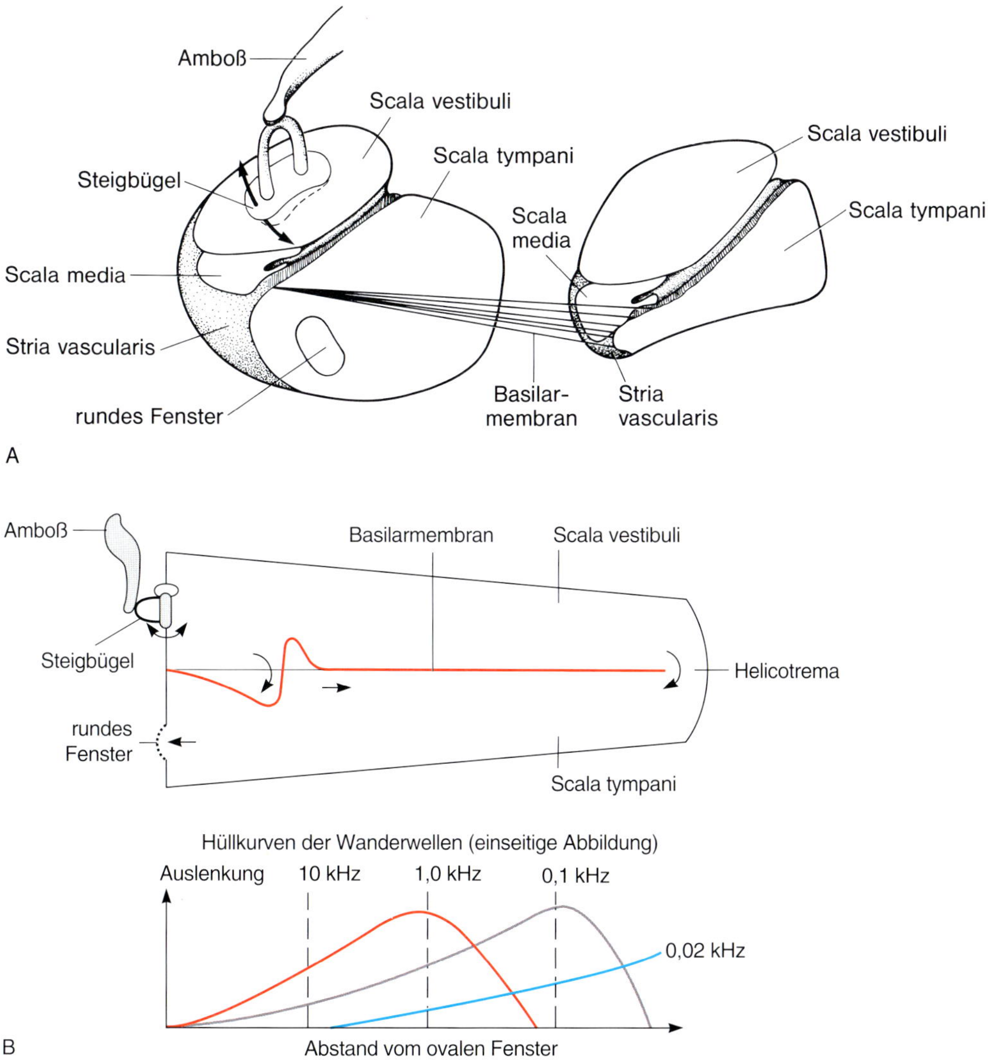

Abb. 2-83: **A**. Vergleich zweier Querschnitte der Cochlea, links im Bereich des runden bzw. ovalen Fensters, rechts in der Nähe des Helicotremas. Die einzige schwingungsfähige Struktur zwischen Scalae vestibuli, media und tympani ist die *Basilarmembran. Beachte:* die Verbreiterung um mehr als das Zehnfache. **B.** Der im *Mittelohr* transformierte Schall führt zu Kippbewegungen der Steigbügelplatte. Die auf die Perilymphe übertragenen Druck- und Sogwellen gleichen sich über Helicotrema und rundes Fenster aus, lenken aber auch die Basilarmembran aus. Die Auslenkung erzeugt auf der Basilarmembran eine *Wanderwelle,* die in Richtung Helicotrema läuft. Da die Rückstellkraft der Basilarmembran durch die Verbreiterung immer geringer wird, nimmt die anfängliche hohe Wanderwellengeschwindigkeit rasch ab. Dadurch verkürzt sich die Wellenlänge der Wanderwelle ständig. Da ihre Energie nur verzögert in Wärme verwandelt wird, erhöht sich aber ihre Amplitude, bis ihre Wellenlänge gegen Null geht und ihre Amplitude maximal wird: *Anbrandungsschulter.* Ist der anregende Ton hoch, startet die Wanderwelle mit kürzerer Wellenlänge und brandet demzufolge nach kürzerer Wegstecke an. Ist die Schallfrequenz niedriger, startet die Wanderwelle mit längerer Wellenlänge und brandet demzufolge nach längerer Wegstrecke an. Es kommt dadurch zur *tonotopen Abbildung des Schalls* auf der Basilarmembran

- **Hohe Töne** starten mit *kurzer Wanderwellenlänge* und branden bereits in der Basalwindung der Cochlea an.
- **Niedrige Töne** hingegen starten mit *längerer Wanderwellenlänge* und branden demzufolge näher dem Helicotrema an.

Dank der Eigenschaften der Basilarmembran kommt es zu einer
- *ortsabhängigen Frequenzdispersion* des Schalls und zu seiner
- *tonotopen Abbildung* auf der Basilarmembran (Abb. 2-83 B).

Schalltransformation

- Corti-Organ
- innere, äußere Haarzellen
- Stütz-, Tunnelzellen
- Membrana tectoria

4.2.4.2 Schalltransformation im Innenohr

Der eigentliche Ort der Wandlung der Schallwellen in fortgeleitete Erregungen der Pars cochlearis n. VIII ist das *Corti-Organ,* Organum spirale (Abb. 2-83, 84). Es besteht aus 1 Reihe *innerer Haarzellen* (ca. 3500/Ohr), 3 Reihen *äußerer Haarzellen* (ca. 12 000/Ohr) und diversen *Stützzellen.* Innere und äußere Haarzellen sind durch die sog. Corti-Tunnelzellen getrennt. Ihre Stereozilien sind in der Membrana tectoria befestigt, die das Spiralorgan weitgehend überdeckt.

• innere Haarzellen

Zwischen inneren und äußeren Haarzellen bestehen strukturelle und funktionelle Unterschiede. Die größeren **inneren Haarzellen** sind in Stützzellen gebettet, sie sitzen auf dem lateralen Rand der Lamina spiralis ossea. Ihre basale Oberfläche ist Präsynapse für zahlreiche afferente Fasern (20/Haarzelle), so daß in Abhängigkeit von der Depolarisation der Haarzelle ein chemischer Überträgerstoff, wahrscheinlich Glycin, ausgeschüttet wird, der unterschiedlich viele afferente Cochlearisfasern aktiviert *(„Faserrekrutierung").* Diese afferenten Fasern stehen unter der postsynaptischen Kontrolle efferenter Fasern des olivo-cochleären Bündels.

• äußere Haarzellen
- Konvergenz
- kontraktile Kapazitäten

Die **äußeren Haarzellen** sind kleiner. Sie sitzen vermittels Stützzellen auf der inneren schwingungsfähigen Flanke der Basilarmembran. Jeweils 10 äußere Haarzellen sind mit einer afferenten Faser der Pars cochlearis vermittels chemischer Synapsen verbunden. Efferente Fasern des olivo-cochleären Bündels inserieren direkt an den äußeren Haarzellen. Äußere Haarzellen besitzen kontraktile Eigenschaften. In ihrem Zellinnern befinden sich Aktin- und Myosinfilamente, die sich nach K^+-induzierter Depolarisation in Anwesenheit von Ca^{++}-Ionen und ATP hauptsächlich in ihrer Längsachse verkürzen.

Reiz für Haarzellen

- Basalkörperchen
- Membrana tectoria
- Corti-Tunnelzellen

Der **adäquate Reiz für die Depolarisation der Haarzellen** ist die *Anbrandungsschulter der Wanderwelle* auf der Basilarmembran. Sie verursacht primär eine Abscherung der Stereozilien der äußeren Haarzellen. Werden sie in Richtung Basalkörperchen gelenkt, depolarisieren sie. Wird die motorische Ansprechwelle der äußeren Haarzellen erreicht, kontrahieren sie, was die Membrana tectoria stärker an die Basilarmembran anbindet. Dies ist die eigentliche Voraussetzung dafür, daß der Hub der Brandungsschulter über die Corti-Tunnelzellen auf die Kutikularplatte der inneren Haarzellen übertragen wird. Dadurch werden die Stereo-

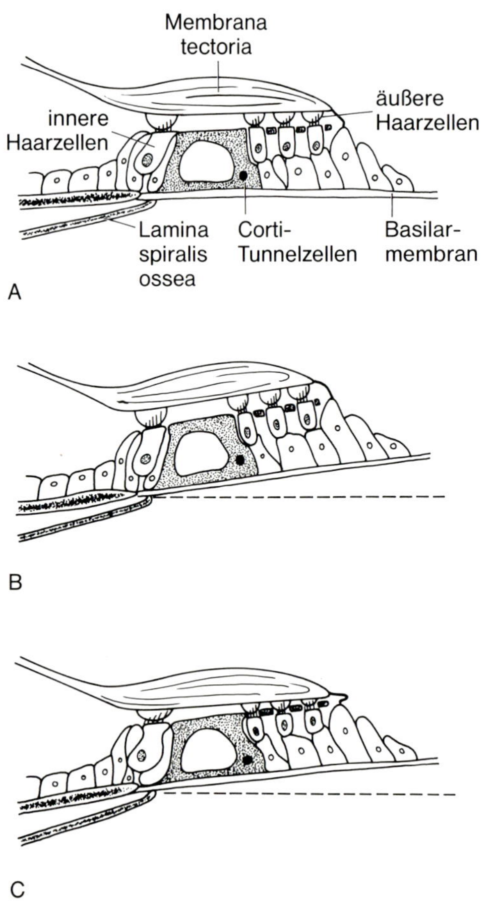

Abb. 2-84:
Übertragung der Basilarmembranauslenkung auf die Zilien der inneren Haarzellen. **A.** *Corti-Organ.* Die inneren und äußeren Haarzellen sind durch die Corti-Tunnelzellen voneinander getrennt. **B.** Die *Basilarmembranauslenkung* wird ohne motorische Aktivität der äußeren Haarzellen nur zu einem sehr geringen Anteil auf die Haarzellen übertragen. **C.** Erreicht die Membranauslenkung die motorische Aktivität der äußeren Haarzellen, wird die Membrana tectoria fixiert, und die Corti-Tunnelzellen drücken gegen die Kutikularplatten der inneren Haarzellen. Dies führt zur starken Ablenkung der Stereozilien und damit zur Depolarisation innerer Haarzellen. Die efferente Innervation äußerer Haarzellen modifiziert diesen Übertragungsmechanismus

zilien stärker ausgelenkt und die inneren Haarzellen de- oder hyperpolarisiert. Da die äußeren Haarzellen auch unter der efferenten Kontrolle des olivo-cochleären Bündels stehen, haben zentralnervöse Strukturen auf diese Übertragungskette einen wichtigen Einfluß, der die Übertragungseigenschaften entweder verbessert oder selektiv verschlechtert.

– De- oder Hyperpolarisation

Ein Beispiel dafür ist der sogenannte **"Party-Effekt"**. Obwohl in einer Party gewöhnlich ein allgemeines, kaum zu entwirrendes Stimmengewirr herrscht, versteht man, was eine bekannte Person zu einer anderen sagt, kann man nur die sprechende Person sehen.

– Party-Effekt

Klinische Anwendung. Fallen die äußeren Haarzellen infolge **überlauter Schallreize durch die Verletzung ihrer Stereozilien** aus, resultiert eine *Innenohrschwerhörigkeit*. Sie kann als Folge *einmaliger überlauter Reize* oder nach *langer Schallexposition* nahe der Schmerzschwelle temporär (TTS-Syndrom: temporary threshold shift) sein, führt aber bei irreversibler Schädigung der Stereozilien zu permanentem Hörverlust.

Innenohrschwerhörigkeit, TTS-Syndrom

4.2.4.3 Primäre Reiztransformation des Schalls in den Haarzellen

Primäre Reiztransformation

Die Haarzellen werden de- oder hyperpolarisiert, je nachdem, ob die Auslenkung der Stereozilien in Richtung zum Basalkörperchen oder von ihm weg erfolgt. Das Basalkörperchen ist ein Ort, durch den K^+-Ionen vom Endolymphraum in das Zytosol der Haarzelle strömen. Die K^+-Ionenkonzentrationen sind zwar in beiden Räumen fast ausgeglichen, aber der Endolymphraum ist durch das cochleäre Bestandspotential mit +80 mV vorgespannt, das Zytosol hingegen mit -80 mV. Dank dieser hohen Potentialdifferenz zu beiden Seiten der ansonsten ionendichten, aber durch Stereozilien stark gegliederten Membran verhält sich diese wie ein aufgeladener Plattenkondensator. Werden die Stereozilien in Richtung zum Basalkörperchen ausgelenkt, so bewirkt das eine zusätzliche Spannungserhöhung, so als seien die geladenen Platten eines Kondensators voneinander entfernt worden. Das beschleunigt den K^+-Einstrom durch das Basalkörperchen und damit die Depolarisation der Haarzelle *(Generatorpotential)*. Umgekehrte Bewegungen der Stereozilien dämpfen den K^+-Einstrom und hyperpolarisieren die Haarzelle, weil nun der K^+-Ausstrom von der Haarzelle in die extrazelluläre Flüssigkeit überwiegt.

- **Membrankondensator**
- **Generatorpotential**
  - K^+-Ein- und Ausstrom

Die direkte Anregung der Stereozilien durch Knochenschall generiert auch Potentiale: *Miniatur- oder Mikrophonpotentiale.* Sie sind so klein, daß ihre Amplituden für die sekundäre Reiztransformation nicht ausreichen. Ihre Nachweisbarkeit spricht für intakte Stereozilien. Überschwellige Anregungen über Knochenleitung sind nur möglich, wenn durch die unterschiedliche Massenträgheit zwischen Scala vestibuli, die durch die Mittelohrknöchelchen stärker gedämpft ist, und Scala tympani auf der Basilarmembran Wanderwellen ausgelöst werden *(Massenträgheitstheorie der Knochenleitung).*

- **Mikrophonpotential**
- **Massenträgheitstheorie**

4.2.4.4 Sekundäre Reiztransformation in der Pars cochlearis n. VIII

Sekundäre Reiztransformation

Depolarisation verstärkt, Hyperpolarisation vermindert die Ausschüttung eines Transmitters, der von den Haarzellen gebildet wird. Er generiert an anliegenden Dendriten der Pars cochlearis sub- und postsynaptische Potentiale, die näher zum Ganglion spirale Aktionspotentiale auslösen. Dieser Prozeß der sekundären Transformation findet auch bei Abwesenheit von Schall statt, so daß in den Dendriten und ableitenden Fasern der Pars cochlearis ständig spontane Aktivitäten nachweisbar sind. Bei Schallreizen geht jedoch die spontane in eine evozierte Aktivität über. Je stärker die Depolarisation ist, umso mehr ableitende Fasern der Pars cochlearis werden durch postsynaptische Potentiale überschwellig erregt *(Faserrekrutierung).*

– sub- und postsynaptische Potentiale
– Aktionspotentiale
– Ganglion spirale
– spontane Aktivität

Jede *innere Haarzelle* und jede ableitende Nervenfaser der Pars cochlearis, die von dieser Haarzelle präsynaptisch versorgt wird, hat eine charakteristische Frequenz oder **Bestschallfrequenz**, auf die sie aufgrund ihrer Ortslage in der Cochlea besonders empfindlich reagiert:
- in diesem Bereich reichen Schallreize sehr geringer Intensität aus, um die Schwelle zwischen spontaner und evozierter Aktivität zu überwinden,
- die Schwelle dieser Haarzelle gegenüber höheren Tönen steigt rascher an als bei tieferen Tönen.

Solche *„tuning"-Kurven* zeigen durch den **Wegfall der Steuerfunktion äußerer Haarzellen** extreme Empfindlichkeitsverluste (Abb. 2-85).

Bestschallfrequenz, tuning-Kurven

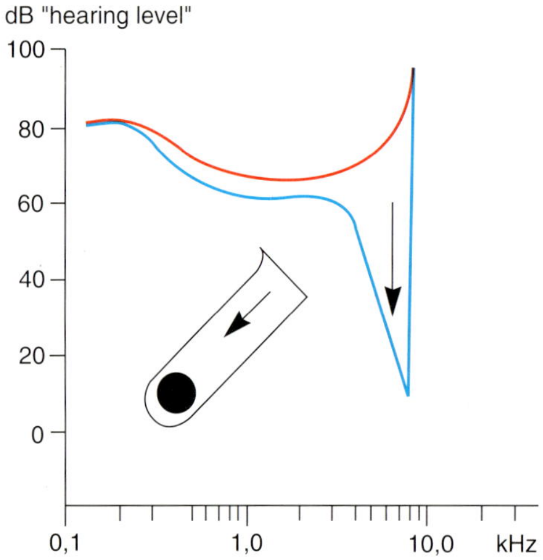

Abb. 2-85:
tuning-Kurve einer ableitenden Nervenfaser der Pars cochlearis mit motorischer Kapazität äußerer Haarzellen (blau) und nach Ausfall bzw. Verlust äußerer Haarzellen (rot). Die tuning-Kurve ist eine Schwellenkurve, die angibt, bei welcher Tonhöhe und Schallstärke die stets vorhandene spontane in eine reizevozierte Aktivität übergeht. Der Bereich der größten Empfindlichkeit weist auf der x-Achse auf die *Bestschallfrequenz* und auf der y-Achse auf die *Hörschwelle* der Cochlearisfaser

- **Lärmschwerhörigkeit** hat **Recruitment**

Klinische Anwendung. Da sich die artefizielle tuning-Kurve bei lauten Schallreizen nicht von einer normalen unterscheidet, resultiert ein für Lärmschwerhörigkeit typischer Hörverlust nur bei weniger starken Schallreizen *(Recruitment).*

Auditorische Projektion

über Pars cochlearis n. VIII

- **binaurale Projektion**
- **auditorischer Kortex**-Brodmann-Area 41, 42
- **Tonotopie**

4.2.5 Auditorische Projektion

Primäre auditorische Afferenzen (Pars cochlearis) bilden gemeinsam mit Fasern des vestibulären Systems (Pars vestibularis) den VIII. Hirnnerven, N. vestibulocholearis (Abb. 2-86). Die auditorischen Fasern enden an den cochleären Kernen der Medulla oblongata. Viele Fasern ziehen aber auch zur superioren Olive, die Afferenzen von beiden Ohren empfängt *(binaurale Projektion).* Die meisten Fasern der auditorischen Projektion kreuzen den Hirnstamm und steigen auf der kontralateralen Seite aufwärts zum Thalamus (Abb. 2-86). Vom

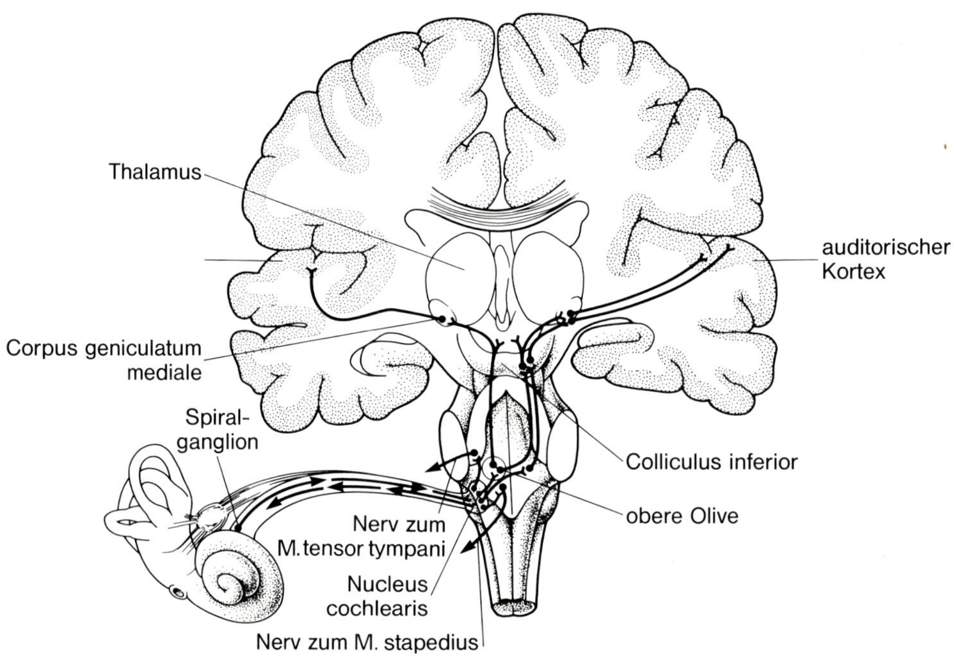

Abb. 2-86: *Zentrale Hörbahn.* Afferente Fasern des Spiralganglions ziehen durch die Pars (N.) cochlearis und endigen in den Cochleariskernen des Hirnstamms. Axone der Cochleariskerne projizieren zur oberen Olive, zum Colliculus inferior, zum Corpus geniculatum mediale und zum auditorischen Kortex. Beachte, daß jedes Ohr zur ipsi- und kontralateralen Hörrinde projiziert und daß von der oberen Olive efferente Fasern ausgehen, die als olivocochleäres Bündel zum Innenohr zurückziehen, um dort an äußeren Haarzellen bzw. ableitenden afferenten Neuronen der inneren Haarzellen mit präsynaptischen Strukturen zu endigen oder um die Mittelohrmuskeln zu innervieren

Thalamus aus projizieren die Fasern zum auditorischen Kortex im temporalen Lappen. In der Hörrinde (Brodmann-Area 41, 42) besteht eine klare tonotope Ordnung, jedoch keine Punkt-zu-Punkt-Beziehung zwischen Cochlea und Rinde. Dafür sind ganze Batterien von Kolumnen mit jeweils gleicher Bestschallfrequenz zu Isofrequenzbändern angeordnet.

• **Isofrequenzbänder**
- Kolumnen
- ON-/OFF-Neurone
- Paritätsstreifen

Jede dieser Kolumnen ist nominal skaliert. Ihre Erregung steht immer nur für ein einstelliges Sinneselement: für einen Ton bestimmter Lautstärke oder bestimmter Lautstärkenänderung, für einen Schall bestimmter Frequenz oder bestimmter Frequenzänderung. Keine Kolumne folgt exakt der Amplituden-Zeit-Struktur des Reizes. Einige Kolumnen sprechen nur auf den Beginn eines Reizes (ON-Neurone), andere nur auf das Ende eines Schallreizes an (OFF-Neurone). Es sind spezifische binaurale Antriebe nachweisbar, die regelmäßig zwischen exzitatorischen und inhibitorischen Einflüssen wechseln. In diesen binauralen Paritätsstreifen überwiegen für exzitatorische Einflüsse die Informationen des kontralateralen Ohres, für inhibitorische Einflüsse die Informationen des ipsilateralen Ohres.

Weil viele höhere auditorische Neurone Zuflüsse von beiden Ohren empfangen, sind einseitige Störungen im auditorischen Projektionsweg gewöhnlich nicht mit größeren Störungen der Hörfähigkeit verbunden.

Schallverarbeitung im Hirnstamm

Die Schallfrequenzen sind ortsspezifisch in der Cochlea kartiert. Die weitere **Verarbeitung der Schallsignale im Hirnstamm** ist sehr viel komplexer als bei anderen somatosensorischen Systemen (Abb. 2-86)

⇦

Die Verbindungen zwischen den verschiedenen Hirnstammkernen sind sowohl *afferent* wie *efferent* organisiert. Außer im Nucleus cochlearis ventralis sind in allen Kernen beide Ohren präsent, wobei stets *das Ohr der kontralateralen Seite überwiegt*. Außerdem ist ein **tonotop** organisiertes System von einem afferenten **nichttonotopen** zu unterscheiden, dem offenbar Prozesse der akustischen Raumwahrnehmung obliegen.

- parallele Projektion

Auffallend ist der Reichtum an paralleler Projektion und ein deutliches Überwiegen niederfrequenter Schallsensitivitäten.

4.2.6 Lokalisation des Schalls im Raum

Lokalisation des Schalls

⇦

Die Lokalisation des Schalls im Raum ist ein wichtiger Faktor der Raumorientierung, sie ist möglich
- **binaural** in der *transversalen Ebene*: Durch stereophones binaurales Hören gelingt noch eine Ortung der Schallquelle auf 3–5° in der transversalen Ebene.
- **monaural** in der horizontalen anterio-posterioren wie *vertikalen* Ebene: die Ortungsgrenze liegt bei ca. 4–6°.

für **Stereophonie** entscheidend:
1. **Phasen- und Laufzeitunterschiede**
2. **Intensitätsunterschiede**
- Nc. accessorius
- Colliculus inferior

Für die **stereophone Wahrnehmung** sind im niederen Frequenzbereich *Phasen- und Laufzeitunterschiede* im Auftreffen des Schalls auf beiden Ohren der bedeutendste Faktor für die Schallokalisation (Abb. 2-87). Bei Frequenzen über 3000 Hz sind die Phasenunterschiede schon sehr klein; hier spielen *Intensitätsunterschiede* des Schalls an beiden Ohren eine Rolle, besonders dann, wenn ein Ohr im Schallschatten des Kopfes liegt. In erster Annäherung ist der Grenzwinkel von 3–5° etwa einer Intensitätsdifferenz von 1 dB SPL äquivalent. Die binaurale Signalverrechnung erfolgt im Nc. accessorius des superioren Olivenkernkomplexes; einzelne Neuronenpopulationen dieses Kernes sind sensitiv auf binaurale Differenzen in Phase und Intensität.
Die erste vierdimensionale Raumkarte akustischer Ortung findet sich im Nucleus des Colliculus inferior.

Fragen

Wiederholungsfragen:
1. Wie kommt es zur Frequenzanalyse im Innenohr?
2. Was ist die Bestschallfrequenz oder „tuning"-Kurve einer Faser der Pars cochlearis, was beschreibt sie?
3. Warum kommt es zur Innenohrschwerhörigkeit, wenn äußere Haarzellen ausfallen? Wodurch fallen sie aus?
4. Was ist Quadrophonie?

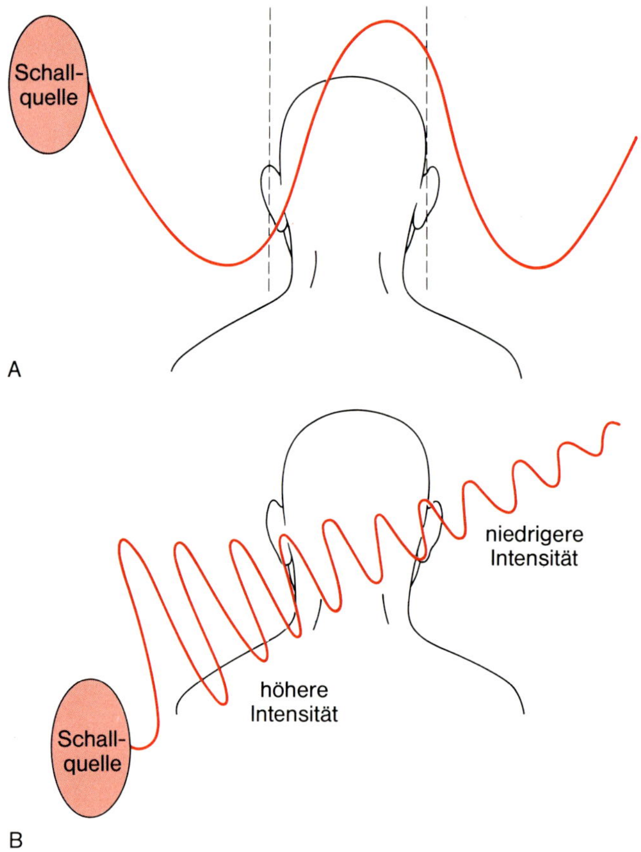

Abb. 2-87: *Schallokalisation* in der transversalen Ebene *(stereophones Hören)*. **A.** Bei *niederfrequenten Schallreizen* trifft der Schall auf dem der Schallquelle abgewandten Ohr etwas später ein. Außerdem besteht eine Phasendifferenz. **B.** Bei *hochfrequenten Tönen* wird die Phasendifferenz mehrdeutig; im Vordergrund stereophoner Höreindrücke steht die Intensitätsdifferenz. Das dem Schall abgewandte Ohr liegt im Schallschatten des Kopfes, der den Schall z. T. reflektiert, z. T. absorbiert

Vestibuläres System

4.3 Gleichgewichtssinn

Systemfunktionen

4.3.1 Vestibuläre Systemfunktionen

Das vestibuläre System und die ihm benachbarte Cochlea sind im knöchernen Labyrinth des Felsenbeins eingeschlossen und damit Teil des rechten oder linken Schläfenbeins. In dieser Lokalisation sind sie vor irrelevanten mechanischen Verdrehungen, Muskelkontraktionen und vor Pulsationen größerer Blutgefäße geschützt.
Die Informationen, die vom vestibulären System bereitgestellt werden, sind mit Informationen vom visuellen System, mit Zuflüssen von Rezeptoren, die den Winkel der Gelenke signalisieren und mit Signalen von Muskellängenrezeptoren, die sowohl einen Sinn für die Position wie für die Bewegung im Raum geben, integriert.

Bedeutung

⟹

Die Gleichgewichtssignale sind ausschlaggebend für diejenigen somatosensorischen Reflexe, die die Position des Kopfes und des Körpers gegenüber den Gravitationskräften sichern **(Halte- und Stellreflexe, Stützmotorik)** und die die **Bilder auf den Netzhäuten** beider Augen während der Kopfbewegung stabilisieren.

- **Raumorientierung vermitteln:**

1. visuelles
2. vestibulo-cochleäres
3. propriozeptives System

Vestibuläre Signale fließen besonders in sensomotorische Prozesse des Hirnstamms ein, die die Tonuskontrolle der Streckermuskulatur und die Bewegungen der äußeren Augenmuskeln modulierend kontrollieren. Da das vestibuläre System über eine kleine eigene kortikale Repräsentation im Gyrus postcentralis verfügt, trägt es auch zur bewußten Raumorientierung bei.

Zur **bewußten Raumorientierung** dient hauptsächlich das *visuelle,* dann das *vestibulo-cochleäre*, und schließlich das *propriozeptive System.*

4.3.2 Vestibuläre Rezeptoren

Vestibuläre Rezeptoren

- primäre Rezeptoren: **Haarzellen**

Die *primären sensorischen Rezeptoren* des vestibulären Systems sind, wie im auditorischen System, **Haarzellen.** Die auf gleicher Basis fungierenden Rezeptoren antworten jedoch im vestibulären System auf Änderungen in der Haltung und Beschleunigung des Kopfes.

Die Tatsache, daß das Hörorgan auf Schall, das Gleichgewichtsorgan aber auf Kopfbewegungen antwortet, ist der jeweils wirksamen physikalischen Ankopplung beider Rezeptorsysteme auf unterschiedliche Arten mechanischer Reizung geschuldet.

- spezifischer Reiz:
  - Gravitation
  - Beschleunigung

Die Haarzellen im vestibulären System haben, zusätzlich zu den Reihen schmaler Stereozilien, statt des Basalkörperchens je einen knaufähnlichen Fortsatz, der als *Kinozilium* bezeichnet wird (Abb. 2-88). Im vestibulären System sind die Haarzellen so positioniert, daß sie auf die Lage des Kopfes im Hinblick auf *Gravitation* und *Beschleunigungen* antworten:

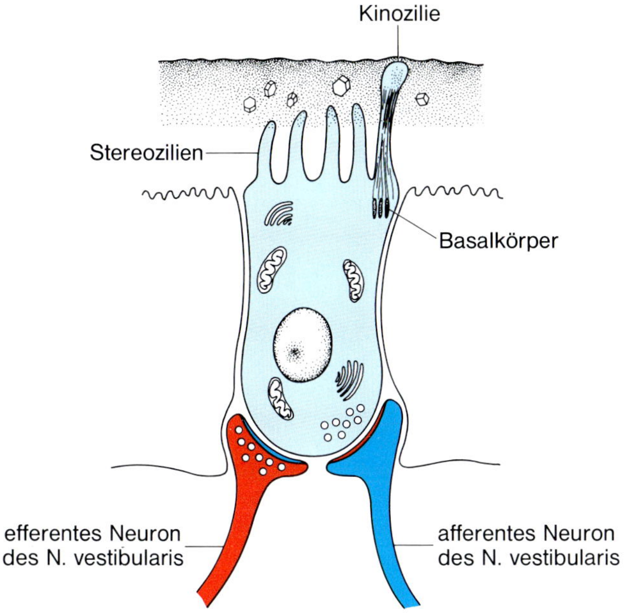

Abb. 2-88: Die *Haarzellen des vestibulären Systems* des Menschen besitzen sowohl *Stereozilien* als auch je Zelle eine *Kinozilie,* eine knaufähnliche Aussprossung des Basalkörpers. Vergleichbar Haarzellen des Corti-Organs übertragen die vestibulären Haarzellen ihre Erregungen auf afferente Neurone und empfangen selbst modulierende Einflüsse über vestibuläre Efferenzen

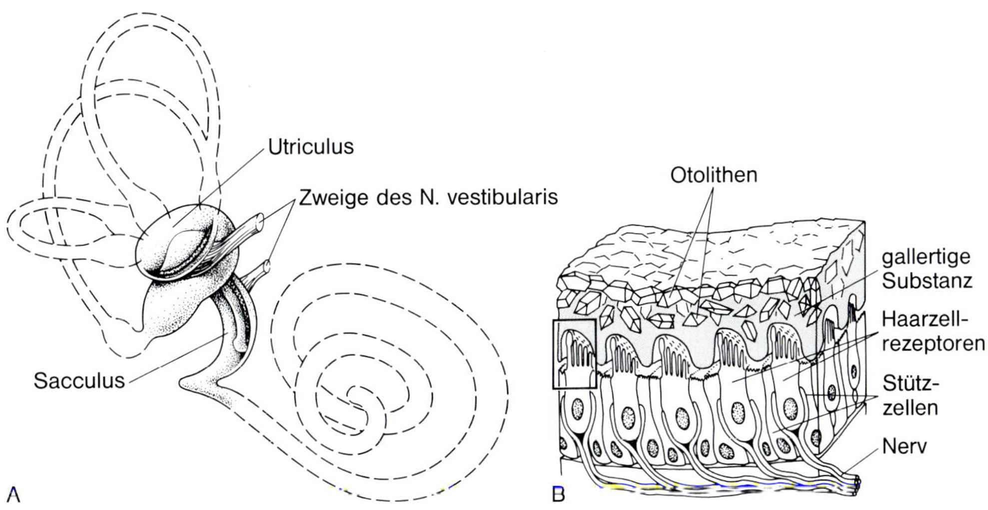

Abb. 2-89: A. Die Lage der *Maculaorgane Sacculus* und *Utriculus* in Beziehung zu Cochlea und Bogengängen. **B.** Vergrößerte Schnittdarstellung der Macula utriculi zeigt *Otolithen,* die in gallertiger Substanz eingebettet sind und die Haarzellrezeptoren überdecken

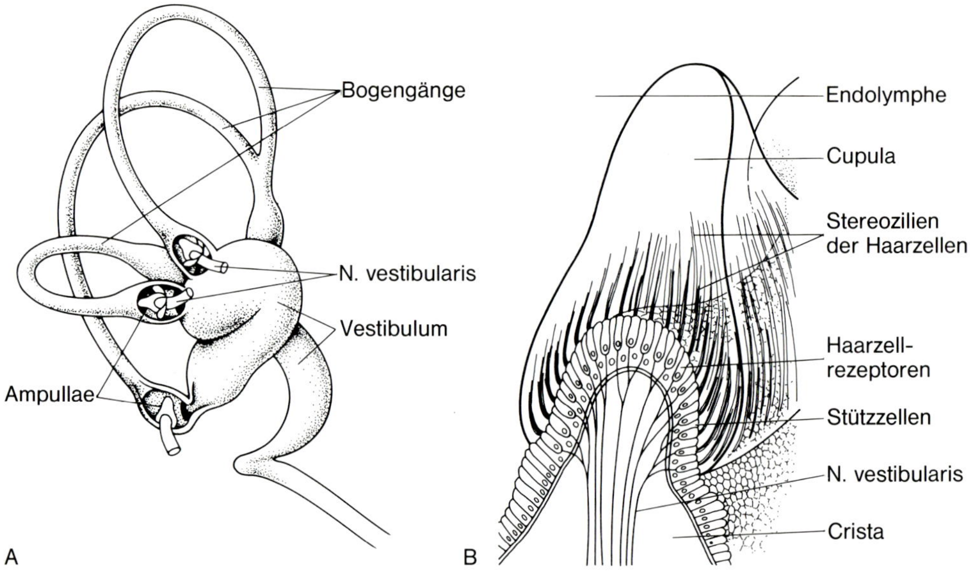

Abb. 2-90: **A.** *Bogengänge* mit Ampullen. **B.** Vergrößerte Schnittdarstellung durch eine Ampulla zeigt, wie die *Stereozilien der Haarzellen* in der gallertigen Cupula inserieren

Utriculus, Sacculus, Bogengänge

- **Kopfposition und lineare Beschleunigungen** werden durch jeweils 2 Strukturen in jedem vestibulären System erfaßt: *Maculae utriculi et sacculi* (s. Abb. 2-89 A)
- **Rotation** wird durch die *3 Ductus semicirculares* ermittelt (Abb. 2-90 A).

– Otolithen

– semizirkuläre Kanäle oder Bogengänge
– Ampulla
– Crista ampullaris
– Cupula

Die **Strukturen des vestibulären Systems** sind mit Endolymphe aufgefüllt. Die sackförmigen Utriculus und Sacculus enthalten gelatinöse Otolithenmembranen, die mit kleinen Kristallen von Kalziumkarbonat, Otolithen, belastet sind (Abb. 2-89 B). Die Stereozilien der Haarzellen sind in dieser Otolithenmembran eingebettet. Jeder vestibuläre Apparat hat außerdem 3 semizirkuläre Kanäle, die jeweils rechtswinklig zueinander angeordnet sind (Abb. 2-90 A). In jedem semizirkulären Kanal gibt es eine Erweiterung, die am Utriculus endet und als Ampulla bezeichnet wird. Jede Ampulla enthält eine Gewebeleiste, Crista ampullaris, die jeweils ein Büschel vestibulärer Haarzellen trägt. Die vestibulären Stereozilien sind in einer Cupula gelatinösen Materials eingebettet, wodurch der semizirkuläre Kanal teilweise verschlossen ist (Abb. 2-90).

4.3.2.1 Erfassung von Kopflage und linearer Beschleunigung

Kopflage, lineare Beschleunigung
- **senkrechte Kopfhaltung**
- **Seitwärtsneigung**

Der **Utriculus** ist so angeordnet, daß bei *senkrechter Kopfhaltung* die utrikuläre Otolithenmembran durch die Schwerkraft senkrecht auf den Stereozilien der aufrecht angeordneten Haarzellen lastet (Abb. 2-91 A). Wird der *Kopf seitwärts* geneigt, verschiebt die Schwerkraft die utrikulären Otolithen relativ zu den Haarzellen, was die Stereozilien abbiegt. Die Lage der Haarzellen, definiert durch die Stellung ihrer Kinozilien zur utrikulären Oberfläche, ändert sich mit der Kopfbewegung. Jede Kopfneigung erregt folglich eine Population von Haarzellen auf dem rechten respektive linken Utriculus und inhibiert eine andere auf dem linken respektive rechten Utriculus, wodurch ein typisches Muster afferenter Aktivitäten erzeugt wird. *Lineare Beschleunigungen* nach vorn, wie sie z. B. in einem Automobil entstehen, wenn der Fahrer Gas gibt, sind wegen der Trägheit mit rückwärtigen Kopfneigungen verbunden, aber auch mit entsprechenden Veränderungen an der utrikulären Otolithenmembran.

- **lineare Beschleunigung**

Die Haarzellen im *Sacculus* sind horizontal angeordnet, wenn sich der Kopf in aufrechter Position befindet. Seine Haarzellen werden folglich durch die *Gravitation* erregt, wenn sich der Kopf in aufrechter Haltung befindet. (s. Abb. 2-90 B). *Kopfneigungen* verändern die normalen Erregungsmuster im **Sacculus,** wobei im rechten und linken Sacculus ebenfalls gegensätzliche Erregungsmuster generiert werden. Wird der Kopf verkehrtherum gehalten, dann zieht die Schwerkraft die Otolithenmembran von den Haarzellen des Utriculus weg. Da aber Sacculus und Utriculus senkrecht zueinander angeordnet sind, informieren diese beiden Rezep-

- **Gravitation**

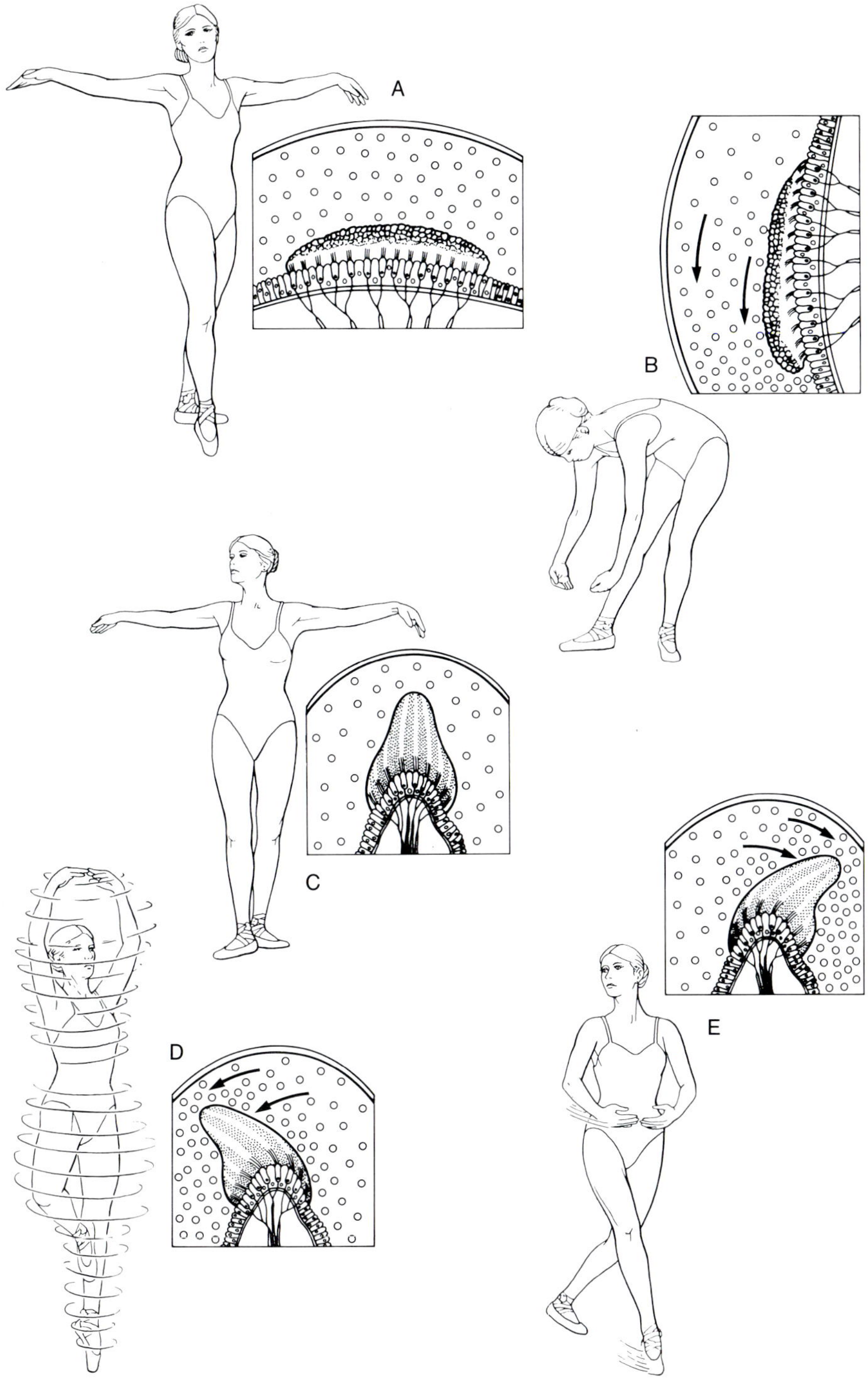

Abb. 2-91: *Funktion der Otolithen* und *Bogengänge* zur Aufrechterhaltung der Balance. **A.** Der *Utriculus* reagiert auf Änderungen der *Kopfposition in Richtung zur Schwerkraft.* Bei senkrechter Kopfhaltung übt die Macula utriculi eine gleichbleibende abwärtsgerichtete Kraft auf die vestibulären Haarzellen aus. **B.** Die *Rumpf- und Kopfbeuge* verursacht eine abscherende Kraft. Eine vergleichbare Ablenkung der Zilien kann auch durch eine lineare Beschleunigung entstehen, wie z. B. im Auto oder Fahrstuhl. **C-E** Die Bogengänge reagieren auf *Rotationen.* Wenn eine Person mit einer Drehung beginnt, wird die gallertige Cupula durch die Trägheit der Endolymphe in der der Drehung entgegengesetzten Richtung ausgelenkt. Diese Auslenkung übt auf die vestibulären Haarzellen eine Scherkraft aus. Beendet die Person die Drehung, verursacht die Trägheit der Endolymphe eine Abscherung in Richtung der ursprünglichen Drehung

torfelder beider Gleichgewichtsorgane über alle Kopfpositionen und linearen Beschleunigungen.

Kopfdrehbewegungen

4.3.2.2 Erfassung von Kopfdrehbewegungen

Winkelbeschleunigungen

⇨

Winkelbeschleunigungen sind Änderungen in der Größe der Rotation des Kopfes oder in der Größe der Rotation des ganzen Körpers. Ihre Signalisation entsteht als Ergebnis der *Bewegung der Endolymphe in den Bogengängen* in Relation zur Bewegung der Cupula (Abb. 2-92).

- **Trägheit**
- **relativer Fluß der Endolymphe**

Wenn z.B. der Kopf mit einer Rotation in der horizontalen Ebene beginnt, bleibt die Endolymphe zunächst durch ihre Trägheit relativ zur Kanalwand zurück. Von der Kanalwand aus gesehen fließt die Endolymphe entgegengesetzt zur Kopfrotation. Dreht der Kopf nach rechts, dann fließt die Endolymphe im rechten horizontalen Kanal relativ nach links, während sie im linken Kanal relativ nach rechts gegen die jeweilige Ampulla strömt (s. Abb. 2-91 C, D, E). Dadurch wird die gelatinöse Cupula abgelenkt (s. Abb. 2-92).

- **Erregung/Hemmung**

Alle Haarzellen einer Ampulla sind in gleicher Weise angeordnet: eine Ablenkung der Cupula erregt entweder alle Zellen oder hemmt sie, abhängig davon, ob ihre Stereozilien zum Kinozilium hin oder von ihm weg ausgelenkt werden. In den horizontalen Kanälen sind die Haarzellen mit ihren Kinozilien so angeordnet, daß sie durch horizontale Bewegungen der Endolymphe in Richtung zum Utriculus erregt werden. Kopfdrehungen nach rechts erregen Haarzellen im rechten horizontalen Kanal, hemmen aber Haarzellen im linken horizontalen Kanal. Gegenteilige Effekte entstehen, wenn die Drehbewegung abrupt gestoppt wird, weil die Endolymphe ihren Fluß durch Trägheit zunächst fortsetzt und damit die Cupula in entgegengesetzter Richtung auslenkt.

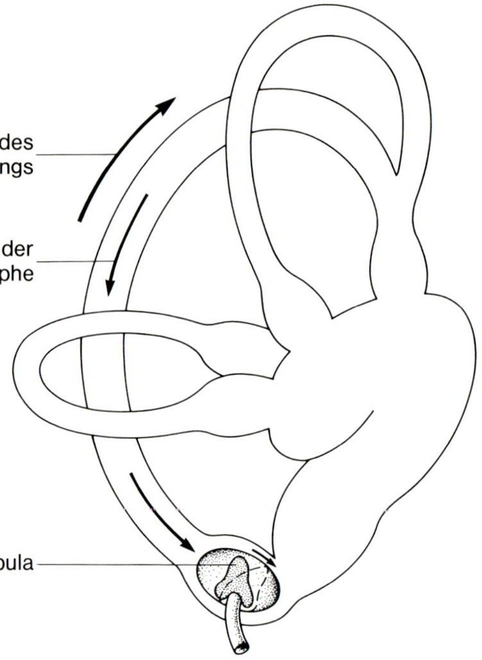

Abb. 2-92:
Die Wirkung der Bewegung auf die *Trägheit der Endolymphe* bei idealer Stellung des Bogengangs. *Drehung* erzeugt eine relative Beschleunigung des Bogengangs gegenüber der Endolymphe. Durch die Trägheit bleibt die Endolymphe zurück, verlagert die gallertige Cupula und stimuliert die Haarzellen

Rotationsnystagmus

4.3.2.3 Rotationsnystagmus

bei Drehbewegungen (Drehstuhl) kommt es zu **Augenbewegungen:**

Wird eine Person eine Zeit lang in einem Drehstuhl gedreht, dann gleicht sich die Bewegung der Endolymphe an die Bewegung des knöchernen Labyrinths an. Wird jedoch die Drehbewegung abrupt unterbrochen, dann setzt die Endolymphe ihre Bewegung für einige Sekunden in der Rotationsrichtung fort (s. Abb. 2-91 E). Während dieser Zeit ist es für diese Person schwierig, das Gleichgewicht zu halten, wenn sie zum Gehen aufgefordert wird, und ihre Augen drehen langsam in der Drehrichtung weiter, kehren aber schnell zum Ausgangspunkt zurück und setzen die langsame Bewegung so lange in der ursprünglichen Drehrichtung fort, solange die Versuchsperson die Illusion einer Kopfrotation wahrnimmt. Diese **Augenbewe-**

gungen werden bei Beginn der Drehbewegung als **Rotationsnystagmus,** nach Beendigung der Drehbewegung als **postrotatorischer Nystagmus** bezeichnet. Ähnliche physikalische Antworten werden vom oberen bzw. vom hinteren Bogengang ausgelöst; der Unterschied besteht nur in derjenigen Ebene der Rotation, die den jeweiligen Kanal maximal beeinflußt. Im übrigen wird jeder Bogengang in Abhängigkeit von demjenigen Anteil einer Rotation erregt oder gehemmt, der seiner Ebene im knöchernen Labyrinth entspricht. Die Kanäle stellen folglich Informationen über Rotationen in jeder Ebene bereit.

1.- Rotationsnystagmus (Beginn)
2.- postrotatorischer Nystagmus (Ende)

Klinische Anwendung. Der Nystagmus wird zur funktionellen Überprüfung des vestibulären Systems genutzt. Dabei setzt man einen Patienten in einen Drehstuhl und registriert zu Beginn, während und nach einer Drehbewegung seine Augenbewegungen z. B. als *Elektrookulogramm,* das wegen seiner beiden typischen Komponenten (schnelle und langsame) auch als *Nystagmogramm* bezeichnet wird. Dabei muß man jedoch den störenden optokinetischen Nystagmus ausschließen, der während des Drehens durch visuelle Fixationen ausgelöst wird. Allgemein gelingt dies durch Aufsetzen einer Leuchtbrille mit starken Sammelgläsern, die solche Fixationen wirksam unterdrückt (Frenzel-Brille). Vestibulärer und visueller Nystagmus werden jeweils mit der Richtung der schnellen Komponente bezeichnet.

- **Anwendung:**
  - **funktionelle Prüfung**
  - **Nystagmogramm**
  - **optokinetischer Nystagmus**
  - **Frenzel-Brille**

Liegt keine Rotation vor, sind die Aktivitäten von den linken und rechten Bogengangskanälen gleich, und es entsteht auch kein Rotationsnystagmus. Viele Erkrankungen (z. B. multiple Sklerose, Schlaganfälle u. ä.) können die Ursachen dafür sein, daß sich diese Aktivitäten nicht mehr im Gleichgewicht befinden. Im Ergebnis entsteht ein **Ruhe- oder Spontannystagmus,** der von Neurologen als ein wichtiges diagnostisches Zeichen gewertet wird. Sind periphere Störungen des vestibulären Systems lateralisierbar, so ist der Spontannystagmus gewöhnlich zur *gesunden Seite,* die erhöhte Fallneigung des Patienten bei geschlossenen Augen gewöhnlich zur *kranken Seite* gerichtet *(Stehversuch nach Romberg).* Bei doppelseitigen Störungen überwiegen Gleichgewichtsunsicherheiten, die jedoch durch das visuelle System teilweise kompensiert werden. Ausschalten der Fixation mit der Frenzel-Brille fördert diese Unsicherheiten und das Auftreten von Spontannystagmus. Läßt man einen solchen Patienten mit geschlossenen Augen oder bei aufgesetzter Frenzel-Brille für 1 min auf der Stelle marschieren, dreht er mehr als um 45° nach einer Seite *(Unterberger-Tretversuch).* Der Stehversuch nach Romberg kann durch den Einfluß der Propriozeption normal ausfallen. Ist diese jedoch primär gestört, wie z. B. bei einem Halswirbelsäulen-Syndrom, kann auch unmittelbar bei Halsdrehung ein *Zervikaler Nystagmus* ausgelöst werden. Übermäßige Reizung des vestibulären Systems z. B. bei See- und Flugreisen führen zu *Kinetosen,* Reisekrankheiten. Sie sind durch vegetative Überreaktionen wie Übelkeit, Erbrechen, Schwindel, Blutdruckschwankungen, Kopfschmerzen, Schweißausbruch u. ä. charakterisiert.

- **Spontannystagmus**
- **Fallneigung**
- **Unterberger Tretversuch**
- **Stehversuch nach Romberg**
- **zervikaler Nystagmus**
- **Kinetosen**

Eine besondere Form des vestibulären Nystagmus ist der **kalorische Nystagmus**. Da der horizontale Bogengang dem äußeren Gehörgang sehr nahe liegt, läßt sich bei einem Patienten in Seitenlage des Kopfes durch Instillation einer kalten oder warmen Flüssigkeit in den äußeren Gehörgang im *horizontalen Bogengang* eine konvektive Endolymphbewegung mit Nystagmus auslösen, wobei *Erwärmung einen Nystagmus zur gleichen, Abkühlung einen Nystagmus zur Gegenseite hervorruft.*

kalorischer Nystagmus ⇦

Fragen

Wiederholungsfragen:
1. Welche Bedeutung hat die Trägheit der Endolymphe für die Funktion des vestibulären Systems?
2. Was ist der Unterschied zwischen einer Winkelbeschleunigung und einer linearen Beschleunigung?
3. Wie sind Maculaorgane und Bogengänge konstruiert, um auf verschiedene Arten von Beschleunigungen zu reagieren?

4.4 Gesichtssinn

Visuelles System

R. Hanitzsch

4.4.1 Struktur des Auges

Bau des Auges

Beim Sehvorgang wird großflächig angebotenes Licht der Umwelt auf die kleine Fläche der Netzhaut mit ihren lichtempfindlichen Photorezeptoren projiziert. Die Struktur des Auges ist der Spezialisierung für die Bildentstehung angepaßt.

Augapfel enthält
- Sklera

Der Augapfel ist von einer schützenden fibrösen Hülle umgeben, der **Sklera.** Das Licht tritt

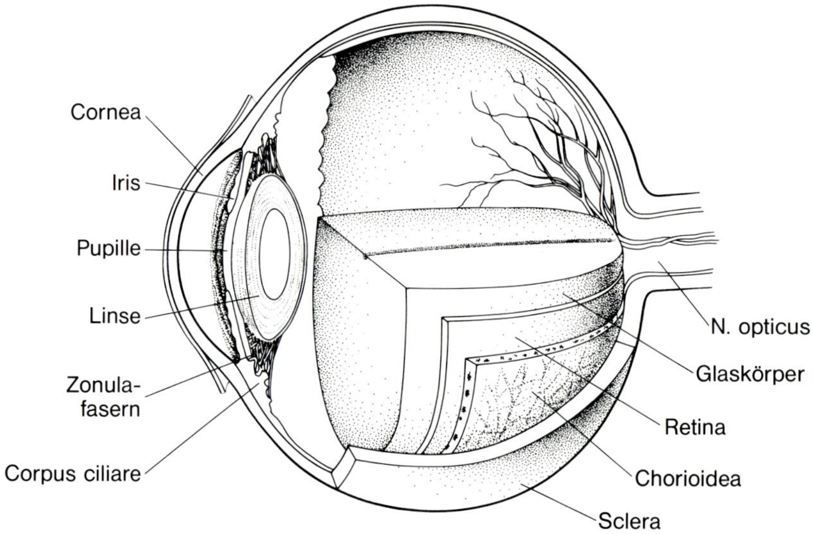

Abb. 2-93: *Querschnitt* durch das Auge

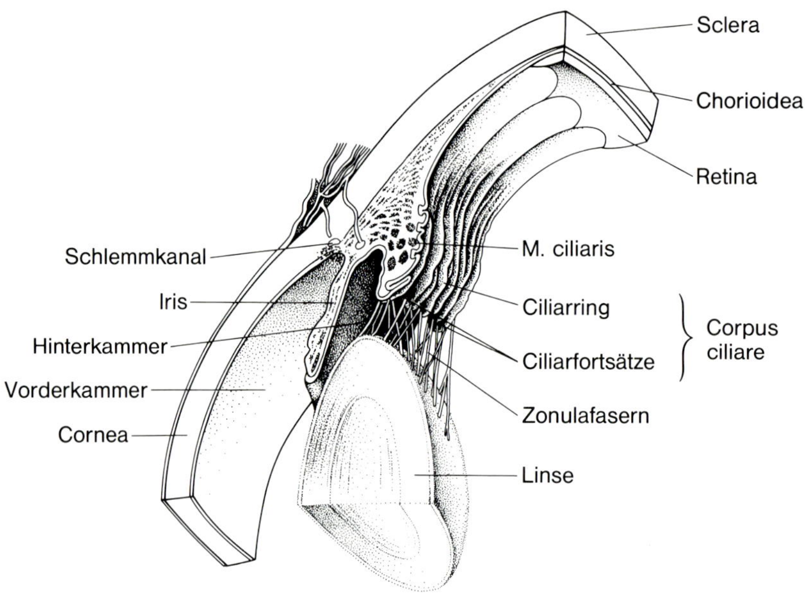

Abb. 2-94: *Vorderabschnitt* des Auges mit *Linse* und ihrer Befestigung am Ziliarkörper

- Kornea
- Chorioidea
- Iris
- Linse mit Zonulafasern

– **Katarakt** (Grauer Star)
- Augenkammern mit Kammerwasser

- Schlemm-Kanal
– intraokulärer Druck ↑ → **Glaukom**
- 3 Neurone der **Retina**
1. Stäbchen- und Zapfen

durch einen transparenten vorderen Teil der Sklera, die **Kornea,** in das Auge. An die Sklera grenzt nach innen die **Chorioidea,** die die Blutgefäße für den hinteren Teil des Augapfels enthält. Die pigmentierte **Iris** ist eine Blende aus glatter Muskulatur mit einer zentralen Öffnung, der Pupille. Reflektorische Änderungen der Pupillenweite regeln den Betrag des Lichtes, der in das Auge fällt. Die Linse ist über die elastischen **Zonulafasern** mit einer Struktur verbunden, die als Ziliarkörper bezeichnet wird (Abb. 2-93). Die Linse fokussiert das Bild. Sie ist durchsichtig, doch können Katarakte (Linsentrübung, grauer Star) das Sehvermögen behindern oder sogar Blindheit hervorrufen.

Der Raum zwischen Linse und Hornhaut ist in die **vordere** und **hintere Augenkammer** geteilt (Abb. 2-94). Sie sind mit einer wässrigen Flüssigkeit, dem **Kammerwasser,** gefüllt. Dieses wird vom Ziliarkörper in die hintere Augenkammer sezerniert und von der Vorderkammer über den **Schlemm-Kanal** in das venöse Blut abgeleitet.

Klinische Anwendung. Eine Behinderung der Drainage erhöht den Augeninnendruck und verursacht ein **Glaukom,** sog. grüner Star.

Hinter der Linse befindet sich ein wasserklares Gel, der **Glaskörper** (Abb. 2-93). Die Netzhaut, die innerste Schicht des Augapfels, besteht aus *Photorezeptoren* (Zapfen und Stäbchen) und verschiedenen *Neuronentypen* (Horizontalzellen, bipolare, amakrine und interplexiforme Zellen, Ganglienzellen). Die Photorezeptoren sind spezialisierte epitheliale Zellen. Die retinalen Neurone stammen entwicklungsgeschichtlich vom ZNS ab und sind somit ein Teil des Gehirns.

2. Bipolarzellen
3. Ganglienzellen

4.4.2 Auge als bilderzeugende Struktur

Dioptrischer Apparat

In einer Kamera erzeugt eine Linse ein umgekehrtes Bild von einem Objekt auf den Film durch Brechung der einfallenden Lichtstrahlen. Die gesamte Lichtmenge, die in die Kamera einfällt, wird durch die Apertur kontrolliert, den Durchmesser der Öffnung, durch den das Licht die Linse erreicht. Die Innenseite der Kamera wird schwarz gehalten, um Lichtreflexionen zu vermeiden.

Vergleich mit Kamera
- **Apertur**

In mancher Hinsicht ähnelt das Auge einer Kamera. Z. B. entsteht im Auge und in der Kamera ein umgekehrtes Bild (Abb. 2-95). Die Netzhaut entspricht dem Film der Kamera. Das schwarze Pigmentepithel hinter der Netzhaut absorbiert überflüssiges Streulicht. Die Menge des Lichtes, die in das Auge fällt, hängt vom Durchmesser der Pupille ab, der durch die Iris eingestellt wird.

- **Bildentstehung auf Retina:** umgekehrtes Bild

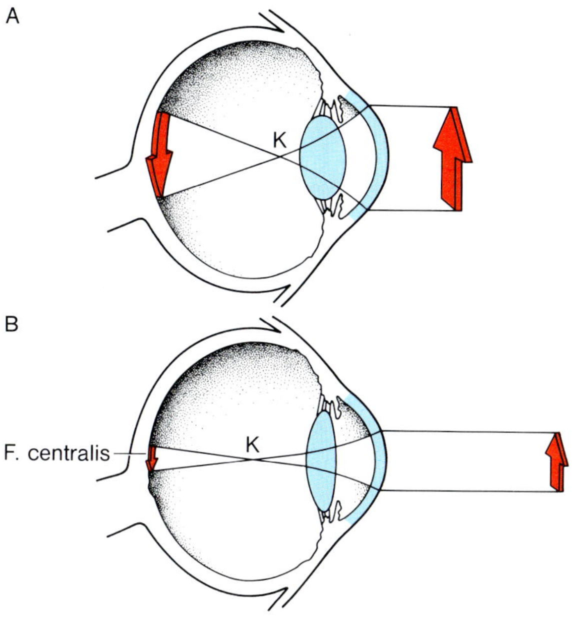

Abb. 2-95:
Bildentstehung auf der Netzhaut. Beachte die Lage der F. centralis, das Gebiet mit der größten Photorezeptordichte (K = Knotenpunkt). **A.** Für das *Nahsehen* kontrahiert sich der Ziliarmuskel: Der Zug an den Zonulafaser nimmt ab, die Linse kann sich stärker krümmen. Die stärker konvexe Linse bricht das einfallende Licht intensiver. **B.** *Entfernte Objekte* werden durch eine weniger gekrümmte Linse fokussiert. Die Linse ist weniger gewölbt, weil der Ziliarmuskel entspannt ist und die Zonulafasern ihre größte Kraft auf die Linse ausüben

4.4.2.1 Dynamischer Bereich des Sehens

Lichtintensitätsbereich

In einer Kamera kann die Apertur um einen Faktor von Tausend variiert werden. Eine weitere Kontrolle der einfallenden Lichtmenge wird durch die Öffnungszeit des Photoverschlusses erreicht. Das menschliche Auge sieht in einem Bereich von Lichtintensitäten, die sich um den Faktor 10^{10} unterscheiden können. Nur ein kleiner Teil dieser Bereichseinstellung wird durch Änderungen des Pupillendurchmessers erreicht. Er vermag sich maximal nur um das 6fache zu ändern, was eine 30fache Änderung der eintretenden Lichtmenge bewirkt. Der große Bereich von Lichtintensitäten, in dem das Auge arbeiten kann, ist hauptsächlich in Eigenschaften der Photorezeptoren und der nachgeschalteten Neurone in der Netzhaut begründet. Bezüglich der Analogie zur Kamera entsprechen die Photorezeptoren am ehesten dem Film, obwohl sie viel effektiver auf Änderungen der Lichtbedingungen reagieren, weil sie die Adaptationsfähigkeit eines lebenden Systemes besitzen.

Änderung durch:
- **Pupillenweite**
- **Adaptation**

4.4.2.2 Akkommodation

Akkommodation

In einer Kamera hängt die Stärke der Lichtbrechung von der Differenz der Brechungsindizes zwischen Luft und dem Glas sowie der Krümmung der Linse ab. In einer einfachen Kamera sind diese Größen für jede gegebene Linse konstant. Die Fokussierung, das Erzeugen eines scharfen Bildes von Gegenständen in verschiedener Entfernung, erfolgt durch Änderung des Abstandes zwischen Linse und Film, nicht durch Änderung der Eigenschaften der Linse. Wenn das Auge Licht fokussiert, ändert sich der Abstand zwischen Linse und Netzhaut prak-

- **Fokussierung**

tisch nicht. Die Fähigkeit des Auges zu fokussieren, hängt von den *optischen Eigenschaften der Kornea und der Linse* ab:

Brechkraft abhängig von:
- **Kornea, Linsenkrümmung**

⇨

Die **Kornea bricht das Licht stärker** als die Linse, weil die *Differenz der Brechungsindizes* zwischen Kornea und Luft etwa 5mal größer ist als zwischen Linse und Kornea. Die *Korneakrümmung* kann zur Fokussierung nicht geändert werden.
- Im Gegensatz dazu kann die **Krümmung der Linse** über die *Zonulafasern* und den kleinen *Ziliarmuskel* variiert werden (s. Abb. 2-94).

- **Akkommodation**: durch Mm. ciliares

Die scharfe Abbildung verschieden weit entfernter Objekte wird durch die unterschiedliche Einstellung der Ziliarmuskeln erreicht, **Akkommodation.**

Ziliarmuskel und Zonulafasern regulieren Linsenkrümmung

Die Linse hat eine *natürliche Elastizität.* Wird sie aus ihrer natürlichen Lage entfernt, nimmt sie eine kugelige Gestalt an, die geeignet ist, nah gelegene Gegenstände zu fokussieren (s. Abb. 2-95 A). Im entspannten Auge, das in die Ferne schaut, wird auf die an der Linse befestigten Zonulafasern ein Zug ausgeübt. Die Fasern wirken gegen die innere Elastizität der Linse und ziehen sie in eine relativ flache Form, die für die scharfe Abbildung ferner Gegenstände erforderlich ist (s. Abb. 2-95 B). Die Zonulafasern hängen die Linse am Ziliarkörper auf. Die Kontraktion der Ziliarmuskeln vermindert über den Ziliarkörper die Spannung an den Zonulafasern, wodurch die Linse Kugelform annimmt. Die Tatsache, daß aktive Kontraktion der Ziliarmuskeln zur Fokussierung naher Objekte nötig ist, hingegen das Sehen in der Ferne mit einem entspannten Ziliarmuskel funktioniert, erklärt, warum das Nahsehen eine Anstrengung für das Auge bedeutet.

Refraktionsanomalien

4.4.3 Störungen der Bildentstehung

Die natürlichen elastischen Eigenschaften der Linse erlauben Gegenstände in nur wenigen Zentimetern Entfernung vom Auge scharf abzubilden. Der Punkt, von dem gerade noch ein scharfes Bild entsteht, wird *Nahpunkt* genannt.

- **Presbyopie**: Nahpunkt rückt ab

Klinische Anwendung. Bei älteren Menschen verliert die Linse einen Teil ihrer Elastizität, der Nahpunkt rückt vom Auge ab, so daß es schwierig wird, Objekte in der Nähe des Auges zu fokussieren, d.h. scharf abzubilden. Diese Einschränkung der Akkommodation wird *Alterssichtigkeit, Presbyopie* genannt.

Linse und Kornea fokussieren entfernte Objekte auf der Netzhaut. Bei manchen Personen ist der Augapfel relativ zur Brechkraft von Linse und Kornea zu lang oder zu kurz.

- **Myopie, Hyperopie**

⇨

Klinische Anwendung. Ist der Augapfel zu lang (Abb. 2-96 A), entsteht das scharfe Bild vor der Netzhaut. Die Situation wird **Kurzsichtigkeit**, **Myopie** genannt. Wenn der Augapfel zu kurz ist, liegt eine **Weitsichtigkeit,Hyperopie** vor (Abb. 2-96 C).

Korrektur:
- Selbstkorrektur
- Brillen
- Kontaktlinsen

Während eine Myopie das Lesen in der Nähe ohne Akkommodation erlaubt, kann auch im Alter ohne Brille gelesen werden. Bei normaler Brechkraft muß jedoch eine Lesebrille getragen werden, weil die Linse einen Teil ihrer Elastizität verliert und das einfallende Licht nicht mehr stark genug bricht. Tendentiell wird also eine Myopie mit dem *Alter* korrigiert. Die Myopie kann auch durch *Brillen* oder *Kontaktlinsen* korrigiert werden, die das einfallende Licht etwas zerstreuen (Abb. 2-96 B). Die **Hyperopie** wird durch Sammellinsen, die paralleles Licht bündeln, korrigiert (Abb 2–96 D). Im jugendlichen Alter ist auch eine *Selbstkorrektur* der Hyperopie durch Akkommodation möglich. Bei hohen Hyperopien kann die mit der Akkommodation gekoppelte Konvergent zum Einwärtsschielen führen.

Fragen

Wiederholungsfragen:
1. Wie unterscheiden sich Kornea und Linse in ihrer Bedeutung für die Bildentstehung?
2. Welche physikalischen Faktoren begrenzen den Bereich der Akkommodation?
3. Welche Veränderungen des Auges geben Anlaß zu Myopie und Hyperopie?

Netzhaut

4.4.4 Netzhaut

1. **Rezeptoren**
2. **Neuronen**
   - Bipolarzellen
   - Ganglienzellen

Die Zellen der Netzhaut sind in Schichten organisiert (Abb. 2-97). Retinale Zellen sind **Photorezeptoren** und **Neurone.** Zu den **retinalen Neuronen** gehören
- *Ganglienzellen,* deren Axone den N. opticus bilden und
- *Bipolarzellen,* die die Photorezeptoren mit den Ganglienzellen verbinden.

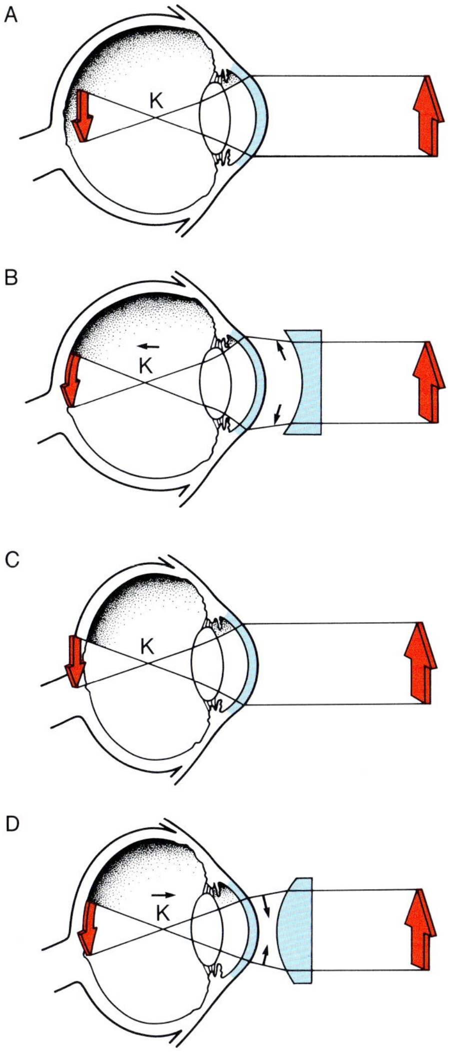

Abb. 2-96:
Fehlsichtigkeit und ihre Korrektur durch Linsen (K = Knotenpunkt). **A.** Bei der Myopie brechen entweder Kornea und Linse zu stark oder der Augapfel ist zu lang: Das Bild entsteht vor der Netzhaut (roter Pfeil). **B.** Eine *Konkavlinse vor dem myopen Auge* streut die Lichtstrahlen (schwarze Pfeile), das Bild wird wieder auf der Netzhaut fokussiert. **C.** Bei der *Hyperopie* brechen Kornea und Linse zu schwach oder der Augapfel ist zu kurz: Das Bild entsteht hinter der Netzhaut. **D.** Durch eine *Konvexlinse vor dem hyperopen Auge* wird das einfallende Licht stärker gebrochen: Das Bild entsteht auf der Netzhaut

Interneurone sind *Horizontal-* und *amakrinen Zellen,* welche Querverbindungen zwischen den Photorezeptoren bzw. Bipolar- und Ganglienzellen herstellen.
Die Bildung der Netzhaut in der Embryonalperiode bringt mit sich, daß die Innenseite nach außen zu liegen kommt, so daß die Photorezeptoren am nächsten zur Sklera liegen; das Licht muß durch die Schichten der Netzhaut hindurchtreten, um die Photorezeptoren zu erreichen. Andererseits liegen die Blutgefäße, die die Netzhaut versorgen, am nächsten zum Augeninneren und können leicht mit einem Ophthalmoskop beurteilt werden.
Klinische Anwendung. Beim *Glaukom* verengt der erhöhte intraokulare Druck die Netzhautgefäße und läßt sie blasser erscheinen. Dadurch und durch die direkte Druckwirkung auf Netzhaut und Sehnerv entstehen trophische Störungen und *Absterben von retinalen Zellen.*

3. Interneurone
- Horizontal- u. amakrine Zellen

Anordnung der Zellschichten

Glaukom: retinale Mangelernährung

4.4.4.1 Photorezeptoren: Stäbchen und Zapfen

Sichtbares Licht ist elektromagnetische Energie im Wellenlängenbereich zwischen 400 (violettes) und 700 nm (rotes Licht) (Abb. 2-98 A). Nur ein kleiner Teil des Spektrums elektromagnetischer Energie ist für das menschliche Auge sichtbar. Das gesamte Spektrum schließt Wellenlängen ein, die länger als das sichtbare Licht sind (infrarote Strahlung, Mikro-, Radiowellen) und solche, die kürzer sind (ultraviolette Strahlung, Röntgen und Gammastrahlen). Die Photorezeptoren, **Stäbchen** und **Zapfen,** haben gemeinsame strukturelle Eigenschaften (Abb. 2-99). Die **Außenglieder,** skleralwärts gelegen, enthalten übereinander geschichtete **Membranscheibchen** (discs), in denen eine hohe Konzentration an **Sehpigmenten** vorliegt. Das **Innenglied** beherbergt den Zellkern und Mitochondrien. Transmittergefüllte Vesikel finden sich in den synaptischen Endigungen. Äußeres und inneres Glied sind durch eine

Photorezeptoren

- **sichtbares Licht: 400–700 nm**
- **Typen:**
  - Stäbchen
  - Zapfen
- **Bau:**
  - Außenglied
  - Innenglied

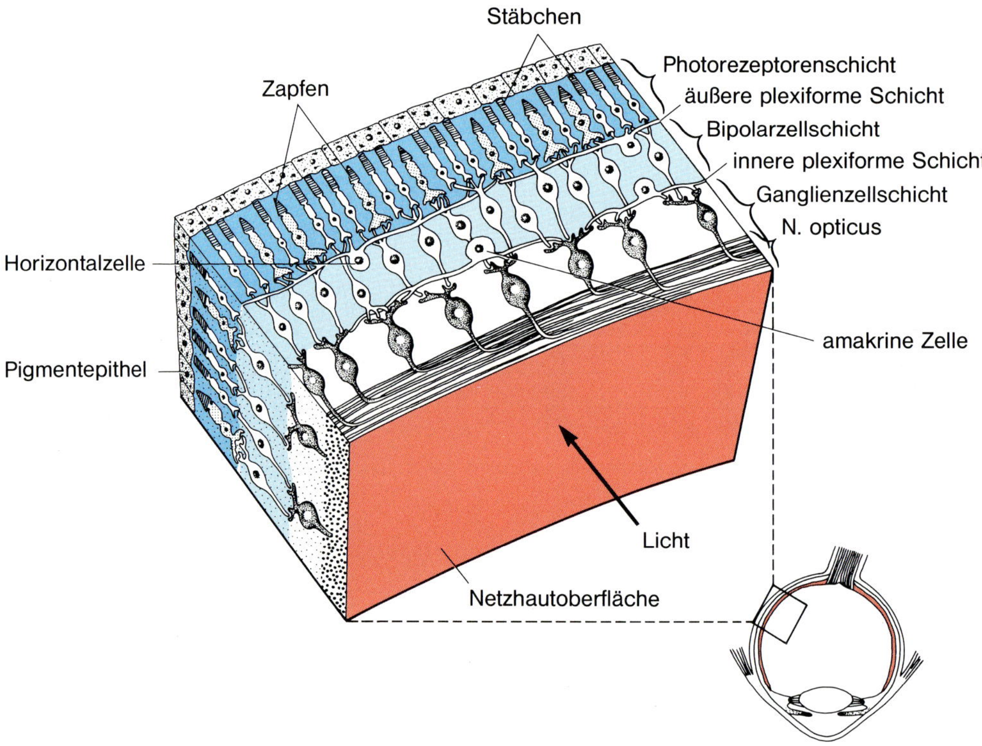

Abb. 2-97: *Netzhaut.* Die afferenten Fasern der Ganglienzellen liegen am nächsten zur Lichtquelle. Zwischen der Photorezeptoren- und Ganglienzellenschicht befindet sich die Bipolarzellschicht. Synaptische Kontakte befinden sich in der inneren und äußeren plexiformen Schicht

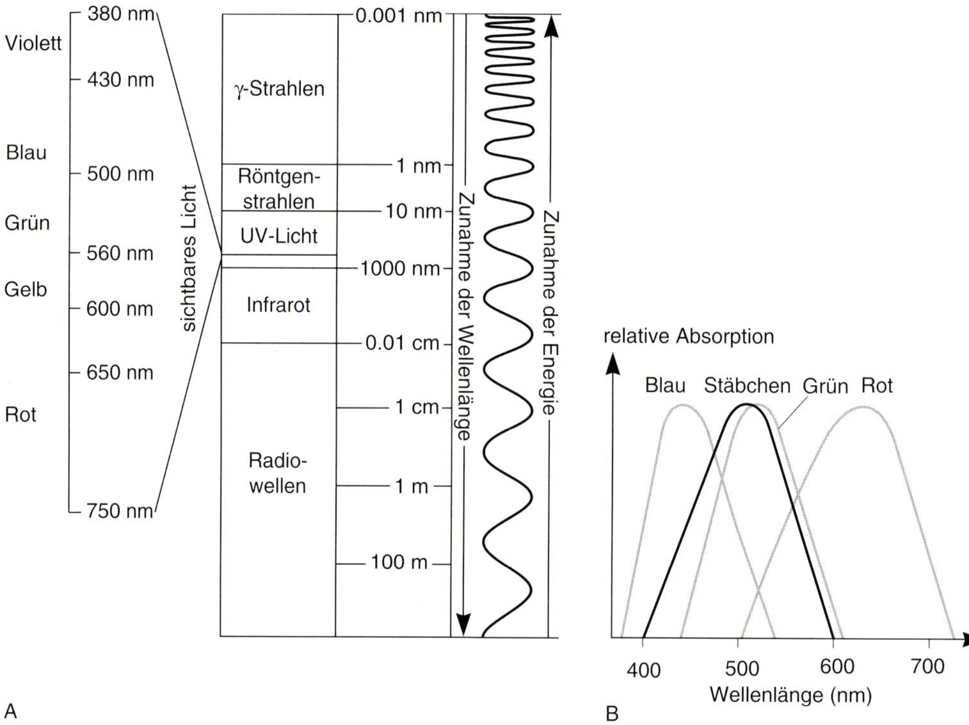

Abb. 2-98: **A.** *Spektrum der elektromagnetischen Wellen;* nur ein kleiner Ausschnitt desselben ist sichtbares Licht mit dem entsprechenden Farbspektrum. **B.** *Spektrale Empfindlichkeit* von Stäbchen und den 3 Zapfentypen. Jeder Rezeptor antwortet am stärksten auf eine bestimmte optimale Wellenlänge und weniger intensiv auf jeweils kürzere und längere Wellenlängen

schmale Zone verbunden, die ein Zilium enthält: Photorezeptoren haben sich aus zilientragenden epithelialen Zellen entwickelt.
4 Grundtypen retinaler Photopigmente sind zu unterscheiden; jeder Photorezeptor besitzt nur einen Typ. Das Absorptionsspektrum jedes Photopigments bestimmt, auf welchen Teil des sichtbaren Lichtes dieser Rezeptor antwortet.

Die Informationen von den **Zapfen** werden für das **Farbensehen** benutzt. Jeder der *3 Zapfentypen* hat eine andere Wellenlängenempfindlichkeit:
- **blauempfindliche** Zapfen absorbieren max. bei 420 nm
- **grünempfindliche** bei 530 nm und
- **rotempfindliche** bei 660 nm (s. Abb. 2-98 B).

Die Zapfen vermitteln das photopische Sehen. **Tagessehen ist Zapfensehen!**

3 Zapfentypen, Zapfensehen: Tagessehen mit Farbensehen

Die Informationsübertragung zum visuellen Kortex ist in definierten Bahnen so organisiert, daß die Farbinformation von den verschiedenen Zapfentypen erhalten bleibt und noch verbessert wird.

Die **Stäbchen** absorbieren am besten bei etwa 500 nm (s. Abb. 2-98 B). Sie sind verantwortlich für **unbunte Sehempfindungen** von Schwarz über alle Grauschattierungen bis Weiß; sie vermitteln das sog. **skotopische** Sehen bei niedrigen Lichtintensitäten. **Stäbchensehen ist Dämmerungssehen!**

Stäbchensehen: Dämmerungssehen, kein Farbensehen

Obwohl die Stäbchen ein bestimmtes Wellenlängenmaximum der Lichtempfindlichkeit zeigen, dienen sie nicht dem Farbensehen, sondern vermitteln Helligkeiten unterschiedlicher Intensitäten.

4.4.4.2 Photorezeptorendichte

Rezeptorendichte

- **Zapfen** max. in der Fovea

Die Verteilung der Rezeptoren auf der Netzhaut ist nicht gleichmäßig. Die **Fovea centralis** (s. Abb. 2-95), ein für Informationen über Farbe und Form der Gegenstände spezialisiertes Gebiet der Netzhaut, hat die größte Photorezeptorendichte. Die Zapfendichte der F. centralis (ca. $10^5/mm^2$) verleiht dem Auge eine 100000fach größere räumliche Auflösung als die eines Farbfernsehers. Die Netzhaut besitzt im ganzen etwa *100 Mio. Stäbchen* und nur *6 Mio. Zapfen.* Mit dem Abstand von der Fovea nimmt die Dichte der Zapfen ab und die der Stäbchen zu. Die Nervenfasern verlassen das Auge als N. opticus (Abb. 2-93) an einer Stelle, die als **Papilla n. optici** bezeichnet wird. Die Papille besitzt keine Photorezeptoren und entspricht dem blinden Fleck der Netzhaut.

- **Verteilung** von Stäbchen, Zapfen gegensätzlich
- blinder Fleck

4.4.5 Photopigmentbleichung: erste Stufe in der Photorezeption

Photopigmentbleichung

- **Sehfarbstoffe:**
  - **chromophore Gruppe**: Retinal
  - **Opsine**

Der Prozeß der Photorezeption beginnt, wenn Licht von den Photopigmenten absorbiert wird. Die Sehpigmentmoleküle bestehen aus 2 Teilen:
- **chromophore Gruppe,** die Licht absorbiert
- angekoppelte *Proteine,* die **Opsine** genannte werden.

Für Stäbchen und Zapfen ist die chromophore Gruppe das *Retinal,* das sich vom Vitamin A ableitet. Die Opsine verleihen den Photopigmenten die Wellenlängenspezifität. Die Stäbchen enthalten einen Opsintyp, das resultierende Sehpigment heißt *Rhodopsin* oder Sehpurpur. Jeder der 3 Zapfentypen besitzt ein anderes Opsin.

- **Rhodopsin:**

Rhodopsin war das erste Photopigment, das untersucht wurde, und dient als Beispiel für die Photopigmentreaktionen im allgemeinen. Im Dunklen hat das Retinal eine Konfiguration, die als 11-cis-Retinal bezeichnet wird (Abb. 2-100 A). Wenn ein Photon einer adäquaten Wellenlänge vom Rhodopsinmolekül absorbiert wird, macht das *11-cis-Retinal* eine Konformationsänderung zum all-trans-Retinal durch; dieser Prozeß wird **Bleichung** genannt, und er initiiert eine Reihe von Vorgängen, die zu einer Veränderung des Membranpotentials der Stäbchen führen.

Bleichung mit **Konformationsänderung: 11-cis → all-trans-Retinal**

- **Regeneration**

Gebleichtes Rhodopsin kann nicht auf Licht antworten, so daß *all-trans-Retinal* komplett in die *11-cis-Form* zurückverwandelt werden muß, wenn die Lichtempfindlichkeit der Netzhaut erhalten werden soll (Abb. 2-100 D). Dieser Prozeß ist ATP-abhängig und läuft mit einer viel langsameren Geschwindigkeit ab als die Bleichung durch helles Licht.

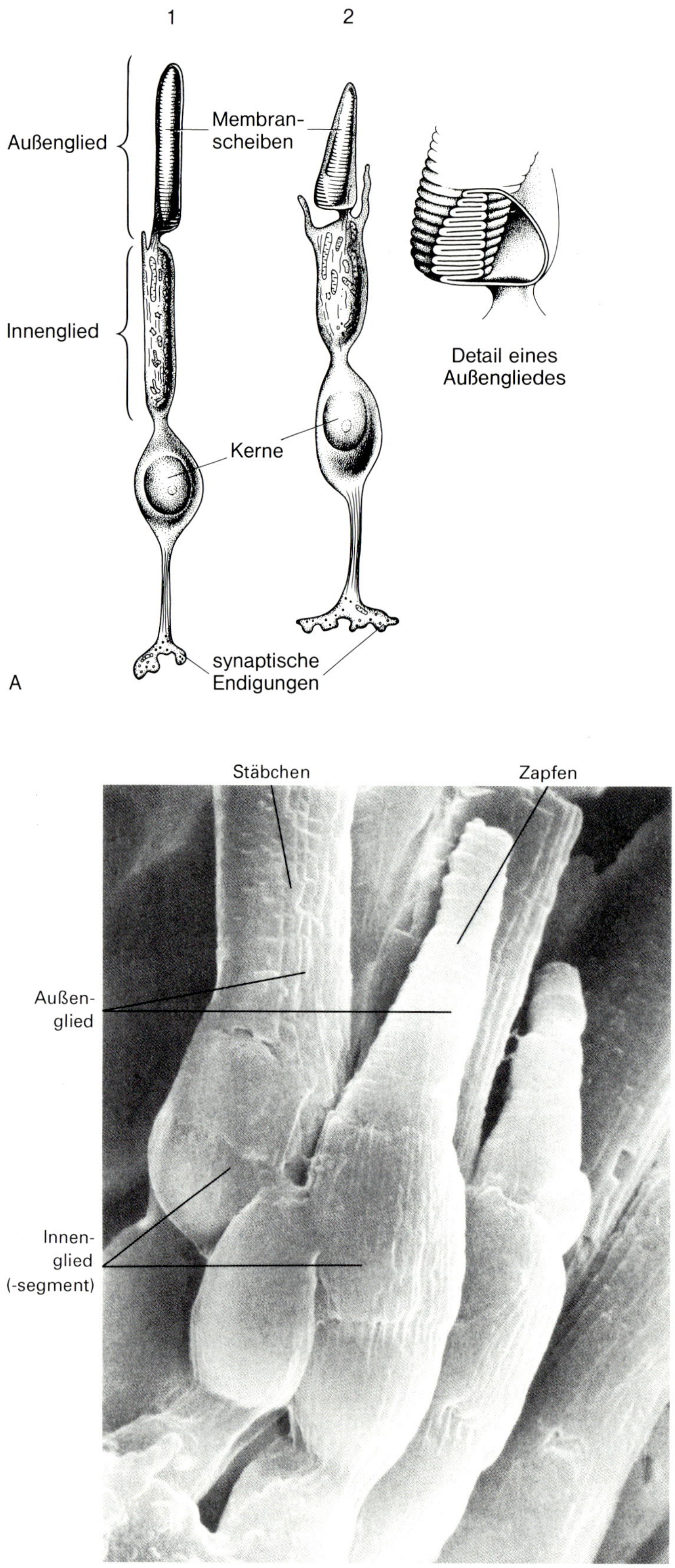

Abb. 2-99: A. Schematischer Vergleich der *Strukturen* von *Stäbchen* (1) und *Zapfenzelle* (2). Beachte die Anwesenheit von Membranscheiben (disc) in den Außengliedern dieser Zellen. **B.** Rasterelektronenmikroskopische Aufnahme von *Stäbchen-* und *Zapfenzellen*

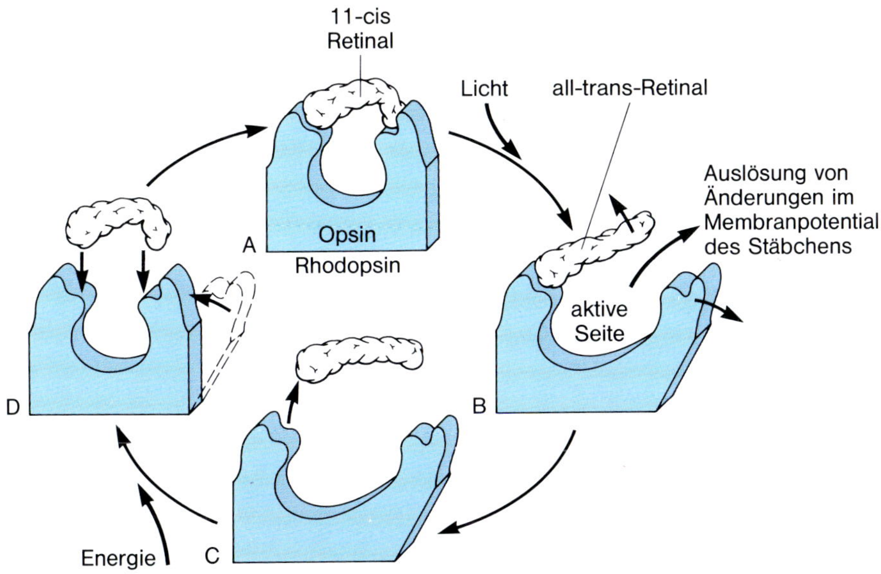

Abb. 2-100: Der Zyklus von *Bleichung und Regeneration von Rhodopsin*. **A.** *Retinal* ist mit dem Opsin verbunden. **B.** Licht verursacht eine *Konfigurationsänderung* im Retinal und Opsin (Pfeile), worauf die second messenger-Kaskade beginnt, die eine Membranpotentialänderung der Stäbchen bewirkt. **C.** Retinal wird vom Opsin getrennt *(Bleichung)*. **D.** Energie ist nötig, um Retinal in seine ursprüngliche Konfiguration zurückzuführen und es mit Opsin zu verbinden. Anderenfalls kann das Photopigment nicht wieder auf Licht antworten

Wird die Netzhaut einige Minuten einer sehr schwachen Beleuchtung ausgesetzt, liegt das meiste Rhodopsin in der *ungebleichten Form* vor, die Netzhaut ist **dunkeladaptiert**. Bei *hellem Licht* entsprechender Wellenlänge wird das gesamte Rhodopsin in die gebleichte Form umgewandelt, das *skotopische System wird unempfindlich*. Auf diese Art und Weise stellt die Netzhaut ihre Empfindlichkeit auf die Beleuchtungsbedingungen ein.

- **Adaptation**

Anwendung: Rot beleuchtete Armaturen in Autos oder im Cockpit von Flugzeugen gewährleisten eine hohe Empfindlichkeit der dunkeladaptierten Netzhaut, da Stäbchen auf dieses Licht nicht reagieren (Abb. 2-98 B).

Beispiel:

4.4.5.1 Entstehung des Photorezeptorpotentials

Photorezeptorpotential

Photorezeptoren haben Na^+-Kanäle in den Membranen ihrer Außenglieder. Im Dunklen sind diese Na^+-Kanäle offen (Abb. 2-101). Der resultierende Einwärtsstrom depolarisiert die Photorezeptoren. Wenn Photonen die Photopigmente in den Außengliedern bleichen, löst die Konformationsänderung des Rhodopsins eine second messenger-Kaskade aus, die die im Dunklen offenen Na^+-Kanäle schließt. Die Leitfähigkeit wird vermindert und die Photorezeptoren hyperpolarisieren.

- **Na^+-Kanäle**
- **Hyperpolarisation**

Rhodopsin ist chemisch den Membranrezeptoren für Transmitter, die in Kap. I/3 beschrieben wurden, sehr ähnlich. Die second messenger-Kaskade, die durch Rhodopsinbleichung ausgelöst wird, schließt ein G-Protein – das **Transducin** – ein, das die Phosphodiesterase aktiviert. **Phosphodiesterase** baut **zyklisches Guanosinmonophosphat (cGMP)** ab, einen intrazellulären second messenger. cGMP hält die Na^+-Kanäle im Dunklen offen. Der Lichteffekt auf Rhodopsin reduziert den cGMP-Spiegel, um die Na^+-Kanäle zu schließen (Abb. 2-101). Dieses second messenger-System spielt bei den Proteohormonen eine vergleichbare Rolle (s. Kap. I/2). cGMP scheint jedoch nicht über den Weg der Phosphorylierung, sondern direkt Ionenkanäle zu öffnen. Das intrazelluläre Ca^{++} scheint keine direkte Rolle in der Phototransduktion zu spielen, soll aber an der visuellen Adaptation beteiligt sein.

- **cGMP**
  - **offene** Na^+-Kanäle in Dunkelheit
  - **geschlossen** bei Licht

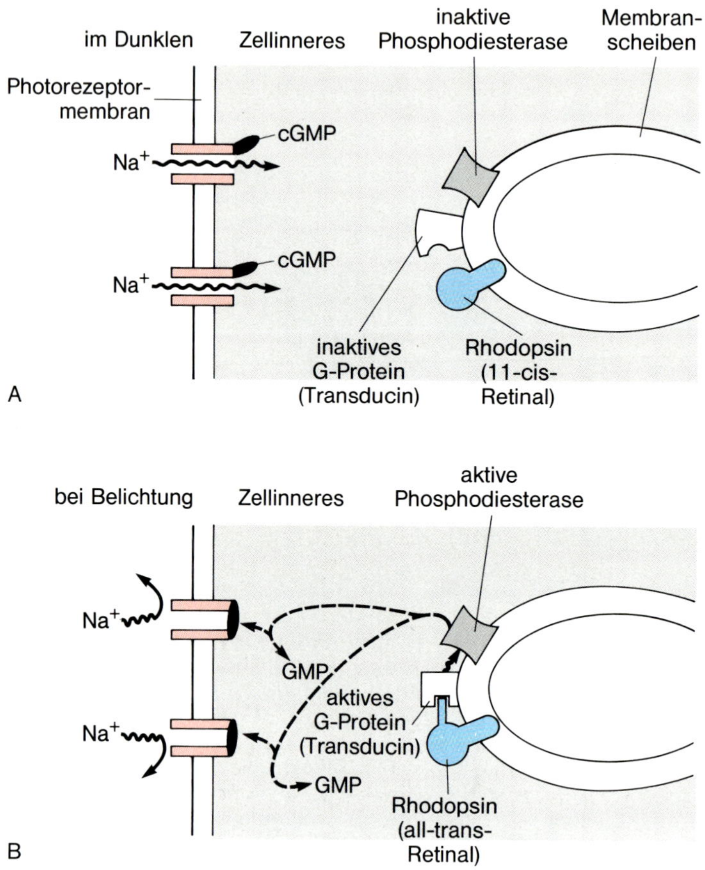

Abb. 2-101: *Übertragung von Lichtenergie* in Permeabilitätsänderungen der Photorezeptorenmembran im Molekularbereich. **A.** Die relativ hohen Konzentrationen von cGMP im Dunklen halten die Na^+-Kanäle in der Photorezeptorenmembran der Außenglieder offen. **B.** Wenn Photonen auf Retinal in den Membranenscheiben der Photorezeptoren treffen, aktiviert die Bildung von all-trans Rhodopsin G-Proteine, die ihrerseits die Phosphodiesterase aktivieren. Phosphodiesterase reduziert das cGMP, und es werden Na^+-Kanäle der Membran geschlossen. Die Abnahme der Na^+-Leitfähigkeit hyperpolarisiert die Photorezeptoren und reduziert die Transmitterfreisetzung

Retinale Informationsübertragung

4.4.5.2 Informationsübertragung Photorezeptoren – Ganglienzellen

Ganglienzellen bilden mit ihren Axonen den N. opticus; sie leiten das Endprodukt der Informationsverarbeitung der Netzhaut in das Gehirn.

Ganglienzellentladung on-/off-Kanal ⇨

Im Dunklen zeigen die Ganglienzellen eine **Dauerentladung von Aktionspotentialen**. Ihre Entladungsrate kann in Abhängigkeit vom Eingang über die Bipolaren durch Belichtung vergrößert oder verkleinert werden. Es gibt einen on- und einen off-Kanal von den Rezeptoren zu den Ganglienzellen mit den **on-** und **off-Bipolaren**. Die Bipolarzelltypen unterscheiden sich in ihrer Antwort auf den Transmitter, der im Dunkeln kontinuierlich von den Photorezeptoren freigesetzt wird. Er bewirkt Hyperpolarisation in einer und Depolarisation in der anderen Bipolaren (Abb. 2-102):

- im Dunkeln durch den Photorezeptorentransmitter *hyperpolarisierte Bipolarzellen werden depolarisiert*, sobald Licht die Photorezeptoren erregt: **on-** Kanal
- im Dunkeln *depolarisierte Bipolare* werden bei Belichtung der Photorezeptoren *hyperpolarisiert:* **off-** Kanal.

Rezeptive Felder
Definition

4.4.5.3 Rezeptive Felder der Ganglienzellen

Das rezeptive Feld einer Ganglienzelle bilden die Photorezeptoren, deren Lichtreizung die Aktivität der Ganglienzelle beeinflußt. Das quantitative Verhältnis von Photorezeptoren zu Ganglienzellen beträgt etwa 100 Mio. zu 1 Mio. Mit Ausnahme der Fovea existiert ein *erheb-*

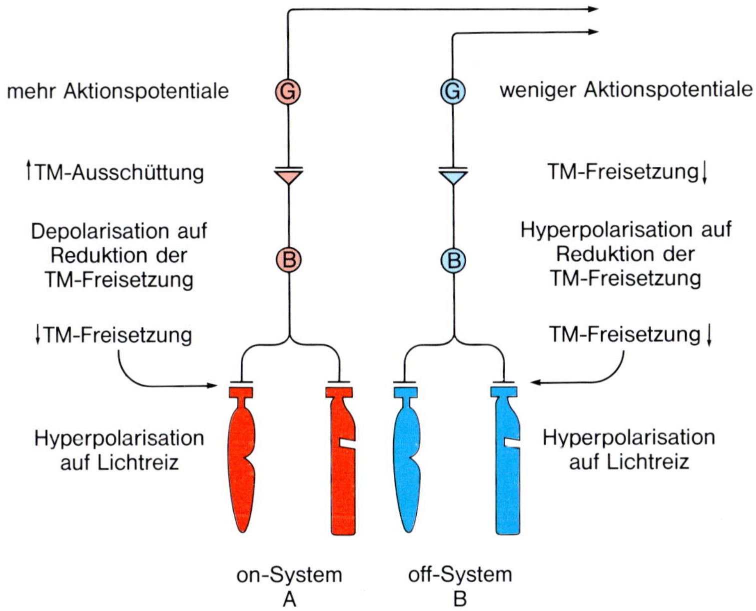

Abb. 2-102: Die *Antwort der Photorezeptoren* (Stäbchen, Zapfen) auf Belichtung ist immer eine Hyperpolarisation. **A.** Die *Bipolarzelle* (B) im on-System wird erregt bei der Reduktion des Transmitters (TM) von den Photorezeptoren; der TM hatte einen inhibitorischen Effekt, der ausgeschaltet wurde. Die Erregung der Bipolarzellen erhöht die Frequenz der Aktionspotentiale in den Ganglienzellen (G). Dieses System wird als *on-System* bezeichnet. **B.** *Hyperpolarisation der Photorezeptoren* vermindert die TM-Freisetzung, welches die Bipolarzellen hemmt. Der TM der Photorezeptoren hat einen exzitatorischen Effekt auf diese Klasse von Bipolaren. Die gehemmten Bipolaren setzen weniger TM an den Ganglienzellen frei: Reduktion der Aktionspotentialfrequenz der Ganglienzellen. Man spricht vom *off-System*

liches Ausmaß an Konvergenz der Photorezeptoren zu den Ganglienzellen, besonders von den Stäbchen auf die Ganglienzellen im skotopischen System, so daß
- ein einziges Photon eine Ganglienzelle erregen kann und
- die Empfindlichkeit bei schwacher Beleuchtung steigt.

Als **Sehschärfe** wird die Fähigkeit bezeichnet, Objekte wie die Buchstaben auf einer Sehprobentafel in einer gewissen Entfernung zu unterscheiden. Sie ist am größten in der F. centralis, wo nur wenige Photorezeptoren auf eine Ganglienzelle konvergieren. Die hohe Konvergenz des Stäbcheneingangs auf die Ganglienzellen erhöht die Lichtempfindlichkeit, dies geschieht aber auf Kosten der Sehschärfe.

- **Konvergenz** besonders bei skotopischem System: Empfindlichkeit erhöht
- **Sehschärfe** max. in der F. centralis

Das rezeptive Feld einer Ganglienzelle wird durch Reizung der Netzhaut mit kleinen Lichtpunkten experimentell bestimmt, wobei die Aktionspotentiale von den Axonen der Ganglienzellen registriert werden. Einige Ganglienzellen antworten auf das allgemeine Beleuchtungsniveau in ihren rezeptiven Feldern. Typischerweise haben aber die rezeptiven Felder der Ganglienzellen ein Zentrum, in dem der Lichtreiz entweder eine Salve von Aktionspotentialen auslöst oder eine Abnahme der niedrigen Dauerentladungsrate bewirkt. Die einen werden **on-,** die anderen **off-Zentrum-**Ganglienzellen genannt.
Bei den meisten rezeptiven Feldern kommen Erregung und Hemmung vor; erregt Licht im Zentrum des rezeptiven Feldes eine Ganglienzelle, wird dieselbe Zelle gehemmt, wenn Licht dezentral auf ihr Umfeld auftrifft: on Zentrum/off-Umfeld-Zellen (Ganglienzelle 1 in Abb. 2-103). In anderen Ganglienzellen wirkt ein zentraler Lichtfleck hemmend, während das Umfeld exzitatorisch reagiert: off-Zentrum/on-Umfeld Zellen (Ganglienzelle 2 in Abb. 2-103).

⇦
- **Bestimmung** d. rezeptives Feldes
- **Zentrum**
- **laterale Hemmung**
- **Umfeld**

Der optimale Reiz für eine on-Zentrum Zelle ist ein Lichtfleck entsprechender Größe auf einem dunklen Hintergrund. Den optimalen Reiz für eine off-Zentrum Zelle stellt ein dunkler Fleck auf weißem Hintergrund dar.
In einigen Fällen schließt die basale rezeptive Feldorganisation eine Spezifität für Farben ein. Z. B. kann eine Ganglienzelle durch grünes Licht im Zentrum und durch rotes Licht im

- **on-Zentrum** Ganglienzelle
- **off-Zentrum** Ganglienzelle
- **Farbspezifität** der rezeptiven Felder

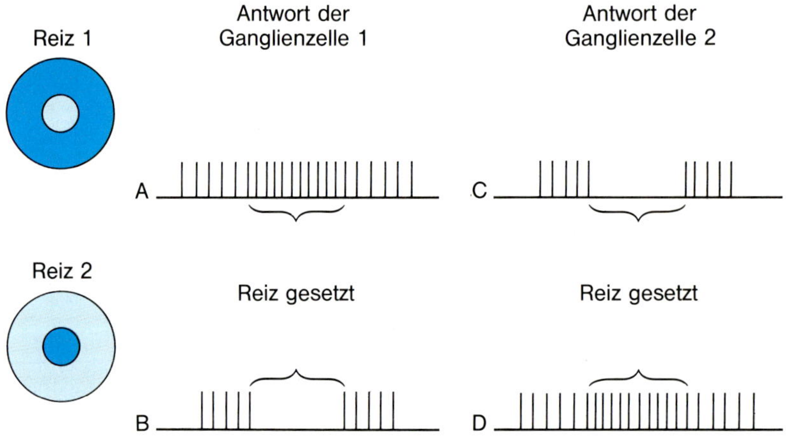

Abb. 2-103: *Ableitung der Aktionspotentiale* der beiden *Ganglienzelltypen* bei Reizung mit einem Lichtpunkt (Reiz 1) und einem Lichtring (Reiz 2). Aufzeichnung der Frequenz der Aktionspotentiale in Abhängigkeit von der Zeit. **A.** *Ganglienzelle 1* entlädt (Zunahme der Frequenz der Aktionspotentiale) durch Reiz 1, der aus einem hellen Fleck (Zentrumreiz) umgeben von einem dunklen Hintergrund (Umfeldreiz) besteht. **B.** Die Ganglienzelle 1 ist gehemmt durch Reiz 2, der aus einem hellen Ring mit einem dunklen Zentrum besteht. Diese Ganglienzelle wird *on-Zentrum-Ganglienzelle* genannt. **C.** *Ganglienzelle 2* wird gehemmt bei Reiz 1 und entlädt bei Reiz 2. **D.** Sie wird *off-Zentrum-Ganglienzelle* genannt

Umfeld erregt werden. Umgekehrt wird sie durch rotes Licht im Zentrum und durch grünes Licht im Umfeld gehemmt.

• Informationen von Ganglienzellen

Jede Ganglienzelle sendet 3 verschiedene Informationen zum Gehirn. Eine Salve von Aktionspotentialen bedeutet ein Signal für das Gehirn, daß die Ganglienzelle einen optimalen Reiz empfängt. Eine Abnahme der Entladungsrate der Aktionspotentiale bedeutet, daß sie einen Reiz mit gegensätzlichen Eigenschaften erhält. Keine Änderung der Entladungsrate bedeutet, daß sich die Intensität in der Beleuchtung über dem rezeptiven Feld nicht geändert hat.

• **Kontrastverschärfung**

Die Aufgabe der antagonistischen Zentrum/Umfeldorganisation der rezeptiven Felder der Ganglienzellen ist es, Antworten auf Kontraste des Sehfeldes anzuheben und Antworten auf gleichförmige Beleuchtung zu unterdrücken.

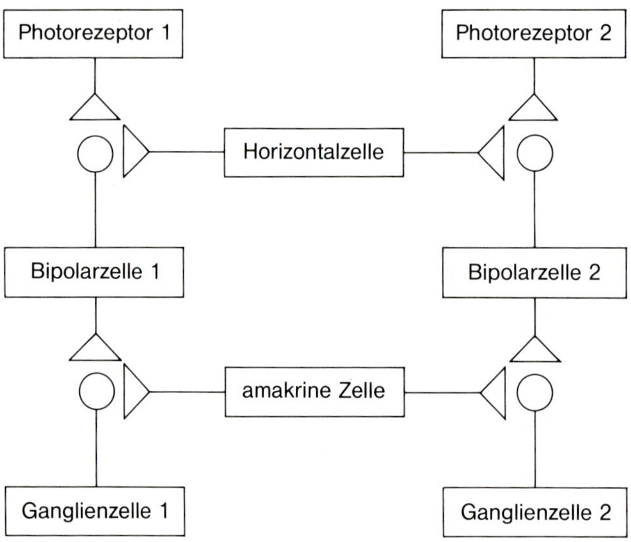

Abb. 2-104: *Synaptische Interaktionen in der Retina. Horizontalzellen* koppeln Rezeptorzellen auch über größere Abstände. Ihre Interaktionen mit dem direkten Rezeptor-Bipolar-Weg durch laterale Inhibition produziert den Zentrum/Umfeld-Antagonismus, dargestellt in der vorigen Abbildung. Das ist die Grundlage der räumlichen Analyse von Objekten. *Amakrine Zellen* vermitteln auch einen lateralen Transfer von Informationen. Eine große Gruppe von Amakrinen versetzen spezielle Typen von Ganglienzellen in die Lage, auf bewegte Reize empfindlich zu reagieren. Sie werden für die zeitliche Analyse der Reizmuster für wichtig erachtet

4.4.5.4 Retinale Interneurone

Interneurone

Wir unterscheiden 2 Typen von Interneuronen, die die Netzhaut für Kontrast und Bewegung empfindlich machen (Abb. 2-97, 104).

• Die **Horizontalzellen** stellen Verbindungen in der äußeren plexiformen Schicht her, wo die Photorezeptoren und die Bipolaren miteinander synaptische Kontakte haben. Horizontalzellen verstärken den Kontrast durch laterale Inhibition und sind damit entscheidend für die **räumliche Analyse.**

Amakrine Zellen stellen laterale Verbindungen in der inneren plexiformen Schicht her, wo die Bipolar- und die Ganglienzellen synaptische Kontakte haben. Amakrine Zellen koppeln auch benachbarte direkte Informationswege in der Netzhaut. Im Unterschied zu den Horizontalzellen scheinen sie für die **zeitliche Analyse** wichtig zu sein wie die Erkennung sich bewegender Elemente in der visuellen Umwelt. Hinsichtlich der synaptischen Verbindungen und der Transmitterausstattung unterscheiden sich die amakrinen Zellen, so daß für sie unterschiedliche Funktionen in der Retina wahrscheinlich sind.

1. **Horizontalzellen:**
   - laterale Hemmung
   - Kontrastverschärfung →**Raumanalyse**
2. **Amakrine Z.:**

→zeitliche Analyse

Vielfalt von Transmitterfunktionen

Wiederholungsfragen:
1. Welche Faktoren bestimmen die Fähigkeit der Netzhaut, Details eines Bildes aufzulösen?
2. Wie beeinflußt Bleichung die Lichtempfindlichkeit der visuellen Rezeptoren?
3. Wie begünstigt die spontane Entladungsrate der Ganglienzellen die Kontrasterkennung in der Retina?

Fragen

4.4.6 Zentrale Sehbahn

Zentrale Sehbahn

Die Axone der Ganglienzellen treten in den N. opticus so ein, daß benachbarte Axone im Nerven benachbarten rezeptiven Feldern an der retinalen Oberfläche entsprechen. Die Sehbahn steigt zum Corpus geniculatum laterale (CGL) des Thalamus auf und projiziert zum primären visuellen Kortex im Okzipitallappen des Gehirnes (Abb. 2-105).

- **CGL,** primärer visueller Kortex

Die visuellen Felder der menschlichen Augen überlappen einander. Objekte im rechten visuellen Feld werden auf der temporalen Hälfte der Retina des linken Auges (Abb. 2-105 B) sowie auf der nasalen Hälfte der Retina des rechten Auges abgebildet.

- **Gesichtsfeld-Topographie**

⇦

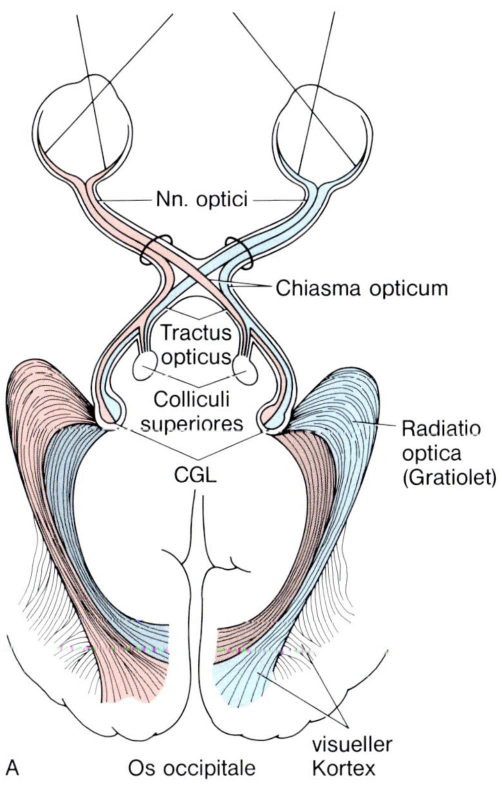

Abb. 2-105

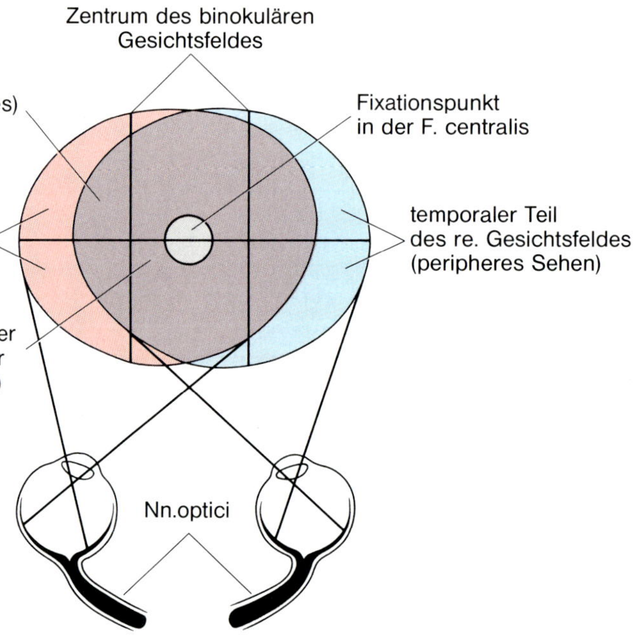

B

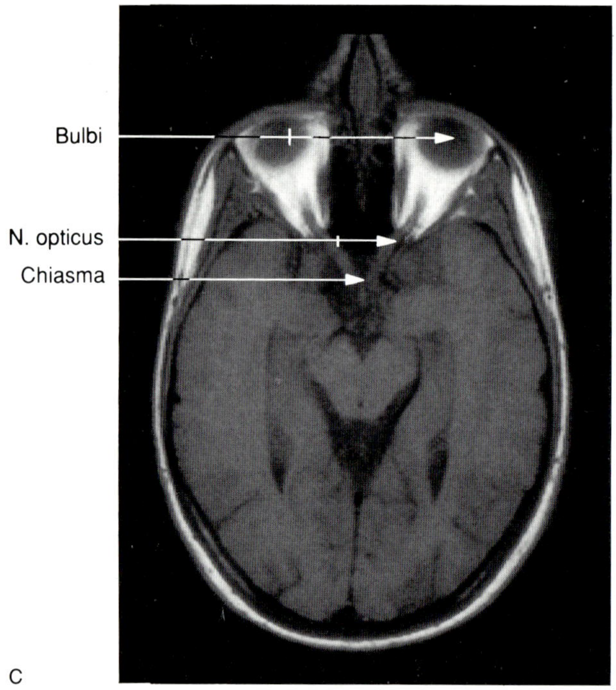

C

Abb. 2-105: *Zentrale Sehbahn* **A.** Ganglienzellaxone der Retina bilden *Synapsen* mit den Zellen des Corpus geniculatum laterale (CGL) des Thalamus. Sie senden auch Kollateralen zum Colliculus superior, wo die visuelle Information für die Kontrolle der Augenbewegungen benutzt wird. Die Axone vom CGL projizieren zum visuellen Kortex (Sehrinde). Beachte die partielle Kreuzung der Fasern des N. opticus im Chiasma opticum. **B.** Die Axone der Ganglienzellneuriten, die von beiden Augen zum linken visuellen Kortex projizieren, haben *rezeptive Felder,* die Informationen vom rechten Gesichtsfeld sammeln (blauer Kreis). Es sind Ganglienzellen von der temporalen (lateralen) Seite der linken und von der nasalen (medialen) der rechten Retina. Die Ganglienzellaxone, die von beiden Augen zum rechten visuellen Kortex projizieren, haben rezeptive Felder, die Informationen vom linken Gesichtsfeld erhalten (roter Kreis). Es sind Ganglienzellen von der nasalen Seite der linken und von der temporalen der rechten Retina. Der nasale Teil von jedem Gesichtsfeld überlappt und ergibt ein zentrales Gebiet des binokulären Sehens. **C.** *MRT-Bild* der Chiasma-Region mit Anschnitt von N. et Bulbus opticus

Um Doppelbilder zu vermeiden, müssen die Bilder der Objekte von überlappenden Teilen des Gesichtsfeldes auf korrespondierende Netzhautpunkte beider Retinae projiziert werden. Rezeptoren, die an diesen **korrespondierenden** Punkten jeder Netzhaut lokalisiert sind, müssen mit einem einzigem Punkt der „Gehirnkarte" des Gesichtsfeldes verbunden sein.

korrespondierende Netzhautpunkte
- **Einfachabbildung**

Das wird durch die Gesetzmäßigkeit gesichert, daß *sensorische Eingänge von der Körperoberfläche auf die entgegengesetzte Seite des Gehirns projiziert werden.* Ganglienzellaxone der temporalen Hälfte der linken Retina projizieren ohne Kreuzung zum CGL. Afferente Fasern der nasalen Hälfte der rechten Retina kreuzen im Chiasma opticum (Abb. 2-105 A) und verlaufen zum gegenüberliegenden CGL. Das linke CGL erhält binokularen Eingang vom rechten visuellen Feld, während das rechte CGL vom linken visuellen Feld gespeist wird. Die Fasern vom CGL gehen nur zu korrespondierenden primären visuellen Feldern (Abb. 2-105 A). Dieser binokulare Eingang ist Voraussetzung für die Tiefenwahrnehmung.

- **Faserkreuzung** (Chiasma opt.)

⇦

- **binokulare Tiefenwahrnehmung**

Klinische Anwendung. Tumoren der chiasmanahen Hypophyse (s. Kap. II/2.6) führen frühzeitig zu definierten Gesichtfeldausfällen.

Wie bei kortikalen Karten anderer Sinnesorgane ist auch die visuelle Karte nicht einheitlich. Die Anzahl der visuellen kortikalen Neurone für eine bestimmte Region des Gesichtsfeldes ist umgekehrt proportional zu dem Ausmaß der Konvergenz des entsprechenden Areals der Retina. Obwohl die F. centralis nur einen kleinen Teil der retinalen Fläche ausmacht, dominiert sie die kortikale visuelle Karte.

- **foveale Projektion**
- **Dominanz**

4.4.7 Erkennung von Form und Bewegung

Form- und Bewegungswahrnehmung

Im Gegensatz zu den Ganglienzellen der Netzhaut sprechen die visuellen kortikalen Neurone überwiegend auf Linien und Ecken, weniger auf Lichtpunkte an. Man unterscheidet *3 kortikale Neuronentypen:*

- **einfache Zellen:** besonders empfindlich für *Linien,* die in einem *bestimmten Winkel zur Vertikalen* orientiert sind. Sie werden wahrscheinlich konvergierend von CGL-Neuronen beeinflußt, deren rezeptive Felder sich so überlappen können (Abb. 2-106), daß der effektivste Reiz eine Linie ist, die gerade alle erregenden Areale trifft.
- **komplexe Zellen:** sind auf eine *bestimmte Orientierung* und auf *Bewegung* empfindlich. Z. B. kann eine komplexe Zelle durch eine Linie oder Kante mit einer bestimmten Neigung nur stimuliert werden, wenn diese sich auch in der bestimmten Richtung bewegt. Komplexe Zellen sind dagegen auf die exakte Position der Linien im Gesichtsfeld weniger empfindlich als einfache Zellen.
- **Hyperkomplexe Zellen** benötigen zur Erregung nicht nur eine bewegte Linie oder Kante, sondern auch eine bestimmte Länge derselben oder eine Ecke.

3 kortikale Neurone:
1. **einfache Zellen:** → **Linienempfindlichkeit**
2. **komplexe Zellen:** → **Orientierungs- Bewegungsempfindlichkeit**
3. **hyperkomplexe Zellen**

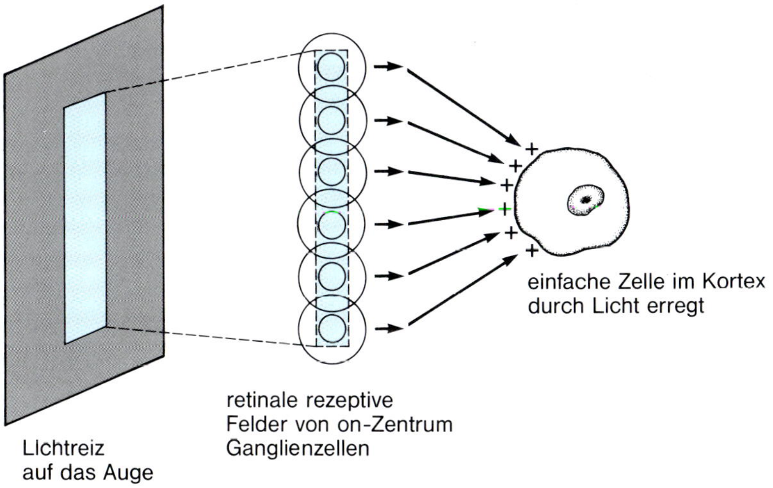

Abb. 2-106: *Konvergenz von Ganglienzellen,* die überlappende rezeptive Felder besitzen, auf ein kortikale *einfache Zelle.* Die Anordnung der rezeptiven Felder bezüglich der Vertikalen bestimmt die Orientierung eines Musters, auf welche die kortikale Zelle antworten wird

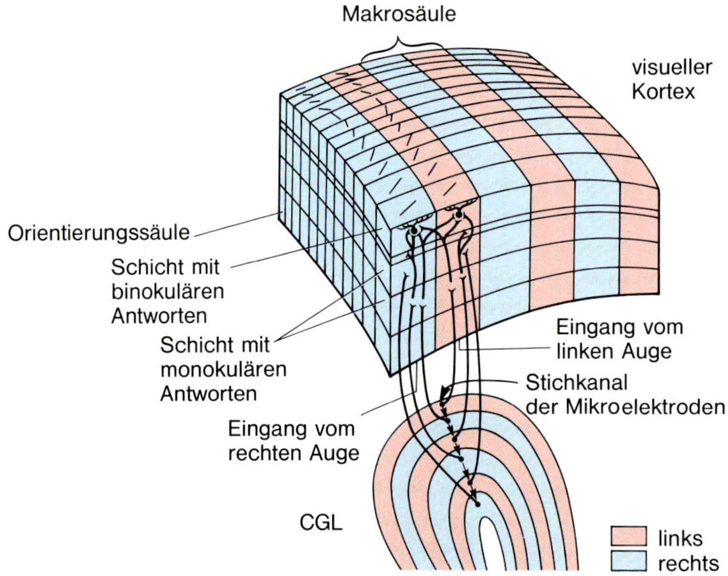

Abb. 2-107: *Projektionen vom Corpus geniculatum laterale (CGL) zum Kortex* übertragen Informationen in einer sehr spezifischen Weise. Der Weg einer Mikroelektrode, die das CGL senkrecht zur Oberfläche penetriert, erfaßt eine Reihe von Neuronen, die Informationen von einem Gebiet des Gesichtsfeldes verarbeiten. Wenn die Elektrode durch die nacheinander folgenden Schichten hindurchgestochen wird, trifft sie Zellen, die erst von dem einen Auge, dann von dem anderen erregt werden. Die Projektionen von jedem Auge werden getrennt, wenn die Informationen zum visuellen Kortex übertragen werden; es entstehen *Makrosäulen,* die aus zwei angrenzenden Regionen bestehen, die entweder von den monokulären Antworten des rechten oder linken Auges dominiert werden. Die *monokulären Dominanzsäulen* (rot für die Projektionen des linken Auges, blau für die des rechten) verlaufen im rechten Winkel zu den Orientierungssäulen. In mehr oberflächlichen Schichten des Kortex haben interneuronale Verbindungen die Grenze zwischen Projektionen des rechten und linken Auges gekreuzt, und es gibt Neuronen mit binokulärem Eingang. Die Projektionen, die hier gezeigt sind, beziehen sich nur auf eine der vielen Orientierungssäulen, und solche Projektionen wiederholen sich für jeden Teil des Gesichtsfeldes. Angrenzende Makrosäulen repräsentieren Streifenorientierung der Muster für alle anderen korrespondierenden Gebiete der beiden Retinae

• Säulenorganisation

⇨

Die **Säulenorganisation** des Kortex ist die Grundlage zur *Analyse der Achsenorientierung* von Gegenständen.

- Der visuelle Kortex besteht aus **Makrosäulen**, 3 sind schematisch in Abb. 2-107 dargestellt. Jede Makrosäule erstreckt sich über 1 mm^2 der Kortexoberfläche. Alle Zellen in den verschiedenen Schichten einer Makrosäule haben rezeptive Felder in demselben Gebiet des Gesichtsfeldes. Benachbarte Makrosäulen haben benachbarte rezeptive Felder.
- Makrosäulen bestehen aus **Mikrosäulen** mit *einfachen, komplexen und hyperkomplexen Zellen*, deren maximale Antwort von einer ganz bestimmten Orientierung abhängt.

• okuläre Dominanz

Innerhalb einer Makrosäule verändert sich die bevorzugte Achsenorientierung benachbarter Mikrosäulen systematisch mit Beträgen von 10 Bogenminuten (dargestellt als Linien in bestimmten Richtungen an der Oberfläche von den Mikrosäulen in Abb. 2-107). Innerhalb einer Makrosäule werden einige Mikrosäulen vom linken, andere vom rechten Auge dominiert. Jede kortikale Makrosäule scheint ausreichend Verschaltungen zu besitzen, um einen kleinen Ausschnitt der visuellen Welt zu analysieren.

Funktionsweise visueller Kortex

Die Säulenorganisation des primären visuellen Kortex setzt Informationen über die Form von Objekten im Gesichtsfeld in ein Muster von elektrischer Aktivität in vielen diskreten Säulen um. Es existiert nicht so etwas wie ein Bild der visuellen Welt im Kortex. Stattdessen erfordert die Identifikation von Objekten im Gesichtsfeld, daß der visuelle Kortex viele kleine Datendetails von einem großen Gebiet sammelt, speichert und vergleicht.

4.5 Chemische Sinne: Geschmack und Geruch

Chemische Sinne

P. Bartsch

4.5.1 Geschmackssinn

Geschmack

4.5.1.1 Submodalitäten des Geschmacks

Geschmacksmodalitäten
- **10 000 Geschmacksknospen**

Es gibt mehr als 10000 Geschmacksknospen, die in den Falten der kleinen kuppelförmigen Papillen lokalisiert und auf der Zungenoberfläche verteilt sind. Beim Säugling außerdem in Teilen des Gaumens, des Rachens, des Schlundes und des oberen Drittels der Speiseröhre. Jede Geschmacksknospe ähnelt im Aufbau einer Apfelsine, die eigentlichen Rezeptorzellen und Stützzellen sind segmentartig angeordnet (Abb. 2-108).

Rezeptorzellen

Die **primären Rezeptorzellen** sind *modifizierte Epithelzellen* mit kurzen zottenähnlichen Geschmackshaaren, die durch eine Pore bis zur Oberfläche der Zungenschleimhaut reichen. Die Stimulation der Geschmacksrezeptorzellen ist durch unzählige im Speichel gelöste Moleküle möglich, führt aber nur zu relativ wenigen **primären Geschmacksempfindungen: süß, sauer, salzig, bitter** (Abb. 2-109). Nach neueren Untersuchungen gibt es noch weitere primäre Geschmacksempfindungen wie **metallisch, seifig-alkalisch.**

In den meisten Fällen ist aber die Zahl primärer Geschmacksempfindungen sehr klein im Vergleich zur Vielzahl infragekommender Reizmoleküle.

- **molekulare Struktur der Geschmacksstoffe:**
  - Süßstoffe
  - toxische Bleisalze

Die molekulare Struktur der Geschmacksstoffe ist mit der Qualität und Intensität resultierender Geschmacksempfindungen nicht zwingend korreliert. Viele artefizielle bzw. kommerziell verfügbare Süßstoffe sind z.B. ganz verschieden in der Struktur von Zuckern und auf der Basis molarer Konzentrationen vielfach effektiver als Glukose. Anorganische Bleisalze sind süß genug, um bei Tieren und Kindern Anklang zu finden. Jedenfalls werden sie in Farben oder als Teil anderer Produkte wegen ihres süßen Geschmacks konsumiert, was schließlich zu schweren, mitunter tödlichen Vergiftungen führt.

- **Erkennungsschwellen:**

Die **Erkennungsschwellen** der Geschmacksmodalitäten sind recht unterschiedlich. Bitter

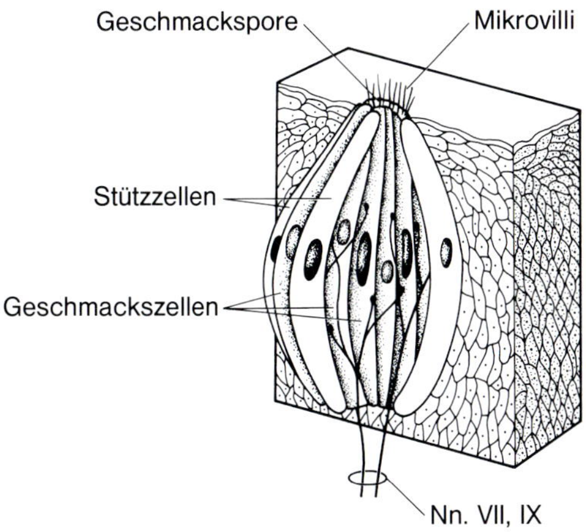

Abb. 2-108:
Vergrößerte Darstellung einer *Geschmacksknospe* mit sensorischen Geschmackszellen und Geschmackspore, umgeben von Mikrovilli

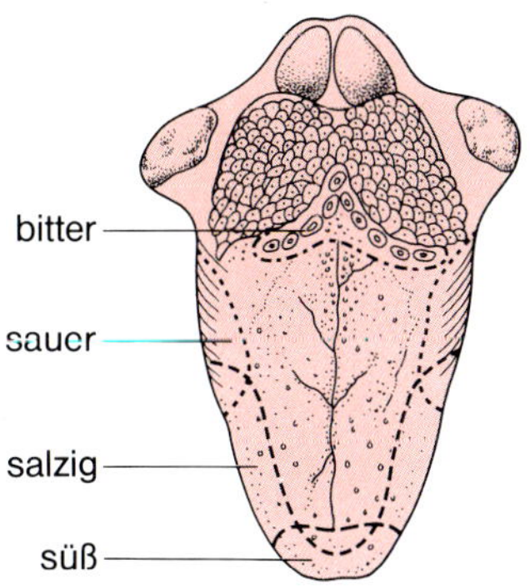

Abb. 2-109:
Geschmackssensitive Regionen der Zungenschleimhaut für spezielle Empfindungen

- Chinin
- Mono- und Disaccharide

• **Wahrnehmungsschwellen:**
- intra-, interindividuell unterschiedlich

• **Adaptation:**
- Qualitätsänderungen

schmeckende Stoffe werden schon bei sehr geringen Konzentrationen wahrgenommen (Chinin bei $8 . 10^{-6}$ mol/l); viele giftige Stoffe haben einen bitteren Geschmack. An der sauren Geschmacksempfindung sind Wasserstoffionen mit Schwellenkonzentrationen bei 10^{-3} mol/l beteiligt. Die Schwelle für Mono- und Disaccharide ist bei 10^{-2} mol/l erheblich höher als für Süßstoffe, z.B. Saccharin bei $2 . 10^{-5}$ mol/l. **Wahrnehmungsschwellen** sind nicht an die Geschmacksmodalitäten gebunden und wesentlich empfindlicher als die Erkennungsschwellen. Sie unterliegen erheblichen interindividuellen Schwankungen, sie sind aber auch intraindividuell nicht konstant. Das Schmecken unterliegt ferner adaptiven Veränderungen. Steigende Konzentrationen von Geschmacksstoffen verursachen Qualitätsänderungen. So schmecken beispielsweise 0,2–0,3 molare Kochsalzlösungen süß, 0,4 molare Kochsalzlösungen hingegen salzig.

4.5.1.2 Informationsverarbeitung des Geschmacks

Projektion, Gyrus postcentralis

⇨

Afferente Informationen von Geschmacksknospen werden direkt über *Hirnstamm* und *Thalamus* auf spezifische Orte nahe der Projektion des Mundes auf den *somatosensorischen Kortex des Gyrus postcentralis* übertragen. Diese kortikale Repräsentation ist die Voraussetzung für **bewußte Geschmackswahrnehmungen**.

Appetenzverhalten
Hypothalamus

Viele kollaterale Verbindungen zielen auf Gebiete des Gehirns, die am Appetenzverhalten beteiligt sind, wozu Hypothalamus und verschiedene Hirnstammstrukturen zählen. Die subjektiven Empfindungen des Geschmacks werden stark durch Zuflüsse von den olfaktorischen Rezeptoren beeinflußt. Darüber hinaus finden sich Verschaltungen für wichtige *Nahrungsreflexe*, z.B. für Speichelsekretion.

• **Anwendung:**
- **Hypogeusie**
- **Ageusie**
- **Dysgeusie**

Klinische Anwendung. Störungen der Geschmackswahrnehmung können mit erhöhten Geschmacksschwellen *(Hypogeusie)*, mit totaler Schmeckunfähigkeit *(Ageusie)* bzw. dissoziierter Schmeckunfähigkeit *(Dysgeusie)* einhergehen. Wird z.B. bei einer Mittelohroperation versehentlich die Chorda tympani verletzt oder durchtrennt, resultiert ein Verlust an süßen, sauren und salzigen Geschmacksempfindungen, da sie das entsprechende Zungenareal (die vorderen zwei Drittel) versorgt.

Geruchssinn

4.5.2 Geruchssinn

Olfaktorische Rezeptoren
- Riechschleimhaut

4.5.2.1 Olfaktorische Rezeptoren

Olfaktorische Rezeptoren sind in der Riechschleimhaut, einem schmalen Gebiet der dorsalen Oberfläche der Nasenhöhle (Concha nasalis superior) und des Septum nasi (Abb. 2-110), lokalisiert.

Rezeptormechanismus

⇨

Jeder Rezeptor ist ein bipolares **Neuron** mit einem langen dünnen Dendriten, der in einer schmalen knopfartigen und Zilien tragenden Verdickung endet (Abb. 2-111). Die **Stützzellen** des olfaktorischen Epithels sezernieren Schleim. Die **Duftstoffe** müssen erst in dieser Schleimschicht gelöst werden, bevor sie in der Riechschleimhaut eine Erregung hervorrufen können. Die gelösten Duftstoffe werden an die Membranrezeptoren der olfaktorischen Neurone gebunden, wodurch **Ionenkanäle** geöffnet und Rezeptorpotentiale generiert werden. Die olfaktorischen Neurone sind nicht auf bestimmte fundamentale Gerüche spezialisiert, **primäre Submodalitäten** existieren im Gegensatz zu Geschmacksempfindungen also **nicht**.

Ein bestimmter Rezeptor kann durch wenige Duftstoffe stark erregt, durch viele andere Duftstoffe weniger stark erregt werden oder überhaupt nicht reagieren. Die Wahrnehmung entsteht wahrscheinlich erst dort im Gehirn, wo eine Integration von vielen unterschiedlichen Rezeptorantworten erfolgt. Die Konsequenz ist, daß das olfaktorische System zu einer großen Zahl von Geruchssensationen befähigt ist.

Trainierte **Hunde** erkennen unter einer quasi unbegrenzten Zahl von Geruchskombinationen diejenigen Merkmale wieder, die für eine Person typisch sind *(makrosmatische Tiere)*.

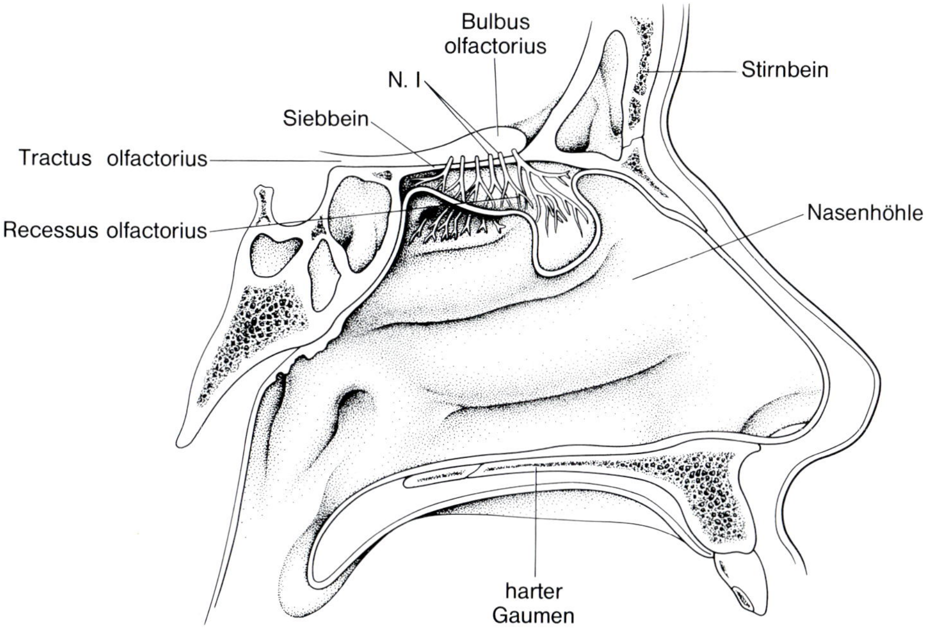

Abb. 2-110: Seitliche Wand der Nasenhöhle, die Lage des Bulbus olfactorius und die Fasern der Nn. olfactorii (I)

4.5.2.2 Zentrale olfaktorische Projektionen

Axone von bipolaren Riechzellen (I. Neuron) ziehen durch die Lamina cribriformis des Siebbeins (Abb. 2-111) und endigen an den Mitralzellen des Bulbus olfactorius des Gehirns. Die *Axone dieser Mitralzellen* (II. Neuron) ziehen durch den Bulbus olfactorius

- zum **limbischen System,** einem Hirngebiet, das eng mit der Genese von Emotionen verbunden ist und wo auch Gedächtnisprozesse ablaufen. Diese Bahn wird von viszeralen Einflüssen tangiert und beeinflußt Aktivitäten im *Hypothalamus* und in der *Hypophyse.* Der Geruchssinn spiegelt damit in direkter Weise wider, welche Bedeutung die olfaktorischen Nervenzellen in relativ primitiven, entwicklungsgeschichtlich alten Bereichen des Gehirns für die Sexualität, für Aggressionen, Freßverhalten und Homöostase haben. Es ist möglich, daß diese olfaktorischen Signale, die entlang dieser Bahn verarbeitet werden, unbewußt *Stimmungen* und *Verhalten* beeinflussen.
- Eine andere Hauptprojektion ist auf den **olfaktorischen Kortex** gerichtet. Dessen Verbindungen mit anderen sensorischen Regionen der Hirnrinde erlauben die Integration olfaktorischer Empfindungen mit anderen sensorischen Modalitäten. Signale, die entlang dieser Bahn bearbeitet werden, führen mit größerer Wahrscheinlichkeit zu *bewußten Empfindungen.*

Die Empfindlichkeit olfaktorischer Rezeptoren ist gegenüber Geruchsreizen mehrfach größer als die Empfindlichkeit der Geschmacksrezeptoren. Man unterscheidet eine empfindlichere *Wahrnehmungsschwelle* von einer weniger empfindlichen *Erkennungsschwelle.* Für viele Stoffe ist die Nase des Menschen sehr empfindlich. Im Vergleich zu Hunden, die als Makrosmaten über wesentlich empfindlichere Wahrnehmungs- und Erkennungsschwellen verfügen, ist der **Mensch ein Mikrosmat.** Die Empfindlichkeit des olfaktorischen Systems wird durch eine **schnelle Adaptation** modifiziert, die durch den zentralen Geruchsanalysator ausgelöst wird. Die Adaptation ist verantwortlich für den Verlust an Geruchsperzeption nach dem erstmaligen Zusammentreffen mit einem Duftstoff und dient dem Herausfiltern bestimmter Reize aus dem Strom olfaktorischer Informationen, die höheren informationsverarbeitenden Arealen des Gehirns angeboten werden. Umgekehrt kann das ZNS die Geruchsperzeption durch efferente Kontrolle sensorischer Synapsen im Bulbus olfactorius erhöhen. Durch diese Kontrolle wird der Gesamtstatus des Individuums reflektiert; Die Geruchswahrnehmung ist z.B. bei Hunger und im reproduktiven Status erhöht. Wie bei anderen sensorischen Systemen moduliert die efferente Kontrolle die Selektivität dieses Filterprozesses.

Olfaktorische Projektionen

über
- Mitralzellen
- Bulbus olfactorius

zum:
1. limbischen System
beeinflußt
- Stimmungen
- Verhalten

2. olfaktorischen Kortex
- bewußte Empfindung

- **Wahrnehmungsschwelle**
- **Erkennungsschwelle**
- **Makrosmat** (z.B. Hund)
- **Mikrosmat** (Mensch)
- **Adaptation**

- **Sensibilisierung**
  - efferente Kontrolle

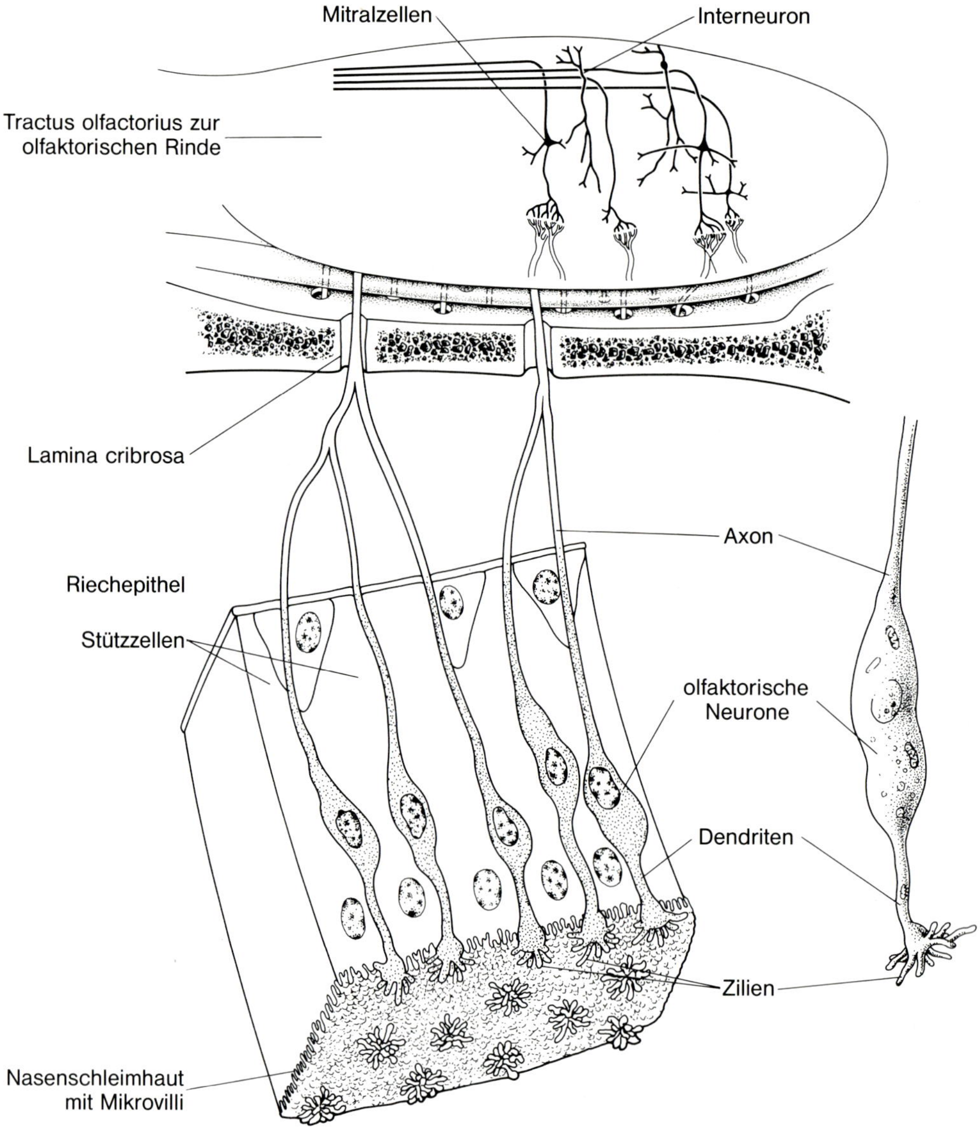

Abb. 2-111: Schematische Darstellung der *Rezeptor-* und *Stützzellen* der Riechschleimhaut. Die Stützzellen sezernieren Schleim. Die olfaktorischen Rezeptoren entsenden lange Fortsätze mit Zilien zur Oberfläche des Riechepithels. Die Zilien der olfaktorischen Rezeptoren bilden eine zottige Struktur an der Oberfläche des Epithels. Die Axone der Rezeptoren ziehen durch die Lamina cribrosa des Siebbeins und treten in den Bulbus olfactorius des Gehirns ein, wo sie an Interneuren endigen

Fragen

Wiederholungsfragen:

1. Welche funktionellen Unterschiede bestehen zwischen den Geruchs- und Geschmacksrezeptoren?
2. Welche Unterschiede bestehen zwischen der zentralen Informationsverarbeitung von Geschmacks- und Geruchsinformationen?

4.6 Zusammenfassung

- Das **Trommelfell und die Gehörknöchelchen** übertragen die Schallenergie auf die Cochlea. Die Sensitivität dieser Transmission wird durch kleine Muskeln im Mittelohr (M. stapedius, M. tensor tympani) reguliert.
- Durch die **Frequenzverteilung** in der Cochlea werden die Schallreize nach Maßgabe ihres Frequenzinhaltes auf verschiedenen Orten abgebildet und auf innere Haarzellen spezifischer Bestschallfrequenz übertragen. Die **hohe Selektivität** dieser Übertragung wird durch die motorischen Kapazitäten der **äußeren Haarzellen** erreicht, die schwellenabhängig verstärkend, selektierend und unter efferenter Kontrolle modulierend in diesen Prozess eingreifen.
- Die **Schallokalisation im Raum** hängt beim **binauralen Hören** von der Wahrnehmung einer *Laufzeitdifferenz* und eines *Intensitätsunterschiedes* zwischen beiden Ohren, beim **monauralen Hören** vom *Einfallswinkel des Schalls* auf die äußere Ohrmuschel in der vertikalen und antero-posterioren Ebene ab.
- Die Struktur des **vestibulären Systems** übersetzt Gravitations- und Trägheitskräfte in Haarzellenabbiegungen. Jeder der 3 **semizirkulären Kanäle** ist einer Ebene des Raumes zugeordnet und wird bevorzugt gereizt durch *Rotationen des Kopfes,* die anteilig diesen Ebenen zugeordnet sind. Sacculus und Utriculus sind in einem rechten Winkel zueinander angeordnet.
- **Sacculus und Utriculus** sind empfindlich auf *lineare Beschleunigungen des Kopfes;* die **Bogengänge** sind empfindlich auf *Winkelbeschleunigungen.*
- Kornea und Linse des Auges fokussieren Bilder auf die Netzhaut. Diese besitzt **Photorezeptoren, Neurone** und **Interneurone.**
- In der Netzhaut wird durch **laterale Inhibition** der Kontrast der Bilder verschärft. Die retinalen Ganglienzellen antworten besonders auf Lichtpunkte, die zum Hintergrund einen Kontrast besitzen.
- Die zentrale Verarbeitung der gesehenen Bilder beinhaltet eine Extraktion bestimmter Eigenschaften auf einem immer höheren Analysenniveau. Jede **Mikroorientierungssäule** des visuellen Kortex besitzt Zellen, die auf Linien nur einer Orientierungsachse antworten, in Abhängigkeit vom Zelltyp ist **Bewegung** und die **Länge der Linien** von Bedeutung. Eine komplette Analyse des Teiles eines Bildes, das auf korrespondierenden Netzhautpunkten abgebildet wird, geschieht durch die Makrosäulen. Diese enthalten die **Mikroorientierungssäulen,** die die Signale von jeder Netzhaut für alle möglichen Orientierungen analysieren.
- Die **Geschmacksmodalitäten** werden durch *wenige primäre Geschmacksempfindungen* charakterisiert. Im Gegensatz dazu ist die **olfaktorische Modalität** durch eine *weite Vielfalt olfaktorischer Wahrnehmungen* gekennzeichnet. Die **Geschmacksrezeptoren** sind *Epithelzellen,* die **Geruchsrezeptoren** *Nervenzellen.* Die Geschmacksinformationen werden in spezifischen Regionen des Neokortex ausgewertet.
- die Informationen des olfaktorischen Systems werden sowohl im **limbischen System** wie parallel im **olfaktorischen Kortex** ausgewertet.

4.7 Übungsfragen

1. Unter welchen Bedingungen dürfte der Mechanismus, der die Wirkung lauter Schallgeräusche auf das Ohr senkt, in seiner schützenden Wirkung versagen?

2. Auf welche Weise wird der Schall in der Cochlea in eine Erregung transformiert?

3. Wie kommt es, daß die Erregung einer relativ kleinen Zahl von Haarzellen die Aktivierung eines ganzen Bandes von Zellen im auditorischen Kortex bewirkt?

4. Beschreiben Sie, warum die Haarzellen in den Ampullen de- und hyperpolarisiert werden, wenn der Kopf in bestimmter Weise bewegt wird.

5. Warum ist der Nystagmus, der nach einer Rotation auftritt, in seiner Richtung dem Nystagmus entgegengerichtet, der mit Beginn der Rotation erscheint?

6. Beschreiben Sie den Weg von der Lichtrezeption durch die Photorezeptoren bis zu den Ganglienzellen in der Netzhaut. Wie unterscheidet sich der on-Kanal vom off-Kanal?

7. Welche Ereignisse führen von der Photorezeptorenbleichung bis zur Änderung des Membranpotentials der Rezeptoren?

8. Welche Projektionsmuster vom C. gen. lat. sind verantwortlich für das Antwortmuster einer sogenannten einfachen Zelle? Einer komplexen Zelle?

9. Vergleichen Sie die entwicklungsgeschichtlichen Ursprünge sensorischer Zellen, die empfindlich sind auf die beiden chemischen Sinne Schmecken und Riechen. Beschreiben Sie die mehrdeutige Natur der Informationen, die durch eine einfache Rezeptorantwort auf Stimulation zur Verfügung gestellt wird. Wie bearbeitet das Gehirn diese Informationen?

10. Warum ist das Konzept primärer Geruchsreize für die Antworten des olfaktorischen Systems nicht anwendbar?

4.8 Klinische Physiologie

4.8.1 Farbempfindung ist genetisch determiniert

Die Fähigkeit zwischen feinen Abstufungen der Farben zu unterscheiden, ist das Ergebnis der Verarbeitung der Information von Rezeptoren mit unterschiedlicher Empfindlichkeit, die sich überlappen.

Z. B. entsteht die **Empfindung gelb**

- wenn die Netzhaut mit monochromatischem Licht von 580 nm gereizt wird, das *rote Zapfen* doppelt so stark erregt wie grüne oder
- wenn 2 Lichtstrahlen von 560 (gelb-grün) und 600 nm (orange) gemischt werden. Bei dieser Lichtmischung werden *rote und grüne Zapfen* im gleichen Verhältnis erregt wie beim gelben monochromatischem Licht.

So wird die relative Stärke der Antworten verschiedener Zapfentypen vom Gehirn für die Empfindung der Farbe verarbeitet.

Normalsichtige mit 3 Zapfenpigmenten werden als **Trichromaten** bezeichnet. Eine **Farbsehstörung** liegt bei Fehlen von einem oder mehreren Zapfenpigmenten vor. Ein Pigment kann vollständig fehlen oder reduziert sein. **Dichromaten haben nur 2 Zapfenpigmente. Das rote Pigment fehlt bei Protanopie**. Hier ist die Unterscheidung von rot und grün unmöglich, dunkelrot wird nicht wahrgenommen. Wenn das grüne Pigment fehlt **(Deuteranopie)**, ist es ebenfalls unmöglich rot und grün zu unterscheiden. Das Seh-

system reagiert jedoch auf grünes Licht, weil sich die Ansprechbarkeit des roten und blauen Pigments in diesem Bereich überlappen.
Tritanopen fehlt das blaue Pigment. Sie können blau und gelb nicht unterscheiden. **Monochromaten** fehlen alle Zapfenpigmente, sie sind deshalb farbenblind. Weil die Monochromaten das skotopische System sowohl für das Sehen in Hellem als auch bei schwacher Beleuchtung benutzen müssen, empfinden sie helles Licht als sehr unangenehm. Da die Stelle des schärfsten Sehens (Macula) ausschließlich aus Zapfen besteht, ist bei *Totalfarbenblinden* auch die *Sehschärfe auf 1/10* herabgesetzt; das exakte Fixieren ist nicht möglich. Deshalb besteht ein Augenzittern *(Pendelnystagmus).*
Achromatopsie bedeutet totale Farbblindheit (Abb. A)

Beim Menschen haben die meisten Farbsehstörungen – sie liegen im Rot-Grün-Bereich – einen *rezessiven x-chromosomalen Erbgang.* Das Gen ist an das x-Chromosom gebunden.

In Westeuropa zeigen ungefähr 8% aller Männer eine Farbsinnstörung, aber nur etwa 1% aller Frauen. Farbsehstörungen werden oft mit **Tafeln** diagnostiziert, auf denen Normalsichtige eine Nummer erkennen, während Farbfehlsichtige eine andere oder keine Nummer erkennen. Mit Hilfe des **Anomaloskopes,** eines Spektralfarben-Mischapparates, können Farbsehstörungen quantitativ beschrieben werden. Es wird oft zur Diagnosik von Farbsinnstörungen im Rot-Grün-Bereich verwendet, die am häufigsten vorkommen.
Farbsinnstörungen im peripheren Gesichtsfeld werden auch mit Hilfe der **Farbperimetrie** diagnostiziert (Abb. A).

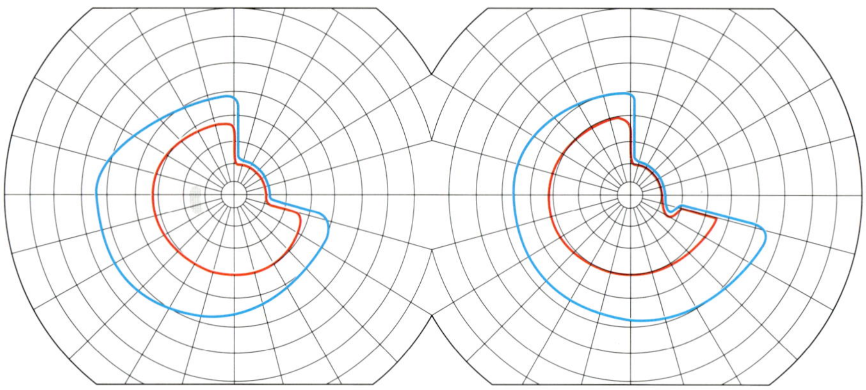

A

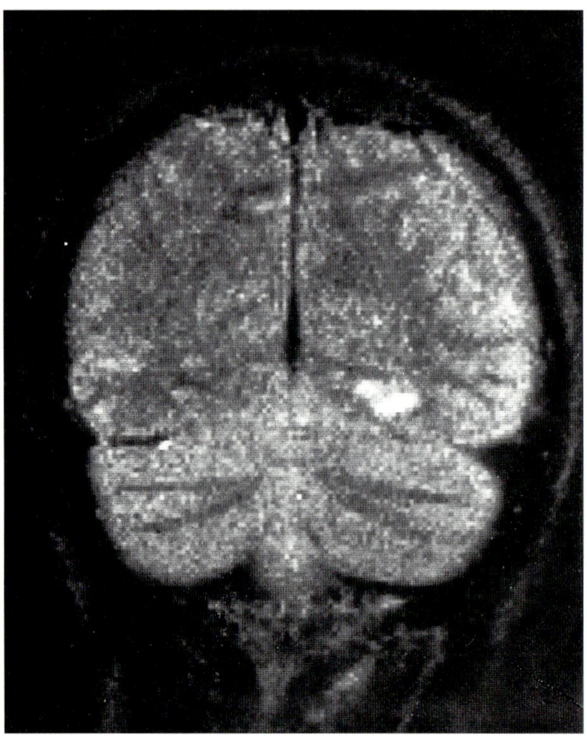

Abb. A. Ein 34jähriger Patient mit temporo-okzipitalem Hirninfarkt links zeigt eine Achromatopsie des rechten oberen Quadranten. **B.** Die Magnetresonanztomografie (MRT) lokalisiert die Läsion temporo-okzipital (links), wahrscheinlich im Gyrus occipito-temporalis medialis

4.8.2 Visuelle Reize – Voraussetzung für die Entwicklung des visuellen Systems

Die Reaktionsfähigkeit des ZNS wird während seiner Embryonalentwicklung durch Änderungen in der Umwelt leicht beeinflußt; diese Eigenschaft wird als **Plastizität** bezeichnet. Plastizität des visuellen Systems kann veranschaulicht werden, indem Versuchstieren durch Verdecken der Augen der normale visuelle Reiz entzogen wird. Experimente zeigen, daß die Embryonalentwicklung kritische Perioden durchläuft, in denen sogar kurzzeitiger Reizentzug tiefgreifende Auswirkungen auf das visuelle System hat. Im extremen Falle – ein Auge ist in der kritischen Periode verschlossen und überhaupt nicht belichtet –, ist das binokulare Sehen dauernd gestört.
Der visuelle Kortex enthält Mikrosäulenreihen, die von einem Auge dominiert werden. Diese alternieren mit Reihen, die das andere Auge dominiert.

Man kann dies durch Injektion von radioaktiv markierten Aminosäuren in ein Auge experimentell demonstrieren. Die Zellen der Retina geben die Aminosäuren an die nächsten Zellen in der Sehbahn weiter. Schließlich werden einige der markierten Moleküle vom visuellen Kortex aufgenommen.

Autoradiogramme des visuellen Kortex der Tiere, bei denen ein Auge keinen Lichtreiz erhielt, zeigen, daß sich jener Teil des visuellen Kortex ausdehnt, der vom belichteten Auge dominiert wird. Die Synapsen vom belichtetem Auge greifen in der Tat auf die kortikalen Neurone über, die normalerweise von dem anderen Auge dominiert worden wären.

In anderen Experimenten war die visuelle Reizung in der kritischen Periode auf Linien mit einer bestimmten Orientierung begrenzt, z.B. horizontale Linien. Die Verhaltensweisen des Tieres erschienen hier nach der kritischen Periode überwiegend normal. Genaue Verhaltensteste zeigen indes, daß das Tier blind für visuelle Reize aller Orientierungen außer in der horizontalen Ebene ist. Wird der visuelle Kortex solcher Tiere mit Mikroelektroden untersucht, sind alle Mikroorientierungssäulen nur auf horizontale Linien empfindlich. Es ist die Orientierung, der das Tier ausgesetzt war. Der Effekt ist durch Exposition in ein vielseitiges visuelles Umfeld nicht reversibel, wenn die kritische Periode vorbei ist.

Klinische Anwendung. Diese Experimente haben Bedeutung für die Humanmedizin. Beim Menschen kann die kritische Periode für die visuelle Entwicklung bis zum Alter von 6 Jahren andauern. Bei ophthalmologischen Behandlungen von Kindern, die visuelle Reizung einschränken – z.B. Operationen, die ein längerfristiges Verbinden des Auges nötig machen – müssen derartige physiologische Gesetze beachtet werden, um Entwicklungsschäden zu minimieren. Allgemeiner ausgedrückt: die Bedeutung der Umwelt mit einer Vielfalt an sensorischen Reizen ist für die geistige Entwicklung des Kindes essentiell.

5 Somatisches und autonomes effektorisches System

G. Asmussen

Dieses Kapitel informiert über:
- die **Innervation der Skelettmuskelfasern** durch somatische Motoneurone
- die **doppelte autonome Innervation** der viszeralen glatten Muskeln und Drüsen
- die **Transmitter** im autonomen Nervensystem
- die Verschaltung und funktionelle Rolle von **Streck-, Flexor-** und **Sehnenorganreflex** sowie die Rolle der **subkortikalen Strukturen** bei der Auslösung und Kontrolle von Bewegungen
- die proximalen und distalen **motorischen Kontrollsysteme**
- die pharmakologischen Unterschiede zwischen den **postsynaptischen Rezeptoren des autonomen Nervensystems**

5.1 Einführung

Einführung

Dieses Kapitel beschäftigt sich mit der Ausgangsseite des Nervensystems: den Bahnen, die die Effektoren des Körpers kontrollieren. Historisch wird die **effektorische Innervation** in ein *somatisches motorisches System*, das die Skelettmuskeln kontrolliert, und ein *autonomes* oder *vegetatives*, das die viszeralen Gewebe, wie Herz, Blutgefäße, exokrine Drüsen oder Magen-Darm-Trakt versorgt, unterteilt. Das somatische motorische System wird auch als willkürlich bezeichnet, weil es an willkürlich hervorgerufenen Tätigkeiten beteiligt ist; das autonome System wurde so benannt, weil viszerale Aktivitäten, wie Blutkreislauf, Speichelsekretion und Verdauung spontan geschehen.

efferente (motorische) Systeme:
- **somatomotorisches → Skelettmuskeln**
- **autonomes → innere Organe**

Die beiden effektorischen Systeme arbeiten nach dem *Prinzip der negativen Rückkopplung* (s. Kap. I/2.2.1). Mit geringen Einschränkungen sind die Prinzipien der Aktionspotentialfortleitung und der synaptischen Übertragung auf beide Systeme anwendbar. Sie unterscheiden sich hauptsächlich in der Anatomie ihrer peripheren Komponenten und in der Natur der Effektoren, die sie versorgen.

Kardinalfunktion ⇦

Hauptfunktion des
- *somatischen Nervensystems:* **befehlen**
- *autonomen Nervensystems:* **modifizieren**, **beeinflussen**.

Skelettmuskeln kontrahieren sich nur, wenn sie durch das Nervensystem oder durch künstliche Reize erregt werden. Viele der vom autonomen System versorgten Effektoren, wie Herz oder Darm, sind dagegen auch in Abwesenheit eines nervösen Einflusses tätig, und diese Spontanaktivität kann durch das autonome Nervensystem verstärkt oder vermindert werden.

"willkürlich – autonom"

Die Unterscheidung zwischen *willkürlicher* und *unwillkürlicher Aktivität* trägt nur wenig zum Verstehen der beiden Systeme bei; z.B. obwohl die somatischen motorischen Neurone auf willkürliche Kommandos, die von der Hirnrinde ausgehen, antworten, so reagieren sie doch auch kontinuierlich auf Signale von Muskelrezeptoren, die normalerweise nicht bewußt empfunden werden. Auf der anderen Seite kann die autonome Regulation von Funktionen, die wie die Herzfrequenz üblicherweise nicht bewußt geregelt werden, unter willkürliche Kontrolle gebracht werden, wenn eine geeignete Rückkopplung besteht.

Periphere effektorische Bahnen

Motorische Einheit

5.2 Effektorische Bahnen des peripheren Nervensystems

5.2.1 Motorische Einheiten

- **Definition** ⇨

Jede Skelettmuskelfaser wird nur von einem Motoneuron innerviert. Andererseits kontrolliert ein Motoneuron mehr als eine Muskelfaser. Die Gruppe von Muskelfasern, die von allen Aufzweigungen des Axons eines Motoneurons innerviert werden, heißt **motorische Einheit** (Abb. 2-112 A, 2–113).

- **kleinstes funktionelles Element**
- Größe funktionsabhängig

Beispiele:
- Augenmuskeln: 1:20
- Rückenmuskeln: 1:1000

Immer, wenn das Motoneuron ein Aktionspotential generiert, kontrahieren sich alle Muskelfasern der Einheit gemeinsam. Demnach ist die motorische Einheit und nicht die einzelne Muskelfaser das *kleinste funktionelle Element* des Skelettmuskels.
Die motorischen Einheiten sind in ihrer Größe unterschiedlich. Ihre mittlere Faserzahl schwankt von einem Muskel zum anderen. Muskeln, die fein abgestufte Bewegungen durchführen, wie die der Finger oder Augen, haben motorische Einheiten, die aus 20–200 Muskelfasern bestehen. Andererseits können Muskeln, die kraftvolle, schnelle Bewegungen ausführen, motorische Einheiten, die aus 500–1500 Fasern bestehen, enthalten. Die Fasern einer motorischen Einheit müssen nicht einander benachbart liegen, sondern können über die Querschnittsfläche des Muskels verstreut sein (Abb. 2-112 A).

Muskelkraftkontrolle

5.2.2 Kontrolle der Muskelkraft

abhängig von:
- **Rekrutierung**
- **Erregungsfrequenz**

Die Kontraktionskraft eines Muskels hängt von 2 Faktoren ab:
- *Anzahl* und *Größe* der durch erregende synaptische Einflüsse aktivierten oder *rekrutierten motorischen Einheiten*
- *Frequenz der Aktionspotentiale,* die jede motorische Einheit über ihre Nervenfaser erhält.

Nicht alle motorischen Einheiten sind gleichzeitig aktiv, und die Gesamtspannung eines Muskels entspricht der Summe aller seiner momentan aktiven motorischen Einheiten

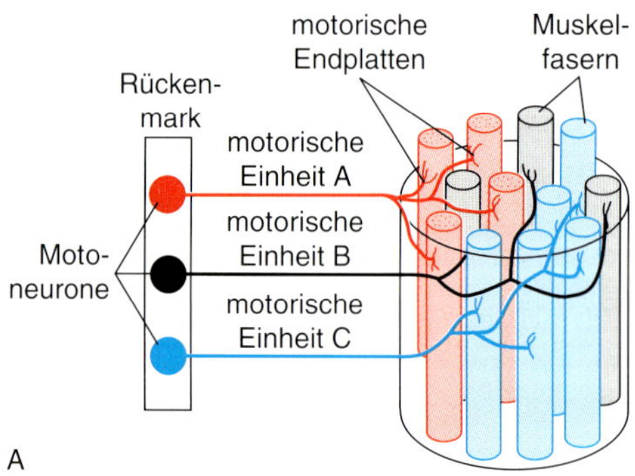

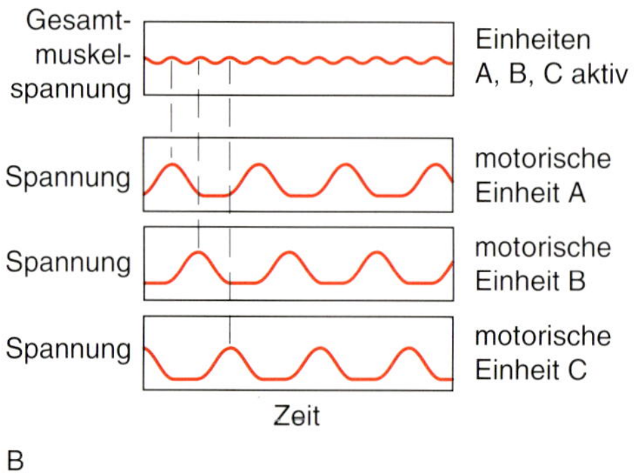

Abb. 2-112: Organisation und Arbeitsweise *motorischer Einheiten.* **A.** *Schematische Darstellung* von 3 verschiedenen motorischen Einheiten in einem Muskel, die jeweils 3–5 Muskelfasern enthalten. **B.** Die *Gesamtspannung* eines Muskels ist die Summe der Einzelspannungen aller aktiven motorischen Einheiten

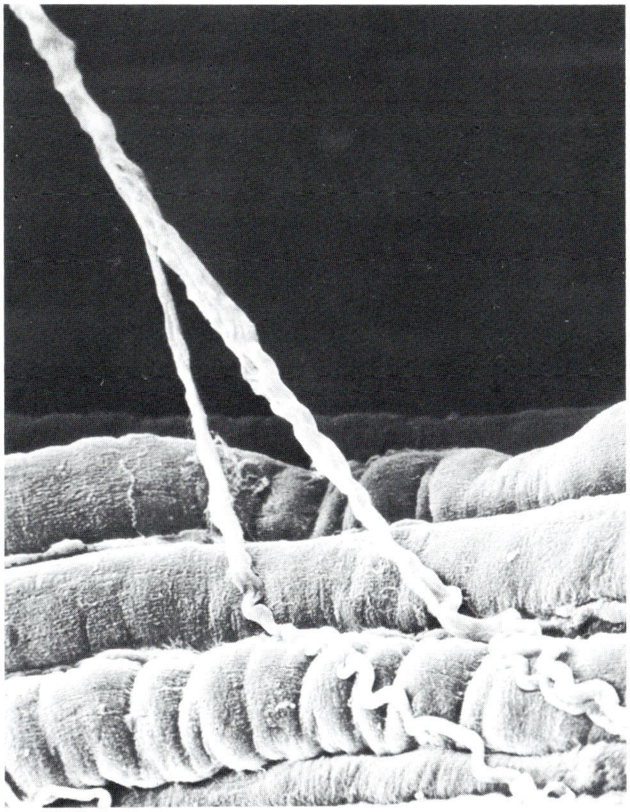

Abb. 2-113: *Rasterelektronenmikroskopische* Aufnahmen einer Nervenfaser, die Skelettmuskelfasern innerviert

(Abb. 2-112 B). An einem Motoneuron gibt es eine ausgeprägte Konvergenz; jedes Motoneuron kann etwa 15000 synaptische Eingänge empfangen. Die meisten dieser Einflüsse kommen von spinalen Interneuronen. Ein Teil kommt auch direkt von Muskelrezeptoren oder supraspinalen motorischen Zentren. Die Integration all dieser Einflüsse jedes Motoneurons ist es, die über den Aktivierungszustand der einzelnen Muskeleinheiten zu jedem Zeitpunkt entscheidet. Deshalb nennt man die Verbindung Motoneuron – Muskelfasern die **letzte gemeinsame Endstrecke** des motorischen Systems.

synaptische Konvergenz auf Motoneuron

gemeinsame Endstrecke

5.2.3 Innervation des Skelettmuskels

Skelettmuskelinnervation

Lokalisation der Motoneurone

Die Zellkörper der somatischen Motoneurone, die die Skelettmuskeln kontrollieren, sind lokalisiert
- im *Vorderhorn* der Rückenmarkssegmente (Abb. 2-114)
- in den motorischen *Hirnnervenkernen*.

Im Rückenmark werden die Motoneurone, die einen Muskel oder eine Muskelgruppe innervieren, gewöhnlich in 2–4 benachbarten Segmenten gefunden. Die Axone der Motoneurone verlassen das Rückenmark durch die Vorderwurzel und verlaufen in den Spinalnerven zu den Muskeln des jeweiligen Körpersegments oder **Myotoms.** Die Myotome sind den *Dermatomen* des somatosensorischen Systems vergleichbar. Es gibt außerdem eine anatomische und funktionelle Beziehung zwischen dem Dermat und dem Myotom, die durch den selben Nerven versorgt werden (s. Abb. 2-66).

Myotom: Mm. des Körpersegments

5.2.4 Bahnen zu viszeralen Effektoren

Bahnen viszeraler Rezeptoren

Organisation

Die autonomen Bahnen zu den Eingeweiden bestehen aus *2 Neuronen:*
- **präganglionäre Neurone** liegen im ZNS und senden ihre Axone zu
- **postganglionären Neuronen**, deren Zellkörper in Ganglien lokalisiert sind.

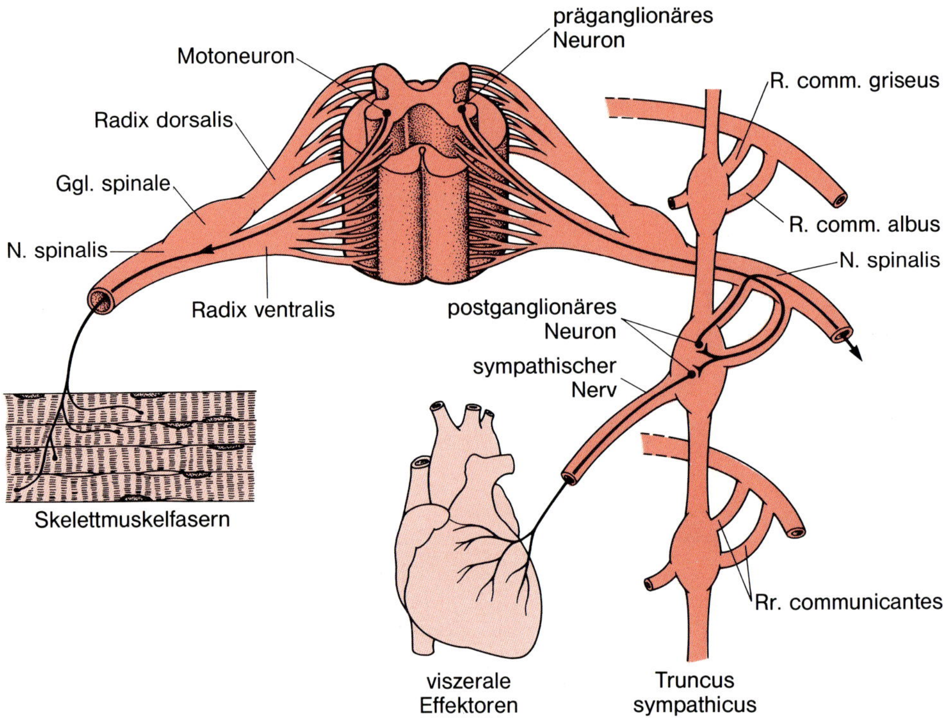

Abb. 2-114: Periphere efferente *somatische* (links) und *sympathische* (rechts) *Innervation.* Der Übersichtlichkeit wegen sind die beiden Innervationstypen jeweils nur auf einer Seite des Rükkenmarks gezeichnet, obwohl sie natürlich auf beiden Seiten vorkommen

Sympathikus
- **Seitenhorn** d. Med. spinalis

Die präganglionären Neurone des **Sympathikus** liegen in der intermediären, lateralen grauen Substanz *(Seitenhorn)* des thorakalen und lumbalen Rückenmarks, und sind mikroskopisch von somatischen Motoneuronen nicht zu unterscheiden.

- **Grenzstrang**
- **R. comm. albus**

Die paravertebralen sympathischen Ganglien bilden beiderseits des Rückenmarks eine Kette, den **Grenzstrang des Sympathikus.** Die präganglionären Fasern des Sympathikus treten aus dem Vorderhorn aus, über **Rr. communicantes albi** (durchgezogene Linien in Abb. 2-115) in das jeweilige sympathische Ganglion ein und enden hier synaptisch an postganglionären Zellen. Die Axone der meisten postganglionären Neurone treten in die sympathischen Nerven, die zu den inneren Organen ziehen (unterbrochene Linie in Abb. 2-115), ein. Die Axone

- **R. comm. griseus**

einiger sympathischer postganglionärer Neurone ziehen durch **Rr. communicantes grisei** zu den Spinalnerven (Abb. 2-114), mischen sich mit den Axonen der somatischen Nerven und versorgen Effektoren in der Peripherie, z. B. Blutgefäße von Skelettmuskeln. Es gibt auch präganglionäre Fasern, die nicht im Grenzstrang, sondern erst in Ganglien näher bei den Effektoren (z. B. G. coeliacum in Abb. 2-115) enden und umschalten.

Nebennierenmark

- **chromaffine Zellen**

Das **Nebennierenmark** entsteht während der Embryogenese aus einem sympathischen Ganglion und wird direkt von präganglionären Fasern innerviert. Es stellt ein neurosekretorisches Organ dar, weil die postganglionären **chromaffinen Zellen** modifizierte, axonlose Neurone sind, die ihre Transmitter direkt ins Blut freisetzen.

Parasympathikus
Unterschiede zum Sympathikus
⇨

Die präsynaptischen Neurone des **Parasympathikus** sind in den *Kernen einiger Hirnnerven* und den *sakralen Segmenten* des Rückenmarks lokalisiert (Abb. 2-115). Ein wichtiger Unterschied zum Sympathikus ist die Lokalisation der Ganglien:
- präganglionäre Fasern des Parasympathikus sind *lang* (durchgezogene rote Linien in Abb. 2-115) und enden in *Ganglien in oder auf den Organen*, die sie versorgen. *Ausnahmen* sind jene, die die inneren Augenmuskeln, die Tränen- und die Speicheldrüsen versorgen.
- Ganglien des Sympathikus *liegen nahe dem Rückenmark* oder *im Bauchraum*, immer aber weit von den versorgten Organen entfernt.

Abb. 2-116 und Tab. 2-8 fassen Gemeinsamkeiten und Unterschiede zwischen dem somatischen und den beiden Teilen des autonomen Nervensystems zusammen.

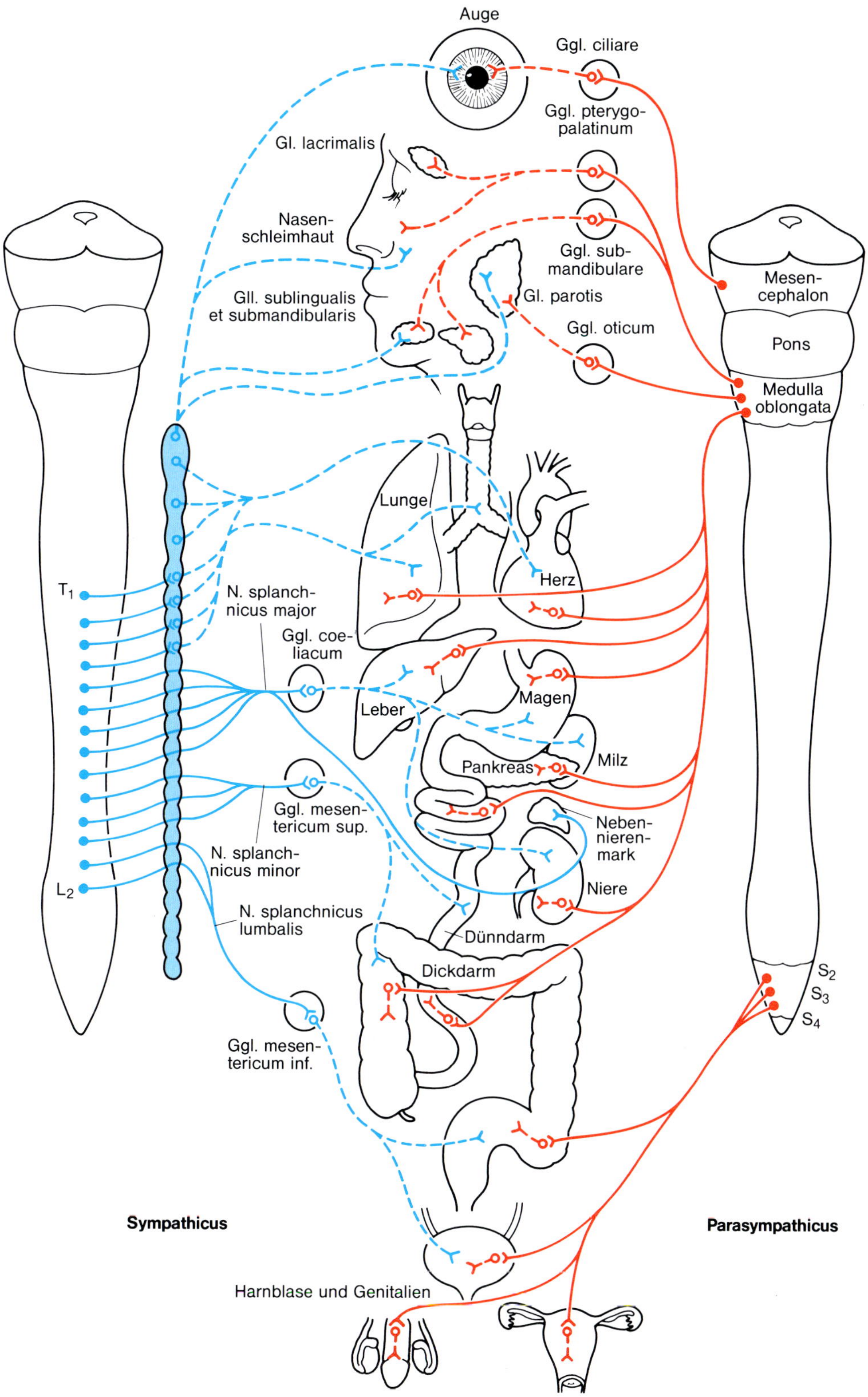

Abb. 2-115: Hauptzielorgane des vegetativen Nervensystems. Rechts: *Parasympathikus* (rot). Links: *Sympathikus* (blau). Durchzogene Linien sind präganglionäre, unterbrochene Linien postganglionäre Verbindungen

Doppelte Innervation viszeraler Effektoren

5.2.5 Doppelte Innervation viszeraler Effektoren

- **Spontanaktivität** durch autonome Innervation moduliert
- **doppelte Innervation**: Erregung, Hemmung
- **Synapsenmorphologie**:
  - Varikositäten
  - keine subsynaptische Membran

Autonom versorgte Effektoren sind sowohl parasympathisch als auch sympathisch innerviert (Abb. 2-115). Anders als das somatische Nervensystem, das seine Effektoren nur erregen kann, überträgt das autonome System generell entweder Erregungen oder Hemmungen. Viszerale Effektoren besitzen gewöhnlich eine gewisse Spontanaktivität, die durch autonome Einflüsse entweder erhöht oder vermindert wird. Organe, die eine **doppelte Innervation** empfangen, werden durch den einen Teil erregt und durch den anderen gehemmt; welcher Teil erregend und welcher hemmend ist, wechselt von einem Organsystem zum anderen.
Die **Morphologie der Synapsen** (s. Kap. II/2.5), ist im somatischen und autonomen System unterschiedlich. Somatische Neurone haben ausgeprägte *Endplatten* auf den Muskelfasern ihrer motorischen Einheiten (s. Abb. 2-42). Die Rezeptoren für ihren Transmitter Azetylcholin sind auf die subsynaptische Membran in unmittelbarer Nachbarschaft der Nervenendigungen beschränkt. *Autonome Synapsen* sind weniger gut strukturiert, können Auftreibungen im Axon **(Varikositäten)** besitzen, die den Transmitter weit verbreiten, und ein größeres Übertragungsverhältnis als 1:1 mit der Effektorzelle aufweisen. Es gibt dann keine umschrie-

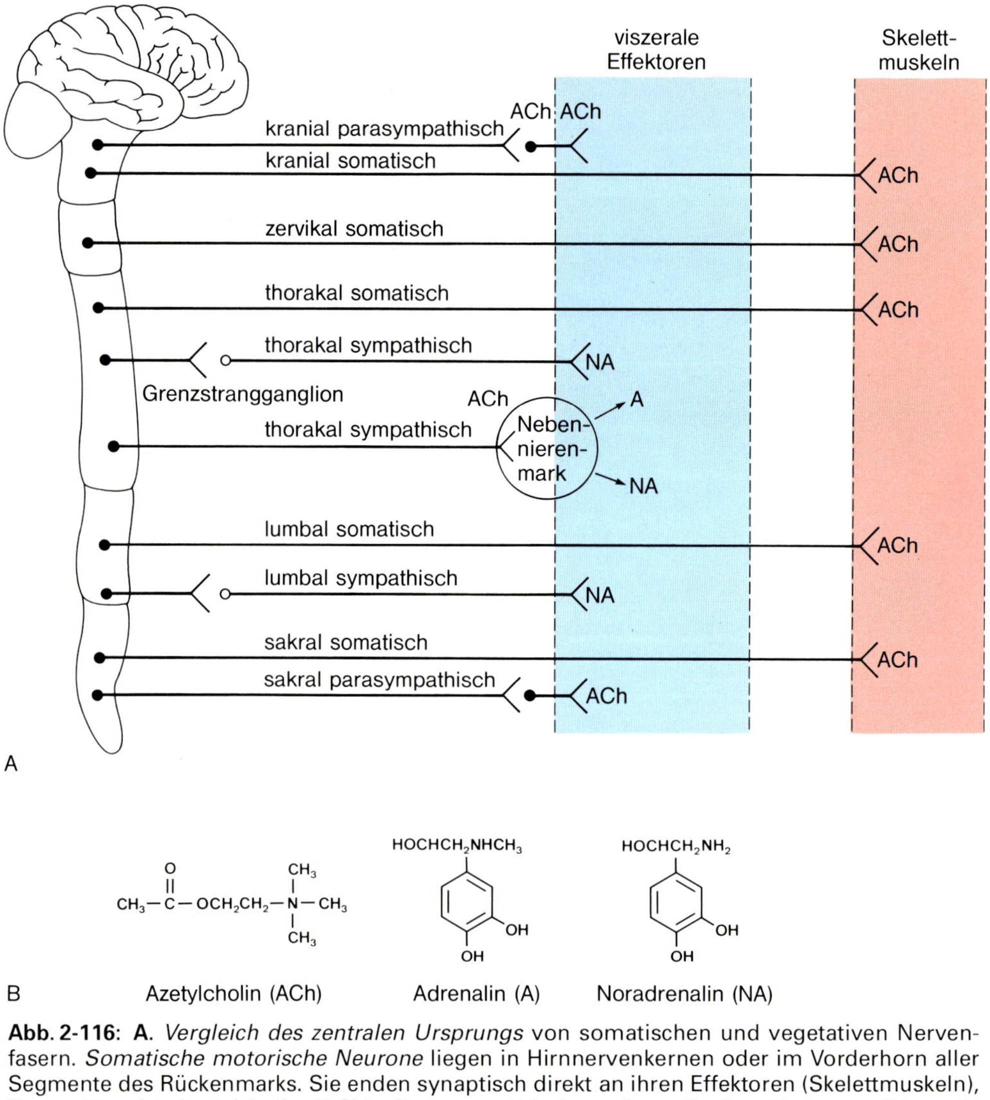

Abb. 2-116: A. *Vergleich des zentralen Ursprungs* von somatischen und vegetativen Nervenfasern. *Somatische motorische Neurone* liegen in Hirnnervenkernen oder im Vorderhorn aller Segmente des Rückenmarks. Sie enden synaptisch direkt an ihren Effektoren (Skelettmuskeln), Transmitter ist Azetylcholin (ACh). *Parasympathische präganglionäre Neurone* gibt es in Hirnnervenkernen und im Sakralmark; ACh ist der Transmitter sowohl der prä- als auch der postganglionären Synapse. *Sympathische präganglionäre Neurone* liegen im Seitenhorn der thorakalen und lumbalen Segmente des Rückenmarks; ACh ist der Transmitter in den Grenzstrangganglien, der postganglionäre Transmitter ist Noradrenalin (Ausnahmen s. Text). **B.** Die *chemische Struktur* von Azetylcholin, Adrenalin und Noradrenalin

Tab. 2-8: Vergleich des somatischen und autonomen effektorischen Systems

Charakteristika	somatisch	**autonom**
Effektoren	Skelettmuskelfasern	Herzmuskelzellen glatte Muskelzellen exokrine Drüsen
Wirkung der Nerven	Erregung	Erregung oder Hemmung
Innervation der Effektorzelle	einzeln	doppelt
Zahl der Neurone auf dem Weg zum Effektor	1	2
periphere Ganglien	nein	ja
Transmitter	Azetylcholin	Azetylcholin Katecholamine
Rezeptor	cholinerg nikotinerg	1. *cholinerg* nikotinerg (Ganglien) muskarinerg (Effektoren) 2. *adrenerg* α- oder β-Typ (je nach Effektor)

bene subsynaptische Membran und die Effektorzellen besitzen Rezeptoren entlang ihrer gesamten Oberfläche.

5.2.6 Azetylcholin (ACh) und Noradrenalin (NA) als Transmitter effektorischer Bahnen

Transmitter effektorischer Bahnen: ACh, NA

ACh ist Transmitter
- an der Synapse zwischen den *Motoneuronen und den Skelettmuskelfasern*
- zwischen den *prä- und postganglionären Zellen* beider Zweige des autonomen Nervensystems (Abb. 2-116).

- **ACh:**
  - somatische Axone
  - präganglionäre Axone (alle)

So ist es die *Regel für alle effektorischen Bahnen*, daß die erste Synapse in der Peripherie, zugleich die einzige Synapse des somatischen Systems, cholinerg ist.

  - postganglionäre parasympathische Axone

Die postganglionären Transmitter für die beiden autonomen Zweige sind unterschiedlich:

- **NA:**
  - postganglionäre sympathische Axone

An den postganglionären Axonen des *Parasympathikus* wird ACh und an den meisten postganglionären Synapsen des *Sympathikus* **NA** freigesetzt (Abb. 2-116).

Die Entdeckung, daß zusammen mit ACh oder NA **Peptide als Neuromodulatoren** (s. Kap. II/2.6.5), freigesetzt werden, hat das Verständnis der integrativen Funktionen autonomer peripherer Synapsen stark erweitert.

- **Neuromodulatoren**

Z. B. wird innerhalb des Sympathikus *Enkephalin* oft in den präganglionären, *Somatostatin* dagegen oft in den postganglionären Neuronen beobachtet.

  - Enkephalin
  - Somatostatin

Man nimmt auch an, daß Peptide als Neuromodulatoren von besonderer Bedeutung für den Parasympathikus des Magen-Darm-Traktes sind.

Ausnahmen: 1. Die chromaffinen *Zellen des Nebennierenmarks* sind eine Ausnahme der Regel von den postganglionären Transmittern, weil diese Zellen hauptsächlich Adrenalin zusammen mit einer kleinen Menge NA freisetzen; beides sind **Katecholamine** (chemische Unterschiede Abb. 2-116 B). Adrenalin und NA werden als Neurohormone und Neurotransmitter angesehen. 2. Eine weitere Ausnahme davon, daß postganglionäre sympathische Fasern Noradrenalin freisetzen, sind **sympathische cholinerge Fasern.** Diese postganglionären Fasern versorgen die *Schweißdrüsen*, sie sind für das zunehmende Schwitzen bei Arbeit und emotionalem Streß verantwortlich, und die Blutgefäße von Skelettmuskeln, die durch ACh erweitert werden.

Ausnahmen f. postganglionäre TM
1. **Nebennierenmark:** Katecholamine: Adrenalin, NA
2. **Schweißdrüsen:** sympathische cholinerge Fasern

Somatische Motoneurone ähneln autonomen präganglionären Neuronen darin, daß beide der gleichen embryonalen Region entstammen und beide ACh freisetzen. Die Skelettmuskelfasern dagegen, obwohl von ihrem embryonalen Ursprung her unterschiedlich, entsprechen funktionell den autonomen postganglionären Neuronen darin, daß beide von zentralen Neuronen kontrolliert werden und bei beiden ACh der Transmitter ist.

Fragen

Wiederholungsfragen:
1. Beschreiben Sie den Informationsweg vom ZNS zu den Effektoren des autonomen Nervensystems. Wie unterscheidet er sich von dem des somatischen Nervensystems?
2. Was bezeichnet man innerhalb des somatischen Nervensystems als motorische Einheit? Warum sind die Bezeichnungen „willkürliches" und „autonomes" Nervensystem mißverständlich?
3. Welche Regel beschreibt die Lokalisation von Synapsen, an denen ACh der Transmitter ist? Welche Informationswege folgen dieser Regel nicht?

Somatische Rückenmarksmotorik
Rekrutierung motorischer Einheiten

5.3 Somatisch-motorische Kontrolle im Rückenmark

5.3.1 Größenprinzip der Rekrutierung motorischer Einheiten

- **Rekrutierungsreihenfolge** nach dem **Größenprinzip**

Eine Möglichkeit, durch die die Gesamtkraft eines Skelettmuskels reguliert werden kann, ist die selektive Aktivierung seiner motorischen Einheiten. Die Einheiten, die auf dem niedrigsten Tätigkeitsniveau aktiviert werden, sind die mit der kleinsten Muskelfaserzahl. Die Zunahme der Gesamtkraft, die ein Muskel entwickelt, ist demnach zunächst relativ gering. Wenn größere Kräfte erforderlich sind, werden zunehmend größere motorische Einheiten rekrutiert, und die Kraftzunahme steigt. Die Rekrutierung der motorischen Einheiten in der Reihenfolge ihrer Größe führt zu einem glatten Kraftanstieg.

- **Ursache** ⇨

Die **Grundlage für das Größenprinzip** der Rekrutierung ist die *unterschiedliche Zellgröße spinaler Motoneurone.* Kleine motorische Einheiten werden von kleinen, größere Einheiten von größeren Motoneuronen versorgt. Synaptische Erregungen können kleine Neurone leichter bis zur Schwelle depolarisieren als große.

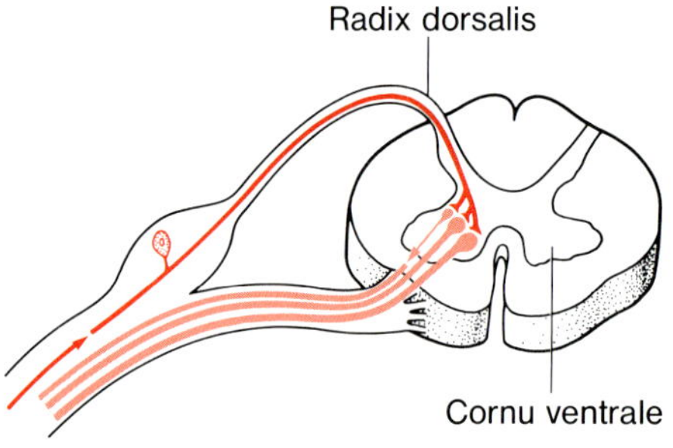

Abb. 2-117: Das *Größenprinzip der Rekrutierung motorischer Neurone:* Bei einem gegebenen Niveau synaptischer Erregung werden kleine Motoneurone leichter rekrutiert als große. In dieser vereinfachten Darstellung sind die synaptischen Eingänge durch eine Synapse symbolisiert, die entsprechende Membranabschnitte auf den 3 Motoneuronen depolarisiert; im kleinsten Motoneuron wird dabei die Schwelle erreicht

Dies ist besonders durch die größere Oberfläche der Integrationsregion größerer Zellen bedingt; ein bestimmtes Ausmaß an Depolarisation durch ein synaptisches Ereignis wird bei der Depolarisation der Axonhügelregion eines kleinen Neurons effektiver sein, als bei der eines großen (Abb. 2-117). Eine Rekrutierung entsprechend der Größe wird sowohl bei reflektorischen als auch bei willkürlichen Kontraktionen von Muskeln beobachtet. Ausnahmen von dieser Regel gibt es bei erlernten motorischen Mustern, wobei auch größere motorische Einheiten frühzeitig rekrutiert werden können und eine gesteigerte Verkürzungsgeschwindigkeit folgt.

- **asynchrone Aktivierung**: Schützt vor Ermüdung

Wenn ein Muskel tätig ist, werden die motorischen Einheiten asynchron rekrutiert, so daß sie nicht kontinuierlich aktiv sind, sondern vielmehr in Zyklen wiederholt an- und abgeschaltet werden. In jedem Moment der Kontraktion kann so eine bestimmte Zahl von Muskelfasern aktiv sein, wobei die Zusammensetzung dieser Population wechselt. Dieses ständige Wechseln der aktiven Fasern hilft, die einzelnen motorischen Einheiten vor Ermüdung zu schützen.

5.3.2 Rückenmarksreflexe und stabile Körperhaltung

Spinale Reflexe sind negative Rückkopplungssysteme (s. Kap. I/2). Das augenfälligste Beispiel ist der *Patellarsehnenreflex (PSR);* er wird auch als **Streck-, Dehnungs-** oder **Eigenreflex** bezeichnet. Wenn man mit dem Reflexhammer auf die Patellarsehne schlägt, wird der M. quadriceps femoris momentan gedehnt, wobei Rezeptoren, die **Muskelspindeln,** s.u., im Muskel aktiviert werden. Die Reflexantwort ist eine rasche Kontraktion des gedehnten Muskels (Abb. 2-118 A). Der Streckreflex ist eine Rückkopplung, die die Muskellänge aufrecht erhält und einer passiven Längenzunahme entgegenwirkt.
Muskeln, die an einem Gelenk in einer Richtung zusammenarbeiten, werden **Synergisten** genannt; entgegengesetzt wirkende sind **Antagonisten.** Muskeln, die den Winkel eines Gelenks vermindern, bezeichnet man als **Flexoren,** ihre Antagonisten als **Extensoren.** Beim Streckreflex wird, während sich der Extensor kontrahiert, sein antagonistischer Flexor gehemmt (Abb. 2-118 B). Dies resultiert aus der reziproken Innervation, die spinale Neurone antagonistischer Muskeln hemmt.

Rückenmarksreflexe und Körperhaltung
- **PSR**: Streck-, Dehnungs- oder Eigenreflex
- Rückkopplung zur Konstanz der Muskellänge
- Synergist
- Antagonist
- Flexor
- Extensor

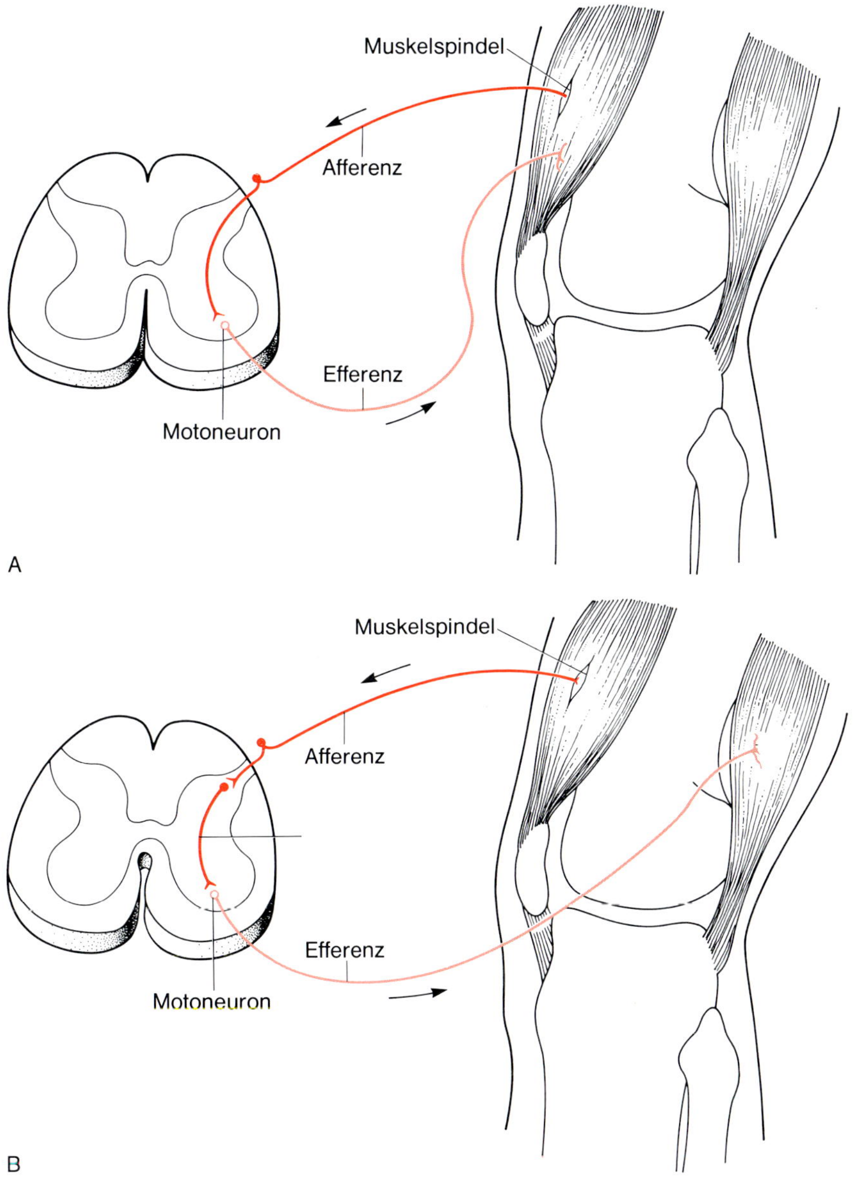

Abb. 2-118: Eigenreflex am Beispiel des *Patellarsehnenreflexes* (PSR). **A.** Der *Streckreflex* läuft von den Muskelspindeln, den Dehnungsrezeptoren des gedehnten Muskels, direkt zu den Motoneuronen, die den gleichen Muskel erregen. **B.** *Reziproke Hemmung:* Die Erregung der Muskelspindeln im Extensor führt über hemmende Interneurone zu einer verminderten Aktivität der Motoneurone des Antagonisten

reziproke Innervation: Vorteile

⟹

Die **reziproke Hemmung** ist eine weit verbreitete neuronale Schaltung und hier aus 2 Gründen *vorteilhaft*:
• Energie würde verschwendet, wenn ein Muskel die Kraft seines Antagonisten zu überwinden hätte
• die Bewegungen sind glatter, wenn zwei entgegengesetzte Muskeln einander nicht stören.

3 Beispiele sollen die *Wichtigkeit des Dehnungsreflexes für Extensoren und Flexoren erläutern.*

Beispiel 1:
• Antischwerkraftwirkung
• Muskeltonus

• *Beispiel 1:* Die am PSR beteiligten Muskeln strecken den Unterschenkel. Bei einer stehenden Person versucht die Schwerkraft ständig, das Kniegelenk zu beugen und die Extensoren des Oberschenkels zu dehnen. Die Dehnung durch die Schwerkraft aktiviert den Streckreflex und verhindert so das Einknicken im Kniegelenk, in dem eine ausreichende ständige Kontraktion der Extensoren aufrecht erhalten wird. Dieser dauernde niedrige Grad von Spannung in den Skelettmuskeln wird **Muskeltonus** genannt.

Beispiel 2:
• Störungskompensation

• *Beispiel 2* erläutert die Möglichkeit des *Streckreflexes, die Muskelkraft zu steigern,* um eine unerwartete Last, die einen aktiven Muskel zu verlängern trachtet, zu kompensieren. Angenommen, eine Anzahl von Personen heben zusammen ein schweres Gewicht, und eine von diesen bricht plötzlich zusammen; die anderen bekommen nun eine zusätzliche Last zu spüren, die ihre Flexoren dehnt. Diese Dehnung ruft ein Rückkopplungssignal der Muskelrezeptoren hervor, das das Aktivitätsniveau der bisher tätigen motorischen Einheiten erhöht und zusätzliche, größere, bisher inaktive motorische Einheiten rekrutiert.

Beispiel 3:
• Muskelverkürzung reduziert

• *Beispiel 3* betrifft die *abrupte Entlastung eines aktiven Muskels,* z.B. wenn das Seil beim Tauziehen reißt, als Gegenteil des vorigen Beispiels. Die gedehnten Muskeln können sich nun verkürzen, weil die Kraft, die ihrer Kontraktion entgegenstand, weggefallen ist. Wenn der gestreckte Muskel sich plötzlich verkürzt, vermindert sich die Rückkopplungsaktivität im Streckreflex und begrenzt den erregenden Antrieb auf die Motoneurone. So reduziert der spinale Reflex, der schneller als die willkürliche Einstellung der Muskelaktivität wirkt, das Ausmaß der Muskelverkürzung.

Muskelspindel

5.3.3 Muskelspindel

Struktur

5.3.3.1 Struktur

• **Bündel intrafusaler Muskelfasern**
motorische Innervation:
• **extrafusale Faser: α-Motoneuron**
• **intrafusale Faser: γ-Motoneuron**

intrafusale Fasern sind:
• Kernsackfaser oder
• Kernkettenfaser

Verteilt innerhalb eines Muskels gibt es Dehnungsrezeptoren, **Muskelspindeln,** die das ZNS über die Muskellänge informieren (Abb. 2-119, Tab. 2-9). Eine Muskelspindel besteht aus einem kleinen Bündel bindegewebig eingeschlossener, modifizierter Muskelfasern, den **intrafusalen Fasern,** an denen sensorische Nerven enden. Die Muskelfasern, die den weitaus größeren Teil der Muskelmasse ausmachen und für die Kraftentwicklung verantwortlich sind, nennt man **extrafusale Muskelfasern.** Intrafusale Fasern sind dünner und kürzer und zu schwach, um genug Kraft zu entwickeln, die Körperteile zu bewegen; ihre Kontraktionen regulieren die Empfindlichkeit des Rezeptors. Extrafusale Fasern werden von α-Motoneuronen, intrafusale von γ-Motoneuronen innerviert.
Entsprechend der Anordnung der Zellkerne gibt es 2 Typen intrafusaler Fasern (Abb. 2-119, Tab. 2-9):
• dicke **Kernsackfasern** mit einer zentralen Auftreibung
• dünne halb so große **Kernkettenfasern,** die über ihre Länge den gleichen Durchmesser haben.

sensorische Innervation: Ia, II

⟹

Die **Zentralregionen beider Fasertypen** enthalten keine Myofibrillen und sind die dehnbarsten Teile der Fasern, so daß eine Dehnung des Rezeptors die Zentralregion der Fasern bevorzugt trifft. Diese Region ist umhüllt von Endigungen afferenter Nervenfasern der **Gruppe Ia**, *den anulospiraligen Endigungen* (s. Kap. II/3.4: sensorische Nervenfaserklassen). Lateral davon besitzen die Kernkettenfasern Endigungen von afferenten Nervenfasern der **Gruppe II**, die *Doldenblüten- oder flower spray-Endigung*. Auf den Kernsackfasern gibt es keine Endigungen der Gruppe II.

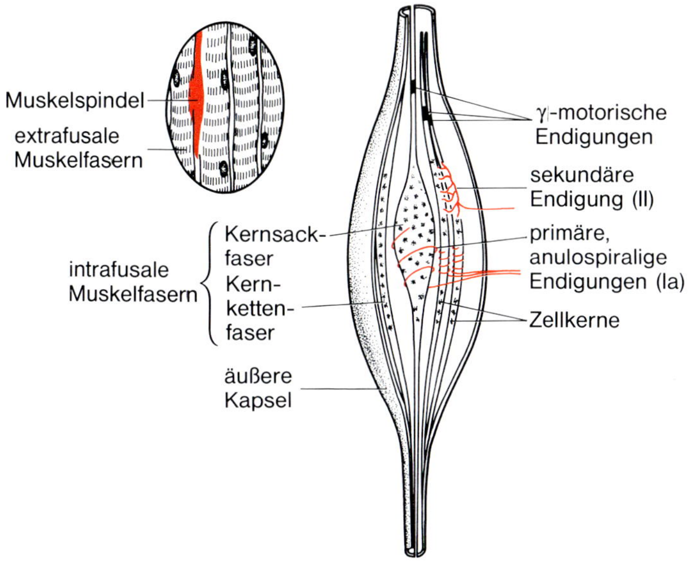

Abb. 2-119: *Muskelspindel,* schematisch: Eine Muskelspindel ist parallel zu den extrafusalen Muskelfasern angeordnet; sie enthält 2 Typen von 5–10 intrafusalen Muskelfasern: *Kernsackfasern* mit einer sensorischen, anulospiraligen Endigung (Typ Ia) und *Kernkettenfasern* mit sensorischen Endigungen der Typen Ia und II. Neben den sensorischen Endigungen in der Äquatorregion, findet man in den Polregionen der intrafusalen Fasern eine efferente γ-Innervation

Tab. 2-9: Muskeln und ihre Rezeptoren

Komponenten	Innervation	**Funktion**
extrafusale Fasern	α-Motoneurone	Entwicklung von Kraft, Muskelverkürzung
intrafusale Kernsackfasern	Ia-Afferenz γ-Motoneurone	phasischer Dehnungsrezeptor Regulation der Afferenzempfindlichkeit
intrafusale Kernkettenfasern	Ia-Afferenz II-Afferenz γ-Motoneurone	phasischer Dehnungsrezeptor tonischer Dehnungsrezeptor Regulation der Afferenzempfindlichkeit
Sehnenspindel	Ib-Afferenz	Spannungsrezeptor

5.3.3.2 Meßfühler der Muskellänge

Muskelspindel, -länge

Wenn ein Muskel gedehnt wird, enthält die Antwort seiner Spindeln eine *phasische Komponente,* deren Aktionspotentialfrequenz ein Maß für die Geschwindigkeit der Längenänderung ist, und einen *tonischen Anteil,* dessen Entladungsfrequenz ein Maß für die jeweilige Muskellänge ist.

Muskeldehnung hat:
- phasische und
- tonische Antwort

Kernsackfasern sind besonders für *Längenänderungen* empfindlich, *Kernkettenfasern* messen vornehmlich die *Länge.* Da beide Fasertypen Endigungen der Gruppe **Ia** haben, enthält die Antwort eine **phasische und eine tonische Komponente**. Endigungen der Gruppe **II** haben aber nur die Kernkettenfasern, so daß deren Aktivität nur Informationen über die Muskellänge liefert (Tab. 2-9).

Information zur Muskellänge ⇦

Die Dichte und die Antwortcharakteristik der Spindeln, die ein Muskel enthält, entsprechen seiner Funktion. Muskeln, die feine, genau kontrollierte Bewegungen ausführen, z. B. Fingermuskeln, sind reich an Muskelspindeln mit Kernsack- und Kernkettenfasern. Muskeln, die grobe Bewegungen ausführen und große Körperteile bewegen, enthalten relativ weniger Spindeln mit mehr Kernkettenfasern.

Muskelspindelzahl ist funktionsabhängig

Funktion der Ia-Afferenz:
→ höhere Zentren
→ Interneurone
→ α-Motoneurone

- **Latenz:** kurz, konstant
- **monosynaptischer Reflex**

Die **afferenten Nervenfasern der Gruppe Ia** verzweigen sich im Rückenmark, steigen zu *höheren Zentren* auf bzw. enden an Interneuronen oder α-Motoneuronen. Die Äste, die direkt an den α-Motoneuronen enden, sind für die Reflexkontraktion gedehnter Muskeln verantwortlich. Die Wirkung der Spindelafferenz auf diese α-Motoneurone ist erregend. Die Wirksamkeit der Synapsen muß hoch sein, weil Impulse, die von einer Dehnung des Muskels stammen, in der Lage sind, Motoneurone zu rekrutieren, auch wenn die Zahl der Synapsen von den Spindeln im Verhältnis zur Gesamtzahl der Synapsen dieses Neurons klein ist. Das Zeitintervall oder die **Latenz** zwischen der Aktivierung der Spindel und der Reflexantwort ist konstant und kurz, weil es nur eine synaptische Passage im Reflexbogen gibt **(monosynaptischer Reflex).**

Dehnungsreflex und Muskeltonus

Die *Wichtigkeit der Dehnungsreflexe* für die Aufrechterhaltung des Muskeltonus kann durch **Deafferentierung** gezeigt werden. Die Durchtrennung der Hinterwurzeln eines Rückenmarkssegments unterbricht die Afferenzen der Muskelspindeln. Danach nimmt der Tonus der von diesem Segment versorgten Muskeln drastisch ab, auch wenn die Vorderwurzeln mit den motorischen Nerven zu diesen Muskeln intakt sind.

Funktion der II-Afferenz: nicht geklärt

Die Funktion der Endigungen der Gruppe II an den Kernkettenfasern ist nicht vollständig geklärt. Weil diese Afferenzen nur auf aufrechterhaltene Längenänderungen antworten, hat ein plötzlicher Schlag auf die Sehne des Muskels bei ihnen wenig Wirkung, und sie tragen kaum zu Reflexen wie dem Patellarsehnenreflex bei. Die Aktivitität der Afferenzen der Gruppe II ist wahrscheinlich bei langsameren Reflexantworten wichtiger, die mit der Aufrechterhaltung der Körperstellung verbunden sind.

Motoneurone

5.3.4 Motoneuronale Kontrolle

Kontrolle des Dehnungsreflexes

5.3.4.1 Kontrolle des Streckreflexes durch γ-Motoneurone

γ-Efferenz kontrolliert Sollwert der Muskellänge

Der Streckreflex verhindert Verschiebungen des Sollwertes der Muskellänge, der durch den zentralen Antrieb der γ-Efferenzen bestimmt wird. Letzte regeln den Kontraktionszustand der intrafusalen Faserenden und damit den der Zentralregion, die die sensorischen Endigun-

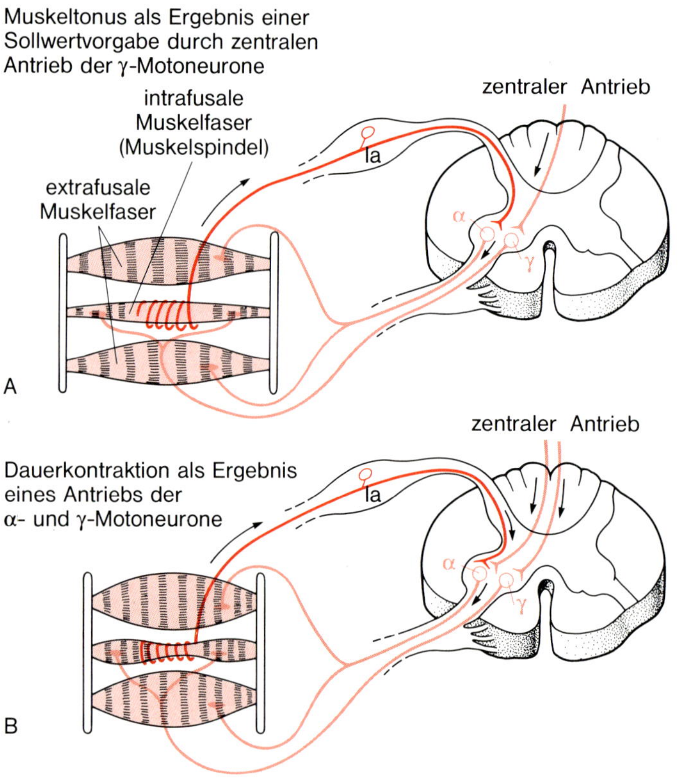

Abb. 2-120: **A.** In einem *ruhenden Muskel* beobachtet man eine gewisse Grundspannung, die von einem zentralen Antrieb auf die γ-Motoneurone herrührt. Dieser führt zu einem Aktivitätsspiegel der Spindelafferenzen und unterhält damit eine ständige Aktivität der α-Motoneurone. **B.** Bei *willkürlicher Dauerkontraktion* summieren sich der zentrale Antrieb auf die α- und γ-Motoneurone mit der Rückkopplung von den Ia-Afferenzen

gen enthält. Die Muskellänge ist an ihrem Sollwert, wenn die Spindel gerade so gedehnt ist, daß ein geringer Reiz auf die Rezeptorendigungen einwirkt; dann trägt die Rückkopplung der Spindelafferenzen zur Muskelspannung bei (Abb. 2-120 A).

Spindelafferenz und Muskeltonus

In einem ruhenden Muskel kann die Spindelafferenz der einzige **Antrieb des Muskeltonus** sein. Wenn der Muskel während einer Willkürkontraktion eine Spannung aufrechterhält, trägt die Rückkopplung über die Spindelafferenz zu dem erregenden Antrieb der supraspinalen motorischen Zentren bei, indem sie bestimmt, welche motorischen Einheiten rekrutiert werden (Abb. 2-120 B).

5.3.4.2 Koaktivierung von α- und γ-Motoneuronen

α-γ-Koaktivierung

Abb. 2-121 A erläutert die Situation in einem Muskel vor Beginn einer Willkürkontraktion. Wenn die willkürlichen Veränderungen der Muskellänge durch die supraspinalen motorischen Kontrollregionen beginnen, enthält das motorische Kommando auch Informationen für Sollwertveränderungen des Muskelspindelsystems.

Bedeutung

Sollwertveränderungen der Muskelspindel werden durch eine Impulssalve ausgelöst, die von den supraspinalen Zentren absteigend α- und γ-Motoneurone über Interneurone erreichen (Abb. 2-121 B). Wenn sich die extrafusalen Fasern ohne eine kompensatorische Kontraktion der intrafusalen verkürzen würden, würde die Spindel entlastet und so gestaucht werden, daß sie als Längenmeßfühler nicht mehr funktionieren könnte (Abb. 2-121 C). *Die Einstellung der Empfindlichkeit der Spindeln über den gesamten Bereich der Muskellänge erlaubt dem sensorischen System, fortlaufend funktionsbereit zu sein* (Abb. 2-121 D).

Die simultane Erregung extrafusaler Fasern über α-Motoneurone und intrafusaler Fasern über γ-Motoneurone wird α-γ-Koaktivierung genannt.

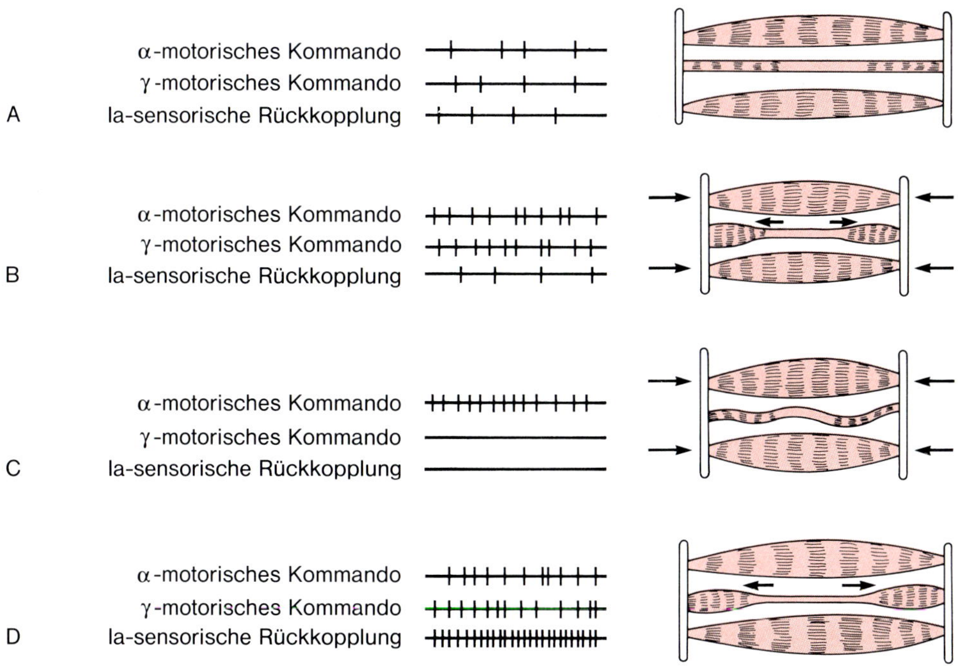

Abb. 2-121: **A.** Bedingungen des Muskels und seines sensorischen Systems *vor Beginn einer Willkürbewegung.* **B.** Ergebnis der α-γ-Koaktivierung ist eine Verkürzung der extra- und eine Verkürzung der kontraktilen Polregionen der intrafusalen Fasern, um die Empfindlichkeit der Spindelafferenzen zu erhalten; in (A) und (B) ist die Ia-Aktionspotentialfrequenz dieselbe. **C.** Ein Verlust der *sensorischen Rückkopplungsinformation* ist die Folge, wenn die α-Motoneurone aktiviert werden und die γ-Koaktivierung fehlt. **D.** Die α-γ-Koaktivierung in einer Situation, in der der Muskel sich gegen eine extreme Last verkürzt, führt zu einer erhöhten Aktionspotentialfrequenz der Spindelafferenz. Dieser *Rückkopplungseffekt* unterstützt den erregenden Antrieb der α-Motoneurone

Den wichtigen *Vorteil*, der aus dem Einbau der Längenmessung in die Willkürmotorik resultiert, zeigt folgendes Beispiel:

Beispiel 1

- *Beispiel 1:* Wenn ein Koffer angehoben werden muß, schätzen die supraspinalen motorischen Zentren aufgrund von Erfahrung ab, wie viele motorische Einheiten aktiviert werden müssen, um ihn anzuheben. Wenn das Gewicht korrekt geschätzt wurde, wird die entwickelte Kraft der Erfüllung der Aufgabe adäquat sein; extra- und intrafusale Fasern werden sich gleich schnell verkürzen, so daß die Aktivität der Spindelafferenzen sich nicht verändert, wenn die Muskeln sich verkürzen.

Beispiel 2

- *Beispiel 2:* Wenn der Koffer schwerer ist, als erwartet, ist die Kraft, die zunächst von den motorischen Zentren aufgerufen wird, zu gering, um die Last zu heben, und die Verkürzung der extrafusalen Fasern ist geringer, als die der weitgehend lastlosen intrafusalen Fasern. Dadurch wird die Äquatorregion der Spindeln gedehnt werden, und eine Salve von EPSP der Spindelafferenz wird sich mit denen summieren, die die α-Motoneurone bereits auf den absteigenden motorischen Bahnen erhalten. Zusätzliche motorische Einheiten werden rekrutiert, und die Muskelkraft steigt, bis die Last gehoben werden kann. Der Streckreflex wird hier durch den Unterschied zwischen gewünschter und tatsächlicher Muskellänge ausgelöst.

Willkürmotorik und Reflexkontrolle

Es gibt nur wenige „willkürliche" motorische Aktionen, an denen nicht auch unbewußte Reflexkomponenten beteiligt sind.

Fragen

Wiederholungsfragen:
1. Welche Eigenschaften der Muskelspindel gestatten ihr, als Meßfühler der Muskellänge zu wirken?
2. Worin besteht die Bedeutung der α-γ-Koaktivierung?

Sehnenspindel Muskelspannung

5.3.5 Sehnenspindel als Meßfühler der Muskelspannung

Sehnen, die Muskeln und Skelett verbinden, enthalten Rezeptoren, die **Golgi-Organe** (Abb. 2-122), die die Spannung der Sehnen und damit die Muskelkraft messen. Sie sind für kleine Spannungsänderungen empfindlich und entladen sich sowohl bei Kontraktion als auch bei Dehnung des Muskels.

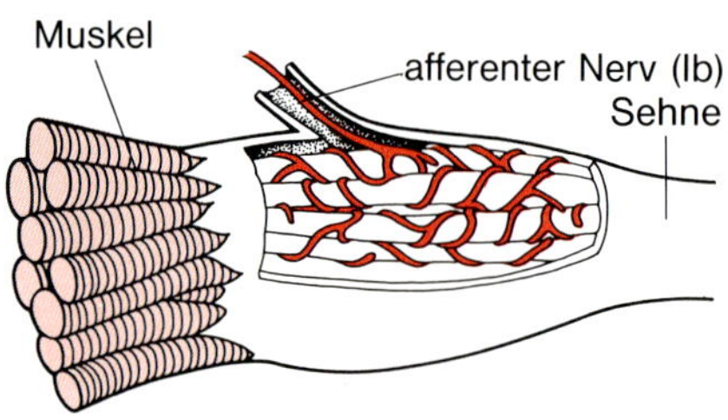

Abb. 2-122:
Sehnenspindel: der Rezeptor ist mit den Muskelfasern in Serie angeordnet

Funktion der Ib-Afferenz ⇨

Die Afferenzen (Gruppe Ib) der Sehnenspindel *enden* nicht direkt an den α-Motoneuronen, sondern *an spinalen Interneuronen*. Sie führen zur
- Inhibition der Motoneurone des gedehnten Muskels, **autogene Hemmung**
- Inhibition seiner Synergisten
- Erregung der Motoneurone der Antagonisten (Abb. 2-123).

Funktion der Sehnenspindel
- Information zur Muskelspannung
- Überlastungsschutz

Funktionen der Sehnenspindel:
- Information der motorischen Zentren über die *aktuelle Muskelspannung*
- *Schutz eines Muskels vor Überlastung*, indem der Erregungszufluß zu Muskeln, an denen eine übermäßige Spannung auftritt, vermindert wird.

Flexorreflex, gekreuzter Streckreflex

5.3.6 Flexorreflex und gekreuzter Streckreflex

Flexorreflex

Nozizeptive Hautafferenzen enden synaptisch an spinalen Interneuronen, von denen einige aufsteigend zu einer bewußten Schmerzempfindung führen. Auf der ipsilateralen Seite des Rückenmarks erregen sie außerdem die Motoneurone der Flexoren der gereizten Extremität und hemmen deren Extensoren (Abb. 2-124).

Funktion: Schutzreflex

Klinische Anwendung. Verletzung einer Extremität ruft reflektorisch deren *Beugung* hervor und führt so zu einem *Wegziehen* von der Verletzungsursache.

polysynaptischer Fremdreflex

Der Flexorreflex ist ein typischer **polysynaptischer Reflex.** Zwischen Rezeptor und Effektor, die sich in verschiedenen Teilen des Körpers befinden, daher der Begriff *Fremdreflex*, liegen

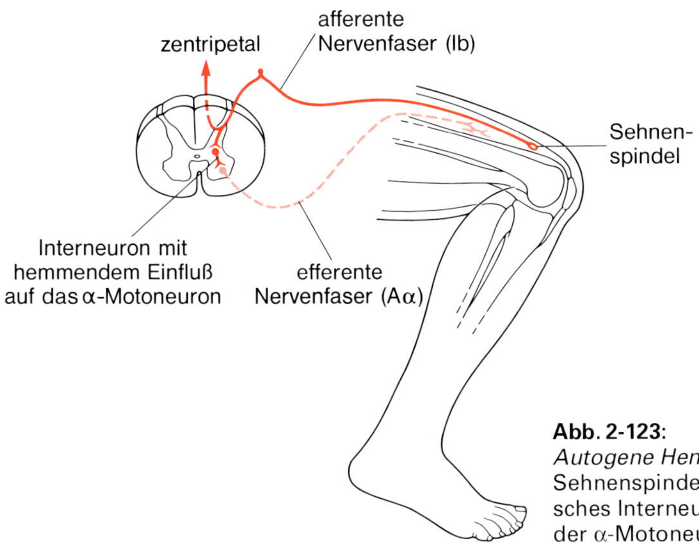

Abb. 2-123:
Autogene Hemmung: Die Erregung der Sehnenspindel führt über ein inhibitorisches Interneuron zu einer Hemmung der α-Motoneurone desselben Muskels

mehrere Interneurone. Im Vergleich zu den monosynaptischen Eigenreflexen (s. II/5.3.2) sind **Fremdreflexe**

Eigenschaften:
- variabler
- Irradiation
- längere Latenz

- wegen ihrer mehrfachen synaptischen Passagen *variabler*
- nicht auf ein Rückenmarkssegment beschränkt, sondern neigen auf- oder absteigend zur Ausbreitung in benachbarte Segmente, *Irradiation*
- von längerer inkonstanter Dauer, *Latenz.*

Mit *zunehmender Reizstärke* werden die Reflexzeit kürzer, die Irradiation größer und die Reflexantwort stärker.

gekreuzter Streckreflex

Äste der nozizeptiven Hautafferenzen kreuzen im Rückenmark auch zur Gegenseite und erregen dort die Motoneurone der Extensoren und hemmen die der Flexoren der kontralateralen Körperseite (Abb. 2-125). Dieser **gekreuzte Streckreflex** bewirkt eine *Versteifung oder Streckung* der kontralateralen Extremität.

Funktion: Streckung d. kontralateralen Extremität → **Beispiel**

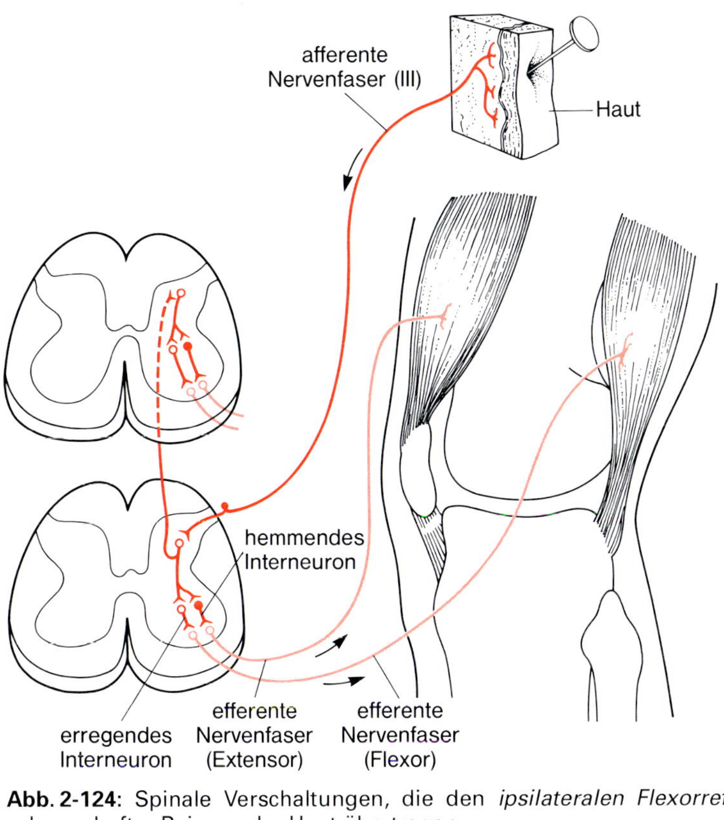

Abb. 2-124: Spinale Verschaltungen, die den *ipsilateralen Flexorreflex* einer Extremität bei schmerzhafter Reizung der Haut übertragen

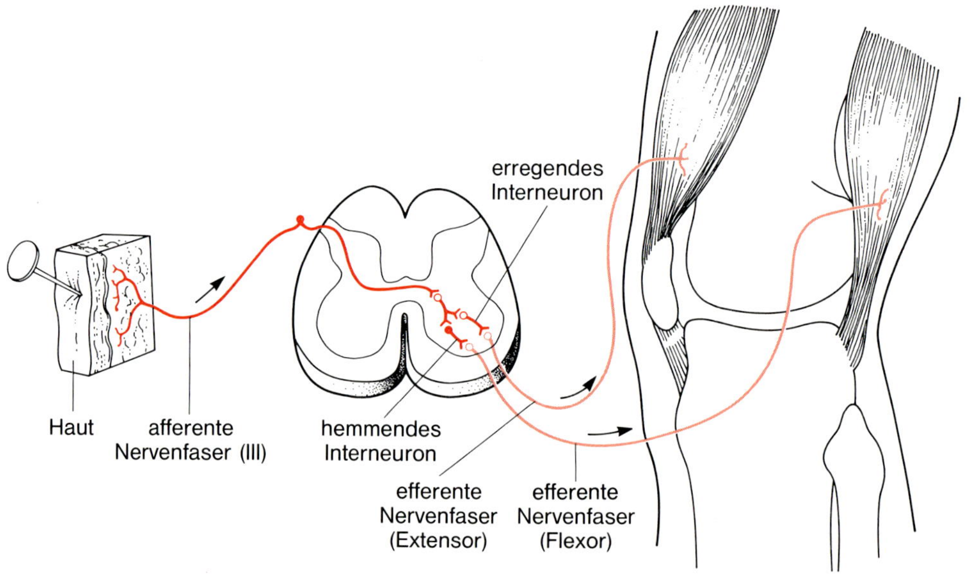

Abb. 2-125: Spinale Verschaltungen, die den *kontralateralen Extensorreflex* einer Extremität bei schmerzhafter Reizung der Haut der Gegenseite übertragen

Wenn eine Extremität, die den Körper unterstützt, plötzlich gebeugt werden muß, wird das Gewicht, das zuvor von dieser Extremität getragen wurde, auf das gegenüberliegende Glied verlagert. Die *spinalen Reflexverbindungen* veranlassen demnach gleichzeitig
– das Wegziehen der verletzten Extremitäten
– die Stützung des Körpers durch die Extremität der Gegenseite,
ohne daß höhere Anteile des ZNS beteiligt sind.

Fragen

Wiederholungsfragen:
1. Der Reflexbogen des Streckreflexes ist ein Regelkreis mit negativer Rückkopplung. Welche Strukturen entsprechen den Meßfühlern, dem Integrationszentrum (Regler) und den Effektoren?
2. Warum liefert das Sehnenorgan Informationen über die Muskelspannung?

Supraspinale Motorik

5.4 Supraspinale motorische Kontrollzentren

Hirnstammotorik

5.4.1 Motorische Felder des Hirnstammes

Das Ausmaß, in dem spinale Reflexe zu aktuellen Bewegungen beitragen, wird durch supraspinale motorische Zentren reguliert. Absteigende motorische Bahnen steigern oder vermindern die Erregbarkeit spinaler Neurone.

Querschnittslähmung, Bahnung ⇨

Die **supraspinale Kontrolle des Rückenmarks** kann mittels Durchschneidung der supraspinalen motorischen Bahnen gezeigt werden.
Klinische Anwendung. Eine Verletzung unterhalb des Hirnstammes (A in Abb. 2-126) führt
• *zunächst* zu einem *Ausfall aller spinalen Reflexe* kaudal des Eingriffs, **Areflexie**, spinaler Schock
• *später* zu einer **verstärkten Erregbarkeit** der Flexormotoneurone (Tab. 2-10).
Die Motoneurone der Extensoren müssen demnach einen ständigen Antrieb vom Hirnstamm oder von übergeordneten Zentren empfangen haben. Ein ständiger Erregungszufluß, der Neurone dichter an ihre Schwelle bringt und sie besser auf andere erregende Impulse antworten läßt, wird **Bahnung** genannt.
Die *Formatio reticularis des Hirnstammes* ist der Ursprung absteigender Bahnen, die die spinalen Motoneuronen bahnen (Abb. 2-126.)

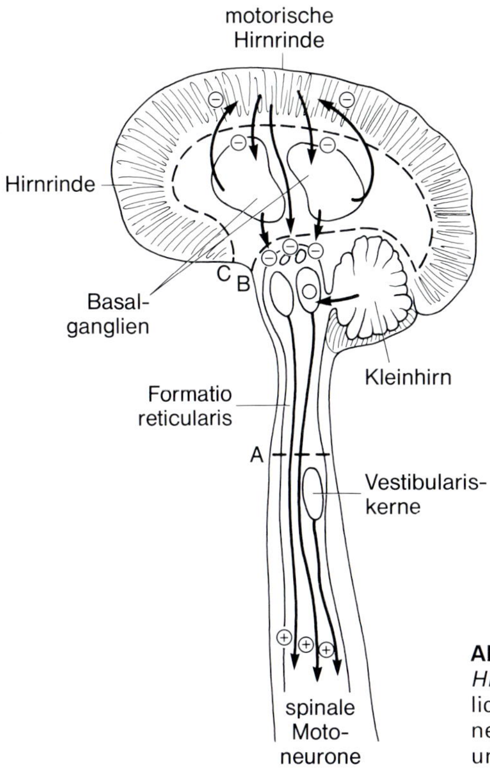

Abb. 2-126:
Hirnstammareale, die die spinale Reflexempfindlichkeit modulieren. Ein Schnitt bei **(A)** führt zu einem *Spinaltier,* bei **(B)** zu einem *dezerebrierten* und bei **(C)** zu einem *dekortizierten Tier*

Tab. 2-10: Ergebnisse bei Durchtrennung motorischer Bahnen

Schnittebene	Bezeichnung	**funktionelle Folgen**
unterhalb des Hirnstammes	Spinalisierung	zeitweiliger Verlust der spinalen Reflexe unterhalb des Schnittes, später gesteigerte Flexorreflexe
oberhalb der Vestibulariskerne im Hirnstamm		gesteigerte spinale Streckreflexe in Antigravitationsmuskeln
oberhalb des Hirnstammes	Dezerebration	Streckstarre aller Gliedmaßen
Abtragen des Kortex	Dekortikation	schwerste Störungen bei Primaten, relativ gering bei Nichtprimaten

Besonders wichtig sind die *Vestibulariskerne,* die die Antigravitationsreflexe koordinieren und Informationen von Muskel- und Sehnenspindeln der Halsmuskeln und den Gelenkrezeptoren der Wirbelsäule aufnehmen. Plötzliche Beschleunigungen oder Veränderungen der Orientierung im Raum lösen **Halte- und Stellreflexe** aus, die das Gleichgewicht halten helfen.

Vestibulariskerne:
- Antigravitationsreflexe
- Halte- und Stellreflexe

Wenn man z. B. ein Tier mit dem Rücken nach unten fallen läßt, läuft der **Fallumkehrreflex** mit folgenden Reaktionen ab: Zunächst wird der Kopf in die Normallage gebracht, **Labyrinth-Stellreflex.** Es folgt die Drehung des übrigen Körpers in der Reihenfolge Hals, Thorax, Bauch und Becken, **Hals-Stellreflexe.** Schließlich werden die Extremitäten gestreckt, **Landereaktion,** und das Tier kommt weich mit den Füßen auf.

Beispiel:
- **Fallumkehrreflex:** Labyrinth- →Hals-Stellreflex →Landereaktion

5.4.2 Enthirnungsstarre

Klinische Anwendung. Wenn bei einer Hirnstammverletzung die Vestibulariskerne mit dem Rückenmark in Verbindung bleiben, sind die Streckreflexe besonders in den der Schwerkraft entgegen wirkenden Muskeln gesteigert. *Resultat:* gestreckte, steife Beine. Wenn der Ausfall höher liegt (B in Abb. 2-126), wobei alle retikulären Kerne und das Kleinhirn mit dem Rückenmark in Verbindung bleiben, **Dezerebration,** so ist die Rigidität noch stärker (Tab. 2-10). Die Dezerebrationsstarre wird vornehmlich über die γ-Motoneurone vermittelt.

Enthirnungsstarre

Beispiel: Hirnstammverletzung
Dezerebrationssyndrom:
- **Extensorenstarre**
- vermittelt durch γ-Motoneurone

Die *Durchschneidung der Hinterwurzeln eines dezerebrierten Tieres* führt zu einer sofortigen Abnahme der Starre in den Myotomen, die von den durchtrennten Wurzeln versorgt werden. Die Starre kann auch durch *Zerstörung der Vestibulariskerne* oder des *Tractus vestibulospinalis* und durch *Kleinhirnreizung* vermindert werden.

Rolle von Hirnstamm und anderer Hirnteile

⇨

Die **Hauptrolle des Hirnstammes** besteht demnach in einer *kontinuierlichen Bahnung der spinalen Neurone*, die die Antischwerkraftmuskeln (Extensoren) versorgen. **Motorische Zentren des Groß- und Kleinhirns** unterdrücken die Bahnung der retikulären Formation mehr oder weniger ausgeprägt und regulieren sie so, daß die Empfindlichkeit der Streckreflexe für die aufrechte Körperhaltung ausreichend ist.

1. Basalganglien

sind:
- Nuclei caudatus, ruber
- Putamen, Globus pallidus
- Substantia nigra

5.4.3 Basalganglien und stereotype Bewegungen

Die Basalganglien (s. Abb. 2-126, s. Kap. II/3.2.2) sind subkortikale Großhirnkerne: *Nucleus caudatus, Putamen, Globus pallidus, Nucleus ruber, Substantia nigra.*
Alle bestehen aus einem großzelligen, vorwiegend bahnenden und einem kleinzelligen, vorwiegend hemmenden Anteil. Die Neurone der Basalganglien empfangen Signale von verschiedenen Feldern der Großhirnrinde und senden Informationen zur retikulären Formation und zur Großhirnrinde zurück.
Klinische Anwendung. Dysfunktionen der Basalganglien oder der Verbindungen zwischen ihnen und den anderen motorischen Zentren führen zu *extrapyramidalen Syndromen* (Dyskinesien). Typisch hierfür sind spontane, wiederholte, sinnlose Bewegungen.
Man unterteilt

2. Stereotypien
Dyskinesien:
- hyperkinetisch-hypotones Syndrom
- hypokinetisch-hypertones Syndrom

- **hypoton-hyperkinetisches Syndrom** (Chorea, Athetose, Ballismus) mit ausfahrenden oder schleudernden bzw. wurmförmig sich windenden Bewegungen und bizarren Gliedverrenkungen, *Bewegungsüberschuß*
- **hyperton-hypokinetisches Syndrom** (Parkinson-Syndrom) mit *Bewegungsarmut*, Rigor, Ruhetremor, Bradykinesien (s. II/5.9.1).

motorisches Programm

⇨

Die Basalganglien sind wahrscheinlich Organisationszentren **motorischer Programme**: Befehle, die im ZNS zusammengestellt und mit exakter Koordinierung und Abfolge an die motorischen Einheiten gesandt werden, um eine gewünschte Bewegung durchzuführen. Dieses Bild ist vergleichbar mit einem „Drehbuch", das die spezielle Rolle der einzelnen motorischen Einheiten in einer komplexen Bewegung festlegt.

Es ist noch nicht möglich, die Form, in der das motorische Programm gespeichert und in Aktivitätsmuster in den entsprechendn Neuronen des motorischen Systems transformiert wird, zu beschreiben. Man nimmt an, daß die *Dyskinesien und Hyperkinesien bei Erkrankungen der Basalganglien die Folge eines inadäquaten Ablaufs von motorischen Programmen sind, die spontan in den erkrankten Kernen ausgelöst werden.*

Kleinhirn und Bewegungskoordination

- **Rückinformation** aus dem „Sensorium"

5.4.4 Kleinhirn und Bewegungskoordination

Das Kleinhirn liegt im Nebenschluß zu den anderen motorischen Zentren. Es empfängt sensorische Informationen von nahezu allen Sinnesorganen. Besonders wichtig sind dabei die der *Oberflächen- und Tiefensensibilität* sowie die des *vestibulären* und des *visuellen Systems.* So ist das Kleinhirn ständig über den momentanen Zustand und die Stellung des Körpers und seiner Teile im Raum informiert. Andererseits erhält das Kleinhirn von allen Bewegungsmustern des motorischen Kortex (s.u.) eine „Kopie" als Vorausinformation.

- **Vorausinformation**

⇨

Das Kleinhirn hat die **Aufgabe**, die *Vorausinformation* einer geplanten Bewegung mit der *Rückinformation* über den Zustand des Körpers zu vergleichen und den Bewegungsentwurf so zu modifizieren, daß es zu einer glatten, mit der übrigen Körpermotorik koordinierten Bewegung kommt. Dies geschieht über 2 grundsätzliche efferente Kleinhirnverbindungen:
- über dem **Thalamus zum motorischen Kortex:** hier *modulierend auf das zentrale Bewegungsmuster einwirkend*
- zu den **motorischen Zentren des Hirnstammes:** hier die *Körperstellmotorik modifizierend.*

Die Struktur der Kleinhirnrinde ist streng geordnet und somatotopisch organisiert. Man nimmt an, daß diese Organisation befähigt ist, das *Körpergleichgewicht* aufrecht zu erhalten, den *Muskeltonus* zu regulieren und *Bewegungen zeitlich zu koordinieren.* Eine wichtige Kleinhirnfunktion ist die Vorausberechnung der zukünftigen Stellung eines sich bewegenden Körperteils. Sportler oder Musiker üben, um das Kleinhirn zu trainieren, damit eine perfekte zeitliche Abstimmung des speziellen motorischen Programms erreicht wird.

• **somatotopische Organisation**

Klinische Anwendung. Störungen der Kleinhirnfunktion führen je nach Lokalisation zu verschiedenen Krankheitsbildern.

Funktionsstörungen

• Dysfunktion des *Archicerebellums,* das durch doppelläufige Nervenbahnen mit den Vestibulariskernen im Hirnstamm verbunden ist, führt zur **zerebellaren Ataxie:** schwankender, breitspuriger Gang, „Falltendenz" schwankendes Stehen (Standataxie), Nystagmus und Schwindel.

1 • Archicerebellum:
• Zerebellare Ataxie

• Dysfunktion des *Paleocerebellums,* das vornehmlich mit dem Nucleus ruber verbunden ist, führt zu extremer **Extensorenstarre.**

2 • Paleocerebellum:
• Extensorenstarre

Dieser Kleinhirnteil verhindert wahrscheinlich das Auftreten der Dezerebrationsstarre beim intakten Tier.

Die zeitliche Bewegungskoordination wird vor allem vom *Neocerebellum* gesteuert. Es dient dem reibungslosen Einsatz von Agonisten, Synergisten und Antagonisten bei Willkürbewegungen.

3 • Neocerebellum:

• Ausfall des Neocerebellums führt zur **zerebellaren Asynergie:**
– rasch aufeinander folgende Wechselbewegungen, z.B. Pro- und Supination, können nicht exakt durchgeführt werden **(Adiadochokinese).**
– Die Feinmotorik der Sprache ist gestört **(skandierend).**
– Zielbewegungen sind kaum durchführbar. Wenn der Patient auf einen Gegenstand zeigen will, zerfällt die Bewegung, der Finger schießt am Ziel vorbei (Hypermetrie) oder erreicht es nicht (Hypometrie). Dieses Vorbeizeigen **(Dysmetrie)** führt zu einer groben Korrekturbewegung, so daß der Finger zur Gegenseite überschießt. So schwankt der Finger hin und her, wobei die Abweichungen an Größe zunehmen (**Intentionstremor).**

• **zerebellare Asynergie:**
– **Adiadochokinese**
– **Dysmetrie**
– **Intentionstremor**

5.4.5 Motorische Regionen der Großhirnrinde

Motorische Großhirnregionen
Einteilung
– primärer motorischer Kortex
– prämotorischer Kortex
– supplementäres motorisches Feld

Mindestens 3 motorische Regionen der Hirnrinde werden unterschieden:
• der **primäre motorische Kortex** ist im Gyrus praecentralis des Frontallappens lokalisiert
• der **prämotorische Kortex** liegt rostral vor dem primären motorischen Kortex
• ein **supplementäres motorisches Feld** ist an der medialen Oberfläche der zerebralen Hemisphären vorhanden.

Primärer und prämotorischer Kortex sind somatotopisch organisiert.

In dem **motorischen Homunkulus** (Abb. 2-127) ist die Repräsentation der Finger, der Lippen, der Zunge und des Stimmbandes im Vergleich zu der des Stammes, der Beine und Oberarme groß. Ursache ist die Notwendigkeit vieler kortikaler Neurone, um die große Zahl von kleinen motorischen Einheiten, die an fein abgestimmten Bewegungen (Mimik, Gestik, Sprache) beteiligt sind, zu kontrollieren. Ähnlich den sensorischen Feldern der Hirnrinde sind die motorischen Felder in Schichten organisiert und enthalten typische, Betz-Riesenpyramidenzellen genannte, Neurone (Abb. 2-128).

motorischer Homunkulus:
Areal entsprechend der Bewegungsfeinheit

Die Neurone des **motorischen Kortex** empfangen 3 Arten sensorischer Informationen:
• *Muskel- und Sehnenspindeln* signalisieren die statische und dynamische Muskellänge und -spannung
• *Gelenkkapselrezeptoren* liefern Informationen über Position und Bewegung an Gelenken
• *Hautrezeptoren* liefern Daten über den Zustand der Körperoberfläche, die durch Muskelaktivierung betroffen werden.

So ist der motorische Kortex hinreichend informiert, um Ausmaß, Geschwindigkeit und Kraft einer Bewegung zu bestimmen.

motorischer Kortex -
3 Eingänge:
– Muskel-, Sehnenspindel
– Gelenkkapselrezeptoren
– Hautrezeptoren

Das **supplementäre motorische Feld** unterscheidet sich von dem primären und dem prämotorischen Kortex in zweierlei:
• Die Efferenzen erreichen das Rückenmark nicht auf den gleichen Bahnen
• Neurone dieses Feldes aktivieren funktionsbezogene Muskelgruppen mit Körperhaltefunktionen.

supplementäres motorisches Feld

5.4.6 Motorische Programme des ZNS

Motorische Programme des ZNS

Die am besten untersuchten motorischen Programme sind die von *Extremitätenbewegungen.* Durch Läsionsexperimente können verschiedene Programmierungsebenen festgestellt wer-

Programmierungsebenen:

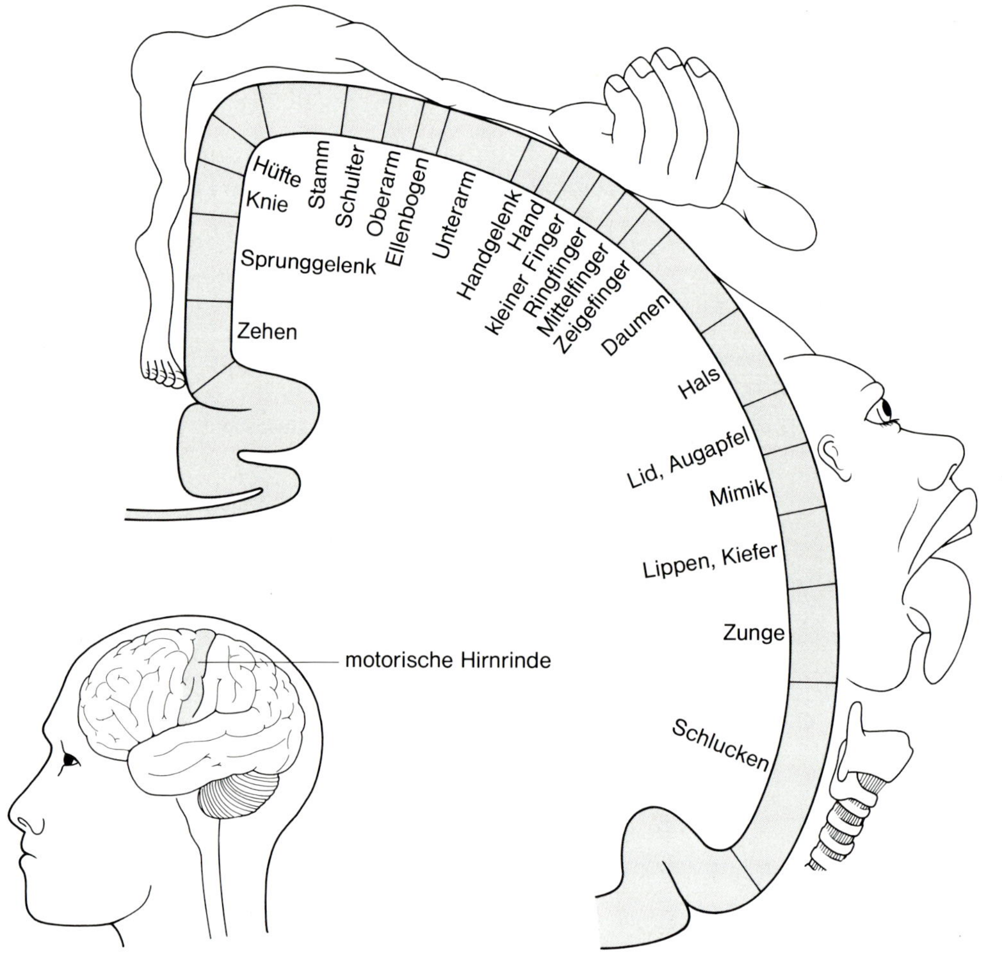

Abb. 2-127: Somatotopische Organisation der motorischen Hirnrinde: *motorischer Homunkulus*

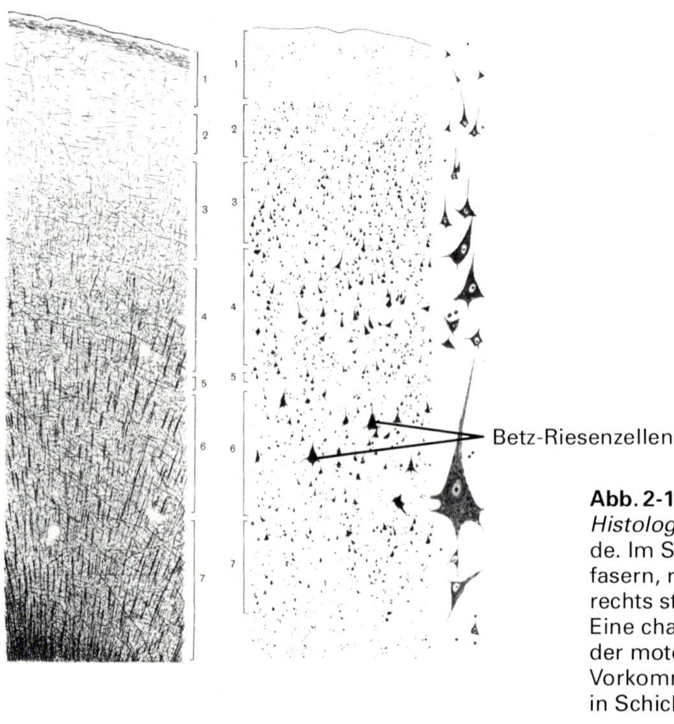

Abb. 2-128: *Histologie* der motorischen Hirnrinde. Im Schnitt links wurden Nervenfasern, rechts Zellkörper (ganz rechts stärker vergrößert) gefärbt. Eine charakteristische Eigenschaft der motorischen Hirnrinde ist das Vorkommen von *Betz-Riesenzellen* in Schicht 6

den. Wenn die **Rückenmarkssegmente,** die das Bein eines Tieres innervieren, durch Durchschneidung des Rückenmarks ober- und unterhalb der Innervationsregion des Beines isoliert werden, so kann dieses Bein Bewegungen zeigen, die dem Laufen ähneln. Diese Bewegungen sind, verglichen mit denen eines normalen Tieres, grob, aber das Experiment zeigt, daß einige der Funktionen der Lokomotion im Rückenmark lokalisiert sind. Bei dezerebrierten Tieren ist der **Hirnstamm** intakt, und man beobachtet relativ normale Bewegungen aller vier Beine. Wenn das lokomotorische Feld des **Mittelhirns** gereizt wird, gehen die Tiere relativ normal, auch wenn die Afferenzen der Muskelspindeln und der Haut blockiert sind. Ansteigen der Reizintensität führt eventuell zu einem Übergang vom Gehen zum Laufen. Da bei diesen Experimenten eine α-γ-Koaktivierung gefunden wurde, nimmt man an, daß diese Bewegungen denen bei normaler Lokomotion entsprechen.

- Rückenmark
- Hirnstamm
- Mittelhirn

Wenn der **Kortex** chirurgisch von den subkortikalen Strukturen abgetrennt wird, erhält man ein dekortiziertes Tier (Linie C in Abb. 2-126, Tab. 2-10). Bei Primaten ist der Kortex für das gesamte Verhalten so wichtig, daß **Dekortikation** zu schweren Behinderungen führt, bei Nichtprimaten (Katzen oder Ratten) dagegen wird zielgerichtetes Verhalten nicht völlig aufgehoben. Dekortizierte Nichtprimaten können auf eine Futterquelle hin gerichtete Orientierungsbewegungen machen oder ihre neugeborenen Jungen aufziehen. Dies zeigt, daß bei diesen Tieren der Kortex weder für die Ingangsetzung eines motorischen Programms absolut notwendig noch ausschließlich für dessen Bildung verantwortlich ist.

- Kortex

Dekortikation bei
- Primaten
- Nichtprimaten

5.4.7 Bereitschaftspotential

Bereitschaftspotential

Wie die Hirnzentren von Primaten bei der Bildung motorischer Programme zusammenarbeiten, ist nicht völlig geklärt. Etwas Einsicht in diesen Prozeß haben evozierte Potentiale verschiedener Hirnregionen gebracht:

Das **evozierte Potential** zeigt die Veränderungen einer Neuronenpopulation als Antwort auf eine afferente Reizung an.

evoziertes Potential

⇦

Bei einem Menschen, der eine motorische Aufgabe auf ein Kommando hin ausführt, findet man etwa 1 Sekunde vor der tatsächlichen Bewegung eine plötzliche neuronale Aktivität **(Bereitschaftspotential)** in verschiedenen Teilen des assoziativen Kortex und des prämotorischen Feldes. Dieser Aktivität folgt eine nahezu gleichzeitige Zunahme der Aktivität der Basalganglien und des Kleinhirns 200–300 ms vor der Bewegung und dieser folgt die Aktivität des primären motorischen Kortex.

Sequenz der Bereitschaftspotentiale verschiedener Hirnareale

Diese Experimente zeigen, daß willkürliche motorische Aktivitäten in anderen Regionen als im primären motorischen Kortex geplant werden. Die Planung betrifft die Integration von sensorischen Informationen mit Erfahrung, die Auswahl von geeigneten motorischen Programmen und die Übertragung der vorläufigen Kommandos zu den Basalganglien und dem Kleinhirn, die ein geeignetes motorisches Programm auswählen und abstimmen. Das Resultat wird dem primären motorischen Kortex übermittelt, der dann die absteigenden motorischen Bahnen, die direkt oder indirekt zu den spinalen Neuronen verlaufen, etwa 20 ms be-

Planung und Ausführung willkürlicher Bewegungen

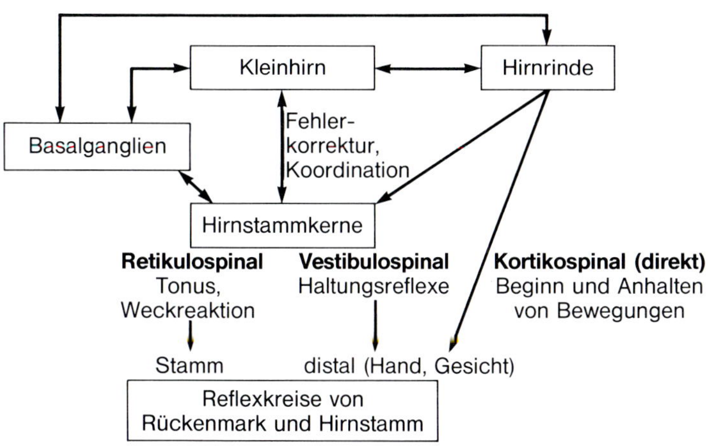

Abb. 2-129: Zusammenwirken der *motorischen Felder* des ZNS

vor sich der Muskel kontrahiert, aktiviert. Wenn die Versuchsperson ein Programm ausführt, das einer Veränderung der Körperhaltung bedarf, werden auch die Bahnen zu diesen Muskeln aktiviert. Während der Bewegung erlaubt eine ständige sensorische Rückkopplung zum Kleinhirn und zu den subkortikalen motorischen Feldern eine von Bewegung zu Bewegung unterschiedliche Koordination. Abb. 2-129 faßt die heutigen Vorstellungen, die das Zusammenspiel der motorischen Kontrollregionen des Gehirns betreffen, zusammen.

Fragen

Wiederholungsfragen:

1. Welches sind die Hauptquellen der synaptischen Zuflüsse, die von spinalen Motoneuronen integriert werden?
2. Was ist ein motorisches Programm? Welche Rolle spielt der motorische Kortex bei der Durchführung motorischer Programme?
3. Das Kleinhirn hat keine direkten Verbindungen zu spinalen Neuronen. Wie kann es die Durchführung motorischer Programme beeinflussen?

Supraspinale und spinale Neuronenverbindungen
Laterales, mediales motorisches System

Man unterscheidet:

1. **proximale Muskeln:**
   - Körperhaltung
2. **distale Muskeln:**
   - Feinbewegungen

5.5 Supraspinale und spinale Neuronenverbindungen

5.5.1 Laterales und mediales motorisches System

Skelettmuskeln können aufgrund ihrer Lokalisation und Funktion in *2 Kategorien* eingeteilt werden:

- **proximale Muskeln** sind die Muskeln des Stammes, die hauptsächlich grobe Bewegungen durchführen und der Körperhaltung dienen
- **distale Muskeln** sind die Muskeln der Gliedmaßen, die für fein kontrollierte Bewegungen von Bein, Arm und Fingern wichtig sind.

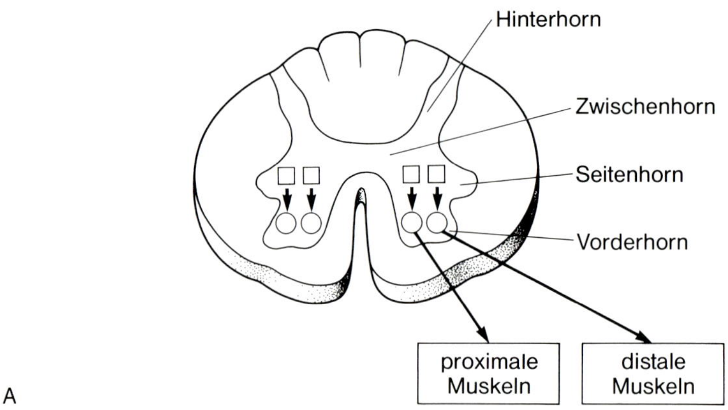

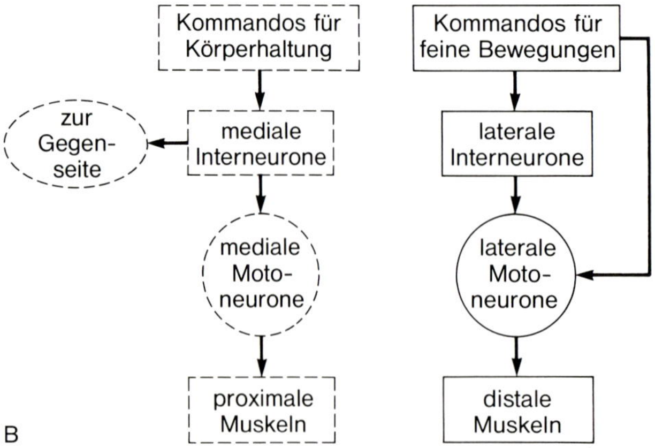

Abb. 2-130: A. Organisation der *motorischen Komponenten* im Rückenmark. Beachte die Unterscheidung von lateralen und medialen Elementen und den Muskeln, die sie kontrollieren. *Vierecke:* Interneurone, *Kreise:* Motoneurone. **B.** Innervationswege proximaler und distaler Muskeln

Beides muß miteinander verbunden sein, denn feine Bewegungen erfordern eine stabile Körperhaltung: Es ist schwierig, eine diffizile Aufgabe mit den Fingern zu erledigen, wenn der Arm nicht fixiert ist.

Motoneurone von proximalen Muskeln liegen medial, solche von distalen Muskeln lateral im Vorderhorn (Abb. 2-130 A). Auch die **Interneurone** in der Intermediärzone des Rükkenmarks können in *mediale* und *laterale* unterteilt werden. Absteigende motorische Bahnen, die Feinmotorik kontrollieren, enden an lateralen Moto- oder Interneuronen (Abb. 2-130 B). Laterale Interneurone projizieren auf laterale Motoneurone einer Seite des Rückenmarks. Mediale Interneurone enden an medialen Motoneuronen beider Seiten des Rückenmarks und kontrollieren so Muskeln beider Seiten des Körpers. Absteigende motorische Bahnen, die das Körpergleichgewicht regulieren, wirken über mediale spinale Interneurone.

Innervationsmuster

⇦

Moto- und Interneurone:
- **mediale I.** →mediale Motoneurone
- **laterale I.** →laterale Motoneurone

Einige spinale Interneurone senden ihre Axone auf- und absteigend in andere Segmente des Rückenmarks. Diese **propriospinalen Interneurone** bilden 2 Klassen:

- die *lateralen* breiten sich nur über wenige Segmente aus und enden an lateralen Moto- oder Interneuronen. Sie *verbinden Motoneurone* miteinander, die kleine Gruppen distaler Muskeln (z. B. die eines Gelenkes) versorgen.
- *mediale* beeinflussen auf- und absteigend viele Segmente des Rückenmarks und koordinieren die Vielzahl der proximalen Muskeln, die für eine stabile *Körperhaltung* benötigt werden. Die motorischen Kontrollzentren koordinieren mediale und laterale propriospinale Interneurone bei Bewegungen, bei denen Körperstabilität von Bedeutung ist.

- **propriospinale I.**
  - laterale
  - mediale

5.5.2 Absteigende motorische Bahnen

Absteigende motorische Bahnen

1. Pyramidenbahn
- Kortex →spinale Neurone

Die **Pyramidenbahn,** der *Tractus corticospinalis lateralis et medialis* (Abb. 2-131), die direkt vom motorischen Kortex zu den spinalen Inter- und Motoneuronen verläuft, hat sich parallel mit dem koordinierten Gebrauch der Finger entwickelt, und erreicht ihre höchste Entwicklung bei den Primaten.

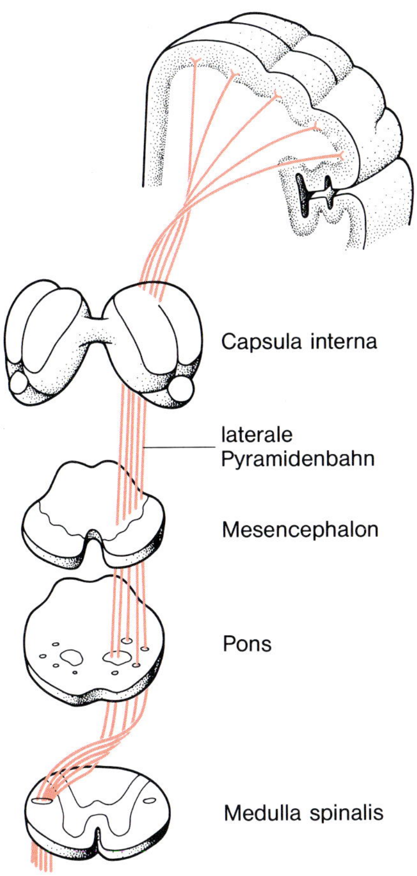

Abb. 2-131: *Pyramidenbahn*

• **Willkürbewegung**

⟹

Die Pyramidenbahn dient vornehmlich der Einleitung **rascher**, fein *abgestimmter, erlernter Willkürbewegungen.*

Verschiedene Bahnen verbinden die Basalganglien und die motorischen Felder des Hirnstammes mit dem Rückenmark *(extrapyramidale Bahnen).* Dieses sind langsamere Verbindungen, weil sie polysynaptisch sind.

2. extrapyramidale Bahnen

⟹

Körperhaltereflexe

Extrapyramidale Bahnen (Abb.2-132):

• Der *Tractus rubrospinalis* entspringt in der F. reticularis, kreuzt im Mittelhirn zur Gegenseite und verläuft parallel zur lateralen Pyramidenbahn. Wie letzte endet er synaptisch an den *lateralen Motoneuronen* und versorgt die **kontralaterale Körperseite.**

• Die anderen polysynaptischen Bahnen, *Tractus reticulospinalis, tectospinalis* und *tectobulbaris*, versorgen die *medialen Motoneurone*, kontrollieren die *proximale Muskulatur* und sind diejenigen, durch die der Hirnstamm die **Körperhaltereflexe** bahnt. Sie besitzen gekreuzte und ungekreuzte Fasern und kontrollieren beide Körperseiten (Körperhaltung).

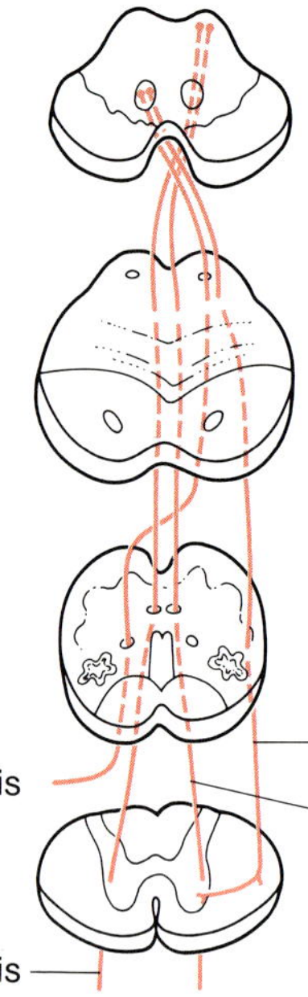

Abb. 2-132:
Extrapyramidale Bahnen

Läsionsfolgen
• **Pyramidenbahn:**
  – Muskelkraft ↓, -tonus ↓
• **extrapyramidale Bahnen**
  – Störung d. Körperhaltung
  – Spastizität

Klinische Anwendung. Wenn die Pyramidenbahn durchtrennt wird, geht die Kontrolle der Feinmotorik verloren. Personen mit **isolierter Läsion der Pyramidenbahn** zeigen Muskelschwäche und einen verminderten Muskeltonus. Die Bewegungen sind unbeholfen, und die Einleitung von Willkürbewegungen ist erschwert oder unmöglich.
Wenn dagegen die **extrapyramidalen Bahnen unterbrochen** werden, geht vorwiegend die Kontrolle über die Körperhaltung verloren. *Spastizität* ist ein häufiges Zeichen derartiger Paresen. Dadurch ist natürlich auch die Feinmotorik beeinträchtigt. Allerdings sind isolierte Ausfälle von Pyramiden- oder extrapyramidalen Bahnen, z.B. bei einem Schlaganfall, nur selten zu beobachten. Gewöhnlich sind beide Bahnsysteme mehr oder weniger stark betroffen, und das klinische Bild derartiger Störungen ist entsprechend variabel.

Fragen

Wiederholungsfragen:
1. Welches ist der Hauptunterschied in der Funktion distaler und proximaler Muskeln? In welchen Teilen des Rückenmarks sind die motorischen Neurone für proximale und distale Muskeln lokalisiert?
2. Stellen Sie die Arten von Tätigkeiten, die den Gebrauch der Pyramidenbahn erfordern, jenen gegenüber, die durch polysynaptische Bahnen kontrolliert werden.

5.6 Autonomes Nervensystem

5.6.1 Autonome Kontrollzentren des Hirnstammes

Autonomes Nervensystem

Zentren des Hirnstammes

Die Afferenzen viszeraler Rezeptoren treten zusammen mit den übrigen sensorischen Nervenfasern durch das Hinterhorn in das Rückenmark ein. Diese inneren sensorischen Informationen werden im ZNS entweder in Segmenten des Rückenmarks oder supraspinal verarbeitet. Die retikuläre Formation der Medulla oblongata, der Pons oder des Mittelhirns (Abb. 2-133) enthalten verschiedene Kerne, die mit dem autonomen Nervensystem verbunden sind.

Informationsfluß
- Afferenzen → Hinterhorn

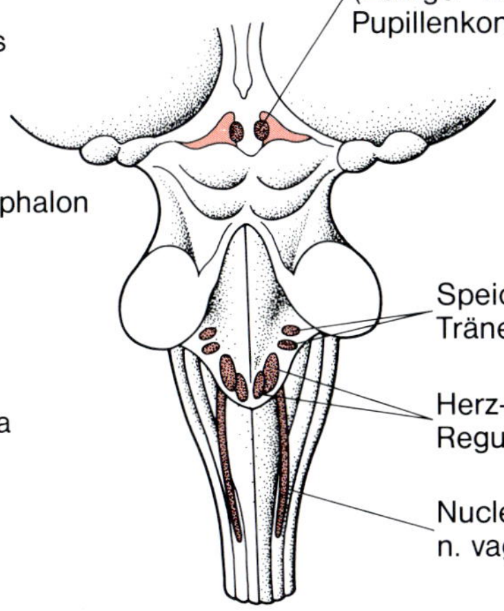

Abb. 2-133: *Hirnstammkerne* des vegetativen effektorischen Systems

Die **kardiovaskulären Zentren** in der Brücke sind an der Regulation der Herzfrequenz und des Blutdruckes beteiligt. Die **dorsalen Kerne des Nucleus n. vagi** enthalten parasympathische präganglionäre Neurone, die für die Kontrolle der Eingeweide des Thorax und oberen Bauchraumes wichtig sind. Der **Nucleus oculomotorius** im Mittelhirn überträgt durch parasympathische Fasern Reflexveränderungen im Pupillendurchmesser und bei der Akkommodation des Auges. Diese Kerne empfangen Informationen von anderen Teilen des retikulären Systems und vom Hypothalamus. Die Verbindungen sind für Veränderungen vegetativer Funktionen, die mit dem Schlaf-Wach-Rhythmus oder mit Emotionen verbunden sind, verantwortlich.

- kardiovaskuläre Zentren, Vaguskerne
- Nucleus oculomotorius
- Funktion:
  - Schlaf-Wach-Rhythmus
  - Emotionen

5.6.2 Spinale autonome Reflexe

Spinale autonome Reflexe

Beispiel:
- **Miktion (spontan)**

Einige autonome Reflexe werden innerhalb des Rückenmarks übertragen, z.B. die **Harnblasenentleerung** bei Kleinkindern. Wenn die Blase leer ist, sind die Dehnungsrezeptoren in der Blasenwand inaktiv, wenn sie sich füllt, steigt deren Aktivität. Die Rezeptoren enden an Interneuronen im Sakralmark. Die Interneurone wirken auf die parasympathischen Neurone, die die Aktivität der glatten Blasenmuskulatur kontrollieren. Wenn die Blase sich füllt, steigen die parasympathische Aktivität und der Tonus der glatten Muskulatur, bis der Druck in der Blase den Widerstand des inneren urethralen Sphinkters (glatter Muskel) überwindet. Dann erfolgt die spontane *Reflexentleerung* der Blase.

- **Miktion (kontrolliert)**

Die willkürliche Kontrolle der Blasenentleerung, die in der Kindheit erlernt wird, ist die Fähigkeit, die Kontraktion der Beckenbodenmuskeln, welche den Blasenhals umschließen, aufrechtzuhalten. Nur die Erschlaffung dieses externen urethralen Sphinkters erlaubt dann die Entleerung der Blase.

Klinische Anwendung. Wenn die willkürliche Kontrolle des Kortex über das Sakralmark durch Verletzung unterbrochen wird (z.B. bei Querschnittslähmung), wird die Entleerung der Blase wie in der Kindheit wieder zu einem *lokalen spinalen Reflex*. Ein ähnlicher autonomer Reflex löst die Entleerung des Mastdarms aus. Kinder lernen, die reflektorische Defäkation durch willkürliche Kontrolle des äußeren analen Sphinkters, eines Skelettmuskel, zu verhindern. Dies sind Beispiele des funktionellen Zusammenspiels des autonomen und somatischen Nervensystems.

- Defäkation

Doppelte autonome Innervation

- Bronchien
- Herzfrequenz

Parasympathikustonus

einfache Innervation
- Blutgefäße
- Magen-Darm-Trakt

5.6.3 Einfluß der doppelten autonomen Innervation

Die Wichtigkeit der Spontanaktivität und der regulatorischen Rolle des autonomen Nervensystems kann an verschiedenen Beispielen gezeigt werden. Glatte Muskeln in den **Bronchien** werden durch den Parasympathikus erregt und führen zu einer *Verengung* der Luftwege, während sympathische Reizung eine *Erweiterung* bewirkt.
Der Parasympathikus *vermindert*, der Sympathikus *steigert* die Herzfrequenz. Das Herz ist spontan aktiv. Ohne externe Einflüsse läge seine Frequenz bei 100/min. Die Ruhefrequenz in situ beträgt ungefähr 70/min, so daß bei schwacher Aktivität das Herz durch das parasympathische Nervensystem gezügelt wird. Dieser ständige Einfluß wird **Parasympathikustonus** genannt. Bei höherer physischer Aktivität kommt das Herz zunehmend unter den Einfluß des Sympathikus, der die Kraft der Kontraktion steigert, die Koronararteriolen erweitert und die Herzfrequenz erhöht.
Einige Organe werden nur von einem Teil des autonomen Nervensystems beherrscht, da sie keine andere Innervation empfangen, oder die Einwirkung eines der beiden zu gering ist. Die **Blutgefäße** der meisten Organe sind nur vom *Sympathikus* innerviert. Die Funktion des **Magen-Darm-Kanals** wird überwiegend vom *Parasympathikus* kontrolliert:
- erregt die glatten Muskeln von Ösophagus, Magen, Darm
- steigert die Sekretion
- erschlafft die Sphinkteren, z.B. der Gallenblase.

Der Gastrointestinaltrakt hat auch eine sympathische Innervation, deren Einfluß für die Funktion aber unbedeutend ist.

Transmitterrezeptoren

5.6.4 Membranrezeptoren für Transmitter

Tab. 2-11 faßt die Wirkungen der autonomen Tätigkeit auf die Hauptorgansysteme zusammen. Diese Wirkungen werden durch spezifische Rezeptoren vermittelt, die pharmakologisch klassifiziert werden können.

Agonist, Antagonist

⇨

> Ein Medikament oder Toxin, welches einen bestimmten Rezeptorentyp *aktiviert*, wird **Agonist** genannt; Stoffe, die die Funktion eines Rezeptors behindern, sind **Antagonisten** (Abb. 2-134).

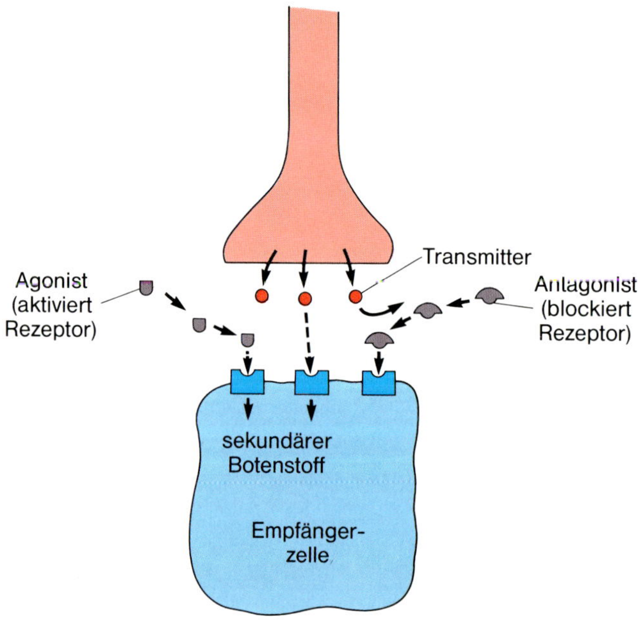

Abb. 2-134: *Synaptische Übertragung:* Agonisten binden sich an die postsynaptischen Rezeptoren und haben eine vergleichbare Wirkung wie der Neurotransmitter. Antagonisten blockieren den Rezeptor und verhindern die Signalübertragung

Tab. 2-11: Autonome Innervation von Organen und Geweben

Organ	sympathische Reizung	**parasympathische Reizung**
Auge		
Ziliarmuskel	dilatiert	kontrahiert
Pupille	erweitert	verengt
Drüsen		
Speicheldrüsen	Vasokonstriktion schwache muköse Sekretion	Vasodilatation starke seröse Sekretion
Magendrüsen	Sekretionshemmung	Sekretionssteigerung
Pankreas	Sekretionshemmung	Sekretionssteigerung
Tränendrüsen	keine	Sekretion
Schweißdrüsen	Sekretion	keine
Magen-Darm-Trakt		
Sphinkter	Tonus erhöht	Tonus vermindert
Wandmuskulatur	Tonus vermindert	Tonus erhöht
Leber	Glykogenolyse Glukoneogenese	keine
Gallenblase	dilatiert	kontrahiert
Harnblase		
Sphinkter	kontrahiert	dilatiert
Wandmuskulatur	dilatiert	kontrahiert
Lunge	Bronchodilatation	Bronchokonstriktion
Herz		
Muskelzellen	erhöhte Frequenz erhöhte Kraft	verminderte Frequenz
Koronargefäße	Vasokonstriktion (α-Rezeptor) Vasodilatation (β-Rezeptor)	Vasodilatation (?)
Blutgefäße		
im Abdomen in der Haut im Gehirn im Skelettmuskel	Vasokonstriktion Vasokonstriktion Vasokonstriktion Vasokonstriktion (α-Rezeptor) Vasodilatation (β-Rezeptor)	keine keine Vasodilatation (?) keine
Sexualorgane	Ejakulation	Erektion
Stoffwechsel	erhöht	keine

Tab. 2-12: Lokalisation cholinerger Rezeptoren

Nikotin-Rezeptor	**Muskarin-Rezeptor**
neuromuskuläre Endplatte der Skelettmuskelfasern	viszerale Effektoren: Herzschrittmacher
para- und sympathische präganglionäre Nervenendigungen	Gastrointestinaltrakt, innere Augenmuskeln Speichel- und Schweißdrüsen
cholinerge Synapsen des ZNS	Bronchien, Harnblase

2 cholinerge Rezeptoren:
- Nikotintyp
- Muskarintyp

Es gibt 2 Arten von *cholinergen* Rezeptoren: den *Nikotintyp* nach dem Agonisten Nikotin und den *Muskarintyp* nach dem Agonisten Muskarin (Abb. 2-135, Tab. 2-12, s. Tab. 2-8).

Lokalisation

⟹

Rezeptoren vom **Nikotintyp** werden an den postganglionären Zellen von *Parasympathikus* und *Sympatikus* sowie an der *postsynaptischen Membran von Skelettmuskelzellen* gefunden.

Rezeptoren vom **Muskarintyp** besitzen Effektoren, die durch den Parasympathikus versorgt werden.

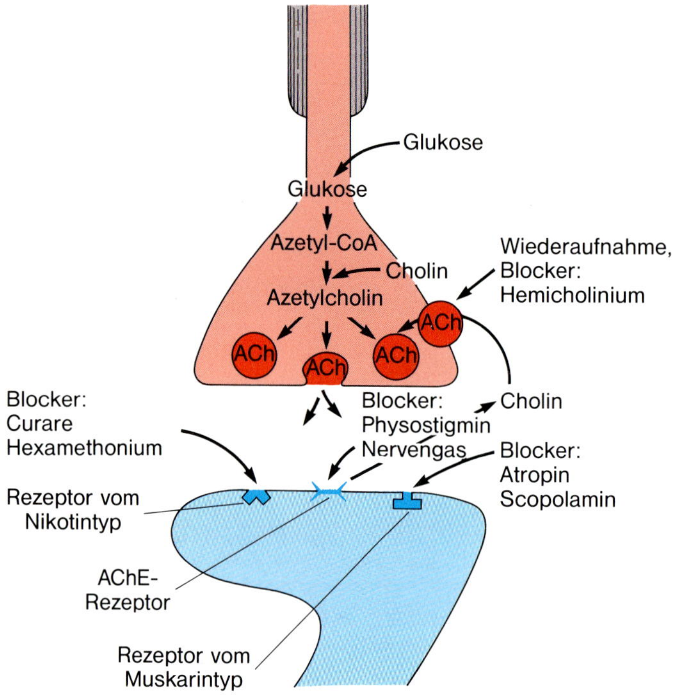

Abb. 2-135: Erregungsübertragung an *cholinergen Synapsen.* Nikotin- und muskarinerge Rezeptoren sind der Einfachheit halber zusammen dargestellt, obwohl sie tatsächlich nicht an der gleichen Synapse vorkommen. Die Übertragung kann durch Rezeptorenantagonisten sowie durch Hemmstoffe der Cholinreabsorption gehemmt und durch Blocker der Azetylcholinesterase (AChE) gefördert werden

cholinerge Synapse

⟹

Für **cholinerge Synapsen** gilt die Regel:
- an der postsynaptischen Membran der ersten Synapse außerhalb des ZNS existieren Rezeptoren vom **Nikotintyp**
- Rezeptoren vom **Muskarintyp** befinden sich an der zweiten Synapse, sofern diese cholinerg ist.

adrenerge Rezeptortypen

⟹

Die **adrenergen** Rezeptoren für *Adrenalin* und *Noradrenalin (NA)* werden heute in *4 Subtypen* unterteilt (Abb. 2-136; Tab. 2-13; s. Tab. 2-8).

Jeder Rezeptor ruft charakteristische Antworten an den Effektororganen hervor und hat eine spezifische Gruppe von Agonisten und Antagonisten, die die Grundlage klinischer Therapien bilden und in einer selektiven Aktivierung oder differenzierten Blockierung der viszeralen Antwort bestehen.

Bedeutung sekundärer Botenstoffe

Für jeden Rezeptor ist die Wirkung des Transmitters oder Agonisten durch zweite Boten (second messengers) bestimmt, die bei Rezeptorbindung aktiviert werden. So resultiert aus der ACh-Bindung an muskarinartige Rezeptoren bei den Schrittmacherzellen des Herzens eine *Hemmung* und bei den glatten Muskelfasern des Darmes eine *Erregung.*

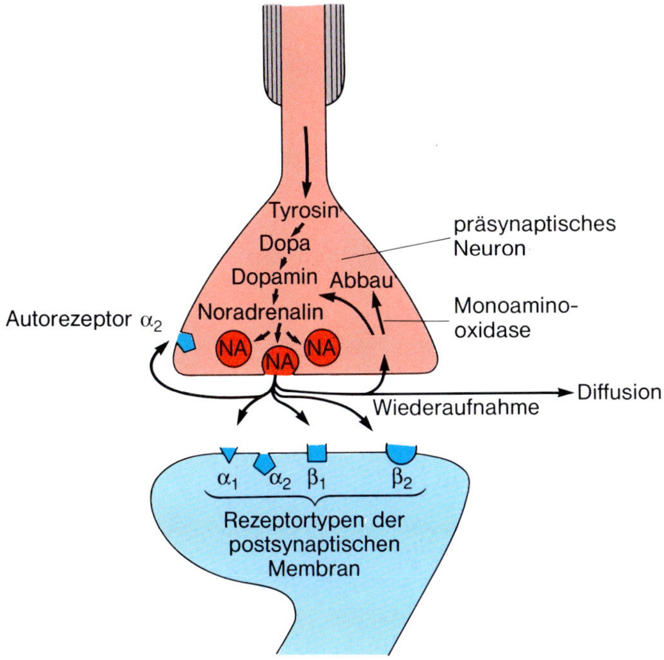

Abb. 2-136: Erregungsübertragung an *adrenergen Synapsen*. Die Übertragung kann durch für die einzelnen Rezeptortypen spezifische Antagonisten blockiert werden

5.6.5 Antagonisten autonomer Rezeptoren

Die Übertragung an neuromuskulären Synapsen und autonomen Ganglien wird spezifisch durch die Antagonisten vom Nikotintyp **Curare** und **Hexamethonium** blockiert (Abb. 2-135).
Klinische Anwendung. Curareähnliche Medikamente sind für die Anaesthesie nützlich, weil eine vollständige Erschlaffung der Muskulatur ohne hohe Dosen an Narkotika, die die vegetativen Kontrollzentren des Hirnstammes beeinträchtigen, erreicht werden kann.
Muskarinartige Antagonisten wie **Atropin** und **Scopolamin** (Abb. 2-135) vermindern die Aktivität glatter Muskeln und Drüsen des Magen-Darm-Trakts.
Klinische Anwendung. Solche Medikamente sind sowohl bei der Behandlung gastrointestinaler Spasmen (z. B. „Gallenkolik") oder Hypersekretionen (z. B. Speichelfluß), als auch zur Prämedikation bei operativen Eingriffen (z. B. Vagusschutz) wertvoll. Atropinartige Pharmaka sind wirksam gegen Kinetosen, weil sie den parasympathisch vermittelten Brechreflex ebenso unterdrücken wie die Bronchialsekretion.

Antagonisten autonomer Rezeptoren
- **nikotinerge:**
  - Curare
  - Hexamethonium

Beispiele:
- Muskelrelaxation bei Op.

- **muskarinerge:**
  - Atropin
  - Scopolamin

Beispiele:
- „Kinetosen
- „Nierenkolik"
- „Vagusschutz"

5.6.6 Verteilung autonomer Rezeptortypen

Verschiedene adrenerge Rezeptoren werden innerhalb des **Kreislaufsystems** gefunden (Abb. 2-136, Tab. 2-13). *Herzmuskelfasern* beispielsweise besitzen β_1-Rezeptoren. Ein β_1-Agonist wie **Isoprenalin** wäre bei gestörter Pumpfähigkeit des Herzens geeignet. Adrenerge β_2-Rezeptoren finden sich in den glatten Muskelzellen der Koronararteriolen. Aktivierung

Verteilung der Rezeptortypen

β-Rezeptoren:
- Herzmuskel (β_1)
- Koronarien (β_2)

Tab. 2-13: Lokalisation adrenerger Rezeptoren

α_1-Rezeptoren	α_2-Rezeptoren	β_1-Rezeptoren	β_2-Rezeptoren
Schweißdrüsen	Magen-Darm-Trakt	Herzmuskel	Blutgefäße des Herzens und des Skelettmuskels
Blutgefäße des Magen-Darm-Trakts, der Niere und der Haut	Adrenerge Nervenendigungen (Autorezeptor)		Luftwege
innere Augenmuskeln			

der β_2-Rezeptoren läßt diese Zellen erschlaffen, bedingt eine Gefäßerweiterung und steigert den Blutfluß zum Herzen. Deshalb werden β_2-Agonisten zur Behandlung der koronaren Herzkrankheit eingesetzt.

α-Rezeptoren:
- Arteriolen, Venen (α_1)

Noradrenalin (NA) kontrahiert die glatten Muskeln von Arteriolen und Venen über α_1-Rezeptoren. Diese Kontraktion kann durch α_1-Antagonisten wie **Phentolamin** gehemmt werden. Selektive α_1-Rezeptoren-Agonisten führen zur Arteriolen- und Venenkonstriktion.
Klinische Anwendung. Ein Beispiel ist **Phenylephrin** in *Nasentropfen.* Die Vasokonstriktion beseitigt die nasale Sekretion und Verstopfung. Ähnliche Medikamente sind Antihypotonika, weil sie den totalen peripheren Widerstand des Gefäßsystems erhöhen.

Blutgefäße in Skelettmuskeln ⟹

> In den **Blutgefäßen der Skelettmuskeln** sind sowohl *α_1- als auch β_2-Rezeptoren* vorhanden. Die Gefäße der meisten **viszeralen Organe** enthalten überwiegend *α_1-Rezeptoren.* Aktivierung der α_1-Rezeptoren führt zur Vasokonstriktion, der β_2-Rezeptoren zur -dilatation. Die unterschiedliche Verteilung der adrenergen Rezeptoren ist für die Umverteilung des Blutflusses in die Skelettmuskeln bei Arbeit wichtig (**kollaterale Vasokonstriktion**).

- NA, hohe Adrenalindosen → α_1-Effekt
- niedrige Adrenalindosen → β_2-Effekt

Die β_2-Rezeptoren unterscheiden sich von anderen adrenergen Rezeptoren darin, daß sie weniger für NA als für Adrenalin empfindlich sind. In den Skelettmuskelgefäßen, die sowohl α_1- als auch β_2-Rezeptoren enthalten, kann eine niedrige Menge Adrenalin vorwiegend die β_2-Rezeptoren aktivieren, während NA und hohe Dosen Adrenalin vorwiegend einen α_1-Effekt auslösen. In solchen Geweben kann das sympathische Nervensystem in Abhängigkeit vom Spiegel der Katecholamine und davon, ob deren Herkunft vornehmlich neuronal (NA) oder humoral (Adrenalin) ist, entweder Vasokonstriktion oder -dilatation auslösen.

Beispiel
- respiratorisches System

Rezeptorspezifität

Klinische Anwendung. Die **Bronchien** werden bei Erregung der β_2-Rezeptoren erweitert. β_2-Agonisten sind deshalb beim *Asthma bronchiale* nützlich, wo die Dyspnoe durch Verengung der Atemwege bedingt ist. β_2-Rezeptoren-Blocker haben eine asthmaverstärkende Wirkung.
Diese Beispiele unterstreichen die Wichtigkeit der Rezeptorspezifität des autonomen Nervensystems

Transmittersynthese

5.6.7 Transmittersynthese cholinerger und adrenerger Synapsen

Die synaptische Übertragung beginnt mit der Transmitter*synthese* und *-speicherung,* gefolgt von dessen *Freisetzung* und *Inaktivierung* und endet mit einem postsynaptischen *Potential* und der *Wiederaufnahme* des Transmitters. Die Schritte dieses Prozesses sind bei adrenergen und cholinergen Synapsen verschieden.

- **cholinerg:**

AChE-Blocker:

Die **cholinerge Übertragung** zeigt Abb. 2-135. Die Vorläufer des ACh sind das Acetyl-CoA und Cholin. Cholin entsteht, wenn ACh durch die postsynaptische Azetylcholinesterase (AChE) inaktiviert und wieder in die cholinergen Endigungen aufgenommen wird (s. Kap. I/2, II/2.5).

Physostigmin
Beispiele:
- Myasthenia gravis
- Pestizidintoxikation

Hemicholinium

Klinische Anwendung. Blocker der AChE wie **Physostigmin** können dazu benutzt werden, die Wirksamkeit cholinerger Synapsen zu steigern, z.B. zur Behandlung der *Myasthenia gravis* (Reduktion von ACh-Rezeptoren); einige Nervengase und Pestizide blockieren ebenfalls dieses Enzym.
Die Wiederaufnahme von Cholin kann durch das cholinanaloge **Hemicholinium** blockiert werden; die Folge ist eine Abnahme des Quantengehalts der cholinergen Snyapse.

- **adrenerg:**

Monoaminooxidase

Abb. 2-136 zeigt die Prozesse, die die **adrenerge Übertragung** unterhalten. Der Vorläufer von NA ist Dopamin. Dopamin kann aus Tyrosin, das in die Endigung aufgenommen wird, synthetisiert werden. NA wird aus dem Synapsenspalt reabsorbiert und dann innerhalb der präsynaptischen Endigung durch das Ferment **Monoaminooxidase** (MAO) abgebaut.

Adrenerge Endigungen besitzen α_2-Rezeptoren für ihren eigenen Transmitter. Man nimmt an, daß der α_2-Rezeptor Teil einer negativen Rückkopplung ist (s. Abb. 2-136), die die Erregbarkeit der Endigungen reguliert. Einige Effektoren besitzen ebenfalls α_2-Rezeptoren.

Fragen

Wiederholungsfragen:
1. Welches sind die verschiedenen sympathischen und parasympathischen Rezeptorentypen? Definieren Sie, was Agonisten bzw. Antagonisten eines Rezeptors sind.
2. Antagonisten gegen Rezeptoren vom Nikotintyp können sowohl sympathische als auch parasympathische Reaktionen blockieren. Warum?
3. Viele viszerale Effektoren sind spontan aktiv. Wie hilft die Innervation durch die beiden Zweige des autonomen Systems bei der Kontrolle solcher Organe?

5.7 Zusammenfassung

• Somatische **Motoneurone** innervieren jede Skelettmuskelfaser mit einer einzelnen exzitatorischen Synapse. Autonome **präganglionäre Neurone,** deren Zellkörper im ZNS liegen, enden synaptisch in peripheren Ganglien an **postganglionären Neuronen,** die viszerale Effektoren innervieren.

• Die **sympathischen** und **parasympathischen** Zweige des autonomen Systems unterscheiden sich dadurch, daß die Ganglien des Sympathikus relativ entfernt von den Effektoren liegen, während die des Parasympathikus nahe beim Effektororgan lokalisiert sind.

• Viszerale Effektoren haben normalerweise eine **doppelte Innervation** durch beide Zweige des autonomen Nervensystems. Effektorzellen können mehr als eine Synapse besitzen bzw. über die gesamte Membranoberfläche transmittersensitiv sein.

• In der Organisation effektorischer Systeme ist es die Regel, daß der Transmitter an der ersten Synapse außerhalb des ZNS **ACh** ist.

• Segmentale spinale Reflexe, die zur Körperhaltung, zum Schutz und zu Willkürbewegungen beitragen, sind: (1) der **Streckreflex,** der die Muskellänge konstant hält; (2) der **Flexorreflex,** der die rasche Beugung einer verletzten Extremität auslöst; (3) der **gekreuzte Streckreflex,** der bei Beugung einer Extremität die kontralaterale Extremität streckt; und (4) der **Sehnenspindelreflex,** der Muskeln und Sehnen vor extremen Spannungen schützt.

• Motorische Programme können auf den verschiedenen Ebenen des ZNS entstehen. Einfache, wie Schreiten, können vom **Rückenmark** ausgeführt werden, kompliziertere bedürfen der Teilnahme der **Basalganglien,** des **motorischen Kortex** und des **Kleinhirns.**

• Die Motoneurone in den Rückenmarkssegmenten sind so angeordnet, daß **distale Muskeln** von *lateralen* und **proximale Muskeln** von *medialen* Motoneuronen kontrolliert werden.

• Die Bahnen der motorischen Zentren des ZNS können grob in 2 Gruppen unterteilt werden: solche, (1) die *proximale Muskeln* versorgen und hauptsächlich der *Stabilität der Körperhaltung* dienen, und solche (2), die *distale Muskeln* versorgen und für die *Feinmotorik* wichtig sind. Die Kontrolle *distaler Muskeln* wird hauptsächlich durch die **Pyramidenbahn** ausgeübt; die Kontrolle der *proximalen Muskeln* ist Aufgabe polysynpatischer **extrapyramidaler Bahnen,** die im Hirnstamm umschalten.

• Die Antwort viszeraler Effektoren auf die autonome Innervation wird durch pharmakologisch unterscheidbare Rezeptoren übertragen. **Nikotinartige** Rezeptoren sind auf *postganglionären Zellen* lokalisiert; **muskarinartige** Rezeptoren werden an *Effektoren* gefunden, die von *postganglionären cholinergen Fasern* innerviert werden. **Adrenerge Rezeptoren** werden in α_1, α_2, β_1, β_2-Typen unterteilt. Diese Typen sind mit speziellen Effektoren verbunden; einige Effektoren können mehr als einen Typ besitzen.

• Für ein gegebenes Gewebe hängt die Wirkung der autonomen Innervation von einem sekundären System ab, das durch die Transmitter-Rezeptorenbindung aktiviert wird, so daß die gleichen Rezeptorentypen entgegengesetzte Wirkungen bei verschiedenen Geweben haben können.

5.8 Übungsfragen

1. Bewegungen können in fein koordinierte und solche, die der Körperhaltung dienen, unterteilt werden. Wo sind die entsprechenden motorischen Neurone im Rückenmark lokalisiert? Gibt es Motoneurone, die direkt vom motorischen Kortex aktiviert werden? Wenn ja, welche?
2. Beschreiben Sie die Struktur einer Muskelspindel. Was mißt sie? Wie kann die Empfindlichkeit der Spindel verändert werden?
3. Wie trägt der Streckreflex zur Durchführung von Willkürbewegungen bei? Welches ist dabei die Funktion der α-γ-Koaktivierung?
4. Was sind Sehnenspindeln? Welche Information liefern sie?
5. Was bedeutet der Begriff reziproke Innervation? Bei welchen spinalen Reflexen ist diese Schaltung wichtig? Warum?
6. Was bedeutet der Begriff Bahnung? Was ist die physiologische Funktion der Verbindung zwischen vestibulärem System und spinalen Motoneuronen?
7. Welches ist die physiologische Rolle des Kleinhirns? Welches sind die Folgen des Ausfalls einzelner Kleinhirnregionen?
8. Welches sind die Hauptkerne der Basalganglien? Können die Basalganglien von sich aus Bewegungen auslösen?
9. Welches ist der Beweis für die Existenz zentraler motorischer Programme für die Lokomotion?
10. Beschreiben Sie die beiden Typen von Rezeptoren für ACh und die 4 Typen für Adrenalin und NA. Wo werden diese Rezeptoren gefunden? Geben Sie 2 Beispiele der physiologischen Bedeutung der unterschiedlichen Verteilung von 2 Rezeptorentypen.
11. Welche Unterschiede gibt es in der Anatomie des sympathischen und parasympathischen Systems? In welcher Weise sind beide vom somatischen System verschieden?
12. Welche Organe werden singulär vom autonomen Nervensystem innerviert? Geben Sie 3 Beispiele von Organen, die eine doppelte Innervation empfangen. Welche Eigenschaften der Empfängerzellen bestimmen, ob die Innervation durch einen Zweig des autonomen Nervensystems erregend oder hemmend sein wird?

5.9 Klinische Physiologie

5.9.1 Parkinson-Syndrom: Ohne Dopamin würden wir alle vereisen

Eine unerwünschte Folge des Alters ist der Verlust von Neuronen durch den Zelltod. Das Parkinson-Syndrom (Schüttellähmung) ist die direkte Folge eines *Verlusts an Neuronen in der Substantia nigra,* deren Fasern zum *Nucleus caudatus* ziehen. Die funktionellen Störungen der Erkrankung entwickeln sich langsam und schrittweise und sind gekennzeichnet durch die **Trias** (1) *A- oder Hypokinese* (Bewegungsarmut, vornehmlich der unbewußten Mitbewegungen, Mimik und Gestik), (2) *Rigor* der Muskulatur (3) Tremor (Ruhezittern) mit 4-6 Schlägen/s. Ursächlich für diese Veränderungen ist die Verarmung an dem Transmitter Dopamin, der von den Nervenendigungen der Substantia nigra freigesetzt wird, die zum Nucleus caudatus ziehen. Parkinson-Patienten wurden mit L-Dopa, einem Vorläufer des Dopamins, behandelt, der ins Gehirn aufgenommen und dort zu Dopamin umgewandelt wird. Behandlungsprobleme sind:

– *Tachyphylaxie:* ständig abnehmende Wirksamkeit von L-Dopa

– *Halluzination* und *Krämpfe* bei höherer Dosierung von L-Dopa.

– Dopaminüberdosierung kann das hypoton-hyperkinetische Syndrom der *Chorea* erzeugen (s. II/5.4.3)

Da die Parkinson-Erkrankung bei Labortieren auch in höherem Alter nicht auftritt, gab es kein Tiermodell, an dem man die Entwicklung besserer Behandlungsmethoden der Krankheit testen konnte.

Die tragische Geschichte eines durch Rauschgift hervorgerufenen Parkinson-Syndroms hat zur Entdeckung eines Giftes geführt, dessen spezifisches Ziel die Neurone der Substantia nigra sind. Die Synthese der den Parkinsonismus auslösenden Droge, die über Nacht junge gesunde Menschen in hilflose Patienten mit Schüttellähmung verwandelte, geschah irrtümlich bei dem Versuch von Straßendrogenchemikern **Meperidin,** eine Modedroge ähnlich dem Heroin, herzustellen. Was aber tatsächlich entstand, war das 1-Methyl-1,2,3,6-tetrahydropyridin (MPTP), das durch das Enzym Monoaminooxidase in eine toxische Form umgewandelt wird. Das resultierende Produkt ist identisch mit einem Herbizid. Zwischen der Häufigkeit des Parkinson-Syndroms und dem Herbizidverbrauch bestand eine positive Korrelation.

Weitere Ergebnisse stützen die Hypothese, daß das Parkinson-Syndrom eine *Umweltkrankheit des Industriezeitalters* ist, und daß die Exposition mit verschiedenen Chemikalien wahrscheinlich zu der beschleunigten Geschwindigkeit des neuronalen Zelltods in der Substantia nigra beiträgt.

Man hat diese Entdeckung zu nutzen versucht, um ein Tiermodell zur Verbesserung der Behandlung von Parkinson-Patienten zu entwickeln. Die gewöhnliche Laborratte entwickelt keine Parkinson-Symptome, wenn sie mit MPTP behandelt wird, wohl aber der Affe. Demnach können dem Menschen verwandte Primaten ein tierexperimentelles Modell zur Prüfung neuer Therapien liefern. Eine derartige Behandlung wäre die Transplantation eigener Nebennierenmarkzellen in das Gehirn. Diese Zellen setzen Dopamin frei, das sie als Intermediärstoff bei der Synthese von Adrenalin und Noradrenalin produzieren.

5.9.2 Motorische Systeme und Therapie von Bewegungsstörungen

Querschnittsverletzungen des Rückenmarks sind eine häufige Unfallfolge. Die Patienten werden als *paraplegisch* bezeichnet, wenn die Verletzung die unteren Teile des Rükkenmarks betrifft (Lähmung der Beine), und als *tetraplegisch* (Lähmung von Armen und Beinen), wenn spinale Segmente betroffen sind, die den oberen Teil des Körpers kontrollieren. Wenn man die motorischen Programme für einfache Bewegungen kennen würde, könnten in die Muskeln implantierte Reizelektroden die Programme auf das Kommando des Patienten aufrufen. Es ist bis jetzt nicht möglich, die funktionellen Bewegungen von gelähmten Patienten zu restaurieren, aber es gibt einige Erfolge:

- Beispielsweise waren paraplegische Patienten mit Reizelektroden an ihren Beinmuskeln in der Lage, einige Schritte mit Hilfe eines rechnergesteuerten Reizgerätes zu machen, das die Beinmuskeln im Schreitrhythmus aktivierte.
- Eine andere Möglichkeit betrifft den Versuch, einen Schreitroboter zu entwickeln, der als Prothese für bewegungsgestörte Patienten dienen kann.

Die wichtigste Erkenntnis aus diesen Experimenten war, daß die Bewegungskontrollmechanismen selbst der unbeholfensten intakten Person unvergleichbar besser sind, als die augenblicklich erreichbaren maschinellen Nachahmungen. Es gibt Hoffnung, daß es ständige Fortschritte auf diesem Gebiet möglich machen werden, daß Querschnittsgelähmte ihre Rollstühle mit künstlichen Gliedmaßen oder kleinen tragbaren Rechnern, die einige Funktionen ihrer eigenen Beine steuern, vertauschen können.

6 Skelett-, Herz- und glatte Muskulatur

G. Asmussen

Dieses Kapitel informiert über:
- Die Komponenten des **kontraktilen Apparates** des Muskels und die Struktur eines **Sarkomers**
- den Ursprung der **Kraftentwicklung** im Muskel und das Modell der **gleitenden Filamente** für die Muskelkontraktion
- die **elektromechanische Kopplung** im Muskel
- isotonische und -metrische **Kontraktionen**
- die funktionellen **Unterschiede** zwischen Herz- und Skelettmuskel
- **Auslösen und Kontrolle der Kontraktionen** und die Rollen von **Calmodulin** und **Caldesmon** im glatten Muskel, sowie verschiedene **glatte Muskeltypen**

Einführung

6.1 Einführung

Die Muskeln nehmen etwa 40–50% des Körpergewichts des Erwachsenen ein. Sie verbrauchen 25% des in Ruhe aufgenommenen Sauerstoffs; bei erschöpfender Arbeit kann der Sau-

erstoffverbrauch des Muskels auf das 10–20fache ansteigen. Daher ist der Muskelstoffwechsel ein Hauptteil des Energieumsatzes des Körpers.
Es gibt **3 Haupttypen** von Muskeln: Skelett-, Herz- und glatte Muskeln. Skelett- und Herzmuskelzellen haben alternierende helle und dunkle Bänder, die aus der regelmäßigen Art, in der die kontraktilen Proteine Aktin und Myosin in der Muskelzelle angeordnet sind, resultieren. Deshalb werden *Skelett- und Herzmuskel als quergestreifte Muskeln* bezeichnet.
Skelettmuskeln sind mit dem knöchernen Skelett durch Sehnen verbunden und rufen Bewegungen an Gelenken hervor. Jeder Muskel enthält viele Muskelzellen, die wegen ihrer langgestreckten Form Muskelfasern genannt werden.

3 Muskeltypen
- Skelett- } quergestreift-
- Herz- } quergestreift-
- glatter Muskel

Skelettmuskel

> Motorische Neurone innervieren kleine Gruppen von Fasern, die *motorische Einheiten*, welche die kleinsten funktionellen Elemente des Skelettmuskels sind.

⇐

Skelettmuskeln ermüden bei fortlaufendem Gebrauch, wobei die Ermüdungsgeschwindigkeit von einer Faserpopulation zur anderen stark wechselt.
Der **Herzmuskel** ist funktionell vom Skelettmuskel verschieden, weil die einzelnen Herzmuskelfasern untereinander *elektrisch verbunden* sind. Außerdem hat der Herzmuskel im Vergleich zum Skelettmuskel einen *Schutz gegen Ermüdung.*
Glatte Muskeln enthalten die gleichen Elemente wie quergestreifte. Weil die kontraktilen Proteine aber nicht in der gleichen regelmäßigen Anordnung auftreten, *fehlt* die *Querstreifung.* Der glatte Muskel ist ein Hauptbauteil der muskulären inneren Organe des Körpers, einschließlich der Arterien und Venen, der Urogenitalorgane und des Magen-Darm-Traktes. Glatte Muskeln zeigen häufig eine *spontane Aktivität,* die durch neurale und humorale Faktoren beeinflußt werden kann.

Herzmuskel
- Fasern verbunden
- keine Ermüdung

glatter Muskel
- keine Querstreifung
- spontan aktiv

6.2 Struktur des Skelettmuskels

Skelettmuskelstruktur

6.2.1 Bindegewebsverbindungen der Muskelzellen

Bindegewebsverbindungen
- Sehnen

Die meisten Skelettmuskeln sind über **Sehnen** aus **kollagenem** Bindegewebe mit dem Skelett verbunden (s. Abb. 2-151). Die Sehnen sind unterschiedlich lang, z. B. sind die Fingermuskeln im Unterarm lokalisiert und haben lange Sehnen, während die Sehnen vieler Muskeln, die der Körperhaltung dienen, relativ kurz sind. Die beiden Punkte, an denen ein Muskel an den Knochen fixiert ist, Ursprung und Ansatz, sind durch das Ergebnis der Muskelverkürzung definiert. Der **Ursprung** ist der weniger bewegliche der beiden Punkte; die Kontraktion zieht den **Ansatz** zum Ursprung (über Flexoren und Extensoren, synergistische und antagonistische Muskeln s. Kap. II/5.3.2).
In einem Skelettmuskel sind die Fasern häufig kürzer als die Gesamtlänge des Muskels (**gefiederte Muskeln**). Ein Muskel kann von wenigen hundert bis zu mehreren tausend Fasern enthalten. Der Durchmesser der Faser variiert von 10–100 µm. Skelettmuskelfasern werden während ihrer Entwicklung durch Verschmelzung von Zellen, den **Myoblasten** oder **Myotuben** gebildet, so daß jede Zelle viele Zellkerne enthält.
Jeder Muskel ist von einer Bindegewebsscheide umgeben, dem **Epimysium**, die sich in seiner Sehne fortsetzt (Abb. 2-137 A). Innerhalb des Muskels verbinden Bindegewebsscheiden als **Perimysium einzelne Faserbündel zu Faszikeln.** Die einzelnen Muskelfasern werden jeweils von einer eigenen Scheide, dem **Endomysium,** umschlossen. Diese Bindegewebselemente übertragen die durch die Muskelkontraktion erzeugte Kraft auf die Sehnen.

- **Ursprung:** weniger beweglich
- **Ansatz**
- **Kontraktion:** Ansatz →Ursprung
- gefiederte Muskeln
- **Entwicklung:**
  - Myoblasten
  - Myotuben
- **Bindegewebsverbindungen**
  - Epimysium
  - Perimysium
  - Endomysium

6.2.2 Struktur des Sarkomers

Sarkomerstruktur

Die Zellmembran der Muskelfaser wird **Sarkolemm** genannt (Abb. 2-137 B).

Sarkolemm = Muskelzellmembran

> Muskelfasern enthalten lange, 1–2 µm dicke, parallele **Myofibrillen**, die etwa 75% des Muskelvolumens ausmachen und aus sich wiederholenden Untereinheiten, **Sarkomeren**, aufgebaut sind. Innerhalb der Muskelzelle sind benachbarte Sarkomere parallel angeordnet, so daß ein *Muster von Banden und Linien entsteht,* die *charakteristische Querstreifung,* die bei lichtmikroskopischer Betrachtung des Muskels zu sehen ist.

Muskelfaserstruktur

⇐

- dünne Aktinfilamente
- dicke Myosinfilamente
- Querbrücken
- **Längsschnitt**
  - H-Zone
  - M-Linie
  - A-Band
  - I-Band
  - Z-Scheibe

Ein Sarkomer ist eine zylindrische Struktur aus sich überlappenden **dünnen** und **dicken Filamenten,** die die kontraktilen Proteine **Aktin** und **Myosin** enthalten (Abb. 2-137 C). Die dünnen Filamente erscheinen glatt, während die dicken zahlreiche Fortsätze, die **Querbrücken,** haben. Ein Sarkomer ist 2,0–2,5 µm lang. Im *Längsschnitt* hat es eine zentrale **H-Zone,** die nur dicke, in der Mitte zu einer **M-Linie** vernetzte Filamente enthält (s. Abb. 2-139, 140). Jederseits der H-Zone befinden sich Regionen, in denen sich dicke und dünne Filamente überlappen. Der Teil des Sarkomers, der das dicke Myosinfilament enthält, ist das **A-Band.**

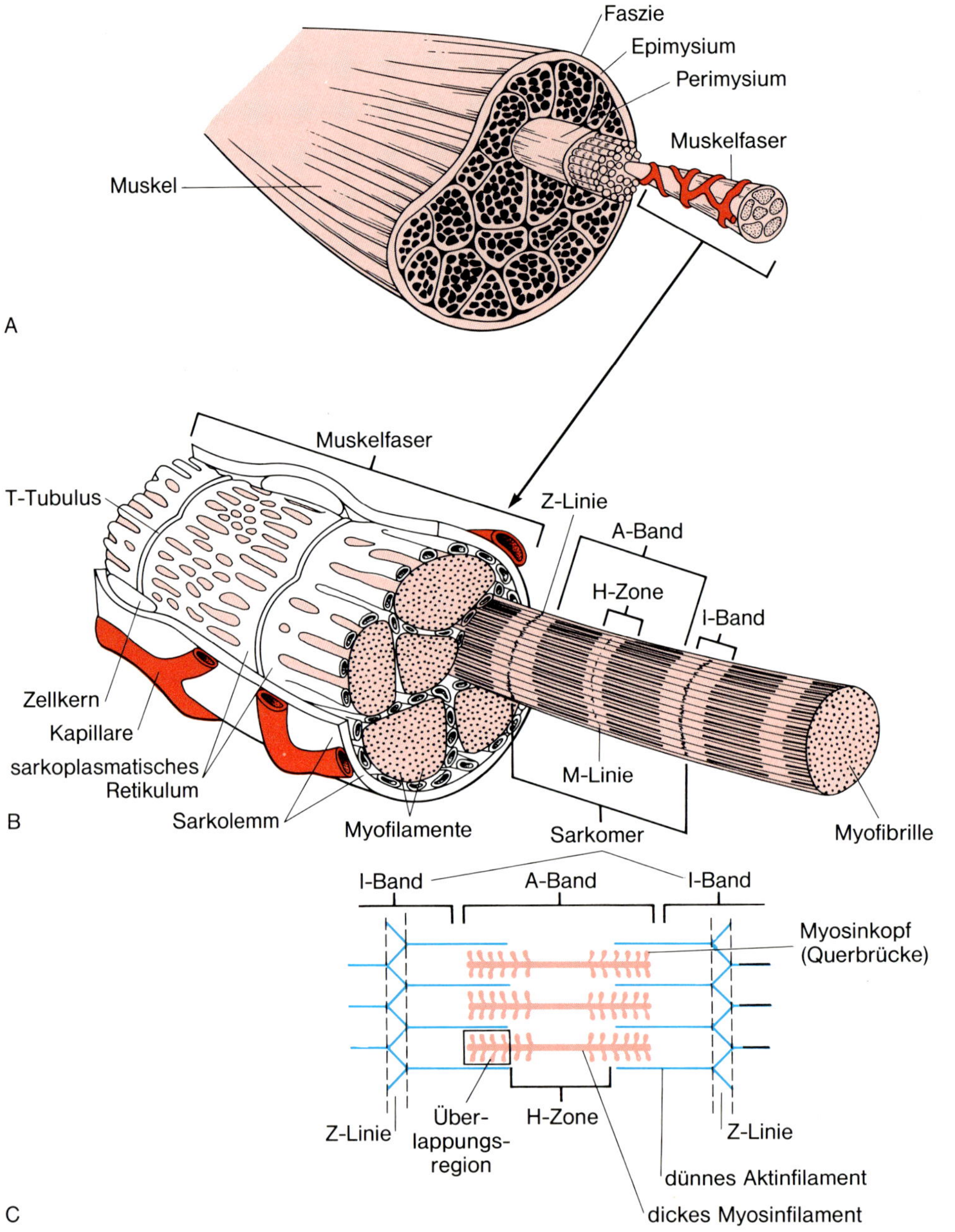

Abb. 2-137: **A.** *Aufbau eines Skelettmuskels:* Die äußere Hülle eines Muskels besteht aus Lagen von Bindegewebe und einem inneren Mantel von *Epimysium.* Ein Muskelfaszikel enthält ein Bündel von Muskelfasern (Zellen) umgeben von *Perimysium.* Innerhalb eines Faszikels ist jede einzelne Muskelfaser von ihrem Sarkolemm umgeben und von ihren Nachbarfasern durch eine Hülle von *Endomysium* (nicht dargestellt) getrennt. **B.** *Aufbau einer quergestreiften Muskelfaser:* Die kontraktilen Elemente einer Muskelfaser sind die *Myofibrillen.* Jede Myofibrille besteht aus sich vielfach wiederholenden Untereinheiten, den *Sarkomeren.* **C.** *Aufbau eines Sarkomers:* Innerhalb eines Sarkomers formen tausende von *Aktin-* und *Myosinmolekülen* eine regelmäßige Anordnung von dicken und dünnen *Filamenten*

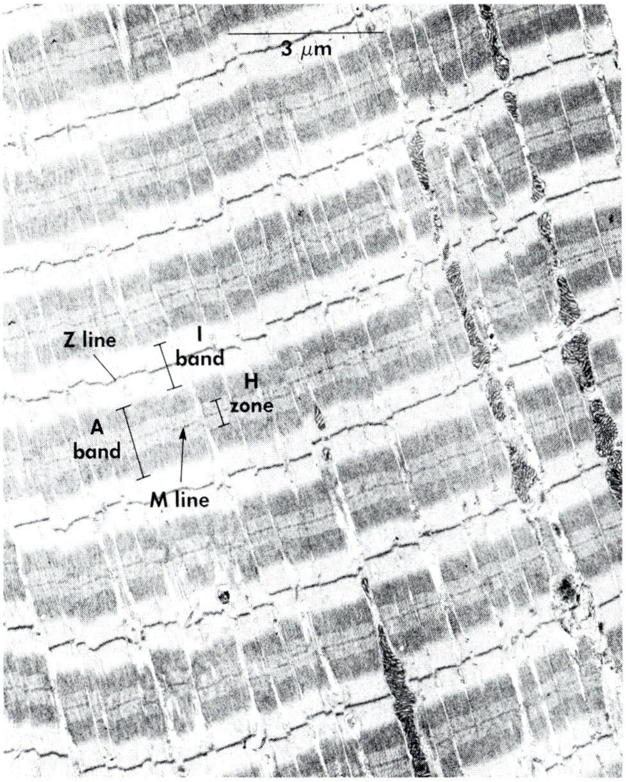

Abb. 2-138: *Längsschnitt einer Muskelfaser* einschließlich vieler Myofibrillen. Die Sarkomere, die der gesamten Muskelfaser das quergestreifte Aussehen verleihen, sind dargestellt. Mitochondrien sind zwischen die Myofibrillen eingestreut

Beiderseits davon liegen Regionen, die nur dünne Filamente beherbergen, die **I-Banden,** die sich in die benachbarten Sarkomere fortsetzen. Die dünnen Filamente sind an **Z-Scheiben** befestigt, die die Grenzen des Sarkomers darstellen und im längs geschnittenen Muskel als Linien erscheinen. Die Sarkomere der Myofibrillen innerhalb einer Muskelfaser sind so ausgerichtet, daß alle Z-Scheiben ein nahezu kontinuierliches, dünnes Band bilden (Abb. 2-138).

6.2.3 Modell der gleitenden Filamente der Muskelkontraktion

Modell der gleitenden Filamente

Die Entdeckung, daß bei der Kontraktion der *Überlappungsgrad* von dicken und dünnen Filamenten *größer* und die *Sarkomerlänge kürzer* wird (Abb. 2-139), ist die Basis der **Theorie der gleitenden Filamente**.

Sarkomerverkürzung ⇐

Wenn dicke und dünne Filamente aneinander vorbei gleiten, müssen bei der Kontraktion zwischen beiden Filamenten Kraft entwickelnde physikalische Verbindungen auftreten. Beweise dafür brachte die *Elektronenmikroskopie kontrahierter Muskeln,* die zahlreiche Querbrücken zwischen beiden Filamenten zeigte. Querschnitte durch das I-Band (Abb. 2-140 A) zeigen nur dünne, Schnitte durch die H-Zone (Abb. 2-140 C) nur dicke Filamente. In der Region des Überlappens der Filamente (Abb. 2-140 B) sieht man ein typisches Muster von dikken Filamenten mit Querbrücken, die jeweils um 60° gegeneinander verschoben sind, und umgeben werden von einer hexagonalen Anordnung dünner Filamente. Jedes dicke Filament reagiert mit 6 dünnen und jedes dünne Filament mit 3 dicken Filamenten.

hexagonale Anordnung der Filamente

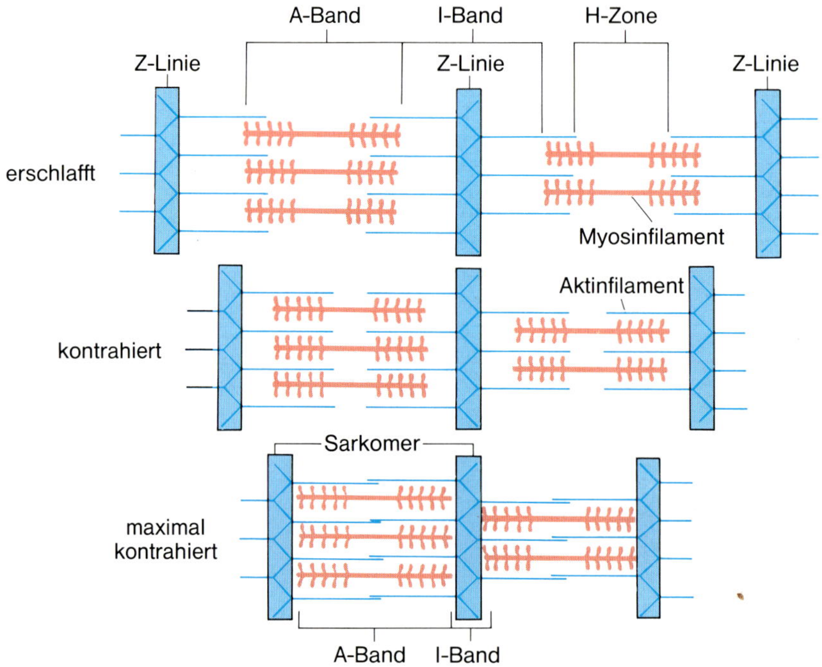

Abb. 2-139: *Sarkomerenverkürzung* als Antwort der *Querbrückenbildung.* Die Verkürzung der gesamten Myofibrille ist erkennbar an dem zunehmenden Grad der Überlappung der dicken und dünnen Filamente in jedem Sarkomer. Während der Kontraktion verkürzen sich die I-Banden, nicht dagegen das A-Band. Die H-Zone verschmälert sich und kann sogar verschwinden, wenn sich die Aktinfilamente im Zentrum des Sarkomers treffen.

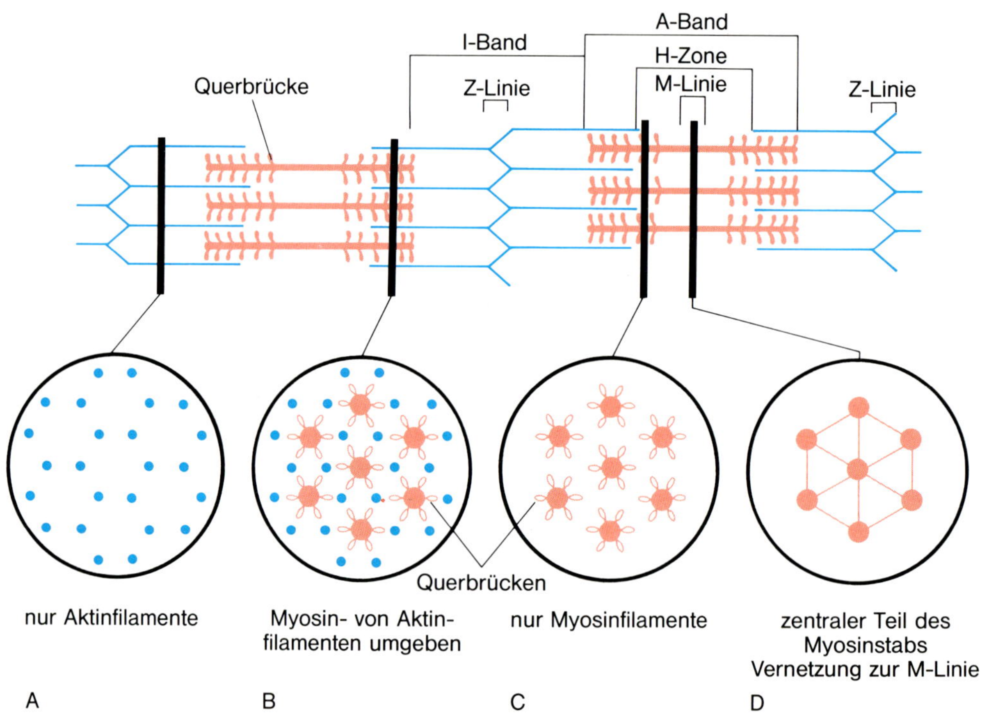

Abb. 2-140: *Querschnitte* durch verschiedene Ebenen eines *Sarkomers:* **A.** Innerhalb des *I-Bandes;* nur Aktinfilamente. **B.** In der Region des *Überlappens von dicken und dünnen Filamenten;* jedes dicke Filament ist hexagonal von dünnen Filamenten umgeben. **C.** In der *H-Zone;* nur Myosinfilamente. **D.** In der *Mitte des Sarkomers;* den Myosinmolekülen fehlen die Querbrükken; Vernetzung zur M-Linie

6.3 Muskelkontraktion auf molekularer Ebene

Molekulare Basis der Muskelkontraktion

Struktur des dünnen Filaments

6.3.1 Struktur der Filamente

6.3.1.1 Dünnes Filament

- Doppelhelix von **G-Aktin = F-Aktin**

Myosinbindungsplätze

Die dünnen Filamente bestehen aus einer *Doppelhelix globulärer Aktinmoleküle*, die, zwei Perlschnüren ähnlich, miteinander verdrillt sind (Abb. 2-141 A). Das einzelne globuläre Aktinmolekül bezeichnet man als **G-Aktin** (4 nm Durchmesser; MG: 50 000). Jeder Strang von G-Aktinuntereinheiten ist ungefähr 1,0 µm lang und wird **F-Aktin** genannt. Eine Windung der F-Aktin-Helix ist 70 nm lang und enthält 13,5 G-Aktineinheiten. Jedes G-Aktin hat einen Bindungsplatz für Myosin. Da das dünne Filament durch Verdrillen von zwei F-Aktinsträngen gebildet wird, sind manche der Bindungsplätze des G-Aktins zur Innenseite der Helix gerichtet und können von den Myosinköpfen nicht erreicht werden. G-Aktineinheiten, deren Myosinbindungsplätze nach außen projizieren und zur Myosinbindung verfügbar sind, finden sich entlang des dünnen Filaments in Abständen von 2,7 nm.

- **Tropomyosin, Troponin**

⇦

Neben dem *Aktin* enthält das dünne Filament *2 Proteine mit regulatorischen Funktionen* (Abb. 2-141 A):

- **Tropomyosin** ist ein langgestrecktes Molekül, das sich jeweils über etwa 7 G-Aktineinheiten ausdehnt.
- **Troponin** besteht aus 3 globulären Untereinheiten, von denen eine mit dem *Tropomyosin*, die zweite mit dem *Aktin* verbunden ist und die dritte einen *Bindungsplatz für Ca^{2+}* besitzt.

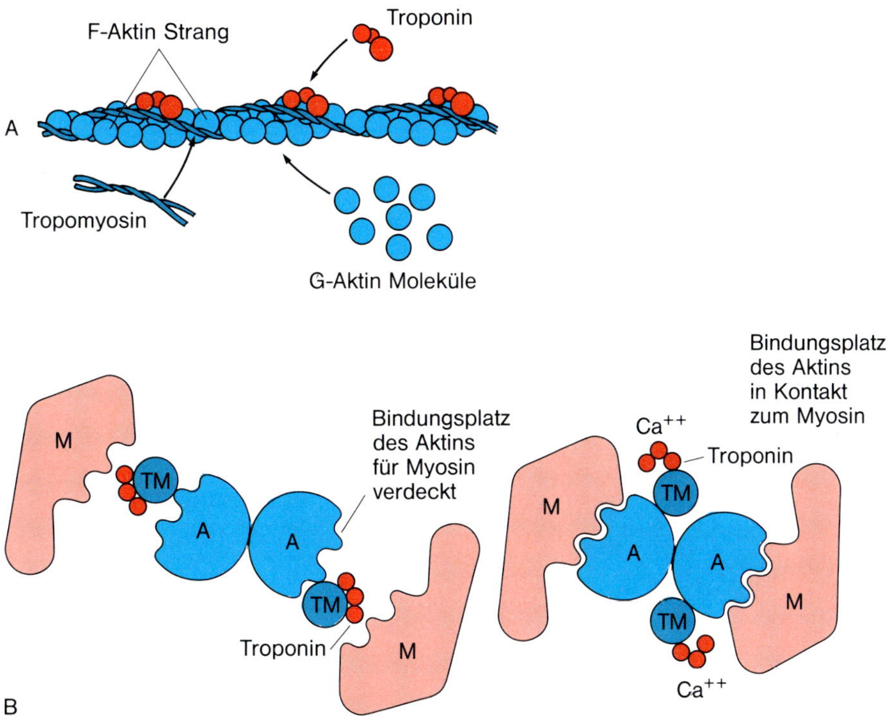

Abb. 2-141: A. *Komponenten des dünnen Filaments:* G-Aktinmoleküle sind zu einem Strang von F-Aktin polymerisiert. Zwei F-Aktinstränge sind miteinander verdrillt und bilden das Rückgrat eines dünnen Filaments. Doppelhelices von Tropomyosin liegen auf den F-Aktinsträngen. Jedes Tropomyosin ist mit einem Troponinmolekül an seinem Ende verbunden. **B.** Blick auf das *dünne Filament im Querschnitt* (schematisch). Er zeigt das Verhältnis von Troponin, Tropomyosin (TM) und F-Aktin (A). Troponin besteht aus 3 Untereinheiten. Die Verbindung der Myosinköpfe (M) mit dem Aktin ist unmöglich, wenn Tropomyosin die Bindungsplätze verdeckt, kommt aber zustande, wenn die Bindung von Ca^{++} an das Troponin die Freigabe der Bindungsplätze durch das Tropomyosin auslöst

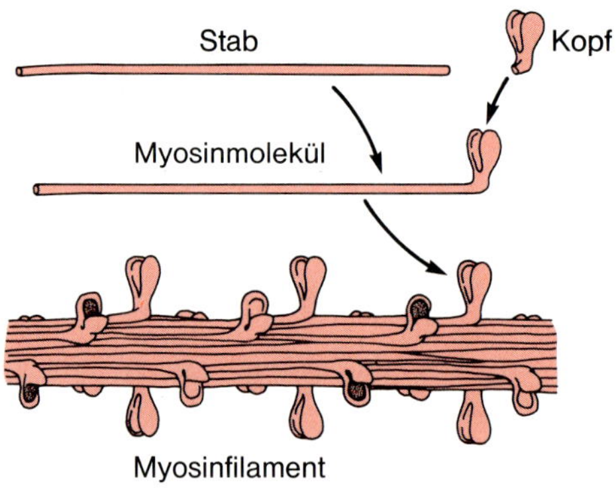

Abb. 2-142:
Das einzelne *Myosinmolekül* besteht aus einem kugeligen doppelten Kopf am Ende eines langen Stabs. Der Stab wird von 2 schweren Polypeptidketten gebildet. Das Ende der schweren Ketten bildet zusammen mit leichten Polypeptidketten den Kopf. Die Myosineinheiten sind zu dicken Filamenten verbunden, und die Köpfe ragen in exakten Winkeln versetzt so aus dem Filament heraus, daß sie mit den hexagonal angeordneten dünnen Filamenten Kontakt aufnehmen können

Wirkung Ca^{++}: legt Myosinbindungsplätze frei

Wenn Ca^{++} fehlt, ist das Troponin mit dem Aktin und dem Tropomyosin so verbunden, daß die Tropomyosinstränge die Myosinbindungsplätze jeder G-Aktinuntereinheit des F-Aktins blockieren (Abb. 2-142 B, links). Gegenwart von Ca^{++} und seine Bindung an Troponin löst eine Konformationsänderung des Troponinmoleküls aus. Dabei werden die Tropomyosinstränge so verschoben, daß die Myosinbindungsplätze des Aktins freigelegt werden und Aktin und Myosin miteinander reagieren können (Abb. 2-141 B, rechts).

Struktur des dicken Filaments

6.3.1.2 Dickes Filament

Jedes dicke Filament ist 1,5 µm lang, hat einen Durchmesser von 15 nm und besteht aus *mehreren Hundert Myosinmolekülen* (MG: 500 000).

Myosinstruktur

⇨

Myosin ist eine *Doppelstruktur* aus zwei schweren *Polypeptidketten*, mit einem stabförmigen Schwanz und einem doppelten Kopf (Abb. 2-141).

Die Köpfe, die sich mit Aktin verbinden können und ATPase-Aktivität besitzen, sind mit dem Rest des Myosinmoleküls durch Peptidregionen verbunden, die wie Scharniere wirken. 4 kleinere (leichte) Polypeptidketten sind mit dem Kopf verbunden und spielen eine regulatorische Rolle. In den dicken Filamenten sind die Myosinmoleküle so angeordnet, daß die Köpfe nach außen zur Seite herausragen (Abb. 2-141), und zur Mitte des Filaments so orientiert, daß dessen beide Enden einander entgegen gerichtete Köpfe haben und das Zentrum keine Köpfe besitzt (Abb. 2-140).

Fragen

Wiederholungsfragen:
1. Welche strukturellen Eigenschaften sind die Ursache der Querstreifung von Skelettmuskelfasern?
2. Welche bindegewebigen Formationen geben dem Muskel seine strukturelle Integrität?
3. Unterscheiden Sie zwischen den Eigenschaften von Aktin, Myosin, Troponin und Tropomyosin!

Kraftentwicklung bei Kontraktion

6.3.2 Kraftentwicklung bei der Muskelkontraktion

In einem Muskel besteht bei Ruhelänge ein Überlappen der dicken und dünnen Filamente. Während der Kontraktion ziehen die dicken Filamente die dünnen von beiden Seiten zur Mitte des Sarkomers (s. Abb. 2-139). Die Kraft entsteht durch die gemeinsame Aktion aller Querbrücken, die sich zwischen den Filamenten bilden.

Querbrückenzyklus

⇨

In einem sich kontrahierenden Muskel folgt jeder **Myosinkopf einem Zyklus** von:
- Bindung an das benachbarte Aktinfilament
- **„Ruderschlag"**, der den Kopf etwa 10 nm bewegt
- Loslassen des dünnen Filaments
- Beginn eines neuen Zyklus.

Der einzelne Myosinkopf kann diesen Zyklus mehrfach wiederholen.

Myosin-ADP-Komplex stufenweise Bindung

Ein zur Aktinbindung vorbereiteter Myosinkopf hat ein Molekül ATP hydrolysiert. ADP und das anorganische Phosphat bleiben an das Myosin gebunden und bilden einen **Myosin-ADP-Komplex** (Abb. 2-143 A), eine energiereiche Form des Myosins, das sich in Gegenwart von Ca^{++} mit freien Aktinplätzen verbinden kann. Man nimmt an, daß Myosinköpfe ver-

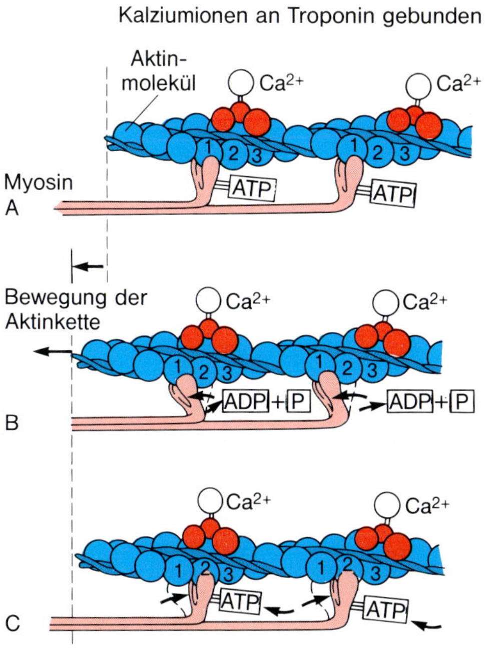

Abb. 2-143:
Querbrückenzyklus: Im erschlafften Zustand ([Ca^{++}] < 10^{-7} M) sind die Bindungsplätze für Myosin am Aktin durch Tropomyosin blockiert und Myosin und Aktin können nicht miteinander reagieren. **A.** Ein Molekül *ATP* ist an den Kopf des Myosins gebunden. Bei erhöhtem intrazellulären Ca^{++} wird ein Ca^{++}-Troponin-Komplex gebildet, der das Tropomyosin verschiebt. Das Myosin bindet sich an die nun freien Plätze des Aktins. **B.** ATP wird zu *ADP* und *Phosphat (P)* hydrolysiert. Die freigesetzte Energie veranlaßt den Myosinkopf zu kippen, wobei das dünne Filament sich relativ zum dicken Filament verschiebt *(Ruderschlag)*. **C.** Nach dem Ruderschlag hebt die ATP-Bindung an dem Myosinkopf die Rigorverbindung zwischen Aktin und Myosin auf, der Kopf geht in die Ausgangsposition zurück und der Zyklus wird mit dem nächsten Bindungsplatz am Aktin (2) wiederholt

schiedene Bindungsstellen besitzen, die mit entsprechenden Aktinplätzen agieren können. Nachdem sich der Myosinkopf mit dem Aktin verbunden hat, wird die Energie des Myosin-ADP-Komplexes durch stufenweise Bindung an Plätze höherer und höherer Affinität schrittweise in mechanische Energie transformiert. Die stufenweise Bindung läßt den Myosinkopf rotieren und erzeugt so Spannung zwischen den dicken und dünnen Filamenten (Abb. 2-143 B). Während des „Ruderschlags" werden ADP und Phosphat vom Myosinkopf freigesetzt.

Am Ende des „*Ruderschlags*" ist der Myosinkopf in einer energiearmen Form fest mit dem dünnen Filament verbunden (Aktomyosin, Abb. 2-144). Dieser Zustand wird **Rigorkomplex** genannt, weil beide Filamente nun unbeweglich sind und der Muskel steif ist. Im lebenden Muskel wird der Rigorkomplex rasch durch die erneute Bindung eines Moleküls ATP an den Myosinkopf unterbrochen (Abb. 2-143 C).

Rigorkomplex ⇦

Wenn im *Tod* Blutzirkulation und Atmung sistieren, wird der Energiestoffwechsel des Muskels blockiert. Der geringe ATP-Vorrat ist schnell verbraucht und Aktin und Myosin bleiben dann im Rigorzustand miteinander verbunden: **(Totenstarre, Rigor mortis).**

Totenstarre

Klinischer Hinweis: Die Totenstarre, u. a. abhängig von der Temperatur, setzt 4–12 Stunden post mortem ein.

Wird der Rigorkomplex durch Bindung von ATP an den Myosinkopf gelöst, dissoziiert der energiearme Aktomyosinkomplex in Aktin und den **Myosin-ATP-Komplex;** anschließend wird das ATP zu ADP und Phosphat hydrolysiert und der energiereiche Zustand des Myo-

Myosin-ATP-Komplex

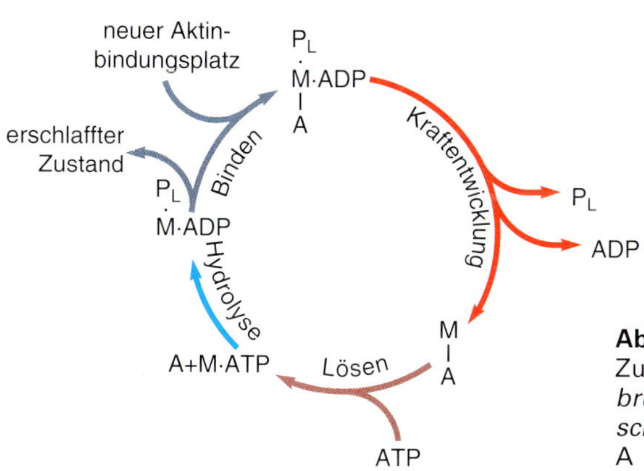

Abb. 2-144:
Zusammenfasung der mit dem *Querbrückenzyklus* verbundenen *biochemischen Reaktionen;*
A = Aktin, M = Myosin, P = Phosphat

Myosin-ATPase

sins regeneriert (Abb. 2-144). Dann kann ein neuer Brückenzyklus beginnen. Die Geschwindigkeit, mit der die **Myosin-ATPase** ATP hydrolysiert, bestimmt die Zyklusgeschwindigkeit.

Muskelkontraktilität

6.3.3. Kontraktilität des Muskels

Myosin-Isoenzyme bestimmen ATPase-Aktivität
- **schnell zuckende** Muskeln
- **langsam zuckende** Muskeln

Die Kontraktilität, das Ausmaß in dem eine Muskelzelle fähig ist, Kraft zu entwickeln und sich zu verkürzen, wird durch die molekularen Eigenschaften des Myosins bestimmt. Es gibt verschiedene **Myosin-Isoenzyme** mit unterschiedlicher ATPase-Aktivität. Wenn in einer Muskelzelle die Geschwindigkeit der ATP-Hydrolyse hoch ist, laufen die Brückenzyklen schneller ab, Kraftentwicklung und Verkürzung geschehen rasch. Muskeln, die viele solche Muskelfasern enthalten, sind **schnell zuckende Muskeln.** Eine geringere Geschwindigkeit der ATP-Hydrolyse, langsamer ablaufende Brückenzyklen und eine niedrige Verkürzungsgeschwindigkeit sind charakteristisch für **langsam zuckende Muskeln.** Die Kontraktilität von quergestreiften Muskeln kann ferner durch die Phosphorylierung der leichten Polypeptidketten am Myosinkopf verändert werden.

Elektromechanische Kopplung

T-Tubuli

6.4 Elektromechanische Kopplung

6.4.1 T-Tubuli quergestreifter Muskeln

transversale Tubuli
- **Lokalisation:** nahe A-I-Grenze

Im Abstand weniger Mikrometer ist das Sarkolemm entlang der quergestreiften Muskelfaser regelmäßig eingestülpt und bildet **transversale Tubuli** (Abb. 2-145). Die Tubuli verzweigen sich ausgiebig und kommen so in enge Nachbarschaft zu jeder Myofibrille. Sie liegen bei Säugetieren nahe der A-I-Grenze, so daß jedes Sarkomer zwei Tubuli erhält. Da die T-Tubuli Fortsätze der Muskelmembran sind, ist ihr Inneres mit dem Extrazellulärraum verbunden. Wird die Membran während eines Aktionspotentials depolarisiert, wird die **Erregung** auch ins Zellinnere fortgeleitet. Sie muß schnell ins Innerste der Faser übertragen werden, damit sich alle Teile der Faser etwa gleichzeitig kontrahieren.

- **Funktion** ⇨

Aufgabe der T-Tubuli ist es, das elektrische Signal ins Faserinnere zu transportieren, um die Entfernung für die Diffusion eines intrazellulären Überträgerstoffs klein zu halten.

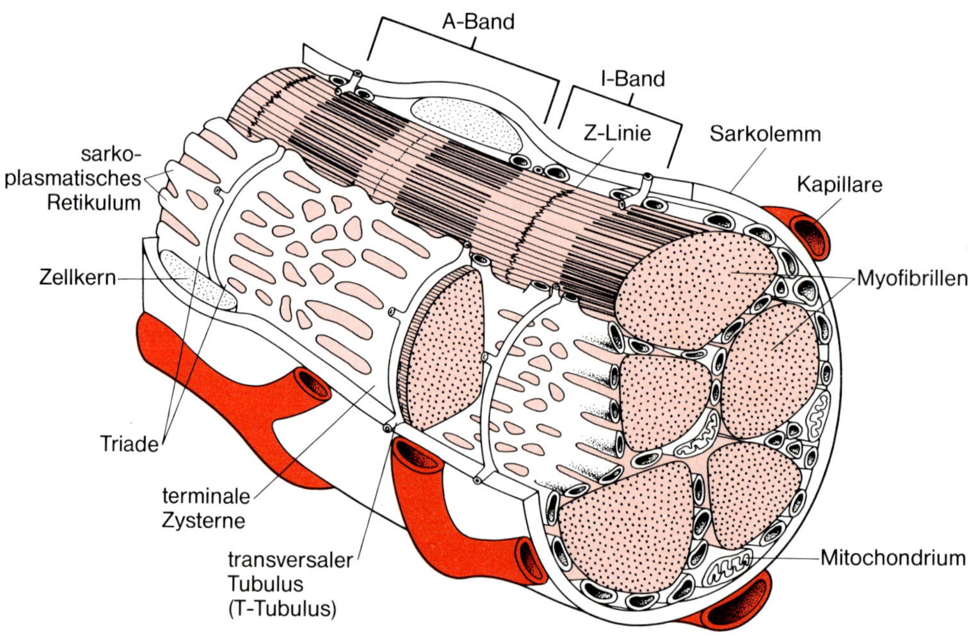

Abb. 2-145: Dreidimensionales *Schema* der Beziehungen zwischen den *Myofibrillen, den transversalen Tubuli* und den Elementen des *sarkopasmatischen Retikulums* in einer Säugetiermuskelzelle. Im Längsschnitt bilden transversale Tubuli und terminale Zysternen charakteristische dreiteilige Strukturen, die Triaden genannt werden

6.4.2 Sarkoplasmatisches Retikulum (SR)

Das *zweite Tubulussystem*, welches in der Skelettmuskelzelle stark und in der Herzmuskelzelle weniger entwickelt ist, ist das **sarkoplasmatische Retikulum** (s. Abb. 2-137). Es umhüllt alle Myofibrillen und besitzt engen Kontakt mit den T-Tubuli, aber ohne sich mit ihnen zu vereinigen. Das SR erweitert sich in **terminale Zysternen,** die beiderseits neben den T-Tubuli liegen.

Sarkoplasmatisches Retikulum (SR)

Lokalisation: umgibt Myofibrillen, kontaktiert T-Tubuli
terminale Zysternen = erweitertes SR

Die Anordnung eines *T-Tubulus* mit *2* benachbarten *terminalen Zysternen* wird **Triade** genannt (Abb. 2-145). An der Triade löst das Muskelaktionspotential die internen Mechanismen der *Kontraktion,* die **elektromechanische Kopplung**, aus.

Triade

⇐

6.4.3 Kalzium und elektromechanische Kopplung

In einer ruhenden Muskelfaser pumpt ein aktives Transportsystem Ca^{++} aus dem Zytoplasma in das sarkoplasmatische Retikulum (**Ca^{++}**-Pumpe) und hält die intrazelluläre Ca^{++}-Konzentration geringer als 0,1 µM und damit unter der Schwelle für eine wirksame Bindung an Troponin. In einem inaktiven Muskel ist die Ca^{++}-Menge innerhalb des sarkoplasmatischen Retikulums (SR) so groß, daß die Pumpe gegen einen Konzentrationsgradienten 6facher Größenordnung arbeiten muß. Dieser Gradient wäre noch etwa 2 Größenordnungen höher, wenn sich im SR nicht das Protein **Calsequestrin** befände, das Ca^{++} reversibel bindet und so einen Teil davon aus der Lösung nimmt.

Ca^{++} und elektromechanische Kopplung
Zytoplasmatische Ca^{++}-Konzentration gering wegen

- **Ca^{++}-Pumpe** →SR
- **Calsequestrin:** bindet Ca^{++}

Die **elektromechanische Kopplung** (Abb. 2-146, Tab. 2-14) beginnt mit der Bildung eines *Aktionspotentials* an der neuromuskulären Endigung (s. Abb. 2-42), das rasch über das *Sarkolemm* fortgeleitet wird und sich auch in die T-Tubuli ausbreitet. Das elektrische Signal gelangt so in unmittelbare Nähe der *terminalen Zysternen des SR.* Es wird vermutet, daß die Depolarisation der T-Tubuli eine membrangebundene Phophodiesterase aktiviert, die Phosphatidylinositol hydrolysiert. Das entstehende **Inositoltriphosphat** diffundiert von den T-Tubuli zu den terminalen Zysternen und wird an Rezeptoren gebunden, die Ca^{++}-Kanäle kontrollieren.

Sequenz der elektromechanischen Kopplung

⇐

Das Resultat ist, daß die Ca^{++}-Kanäle des SR geöffnet werden und Ca^{++} ins Zytoplasma austreten lassen. Wenn der Ca^{++}-Spiegel im SR sinkt, gibt Calsequestrin gebundenes Ca^{++} frei und macht so zusätzliches Ca^{++} verfügbar. Der zytoplasmatische Ca^{++}-Spiegel steigt rapide von weniger als 0,1 µM auf mehr als 10µM. Diese Konzentration reicht aus, die Bindungsplätze des Troponins zu sättigen. Die Bindung von Ca^{++} an Troponin verschiebt die Tropomyosinmoleküle, so daß die Myosinbindungsplätze am Aktin frei werden und Myosin-

- zytoplasmatisches Ca^{++}↑
- Bindung von Ca^{++} an Troponin
- Konformationsänderung des Tropomyosins
- Aktin-Myosin-Interaktion

Tab. 2-14: Ablauf der Muskelkontraktion

Sequenz	Ereignis
1	Aktionspotential auf der Muskelfaseroberfläche
2	Ausbreitung der Depolarisation in das transversale Tubulussystem
3	Signal vom transversalen Tubulussystem zu den terminalen Zysternen des sarkoplasmatischen Retikulums
4	Freisetzung von Ca^{++} aus den terminalen Zysternen
5	Bindung von Ca^{++} an Troponin
6	Konformationsänderung des Tropomyosins
7	Brückenbildung zwischen Aktin und Myosin
8	Ruderschläge der Querbrücken, solange Ca^{++} und ATP vorhanden sind
9	Reakkumulation von Ca^{++} in das sarkoplasmatische Retikulum, Lösen des Ca^{++} vom Troponin, Rekonformationsänderung des Tropomyosins, Brückenbildung zwischen Aktin und Myosin nicht möglich

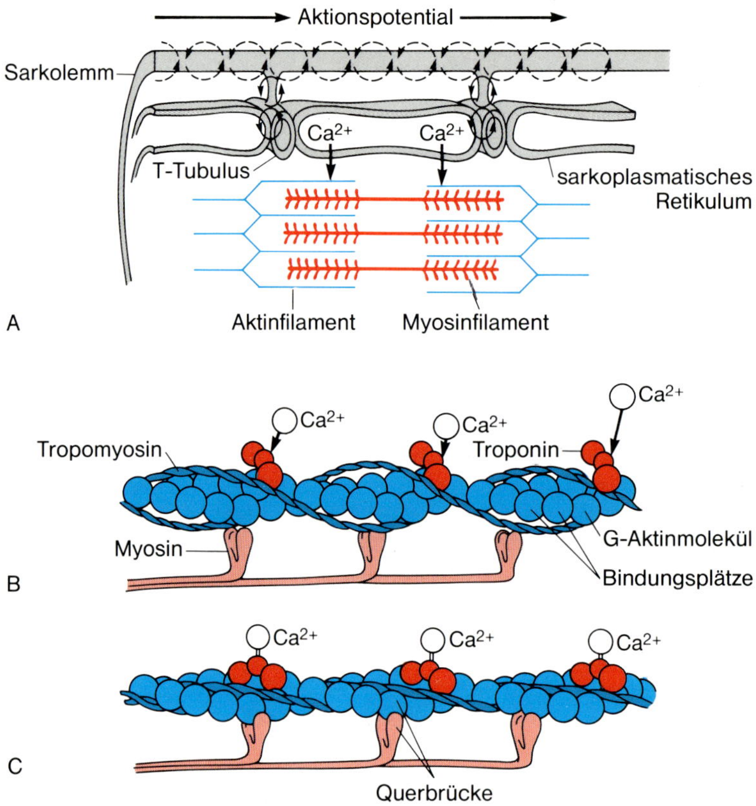

Abb. 2-146: A. Ein *Aktionspotential* wird über das Sarkolemm und in das transversale Tubulussystem geleitet. Dies führt über Inositoltriphosphat (nicht dargestellt) zur Öffnung der Ca^{++}-Kanäle des sarkoplasmatischen Retikulums; Ca^{++} tritt in das Zytoplasma aus. **B.** Das freigesetzte Ca^{++} wird an *Troponin* gebunden. **C.** Diese Bindung veranlaßt eine Bewegung des Tropomyosins, das tiefer in die Rillen des Aktins schlüpft und damit die *Bindungsplätze* für das Myosin *freigibt*

ADP und Aktin miteinander reagieren können (Abb. 2-146 B, C). Die Kombination von Troponin und Tropomyosin funktioniert wie ein **Ca^{++}**-aktivierter Schalter, der den kontraktilen Apparat in Gang setzt.

Einzelzuckung: 1AP

Rolle der Ca^{++}-Pumpe unterschiedlich in **schnell** und **langsam** zuckenden Muskeln

Die Kontraktion als Folge eines einzelnen Aktionspotentials (AP) ist eine **Einzelzuckung.** Nach dem Aktionspotential bleibt der kontraktile Apparat solange aktiv, wie der zytoplasmatische Ca^{++}-Spiegel erhöht ist (Abb. 2-147). Die Dauer der Aktivität hängt von der Geschwindigkeit ab, mit der das freigesetzte Ca^{++} in das SR zurückgepumpt wird. Das aktive Transportsystem des Retikulums wird durch ein Ansteigen des intrazellulären freien Ca^{++} angeregt. In *schnell zuckenden Muskeln* ist die Ca^{++}-Pumpe so kraftvoll, daß nach etwa 20–40 ms alles freigesetztes Ca^{++} zurück ins SR gepumpt ist und die intrazelluläre Ca^{++}-Konzentration unter die Schwelle für die Querbrückenaktivierung gesunken ist. In *langsam*

Tab. 2-15: Kontraktiler Apparat quergestreifter Muskeln in Ruhe und bei Kontraktion

	Ruhe	Kontraktion
Zytoplasmatische Ca^{++}-Konzentration	< 10^{-7} M	etwa 10^{-5} M
Troponin	Ca^{++}-Bindungsplätze frei	Ca^{++}-Bindungsplätze besetzt
Tropomyosin	Aktinbindungsplätze blockiert	Aktinbindungsplätze frei
Zustand des Myosinkopfes	Myosin-ADP-Komplex keine Querbrücken	zyklische Bewegungen und ATP-Spaltung

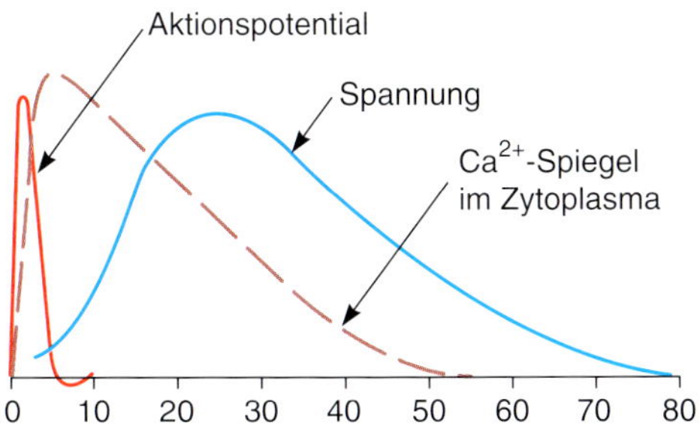

Abb. 2-147
Die *zeitlichen Beziehungen* zwischen dem Aktionspotential, dem Anstieg und Abfall des zytoplasmatischen Ca^{++} und der Kraftentwicklung einer Einzelzuckung

zuckenden Fasern enthält das SR weniger Ca^{++} pumpende Proteine und die Dauer der Zukkung kann 80–150 ms betragen.
Die Zustände des kontraktilen Apparates quergestreifter Muskeln während Kontraktion und Erschlaffung sind in Tab. 2-15 zusammengefaßt.

6.4.4. Summation von Kontraktionen einzelner Muskelfasern

Summation von Muskelkontraktionen
Skelettmuskelkraft abhängig:
1. Summation
2. Rekrutierung
Summationsmechanismus

Die Kraft, die ein Skelettmuskel entwickeln kann, hängt von 2 Faktoren ab:
- von der **Summation** von Zuckungen in den einzelnen Muskelfasern
- von der Zahl der aktiven Fasern in diesem Muskel (**Rekrutierung,** s. Kap. II/5.2.2)

Eine wiederholte Aktivierung einer Muskelfaser kann eine Summation der ausgelösten Zuckungen hervorrufen. Wenn die Erregungsfrequenz niedrig ist, kehrt die Ca^{++}-Konzentration auf das Ruheniveau zurück, bevor das nächste Aktionspotential eine erneute Ca^{++}-Freisetzung auslöst, und die Sarkomere gehen zur Ruhelänge zurück (Abb. 2-148 A). Wenn 2 oder mehr Aktionspotentiale in rascher Folge auftreten, kann nicht alles Ca^{++}, das als Antwort auf die vorhergehende Aktivierung freigesetzt wurde, zurückgepumpt werden, bevor erneut Ca^{++} ausgeschüttet wird. Die Kontraktionen summieren sich (**Superposition** Abb. 2-148 B). Wenn die Erregungsfrequenz ansteigt, steigen die Ca^{++}-Konzentrationen, die Kraft oder die Verkürzung schrittweise und oszillierend an (**unvollständiger Tetanus,** Abb. 2-148 C). Bei hohen Reizfrequenzn wird eine glatte Kraftentwicklung bzw. Verkürzung erreicht (**vollständiger Tetanus,** Abb. 2-148 D).

- **Superposition**
- **unvollständiger Tetanus**
- **vollständiger Tetanus**

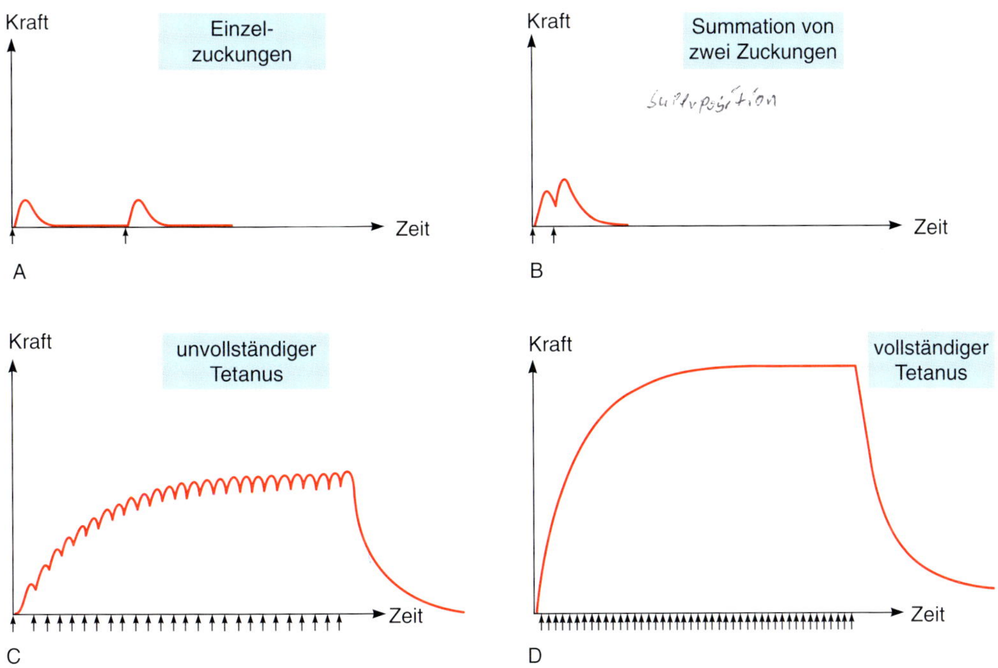

Abb. 2-148: **A.** Durch 2 in großem zeitlichem Abstand gesetzte Reize (Pfeile) ausgelöste *Einzelzuckungen.* **B.** Summation von *2 Zuckungen.* **C.** Summation *mehrerer Zuckungen* bei niedriger Reizfrequenz *(unvollständiger Tetanus).* **D.** Summation mehrerer Zuckungen bei hoher Reizfrequenz *(vollständiger Tetanus)*

Tetanisierbarkeit

⇨

Die Möglichkeit eines Muskels, tetanische Zuckungen durchzuführen, hängt von *2 Faktoren* ab:

- der kontraktile Apparat muß in der Lage sein, auf einen hohen Ca^{++}-Spiegel mit *kontinuierlicher Querbrückenaktivität* zu reagieren
- das *Muskelaktionspotential muß deutlich kürzer* sein als die nachfolgende Zuckung.

– **Skelettmuskel** erfüllt

– **Herzmuskel** nicht erfüllt

Diese zweite Bedingung erfüllt der *Skelettmuskel* (s. Abb. 2-159), wo die Kraftentwicklung viel länger anhält, als das Aktionspotential.
Dagegen ist das Aktionspotential des *Herzmuskels* so lang, daß die Sarkomere erschlaffen, bevor das Aktionspotential vorüber ist.
Dies schützt das Herz vor tetanischen Kontraktionen.

Wiederholungsaufgaben:
1. Beschreiben Sie die Vorgänge bei der elektromechanischen Kopplung.
2. Bei welchem Zustand des Querbrückenzyklus wird die Energie vom ATP auf das Myosin übertragen?
3. Was ist eine Muskelzuckung? Welche Prozesse bestimmen ihre Dauer? Welche Faktoren bestimmen die Möglichkeit eines Muskels, tetanische Kontrakionen durchzuführen?

Muskelmechanik

6.5 Mechanik der Muskelkontraktion

Kontraktionsformen

6.5.1 Unterschiedliche Kontraktionsformen

1. **isometrisch**: Kontraktion ohne Verkürzung (z. B. für Körperhaltung)

2. **isotonisch**: Kontraktion gleicher Spannung

Wenn ein Muskel fest zwischen zwei Punkten eingespannt wird (Abb. 2-149 A), kann er sich, wenn er gereizt wird und sich kontrahiert, nicht verkürzen. Aber er entwickelt Kraft (Abb. 2-149 B). Bei dieser **isometrischen,** d. h. mit gleichbleibender Länge ablaufenden Kontraktionsform bewirken die Querbrücken ein Ansteigen der Spannung des Muskels. Die Kraftentwicklung ohne Verkürzung ist eine normale Funktion für *Muskeln,* die der *Körperhaltung* dienen, und tritt auch auf, wenn man ein unbewegliches Objekt zu bewegen versucht. Wenn ein Muskel mit einem anhängenden Gewicht belastet ist, das ihn dehnt, ist seine Spannung proportional zu dem Gewicht, ungeachtet ob die Querbrücken aktiv sind oder nicht. Eine **isotonische,** d. h. mit gleichbleibender Spannung ablaufende Kontraktion tritt auf, wenn der belastete Muskel sich kontrahiert und das Gewicht anhebt (s. Abb. 2-151).

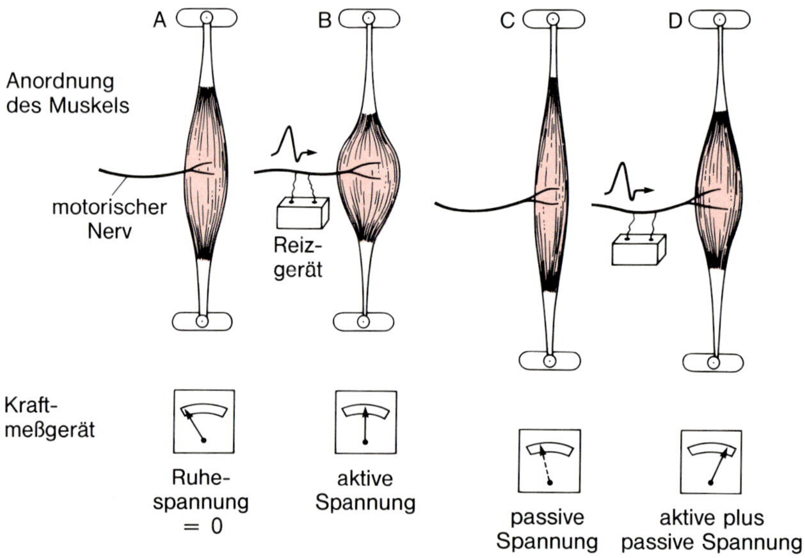

Abb. 2-149: Reizung eines Muskels und Messen der entwickelten Kraft bei *isometrischer Kontraktion.* **A.** Der ungereizte Muskel wird mit seiner Ruhelänge zwischen zwei festen Punkten eingespannt (keine Spannung meßbar). **B.** Der Muskel wird gereizt und entwickelt eine meßbare Spannung. **C.** Der ungereizte Muskel wird gedehnt und entwickelt eine dehnungsabhängige passive Spannung. **D.** Der gedehnte Muskel wird gereizt und entwickelt eine aktive Spannung, die sich zu der passiven Spannung addiert

3. **auxotonisch**

Bei den meisten Kontraktionen in situ ändern sich *Länge* und *Spannung* gleichzeitig, das nennt man eine **auxotonische** Kontraktion. Eine Kontraktion kann auch von *isotonisch* (gleiche Spannung) oder auxotonisch zu *isometrisch* (gleiche Länge) wechseln oder umgekehrt.

Beispiel:

Wenn z. B. ein auf dem Boden stehender Eimer Wasser angehoben wird, ist die Kontraktion zunächst isometrisch, die Muskelspannung steigt, bis die Kraft der Last des Eimers entspricht; anschließend erfolgt mit dem Anheben des Eimers eine isotonische Kontraktion. Wenn der Eimer dann gehalten wird, ist die Kraft, die die Muskeln entwickeln, gleich dem Gewicht des Eimers und die Muskellänge ist unverändert, so daß die Kontraktion isometrisch wird.

Unterstützungs-, Anschlagszuckung

Das zeitliche Nacheinander von *isometrischer* und *isotonischer* bzw. *auxotonischer* Kontraktion wird **Unterstützungszuckung** genannt. Beginnt die Kontraktion iso- oder *auxotonisch* und geht dann in eine *isometrische* über, spricht man von einer **Anschlagszuckung**.

6.5.2 Längen-Spannungs-Relation des Skelettmuskels

Längen-Spannungs-Relation

Definitionen

• **Ruhelänge**

Die Relation zwischen der Länge eines ruhenden oder aktiven Muskels und seiner Spannung kann gemessen werden, wenn der Muskel zwischen zwei Haken eingespannt wird, von denen einer mit einem Kraftmeßgerät verbunden ist. Spannt man den Muskel mit einer Länge ein, die seiner Länge in situ entspricht, also der **Ruhelänge,** so zeigt er kaum Spannung (Abb. 2-149 A). Reizung des motorischen Nerven des Muskels führt zu einer aktiven Kraftentwicklung mittleren Ausmaßes (Abb. 2-149 B). Wenn ein unerregter Muskel über seine Ruhelänge hinaus gedehnt wird (Abb. 2-149 C), steigt die Ruhespannung mit zunehmender Länge. Eine Reizung ruft dann eine Kraft hervor, die die Summe der aktiven und passiven Kraft ist (Abb. 2-149 D).

• **Längen-Spannungs-Kurve (passiv)**
• **Serienelastizität**

Die *passive Längen-Spannungs-Kurve, Ruhedehnungskurve,* eines Muskels (Abb. 2-150) ist ein Maß für die **Muskelelastizität,** der Tendenz, nach dem Strecken zur Ruhelänge zurückzukehren. Als **serienelastische Elemente** bezeichnet man alle elastischen Strukturen, die zwischen den Anheftungen der Querbrücken und den Enden der Sehnen liegen. Wenn ein Muskel eine isometrische Kontraktion durchführt, addiert sich die Spannung, die die Querbrücken entwickeln, zu der passiven Spannung der serienelastischen Elemente; sie ergeben die Gesamtspannung (Abb. 2-150). Umgekehrt kann die aktive Nettospannung durch die Subtraktion der Ruhedehnungskurve von der *Längen-Spannungs-Kurve* des *aktiven* Muskels erhalten werden (blaue Kurve in Abb. 2-150).

• **Längen-Spannungs-Kurve (aktiv)**
Kraft hängt vom **Überlappen der Filamente** ab:
– Dehnung

Bei Ruhelänge ist die aktive Spannung fast maximal; bei dieser Länge ist das Überlappen zwischen dicken und dünnen Filamenten optimal, so daß alle Myosinköpfe Querbrücken bilden können. Wenn der Muskel über seine Ruhelänge hinaus *gedehnt* wird, nimmt der Überlappungsgrad ab und einige Myosinköpfe können nicht länger Querbrücken bilden (Abb. 2-150). Die Folge ist eine steile Abnahme der aktiven Spannung.

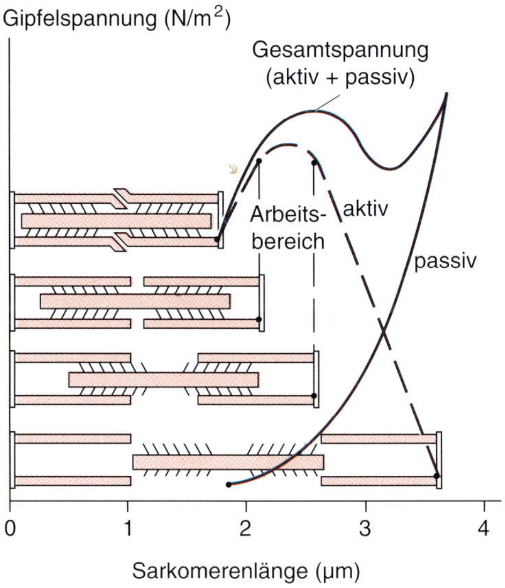

Abb. 2-150:
Abhängigkeit der *passiv* und *aktiv* entwickelten *Spannung* sowie der *Gesamtspannung* (aktiv + passiv) eines Muskels von dessen *Länge* (ausgedrückt als Sarkomerlänge). Der Überlappungsgrad der dicken und dünnen Filamente bei einzelnen Dehnungszuständen ist ebenfalls gezeigt. Der optimale Arbeitsbereich eines Muskels liegt nahe bei seiner Ruhelänge im Körper

– Stauchung

Die aktive Spannung nimmt auch ab, wenn der Muskel von seiner Ruhelänge aus *gestaucht* wird (Abb. 2-150). Diese Abnahme ist durch eine Behinderung der Querbrückenbildung erklärbar, die ihre Ursache im Überlappen der dünnen Filamente von den entgegengesetzten Enden des Sarkomers hat. Mit weiterer Stauchung nimmt die aktive Spannung bis auf Null ab, weil die beiden Enden der dicken Filamente an die Z-Strukturen anstoßen.

• **Arbeitsdiagramm**

Da im *Längen-Spannungs-Diagramm* auf der Ordinate die Kraft und auf der Abszisse der Weg abgetragen ist, stellen Flächen in diesem Diagramm eine Arbeit (= Kraft x Weg) dar; ein solches Diagramm wird deshalb auch als **Arbeitsdiagramm** bezeichnet.

⇨

Die Arbeitsmöglichkeit eines Muskels weist bei einer gewissen *Vordehnung* ein Maximum auf (Abb. 2-150). Eine starke Stauchung oder Dehnung wirkt sich negativ auf seine Arbeitsfähigkeit aus.

Optimum = Arbeitsbereich

Zusammengefaßt: Der Skelettmuskel produziert seine Maximalkraft bei Ruhelänge und ist angepaßt, die optimale Kraft und Arbeitsfähigkeit nur über einen sehr schmalen Längenbereich zu entwickeln. Dieser Bereich des Optimums entspricht weitgehend dem tatsächlichen **Arbeitsbereich** des Muskels im Organismus.

Muskel und Skeletthebelverhältnisse

6.5.3 Anpassung des Muskels an die Hebelverhältnisse des Skeletts

Wenn ein Muskel eine Last anhebt (Abb. 2-151 A), muß die Muskelspannung dem Zug der Schwerkraft an der Last entsprechen. Gewöhnlich sind die Muskeln so an Teilen des Skeletts befestigt, daß diese als Hebel wirken. Die Muskelansätze liegen so nahe an den Gelenken, daß es für die Muskeln mechanische Nachteile bringen müßte! Um eine belastete Extremität anzuheben, muß eine Kraft entwickelt werden, die vielfach größer ist als die Last. Der **Hebelfaktor** wird bestimmt, indem die Gesamthebellänge durch den Teil seiner Länge dividiert wird, die zwischen dem Gelenk und dem Muskelansatz liegt. Um ein Gewicht in der Hand zu halten, muß z. B. der M. biceps brachii eine Kraft entwickeln, die etwa 7 mal höher ist als die Last (Abb. 2-151 B). Andererseits kann der Muskel, weil sein Ansatz so nahe am Ellenbogengelenk liegt, die belastete Hand über einen weiten Bereich mit einem geringen Ausmaß von Verkürzung bewegen. Die Konstruktion der Sarkomere, die die Kraftentwicklung in ei-

Hebelfaktor
– **Bestimmung:**

– **Bedeutung:**

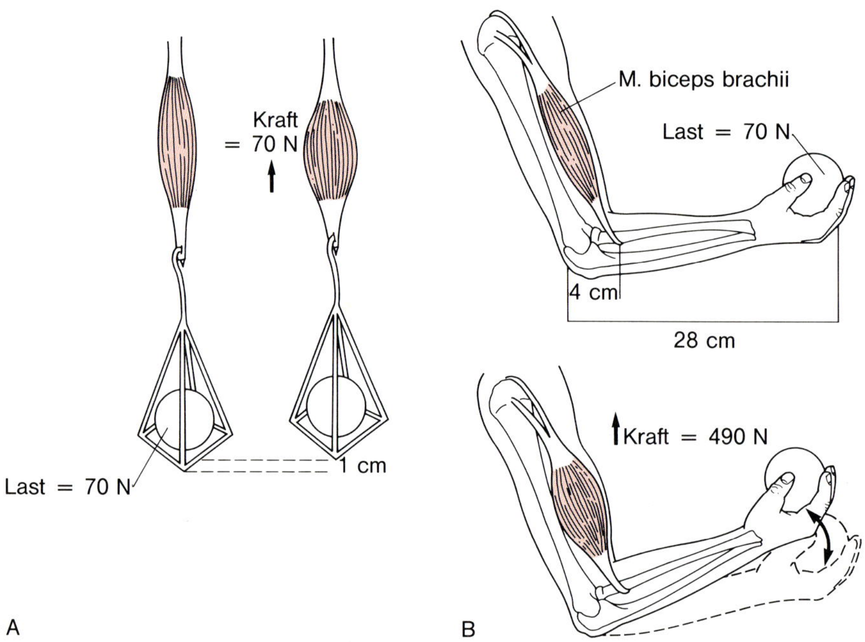

Abb. 2-151: A. *Isolierter* Skelettmuskel mit einer Last von 70 N. Um die Last anzuheben, muß eine Kraft von 70 N entwickelt werden, und das Ausmaß der Muskelverkürzung ist gleich der Höhe, die das Gewicht gehoben wird. **B.** Wenn in situ Hand und Arm eine Last von 70 N anheben, wird die Kraft, die der M. biceps brachii entwickeln muß, durch das *Hebelverhältnis* beeinflußt. Da die Entfernung von Ellenbogengelenk und Muskelansatz nur 1/7 der Gesamtlänge des Hebelarms beträgt, muß der Muskel, um die Last zu heben, eine Kraft von 490 N entwickeln; allerdings wird, wenn sich der Muskel um 1 cm verkürzt, die Last um 7 cm angehoben

nem schmalen Arbeitsbereich maximiert (s.o.), erlaubt so eine optimale Funktion des Skelettmuskels in den Hebelverhältnissen des Skeletts.

6.5.4 Latenzperiode bei Unterstützungszuckungen

Latenzperiode bei Unterstützungszuckungen

Ursachen

Zwischen der Erregung eines Muskels und dem Beginn der Verkürzung tritt eine Verzögerung oder **Latenzperiode** auf (Abb. 2-152 A). Ein Teil dieser Verzögerung geht zu Lasten der *elektromechanischen Kopplung*, der andere Teil entsteht durch die Notwendigkeit, die *serienelastischen Elemente* im Verhältnis zur Last *zu dehnen*.

Latenz bei isotonischer Zuckung
- **lastunabhängig**

⇦

> Ein Muskel in **isotonischer Anordnung** hält die Last, bevor er gereizt wird und sie anhebt. Die serienelastischen Elemente sind hier bereits vor der Kontraktion gespannt. Die *Latenzperiode* eines belasteten Muskels in isotonischer Anordnung verändert sich deshalb kaum mit veränderter Last (Abb. 2-152 B).

Unterstützungszuckung

⇦

> Ein isolierter Muskel in der Anordnung für **Unterstützungszuckungen** braucht seine Last wegen der unterstützenden Fläche nicht zu tragen, die serienelastischen Elemente sind in diesem Fall entlastet und der Muskel entwickelt keine Spannung.

Bevor ein solcher Muskel sich als Antwort auf einen Reiz verkürzen und die Last anheben kann, müssen seine serienelastischen Elemente entsprechend dem Gewicht das gehoben werden soll, gedehnt werden. Wenn die Last gering ist, ist wenig Dehnung erforderlich, ist die Last größer, ist mehr Dehnung notwendig; diese Dehnung benötigt Zeit. Deshalb ist die *Latenzperiode* bei Muskeln, die Unterstützungszuckungen durchführen, größer (Abb. 2-152 C) als die isotonisch zuckender Muskeln, und sie steigt mit zunehmender Last (Abb. 2-152 D).

- **lastabhängig**

Weil Zuckungen zeitlich begrenzt sind, wird die verbleibende Zeit für die Muskelverkürzung um so kürzer und damit deren Ausmaß um so geringer, je länger die Latenzperiode dauert. Die Periode, während der der Ca^{++}-Spiegel erhöht ist, ist dieselbe in allen 4 Beispielen in Abb. 2-152, weil jede Antwort die Reaktion auf ein einzelnes Aktionspotential ist.

6.5.5 Kraft-Geschwindigkeits-Relation des Muskels

Kraft-Geschwindigkeits-Relation

Verkürzungsgeschwindigkeit

⇦

> Die Kraft, die ein Muskel bei der Kontraktion entwickelt, hängt neben der *Ausgangslänge* auch von der **Verkürzungsgeschwindigkeit** ab. Die Kraft ist maximal, wenn Verkürzung ausgeschlossen ist, also bei isometrischen Kontraktionen. *Große Kräfte* können Muskeln nur erzielen, wenn sie sich wenig oder nicht verkürzen, z. B. beim Stemmen gegen einen festen Widerstand. Bewegungen mit *großer Geschwindigkeit* können dagegen nur ausgeführt werden, wenn sie ohne größere Last erfolgen, z. B. beim Werfen leichter Gegenstände. Zwischen *Kraft* und *Geschwindigkeit* besteht eine *inverse Beziehung* in Form einer Hyperbel (Abb. 2-152, 153).

Ursache:

Die **Kraft-Geschwindigkeits-Relation** erklärt sich aus den Eigenschaften des kontraktilen Apparates. Die Kraftentwicklung bei einer Muskelzuckung ist um so größer, je größer die Zahl der in der Zeiteinheit bestehenden Querbrücken ist. Dagegen ist die Geschwindigkeit einer Muskelzuckung um so größer, je schneller sich die Aktin- und Myosinfilamente gegeneinander verschieben. Je rascher sich aber die Filamente bewegen, um so geringer ist die Zahl der in Zeiteinheit bestehenden Querbrücken, und daher *sinkt mit steigender Verkürzungsgeschwindigkeit die Kraft ab.*

Da im Kraft-Geschwindigkeits-Diagramm auf der Ordinate die Verkürzungsgeschwindigkeit (Weg/Zeit) und auf der Abszisse die Kraft abgetragen ist, stellen Flächen in diesem Diagramm Leistungen (Arbeit/Zeit) dar. Ein solches Diagramm bezeichnet man deshalb auch als **Leistungsdiagramm.** Abb. 2-153 zeigt, daß die Leistungsfähigkeit eines Muskels dann ein Maximum hat, wenn er sich bei mittlerer Kraft mit mittlerer Geschwindigkeit verkürzt.

Leistungsdiagramm

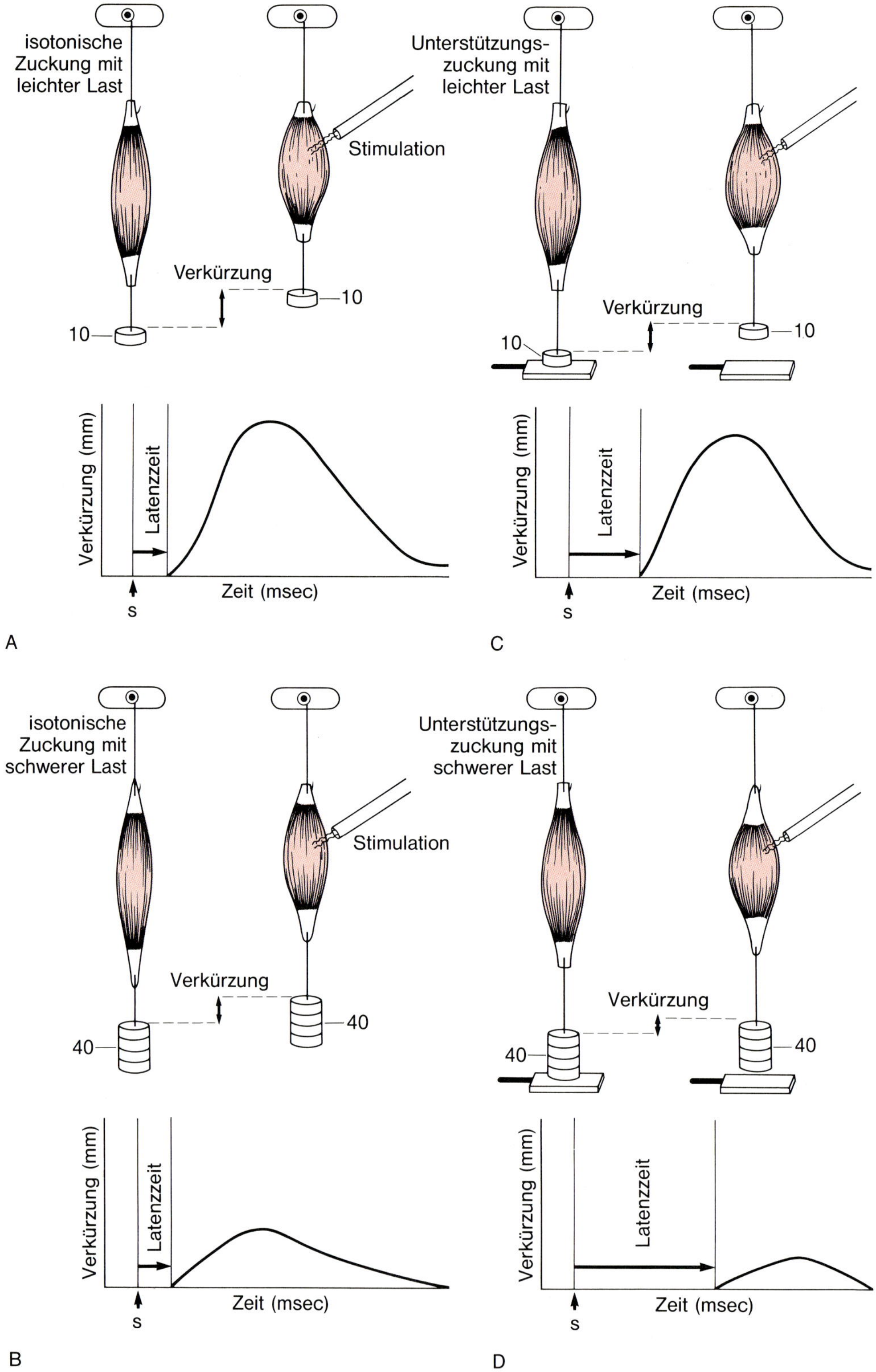

Abb. 2-152: Auswirkung der zu *hebenden Last* auf *Verkürzung* und *Latenzzeit* bei *isotonischen und bei Unterstützungszuckungen.* Mit zunehmender Last werden die isotonische Verkürzung kleiner und die Verkürzungsgeschwindigkeit geringer, die Latenzzeit aber wird nicht verändert **(A, B)**. Auch bei Unterstützungszuckungen werden das Ausmaß der Verkürzung und die Verkürzungsgeschwindigkeit mit zunehmender Last geringer **(C, D)**. Bei Unterstützungszuckungen ist die Latenzzeit länger als bei isotonischen Zuckungen **(A, C** bzw. **B, D)** und sie verlängert sich weiter mit zunehmender Last **(C, D)**

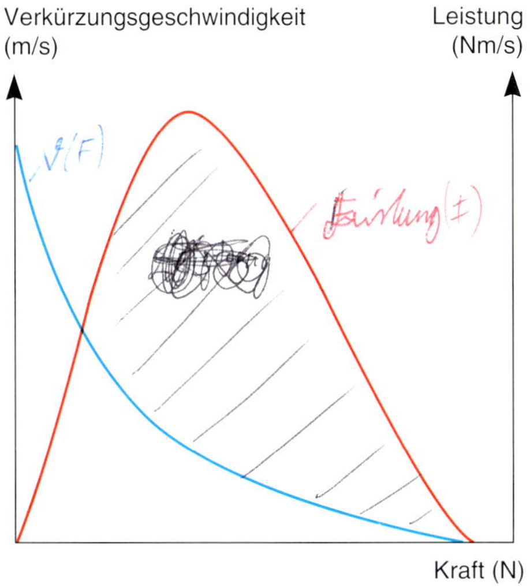

Abb. 2-153:
Beziehung zwischen *Kontraktionskraft* und *Verkürzungsgeschwindigkeit* bzw. *Leistung* eines Muskels. Die Kraft erreicht ein Maximum, wenn die Verkürzungsgeschwindigkeit Null ist, umgekehrt wird die Geschwindigkeit der Verkürzung maximal, wenn die Kraft gegen Null geht. Die Leistung erreicht ein Optimum, wenn sich der Muskel bei mittlerer Kraft mit mittlerer Geschwindigkeit verkürzt

Wiederholungsaufgaben:

1. Was bedeutet der Begriff Arbeitsbereich? Was ist der generelle Einfluß des Hebelfaktors auf den Arbeitsbereich des Skelettmuskels?
2. Was ist der Unterschied zwischen isometrischer und isotonischer Kontraktion? Was bezeichnet man als auxotonische, Unterstützungs- bzw. Anschlagszuckung?
3. Was ist der Unterschied zwischen isotonischer und Unterstützungszuckung? Welche hat die kürzere Latenzperiode? Welcher Zusammenhang besteht zwischen der Kraft und der Verkürzungsgeschwindigkeit eines Muskels?

Fragen

6.6 Muskelenergetik und -stoffwechsel

6.6.1 Energieverbrauch des Muskels und Aktivität

Muskelenergetik und -stoffwechsel Energieverbrauch und Aktivität

- **ruhender Muskel:**
  - Na^+-K^+-Pumpe
- **tätiger Muskel:**
  - Na^+-K^+-Pumpe
  - Ca^{++}-Pumpe
  - Querbrückenaktivität

Im *ruhenden Muskel* wird der größte Teil des ATP für die Na^+-K^+-Pumpe verbraucht, die die Konzentrationsdifferenzen am Sarkolemm aufrecht erhält. In einem *arbeitenden Muskel* benötigt die Na^+-K^+-Pumpe einen höheren ATP-Umsatz, weil sie gegen zusätzliche Ionenbewegungen arbeiten muß, die aus den Aktionspotentialen resultieren. Aktive Muskeln brauchen außerdem mehr ATP für die Reakkumulation von Ca^{++}. Die aktiven Querbrükken verbrauchen jedoch den größten Teil des zusätzlichen ATP im kontrahierenden Muskel.

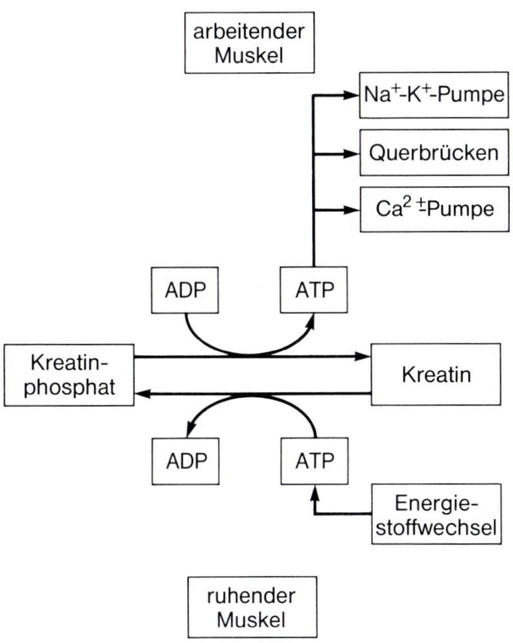

Abb. 2-154:
Während der Muskeltätigkeit dient *Kreatinphosphat* als zusätzliche Reserve an energiereichem Phosphat. Im ruhenden Muskel wird dieser Energiespeicher wieder aufgeladen

Weil jeder Querbrückenzyklus der Hydrolyse eines ATP-Moleküls bedarf, ist der Energieumsatz eines aktiven Muskels von der Geschwindigkeit des Querbrückenzyklus abhängig. Die Geschwindigkeit des Energieverbrauchs ist höher bei isotonischen als bei isometrischen Kontraktionen, weil der Querbrückenzyklus rascher abläuft, wenn die Filamente sich bewegen.

- **rasch verfügbare Energiequellen:**
  - ATP
  - Kreatinphosphat

Die ATP-Konzentration in Skelettmuskeln beträgt etwa 5 mM. Diese Menge ist die sofort verfügbare Energiequelle für die Kontraktion, aber sie reicht nur für wenige Sekunden Aktivität. Die Muskeln enthalten eine zweite rasch verfügbare Energiequelle, das **Kreatinphosphat,** das Phosphat auf ADP übertragen kann und dabei selbst zu **Kreatin** wird (Abb. 2-154). Die Kreatinphosphatreserve verhindert eine Abnahme des ATP-Spiegels für die Zeit, die benötigt wird, um den Energiestoffwechsel auf die durch die Tätigkeit ansteigende Geschwindigkeit des ATP-Verbrauchs einzustellen. Die Reaktion läuft im ruhenden Muskel umgekehrt ab und lädt so die Kreatinphosphatreserve wieder auf. Sowohl die Hin- als auch die Rückreaktion werden durch die **Kreatinphosphokinase** katalysiert. Die Reaktion der Kreatinphosphokinase mit ADP zur Bildung von Kreatin und ATP wird gefördert, wenn die ATP-Konzentration ab- und die ADP-Konzentration zunimmt. Im ruhenden Muskel dagegen treibt das ansteigende ATP die Reaktion in Richtung auf die Kreatinphosphatsynthese.

Katalyse durch Kreatinphosphokinase

Muskelfasertypen und Energiestoffwechsel

6.6.2 Muskelfasertypen und Energiestoffwechsel

Unterschiedliche Muskelgruppen dienen unterschiedlichen Funktionen und haben deshalb entsprechende kontraktile Eigenschaften, z. B. kontrahieren sich Fingermuskeln sehr schnell und ermüden rasch bei kontinuierlichem Gebrauch, während Muskeln, die der Körperhaltung dienen, sich langsam kontrahieren und nicht so leicht ermüdbar sind. Die funktionelle Spezialisierung der Muskeln basiert auf 3 **Muskelfasertypen,** wobei die relative Anzahl von jedem Fasertyp in den verschiedenen Muskeln unterschiedlich ist. Die Fasertypen sind durch viele Faktoren unterscheidbar (Tab. 2-16).

3 Muskelfasertypen:

I.: langsam, oxidativ
IIA: schnell, oxidativ
IIB: schnell, glykolytisch

Die *3 Muskelfasertypen* sind
- **langsam, oxidativ** oder **Typ I**
- **schnell, oxidativ** oder **Typ IIA**
- **schnell, glykolytisch** oder **Typ IIB.**

Kontraktionsgeschwindigkeit abhängig von:
- Myosinisoform
- ATPase-Aktivität

Die *Kontraktionsgeschwindigkeit* hängt vom Typ des Myosins ab, das die Faser enthält. Schnelle Fasern enthalten Myosin mit einer hohen ATPase-Aktivität, langsame Fasern dagegen haben eine Myosinisoform mit niedriger ATPase-Aktivität. Je höher die Geschwindigkeit der ATP-Hydrolyse ist, um so schneller läuft der Querbrückenzyklus ab und um so rascher kann sich der Muskel verkürzen. Der Preis für die schnellere Verkürzung ist die höhere Geschwindigkeit des ATP-Verbrauchs.

Typ I: Körperhaltefunktion
- oxidativ (Mitochondrien ↑, Kapillaren ↑)
- ermüdungsresistent
- myoglobinreich **(rot)**

Muskelfasern vom Typ I werden in größerer Zahl in Muskeln mit **Körperhaltefunktion** gefunden, z. B. die Rücken- oder die tiefen Extremitätenmuskeln, und entwickeln relativ wenig Kraft. Für diese Muskeln, die eine Kontraktion lange Zeit aufrecht erhalten müssen, ist der *oxidative Stoffwechsel* sehr geeignet, weil dabei ATP mit hohem Wirkungsgrad produziert wird. Die Abhängigkeit der Fasern des Typ I vom oxidativen Stoffwechsel kennzeichnet ihr Enzymprofil, die hohe Mitochondriendichte und die reiche kapillare Blutversorgung. Ihr relativ geringer Durchmesser fördert den Stoffaustausch mit dem Kreislaufsystem. Fasern vom Typ I sehen rot aus, weil sie viel **Myoglobin** enthalten, das als Sauerstoffspeicher wirkt und die Sauerstoffdiffusion innerhalb der Zelle fördert.

Typ IIA:
- oxidativ
- ermüdungsresistent
- myoglobin- **(rot),** glykogenreich
- auch Glykose

Die beiden *schnellen Muskelfasertypen II A und B* entwickeln größere Kräfte. Sie unterscheiden sich in ihrer Ermüdbarkeit voneinander. Fasern vom *Typ II A* nutzen vornehmlich oxidative Prozesse und sind relativ ermüdungsresistent, aber nicht so ausgeprägt wie die Fasern des Typs I. Sie haben viele Mitochondrien, einen beträchtlichen Myoglobingehalt und eine mittlere Menge **Glykogen,** das zu Glukose und dann über die Glykolyse zu ATP abgebaut werden kann. Ähnlich den Fasern vom Typ I sind die Fasern vom Typ II A rot gefärbt.

Typ IIB: Bewegungsfunktion
- anaerob-glykolytisch
- ermüdbar
- myoglobinarm **(weiß)**

Die *Fasern vom Typ II B* hängen fast vollständig vom anaeroben Stoffwechsel ab und ermüden sehr leicht. Sie haben eine hohe glykolytische Kapazität, große Glykogenspeicher und wenig Mitochondrien. Sie enthalten wenig Myoglobin und werden deshalb auch weiße Fasern genannt. Sie finden sich gemischt mit den anderen Muskelfasertypen in den vorwiegend oberflächlichen Anteilen der Extremitätenmuskeln.

Glykolyse:
Vorteil: nicht kreislaufabhängig

Anaerobe Glykolyse ist vorteilhaft für Muskelfasern, die auf kurze, kraftvolle Kontraktionen spezialisiert sind, weil die Kraftentwicklung viel größer sein kann, wenn sie nicht durch die Geschwindigkeit begrenzt ist, mit der Glukose und Sauerstoff durch das Kreislaufsystem geliefert werden. Die Dauer der Tätigkeit der IIB-Fasern wird durch ihre Glykogenspeicher begrenzt. Obwohl diese Fasern große Glykogenspeicher besitzen, ist die anaerobe Glykolyse jedoch ein relativ unwirtschaftlicher Prozeß, um die gespeicherte Energie in ATP umzuwan-

Tab. 2-16: Eigenschaften der Skelettmuskelfasertypen

Eigenschaften	Typ I	Typ IIA	Typ IIB
Morphologisch			
Muskelfaserdurchmesser	dünn	dünn	dick
Myofibrillengehalt	niedrig	niedrig	hoch
Mitochondriengehalt	hoch	hoch	niedrig
Sarkoplasmatisches Retikulum	gering	gut	reichlich
T-System	gering	gut	reichlich
Kapillarversorgung	gut	gut	gering
Größe der Nervenzelle	klein	mittel	groß
Nervenfaserdurchmesser	dünn	mittel	dick
Physiologisch			
Verkürzungsgeschwindigkeit	gering	hoch	hoch
Zuckungsdauer	lang	kurz	kurz
Fusionsfrequenz	niedrig	hoch	hoch
Ermüdbarkeit	gering	verzögert	rasch
Kraftentwicklung	niedrig	mittel	hoch
Größe der motorischen Einheit	klein	mittel	groß
Rekrutierungsschwelle	niedrig	mittel	hoch
Nervenleitgeschwindigkeit	niedrig	mittel	hoch
Biochemisch			
Myosin-ATPase-Aktivität	niedrig	hoch	hoch
Ca^{++}-ATPase-Aktivität	niedrig	hoch	hoch
glykolytische Kapazität	niedrig	mittel	hoch
oxidative Kapazität	hoch	hoch	niedrig
Myoglobingehalt	hoch	hoch	niedrig
Glykogengehalt	niedrig	mittel	hoch

deln. Die schnelle Ermüdung dieser Fasern bei andauernder Tätigkeit ist mit der Entleerung ihrer Glykogenspeicher korreliert.

Nachteil: schnelle Ermüdbarkeit

Fasern vom *Typ I* werden von *kleinen motorischen Neuronen* innerviert, die nur wenige Muskelfasern versorgen; entsprechend dem Größenprinzip der Rekrutierung (s. Kap. II/5.3.1) werden sie bereits rekrutiert, wenn kleine Kräfte benötigt werden. *IIB-Fasern* werden durch *große Motoneurone* innerviert, die eine große Anzahl von Muskelfasern versorgen; diese Fasern werden nur zur Überwindung großer Kräfte rekrutiert. *IIA-Fasern* haben *intermediäre Eigenschaften.* So ist das Größenprinzip für das glatte Ansteigen der Muskelkraft verantwortlich, und sorgt dafür, daß frühzeitig und häufig die Fasern (Typ I) aktiviert werden, deren Ermüdungsresistenz am größten ist.

Rekrutierungsreihenfolge verschiedener Fasertypen

Die einzelnen Fasertypen können mikroskopisch identifiziert werden, wenn sie histochemisch für verschiedene Enzyme gefärbt werden.

Fasern histochemisch identifizierbar

6.6.3 Sauerstoffschuld

Sauerstoffschuld

Muskuläre Tätigkeit kann bei ausreichender Glukose- und Sauerstoffzufuhr lange Zeit aufrecht erhalten werden. Aber auch ohne genügend Sauerstoff kann ein Muskel arbeiten, wobei eine **Sauerstoffschuld** eingegangen wird. Dabei steigt zunächst der Milchsäurespiegel in Muskel und Blut nicht an. Das ist die **alaktazide** Phase mit Energiegewinnung durch Spaltung von ATP und Kreatinphosphat. Später steigt die Milchsäurekonzentration in der **laktaziden** Phase mit Energiegewinnung durch Glykolyse bis zu einem Grenzwert an, der zum Abbruch der Arbeit zwingt.

- alaktazid
- laktazid

Bedeutung: Tätigkeit vor Kreislaufumstellung

Die Möglichkeit, eine Sauerstoffschuld einzugehen, die in der Erholungsphase „*abgezahlt*" wird, ist für die Tätigkeit der Muskulatur sehr wichtig. So können die Muskeln z.B. auf ein Arbeitskommando hin sofort ihre Tätigkeit beginnen, während der gesteigerte Antransport von Glukose und Sauerstoff durch das Kreislauf- und Atmungssystem erst verspätet erfolgt.

Abzahlen der Sauerstoffschuld:
Resynthese von
- ATP
- Kreatinphosphat

Das **Abzahlen der Sauerstoffschuld** nach der Arbeit erfolgt dadurch, daß die Sauerstoffaufnahme nach anstrengender Muskelarbeit nicht unmittelbar auf das Ruheniveau zurückgeht, sondern noch über Stunden erhöht sein kann. Es geschieht durch die *Resynthese von ATP* und *Kreatinphosphat* und ist beendet, wenn das während der Arbeit produzierte Laktat in Form von Glukose in die Muskelfasern vornehmlich vom Typ IIB zurückgekehrt ist.

Laktatstoffwechsel:
- Leber →Glukose

Die während einer schweren Muskelarbeit und auch noch einige Zeit nach Ende dieser Arbeit von den Muskelzellen in den Blutstrom freigesetzte Milchsäure wird teilweise von der *Leber* aufgenommen und unter Energieverbrauch oxidativ zu Glukose resynthetisiert (Abb. 2-155). Die gebildete Glukose wird in den Blutstrom abgegeben und kann von allen Zellen, die Bedarf haben, einschließlich der Muskelzellen, die ihre Glykogenreserven erschöpft haben, aufgenommen werden. So ist der für die Umwandlung von Milchsäure zu Glukose zusätzlich notwendige Sauerstoffverbrauch der Leber ein Beitrag zum Abzahlen der Sauerstoffschuld.

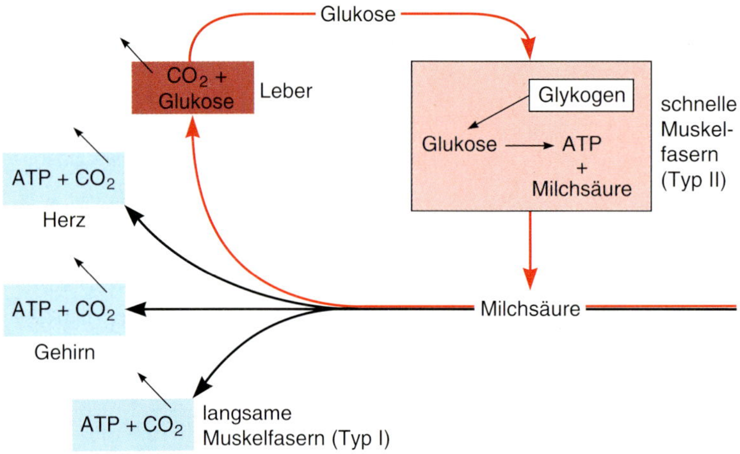

Abb. 2-155: Schicksal der während der Muskeltätigkeit vorwiegend in den Fasern vom Typ II gebildeten *Milchsäure.* Die *Resynthese zu Glukose* in der Leber ist eine Möglichkeit, die andere ist die *Verbrennung* in Geweben mit hoher oxidativer Kapazität. Herz-, Gehirn- und Skelettmuskelzellen vom Typ I können Milchsäure über *Pyruvat* oxidativ abbauen und Energie gewinnen

- weitere Organe, Gewebe

⟹

Jedoch bezahlt nicht nur die *Leber* die Sauerstoffschuld. Viel von dem Laktat, das während der Arbeit entsteht, wird durch den oxidativen Stoffwechsel von *Herz*, *Gehirn* und *Skelettmuskelfasern vom Typ I* zu CO_2 und Wasser verbrannt (Abb. 2-155). Außerdem resultiert offenbar ein Teil des ansteigenden Sauerstoffverbrauchs, der während der Erholung auftritt, nicht aus dem Laktatstoffwechsel. Ein Teil des erhöhten Energieumsatzes nach der Arbeit kann durch *physiologische Veränderungen* erklärt werden, die während der Arbeit auftreten und sich in der Erholungsphase fortsetzen: Das umfaßt hormonale Einflüsse, Kreislaufveränderungen und das Ansteigen der Körperkerntemperatur.

Training und Fasertypen

Trainingsveränderungen:
- **oxidative Fasern** (I, IIA): Myoglobin ↑, Mitochondrien ↑, Kapillaren ↑
- **glykolytische Fasern** (IIB): Myofibrillen ↑, Glykogenspeicher ↑ →Faserdurchmesser↑ →**Hypertrophie**

6.6.4 Training und spezifische Fasertypen

Häufig tätige Muskelfasern verbessern ihre Arbeitseffektivität. Die dabei auftretenden Veränderungen sind für die verschiedenen Fasertypen unterschiedlich. **Oxidative Fasern vom Typ I, IIA** antworten mit einer Zunahme des *Myoglobingehalts,* der *Mitochondrien* und der *Muskelkapillaren* (s. Tab. 2-16). Die Muskelmasse wird dabei kaum verändert. **Glykolytische Fasern vom Typ IIB** reagieren mit einer Zunahme der *Myofibrillen* und der *Glykogenspeicher.* Diese Veränderungen erfordern eine Zunahme des Faserdurchmessers und damit ein Ansteigen der Muskelmasse. Dieser Gewebszuwachs, der mehr aus der Zunahme der Zellgröße als aus der Zellzahl resultiert, wird **Hypertrophie** genannt.

Es wird angenommen, daß die *Hypertrophie* von Skelettmuskeln bei Athleten nicht durch eine Zunahme der Muskelfaserzahl zustande kommt, obwohl Tierversuche gezeigt haben, daß auch ein solcher Anstieg möglich ist. Bei einzelnen Individuen ist das Verhältnis der 3 Fasertypen kaum durch Training zu verändern, es scheint größtenteils genetisch vorbestimmt zu sein. Jedoch führt der selektive Gebrauch von Fasern bestimmter Typen zu Hypertrophie und Effektivitätszunahme dieser Fasern.

Trainingsformen:
- **Ausdauertraining:** O_2-Aufnahme steigt um 20%
- **Krafttraining**

Training für Langzeitbelastungen wie langes Schwimmen, Laufen oder Skifahren, führt zur Entwicklung von Ausdauer. Das bedingt eine verbesserte *Blutversorgung,* einen Anstieg des *Mitochondriengehalts,* eine Zunahme der Aktivität *oxidativer Enzyme* und des *Myoglobingehalts* in allen Fasern. Ausdauertrainierte Athleten steigern die Kapazität der Sauerstoffaufnahme um etwa 20% und haben während der Arbeit einen geringeren Milchsäurespiegel als Untrainierte.
Diese Resultate weichen stark von denen ab, die durch **kurzzeitiges Hochleistungstraining**, z.B. Gewichtheben, erhalten werden. Die Zunahme der Muskelmasse bei Kraftsportlern resultiert aus *2 Veränderungen*:
- der Hypertrophie glykolytischer Fasern
- der Vermehrung von Kollagen und anderen Teilen des Bindegewebes, die zur Kraftübertragung benötigt werden.

Die *Geschwindigkeit und die Menge der Anspannungen*, die während des Trainings entwickelt werden, sind die wichtigsten Faktoren für den zunehmenden Einbau von kontraktilen Proteinen in die Muskelzelle.

Inaktivitätsatrophie nach Trainingsende

Ein Krafttraining führt nicht zu den Kreislauf- und Stoffwechselveränderungen wie das Ausdauertraining. Die Auswirkungen beider Trainingsformen verschwinden rasch, wenn das Trainingsregime nicht aufrecht erhalten wird: **Inaktivitätsatrophie.**

6.6.5 Muskelermüdung

Muskelermüdung

Definition

Als **Ermüdung** bezeichnet man die durch Tätigkeit bedingte Abnahme der Möglichkeit eines Muskels, Kraft zu entwickeln.

- **schnelle Ermüdung:** Milchsäure ↑→**Azidose**

Die **schnelle Ermüdung,** z. B. bei Hochleistungsarbeit, ist wesentlich durch die *anaeroben Bedingungen* der arbeitenden Muskeln bedingt, die zu einem *Anstieg der Milchsäure* in Muskel und Blut führt. Es gibt Hinweise, daß die resultierende *Azidose* verschiedene Vorgänge wie die Aktivität der glykolytischen Enzyme und wahrscheinlich auch den kontraktilen Apparat selbst beeinflußt. Anaerobe Bedingungen lassen den Muskel auch an *energiereichem Phosphat verarmen,* und daraus resultieren Veränderungen in den Ionenverhältnissen an der Zellmembran und in den transversalen Tubuli. Änderungen im Energiestatus der Fasern können auch die Möglichkeit des sarkoplasmatischen Retikulums beeinflussen, den *Ca^{++}-Spiegel* zu kontrollieren.

- **langsame Ermüdung:** Glykogenspeicher erschöpfen

Die **langsame Ermüdung,** die aus einer verlängerten submaximalen Tätigkeit resultiert, stimmt mit der *Erschöpfung der Glykogenspeicher* in Muskel und Leber gut überein. Dann muß der Körper Fett als Energiequelle nutzen. Die Energiegewinnung aus Fett verfügt aber nur etwa über die halbe Geschwindigkeit der Energiegewinnung aus Glukose, so daß die Entleerung der Glykogenspeicher durch einen bemerkenswerten Abfall der muskulären Leistung markiert wird. Langstreckenläufer berichten über das Eintreten der langsamen Ermüdung als „gegen eine Wand stoßen“. Bei ausreichender Sauerstoffzufuhr wird die Ermüdung der glykolytischen motorischen Einheiten zunächst teilweise durch die Zunahme der Tätigkeit oxidativer Einheiten kompensiert. Jedoch führen wiederholte Aktivierungen der oxidativen Einheiten zu Fehlern in der neuromuskulären Übertragung und damit zu weiteren Einschränkungen der Arbeitsfähigkeit.

- **Glykogenladung** verbessert Ausdauer

Klinische Anwendung. Die Ausdauer bei sportlichen Ereignissen kann durch *„Glykogenladung“* verbessert werden, eine Diätvorschrift, bei der von einer Niedrig-Kohlenhydrat-Diät kurz vor dem Wettkampf auf eine Hoch-Kohlenhydrat-Diät umgeschaltet wird. Die Muskelzellen adaptieren sich an die Niedrig-Kohlenhydrat-Diät durch Steigerung ihrer Fähigkeit, Glukose aus dem Blut aufzunehmen; das Umschalten auf die Hoch-Kohlenhydrat-Diät führt dann zu einem zeitweiligen bedeutenden Anstieg des Muskelglykogenspiegels und damit zu einer erhöhten muskulären Ausdauer.

Fragen

Wiederholungsfragen:
1. Welche Prozesse können zu dem erhöhten Sauerstoffverbrauch nach einer Arbeit beim Abzahlen der Sauerstoffschuld beitragen?
2. Welches sind die Differenzen in der Hypertrophie oxidativer und glykolytischer Muskeln? Welcher Muskeltyp wird selektiv beim Krafttraining beeinflußt?
3. Welches ist die generelle Definition der Muskelermüdung?

Herzmuskelphysiologie

6.7 Physiologie des Herzmuskels

Herzmuskelstruktur

6.7.1 Struktur des Herzmuskels, elektromechanische Einheit

6.7.1.1 Struktur

Ähnlichkeiten und Unterschiede zum Skelettmuskel

Glanzstreifen

Herzmuskelzellen (Abb. 2-156) enthalten wie Skelettmuskelfasern Myofibrillen, ein Netzwerk von T-Tubuli und sarkoplasmatisches Retikulum. Auch der molekulare Mechanismus der Kraftentwicklung und seine Kontrolle durch Ca^{++} sind vergleichbar. Herzmuskelzellen *ähneln Skelettmuskelfasern vom Typ I,* weil sie reichlich Myoglobin, viele Mitochondrien und eine gute Kapillarversorgung besitzen. Diese Charakteristika machen den Herzmuskel sehr ermüdungsresistent, aber auch abhängig von einer kontinuierlichen Sauerstoffzufuhr. Herzmuskelfasern sind viel kürzer als Skelettmuskelfasern. Die Fasern sind untereinander durch **Glanzstreifen** verknüpft, so daß sie ein Netz bilden (Abb. 2-156).

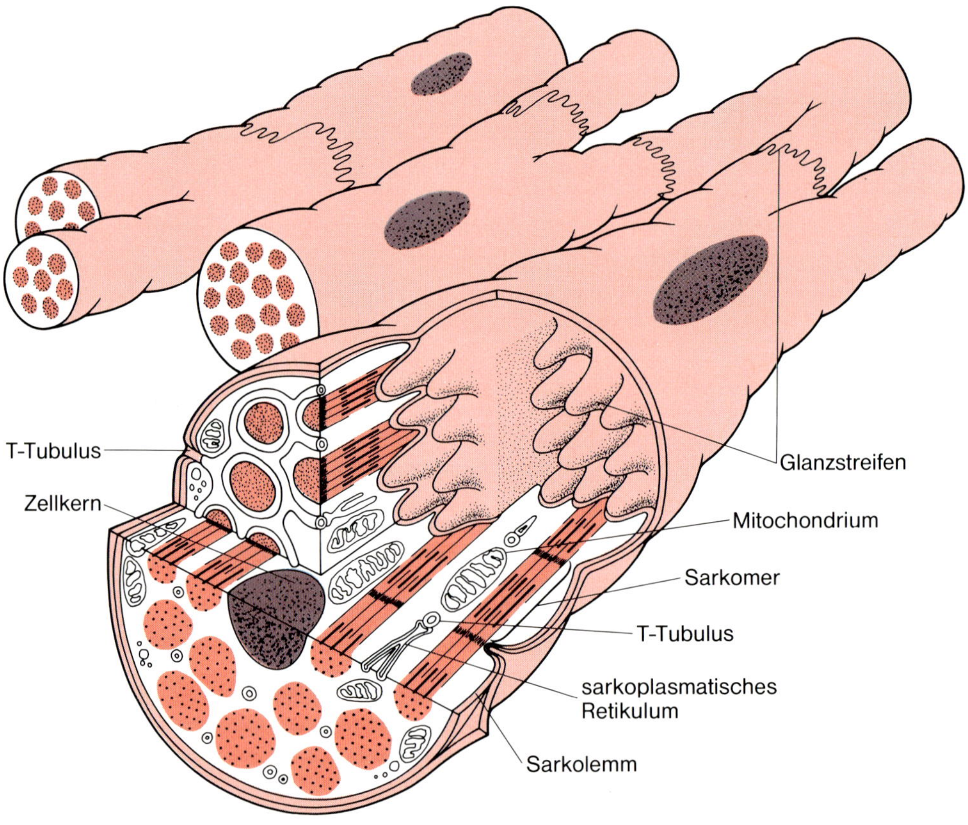

Abb. 2-156: Strukturelle Hauptbestandteile der *Herzmuskelzelle*

Herz als elektrische Einheit

alle Zellen elektrisch verbunden

gap junctions: sichern elektr. Übertragung

6.7.1.2 Herz als elektrische Einheit

Im Gegensatz zum Skelettmuskel sind die Zellen des Herzmuskels untereinander elektrisch verbunden. Wenn eine Zelle erregt wird, breitet sich das Aktionspotential über das ganze Herz aus und erlaubt so dem Herzmuskel, sich als Einheit zu kontrahieren. Darin ähnelt der Herzmuskel glatten Muskeln vom single unit-Typ (s.u.). Die elektrische Übertragung erfolgt an Stellen niedrigen Membranwiderstands, den **„gap junctions“** in den *Glanzstreifen.*

6.7.1.3 Nicht-Tetanisierbarkeit des Herzmuskels

Nicht-Tetanisierbarkeit

Aktionspotential

Charakteristika des Aktionspotentials (AP) der Herzmuskelzellen sind (s. Kap. III/1.3):
- einige Herzzellen bilden AP in regelmäßigem Rhythmus *spontan*
- die AP *dauern viel länger* (ca. 100 x) als in Nerven- oder Skelettmuskelfasern.

Ein typisches Nerv- oder Skelettmuskelaktionspotential dauert wenige ms; dagegen bleiben Herzzellen für mehrere hundert ms depolarisiert (Abb. 2-157). Dadurch dauert die Refraktärperiode der Herzmuskelzellen fast so lange wie der aktive Zustand der Myofibrillen; deshalb können sich die Kontraktionen des Herzmuskels nicht summieren.

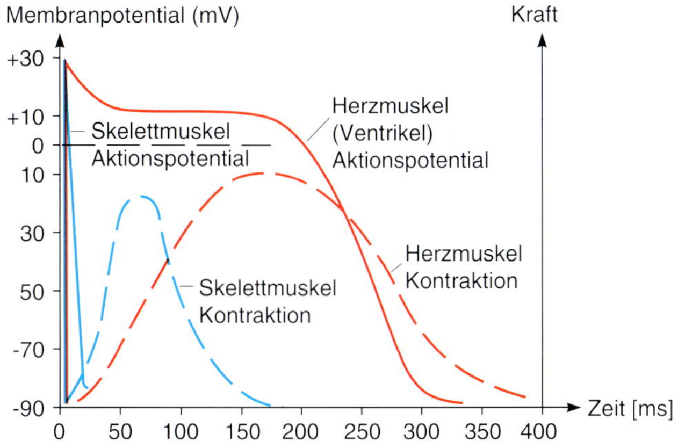

Abb. 2-157:
Vergleich zwischen den *Aktionspotentialen* einer *Skelettmuskelfaser* und einer *Herzmuskelzelle* sowie den zugehörigen Kontraktionen

Bedeutung

Der *Vorteil des verlängerten AP* ist, daß es *tetanische Kontraktionen verhindert*, die mit dem Pumpzyklus von Kontraktion und Relaxation des Herzens unvereinbar wären.

Wie beim Skelettmuskel ist die Kraft, die der Herzmuskel entwickelt, dehnungsabhängig. Beim Skelettmuskel sichern die Hebelverhältnisse des Skeletts, daß der Muskel sich immer nahe der Sarkomerlänge hält, die für die Kraftentwicklung optimal ist.

Besonderheiten der Herzmuskelmechanik

In ihrer generellen Form ähnelt die **Längen-Spannungs-Kurve** des Herzmuskels der des Skelettmuskels (Abb. 2-158 A). Der *Unterschied* ist aber, daß der Arbeitsbereich des Herzmuskels in einem Bereich der Längen-Spannungs-Kurve liegt, der erheblich kürzer ist als die Länge, bei der die Maximalkraft entwickelt wird (Abb. 2-158 B). Demnach führt bei einem gesunden Herzen eine *Dehnung zu einer zusätzlichen Kraftentwicklung*.

Kontraktilität abhängig von:
1. intrazellulärem Ca^{++}-Spiegel:
- Ca^{++}-Ein-, Auswärtsstrom
- Ca^{++}-Freisetzung des SR

2. kontraktilem Apparat:
- ATPase-Aktivität
- Ca^{++}-Bindung an Troponin

Die **Kontraktilität** der Herzzellen kann durch nervöse und humorale Einflüsse verändert werden. Dabei sind mehrere Mechanismen beteiligt:
- der eine basiert auf einer *positiven Beziehung zwischen intrazellulärer Ca^{++}-Konzentration* und entwickelter Kraft. Die Membran der Herzmuskelzelle hat sowohl membranpotentialabhängige Ca^{++}-Kanäle als auch eine Ca^{++}-Pumpe. Der intrazelluläre Ca^{++}-Spiegel und demnach die Kontraktilität hängen von 2 Faktoren ab:
  - dem *Ca^{++}-Einstrom* und dem aktiven *Auswärtstransport* über die Oberflächenmembran
  - der *Freisetzung* und *Reakkumulation* von Ca^{++} durch das sarkoplasmatische Retikulum.
- Der zweite Weg, die Kontraktilität zu modulieren, besteht in *Einflüssen auf den kontraktilen Apparat.* Die *ATPase-Aktivität* des Herzmuskelmyosins und damit die Geschwindigkeit des Querbrückenzyklus können durch allosterische Effekte beeinflußt, außerdem kann die *Ca^{++}-Bindung an Troponin* variiert werden.

Fragen

Wiederholungsfragen:
1. Was bedeutet Kontraktilität eines Muskels? Welche intrazellulären Prozesse beeinflussen die Kontraktilität?
2. Welche Gegebenheiten verhindern tetanische Kontraktionen des Herzmuskels?
3. Vergleiche die Längen-Spannungs-Beziehung des Herzens mit der des Skelettmuskels. In welchem Teil der Längen-Spannungs-Kurve liegt der Arbeitsbereich des Herzmuskels?

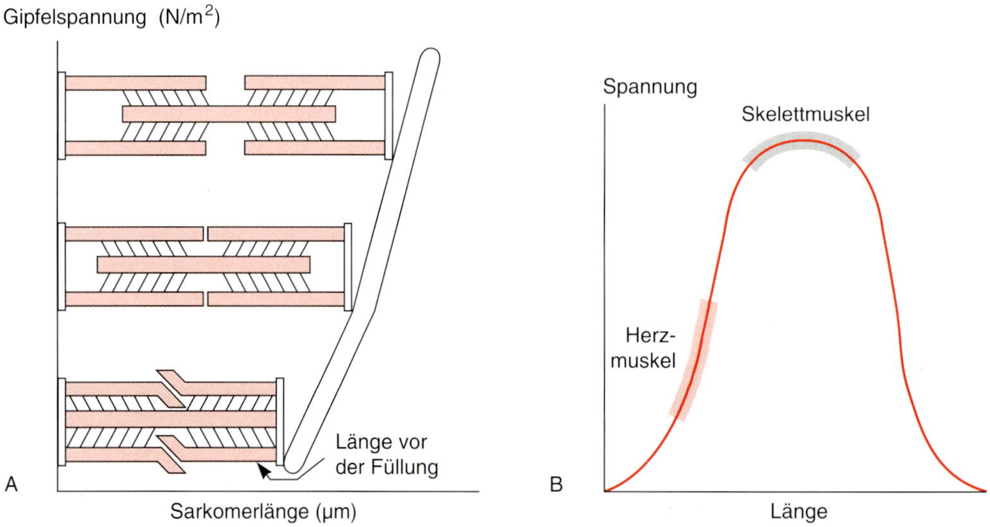

Abb. 2-158: **A.** Abhängigkeit der *Kraftentwicklung* der *Herzmuskelzellen* von der *Sarkomerlänge.* Der Überlappungsgrad der dünnen und dicken Filamente bei einzelnen Dehnungszuständen ist ebenfalls dargestellt. **B.** Allgemeine Abhängigkeit der aktiv entwickelten *Muskelspannung* von der *Muskellänge.* Der normale Arbeitspunkt des Skelettmuskels ist im Bereich des Gipfels der Kurve, der des Herzmuskels in ihrem aufsteigenden Teil

Physiologie des glatten Muskels

6.8 Physiologie des glatten Muskels

Typen glatter Muskeln

6.8.1 Typen glatter Muskeln

Glatte Muskeln umhüllen innere Hohlorgane z. B. den Magen-Darm-Trakt und die Blutgefäße mit Ausnahme der Kapillaren. Viele Aspekte der Arbeitsweise glatter Muskeln sind für das Funktionieren von Organsystemen von Bedeutung.

Sie werden in späteren Kapiteln besprochen, Kap. III/2: glatte Muskeln der Blutgefäße, Kap. VI/1: gastrointestinale Muskeln

2 Muskeltypen ⇨

2 Typen glatter Muskeln sind zu unterscheiden:
- Die Zellen vom **„single unit"-Typ** sind elektrisch und mechanisch miteinander verbunden, so daß größere Zellverbände wie eine Einheit reagieren: *gastrointestinale, urogenitale Muskeln und kleine Blutgefäße.*
- Glatte Muskeln vom **„multi unit"-Typ** enthalten wenig „gap junctions", so daß die Zellen häufig nur einzeln wirken: *innere Augenmuskeln, größere Blutgefäße, Luftwege* der Lungen sowie *Haut,* in der glatte Muskeln die Haarfollikel umspinnen und eine Piloerektion (Gänsehaut) hervorrufen können.

Längen-Spannungs-Relation
Anordnung der kontraktilen Filamente: Myosinmoleküle haften an
- dense bodies oder am
- Sarkolemm

Verhältnis von Myosin- und Aktinfilamenten > quergestreifter Muskel

6.8.2 Längen-Spannungs-Relation des glatten Muskels

Auch glatte Muskeln enthalten Aktin und Myosin, aber die kontraktilen Proteine sind nicht in Sarkomeren organisiert. Statt dessen bestehen sie aus parallelen Anordnungen von dicken und dünnen Filamenten, die die Zelle diagonal von einer Seite zur anderen durchziehen. Innerhalb dieser kontraktilen Einheiten sind die Myosinmoleküle entweder an elektronendichte Strukturen, den **„dense bodies"**, die funktionell den Z-Strukturen entsprechen, oder an das Sarkolemm angeheftet (Abb. 2-159). Die Aktinfilamente haben kein konstantes Verhältnis zu den Myosinfilamenten. Das Verhältnis von Aktin- und Myosinfilamenten ist im glatten Muskel viel größer als im quergestreiften; die meisten glatten Muskeln enthalten 10–15 Aktinfilamente pro Myosinfilament, im Vergleich zu 3 dünnen Filamenten pro dickem Filament im quergestreiften Muskel.

lange Gleitstrecke der Filamente

Im glatten Muskel gibt es praktisch keine Grenze für die Entfernung, über welche die einzelnen dicken und dünnen Filamente relativ zu einander gleiten können. In dieser Beziehung differiert der glatte Muskel radikal vom quergestreiften, in dem beide Filamente nur über kurze Strecken aneinander vorbei gleiten können, bevor sie sich gegenseitig behindern oder

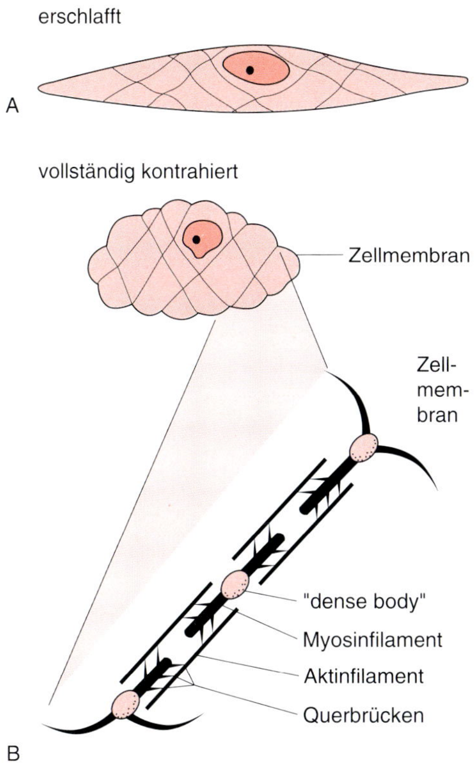

Abb. 2-159:
A. Glatte Muskelzelle, *erschlafft;* Zelle spindelförmig. **B.** Glatte Muskelzelle, *kontrahiert;* Zelle runder und irregulär geformt. **Unten:** Das Verhältnis der kontraktilen Filamente einer einzelnen aktiven kontraktilen Einheit

durch die Z-Scheiben begrenzt werden. Die Organisation des glatten Muskels ist eine Adaptation an eine Kraftentwicklung über einen sehr weiten Bereich von Arbeitslängen. Diese Anpassung ist besonders für Muskelzellen in den Wänden von Hohlorganen mit großen Volumenänderungen wie Magen, Darm, Harnblase oder Uterus geeignet.

Anpassung an besondere Funktion

6.8.3 Elektromechanische Kopplung im glatten Muskel

Elektromechanische Kopplung

Die Erregung glatter Muskelzellen wird mit Hilfe innerer und äußerer Faktoren ausgelöst. In Muskeln vom *single unit-Typ* treten in regelmäßigen Abständen spontane Depolarisationen auf, so daß ein **elektrischer Grundrhythmus** resultiert (Abb. 2-160).
Die Depolarisationswellen regulieren den kontraktilen Tonus und können zu Aktionspotentialen führen. Die innere **Schrittmacheraktivität** kann durch äußere Einflüsse des Sympathikus und Parasympathikus modifiziert werden. Die Auswirkungen des autonomen Nervensystems sind in den verschiedenen glatten Muskelsystemen unterschiedlich (s. Tab. 2-11) Hormone können ebenfalls Kontraktionen aktivieren oder hemmen.

1. single unit-Typ:
- Spontanaktivität (Grundrhythmus)
- kontraktiler Tonus
- variiert durch autonomes NS, Hormone

> Der single unit-Typ entspricht mit seiner *spontanen Erregungsbildung* und den *gap junctions* dem Herzmuskel.

Vergleich zum Herzmuskel

⇦

In glatten Muskeln vom *multi unit-Typ* hängen die Veränderungen in der kontraktilen Aktivität mehr von den externen Einflüssen des autonomen Nervensystems als von einem inneren Spontanrhythmus ab. Da es nur wenig gap junctions gibt, hat normalerweise jede Faser ihren eigenen, direkten motorischen Eingang. Darin *ähneln diese glatten Muskeln den Skelettmuskeln.*
Glatte Muskelzellen besitzen nicht das gut entwickelte sarkoplasmatische Retikulum, wie es für Skelettmuskeln charakteristisch ist; statt dessen hat es die Form kleiner Vesikel nahe der Zellmembran. Glatte Muskelzellen sind viel kleiner als Skelettmuskelzellen, kontrahieren sich viel langsamer, und die Aktivierung der Kontraktion hängt vom Ca^{++}-Einstrom aus dem Extrazellulärraum ab. Die Membraneigenschaften einzelner Muskelzellen können mit Hilfe der „patch clamp"-Technik (s. Kap. II/2.9.1) untersucht werden. Aus dem Magen isolierte glatte Muskelzellen haben spontane Aktionspotentiale, können aber auch durch neurale Einflüsse aktiviert werden. Die Depolarisation rührt eher von einem Ca^{++}- als von einem Na^{+}-Einstrom her, und die Repolarisation hängt von der Öffnung der K^{+}-Kanäle ab, die für einen Anstieg des internen Ca^{++}-Spiegels empfindlich sind.

2. multi unit-Typ:
- externe Einflüsse (autonomes NS) überwiegen
- jede Faser hat motorischen Eingang

3. beide Typen:
- wenig SR
- langsame Kontraktion

- **Depolarisation** durch Ca^{++}-Einstrom
- **Repolarisation** durch Öffnen der K^{+}-Kanäle

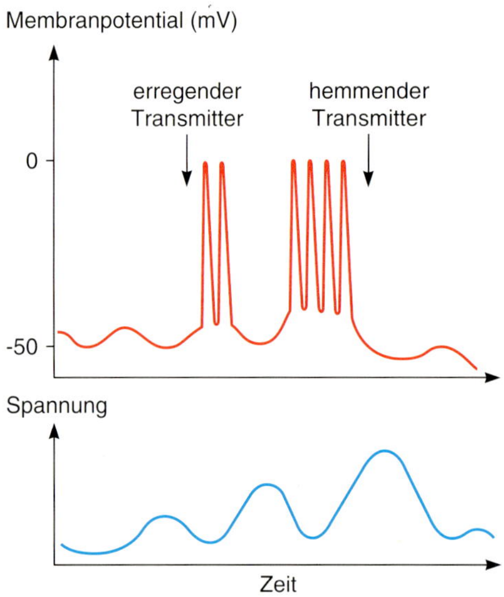

Abb. 2-160:
Der *elektrische Grundrhythmus* einer glatten Muskelzelle besteht aus langsamen Wellen von De- und Repolarisation, die je nach Art des Muskels Änderungen der Kraftentwicklung bedingen können. Die Einwirkung erregender Neurotransmitter oder Hormone steigert die Wahrscheinlichkeit, daß die langsamen Depolarisationen Aktionspotentiale auslösen, und damit stärkere Kontraktionen auftreten als durch die langsame Depolarisation allein. Hemmende Transmitter wirken hyperpolarisierend und vermindern die Wahrscheinlichkeit der Bildung von Aktionspotentialen

- **Zielproteine für Ca^{++}**
  - leichte Myosinketten
  - Calmodulin

Wie im Skelettmuskel ist die Erregung mit der Kontraktion verbunden. Im Inneren der glatten Muskelzelle verbindet sich Ca^{++} zumindest mit *2 Zielproteinen:* den leichten **Myosinketten** und dem **Calmodulin.** Beide Proteine sind strukturell einer Untereinheit des Troponins ähnlich. Das Auslösen der Kontraktion durch Ca^{++} ist das Resultat von Kontrollschritten, die das *dicke Filament* betreffen. Darin unterscheidet sich der glatte Muskel vom quergestreiften, bei dem die Kontrolle vorwiegend das *dünne Filament* betrifft.

Sequenz der elektromechnischen Kopplung

⇨

Myosinphosphatase

Die **elektromechanische Kopplung** läuft im glatten Muskel in folgenden Schritten ab:
(1) der Ca^{++}-Calmodulin-Komplex aktiviert eine Kinase für die leichten Peptidketten des Myosins (*myosin light-chain kinase, MLCK*)
(2) die MLCK phosphoryliert eine der leichten Ketten des Myosinkopfes und legt dadurch einen Bindungsplatz für Aktin frei.
Die Myosin-ATPase wird nun durch die Bindung von Aktin an Myosin aktiviert, und diese Verbindung entwickelt Kraft. Der gebildete Aktomyosinkomplex wird durch ein zweites Enzym, die **Myosinphosphatase** gespalten.

Kontraktilitätskontrolle

6.8.4 Kontraktilitätskontrolle des glatten Muskels

Rolle des Caldesmon

⇨

Die Kontraktionskontrolle betrifft das **dünne Filament** und ein **Caldesmon** genanntes Molekül (Abb. 2-161). Dieses Kontrollsystem ist für die Möglichkeit des glatten Muskels verantwortlich, Spannungen für lange Zeit mit relativ geringem Energieaufwand aufrecht zu erhalten. Wenn der zytoplasmatische Ca^{++}-Spiegel zu niedrig ist, um die Myosinphosphorylierung aufrecht zu erhalten, aber noch hoch genug, damit das Myosin Ca^{++} bindet, werden Querbrücken gebildet, die sich nicht bewegen, sondern *bestehen bleiben.* Dieser Vorgang erzeugt den **Sperrtonus.**

Sperrtonus:
- Mechanismus: Caldesmon-Aktin-Myosin-Verbindung →**veriegelte Brücken**
- Bedeutung: besonders ökonomisch

Es wird angenommen, daß Caldesmon eine Verbindung zwischen dem Aktin und dem Myosinkopf bildet, die die Querbrücke verriegelt und die Bewegung verhindert.
Bei höheren Ca^{++}-Spiegeln werden diese *verriegelten Brücken* nicht gebildet, weil Caldesmon durch den Ca^{++}-Calmodulin-Komplex gebunden wird, und nicht für eine Verbindung von Aktin und Myosin zur Verfügung steht. Die Möglichkeit, **verriegelte Brücken** zu bilden, die kein ATP hydrolysieren und trotzdem Spannung aufrecht erhalten, *macht* den glatten *Muskel erheblich ökonomischer* als den quergestreiften, bei dem das Aufrechterhalten von Kraft ständiger Querbrückenzyklen und der Spaltung von ATP bedarf.
Tab. 2-17 faßt die Eigenschaften des kontraktilen Apparates des glatten Muskels in den 3 Aktivitätsstadien zusammen.

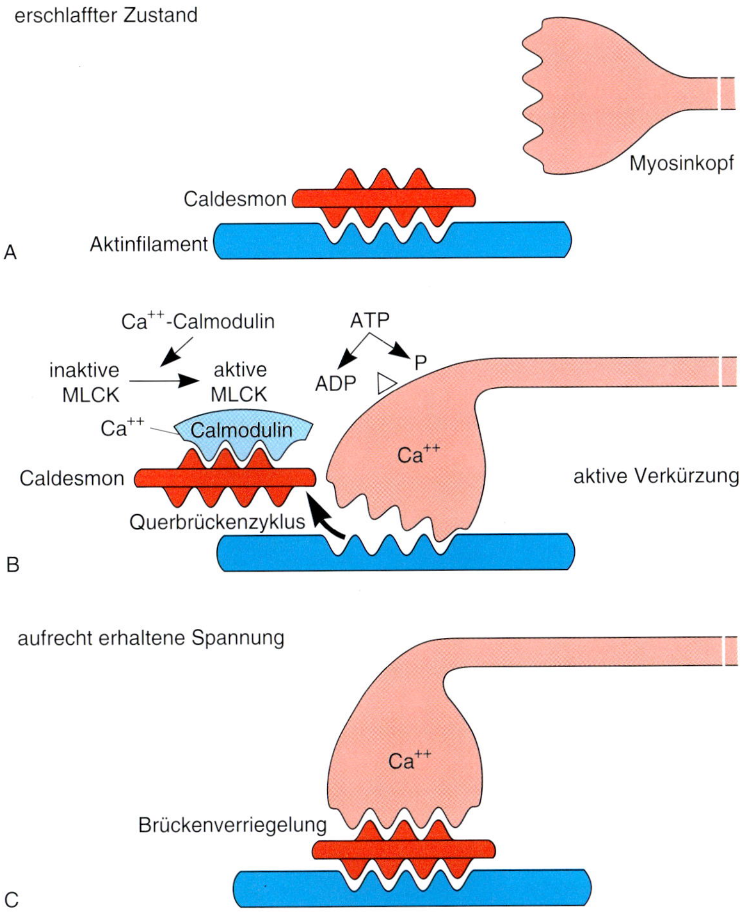

Abb. 2-161: Molekulares Zusammenspiel zwischen *Aktin und Myosin* bei der Kontraktion glatter Muskeln. **A.** Muskel *erschlafft;* der Ca^{++}-Spiegel ist niedrig; Caldesmon blockiert die Bindungsplätze des Aktins und verhindert die Querbrückenbildung. **B.** Muskel *verkürzt sich aktiv;* der Ca^{++}-Spiegel ist hoch; der Ca^{++}-Calmodulin-Komplex entfernt Caldesmon vom Aktin und aktiviert die „myosin light chain kinase" (MLCK), die das Myosin phosphoryliert und den Querbrückenzyklus beschleunigt; Ca^{++} ist an den Myosinkopf gebunden. **C.** Muskel im *Sperrtonus;* der Ca^{++}-Spiegel ist mäßig erhöht; bei diesem Niveau wird das Calmodulinsystem nicht aktiviert und Caldesmon besetzt die Aktinplätze. Die Myosinköpfe behalten aber das gebundene Ca^{++} und bilden verriegelte Querbrücken

Tab. 2-17: Kontraktile Zustände des glatten Muskels

	erschlafft	aktive Verkürzung	Sperrtonus
zytoplasmatische Ca^{++}-Konzentration	$< 10^{-7}$M	$3–7 \times 10^{-6}$M	$10^{-7}–3 \times 10^{-6}$M
Calmodulin	Bindungsplätze offen	Bindungsplätze besetzt	Bindungsplätze offen
MLCK	inaktiv	aktiv	inaktiv
Myosin	dephosphoryliert, kein Ca^{++} gebunden	phosphoryliert Ca^{++} gebunden	dephosphoryliert, Ca^{++} gebunden
Myosin-ATPase-Aktivität	sehr niedrig	hoch	niedrig
Caldesmon	an Aktin gebunden	frei	an Aktin gebunden
Querbrückenstatus	keine Querbrücken	aktive Querbrücken	verriegelte Querbrücken

Tab. 2-18: Unterschiede zwischen Skelett-, Herz- und glattem Muskel

Eigenschaft	Skelettmuskel	Herzmuskel	glatter Muskel
Ca^{++}-Rezeptor	Troponin	Troponin	Calmodulin, Myosin
Ca^{++}-Quelle	Sarkoplasmatisches Retikulum	sarkoplasmatisches Retikulum und Extrazellulärraum	Extrazellulärraum
Kraftabstufung	Summation Rekrutierung	Dehnung, Kontraktilitätsmodulation	Kontraktilitätsmodulation
Organisation	motorische Einheiten	single unit	single oder multi unit

Vergleich der 3 Muskeltypen

6.9 Ähnlichkeiten und Unterschiede zwischen Skelett-, Herz- und glattem Muskel

Die Muskelzellen aller 3 Typen sind hochspezialisiert und alle zellulären Prozesse und Organellen sind speziell adaptiert, um charakteristische kontraktile Eigenschaften zu erreichen. Die wichtigsten funktionellen und strukturellen Ähnlichkeiten und Unterschiede zwischen den drei Grundtypen von Muskeln sind in Tab. 2-18 und Abb. 2-162 zusammengefaßt.

Fragen

Wiederholungsfragen:
1. Welches sind die Unterschiede zwischen glatten Muskeln vom „single unit"- und „multi unit"-Typ?
2. Wie wird die Kontraktilität des glatten Muskels reguliert? Welche Rolle spielt Calmodulin dabei?
3. Welche Bedingungen führen zum Sperrtonus?

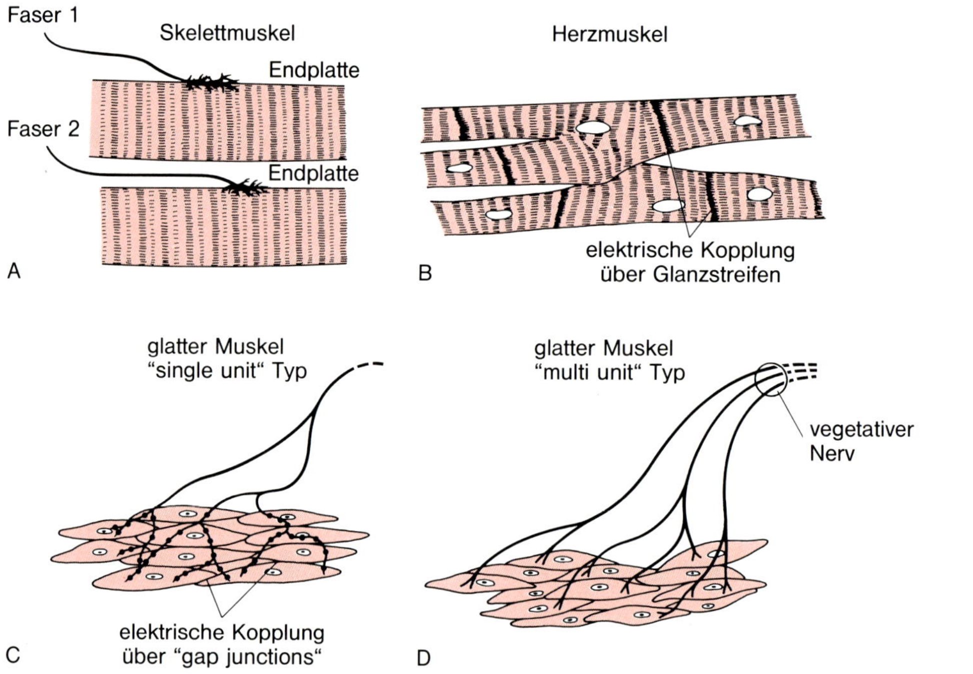

Abb. 2-162: Charakteristische *Struktureigenschaften* des Skelett- und Herzmuskels sowie der beiden Grundformen des glatten Muskels

6.10 Zusammenfassung

• Der *kontraktile Apparat* des Muskels besteht aus dicken **Myosin-** und dünnen **Aktinfilamenten.**
• Die *Kraftentwicklung* beginnt, wenn die **Querbrücken** des Myosins sich mit dem Aktin verbinden.
• Quergestreifte *(Skelett- und Herz-) Muskeln* enthalten **Myofibrillen,** in denen dicke und dünne Filamente in **Sarkomeren** angeordnet sind; dies stellt eine Adaptation an eine rasche Kraftentwicklung dar.
• Die *dünnen Filamente* quergestreifter Muskeln enthalten die regulatorischen Proteine **Troponin,** das Ca^{++} bindet, und **Tropomyosin,** das die Myosinbindungsplätze kontrolliert.
• Die *Kontraktion des quergestreiften Muskels* beginnt, wenn ein Muskelaktionspotential in einem **elektromechanische Kopplung** genannten Prozeß Ca^{++} aus den terminalen Zysternen des sarkoplasmatischen Retikulums freisetzt. Ca^{++} wird an Troponin gebunden und bewirkt über das Tropomyosin, daß die Myosinbindungspätze am Aktin freigegeben werden.
• Als **isotonische** Kontraktion bezeichnet man eine Verkürzung des Muskels bei konstanter Spannung (Last). Bei einer **isometrischen** Kontraktion entwickelt der Muskel Spannung bei konstanter Länge. Bei einer **auxotonen** Kontraktion verändern sich gleichzeitig Spannung und Länge des Muskels. Eine **Unterstützungszuckung** ist das zeitliche Nacheinander einer isometrischen und einer isotonischen oder auxotonen Kontraktion. Bei einer **Anschlagszuckung** ist die Reihenfolge umgekehrt.
• Der *Herzmuskel* unterscheidet sich vom Skelettmuskel dadurch, daß das spontan entstehende Aktionspotential etwa so lange wie die Kontraktion dauert, so daß die *Kontraktionen sich nicht summieren können.* Herzmuskelzellen sind miteinander durch *Glanzstreifen* verbunden die *„gap junctions"* enthalten, so daß sich das Herz als eine **Einheit** kontrahiert.
• Die *Aktin- und Myosinfilamente* des glatten Muskels sind nicht in Sarkomeren angeordnet, sondern bilden ein *Netzwerk,* das über einen weiten Arbeitsbereich Kraft entwickelt.
• Auch die *Kontraktion des glatten Muskels* wird durch *Ca^{++} kontrolliert.* Ca^{++} bindet sich sowohl an **Calmodulin** als auch an **Myosin.** Der Ca^{++}-Calmodulin-Komplex aktiviert eine Kinase, die die leichten Peptidketten des Myosin phosphoryliert, so daß sich bewegende Querbrücken gebildet werden. Im glatten Muskel kann die Spannung mit geringem Energieverbrauch aufrecht erhalten werden, wenn **Caldesmon** Aktin und Myosin verbindet und eine verriegelte Querbrücke entsteht.
• In glatten Muskeln vom **„multi unit"**-Typ ist weitgehend *jede Zelle innerviert.* Die Fasern glatter Muskeln vom **„single unit"-Typ** sind *elektrisch miteinander verbunden,* und das Gewebe ist als Folge einer Erregungsautomatie gewöhnlich spontan und rhythmisch aktiv.

6.11 Übungsfragen

1. Ein Aktionspotential einer Nervenfaser ruft eine Muskelzukkung hervor. Beschreiben Sie die Abfolge, die in der Zeit vom Eintreffen des Nervenimpulses am Muskel bis zum Beginn der Muskelzuckung ablaufen.
2. Welches ist die Rolle der nachfolgend aufgeführten Strukturen bei der elektromechanischen Kopplung: transversale Tubuli – Tropomyosin – Troponin – sarkoplasmatisches Retikulum – Inositoltriphosphat?
3. Wie ist der physikalische Zustand der Querbrücken eines Muskels, wenn seine internen ATP-Speicher erschöpft sind? Wie ist ihr Zustand, wenn ATP, aber kein freies Ca^{++} vorhanden ist?
4. Was ist der Unterschied zwischen einer isometrischen und einer isotonischen Kontraktion? Geben Sie je ein Beispiel aus dem praktischen Leben.
5. Wenn Sie ein Gewicht von 1 kg in der rechten und ein Gewicht von 100 g in der linken Hand halten, wie müßte das Aktivitätsmuster der Motoneurone in den Muskeln ihres rechten und linken Arms differieren?
6. In welchem Skelettmuskelfasertyp sind große Mengen Glykogen gespeichert? Was ist die funktionelle Bedeutung dieses Glykogens?
7. Welche spezifischen Prozesse tragen zur schnellen und zur langsamen Ermüdung bei?
8. Worin unterscheidet sich der Prozeß der Kontraktion im glatten Muskel von dem im quergestreiften? Welche anderen Eigenschaften unterscheiden diese Muskeltypen?
9. Warum ist der Sperrtonus besonders nützlich für die Funktion des glatten Muskels?
10. Definieren Sie den glatten Muskel vom single und multi unit-Typ. Warum kann das Herz als ein Muskel vom single unit-Typ angesehen werden?

6.12 Brennpunkt der Physiologie

Was bestimmt den Skelettmuskelfasertyp?
Die Unterschiede zwischen den 3 Muskelfasertypen entwickeln sich während der *Ontogenese.* Zunächst kontrahieren sich alle Muskelfasern der Säugetiere langsam und erst später differenzieren sich die schnell zuckenden Fasern vom Typ IIA und IIB. Dabei wird die Synthese für Myosin mit niedriger ATPase-Aktivität abgeschaltet und durch die Synthese von Myosin mit hoher ATPase-Aktivität ersetzt, um die Proportionen der Typen I, IIA und IIB, die für den entsprechenden Muskel geeignet sind, herzustellen. Das Schicksal der Muskelzellen kann durch Veränderungen der Informationen, die sie vom Nervensystem empfangen, beeinflußt werden. Man kann bei einem Paar von Muskeln, der eine schnell, der andere langsam, die versorgenden Nerven durchschneiden und dann die durchschnittenen Enden so miteinander vernähen, daß die regenerierenden Nerven jeweils den falschen Muskel erreichen.
Das Resultat dieser *Kreuzreinnervation* ist, daß sich die Eigenschaften der Muskeln drastisch verändern. Der zuvor langsame Muskel kontrahiert sich schneller und der zuvor schnelle Muskel langsamer (Abb. 2-163). Die strukturellen und biochemischen Eigenschaften der beiden Muskeln verändern sich entsprechend.

Motoneurone üben einen „trophischen" Einfluß aus – sie bestimmen die spezifischen funktionellen Eigenschaften der Muskelfasern ihrer motorischen Einheit, die deshalb immer zum gleichen Fasertyp gehören. Der Einfluß wird sowohl durch chemische Botenstoffe, die mit dem Axoplasmastrom den Muskel erreichen, als auch durch die Aktivität des Neurons in Häufigkeit und Muster der Entladungen ausgeübt.

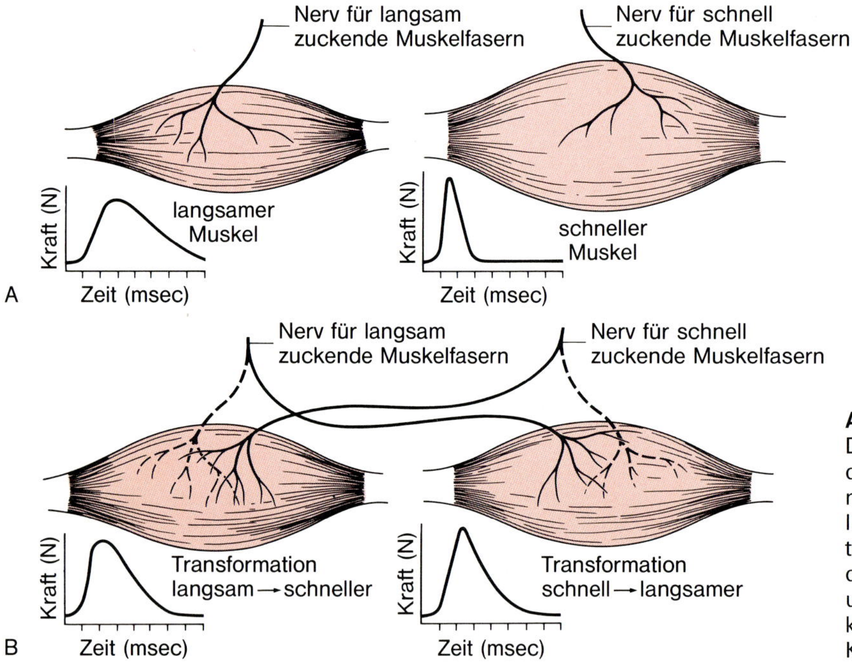

Abb. 2-163:
Die Wirkung von *Kreuzreinnervation* auf die kontraktilen Eigenschaften von Skelettmuskeln. Der Nerv, der einen Muskel mit langsam zuckenden Muskelfasern versorgte, dient zur Reinnervation eines Muskels, der schnell zuckende Fasern enthielt, und umgekehrt. Charakteristische Einzelzukkungsverläufe vor **(A)** und nach **(B)** der Kreuzreinnervation

Die Ergebnisse der Kreuzreinnervation sind bei jungen Tieren deutlicher als bei erwachsenen. Die Untersuchungen zeigen die Fähigkeit der Muskelfasern, ihre Eigenschaften als Antwort auf Informationen anzupassen, die sie vom Nervensystem erhalten.

6.13 Klinische Physiologie: Anabole Steroidhormone

6.13.1 Muskel aus der Flasche?

Das männliche Geschlechtshormon *Testosteron* ist eines der Hormone, die für die Unterschiede im Knochenbau, in der Muskelmasse und in der Fettverteilung zwischen Männern und Frauen verantwortlich sind, welche mit dem Einsetzen der Geschlechtsreife beginnen. Die Wirkungen männlicher und weiblicher Hormone auf das Wachstum und Verhalten sind seit Jahrhunderten bekannt. Kastration und neuerdings Applikation weiblicher Hormone werden in der Tierhaltung benutzt, um den Fettansatz zu fördern, und männliche Tiere leichter handhabbar zu machen.
Bei Sportvergleichen ist der entgegengesetzte Effekt erwünscht. Nachdem nun die Methoden des Krafttrainings perfektioniert worden sind, ist klar geworden, daß die obere Grenze der Leistungsfähigkeit durch die inneren Gegebenheiten des Körpers, wie die Zahl der Muskelfasern und die Verteilung der Fasertypen, gegeben werden. Sie variieren von Individuum zu Individuum, und wahrscheinlich sind sie genetisch vorbestimmt. Die Unzufriedenheit über diese obere Grenze hat manche Athleten dazu verführt, Testosteron oder deren Derivate (anabole Steroide), die einen wachstumsfördernden Einfluß haben, zu benutzen. Der Gebrauch solcher Stoffe ohne medizinische Notwendigkeit ist illegal und disqualifiziert den Teilnehmer bei internationalen Sportveranstaltungen. Ungeachtet dessen sind anabole Steroide unter Berufs- und Amateurathleten weit verbreitet.

6.13.2 Wirksamkeit, Nebenwirkungen von Anabolika

Sind anabole Steroide wirksam? Gibt es bedeutsame Risiken, die mit ihrem Gebrauch verbunden sind? Um die erste Frage zu beantworten, ist es notwendig, Athleten, die ein optimales Trainings- und Nahrungsregime haben, mit solchen zu vergleichen, die dasselbe haben, aber zusätzlich Steroide benutzen. Verschiedene derartige Untersuchungen sind durchgeführt worden, haben aber nicht ergeben, daß Kraft oder Ausführung verbessert wurden. Günstigenfalls scheint es zu leichten Verbesserungen bei jenen zu kommen, die ein optimales Training haben. Bei Personen ohne optimales Training kann der Einfluß auf die Muskelmasse besonders bemerkenswert sein. Die Antwort auf die zweite Frage ist uneinheitlich: Bei Mengen, wie sie von Athleten benutzt werden, stellen Testosteron und anabole Steroide ein bedeutendes Risiko für Lebererkrankungen dar. Ferner haben alle anabolen Steroide die Fähigkeit, die sekundären Geschlechtsmerkmale zu vermännlichen. Bei *Frauen* können das normale Wachstumsmuster, z.B. des Stimmbandes, verändert werden, eine abnormale Behaarung auftreten und die äußeren weiblichen Genitalien können teilweise maskuliniert werden. Männer, die Testosteron oder Analoga benutzen, reduzieren die eigene Produktion in den Hoden. Dies ist eine Folge der Rückkopplungskontrolle des Hormonspiegels (s. Kap. I/2.). Die Unterdrükkung der endokrinen Hodenfunktion kann recht lange dauern; eine Untersuchung an 5 Kraftsportlern hat gezeigt, daß der Testosteronspiegel für mindestens 12–16 Wochen unter seinem Normalwert blieb, wenn der Steroidgebrauch nach 26 Wochen abgebrochen wurde. Es gibt einen Zusammenhang zwischen der Rückkopplungsschleife, die die Testosteronproduktion reguliert und der für die Spermaproduktion. Testosteronmißbrauch kann *Unfruchtbarkeit* hervorrufen. Fallstudien lassen vermuten, daß schwerer Mißbrauch von anabolen Steroiden auch zu *Stimmungsschwankungen* und *erhöhter Aggressivität* führen kann.

6.13.3 Nachweis von Anabolika

Es gibt empfindliche chemische Methoden, um anabole Steroide in Urin oder Blut nachzuweisen. Einige Athleten haben versucht, dem Nachweis zu entgehen, indem sie einige Zeit vor dem Wettkampf von anabolen Steroiden auf Testosteron umstiegen. Jedoch kann der Testosteronabusus nachgewiesen werden, wenn man den Testosteronspiegel mit dem zugehöriger Metabolite vergleicht; ein relativ zu hoher Testosteronspiegel zeigt an, daß das Hormon aus einer Quelle außerhalb des Körpers des Sportlers stammen muß.

III Kardiovaskuläres System

1 Herz

C. Pfeiffer

Herz

Dieses Kapitel informiert über:

- **die Teile des Kreislaufsystems:** Herz, Arterien, Kapillaren und Venen
- die ionale Grundlage des Aktionspotentials sowie der **Erregungsbildung** und **-leitung** im Herzen
- die 3 am Herzzyklus beteiligten Herzmuskelzelltypen: **Schrittmacher-, Erregungsleitungs- und Arbeitsmuskelfasern**
- die Erregungsbildungs- oder Schrittmacherfrequenz unter **Sympathikus-** und **Parasympathikuseinfluß**
- **Vektor-** und **Elektrokardiogramm** (EKG)
- die **4 Phasen des Herzzyklus:** Diastole mit Vorhofkontraktion, isovolumetrische Ventrikelkontraktion, Ejaktionsphase und isovolumetrische Ventrikelrelaxation
- das **Frank-Starling-Gesetz** des Herzens
- die **Hauptfaktoren des Minutenvolumes**

1.1 Einführung

Einführung

- **Herz als Blutpumpe:**
  - Ruhe: 5 l/min
  - Belastung: 30 l/min

Das Herz eines ruhenden Erwachsenen pumpt in *jeder Minute etwa 5 l Blut* in den Kreislauf. Das entspricht nahezu dem Gesamtblutvolumen des Menschen. Darüber hinaus kann sich die Pumpleistung auf *20–30 l/min* erhöhen, wenn eine anstrengende körperliche Belastung bewältigt wird. Auf die *Herzarbeit* entfallen 5–10 % des Gesamtenergieumsatzes des Körpers.

- **eigene und nervöse Kontrolle der Herzaktion**

Das Herz verfügt über eine **Automatie.** Seine *Grundschlagfrequenz* wird durch die eigenen Schrittmacher-(Pacemaker-)zellen eingestellt. Auch seine *Kontraktionskraft* unterliegt weitgehend der Autoregulation. Afferenzen des vegetativen Nervensystems rufen jene wohlbekannten Veränderungen in der Herztätigkeit hervor, die bei physischer Arbeit auftreten und psychische Alterationen und emotionale Bewegungen begleiten.

1.2 Funktionelle Morphologie von Herz und Kreislauf

Morphologie Herz und Kreislauf

1.2.1 Stellung des Herzens im Kreislauf

Kreislauf

- **großer K.**
- **kleiner K.**

Aus funktioneller Sicht kann das Kreislaufsystem als 2 getrennte, über das Herz miteinander verbundene Gefäßschleifen verstanden werden. Man bezeichnet die eine Schleife als den *großen* oder *Körperkreislauf* und die andere als den *kleinen* oder *Lungenkreislauf* (Abb. 3-1). Die beiden Teilkreisläufe bilden den Gesamtkreislauf, der über den Gasaustausch die Verbindung zwischen dem Stoffwechsel in den Geweben und der Atmosphäre schafft.

1. großer Kreislauf:
- Aorta, Arterien
- Kapillaren
- Venen

Der **große Kreislauf** beginnt mit der **Aorta,** die sich bald in die großen Arterien aufzweigt. Zum großen Kreislauf gehören auch die **Körperkapillaren,** über die das Blut einen Teil seines Sauerstoffes abgibt und Kohlendioxid aufnimmt. Aus den Kapillaren fließt das Blut in die **Körpervenen,** über die es wieder dem Herzen zugeführt wird und damit den Körperkreislauf verläßt. Das Blut von der oberen und unteren Körperhälfte wird dabei über die **Vv cavae (superior** et **inferior)** geleitet.

2. kleiner Kreislauf:
- Lungenarterien
- Lungenkapillaren
- Lungenvenen

Das Körperblut wird vom Herzen in den **Lungenkreislauf** gepumpt, der sich aus den **Lungenarterien, -kapillaren** und **-venen** zusammensetzt. Letzte führen das Blut wieder zum Herzen zurück. Während seiner Passage der Lungenkapillaren gibt das Blut einen Teil seines CO_2 ab

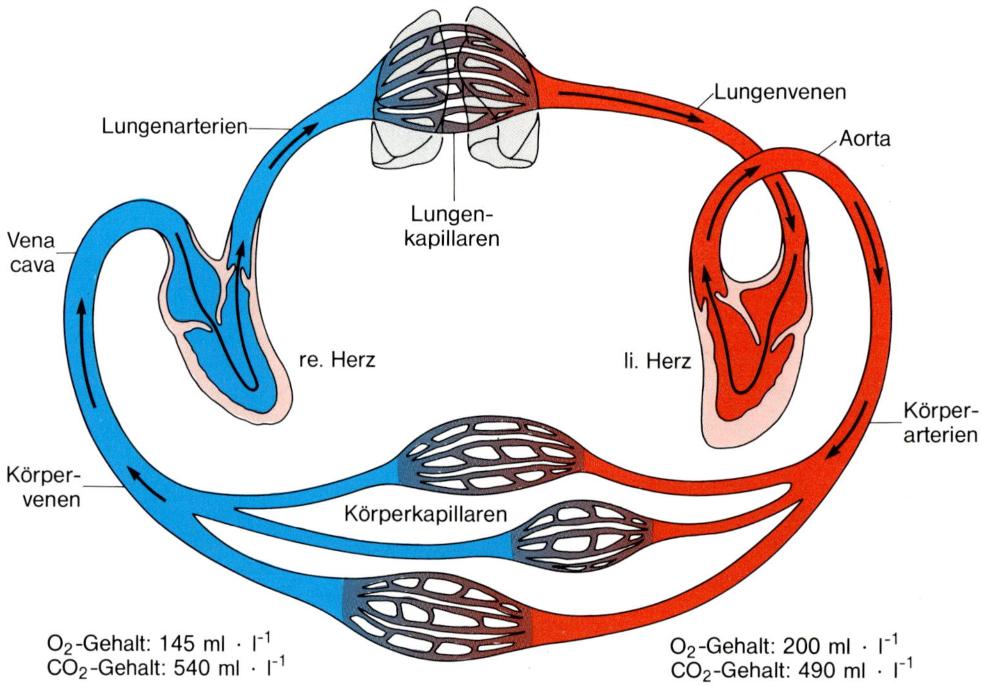

Abb. 3-1: Das Kreislaufsystem kann in die Schleife des *Lungen-* und die des *Körperkreislaufes* getrennt werden, die zusammen den *kompletten Kreislauf* bilden. Das gesamte Blut wird vom linken Herzen über den Körperkreislauf gepumpt und erreicht das rechte Herz als venöses Blut, reich an CO_2 und teilweise von O_2 befreit. Dieses pumpt es in den Lungenkreislauf, wo ein Teil des CO_2 in die Atmosphäre abgegeben und dafür O_2 aufgenommen wird. Das so veränderte Blut kehrt zum linken Herzen zurück, um zur nächsten Runde zu starten

und nimmt soviel O_2 auf, wie es vorher an die Körpergewebe abgegeben hat. Vom Herzen aus startet das Blut anschließend zur nächsten vollen Kreislaufrunde.

Herzkammern, -klappen

1.2.2 Herzkammern und Herzklappen

linkes und rechtes Herz

Obwohl das Herz anatomisch als einheitliches Organ erscheint, bilden seine rechte und linke Hälfte getrennte Pumpen, die das Blut entweder in den großen (linker Teil) oder in den kleinen Kreislauf (rechter Teil) fördern. Es ist daher üblich, nicht von Herzhälften, sondern vom **linken Herzen und rechten Herzen** zu sprechen, als ob es getrennte Organe wären (Abb. 3-1).

⇨

Das Herz besteht aus 4 Kammern, die vom Herzmuskel gebildet werden (Abb. 3-2). Der **rechte Vorhof** erhält sauerstoffarmes Blut aus dem Körperkreislauf. Der **rechte Ventrikel** füllt sich anschließend mit dem Blut aus dem rechten Vorhof, um sich bei seiner Kontraktion in den Lungenkreislauf zu entleeren. Das dort reoxigenierte Blut erreicht den **linken Vorhof** und wird daraufhin vom **linken Ventrikel** in den Körperkreislauf gefördert.

- **Herzgewebe:**
  - Myokard
  - Endokard
  - Epikard
  - Perikard

Rechter und linker Vorhof sind durch das **Vorhofseptum** voneinander getrennt. Das **Ventrikelseptum** scheidet die beiden Ventrikel voneinander. Die muskuläre Herzwand, das **Myokard,** wird innen vom **Endokard** als der abschließenden Zellschicht und außen vom **Epikard** bedeckt (Abb. 3-2). Das ganze Herz ist in einem bindegewebigen Sack eingeschlossen, dem **Perikard.** Dieses geht an der Herzbasis kontinuierlich in das Epikard über. In dem dazwischenliegenden Perikardspalt befindet sich eine geringe Menge Perikardflüssigkeit. In die bindegewebige Platte, die die Vorhöfe von den Ventrikeln trennt, sind die **Atrioventrikular-(AV-)Klappen** eingefügt. Die Bewegung dieser *„Ventilebene"* ist für die Füllung der Herzventrikel mit Blut von Bedeutung (siehe S. 275). Sie gestatten einen gerichteten Blutfluß von den Vorhöfen in die Ventrikel. Die **rechte AV-Klappe** weist 3 Segel auf, weshalb sie **Trikuspidalklappe** heißt (Abb. 3-2). Die **linke AV-Klappe** oder **Bikuspidalklappe** verfügt über 2 Segel und ähnelt damit einer Bischofsmütze (Mitra). Sie ist daher auch als **Mitralklappe** bekannt (Abb. 3-3 A).

- **AV-Klappen:**
  - Mitralis
  - Trikuspitalis

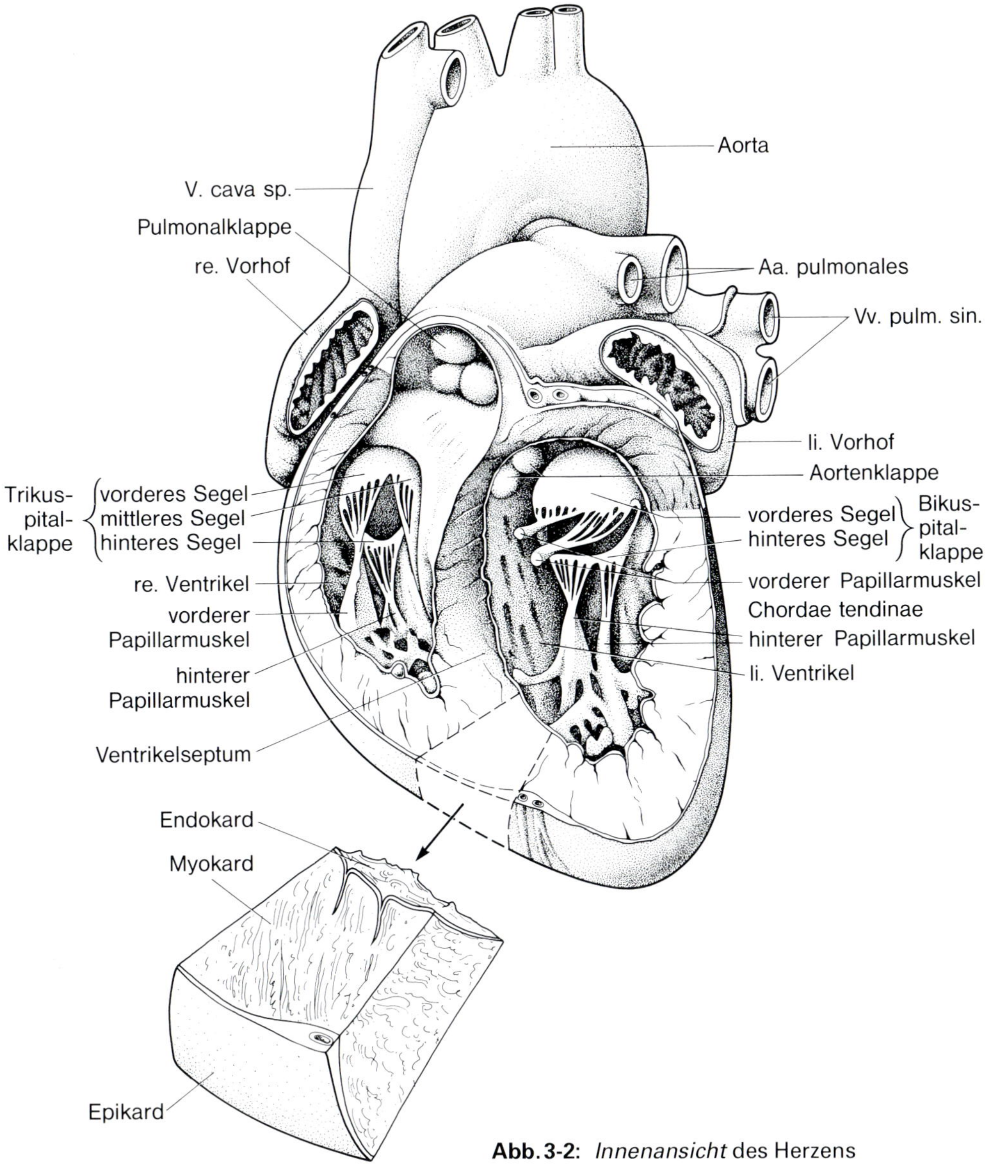

Abb. 3-2: *Innenansicht* des Herzens

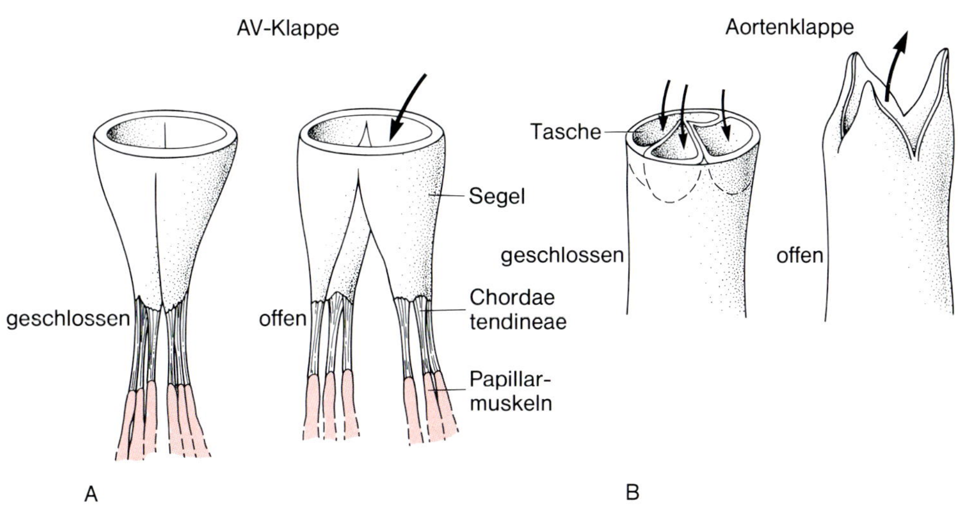

Abb. 3-3: **A.** AV-Klappe *(Mitralis)* mit Papillarmuskeln. **B.** Taschen- oder *Semilunarklappe*

– Funktion

⇨

Die **AV-Klappen** (Segelklappen) bewirken, daß sich die Vorhöfe zwischen den Herzschlägen füllen können, verhindern jedoch den Blutrückstrom während der Ventrikelkontraktion.

Die Segel der AV-Klappen sind dünn und zart, so daß sie sich zu Beginn der Ventrikelkontraktion sehr schnell schließen können.

• **Papillarmuskeln, Chordea tendineae**

⇨

Der sich während des Herzschlages entwickelnde *hohe Druck* würde die **AV-Segel** umstülpen, wenn sie nicht durch die von den Segelkanten zu den **Papillarmuskeln** ziehenden Sehnenfäden, den **Chordae tendineae,** zurückgehalten würden (Abb. 3-3 A).

Die Papillarmuskeln kontrahieren zusammen mit der Kammerwand, was diese Zügelfunktion noch begünstigt.

• **Semilunarklappen**

⇨

Während der Ventrikelerschlaffung verhindert die **Pulmonalklappe** den Blutrückstrom aus den Lungenarterien in den rechten und die **Aortenklappe** denjenigen aus der Aorta in den linken Ventrikel (Abb. 3-3 B).

Jede der beiden Klappen besteht aus 3 halbmondförmigen Bindegewebstaschen, weswegen sie als Semilunar- oder Taschenklappen bekannt sind. Wegen des hohen Druckgradienten, dem die Taschenklappen während der längsten Zeit des Herzschlages ausgesetzt sind, sind ihre Taschen wesentlich stabiler gebaut als die Segel der AV-Klappen.

Fragen

Wiederholungsfragen:
1. Was ist die funktionelle Rolle der rechten und der linken Herzhälfte?
2. Was ist die grundsätzliche Funktion von Herzklappen? Was ist die spezielle Aufgabe der AV-Klappen, der Pulmonal- und der Aortaklappen?
3. Welche Aufgabe haben die Chordae tendineae?

Herz – erregbar

1.3 Herz als erregbare Struktur

Herzmuskelzellen
• **Organisation der Herztätigkeit:**
  – Myokardzellen einer Kammer arbeiten synchron
  – Herzkammertätigkeiten laufen koordiniert ab
• **Myokardzelltypen**

⇨

1.3.1 Funktionelle Differenzierung der Herzmuskelzellen

Die Effizienz der Blutförderung hängt davon ab, wie sich die blutpumpenden Kammern unter ausreichender Druckentwicklung verkleinern können. Da die Wandelemente Muskelzellen sind, müssen diese möglichst gleichzeitig aktiviert werden. Andererseits hat der Vorhof seine Arbeit zur Unterstützung der Kammerfüllung zuerst zu verrichten. Die Kammerkontraktion folgt in einem geeigneten Zeitabstand.

Man unterscheidet 3 Herzmuskelzelltypen: *Arbeitsmuskel-*, *Erregungsbildungs-*, *Erregungsleitungszellen* (Tab. 3-1)

• Die Masse des Herzens besteht aus Zellen, die sich nicht selbst erregen, die **Arbeitsmuskelzellen** des Myokards (s. Kap. II/6).
• Die Erregung dieser Zellen geht von *aktomyosinarmen Muskelzellen* aus, die i. d. R. dünner sind und abgegrenzte Gewebeinseln oder -stränge formen, die **Schrittmacherzellen.** Ihre wesentliche Eigenschaft ist ein *instabiles Ruhepotential,* das sich spontan auf die Membranschwelle zu bewegt, wodurch rhythmisch fortgeleitete Erregung gebildet wird.

• **Erregungsbildungsorte**

⇨

Schrittmacher- oder **Erregungsbildungszellen** finden sich
• im rechten Vorhof, am vorderen Umfang der V. cava superior-Einmündungsstelle: **Sinusknoten** (SA-Knoten) und
• subendokardial an der Mündung des Sinus coronarius: **AV-** oder **Atrioventrikularknoten** (Tab. 3-1).

Tab. 3-1: Myokardzelltypen

Zelltyp	Vorkommen	physiologische Funktion
Arbeitsmuskel	Vorhöfe und Ventrikel	Kraftentwicklung
Schrittmacher	Sinus- und AV-Knoten	Auslösung des Herzschlages, Frequenzregulation
Erregungsleitungs-system	His-Bündel, Tawara-Schenkel, Purkinjefasern, wenig in Vorhöfen	Koordination der Kontraktion

Alle Herzmuskelzellen sind miteinander elektrisch über *gap junctions* verbunden, den *Nexus* in den Glanzstreifen (s. Kap. II/6) mit derartig niedrigem elektrischem Widerstand, daß eine fortgeleitete Erregung auf die Nachbarzelle übergreifen kann. Damit ist es jeder einmal entstandenen Erregung prinzipiell möglich, sich über das gesamte Herz auszubreiten. Das Myokard ist zwar kein strukturelles, jedoch ein *elektrisches,* also **funktionelles Synzytium**.

- Eigenschaften eines **funktionellen Synzytiums** sind in den Nexus der Glanzstreifen lokalisiert (niedriger elektrischer Widerstand)

• Die notwendige Koordination verlangt, daß die Erregungsausbreitung geordnet erfolgt. Dazu dient der *dritte Herzmuskelzelltyp,* die **Erregungsleitungszellen** (Tab. 3-1). In den Vorhöfen unterscheiden sie sich morphologisch nicht von den Arbeitsmuskelzellen. Zwischen SA- und AV-Knoten können durch besondere Leitungseigenschaften *internodale* Leitungswege identifiziert werden. Von besonderer Bedeutung sind jene Leitungszellen, die die Erregung durch die isolierende bindegewebige Abgrenzung der Vorhöfe von den Ventrikeln schleust. Das entsprechende Zellbündel wurde nach dem Entdecker (Berliner Internist) Wilhelm His benannt. Ventrikelwärts teilt sich das **His-Bündel** in den **rechten und linken Kammerschenkel** *(Tawara)*. Beide verästeln sich in **Purkinjefasern**, die dicht unter dem Endokard der jeweiligen Kammer verlaufen. Sie ziehen zuerst am Septum in Richtung Herzspitze, um von da entlang der Ventrikelwände zur Herzbasis zurückzustreben (Abb. 3-4).

- **Erregungsleitungsstrukturen:**
  - **internodale Leitungswege** in den Vorhöfen
  - **His-Bündel**
  - **Kammer-** (Tawara-) **Schenkel**
  - **Punkinjefasern**

Außer den erregungsbildenden Zellen im Sinus- und AV-Knoten können alle Erregungsleitungszellen spontan depolarisieren. Unter pathologischen Bedingungen ist sogar jede Arbeitsmuskelzelle dazu in der Lage. Die Koordination wird erreicht, weil die Zellen unterschiedlich schnell spontan depolarisieren. Die Erregung beginnt stets im Sinusknoten, der die Erregung am schnellsten bildet. Alle anderen zur spontanen Erregungsbildung befähigten Zellen benötigen mehr Zeit. Sie werden daher bereits vor ihrer eigenen Erregungsauslösung von der fortgeleiteten Sinusknotenerregung depolarisiert. Der *Sinusknoten* wird damit

- **Koordination der Spontandepolarisation** durch **Schrittmacherhierarchie**

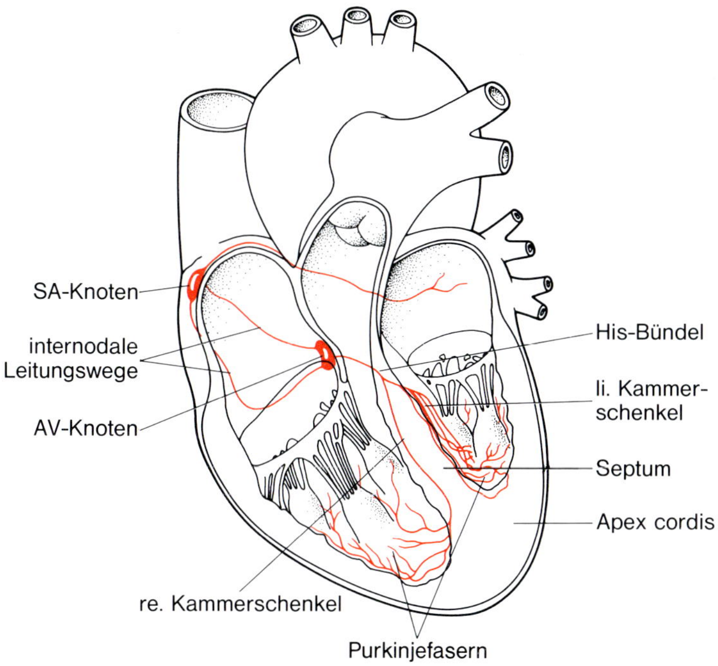

Abb. 3-4: *Erregungsleitungssystem* des Herzens

zum **primären Schrittmacher.** Die Zellen des AV-Knotens können die Schrittmacherfunktion nur dann übernehmen, wenn sie nicht mehr unter dem Einfluß des Sinusknotens stehen. Man nennt daher die Zellen des Sinus- und AV-Knotens auch **Schrittmacherzellen.**

Elektrische Herzaktivierung

1.3.2 Elektrische Aktivierung des Herzens

Der geordnete Ablauf von Erregungsbildung und -ausbreitung ist die Voraussetzung für die Wirksamkeit des Herzens als Pumpe. Seine Störungen stellen Ursachen von Herzerkrankungen dar, und seine nervöse Beeinflussung paßt die Herzleistung an sich ändernde Kreislaufsituationen an.

- **Erregungsausbreitungsgeschwindigkeiten:**
  - Vorhof 1 $m \cdot s^{-1}$
  - AV-Knoten 0,1 $m \cdot s^{-1}$
  - ventrikuläre Erregungsleitungswelle 4 $m \cdot s^{-1}$
- **Reihenfolge der ventrikulären Erregung: Septum →Herzspitze →Ventrikelwände →Herzbasis**

Die Erregung des Herzens startet im Sinusknoten und breitet sich mit einer Geschwindigkeit von etwa 1 $m \cdot s^{-1}$ innerhalb von etwa 40 ms über die internodalen Leitungswege bis zum AV-Knoten aus. Dabei beginnt die Muskelkontraktion in beiden Vorhöfen etwa gleichzeitig. Die Vorhofsystole hält noch an, wenn die Erregung den AV-Knoten erfaßt und seine begonnene Spontandepolarisation durch Erregung von außen abbricht. Die Erregung erreicht den Ventrikel jedoch erst nach etwa 110 ms, da die Leitungsgeschwindigkeit in den kleinen Zellen des AV-Knotens mit etwa 0,05–0,1 $m \cdot s^{-1}$ sehr gering ist. Vom His-Bündel über die Kammerschenkel und die Purkinjefasern gelangt die Erregung dann wiederum schnell, nämlich in etwa 30 ms, an die gesamte Kammermuskulatur. Entsprechend der Anatomie des Purkinjesystems erfolgt diese 30 ms dauernde „Erregungsverteilung" in der Reihenfolge Septum – Herzspitze – Ventrikelwände – Herzbasis. Die so mit 2 – 4 $m \cdot s^{-1}$ schnell verbreitete Erregung muß sich anschließend von den vielen Endverästelungen des Purkinje-Netzwerkes aus über die jeweiligen Muskelsegmente der Ventrikelwand ausbreiten. Über diese als „freie Wegstrecken" bezeichneten Herzmuskelabschnitte (s. S. 266) wird nur noch mit etwa 1 $m \cdot s^{-1}$ Geschwindigkeit geleitet (Tab. 3-2). Mit dem Beginn der Ventrikelkontraktion ist dank der Leitungsverzögerung im AV-Knoten mittlerweile auch die Vorhofkontraktion beendet.

- **Schrittmacherhierarchie** schließt aktuelle und potentielle Schrittmacher ein

⇨

Daß der Sinusknoten nur solange als **aktueller Schrittmacher** fungiert, solange alle **potentiellen Schrittmacher** in ihrer Erregungsbildungsgeschwindigkeit hinter ihm zurückstehen, zeigte vor mehr als 100 Jahren in Rostock *Friedrich Hermann Stannius* durch ein einfaches Experiment am isoliert schlagenden Froschherzen.

- **1–3. Stannius-Ligatur**

Bindet man mit einem Faden den Sinusknoten ab, kann die Erregung nicht mehr auf das Herz übergeleitet werden. Es bleibt stehen, der Venensinus pulsiert weiter **(1. Stannius-Ligatur).** Nach einiger Zeit erwacht die Automatie des AV-Knotens, und der Ventrikel kontrahiert nun in dessen *niedrigerer Frequenz.* Man kann die Wartezeit verkürzen, indem man mit einem 2. Faden den AV-Knoten mechanisch reizt **(2. Stannius-Ligatur).** Bindet man die Ventrikelspitze ab, bleibt diese bei schlagendem übrigen Ventrikel stehen. Die *Erregungsausbreitung über das Myokard* und die normalerweise *fehlende Eigenerregung* sind bewiesen **(3. Stannius-Ligatur).**

- **Schrittmacherhierarchie**

⇨

Solange der Sinusknoten in der **Hierarchie der Schrittmacher** führt, die Erregung also vom **primären Erregungsbildungszentrum** ausgeht, schlägt das Herz in körperlicher Ruhe mit etwa *70 Schlägen/min.* Übernimmt der AV-Knoten, also ein **sekundäres Erregungsbildungszentrum**, die Führung, sinkt die Frequenz auf etwa *30–40 Schläge/min.* Man spricht nun vom **„Kammerrhythmus"** im Gegensatz zum normalen **„Sinusrhythmus"**. Unter bestimmten Bedingungen kann auch die latente Automatie der Purkinjezellen erwachen. Das wäre dann ein **tertiäres Erregungsbildungszentrum** mit noch niedrigerer Frequenz.

Tab. 3-2: Elektrische Charakteristika und Innervation von Myokardzellen

Typ	Leitungsgeschwindigkeit ($m \cdot s^{-1}$)	Schrittmacheraktivität	autonome Innervation
Sinusknoten	0,05	normal (60–80 min^{-1})	sympathisch/ parasympathisch
Vorhof	0,8–1,0	–	gering
AV-Knoten	0,05	ersatzweise (30–40 min^{-1})	sympathisch/ parasympathisch
Purkinjefaser	2,0–4,0	latent	sympathisch
Ventrikel	0,4–0,8	–	sympathisch

Wiederholungsfragen:
1. Welche sind die 3 Herzmuskelzelltypen? Wie unterscheiden sie sich funktionell?
2. Wo befinden sich die für die Auslösung des Herzschlages verantwortlichen Zellen?
3. Was versteht man unter Schrittmacherhierarchie und wie hat sie Stannius nachgewiesen?

Fragen

1.3.3 Zelluläre Grundlage des Herzrhythmus

Herzrhythmus

- **Herzschlag entsteht automatisch**

Wenn ein *isoliertes* Herz unter physiologischen Umgebungsbedingungen gehalten wird, schlägt es weiter. Der Herzschlagrhythmus ist also auch ohne jeden nervalen oder hormonalen Einfluß bei nur wenig schwankenden Schlagintervallen stabil.
Die Unterschiede in Ionenkanaleigenschaften, -transportmechanismen und -permeabilitäten zwischen Herz- und Skelettmuskel sind *quantitativ*. Die Membran der Arbeitsmyokardzelle wird von Erregungen aus den Purkinjefasern oder von Nachbarzellen bei einem relativ hohen Ruhepotential von etwa –90 mV depolarisiert (Abb. 3-5). Bis zum Erreichen der Umpolarisation *(overshoots)* sind der Depolarisationsverlauf und alle ihm zugrundeliegenden Ionenmechanismen durch nichts von denen der Skelettmuskelzelle unterschieden.

- **Ruhepotential:**
  - Arbeitsmyokard: 90 mV
  - Schrittmacherzellen 60 mV

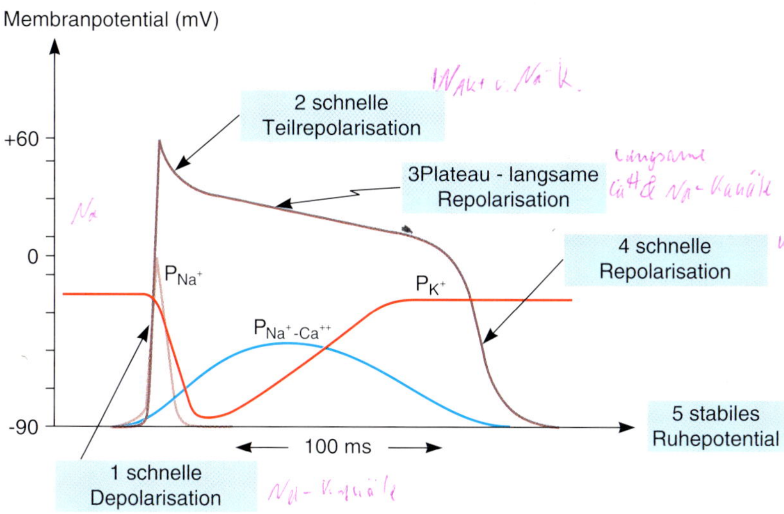

Abb. 3-5: *Permeabilitätsänderungen* während des Aktionspotentials in einer Herzmuskelfaser. Das Muster ähnelt dem einer *Purkinjefaser.* Die Aktivierung von *Na+ -Kanälen* bewirkt eine steile Depolarisation, während deren Inaktivierung eine schnelle Teilrepolarisation hervorruft. Das Plateau kommt durch die Aktivierung langsamer *Ca^{++}-Na^+-Kanäle* zustande, während die Repolarisation das Resultat aus gleichzeitiger *K^+-Aktivierung* und *Ca^{++}-Na^+-Inaktivierung* darstellt. Während der Diastole liegt das Potential auf einem stabilen Ruhewert

Unterschiedlich zur Skelettmuskelzelle gestaltet sich jedoch der **Repolarisationsverlauf:** Das Membranpotential verharrt über 200–300 ms bei Werten um 0 mV, um dann allmählich zum Ruhepotential zurückzukehren. Es wird also eine deutliche **Plateauphase** ausgebildet.

- **Plateau im Aktionspotential, Plateauphase**

Die **Ursache der anhaltenden Depolarisation,** die als Plateau im Potentialverlauf in Erscheinung tritt, ist auf die Öffnung besonderer Ionenkanäle zurückzuführen (Abb. 3-5). Diese sind vor allem für Kalziumionen, in zweiter Linie auch für Na^+-Ionen, durchlässig. Sie werden erheblich langsamer als die Natriumkanäle, die die schnelle Depolarisation verursachen, aktiviert und wieder verschlossen. Während derselben Zeit wirkt noch ein weiteres, für das Arbeitsmyokard typisches Kanalverhalten depolarisierend. Es handelt sich um eine mit Beginn des Plateaus einsetzende Verringerung der Kaliumleitfähigkeit. Im Gegensatz zum Verhalten der K^+-Kanäle an der Nervenzellmembran tritt hier kurz nach der vom schnellen Na^+-Strom getragenen Depolarisation keine K^+-Kanalöffnung ein, sondern ein Kaliumkanalverschluß. Die K^+-Kanalöffnung erfolgt erst dann, wenn der langsame Ca^{++}-Na^+-Strom wieder zu verschwinden beginnt. Dies markiert das Ende der Plateauphase, in der nunmehr diese zwei Vorgänge gleichzeitig zur **Repolarisation** führen. Die damit eingestellte hohe K^+-Leitfähigkeit hält während der gesamten Zeit bis zur nächsten Erregung der Zelle durch eine

- **anhaltende Depolarisation** durch Öffnung von **Ca^{++}-Na^+-Kanälen**

- **Repolarisation:** Verschluß des
  - **langsamen Ca^{++}-Na^+**-Kanals,
  - **Öffnung** eines verzögert reagierenden **K^+-Kanals**

ihrer Nachbarzellen an. Das **Ruhepotential** ist also stabil und neigt nicht zur selbständigen Depolarisation.
Während der Plateauphase sind die *Na⁺-Kanäle*, die für die schnelle Depolarisation verantwortlich zeichnen, bekanntlich *inaktiviert*. Die langsamen Ca^{++}-Na^+-Kanäle sind offen, die K^+-Leitfähigkeit ist verringert. Die Zelle ist **absolut refraktär**. Die sich anschließende relative Refraktärität gestattet bei erhöhter Reizintensität kleinere Depolarisationen mit kürzeren Plateaus als normal, was zu reduzierten Kontraktionen führt. Außerhalb des normalen Erregungsrhythmus krankhafterweise auftretende Extrareize können in diese Erregungsphase fallen (s. Kap. III/1.3.3.1). Von **klinischer Bedeutung** ist darüber hinaus eine kurzzeitige Übererregbarkeit der Membran als letzte Phase des Aktionspotentials. Eventuell auftretende Extrareize können jetzt besonders leicht zu einer Erregung führen, **vulnerable Phase** (vulnerabel = verletzlich).

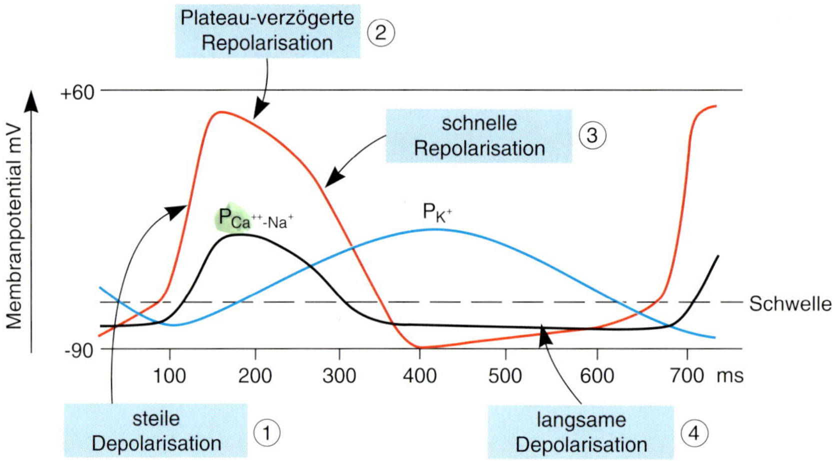

Abb. 3-6: Änderungen der *Ionenpermeabilität* während des Aktionspotentials und der langsamen diastolischen Depolarisation in einer *Herzschrittmacherzelle*

- **Kanaleigenschaften in Schrittmacherzellen:**
  - langsamer Ca^{++}-Na^+-Kanal anstelle schnellen Na^+-Kanals
  - hohe Grundleitfähigkeit für Na^+
  - spezielle potentialgesteuerte K^+-Kanäle
- **Potentialeigenschaften in Schrittmacherzellen**

⇨

- **Steilheit der diastolischen Depolarisation bestimmt Frequenz:** abhängig von Schließungsgeschwindigkeit des verzögert eröffneten K^+-Kanals
- **Spontandepolarisation** ↑

Die elektrischen Membranverhältnisse, ebenso wie das Bild des Aktionspotentials, unterscheiden sich in den Purkinjezellen und im His-Bündel sowie in den Kammerschenkeln nicht wesentlich von denen der Arbeitsmuskelzellen.
Davon weichen die Verhältnisse in den **Schrittmacherzellen** (Abb. 3-6) ab. Die relativ kleinen Zellen besitzen fast keine schnellen Na^+-Kanäle. An ihre Stelle tritt ein langsam öffnender, vorwiegend Ca^{++}-leitender Kanal. Die Membran weist eine recht hohe Grundpermeabilität für Natrium auf. Als Folge beobachtet man ein niedrigeres Ruhepotential und eine langsamere Depolarisation.

> Wesentlich ist jedoch die Tatsache, daß bei diesen Schrittmacherzellen ein **instabiles Ruhepotential** auftritt. Sogleich nach der Repolarisation, die eine ziemlich *kurze* Plateauphase abschließt, werden 2 Ereignisse ausgelöst, die das Potential in Richtung Depolarisation und damit Membranschwelle bewegen:
> - der mit seiner Öffnung die Repolarisation hervorrufende **K^+-Kanal verschließt** sich wieder
> - das bei der Repolarisation erreichte hohe Membranpotential öffnet einen anderen Kanal, der **K^+ in die Zelle einströmen** läßt. Das geschieht, solange das Potential noch ausreichend negativ ist, um K^+ in die Zelle zu treiben: *einwärtsleitender K^+ Kanal*. Die Folge ist eine Selbsterregung dieser Zellen. Je nach Steilheit der **spontanen diastolischen Depolarisation** wird die Membranschwelle mehr oder weniger schnell erreicht. Steile Depolarisation bedeutet *hohe*, langsamere Depolarisation *niedrige Erregungsfrequenz* (s. Abb. 3-7).
>
> Die **höchste Erregungsbildungsfrequenz** weisen die Zellen im Sinusknoten auf, dem **primären**, also unter normalen Bedingungen **aktuellen Schrittmacher** (s. S. 258).

In erster Linie bestimmt die *Schließgeschwindigkeit der besonderen K+-Kanäle* in den Pacemakerzellen das Intervall zwischen den Aktionspotentialen, welches seinerseits die **Herzschlagfrequenz,** die Anzahl der Herzschläge in der Minute, festlegt. Schließen sich die Kanä-

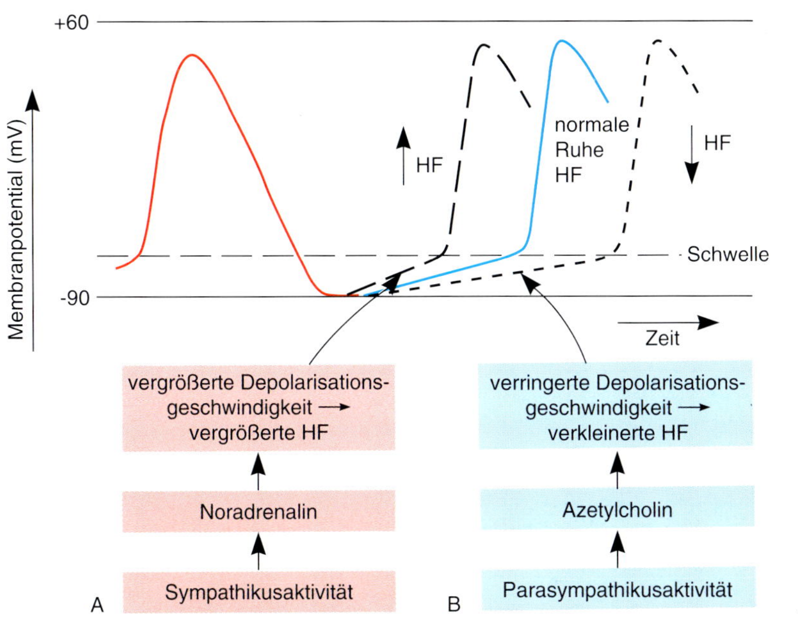

Abb. 3-7: Faktoren, die die *Depolarisationsgeschwindigkeit* der Schrittmacherzellen und damit die Herzfrequenz (HF) beeinflussen. Die Zeit zwischen aufeinanderfolgenden Aktionspotentialen wird durch 2 Faktoren bestimmt: den zum Erreichen der Schwelle notwendigen *Depolarisationsgrad* sowie die *-steilheit*. Diese Steilheit wird durch Sympathikusstimulation vergrößert (A), weil der K^+-Kanalverschluß nach Ablauf des Aktionspotentials beschleunigt wird, und sie verringert sich unter Parasympathikusreizung (B), weil sich hierbei der K^+-Kanalverschluß verlangsamt

le schneller, erhöht sich die Herzfrequenz, verläuft dieser Prozeß langsamer, schlägt das Herz seltener.

Die Schrittmacherzellen werden nervös vom Sympathikus und vom Parasympathikus versorgt (Tab. 3-3). Transmittern des autonomen Nervensystems oder entsprechend wirkenden Medikamenten, die die Herzfrequenz verändern, spricht man einen **chronotropen Effekt** zu. Eine Frequenzerhöhung wird als positiver, eine Verminderung als negativer chronotroper Effekt bezeichnet. Ersteres heißt auch **Tachykardie,** das zweite **Bradykardie.**

Die Wirkung des von den sympathischen Fasern am Sinusknoten freigesetzten Noradrenalins ebenso wie des aus dem Nebennierenmark stammenden Adrenalins besteht in einem beschleunigten Verschluß der verzögert reagierenden K^+-Kanäle. Je schneller die Kanäle schließen, desto eher wird die Schwelle erreicht und desto höher stellt sich die Herzfrequenz ein (Abb. 3-7 A). Durch den hohen Sympathikustonus am Schrittmacher können während Arbeit oder Aufregung Frequenzen bis zu 200 Schlägen/min erreicht werden. Der Effekt von *Azetylcholin* (Abb. 3-7 B) besteht in einer Verlangsamung des K^+-Kanalverschlusses. Ohne jede Nervenwirkung am Sinusknoten beträgt die Herzfrequenz etwa 100 Schläge/min. Die Herzfrequenz des ruhenden Erwachsenen von 70/min (s. Tab. 3-2) stellt somit bereits das Er-

- **positiv chronotrop →Tachykardie**
- **Spontandepolarisation ↓**
  - **negativ chronotrop →Bradykardie**
- **Sympathikus, Noradrenalin:**
  - beschleunigter K^+-Kanalverschluß
  - positiv chronotrop
- **Parasympathikus, Azetylcholin:**
  - verlangsamter K^+-Kanalverschluß
  - negativ chronotrop
- **Ruheherzfrequenz:** durch Parasympathikustonus

Tab. 3-3: Transmitter autonomer Nerven und ihre Wirkung am Herzen

Transmitter	Rezeptoren	Zelltyp	Membraneffekt	Herzeffekt
Azetylcholin	muskarinerg	Schrittmacher	Verlangsamung des K^+-Kanal-Verschlusses	Herzfrequenz ↓
		Myokard	nicht innerviert	nicht innerviert
Noradrenalin/ Adrenalin	β_1-adrenerg	Schrittmacher	Beschleunigung des K^+-Kanal-Verschlusses	Herzfrequenz ↑
		Myokard	Ca^{++}-Einstrom ↑	Kontraktionskraft ↑
			Ca^{++}-Rücktransport ↑	Systolendauer ↓

gebnis einer geringgradigen parasympathischen Beeinflussung dar, eines geringen **Parasympathikustonus,** welcher die Sinusknotenentladung mäßig reduziert.

1.3.3.1 Irregularitäten des Herzrhythmus

Arrhythmie

⟹

Klinische Anwendung. Unregelmäßigkeiten im Herzrhythmus, **Arrhythmien**, können auf unterschiedliche Weise zustande kommen:

- **atrioventrikulärer Block:**
  - **AV-Block I°**: Überleitungsverzögerung
  - **AV-Block II°**: Überleitungsausfälle
  - **AV-Block III°**: kompletter oder totaler Leitungsblock
- **künstlicher Herzschrittmacher:**
  - ständig arbeitende
  - nur bei Bedarf (Ventrikelasystolie) arbeitende

• Eine Möglichkeit ist der **AV-Block,** bei dem die Aktionspotentiale des Sinusknotens den AV-Knoten nicht erreichen. Dieser Block kann *komplett* oder *partiell* auftreten:
– Während eines kompletten Blockes, *AV-Blocks III. Grades,* fahren die Vorhöfe fort, im Rhythmus des Sinusknotens zu schlagen, während die Ventrikel im günstigsten Fall in der niedrigeren Frequenz der Erregungsbildung im AV-Knoten arbeiten. Ein solcher Block entkoppelt also Vorhof- und Ventrikeltätigkeit und vermindert zudem noch die Pulsfrequenz. Er ist jedoch nicht lebensgefährlich, da sich die Ventrikel noch ausreichend füllen können. Die AV-Knotenzellen können jetzt als Reserveschrittmacher betrachtet werden.
I. d. R. reicht die geringe Frequenz dieser sekundären Schrittmacher jedoch lediglich für die Blutversorgung bei absoluter körperlicher Ruhe aus. Für alltägliche Belastungsbedingungen kann dem Patienten nur durch Einpflanzung eines *künstlichen Schrittmachers* geholfen werden. Diese arbeiten entweder mit einer *festen Frequenz* oder sie starten ihre Reizfunktion, sobald die Ventrikelerregung über eine festgelegte Zeitspanne hinaus ausgeblieben ist. Dadurch kann eine bestimmte Schlagfrequenz nicht unterschritten werden, ohne daß der Schrittmacher ständig in Funktion sein muß.
– Unter *partiellem Block* versteht man die mehr oder weniger behinderte Erregungsüberleitung von den Vorhöfen auf die Ventrikel. Es kann sich nur um eine Leitungsverzögerung handeln, es kann aber auch zu gelegentlichen, häufig zu einer regelmäßigen Folge auftretenden Leitungsblockierungen kommen.
• Andererseits können aus unterschiedlicher Ursache arrhythmische Herzschläge auftreten, die man **Extrasystolen** oder vorzeitige Ventrikelkontraktionen nennt.

- **Schrittmacherektopie**

⟹

Die meisten Extrasystolen werden durch **ektopische Schrittmacher** hervorgerufen, die *spontan Aktionspotentiale* auslösen. Diese können sich im Ventrikel bilden und Extrasystolen erzeugen, falls dies während der Diastole geschieht und das Herz nicht mehr refraktär ist.

- **Extrasystolie:**

1. ventrikuläre
- vorzeitige, interponierte Ersatzsystole
- kompensatorische Pause

2. supraventrikuläre
- Rhythmussprung

Häufig folgt auf die ventrikuläre Extrasystole ein verlängertes Zwischenschlagintervall (bemerkbar als „Stolpern" im Herzrhythmus), weil das Myokard wegen der Extrasystole gerade dann refraktär war, als das nächste normale Kontraktionssignal über das His-Bündel in den Ventrikel eintreten sollte. Es entsteht eine *kompensatorische Pause.* Ist das Zwischenschlagintervall sehr groß (z. B. bei Sinusbradykardie oder partiellem Leitungsblock), kann die ventrikuläre Extrasystole auch ohne jeden Einfluß auf die folgende Erregung sein. Sie erscheint jetzt als *interponierte Extrasystole* oder als Ersatzsystole. Ein ektopischer Schrittmacher im Vorhof führt nicht zu einer solchen Pause zum nächsten Normalschlag, da die von ihm ausgehende Erregungswelle nicht nur über den AV-Knoten die Ventrikel erreicht, sondern auch den Sinusknoten vorzeitig depolarisiert. Die nächste ordnungsgemäß ablaufende Erregung startet also stets direkt im Anschluß an die Extraerregung. Allerdings ist bei einer solchen *supraventrikulären Extrasystole* der Abstand zwischen ihr und dem vorangegangenen Normalschlag häufig kleiner. Es tritt ein „Rhythmussprung" auf. Jede Vergrößerung der Myokarderregbarkeit kann auch bereits in einem normalen Herzen eine Extrasystole auslösen, z. B. Koffein, Sympathikuserregung.
Die fast gleichzeitige Kontraktion aller Ventrikelzellen und auch ihre entsprechend synchrone Erschlaffung kann gestört sein, wenn durch krankhafte Veränderungen die Erregungsausbreitung über das Leitungssystem des Myokards beeinträchtigt ist. Wenn sich die Ausbreitungsgeschwindigkeit in einer Region so weit reduziert, daß angrenzende normale Gebiete bereits ihre Refraktärität überwunden haben, während diese sich noch in Erregung befindet, kann es zur Neuerregung des Normalgewebes kommen.

Dies ist prinzipiell möglich, wenn eine Leitungsbahn oder eine „freie Wegstrecke" von der normalen Erregungswelle nicht überstrichen werden kann, deren retrograde Passage aber möglich ist. Damit erfaßt die Erregungswelle diese unidirektional blockierte Strecke erst nach dem Vorbeilaufen von hinten, durchläuft sie rückwärts und kann am eigentlichen Eingang wieder in erregbares Gewebe eintreten

(Reentry). Ist die Leitungsgeschwindigkeit in dieser Schleife so niedrig oder das Intervall zwischen Erregungsbeginn und Zeitpunkt der Wiedererregbarkeit (die Refraktärzeit) so kurz, daß die retrograd geleitete Welle nicht verebbt, kommt es zum permanenten Kreisen der Erregung. Dies kann an präformierten Leitungswegen mit diesen beschriebenen Eigenschaften zwischen Vorhöfen und Ventrikeln, aber auch innerhalb der Ventrikel auftreten. Verschiedene Formen von Unregelmäßigkeiten im Herzrhythmus sind die Folge.

- **Reentry**: regelmäßig wiederkehrender Übertritt der Erregung aus Strukturen mit überdauernder Erregung in benachbarte elektrisch normale Strukturen

Die Wiedereintrittserregung kann zu einem Zustand führen, der als **Fibrillation** bezeichnet wird. Dabei ist die Myokardkontraktion derart diskoordiniert, daß das Blut nicht mehr gepumpt werden kann. Ohne sofortige Behandlung führt Ventrikelfibrillation innerhalb weniger Minuten zum Tod. Unter klinischen Bedingungen kann das Geschehen durch Applikation eines starken elektrischen Reizes gestoppt werden, **Defibrillation.** Sie resynchronisiert die elektrische Aktivität der Myokardfasern wieder.

- Fibrillation **(Kammerflimmern, -flattern)** erfordert Defibrillation

Fragen

Wiederholungsfragen:
1. Wie unterscheiden sich die Aktionspotentiale der Arbeitsmyokardzellen und der Herzschrittmacher von jenen in Nervenzellaxonen und Skelettmuskelfasern?
2. Welcher Prozeß ruft in den Schrittmacherzellen die regelmäßige Ausbildung eines Aktionspotentials hervor?
3. Was versteht man unter Arrhythmie? Was ist ein ektopischer Schrittmacher?

1.3.4 Elektromechanische Ankopplung in den Myokardzellen

Elektromechanische Ankopplung

Die von einer Myokardzelle als Antwort auf das Aktionspotential entwickelte Kraft erreicht ihren Gipfel kurz vor dem Ende der Plateauphase und fällt wieder ab, wenn die schnelle Repolarisation einsetzt (Abb. 3-8). Eine wesentliche Folge des Plateaus ist die *Verhinderung der tetanischen Kontraktion* des Herzens selbst bei schneller Kontraktionsfolge.

- **Refraktärität** in Plateauphase verhindert **Tetanus**

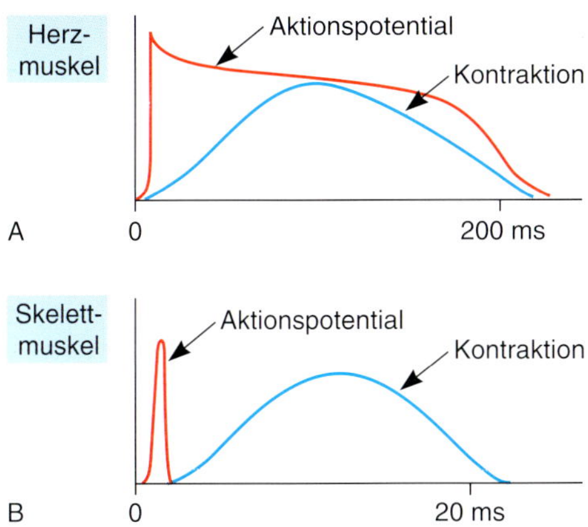

Abb. 3-8:
Zeitliche Beziehung zwischen dem *Herzaktionspotential* und der mechanischen *Herzaktivität* (**A**) verglichen mit dem Skelettmuskel (**B**). Beachte die *10fache* Streckung der Zeitachse in B

Die *elektromechanische Ankopplung* im Herzmuskel (s. Abb. 2-146, 3-9) gleicht der im Skelettmuskel: Das Schlüsselereignis ist die **Erhöhung der intrazellulären Ca^{++}-Konzentration** (Aktivierung des *Ca^{++}-Na^{+}-Kanals*), die eine Kraftentwicklung durch Auslösung einer Wechselwirkung zwischen Aktin und Myosin hervorruft. Im Gegensatz zum Skelettmuskel hängt die Herzmuskelkontraktion in hohem Maße von der Anwesenheit von Ca^{++}-Ionen in der Extrazellulärflüssigkeit ab. Die kleine Menge Ca^{++}, die das Innere der Herzmuskelzelle während der Plateauphase erreicht, wird für die Ausschüttung einer größeren Ca^{++}-Menge aus dem sarkoplasmatischen Retikulum (SR) verantwortlich gemacht. Dieser Vorgang ist ein Beispiel für eine positive Rückkopplung und als kalziumgetriggerte Kalziumfreisetzung bekannt.

- **elektromechanische Ankopplung beim Herzmuskel**

Die *Erschlaffung* kommt zustande, wenn ein bestimmter Teil des freigesetzten Ca^{++} in das SR zurückgepumpt worden ist (Abb. 3-9), während der Rest vermittels eines Na^{+}-Ca^{++}-Austausches in der Diastole über die Zellmembran nach außen transportiert wird. Bei dieser Transportrichtung sind der einwärtsgerichtete Na^{+}-Gradient sowie die Negativität des Zellinneren die treibenden Kräfte. Das während des Aktionspotentials das Zellinnere im Austausch gegen Ca^{++} erreichende Na^{+} wird durch die Na^{+}-K^{+}-Pumpe wieder aus der Zelle

- **Erschlaffung** durch:
  - **Ca^{++}-Pumpe** im Sarkolemm und in der SR-Membran
  - **Na^{+}-Ca^{++}-Austauscher**

herausgeschafft. Ein gewisser Teil des Ankopplungskalziums gelangt auch über eine Ca^{++}-Pumpe im Sarkolemm wieder vom Zellinneren nach außen.

- **Inotropie** bestimmt von intrazelluläre Ca^{++}-Konzentration

Normalerweise ist der kontraktile Apparat des Herzens während der Systole nicht maximal aktiviert, weil das in das Zytoplasma freigesetzte Ca^{++} nicht ausreicht, alle Troponinmoleküle zu sättigen. Die variable Einstellung der Kraftentwicklung des kontraktilen Apparates **(inotroper Zustand)** ist ein wesentlicher Mechanismus, mit dessen Hilfe das *sympathische Nervensystem* die Herzfunktion beeinflussen kann (s. Tab. 3-3).

autonome Nerven

- **Sympathikuswirkung am Ventrikel:**

Die Aktivierung von β_1-adrenergen Rezeptoren durch Noradrenalin oder Adrenalin führt zur Bildung des second messengers **cAMP**:
- *cAMP* vermehrt die sich während des Aktionspotentials öffnenden *Ca^{++}-Na^{+}-Kanäle* und vergrößert damit die intrazelluläre Ca^{++}-Konzentration (s. Abb. 3-9). Daraus resultiert eine Zunahme der während der Systole *aktiven Querbrücken*, die Ursache wiederum für eine *erhöhte Pumpleistung und Verkürzungsgeschwindigkeit* der Sarkomeren
- *cAMP* verkürzt die Systole vermittels einer beschleunigten Entfernung des Ca^{++} aus dem Zytoplasma (Abb. 3-9)

- **Schlagfrequenzerhöhung** steigert intrazelluläres Ca^{++} **(Frequenzinotropie)**

Zusätzlich zur direkten Einwirkung des Sympathikus auf die Kontraktilität der Myokardzelle kann es noch zu einer indirekten Kontraktilitätszunahme wegen der sympathisch gesteigerten Schlagfrequenz kommen **(Frequenz-Inotropie):** bei häufigeren Systolen sinkt die Zeitspanne, in der Ca^{++} aus dem Zytoplasma wieder entfernt werden kann. Die sympathische Tachykardie steigert somit die an das Troponin gebundene, die Kontraktilität erhöhende Ca^{++}-Konzentration (Abb. 3-9).

- *cAMP* kann neben dieser Rekrutierung von Aktomyosinbindungsstellen durch Zunahme des intrazellulären Ca^{++} auch noch die Geschwindigkeit der Aktomyosininteraktion und die Ca^{++}-Bindungsfähigkeit des Troponins verändern.

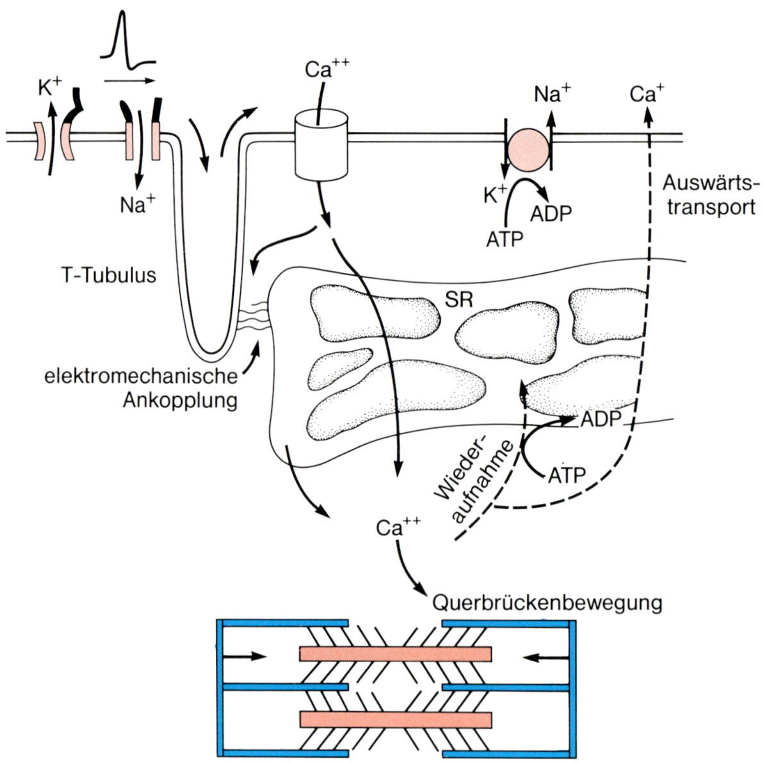

Abb. 3-9: *Elektromechanische Ankopplung* und *Erschlaffung* in Herzmuskelzellen. Während der Plateauphase über Ca^{++}-Na^{+}-Kanäle einströmendes Ca^{++} triggert die Ca^{++}-induzierte Ca^{++}-Freisetzung aus dem sarkoplasmatischen Retikulum (SR). Die Zunahme des intrazellulären Ca^{++} führt zur *Querbrückenaktivierung.* Nach dem Verschluß von Ca^{++}-Na^{+}-Kanälen folgt die Erschlaffung wegen der ATP-abhängigen Wiederaufnahme des Ca^{++} in das SR und des Austausches von Ca^{++} für Na^{+} über die Zellmembran. Das im Austausch für Ca^{++} in die Zelle gelangende Na^{+} wird durch die Na^{+}-K^{+}-Pumpe zurücktransportiert

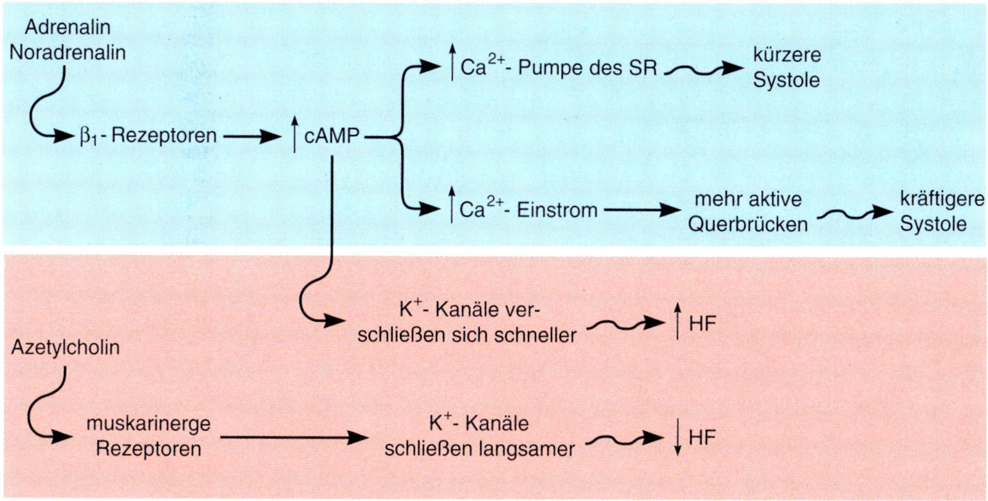

Abb. 3-10: Zusammenfassung der direkten *Einflüsse des autonomen Nervensystems* auf das Herz. **A.** *Adrenerge Transmitter* wirken auf β_1-Rezeptoren und erhöhen *cAMP.* Dieser second messenger vergrößert sowohl die Ca^{++}-Freisetzung als auch den Ca^{++}-Einstrom. Beides läßt die Zahl der aktiven Querbrücken anwachsen. cAMP führt außerdem zu einer beschleunigten Ca^{++}-Aufnahme in das sarkoplasmatische Retikulum (SR) sowie zu einer Herzfrequenzsteigerung. **B.** *Azetylcholin* wirkt über muskarinerge Rezeptoren und verringert die Herzfrequenz (HF)

Parasympathische Nervenendigungen an ventrikulären Myokardzellen sind spärlich. Insbesondere sind die parasympathischen Effekte auf die Ventrikelkontraktion dann gering, wenn kein gleichzeitiger Sympathikuseinfluß vorliegt. Dies beruht darauf, daß die sympathische Ventrikelaktivierung durch Parasympathikuserregung auf indirekte Weise vermindert werden kann. Der Weg dazu führt über hemmende Einflüsse des Parasympathikustransmitters auf postganglionäre, in die Ventrikel ziehende sympathische Nervenfasern.

- **Parasympathikuswirkung am Ventrikel:**
  - **schwach**
  - Hemmung der sympathischen Transmitterfreisetzung

Die **Wirkung der autonomen Innervation** des Herzens kann folgendermaßen zusammengefaßt werden (Abb. 3-10):

- Erregung der **sympathischen Herznerven** führt zur *Herzfrequenzerhöhung,* positive **Chronotropie** und macht die *Systole kürzer und kraftvoller,* positive **Inotropie.** Adrenalin bewirkt dasselbe
- Erregung der **parasympathischen Nerven** verlangsamt die Entladungsgeschwindigkeit der *Sinusknotenzellen* **(negative Chronotropie).** Im Gegensatz zum Sympathikus entwickelt der Herzparasympathikus eher eine Abschwächung der Herzkontraktilität, **negative Inotropie.** Sie beruht auf der Plateauverkürzung durch verbesserte K^+-Leitfähigkeit. Die Zeitspanne, in der Ca^{++} über den langsamen Kanal das Zellinnere erreichen kann, ist verkürzt.

- **Sympathikuswirkung**
  - **positive Chronotropie**
  - **positive Inotropie**
  - **positive Dromotropie**
- **Parasympathikuswirkung**
  - **negative Chronotropie**
  - **negative Inotropie** (schwach)
  - **negative Dromotropie**

Am Ventrikel kann der Parasympathikus die Sympathikuswirkung hemmen. Beide vegetative Nerven beeinflussen darüber hinaus die Leitungsgeschwindigkeit im *AV-Knoten,* der Sympathikus erhöht, der Parasympathikus vermindert sie: positive respektive negative **Dromotropie.**

Die Wechselwirkungen zwischen Herzzellmembran und Ionen (Ca^{++}, K^+ und Na^+) macht die für die Klinik bedeutsame Wirkung verschiedener Ionenkonzentrationen im Blut auf die Herztätigkeit verständlich. Diese Wirkung ist bei **Hyper- oder Hypokaliämien und Hyper- oder Hypokalzämien** für die Beurteilung der Herztätigkeit wichtig, sie kann aber auch therapeutisch beabsichtigt sein.

Elektrolyte

- **Hyperkalzämie:**
  - positive Inotropie
  - Plateauverkürzung
- **Hypokalzämie:**
  - negative Inotropie
  - Plateauverlängerung

Klinische Anwendung. Steigt der Ca^{++}-Gehalt im Extrazellulärraum, erhöht sich wegen des transmembranären Gradienten auch die intrazelluläre Konzentration. Die damit ausgelöste positive Inotropie kann im Extremfall bis zum *systolischen Herzstillstand* führen. Ein weiterer Effekt ist die Verkürzung der Plateauphase durch zeitig einsetzende Repolarisation. Hierfür dürfte eine durch intrazelluläres Ca^{++} vermittelte Öffnung von K^+-Kanälen der Membran verantwortlich sein. Ca^{++}-Mangel bewirkt in allen Punkten das Gegenteil.

Möchte man die Kontraktionskraft dämpfen, z. B. um ein mangelhaft mit sauerstoffreichem Blut versorgtes Herz *(Koronarinsuffizienz)* zu schonen, kann man einen solchen Zustand durch **Kalziumantagonisten** herbeiführen. Aber auch ein Antrieb kann bei Kontraktionsschwäche notwendig werden. Dazu muß nicht das Blut mit Ca^{++} angereichert und somit der gesamte Organismus beeinträchtigt werden. **Herzglykoside** reichern Ca^{++} in der Myokardzelle an. Dabei wirken sie selbst gar nicht auf die Ca^{++}-Permeabilität der Zellmembran, sondern hemmen deren Na^+-K^+-Pumpe: Die intrazelluläre Na^+-Kon-

- **Kalziumantagonisten:**
  - intrazelluläres Ca^{++} ↓
  - negativ inotrop
  - O_2-Verbrauch ↓

- **Glykoside:**
  - intrazelluläres Ca^{++} ↑
  - positiv inotrop
  - O_2-Verbrauch ↑
- **Hyperkaliämie:**
  - negative Chronotropie
  - negative Inotropie
  - erhöhte Erregbarkeit
- **Kardioplegie** durch Depolarisation → extrazelluläre K^+-**Konzentration** ↑

Fragen

zentration steigt an. Das setzt den Na^+-Ca^{++}-Austauschmechanismus (siehe S.263) in Gang, so daß jetzt Na^+ auswärts, Ca^{++} aber einwärts bevorzugt transportiert wird, solange das Membranpotential positiver als das Umkehrpotential ist. Letztes wird aber gerade durch den Abbau des transsarkolemmalen Na^+-Gradienten in Richtung Negativität verschoben.

K^+ regt von außerhalb der Zelle die Na^+-K^+-Pumpe an und erhöht seine eigene Membranpermeabilität. **Hyperkaliämie** ist deswegen mit *negativer Chronotropie,* wegen der Plateauverkürzung auch mit *negativer Inotropie* verknüpft. Die Erregbarkeit und Irritabilität der Zellmembran erhöht sich *(Extrasystolie!),* die Repolarisation wird steiler.

Steigt die extrazelluläre K^+-Konzentration zu stark an, wird die Membran depolarisiert und die Zelle unerregbar.
Klinische Anwendung. Dies wird in der Herzchirurgie bei künstlichem, extrakorporalen Kreislauf zum passageren Stillstellen des Herzens verwendet. Die dafür notwendige K^+-reiche **kardioplege Lösung** wird zwar blutisoton angesetzt, enthält aber verringerte Na^+- und Ca^{++}-Mengen, um durch Entzug dieser für die Depolarisation bzw. elektromechanische Ankopplung wichtigen Ionen die Kardioplegie noch sicherer zu gestalten. Auch hier wirkt eine Hypokaliämie auf Chrono- und Inotropie in entgegengesetzter Weise.

Wiederholungsfragen:
1. Worin besteht die Bedeutung der langsamen Ca^{++}-Na^+-Kanäle beim Aktionspotential der Myokardzellen?
2. Welche Rolle spielen die langsamen Ca^{++}-Na^+-Kanäle bei der elektromechanischen Ankopplung?
3. Welche Faktoren bestimmen normalerweise die Kontraktilität des Herzens?

EKG

1.3.5 Elektrokardiogramm (EKG)

Grundlagen

- Ströme fließen zwischen Punkten ungleichen Membranpotentials einer Zelle (eines Synzytiums) – nicht zwischen Zellen verschiedener Polarisation
- **freie Wegstrecke:** durch Erregung aus einem Punkt des Erregungsleitungssystems gekenneichnetes Teilsynzytium
- Erregung, die sich über ein Synzytium ausbreitet, wird **bipolar** abgeleitet
- **Erregungsgradient** an der Membran einer Zelle hat Dipolcharakter
- synchron auftretende Spannungsdipole werden vektoriell addiert (**Integralvektor**)

1.3.5.1 Grundlagen

Entlang einer jeden Zelle, über die sich ein Aktionspotential ausbreitet, fließen Ströme. Diese extrazellulären Ströme kommen durch Potentialdifferenz zwischen einem polarisierten und einem depolarisierten Zellabschnitt zustande. Sie treten wegen des Kondensatorcharakters der Zellmembran jedoch nicht zwischen 2 Zellen mit unterschiedlichem Membranpotential auf.
Da das gesamte Herz wegen der elektrisch gut leitfähigen Glanzstreifen zwischen den Zellen wie eine einzige Zelle wirkt (*„funktionelles Synzytium“,* s. S.256), sind stets Ströme zu erwarten, solange sich überhaupt eine Erregung über das Herz ausbreitet. Allerdings sind dabei mehrere synzytiale Strukturen gleichzeitig erregt. Im Ventrikel z.B. starten Erregungswellen von den Endästen des Purkinjenetzwerkes innerhalb einer kurzen Zeitspanne (ca. 30 ms) und breiten sich über zugeordnete Zellstränge quer durch die Wand z.T. gleichzeitig in Richtung Epikard aus. Diese Teilsynzytien nennt man **„freie Wegstrecken“.**
Der Stromfluß durch die umgebenden Gewebe führt zu Spannungsgradienten, die sich mittels extrazellulärer Elektroden messen lassen, wenn der Meßverstärker durch entsprechend hohen Eingangswiderstand nur extrem kleine Ströme zwischen den Ableitelektroden zuläßt (Spannungsverstärker). Die die Ausbreitung eines Aktionspotentiales über eine Herzmuskelzelle oder eine freie Wegstrecke begleitenden elektrischen Erscheinungen sind mittels zweier Elektroden meßbar (Abb.3-11 A). Wenn die Depolarisationsfront die erste Elektrode passiert, wird diese im Vergleich zur zweiten negativ (Abb.3-11 B). Ist die Membran unter beiden Elektroden depolarisiert (Abb.3-11 C), liegen beide Elektroden auf gleichem Potential und die Registrierung geht auf Null zurück. Hat das Ende der Depolarisationswelle die erste Elektrode bereits verlassen und befindet sich nur noch unter der zweiten, zeigt das Registriergerät eine Spannungsdifferenz an, jetzt mit umgekehrter Polarität (Abb.3-11 D). Das Ende der Registrierung eines solchen Spannungsablaufes zeigt Abb.3-11 E.
Das Messen des Erregungsablaufes am ganzen Herzen unterscheidet sich von dem beschriebenen Vorgehen weil

- stets mehrere an unterschiedlichen Stellen des Herzens befindliche Zellen oder freie Wegstrecken gleichzeitig erregt sind
- die Ableitelektroden an der Körperoberfläche, also weit entfernt von allen „Spannungsquellen“, liegen.

Es hat sich bewährt, jede dieser Spannungsquellen als einen Dipol zu betrachten, der um sich im elektrisch leitenden Medium „Körpergewebe“ ein Spannungsfeld aufbaut. Alle zu einem Zeitpunkt vorhandenen Einzelvektoren können zu einem Summen- oder **Integralvektor** addiert werden. Dessen elektrisches Feld breitet sich über den ganzen Körper aus und liefert

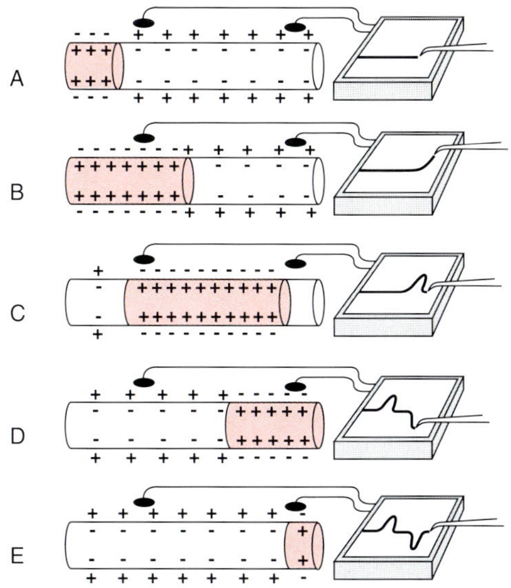

Abb. 3-11: *Extrazelluläre Ableitung* eines Aktionspotentials von einer Einzelfaser des Herzens. Der Elektrokardiograph mißt die Spannungsdifferenz zwischen den 2 Elektroden. Der Aufwärtsausschlag des Schreibers zeigt einen Überschuß negativer Ladungen an der ersten Elektrode an. In **A** hat das Aktionspotential die erste Elektrode noch nicht erreicht, die Spannungsdifferenz ist 0. In **B** mißt die erste Elektrode einen Überschuß an negativen Ladungen im Vergleich zur zweiten Elektrode. Der Schreiber schlägt aus. In **C** erstreckt sich das Aktionspotential über den gesamten unter den beiden Elektroden befindlichen Faserabschnitt. Somit gibt es keine Spannungsdifferenz zwischen beiden und der Schreiber geht auf die Ausgangslinie zurück. Ein entgegengesetzt gerichteter Ausschlag kommt zustande, wenn der Schwanz der Erregung die zweite Elektrode passiert (**D**). Die Kurve kehrt zum Ausgangswert zurück, wenn das Aktionspotential an der zweiten Elektrode vorüber ist (**E**)

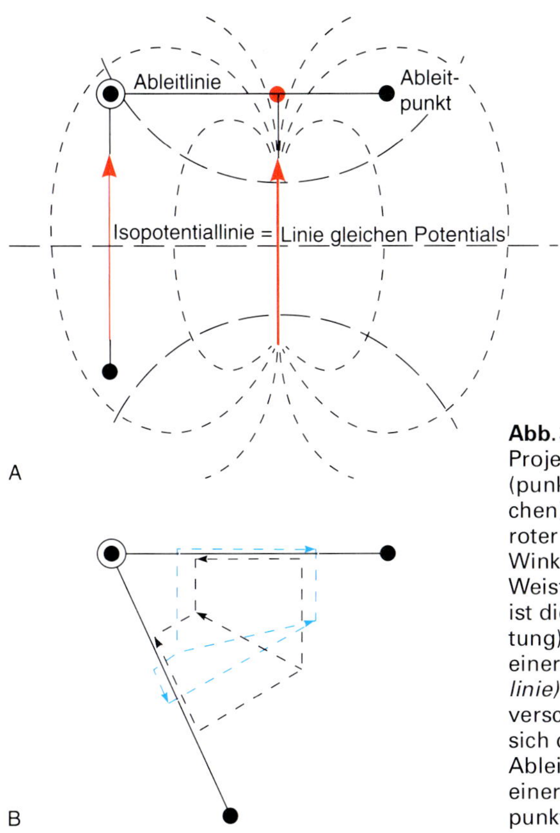

Abb. 3-12:
Projektionen (rot) des mit Spannungsfeld (punktiert) und Isopotentiallinien (unterbrochen) versehenen *Integralvektors* (dicker roter Pfeil) auf 2 Ableitlinien, die im rechten Winkel zueinander angeordnet sind (**A**). Weist der Vektor senkrecht auf die Ableitlinie, ist die Projektion (bzw. die Größe der Ableitung) gleich Null, da die Ableitpunkte auf einer Linie gleichen Potentials *(Isopotentiallinie)* liegen (oben). 2 Integralvektoren verschiedener Richtung und Größe bilden sich durch ihre senkrechte Projektion auf die Ableitlinien ab, welche im vorliegenden Fall einer dreieckförmigen Anordnung der Ableitpunkte schiefwinklig zueinander liegen (**B**)

- **geometrische Beziehung** zwischen Integralvektor und Ableitlinie
- **EKG: Potential-Zeit-Verlauf,** der zwischen 2 Ableitpunkten während der Herzaktion gemessen werden kann (Integralvektorprojektion auf Ableitlinie)
- **Vektorkardiogramm:** herzschlagsynchroner Zeitverlauf der Integralvektorprojektion auf eine Ableitebene

die Spannung, welche 2 im Feld befindliche Ableitelektroden abgreifen können. Die Verbindungsgerade zweier Ableitpunkte heißt *Ableitlinie* (Abb. 3-12 A). Mit Hilfe der Vektortheorie kann die zu erwartende Spannung aus der Lage des Integralvektors zur Ableitlinie ermittelt werden. Liegen beide zueinander parallel, ist die abgreifbare Spannung maximal. Sie ist 0, wenn beide senkrecht aufeinander stehen. Die Ableitungen sind also die senkrechten Projektionen des Integralvektors auf die Ableitlinie. Daraus ergibt sich umgekehrt die Möglichkeit, aus 2 gleichzeitig registrierten Ableitungen den Integralvektor zu konstruieren, der sich auf der von den beiden Ableitlinien ausgespannte Fläche abbildet (siehe Abb. 3-12 B). Die Konstruktion des räumlichen Integralvektors erfordert die Ableitungen in verschiedenen Ebenen.
Während einer Herzaktion ist zu jedem Zeitpunkt ein anderer charakteristischer Integralvektor vorhanden. Zeichnet man die zeitliche Folge seiner senkrechten Projektion auf eine Ableitlinie auf, erhält man einen charakteristischen **Potential-Zeit-Verlauf,** der als *EKG* bezeichnet wird (Abb. 3-13). Bei der Registrierung der elektrischen Abläufe am Herzen kann anstelle der Projektion des Integralvektors auf eine Ableitlinie auch seine Bewegung direkt auf eine Ableitebene dargestellt werden. Bei einem Herzschlag zeichnet die Vektorspitze eine Spur, die die gleichen Informationen wie alle EKG-Kurven enthält, deren Ableitlinien mit der Vektorkurve – dem **Vektorkardiogramm** – in einer Bildebene liegen (Abb. 3-15).

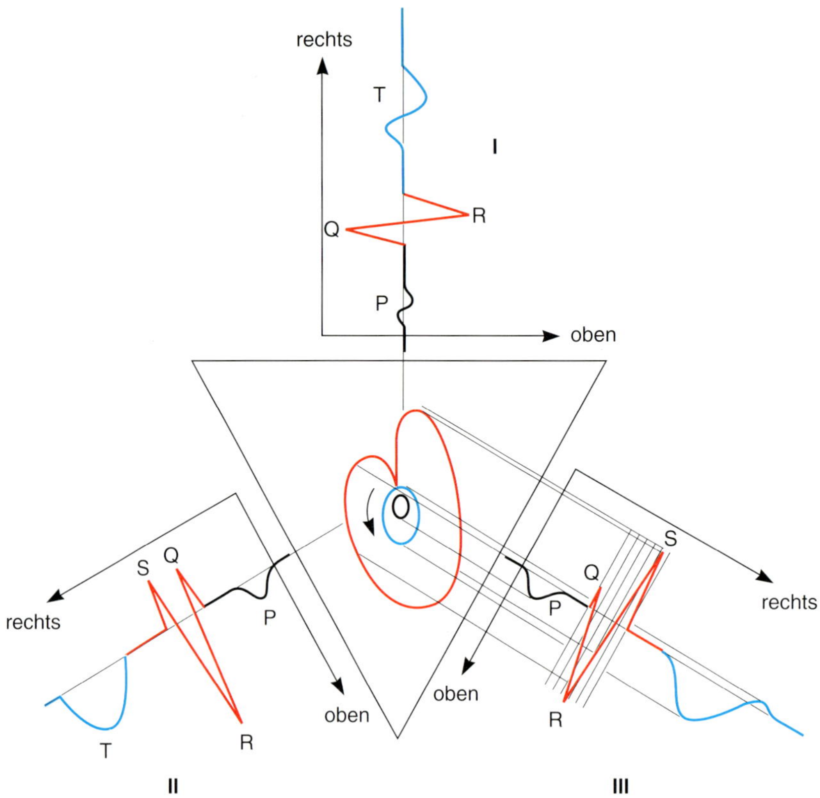

Abb. 3-13: Konstruktion des *Vektorkardiogramms* der frontalen Projektionsebene aus Extremitätenableitungen und umgekehrt. P- und T-Zacke sowie QRS-Komplex sind ebenso unterschiedlich farblich markiert wie die 3 entsprechenden Vektorschleifen. Beachte den für alle 3 Schleifen als gleich angenommenen Umlaufsinn und die von links nach rechts laufende Schreibrichtung (Zeitachse) der aufgerichteten EKG-Kurven (Ordinate = elektrische Spannung)

Erregungsablauf im EKG

1.3.5.2 Erregungsablauf im EKG

⇨

Der Erregungsablauf gestaltet sich wie folgt: **Sinusknoten** (stumm) → **AV-Knoten, His-Bündel** (stumm) → **Erregungsrückbildung Vorhöfe** zusammen mit **Erregungsausbreitung Ventrikel** (QRS-Komplex) → **Ventrikelvollerregung** (ST-Strecke) → **Erregungsrückbildung Ventrikel** (T-Zacke)

Der Beginn des Herzschlages, die Sinusknotendepolarisation, kann im EKG nicht beobachtet werden, weil die erregte Gewebemasse zu klein ist. Bei der Ausbreitung der Depolarisationswelle über die Vorhöfe entsteht die **P-Zacke** (Abb. 3-14 A). Befinden sich alle Vorhofzellen in der Plateauphase des Aktionspotentials, kehrt das EKG zur Ausgangslinie zurück. Mittlerweile tritt die Depolarisationsfront bereits in das His-Bündel ein. Auch in diesen Zellen wird, wegen zu geringer Zellenmenge kein Signal gebildet, das an der Körperoberfläche registriert werden könnte.

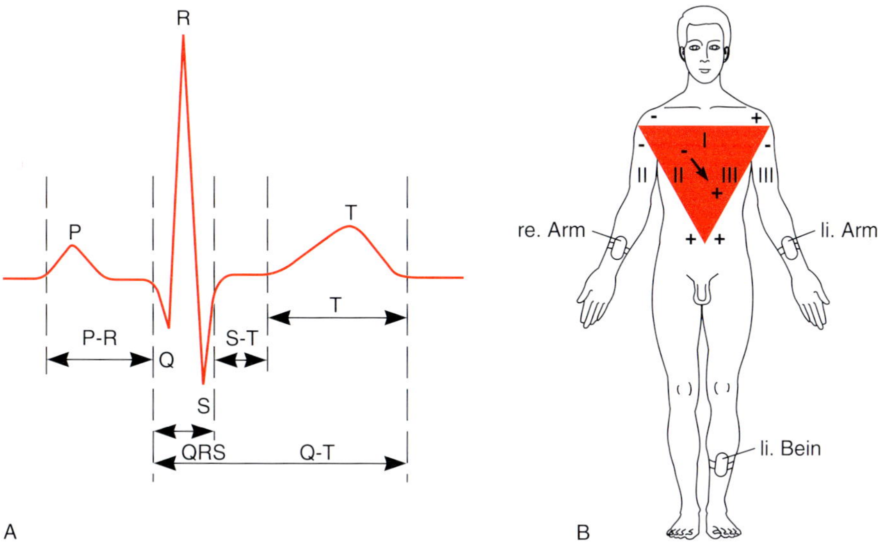

Abb. 3-14: A. Ein idealisiertes EKG eines einzelnen Herzschlages. Das PQ-Intervall wird gewöhnlich bis zum Beginn des QRS-Komplexes gemessen. **B.** Anordnung der Standard-Extremitätenableitungen (I–III). Die Achsen der 3 Ableitungen bilden das *Einthoven-Dreieck* (rote Fläche). Der helle Pfeil symbolisiert die *elektrische Hauptachse* des Herzens

- **QRS-Komplex**

Der nächste im EKG sichtbare Anschlag ist der **QRS-Komplex,** das Ergebnis der Ventrikeldepolarisation (Abb. 3-14 A). Er überdeckt das kleine Signal der ebenfalls zu diesem Zeitpunkt ablaufenden Vorhofrepolarisation. Auch beim Ventrikel kehrt das EKG auf 0 zurück, wenn alle freien Wegstrecken des Ventrikels in die Plateauphase des Aktionspotentials eingetreten sind. Das bleibt so, bis die Repolarisation einsetzt und bildet die **ST-Strecke.**

- **ST-Strecke**
- **T-Zackenhöhe:**
  - Repolarisationssteilheit an den Myokardzellen
  - Asynchronizität der Erregungsrückbildung
- **T-Zackenpolarität:** asynchrone Erregungsrückbildung an Basis und Spitze

Die auf das ventrikuläre Plateau folgende Repolarisationswelle ist die **T-Zacke.** Sie ist *kleiner* und *dauert länger* als der QRS-Komplex:

- die Repolarisation läuft langsamer ab als die Depolarisation, wodurch sich auf der vorgegebenen Länge der freien Wegstrecke nur eine geringe Potentialdifferenz ausbilden kann
- die Dauer der Plateauphase unterscheidet sich in den Myokardregionen, wodurch sich die Einzeldipole zu kleineren Summendipolen addieren.

Wider alle Erwartung hat die T-Zacke dieselbe Polarität wie die R-Zacke, die Hauptkomponente des QRS-Komplexes. Die zuerst erregten Zellen des Ventrikels repolarisieren nämlich zuletzt. Damit ist der Weg der Repolarisation durch das Herz dem der Depolarisation gerade entgegengesetzt, und der Integralvektor in den Ventrikeln hat während der Repolarisation dieselbe Polarität wie bei Depolarisation.

Das EKG unterrichtet über Zeitabläufe elektrischer Ereignisse im Herzen (Abb. 3-14 A).

- **PQ-Intervall**: Zeit zwischen Beginn von Vorhof- und Ventrikelerregung

Das **PQ-Intervall** entspricht der Zeit, die zwischen dem Beginn der Vorhoferregung und dem Beginn der Ventrikelerregung verstreicht. Der größte Teil davon geht auf Kosten der AV-Verzögerung. Das PQ-Intervall dauert zwischen 0,12 und 0,21 s. Eine Verlängerung kommt bei der mildesten Form des AV-Blockes (AV-Block I.°, S. 262) zustande. Die komplette Ventrikelerregung benötigt normalerweise etwa 0,08 s. Falls der QRS-Komplex deutlich länger dauert, können Teile des ventrikulären Leitungssystems gestört sein (bei Verbreiterung des QRS-Komplexes $\geq 0{,}12$ s *Schenkelblockbilder: Links- oder Rechtsschenkelblock*).

Die Aktivierungsausbreitung über das Herz ist dreidimensional. Ein Bild davon wird durch das *räumliche* Vektorkardiogramm erzeugt. Das EKG kommt durch verschiedene Elektrodenanordnungen, den **Ableitungen,** zustande.

- **Polung bei Standard-Extremitätenableitungen**

⇨

Die 3 **Standard-Extremitäten-Ableitungen** sind in Abb. 3-14 B dargestellt:
- *Ableitung I* verbindet den negativen Verstärkereingang mit dem rechten, den positiven mit dem linken Arm
- *Ableitung II* hat den positiven Eingang am linken Bein
- *Ableitung III* verbindet den negativen Eingang mit dem linken Arm, den positiven mit dem linken Bein.

- **Einthoven-Dreieck:**
  - Ableitungen in der **Frontalebene**
- **Brustwandableitungen:**
  - in der **Horizontalebene**

In dieser Anordnung stellen die Extremitäten elektrische Verbindungen von Ableitelektroden zum Thorax her. Die Achsen der 3 Extremitätenableitungen bilden das **Einthoven-Dreieck** (rot in Abb. 3-14 B). Sie verzeichnen alle Spannungsvektoren, die in rechts-links-Richtung und parallel zur Körperlängsachse, also in der Frontalebene, liegen. Sagittale Vektoren können von den Extremitätenableitungen nicht erfaßt werden. Bei einer EKG-Untersuchung werden i. d. R. Kurven von 12 verschiedenen Ableitungen aufgezeichnet. Dabei bilden sich Vektorkomponenten der Horizontalebene vorwiegend in den Brustwandableitungen nach Wilson ab.

Elektrische Herzachse

1.3.5.3 Elektrische Herzachse

- **Integralvektor-Projektion:**
  - Q-Zacke
  - R-Zacke
  - S-Zacke

Die Ventrikelerregung beginnt im *Septum,* und die Erregungsfront strebt anfangs in Richtung Herzbasis. Zu diesem Zeitpunkt ist der Integralvektor klein und in der Frontalebene kranial orientiert (Abb. 3-15). In den Extremitätenableitungen kommen dadurch die **Q-Zakken** zustande (s. Abb. 3-13). Die R-Zacke gibt die max. Ventrikelerregung, die S-Zacke die letzte Phase der ventrikulären Erregungsausbreitung wieder.

elektrische Herzachse: Hauptachse des ventrikulären Vektorkardiogrammes

⇨

Wenn die freie Wegstrecke überwiegend von der Erregungsfront erfaßt wird, weist der Integralvektor nach **kaudal** und wegen der größeren linksventrikulären Muskelmasse nach **links**. Diesen Integralvektor bezeichnet man als **elektrische Herzachse**. Er bestimmt, vor allem in *Ableitung II*, die Höhe der R-Zacke und stellt die *Hauptachse der Ventrikelschleife* dar (s. Abb. 3-13, 15). Obgleich er ausschließlich vom Erregungsverlauf abhängt, zeigt er auch hinreichend verläßlich die **anatomische Herzachse** an.

- **Lagetypen** der elektrischen Herzachse

Mechanische Verlagerungen des Herzens (Zwerchfellhochstand in der Schwangerschaft oder Adipositas) können so aus dem EKG abgelesen werden. Asymmetrische Ventrikelhypertrophie verdreht ihn jedoch ebenfalls, je nach Überwiegen der jeweiligen Muskelmasse. Man unterscheidet daher in der klinischen Diagnostik verschiedene **Lagetypen** der elektrischen Herzachse nach ihrer Abweichung von der Senkrechten in der Frontalebene. Wenn

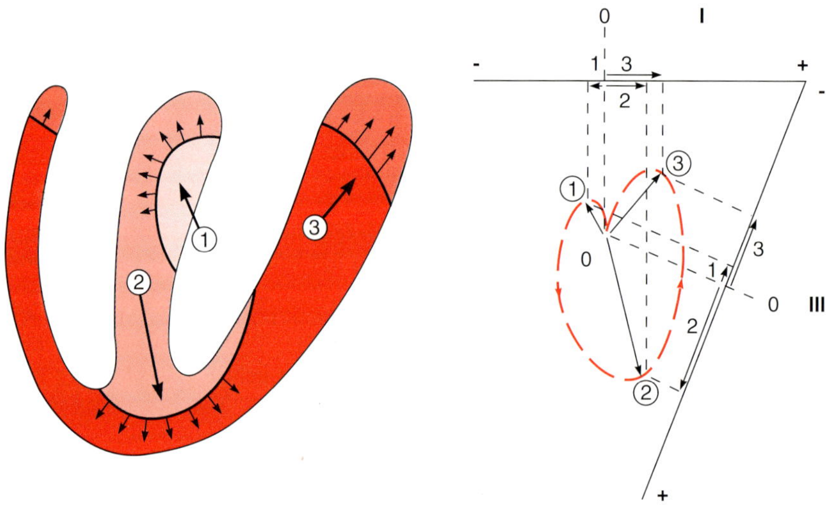

Abb. 3-15: Konstruktion des *Vektorkardiogramms* der frontalen Projektionsebene (unterbrochene Linie) am Beispiel von 3 markanten Integralvektoren (linke Bildhälfte), die in der zeitlichen Reihenfolge der Zahlen 1–3 auftreten und unter Beibehaltung ihrer Größe und Richtung zu einem gemeinsamen Nullpunkt verschoben werden. Die Projektion der Vektoren auf 2 für das Extremitäten-EKG typische Ableitlinien (entsprechend Ableitungen I, III) ergibt jeweils synchrone Ausschläge unterschiedlicher Größe und wechselnden Vorzeichens

die Erregungsausbreitung in den Ventrikeln ihrem Ende zustrebt, ist die Richtung des Summenvektors wiederum zur Herzbasis orientiert. Jetzt entsteht in den Extremitätenableitungen II und III die S-Zacke, die in der I. Ableitung in der Regel wegfällt. Die Erklärung ergibt sich aus den Projektionsbedingungen in den Abbildungen 3-13 und 3-15.

1.3.5.4 EKG-Diagnostik

EKG-Diagnostik

Klinische Anwendung. Neben der **elektrischen Herzachse** erhält man aus den EKG-Kurven und Vektorschleifen weitere Informationen:

- über die **Herzfrequenz** und den **Rhythmus**
- über **Erregungsbildungsstörungen,** die häufig auch lokalisiert werden können. Die *ventrikuläre Extrasystole* (siehe S. 262) wird an der ihr folgenden kompensatorischen Pause sowie an dem abweichenden Erregungsweg in den Ventrikeln (QRS-Komplex) erkannt. Die *supraventrikuläre Extrasystole* trifft vorzeitig ein und weist einen normalen QRS-Komplex auf, da sich die Erregungsausbreitung über die Ventrikel nicht geändert hat
- über **Erregungsleitungsstörungen.** Aus PQ-Dauer und Zeitverhalten von P-Zacke und QRS-Komplex werden Leitungsstörungen, wie die *Blockformen,* erkannt (siehe S. 262).

- **Herzfrequenz**
- **Rhythmus**
- **Erregungsbildung** nach Ort und Zeit
- **Erregungsleitungsstörungen**

Dabei ist eine feinere Diagnostik bezüglich der Leitungsstörungen innerhalb der Ventrikel möglich (Schenkelblock), wenn mittels der Brustwandableitungen die horizontale Projektion des Summenvektors untersucht wird.

- über durchblutungsbedingte Herzmuskelverletzungen **(Ischämie, Myokardinfarkt).** Hier treten Erregungsherde auf, die vor allem zwischen S- und T-Zacke sichtbar werden. Zu dieser Zeit ist das normale Herz vollkommen erregt und damit elektrisch stumm. Nicht so der Ventrikel mit einem frischen Infarkt. Die ST-Strecke liegt nunmehr nicht bei 0; sie ist „angehoben" in Richtung R- und S-Gipfel.
- über **Elektrolytveränderungen** (s. S. 263). Sie werden häufig noch vor ihrer direkten Messung unblutig im EKG erkannt, insbesondere K^+-, Ca^{++}-, Mg^{++}-Veränderungen.

- **Myokardverletzungen (Infarkt)**
- **Elektrolytveränderungen** im Blut

Die normalen Variabilitäten der EKG-Kurven und die Einflüsse von sich ändernden Ableitbedingungen (Körperverformungen, Veränderungen in der Leitfähigkeit von Lunge, Thorax, Haut etc.) setzen für eine zuverlässige EKG-Diagnostik große Erfahrung voraus.

Fragen

Wiederholungsfragen:

1. Welche sind die 3 hauptsächlichen Signale in einem Extremitäten-EKG?
2. Was versteht man unter Standardextremitätenableitungen in der Elektrokardiografie?
3. Was ist die elektrische Hauptachse des Herzens?
   Wie kann man sie mit der Vektortheorie erklären?

1.4 Herz als Pumpe

Herz als Pumpe

1.4.1 Phasen der Herzaktion

Phasen der Herzaktion

Die Ventrikel durchlaufen in einem beständigen Wechsel eine Erschlaffung (Relaxation), während der sie sich aus den Hohl-, den Lungenvenen und dem Koronarsinus mit Blut füllen und eine Kontraktion mit Blutauswurf in die Aorta, die Pulmonal- und in die Koronararterien. Dieser Pumpzyklus geht mit Änderungen des Ventrikel- und Arteriendruckes einher, die mit geeigneten Aufnehmern gemessen werden können. Bei dieser **Herzkatheterisierung** wird ein an der Spitze eines Katheters sitzender miniaturisierter Druckmeßkopf über eine periphere Vene bis in das Herz vorgeschoben.

- **Herzkatheter** ermöglicht fortlaufende Messung des Druckes in Herzkammern

> In den herznahen Venen beträgt der Druck nur wenige mm Hg. Zum Zeitpunkt der *Ventrikelkontraktion* mißt man in der **Aorta 60–80**, in den **Pulmonalarterien 8 mm Hg**. Die *Ventrikelsystole* steigert den **Aortendruck** kurzzeitig auf etwa **125**, den **Pulmonalarteriendruck** auf **25 mm Hg**.

Füllungsdrücke der Ventrikel: wenig größer als 0 ⇦

Der Einfachheit halber wird im folgenden der Pumpzyklus nur im linken Herzen dargestellt. Die Arbeitsweise der rechten und linken Herzpumpe ähneln einander bis auf den wesentlich niedrigeren Druck in den Lungenarterien. Die Pumpvolumina der beiden Herzhälften sind identisch, wenn man sie über wenige Herzschläge mittelt. Wegen des niedrigen Lungenwiderstandes fließt das Blut allerdings viel leichter durch den Lungen- als den Körperkreis-

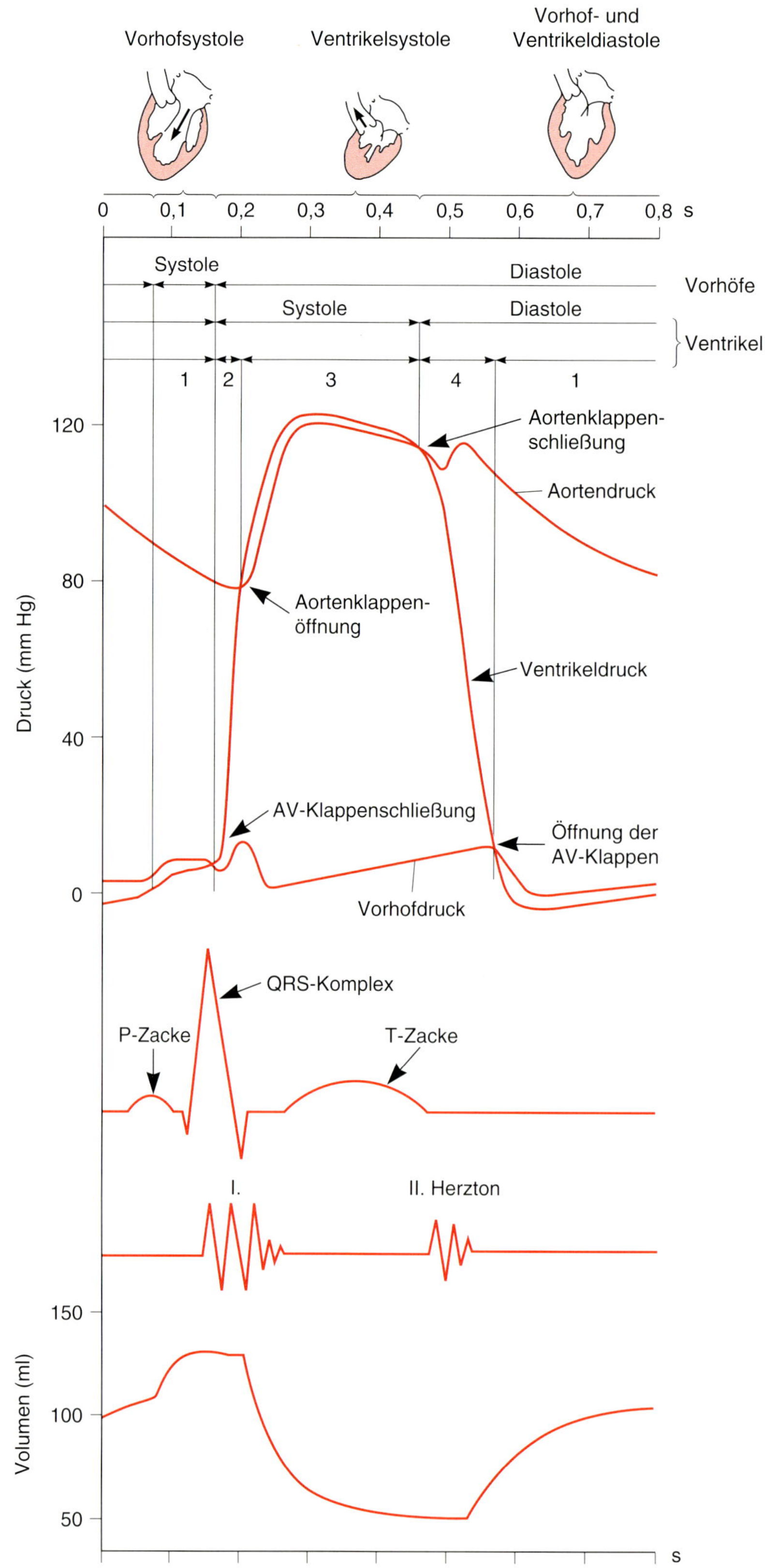

Abb. 3-16: *Herzzyklus.* Die einzelnen *Phasen* und ihre ungefähre *Dauer* sind am oberen Rand der Abbildung eingetragen. Die roten Kurven stellen den *Druck* in der *Aorta,* im linken *Ventrikel* und im linken *Vorhof* dar. Darunter befindet sich das EKG, die Herztöne und schließlich das Ventrikelvolumen. Die Phasen des Herzzyklus werden in ihrer zeitlichen Folge durch Zahlen bezeichnet: (1) Füllungsphase mit Vorhofkontraktion (Spätdiastole), (2) isovolumetrische Ventrikelkontraktion, (3) Ejektion, (4) isovolumetrische Ventrikelrelaxation

Tab. 3-4: Phasen des Herzzyklus

Phase	Dauer (angenähert)	Zustand des Vorhofes	Zustand des Ventrikels	Pulmonal- und AV-Klappen	Aortenklappen
1	400 ms	relaxiert, am Ende kontrahiert	relaxiert: Füllung	offen	geschlossen
				1. Herzton	
2	50 ms	relaxiert	isovolumetrische Kontraktion	geschlossen	geschlossen
3	400 ms	relaxiert	angenäherte auxotonische Kontraktion	geschlossen	offen
				2. Herzton	
4	50 ms	relaxiert	isovolumetrische Relaxation	geschlossen	geschlossen

lauf. Deswegen muß der rechte Ventrikel weit weniger Druck entwickeln. Seine Wand ist erheblich dünner, die Muskelmasse viel geringer als die des linken.

Die zeitlichen Beziehungen zwischen den Druck- und Volumenänderungen einerseits und den mechanischen und elektrischen Erscheinungen andererseits lassen sich aus einer Synchronregistrierung von Arteriendruck, Ventrikeldruck, Vorhofdruck, EKG, Herztönen und Ventrikelvolumen ablesen (Abb. 3-16). Der Gesamtzyklus kann in *4 Phasen* unterteilt werden:

- **Füllungs-** (1) und **Anspannungsphase** (2) – eine isovolumetrische Ventrikelkontraktion
- **Austreibungs-** (3) und **Entspannungsphase** (4) – eine isovolumetrische Ventrikelrelaxation

(Tab. 3-4).

Obgleich Vorhöfe und Ventrikel innerhalb des Herzschlages kontrahieren und erschlaffen, wird der Begriff „Systole" nur für die Ventrikelkontraktion (Phasen 2, 3) und der Begriff „Diastole" nur für die Ventrikelerschlaffung (Phasen 1, 4) angewendet.

Die *Ventrikelfüllung* erfolgt während der *Phase 1* (Abb. 3-17 A), wobei das gesamte Myokard erschlafft ist. Jetzt ist der Druck im linken Vorhof nur wenig höher als im linken Ventrikel. Aus diesem Grund ist die AV-Klappe offen und das Blut fließt aus den Lungenvenen in den Vorhof und weiter in den Ventrikel. In dem Maße, wie das Füllungsvolumen den Ventrikel ausdehnt, steigt der Ventrikeldruck an. Der arterielle Druck in der Aorta ist jedoch immer noch erheblich höher, so daß die Aortenklappe geschlossen bleibt. Der Arteriendruck sinkt während der sich anschließenden Diastole entsprechend dem Blutabfluß in das arterielle Gefäßnetz kontinuierlich ab.

- **4 Phasen des Herzzyklus:**
  - Füllung
  - Anspannung
  - Austreibung
  - Entspannung
- **Herzsystole** bezieht sich auf Ventrikel, nicht auf Vorhöfe
- **Ventrikelfüllung:**
  - Druckgradient von Venen zu Vorhof gering: Ventrikelerschlaffung
  - 20% durch enddiastolische Vorhofkontraktion

> Die Phase der passiven Füllung wird mit der Vorhofkontraktion beendet (Abb. 3-17 B), die unter Ruhebedingungen nur etwa 20% des Ventrikelfüllungsvolumens fördert. Das am Ende der Vorhofkontraktion im Ventrikel befindliche Blut heißt **enddiastolisches Ventrikelvolumen.**

Mit dem Beginn der Ventrikelkontraktion steigt der Ventrikeldruck über den des Vorhofes, wodurch die AV-Klappen schließen.

- **1. Herzton**

> AV-Klappenverschluß und abrupte Kontraktion der Ventrikelmuskelmasse rufen den **1. Herzton** hervor.

Nunmehr sind AV- und Aortenklappe geschlossen, und der Ventrikel kontrahiert um ein konstantes Blutvolumen – daher der Begriff isovolumetrische Kontraktion (Abb. 3-17 C; Tab. 3-4). Während diese den Ventrikeldruck schnell erhöht, setzt sich die allmähliche Druckabnahme in den Arterien fort.

Die Aortenklappe wird aufgestoßen, wenn der Ventrikeldruck über denjenigen in der Aorta steigt. Jetzt wird eine bestimmte Blutmenge, **Schlagvolumen,** von jedem Ventrikel in das jeweilige Abstromgefäß gefördert – die *Ejektionsphase* des Herzzyklus läuft ab (Abb. 3-17 D).

- **Klappenöffnung:** Druckgradient in Öffnungsrichtung
- **Klappenschluß:** Druckgradient entgegen der Öffnungsrichtung

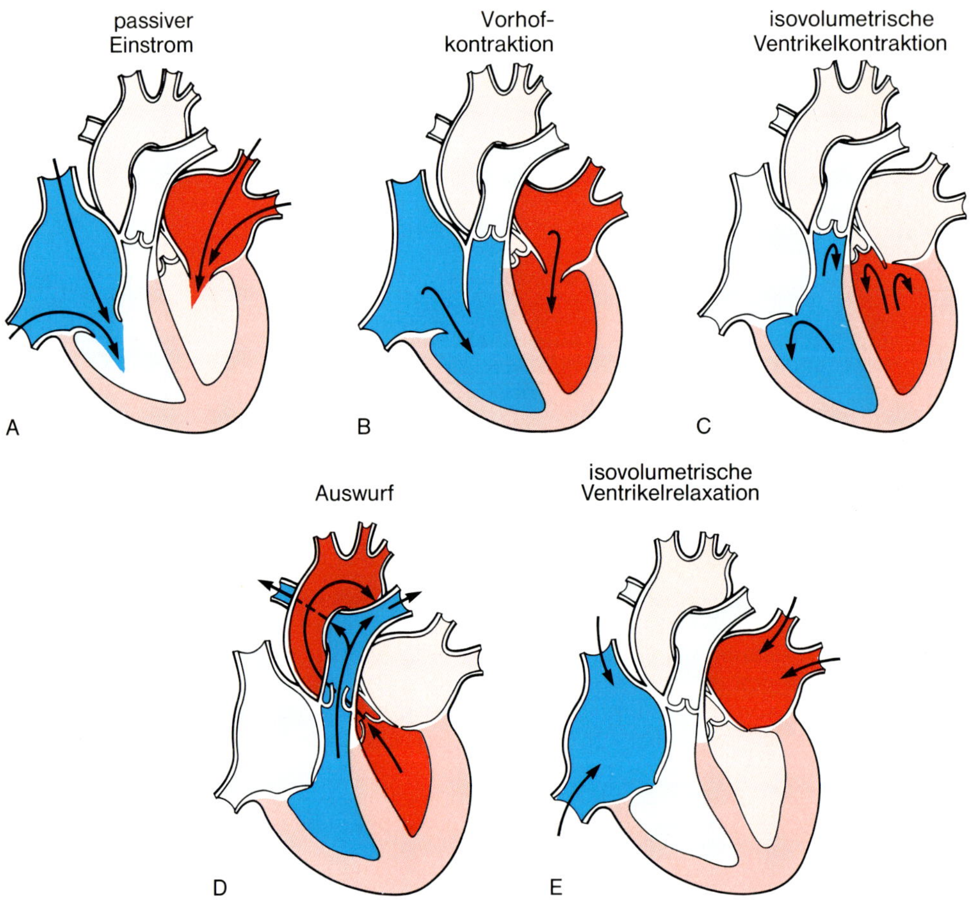

Abb. 3-17: *Schnittbilder des Herzens* während der 4 Phasen des Herzzyklus. Die Pfeile geben die Blutstromrichtung an

Während das Schlagvolumen in die Aorta gepreßt wird, steigt der Aortendruck sehr schnell von seinem direkt vor Beginn der Ejektionsphase erreichten Minimum (60–80 mm Hg) auf seinen Maximalwert bei ca. 125 mm Hg an.

- **2. Herzton**

Nachdem die Ventrikelerschlaffung eingesetzt hat, fällt der Ventrikeldruck unter den arteriellen, wodurch *Pulmonal-* und *Aortenklappe* geschlossen werden: **2. Herzton.**

- **Volumina:**
  - enddiastolisches Ventrikelvolumen bei Beginn der Kontraktion
  - Schlagvolumen: Auswurf beider Ventrikel gleich groß
  - enddiastolisches Ventrikelvolumen: während isovolumetrischer Relaxation

Jetzt stellt der Ventrikel wiederum einen allseits geschlossenen Raum dar und tritt in die Phase der *isovolumetrischen Relaxation* ein (Abb. 3-17 E; Tab. 3-4). Der Blutgehalt dieses Raumes wird als **endsystolisches Volumen** bezeichnet und beträgt etwa ein Drittel des enddiastolischen Volumens. Die *Diastole* beginnt mit der isovolumetrischen Relaxation des linken Ventrikels und dem Schluß der Aortenklappen. Diese erste Phase der Diastole dauert so lange, bis der Ventrikeldruck unter den Vorhofdruck abgesunken ist. Nunmehr öffnet sich die AV-Klappe (Tab. 3-4). Der Herzzyklus beginnt mit der nächsten Füllungsphase von neuem.

Wiederholungsfragen:
1. Welche Druckverhältnisse in den 4 Herzkammern und in den 2 Abstromgefäßen führen zum Öffnen und Schließen der Herzklappen?
2. Weshalb ist die Vorhofkontraktion relativ unbedeutend für die Leistung des Herzens?
3. Welche Ereignisse verursachen den 1. und den 2. Herzton?

Diastolische Ventrikelfüllung
Ventrikelfüllung

1.4.1.1 Mechanismen der Ventrikelfüllung während der Diastole

Die Ventrikelfüllung erfolgt fast vollständig **passiv** *vor der Vorhofkontraktion.*

Die treibende Kraft dafür sieht man in dem Gradienten, der jetzt zwischen dem Druck in den zentralen Venen (ZVD) und den Herzhohlräumen herrscht, auch wenn er sehr gering ist.

Neuere Forschungsergebnisse führen die schnelle Ventrikelfüllung kurz nach der AV-Klappenöffnung darauf zurück, daß die Gefügeverformung der Ventrikelmuskulatur während der Kontraktion nach deren Beendigung rückgängig gemacht wird, welches einen Sog auf das Blut ausübt (s. Abb. 3-17). Durch die Herzkontraktion wird in den Kollagenfasern, die die nebeneinander liegenden Herzzellen miteinander verbinden, Energie gespeichert. Diese wird frei, wenn der Ventrikel zu erschlaffen beginnt. Dabei verhält sich der Ventrikel wie der Gummiballon einer Tropfpipette: das Zusammendrücken zur Entleerung entspricht der Systole; bei der Freigabe des Ballons füllt sich das Pipettenröhrchen wegen der Ausdehnung des Ballons, die gespeicherte elastische Energie freisetzt. Ein solcher Mechanismus scheint vor allem bei *heftiger Ventrikelkontraktion* von Bedeutung zu sein.

- **Komponenten der Ventrikelfüllung**
- **ZVD** mit Skelettmuskel-, Atempumpe

Die Vorstellung, der Ventrikel zöge bei seiner systolischen Verkleinerung die Herzspitze an die Herzbasis heran, ist falsch. Vielmehr kann man im Röntgenbild beobachten, daß die *Ventilebene* – die Grenze zwischen Vorhöfen und Ventrikeln – eine Bewegung auf die Herzspitze hin vollführt. Damit wird während der Ejektion bereits ein Teil desjenigen Blutvolumens, das den Ventrikel anschließend wieder auffüllen soll, in den Vorhof angesaugt. Zu Beginn der Diastole stülpt sich der Ventrikel bei geöffneter AV-Klappe faktisch über das schon vorliegende Füllungsvolumen. Dieser **Ventilebenenmechanismus,** der besonders bei niedriger Schlagfrequenz wirkt, trägt somit zur Ventrikelfüllung bei.
Später hat der Ventrikel seine Ruheform erreicht und wird ausschließlich durch den venösen Druck erweitert, wobei Ventrikelvolumen und -druck gleichzeitig ansteigen.

- **Ventilebenenmechanismus**
- **elastische Verformung** der Ventrikel
- **Vorhofkontraktion**

späte Diastole

> Die in der *späteren Diastole* in das Herz strömende Blutmenge hängt somit im wesentlichen von der treibenden Kraft des **zentralen Venendruckes** (ZVD) ab, der mit Unterstützung der *Skelettmuskel- und Atempumpe* (s. S. 321) und der **Vorhofkontraktion** den vollkommen erschlafften Ventrikel dehnt.

1.4.1.2 Autoregulation des Schlagvolumens (SV)

SV-Autoregulation

Erste Untersuchungen zur Längen-Spannungs-Beziehung des Herzmuskels stammen von dem deutschen Physiologen *Otto Frank* um 1890. Zu Beginn dieses Jahrhunderts entwickelten der englische Physiologe Ernest H. *Starling* und seine Mitarbeiter ein **Herz-Lungen-Präparat,** um die Funktion des Warmblüterherzens zu untersuchen. Dabei wurde ein Hundeherz mit intaktem Lungenkreislauf aus dem Körperkreislauf herausgelöst. Geeignete mit dem rechten Vorhof und der Aorta verbundene Vorratsgefäße gestatteten, den rechtsatrialen und den Aortendruck als experimentelle Variable zu behandeln.

- **Frank, Starling**

Frank und Starling übertrugen das *Längen-Spannungs-Diagramm* der Muskelphysiologie (s. Kap. II/6) auf das Herz. Damit kommt ein Druck-Volumen-Diagramm zustande, in das die während des Herzzyklus auftretenden Drücke und Volumina eingezeichnet werden können. Das entstehende Arbeitsdiagramm (Abb. 3-18) läßt die 4 Phasen der Herzaktion erkennen. Eine Erhöhung des Aortendruckes verringert bei den ersten Schlägen das Schlagvolumen (rot in Abb. 3-19). Anschließend füllt sich der Ventrikel jedoch diastolisch zunehmend stärker, da er unfähig ist, sich hinreichend zu entleeren. Schließlich fördert der Ventrikel trotz erhöhten Aortendruckes wieder das gleiche Schlagvolumen wie vor der Druckerhöhung (blau in Abb. 3-19). Die Kurve der Maxima der Unterstützungszuckungen, welche zwischen den maximalen isometrischen und isotonischen Ventrikelkontraktionen liegt, gilt gesondert für jeden Kontraktionsausgangspunkt auf der Ruhedehnungskurve. Die Unterstützungszukkung wird also sowohl durch den diastolischen Druck als auch durch den auf der Auswurfklappe lastenden Aortendruck beeinflußt. Das entspricht der Last vor und während oder nach Aktivierung des Skelettmuskels. Analog spricht man auch beim Herzen von **Vorlast (Preload)** und **Nachlast (Afterload).** Während der Enddiastole wird der Ventrikel vorwiegend durch den zentralen Venendruck (ZVD) gedehnt, den man deshalb auch als Preload des Ventrikels bezeichnet.

- **Arbeitsdiagramm des linken Ventrikels:**
  - Ventrikelfüllung ↑ → SV ↑ bei konstantem Auswurfdruck
  - vergrößerter Auswurfdruck (Aortendruck) beläßt SV infolge zunehmender Ventrikelfüllung
- **Vorlast (Preload): Füllungsdruck** des Ventrikels **(ZVD)**
- **Nachlast (Afterload):** Druck in den Abstromgefäßen während der Ejektion **(Aortendruck, arterieller Mitteldruck)**

Im folgenden werden anstelle des Begriffes *Preload* die informativeren Bezeichnungen **„ZVD“ „Füllungsdruck“** und **„rechter Vorhofdruck“** verwendet. Den Begriff *Afterload* ersetzen die Bezeichnungen **„arterieller Mitteldruck“** und **„Aortendruck“.**

Der Skelettmuskel (s. Kap. II/5, 6) kann große Kräfte nur über einen relativ schmalen Bereich seiner Längen-Spannungs-Beziehung entwickeln. Innerhalb dessen ist die Spannungsentwicklung optimal. Im Gegensatz dazu fand Starling, daß die systolisch entwickelte Kraft

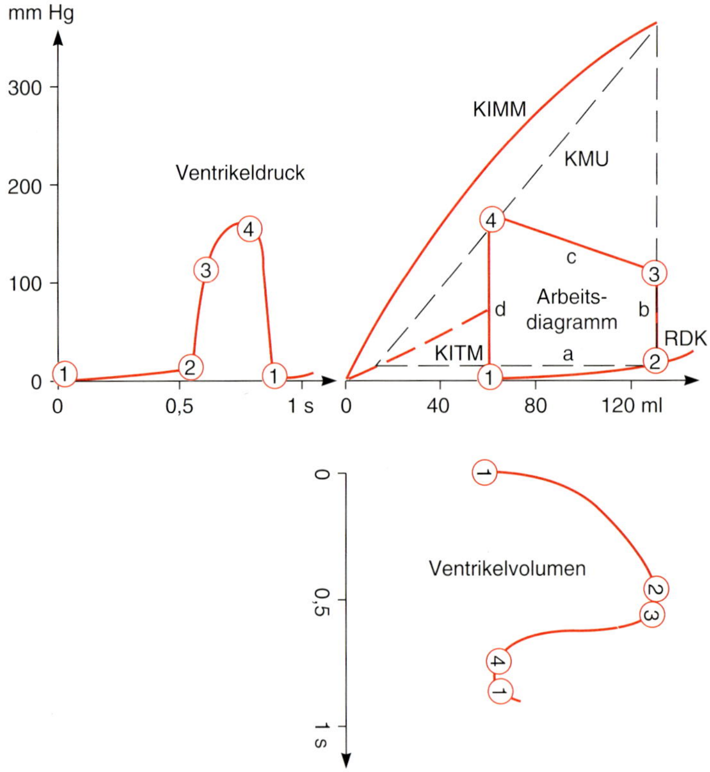

Abb. 3-18: Konstruktion des *Arbeitsdiagramms* des linken Ventrikels aus synchronen Kurven des Ventrikeldruckes und -volumens. Die 4 Endpunkte des Diagramms sind als markante Werte auf die beiden Ursprungskurven übertragen worden. Abkürzungen: *KIMM* = Kurve der isovolumetrischen Maxima; *KMU* = Kurve der Maxima der Unterstützungszuckungen; *KITM* = Kurve der isotonischen Maxima; *RDK* = Ruhedehnungskurve; a = Füllungsphase; b = Phase der isovolumetrischen Anspannung; c = Auswurfphase; d = Phase der isovolumetrischen Entspannung

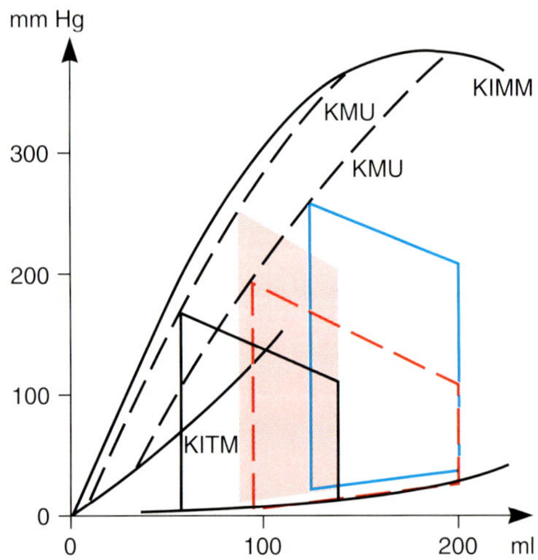

Abb. 3-19: Veränderungen des *Druck-Volumen-Diagramms* (Ausgangswerte schwarz) durch unterschiedliche Einflüsse. Erhöhter diastolischer Füllungsdruck führt zu vergrößerter diastolischer Füllung und Zunahme des Schlagvolumens (SV, *grün*). Bei Erhöhung des Aortendruckes wird nach einer vorübergehenden SV-Abnahme (*rot* hinterlegt) das ursprüngliche SV wieder erreicht, wobei ebenfalls eine Vergrößerung der diastolischen Füllung dafür die Voraussetzung schafft *(blau)*. Beachte die Verlagerung der Kurve der Maxima der Unterstützungszuckungen (KMU) bei unveränderten Kurven der isometrischen (KIMM) und isotonischen Maxima (KITM)

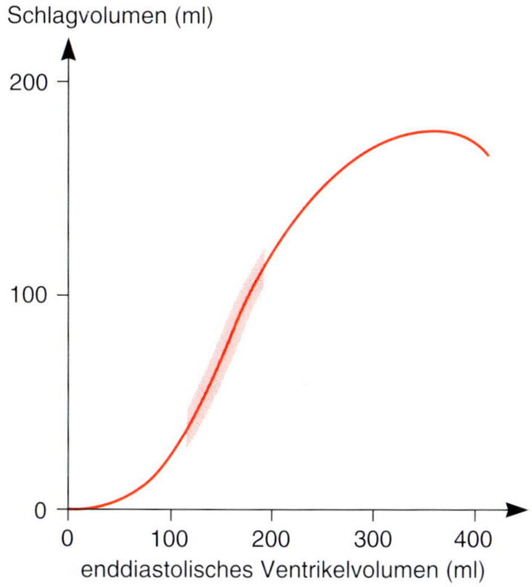

Abb. 3-20:
Beziehung zwischen dem enddiastolischen und dem Schlagvolumen im Herz-Lungen-Präparat *(Frank-Starling-Kurve)*. Der für das normale Herz gültige Wertebereich ist durch den *schattierten* Abschnitt hervorgehoben

entscheidend vom ZVD abhängt. Dessen Erhöhung vergrößert nämlich das enddiastolische Füllungsvolumen des Ventrikels. Die sich daraus ergebende Dehnung der Herzmuskelfasern steigert die Kontraktionskraft in der folgenden Systole:

Nach dem Frank-Starling-Gesetz werden die Schlagvolumina durch das enddiastolische Volumen beeinflußt, *autoreguliert* (Abb. 3-20): Die Dehnung des Herzmuskels ist unter normaler Last geringer als die zu optimaler Kraftentwicklung führende. Die Proportionalität von enddiastolischer Volumen- und Schlagvolumenzunahme wird durch Aktomyosinüberlappungsgrad und Sensibilisierung der kontraktilen Eiweiße durch Dehnung erklärt.

- **Frank-Starling-Gesetz:** Muskelaktion hängt von der **Vordehnung** ab

Forschungsergebnisse lassen einen **direkten Einfluß der Dehnung** auf den kontraktilen Apparat vermuten, da der Frank-Starling-Mechanismus auch die Geschwindigkeit der Ventrikelkontraktion erhöht.

Das bei einem bestimmten enddiastolischen Ventrikelvolumen geförderte Schlagvolumen wird durch die jeweilige **Kontraktilität** des Myokards bestimmt. Ihre Zunahme versteilert die Frank-Starling-Kurve (Abb. 3-21), was erhöhtes Schlagvolumen bei konstantem enddiastolischen Volumen bedeutet. Da das Schlagvolumen gleich der Differenz von enddiastolischem und endsystolischem Volumen ist, vergrößert eine Kontraktilitätssteigerung bei gegebenem enddiastolischen Volumen den ausgeworfenen Volumenanteil, **Ejektionsfraktion.**
Der kontraktile Zustand des Herzmuskels wirkt sich auch auf die Verkürzungsgeschwindigkeit bei einer gegebenen Last aus. Beim Ventrikel kommt diese Beziehung durch den Zusammenhang zwischen Ventrikeldruck und Ejektionsgeschwindigkeit zum Ausdruck. In der Diagnostik begnügt man sich aus meßtechnischen Gründen der mit der Gegenüberstellung eines Ventrikeldruckwertes und der synchron gemessenen Druckänderungsgeschwindigkeit (dp/dt) als „Kontraktilitätsparameter".

- **Kontraktilität:**
  - Steilheit der Frank-Starling-Kurve
  - Ejektionsgeschwindigkeit bei gegebenem Ventrikeldruck
- **Ejektionsfraktion:** Anteil des ausgeworfenen am enddiastolischen Volumen

Klinische Anwendung. Eine Schädigung des Myokards flacht die Frank-Starling- (Abb. 3-21) ebenso wie die Kraft-Geschwindigkeits-Kurve ab. Eine zunehmende *Myokardschwäche* führt zu immer größeren enddiastolischen und -systolischen Volumina, **Herzinsuffizienz** (s. S. 282).

- **Herzinsuffizienz**

Zu Beginn der Herzmuskelschwäche befähigt damit das zunehmende Ventrikelvolumen das geschwächte Herz, weiterhin das Blutvolumen zu fördern, welches der venöse Rückstrom dem Herzen zuführt. Wenn sich die Vergrößerung des enddiastolischen Volumens jedoch fortsetzt, gelangt das Herz in einen als **Dilatation** bezeichneten Bereich der Frank-Starling-Kurve, in welchem die Kontraktionskraft nicht mehr zur Förderung eines normalen Schlagvolumens ausreicht. Vielmehr sinkt die Auswurfleistung und die Dehnung verstärkt sich dadurch weiter. Eine solche positive Rückkopplung schwächt die Pumpfähigkeit zunehmend und führt schließlich zum Herzversagen.

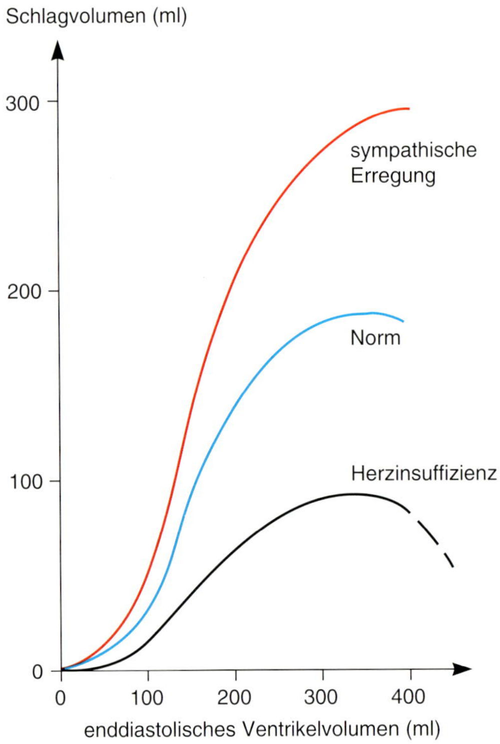

Abb. 3-21: *Frank-Starling-Kurven* eines intensiv sympathisch beeinflußten und eines insuffizienten Herzens im Vergleich zum Normalwert

Fragen

Wiederholungsfragen:

1. Welche Vorgänge sind für die Ventrikelfüllung verantwortlich?
2. Was versteht man unter dem Frank-Starling-Gesetz? Welche Herzmuskeleigenschaft ist dafür verantwortlich?
3. Was ist eine Herzinsuffizienz?

HMV

1.4.2 Bestimmungsgrößen des Herzminutenvolumens (HMV)

⇨

Das von einem Ventrikel in der Minute geförderte Blut heißt **Herzminutenvolumen** (HMV). Es ergibt sich aus dem Produkt von Schlagvolumen (SV) und Herzfrequenz (HF): **HMV = SV · HF**.

Das HMV wird in Liter pro Minute ($l \cdot min^{-1}$) gemessen und nach dem Fick-Prinzip bestimmt (s. S. 330).

Das HMV eines ruhenden Erwachsenen mißt etwa $5\ l \cdot min^{-1}$. Der Wert schwankt in Abhängigkeit von individuellen und Belastungsgrößen beträchtlich. Während der Arbeit kann es auf das Vier- bis Sechsfache steigen. Die Steigerungsmöglichkeit ist bei trainierten Sportlern besonders eindrucksvoll. Sie läßt sich auf das Schlagvolumen, auf die Herzfrequenz oder auf beide Größen zurückführen.

HMV wird bestimmt durch
- sympathischen (parasympathischen) Erregungszustand
- enddiastolische Ventrikelfüllung

Die Herzfrequenz wird nach der Verarbeitung aller sympathischen und parasympathischen Einflüsse an den Schrittmacherzellen festgelegt (s. Tab. 3-3). Die Frequenzzunahme bei Arbeit oder Aufmerksamkeitsreaktion ist das Ergebnis einer zeitgleichen Abnahme des parasympathischen und Zunahme des sympathischen Tonus am Herzen, unterstützt durch einen gesteigerten Adrenalinspiegel. Die Herzfrequenz steht somit unter der Kontrolle des vegetativen Nervensystems.

• SV

⇨

Das **Schlagvolumen** unterliegt im wesentlichen folgenden *2 Einflüssen:*
- der **sympathischen Aktivität**
- dem **enddiastolischen Ventrikelvolumen** (Abb. 3-22), welches wiederum von 2 Größen abhängt: der **Füllungszeit** und dem **ZVD**. Der steigernde Einfluß einer Herzfrequenzzunahme auf das HMV kann durch die damit *knapper werdende Füllungszeit* wieder aufgezehrt werden.

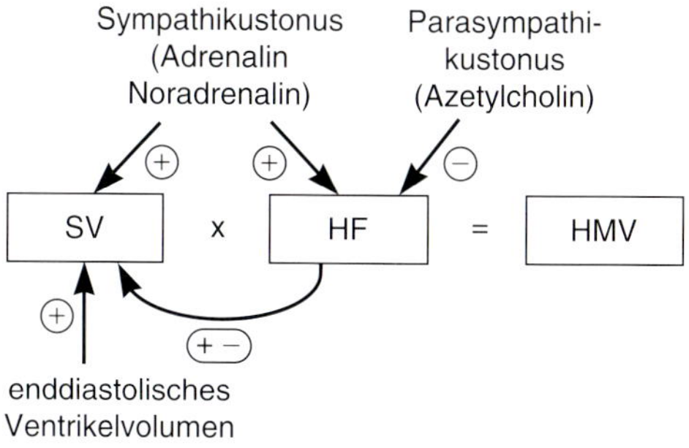

Abb. 3-22:
Hauptbestimmungsgrößen des **Herzminutenvolumens** (HMV). Der Einfluß der Herzfrequenz (HF) auf das Schlagvolumen (SV) ist positiv bei mäßig erhöhter Herzfrequenz, wird bei zu hohen Frequenzen jedoch negativ

Eine sehr hohe Herzfrequenz ist meist sogar mit Minutenvolumenabnahme verbunden. Moderate Frequenzsteigerungen unterliegen diesem Zeitproblem hingegen nicht, da der Sympathikus die *Kontraktionszeit* verkürzt. Das schützt die diastolische Füllungszeit vor der hämodynamischen nachteiligen Verkürzung. Gleichzeitig verstärkt der Sympathikus auch die *Kontraktionskraft*. Beide Sympathikuseffekte ermöglichen bei vegetativ ausgelöster Herzfrequenzzunahme ein beinahe konstantes Schlagvolumen bis zu Frequenzen von 160–180 Schlägen/min (Abb. 3-23).

• **HMV-Zunahme** bei konstantem SV unter Sympathikusstimulation

Der *ZVD*, die zweite für das enddiastolische Volumen wesentliche Bestimmungsgröße, hängt vom **venösen Rückstrom** ab, dem Stromzeitvolumen des aus dem Gefäßsystem zurückfließenden Blutes. Die Bedeutung des Frank-Starling-Gesetzes beruht nun darauf, daß es autoregulatorisch das Schlagvolumen auf den venösen Rückstrom einstellen kann. Daneben sorgt es auch für die sichere Anpassung der Fördervolumina beider Ventrikel aneinander. *Man kann das Frank-Starling-Gesetz als die Fähigkeit des Herzens beschreiben, gerade das Volumen zu fördern, das von den Venen angeboten wird.*

• **Herzfunktionskurve**

Die Beziehung zwischen *enddiastolischem Volumen* und *Schlagvolumen* (SV) kann übertragen werden auf die Parameter *ZVD* und *HMV*:
- der **ZVD** ist dem **enddiastolischen Volumen** proportional
- das **HMV** ist unter konstanter Herzfrequenz proportional dem **SV**

Die resultierende Wechselbeziehung wird als **Herzfunktionskurve** bezeichnet (Abb. 3-24).

Obgleich es den Achsenbezeichnungen nicht ohne weiteres anzusehen ist, gibt die Kurve genau wie die Frank-Starling-Kurve nichts anderes als die Längen-Spannungs-Beziehung der Herzmuskelfasern wieder. Genau wie bei der Frank-Starling-Kurve (s. Abb. 3-21) wird sie durch Sympathikusstimulation versteilert. Herzinsuffizienz flacht sie ab.
Da der linke Ventrikel gegen den Aortendruck anarbeiten muß, könnte man den arteriellen Blutdruck für eine wesentliche Bestimmungsgröße des Schlagvolumens und des HMV halten. Die Ergebnisse, welche bei Erhöhung des diastolischen Aortendruckes im isolierten Herz-Lungen-Präparat gewonnen wurden, sprechen jedoch dagegen (siehe S. 275). Messungen am Herzen in situ zeigen, daß der arterielle Druck nur einen *geringen Einfluß* auf das HMV hat.

In Versuchen, bei denen der arterielle Druck unter konstantem ZVD und gleichbleibender Herzfrequenz vergrößert wurde, fiel das HMV bei jenen Drücken, die den normalerweise auftretenden Druckbereich nicht überschritten, nur geringfügig ab (Abb. 3-25).

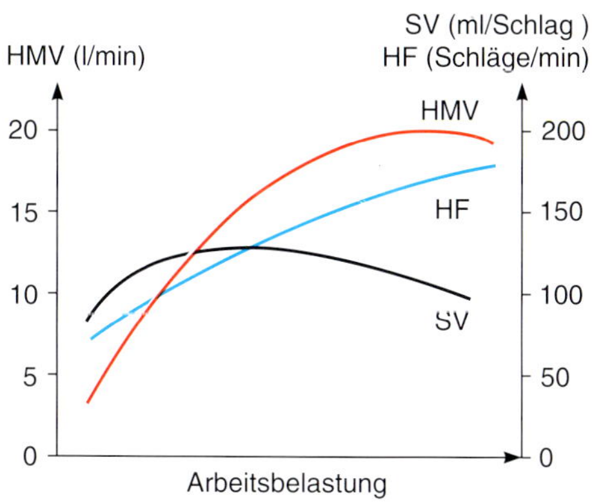

Abb. 3-23:
Änderungen von *Herzfrequenz* (HF) und *Schlagvolumen* (rechte Ordinate) und von deren Produkt, dem Herzminutenvolumen (linke Ordinate) bei zunehmender Herzbelastung während physischer Arbeit. Beachte, daß die Herzfrequenz kontinuierlich ansteigt, das Schlagvolumen (SV) nur anfangs ansteigt, später aber abfällt, wenn die Frequenz sehr stark ansteigt. Bei den extremen Belastungen wird das Herzminutenvolumen (HMV) durch das abnehmende Schlagvolumen begrenzt

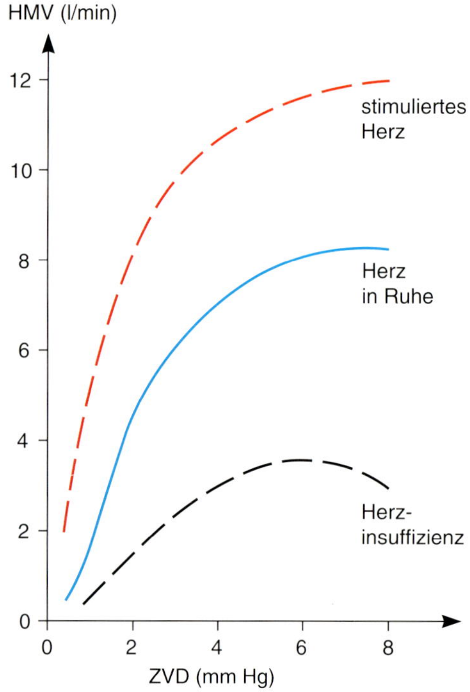

Abb. 3-24: *Herzfunktionskurve,* eine Darstellung des Frank-Starling-Gesetzes in Parametern wie Herzminutenvolumen (HMV) und linker Vorhofdruck (hier zentraler Venendruck, ZVD). *Sympathikuserregung* versteilert die Kurve, *Kontraktilitätsverminderung* flacht sie ab

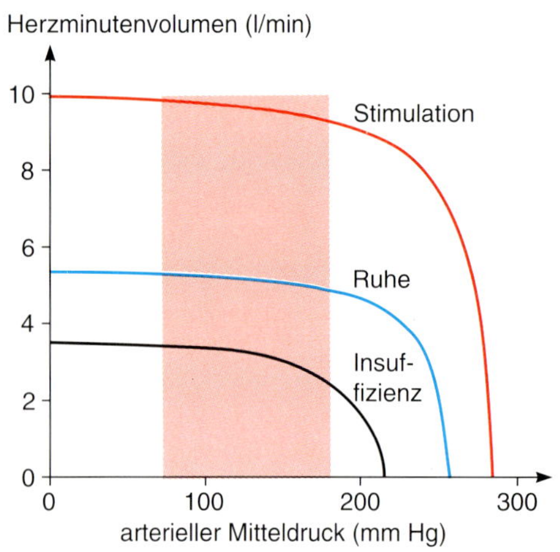

Abb. 3-25: Beziehung zwischen Herzminutenvolumen (HMV) und mittlerem arteriellen Druck unter 3 unterschiedlichen Kontraktilitätsniveaus bei einem isolierten Herzen: ein unangeregtes *normales Herz,* ein durch *Sympathikusreizung* angeregtes Herz, ein *insuffizientes* Herz. Eine wesentliche Aussage der Kurven besteht in der Stabilität des HMV in den Bereichen normaler arterieller Blutdruckswerte (*schattierte* Zone).

- **Aortendruck und HMV**

⇨

Im Bereich des normalen arteriellen Druckes gehorcht das Herz dem Frank-Starling-Gesetz nahezu unabhängig von der jeweils geforderten Leistung: der **arterielle Druck** beeinflußt das **Schlagvolumen** nur wenig! Die Pumpleistung fällt jedoch dramatisch ab, wenn sich der arterielle Druck jenem Wert nähert, der die Öffnung der Aortenklappe verhindert.

Änderungen in der Ventrikelkontraktilität verschieben die Beziehung zwischen mittlerem arteriellen Druck und HMV. Sympathikuserregung erhöht diese Herzfunktionskurve, Ventrikelschwächung durch Krankheit senkt sie ab (Abb. 3-25).

Fragen

Wiederholungsfragen:
1. Stellen Sie die Gleichung auf, welche das Herzminutenvolumen bestimmt. Welche sind die wesentlichen Faktoren, die das Schlagvolumen festlegen?
2. Welcher Parameter in der Herzfunktionskurve hängt vom enddiastolischen Volumen ab? Welcher entspricht dem Schlagvolumen?
3. Welchen Einfluß hat der arterielle Druck auf das Herzminutenvolumen?

1.5 Zusammenfassung

• Bei einem vollständigen Umlauf durch das Kreislaufsystem passiert das Blut nacheinander den **Lungen-** und **Körperkreislauf.** Das vom rechten Herzen in den Lungenkreislauf gepumpte Blut gelangt von dort in das linke Herz, das es in den Körperkreislauf auswirft.
• Das Herz besteht aus rechtem und linkem **Vorhof,** rechtem und linkem **Ventrikel.** Die **Atrioventrikularklappen** verhindern einen Rückstrom des Blutes aus den Ventrikeln in die Vorhöfe. Die **Pulmonal- und Aortenklappen** lassen einen Blutrückfluß in die Ventrikel nicht zu.
• Die 3 Typen von Herzzellen sind:
a) kontraktile oder **Myokardzellen,** die Kraft während der Systole entwickeln
b) Pacemaker oder **Schrittmacherzellen** im Sinus- und AV-Knoten, die in regelmäßigen Zeitabständen bis zu einem Aktionspotential depolarisieren
c) **Leitungsfasern,** die auf Impulsleitung spezialisiert sind und die Erregung zwischen den Sinusknoten und vom AV-Knoten in die Ventrikel leiten.
• Die **Schrittmacherentladungsfrequenz** wird sympathikoton (adrenerg) *erhöht* und parasympathikoton (cholinerg) *vermindert.* Dieser Effekt wird durch Vergrößerung respektive Verkleinerung der Geschwindigkeit erreicht, mit der sich **K^+-Kanäle** im Anschluß an ein abgelaufenes Aktionspotential wieder verschließen.
• Herzzellen verfügen über **„langsame" Kanäle** für Ca^{++}- und Na^+-Ströme, die für die **Plateauphase** des Herzaktionspotentials verantwortlich sind. Das während der Plateauphase in die Zelle einströmende Ca^{++} triggert eine Ca^{++}-Freisetzung aus dem sarkoplasmatischen Retikulum. In den kontraktilen Myokardzellen legt die während der Plateauphase erreichte **intrazelluläre Ca^{++}-Konzentration** die Größe der entwickelten Kraft, die *Kontraktilität* fest. *Adrenerge (sympathische)* Erregung vergrößert die Kontraktilität.
• Ein Spannungsgradient an der Membran einer Zelle oder des funktionellen Synzytiums im Herzen hat *Dipolcharakter.* Synchron auftretende Einzeldipole addieren sich zu einem **Integralvektor,** der sich auf Ableitflächen **(Vektorkardiogramm)** oder Ableitlinien **(EKG)** projiziert. Die von *Standardableitungen* gewonnenen Potentialzeitverläufe lassen u. a. Rückschlüsse zu auf:
– die elektrische *Herzachse*
– Herz*frequenz* und *-rhythmus*
– *Erregungsbildungsort* und -zeitmuster
– *Erregungsausbreitung*
– Myokardverletzungen *(Ischämie, Infarkt)*
– *Elektrolytveränderungen* im Blut
– *Rechts-* oder *Linksherzbelastung* (Volumen- oder Druckbelastung)
• Ein vollständiger Pumpzyklus des Herzens beteht aus *4 Phasen:*
a) *Füllung* mit abschließender Vorhofkontraktion (Spätdiastole)
b) isovolumetrische *Ventrikelkontraktion*
c) *Ejektion* oder Austreibung
d) isovolumetrische *Ventrikelrelaxation*
• Nach der Längen-Spannungs-Beziehung des Herzmuskels erhöht **Dehnung** durch *Füllungszunahme* (vergrößertes enddiastolisches Volumen) die Kraft der Systole und damit das *Schlagvolumen.* Dieser Mechanismus befähigt das Herz, vermittels *autoregulatorischer Schlagvolumenanpassung* über einen weiten Bereich das Minutenvolumen auf den venösen Rückstrom einzustellen: **Frank-Starling-Gesetz.**
• Das **Herzminutenvolumen** (HMV) ist gleich dem **Schlagvolumen** multipliziert mit der **Herzfrequenz.** Die wesentlichen Bestimmungsgrößen des HMV sind:
a) *adrenerge* und *cholinerge* Einflüsse auf die Schrittmacher
b) **Kontraktilität** des Herzens, hauptsächlich festgelegt durch *sympathische* Einflüsse auf die kontraktilen Fasern
c) **enddiastolisches Volumen,** bestimmt durch den *zentralen Venendruck* und die für die *Füllungszeit* zwischen den Herzschlägen.

1.6 Übungsfragen

1. Wodurch wird die Kontraktionskraft des Herzens bestimmt? Zunahme der Plasmakonzentration an Ca^{++} erhöht die Kontraktionskraft des Herzmuskels, nicht aber die des Skelettmuskels. Warum besteht hier ein Unterschied?
2. Beschreiben Sie den Zeitverlauf von Aorten-, Ventrikel- und Vorhofdruck während eines Herzzyklus. Welche Beziehungen bestehen zwischen der Öffnung und dem Verschluß der Herzklappen und diesen Druckänderungen?
3. Ordnen Sie die folgenden Ereignisse in der Reihenfolge ihres Auftretens (Überlappungen nicht ausgeschlossen):

QRS-Komplex	isovolumetrische Kontraktion
Vorhofkontraktion	1. Herzton
Vorhofdepolarisation	Ejektion
T-Zacke	P-Zacke
isovolumetrische Relaxation	2. Herzton

4. Was geht in den Vorhöfen während der Phase der isovolumetrischen Ventrikelkontraktion vonstatten? Ist der Ventrikeldruck während dieser Zeit größer oder kleiner als der Vorhofdruck? Ist er jetzt größer oder kleiner als der Aortendruck?
5. Welche Membraneigenschaften der Herzmuskelzelle sind für das Plateau des Aktionspotentials verantwortlich? Was ist die funktionelle Bedeutung des Plateaus?
6. Welche Ereignisse oder Prozesse der elektrischen Erregung des Herzens entsprechen den folgenden EKG-Charakteristika: P-Zacke, QRS-Komplex, T-Zacke, ST-Intervall, PQ-Intervall?
7. Was legt fest, welche Art spontan aktiver Zellen zum aktuellen Schrittmacher des Herzzyklus wird?
8. Definieren Sie die folgenden Begriffe: Arrhythmie, AV-Block, Tachykardie, Bradykardie, ektopischer Schrittmacher!
9. Zeichnen Sie den Verlauf der elektrischen Erregung im Herzen auf. Welche Rolle spielen die Glanzstreifen bei der Erregungsausbreitung? Was versteht man unter Wiedereintritt (Reentry)? Welche Eigenschaften der Herzzellen verhindern das Phänomen des Wiedereintritts?
10. Welche Reaktionskaskade wird in der Herzmuskelzelle nach einer Aktivierung von β_1-Rezeptoren ausgelöst? Was resultiert daraus bezüglich der Herzleistung?
11. Nennen Sie das Frank-Starling-Gesetz des Herzens. Welche Herzmuskeleigenschaft ist dafür verantwortlich?
12. Welche Faktoren bestimmen das Herzminutenvolumen?

1.7 Klinische Physiologie

1.7.1 Koronarversorgung und Herzstoffwechsel

Der Blutstrom durch die Koronararterien (Abb. 3-26) ist, vornehmlich im linken Ventrikel, erheblichen Schwankungen während eines Herzschlages unterworfen. Mit dem Beginn der Systole steigt die Spannung in der Wand des linken Ventrikels steil an, was den Blutstrom nahezu unterdrückt. Setzt der Auswurf ein, variiert der Koronarfluß mit dem Anstieg und Abfall des Aortendruckes.

> Am **Anfang der Diastole** erlaubt die gleichzeitige Existenz eines hohen *Aortendruckes* und der *Ventrikelrelaxation* den **größtmöglichen Koronarfluß**, der sich erst wieder verringert, wenn der Aortendruck seinen diastolischen Wert erreicht hat.

Das Flußmuster in den Gefäßen des rechten Ventrikels ist ähnlich, wenn auch weniger stark schwankend, weil sich die Wandspannung viel weniger verändert.
Ein normales Herz verbraucht unter Ruhebedingungen 8–10 ml O_2/min pro 100 g Herzgewebe. Die arteriovenöse Sauerstoffausschöpfung ist mit 15 ml O_2/dl Blut etwa 9mal so groß wie das entsprechende Mittel im Gesamtorganismus. Dazu werden etwa 5 % des HMV, also etwa 250 ml, in das Koronarbett geleitet *(relative Organdurchblutung)*. Die *spezifische Organdurchblutung* beträgt bei einem Herzgewicht von 300 g damit 83 ml $\cdot$ 100 g^{-1} $\cdot$ min^{-1}. Mit einer Zunahme der Myokardarbeit steigt der Sauerstoffbedarf.
Die **Herzmuskelarbeit** wird vom *Aortendruck*, von der *diastolischen Ventrikelfüllung* sowie von *Herzschlagfrequenz* und *Kontraktilität* beeinflußt. Sie ergibt sich aus der im Druck-Volumen-Diagramm (S. 276) bei einem Herzzyklus umfahrenen Fläche als Produkt aus Druck und Volumen. Dieser **Druck-Volumen-Arbeit** schlägt man gewöhnlich eine **Beschleunigungsarbeit** zu. Sie resultiert aus der Notwendigkeit, eine bestimmte Blutmenge auf die in der Aorta herrschende Fließgeschwindigkeit zu bringen. Durch die Windkesseleigenschaft der elastischen Gefäße ist dieser Anteil sehr gering (linker Ventrikel 1 %, rechter Ventrikel < 10 % der P $\cdot$ V-Arbeit). Er kann bei Versteifung der Aortenwand *(Arteriosklerose)* oder bei *Aortenklappeninsuffizienz* aber bedeutsam werden. Insgesamt verrichtet das Herz pro Systole eine Arbeit von etwa 1 J. Bei 60 Schlägen/min ergibt das eine Leistung von 1 Watt. Da der Wirkungsgrad der Herzarbeit wenig unter 30 % liegt, muß das Dreifache an Energie aufgewendet werden. Diese entnimmt das Herz dem Koronarblut in körperlicher Ruhe zu etwa gleichen Teilen als *Glukose, Milchsäure* und *freie Fettsäuren*. Wird physische Arbeit verrichtet und der *Energiebedarf* des Herzmuskels im Extremfall *verfünffacht*, ist der Hauptenergielieferant zu fast zwei Drittel die **Milchsäure.** Bereits in Ruhe entnimmt das Herz dem arteriellen Blut 75 % seines Sauerstoffes, so daß höhere Stoffwechselleistungen kaum durch eine Zunahme der Sauerstoffausschöpfung abgedeckt werden können. Statt dessen muß sich nun die Koronardurchblutung verbessern. Diese Zunahme bezeichnet man als **Koronarreserve.** Wie kommt sie zustande?
Der Sauerstoffgehalt in den Herzkapillaren ergibt sich aus dem Verhältnis von O_2-Transport und -verbrauch pro Zeiteinheit. Sinkt der Sauerstoffgehalt ab, werden in dem entsprechenden Gewebebezirk Stoffwechselprodukte angereichert. Einer davon ist **Adenosin.** Diese Substanz erweitert die Koronararteriolen, wodurch der koronare Blutfluß zunimmt. Unter bestimmten Umständen, wie z. B. bei Arbeit, wird die Autoregulation der Koronardurchblutung durch eine *Erhöhung des Sympathikustonus* unterstützt. Dies beruht auf der Dominanz sympathischer β_2-Rezeptoren in den Zellwänden der glatten Muskelzellen der Koronararteriolen. Diese Rezeptoren ruft eine Gefäßdilatation hervor.

1.7.2 Folgen einer Herzklappenerkrankung

Man unterscheidet *2 Herzklappenfehler:*
Bei der **Stenose** ist die Klappe verengt, wodurch der *Blutstrom behindert* wird. Bei der **Insuffizienz** ist die Klappe undicht und erlaubt einen *Blutrückstrom.*
• Bei **Mitralstenose** gelangt das Blut nicht ungehindert vom linken Vorhof in den linken Ventrikel. Der Vorhof-

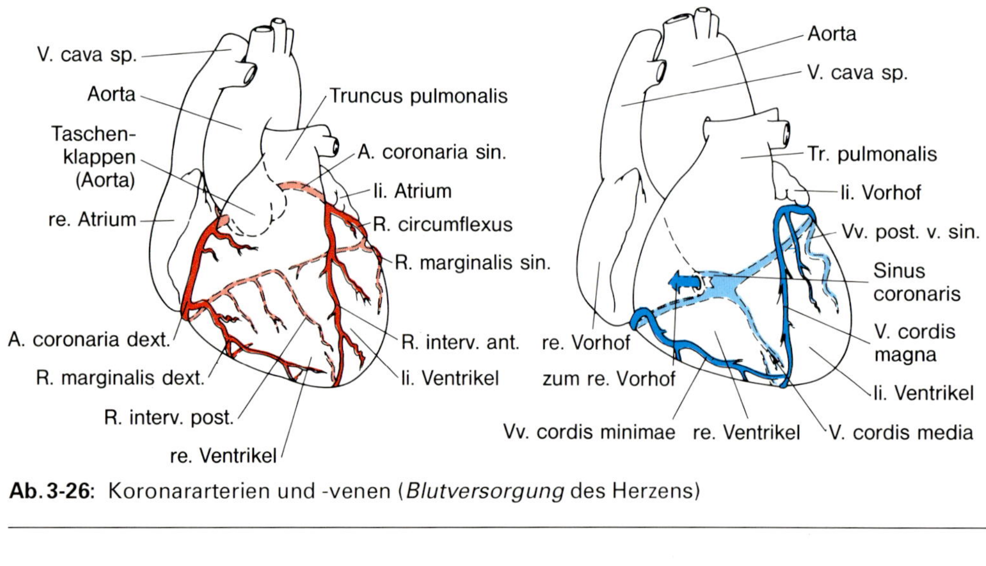

Ab. 3-26: Koronararterien und -venen (*Blutversorgung* des Herzens)

druck steigt an, während das linksventrikuläre enddiastolische Volumen und damit auch der Auswurf abnehmen. Während der Vorhofkontraktion erzeugt der erschwerte Blutstrom durch die verengte Mitralklappe ein typisch blasendes Geräusch, das *präsystolische Geräusch,* das zu den **diastolischen Herzgeräuschen** gehört.

- Bei der **Mitralklappeninsuffizienz** vergrößert der Blutrückstrom aus dem linken Ventrikel in den Vorhof während der Systole den linksatrialen Druck. Anteile des Schlagvolumens fließen also nicht ordnungsgemäß in die Aorta ab. Der Rückstrom in den linken Vorhof wird dem normalen venösen Blutrückstrom zum linken Ventrikel zugeschlagen, wodurch dessen enddiastolisches Volumen ansteigt, der Druck im Ventrikel wächst und für dasselbe Schlagvolumen demzufolge mehr Pumparbeit verrichtet werden muß (s. Kap. III/1.7.1). Die resultierende **Volumenbelastung** ruft eine *Hypertrophie* des linken Ventrikels hervor. Der Rückstrom des Blutes durch die Mitralklappe erzeugt ein **systolisches Geräusch.**
- Die **Aortenklappenstenose** erzeugt während der Ejektion einen vergrößerten Druckgradienten über das Aortenostium hinweg. Der Druck im linken Ventrikel ist dabei erhöht und die Auswurfgeschwindigkeit verringert. Da der Aortendruck während der Ejektion langsamer als normal ansteigt, wird auch die Blutdruckamplitude kleiner, da während der nicht hinreichend verlängerbaren Ejektionszeit nur ein geringerer systolischer Druck erreicht werden kann. Ein *systolisches Geräusch* kommt durch die Strömungsturbulenzen an der verengten Klappe zustande. Aortenstenose erzeugt eine **Druckbelastung** des linken Ventrikels und bewirkt dadurch dessen *Hypertrophie.*
- **Ventrikuläre Hypertrophie** stellt eine Anpassung des Herzmuskels an eine erhöhte Belastung dar. Wie beim Skelettmuskel (s. Kap. II/5, 6) vergrößert sich dabei der *Gehalt der Muskelzellen an Myofibrillen,* ohne daß die Zahl der Zellen ansteigt. Eine Hypertrophie ist anfangs nützlich, da sich dadurch die Fähigkeit des Ventrikels, Druck zu entwickeln, erhöht. Dies ist insbesondere dann notwendig, wenn zusätzlich das Ventrikelvolumen wächst.

Nach der Beziehung von Laplace stehen der Innendruck P eines Hohlkörpers mit der Wandspannung bzw. der Kraftentwicklung des Wandelementes T sowie der Wanddicke h und seinen Radius r im folgenden Zusammenhang $P \sim \frac{T \cdot h}{r}$.

Für die Entwicklung desselben Innendruckes müssen die Myokardzellen eines hypertrophierten Herzens – der Radius r ist groß – mehr Kraft aufbringen als die eines normalen. Ein Problem entsteht jedoch hinsichtlich der **Sauerstoffversorgung** des hypertrophierten Myokards, da nunmehr längere Diffusionsstrecken zu überwinden sind. Langzeitige Überlastungen führen daher zum Untergang von Herzmuskelzellen, die dann durch weniger dehnbares Bindegewebe ersetzt werden. Darüber hinaus vergrößert sich die *innere Arbeit* im Herzmuskel in dem Maße wie die Dicke der Ventrikelwand zunimmt. Innere Arbeit muß zur Förderung eines gegebenen Blutvolumens an der eigenen Struktur verrichtet werden. Damit kann Überbelastung schließlich zur *Herzinsuffizienz* führen (s. S. 277).

2 Blut und Gefäßsystem

C. Pfeiffer

Blut und Gefäßsystem

Dieses Kapitel informiert über:
- die **Blutbestandteile** und den **Hämatokrit**
- die extra- und intravasale **Blutgerinnung** (Hämostase)
- die **Arterien** und den **diastolischen Blutstrom**
- die **Venen** als kapazitive Elemente des Kreislaufes
- den Zusammenhang von **Strömungsgeschwindigkeit, Volumenstromstärke** und **Strömungswiderstand** mit **Gefäßradius, Gefäßlänge** und **Blutviskosität**
- den **totalen peripheren Widerstand (TPR)** und seine Einstellung über **humorale** und **vegetative Einflüsse** auf die glatte **Gefäßmuskulatur**
- den **Flüssigkeitsaustausch** zwischen Kapillaren und Geweben sowie das **Lymphgefäßsystem.**

2.1 Einführung

Einführung

Das Blutgefäßsystem wird in treffender Weise mit einem Baum verglichen, der sich von einem Stamm aus – der *Aorta* – über die Zweige der immer feineren Gefäße bis in die Millionen Kapillaren verästelt. In umgekehrter Reihenfolge sammelt sich das Blut in zunehmend dicker werdenden Venen, bis es über *obere* und *untere Hohlvene* wieder in das Herz zurückfließt.

Entdeckung des Blutkreislaufes

Dieses moderne Konzept löste erst im 17. Jahrhundert recht bizarre Vorstellungen über die Funktion des Herz-Kreislauf-Systems ab. Lange glaubte man, die bei Toten oft leer gefundenen Arterien förderten Luft zur Verbrennung der Nahrung. Der griechische Arzt **Galen** († 201 a. D.) meinte, daß sich das Blut wie bei Ebbe und Flut durch imaginäre Poren in der Herzscheidewand bewege. In genialer Weise sah **William Harvey** 1628 die kapilläre Verbindung zwischen Aorta und Venen voraus, 30 Jahre bevor diese von **Marcello Malpighi** mit einem Mikroskop an der Froschlunge nachgewiesen werden konnte.

Blut

2.2 Blut – ein flüssiges Gewebe

Blutzusammensetzung

2.2.1 Blutzusammensetzung

Blut ist eine Suspension verschiedener Typen von Zellen in der Flüssigkeit Plasma. Alle Zellen leiten sich von einer **pluripotenten Stammzelle** im *roten Knochenmark* ab (Abb. 3-27): Erythrozyt, Granulozyt, Monozyt, Thrombozyt, B- und T-Lymphozyten, Plasmazellen (s. Abb. 7-27)

- **Zentrifugation:** 3 Schichten
  - Erythrozyten
  - Leuko-, Thrombozyten
  - Plasma

Wenn man eine mit Blut gefüllte Glaskapillare zentrifugiert, kann man *Zellen* und *Plasma* voneinander trennen. Die spezifisch schwereren Zellen setzen sich im unteren Teil der Kapillare ab, während das weniger dichte Plasma den oberen Teil einnimmt. Die rote untere Fraktion besteht vollständig aus **roten Blutzellen (Erythrozyten)** (Abb. 3-28). Zwischen beiden Fraktionen befindet sich eine dünne Schicht von **weißen Blutzellen (Leukozyten)** und **Blutplättchen (Thrombozyten)**, die man wegen ihrer gelblich-trüben Färbung als *„Speckhaut"* bezeichnet. Die Plasmafraktion ist durchsichtig und von strohgelber Farbe.

- **Hämatokrit**

Der prozentuale Anteil des Volumens roter Blutzellen am Gesamtblutvolumen heißt **Hämatokrit**. Am zentrifugierten Blutröhrchen ergibt sich dieser Wert aus der Länge der Erythrozytensäule zur Gesamtlänge der Flüssigkeitssäule mal 100. Normalwerte schwanken zwischen *40 %–50 % bei Männern und 35 %–40 % bei Frauen.*

- **Erythrozytengehalt:** ~5 Mio./µl

Diese Werte entsprechen einem Zellgehalt von 5,1–5,8 Mio. Zellen/mm^3 (oder: µl) bei Männern und 4,3–5,2 bei Frauen (Tab. 3-5).

Klinische Anwendung. Eine Verminderung der Erythrozyten wird als **Anämie** bezeichnet. Ein akuter Blutverlust äußert sich noch nicht durch Abnahme des Hämatokrit. Es müssen erst mehrere Stunden vergehen, bis der flüssige Anteil des Blutes teilweise ersetzt ist und die „Verdünnung" des Blutes sich durch Abnahme des Hämatokritwertes zu erkennen gibt. Eine Abnahme des Hämatokrit ist auch nicht unbedingt beweisend für das Vorliegen einer Anämie: Sie kann auch durch eine Überwässerung des Patienten zustande kommen, z. B. durch zu hohe Flüssigkeitsaufnahme bei einer Störung der Ausscheidung *(Niereninsuffizienz).* Ein erhöhter Hämatokritwert kann durch Vermehrung der Erythrozytenmasse entstehen, z. B. bei Patienten mit Lungen- und Herzerkrankungen und hierdurch verminderter Sauerstoffsättigung der Gewebe **(Polyglobulie).** Der erhöhte Hämatokrit kann jedoch auch durch eine maligne, „monoklonale" Mehrbildung roter Blutkörperchen entstehen; **Polyzythämie.** Genauso kann auch eine Wasserverarmung des Organismus (Dehydration) einen Anstieg des Hämatokrits bewirken.

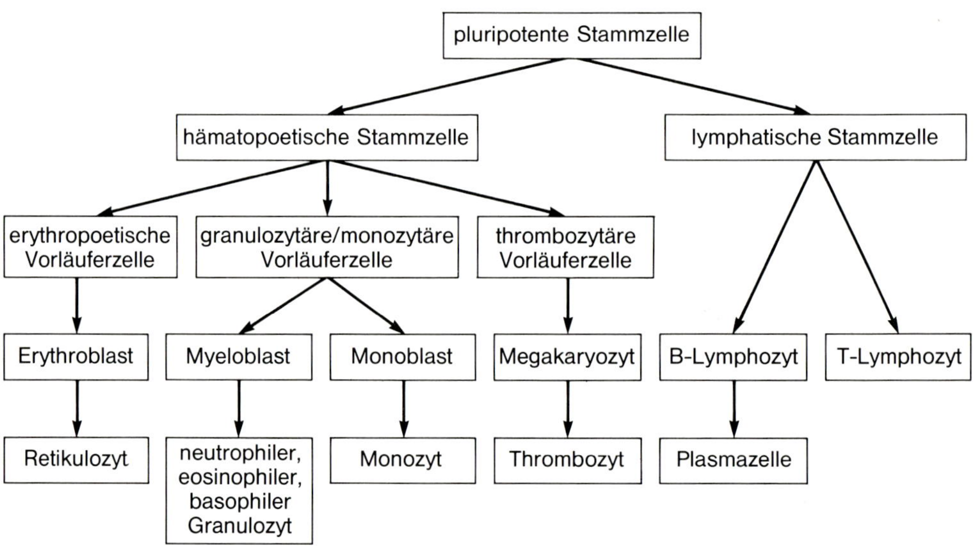

Abb. 3-27: *Blutzellbildung* aus der *Stammzelle* im Knochenmark (s. Abb. 7-27)

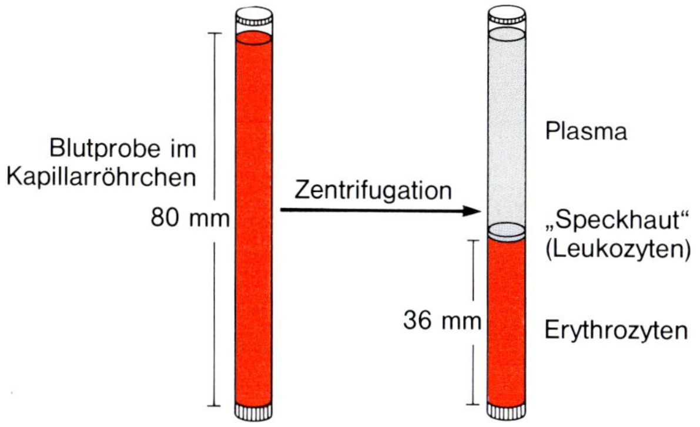

$$\text{Hk (dieser Probe)} = \frac{36\ \text{mm}}{80\ \text{mm}} \times 100 = 45\ \%$$

Abb. 3-28: Trennung von *zellulären Blutelementen* und *Plasma* durch Zentrifugation: Eine ungerinnbar gemachte Blutprobe wird in eine Glaskapillare aufgezogen. Nach der Zentrifugation sind die Erythrozyten im unteren Teil zusammengepreßt, darüber befinden sich die Leukozyten. Das Plasma nimmt den oberen Teil des Röhrchens ein. Der Hämatokrit (Hk) dieser Probe wird nach der obigen Formel bestimmt

Das **Plasma** enthält anorganische Ionen, zahlreiche organische Verbindungen und **Plasmaproteine** (Tab. 3-5). Zu den Plasmaproteinen zählen die *Albumine*, die vor allem als Transportproteine für Lipide und Steroidhormone dienen und bei der Wasserverteilung im Körper beteiligt sind. Daneben finden sich im Blutplasma die für die spezifische Immunität bedeutsamen *Immunglobuline* (s. Kap. VII/2) sowie zahlreiche für die Blutgerinnung notwendige Proteine.

- **Plasmabestandteile:** anorganische Ionen, organische Verbindungen, Proteine
- **Plasmaproteine:**
  - Albumine
  - Globuline

Die **Erythrozyten** (Abb. 3-29 A, s. 7-27) sind bikonkave, 2,7 µm dicke Scheiben von 8,1 µm Durchmesser. Ungefähr 25% ihres Zellvolumens besteht aus **Hämoglobin** (Hb), einem eisenhaltigen Protein, dem das Blut seine rote Farbe verdankt (s. Kap. IV/2). Hämoglobin ist

Tab. 3-5: Blutbestandteile

Parameter	Normwert	Einheit
zelluläre Elemente		
Hämatokrit (Hk)	40–54	
Hämoglobin (Hb)	14–18	$g \cdot dl^{-1}$
Erythrozyten	4,6–6,2	$Mio \cdot mm^{-3}$ (µl)
Leukozyten	5000–10000	$Zellen \cdot mm^{-3}$
Thrombozyten	0,2–0,4	$Mio \cdot mm^{-3}$
Plasmabestandteile		
Wasser	91,5%	des Plasmavolumens
Proteine	7,0%	des Plasmavolumens
Albumine	3,2–5,6	$g \cdot dl^{-1}$
Globuline	2,3–3,5	$g \cdot dl^{-1}$
Fibrinogen	0,2–0,4	$g \cdot dl^{-1}$
andere gelöste Bestandteile		
Bikarbonat	21–27	$mmol \cdot l^{-1}$
Ca^{++}	2,1–2,6	$mmol \cdot l^{-1}$
Chlorid	95–103	$mmol \cdot l^{-1}$
Cholesterin	150–250	$mg \cdot dl^{-1}$ (2,6–7,7 mmol/l)
Glukose	65–100	$mg \cdot dl^{-1}$ (mg%) (3,6–5,6 mmol/l)
Eisen	60–150	$\mu g \cdot dl^{-1}$ (10–28 µmol/l)
Magnesium	0,73–1,03	$mmol \cdot l^{-1}$
Phosphat	1,8–2,6	$mmol \cdot l^{-1}$
Kalium	4,0–4,8	$mmol \cdot l^{-1}$
Natrium	136–142	$mmol \cdot l^{-1}$
Sulfat	0,2–1,3	$mmol \cdot l^{-1}$
Harnstoff	8–20	$mg \cdot dl^{-1}$ (1,7–8,3 mmol/l)
Harnsäure	2,1–7,6	$mg \cdot dl^{-1}$ (120–400 µmol/l)

- **Hämoglobin**:
  - O_2-CO_2-Transport
  - Blutpufferung

nahezu für den gesamten O_2-Transport verantwortlich, spielt eine wesentliche Rolle beim CO_2-Transport und beeinflußt entscheidend den Blut-pH-Wert durch seine Puffereigenschaften (s. Kap. IV/2).

- **Erythropoese** ⇨

Erythrozyten besitzen keinen Zellkern und sind somit nicht teilungsfähig. Sie existieren annähernd *120 Tage* im Kreislauf; danach werden sie von Makrophagen in der Milz zerstört, was ihre kontinuierliche Neubildung aus roten Stammzellen (**Erythroblasten**) im Knochenmark notwendig macht: *Erythropoese* (Abb. 3-27).

- **Erythrozytenbildung**: 200 Mrd/d – O_2-Mangel (Niere) →**Erythropoetin** ↑→Ery ↑
- **Megakaryozyten** bilden **Thrombozyten**

Beim Erwachsenen findet eine Neubildung von etwa 200 Mrd. roter Blutzellen pro Tag statt. Das entspricht der Erythrozytenmenge in etwa 40 ml Blut. Die Erythropoese ist hormonal gesteuert. Das in Abhängigkeit vom arteriellen Sauerstoffgehalt aus der Niere freigesetzte **Erythropoetin** ist als Hormon dafür verantwortlich. Als Reiz scheint ein *Sauerstoffmangel* im Nierengewebe zu wirken.

Blutplättchen sind Scheibchen von 2–5 µm Durchmesser. Ihre Bildung erfolgt durch Fragmentierung von *Megakaryozyten* im Knochenmark. Genau wie Erythrozyten verfügen sie nicht über einen Kern und sind teilungsunfähig. Ihre Überlebensdauer in der Blutbahn beträgt nicht mehr als 10 Tage.

- **Blutbildung** ⇨

Beim Erwachsenen werden **Erythrozyten, Thrombozyten** und die meisten **Leukozyten** (Abb. 3-27) im *Knochenmark* gebildet (Tab. 3-6). Nur beim Embryo sind *Leber* und *Milz* an der Blutbildung beteiligt. **Lymphozyten** entstehen im Knochenmark, werden aber auch im lymphoretikulären Gewebe von Milz, Lymphknoten und Leber gebildet. Ihre endgültige Prägung, die sie zu den Aufgaben der spezifischen Immunantwort befähigt, erfahren sie auf jeden Fall in diesen lymphatischen Strukturen (s. Kap. VII/2).

Klinische Anwendung. Bösartige Neubildungen der Leukozyten werden als **Leukämien** bezeichnet. Andererseits können Leukozyten als sinnvoller Abwehrmechanismus gegen Infektionen vermehrt sein, die Granulozyten insbesondere bei bakteriellen Infektionen, Lymphozyten bei manchen viralen Infekten.

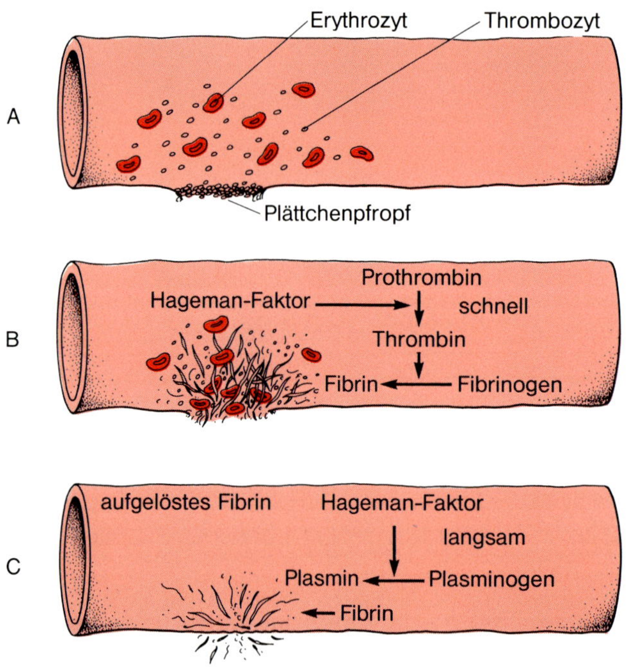

Abb. 3-29: Bildung und Wiederauflösung des *Defektverschlusses* im Zug der *Blutungsstillung* und *-gerinnung*. **A.** Bildung des *Thrombozytenpfropfes*. **B.** Gefäßwandverletzung aktiviert den *Hageman-Faktor*, der über eine Reaktionskaskade (Pfeile) schließlich zur Bildung eines festen Fibrinnetzes mit eingeschlossenen Thrombozyten und anderen Blutzellen führt. **C.** Der *Thrombus* wird am Ende wieder aufgelöst. Dazu dient *Plasmin*, das über eine wesentlich langsamer ablaufende Reaktionssequenz gebildet wird – ausgelöst u. a. ebenfalls durch den Hageman-Faktor

Tab. 3-6: Bildungsorte von Blutzellen während der Ontogenese

Lebensabschnitt	Ort der Blutzellbildung
Fetalentwicklung	Leber und Milz
Kindheit	Mark von Sternum, Rippen, Wirbel, Schädel, Becken, Femur und Tibia
Erwachsenenalter	Mark von Sternum, Rippen, Schädel, Wirbel und Becken

Wie bei den Erythrozyten wird auch die Bildung der übrigen Blutzellen *hormonal gesteuert.* Die dafür wirksamen Substanzen heißen **Zytokine** und werden in Blut- und anderen Körperzellen gebildet. Dazu zählen beispielsweise die koloniestimulierenden Faktoren (CSF) für die Granulozytopoese und Makrophagenbildung (s. Kap. VII/2).
Andere Zytokine werden wegen ihrer wechselseitigen Wirkung auf das Leukozytensystem **„Interleukine"** genannt.

2.2.2 Hämostase

Hämostase

Verletzte Gewebe bluten aus den eröffneten Gefäßen. Nach wenigen Minuten hört die Blutung jedoch auf. Die Hämostase hat eingesetzt, ein Prozeß, der sich aus mehreren Teilreaktionen zusammensetzt. Voraussetzung für die Gerinnung ist ein Zusammenspiel

- von **Substanzen,** welche von **verletzten Blutgefäßen** und **Thrombozyten** freigesetzt werden, mit
- **Gerinnungsfaktoren,** einer Gruppe von Plasmaproteinen.

Die **Hämostase** verläuft in *3 Etappen:* (Abb. 3-29):
1. **primäre Hämostase**, bei der durch Bildung eines Thrombozytenpfropfes eine Blutungsstillung zustande kommt
2. **sekundäre Hämostase**: Bildung eines Netzes aus Fibrinfäden über der Verletzungsstelle des Gefäßes, die eigentliche Gerinnselbildung
3. **Wiederauflösung** des Gerinnungsproduktes nach erfolgter Vernarbung des Gefäßwanddefektes

- **Hämostase**

⇦

Primäre Hämostase: Die Endothelverletzung negativiert das Oberflächenpotential durch Freilegen von Kollagenfasern. Dort heften sich Thrombozyten an, die danach aggregationsfördernde Faktoren freisetzen. Dazu zählt in erster Linie der **von-Willebrand-Faktor**, der außerdem im Plasma als Teil des Faktor-VIII-Komplexes enthalten ist. Ein anderer Bestandteil dieses Komplexes ist das antihämophile Globulin A. Daneben werden auch bereits Stoffe frei, die die Blutgerinnung einleiten. Sie stammen nicht nur aus den Thrombozyten, sondern auch aus den verletzten Endothel- und Gewebezellen. Ihre Wirkung wird mit der sekundären Hämostase besprochen.
Vorher interessiert jedoch die wichtige Freisetzung von **Arachidonsäure** aus den Blutplättchen und die enzymatische Bildung von **Thromboxan A_2**, das zur Konstriktion des verletzten Gefäßes und zu seiner Einrollung führt. Daneben gehört es zu den oben erwähnten aggregationsfördernden Faktoren, da anschließend ADP aus den Blutplättchen abgegeben wird. Dieses veranlaßt die Thrombozyten zur Pseudopodienbildung, Abflachung und verstärkten Aneinanderlagerung.

1. primäre Hämostase
- **Thrombozytenaggregation** an Endothelverletzungen, stimuliert durch:
  - **von-Willebrand-Faktor**
  - **Arachidonsäure**
  - **ADP**
  - **Thromboxan A_1:** Vasokonstriktion →Gefäßeinrollung

Die *sekundäre Hämostase* ist durch die Ausbildung des Fibrinnetzes gekennzeichnet. Das in der Leber gebildete **Fibrinogen** muß dazu von einem proteolytischen Enzym, dem **Thrombin**, in polymerisationsfähige Polypeptide gespalten werden. Das Netz heftet sich über die Verletzungsstelle hinaus an die Gefäßwand an und verfilzt mit den aggregierten Thrombozyten unter Einschluß zahlreicher Blutzellen (Abb. 3-29, 30, Schritt 3).

2. sekundäre Hämostase
- **Fibrinogen →Fibrin**

Die Bereitstellung des Thrombins aus dem in der Leber gebildeten α_1-Globulin **Prothrombin** setzt das Vorhandensein eines Prothrombinaktivators voraus (Abb. 3-30, Schritt 2). Dieser ist als komplexes Reaktionsgemisch zu verstehen, in das mehrere Faktoren eingeschlossen sind. Sein Hauptbestandteil ist der **aktivierte Faktor X.** Die Gerinnung wird ausgelöst durch das

- **Prothrombinaktivator:** Faktor X, Ca^{++}
- **aktivierter Faktor X** aus

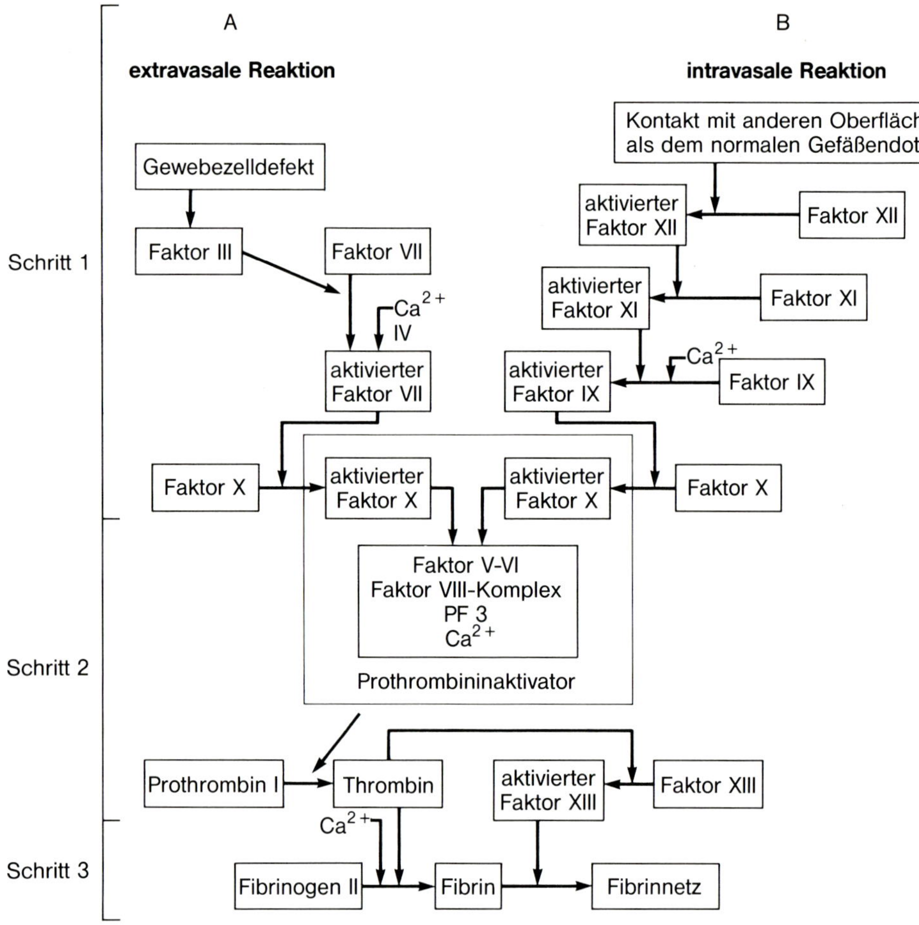

Abb. 3-30: *Schema der Blutgerinnung* (sekundäre Hämostase). **A.** Die durch Gewebeverletzung in Gang gesetzte extravasale *(exogene)* Reaktion. **B.** Die durch Oberflächenkontakt initiierte intravasale *(endogene)* Reaktion
Beide Reaktionen führen im Schritt 1 zur Bereitstellung des Reaktionsgemisches *„Prothrombinaktivator"*. Im Schritt 2 wird Thrombin gebildet, das im Schritt 3 die Polymerisation des Fibrinogens zu Fibrin bewirkt (röm. Zahlen I–XIII bezeichnen die Gerinnungsfaktoren)

– **exo-** und
– **endogener Reaktion**

- **exogene System,** welches durch Faktoren aus dem verletzten Gewebe getriggert wird, und das
- **endogene System,** welches nur Faktoren aus dem Blut benötigt (Abb. 3-30, Schritt 1).

Das Reaktionsgemisch muß neben dem aktivierten Faktor X stets noch den Gerinnungsfaktor VIII-Komplex (antihämophiles Globulin A und von-Willebrand-Faktor), den Plättchenfaktor 3 (PF 3, das sind Phospholipide aus den Thrombozyten), den Gerinnungsfaktor V (Proacceleratorglobulin), der in seiner aktivierten Form auch als Faktor VI bezeichnet wird und Ca^{++} enthalten.

- **Gewebethromboplastin (III)**
  - startet exogene Reaktion
- **Hageman-Faktor** (XII):
  - startet endogene Reaktion
  - durch Blutkontakt mit Endotheldefekt aktiviert
- **Fibrinretraktion:** aktivierter Faktor XIII, Thrombostenin

Das exogene Aktivierungssystem wird durch die Freisetzung des **Gewebethromboplastins** (Faktor III) aus zerstörten Zellen gestartet und führt über eine kurze Kaskade unter Einbringen von Faktor VII zur Aktivierung des Faktors X.

Das Aktivierungssystem der endogenen, auf das Plasma beschränkten Reaktionskaskade ist komplizierter (Abb. 3-30), was zahlreiche Ansatzpunkte zur Verstärkung oder Abschwächung bietet. Die Startreaktion ist hier die Aktivierung des **Hageman-Faktors** (Faktor XII), die durch Kontakt des Blutes mit dem Gefäßdefekt zustande kommt.

Die endgültige Stabilität erreicht das Fibrinnetz erst durch eine weitere Vernetzung, die das glutaminübertragende Enzym „aktivierter Faktor XIII" bewerkstelligt. Schließlich zieht sich das Fibrinnetz zusammen. Bei der **Retraktion** spielt ein aktomyosinähnliches Protein der Thrombozyten, das Thrombostenin, eine Rolle.

Klinische Anwendung. Das stark gegliederte System der Reaktionskaskaden der Blutgerinnung enthält zahlreiche positive Rückkopplungen und neigt damit zur Verstärkung und Ausbreitung eines geringfügigen Koagulationsreizes:

• Damit ist die Gefahr einer generalisierten Blutgerinnung verbunden: disseminierte intravasale Gerinnung **(DIC)**
• daneben stellen Blutgerinnsel, die sich an Gefäßwänden ohne Blutungsleck bilden, **Thromben**, ein *Passagehindernis* und eine *Emboliequelle* dar.
• Ein Embolus ist ein mit dem Blutstrom verschleppter Thrombus, der sich je nach Größe in größeren oder kleineren Gefäßen festsetzt. In den Koronargefäßen entwickelt sich aus einem solchen **Thrombus** (Gerinnsel) ein *Herzinfarkt*, in den Gehirngefäßen ein *Schlaganfall* und in der Lunge ein *Lungeninfarkt*.

• **mobilisierter Thrombus: Embolus**

Es ist deshalb zu erwarten, daß dem Gerinnungssystem ein ebenso sicher funktionierendes **Hemmsystem** entgegengestellt ist. Hierzu zählen z.B. Stoffe, die von einigen Körperzellen gebildet werden können: *Endothelzellen* synthetisieren das gerinnungshemmende Prostaglandin **Prostazyklin**, in der Lunge entsteht das antikoagulatorisch wirkende Protein **Heparin**. Eine *permanente Fibrinolyse* kommt aber auch dadurch zustande, daß mit der Aktivierung des Hageman-Faktors und mit der Freisetzung von Lysokinasen aus Leukozyten an Gewebedefekten die Voraussetzung gegeben ist, **Plasminogen** in **Plasmin** umzuwandeln. Dazu muß das im Plasma vorhandene inaktive Plasminogen an Fibrin gebunden sein. Plasmin greift hydrolytisch Fibrin, daneben auch die Faktoren I, V und VIII an. Wie bei der Blutgerinnung gibt es auch im fibrinolytischen System Gewebsaktivatoren (z.B. die Urokinase). Es wird so langsam aktiviert, daß im akuten Fall der Gefäßverletzung die Fibrinbildung vorerst dominiert. Erst nach Neuepithelialisierung und bindegewebiger Vernarbung des Defektes, bei der die Thrombozyten eine unterstützende Rolle spielen, sorgt es für die Auflösung des Gerinnsels und verhindert damit eine Embolie.
Andererseits ist die völlige Unterdrückung der Blutgerinnung ein Schaden, der unbehandelt meist frühzeitig zum Tode führt (*Hämophilie*, s. Kap. III/2.8.2, S. 306). Aber auch graduierte Mangelerscheinungen bei einem der zahlreichen Faktoren können zu lebensbedrohenden inneren oder äußeren traumatischen Blutungen – selbst bei Bagatellverletzungen – führen. Eine besondere Rolle spielt dabei das fettlösliche **Vitamin K**, das für die Synthese zahlreicher Gerinnungsfaktoren in der Leber essentiell ist.

• **natürliche Gerinnungshemmung:**
  – **Prostazyklin** aus Endothelzellen
  – **Heparin** aus Lunge
• **Fibrinolyse** durch Plasmin
• **Plasminogenaktivierung** durch Endotheldefekt (Hageman-Faktor und Lysokinase aus Leukozyten) erfolgt langsamer als **Fibrinbildung**
• **Gerinnungsdefekte:**
  – **Vitamin-K-Mangel**
  – **Hämophilie**

Wiederholungsfragen:
1. Was ist der Hämatokrit?
2. Was ist die Aufgabe der Erythrozyten, der Leukozyten und der Thrombozyten?
3. Was sind die 3 Etappen der Hämostase?

Fragen

2.3 Funktionelle Struktur der Blutgefäße

Gefäßstrukturen

2.3.1 Gefäßtypen

Gefäßtypen

Die größte Arterie ist die Aorta mit einem Durchmesser von 20–30 mm (Tab. 3-7). Die aus ihr hervorgehenden Arterien verteilen das Blut auf Organe und Körperbezirke. Hier erfolgt die Aufzweigung bis zu Arterien kaum noch sichtbaren Durchmessers.

• **Gefäßbaum:**

Am Ende dieses Gefäßbaumes liegen die **Arteriolen**, deren Durchmesser von etwa 70mm eine Betrachtung nur noch unter dem Mikroskop gestattet (Tab. 3-7). In der Regel zweigen sich alle Arteriolen in **Metarteriolen** auf. Diese Gefäße von etwa 10–20 mm Durchmesser sind nicht mehr auf ihrer gesamten Länge mit *glatten Muskelzellen* umhüllt.

  – **Arteriolen, Metarteriolen**

⇦

Tab. 3-7: Normwerte des Gefäßsystems

Gefäßtyp	Druck am Gefäßdurchgang (mm Hg)	Länge (mm)	Durchmesser (Orientierungswert)	Parallelgefäße (Zahl)	Gesamtquerschnitt (cm^2)	Anteil am Gesamtströmungswiderstand (%)
Aorta	100	500	25 mm	1	2,5	4
Arterien	98	10	2 mm	600	5	5
Arteriolen	90	3	70 µm	$5 \cdot 10^7$	40	40
Kapillaren	35	1	5 µm	10^9	1700	25
Venolen	15	10	30 µm	10^8	375	5
Vv. cavae	5	300	13 mm	2	10	2

- **präkapillärer Sphinkter:** letzter glatter Gefäßwandmuskel vor Kapillarbett
- **kapillärer Austausch:**
  - Stoff-, Gaswechsel
  - Signalsubstanzen
  - Wärme
- **Kapillardichte:**
  - hoch: z. B. Herz, ZNS
  - niedrig: Knorpel, Subkutis
- **Endothelklappen** in Venen („Venenklappen")
- **arterio-venöse Kurzschlüsse**

⇨

Metarteriolen teilen sich in **Kapillaren**: dünnwandige Gefäße *ohne glatte Muskelzellen*, die gerade noch 1 Erythrozyten passieren lassen können (Lumen: 5–10 µm). An jedem Kapillarursprung beobachtet man eine *zirkulär* angeordnete *glatte Muskelzelle.* Diese versieht die Funktion des **präkapillären Sphinkters**. Je nach Zusammensetzung des umgebenden Milieus öffnet oder schließt er seine Kapillaren. Über die Kapillarwände findet der Stoffaustausch zwischen Blut und Geweben statt. Er umfaßt Nährstoffe und Stoffwechselendprodukte, die Atemgase, Hormone und Signalsubstanzen, Immunprodukte, Wasser, Elektrolyte und H^+-Ionen. Daneben findet stets auch ein Wärmestrom statt, sofern Blut- und Gewebetemperatur differieren. Unter morphologischen Gesichtspunkten kann man alle aus einer Arteriole entspringenden Kapillaren zu einem **Kapillarbett** zusammenfassen. Die Kapillardichte innerhalb eines Gewebevolumens hängt von der Stoffwechselintensität ab. In der Skelettmuskulatur ist die Kapillardichte *hoch,* ebenso im Herzmuskel, den Drüsen, im ZNS. In der Subkutis hingegen, besonders aber in Knorpelgeweben, ist sie *gering.*
Kapillaren speisen **Venolen**, die kleinsten *Venen.* Sie haben einen Durchmesser von 20–30 µm. Die Venen aus dem unteren Thoraxbereich, der Bauchregion und den Beinen entleeren sich in die *untere Hohlvene.* Aus dem oberen Thorax, dem Kopf und den Armen fließt das Blut in die *obere Hohlvene.* Die Hohlvenen haben einen Durchmesser von etwa 13 mm. Intra- und intermuskulär gelegene Venen, die der Kompression ausgesetzt sind, verfügen über *Endothelklappen* („Venenklappen") mit Ventilfunktion (s. S. 321).

Im allgemeinen muß das Blut Kapillaren passieren, um von Arterien in Venen gelangen zu können. Es existieren daneben jedoch auch *Kurzschlußverbindungen* von *Metarteriolen zu Venolen*, wie z. B. im Skelettmuskel (Abb. 3-31 A). In einigen Gefäßgebieten gibt es auch noch kürzere Übergänge von den Arterien zu den Venen. Solche *arteriolo-venolären* und *arterio-venösen* Verbindungen bezeichnet man insgesamt auch als **arterio-venöse Kurzschlüsse** (Abb. 3-31 B). Sie sind besonders zahlreich im Mikrozirkulationsbereich der Haut zu beobachten.

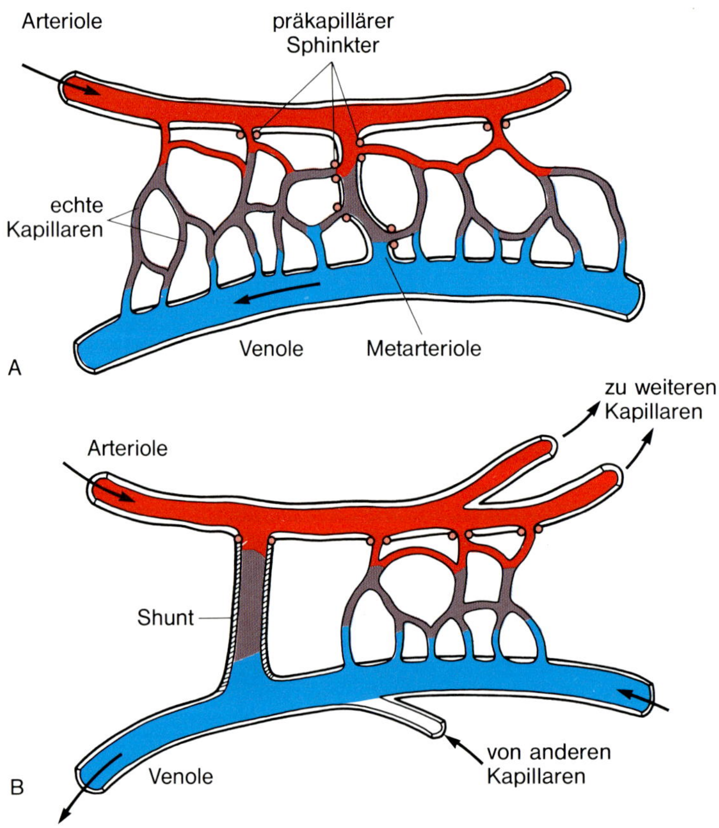

Abb. 3-31: **A.** *Mikrozirkulation* im *Muskel.* Zu beachten ist die direkte Verbindung zwischen Metarteriole und Venole. **B.** *Mikrozirkulation* der *Haut.* Hier sind arteriolo-venoläre Kurzschlüsse vorhanden. In beiden Kapillarbetten kontrollieren präkapilläre Sphinkter die Kapillareingänge

2.3.1.1 Wandstrukturen von Arterien und Venen

Die Gefäßwand besteht aus *3 Schichten:*

- **Tunica externa** *(Adventitia)*, äußere Schicht mit *longitudinal* orientierten *Muskelzellen*
- **Tunica media**, mittlere Schicht *zirkulärer* glatter *Muskelzellen*
- **Tunica intima**, innerste Wandschicht. Sie schließt zum Lumen hin mit einer *einschichtigen Endothelzellage* ab.

Arterien und Venen vergleichbarer Verzweigungsordnung unterscheiden sich in einigen Strukturmerkmalen. Während Arterien englumiger und muskelreicher sind, verfügen Venen über Intimaklappen (sog. Venenklappen) mit herzwärts gerichteter Blutstromorientierung. Das **Bindegewebe** der Gefäßwände stellt eine Mischung aus Kollagen- und Elastinproteinen dar. Elastin ist dehnbarer als das relativ steife Kollagen, wodurch die *Compliance* der Gefäße, die Erweiterungsfähigkeit, bestimmt wird. Auf die Compliance hat daneben auch der Kontraktionszustand der glatten Muskulatur in der Gefäßwand, der *Gefäßmuskeltonus*, einen Einfluß.

Gefäßwand
- **Gefäßwandschichten:**
  - **Tunica externa** (Längsmuskeln)
  - **Tunica media** (Ringmuskeln)
  - **Tunica intima** (Endothel)
- **Compliance:** Gefäßwanddehnbarkeit hängt ab von:
  - Kollagen-Elastin-Verhältnis
  - Gefäßmuskeltonus

> Die **Compliance** eines Gefäßbereiches ist jene Druckerhöhung, mit der ein Zusatzvolumen in dieses betrachtete Gefäßvolumen überführt werden kann.

Hohe Compliance ist vorhanden, wenn der Quotient $\Delta V/\Delta P$ groß ist. Der Kehrwert des Quotienten wächst mit der Steifheit des betrachteten Volumenelementes. $\Delta P/\Delta V$ heißt daher *Volumenelastizitätskoeffizient* (E'). In einem Diagramm ΔP über ΔV drückt sich E' in der Steilheit der Kurve aus (Abb. 3-32). Allerdings erscheint die Steilheit nicht nur durch eine stärkere Dehnbarkeit der Wand verringert, sondern auch, wenn sie an einem größeren Gefäßvolumen gleicher Wandbeschaffenheit gemessen wird. Ist man also an der Materialeigenschaft der Gefäßwand – unabhängig vom Volumen des jeweils betrachteten Gefäßgebietes – interessiert, muß man E' mit diesem Volumen multiplizieren. $E' \cdot V = \kappa$ ist dann der *Volumenelastizitätsmodul*. Er steht in gesetzmäßigem Zusammenhang mit der Ausbreitungsgeschwindigkeit der Druckpulswelle und gewinnt bei deren Messung praktische Bedeutung.

- **Volumenelastizitätskoeffizient:** $E' = \Delta P/\Delta V$
- Volumenelastizitätsmodul bestimmt Pulswellengeschwindigkeit
- **Windkesselfunktion**

> Der relativ hohe Kollagengehalt in den *Aortenwänden* führt zu einer verhältnismäßig geringen Compliance (Abb. 3-32). Das kommt dem Strömungsverhalten des Blutes während der Diastole zugute. Das Schlagvolumen des linken Ventrikels fließt während der Systole
> - teilweise als **systolisches Abflußvolumen** in das Kapillarbett, während
> - der Rest als **systolisches Speichervolumen** in die elastischen Arterien gedrückt wird.
>
> Wegen der niedrigen Compliance resp. des hohen Volumenelastizitätskoeffizienten E' wird dieses systolische Speichervolumen unter dem hohen systolischen Druck von der Aorta elastisch aufgenommen. Die potentielle Speicherenergie wandelt sich bereits in der folgenden Diastole in *kinetische Flußenergie* um. Das systolische Speichervolumen wird zum **diastolischen Abflußvolumen**. Der Blutstrom erfährt über die Zeit des ganzen Herzzyklus eine *Glättung*. Dabei wird die Differenz zwischen systolischem und diastolischem Blutdruck, **Blutdruckamplitude**, gedämpft (Abb. 3-33). Diese Eigenschaft bezeichnet man als **Windkesselfunktion** der elastischen Gefäße.

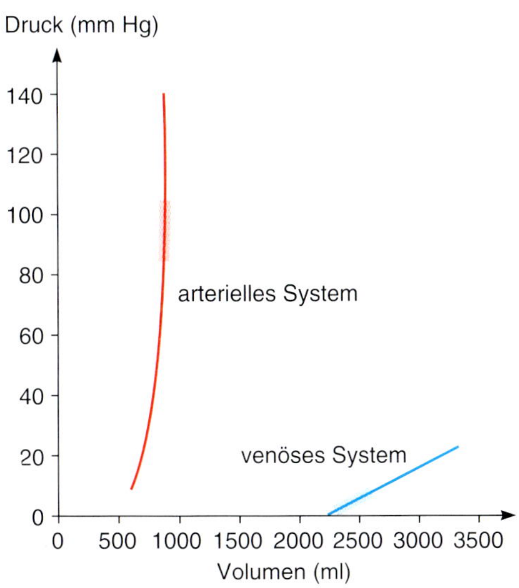

Abb. 3-32: *Druck-Volumen-Kurve* von arteriellem und venösem System. Der physiologische Wertebereich ist jeweils durch farbige Schattierung markiert. Der arterielle Druck erhöht sich sehr stark bei einer Volumenzunahme. Damit beträgt der mittlere arterielle Druck beim *üblichen Inhalt des Arteriensystems von 700 ml* bereits 100 mmHg. In dem wesentlich dehnbareren Venensystem steht das größere Normalvolumen von mehr als 2 l unter einem Druck von nur einigen mmHg

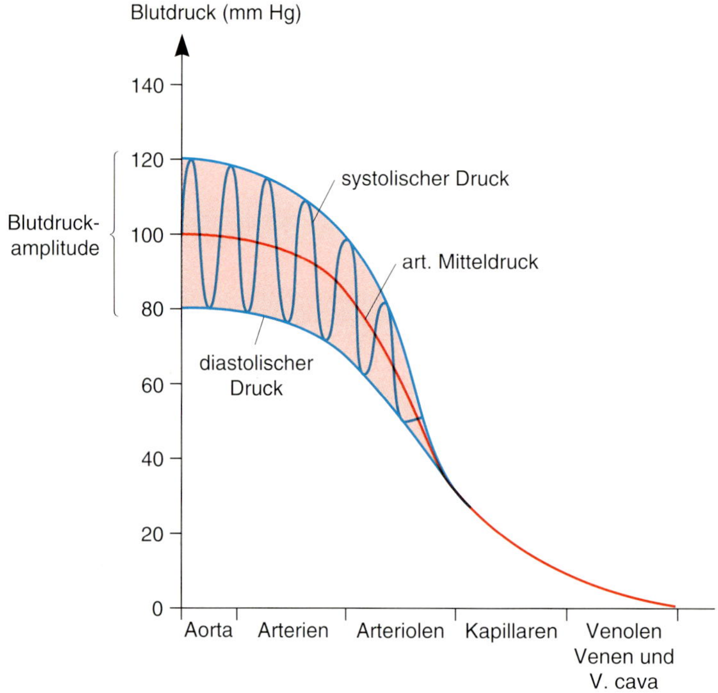

Abb. 3-33: *Blutdruck* in verschiedenen Gefäßtypen

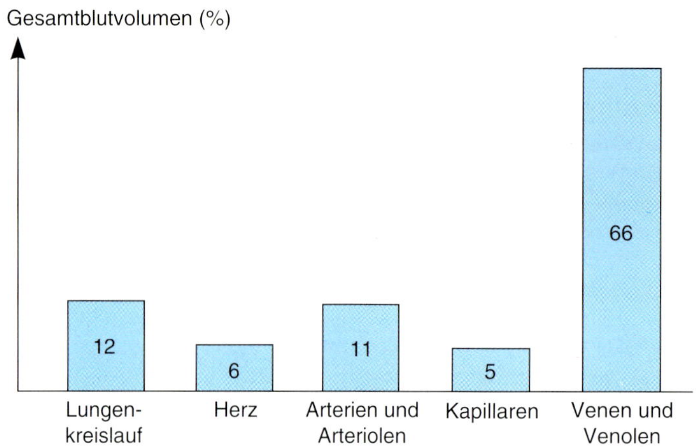

Abb. 3-34: Relativer Anteil von Abschnitten des Kreislaufsystems am *Gesamtblutvolumen* im Zustand der physischen Ruhe

- **Alter**: systolische Drucküberhöhung bei eher erniedrigtem diastolischen Druck durch Windkesselversteifung
- **Herzarbeit** hängt von der **Windkesselfunktion** ab

- **Druckpulswelle** (m/s):
  - Aorta: 5
  - periphere Arterien: 10

Allerdings bewegt sich das Optimum der Dehnbarkeit der Arterien in einem relativ engen Bereich. Mit dem Alter sinkt die Compliance. Ursache ist die zunehmende Einlagerung von Kollagen in die Wand der alternden Aorta. Die Aortenwand eines Siebzigjährigen ist nur noch halb so dehnbar wie die eines jungen Erwachsenen. Folge ist eine vergrößerte Druckpulsamplitude (erhöhter systolischer, kaum veränderter diastolischer Wert) mit gesteigertem mittleren arteriellen Blutdruck und unterschiedlicher diastolischer und systolischer Volumenstromstärke. Die *Abschwächung des Windkesseleffektes* erfordert die Bewältigung desselben Schlagvolumens vom alten Herzen wesentlich mehr Muskelarbeit als vom Herzen des Zwanzigjährigen.
Die Erweiterung der Aorta bei der Aufnahme eines Teiles des Schlagvolumens überträgt sich auf die benachbarten, stromabwärts anschließenden elastischen Arterien. Damit breitet sich eine **Druckpulswelle** aus, deren Ausbreitungsgeschwindigkeit deutlich größer ist als die mittlere Blutströmungsgeschwindigkeit in den jeweiligen Gefäßen. Sie wächst mit dem Volumenelastizitätsmodul, also mit der Steifigkeit der Gefäßwände, an und beträgt in der Aorta eines Jugendlichen etwa $5 \text{ m} \cdot \text{s}^{-1}$, in dessen Extremitätenarterien (Unterarm, Unterschenkel) aber bereits etwa $10 \text{ m} \cdot \text{s}^{-1}$.

Das **Venensystem** nimmt stets mehr als die Hälfte des gesamten Blutvolumens auf (Abb. 3-34).

- **Kapazitätseigenschaft**

Dabei beträgt der venöse Blutdruck nur wenige mm Hg. Dies wird möglich, da die Venenwände wegen ihres großen Elastin/Kollagen-Quotienten über eine große Compliance verfügen (s. Abb. 3-32). Dank ihres hohen Volumengehaltes an Blut wirken sich relativ kleine Änderungen der Venencompliance nachhaltig auf die Funktion des Kreislaufes aus, da die aufgenommenen bzw. abgegebenen Volumina die Herztätigkeit beeinflussen.
Diese volumenrelevante Eigenschaft führt zu der Bezeichnung **Kapazitätssystem** oder Kapazitätsgefäße.
Sie ist auch im rechten Herzen, im gesamten Lungengefäßsystem und im linken Vorhof in dieser Form zu finden. Selbst der linke Ventrikel verhält sich während seiner Füllung in diesem Sinn. Es ist daher auch möglich, in Zusammenfassung aller dieser Kreislaufteile vom **Niederdrucksystem** zu sprechen, das dem **Hochdrucksystem,** gerechnet von der geschlossenen Mitralklappe an, gegenübergestellt wird.

- Abhängigkeit der Herzfunktion von der Venenkapazität

- **Niederdrucksystem**
  - Venensystem
  - re. Herz
  - Lungengefäße
  - li. Vorhof
- **Hochdrucksystem**
  - ab Mitralklappe

2.3.1.2 Aufbau der Kapillaren

Kapillarmorphologie

Kapillaren (Abb. 3-35) unterscheiden sich von allen anderen Gefäßen
- durch ihren *geringen Durchmesser*
- durch das völlige *Fehlen von glatter Muskulatur* und
- sie sind für Blutserum *durchlässig*, wobei der Grad dieser Undichte von Organ zu Organ erheblich schwankt *(gefenstert, nicht gefenstert).*

- **Kapillaren:**
  - **gefensterte**
  - **nicht gefensterte**

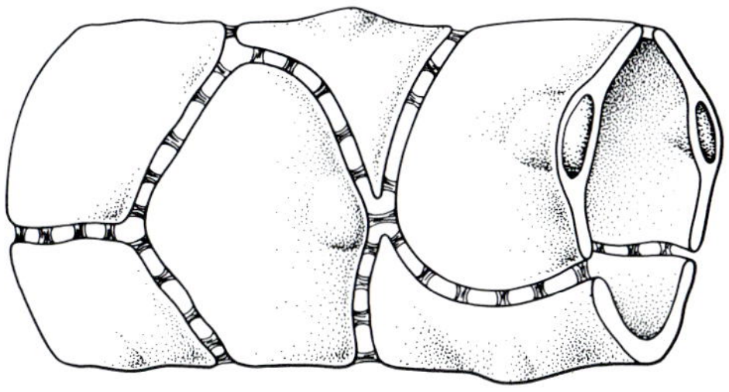

Abb. 3-35:
Prinzipielle *Struktur einer Kapillare.* Die Spalten zwischen den Endothelzellen sind betont dargestellt. Sie sind in Wirklichkeit etwa 4 nm weit; die Kapillarwanddicke mißt etwa 1 μm

Die *Kapillaren* der meisten Organe weisen dicht gelagerte *Endothelzellen* auf, wobei die Interzellularspalten und -kontakte einen ziemlich freien Austausch von *Wasser* und kleinen gelösten Partikel (z. B. Elektrolyte) zwischen Blutplasma und interstitieller Flüssigkeit zulassen. Die Kapillaren des ZNS hingegen verfügen überwiegend nur über **nicht gefensterte Kapillaren** mit sehr geringer Durchlässigkeit selbst für gelöste organische Partikel. Sie bilden faktisch eine *Blut-Hirn-Schranke* aus. Nieren, endokrinen Drüsen (s. Abb. 7-1 C), Darm und Leber haben Kapillaren mit *Poren* oder *Fenstern* (50–100 nm) zwischen den Endothelzellen, **gefensterte** oder fenestrierte **Kapillaren** oder es treten sogar Spalten im Endothel auf, **diskontinuierliche Kapillaren**.

- **Blut-Hirn-Schranke:** Kapillarendotheleigenschaft

Wiederholungsfragen:

Fragen

1. Was sind charakteristische Eigenschaften folgender Gefäßtypen: Arterien, Arteriolen, Kapillaren, Metarteriolen, Venen?
2. Was ist die Compliance? Was ist die funktionelle Folge der Compliance-Unterschiede zwischen Arterien und Venen?
3. Weswegen kann man die Venen als Kapazitätsgefäße bezeichnen?

Hämodynamik

Blutfluß

2.4 Hämodynamik

2.4.1 Blutfluß

Der Blutfluß läßt sich durch *3 hämodynamische Größen* beschreiben:
- Das Volumen, das innerhalb einer Zeiteinheit einen bestimmten Gefäßquerschnitt durchströmt ist die **Volumenstromstärke**
- Passiert eine bestimmte Volumenstromstärke nacheinander einen großen, danach einen kleineren Querschnitt, wird die **mittlere Strömungsgeschwindigkeit** ($\bar{v}$) zunehmen müssen
- Die **lineare Strömungsgeschwindigkeit** des Blutes wird an einem Punkt gemessen. Eine Integration aller linearen Strömungsgeschwindigkeiten über einen bestimmten Radius ergibt die mittlere Strömungsgeschwindigkeit der entsprechenden Querschnittsfläche (F)

- **Kontinuitätsbedingung:** durch jeden Gesamtquerschnitt des Gefäßbaumes fließt die gleiche Volumenstromstärke
- Profil der mittleren Strömungsgeschwindigkeit im Gesamtkreislauf: Abnahme im Kapillarbereich

- **laminare Strömung** wird **turbulent** nach Überschreiten der **Reynold-Zahl**

Daraus folgt, daß die Volumenstromstärke $\dot{Q}$ (ml · s^{-1}) aus mittlerer Strömungsgeschwindigkeit $\bar{v}$ (cm · s^{-1}) mal durchströmter Querschnittsfläche F (cm^2) errechnet werden kann. Es gilt also $\dot{\mathbf{Q}} = \mathbf{F} \cdot \bar{\mathbf{v}}$.

Wenn man die verschiedenen Abschnitte des Kreislaufes aus Gründen der Übersichtlichkeit durch hintereinandergeschaltete Zylinder darstellt, ergibt sich die Abb. 3-36. Arterien und Arteriolen sind hier vereinfacht ebenso zusammengelegt wie Venen und Venolen. Da diese einfache Strömungsfigur weder Volumen speichert noch entspeichert, muß die Volumenstromstärke an jedem beliebigen Querschnitt gleich groß sein. Diese **Kontinuitätsbedingung** gilt im reellen Kreislauf über genügend kurze Zeitabschnitte gesehen genau so uneingeschränkt. Auch hier verschwindet kein Blut oder tritt in größerem Umfang aus Speichern oder gar durch Neubildung hinzu. Wegen $\dot{Q} = F \cdot \bar{v}$ kann für die 3 unterschiedlichen Gesamtquerschnitte von arteriellem, venösem und kapillärem Strömungsabschnitt die jeweils zutreffende mittlere Strömungsgeschwindigkeit errechnet werden. Wie in einem Flußbett verringert sich diese bei Verbreiterung in der Ebene und erhöht sich bei Passieren einer Engstelle. In den Arterien und Arteriolen mit ihrem geringen Gesamtquerschnitt fließt das Blut schnell und erreicht innerhalb kurzer Zeit das Kapillarstromgebiet. Hier ordnen sich Millionen von Kapillaren nebeneinander, so daß sich trotz des geringen Einzelquerschnittes eine erhebliche Gesamtquerschnittsfläche ergibt (Tab. 3-7). Die mittlere Strömungsgeschwindigkeit sinkt auf ihren kleinstmöglichen Wert im Kreislauf ab. Da eine typische Systemkapillare etwa 1 mm lang ist, verbringt das Blut bei einer v = 1 mm · s^{-1} 1 Sekunde in den Kapillaren. Die Reduzierung des Gesamtquerschnittes im venösen Kreislaufteil erhöht hier die Strömungsgeschwindigkeit wieder auf einen Wert, der sich dem in den Arterien annähert. Eine der Natur stärker angenäherte Darstellung des Gefäßsystems stellt dieses besprochene Profil der mittleren Strömungsgeschwindigkeit in Abb. 3-37 dar.

Der Blutstrom in den Blutgefäßen ist in den meisten Fällen **laminar**; jede konzentrisch um die Gefäßachse angeordnete Stromschicht fließt linear, ohne Vermischung oder Verwirbelung quer zur Gefäßachse (Abb. 3-38 A). Den Kontrast zur laminaren Strömung bildet die **turbulente**. Dabei treten Verwirbelungen auf. Die Tendenz zur Wirbelbildung wächst mit

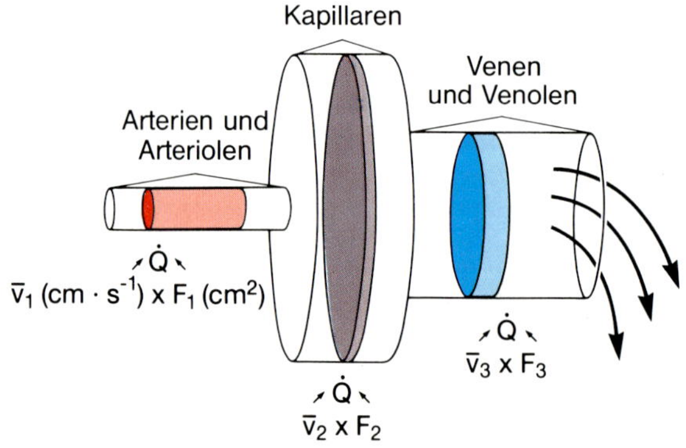

Abb. 3-36: *Kontinuitätsprinzip der Blutströmung* im Kreislauf. Da weder Volumenverluste noch -gewinne auftreten, muß die Volumenstromstärke $\dot{Q}$ durch jeden Querschnitt konstant bleiben. $\dot{Q} = \bar{v}$ (mittlere Strömungsgeschwindigkeit) · Fläche (F). Deshalb muß die mittlere Strömungsgeschwindigkeit beim Übergang von den Arteriolen zu den Kapillaren erheblich absinken: ($\bar{v}_1 \rightarrow \bar{v}_2$).

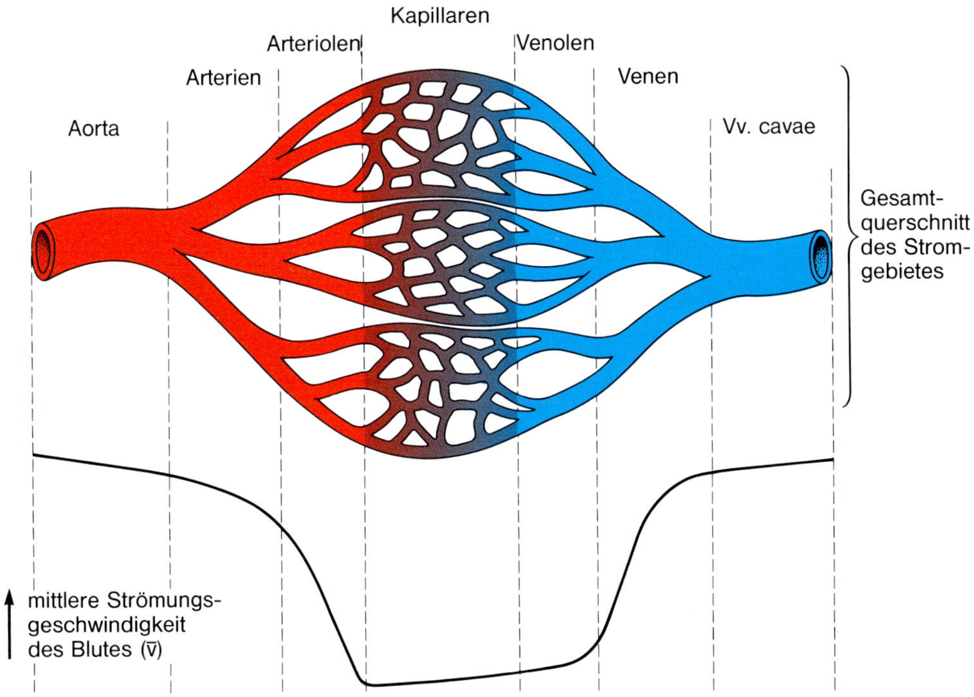

Abb. 3-37: Abhängigkeit der *mittleren Blutströmungsgeschwindigkeit* vom Gesamtquerschnitt in den verschiedenen Abschnitten des Kreislaufes

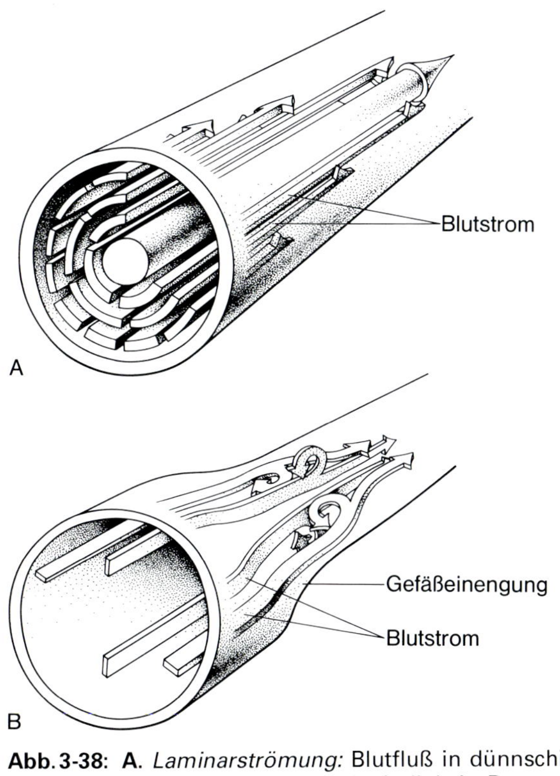

Abb. 3-38: A. *Laminarströmung:* Blutfluß in dünnschichtigen konzentrischen Zylindern mit jeweils konstanter Strömungsgeschwindigkeit. Der wandnächste Zylinder weist die Geschwindigkeit Null auf; die Geschwindigkeit wächst in Richtung auf die mehr zentral gelegenen Schichten; im Axialstrom herrscht Geschwindigkeitsmaximum. **B.** *Turbulente Strömung:* ausgelöst durch zahlreiche Einzelströme quer oder schräg zur Längsachse des Gefäßes. Die Wahrscheinlichkeit ihres Auftretens wächst mit der Einengung des Gefäßquerschnittes

dem Gefäßdurchmesser r, der Strömungsgeschwindigkeit v und der Massendichte des Blutes ρ. Die Blutviskosität η verringert bei ihrer Zunahme die Neigung zur Turbulenz. Der Übergang von laminarer in turbulente Strömung ist durch das Überschreiten der dimensionslosen *Reynold-Zahl* (Re) von 1000–1200 gegeben, die sich aus

$$Re = \frac{r \cdot v \cdot \rho}{\eta}$$

- **Blutturbulenz:**
  - Herzklappenstenose
  - anämisch bedingte Blutviskositätsabnahme
  - sehr hohe Strömungsgeschwindigkeit

ergibt. Im Organismus wird unter normalen Strömungsgeschwindigkeiten und bei normaler Blutzusammensetzung auch in den großen Gefäßen keine **turbulente Strömung** beobachtet. Sie tritt in der Nähe der Pulmonal- und Aortenklappe auf. Irregularitäten in der Klappenoberfläche oder eine Verengung des Klappenostiums (Stenose) verstärken diese Tendenz (Abb. 3-38B). Dabei trägt die ausgelöste Aortenvibration zu dem dann hörbaren Herzgeräusch bei. Pathologischerweise kann turbulente Blutströmung bei sehr hoher Blutströmungsgeschwindigkeit (physische Arbeit) und herabgesetzter Viskosität (schwere Anämie) beobachtet werden.

Stromstärke, treibende Kraft, Widerstand

2.4.1.1 Beziehung zwischen Stromstärke, treibender Kraft und Widerstand

Die Verteilung des Blutstromes auf die Organe ist eine Frage des *Perfusionsdruckes* und des *Strömungswiderstandes*. Blut strömt nur entlang eines Druckgradienten.

⇨

Die Stromstärke durch ein Gefäß, Organ oder Gewebe, das von diesem Gefäß versorgt wird, ist direkt proportional dem Perfusionsdruck und umgekehrt proportional dem Strömungswiderstand.

$$\text{Stromstärke} = \frac{\text{Perfusionsdruck}}{\text{Strömungswiderstand}}$$

- **relative Organdurchblutung:** Blutstromverteilung auf Teilkreisläufe

Daraus ergibt sich die **relative Organdurchblutung**, das ist die Verteilung des Herzminutenvolumens auf die jeweiligen Organkreisläufe (Abb. 3-39). Man kann die Gleichung auch anders interpretieren. Bei einer bestimmten Stromstärke durch eine Strombahn vergrößert sich die Druckdifferenz zwischen zwei Punkten gemäß dem dort vorherrschenden Strömungswiderstand. Der *Druck* wird als *„treibende Kraft"* faktisch für die Überwindung des Widerstandes „aufgebraucht".

- **MAP, CVP, TPR**

⇨

Betrachtet man den Gesamtkreislauf als Strömungsstrecke, ist die treibende Kraft der Gradient zwischen dem mittleren arteriellen Druck (**MAP**) und dem zentralen Venendruck (**CVP**), der in etwa dem Druck im rechten Vorhof entspricht. Der entlang dieser Strecke zu überwindende Strömungswiderstand ist der totale periphere Widerstand (**TPR**). Die Volumenstromstärke, die dem Herzminutenvolumen (**HMV**) entspricht, heißt

$$\dot{Q}\,(HMV) = \frac{MAP - CVP}{TPR}$$

- **TPR:** über ihn fällt der Druck vom **MAP** auf den **CVP** ab
- **Kontinuitätsbedingung** des Kreislaufes am **venösen Eingang** und **arteriellen Ausgang** des Herzens

Da die Kontinuitätsbedingung des Kreislaufes auch für den Blutstrom durch das Herz gilt, muß dem HMV der venöse Rückstrom zum Herzen entsprechen. Dabei müssen die Strömungsverhältnisse am Herzen sichern, daß eine Zu- oder Abnahme des venösen Rückstromes das HMV sinngemäß ändert. Dieser Zusammenhang ist im Frank-Starling-Gesetz enthalten (s. S. 275). Ebenso muß Zu- oder Abnahme der Herzförderleistung den venösen Rückstrom zum Herzen gleichsinnig beeinflussen. Das wird durch die Einflußnahme auf den Druck im rechten Vorhof bewerkstelligt.

Weitere Ausführungen folgen im Kap. III/2

Fragen

Wiederholungsfragen:
1. Welche sind die 3 Größen, die den Blutfluß charakterisieren?
2. Formulieren Sie die fundamentale Beziehung zwischen treibender Kraft, Volumenstromstärke und Strömungswiderstand.
3. Welche Parameter entsprechen im großen Kreislauf der treibenden Kraft, der Volumenstromstärke und dem Strömungswiderstand?

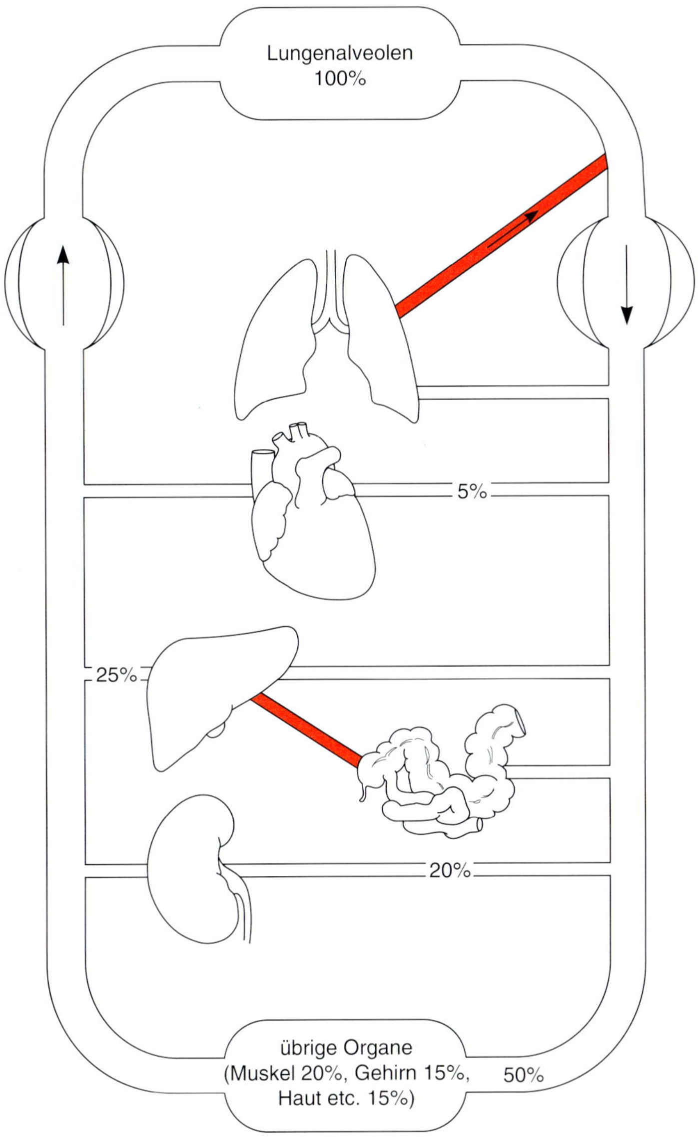

Abb. 3-39: *Relative Organdurchblutung:* prozentuale Verteilung des Herzminutenvolumens auf die Organe. Pfortader und Eigenversorgung der Lungen sind rot gekennzeichnet

2.4.1.2 Blutstrom und Strömungswiderstand in Abhängigkeit von Dimension und Verzweigung des Gefäßbetts

Blutstrom, Strömungswiderstand, Gefäßbett

Eine physikalisch übersichtliche Beziehung zwischen Strömungswiderstand R und Geometrie des durchströmten Gefäßes formuliert das **Hagen-Poiseuille-Gesetz** (mit l = *Gefäßlänge*, r = *Gefäßradius*, η = *Blutviskosität*):

$$R \sim \frac{l \cdot \eta}{r^4}$$

- **Hagen-Poiseuille-Gesetz** ⇐

Es gilt im Kreislaufsystem nur bedingt, da es die laminare Strömung einer homogenen Flüssigkeit in starren Röhren mit benetzbarer Wand fordert. Die Zellsuspension Blut fließt jedoch durch sich stark verzweigende elastische Gefäße. Sie sind allerdings sehr gut benetzbar, und der Strom ist auch weitgehend laminar. Somit sind die wesentlichen Abhängigkeiten auf die natürlichen Verhältnisse anwendbar.

Den stärksten Einfluß auf den Strömungswiderstand hat der **Einzelgefäßradius**, seine Halbierung steigert den Widerstand um das *2^4 = 16fache!*

- **Gefäßradius** ⇐

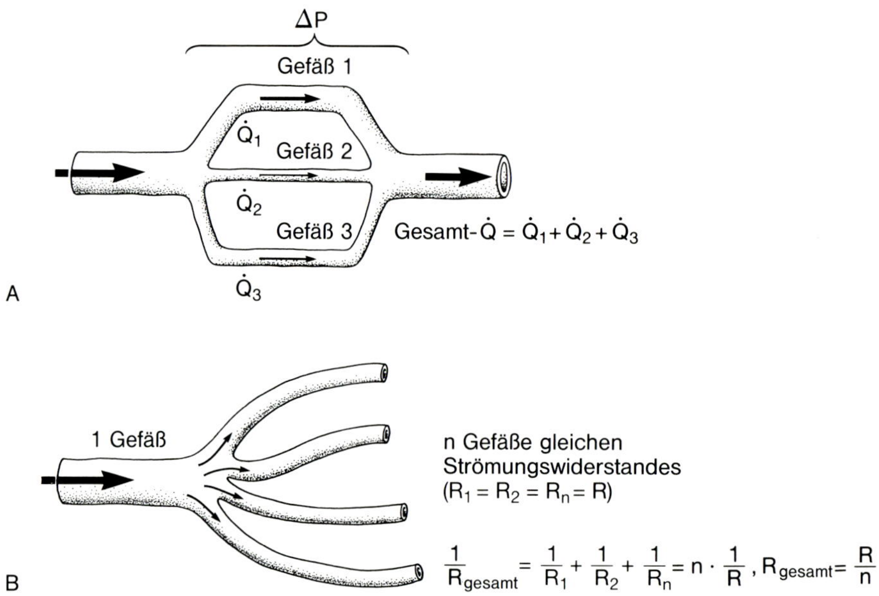

Abb. 3-40: **A.** *Strömungswiderstand bei Parallelschaltung* von Gefäßen. Der Gesamtströmungswiderstand des Gefäßnetzes 1–3 ist kleiner als der kleinste Einzelströmungswiderstand. Dies folgt aus der Tatsache, daß alle 3 Einzelgefäße sowie das Gesamtnetz unter dem gleichen Druckgradienten ΔP stehen, die Gesamtvolumenstromstärke $\dot{Q}$ aber größer ist als jede Einzelvolumenstromstärke $\dot{Q}_1$, $\dot{Q}_2$ oder $\dot{Q}_3$. **B.** Berechnung des *Gesamtströmungswiderstandes* aus n identischen Einzelströmungswiderständen

- **Gesamtquerschnitt** und -strömungswiderstand bei Gefäßverzweigung

Von der Aorta bis in die Kapillare verringert sich der Radius des Einzelgefäßes um den Faktor von 1000 (s. Tab. 3-7). Selbstverständlich erhöht sich deswegen der TPR des Kapillargebietes nicht um das 10^{12}fache. Für den Gesamtströmungswiderstand eines Kreislaufabschnittes ist nämlich neben dem Einzelgefäßwiderstand wichtig, wieviel Gefäße gleicher Rangordnung nebeneinander von Blut durchströmt werden. Parallelschaltung der einzelnen Organkreisläufe ist im großen Kreislauf die Regel, wie Abb. 3-40 augenfällig demonstriert. Der Druckgradient (ΔP) ist bei einer Aufzweigung für jeden Teilzweig gleich, während sich die Gesamtvolumenstärke $\dot{Q}_G$ auf die Zweige aufteilt

$$\dot{Q}_G > \dot{Q}_1, \dot{Q}_2 \ldots \dot{Q}_n$$

Somit ist der Gesamtwiderstand kleiner als jeder Einzelwiderstand (Abb. 3-40 B)

$$R_G = \frac{\Delta P}{\dot{Q}_G} < \frac{\Delta P}{\dot{Q}_1}, \frac{\Delta P}{\dot{Q}_2} \ldots \frac{\Delta P}{\dot{Q}_n}$$

- **Addition der Leitfähigkeit bei Gefäßverzweigung** ⇨

Hintereinander geschaltete Einzelwiderstände addieren sich, während bei Parallelschaltung die Kehrwerte der Widerstände, also die Leitfähigkeiten, addiert werden müssen (Abb. 3-40 B). Die Masse der etwa **10^9 Kapillaren**, die man sich als Aufzweigung der Aorta vorstellen kann, *kompensiert* somit den sehr hohen Einzelströmungswiderstand weitgehend.

Das verhält sich bei den ebenfalls kleinkalibrigen *Arteriolen* und *Metarteriolen* etwas anders. Hier reicht der Verzweigungsgrad nicht aus, den ebenfalls hohen Einzelströmungswiderstand vollkommen auszugleichen.

- **Arteriolen: Widerstandsgefäße** ⇨

Der Gesamtströmungswiderstand ist im **Kreislaufsegment der Arteriolen** verhältnismäßig hoch:
- ein erheblicher Anteil des arteriellen Druckgradienten wird vernichtet (Abb. 3-41)
- zudem kann die Gefäßmuskulatur die kleinen Radien der Arteriolen unter Sympathikuseinfluß wirksam verkleinern.

Konstriktion und Dilatation bewirken hier effektvolle Veränderungen des TPR. Die Arteriolen sind damit vorzüglich geeignet, als Stellglieder in der Widerstandsregulation des Gesamtkreislaufes zu dienen. Man nennt sie deswegen auch die **Widerstandsgefäße**.

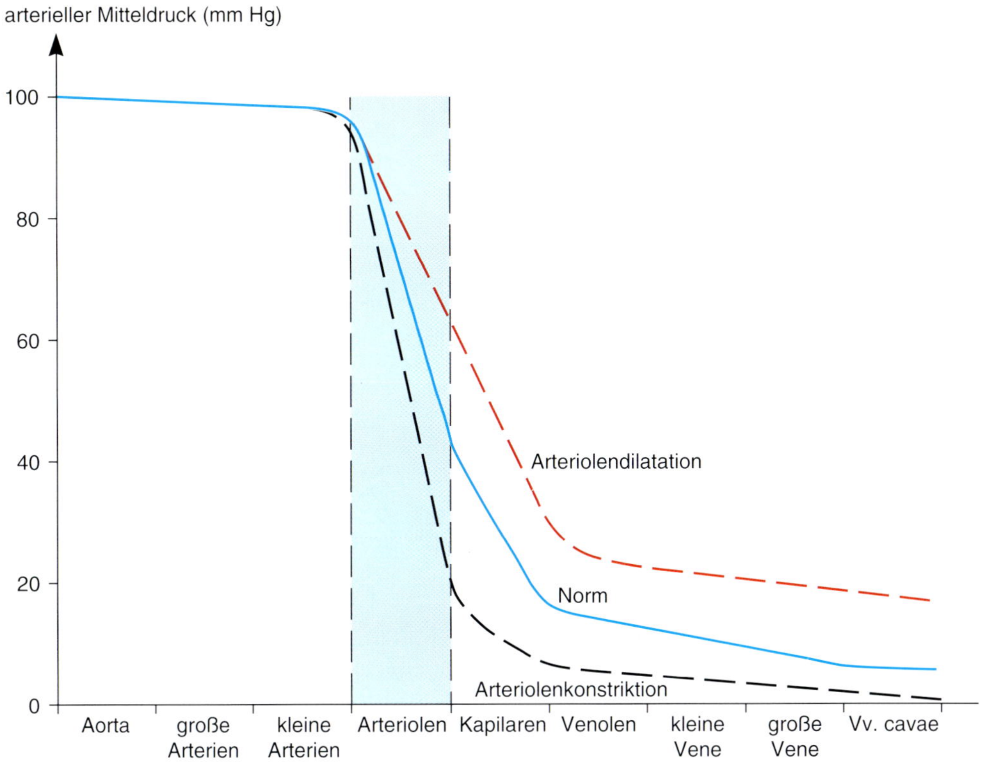

Abb. 3-41: *Druckverlauf* entlang des *Körperkreislaufes.* Der mittlere Blutdruck fällt zwischen dem Herzen und der Aufzweigung in die Arteriolen nur um wenige mm Hg ab. Während der Arteriolenpassage verringert sich der Mitteldruck erheblich. Ein geringerer Abfall kommt in den Kapillaren zustande, und der folgende Kreislaufabschnitt über Venolen und Venen wird mit einem sehr geringen Druckgradienten betrieben. *Arteriolendilatation* verringert hier den Druckabfall und sorgt für einen erhöhten Kapillar- und Venendruck. *Arteriolenkonstriktion* bewirkt das Gegenteil. Eine Veränderung des arteriellen Mitteldruckes ist in der Abbildung nicht berücksichtigt

Das Resultat kann sowohl eine gezielte Verstellung des Druckgradienten als auch der Volumenstromstärke sein.

Klinische Anwendung. So macht man sich beispielsweise eine medikamentöse Einflußnahme auf die Widerstandsgefäße therapeutisch zur Senkung des Blutdruckes und Entlastung der Herzarbeit bei einer Herzinsuffizienz zunutze.

Wie aus der Besprechung der Kreislaufregulation im folgenden Kapitel zu erkennen sein wird, ist die variable Größe offenbar die *Volumenstromstärke,* die zur *Energieversorgung* der unterschiedlich belasteten Organe und Gewebe gebraucht wird. Hingegen strebt das Regulationssystem unseres Organismus als Versorgungsdruck einen weitgehend konstanten Wert in den Arterien an.

Die Verstellung der Werte der Widerstandsgefäße durch **Vasomotorik** wirkt sich nicht nur auf die Durchblutungsverteilung und den arteriellen Blutdruck aus. Der Abfall des arteriellen Mitteldruckes beeinflußt auch die Drücke in Kapillaren und Venen. Beide Werte sind von großer Bedeutung – einmal für den Flüssigkeitsaustausch zwischen Blut und Gewebe und zum anderen für den Blutrückstrom zum Herzen (s. Kap. III/3). Vasodilatation im Arteriolenbereich, die bei Verringerung des Sympathikustonus zustande kommt, führt zu geringerem Druckverlust in diesem Kreislaufabschnitt und erhöht damit sowohl den Kapillar- als auch den Venendruck.

TPR-Verstellung in Widerstandsgefäßen ändert
- **Blutdruck**
- **Kapillardruck**
- **Venendruck**

Die Blutdruckverhältnisse im **Lungenkreislauf** unterscheiden sich erheblich von denen im großen Kreislauf. Zwischen Lungenarterien und -venen besteht ein Druckgradient von nur 14 mm Hg. Das sind etwa 14% des Gradienten MAP–CVP. Da beide Kreisläufe von dem gleichen Blutvolumen pro Zeiteinheit, HMV, perfundiert werden, kann der Gesamtströmungswiderstand hier auch nur 14% des TPR betragen. Die Erklärung dafür ergibt sich aus dem beträchtlich größeren Durchmesser der Arteriolen in der Lungenstrombahn.

- **Lungenkreislauf:**
  - Druckgradient: 14 mm Hg
  - TRP: 14%

Nähere Ausführungen über die Lungendurchblutung finden sich im Kap. IV/1., 3.

- **Blutviskosität** abhängig von:
  - Blutzusammensetzung **(Hämatokrit)**
  - **Gefäßweite**
  - Blutströmungsgeschwindigkeit **(Scheinviskosität)**

Von den beiden noch nicht betrachteten Variablen in der Hagen-Poiseuille-Gleichung hat die Gefäßlänge l den geringsten Einfluß auf den Strömungswiderstand. Nicht ohne Interesse ist hingegen die **Blutviskosität.** Sie hängt von der *Blutzusammensetzung*, der *Gefäßgeometrie* und der *Strömungsgeschwindigkeit* ab. Die Viskosität des Plasmas ist 2mal so groß wie die von Wasser. Der Zellgehalt, *Hämatokrit*, erhöht sie weiter. In weiten Gefäßen ist die Blutviskosität bei normalem Hämatokrit 3mal so groß wie die des Wassers. Ein besonders überraschendes Phänomen ist die *Scheinviskosität:* Änderung der Viskosität in Abhängigkeit von der Blutströmungsgeschwindigkeit. Bei hoher Geschwindigkeit lösen sich faktisch die Teilchen voneinander – die Viskosität nähert sich der Plasmaviskosität. In Gefäßen von weniger als 100 µm Durchmesser kommen zu der hohen Flußgeschwindigkeit noch die *Vereinzelung* der Erythrozyten (Herabsetzung des lokalen Hämatokritwertes) und deren *Rotation* nach Art einer Gleiskette. Diese Erscheinung wird insgesamt als *Fahraeus-Lindqvist-Effekt* bezeichnet. Im Gegensatz dazu kann bei sehr niedrigen Geschwindigkeiten der Strom wegen zu hoher Scheinviskosität versiegen und zum Stillstand kommen (Blutstase).

Fragen

Wiederholungsfragen:
1. Welche 3 variablen Größen bestimmen den Strömungswiderstand eines Gefäßes?
2. Welche Gefäße sind am stärksten an der Einstellung des totalen peripheren Widerstandes beteiligt?
3. Warum ist der Gesamtströmungswiderstand im Kapillargebiet mit den engsten Gefäßen des Organismus kleiner als im Arteriolengebiet mit viel weiteren Gefäßen?

Flüssigkeits- u. Solutenaustausch

2.5 Austausch von Flüssigkeit und gelösten Substanzen zwischen Kapillaren und Geweben

1. Nährstoffe, Metabolite

2.5.1 Austausch von Nährstoffen und Stoffwechselprodukten

- **kapillärer Stoffaustausch:**
  - Diffusion

Der Austausch zwischen Plasma und interstitieller Flüssigkeit ist im allgemeinen ein *Diffusionsvorgang.* Die Konzentrationsunterschiede, die als treibende Kräfte notwendig sind, entstehen durch den Stoffwechsel der Zelle (O_2-Verbrauch, CO_2-Produktion) oder durch aktive Transportprozesse über die Zellmembran (z.B. Glukoseaufnahme). Der Diffusionsweg der Stoffe hängt stark von ihrer **Fettlöslichkeit** ab:
• *gut fettlösliche* Substanzen wie O_2 oder CO_2 können die Endothelzellmembran leicht durchdringen
• im Gegensatz dazu bleibt der *schlecht fettlöslichen Glukose* nur der Weg mit dem Wasser durch die Spalten zwischen den Endothelzellen der Kapillaren.

- **Blut-Hirn-Schranke:** (**keine** Endothelfensterung)

Eine wichtige Ausnahme von diesen Diffusionsregeln soll gleich am Anfang erwähnt werden: wasserlösliche Substanzen, die auf den Weg durch die Zwischenzellspalten des Gefäßendothels angewiesen sind, gelangen nicht in das Hirngewebe. Die Hirnkapillaren weisen derartige Spalten nicht auf (s. Kap. III/2.3.1.2), weshalb man von einer Blut-Hirn-Schranke spricht (s. Kap. III/2.8.4). Die im Hirngewebe notwendigen Aminosäuren und die für den Energiestoffwechsel unabdingbare Glukose müssen über die Endothelzellwände der Gehirnkapillaren *aktiv* transportiert werden. Damit besteht hier die Möglichkeit, den Stoffgehalt des Hirngewebes sehr wirksam zu kontrollieren.

2. Flüssigkeitsaustausch

2.5.2 Flüssigkeitsaustausch

- **Kapillarfiltration**

⟹

Man kann sich die Kapillarwand als ein **feinporiges Filter** für gelöste Teilchen und Lösungswasser vorstellen
• die *Filterkraft* kommt durch einen **hydrostatischen Druckgradienten** vom Kapillarinneren nach außen zustande
• *Gegenkraft* ist der **osmotische Druck**: Das Abpressen des Wassers konzentriert den Kapillarinhalt. Dieser hält Wasser zurück. Es herrscht also ein von außen nach innen gerichteter osmotischer Druckgradient. Da es sich hauptsächlich um kolloidale Eiweißpartikel handelt, spricht man vom **kolloidosmotischen Druck**.
Eine quantitative Beschreibung des Nettoflüssigkeitsstromes versucht die **Starling-Hypothese** der Kapillarfiltration:
• **Nettoflüssigkeitsfiltration** = K *mal* (Summe der auswärts gerichteten hydrostatischen Kräfte *minus* Summe der einwärts gerichteten kolloidosmotischen Kräfte). K beschreibt die **Kapillardurchlässigkeit**.

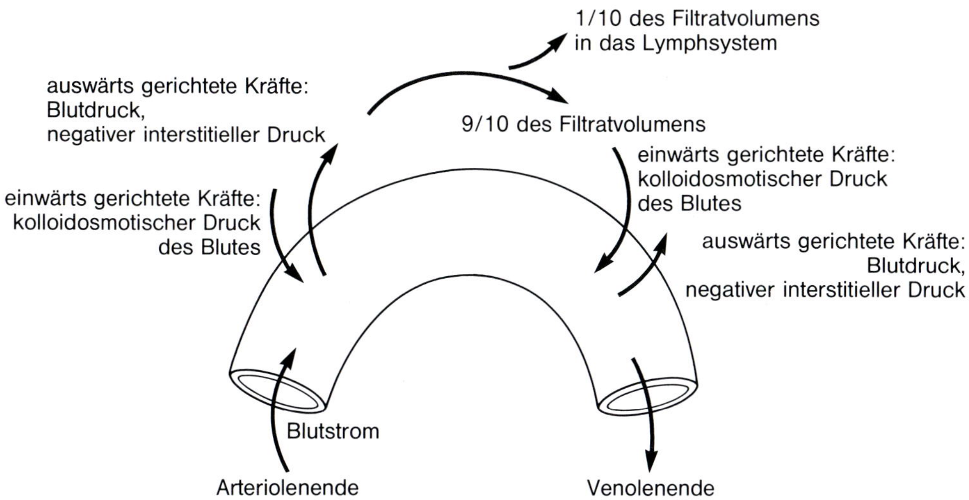

Abb. 3-42: *Starling-Hypothese* der Kapillarfiltration. Die Hauptkomponenten des effektiven Filtrationsdruckes sind der *hydrostatische Druck* in *Kapillarblut* und *Interzellularflüssigkeit* sowie der *kolloidosmotische (onkotische) Druck* in den *Kapillaren* und im *Interstitium*. Der effektive Filtrationsdruck ist am arteriolären Kapillarende auswärts gerichtet, am venolären hingegen einwärts. Etwa 90% des filtrierten Plasmas wird reabsorbiert, 10% bilden die Lymphe

- **effektiver hydrostatischer Druck:** Gegenläufigkeit von
  - **Kapillardruck und**
  - **interstitiellem Druck**
- **effektiver onkotischer Druck:** Gegenläufigkeit von
  - **intra-** und
  - **extravaskulären kolloidosmotischen Druck (Sog)**

Bei dem Wechselspiel von hydrostatischen und onkotischen (kolloidosmotischen) Kräften muß man berücksichtigen, daß der hydrostatische Druck das ist der Blutdruck in den Kapillaren – entlang der durchströmten Kapillare abnimmt (Abb. 3-42). Im interstitiellen Raum außerhalb der Kapillare herrscht ein sehr niedriger hydrostatischer Druck. In manchen Geweben wird hierfür sogar ein negativer Wert angenommen. Dem hydrostatischen Schub für die Kapillarflüssigkeit wird seitens des Interzellularraumes also wenig hydrostatischer Druck entgegengesetzt – teilweise sogar ein Sog. Ein Flüssigkeitsstrom in die Kapillare hinein wird grundsätzlich durch die Bluteiweiße bewirkt. Ihre Konzentration ändert sich trotz Wasseraustritts aus den Gefäßen wenig. Da die interstitielle Flüssigkeit nur wenig onkotisch wirksame Teilchen enthält, ist der von außen nach innen wirkende kolloidosmotische Druck im wesentlichen ein konstanter, von der Plasmaeiweißkonzentration abhängiger Wert.

Insgesamt kehren 90% des Flüssigkeitsstromes, der vom arteriolären Kapillarteil aus das Gefäßsystem verläßt, im Verlaufe des venolären Teils wieder in die Blutbahn zurück. Der Rest bildet die Lymphe. Dafür ist der Abfall des hydrostatischen Druckes entlang der Kapillaren verantwortlich (Abb. 3-43).

Tab. 3-8: Ödementstehung

veränderte Starling-Filtrationsgleichung	mögliche Ursache
1. Vergrößerung des hydrostatischen Druckes in den Kapillaren	• Erweiterung der Arteriolen • Herzinsuffizienz • andauerndes bewegungsloses Stehen
2. Verminderung des onkotischen Druckes des Blutplasmas	• Proteinunterernährung • Proteinsynthesestörung (Lebererkrankungen) • Proteinverlust über die Nieren (Nierenerkrankungen)
3. Erhöhung des onkotischen Druckes im Interstitium	• Proteinaustritt über zerstörte Kapillarendothelzellen
4. vergrößerte Kapillarwandpermeabilität	• Entzündung • Allergie • Verbrennung

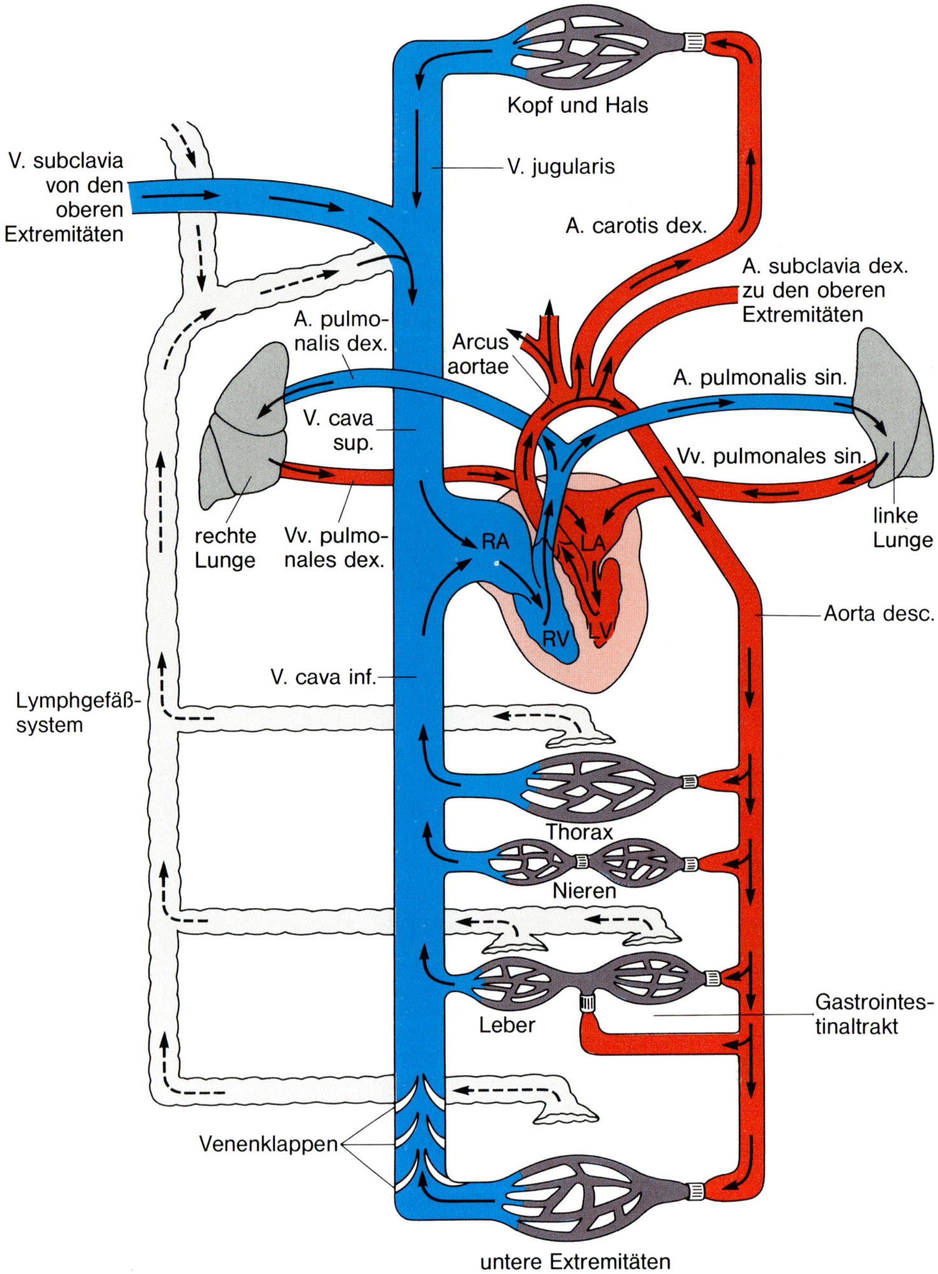

Abb. 3-43: Schema der *Lymphzirkulation* innerhalb des Blutkreislaufes. Die Lymphgefäße beginnen blind in den Geweben. Sie führen Extrazellulärflüssigkeit über die obere Hohlvene und den rechten Vorhof in den Kreislauf zurück

- **Lymphentstehung:** Überwiegen des Auswärts- über den Einwärtsstrom

Diese Betrachtungsweise blieb jedoch nicht unwidersprochen. Möglicherweise kommen die **2–4 l Lymphe** pro Tag auch auf andere Weise zustande, z. B. könnten perfundierte Kapillaren ausschließlich filtrieren und solche mit geschlossenen präkapillären Sphinkteren das Filtrat wieder aufnehmen. Es wird auch diskutiert, daß nicht in allen Geweben ein positiver hydrostatischer Druck im Interstitium herrscht. Wäre er negativ, würde es in diesem Gewebe zu einer viel intensiveren Lymphdrainage kommen – das Gewebe verhielte sich dann wie ein nicht vollgesogener Schwamm. Wie dieser Unterdruck zustande kommen soll, kann mit der Struktur der Lymphgefäße erklärt werden (s. Kap. III/2.5.3).

- **Ödemgenese: Gleichgewichtsstörung Filtration – Reabsorption** durch

Klinische Anwendung. Das Gleichgewicht zwischen Flüssigkeitsfiltration und -reabsorption über die Kapillarwände kann soweit gestört sein, daß es zu einer Flüssigkeitsansammlung im Interstitium eines Gewebes mit Schwellungserscheinungen kommen kann. Man spricht dann von einem Ödem (Tab. 3-8).

Die häufigste Ursache ist eine Störung des kolloidosmotischen Druckes. Dies kann auf der

Abnahme von Eiweißen im Plasma beruhen, z.B. wegen Eiweißabbaues bei Krebserkrankungen oder mangelhafter Proteinzufuhr infolge einer Fehl- oder Mangelernährung *(Hungerödem)*. Aber auch die Proteinzunahme in der Extrazellulärflüssigkeit infolge Kapillarwandschäden (z.B. *bakterielle Entzündung*) kann den onkotischen Druckgradienten umkehren und Flüssigkeitsaustritt aus den Blutkapillaren fördern. Dieser tritt besonders in jenen Geweben zutage, die wegen ihrer Position in unteren abhängigen Körperpartien einem hohen hydrostatischen Druck ausgesetzt sind. Der hydrostatische Druck wächst auch dann, wenn ein größeres Füllungsvolumen und damit ein höherer Druck im Venensystem eingestellt werden. Letzter wirkt sich rückwärts auf den Kapillardruck aus (*„Rückwärtsversagen“* des Herzens) und steigert hier den effektiven Filtrationsdruck, zu beobachten beispielsweise bei der Abnahme der Herzförderleistung (Herzinsuffizienz, s. Kap. III/3.7.3).

- Eiweißmangel (Hunger)
- kapillären Staudruck (Blutsäule)
- Überforderung der venösen Kapazität
- **Zunahme des venösen Blutvolumens:** kreislaufregulatorische Folge von Herzinsuffizienz

Klinische Anwendung. Besonders kritisch ist die Situation im **Lungenkapillargebiet,** weil hier relativ wenig Volumen zusätzlich aufgenommen werden kann, ohne daß sich der normalerweise niedrige Kapillardruck von nur etwa 7 mm Hg ernsthaft erhöht. Eine Insuffizienz des linken Ventrikels oder eine ausgeprägte Mitralstenose können derartige Veränderungen auslösen. Man beobachtet dann das lebensgefährliche *Lungenödem.*

- **Lungenödemgenese (u.a.):**
  - Linksherzinsuffizienz
  - Mitralstenose

Günstig wirkt sich die Einstellung des effektiven Filtrationsdruckes aus hydrostatischer und onkotischer Komponente bei Blutverlust aus. Der absinkende Kapillardruck führt zu einer Flüssigkeitsaufnahme von bis zu 1 l aus dem interstitiellen Raum in das zirkulierende Blut, was im Notfall den Kreislauf aus körpereigener Reserve aufrecht erhalten kann *(„Autoinfusion“)*. Andererseits machten sich die alten Ärzte diesen Mechanismus bei herzinsuffizienten Patienten durch einen *Aderlaß* zu Nutze.

- **„Autoinfusion“** bei Blutverlust
- **Aderlaß** bei Polyglobulie

Weitere ödemfördernde Faktoren sind eine Vergrößerung der *Kapillarwandpermeabilität,* wie sie bei Allergien, Insektenstichen, Verbrennungen beobachtet wird und mechanische Verschlüsse der ableitenden Lymphgefäße. Bei metastasierenden bösartigen Geschwülsten und bei Parasitenbefall kann eine derartige Störung des Flüssigkeitsgehaltes in einzelnen Extremitäten auftreten. Weitere Hinweise auf die Ödementstehung sind der Tab. 3-8 zu entnehmen.

Fragen

Wiederholungsfragen:
1. Was versteht man unter der Starling-Hypothese der Kapillarfiltration?
2. Was sind die Komponenten des effektiven Filtrationsdruckes, der Flüssigkeit aus den Kapillaren in den interstitiellen Raum befördert?
3. Welche Kapillarwandeigenschaft ist verantwortlich für den kolloidosmotischen Druckgradienten vom interstitiellen Raum in die Kapillaren?

2.5.3 Lymphgefäßsystem

Lymphgefäße

Das Kapillarfiltrat, welches das Endothel durchdringt, enthält eine sehr geringe Proteinmenge. Der Eiweißgehalt der Lymphe ist mit $20\ g \cdot l^{-1}$ im Mittel niedrig. Nur die Leberlymphe enthält etwa $60\ g \cdot l^{-1}$. Zur Aufnahme dieses Filtrates sind die Gewebe mit blind beginnenden **Lymphkapillaren** durchsetzt (Abb. 3-44 A), die sich in den **Lymphkollektoren** sammeln. Die Lymphe fließt über prä-und postnodäre Lymphgefäße und Lymphstämme in den *Ductus thoracicus* und *Ductus lymphaticus dexter* (Abb. 3-43). Erster führt mit Ausnahme der rechten Kopfseite und der rechten Schulter die gesamte Körperlymphe ab, letzter übernimmt den Rest. Sie münden im linken und rechten Venenwinkel in den venösen Körperkreislauf. Im Verlauf des Lymphgefäßsystems durchfließt die Lymphe *Lymphknoten*, in denen Zellen des Körperimmunsystems konzentriert sind (s. Kap. VII/2). Pathogene Mikroorganismen aus infizierten Geweben kommen dadurch auf kürzestem Weg mit immunkompetenten Zellen in Berührung.

- **Lymphgefäßsystem:**
  - Lymphkapillaren
  - Lymphkollektoren
  - Ductus thoracicus et lymphaticus dexter
- **Lymphknoten**

Die Aufnahme der Lymphe in die Lymphkapillaren erfolgt über Spalten zwischen den Endothelzellen (Abb. 3-44 B). Sie liegen dachziegelförmig übereinander, durch bindegewebige Verankerungsfilamente in die sie umgebende Bindegewebsmatrix eingebunden. Dadurch führen Druckschwankungen im Gewebe (Skelettmuskelkontraktion) zu einem bevorzugten Flüssigkeitstransport mit den suspendierten Partikeln und allen gelösten Substanzen in die Lymphkapillaren hinein. Dieser gerichtete, pumpenartig organisierte Flüssigkeitsstrom wird durch Endothelklappen in den Kollektoren noch unterstützt und könnte eine Erklärung für das Zustandekommen negativer Drücke in den Zwischenzellspalten abgeben.

- **Lymphaufnahme** in die Lymphkapillaren durch:
  - Muskelpumpe
  - Endothelklappen
  - Endothelspalten

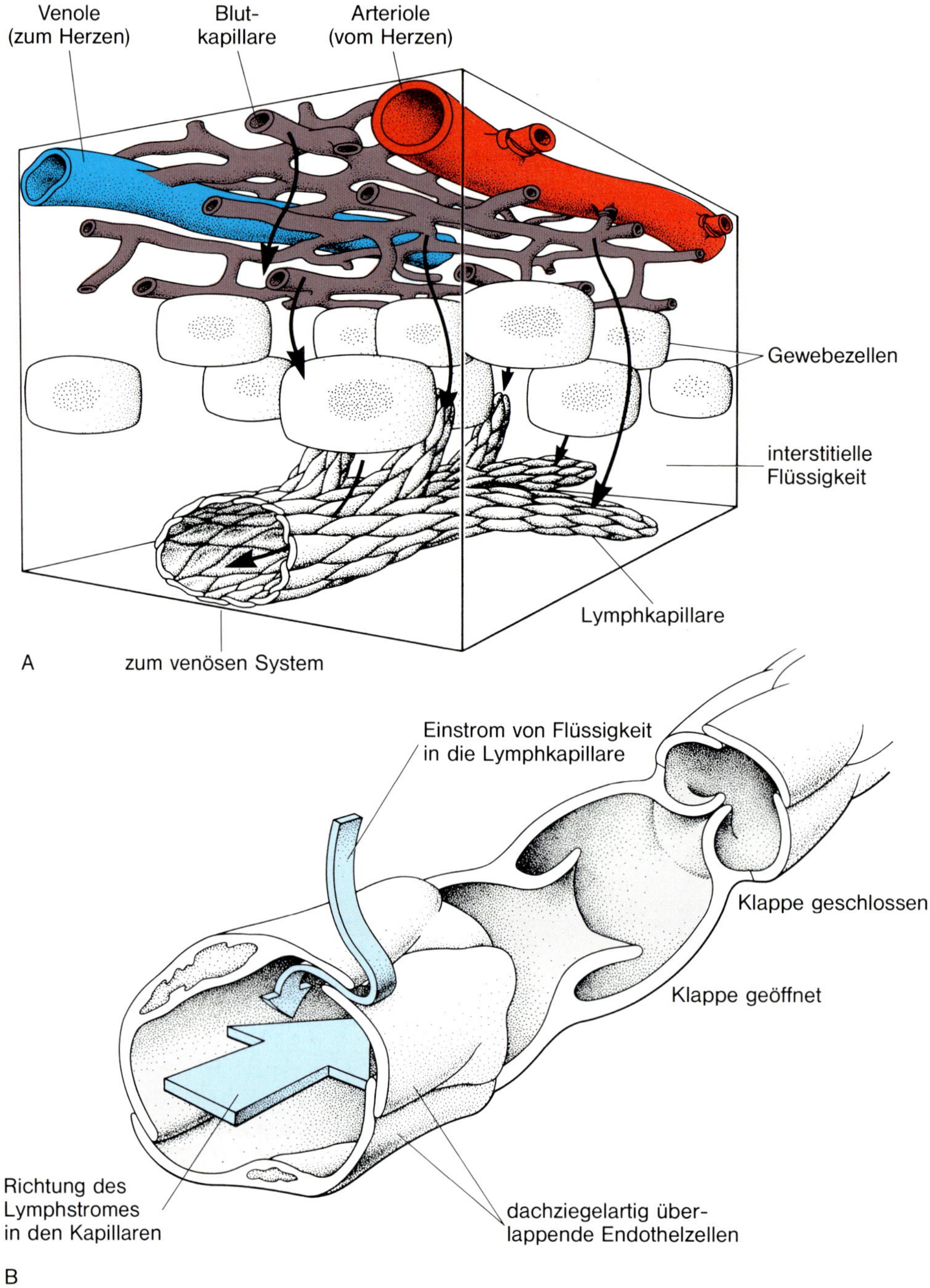

Abb. 3-44: **A.** *Flüssigkeitsstrom* aus den Blut- in die Lymphkapillaren über die interstitiellen Räume. Funktionell wesentliche Strukturelemente sind ventilartige Überlagerungen von Lymphendothelzellen, die offene Verbindungen zwischen Lymphkapillaren und Interstitium schaffen. Sie werden durch Bindegewebsfasern unterstützt, die von den Lymphgefäßwänden in die umgebende Bindegewebsmatrix ziehen und den Kollaps der Lymphkapillaren bei steigendem interstitiellen Druck verhindern (nicht dargestellt). **B.** Gerichteter Strom der Lymphe in den Lymphkapillaren: Die dachziegelförmige Übereinanderlagerung der Lymphendothelzellen erleichtert den Eintritt der interstitiellen Flüssigkeit und verhindert den Rückstrom. Endothelklappen in den Lymphvenen *(Kollektoren)* – ähnlich den Venenklappen – garantieren den herzwärts gerichteten Lymphstrom

Wiederholungsfragen:

Fragen

1. Welche Rolle spielt das Lymphgefäßsystem bei der Regulation des interstitiellen Flüssigkeitsvolumens?
2. Was versteht man unter einem Ödem? Welche Veränderungen fördern eine Ödementstehung?
3. Welche Faktoren können die Flüssigkeitsaufnahme aus dem Gewebe in das Blutplasma über die Kapillarwand fördern?

2.6 Zusammenfassung

• Blut ist ein flüssiges *Gewebe,* eine Suspension von **Erythrozyten**, **Leukozyten**, **Thrombozyten** und **Plasma**. Die roten Blutzellen dienen dem O_2- und CO_2-Transport, die weißen sind in das Immunsystem einbezogen, und die Blutplättchen sind Bestandteil der **Blutgerinnung**. Der **Hämatokrit** ist das Verhältnis zwischen Erythrozyten- und Gesamtblutvolumen.

• Die *3 Phasen der Blutgerinnung* sind

(1) die Bildung des **Thrombozytenpropfes** an der Stelle der Gefäßverletzung

(2) die Bildung des **Blutgerinnsels**

(3) dessen **Wiederauflösung.**

Die Blutgerinnung ist das Ergebnis einer Umwandlung von **Fibrinogen** in **Fibrin**, die durch eine Kaskade aufeinander wirkender Faktoren bewerkstelligt wird. Auslösendes Ereignis ist entweder die Freisetzung von im Blut enthaltenen Faktoren (die **endogene Reaktion**) oder die Freisetzung von Faktoren aus dem verletzten Gewebe (die **exogene Reaktion**). Die Auflösung des Gerinnsels (**Fibrinolyse**) wird durch Faktoren eingeleitet, die ebenfalls während der Gerinnung auftreten aber langsamer wirken.

• Das Verhältnis von Volumenzunahme zu Druckanstieg von Gefäßen heißt **Compliance**. *Arterien* verfügen über eine niedrige Compliance, sie beinhalten ein relativ geringes Volumen unter einem hohen Druck. Die Arterienwände speichern während der Systole Energie, um diese zur Aufrechterhaltung des Blutstromes während der Diastole wieder abzugeben. Ein systolisches Speichervolumen fließt während der Diastole aus den elastischen Arterien in das Kreislaufsystem ab **(Windkesselfunktion der Arterien).** Die *Venen* sind von hoher Compliance – sie wirken als **Kapazitätsgefäße**.

• Abhängig vom jeweiligen Sinnzusammenhang wird der *Blutstrom* wiedergegeben als:

1. Blutvolumen, das in einer Zeiteinheit einen bestimmten Gefäßquerschnitt passiert (**Volumenstromstärke**)
2. die **mittlere Strömungsgeschwindigkeit** innerhalb des betrachteten Querschnittes
3. **lineare Strömungsgeschwindigkeit** an einem definierten Punkt im Strom.

• Die Volumenstromstärke durch ein Gefäß wächst mit dem **Perfusionsdruckgradienten** zwischen Beginn und Ende des betrachteten Gefäßabschnittes und sinkt mit dessen **Strömungswiderstand**. Bezogen auf den Gesamtkreislauf repräsentieren der **venöse Blutrückstrom** zum Herzen bzw. das **Herzzeitvolumen** (HMV) die Volumenstromstärke, der **mittlere arterielle Blutdruck** minus **zentraler Venendruck** den Perfusionsdruckgradienten und der **totale periphere Widerstand** den Strömungswiderstand.

• Der **Strömungswiderstand** ist proportional der *Gefäßlänge,* der *Viskosität* der Flüssigkeit und umgekehrt proportional der 4. Potenz des **Gefäßradius**. Der Gefäßradius hat den größten Einfluß auf die Strömungsverhältnisse in den Blutgefäßen.

• *Gefäßverzweigung* verringert den Strömungswiderstand. Verringerung des *Gefäßradius* vergrößert den Strömungswiderstand. Tritt sowohl das eine als auch das andere auf, bestimmt der Grad der jeweiligen Veränderung, ob der Widerstand steigt oder fällt. Im Fall der **Arteriolen** kommt in der Bilanz eine *Widerstandsvergrößerung* zustande, im Fall der **Kapillaren** *sinkt er* ab – die immense Verzweigung kompensiert die Verjüngung des einzelnen Gefäßes. Der *Strömungswiderstand im arteriolären Gefäßabschnitt entscheidet* weitgehend über den *totalen peripheren Widerstand* des Gesamtkreislaufes. Die Dilatation bzw. Konstriktion einzelner Arteriolen öffnet oder schließt die Perfusion für bestimmte Gewebeabschnitte.

• Die vegetativ-nervöse Kontrolle der glatten Gefäßmuskelzellen erfolgt fast ausschließlich über **sympathische Fasern,** die eine *Vasokonstriktion* hervorrufen.

• **Kapillaren** dienen dem Stoffaustausch zwischen Plasma und Gewebe. Dieser profitiert von der niedrigen mittleren Strömungsgeschwindigkeit in den Haargefäßen. Gelöste Substanzen durchdringen die Kapillarwand durch *Diffusion.* Im **Gehirn** werden Glukose und Aminosäuren ausnahmsweise über die Kapillarendothelien *aktiv transportiert.*

• Der **hydrostatische Druckgradient** bewirkt in den arteriolären Teilen der Kapillaren eine *Filtration des Plasmas* in das Interstitium. In den venolären Kapillarenden neigt ein **onkotischer Druckgradient** hingegen zur *Flüssigkeitsaufnahme* in das Blut, weil der Kapillardruck entsprechend abgefallen ist. Überschüssige interstitielle Flüssigkeit wird durch *Lymphgefäße* abgeführt. Ist der Gesamtfiltrationsdruck in den Kapillaren zu hoch, entstehen **Ödeme**. Abnahme des Blutdruckes infolge Blutverlustes kann vermittels der kolloidosmotischen Kräfte des Blutplasmas zu Flüssigkeitsaufnahme aus dem Gewebe in das Blut führen.

2.7 Übungsfragen

1. Welcher Vorteil wird durch die kaskadenartige Reaktionsweise der Gerinnungsfaktoren erreicht? Welche Reaktionsschritte der Hämostase enthalten eine positive und welche eine negative Rückkopplung?
2. Der Durchmesser einer Kapillare ist geringer als der einer Arteriole. Weshalb weist der kapilläre Kreislaufabschnitt einen geringeren Strömungswiderstand auf als der arterioläre?
3. Welche Auswirkung hat eine Zunahme des kolloidosmotischen Druckes im Gewebe auf das interstitielle Flüssigkeitsvolumen? Was bewirkt in diesem Zusammenhang die Zunahme des Venendruckes?
4. Weshalb nimmt der systolische Blutdruck im Mittel mit dem Lebensalter zu?

5. Welchen Einfluß hat eine Abnahme der Compliance des Venensystems auf das Blutvolumen in den Venen? Wie verändert sich der Venendruck? Was geschieht mit dem venösen Blutrückstrom zum Herzen? Was ist hinsichtlich des totalen peripheren Widerstandes zu erwarten? Welchen Einfluß würde eine Dilatation der Arteriolen auf den totalen peripheren Widerstand haben? Wie verhält sich voraussichtlich der venöse Rückstrom?
6. Wovon hängt es ab, ob bei einer Aufzweigung der Strömungswiderstand eines Stammgefäßes größer oder kleiner wird?
7. Beschreiben Sie die Rolle der folgenden Gerinnungsfaktoren im Blutgerinnungssystem: Hagemanfaktor, von-Willebrand-Faktor, Thrombin, Gewebethromboplastin!
8. Von einer Glaskapillare, in der eine Blutprobe zentrifugiert worden ist, liest man folgende Werte ab: Länge des von Plasma eingenommenen Teiles des Röhrchens = 29 mm, Länge des von Erythrozyten eingenommenen Teiles des Röhrchens = 21 mm. Wie groß ist der Hämatokrit?
9. Wie verändern sich Strömungswiderstand und Volumenstromstärke bei einer Aktivierung von
a) sympathisch adrenergen Fasern mit α-Rezeptoren
b) adrenergen Fasern zu Gefäßmuskelzellen mit β-Rezeptoren
c) sympathisch-cholinergen Fasern
d) parasympathischen Fasern?
In welchen Geweben kommen derartige autonome Steuermechanismen vor?
10. Eine Arterie teilt sich in 2 Äste auf, von denen der eine den halben Radius des anderen aufweist. Wie groß ist die Volumenstromstärke in den beiden Ästen, wenn sie im Stammgefäß 10 ml · min^{-1} beträgt?
11. Welchen Einfluß hat eine Zunahme des osmotischen Druckes in der interstitiellen Flüssigkeit auf deren Volumen? Was bewirkt hier eine Zunahme des zentralvenösen Druckes?

2.8 Klinische Physiologie

2.8.1 Blut-Doping

Mit dem Hämatokrit (Hk) ändert sich die Blutviskosität. Bei einem Hk von 60% kann sie bereits das 6- bis 8fache von Wasser betragen. Eine *Polyzythämie* und eine schwere Dehydratation *(Exsikkose)* führen zu derartigen Zuständen. Andererseits erreicht der Hämatokrit bei einer Anämie oder nach erheblichem Blutverlust leicht Werte um 20–25%, was einer Viskosität von nur noch dem doppelten Wert des Wassers entspricht.
Auch das Blut ist bei dem weltweit verbreiteten Streben nach extremen körperlichen Leistungen der Manipulation nicht entgangen. So wird bei Dauerleistungssportarten wie Radfernfahrt, Langstreckenlauf etc. das Verfahren des **Blut-Dopings** angewandt. Dabei wurde 5 bis 6 Wochen vor einem Wettkampf Blut entnommen, die Erythrozyten separiert und eingefroren. Wenn sich kurz vor dem sportlichen Ereignis der Hämatokrit des Athleten durch Erythropoese wieder normalisiert hat, werden die roten Blutzellen reinjiziert, bis der Hämatokrit um 8–20% gestiegen ist. Diese *künstliche Polyzythämie* hält bis zu 2 Wochen vor. Auch die Gabe von *Erythropoetin* ist für solche Zwecke eingesetzt worden.
Da die Dauerleistungsgrenze durch die Sauerstofftransportkapazität begrenzt wird, können hiermit Leistungssteigerungen um 15% erreicht werden. Mehr ist nicht zu erwarten, da die Viskositätszunahme den Blutströmungswiderstand heraufsetzt. Der Vorteil bezüglich der O_2-Transportkapazität wird bei Hk-Erhöhung um mehr als 20% durch die Nachteile aufgezehrt, die sich aus der notwendigen perfusionssichernden Überhöhung der Herzleistung ergeben.

2.8.2 Hämophilie

Es gibt eine Reihe angeborener Gerinnungsstörungen, bei denen Gendefekte eine normale Synthese von Gerinnungsfaktoren verhindern. So stellt die **Hämophilie A,** die am häufigsten auftretende Form, einen Mangel an *Faktor VIII* dar. Weniger häufig wird unzureichend *Faktor IX* gebildet. Hierbei handelt es sich um eine **Hämophilie B.** Bei schweren Formen dieser Erkrankungen sind spontane Blutungen in die Gewebe, in die Gelenke, die Haut oder generell in lockeres Bindegewebe zu beobachten. Solche inneren Blutungen führen zu Komplikationen, die ohne ausreichende Behandlung häufig schon im frühen Kindesalter tödlich enden. Die Blutungen können durch Transfusionen von Plasmafraktionen gebremst werden, die einen hohen Anteil an den fehlenden Gerinnungsfaktoren enthalten. In seltenen Fällen kann die Behandlung durch Ausbildung von Hemmkörpern gegen Gerinnungsfaktoren erschwert werden.
Die Hämophilie tritt nahezu ausschließlich bei **männlichen Individuen** auf, wird jedoch von den *Müttern übertragen.* Man spricht hierbei von einer geschlechtsgebundenen Vererbung. Die verantwortlichen Gene befinden sich im *Geschlechtschromosom X,* das nur beim weiblichen Geschlecht doppelt (vom Vater und von der Mutter stammend) auftritt (s. Kap. VII/2, 3). Männliche Nachkommen verfügen stets nur über 1 X-Chromosom von der Mutter, gepaart mit einem kleineren, niemals mit den entsprechenden Gerinnungsfaktor-Genen ausgerüsteten Y-Chromosom vom Vater. Damit sind Frauen nur bluterkrank, wenn beide X-Chromosome mit defektiven Genen belastet sind (rezessive Vererbung). Das kommt faktisch kaum vor. Die Knaben hingegen sind bereits befallen, wenn ihnen ein defektes X-Chromosom von einer nur genotypisch, nicht phänotypisch bluterkranken – also scheinbar gesunden – Mutter vererbt wird. Eine solche Frau lebt mit der Aussicht, daß wahrscheinlich jedes zweite ihrer Mädchen Merkmalsträgerin, jedoch jeder zweite ihrer Knaben bluterkrank ist.
Die genotypische Merkmalsträgerschaft scheinbar gesunder Frauen aus Familien mit Bluteranamnese läßt sich häufig durch Untersuchung der entsprechenden Gerinnungsfaktoren im Plasma feststellen. Es ist eine der großen Herausforderungen an die Gentechnologie, hier in Zukunft kausale Hilfe leisten zu können.

2.8.3 Blutdruckmessung

2.8.3.1 Blutige Messung

Der arterielle Blutdruck kann auf unterschiedliche Weise erfaßt werden. Im Tierversuch oder gelegentlich einer Herzkatheterisierung bzw. bei Herz- und Gefäßoperationen kann ein miniaturisierter Druckmeßwandler in verschiedene Gefäße eingeführt werden. Durch feine Drähte über den Katheter mit einem Registriergerät verbunden, ergeben sich unverfälschte Druck-Zeit-Kurven. Wird ein außerhalb des Gefäßsystems liegender Druckmeßwandler verwendet, sind an Länge und Durchmesser des Verbindungskatheters bestimmte hydrodynamisch begründete

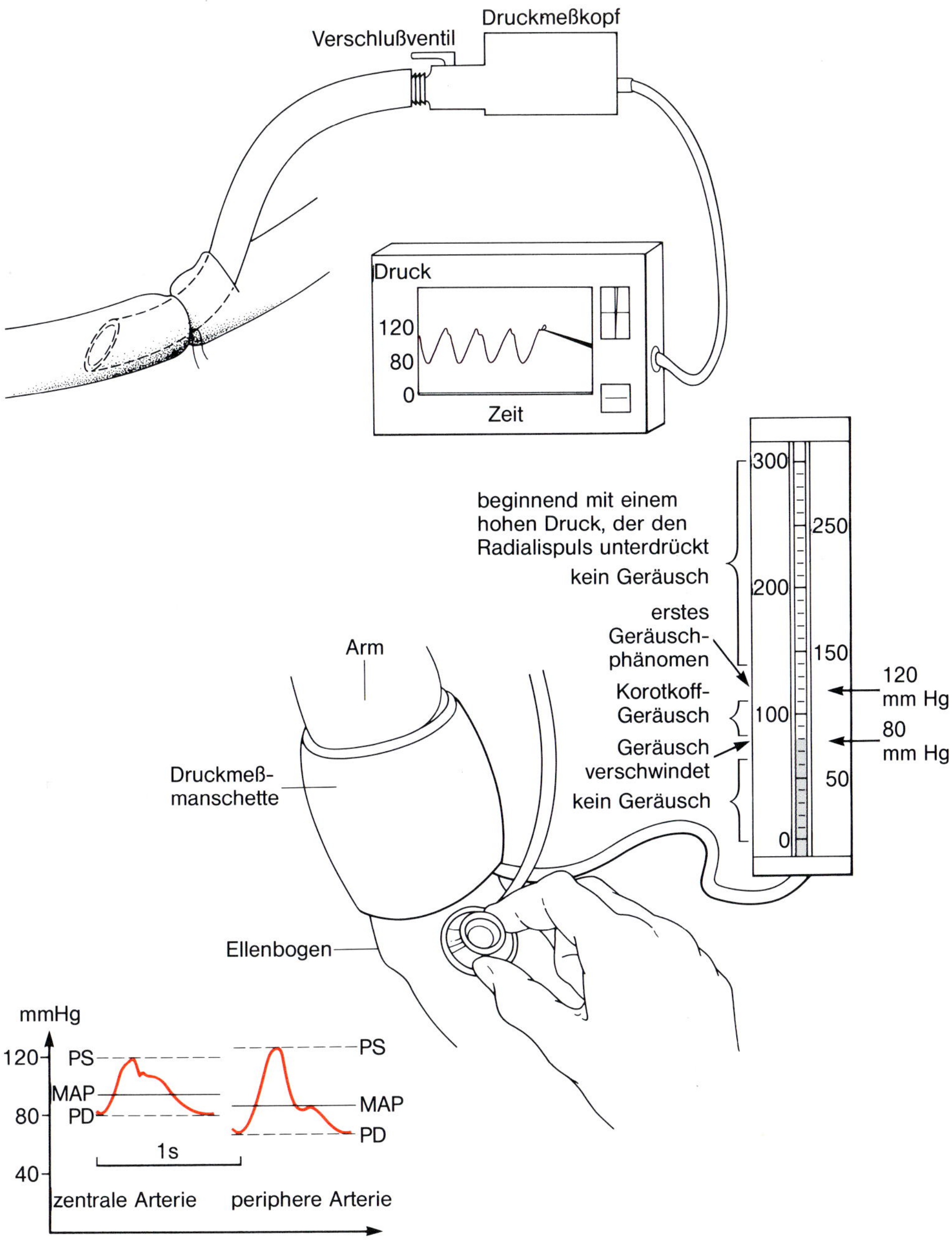

Abb. 3-45: Technik der *Blutdruckmessung*

Anforderungen zu stellen (Abb. 3-45). Der Zeitverlauf des Druckes in Arterien ist in Abb. 3-45 dargestellt. Der niedrigste Wert zum Zeitpunkt der Aortenklappenöffnung (diastolischer Blutdruck P_D) ist in peripheren Arterien niedriger als in der Aorta, der höchste Wert (systolischer Blutdruck P_S) hingegen höher. Dies kommt durch Überlagerung der reflektierten Pulswelle mit der primären zustande. Dadurch entsteht auch der in der peripheren Kurve deutlicher sichtbare 2. Gipfel, die *dikrote Welle*. Der mittlere arterielle Blutdruck MAP (auch als arterieller Mitteldruck bezeichnet) ergibt sich exakt aus dem Zeitintegral über die gesamte Druckpulswelle. Angenäherte Bestimmungen verwenden für die zentralen Gefäße

$$MAP = P_D + \frac{P_S - P_D}{2}, \text{ für die peripheren Gefäße}$$

$$MAP = P_D + \frac{P_S - P_D}{3}.$$

2.8.3.2 Unblutige Messung

Bei der klassischen **auskultatorischen Meßmethode** nach *Riva-Rocci* wird unblutig vorgegangen. Eine Hohlmanschette wird zur Kompression einer größeren peripheren Arterie, gewöhnlich der *A. brachialis*, in speziellen Fällen auch der *A. femoralis* benützt. Das Innere der um den Ober-

arm gewickelten Meßmanschette ist mit einem geeigneten Manometer verbunden (Abb. 3-45). Zuerst wird die Manschette unter Kontrolle des Radialispulses bis zu einem Druckwert aufgeblasen, der sicher über dem systolischen Wert liegt. Der Puls ist dann nicht mehr tastbar, die A. brachialis komprimiert. Über ein Ventil wird der Manschettendruck anschließend möglichst kontinuierlich und nicht zu schnell abgelassen. Beim Unterschreiten des arteriellen Spitzendruckes durchschlägt der Blutstrom unter Wirbelbildung und deutlich hörbarer Geräuschbildung die Sperre. Die Auskultation dieses nach *Korotkoff* benannten Geräusches mittels Stethoskops erfolgt an der durch Palpieren des Pulses lokalisierten A. brachialis in der Ellenbeuge. Nach dem ersten Auftreten des **Korotkoff-Geräusches** verändert sich die Öffnungszeit der Arterie und damit der Geräuschcharakter. Von Interesse ist jedoch erst derjenige Druckwert, bei dem das Geräusch *völlig verschwindet.* Jetzt ist das Gefäß beständig geöffnet, der Manometerdruck entspricht weitgehend dem diastolischen Blutdruckwert.
Bei der Messung des arteriellen Blutdruckes ist neben der Lage des Meßpunktes relativ zur hydrostatischen Indifferenzebene (s. Kap. III/3) und dem psychischen Zustand des Patienten auch die Tageszeit von Bedeutung, da in den späten Nacht- und frühen Morgenstunden die Werte niedriger liegen als im Laufe des Tages.

Von geringer praktischer Bedeutung sind die mit einer Periodendauer von 6–20 s ablaufenden Blutdruckschwankungen III. Ordnung, die sogenannten **Hering-Mayer-Traube-Wellen** (Schwankungen *I. Ordnung* stellen den Druck-Zeit-Verlauf während des Herzschlages, solche *II. Ordnung* atemsynchrone Schwankungen dar).

2.8.4 Blut-Hirn-Schranke

Die Funktion der Synapsen im Gehirn hängt von einer äußerst sorgfältig geregelten Zusammensetzung der zerebralen interstitiellen Flüssigkeit ab. Ionengradienten zwischen dem Extra- und dem Intrazellulärraum und die Transmittereigenschaft zahlreicher kleiner organischer Moleküle, die normale Bestandteile des Blutplasmas sind, bestimmen die Erregbarkeit der Neurone. Diese Parameter, z.B. die K^+-Konzentration des Blutes und dessen Gehalt an Glyzin, Glutamat und Aspartat, können nach einer Mahlzeit erheblich schwanken. Das würde die Hirnfunktion zeitweise vollkommen in Frage stellen, wäre das Organ diesen Veränderungen voll ausgesetzt.
Eine praktisch bedeutsame Folge der Blut-Hirn-Schranke ist die Unmöglichkeit, Antibiotika wie Penicillin über eine Injektion in das Körpergefäßsystem in ausreichender Konzentration in das Gehirn zu applizieren. Demgegenüber sind fettlösliche Substanzen wie Koffein, Nikotin, Kokain und Alkohol sehr schnell in der Zwischenzellflüssigkeit des Gehirns nachweisbar, wo sie unmittelbar ihre Wirkung auf die Neurone ausüben können. Die Pharmakologie beschäftigt sich daher intensiv mit den Möglichkeiten, durch geeignete Maßnahmen die Wirksubstanzen hirngängig zu machen respektive hirngängige Wirksubstanzen zu finden.
In einigen Hirnregionen – *Hypothalamus, Hypophyse, Epiphyse* – ist die Blut-Hirn-Schranke **weniger dicht,** so daß Peptidhormone und Glukose passieren können.
In letzter Zeit wurde eine Methode entwickelt, die Blut-Hirn-Schranke teil- und zeitweise zu öffnen. Die Injektion einer hypertonen Lösung in das Blut kann die dichten Kontakte zwischen den Kapillarendothelzellen wahrscheinlich durch Zellschrumpfung lockern. Der Effekt hält einige Stunden an.

Regulation des Herz-Kreislauf-Systems

3 Regulation des Herz-Kreislauf-Systems

C. Pfeiffer

Dieses Kapitel informiert über:
- die **autonome Gefäßinnervation** und ihre Besonderheiten in **Skelettmuskel, Koronarsystem** und **äußerem Genitale**
- den **Barorezeptorreflex**
- die **Regulation des arteriellen Blutdruckes,** antidiuretisches und atriales natriuretisches Peptid sowie das Renin-Angiotensin-Aldosteron-System
- den **kardiovaskulären Arbeitspunkt,** die **Regulation von zentralem Venendruck, arteriellem Mitteldruck** und **Herzminutenvolumen**
- den **Orthostaseeffekt** und die Stabilisierung des arteriellen Mitteldruckes durch **Barorezeptorreflex, Venenklappen** und **Muskel-** und **Atempumpe**
- Effekte eines mäßigen **Blutverlustes**
- Herz-Kreislauf-Reaktionen bei **körperlicher Arbeit.**

Einführung

3.1 Einführung

Anforderungen an die Kreislaufregulation:

Als unsere Vorfahren zur aufrechten Haltung übergingen, entstanden zahlreiche Belastungszonen im Körper, zu denen auch das Herz-Gefäß-System zählt.

Bei der Mehrzahl der Tiere ist die *Horizontale* die Hauptachse des Kreislaufes, und die Hauptmasse des Blutes befindet sich in der Nähe des Herzens.

Beim aufrecht stehenden Menschen sammeln sich hingegen 70% des Blutvolumens in den stark dehnbaren Venen unterhalb des Herzniveaus. Dem kann der Organismus nur durch den Einsatz von Regulationseinrichtungen begegnen. Zum Haltungsproblem gesellen sich weitere: bei Arbeits- und Hitzebelastung, Blut- und Flüssigkeitsverlust oder krankhaften Störungen. Damit muß nicht nur die funktionelle Anpassung von Herztätigkeit und Gefäßeigenschaften organisiert, sondern auch eine ständige Abstimmung mit dem Flüssigkeitshaushalt über die Aufnahme und Ausscheidung und den Austausch zwischen intra- und extravasalem Anteil aufrechterhalten werden. Die Wechselwirkung Kreislauf-Nierenfunktion und hormonale Steuerprozesse sind daher Bestandteil der Kreislaufregulation. Ein Teil dieser Regulationen ist noch nicht vollständig erforscht.

- **aufrechter Gang**
- **Arbeits-, Hitzebelastung**
- **Blut-, Flüssigkeitsverluste**
- Erkrankungen

Das trifft insbesondere für die **zentralnervöse Organisation** dieser lebenswichtigen Funktionen zu, die wahrscheinlich nicht vollständig als Wechselwirkungen zwischen den Effektoren wie Herz, Gefäßsystem, Kapillaraustausch, Niere, Durst und Salzappetit etc. zu erklären sind, sondern *genetisch angelegte* und möglicherweise sogar *erlernte „Reaktionsmuster"* jener Hirnregionen sind, die das Vegetativum steuern.

3.2 Herz-Kreislauf-Reflexe

Kreislaufreflexe

3.2.1 Bestandteile des Herz-Kreislauf-Regulationssystems

Regulationssystem Kreislauf

In Abb. 3-46 sind die Teile dargestellt, die als miteinander in Wechselwirkung stehende *Elemente eines Regulationssystems* betrachtet werden:

- Das **Herz** als Blutpumpe kann mit *Schlagfrequenz* und *Auswurfleistung* ein unterschiedliches Minutenvolumen fördern.
- Das **Gefäßsystem** weist veränderliche *Strömungswiderstände*, unterschiedliche *Füllungsvolumina* und venenseitig eine veränderliche *Compliance* auf. Damit können der arterielle Mitteldruck, der zentrale Venendruck (ZVD) und der venöse Blutrückstrom zum Herzen eingestellt und verändert werden

⇦

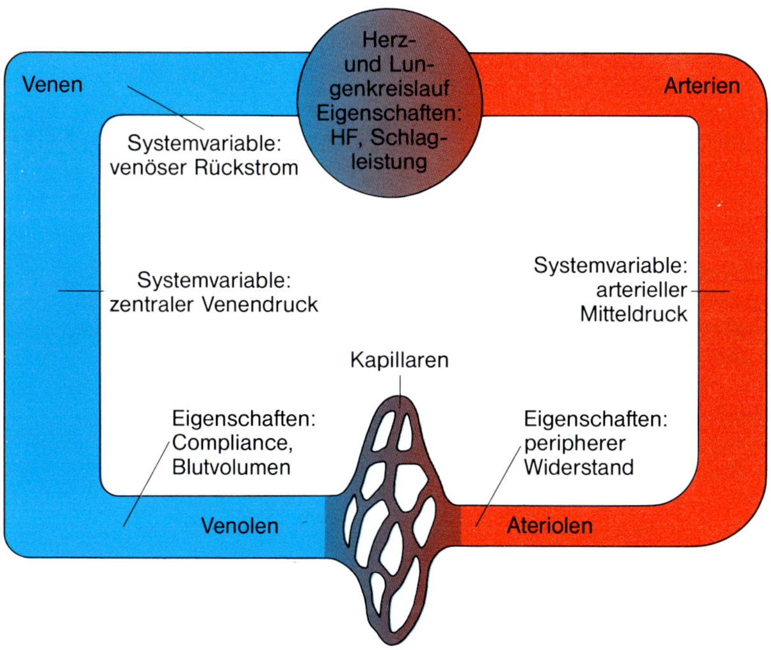

Abb. 3-46: *Darstellung des Herz-Kreislauf-Systems* als funktionelle Einheit von verschiedenen Teilen (Herz, Arterien, Arteriolen, Kapillaren, Venolen, Venen), wovon einige mit ihren Eigenschaften Systemvariable beeinflussen können: Herzfrequenz (HF) und Schlagleistung, totaler peripherer Widerstand, Compliance und Blutfüllung

Kontrolle der Gefäßmuskulatur

1. Externe Kontrolle

3.2.2 Kontrolle der glatten Gefäßmuskulatur

3.2.2.1 Externe Kontrolle

Muskelzelltonus ⇨

Die mit Ausnahme der Kapillaren in allen Gefäßwänden vorhandenen glatten *Muskelzellen* beeinflussen durch ihren Tonus (*Kontraktionsniveau*):
- den totalen peripheren Strömungswiderstand **(TPR)**
- die **Compliance** der Gefäße, vor allem der Venen
- die **Verteilung des Blutstromes**.

- Einstellung des **TPR** durch Gefäßmuskeltonus:
  - externe Faktoren (Hormone, vegetativer Tonus)
  - interne Faktoren

2 Kontrollmechanismen legen den Gefäßmuskeltonus fest:
- *externe Faktoren* wie Hormone und vegetativ-nervöse Einflüsse (Tab. 3-9)
- *interne Faktoren,* die im wesentlichen durch chemische Substanzen gebildet werden, welche in der unmittelbaren Umgebung der entsprechenden Gefäße entstehen. (s. Kap. III/3.2.2.2). Diese lokalen Faktoren und ihre Einflüsse auf den Gefäßmuskeltonus können auch als *Autoregulation* der Gewebedurchblutung verstanden werden (Tab. 3-10).
- Daneben tritt in manchen Gefäßen der *Bayliss-Effekt* auf (s. u.).

- **Gefäßmuskeltonus:**
  - **Basistonus** ohne Innervation
  - **Ruhetonus** durch Sympathikusgrundaktivität

Die relative Wirksamkeit der beiden Kontrollsysteme hängt im einzelnen vom Typ der Gefäße ab. Die meisten glatten Gefäßmuskeln unterliegen dem Einfluß des Sympathikus. Seine Fasern erzeugen durch ihre Spikefolge einen bestimmten Grad an Ruheaktivität der Muskelzellen, den **Ruhetonus.** Jedoch ist auch nach völliger Beseitigung dieser Innervation noch ein Resttonus vorhanden, der **Basistonus.** Er kann auch in Abhängigkeit von der Gefäßdehnung aktiviert werden. Dabei kommt eine dehnungsabhängige Depolarisation der Muskelzellmembran zustande. Diese als Bayliss-Effekt bezeichnete Gefäßtonisierung bei Innendruckzunahme spielt bei der Autoregulation der Glomerulusdurchblutung vermittels der Vasa afferentia eine Rolle.

- **Sympathikusaktivität:**
  - Zunahme: **Vasokonstriktion**
  - Abnahme: **Vasodilatation**

Eine Erhöhung der Spikefrequenz in *Sympathikusfasern,* die zu Zellen mit vorwiegend α_1-adrenergen Rezeptoren ziehen, steigert deren Tonus über das Ruheniveau. Die Folge ist eine Radiusverminderung des entsprechenden Gefäßes, die **Vasokonstriktion.** Umgekehrt relaxieren die Gefäßmuskelzellen bei Abnahme des Sympathikustonus, der **Vasodilatation.**

- **Arteriolen, Venenkonstriktion** ⇨

In den meisten Geweben enthalten sowohl Arterien als auch Venen α_1**-Rezeptoren.** Dennoch ist die Wirkung einer Sympathikusstimulation unterschiedlich:
- **arterioläre Vasokonstriktion** vermindert den Blutzustrom zu den Geweben und *erhöht den TPR*, da hier der Strömungswiderstand besonders wirksam wächst
- **Venenkonstriktion** hat keinen wesentlichen Einfluß auf den TPR, führt jedoch zur *Versteifung der Venenwände*. Das senkt die Compliance des Venensystems und verringert das venöse Blutvolumen.

Ausnahmen:

1. **Skelettmuskelgefäße:**
   - α_1 und β_2-Rezeptor
   - sympathisch-cholinerge

Von diesem Reaktionsmuster müssen *3 Gefäßgebiete* ausgenommen werden:
- Die **Arteriolen der Skelettmuskulatur** sind sowohl mit α_1- (vorwiegend noradrenalinempfindlich und vasokonstriktorisch) als auch β_2- (vorwiegend adrenalinempfindlich und vasodilatatorisch) adrenergen Rezeptoren besetzt (Tab. 3-9). Dadurch führt ein niedriger Blutspiegel an Adrenalin zur Gefäßdilatation, da die Affinität zu β_2-Rezeptoren größer ist als zu α_1-Rezeptoren. Ist der entsprechende Blutspiegel hoch oder wird von den Nervenenden Noradrenalin an die Gefäßmuskeln abgegeben, werden vorwiegend α_1-Rezeptoren aktiviert und die Gefäße konstringieren.

2. **Hautgefäße:**
   - sympathisch-adrenerg, -cholinerg
   - Bradykinin bei Schweißdrüsen

- Die **Arteriolen der Haut und der Skelettmuskeln** bilden insofern eine Ausnahme von der Regel, die Gefäße seien ausschließlich sympathisch innerviert, als sie außerdem von sympathischen Fasern versorgt werden, deren Transmitter *Azetylcholin* ist. Damit tritt eine sympathisch-cholinerge Vasodilatation auf, wenn bei hohem Bedarf für Wärmeabgabe über die Haut oder bei physischer Arbeit eine starke Durchblutung dieser Gewebe aufrecht erhalten werden muß. Die Vasodilatation bei Hitzereaktion der Haut ist daneben auch eine Folge des von den sympathisch-cholinerg innervierten Schweißdrüsen abgesonderten *Bradykinins.*

3. **Genitalgefäße:**
   - sympathisch-noradrenerg
   - parasympathische

- Auch die **äußeren Genitalorgane** verfügen nicht nur über eine reguläre sympathische Innervation, sondern erhalten daneben auch parasympathische Fasern, die dilatatorisch wirken (s. Kap. VII/4). Diese Innervationsvariante ermöglicht den für die Fortpflanzung unerläßlichen Durchblutungstyp, der u. a. die Erektion des Penis ermöglicht (Tab. 3-9).

Tab. 3-9: Externe Faktoren der Gefäßregulation

Substanz	Effekt	Bemerkung
• sympathische Nerven		
α_1-adrenerg	Konstriktion	wesentlicher Effekt des Sympathikus auf die Gefäßmuskulatur und Hauptgrund für Änderungen des totalen peripheren Widerstandes und der venösen Compliance
β_2-adrenerg	Dilatation	Arteriolen der Skelettmuskulatur. Wirkung geringer als der α_1-Effekt, jedoch wesentlich bei Anstieg des Adrenalinblutspiegels
cholinerg	Dilatation	Arteriolen der Skelettmuskulatur. Wesentlich in der Startphase. Wirkung gering verglichen mit der autoregulatorischen (lokalen) Vasodilatation
• parasympathische Nerven		
cholinerg	Dilatation	wichtig für die Aktivierung der äußeren Genitalien. Parasympathisch aktivierte Gewebe (Speicheldrüsen, Magen-Darm-Trakt) können als indirekte Reaktion auf mitproduzierte Stoffwechselprodukte gefäßdilatatorisch beeinflußt werden
• Hormone		
ADH (Vasopressin)	Konstriktion	auf Signale wie z. B. Druckabfall in den Herzvorhöfen von hypothalamischen Neuronen im HHL freigesetztes Oktapeptid
Angiotensin I, II	Konstriktion	entsteht nach Reninsekretion in der Niere, die ihrerseits bei Veränderungen in der renalen Zirkulation wie z. B. Abnahme der Nierendurchblutung, eine Folge einer arteriellen Hypotonie, zustande kommt

Tab. 3-10: Interne Faktoren der Gefäßregulation im Körperkreislauf (lokale oder Autoregulation)

autoregulatorische Substanzen	Bemerkung
• metabolische Vasodilatatoren	
Sauerstoffabnahme	hohe oxidative Stoffwechselrate
pH-Abnahme	Folge von Hyperkapnie (CO_2-Anstieg) und Laktazidose (Milchsäureanstieg)
K^+-Zunahme	erhöhte Aktivität erregbarer Zellen
• parakrine Substanzen	
Prostaglandine	können in Abhängigkeit vom Typ des jeweiligen Prostaglandins dilatierend und konstringierend wirken. Außerdem wichtig bei Entzündungsreaktionen und Blutgerinnung
Bradykinin	wichtig für Gefäßdilatation bei Entzündung und in Schweißdrüsen
Histamin	wichtig für Gefäßdilatation bei Entzündung und allergischen Reaktionen
Adenosin	Vasodilator in verschiedenen Geweben, speziell im Herzen

2. Interne Kontrolle

3.2.2.2 Interne Kontrolle

Die **Autoregulation der Gewebeperfusion** stellt die vom Perfusionsdruck weitgehend unabhängige Sicherung des Stoffaustausches bei den unterschiedlichen metabolischen Aktivitäten dar. Dazu muß der Öffnungsgrad der zugeordneten Arteriolen durch Stoffe gesteuert werden, die selbst am Stoffwechsel beteiligt sind und mit dessen Intensität schwanken. Sie werden als *lokale Faktoren der Durchblutungsregulation* bezeichnet und wurden im Kap. I/2, als Beispiel einer negativen Rückkopplung bereits erwähnt.

- **Autoregulation der Gewebeperfusion**

⟹

Abhängig vom jeweiligen Gewebe dienen unterschiedliche Substanzen als *lokale Regulationsfaktoren*: Stoffwechselprodukte wie **CO_2** und **Milchsäure**, aber auch bei Zellaktivität freigesetzte **K^+-Ionen** oder parakrine Substanzen wie **Prostaglandine, Adenosin** oder **Bradykinin** (Tab. 3-10). Der beim Stoffwechsel in der Regel erniedrigte **Sauerstoffpartialdruck** kann ebenfalls eine solche Signaleigenschaft annehmen.

besonders durch
- **Metarteriolentonus**
- **präkapillären Sphinktertonus**

Alle genannten stoffwechselabhängigen Substanzen sind besonders für die Einstellung des *Metarteriolentonus* wichtig, da dieser Gefäßtyp nur sehr spärlich innerviert ist. Auch die *präkapillären Sphinkter* werden durch lokale Faktoren stark beeinflußt.

- Beispiel: **Skelettmuskel**

Ein *anschauliches Beispiel* für die lokale Durchblutungsregulation ist die **Skelettmuskulatur.** Sie erhält unter Ruhebedingungen nur einen geringen Teil des Minutenvolumens, der auch noch wegen der verschlossenen präkapillären Sphinkter größtenteils über die wenig Strömungswiderstand bietenden Shuntgefäße an den Kapillaren vorbeiströmt. Erst bei **physischer Arbeit** entstehen nennenswert Stoffwechselprodukte und werden vermehrt Nährstoffe und Sauerstoff verbraucht. Dies ist das *Signal* für die **Arteriolendilatation** und gehäufte **Öffnung präkapillärer Sphinkter,** was zur Durchblutungszunahme führt.

3. Unterschiede der Gefäßprovinzen
überwiegende Regulationselemente:
- vegetative Vasokonstriktion in **Haut, Eingeweiden**
- vegetative Vasokonstriktion und -dilatation in **äußerem Genitale**
- **lokale vasoaktive Substanzen in Herz, Hirn**
- vegetative Vasodilatation und -konstriktion, lokale vasoaktive Substanzen je nach Funktionszustand in **Skelettmuskulatur**

3.2.2.3 Unterschiede zwischen verschiedenen Gefäßgebieten

Der Anteil externer und interner Kontrolle ist bei den Mikrogefäßen unterschiedlicher Gewebe sehr verschieden. Selbst in ein und demselben Gewebe wechselt die Wirksamkeit beider Mechanismen von Fall zu Fall. Eine besonders wirksame vegetative Vasokonstriktion findet sich in der *Haut* und in den *Eingeweiden.* Die von Sympathikus und Parasympathikus innervierten äußeren Genitalorgane sind nur mit der daraus resultierenden hohen Reaktionsgeschwindigkeit und -intensität in der Lage, den Anforderungen des Geschlechtsaktes gerecht zu werden (s. Kap. VII/4). Im Gegensatz dazu übertrifft die lokale Durchblutungsregulation im **Gehirn** und im **Herzen** die externe vegetative Gefäßkontrolle in ihrer Bedeutung.
In der *Skelettmuskulatur* ändert sich die Wirksamkeit der äußeren und inneren Kontrolle mit der Aktivität. Im ruhenden Muskel dominieren die sympathisch-noradrenergen Einflüsse und verschließen viele Gefäße. Steht eine Leistung bevor, wird eine Durchblutungsverbesserung in den voraussichtlich einzusetzenden Muskeln dadurch erreicht, daß die Aktivität der sympathisch-cholinergen Fasern ansteigt und Adrenalin aus dem Nebennierenmark freigesetzt wird. Setzt die physische Arbeit schließlich ein, steigert sich die Durchblutung weit über dieses vegetativ gesteuerte Niveau hinaus als Anwort auf die massive Anflutung lokaler Regulationsfaktoren.

Fragen

Wiederholungsfragen:
1. Durch die Verknüpfung welcher Systemvariablen läßt sich die Funktion des Herz-Kreislauf-Systems insgesamt beschreiben?
2. Welche 2 Systemvariablen beschreiben am besten die Herzfunktion? Welche 3 Systemvariablen sind vorwiegend von Gefäßeigenschaften abhängig?
3. Welche Gefäßeigenschaft wird im besonderen Maße durch eine Arteriolenkonstriktion oder -dilatation beeinflußt? Welche hängt stark von der Compliance des Venensystems ab?

Baroreflex

3.2.3 Barorezeptorreflex

- **Barorezeptoren** in:
  - Karotissinuswand
  - Aortenbogenwand

Die Abb. 3-47 gibt die Lage der **Barorezeptoren** (Pressorezeptoren) wieder. Ein wichtiges Rezeptorfeld findet sich in der Wand der A. carotis communis, wo sie sich kurz vor ihrer Aufteilung in die externe und interne Karotis zum **Karotissinus** erweitert. Weitere Barorezeptoren liegen verstreut in der Wand des **Aortenbogens.** Die von diesen Sensorzellen ausgehenden Axone erreichen im IX. und X. Hirnnerven den Hirnstamm und die dort befindlichen Neurone des Kreislaufzentrums. Über Interneurone werden vegetative Efferenzen aktiviert,

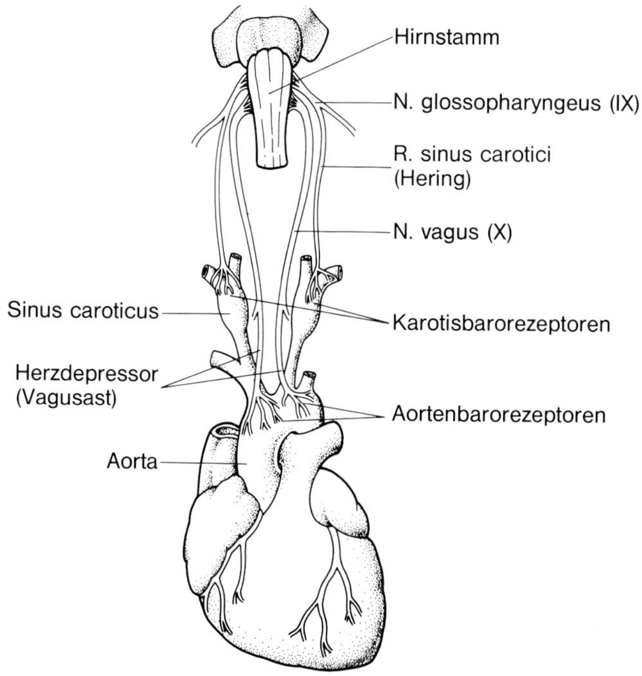

Abb. 3-47: Lokalisation der *Karotis- und Aortenbarorezeptoren* und ihre nervöse Verbindung in das ZNS. Die afferenten Axone aus dem *Karotisbereich* verlaufen im *Hering-Nerven,* einem Glossopharyngeusast. Aus der *Aortenwand* werden die Erregungen über den *Depressornerven* (Vagusast) dem Hirnstamm zugeleitet

die über parasympathische und sympathische Fasern das Herz, über sympathische Nerven die Gefäße und das Nebennierenmark erreichen (Abb. 3-48).

Der *Karotissinusreflex* wurde 1920 von Hering entdeckt. Ein mäßiger Schlag auf den Hals oberhalb der Karotisteilung führt bei einigen Patienten zu einer merklichen Verlangsamung des Herzschlages und sogar zur Ohnmacht.

1. Karotissinusreflex: Dehnung der Sinuswand senkt Herzfrequenz, -kontraktilität, TPR

Im Tierexperiment konnte daraufhin nachgewiesen werden, daß eine **Dehnung des Karotissinus** die *Herzfrequenz* und den *arteriellen Blutdruck* senken, während das **Abklemmen** der A. carotis communis das *Gegenteil* bewirkt.

Die von den Barosensorzellen generierte pulsatorische Spikefrequenz steigt und fällt mit der Dehnung derjenigen Arterienwand, in der sich die Sensoren befinden (Abb. 3-49 A). Die Empfindlichkeit reicht aus, den vom Herzschlag erzeugten *Druckschwankungen* zu folgen. Daneben wird jedoch auch der *arterielle Mitteldruck* erfaßt (Abb. 3-49 B). Sein Gegenwert in Spikes pro Zeiteinheit erfährt offenbar eine Gegenüberstellung mit der neuronalen Grundaktivität des Herz-Kreislauf-Zentrums als Zielgröße. Abweichungen führen zu kompensierenden Aktivitäten der efferenten Nerven aus diesem Zentrum. Dabei werden Steuerinformationen an das Herz über sympathische und parasympathische Fasern, an die glatte Gefäßmuskulatur nahezu ausschließlich über den Sympathikus vermittelt (Abb. 3-48).

2. Barorezeptoraktivität: folgt herzschlagsynchroner Blutdruckschwankung u. arteriellem Mitteldruck

Ergebnis der *Barorezeptoreninaktivierung:*
- am **Herzen** eine Beschleunigung und Kontraktionsverstärkung, also eine *Erhöhung des Stromzeitvolumens*
- im **peripheren Kreislauf:** *Anstieg des TPR* weil die Arteriolen in der Bilanz konstringieren
- Normalisierung des arteriellen Blutdruckes: Perfusionsdruck = Volumenstromstärke · totaler peripherer Widerstand (siehe S. 296).
- **„Blutdruckzüglerfunktion"**: Baroreflex verhindert das Übertreffen des vom Kreislaufzentrum vorgegebenen Normwertes des arteriellen Blutdruckes.

- **Baroreflex** ⇦

Klinische Anwendung. Als Beispiel mag eine *Adrenalininjektion* dienen. Ihre unmittelbare Folge entspricht etwa einer massiven Sympathikusaktivierung des Herz-Kreislauf-Systems – der arterielle Mitteldruck steigt erheblich an. Jedoch innerhalb weniger Sekunden verlangsamt sich der Herzschlag, eine Folge von baroreflektorisch aktivierten Parasympathikuserregungen am Herzen. Zur gleichen Zeit kann man beobachten, daß jede weitere Sympathikusaktivität in Herz oder Gefäße versorgenden Nerven kaum noch beantwortet wird. Die auf

- Adrenalininjektion löst Baroreflex aus

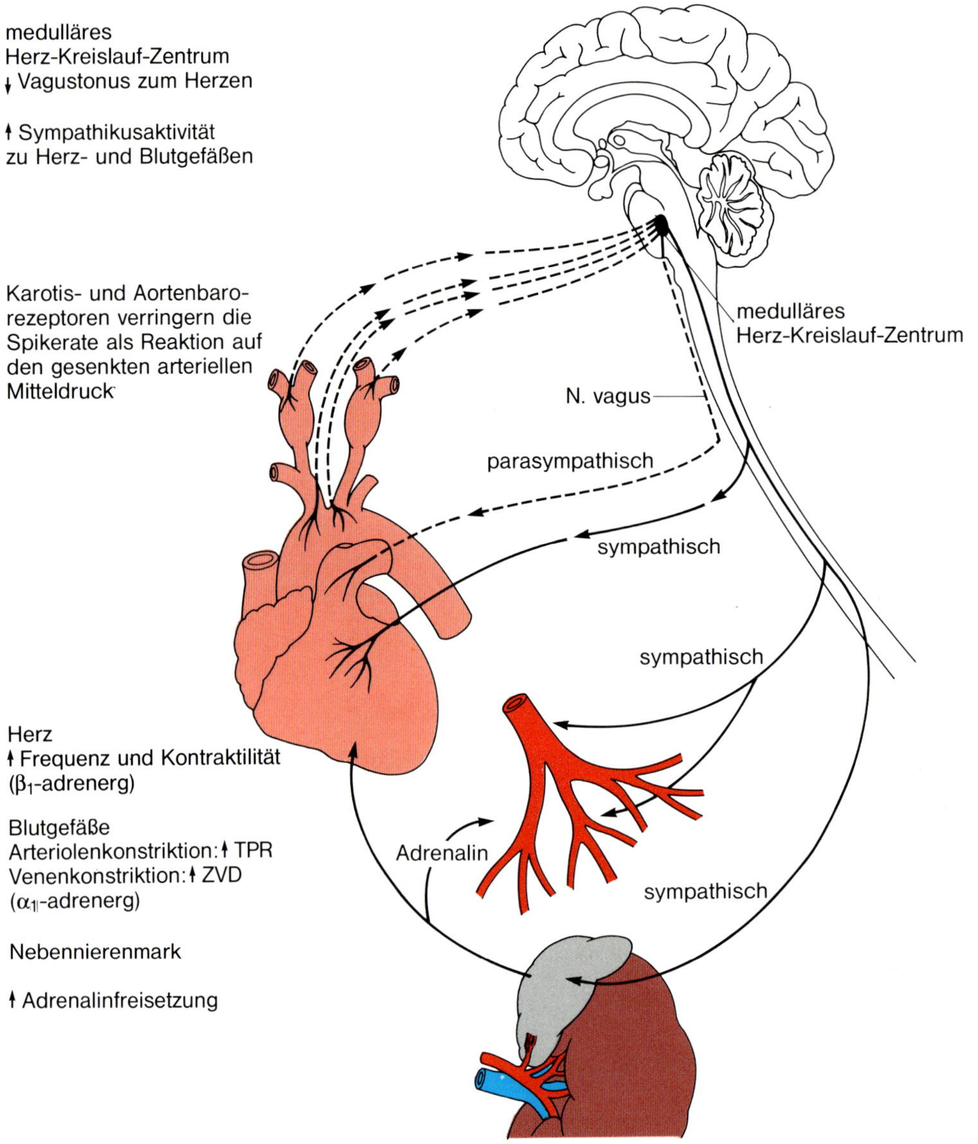

Abb. 3-48: Antwortreaktionen auf eine Senkung des arteriellen Mitteldruckes beim *Baroreflex.* Das Resultat aller sympathischen Efferenzen zum Herzen und zu den Blutgefäßen ist schließlich die Wiederannäherung des arteriellen Mitteldruckes an den durch das medulläre Herz-Kreislauf-Zentrum vorgegebenen Wert (*TPR:* totaler peripherer Strömungswiderstand, *ZVD:* zentraler Venendruck)

- Rezeptoren in Karotis wirksamer als in Aorta

Blutdrucksenkung gerichtete Reflexaktivität überdeckt nun alle entgegengesetzt gerichteten Aktivitäten an den Effektoren.
Die funktionelle Bedeutung der Karotisbarorezeptoren ist beim Menschen größer als die der Aortenbarorezeptoren. Die maximale Reflexantwort erfordert jedoch den Einbezug beider Sensorenfelder. Die Reflexantwort ist nicht linear. Vielmehr werden schnell erfolgende Abweichungen vom Normwert des Blutdruckes intensiver beantwortet als langsame. Diese Wirkungsüberhöhung bei schnellen Störungen qualifiziert den Reflex zu einem stabilisierenden Faktor der Blutdruckregulation. Innerhalb von 2 Tagen adaptiert der Reflex bis auf etwa 10% Restempfindlichkeit.

- **Baroreflex adaptiert**

- **venöse Dehnungssensoren** ⇨

Auch in **venösen Gefäßgebieten** existieren *Dehnungssensoren*, die Einfluß auf die Kreislaufregulation nehmen: Sie hemmen sympathische und steigern *parasympathische* Efferenzen. Da sie im Bereich des intrathorakalen Volumens lokalisiert sind, können sie die **Größe des Blutvolumens** wirksam kontrollieren – ein System, das schneller wirkt als die im folgenden Abschnitt besprochenen hormonalen Mechanismen.

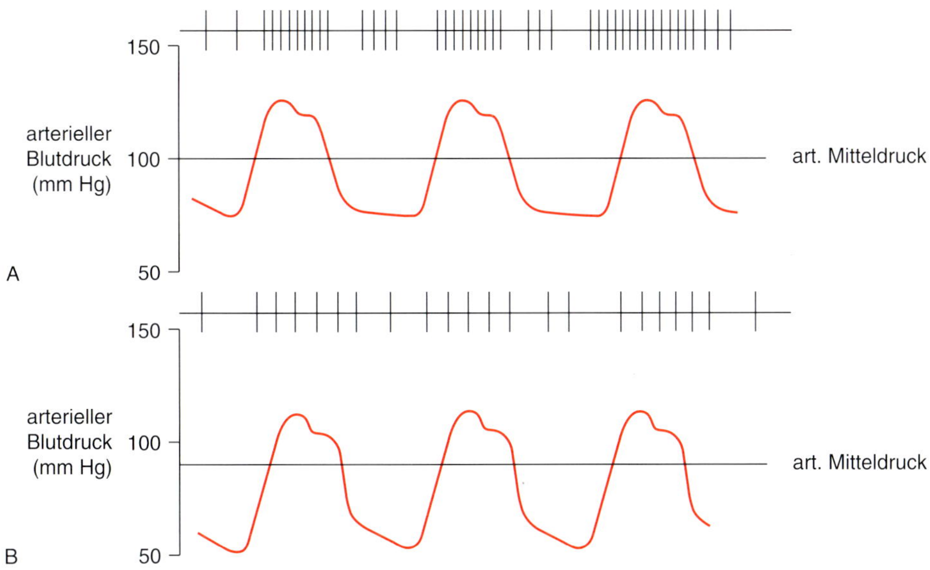

Abb. 3-49: Idealisierte Darstellung der *Baroreflexantwort* auf 2 ähnliche Zeitverläufe des arteriellen Blutdruckes bei unterschiedlichem Mitteldruck. In der oberen Spur ist jeweils die Spikefolge, in der unteren die Druckregistrierung abgebildet. Bei jedem Druckanstieg erhöht sich die Spikefrequenz. Die mittlere Spikefrequenz korreliert darüber hinaus mit dem Wert des mittleren Blutdruckes. Das Herz-Kreislauf-Zentrum erhält damit Information zu beiden Parametern: arterieller Mitteldruck (MAP); Druckschwankung

- in den **Herzvorhöfen:**
  - A-Rezeptoren
  - B-Rezeptoren

Eine besondere Rolle spielen die *Sensoren in beiden Herzvorhöfen,* die entweder als Meßfühler für aktive Spannungsentwicklung *(A-Rezeptoren)* oder als solche für passive Dehnung der Vorkammerwände *(B-Rezeptoren)* ausgebildet sind. Ihre Bedeutung für die hormonal gesteuerte Volumenregulation wird im folgenden Abschnitt behandelt.

3.2.4 Bedeutung der Blutvolumenregulation für die Blutdruckregulation

Blutvolumen u. -druck

- **Baroreflexantwort** auf **schnelle Schwankungen,** nicht auf langdauernde Druckverstellung

Volumenregulation durch
- ADH
- ANP
- RAAS

Der Barorezeptorreflex ist von seinem Charakter her ein Stabilisierungsfaktor. Langdauernde Blutdruckabweichungen vermag er nicht auszugleichen, obgleich durch ihn Schwankungen, wie sie z.B. bei Lagewechsel oder unmittelbar bei Blutverlust auftreten, in Sekunden abgefangen werden können. Langzeitkompensationen, die über Stunden und Tage vorhalten müssen, erfordern eine Gruppe neuronaler und hormonaler Faktoren, die primär auf die Stabilisierung des Plasmavolumens und den Grundtonus der glatten Gefäßmuskulatur gerichtet sind. Diese Mechanismen werden eingehender im Kap. V/2 im Zusammenhang mit der regulatorischen Funktion der Niere behandelt. An dieser Stelle muß, wegen ihrer Bedeutung für die Blutdruckregulation, auf die **3 wichtigsten Hormonsysteme** jedoch bereits eingegangen werden: auf das *ADH-,* das *ANP-* und auf das *Renin-Angiotensin-Aldosteron-System* (RAAS).

3.2.4.1 Antidiuretisches Hormon (ADH)

1. ADH

Das ADH oder Vasopressin hat 3 *Wirkungsweisen:*

- ADH erhöht die **Wasserresorption** aus dem Nierenfiltrat in das Gefäßsystem, beeinflußt damit wesentlich die Wasserausscheidung,
- ADH beeinflußt die Motivation zur Wasseraufnahme, den **Durst,**
- ADH ist ein wirksamer **Vasokonstriktor,** erhöht damit den peripheren Strömungswiderstand und erniedrigt die venöse Compliance.

- **ADH-Ausschüttung** aus HHL bei
  - Blutvolumenabnahme
  - Zunahme des osmotischen Druckes

ADH ist ein Neuropeptid-Hormon, das von hypothalamischen Neuronen gebildet und über deren Axone in den Hypophysenhinterlappen (HHL) transportiert wird. Diese Neurone integrieren 2 unterschiedliche Milieuänderungen im Organismus, indem sie sowohl bei Blutvolumenabnahme als auch bei Zunahme des osmotischen Druckes im Blut aktiviert werden. **Volumensensoren** sind Dehnungsrezeptoren in den Venenwänden, vor allem aber auch in

- **Volumenrezeptoren** (Dehnung): re. Atrium
- **Osmorezeptoren** (Neurone): Hypothalamus
- **osmosensible Leberrezeptoren**
- **Wirkung:**
  - Volumenabnahme →ZVD ↓→ADH ↑
  - osmotischer Druck erhöht →ADH ↑

der Wand des rechten Herzvorhofes. **Osmorezeptoren** kommen im vorderen Hypothalamus vor und sind wahrscheinlich Neurone. Ihre genaue Identifikation steht noch aus. Daneben gibt es eine **osmosensible Rezeption** in der **Leber.**
Die Blutvolumenabnahme führt in jedem Fall zum Absinken des zentralvenösen Druckes und zur Entdehnung der Volumenrezeptoren. Die daraufhin fehlende Efferenz zu den ADH-sezernierenden Hypothalamusneuronen enthemmt diese. Die ADH-Bildung steigt an (Abb. 3-50). Eine Konzentrierung des Blutplasmas stimuliert die Osmorezeptoren. Auch dieser Reiz läßt die ADH-Sekretion wachsen. Das Endharnvolumen sinkt, und es stellt sich Durst ein. Daneben kann ein erhöhter Gefäßmuskeltonus gemessen werden. Diese Antwortreaktion auf osmotische Veränderung, die ebenso wie die Volumenantwort sowohl in positiver als auch in negativer Richtung möglich ist, hat eine größere Auswirkung auf das Regulationsgeschehen, verglichen mit einem Volumenreiz.
Klinische Anwendung. Das Trinken einer größeren Menge leicht gesalzenen Wassers z. B. ruft eine wesentlich geringere Wasserdiurese hervor als die Aufnahme der gleichen Menge destillierten Wassers. Im einzelnen werden diese Probleme im Kap. V/2 besprochen.

2. ANP

- Freisetzung durch Herzvorhofdehnung

3.2.4.2 Atriales natriuretisches Peptid (ANP)

Das ANP ist ein erst vor wenigen Jahren entdecktes Peptidhormon, das auf *Dehnung der Herzvorhöfe* (vornehmlich des *rechten*) aus deren Muskelzellen freigesetzt wird (Abb. 3-50).

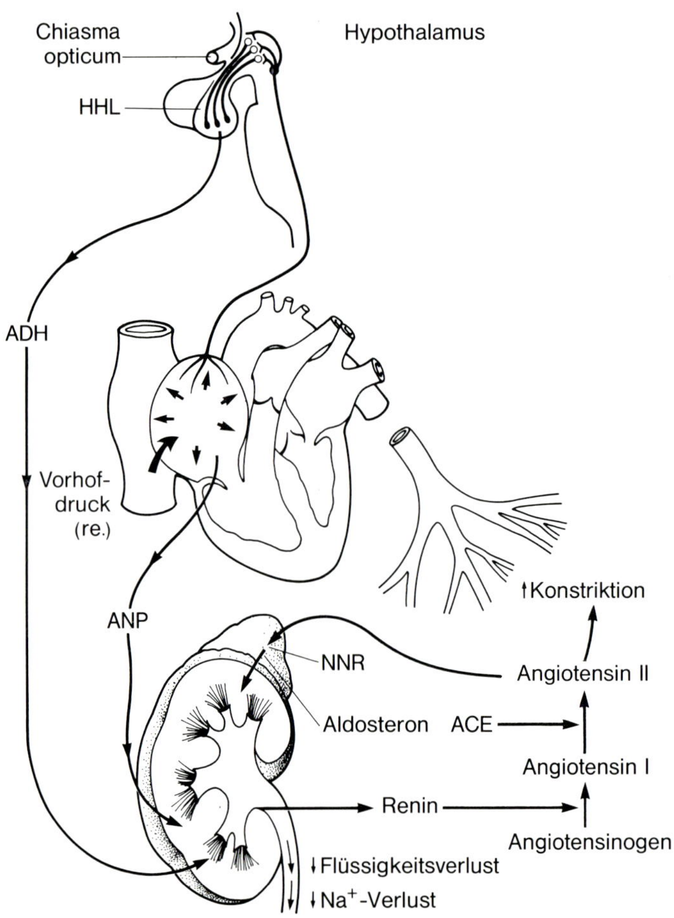

Abb. 3-50: Zusammenstellung von 3 hormonalen Systemen der Blutvolumenregulation, die entweder auf Änderungen im Herzvorhofdruck *(ADH, ANP)* oder auf Änderung der Nierenperfusion *(Renin-Angiotensin-Aldosteron)* ansprechen. Ein bestimmter Verlust an Extrazellulärflüssigkeit ruft eine Vergrößerung der ADH- und Aldosteronsekretion hervor, was vornehmlich zu Einschränkung der Wasser- und Na^+-Ausscheidung über die Nieren und zu Durst führt. Die Abgabe des atrialen natriuretischen Peptids *(ANP)* sinkt (ACE: Angiotensin converting enzyme)

ANP erhöht u.a. die *glomeruläre Filtrationsrate* in der Niere und steigert die *Wasser- und Natriumausscheidung*, wahrscheinlich durch eine Dilatation der Vasa afferentia der Nierenglomeruli.

• **Wirkung**

3.2.4.3 Renin-Angiotensin-Aldosteron-System (RAAS)

3. RAAS

Die Freisetzung des Steroidhormons **Aldosteron** von der Nebennierenrinde wird z.T. durch eine Reaktionskaskade kontrolliert, die in der Niere beginnt. Endokrine Zellen in den Wänden der afferenten Glomerulusarteriolen (juxtaglomerulärer Apparat, s. Kap. V/1) produzieren Renin als Antwort auf eine abnehmende Nierenperfusion und eine abnehmende Plasmakonzentration an Na^+.

• **Renin** ↑ bei:
  – Nierendurchblutung ↓
  – Na^+ ↓

Der kreislaufregulatorische Charakter des Aldosterons ergibt sich aus dem Zusammenhang zwischen *arteriellem Mittelruck* und *Nierendurchblutung*. Sinkt erster erheblich ab, verringert sich der Kapillardruck in den Glomerulusgefäßen nicht nur aus hämodynamischen Gründen, sondern darüber hinaus verschließt auch noch der *Barorezeptorreflex* die Nierenarteriolen, wie man es von der Mehrzahl der Arteriolen im Bauchraum kennt.

• **Aldosteron** und Kreislauf

Die einsetzende Reninproduktion unterstützt diese Blutdruckstabilisierung wirksam. Renin ist ein Enzym, das das Plasmaprotein **Angiotensinogen** in **Angiotensin I** umwandelt. Die wirksamere Form **Angiotensin II** entsteht durch eine weitere Spaltung in Geweben wie Lunge und Leber durch ein dort vorhandenes Umwandlungsenzym (Angiotensin converting enzyme, *ACE*). Auch Angiotensin II erfährt noch eine weitere Spaltung zu **Angiotensin III,** vorwiegend in der Nebennierenrinde. Diese Form des Enzyms stimuliert hier die Aldosteronfreisetzung. *Angiotensin II ist der effektivste Vasokonstriktor, den wir kennen.* Angiotensin II löst darüber hinaus *Durst* aus (Abb. 3-50).

• **Wirkung:**
  – Vasokonstriktion, Durst (Angiotensin II)
  – renale Na^+-Rückresorption ↑

Aldosteron senkt die Natriumausscheidung in der Niere, erhöht die Na^+-Menge in der Extrazellulärflüssigkeit und damit das Blutvolumen (*Hypervolämie*). Hierdurch kann eine *arterielle Hypertonie* entstehen.

• **Aldosteron und Niere**

Wahrscheinlich spielt dabei die Vasokonstriktion durch die Aldosteronvorläufer Angiotensin I und II ebenfalls eine Rolle. Auch die Einflüsse des Na^+-Ions auf die Erregbarkeit und die Kontraktionsfähigkeit der glatten Gefäßmuskeln müssen neben vielen weiteren Faktoren berücksichtigt werden.

Fragen

Wiederholungsfragen:
1. Was ist die Aufgabe des Barorezeptorenreflexes in der Kreislaufregulation?
2. Sowohl ADH als auch ANP werden durch Dehnung der Wand der Herzvorhöfe freigesetzt. Welche Kreislaufvariablen werden dadurch unmittelbar beeinflußt?
3. Sowohl ADH als auch Angiotensin rufen Arteriolenkonstriktion hervor. Welche Kreislaufeigenschaften werden damit unmittelbar verändert?

3.3 Wechselwirkung von Herzaktivität und Gefäßzustand

Herzaktivität und Gefäßzustand

3.3.1 Einfluß des Herzminutenvolumens (HMV, HZV) auf den Venendruck

Eine besondere Bedeutung unter den Systemvariablen des Herz-Kreislauf-Systems (s. Abb. 3-46) kommt dem zentralvenösen Druck (ZVD) zu. Er beeinflußt über die diastolische Füllung des Herzens das Schlagvolumen (Frank-Starling-Gesetz). Andererseits verändert die Förderleistung des Herzens aber auch den ZVD, indem zunehmendes HMV den Druck senkt und abnehmendes ihn steigert. Über den sich daraus ableitenden Einfluß der Herzaktivität auf den Blutrückstrom zum Herzen muß man sich Klarheit verschaffen.

• **ZVD** hängt vom **HMV** ab

Dazu taugt die Vorstellung, das Herz würde zu Studienzwecken für einige Zeit angehalten werden können. Das Gesamtblutvolumen innerhalb des Gefäßsystems müßte sich dann auf alle Gefäßprovinzen verteilen, wobei die dehnbaren Venen wesentlich mehr enthalten würden als die verhältnismäßig starren Arterien. Schon unter normalen Kreislaufbedingungen befinden sich nur *15%* des Blutvolumens im arteriellen System, *85%* hingegen im venösen (davon *60%* in den Körpervenen, *20%* intrathorakal und 5% in den Kapillaren). Gemäß der

• **statischer Blutdruck** (7 mm Hg) **nach Herzstillstand:**
  – Blutvolumenverteilung (15% Arterien, 85% Venen, Thoraxkapillaren), weicht kaum von der bei intaktem Kreislauf ab

- **Herztätigkeit** verlagert geringes Blutvolumen aus venösem in arterielles System: Blutdruck steigt erheblich in Arterien und sinkt gering in Venen
- **mittlerer Druck** im Venensystem ist höher als ZVD

Gesamtdehnbarkeit des Kreislaufsystems und dem intravasalen Gesamtvolumen würde sich ein überall *gleicher Blutdruck* von etwa 7 mm Hg einstellen. Man spricht dabei vom **statischen Blutdruck,** da keine flußbedingten Druckgradienten mehr vorkommen. Setzt die Herztätigkeit wieder ein, wird ein geringes Blutvolumen aus dem venösen Niederdruckbereich in das arterielle System verlagert, was hier den Druck auf mehr als 100 mm Hg ansteigen läßt. Im Venensystem sinkt der Druck hingegen ab. Diese Druckabnahme ist direkt vor dem Herzen – im rechten Vorhof und in den Hohlvenen – etwas größer als in den weiter vom Herzen entfernten Venen. Im ersten Fall sprechen wir vom **zentralen Venendruck** (ZVD), im zweiten Fall kann man von einem **mittleren Druck im Venensystem** (MVD) ausgehen. Die Differenz zwischen beiden Druckwerten bestimmt als Gradient den Blutrückstrom zum Herzen. Steigt z.B. die Herzleistung an, sinkt in erster Linie der zentrale Venendruck ab, während der mittlere Druck im Venensystem sich nicht wesentlich verändert. Ein erhöhter Blutrückstrom ist gewährleistet. Ebenso kann natürlich eine primäre Zunahme des mittleren Druckes des Venensystems den Blutrückstrom erhöhen und über die dadurch verursachte Steigerung des zentralen Venendruckes die diastolische Herzfüllung vergrößern.

- **Blutrückstromkurve** ⇨

Der Zusammenhang zwischen der *Gesamtvolumenstromstärke* des Kreislaufes – HMV oder venöser Rückstrom – und dem ZVD läßt sich als **Blutrückstromkurve** darstellen (Abb. 3-51). Im Vergleich zur *Herzfunktionskurve* (s. Abb. 3-24, S. 280), die die Beeinflußbarkeit des Herzens als Pumpe darstellt, beschreibt die Blutrückstromkurve das Verhalten des Gefäßsystems, erkennbar an der *Abhängigkeit des HMV vom ZVD.* Sie wird daher auch als *„Gefäßfunktionskurve"* bezeichnet.

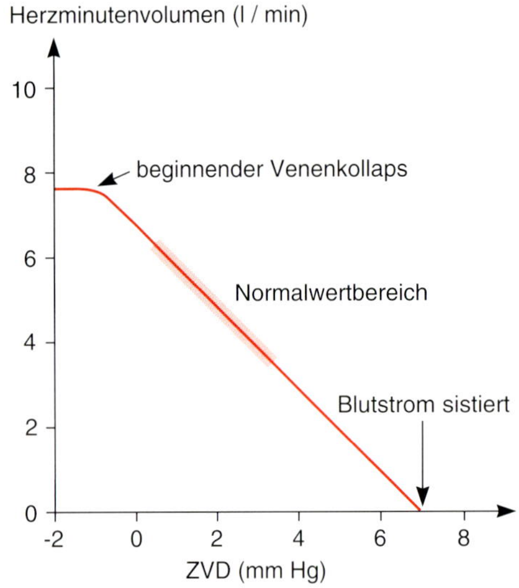

Abb. 3-51:
Blutrückstromkurve. Der zentrale Venendruck (ZVD) erreicht seinen höchsten Wert, wenn er mit dem statischen Blutdruck identisch ist. Unter diesen Bedingungen fließt kein Blut. Sinkt der ZVD unter den Atmosphärendruck, beginnen die großen herznahen Venen zu kollabieren, so daß eine weitere Blutstromzunahme ausbleibt

- **HMV** und **venöser** Rückstrom sind identisch

Bei den Kurven ist die Achsenbezeichnung gemeinsam, da HMV und venöser Rückstrom im geschlossenen Kreislauf identisch sein müssen. Sie können ohne weiteres in ein und demselben Diagramm wiedergegeben werden. Die Abszissenwerte weisen natürliche Grenzen auf. Der höchste noch sinnvoll zu verwendende Wert entspricht dem mittleren Druck des Venensystems. Hier versiegt der Blutstrom, weil kein Gradient mehr besteht. Aber auch nach unten reagiert das System nicht kontinuierlich, da bei geringgradig negativen Druckwerten die zentralen Venen zusammenfallen und die Blutstromstärke nicht mehr erhöht werden kann, obgleich der Druckgradient entlang der Venenstrombahn noch weiter ansteigt. Die Blutrückstromkurve stellt einen Zusammenhang dar, der für die Kreislaufanalyse wichtige Aussagen liefert.

– Blutrückstromkurve nur im Tierexperiment erfaßbar

Sie kann allerdings nur aus dem Tierexperiment gewonnen werden, da für die Messung eine feste Pumpleistung des Herzens und die Ausschaltung der Kreislaufreflexe auf die Blutgefäße gewährleistet sein muß.

Arbeitspunkt

3.3.2 Arbeitspunkt des Herz-Kreislauf-Systems

Die o.g. experimentell einstellbaren Gefäßzustände weisen nach, daß der venöse Blutrückstrom zum Herzen größer sein könnte, als das Herz überhaupt zu bewältigen in der Lage ist.

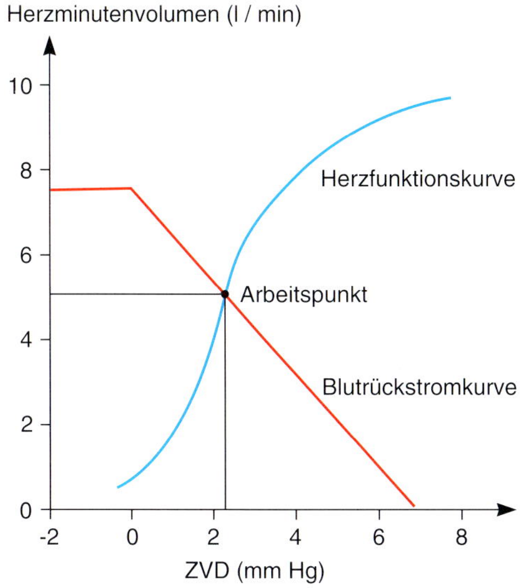

Abb. 3-52:
Werden *Blutrückstrom-* und *Herzfunktionskurve* über dieselben Achsen aufgetragen, ergibt ihr Schnittpunkt den Arbeitspunkt, an dem venöser Rückstrom und Auswurfvolumen pro Zeit übereinstimmen. Auf diesen Wert müssen sich Herz und Gefäßsystem vermittels ihrer gegenseitigen Beeinflussung einpegeln

Dies hängt von zahlreichen Bedingungen wie Größe des Blutvolumens, Compliance des Venensystems oder auch dem TRP ab.

> Das Herz kann unter den unterschiedlichen Bedingungen der vegetativen Herzförderung oder -hemmung ebenso 2 wie 20 l/min fördern. Diese enorme Variationsbreite von Gefäßen und Herz drückt sich sowohl in der *Blutrückstrom-* als auch in der *Herzfunktionskurve* aus. Schreibt man beide in ein Diagramm (Abb. 3-52), schneiden sie sich. Dieser Schnittpunkt stellt den **Arbeitspunkt des Herz-Kreislauf-Systems** dar: HMV und venöser Blutrückstrom zum Herzen sind hier identisch.

- **Arbeitspunkt**

⇦

Die unvermeidlichen Rückwirkungen aufeinander führen stets zu einem neuen Arbeitspunkt, denn nur hier am Schnittpunkt beider Kurven ist ein Zusammenarbeiten von Herz und Gefäßsystem im Sinne eines geschlossenen Kreislaufes möglich.

3.3.3 Einflüsse des Gefäßsystems auf Herzminutenvolumen und arteriellen Mitteldruck

Gefäße, HMV, arterieller Mitteldruck

- **arterieller Mitteldruck**: bestimmt durch
  - TPR
  - HMV
- **Autoregulation** des HMV durch steigenden ZVD bei:
  - TPR-Abnahme
  - Zunahme der Venenfüllung
  - Abnahme der venösen Compliance
- **Grenzen der Autoregulation:**
  - niedriger Mitteldruck

Der totale periphere Widerstand (TPR) bestimmt zusammen mit dem HMV den wirksamen arteriellen Mitteldruck. Dabei wird nicht berücksichtigt, daß der Kontraktionszustand der Arteriolen, welcher den TPR im wesentlichen festlegt, seinerseits einen Einfluß auf die Förderleistung des Herzens hat (Abb. 3-53 A). Metabolisch bedingte Eröffnung von größeren Kapillarbereichen in aktiven Geweben erhöht über den mittleren Druck im Venensystem den ZVD und die diastolische Herzfüllung. Nach dem Frank-Starling-Gesetz steigt das HMV an. Dies ist eine sehr direkt wirkende, von den steuernden Herznerven völlig unabhängige **Autoregulation.** Sie hat jedoch ihre *Grenzen.* So kann sie bei niedrigem arteriellen Druck die notwendige Druckstabilisierung nicht gewährleisten. Im Gegenteil entwickelt sich dann eine positive Rückkopplung, ein Circulus vitiosus: Die lokale Durchblutungsregulation sorgt für die notwendige Gewebedurchblutung, indem die präkapillären Sphinkter eröffnet werden. Der ohnehin niedrige arterielle Druck sinkt weiter, ohne daß die ebenfalls, aber in unzureichendem Maße verbesserte Blutrückführung zum Herzen etwas daran ändern könnte. Jetzt kann nur über die zentralnervöse oder humorale Kreislaufregulation ein Zusammenbruch verhindert werden. Dies gilt für alle Fälle, bei denen ein extremer Blutdruckabfall ausgelöst wird, ob durch extreme Gewebeleistung oder durch Blutverlust.

kardiale Reserve

Ein ganz ähnlicher Mechanismus in der entgegengesetzten Richtung spielt sich bei *Erhöhung des Venendruckes* ab (Abb. 3-53 B). Dabei kann die Ursache eine Zunahme des Blutvolumens oder des Venenwandtonus (Compliance-Abnahme) sein. Die gesteigerte Herzförderleistung erhöht den arteriellen Druck, die Gewebe verhindern eine Überperfusion durch Sphinkterverschluß. Der Druck müßte weiter steigen, wenn nicht auch hier die nervöse und hormonale Regulation eine unabdingbare stabilisierende Rolle spielte.

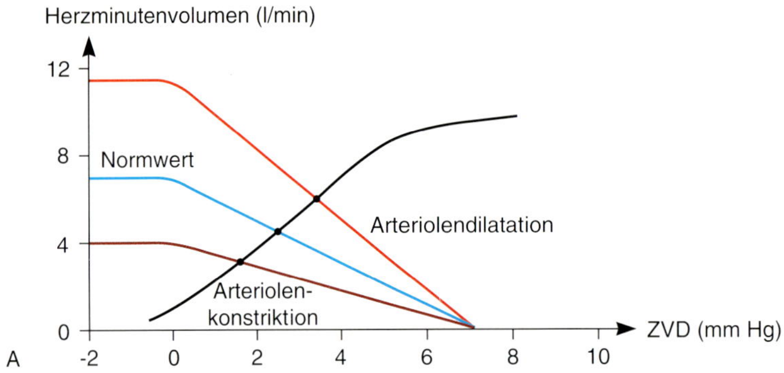

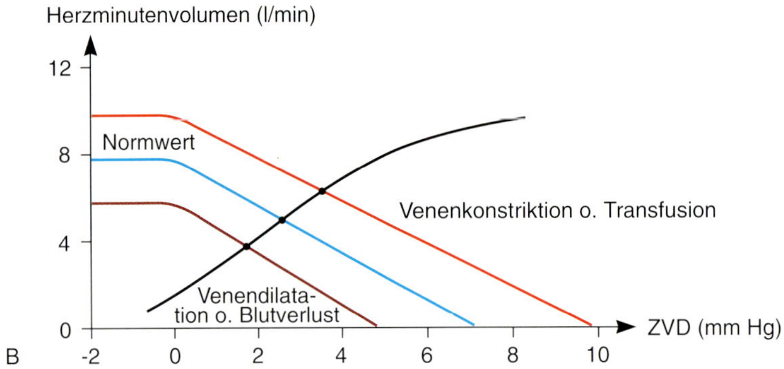

Abb. 3-53: A. Der Einfluß von *Arteriolendilatation* respektive *-konstriktion* auf die Herzfunktionskurve und den Arbeitspunkt des Gesamtsystems. Arteriolendilatation bewirkt neben einem Abfall des totalen peripheren Strömungswiderstandes eine Zunahme des Herzminutenvolumens und des Venendruckes. Arteriolenkonstriktion führt zum Gegenteil
B. Der Einfluß von unterschiedlichem *Blutrückstrom* auf die *Herzfunktionskurve* bei völliger Ausschaltung extrakardialer Regulationseinflüsse. *Venenkontriktion* oder *Blutvolumenerhöhung* steigern den Venendruck und verschieben den Arbeitspunkt zu höheren Stromzeitvolumina. Venendilatation oder Blutverlust bewirken das Gegenteil. Als gemeinsame Wirkung von Arteriolentonus, Blutvolumen und Venencompliance verändert sich der Venendruck und mit ihm die Herzfüllung in der Diastole. Über den Frank-Starling-Mechanismus spricht die Herzförderleistung an

⇨

Die Differenz zwischen dem aktuellen HMV, das dem jeweiligen venösen Blutrückstrom entspricht und dem maximal möglichen HMV bei größter diastolischer Füllung aber unverändertem extrakardialen Antrieb wird als **kardiale Reserve** (Abb. 3-54) bezeichnet. Sie beträgt bei einer ruhenden Person etwa 3 $l \cdot min^{-1}$. Ohne nervösen Herzantrieb könnten durch erhöhten Füllungsdruck also max. 8 $l \cdot min^{-1}$ gefördert werden. Bei *Herzinsuffizienz* kann diese Herzreserve gegen Null gehen. Sympathische Stimulation eines gesunden Herzens vergrößert sie bis zum Dreifachen.

Der normale Arbeitspunkt liegt jetzt bei 6–7 $l \cdot min^{-1}$, die maximale Förderleistung bei einem Füllungsdruck über 4 mm Hg bei etwa 20 $l \cdot min^{-1}$.

Fragen

Wiederholungsfragen:
1. Welche Systemvariable des Herz-Kreislauf-Systems ist in der Blutrückstromkurve die abhängige und welche die unabhängige Größe?
2. Wie ergibt sich grafisch der Arbeitspunkt im gemeinsamen Diagramm von Herzfunktions- und Blutrückstromkurve?
3. Was versteht man unter kardialer Reserve? Welche Einflußgrößen verändern deren Wert?

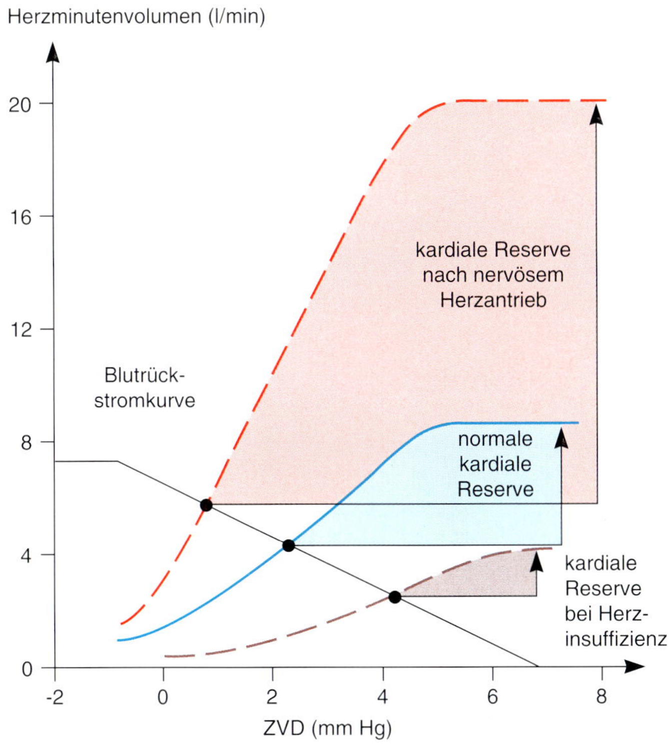

Abb. 3-54: *Kardiale Reserve* bezeichnet die Differenz zwischen dem arteriellen Herzminutenvolumen (HMV), welches dem venösen Blutrückstrom zum Herzen unter den verschiedenen Bedingungen entspricht und dem maximal möglichen HMV

3.4 Herz-Kreislauf-System bei Arbeit und Krankheit

3.4.1 Aufrichten: Leistung von Baroreflex und Venenpumpe

Kreislauf bei Arbeit und Krankheit
1. Aufrichten

In Horizontallage ist der mittlere arterielle Blutdruck in den großen Arterien von Kopf, Rumpf und Extremitäten gleich. Druckgleichheit herrscht auch in den großen Venen (Abb. 3-55 A). Beim Aufrichten wird den hämodynamisch bedingten Drücken in den Gefäßen der unteren Körperhälfte eine hydrostatische Druckkomponente hinzugefügt. Entsprechend kommt es zur hydrostatischen Druckverringerung in der oberen Körperhälfte in Abhängigkeit von der zunehmenden Höhe über dem Herzniveau (Abb. 3-55 B). Exakt befindet sich die horizontale Ebene des Aufrechtstehenden mit Druckkonstanz bei Lagewechsel, die **hydrostatische Indifferenzebene** etwa 5–10 cm unterhalb des Zwerchfelles. Der Venendruck in den Füßen steigert sich dabei beispielsweise von wenigen mm Hg auf 150 mm Hg, während im Kopfbereich negative Drücke zu messen sind. Bei der üblichen Blutdruckmessung am Oberarm nach Riva-Rocci muß die Körperhaltung unbedingt berücksichtigt werden, da der Meßpunkt seine relative Höhe zum Herzniveau respektive zur hydrostatischen Indifferenzebene bei Lagewechsel signifikant verändern kann (s. S. 306).

- **Druckkomponenten in Gefäßen:**
  - hydrostatisch
  - hämodynamisch
- **hydrostatische Indifferenzebene:**
  - Druckkonstanz bei Lagewechsel
  - 5–10 cm subdiaphragmal

Klinische Anwendung. Längeres Stehen oder, genauer gesagt, längere Erhöhung des mittleren Druckes im Venensystem überdehnt die Venenwände und führt schließlich zu deren Ausweitung. Die Venenklappenfunktion wird unwirksam. Vor allem in den Beinvenen sind *Krampfadern (Varizen)* die Folge.

- Varikose

Die beim Aufrichten vorhandenen Druckänderungen bleiben nicht ohne Einfluß auf die Blutzirkulation. Die Venendruckerhöhung in den unteren Körperpartien vergrößert die dort befindliche Blutmenge um etwa 500–700 ml. Wegen seiner besonders hohen Compliance stammen 80 % davon aus dem **intrathorakalen Blutvolumen.** Das reduziert wiederum den ZVD und damit über die Abnahme der diastolischen Herzfüllung das HMV. Der in der Folge absinkende arterielle Blutdruck bringt zunehmend die ausreichende Perfusion der Gewebe in Gefahr, was am besonders sauerstoffabhängigen Gehirn zum Unterschreiten des Bereitschaftsumsatzes in den am meisten gefährdeten Rindenregionen führt.

- Abnahme von **ZVD, diastolischer Herzfüllung** beim Aufrichten: HMV ↓→Blutdruck ↓→ **orthostatische hypotone Regulationsstörung**

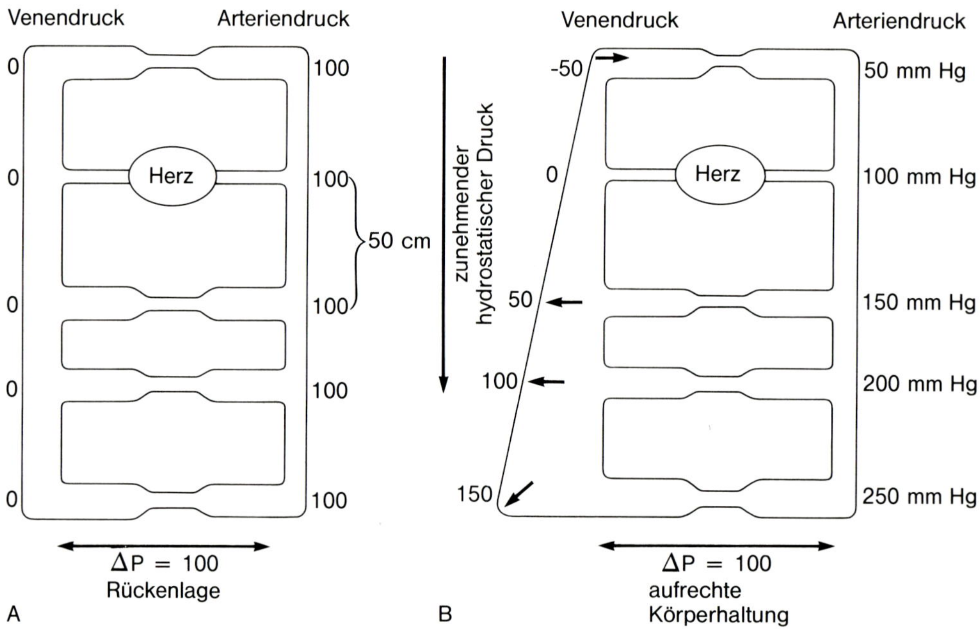

Abb. 3-55: *Druckverteilung am Gefäßsystem* **(A)** einer *liegenden* und **(B)** einer *aufrecht stehenden Person,* getrennt nach venösem Niederdruck- und arteriellem Hochdrucksystem (Angaben in mmHg). Beim Liegenden sind die Drücke in den berücksichtigten großen Gefäßen gleich, da der hämodynamisch bedingte Druckabfall erst in den peripheren Abschnitten des jeweiligen Kreislaufabschnittes meßbar wird. Nach dem Aufrichten muß unterhalb des Herzniveaus ein zunehmender hydrostatischer Druckanteil addiert, oberhalb des Herzniveaus subtrahiert werden. Damit beeinflußt der hydrostatische Druck nicht den perfusionswirksamen Druckgradienten entlang der Blutstromrichtung, sondern nur den transmuralen Druck über die Gefäßwand. Das führt im dehnbaren Venensystem zum *„Versacken"* von Blut in den unteren Körperpartien. Dieser Volumenverlust beeinflußt den zentralvenösen Druck wie ein akuter Blutverlust

Klinische Anwendung. Der zuerst auftretende Funktionsausfall ist in der Regel die optische Wahrnehmung (es wird einem „schwarz vor den Augen"), dicht gefolgt vom totalen Bewußtseinsverlust und Umfallen (orthostatischer Kollaps). Immerhin entspricht der Blutdruckabfall beim Aufrichten des Körpers aus der Horizontallage demjenigen nach einem Blutverlust von mehr als $^1/_2$ l.

- **Baroreflex, Venenpumpe**

⟹

Die aufrechte Körperhaltung wird möglich durch den *Baroreflex*, die *muskuläre Venenpumpe* in den Extremitäten sowie die *zirkulatorische Pumpleistung der Atmung*.
- Der **Baroreflex** bewirkt 3 Stellfunktionen bei Abfall des arteriellen Mitteldruckes: 1. die *Herzfrequenz* erhöht sich etwas, 2. der *TRP* steigt an und 3. die *Compliance* des Venensystems nimmt ab. Diese Reaktionen laufen etwa innerhalb einer Minute ab und können so den arteriellen Druck in den barorezeptorisch kontrollierten Gefäßen stabilisieren.

- **orthostatischer Kollaps** nach längerem Stehen möglich
- Stabilisierung der Blutrückführung zum Herzen durch:
  - **Skelettmuskelpumpe**
  - **Atempumpe**

Das oben erwähnte Orthostase-Syndrom beim Aufrichten tritt daher nur bei Personen auf, deren Reflexkontrolle nicht ausreichend entwickelt ist. Man spricht auch von einer **orthostatischen Hypotonie.** Erst längerdauerndes Stehen kann wegen der möglichen Senkung des Schlagvolumens um 40% eine orthostatische Hypotonie oder gar eine Ohnmacht auslösen. Jedoch ist dafür i.d.R. eine permanente Dauerkontraktion der Extremitätenmuskeln die Voraussetzung. Wechselt der Kontraktionszustand dieser Muskeln hingegen beständig, wie es beim Gehen ganz unvermeidlich ist, wird eine **Skelettmuskelpumpe** wirksam und verhindert das „Versacken" des Blutes in den Beinen. Die Muskeln drücken bei ihrer Tätigkeit die zwischen ihnen oder durch sie hindurch verlaufenden Venen leer, wegen der Venenklappen nur herzwärts (Abb. 3-56).

Erfahrene Wachsoldaten wissen dies zu nutzen, indem sie unter ihrer äußerlich beeindruckenden „Hab-Acht-Stellung" einen beständigen *Kontraktionswechsel ihrer Beinmuskeln* verbergen (Auf-der-Stelle-Treten).

Auch die Ventilationsbewegung des Thorax wird kreislaufwirksam (Abb. 3-57). Der intrathorakale Druckabfall während der Inspiration überträgt sich auf die großen Venen – Blut

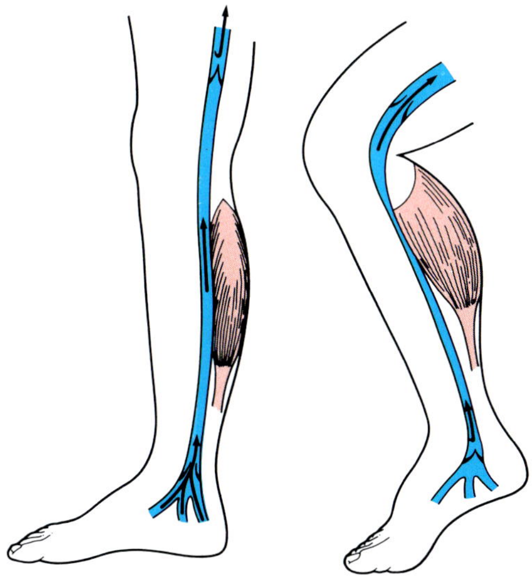

Abb. 3-56: Die *Skelettmuskelpumpe* hängt von der Wirksamkeit der Venenklappen ab und beruht auf der auspressenden Wirkung der den dünnwandigen Venen anliegenden Muskeln

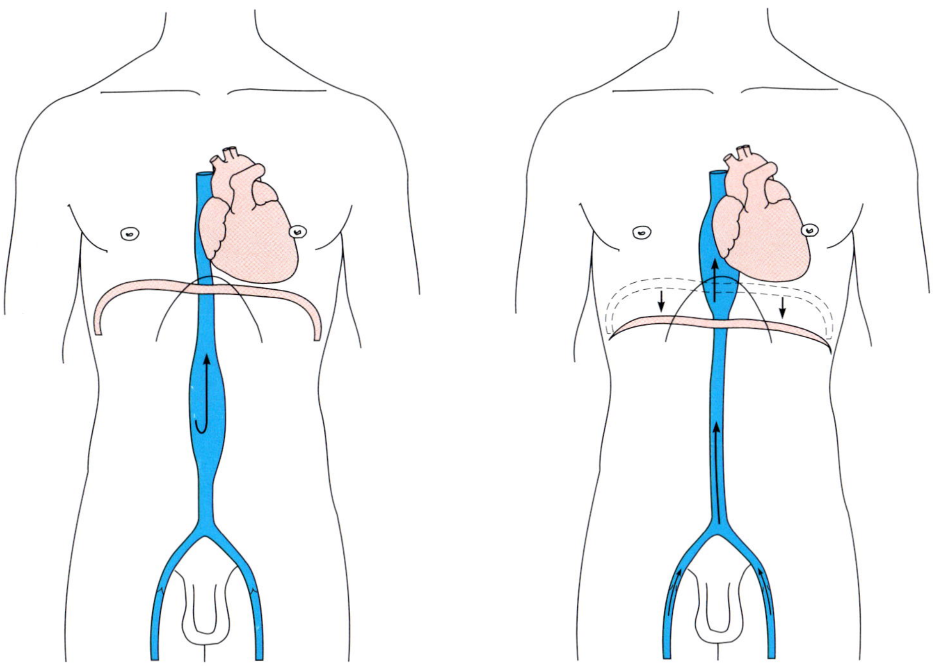

Exspiration Inspiration

Abb. 3-57: Die *Atempumpe* saugt während der Inspiration venöses Blut vorwiegend aus dem Bauchteil der unteren Hohlvene über den intrathorakalen Raum in das Herz. Das wird durch den Druckanstieg im Bauchraum bei inspiratorischer Zwerchfellsenkung unterstützt

wird vom übrigen Körper in den Thorax gesaugt und während der Inspiration unter die Trikuspidalklappe gepumpt. Damit kann es bei der Druckerhöhung während der Exspiration nicht wieder aus dem Thorax in Richtung Venen herauspendeln, sondern muß den Weg in die Aorta nehmen. Je heftiger die Atemexkursionen werden – z. B. bei körperlicher Arbeit – desto wirksamer gestaltet sich diese **Atempumpe** im Sinn eines „Hilfsherzens".

3.4.2 Hämorrhagie und hypovolämischer Schock

Eine Verringerung des zirkulierenden Blutvolumens **(Hypovolämie)** senkt den Venendruck. Dies kann schließlich soweit gehen, daß das enddiastolische Herzvolumen nicht mehr ausreicht, um das für den arteriellen Blutdruck notwendige HMV zu erhalten. Wegen der **arteriellen Hypotonie** werden Gehirn und Herz nicht mehr hinreichend durchblutet, es besteht akute Lebensgefahr.

2. Blutung, Volumenmangelschock
- **Hypovolämie** →ZVD ↓→HMV↓ →Blutdruck ↓

• **Gegenregulation**

⇨

Die erste und damit schnellste Verteidigungslinie gegen einen akuten Blutverlust stellt der **Baroreflex** dar, mit:
- **Herzfrequenzzunahme** und
- **TPR-Erhöhung**

durch *Arteriolenkonstriktion* von *Haut*, *Skelettmuskeln* und *Abdominalorganen*, deren Durchblutung auf ein Minimum heruntergeregelt wird: **„Zentralisation"**. *Herz* und *Gehirn* sind von der Zentralisation ausgespart, da hier die lokale autoregulatorische Vasodilatation überwiegt.

- **baroreflektorische Vasokonstriktion, Zentralisation**
- **baroreflektorische HMV-Steigerung**
- **chemoreflektorische Zentralisation**
- **kapilläre Flüssigkeitsrückdiffusion**

Die Zentralisation wird unterstützt durch afferente Information von den zentralen und peripheren **Chemorezeptoren** (s. Kap. IV/3). Sie versorgen das Herz-Kreislauf-Zentrum auch dann noch mit vasokonstriktorisch wirkenden Signalen, wenn der Baroreflex wegen Unterschreitung seine Reizschwelle bei ca. 50 mmHg bereits verstummt ist. Auslösendes adäquates Reizmuster ist die bei Mangeldurchblutung zu erwartende Hypoxie-Hyperkapnie-Azidose-Situation.

Der Abfall des mittleren arteriellen Blutdruckes und die reflektorische Arteriolenkonstriktion bewirken darüber hinaus eine **Verminderung des Kapillardruckes.** Wie in Kap. III/2.5 erläutert, führt dies zur Flüssigkeitsverschiebung aus dem interstitiellen Raum in das Blut. Innerhalb weniger Stunden können dadurch nach Blutverlust einige hundert Milliliter Plasma auf Kosten verminderter Lymphbildung neu entstehen. Der Ersatz des Eiweiß-, Elektrolyt- und Wasseranteiles des verlorenen Blutvolumens dauert hingegen viele Stunden bis Tage.

Erst nach Wochen sind auch die Erythrozyten wieder nachgebildet.

Klinische Anwendung. Auch heftiges *Schwitzen*, profuse *Durchfälle*, starkes *Erbrechen* und *Nierenerkrankungen* können zu erheblicher Einbuße an Extrazellulärvolumen führen. Die resultierende Beeinträchtigung der Kreislauffunktion ist derjenigen bei Blutverlust sehr ähnlich. Auch die reflektorischen und hormonalen Kompensationsmechanismen werden vom Organismus in gleicher Weise eingesetzt.

• **Volumenmangelschock** bei schnellem Blutverlust von 20%

Ein *schneller* Verlust von mehr als 20% des Blutvolumens führt zum **hypovolämischen Schock.** Hierbei kann schließlich eine Unterperfusion von Herz und Hirn nicht mehr abgewendet werden, was zur Schädigung der Kontraktionsfähigkeit des Herzens und zur Störung der Herz-Kreislauf-Reflexe führt. Ein Circulus vitiosus ist die Folge, bei dem die Arteriolen der unterperfundierten Gewebe erschlaffen, der arterielle Blutdruck unter kritische Werte absinkt und damit die notwendige Durchblutung der lebenswichtigen Organe endgültig zusammenbricht (Abb. 3-58). Hierbei ist eine Volumenauffüllung unter Beachtung von ZVD und Blutdruck angezeigt.

Fragen

Wiederholungsfragen:
1. Was ermöglicht ein Aufrichten aus horizontaler Körperlage ohne ohnmächtig zu werden?
2. Was sind die unmittelbaren Reflexantworten auf einen akuten Blutverlust?
3. Welche Rolle spielt die Kapillarfiltration bei der Homöostase des Plasmavolumens nach einer Hämorrhagie?

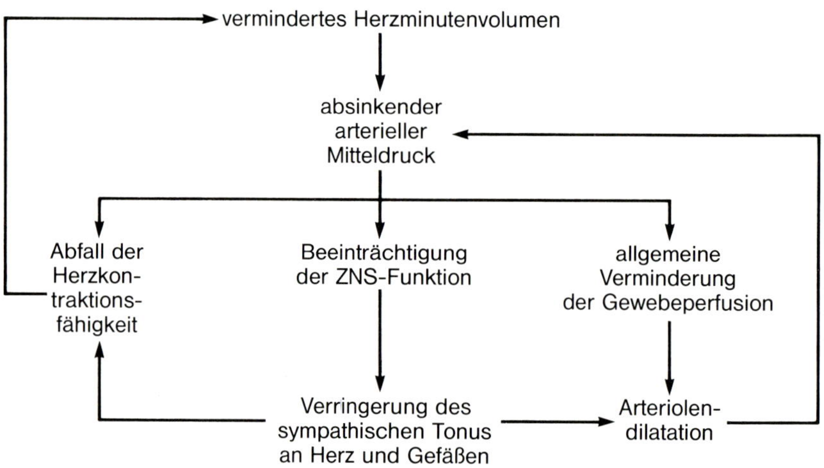

Abb. 3-58: Positive Rückkopplung, die aus einem *hypovolämischen Schock* zum Tode führen kann

3.4.3 Kreislauf bei physischer Dauerleistung – Leistungsgrenzen

Dauerleistung in Beruf und Sport hängt vordergründig von der Tätigkeit der langsam ermüdenden, faktisch aerob arbeitenden Skelettmuskulatur ab. Die Leistungsgrenze ergibt sich aus dem Umfang folgender Prozesse:

- Stoffwechselrate und Effektivität der chemomechanischen Energietransformation *(Wirkungsgrad)* in den Muskelzellen
- *Diffusionskapazität* der Lunge für O_2 und CO_2 und
- *Gastransportkapazität* des Kreislaufes, die sich aus dem HMV, dem Durchblutungsanteil der Skelettmuskulatur und der dort realisierten arteriovenösen Sauerstoffausschöpfung zusammensetzt.

3. Dauerleistung

- **Leistungsgrenzen** durch:
  - Maximum des Energieumsatzes in Skelettmuskeln
  - Diffusionskapazität der Lunge
  - **Sauerstofftransportkapazität des Kreislaufes – limitierender Faktor**

Die Maximalsteigerung von Wirkungsgrad, Sauerstoffausschöpfung und Gewebedurchblutung wird schnell, die der Gasdiffusion über die Lungen beim Gesunden gar nicht erreicht. Dazwischen hängt die physische Leistung von der Einstellung des *Herz-Kreislauf-Systems* ab. Diese limitiert somit auch die Höchstleistung, was vor allem auf die Effizienz des **Herzens** zurückzuführen ist. In Dauerleistungssportarten bestimmt also die Leistungsfähigkeit des Herz-Kreislauf-Systems, nämlich der **Sauerstoffantransport pro Zeit für die Muskulatur**, den Sieger.

Auf der Grundlage von genetisch fixierter Veranlagung und Training kann man bei Weltklasseathleten in Sportarten wie Marathon, Skilanglauf oder Straßenradrennen im Extremfall HMV-Werte von $40\,l \cdot min^{-1}$ messen. Die Optimierung der Skelettmuskeldurchblutung hängt von der HMV-Steigerung sowie der Zunahme des Durchblutungsanteiles für dieses Organ ab. Nicht speziell Trainierte weisen eine maximale Steigerung der Muskelblutversorgung um das 20fache, Sportler jedoch um das 40fache auf.

- **Leistungssteigerung**

Diese *Leistungssteigerung* wird durch *4 Teilprozesse* erreicht:

- eine lokal **Vasodilatation** in der Muskulatur
- eine **autoregulatorische** Schlagvolumensteigerung durch den *Frank-Starling-Mechanismus*
- eine Frequenz- und Kontraktilitätssteigerung des Herzens durch Erhöhung des **Sympathikustonus**
- eine merkliche **sympathische Vasokonstriktion** im Splanchnikusbereich (Abb. 3-59, Tab. 3-11).

- **ruhender Muskel:** 1% der Kapillaren geöffnet

In der ruhenden Skelettmuskulatur ist die Mehrzahl aller Arteriolen konstringiert, nur etwa 1% der Kapillaren sind durchblutet. Der Blutstrom wird im wesentlichen über Kurzschlußgefäße zwischen Arteriolen und Venolen an den Kapillaren vorbeigeleitet. Dies ändert sich bei Muskelarbeit grundlegend infolge der dilatatorischen Wirkung von lokal aus den arbeitenden Muskelzellen freigesetzten oder in deren Stoffwechsel gebildeten Substanzen (siehe S. 312). Damit erhöht sich der Anteil der Muskeldurchblutung am HMV entscheidend (Tab. 3-11). Ohne alle anderen Veränderungen im Herz-Kreislauf-System müßte damit der totale periphere Strömungswiderstand stark abfallen. Andererseits käme es zu einer erheblichen Steigerung des venösen Blutrückstromes zum Herzen, in deren Folge über den Frank-Starling-Mechanismus das Schlagvolumen zunehmen würde.

Tab. 3-11: Kreislaufveränderungen bei mäßiger körperlicher Arbeit

Parameter	Ruhe	Arbeit
Herminutenvolumen (HMV)	$5\,l \cdot min^{-1}$	$20\,l \cdot min^{-1}$
arterieller Mitteldruck	90 mm Hg	105 mm Hg
systolischer Blutdruck	120 mm Hg	160 mm Hg
diastolischer Blutdruck	70 mm Hg	60 mm Hg
Schlagvolumen (SV)	70 ml	130 ml
totaler peripherer Widerstand (TPR)	$18\,mm\,Hg \cdot l^{-1} \cdot min$	$5{,}25\,mm\,Hg \cdot l^{-1} \cdot min$
Muskeldurchblutung	$1\,l \cdot min^{-1}$	$10\,l \cdot min^{-1}$
Durchblutung der Bauchorgane	$1{,}2\,l \cdot min^{-1}$	$0{,}5\,l \cdot min^{-1}$
Hautdurchblutung	$0{,}5\,l \cdot min^{-1}$	$1{,}5\,l \cdot min^{-1}$

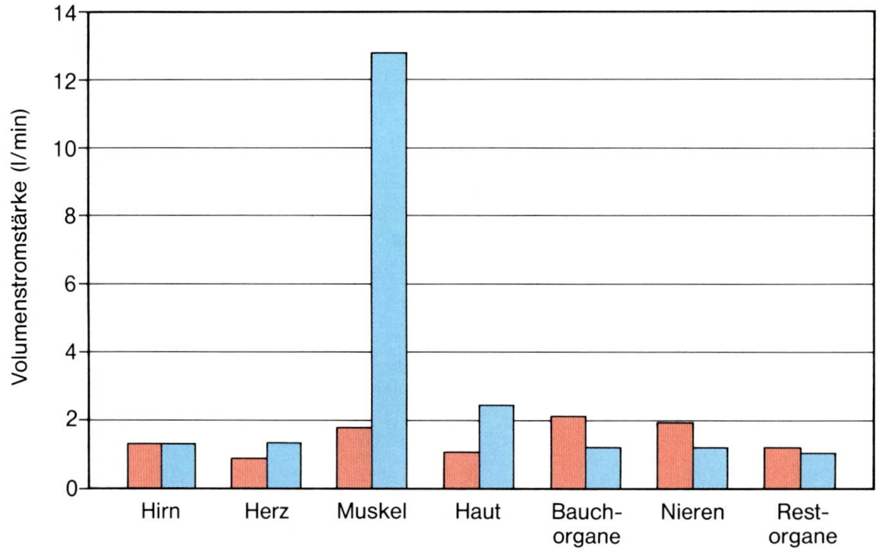

Abb. 3-59: Typische Anderungen der *Organperfusion* bei körperlicher Arbeit. Die *linke Säule* in jedem Paar gibt den Ruheblutfluß, die *rechte* die Volumenstromstärke unter Arbeit wieder

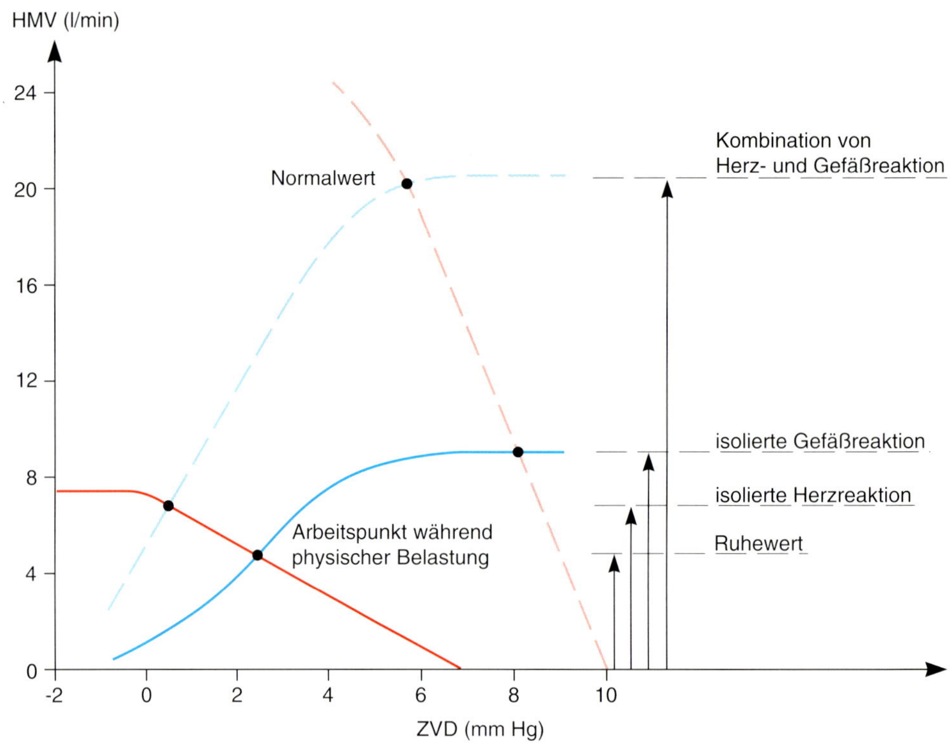

Abb. 3-60: Zusammenwirken von Herz und Gefäßen bei der Aufrechterhaltung eines hohen Herzminutenvolumens (HMV) bei körperlicher Arbeit. Die durchgezogenen Linien stellen die *Blutrückstromkurve (rot)* und die *Herzfunktionskurve (blau)* dar. Die unterbrochenen Linien markieren die Verschiebung dieser Kurven unter *submaximaler körperlicher Leistung.* Eine isolierte Erhöhung des externen Herzantriebes würde nur zu geringer Steigerung des HMV führen, da der Arbeitspunkt auf der definitionsgemäß unveränderten Blutrückstromkurve liegen muß. Die Gefäßreaktion auf Arbeit allein (Arteriolendilatation und Venenkonstriktion) vermag das HMV zwar stärker, schließlich aber auch nur bis zur kardialen Reserve zu erhöhen. Erst die Kombination beider Veränderungen erbringt im gewählten Beispiel eine etwa 4fache HMV-Vergrößerung

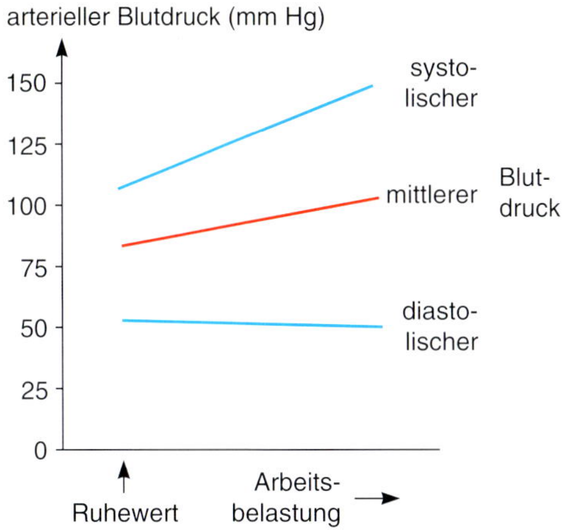

Abb. 3-61:
Einfluß zunehmender Arbeitsbelastung auf systolischen und diastolischen Blutdruck sowie auf den arteriellen Mitteldruck

Diese Wirkkette stellt sich in der Tat ein, gemildert jedoch durch die Überlagerung der Autoregulationsmechanismen durch die nervöse Herzgefäßregulation. In deren Folge kommt es gleichzeitig zu einer allgemeinen „kollateralen" *Vasokonstriktion,* die sich in den Baucheingeweiden besonders bemerkbar macht. Das führt u.a. zu einer Umverteilung des Stromzeitvolumens auf die Muskeln (Abb. 3-59). In der Gesamtbilanz fällt bei physischer Arbeit der totale periphere Strömungswiderstand proportional zur Arbeitsintensität ab (Tab. 3-11).

- **arbeitender Muskel:**
  - Kapillarbett geöffnet
  - nervöse H-K-Regulation
  - kollaterale Vasokonstriktion

Insgesamt ist die Herz-Kreislauf-Regulation bei körperlicher Arbeit nur aus dem Zusammenwirken von allen uns bekannten Autoregulationsmechanismen der Gefäße und des Herzens und den begleitenden vegetativen Steuerungseinflüssen zu verstehen. Ein isolierter nervöser Herzantrieb würde ohne begleitende Sicherung des zusätzlichen Bedarfes an venösem Blutrückstrom nicht von großem Einfluß auf das HMV sein, obgleich ein Blutmehrbedarf von bis zu 10 Herzschlägen vorerst aus dem herznächsten Teil des intrathorakalen Blutvolumens gedeckt werden kann. Letztes stellt das im *Lungenkreislauf* und im erschlafften *linken Ventrikel* befindliche Blut dar und wird als **zentrales Blutvolumen** bezeichnet. Umgekehrt kann die alleinige Blutrückstromzunahme nicht mehr als die kardiale Reserve aktivieren, das HMV stiege dabei unzureichend an (s. Abb. 3-54). Nur alle Einflüsse gleichzeitig steigern das Stromzeitvolumen auf die uns bekannten beeindruckenden Werte bei großer körperlicher Anstrengung (Abb. 3-60).

- **zentrales Blutvolumen**
  - Pulmonalkreislauf
  - linker Ventrikel

Tendenz der **arteriellen Drücke** bei körperlicher Arbeit

⇐

Mäßige physische *Arbeit*
- erhöht die **Blutdruckamplitude** (Abb. 3-61), da die Zunahme der Herzkontraktilität (s. Abb. 3-23, S. 279) zu einem Anstieg des *Schlagvolumens* führt (Tab. 3-11)
- vermindert den TPR und erleichtert die *diastolische Entleerung* der Aorta und der großen Arterien *(Windkessel).*

Der **TPR-Abfall** erklärt die
- Verminderung des diastolischen Blutdruckes besonders bei muskulösen Personen
- Konstanz des arteriellen Mitteldrucks, was die Hirnversorgung bei extremer Anforderungen der Muskulatur sichert.

Der Druckgradient ist also keinesfalls die entscheidende Ursache für die extrem hohe Volumenstromstärke bei körperlicher Leistung. Vielmehr ist der Grund in der **Gefäßöffnung** zu suchen, wobei der *Baroreflex* den mittleren arteriellen Blutdruck auf weitgehend normale Werte ausbalanzieren kann.

3.4.4. Gefäßreaktionen bei der Regulation der Körperkerntemperatur

4. Kreislauf und Temperaturregelung

- bei **Hitze** und physischer **Belastung Vasodilatation** in der Haut mit unzureichender kompensierender **Vasokonstriktion:** Neigung zu **Ohnmacht**

In kalter Umgebung findet man die Arteriolen und Venen in den oberflächlichen Hautpartien nahezu vollständig geschlossen – die Haut ist blaß und kalt. Das meiste Blut fließt durch arteriovenöse Shunts (s. Kap. III/2.3.1), und die Wärmeabgabe aus dem Körperkern in die Schale ist trotz großer Temperaturdifferenz gedrosselt, da der Wärmetransport reduziert ist. Erst bei Aufheizung der Umgebung öffnen sich die Hautgefäße und sorgen nun dafür, daß genau das Gegenteil eintritt und Wärme nach außen geleitet wird. Jetzt füllt sich die Körperschale mit Blut (Abb. 3-62). Wird die Erwärmung der Umgebung schließlich zur Hitzebelastung, kann die Tendenz zur Erniedrigung des peripheren Strömungswiderstandes nur unvollständig durch Vasokonstriktion in anderen Geweben und Organen kompensiert werden.

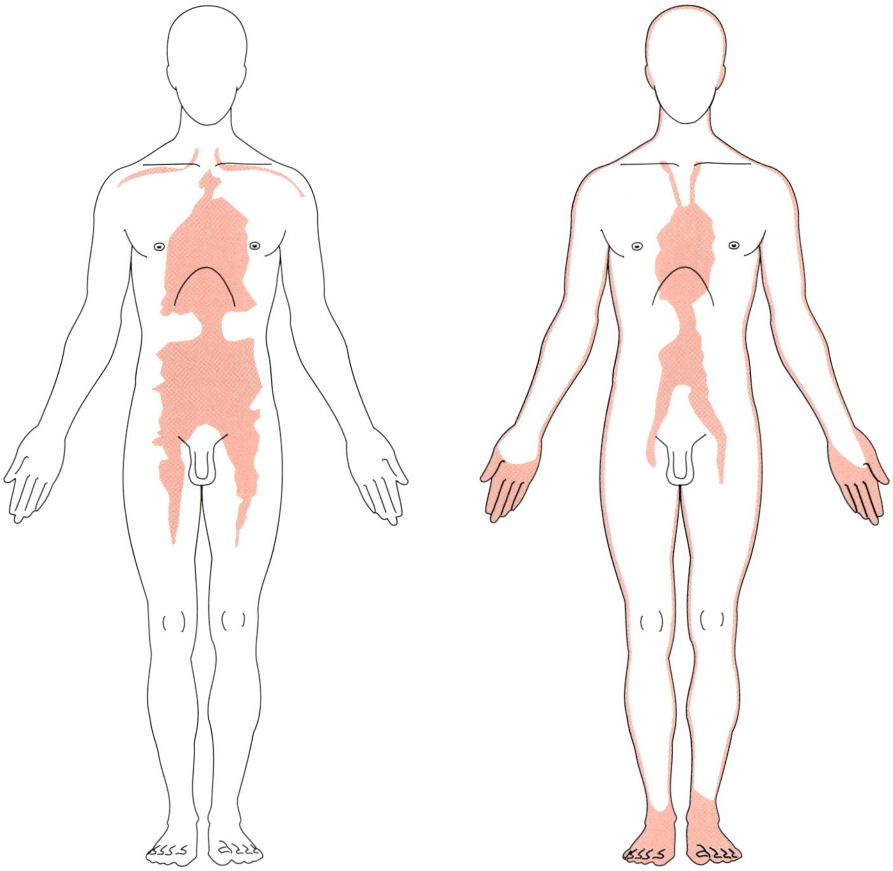

Abb. 3-62: Hauptlokalisation des *venösen Blutvolumens* in *kalter* (links) und *warmer* (rechts) Umgebung. Bei Kälte sind die meisten Arteriolen der Haut konstringiert, arteriovenöse Anastomosen lenken das Blut in tiefere Körperregionen *(Körperkern).* Wärmebelastung läßt die Hautarteriolen dilatieren, falls nicht gleichzeitig gearbeitet wird. Das Blut sammelt sich zunehmend in der Körperschale

Infolgedessen sinkt der arterielle Mitteldruck, und auch der mittlere Druck im Venensystem verringert sich. Der venöse Blutrückstrom zum Herzen wird mangelhaft, und die Neigung zur Ohnmacht in aufrechter Körperhaltung steigt an *(Hitzeschlag).*

• **Wirkkette** ⇨

Vor dem Herz-Kreislauf-Zentrum stehen regulatorische Probleme, wenn bei Hitze gearbeitet wird:
Die unvermeidliche *Stoffwechselsteigerung* der Skelettmuskeln und im Herzen erwärmt den Körper, die *Hautdurchblutung* zum Zwecke der Wärmeabgabe konkurriert mit der *Muskeldurchblutung*, der *Wasserverlust* über den Schweiß senkt das *intravasale Flüssigkeitsvolumen*, den *Venendruck* und damit den *Blutrückstrom* zum Herzen. Alle diese Probleme können sich zu einer lebensgefährlichen Situation aufbauen, wenn die Leistungsanforderungen bei Hitze übertrieben werden.

Klinische Anwendung. Bei Arbeitern an Hochöfen z.B. ist daher durch vermehrte Trinkmenge und vorgeschriebene häufige Pausen Rechnung zu tragen.
Übrigens kehrt sich die Reaktion der Hautgefäße bei Arbeit in Abhängigkeit von der Umgebungstemperatur um: bei Kälte kommt es zur Erhöhung, bei Hitze zu Verringerung der Volumenstromstärke durch die Haut.

3.4.5 Arterielle Hypertonie

5. Arterielle Hypertonie

- **Definition**

Unter *Hypertonie* versteht man eine über längere Zeit auftretende Steigerung des arteriellen Mitteldruckes über einen festgelegten Wert.

- möglich durch:
  - **HMV-Zunahme**
  - **TPR-Anstieg**

Von der Kreislaufregulation kann man herleiten, daß die Ursache in einer Erhöhung des HMV infolge Sympathikusaktivität oder Plasmavolumenanstieg oder in einer Erhöhung des totalen peripheren Strömungswiderstandes liegen könnte. Damit ist der Mechanismus für diese Abnormitäten nicht erklärt. In einigen Fällen findet man z.B. den Reninspiegel im Blut höher als normal. Zuviel NaCl steigert das Plasmavolumen, was sich auf den Hochdruck ungünstig auswirkt. Bisher ist die Ursache von mehr als 93% der Hypertonien unbekannt. Obgleich die Regulationsstörung erst nach langer Zeit Beschwerden verursacht, sind deren frühe Folgen ernst zu bewerten, da viele arterielle Gefäßwände und das Herz geschädigt sein können.

- **Antihypertensiva**

Klinische Anwendungen. Man behandelt daher die Hypertonie möglichst zeitig. Aus den genannten Gründen ist dies meist nicht ursächlich möglich. Vielmehr muß man sich auf eine Beeinflussung der Faktoren beschränken, von denen man weiß, daß sie den arteriellen Blutdruck senken: **Diuretika** verringern das Plasmavolumen, Blocker adrenerger Rezeptoren vermindern den Herzantrieb (Beta-Rezeptorenblocker) und dilatieren periphere Gefäße (**Alpha-Rezeptorenblocker, Kalziumantagonisten**) (s. S. 265, 310). Schließlich versucht man, den Renin-Angiotensin-Aldosteron-Mechanismus durch ACE-Hemmer zu beeinflussen (s. S. 317).

Fragen

Wiederholungsfragen:
1. Wie kommt die erhebliche Zunahme des Herzminutenvolumens bei körperlicher Arbeit zustande?
2. Wodurch wird der arterielle Mitteldruck bei körperlicher Belastung etwa konstant gehalten?
3. Was ist eine Hypertonie? Welche Behandlungsmöglichkeiten sind Ihnen bekannt?

3.5 Zusammenfassung

• Die meisten Blutgefäße sind ausschließlich *sympathisch innerviert.* Eine **Vasokonstriktion,** der herausragende adrenerge Effekt, wird über *α_1-Rezeptoren* in der Membran der glatten Gefäßmuskelzellen vermittelt. In einigen Gefäßprovinzen, darunter in denen der Skelettmuskeln, wird durch *β_2-Rezeptoren* und durch cholinerg-sympathische Fasern auch eine **Vasodilatation** ausgelöst. Gefäße der äußeren Genitalorgane sind *doppelt innerviert:* der Parasympathikus bewirkt ihre Dilatation, der Sympathikus ihre Konstriktion.

• Durch *lokal* an der glatten Gefäßmuskulatur wirkende Substanzen, die in ihrer Konzentration mit der Stoffwechselaktivität in den versorgten Geweben schwankt, wird die Gewebeperfusion im Sinne einer **Autoregulation** den Bedürfnissen angepaßt. Die Art der vorwiegend wirksamen Stoffe wie *CO_2, Milchsäure, K^+-Ionen, parakrine Substanzen* oder *verbrauchter Sauerstoff* ändert sich von Gewebe zu Gewebe. Die Wirkung setzt an **Metarteriolen** und **präkapillären Sphinkteren** an.

• Der **Baroreflex** dämpft innerhalb von Sekunden bis Minuten Schwankungen des arteriellen Blutdruckes. Die afferenten Impulse von den *Pressorezeptoren* in der Wand des *Karotissinus* und des *Aortenbogens* werden im medullären **Herz-Kreislauf-Zentrum** verarbeitet. Eine Senkung des arteriellen Blutdruckes, die sich in einer abnehmenden Barorezeptoraktivität ausdrückt, vermindert den Vagustonus am Herzen, erhöht die sympathischen Efferenzsignale zum Herzen und zu den Gefäßen und setzt Adrenalin aus dem Nebennierenmark frei. Die resultierende Herzaktivierung und die Vasokontriktion führen den Blutdruck auf den Normwert zurück.

• Die *Regulation des mittleren arteriellen Blutdruckes* im Verlauf von Stunden und Tagen ist im wesentlichen Sache von *3 Hormonsystemen,* die das extrazelluläre Flüssigkeitsvolumen beeinflussen: **ADH, ANP, Renin-Angiotensin-Aldosteron**-System.

• Mit den Kenngrößen **totaler peripherer Widerstand** (TPR), **Blutvolumen, Venencompliance, Herzfrequenz** und **-kontraktilität** kann ein *geschlossenes Herz-Kreislauf-System* beschrieben werden. Für eine gegebene Konstellation dieser Werte ergibt sich nur ein einziger möglicher **Arbeitspunkt** des Systems, bei dem venöser Blutrückstrom zum Herzen und HMV identisch sind. Eine Variation von einer oder von mehreren Systemeigenschaften verändert die gegenseitigen Einflüsse von Gefäßsystem und Herz aufeinander, so daß sich die Systemvariablen ZVD, mittlerer arterieller Blutdruck und HMV neu einstellen.

• *Aufrichten aus der Horizontallage* läßt Blut in den dehnbaren Venen der unteren Körperhälfte versacken. Die Abnahme des mittleren Druckes im Venensystem, damit des ZVD und des venösen Blutrückstromes zum Herzen, vermindert mit dem HMV auch den mittleren arteriellen Blutdruck. Die lebensnotwendige Stabilisierung dieses letztgenannten Wertes wird durch den **Baroreflex** bewirkt, wobei auf die venöse Seite die Pumpwirkung von Skelettmuskelbewegung und Atemexkursion unterstützend wirken: **Muskel- und Atempumpe.**

• Die Reaktion des Kreislaufes auf *Blutverlust* ähnelt der beim Aufrichten, wenn man von dem ersatzpflichtigen Verlust an Flüssigkeit, Plasmaproteinen und Blutzellen absieht. Ein Teil des Volumenverlustes kann durch Flüssigkeitsverschiebung aus dem interstitiellen Raum in die Gefäße ersetzt werden. Die endgültige Wiederauffüllung des Kreislaufes erfolgt jedoch über den Einsatz der hormonalen Flüssigkeitsregulation. Der Ersatz von Proteinen und Zellen erfordert Tage. Bei *Blutverlust über 20 %* des Normwertes droht der **hypovolämische Schock,** bei dem die nicht zu verhindernde Unterperfusion von Herz und Hirn den vorerst lebenserhaltenden **Zentralisationseffekt** der Kreislaufregulation schließlich durchbricht.

• Bei **physischer Arbeit** kommt es zu folgenden kardiovaskulären Reaktionen:

1. zu einer vor allem autoregulatorisch-lokal aufrechterhaltenen **Vasodilatation** in der arbeitenden Muskulatur
2. zu einer Zunahme der **kardialen Reserve,** mit der das Herz einen erhöhten venösen Rückstrom bewältigt
3. zu einer sympathisch vermittelten **Vasokonstriktion im Bauchraum,** die den *Widerstandsabfall in der Skelettmuskulatur* teilweise kompensieren kann.

Die *kutane Gefäßreaktion* stellt einen Kompromiß zwischen notwendiger **Thermoregulation** und Sicherung des arteriellen Blutdruckes dar.

• Die **Ursachen** für die *arterielle Hypertonie* sind weitgehend unbekannt. Die **medikamentöse Therapie** versucht auf eine Reduktion des TPR, des HMV, und des Blutvolumens hinzuarbeiten.

3.6 Übungsfragen

1. Wie beeinflußt eine Bluttransfusion vermutlich den venösen Blutrückstrom zum Herzen? Welchen Einfluß hat eine Arteriolenkonstriktion und welchen eine Verminderung der Venencompliance?
2. Während einer körperlichen Leistung steigt selbst bei einem denervierten Herzen das Herzminutenvolumen etwas an. Wie erklären Sie das?
3. Wie wirkt sich eine medikamentös ausgelöste Steigerung der Herzförderleistung auf den zentralvenösen Druck, auf das Herzminutenvolumen und auf den arteriellen Mitteldruck aus?
4. Definieren Sie die kardiale Reserve! Welche Faktoren können sie vergrößern, welche sie verkleinern?
5. Eine gesunde Person wird mit dem Kipptisch aus der horizontalen in eine senkrechte Position gebracht. Wie verändert sich die Barorezeptorenaktivität? Was geschieht mit der Spikefrequenz an den Nerven, die den Sinusknoten des Herzens versorgen? Wie verändert sich der mittlere Kapillardruck in den Füßen? Welche weiteren Effekte löst der Baroreflex aus?
6. Warum ist der Hämatokrit einige Stunden nach einer Blutspende von 0,5 l niedriger als vorher?
7. Eine Person erleidet einen Blutverlust von 1 l. Wie werden sich die folgenden Meßgrößen vor Einsetzen von kompensatorischen Regulationsmechanismen verändern: HMV, ZVD, TPR, arterieller Mitteldruck?
8. Wie werden sich bei der kompensatorischen Regulation der in Frage 7 postulierten Störung die folgenden Meßwerte verhalten: TPR, ZVD, Hirn-, Nierendurchblutung?
9. Weshalb gestaltet sich die gleichzeitige Regulation von arteriellem Mitteldruck und Körpertemperatur schwierig, wenn man in heißer Umgebung arbeiten muß?

3.7 Klinische Physiologie

3.7.1 Messung des Herzminutenvolumens (HMV)

Das HMV ist das pro Minute vom Herzen geförderte Volumen. Es kann mittels der **Indikatorverdünnungsmethode** nach A. v. Fick gemessen werden. Dabei wird eine definierte Indikatormenge in den venösen Blutstrom injiziert und deren Konzentration auf der arteriellen Seite des Kreislaufes gemessen. Unter der Voraussetzung, die Substanz habe sich vollständig gelöst und gleichmäßig in dem das Herz passierenden Blutvolumen verteilt, ist dieses aus Indikatormenge und Konzentration zu bestimmen.

Fick verwendete ursprünglich als Indikator Sauerstoff, der in einer bestimmten Zeit von der Lunge aufgenommen wird. Er entspricht dem Sauerstoffverbrauch in dieser Zeit. Die Sauerstoffkonzentration im HMV ergibt sich aus der Differenz zwischen Sauerstoffkonzentration im arteriellen und venösen Blut, da die arterielle Sauerstoffbeladung nur zu einem relativ geringen Teil von den Geweben entnommen (utilisiert) wird. Man muß also die arteriovenöse Sauerstoffdifferenz (AVD_{O_2}) erfassen:

$$HMV = \frac{O_2 - \text{Verbrauch pro min}}{AVD_{O_2}}$$

Erläuterung am Beispiel: venöser Sauerstoffgehalt = 14 ml · dl^{-1} Blut; arterieller Sauerstoffgehalt = 19 ml · dl^{-1} Blut. Daraus ergibt sich, daß je 100 ml das Herz passierenden Blutes 5 ml O_2 von der Lunge zu den Geweben transportiert wird (AVD_{O_2}).

Ein Liter Blut transportiert damit 50 ml O_2. Wenn pro Minute 250 ml O_2 in den Geweben verbraucht worden sind, muß das HMV folgendermaßen zu bestimmen sein:

$$HMV = \frac{250 \text{ ml pro min}}{50 \text{ ml pro l}} = 5 \text{ l pro min}$$

Diese einfach anmutende Methode weist jedoch Mängel auf: Dem venösen Blut wird von unterschiedlichen Geweben unterschiedlich viel Sauerstoff entnommen. Erst nach der Passage des rechten Ventrikels ist die Mischung vollständig. Daher muß eine Blutprobe aus der Lungenarterie entnommen werden. Die notwendige Katheterisierung, bei der über eine Arm- oder Beinvene ein Katheter durch rechten Vorhof und Ventrikel bis in eine Lungenarterie vorgeschoben werden muß, ist nur mit geringem Restrisiko, behaftet.

Hamilton verwendete einen Farbstoff (Evans-blue) als Indikator. Der Farbstoff wurde schnell als Bolus venös injiziert. Die Konzentrationsmessung erfolgt in einer Arterie. Während der Herzpassage wird der Farbstoff gut mit dem Blut vermischt. Einige Sekunden nach der Injektion erscheint der Indikator an der Meßstelle (Abb. 3-63). Anschließend durchläuft er den Rest des Körperkreislaufes, wonach er ein zweites Mal an der Meßstelle erscheint, nunmehr stärker verdünnt, da eine Mischung mit dem intravasalen Gesamtblutvolumen erfolgte und außerdem zunehmend Substanz aus dem Kreislauf verschwindet. Damit ergibt die schließlich eingestellte Endkonzentration einen Anhaltspunkt für das Gesamtblutvolumen. Die dichte Folge der beiden Konzentrationsgipfel erschwert die auf die 1. Konzentrationswelle bezogene Messung. Daher wird

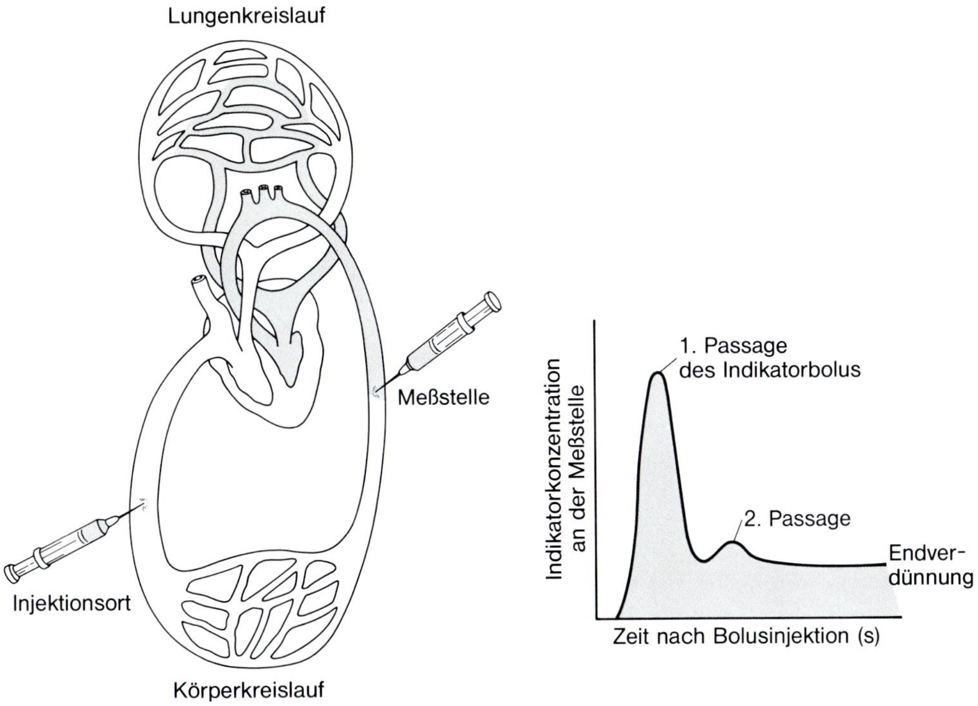

Abb. 3-63: Die *Indikatorverdünnungsmethode* zur Bestimmung des Herzminutenvolumens. Der Indikator wird in eine große Vene als Bolus injiziert. Da er sich mit dem gesamten venösen Blut im Herzen und im Lungenkreislauf mischt, wird er entsprechend verdünnt und breitet sich in Blutstromrichtung gemäß der mittleren Strömungsgeschwindigkeit in den verschiedenen Gefäßen aus. Der Bolus erreicht die Meßstelle in einer großen Arterie, wo durch fortlaufende Messung die mittlere Konzentration bestimmt wird. Wegen der Farbstoffausbreitung im venösen Blut wird das Ende der 1. Passage durch die 2. überlagert. Nach 2 Passagen hat sich der Farbstoffindikator etwa gleichmäßig über das gesamte zirkulierende Blutvolumen ausgebreitet

stattdessen häufig als Indikator ein Kältebolus verwendet, der als gekühltes Volumen einer physiologischen Kochsalzlösung appliziert wird. Hier entfällt eine zweite Welle der Temperaturänderung, denn die Temperaturdifferenz gleicht sich sehr schnell aus.

3.7.2 Arteriosklerose

Etwa die **Hälfte aller Todesfälle** in den entwickelten Ländern sind auf Folgen der *Arteriosklerose* in den Herz- oder Hirngefäßen zurückzuführen. Arteriosklerose ist ein Krankheitsprozeß, der mit der Bildung von Gefäßwandverdickungen, *Plaques*, einhergeht. Diese sind durch eine abnorme Proliferation abgewandelter Gefäßmuskelzellen mit Ablagerung von großen Cholesterinmengen gekennzeichnet. Einengung des Gefäßlumens über 65 % gefährdet die Blutversorgung von Herz und Hirn. Die veränderte Oberfläche des Plaque-Gebietes kann die Blutgerinnung einleiten und einen Thrombus (s. Kap. III/2.2) entstehen lassen. Ein völliger Gefäßverschluß löst am Herzen einen *Myokardinfarkt* oder am Gehirn einen *Schlaganfall* aus.
Seit Ende der 70iger Jahre gelingt es, durch eine **Angioplastie** (Dilatation von verengten Gefäßen im peripheren Gefäßsystem und an den Koronararterien) die Verengung aufzudehnen und den Blutdurchfluß wieder herzustellen. Eine sonst notwendig werdende **Bypass-Operation** kann so häufig vermieden werden.

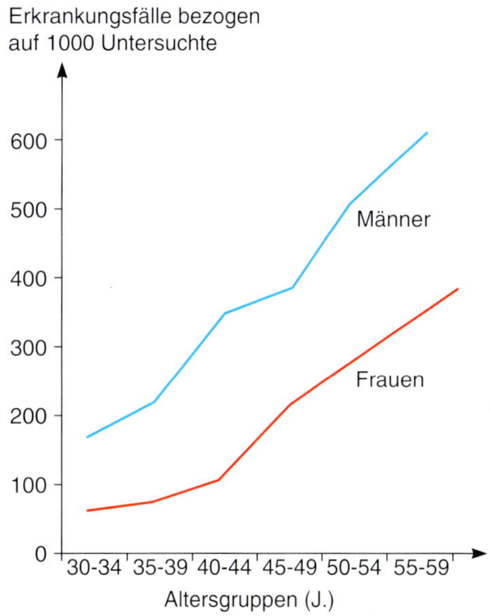

Abb. 3-64: *Häufigkeit* der *koronaren Herzkrankheit* (KHK) aus der Framingham-Studie. Es werden für die Altersgruppen alle Erkrankten im Verlauf der über 20 Jahre durchgeführten Untersuchung erfaßt, so daß ein überlebender Erkrankter in mehreren Altersgruppen registriert worden sein kann *(kumulative Methode)*

Hinsichtlich der **Plaque-Bildung** haben sich neue Erkenntnisse ergeben. Man nimmt an, daß der Prozeß mit einer *Endothelläsion* beginnt, gefolgt von einer *lokalen Entzündungsreaktion*. Allerdings ist die Ursache für die Verletzung nicht eindeutig zu definieren.

Chemische Einflüsse in der Umgebung des Verletzungsortes, möglicherweise aus der Umwelt oder auch aus dem Körper selbst stammend, oder auch die mechanische Überlastung durch Scherkräfte sind in Diskussion.

Nach einer Verletzung veranlassen die einwandernden Leukozyten und Thrombozyten eine *Muskelzellproliferation* über freigesetzte Wachstumsfaktoren. Die Proliferation dehnt sich in die Gefäßwand aus und *lagert Cholesterin* ein.

Diese Entwicklung kann durch einen hohen *Cholesterinanteil* in der Nahrung und durch eine hohe Plasmakonzentration an low-density Lipoprotein (s. Kap. VII/1) entscheidend gefördert werden. High-density Lipoproteine (HDL) hingegen vermindern den Cholesteringehalt im Blut, so daß hohe HDL-Werte das Auftreten der Arteriosklerose zu vermindern scheinen.
Obgleich nahezu alle Erwachsenen Plaques aufweisen, erkrankt nicht jeder an den genannten Organstörungen. Koronargefäßverengungen als wesentliche Folgekrankheiten treten z. B. mit zunehmendem Alter häufiger auf und befallen in allen Altersklassen Männer häufiger als Frauen (Abb. 3-64).

Eine epidemiologische Studie, die nach einem Ort in den USA als **Framingham-Studie** bekannt wurde, untersuchte 5000 Einwohner über mehr als 20 Jahre. Danach ist anzunehmen, daß Herzkranzgefäßerkrankungen umso häufiger auftreten, je höher der *arterielle Blutdruck*, das *Körpergewicht*, der *Zigarettenverbrauch* und der *Blutzukkerwert* sind und je weniger man sich *bewegt*.

Neben dem Cholesterin können offenbar noch andere diätetische Faktoren das Krankheitsrisiko für eine Arteriosklerose beeinflussen. So ist die Einnahme von mehrfach ungesättigten Fettsäuren (Fischöl, Leinöl) günstig, im Gegensatz zu gesättigten Fettsäuren (Butter), da der Blutspiegel an HDL erhöht wird. Körperliche Bewegung senkt den Blutspiegel an LDL. Da auch aus anderen Substanzen Cholesterin synthetisiert wird, muß das gesamte Blutfettprofil beurteilt und verfolgt werden, wenn man das *Risiko* für eine Koronarerkrankung einschätzt.

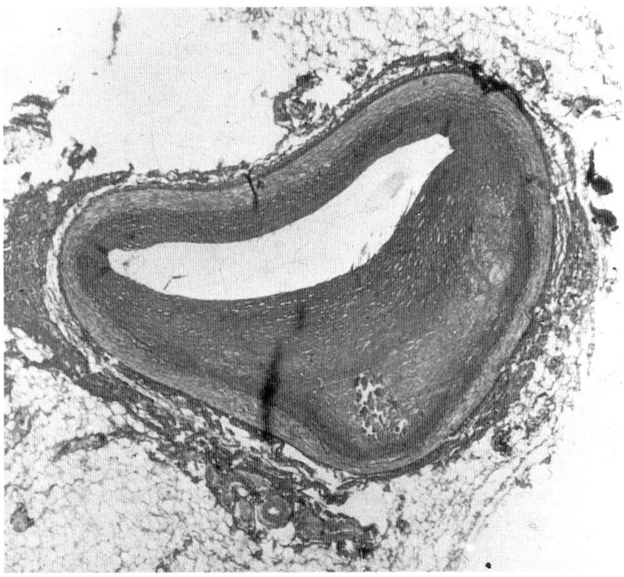

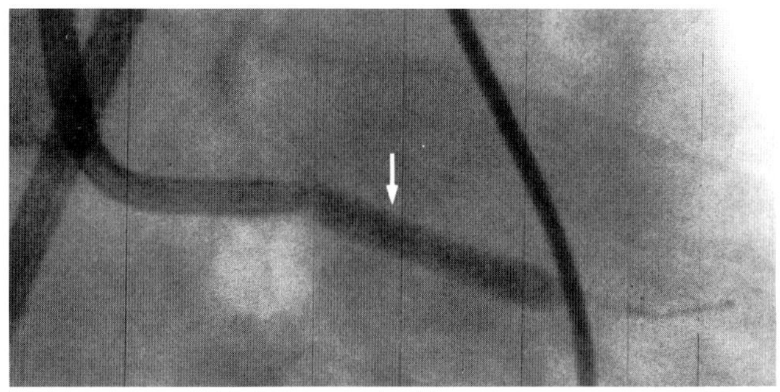

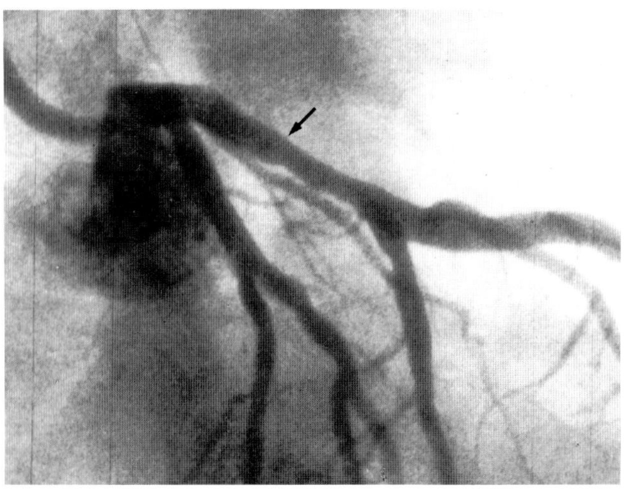

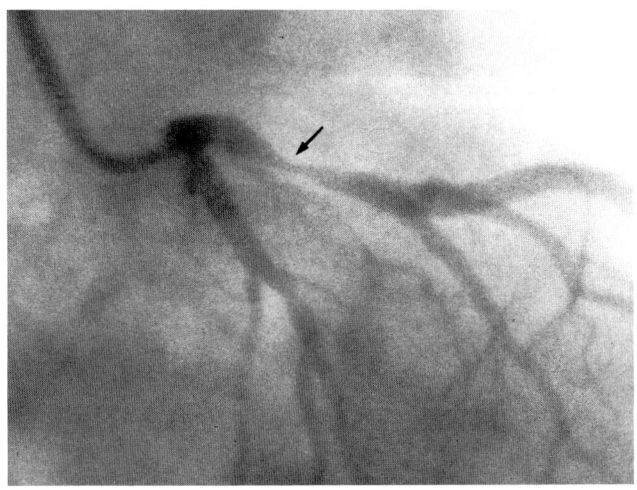

Abb. 3-65: **A**. Histologischer Schnitt einer exzentrischen Koronararteriensklerose **B**. Selektive Koronarographie der A. coronaria sinistra. Der linke R. intraventricularis ist erheblich, zu 80–90 % stenosiert. **C**. Der im Stenosesegment plazierte PTCA-Ballonkatheter ist voll entfaltet. **D**. Die Kontrollkoronarographie nach perkutaner transluminaler koronarer Angioplastie (PTCA) zeigt die vollständige Beseitigung der Stenose

3.7.3 Ursachen und Folgen einer Herzinsuffizienz

Ein Herzmuskelschaden kann z. B. aus dem Verschluß eines Koronargefäßes *(Myokardinfarkt)* oder einer sich beim hämorrhagischen Schock entwickelnden *Durchblutungsstörung* der Herzkranzgefäße hervorgehen. Im chronischen Fall kommt es zu einer allmählich zunehmenden Schädigung, weil eine Koronargefäßerkrankung die Durchblutung nach und nach drosselt. Die mit Myokardschädigung verbundene Verringerung der Kontraktionsfähigkeit wird allgemein als **Herzinsuffizienz** bezeichnet.

Bei Herzinsuffizienz steigt der rechtsatriale Druck in dem Maße an, wie nicht gefördertes Blut in den Hohlvenen zurückbleibt. Im Sinne der Abschnitte 3.3.1, 3.3.2 dieses Kapitels zieht eine Abflachung der Herzfunktionskurve die Einstellung eines neuen Arbeitspunktes des Herz-Kreislauf-Systems nach sich. Der zunehmende Druck im rechten Vorhof wirkt als erhöhter Füllungsdruck auf die Ventrikel und gleicht die myokardiale Funktionsschwäche zum Teil wieder aus. Parallel dazu wächst der venöse Rückstrom an, weil sich durch Venenkonstriktion ein erhöhter mittlerer Druck im Venensystem einstellt. Damit verschiebt sich auch die Blutrückstromkurve nach rechts. In der Bilanz wird dasselbe HMV bei geringerer Myokardkontraktilität auf Kosten eines größeren enddiastolischen Volumens und größeren Füllungsdruckes gefördert. Für diese Systemveränderung wird häufig der wenig zutreffende Begriff „Stau" verwendet. In der Regel sinkt auch der arterielle Blutdruck etwas ab.

Nimmt die Kontraktionsschwäche des Myokards weiterhin zu, setzt sich auch die Steigerung des Füllungsdruckes fort, bis schließlich das nach der Systole im Ventrikel verbleibende Blutvolumen ein Mehrfaches des Schlagvolumens beträgt. Am Ende wird ein Punkt erreicht, bei dem eine weitere Dehnung der Ventrikelmuskulatur keinen Zugewinn an Herzauswurf mehr erbringt. Hingegen nimmt jetzt die Kontraktionskraft des Ventrikels ab, und es kommt zu einer merklichen Verringerung des arteriellen Blutdruckes.

Bei sich ausreichend langsam entwickelnder Herzinsuffizienz löst der absinkende arterielle Blutdruck eine zunehmende **Aldosteronsekretion** aus. Die folgende *Natriumretention* läßt das Plasmavolumen ansteigen. Daraus ergibt sich eine Zusatzbelastung für das geschwächte Herz. Daneben wirkt sich ein steigender Venendruck auch auf den **Kapillardruck** aus. In aufrechter Körperhaltung entstehen Ödeme in den unteren Körperpartien, in liegender Position droht ein *Lungenödem* mit Atemnot. Das sind die Zeichen der **dekompensierten Herzinsuffizienz**, wobei sich der Begriff Dekompensation vor allem auf die *Volumenzunahme* der Körperflüssigkeiten bezieht.

Die **Behandlung** einer Herzinsuffizienz hängt von der auslösenden Ursache ab. Die Beseitigung eines Faktors kann auch zur Potenzierung eines anderen führen. Ergibt sich die Herzschwäche z.B. aus einer kardialen Mangeldurchblutung *(Herzischämie)*, wird die Verbesserung der Sauerstoffversorgung des Herzens angestrebt. Der Versuch, dies über eine Steigerung des HMV vermittels kontraktilitätssteigernder Medikamente (Adrenalin, *Digitalis*) zu erreichen, ist ein zweischneidiges Schwert. Zwar bringt man wenig geschädigte Myokardpartien zur Leistungssteigerung, man ruft aber ebenfalls zunehmenden Sauerstoffbedarf in unzureichend perfundierten Partien hervor. Hier sind dann zusätzliche Schäden kaum zu vermeiden.

Die im Myokard für die Förderung eines bestimmten Volumens zu verrichtende Arbeit hängt vom systolisch entwikkelten Druck und vom enddiastolischen Volumen ab. Jede Maßnahme, die den Druck im rechten Vorhof und den arteriellen Mitteldruck senkt, sollte sich daher günstig auf ein insuffizientes Herz auswirken. Infolgedessen versucht man, durch den Einsatz von **Diuretika** (Mittel zur Vergrößerung der Harnproduktion) den rechtsatrialen Druck, mittels Vasodilatatanzien den peripheren Gefäßwiderstand zu senken.

IV Respiratorisches System

Respiratorisches System

1 Struktur und Dynamik des Atmungssystems

H. Opitz

Struktur und Dynamik des Atmungssystems

Dieses Kapitel informiert über:
- die **Komponenten des Atmungssystems** wie die Atemwegstrecken, die Elemente des Gasaustausches und die Atemmuskeln
- die **Abwehrmechanismen der Lunge**
- die neurale und hormonale Beeinflussung von terminalen Bronchiolen und Gasaustausch
- die **Atemvolumina und Lungenkapazitäten**
- die Einflußgrößen auf das **Atemminutenvolumen**
- intrapleuralen und -pulmonalen **Druck** und die Komponenten der **Atmungsarbeit**
- die Rolle des **Lungen-Surfactant**
- die Grundzüge **obstruktiver und restriktiver Lungenerkrankungen**
- die Beziehungen zwischen **Lungen-** und **Systemkreislauf**

1.1 Einführung

Einführung

Ziele der Atemfunktion:
- Verbindet Kreislaufsystem und Außenluft
- Verbessert Diffusion durch Oberflächenvergrößerung

Das Atmungssystem verbindet das Kreislaufsystem mit der Atmosphäre, einem unbegrenzten Vorrat von Sauerstoff und einer unbegrenzten Deponie für Kohlendioxid aus dem oxidativen Zellstoffwechsel. Bei manchen Amphibien genügt die *Gasdiffusion durch die Haut* zur Befriedigung des relativ niedrigen Stoffwechsels. Übertragen wir diesen Austauschmechanismus auf den Menschen, so würde dessen hoher Stoffwechsel eine so große Körperoberfläche erfordern, daß sein Bauplan völlig verändert werden müßte. Die Lungen sind nur zu wenigen Prozent an der Körpermasse beteiligt, haben aber dank ihrer Struktur eine *riesige Oberfläche* zur Gewährleistung der erforderlichen Gasdiffusion. Ein Großteil der Atmungsphysiologie befaßt sich mit den Problemen, die sich aus der Belüftung einer so komplexen Struktur ergeben.

Atemluft
- Geschichte
- Einfluß der Luftqualität

In der Mythologie der alten Griechen war **pneuma** (Atem) der beseelende Geist, der seinem Besitzer das Leben gab. Für den gesunden Menschen ist Atmen fast selbstverständlich, weil es unbewußt und fast mühelos vor sich geht. Der **Lungenkranke** (z. B. Asthmatiker) jedoch muß jeden Atemzug hart erarbeiten. Erkrankungen der Atmungsorgane beruhen vielfach auf langzeitiger Inhalation verschmutzter Luft. Eine *schlechte Luftqualität* wird oft als Gegenwartsproblem angesehen. Doch zeigen Autopsiebefunde mumifizierter Ägypter und eingefrorener Leichen von Ureinwohnern Alaskas, daß die Inhalation von Sandkörnchen oder von Rauchteilchen aus dem Lagerfeuer schon lange vor der industriellen Revolution Lungenkrankheiten hervorrief.

1.2 Struktur und Funktion des Atmungssystems

Struktur und Funktion des Atmungssystems
Lungen und Thorax

1.2.1 Brustraum und Lungen

- Thoraxhöhle
- Rippengerüst
- Interkostalmuskeln
- Diaphragma
- Pleura
- Pleura parietalis
- Pleura visceralis

Der **Thorax** wird durch *Rippen, Brustbein, Interkostalmuskeln,* und *Bindegewebe*, begrenzt und nach unten durch einen flachen, radiär ziehenden Skelettmuskel, das *Diaphragma* abgeschlossen. Die **Pleura** ist eine Grenzschicht aus Epithelgewebe, welche die innere Oberfläche der Thoraxhöhle darstellt (*P. parietalis*) und jede Lunge umgibt (*P. visceralis*).

– **Pleuraspalt**

⇨

Zwischen beiden Pleurablättern liegt der **Pleuraspalt**. Er wird erfüllt von einigen ml *intrapleuraler Flüssigkeit*, wodurch die Reibung zwischen Brustwand und Lungen bei den Atembewegungen minimiert wird.

– Mediastinum

Die linke Lunge ist kleiner als die rechte und besteht aus 2 Lappen; die rechte Lunge hat 3 Lappen. Beide Pleurahöhlen sind hermetisch gegeneinander und das Mediastinum abgeschlossen, in dem das Herz, die großen Gefäße, Luft- und Speiseröhre sowie Nerven und Lymphknoten liegen.

Strukturen der Atemwege

1.2.2 Funktionelle Strukturen der Atemwege

Die Lungen werden mit atmosphärischer Luft über den verzweigten *Respirationstrakt* belüftet. Hierunter versteht man alle Strukturen, welche die Luft von und zu den *Alveolen* leiten. Alveolen sind die membranösen Lungenbläschen, über die der Gasaustausch erfolgt. Die Abschnitte des Atemwegs außerhalb der Lungen sind *Nase, Pharynx, Larynx, Trachea* sowie linker und rechter *Hauptbronchus*.

- **Atemwegsabschnitte**

- **Bronchialbaum, Alveolen**

⇨

Innerhalb der Lungen zweigt sich jeder **Hauptbronchus** vielfach auf (Abb. 4-1, Tab. 4-1). Aus der ersten Verzweigung gehen die sekundären **Lappenbronchien** hervor (Br. lobares), aus deren Aufzweigung wiederum die tertiären und quartären **Segmentbronchien** (Br. segmentales), die umschriebene Gebiete innerhalb der Lungenlappen versorgen. Weitere Verzweigungen ergeben endlich etwa 150 000 **terminale Bronchiolen** (in Abb. 4-1 vergrößert dargestellt). Die terminalen Bronchiolen sind umgeben von glatten Muskeln, die den Durchmesser dieser endständigen Luftwege unter Wirkung der autonomen Innervation oder zirkulierenden Adrenalins verändern können. Mangels eines Knorpelgerüsts können diese terminalen Bronchiolen *kollabieren*, wenn genügend Druck auf ihren Außenwänden lastet. Bronchiolen mit Durchmessern unter 0,5 mm werden als **respiratorische Bronchiolen** bezeichnet. Sie unterscheiden sich von terminalen Bronchiolen darin, daß sie *alveoläre Auftreibungen* in ihren Wänden haben.
Die Br. respiratorii enden schließlich in der Austauschzone der Lunge, den **Alveolargängen** und **-säckchen** (Abb. 4-1).

Alveolargänge enthalten glatte Muskelfasern, also kann ihre Weite durch Kontraktion oder Relaxation reguliert werden. Aus den Alveolargängen und -säckchen entstehen zahlreiche kugelige Alveolen. Gasaustausch ist in all diesen Strukturen möglich, jedoch haben die Alveolen die größte Gesamtoberfläche und sind damit maßgeblich für den Gasaustausch.

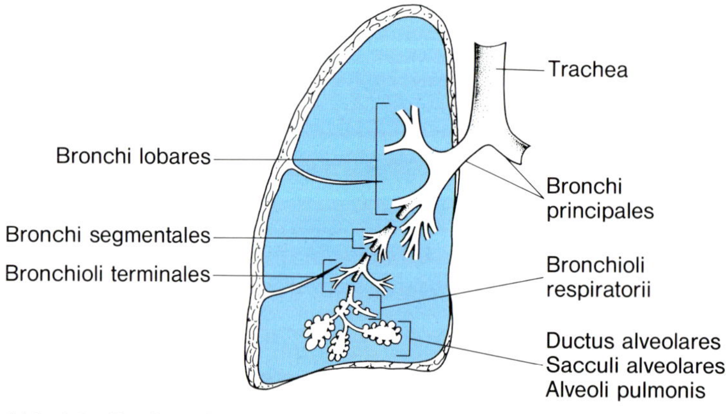

Abb. 4-1: *Struktur des Respirationstraktes.* Die Luft bewegt sich durch das *Leitungssystem* (Trachea, Hauptbronchien, sekundäre und tertiäre Bronchien, Bronchiolen) als *gerichtete Strömung.* Die Darstellung ist vereinfacht: Es werden bis zu 23 Verzweigungsgenerationen angenommen, die nicht in einem einheitlichen Maßstab gezeichnet werden können. Terminale und respiratorische Bronchiolen, Alveolargänge, -säckchen und Alveolen sind vergrößert. Alveolargänge und Alveolen bilden das *Austauschsystem* der Lunge. Hier herrscht *Diffusion* statt gerichteter Strömung, weil die Aufzweigung so groß ist, daß die mittlere Strömungsgeschwindigkeit fast Null ist

Tab. 4-1: Abschnitte des Respirationstraktes

Name	Durchmesser	Anzahl	Knorpel
Trachea	1,8 cm	1	Schleimsekretion
Hauptbronchien (Br. principales)	1,2 cm	2	glatte Muskeln
Lappenbronchien (Br. lobares)	0,8 cm	3 re, 2 li	Zilien
Segmentbronchien (Br. segmentales)	0,6 cm	10 re, 8 li	
Terminalbronchien (Bronchioli terminales)	1,0 mm	ca. 48000	
respir. Bronchiolen (Bronchioli respiratorii)	0,5 mm	ca. 300000	Gasaustausch
Alveolargänge (Ductus alveolares)	400 μm	ca. $9 \cdot 10^6$	
Alveolen (Alveoli pulmonis)	250 μm	ca. $3 \cdot 10^8$	

Tab. 4-2: Einflußfaktoren auf glatte Bronchialmuskeln

- **Bronchodilatoren:** vermindern Atemwegswiderstand
  - sympathische Nerven (Adrenalin, Noradrenalin)
  - adrenerge Agonisten (z. B. Theophyllin)
  - Antihistaminika
  - CO_2-Anstieg in der Alveolarluft*
- **Bronchokonstriktoren:** erhöhen Atemwegswiderstand
  - parasympathische Nerven (Azetylcholin)
  - Reizstoffe (Rauch, Staub, Chemikalien)
  - Histamin⁺
  - Prostaglandine D_2, $F_2\alpha$, Leukotriene⁺

* Dieser Faktor spielt bei der Ventilations-Perfusions-Abstimmung eine Rolle, beschrieben in Kap. IV/1.5.3

⁺ Die letzten 3 Faktoren entstehen bei allergischen und Immunreaktionen (s. Kap. VII/2)

Die Bronchien und Bronchiolen bilden einen großen Teil des **Atemwegswiderstandes,** der Resistance. Der Atemwegswiderstand wird beeinflußt durch die *autonome Innervation* und *Gewebshormone* (Tab. 4-2). Parasympathische Aktivität konstringiert die Bronchiolen. Die Aktivierung adrenerger Rezeptoren durch Noradrenalin aus Sympathikusfasern und Adrenalin vorwiegend aus der Nebennierenrinde führt zur Relaxation der glatten Bronchialmuskulatur. Hierdurch werden die Atemwege dilatiert und ihr Strömungswiderstand herabgesetzt. Die Steigerung der Sympathikusaktivität bei Arbeit unterstützt so die erhöhte Ventilation.

Klinische Anwendung. *Histamin* ist ein Gewebshormon, das als Reaktion auf Infektionen freigesetzt wird. Bei empfindlichen Personen entsteht es auch als Reaktion auf gewisse Substanzen, **Allergene,** die überschießende Antworten des Immunsystems auslösen (s. Kap. VII/2). Histamin bewirkt Bronchokonstriktion, wodurch die Atemarbeit vergrößert und die alveoläre Belüftung verringert wird. Bei schweren allergischen Anfällen kann der Atemwegswiderstand auf das 20fache ansteigen (Ruhewert 1,5 mmHg/(l/s)). Diese Behinderung der Ventilation kann lebensbedrohlich sein.

Die Atemwegsstrukturen sind auf *Luftströmung* spezialisiert, über ihre Wände erfolgt kein O_2/CO_2-Austausch mit dem Blut. Durch die Bronchialgefäße werden sie gut durchblutet. Die vorbeistreichende Atemluft wird so auf Körpertemperatur erwärmt und mit Wasserdampf gesättigt. Diese Befeuchtung schützt die empfindlichen Austauschflächen vor Austrocknung. Die Atemwege sind von glatten Muskelfasern umschlossen, die auf Aktivierung durch vegetative Nerven, eingeatmete Teilchen und Chemikalien sowie lokalchemische Wirkstoffe aus Zellen des Respirationstraktes ansprechen. Mit Ausnahme der terminalen Bronchiolen sind die Luftwege durch offene Knorpelringe abgestützt, so daß sie nicht kollabieren. Mit jeder Verzweigung wird die Strömungsgeschwindigkeit der Atemluft geringer und erreicht extrem niedrige Werte in den Endästen und in den Alveolen selbst.

- **Atemwegswiderstand:**
  - Parasympathikus: **Bronchuskonstriktion**
  - Noradrenalin, Sympathikus: **Bronchusdilatation**
  - Histamin: Bronchuskonstriktion
- **allergische Anfälle:**
  - steigern Widerstand
  - vermindern Belüftung
- **Bronchialgefäße sichern**
  - Körpertemperatur
  - Wasserdampfsättigung der Atemluft
- **glatte Muskelfasern**
- **offene Knorpelringe** bis auf Br. terminales

Fragen

Wiederholungsfragen:
1. Was versteht man unter intrapleuraler Flüssigkeit?
2. Welche Abschnitte der Atemwege liegen zwischen Trachea und Alveolen?

Phonation

- **Stimmbänder, Larynx**
  - bei Atmung
  - **bei Phonation**
- **hohe Töne**
  - Stimmbandspannung ↑
  - Stimmbandeigenfrequenz ↑
  - Frequenzbereich: geschlechtsabhängig
- **Artikulation:**
  - Ansatzrohr
- **Sprechen:** Koordination von Muskelgruppen über
  - Motorkortex
  - Atmungsmuskulatur
  - Atemrhythmus
  - Druckkonstanz

1.2.3 Stimmbildung, Phonation

Die Tonerzeugung ist eine der Funktionen des Atmungsapparates (Abb. 4-2). Die Stimmbänder im Larynx werden bei normaler Atmung aus dem Luftstrom heraus in Richtung Kehlkopfwand gezogen.

Zur **Phonation** werden die Stimmbänder in den Luftstrom gebracht, der sie beim Anblasen in *Vibration* versetzt. Die **Intensität des Tons** wird durch die Einstellung der Stimmbänder im Luftstrom und den subglottischen Exspirationsdruck bestimmt. Die **Tonhöhe** wird durch Muskeln an und in den Stimmbändern eingestellt, die deren Spannung regulieren.

Für **hohe Töne** werden diese Muskeln kontrahiert, um die Spannung zu steigern. Mit zunehmender Spannung werden auch die Ränder der Stimmbänder dünner. Ihre *Eigenfrequenz* (s. Kap II/4 Resonanz) nimmt sowohl durch Anspannung als auch Massenabnahme zu. Der *Frequenzbereich* der männlichen Stimme liegt auf Grund geschlechtsbedingter Differenz der Stimmbanddimensionen niedriger als bei Frauen. Die von den Stimmbändern produzierten Töne werden durch die **Artikulatoren** und **Resonatoren** des **Ansatzrohres** modifiziert: Lippen, Zunge, Mundhöhle, Nase mit Nebenhöhlen, Pharynx und Brustkorb (Abb. 4-2). Resonanzunterschiede führen zu individuell verschiedenen Stimmqualitäten.
Sprechen erfordert die Koordination vieler Muskelgruppen, deren Motoneurone weithin über Rückenmark und Gehirn verbreitet sind. Die hohe Komplexität der menschlichen **Vokalisation** geht einher mit einer ausgedehnten Repräsentation der Atemmuskeln im **motorischen Kortex.** Da die Lautbildung auf dem Prinzip forcierter Exspiration beruht, erfordert

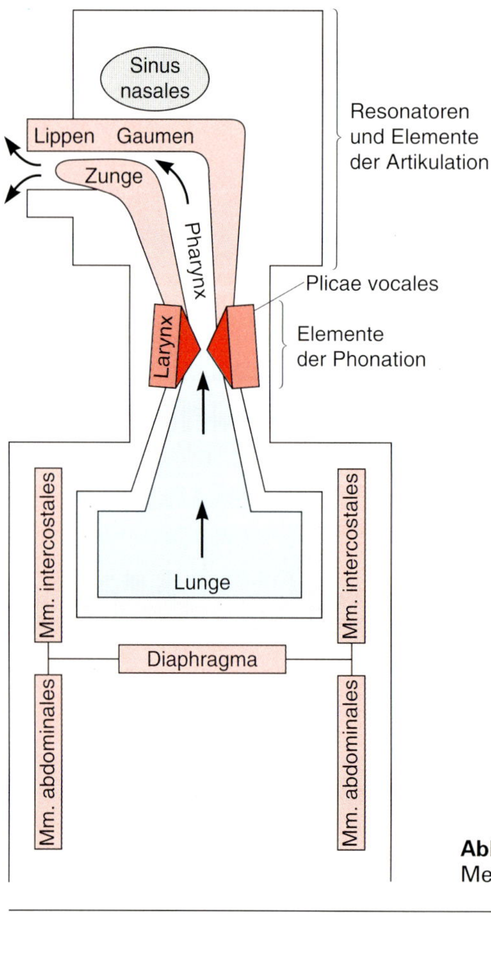

Abb. 4-2:
Mechanische Elemente der Lautbildung

Sprechen eine außergewöhnliche Kontrolle der Atemmuskulatur: Diaphragma, Interkostal-, Bauchmuskeln. Der Rhythmus von In- und Exspiration verändert sich signifikant, wenn die Versuchsperson aufgefordert wird, von Ruheatmung zu Sprechen oder Singen überzugehen. Einen Ton zu halten erfordert, daß der Druck in den Atemwegen konstant bleibt. Also muß der Druckgenerator in ganz unterschiedlicher Weise während der steigenden und fallenden Phase der Exspiration kontrolliert werden (Abb. 4-2).

1.2.4 Schutzfunktionen der Atemwege

Schutzfunktionen der Atemwege

Mit der inspirierten Luft kommt eine unvorstellbare Menge von *Schadstoffen* aus der Umgebung in die Atemwege: Staubteilchen, Pollen, Bakterien, Pilzsporen, Viren.

- **Schadstoffe:** z. B. Stäube, Mikroben

Der Respirationstrakt bildet mehrere **Abwehrlinien** gegen Verunreinigungen durch Teilchen:

- Sensible Nervenendigungen in den Nasenwänden, der Trachea und den Bronchien lösen **Nies-** und **Hustenreflexe** aus, die das Eindringen der Fremdkörper weitgehend reduzieren. Größere Partikel über 5 µm Durchmesser werden *niedergeschlagen* oder von Härchen oder dem Schleim der Nasenwege *abgefangen*. *Nasenatmung* vergrößert gegenüber *Mundatmung* die Chance, daß gröbere Schmutzteilchen schon im ersten Abschnitt des Respirationstraktes weggefangen werden, weil die Luft über eine längere Reinigungsstrecke geht, bevor sie in den Pharynx gelangt.
- Der **Zilienbesatz** der Atemwegsepithelien bildet den zweiten Mechanismus zur Luftreinigung (Abb. 4-3). Zylinderepithelzellen und Drüsen sezernieren ständig *Schleim*. Die Zilien treiben den Schleim mit einer Geschwindigkeit um 1 cm/min aufwärts in Richtung Trachea, von wo sie *abgehustet* oder *verschluckt* werden. Man bezeichnet diesen Prozeß als **mukoziliare Clearance**.

- **Abwehrlinien** ⇦

Klinische Anwendung. Der mukoziliare Transport wird durch eine Reihe von Faktoren gehemmt, z. B. *Tabakrauch, kalte Luft, Medikamente und Drogen.* Für starke Raucher typisch ist der frühmorgendliche Hustenanfall, ausgelöst durch die Ansammlung von Schleim und den Reiz der darin mitgeführten Fremdkörper.

- **mukoziliarer Transport**

Die Abwehr von Infektionen wird durch Granulozyten getragen, die benachbarte Kapillaren verlassen und auf der Oberfläche der Bronchiolen und Alveolen herumwandern. Die Mechanismen, mit denen diese Zellen infektiöse Organismen inaktivieren und kleine Partikel entfernen, ist in Kap. VII/2 beschrieben.

- **Infektabwehr mit Phagozytose**

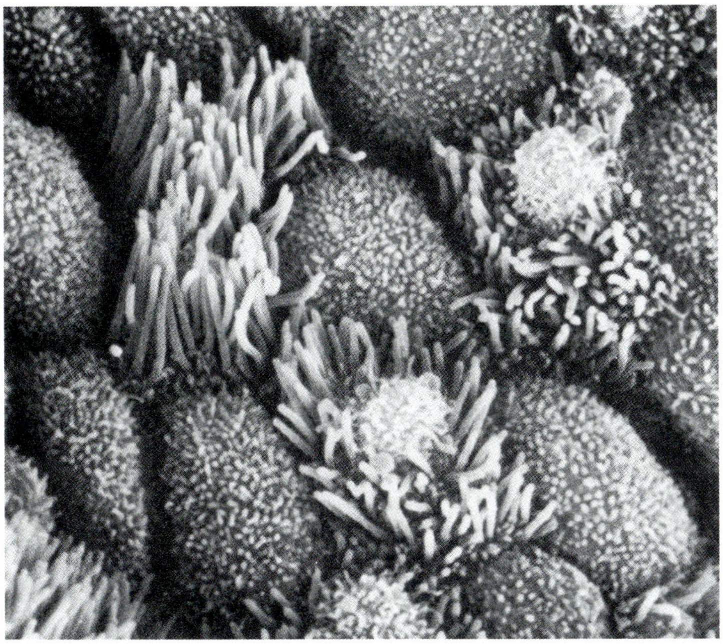

Abb. 4-3: *Epithel eines kleinen Bronchus* bei hoher Vergrößerung im Rasterelektronenmikroskop. Beachte die Ausstattung der Epitheloberfläche mit Zilienbüscheln

- **Partikel in den Alveolen**

Trotz der Schutzfunktionen der Atemwege erreichen sehr kleine Partikel unter 5 µm Durchmesser die Alveolen; manche können sich dort einnisten.

Klinische Anwendung. Die Lungen aller Bewohner von Industriegegenden akkumulieren Kohleteilchen, deutlich sichtbar bei Autopsie. Die Ansammlung von Fremdstoffen in der Lunge ist bei Rauchern höher als bei Nichtrauchern.

- Kohlepartikel
- Raucherlunge
- Berufskrankheiten: Silikose, Asbestose
- Fibrose

Eine Reihe von Lungenkrankheiten, die bis zur Invalidität führen, beruht auf der Inhalation spezifischer Teilchen. Die *„schwarze Lunge"* von Kohlebergleuten, die *„braune Lunge"* von Textilarbeitern, die *Silikose* von Glashüttenarbeitern und die *Asbestose* von Rohrleitungsbauern und Isolierern sind Beispiele für solche Erkrankungen. Gemeinsames Symptom bei all diesen Krankheiten ist eine Vernarbung, *Fibrose,* der Alveolarmembranen, die sowohl die Gasdiffusion erschwert als auch die Elastizität der Lunge herabsetzt.

Azini, Alveolen

1.2.5 Azini und Alveolen

- **Azinus:**
  - Bronchiolus respiratorius
  - Alveolargang
  - Alveolen

Parenchym

Die funktionelle Elementareinheit der Lunge ist der Azinus, eine Struktur, die einem Bündel von Weintrauben ähnelt (Abb. 4-4). Er entspricht dem *Versorgungsgebiet eines Bronchiolus respiratorius.* Jeder Azinus entsteht aus einem Br. terminalis, der sich in etwa 100 Ductus alveolares verzweigt (s. Abb. 4-1). Jeder Alveolargang endet in etwa 20 Alveolen mit Durchmessern von 100–300 µm. Linke und rechte Lunge haben etwa je $300 \cdot 10^6$ Alveolen; sie geben der Lunge eine schwammartige Konsistenz. Die Alveolen werden gestützt durch ein Netzwerk von spezifischen Zellen, dem **Parenchym**, und elastischem Bindegewebe.

Die *Wand der Lungenbläschen* besteht aus (s. Abb. 4-24)

- **Oberflächenepithel:** Alveolarepithelzellen Typ I für den *Gasaustausch,* Alveolarepithelzellen Typ II sezernieren den *Surfactant* (s. u.).
- **Bindegewebe:** elastische, kollagene, retikuläre Fasern (Abb. 4-5).
- **Kapillarnetz** (Abb. 4-6): Basalmembranen von Kapillarendothel und Alveolarepithel, verschmelzen oft miteinander.

Die *Blut-Luft-Schranke ist etwa 2,2* µm dick.

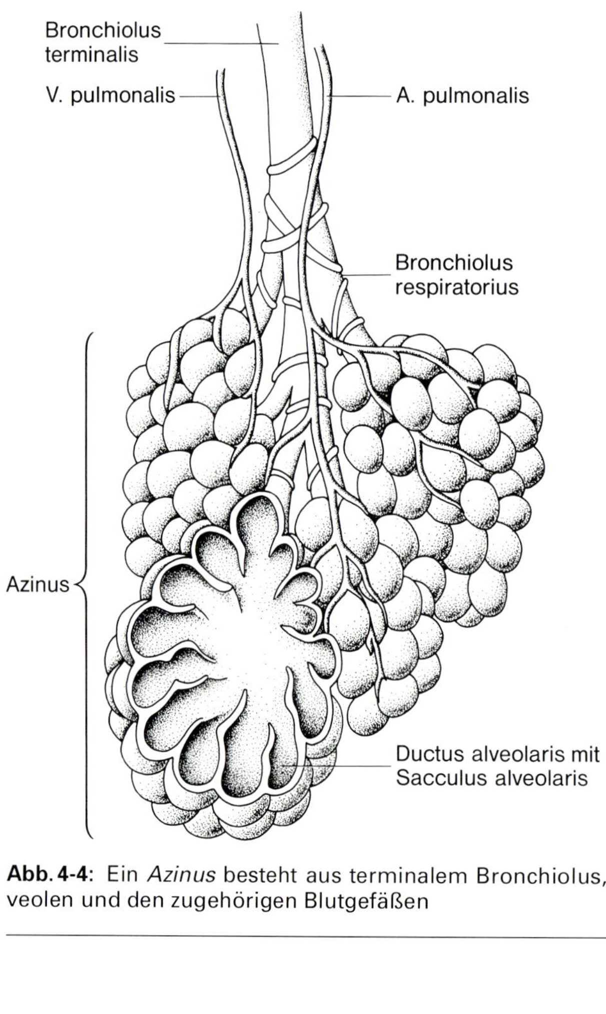

Abb. 4-4: Ein *Azinus* besteht aus terminalem Bronchiolus, Alveolargängen und -säckchen, Alveolen und den zugehörigen Blutgefäßen

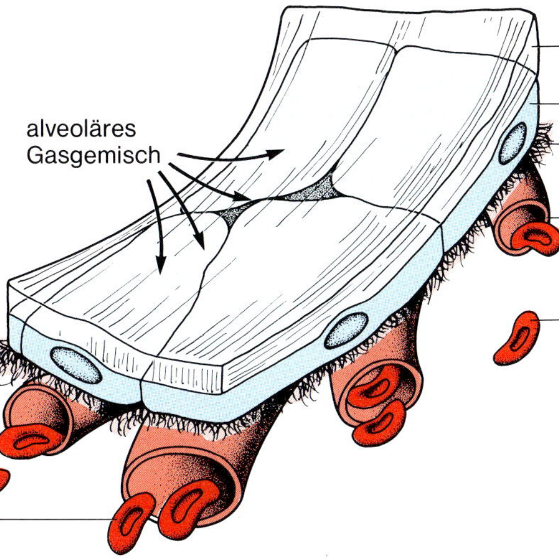

Abb. 4-5: Der *Diffusionsweg* zwischen Alveolarluft und Kapillarblut geht durch den oberflächlichen Flüssigkeitsfilm, die Alveolarmembran, den pulmonal-interstitiellen Raum, das Parenchym und die Kapillarwand. Dazu kommt noch die wechselnde Diffusionsstrecke durch Plasma und Erythrozyt bis an den Bindungsort

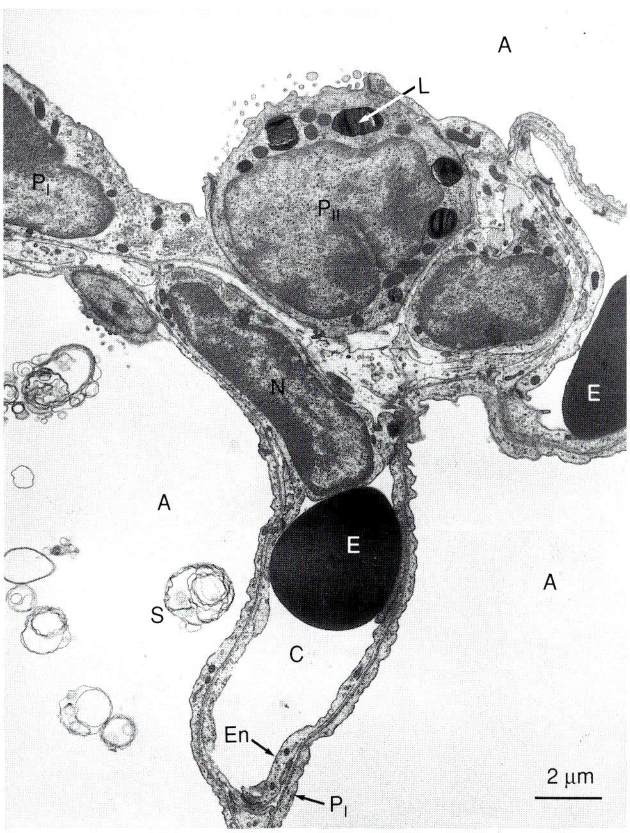

Abb. 4-6: Ultrastruktur der Alveolarwand (Vergr. 4700mal). Im unteren Bildabschnitt liegen die Endothelzelle (En) der Kapillare (C) und das Alveolarepithel Typ I (I, Typ I Pneumozyt) eng benachbart (Pfeile). Im Lumen der Kapillare befindet sich ein Erytrozyt (E). Der Zellkern der Endothelzelle (N) ist ebenfalls zu sehen. Erkennbar ist außerdem denaturierter pulmonaler Surfactant (S), der den Typ II Pneumozyten (Alveolarepithelzellen Typ II) mit ihren Lamellenkörperchen (L) entstammt. **A**: Alveolen

- **Gastransport**

1. **Leitungszone**: gerichtete Strömung

2. **Diffusionszone**: Diffusion

Der Gastransport zwischen Atmosphäre und Blut erfolgt in 2 Schritten – gerichtete *Strömung* und *Diffusion:*
- In der **Leitungszone** der Lunge, bestehend aus dem Netzwerk sich verzweigender Bronchien und Bronchiolen, herrscht eine **gerichtete Strömung, also Konvektion** vor. Gerichtete Strömung ist eine effektivere Transportform als Diffusion, wenn Substanzen über größere Strecken zu transportieren sind.
- Zwischen den *respiratorischen Bronchiolen* und *Alveolen,* in der **Diffusionszone,** erfolgt der Gastransport durch Diffusion. Der Gasaustausch zwischen *Alveolen und Lungenkapillarblut* beruht ebenfalls auf **Diffusion.**

- **Austauschfläche, Diffusionsstrecke**

⇒

Die Diffusion wird durch eine **große Austauschfläche** begünstigt und durch eine **lange Diffusionstrecke** beeinträchtigt. Unter strukturellem Aspekt von Lungen und Pulmonalkreislauf wird der diffusive Gasaustausch durch *2 Adaptationsmechanismen* optimiert:
- **minimaler Diffusionsweg** zwischen Alveolarluft und Kapillarblut
- **maximale** zum diffusiven Gasaustausch verfügbare **Oberfläche**.

- **Blut-Luft-Schranke:**

3 Hauptschichten
1. Alveolarepithel
2. Basallamina
3. Kapillarendothel

- **Gasaustauschfläche**: 80 m^2
- **Kapillarisierung**:
  - 1 Alveole : 100 Kapillaren
  - 30 Mrd. Kapillaren
  - Kapillarlänge: 2400 km
  - Kapillarfläche: 2 m^2

Die **Blut-Luft-Schranke** im Diffusionsweg zwischen Alveolargas und Kapillarblut (Abb. 4-5) bildet:
- der *Flüssigkeitsfilm* auf der Alveolaroberfläche
- das einschichtige **Alveolarepithel mit Basalmembran**
- das *Parenchym* und die *interstitielle Flüssigkeit*
- das **Kapillarendothel**
- die *Plasmaschicht* und die *intraerythrozytäre Strecke* bis zum Bindungsort.

Die gesamte Weglänge über diese Strukturen beträgt 0,5–1,5 µm (Abb. 4-6).
Die **Gasaustauschfläche** aller Alveolen der Lunge umfaßt 60–80 m^2, etwa soviel wie einen Tennisplatz. Diese große Alveolarfläche ist abgestimmt auf eine dichte Kapillarisierung. Es gibt etwa 30 Mrd. Lungenkapillaren. Auf 1 Alveole entfallen etwa 100 Kapillaren. Alveolen stellen sich als winzige Luftblasen dar, deren Oberfläche vollständig von dem Blut bespült wird, das die Lungen durchfließt. Aneinandergereiht ergäben die Blutgefäße der Lunge eine Länge von etwa 2400 km. Jeder Milliliter Blut ist über eine Kapillarlänge von ca 110 km verteilt zu denken, was etwa 2 m^2 innerer Kapillarfläche entspricht.

Fragen

Wiederholungsfragen:
1. Wie werden Stimmlaute erzeugt?
2. Welche Mechanismen schützen die Lunge vor Luftverunreinigung?
3. Durch welche strukturellen Größen wird die Diffusionskapazität der Lunge optimiert?

Atemvolumina, -stromstärken
Lungenvolumina, Kapazitäten

1.3 Atemvolumina und Atemstromstärken

1.3.1 Lungenvolumina und Kapazitäten

- **Spirometrie** während
  - Exspiration
  - Inspiration
- **Zustandsbedingungen:**
  - Temperatur
  - Druck
  - Wasserdampfsättigung
- **ATPS- und BTPS-Werte**
- **Umrechnung:**
  - Spirometervolumen ATPS
  - Lungenvolumen BTPS
  - allgemeine Gasgleichung

Die Volumenänderungen der Lungen während In- und Exspiration können durch **Spirometrie** (Abb. 4-7) gemessen werden. Der Patient atmet aus einem Rohr, das mit einer Glocke verbunden ist. Diese schwebt in einem wassergefüllten Behälter und steigt auf, wenn während der Exspiration Luft einströmt, und sinkt, wenn während der Inspiration Luft abgesaugt wird. Die Volumenänderungen im Spirometer sind den Änderungen des Lungenvolumens proportional. Der Proportionalitätsfaktor ergibt sich aus dem Verhältnis der Zustandsbedingungen (Temperatur T, Druck P und Wasserdampfsättigung S) der Umgebung (**a**mbient) und des Körperinneren (**b**ody). Man bezeichnet diese auch als **ATPS-** bzw. **BTPS-Bedingungen.** Alle Referenzwerte von Lungenvolumina werden in BTPS-Werten angegeben.

Der Umrechnungsfaktor der unter ATPS-Bedingungen gemessenen Spirometer-Volumina in BTPS-Größen folgt aus der allgemeinen Gasgleichung (Kap. IV/2, 1. Absatz):

$$\frac{P_A \cdot V_A}{T_A} = \frac{P_B \cdot V_B}{T_B} = n \cdot R; \quad V_{BTPS} = V_{ATPS} \cdot \frac{P_A \cdot T_B}{P_B \cdot T_A}$$

Da diese Gase sowohl im Spirometer als auch in der Lunge 100%ig mit Wasserdampf gesättigt sind, müssen die temperaturabhängigen Sättigungsdrücke pH_2O vom Barometerdruck B abgezogen werden. Es folgt:

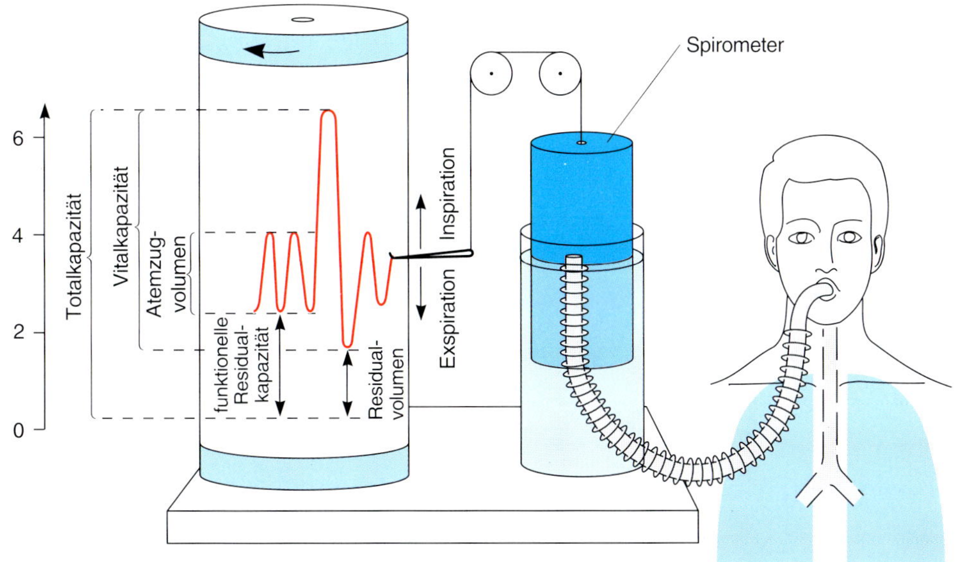

Abb. 4-7: *Statische Lungenvolumina* können ohne Eingriff mittels Spirometrie erfaßt werden. Hierbei werden Veränderungen des Lungenvolumens aufgezeichnet während normaler Ruheatmung und nach Aufforderung zu maximaler Einatmung, dann zur Ausatmung von soviel Luft wie möglich in beliebiger Zeit

$$\frac{V_{BTPS}}{V_{ATPS}} = \frac{B - pH_2O(T_A)}{B - pH_2O(T_B)} \cdot \frac{T_B}{T_A}$$

- temperaturabhängiger Sättigungsdruck
- Umrechnungsfaktor

Für die Raumtemperatur T_A = 293 K ist pH_2O = 22,5 mmHg, für die Körpertemperatur T_B = 310 K aber 47 mmHg, und der Umrechnungsfaktor von ATPS- auf BTPS-Volumen wird 1,094.

Alle Lungenvolumina sind unter diesen Bedingungen um 9,4% größer als im Spirometer gemessen.

- **Übersicht**: Lungenvolumina, -kapazitäten

Das Luftvolumen der maximal gefüllten Lungen kann in **4 nicht überlappende Volumina** eingeteilt werden (Abb. 4-8 A, Tab. 4-3), wobei die *Kapazität* Lungenfunktionsgrößen bezeichnet, die mehr als 1 Teilvolumen umfassen:

- das Luftvolumen, das in einem Atemzug nacheinander ein- und ausgeatmet wird, ist das **Atemzugvolumen** und beträgt normalerweise etwa 500 ml. Das Luftvolumen, das nach einer gewöhnlichen, ruhigen Ausatmung in der Lunge verbleibt, heißt *funktionelle Residualkapazität* (**FRK**) und beträgt beim Mann etwa 2300 ml.
- Das Luftvolumen, das nach einer normalen Inspiration noch eingeatmet werden kann, ist das **inspiratorische Reservevolumen** (**IRV**) und hat die Größenordnung von 3000 ml. Das Volumen, das nach einer normalen Exspiration maximal eingeatmet werden kann, nennt man die *inspiratorische Kapazität* (**IK**). Sie ist die Summe von Atemzugvolumen und IRV und hat einen Wert um 3500 ml.
- das nach Ende einer gewöhnlichen Exspiration noch zusätzlich austreibbare Luftvolumen wird als **exspiratorisches Reservevolumen** (**ERV**) bezeichnet und beträgt etwa 1100 ml.

Die Summe von Atemzugvolumen, IRV und ERV entspricht der maximalen Luftmenge, die unter Muskelanstrengung in die Lunge hinein und auch wieder heraus bewegt werden kann. Sie wird als *Vitalkapazität* (**VK**) bezeichnet. Die durchschnittliche VK liegt bei jungen Männern um 4,6 l, bei jungen Frauen um 3,4 l, also 25% niedriger. Sie ist eng korreliert mit der Körpergröße und nimmt vom 30. Lebensjahr an ab.

- die in der Lunge nach einer maximalen Ausatmung verbleibende Luftmenge ist das **Residualvolumen** (**RV**) mit einem typischen Wert von etwa 1200 ml. Es steigt mit dem Alter an. Das RV kann nicht direkt im Spirometer bestimmt werden, sondern nur über die Verdünnung eingeatmeter Indikatorgase. Die Summe aus *VK* und *RV* ist die **totale Lungenkapazität** oder Totalkapazität, **TLK**. Ein Normalwert für die TLK eines erwachsenen Mannes ist 5800 ml. Alle Werte gelten unter ATPS-Bedingungen (Abb. 4-8, Tab. 4-3).

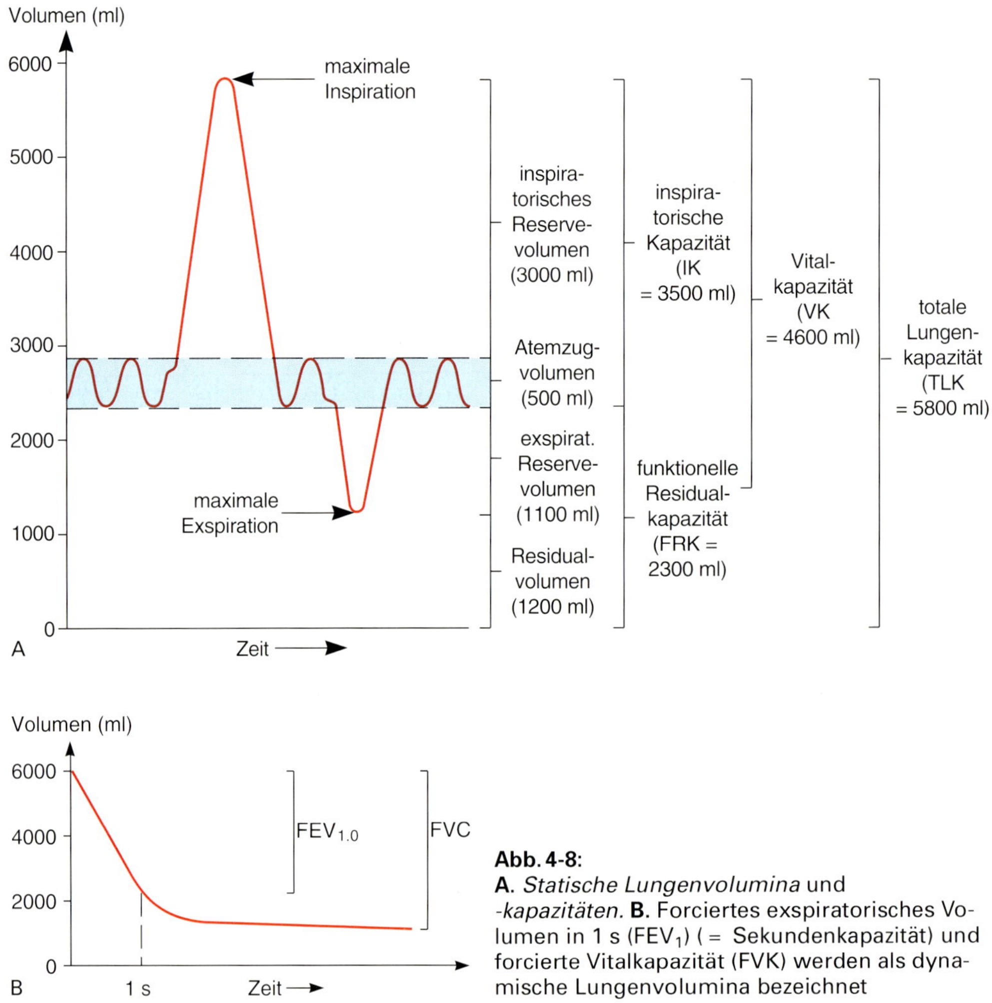

Abb. 4-8:
A. *Statische Lungenvolumina* und *-kapazitäten.* **B.** Forciertes exspiratorisches Volumen in 1 s (FEV_1) (= Sekundenkapazität) und forcierte Vitalkapazität (FVK) werden als dynamische Lungenvolumina bezeichnet

- **Atemstromstärke:**

Die Stromstärke, mit der die Luft unter maximalem Kraftaufwand durch die Atemwege getrieben werden kann, ist ebenfalls eine wichtige Funktionsgröße.

– **statische und dynamische Volumina**

⇨

• **Statische Volumina**. Die oben beschriebenen Volumina werden als *statische Volumina* bezeichnet, weil sie bei der Stromstärke Null gemessen sind. Beim Atemzugvolumen ist das der Fall am Ende von In- und Exspiration. Andere Volumina werden bei Atemanhalten auf verschiedenen Inspirationsniveaus gemessen.
• **Dynamische Volumina**. Die Veränderungen des Lungenvolumens während einer forcierten Exspiration werden als *dynamische Lungenvolumina* bezeichnet. Die am häufigsten ermittelten beiden dynamischen Lungenvolumina sind:
(1) das über 1s **forcierte exspiratorische Volumen** FEV_1, auch als **Sekundenkapazität** bezeichnet
(2) die **forcierte Vitalkapazität FVK**.

- **FEV_1:** 4 l
- **FVK:** 5 l
- **relative Sekundenkapazität**
- **maximale Atemstromstärke:** 10 l/s

Diese beiden Volumina werden bestimmt, indem man den Patienten auffordert, maximal bis zum Niveau der Totalkapazität einzuatmen und dann so kräftig wie möglich auszuatmen (Abb. 4-8 B). Das FEV_1 ist die hierbei während der ersten Sekunde ausgetriebene Luftmenge. Die insgesamt ausgetriebene Luftmenge ist die FVK. Bei einem gesunden jungen Mann beträgt die Sekundenkapazität etwa 4 l, die FVK etwa 5 l und der Quotient aus beiden 0,8. Dieser Quotient wird auch als **relative Sekundenkapazität** bezeichnet und in Prozent ausgedrückt. Normalerweise ist die FVK gleich der mit einer langsamen Maximalexspiration gemessenen, wenn nämlich kein austreibbares Gasvolumen in der Lunge „eingesperrt", d.h. abgeschlossen wird (s. Kap. IV/1.4.5). Im allgemeinen wird auch die **maximale Atemstromstärke, Peak Flow**, ermittelt; ihr Wert beträgt bei jungen Männern 8–10 l/s, bei Frauen und älteren Personen weniger.

Tab. 4-3: Atemvolumina und Lungenkapazitäten

• **Volumina**	Definition	Typische[1] Ruhewerte (ml ATPS)
Atemzugvolumen	Gasvolumen, das in einem einzelnen Atemzug ein- oder ausgeatmet wird	500
inspiratorisches Reservevolumen (IRV)	max. Gasvolumen, das am Ende einer normalen Inspiration noch eingeatmet werden kann	3000
exspiratorisches Reservevolumen (ERV)	max. Gasvolumen, das von der Atemruhelage aus exspiriert werden kann (d.h. mit einer max. Exspiration am Ende einer normalen E.)	1100
Residualvolumen (RV)	Gasvolumen, das in den Lungen nach einer max. Exspiration verbleibt	1200
forciertes exspiratorisches Volumen (FEV_1)	max. Gasmenge, die in 1 s nach max. Inspiration mit max. Kraft ausgetrieben wird	4000
• **Kapazitäten**		
totale Lungenkapazität (TLK)	gesamte Gasmenge in der Lunge am Ende einer max. Inspiration (IRV + AZV + ERV + RV)	5800
Vitalkapazität (VK)	max. Gasvolumen, das nach einer max. Expiration eingeatmet werden kann (ERV + AZV + IRV)	4600
inspiratorische Kapazität (IK)	max. Gasmenge, die von der Atemruhelage aus inspiriert werden kann	3500
funktionelle Residualkapazität (FRK)	Gasmenge in der Lunge am Ende einer normalen Exspiration (ERV + RV)	2300
forcierte Vitalkapazität (FVK)	Gasmenge, die nach max. Inspiration mit max. Kraft aus der Lunge ausgetrieben werden kann	5000

[1] Mann, 25 Jahre alt, 180 cm groß

1.3.2. Alveoläre Ventilation und anatomischer Totraum

Alveoläre Ventilation, anatomischer Totraum

- **Atemfrequenz**
- Atemminutenvolumen = Atemzugvolumen mal -frequenz

Die **Atemfrequenz** ist die Zahl der Atemzüge pro Zeiteinheit. Die gesamte Luftmenge, die in 1 min ins Atmungssystem ein- und austritt, das **Atemminutenvolumen (AMV),** ist das Produkt von Atemzugvolumen und Atemfrequenz (Tab. 4-4). Ein normales AMV beträgt 5–7 l/min in Ruhe. Von jungen Männern können bei maximaler Arbeit Werte bis zu 130 l/min erreicht werden.

Tab. 4-4: Einflußfaktoren der Ventilation

Faktor	Definition	typischer Ruhewert
Atemfrequenz	Zahl der Atemzüge pro min	12/min
Atemminutenvolumen (AMV)	Atemzugvolumen mal Atemfrequenz	6000 ml/min
anatomischer Totraum	Volumen der Atemwege von der Nase bis zu Terminalbronchiolen	150 ml
alveoläres Minutenvolumen	(Atemzugvolumen minus Totraum) mal Atemfrequenz	4200 ml/min

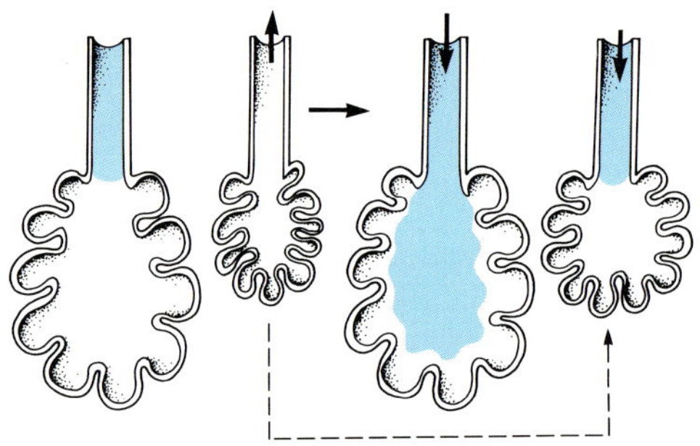

Abb. 4-9: Veranschaulichung des *respiratorischen Totraums.* In **(A)** sind Lungen und Totraum unmittelbar *vor Ausatmung* dargestellt. In **(B)** treibt die *Ausatmung* einen Teil der Luft aus der Lunge über den Totraum. Mit der *Einatmung* **(C)** kehrt endexspiratorische Alveolarluft aus dem Totraum zurück in die Alveolen, gefolgt von Frischluft. Im Fall **D** übertrifft das Atemzugvolumen nicht das Totraumvolumen, folglich gelangt *keine Frischluft in die Alveolen*

- **anatomischer Totraum, alveoläres Minutenvolumen**

⇨

Nicht alle eingeatmete Luft gelangt in die Alveolen, wo sie mit dem Blut in Austausch tritt. Die Luft in Trachea, Bronchien und nicht respritatorischen Bronchiolen hat keinen Kontakt mit Lungenkapillaren. Diese Bezirke werden als **anatomischer Totraum** bezeichnet. Ein Teil des Atemminutenvolumens belüftet den Totraum.
Der Rest, das **alveoläre Minutenvolumen** oder die alveoläre Ventilation, erreicht die Alveolen und tritt in Gasaustausch mit dem Blut. Die Frischluft, die mit jedem Atemzug in die Alveolen gelangt, ist Atemzugvolumen minus Totraum. Der *anatomische Totraum* eines gesunden Mannes von 70 kg beträgt etwa *150 ml.* Also erreichen mit einem Atemzug von 500 ml nur etwa 350 ml Frischluft die Alveolen. Das *alveoläre Minutenvolumen ist gleich dem alveolären Anteil der Atemzugvolumina, multipliziert* mit der *Zahl der Atemzüge pro Minute* (Tab. 4-4).

Bei einem Mann mit der Atemfrequenz 12/min, einem Totraum von 150 ml und einem mittleren Atemzugvolumen von 500 ml beträgt das alveoläre Minutenvolumen 12 Atemzüge/min mal 350 ml/Atemluft = 4200 ml/min.

- **Totraumauswirkung**
  - **Altluft**: CO_2-reiche, O_2-arme Alveolarluft kurz vor Exspiration
  - **Altluft + Frischluft**: Alveolarluft kurz nach Inspiration
  - Alveoläre Ventilation gleich Null, wenn Atemzugvolumen gleich Totraumvolumen
  - Schnorchelatmung

Die **Auswirkung des anatomischen Totraums** auf die Gasdynamik im Respirationstrakt ist in Abb. 4-9 veranschaulicht. Der Teil des Atemweges ohne kapillären Kontakt ist durch eine Einzelröhre symbolisiert, die zu dem Alveolenverband führt. Kurz vor Ausatmungsbeginn ist die Alveolenluft CO_2-reich und O_2-arm (Abb. 4-9 A). Obwohl sich die aktuellen Alveolargaskonzentrationen während des Atemzyklus nicht sehr ändern, wie wir in Kap. IV/2 zeigen werden, wird die Alveolarluft in dieser präexspiratorischen Phase als *Altluft* bezeichnet, im Gegensatz zu der *Frischluft*, die aus der Atmosphäre mit jeder Inspiration ins Atmungssystem gelangt. Bei Exspiration wird Altluft in den Totraum verschoben (Abb. 4-9 B). Mit der nächsten Inspiration gelangt diese zurück in die Alveolen und mischt sich mit der Frischluft (Abb. 4-9 C).
Verschiedene Kombinationen von Atemzugvolumen und Atemfrequenz können ganz unterschiedliche alveoläre Minutenvolumina ergeben (Tab. 4-5). Wenn das Atemzugvolumen gegen das Totraumvolumen geht, wird die alveoläre Ventilation Null (Abb. 4-9 D). So wird die Belüftung der Alveolen und damit der Gasaustausch aufgehoben, wenn die Atmung flach ist. Die alveoläre Ventilation kann auch durch zusätzlich Toträume gefährdet werden. Bei

Tab. 4-5: Alveoläre Ventilation aus verschiedenen Kombinationen von Atemfrequenz und Atemzugvolumen

alveoläres Minutenvolumen (ml/min)	Atemfrequenz (min^{-1})	Atemzugvolumen (ml)	Totraumvolumen (ml)
5250	15	500	150
1500	15	250	150
0	15	150	150
5250	52,5	250	150
5250	6	1025	150

Schnorchelatmung muß ein Taucher sein Atemzugvolumen um den zusätzlichen Totraum des Schnorchels vergrößern, wenn seine alveoläre Ventilation auf dem normalen Wert bleiben soll.

Die alveoläre Ventilation wird durch Selbststeuerungsreflexe reguliert, die in Kap. IV/3 beschrieben werden.

Fragen

Wiederholungsfragen:
1. Was versteht man unter der Ruhelage des Brustkorb-Lungen-Systems? Welche Kräfte spielen bei passiver Exspiration eine Rolle?
2. Welche Muskelgruppen sind an der Inspiration beteiligt? Welche Muskelgruppen spielen bei forcierter Exspiration eine Rolle?
3. Was versteht man unter den zwei Komponenten der Atmungsarbeit?

1.4 Atemmechanik

1.4.1 Brustkorb-Lungen-System

Atemmechanik

Brustkorb-Lungen-System

- **Compliance**
- **Alveolenkollaps**
- elastische Rückstellkraft
- **Lungen-Thorax-Adhäsion** durch intrapleurale Flüssigkeit

Unter **Compliance** versteht man das Verhältnis von Volumenänderung eines Behälters zur Druckdifferenz über seiner Wand. Die Lungen sind elastische, sehr dehnbare Strukturen. Wenn die Lungen von der Thoraxwand abgelöst werden (Pneumothorax), kollabieren die Alveolen, und das Lungenvolumen wird auf das Volumen von Bronchien und Bronchiolen reduziert, die auf Grund ihrer bindegewebigen Wandstruktur nicht kollabieren. Wenn die Alveolen Luft enthalten, üben die Lungen eine elastische Rückstellkraft aus wie ein Luftballon, der kollabiert, wenn Luft durch seine Öffnung ausströmt. Jedoch sind die Lungen in die Brusthöhle eingepaßt, die weniger dehnbar ist. Beide sind miteinander adhäsiv verbunden durch die intrapleurale Flüssigkeit, die bei Druckänderungen weder komprimiert noch expandiert werden kann.
Das Wechselspiel der Kräfte zwischen Lungen und Thorax kann verglichen werden mit einem Schleppzug, wobei die Intrapleuralflüssigkeit das undehnbare Schleppseil ist.

Atemruhelage

⇦

Wenn die *Interkostalmuskeln erschlafft* sind, wird der Einwärtszug der Lungen durch den Auswärtszug von Thorax und Zwerchfell aufgehoben (Abb. 4-10). Diesen Zustand nennt man die **Ruhelage** des Systems. Zwischen dem Ende einer normalen Ex- und dem Beginn der Inspiration befindet sich das Brustkorb-Lungen-System in der **Atemruhelage**. Da die Trachea zur Atmosphäre hin offen ist, wird der alveoläre intrapulmonale Druck gleich dem Atmosphärendruck, und es besteht *keine Luftströmung*.

- **intrapleuraler Druck < Atmosphärendruck**

wegen unterschiedlichem Wachstum von Lungen und Thorax

Im Ergebnis von einwärts gerichteter Rückstellkraft der Lungen und auswärts gerichteter elastischer Kraft des Thorax liegt der intrapleurale Druck um mehrere mm Hg niedriger als

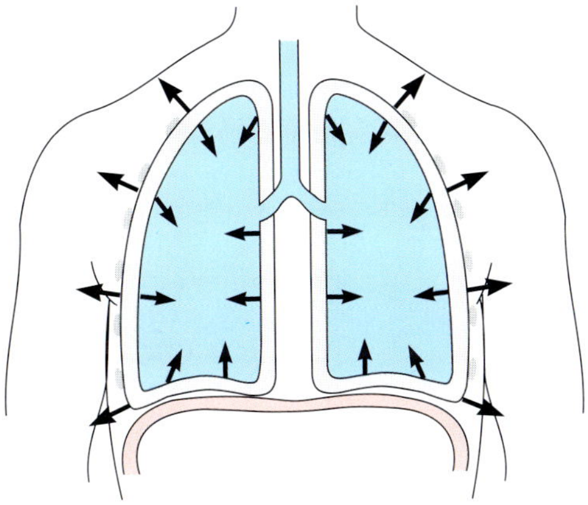

Abb. 4-10: Bei *Mittelstellung des Brustkorb-Lungen-Systems* wird die elastische Rückstellkraft der Lunge (einwärts weisende Pfeile) aufgewogen durch den Auswärtszug der Brustwand. In dieser Stellung ist der alveoläre (intrapulmonale) Druck gleich dem Atmosphärendruck, und der intrapleurale Druck ist um etwa – 4 mmHg negativ gegen den Atmosphärendruck

der Atmosphärendruck. Während der späten prä- und der postnatalen Phase schafft unterschiedliches Wachstum von Thorax und Lungen einen beständigen negativen Druck im Pleuraspalt. Der Thorax ist anfänglich sehr dehnbar, hat aber ein schnelleres Größenwachstum als die Lungen. Der Tendenz der Brusthöhle zur Ausdehnung wirken die elastischen Rückstellkräfte der Lungen entgegen. Die Volumenänderungen der Lungen auf Grund von Weitenänderungen der Brusthöhle ergeben sich aus Druckänderungen im Pleuraspalt, denen die Lungen folgen.

- **Thoraxpenetration öffnet Pleuraspalt**
- **Pneumothorax** = Lungenkollaps bei Minimalvolumen
- **Therapie**: Saugdrainage

Klinische Anwendung. Die Bedeutung des Kräftgleichgewichtes zwischen Lungen und Thorax wird offensichtlich, wenn Luft aus den Lungen (geplatzte Alveolen), oder durch Brustwand, Zwerchfell oder Mediastinum (penetrierende Thoraxverletzungen) in den Pleuraraum eindringen: **Pneumothorax.** Es tritt ein *partieller* oder *totaler Kollaps* (Minimalvolumen) der betroffenen Lunge ein. Die Atmung ist dabei erheblich behindert.
Therapeutisch ist in der Regel eine intrapleurale *Saugdrainage* indiziert, die den Unterdruck und damit die Entfaltung der Lunge wieder herstellt.

Atmungsbewegungen

1.4.2 Atmungsbewegungen

1. **Inspiration**

⟹

Die **Inspiration** beruht bei *ruhiger Atmung* hauptsächlich auf **Kontraktion des Zwerchfells**, das sich abwärts bewegt und so das intrathorakale Volumen vergrößert (Abb. 4-11). Ein *vergrößertes Atemzugvolumen* wird durch Veränderung des Kräftegleichgewichts im Brustkorb-Lungen-System erzielt, indem sich die **Mm. intercostales externi** kontrahieren. Dadurch werden die Rippenbögen auf- und auswärts gezogen, während das Zwerchfell sich abwärts bewegt. Somit vergrößert sich das Thoraxvolumen (Abb. 4-12 A, B).

Die Lungen und ihre Pleura visceralis müssen der Thoraxexkursion folgen, da die intrapleurale Flüssigkeit sie an Brustwand und Zwerchfell koppelt.

- intrapleuraler Druck negativer →Alveolarvolumen ↑ →-Alveolardruck ↓ →**Druckgefälle** zwischen Alveolen und Atmosphäre

Der Druck im Pleuraspalt wird bei Inspiration negativer (Abb. 4-13), weil durch die Thoraxvergrößerung die Lungen gedehnt werden und damit ihre Rückstellkraft zunimmt. Bronchien und Bronchiolen sind im Vergleich zu Alveolen relativ starre Strukturen. So ist fast die gesamte Volumenzunahme der Lunge dem vergrößerten Alveolarvolumen zuzurechnen. Die Volumenzunahme setzt den Alveolardruck herab (Abb. 4-12 B, 13), wodurch ein Druckgefälle zwischen Alveolen und Atmosphäre entsteht. Dieses treibt die Luft über die Atemwege in die Alveolen.

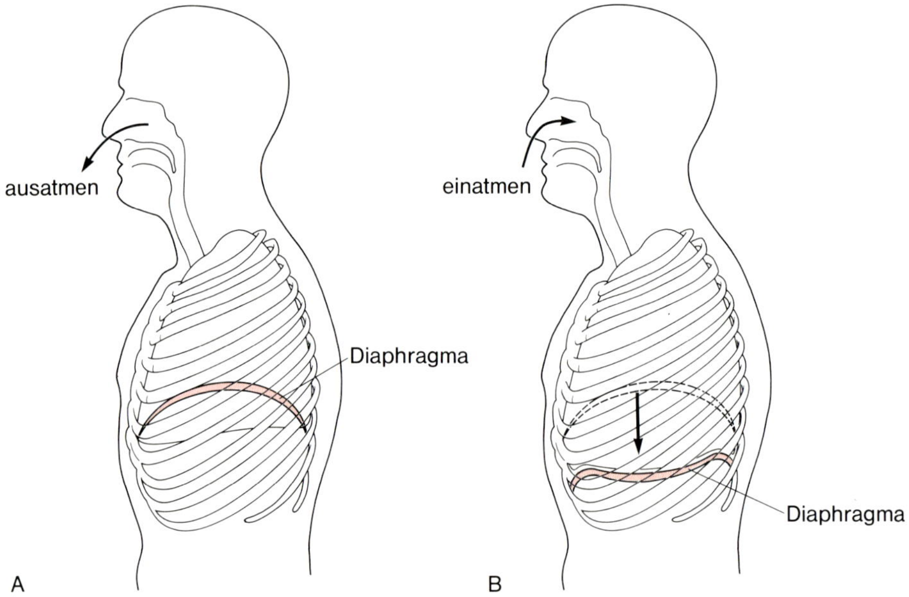

Abb. 4-11: *Zwerchfellbewegungen.* In Ruhe zieht der negative intrathorakale Druck das erschlaffte Zwerchfell aufwärts in die Brusthöhle. Die Zwerchfellkontraktion zieht es abwärts in den Bauchraum, wodurch das Thoraxvolumen zunimmt

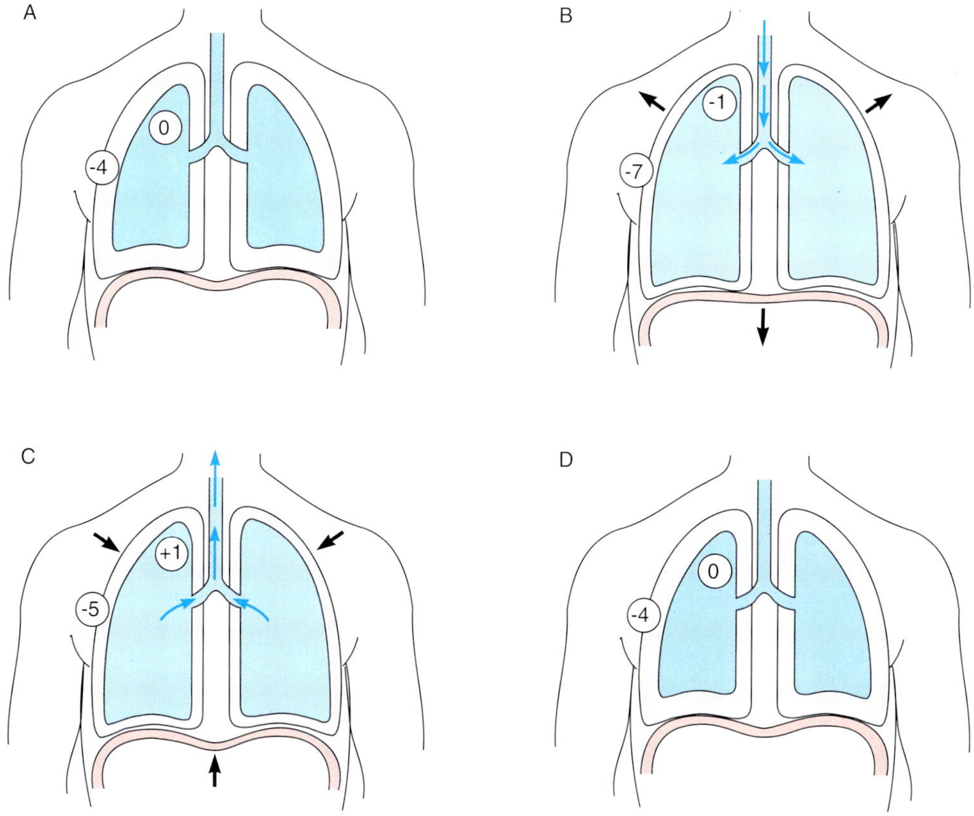

Abb. 4-12: *Brustraumphasen* während eines Atemzyklus. Auf die Inspiration (**A** zu **B**) folgt die Exspiration (**C** zu **D**). Die Richtung der Luftbewegung, intrapleuraler Unterdruck und -pulmonaler (alveolärer) Druck sind eingezeichnet

2. Exspiration

⇦

Exspiration. Wenn die *Mm. intercostales externi erschlaffen*, stellen die elastischen Kräfte von Lungen und Thorax das Kräftegleichgewicht wieder her, und das System kehrt in seine *Ruhelage* zurück (Abb. 4-12 C, D). Während das Lungenvolumen auf seinen endexspiratorischen Wert zurückgeht, *steigt der alveoläre intrapulmonale Druck vorübergehend über Atmosphärendruck* an (Abb. 4-12 C, 13). Hierdurch wird Luft aus den Alveolen über die Atemwege in die Atmosphäre getrieben. Der intrapleurale Druck geht wieder auf den Wert bei Atemruhelage zurück (Abb. 4-12 D): **Exspirationsmechanismus bei ruhiger Atmung**, auch **passive Exspiration**, weil sie *nicht durch Muskelkontraktion angetrieben* wird.

- **Atmungssteigerung** durch **aktive Exspiration:**

Wie schon früher erwähnt (s. Abb. 4-8), wird das Lungenvolumen am Ende einer passiven Exspiration als funktionelle Residualkapazität (FRK) bezeichnet.
Die Vergrößerung des Atemzugvolumens bei körperlicher Anstrengung oder psychischer Erregung ergibt sich aus größeren Thoraxexkursionen. Die Veränderungen des intrapleuralen und intrapulmonalen Druckes während eines Atemzyklus sind entsprechend größer. Das wird durch die unterbrochenen Linien in Abb. 4-13 angedeutet.

⇦

Die **kräftige Exspiration** bei gesteigerter Atmung wird durch die Kontraktion der *Mm. intercostales interni* und der *Bauchwandmuskeln* bewirkt.

- intrapulmonaler Druck ↑
- endexspiratorisches Volumen ↓ bzgl. Ruheatmung

Die Kontraktion dieser Muskeln vergrößert den intrapulmonalen Druck zu Beginn der Exspiration und bringt das Thoraxvolumen auf einen kleineren Wert als bei Atemruhelage. Die wechselnden intrapulmonalen Drücke entsprechen den Änderungen des intrapleuralen Druckes. Jedoch ist der intrapleurale Druck immer niedriger als der Atmosphärendruck, sowohl bei ruhiger als auch bei verstärkter Atmung, vorausgesetzt, die Atemwege sind offen.

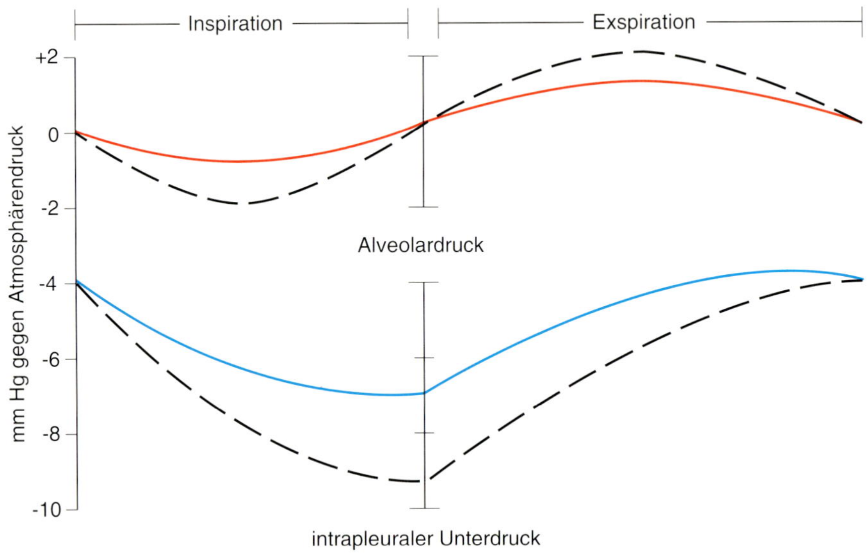

Abb. 4-13: Veränderungen des *alveolären* (intrapulmonalen) und des *intrapleuralen* (intrathorakalen) *Drucks* während eines Atemzyklus. Die durchgezogenen Kurven gelten für 500 ml Atemzugvolumen (Ruheatmung). Die unterbrochenen Linien bezeichnen einen Zyklus, in dem ein Atemzugvolumen von 1 l bei gleicher Periodik gefördert würde

Druck, Stromstärke, Widerstand im Atemweg
- **Luftstrom proportional** Druckgefälle zwischen Alveolen – Atmosphäre
- **Boyle-Gesetz:**
- Lungenvolumen ↑ →Intrapulmonaldruck ↓

1.4.3 Druck, Stromstärke und Widerstand im Atemweg

Damit Luft über den Atemweg in die Alveolen strömen kann, muß der intrapulmonale Druck niedriger sein als der atmosphärische. Andererseits muß der alveoläre Druck den atmosphärischen übersteigen, wenn Luft aus den Lungen ausströmen soll. Das **Boyle-Gesetz** besagt, daß bei konstanter Temperatur das Produkt aus Druck und Volumen konstant ist.

Nehmen wir an, daß die Lungen ein Anfangsvolumen V_o haben und ihr Eingang durch eine Klappe verschließbar ist (Abb. 4-14 A). Der Initialdruck P_o sei gleich dem Atmosphärendruck P_{Atm}. Bei geschlossener Klappe führt Zunahme des Lungenvolumens von V_o zu V_1 zum Absinken des intrapulmonalen Druckes unter den Atmosphärendruck (P_1 in Abb. 4-14 B). Es gilt: $P_{Atm} \cdot V_o = P_1 \cdot V_1$ oder: $P_1 = P_{Atm} \cdot (V_o/V_1)$
Da V_1 größer als V_o ist, muß P_1 kleiner als P_{Atm} sein. Wenn die Klappe geöffnet wird, treibt der Druckgradient Luft in die Lungen, bis der intrapulmonale Druck wieder auf Atmosphärendruck angestiegen ist.

- **Atemstromstärke:**
  - indirekt proportional Atemwegswiderstand
  - gleich Null am Ende von Ex- und Inspiration
- **Druckgradient** durch
  - Volumenänderung
  - Adhäsion Lunge – Thorax
- **Inspiration:**
  →Lungendehnung
  →Unterdruck in Lunge
  →Druckgradient
  →Atemstromstärke
- **Atemwegswiderstand**
- **strömungsresistive Druckdifferenz**
  - Exspiration: positiv
  - Inspiration: negativ

Die **Atemstromstärke** ist dem Druckgradienten direkt, dem Atemwegswiderstand umgekehrt proportional. Wenn der Atemweg nicht verschlossen ist, können Druckdifferenzen zwischen Alveolen und Atmosphäre nur kurzzeitig bestehen. Am Ende jeder In- und Exspiration ist die Luftströmung Null, und der intrapulmonale Druck ist gleich dem Atmosphärendruck (Abb. 4-14 C, D). Der **Druckgradient**, der den Atemstrom treibt, wird durch die Volumenänderungen der Lungen aufgebaut. Alveoläre Volumenänderungen erfordern eine effektive Adhäsion der Lungen an der Brustwand durch die intrapleurale Flüssigkeit. Solange der Pleuraspalt luftfrei bleibt, werden thorakale Volumenänderungen, die durch Bewegungen der Atemmuskeln vermittelt sind, unmittelbar auf die Lungen übertragen. Während der Inspiration dehnt sich der Thorax aus, und dadurch werden die Lungen gedehnt. Expansion der Lunge vergrößert das alveoläre Volumen, weil die Alveolen Komponenten des Lungengewebes sind. Zunahme des Alveolarvolumens verringert den Alveolardruck und schafft so den Druckgradienten, der den Luftstrom in die Lungen treibt.
Die Luftstromstärke ist zu jedem Zeitpunkt des Atemzyklus gleich dem Quotienten aus dem *Druckgradienten* zwischen Alveolen und Atmosphäre und dem **Atemwegswiderstand:** Atemstromstärke = $(P_{Atm} - P_{Alv})$/Atemwegswiderstand. Die obere Kurve in Abb. 4-15 zeigt die intrapulmonale Druckänderung während eines vollen Zyklus von In- und anschließender passiver Exspiration. Die Pfeillängen entsprechen den **strömungsresistiven Druckdifferenzen** zu verschiedenen Zeitpunkten des Atemzyklus. Für ein normales Atemzugvolumen von 500 ml schwankt der zur Überwindung des Atemwegswiderstandes nötige Druckgradient zwischen etwa + 1 mmHg auf der Höhe der Ex- und – 1 mmHg auf der Höhe der Inspira-

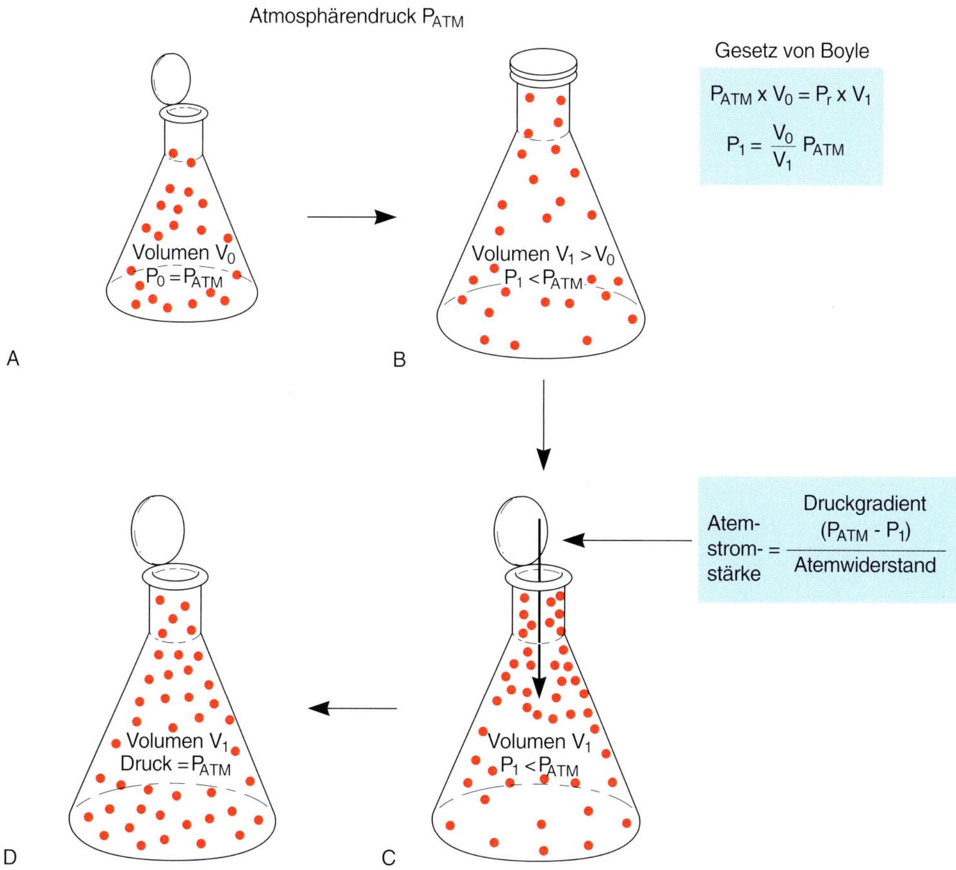

Abb. 4-14: *Boyle-Gesetz,* angewandt auf die Inspiration. Die Lungen sind symbolisiert als einzelne große Alveole, deren Eingang durch eine Klappe kontrolliert wird. In Ruhe ist der Druck innerhalb der Lunge (P_o) gleich Atmosphärendruck (P_{Atm}), und ihr Volumen (V_o) entspricht der funktionellen Residualkapazität (Teil **A**). Ausdehnung der Alveolen zu größerem Volumen (V_1 in Teil **B**) senkt den Alveolardruck unter den atmosphärischen. Wird nun die Klappe geöffnet, strömt Luft in die Lungen (Teil **C**), bis ihr Innendruck wieder Atmosphärendruck erreicht (Teil **D**). Die Atemstromstärke hängt ab vom Druckgradienten und dem Atemwegswiderstand

tion. Die Pfeile würden länger werden, wenn die Atemstromstärke oder der Widerstand zunähme.

Die gesamte **Veränderung des intrapleuralen Druckes** während eines Atemzyklus (untere Kurve in Abb. 4-15) besteht aus *2 Komponenten:*
- ein Teil der intrapleuralen Druckänderung wird aufgewandt, um die *Luft* durch den *Atemweg* zu *bewegen*: **strömungsresistive oder visköse Komponente**
- der andere Teil wird benötigt, um den *elastischen Widerstand* des Brustkorb-Lungen-Systems zu überwinden: **elastische Komponente.**

- **intrapleurale Druckänderung bei Atmung**

In Abb. 4-15 ist die schwarze Linie, die den totalen intrapleuralen Druck bezeichnet, die Summe aus Alveolardruckänderung – rote Linie in der oberen Kurve – und der aus Brustkorb-Lungen-Änderung resultierenden elastischen Komponente – blaue Linie in der unteren Kurve. Das läßt sich zeigen, indem man zur elastischen Komponente die schwarzen Pfeile addiert, die die visköse Komponente bezeichnen. Man erhält so die totale intrapleurale Druckänderung (schwarze Kurve). Die Größe der elastischen Komponente in jedem Zeitpunkt hängt davon ab, wie weit das Brustkorb-Lungen-System von seiner Ruhelage entfernt ist. Die Größe der strömungsresistiven Komponente wird durch Atemstromstärke und -widerstand zu diesem Zeitpunkt bestimmt.
Bei sehr *langsamen In- und Exspirationen* ist die visköse Komponente zu vernachlässigen, und die elastische Komponente bestimmt allein die Änderung des intrapleuralen Druckes.

- **elastische Komponente:** Abstand Lungen – Thorax von Atemruhelage
- **visköse Komponente:** Atemstromstärke mal Widerstand
- **sehr langsame Atmung:** nur elastische Komponente

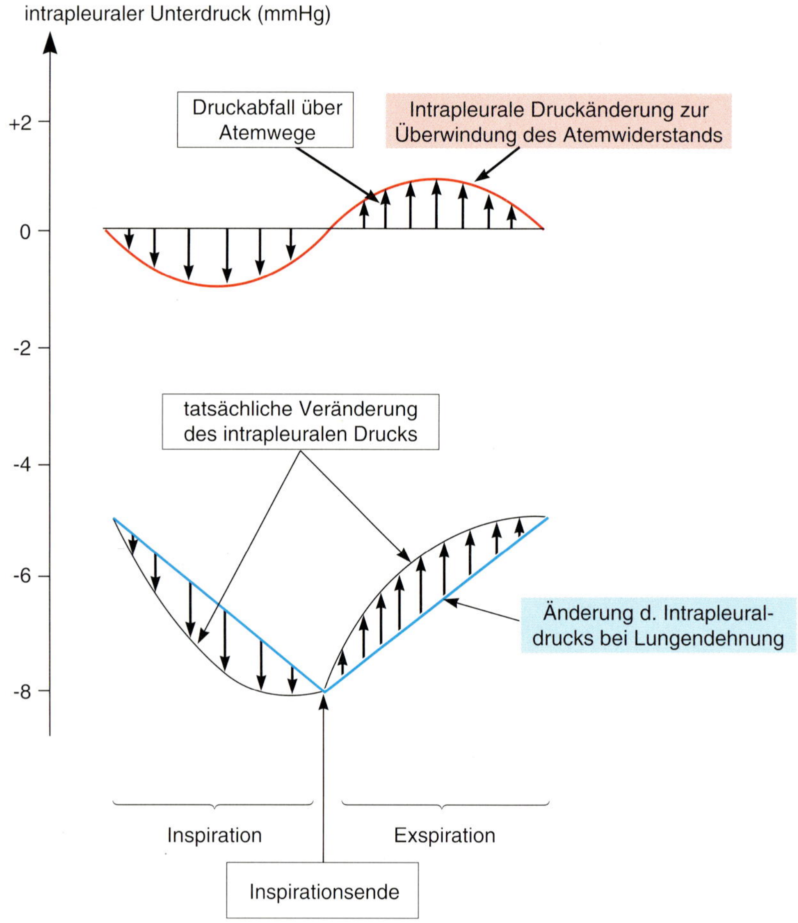

Abb. 4-15: *Intrapleurale Druckänderungen* während des Atemzyklus haben 2 Komponenten. Die 1. ergibt sich aus dem Atemwegswiderstand und wird bezeichnet durch die rote Linie und schwarzen Pfeile im oberen Bild. Die 2. beruht auf elastischen Eigenschaften und wird bezeichnet durch die blauen Linien im unteren Bild. Die gesamte intrapleurale Druckänderung ist die Summe dieser zwei Komponenten. Man erhält sie durch geometrische Addition der Pfeile zur blauen Linie (schwarze Kurve im unteren Bild)

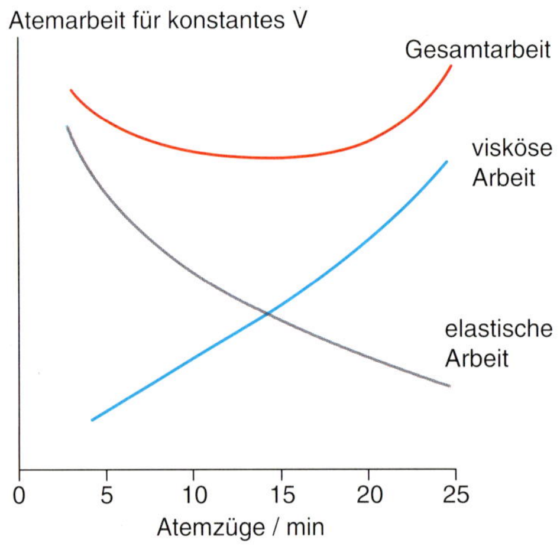

Abb. 4-16:
Elastische und *resistive* (visköse) *Komponente* der Atemarbeit zur Konstanthaltung der alveolären Ventilation werden vom Atemzugvolumen unterschiedlich beeinflußt. Wenn dieses zunimmt, sind für konstante alveoläre Ventilation weniger Atemzüge/min nötig. Die Widerstandsarbeit (visköse Atemarbeit) ist dann erniedrigt, die elastische Atemarbeit erhöht. Nimmt die Atemfrequenz zu, wird das Atemzugvolumen entsprechend vermindert. Die elastische Arbeit nimmt ab, die Widerstandsarbeit nimmt zu. Die Summe beider Komponenten hat ein Minimum bei etwa 12 Atemzügen/min für alveoläre Ruheventilation, $\dot{V}$: alveoläres Minutenvolumen

- **hohe Atemfrequenz:** visköse Komponente ↑

Bei *hohen Atemfrequenzen* strömt die Luft schneller durch die Atemwege, und der zur Überwindung des Atemwegswiderstandes nötige Druck beansprucht einen größeren Teil der gesamten intrapleuralen Druckänderung.

Arbeit – Kraft mal Weg oder Druck mal Volumen – ist ein Maß für den Energieaufwand. Die von den Atmungsmuskeln geleistete Arbeit zur Aufrechterhaltung einer konstanten Ventilation ist die Summe von Arbeit gegen elastischen und viskösen Widerstand. Für jeden Ventilationsgrad gibt es eine optimale Atemfrequenz, bei der die Atmungsarbeit ein Minimum ist (Abb. 4-16). Atemzugvolumen und -frequenz werden vom Nervensystem (s. Kap. 3.2) auf solche Werte eingestellt, bei denen die Leistung zur Aufrechterhaltung eines bestimmten Ventilationsgrades minimal ist. Im Frequenzbereich der Ruheventilation ist die Atmungsarbeit am geringsten bei der typischen Ruhe-Atemfrequenz von 12/min.

- **Atemarbeit: elastische plus visköse Arbeit**
- **optimale Atemfrequenz:**
  - minimale Atemarbeit
  - Ruhe-Atemfrequenz: 12/min

Wiederholungsfragen:
1. Was versteht man unter der Ruhelage des Brustkorb-Lungen-System? Welche Kräfte spielen bei passiver Exspiration eine Rolle?
2. Welche Muskelgruppen sind an der Inspiration beteiligt? Welche Muskelgruppen spielen bei forcierter Exspiration eine Rolle?
3. Was versteht man unter den zwei Komponenten der Atmungsarbeit?

Fragen

1.4.4 Bedeutung des Lungen-Surfactant

Lungen-Surfactant

Die **Oberflächenspannung** von Wasser resultiert aus Attraktionskräften zwischen den Wassermolekülen in einer Luft-Wasser-Grenzschicht. In ihr kommt die Kraft zum Ausdruck, die Wassertropfen an einer nichtabsorbierenden Fläche abperlen läßt. Die Alveolarmembranen sind so dehnbar, daß die Oberflächenspannung der dünnen Flüssigkeitsschicht auf ihrer Luftseite etwa 70% der elastischen Rückstellkraft der Alveolen ausmacht. Dennoch ist die in den Alveolarwänden gemessene Spannung viel geringer als nach Berechnung der Oberflächenspannung einer reinen Wasserschicht zu erwarten wäre. Der Grund hierfür ist, daß die Wasserschicht der Alveolarinnenseite *Phospholipidmoleküle* enthält, den Lungen-Surfactant (auch: **Antiatelektasefaktor**). Surfactant wird in den *Typ II-Alveolarzellen* gebildet.
Wie alle Phospholipide sind Lungen-Surfactant-Moleküle *amphiphil* mit *hydrophiler* und *hydrophober* Seite. Die *Surfactant-Moleküle* heben die Attraktionskräfte zwischen den Wassermolekülen auf, die die Oberflächenspannung bewirken. Durch **Verminderung der Oberflächenspannung** im Flüssigkeitsfilm der Alveolen auf 7–14% des Wertes für Wasser wird die zur Erweiterung der Lunge nötige Kraft um den Faktor 3–4 erniedrigt. Dadurch wird die Atmungsarbeit erheblich herabgesetzt.

- **Oberflächenspannung** durch Luft-Wasser-Grenze der Alveolarmembran
- **Surfactant:**
  - gebildet von **Typ II-Alveolarzellen**
  - besteht aus **Phospholipidschicht** auf Alveolarmembran
  - **amphiphil:** hydrophil und -phob
  - **vermindert die Oberflächenspannung**
  - **setzt Atmungsarbeit herab**

Das **Gesetz von Laplace** beschreibt den Zusammenhang zwischen dem Druck P in einer Hohlkugel und ihrer Wandspannung T. Wenn r der Radius einer Alveole ist, dann wird ihr Innendruck gegeben durch

$$P = \frac{2T}{r}$$

- **Laplace-Gesetz:**

$$P = \frac{2T}{r}$$

Folgerung aus dem Laplace-Gesetz: Ist die Oberflächenspannung in Alveolen verschiedener Größe gleich, dann ist der Druck in großen Alveolen niedriger als in kleinen (Abb. 4-17 A). Dann müssen die Druckdifferenzen Luft aus den kleineren in die größeren Alveolen treiben, und alle Alveolen eines Azinus gehen in eine einzige große Alveole auf. Die so gebildete Großalveole wäre aber viel weniger effektiv, weil ihre Oberfläche relativ zum umschlossenen Luftvolumen geringer ist. Nun hat aber der Surfactant eine ausgleichende Wirkung: **Er reduziert die Oberflächenspannung kleiner Alveolen stärker.**

- **Alveolarinnendruck größenabhängig**

⇦

Dieser Effekt wird verständlich, wenn man sich die Surfactant-Moleküle in der kleinen Alveole dichter gepackt vorstellt, so wie die Farbe in einem wenig gefüllten Luftballon dichter erscheint. Die höhere Surfactant-Konzentration reduziert die Oberflächenspannung in kleinen Alveolen stärker als in größeren und damit deren Innendruck. Die volumenabhängige Wirkung des Surfactant gleicht Druckdifferenzen zwischen Alveolen unterschiedlicher Größe fast vollständig aus (Abb. 4-17 B).

- Druckausgleich durch Surfactant

Klinische Anwendung. *Frühgeborene* haben mitunter eine zu geringe Lungencompliance. Diesen Zustand bezeichnet man als idiopathisches **Atemnotsyndrom** oder **Membransyndrom.** Es entsteht durch ungenügende Bildung von Surfactant. Die Produktion von Lungen-Surfactant beginnt um die 32. Fetalwoche. Zu seiner Synthese ist das Hormon Kortisol erforderlich; sie erreicht erst wenige Wochen vor der normalen Geburt ihr volles Ausmaß. Neugeborene mit Atemnotsyndrom müssen erhebliche Atemkräfte entwickeln; in Extremfällen führt die vermehrte Atemarbeit zu Erschöpfung und Tod. Weiterhin kann der vom Laplace-Gesetz beschriebene Effekt zum **Kollaps** einer oder beider **Lungen** führen.

- **Atemnotsyndrom:**
  - Compliance zu gering
  - Surfactant-Defizit
  - Atemarbeit erhöht
  - Lungenkollaps

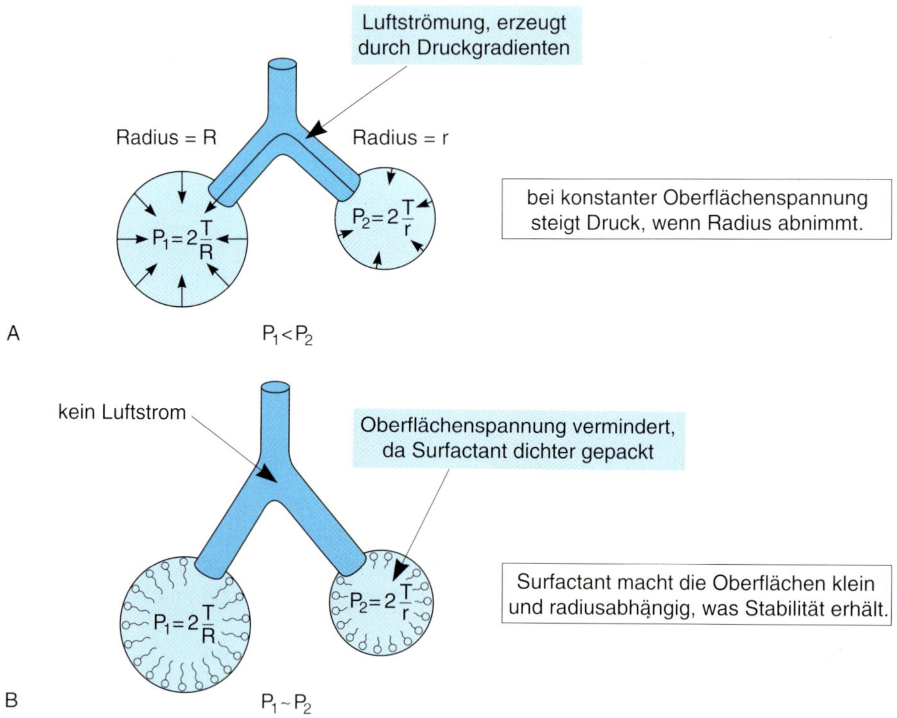

Abb. 4-17: A. Das *Gesetz von Laplace* besagt, daß eine kleinere Alveole einen höheren Innendruck haben muß als eine große. Also muß die Luft in die größte Alveole strömen. **B.** Der Kollaps kleinerer Alveolen wird verhindert durch die Anwesenheit von Surfactant, der die Größe der Oberflächenspannung in den Alveolen reduziert und die Differenzen der Alveolengrößen ausgleicht. Wenn sich Alveolen erweitern, nimmt die Surfactant-Konzentration in ihnen ab. Somit bleibt der Druck in kleinen Alveolen stets nahe dem in großen Alveolen

- Therapie: synthetischer S.
- Prophylaxe: Kortisol

Die *Bedeutung des Lungen-Surfactant* wird klar, wenn man surfactantfreies mit normalem Lungengewebe vergleicht: Die **Alveolargänge sind vergrößert**, aber die **Alveolen erscheinen kollabiert**. Die Abnahme der Dehnbarkeit erhöht die Atemarbeit.
Kinder mit Atemnotsyndrom können mit synthetischem Surfactant behandelt werden, bis dessen körpereigene Synthese ausreicht. Man kann auch Frauen, bei denen eine Frühgeburt zu erwarten ist, das Nebennierenrindenhormon Kortisol injizieren, das die vorzeitige Bildung von Surfactant im Feten anregt.

Resistance, Compliance bei Lungenkrankheiten

Lungenerkrankungen

⟹

1.4.5 Resistance und Compliance bei Lungenkrankheiten

Lungenerkrankungen werden in *2 große Gruppen* eingeteilt (Abb. 4-18):
- **restriktive Erkrankungen**, bei denen die Compliance der Lunge herabgesetzt ist: *Lungenfibrose* und *Atemnotsyndrom*. Hierbei sind die Volumenänderungen der Lungen begrenzt, und die elastische Atemarbeit ist vergrößert,
- **obstruktive Erkrankungen** mit erhöhtem Atemwegswiderstand und damit vergrößerter visköser Atemarbeit.

1. **obstruktive Krankheiten**
- **Emphysem** (s. u.)
- **Asthma bronchiale**
- **Lungenödem**
- **exspiratorischer Bronchiolenkollaps** erzeugt „eingesperrte" Luft (trapped air)

Bei den *obstruktiven Erkrankungen* unterteilt man:
(1) **Emphysem,** wobei der Verlust an Lungengewebe die elastische Rückstellkraft der Lungen herabsetzt,
(2) *asthmatische Erkrankungen,* wobei bronchioläre Konstriktion und vermehrte Schleimbildung den Atemwegswiderstand erhöhen und
(3) **Lungenödem,** bei dem schließlich Alveolen und Atemwege durch Flüssigkeit verlegt sind.
Erhöhter Atemwegswiderstand bewirkt auf der Höhe der Exspiration Kollaps kleinerer Atemwege, weil eine forcierte Exspiration zum einen den intrapleuralen Unterdruck aufhebt, ja sogar umkehrt, andrerseits den intrapulmonalen Überdruck beträchtlich gegenüber dem Atmosphärendruck steigert. Wenn der Atemwegswiderstand krankhaft erhöht ist, kann dieses Druckgefälle so hoch werden, daß terminale Bronchiolen völlig komprimiert werden, wodurch Alveolarluft *(trapped air) „eingesperrt" wird.*

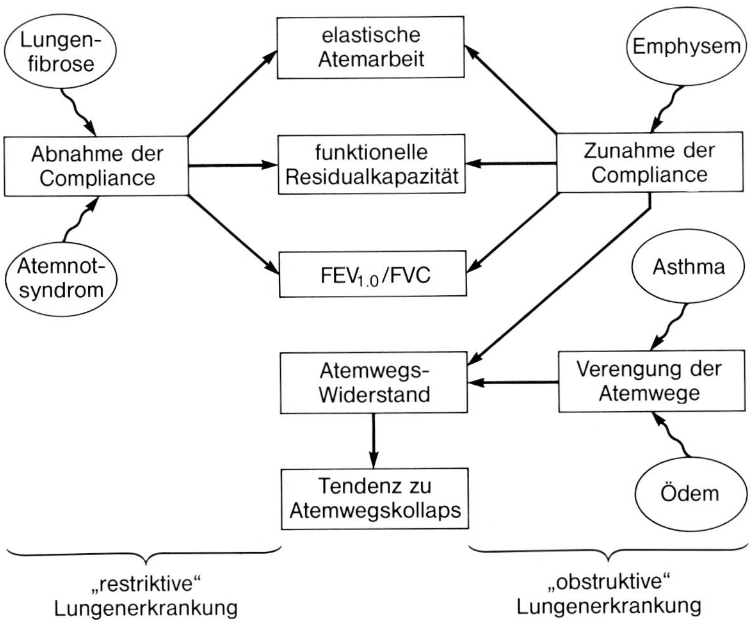

Abb. 4-18: Diagramm zur Erläuterung der veränderten *Atmungsfunktion bei obstruktiver und restriktiver Lungenerkrankung.* Im Mittelpunkt *restriktiver Erkrankungen* steht die *Abnahme der Compliance.* Hierdurch wird die elastische Atemarbeit erhöht, die funktionelle Residualkapazität herabgesetzt und der Quotient aus forciertem exspiratorischem Volumen in 1 s und forcierter Vitalkapazität (relative Sekundenkapazität) vergrößert. *Obstruktive Erkrankungen* können auf Vergrößerung der Compliance oder auf physikalisch bedingter Einengung der Luftwege beruhen. Im ersten Fall wird die elastische Atemarbeit herabgesetzt, die FRK vergrößert und die Sekundenkapazität FEV_1/FVC verringert. Bei allen obstruktiven Erkrankungen neigen die kleinen Luftwege zum Kollaps, weil der Atemwegswiderstand erhöht ist

Das **Emphysem** ist eine Erkrankung, die zum Verlust der parenchymalen elastischen Elemente der Lunge führt. Zigarettenrauchen ist ein bedeutender Risikofaktor dafür. Der Verlust der Gewebsanteile äußert sich in einer vergrößerten Lungencompliance. Das hat praktisch die gleiche Wirkung auf die Alveolen wie Zunahme des Atemwegswiderstandes, weil wegen verringerter Retraktion der intrapleurale Druck weniger negativ ist. Der negative intrapleurale Druck hilft normalerweise, die kleinen Luftwege offenzuhalten. Selbst wenn die terminalen Bronchiolen offen sind, tendieren sie während der Exspiration zum Kollaps und erfordern während der Inspiration die entgegengesetzte, eröffnende Kraft des intrapleuralen Unterdruckes.

- **Emphysem: Elastizitätsverlust**
  - Retraktion fehlt
  - Compliance ↑
  - intrapleuraler Druck ↑

Obstruktive Erkrankungen kann man durch Abweichungen im Atemstoßtest, das forcierte exspiratorische Volumen, diagnostizieren (s. Kap. IV/1.3.1). Bei einem Patienten mit obstruktiver Erkrankung ist die funktionelle Residualkapazität erhöht. Die wichtigste Abnormität besteht aber in herabgesetzter exspiratorischer Maximalstromstärke, dem *Peak Flow,* und Zunahme des hinter kollabierten Luftwegen eingeschlossenen Gasvolumens. Sowohl Sekundenkapazität FEV_1 als auch forcierte Vitalkapazität FVK sind herabgesetzt, FEV_1 jedoch wesentlich stärker als FVK. Typische Werte für einen Emphysematiker sind 1,3 bzw. 3,1 l. Der Quotient aus beiden, die relative Sekundenkapazität, beträgt dann 0,4. Im Gegensatz dazu ist die bei langsamer Exspiration gemessene Vitalkapazität annähernd normal.

- Personen mit **obstruktiven Erkrankungen** neigen zu langsamer Atmung, insbesondere in der Exspiration. Dadurch nimmt die funktionelle Residualkapazität zu. Bei vergrößerter FRK sind aber die Lungen zu allen Zeitpunkten des Atemzyklus stärker gebläht. Mehr Dehnung bedeutet mehr Retraktionskraft und damit einen stärker negativen intrapleuralen Druck. Das unterstützt die Erweiterung der Luftwege. Solche Patienten spüren Erleichterung beim Atmen durch „gespitzte“ Lippen. Der dadurch entstehende äußere Atemwegswiderstand steigert den Druck in allen Abschnitten des Atemwegs und damit deren Aufdehnung.
- **Restriktive Lungenerkrankungen** führen zu einer Abnahme der Lungencompliance und damit zu stärker negativem intrapleuralen Druck. Eine Atemwegskompression während forcierter Exspiration tritt nicht auf. Es ist leicht, Luft auszustoßen, und der Quotient von FEV_1 und FVK, die relative Sekundenkapazität, liegt im allgemeinen näher an 1 als bei Normal-

- **Obstruktion:**
- funktionelle Residualkapazität ↑
- Peak Flow ↓
- Sekundenkapazität ↓
- forcierte Vitalkapazität ↓
- FEV_1/FVK ↓↓
- **physiologische Kompensation:**
  - Exspiration langsam
  - Lungenblähung
  - mehr Retraktion
  - intrapleuraler Druck ↓
  - Atemwegsweite ↑
  - äußerer Widerstand dehnt Atemwege

2. restriktive Krankheiten:
- Compliance ↓
- Pleuradruck ↓
- Lungenvolumina ↓

personen. Jedoch sind die Absolutwerte von FEV_1 und FVK herabgesetzt, weil die Lungenvolumina generell erniedrigt sind.

Fragen

Wiederholungsfragen:
1. Was besagt das Gesetz von Laplace? Welche Folgerungen lassen sich aus ihm für die Alveolen ziehen?
2. Nennen Sie 2 wichtige Funktionen des Lungen-Surfactant!
3. Worin bestehen die Unterschiede zwischen obstruktiven und restriktiven Erkrankungen der Lunge?

Anpassung des Lungenkreislaufs

1.5 Anpassungsvorgänge des Lungenkreislaufs

Druck, Stromstärke

1.5.1 Drücke und Stromstärken im Lungenkreislauf

- **pulmonaler Widerstand niedrig**
- **Pulmonalisdruck niedrig: 18 mmHg**

Da der Strömungswiderstand der Pulmonalgefäße im Vergleich zum Systemkreislauf niedrig ist, genügt der **normale mittlere Pulmonalarteriendruck von ca. 18 mmHg**, um Blut mit der gleichen Stromstärke durch den Lungenkreislauf zu treiben wie im großen Kreislauf.

- **pulmonaler Widerstand unabhängig vom** HMV

⟹

Anders als im großen Kreislauf ist der *Strömungswiderstand im Lungenkreislauf fast unabhängig von Veränderungen des Herzminutenvolumens* (HMV). Dafür gibt es *2 Gründe:*
• wenn das HMV zunimmt und der Pulmonalisdruck zu steigen beginnt, werden Gefäße eröffnet, die zuvor kollabiert waren: **Rekrutierung** pulmonaler Gefäße.
• **Pulmonalarterien sind dehnbarer** als vergleichbare Systemarterien. Sie werden durch steigenden Innendruck geweitet, und damit *fällt ihr Strömungswiderstand.*

Diese beiden Eigenschaften des Lungenkreislaufs ermöglichen, daß das bei der Arbeit erheblich gesteigerte HMV des linken Herzens von dem relativ schwachen rechten Ventrikel bewältigt wird, ohne daß der Pulmonalarteriendruck wesentlich ansteigt.

Kapilläre Filtration, Resorption

1.5.2 Kapilläre Filtration und Resorption in den Lungen

- **Kapillardruck niedrig**

⟹

Der niedrige Pulmonalarteriendruck führt zu einem geringen Druck in den Lungenkapillaren von ca. 7 mmHg, der das **Flüssigkeitsgleichgewicht von Filtration und Resorption zugunsten der Resorption** verschiebt. Dies schützt die Lungen normalerweise vor *Ödemen.*

- **Lungenödemfolgen:**
  - Diffusion gestört
  - alveoläre Ventilation ↓

Klinische Anwendung. *Lungenödem* kann als Folge von Entzündungen oder von Linksherzversagen auftreten und beeinträchtigt die Lungenfunktion auf *zweierlei Weise:*
• Zunahme der interstitiellen Flüssigkeit in der Lunge verlängert den Diffusionsweg zwischen Alveolen und Kapillaren,
• ein Teil der überschüssigen interstitiellen Flüssigkeit gelangt in die Alveolen, wo sie sowohl die alveoläre Ventilation als auch die Gasdiffusion beeinträchtigt.

Abstimmung Ventilation-Perfusion

1.5.3 Abstimmung zwischen Ventilation und Perfusion

- **Ventilations-Perfusions-Quotient:** $\dot{V}/\dot{Q}$
  - homogene Verteilung von $\dot{V}/\dot{Q}$
- **Störung durch:**
  - funktionellen Totraum
  - Gefäßkurzschlüsse

Das Verhältnis von alveolärer Ventilation $\dot{V}$ zur alveolären Durchblutung $\dot{Q}$ wird als **Ventilations-Perfusions-Quotient** $\dot{V}/\dot{Q}$ bezeichnet. Für das ganze Atmungssystem ergibt sich dieses Verhältnis als alveoläres Minutenvolumen dividiert durch HMV; das sind 4 l/min Luft durch 5 l/min Blut gleich 0,8. Zum Zwecke eines optimalen Gasaustausches sollte $\dot{V}/\dot{Q}$ homogen über alle Lungenabschnitte verteilt sein. Regionale Ungleichgewichte von $\dot{V}/\dot{Q}$ ergeben sich aus dem **funktionellen Totraum** und **physiologischen Kurzschlüssen** der Durchblutung. Die Bedeutung dieser beiden Größen kann durch die beiden Extremfälle einer *Fehlabstimmung von* $\dot{V}/\dot{Q}$ *illustriert werden*: Alveolen, die ventiliert, aber nicht perfundiert werden, und Alveolen, die durchblutet sind, aber nicht belüftet werden. Ventilation von nicht durchbluteten Alveolen hat denselben Effekt wie Belüftung eines entsprechenden Totraumvolumens. Perfusion nicht belüfteter Alveolen bedeutet dasselbe wie eine entsprechende Kurzschlußdurchblutung der Lungen.

1. **bei Horizontallage:** homogene Verteilung

Die Abstimmung von Ventilation und Perfusion ist bei Horizontallage eine einfache Sache, weil dabei sowohl intrapleuraler Druck als auch Blutdruck im wesentlichen über die Lungen

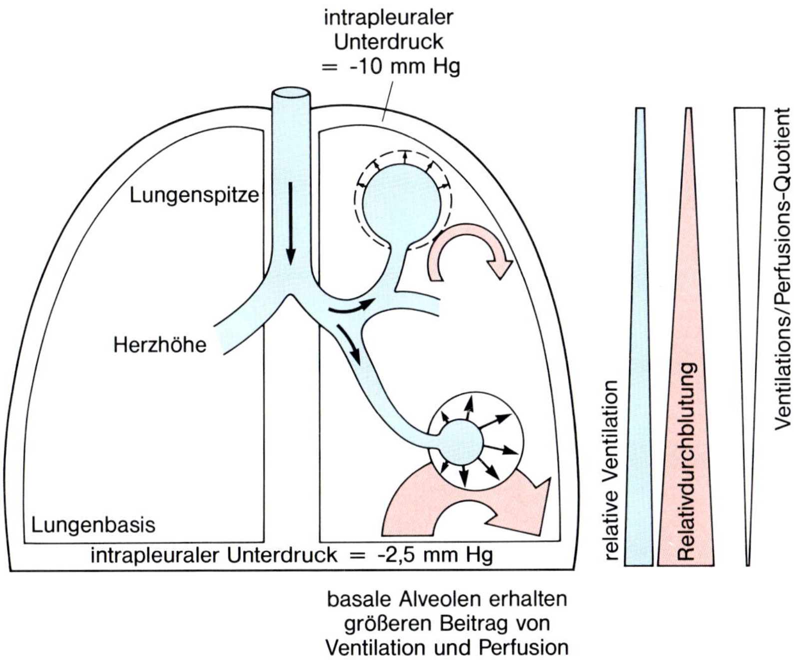

Abb. 4-19: *Ventilations/Perfusions-Beziehungen* in den Lungen. Der intrapleurale Druck ist an den Lungenspitzen negativer als an der Basis. Deshalb sind vor einer Inspiration die basalen Alveolen weniger gedehnt als die apikalen und können folglich eine größere Portion Inspirationsluft aufnehmen. Die Lungenbasis wird auch stärker durchblutet, weil der transmurale Druck in den basalen Lungengefäßen höher ist. Hierdurch wird ihr Durchmesser erweitert und der Strömungswiderstand herabgesetzt. Diese apiko-basalen Gradienten sind jedoch nicht gleichartig. Daher nimmt der Quotient aus Ventilation und Perfusion ($\dot{V}/\dot{Q}$) von der Spitze zur Basis ab. Die Keile rechts bezeichnen die relative Größe der Gradienten von Durchblutung, Ventilation und des Quotienten $\dot{V}/\dot{Q}$

gleich verteilt sind. Wie in Kap. III/2 beschrieben, beeinflußt die Schwerkraft beim Stehen den hydrostatischen Druck des Gefäßsystems in den Körperabschnitten unterschiedlich, so auch in den Lungenabschnitten. Bei Orthostase nimmt die hydrostatische Komponente des Blutdrucks oberhalb des Herzens ab, unterhalb zu. Folglich ist der Blutdruck an der Lungenbasis größer als an der Lungenspitze. Lungengefäße sind sehr dehnbar. So führt der größere Blutdruck an der Lungenbasis zur Aufweitung der dortigen Gefäße und damit zu einer deutlichen Mehrdurchblutung der Lungenbasis gegenüber den -spitzen.

Beim Stehen ist der intrapleurale Druck in Atemruhelage an der Lungenspitze negativer als an der Basis (Abb. 4-19). Durch den intrapleuralen Unterdruck werden die apikalen Alveolen stärker gedehnt als die basalen. Wäre die alveoläre Dehnbarkeit konstant, so würde die stärkere Dehnung nichts ausmachen, aber das ist nicht der Fall. Wie weiter oben dargestellt (s. Abb. 4-17), hat eine große Alveole eine kleinere Compliance. Basale Alveolen sind kleiner und können sich also bei Inspiration stärker ausdehnen als die apikalen. Das heißt aber, daß sie zusätzlich zu ihrer größeren Durchblutung auch besser ventiliert werden als die apikalen. Nach der gegebenen Beschreibung könnte es scheinen, daß sich die Effekte der Schwerkraft auf Ventilation und Perfusion gerade aufheben, sodaß $\dot{V}/\dot{Q}$ weitgehend homogen verteilt wäre. Jedoch sind die apiko-basalen Gradienten von Ventilatoren und Perfusion nicht identisch. Ohne zusätzliche Kompensation würde die Lungenbasis etwa die doppelte Ventilation, aber etwa die zehnfache Durchblutung erhalten wie die Lungenspitze.

2. **bei Orthostase**
- **apiko-basales Blutdruckgefälle**
- **Lungenbasis stärker durchblutet**
- **intrapleuraler Druck apikal negativer**
- **apikale Alveolen**
  - stärker gedehnt
  - weniger ventiliert
- **basale Alveolen**
  - weniger gedehnt
  - stärker ventiliert
  - mehr durchblutet

inhomogene Verteilung des Ventilations-Perfusions-Quotienten

- **pulmonale Kompensation**

⇦

Die *Lungen kompensieren* diese regionalen Unterschiede von Ventilation und Perfusion bei aufrechter Körperhaltung auf *zweierlei Weise:*
- Zunahme des alveolären $\mathbf{PCO_2}$ und Abnahme des alveolären $\mathbf{PO_2}$ **erweitern die zugehörigen Bronchiolen**, wodurch die eingeatmete Luft in die weniger ventilierten Alveolen der Lungenspitze geleitet wird.
- PO_2-Abnahme und PCO_2-Anstieg bewirken an Lungengefäßen eine **lokale Vasokonstriktion.** Dadurch wird das Blut aus den unterventilierten Lungenspitzen basiswärts, hin zu besser ventilierten Lungenabschnitten verschoben (Abb. 4-20, Tab. 4-6).

Die Antwort *pulmonaler Arteriolen* auf lokale Konzentrationsänderungen von O_2 und CO_2 ist genau *entgegengesetzt* der Antwort *systemischer Arteriolen* auf die gleichen chemischen Reize bei der Durchblutung im großen Kreislauf.
Im Ergebnis dieser inneren Kompensationsvorgänge fällt die tatsächlich bestehende Diskrepanz zwischen alveolärer Ventilation und Perfusion weniger ins Gewicht. Dennoch bleibt beim **aufrecht stehenden Menschen** eine *apiko-basale Differenz des Quotienten* $\dot{V}/\dot{Q}$ *bestehen,* die dann größtenteils im Verlauf des Gasaustausches kompensiert werden kann.

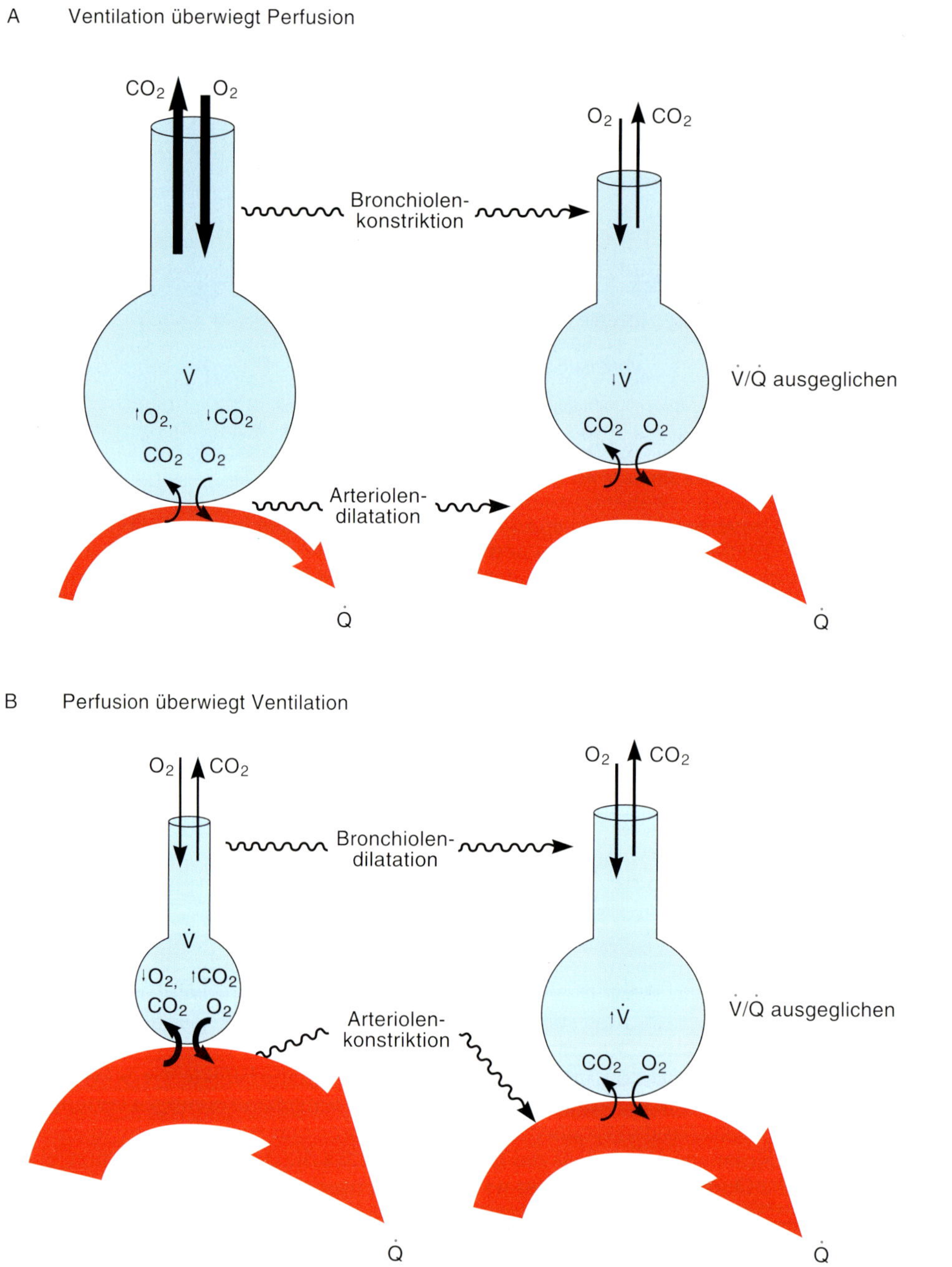

Abb. 4-20: *Kompensation einer Ventilations/Perfusions-Fehlabstimmung* durch antagonistische Weitenänderungen von Bronchiole und zugehöriger Pulmonalarteriole. Antrieb hierfür ist die Zusammensetzung der Alveolarluft. Die Pfeile charakterisieren die relativen Gasstromstärken zwischen Alveolen und Blut und zwischen Alveolen und Atemwegen. Die Reaktion der arteriolären glatten Muskelfasern besteht in einer Veränderung der lokalen Perfusion, gekennzeichnet durch die Stärke des Flußpfeils $\dot{Q}$. Die Reaktion der glatten Muskeln von terminalen und respiratorischen Bronchiolen besteht in einer Veränderung der lokalen alveolären Ventilation $\dot{V}$, gekennzeichnet durch den Bronchiolendurchmesser im Bild

Tab. 4-6: Ventilations-Perfusions-Abstimmung

Ungleichgewicht	Alveolarluft-Veränderung	Antwort der Arteriolen	Antwort der Bronchiolen
Ventilation relativ zu groß zur Perfusion	O_2-Anstieg CO_2-Abnahme	Dilatation ($\dot{Q}$ steigt)	Konstriktion ($\dot{V}$ fällt)
Perfusion relativ zu groß zur Ventilation	O_2-Abnahme CO_2-Anstieg	Konstriktion ($\dot{Q}$ fällt)	Dilatation ($\dot{V}$ steigt)

Wiederholungsfragen:

Fragen

1. Was versteht man unter Rekrutierung pulmonaler Blutgefäße?
2. Welche Vorteile haben der niedrige Strömungswiderstand und die niedrigen Blutdrücke im Lungenkreislauf?
3. Welche Veränderungen der Lungendurchblutung und der Ventilation treten beim Übergang vom Liegen zum Stehen auf?

1.6 Zusammenfassung

• Das Atemsystem besteht aus den **Atemwegen:** *Nasopharynx, Trachea, Bronchien* und *Bronchiolen;* den **Gasaustauschelementen:** *Alveolarsäckchen* und *Alveolen;* und **Atemmuskeln:** *Diaphragma* und *Interkostalmuskeln,* die für die Ventilation sorgen.

• In den Atemwegen wird die eingeatmete *Luft erwärmt* und *befeuchtet.* Ihre **mukösen Sekrete** und **Zilien** halten Schmutzteilchen und Mikroben auf und befördern sie oralwärts. Der Luftstrom durch den Atemweg ist die Energiequelle für die **Stimmerzeugung** im Kehlkopf. Die Weite der terminalen Bronchiolen steht unter neuraler und humoraler Kontrolle. Durch die Veränderung des **Atemwegswiderstandes** wird die Luftstromstärke beeinflußt.

• Die **Gasaustauschfunktion** der Lungen wird durch die sehr *kurze Diffusionsstrecke* zwischen Lungenkapillarblut und Alveolarluft, sowie zum anderen durch die sehr *große Grenzfläche* zwischen Alveolen und Kapillaren optimiert.

• Das **Gasvolumen** in den Lungen wird in *Atemzugvolumen, in-* und *exspiratorisches Reservevolumen und Residualvolumen* eingeteilt. Unter **Lungenkapazitäten** versteht man die Summe mehrerer Volumina. Die *Vitalkapazität* ist das größtmögliche Atemzugvolumen; die *funktionelle Residualkapazität* ist das am Ende einer normalen Exspiration in den Lungen verbleibende Volumen. Diese Volumina können als **statische Größen** bei *stehender Luft* oder aber als **dynamische Größen** unter dem Einfluß der *Luftströmung* gemessen werden.

• Das **Atemminutenvolumen** ist das gesamte, vom Atmungssystem geförderte Luftvolumen pro Minute. Ein Teil dieses Volumens belüftet den *anatomischen Totraum,* der Rest gelangt in die *Alveolen.*

• Die **Atemmuskeln** erzeugen Volumenänderungen des Thorax, die nach dem *Boyle-Gesetz* Druckänderungen zur Folge haben. Brustwand und Lunge sind hydromechanisch gekoppelt über die intrapleurale Flüssigkeit. Der **intrapleurale Druck** ist wegen der einwärts gerichteten **elastischen Rückstellkraft** der Lunge bei *Ruheatmung* immer niedriger als der intrapulmonale Druck.

• Die gesamte **Atemarbeit** ist die Summe aus Arbeit zur *Volumenänderung* des Brustkorb-Lungen-Systems, der elastischen Komponente, und Arbeit zur *Luftbewegung* durch das System, der strömungsresistiven oder viskösen Komponente. Beide hängen in unterschiedlicher Weise von Atemzugvolumen und Atemfrequenz ab, welche zwecks Minimierung der Atemarbeit aufeinander abgestimmt sein müssen.

• Der **Lungen-Surfactant** reduziert die *Oberflächenspannung* der Luft-Wasser-Grenzschicht in den Alveolen, was für die Lungen 2 wichtige Konsequenzen hat:
(1) die Dehnungsarbeit an den Alveolen wird herabgesetzt
(2) der Tendenz kleinerer Alveolen zur Entleerung in größere wird entgegengewirkt. Damit bleibt die große Austauschfläche erhalten.

• **Lungenkrankheiten** werden eingeteilt in **obstruktive,** wobei die *Luftströmung* behindert ist, und **restriktive**, bei denen die *Elastizität der Alveolen* vermindert ist. Die Einteilung geschieht auf Grund der Auswirkungen auf die *statischen* und *dynamischen Lungenvolumina* und *-kapazitäten.*

• *Erhebliche* Zunahmen der **pulmonalen Durchblutung** bei *geringen* Druckänderungen sind möglich auf Grund
(1) der großen **Compliance von Lungengefäßen**
(2) des Umstandes, daß bereits kleine Drucksteigerungen zusätzliche **Lungengefäße eröffnen (rekrutieren).**
Der niedrige pulmonale Gefäßwiderstand begünstigt die *kapilläre Resorption gegenüber der Filtration* und beugt so einem Lungenödem vor.

• Bei **aufrechter Körperhaltung** wird die Lungenbasis auf Grund der Schwerkraft besser ventiliert und perfundiert als die Lungenspitzen. Dabei ergeben sich Inhomogenitäten des **Ventilations-Perfusions-Quotienten,** die den PO_2 und PCO_2 von Alveolarluft und Lungenblut beeinflussen. Dadurch werden kompensatorische Wirkungen auf die glatten Muskelfasern von Bronchiolen und Arteriolen ausgelöst.

1.7 Übungsfragen

1. Wo liegen folgende Strukturelemente, und was sind ihre Hauptfunktionen: Bronchien, Bronchioli terminales et respiratorii, Alveolen?
2. Welche Strukturen bilden einen pulmonalen Azinus?

3. Welche Strukturen ergeben den anatomischen Totraum? Wie groß muß das Atemzugvolumen zur Sicherung eines alveolären Minutenvolumens von 3 l/min bei 12 Atemzügen pro min sein, wenn man bei einem Totraumvolumen von 100 ml durch einen Schnorchel mit 200 ml Volumen atmet?
4. Definieren Sie folgende Lungenvolumina: Residualvolumen, funktionelle Residualkapazität, Atemzugvolumen, Vitalkapazität!
5. Warum ist der intrapleurale Druck negativ gegen Atmosphärendruck?
6. In welche Richtung wirken die elastischen Rückstellkräfte des Thorax, wenn das Lungenvolumen der funktionellen Residualkapazität entspricht? Und die der Lunge? Wie verhalten sich diese Rückstellkräfte zueinander?
7. Warum können intrapleurale Druckänderungen nicht die intrapulmonalen widerspiegeln?
8. Vergleichen Sie den intrapleuralen Druck mit dem alveolären während In- und Exspiration!
9. Wie unterscheidet sich die funktionelle Residualkapazität eines Frühgeborenen ohne Surfactant von der eines normalen Neugeborenen?
10. Patient A habe eine geringere Lungencompliance als Patient B. Alle anderen atmungsphysiologischen Parameter seien gleich. Wie unterscheidet sich die Atemarbeit zwischen A und B?
11. Vergleichen Sie Lungenspitze mit -basis in Bezug auf: alveoläre Ventilation, intrapleuralen Druck, Durchblutung, Ventilations-Perfusions-Quotient!
12. Der Atemwegswiderstand eines Menschen möge sich verdoppeln. Welchen Effekt hat dies auf:
a) den intrapleuralen Druck während Inspiration,
b) auf den intraalveolären intrapulmonalen Druck,
c) auf die Atemarbeit?

1.8 Klinische Physiologie

1.8.1 Asbestose und Mesotheliom – Folgen einer Asbestexposition

Asbest ist die allgemeine Bezeichnung für mehrere faserige, hitzebeständige Mineralien, die als Isolationsmaterial, Fußbodenplatten, Dachschindeln und andere Produkte Verwendung fanden. Zahlreiche Arbeiter sind hohen Belastungen durch Asbestfasern ausgesetzt gewesen; die gesamte Bevölkerung stand in gewissem Grade unter Asbestexposition. Die volle pathogenetische Bedeutung von Asbest ist erst seit kurzen erkannt worden, da vielfach Jahrzehnte zwischen der ersten Asbestexposition und dem Auftreten der Erkrankung liegen.
Da Asbestfasern in den Lungen akkumulieren, werden sie eingekapselt und bilden fibrotische Herde, ähnlich denen anderer Stäube. Etwa 9% der Asbestarbeiter (Isolierer) sterben an den Folgen der **Lungenfibrose.**
Nach neueren Untersuchungen sterben etwa 19% der Isolierer an Lungenkrebs, ein 7mal höherer Anteil als in der Gesamtbevölkerung. Der Effekt von Zigarettenrauchen auf die Entstehung von Lungenkrebs bei Isolierern ist ein Beispiel dafür, wie mehrere Risikofaktoren zusammen das Erkrankungsrisiko vervielfachen. Nichtraucher mit Asbestexposition sterben an Lungenkrebs 5mal so häufig wie Nichtraucher ohne erwiesene Asbestexposition. Die Sterblichkeit an Lungenkrebs ist bei Rauchern 10mal höher als bei Nichtrauchern. Asbestarbeiter, die zusätzlich rauchen, haben eine 50fach höhere Sterblichkeitsrate an Lungenkrebs als Nichtraucher ohne Asbestgefährdung. Etwa 8% aller Isolierer sterben am **Mesotheliom,** einem Pleurakarzinom, das äußerst selten in der übrigen Bevölkerung vorkommt. Dieser Krebs scheint Ergebnis einer Emigration von Asbestfasern aus der Lunge in die Pleura zu sein.

1.8.2 Kardiopulmonale Reanimation und Heimlich-Manöver

1.8.2.1 Kardiopulmonale Reanimation

Eine Unterbrechung des Gastransports zwischen Atmosphäre und Gewebe an irgendeinem Punkt beeinträchtigt die Funktion von Herz und Gehirn innerhalb weniger Sekunden. Bei Herzanfällen führt die verminderte Pumpleistung rasch zum Atemstillstand. Wenn die Atmung versagt (Asphyxie), hört bald das Herz auf zu schlagen. Kardiopulmonale **Reanimation** bedeutet Wiederherstellung und Aufrechterhaltung sowohl von Atmung als auch von Blutförderung, bis sich der Patient erholt oder andere medizinische Hilfe möglich wird.
Bei der kardiopulmonalen Reanimation beatmen die Helfer den Patienten mit Luft aus der eigenen Lunge (Mund-zu-Mund-Beatmung) und üben zugleich rhythmische Druckstöße auf den Brustkorb aus. Wenn der Thorax komprimiert wird, steigt der intrathorakale Druck an – ein Äquivalent zu forcierter Exspiration – , und gleichzeitig wird Blut aus dem Herzen und den thorakalen Gefäßen ausgepreßt. Wenn die Kompression aufhört, geht der intrathorakale Druck auf seinen Ruhewert zurück, wobei sich Lungen und Herz wieder füllen. Auf diese Weise kann Ventilation und Blutzirkulation so weit aufrechterhalten werden, daß Schädigungen von Gehirn und Herz vermieden werden.
Kardiopulmonale Reanimation muß ohne Zeitverzug einsetzen, ist leicht zu erlernen, kann aber von Ungeübten nicht mit Erfolg ausgeführt werden. In Städten, wo ein beträchtlicher Bevölkerungsanteil in den Methoden geübt wurde, ist die Überlebenschance bei Herzanfällen und anderen Notfällen signifikant größer. Jeder sollte die kardiopulmonale Wiederbelebung erlernen.

1.8.2.2 Heimlich-Handgriff

Ersticken an Nahrungsmitteln ist ein häufiger Unfalltod. Ursache ist die Aspiration von Nahrung in die Trachea oder Verklemmung eines Bissens (Bolus) im Rachen, wodurch der Luftweg verlegt wird. Kräftige Entleerungsreflexe wirken der Blockade von Trachea oder Pharynx entgegen, aber sie sind unter Alkoholeinfluß, der häufig die Nahrungsaufnahme begleitet, weniger wirksam. Plötzlich auftretende Unfähigkeit zu sprechen oder zu atmen ist ein Alarmzeichen für einen Erstickungsanfall.
Der Heimlich-Handgriff ist ein wirksames Mittel, dem Erstickungsanfall zu begegnen. Zur Durchführung am Erwachsenen umfaßt der Helfer den Patienten von rückwärts und legt beide Arme um dessen Taille dicht oberhalb der Gürtellinie. Er schließt die eine Hand zur Faust und drückt diese – Daumenseite aufwärts – mit der anderen Hand in das Epigastrium des Patienten, wobei er wiederholt kräftige Ellenbogenflexionen durchführt. Der Effekt besteht darin, das Zwerchfell aufwärts in den Thorax zu schieben und so den intrathorakalen Druck zu steigern. Der plötzliche Druckstoß in den Atemwegen vermag den Bolus wie einen

Korken aus einer Flasche zu treiben. Wenn der Verunglückte am Boden liegt, kann der Aufwärtsstoß durchgeführt werden, indem der Helfer einen Handballen oberhalb des Nabels und dicht unterhalb des Sternums auf den Bauch ansetzt. Sobald die Atemwege frei sind, kann die kardiopulmonale Wiederbelebung, falls erforderlich, beginnen.

2 Gasaustausch und Atemgastransport

G. Kaczmarczyk

Gasaustausch und Atemgastransport

Dieses Kapitel informiert über:
- die Wirkung der **Gasgesetze** auf die **Gasgemische** in Atemtrakt, Blut und Gewebe sowie den **Partialdruck**
- den **Sauerstofftransport des Hämoglobins**
- den Einfluß der **Hämoglobin-Dissoziationskurve** auf Sauerstoffaufnahme in den Lungen und -abgabe im Gewebe sowie ihre Unterschiede bei **adultem und fetalem Hämoglobin**
- den **Transport von CO_2 als HCO_3^-**
- die **Henderson-Hasselbalch-Gleichung** und das **Bikarbonat-Puffersystem**

2.1 Einführung

Einführung

Mit der Etablierung der Chemie als wissenschaftlichem Fach begann auch das Interesse für die Physiologie der Atmung und des pulmonalen Gasaustausches. Der englische Chemiker *Joseph Black* **entdeckte das CO_2** und konnte beweisen, daß es im Stoffwechsel des Menschen gebildet wird. *Antoine Lavoisier* (1743–1794), ein französischer Chemiker, stellte fest, daß brennende Kerzen in luftdicht abgeschlossenen Behältern erlöschen und **Sauerstoff lebenswichtig** ist.

- Entdeckung der Atmung

In der 2. Hälfte des 19. Jahrhunderts begann man, die Mechanismen des O_2- und CO_2-Transportes im Blut zu verstehen. 1886 entdeckte *Christian Bohr* die quantitative Beziehung zwischen dem O_2-Angebot und der **O_2-Bindung an das Hämoglobin.** Zusammen mit *K. A. Hasselbalch und August Krogh* zeigte er 1904, daß im **Gewebe die O_2-Abgabe vom Hämoglobin durch CO_2** erleichtert wird (*Bohr-Effekt*).

- Aufklärung von O_2 und CO_2-Transport

Lange und heftig wurde über die Mechanismen gestritten, die den Austausch der Atemgase durch die Alveolarmembran bewirken. Einer von vielen Hypothesen zufolge konnte die Lunge Sauerstoff aktiv resorbieren und CO_2 aktiv sezernieren – gegen Konzentrationsgradienten. 1904 zeigten *August* und *Marie Krogh* jedoch, daß der **alveoläre Gasaustausch durch Diffusion der Atemgase** bewirkt wird. *Josef Barcroft* widerlegte dann 1919 durch Selbstversuche in einer Unterdruckkammer endgültig die „Sekretionstheorie" und bewies, daß der **Austausch der Atemgase konzentrationsabhängig** ist.

- Mechanismen des Gastransportes

2.2 Gase: Physik und Chemie

Gase

2.2.1 Molekulare Eigenschaften von Flüssigkeiten und Gasen

Flüssigkeiten, Gase

Wasser und viele andere Stoffe können in fester, flüssiger oder gasförmiger Phase existieren. Sowohl in Flüssigkeiten als auch in Gasen können sich die einzelnen Moleküle unabhängig voneinander bewegen. Die **Moleküldichte** ist allerdings sehr verschieden: in Flüssigkeiten ist sie hoch und intermolekulare Kräfte, wie Oberflächenspannung und Viskosität spielen eine Rolle. Die Moleküldichte der meisten Gase und Gasgemische ist demgegenüber gering, und selten kommt es zu Kollisionen einzelner Gasmoleküle: **ideale Gase.** Ideale Gase sind **kompressibel,** da ihre Moleküle weit voneinander entfernt sind. Flüssigkeiten dagegen können ihr Volumen nicht ändern, wenn sie einem höheren Druck ausgesetzt werden.

- **ideale Gase sind kompressibel**
- **Flüssigkeiten sind nicht kompressibel**

2.2.2 Gasgesetze

Gasgesetze

Gasmoleküle treffen ständig auf die Wand ihres Behälters und erzeugen so eine *Kraft pro Flächeneinheit* oder einen **Druck.** *2 Faktoren* bestimmen den Druck eines Gases:
- die *Zahl der Kollisionen* pro Zeit
- die *durchschnittliche Geschwindigkeit* der Moleküle.

- Zahl der Moleküle und temperaturabhängige Geschwindigkeit bestimmen den **Gasdruck**

Gasgesetze

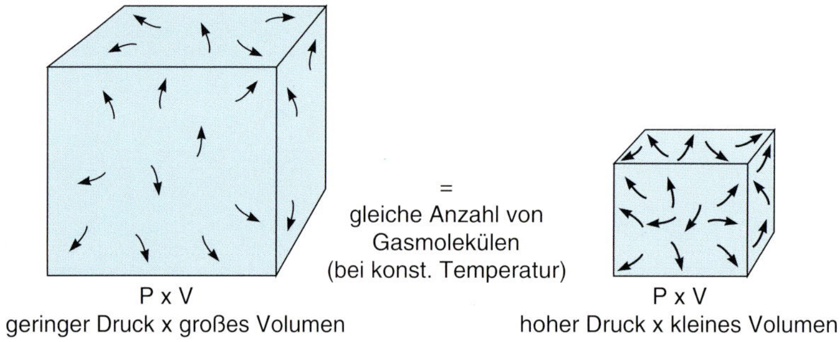

A **Gesetz von Boyle-Mariotte:** P x V = konst. (bei konst. Temperatur)

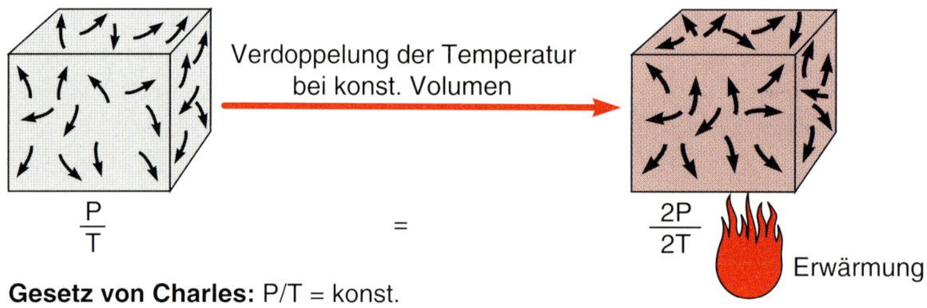

B **Gesetz von Charles:** P/T = konst.

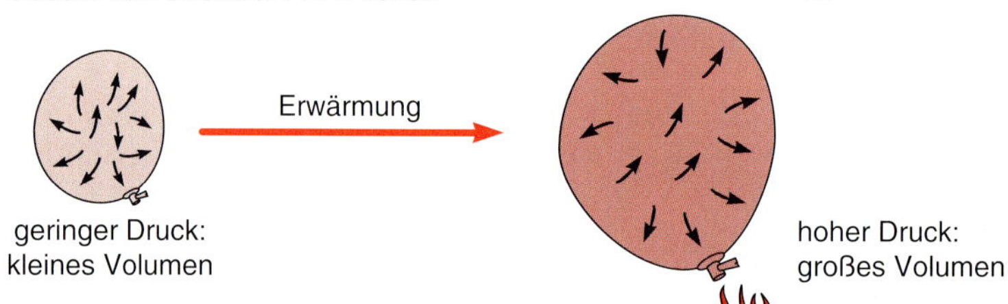

C **Gesetz von Gay-Lussac:**
Das Gasvolumen ist proportional zur Temperatur.

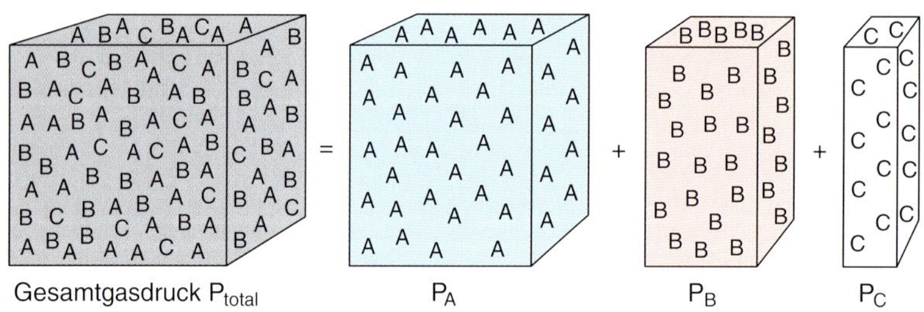

D **Gesetz von Dalton:** $P_{total} = P_A + P_B + P_C$

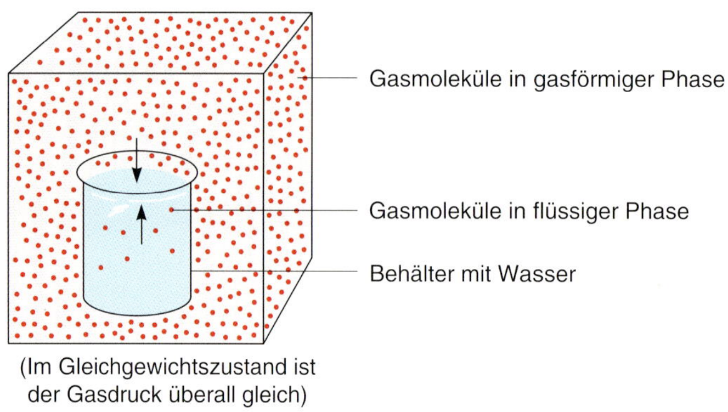

E **Gesetz von Henry**: Konzentration eines Gases in Lösung = Gasdruck x Löslichkeit

Abb. 4-21: Gasgesetze

Die Zahl der Kollisionen ist der Anzahl der Moleküle pro Volumeneinheit bzw. der **Gaskonzentration** proportional. Die durchschnittliche Geschwindigkeit der Gasmoleküle steigt mit der **Temperatur.**

• Gasgesetze

Die **Gasgesetze** beschreiben die Beziehung zwischen *Druck, Volumen* und *Temperatur* eines idealen Gases. Wird einer dieser 3 Faktoren konstant gehalten, so wird das Verhältnis zwischen den beiden anderen Faktoren durch die Gesetze von Boyle-Mariotte und Charles festgelegt.

1. Boyle-Mariotte-Gesetz

• **Boyle-Mariotte-Gesetz** (Abb. 4-21 A). Die Erhöhung eines Gasvolumens führt bei konstanter Temperatur zur Abnahme seiner Moleküldichte und damit des *Gasdruckes* und umgekehrt. Diese Feststellung ist auch für die Ventilation gültig (Kap. IV/1).

2. Charles-Gesetz

• **Charles-Gesetz** (Abb. 4-21 B). Die durchschnittliche kinetische Energie von Gasmolekülen (*Gasdruck*) steigt oder fällt mit der Temperatur, wenn das Gasvolumen konstant bleibt.

3. Gay-Lussac-Gesetz

• **Gay-Lussac-Gesetz** (Abb. 4-21 C). Das Gasvolumen erhöht sich mit der *Temperatur*, folglich ändert sich auch der Druck.

• allgemeine Gasgleichung

Die **allgemeine Gasgleichung** faßt die *3 Gasgesetze* zusammen: $\mathbf{P \cdot V = n \cdot R \cdot T}$
P = Druck
V = Volumen
n = Anzahl der Gasmole
R = allgemeine Gaskonstante
T = Temperatur in Grad Kelvin

Die Masse eines Mols ist das Molekulargewicht des Gases in Gramm. Das Mol eines Gases hat nach der Hypothese von *Avogadro* immer die gleiche Anzahl von Molekülen. Sie beträgt 6.023×10^{23}. Bei 0°C (273 Kelvin) und 760 mm Hg Atmosphärendruck (101 kPa) nimmt ein Mol eines Gases ein Volumen von 22,4 l ein. Das ist das Molvolumen eines idealen Gases. Bei Körpertemperatur (37°C) sind es 25.5 l.

Tab. 4-7: Zusammensetzung trockener, sauberer Luft in Meereshöhe

Gas	Anteil (%)	Partialdruck (mm Hg)
Stickstoff (N_2)	78.08	593.4
Sauerstoff (O_2)	20.95	159.2
Edelgase	0.97	7.3
Argon, Neon		
Helium, Xenon		
Krypton		
Kohlendioxid (CO_2)	0.03	2.4

4. Partialdruckgesetz von Dalton

• **Dalton-Gesetz** (Abb. 4-21 D). Die allgemeine Gasgleichung gilt für Gase und Gasgemische. Gasmoleküle reagieren nicht miteinander, und ein ideales Gas übt immer den gleichen Druck pro Anzahl Moleküle aus. Daher nimmt die Zahl der Gasmoleküle immer das gleiche Volumen ein, unabhängig davon, um welche Gase es sich handelt. *Luft* ist ein Gasgemisch mit den Hauptbestandteilen O_2 und N_2 (Tab. 4-1).

• Partialdruck (P)

Der **Partialdruck** (P) eines Gases entspricht dem Anteil dieses Gases am Gesamtgasdruck des Gasgemisches oder umgekehrt: Der Gesamtgasdruck eines Gasgemisches entspricht der Summe der Partialdrücke aller Gase des Gemisches (Dalton-Gesetz). Der Partialdruck eines Gases Px in einem trockenen Gasgemisch wird berechnet, indem die **fraktionelle Konzentration** Fx dieses Gases mit dem **Gesamtgasdruck P** multipliziert wird: $Px = Fx \cdot P$ (Abb. 4-21 D).

PO_2 der (trockenen) Luft: 160 mm Hg

Der Sauerstoffpartialdruck in *trockener* Luft auf Meereshöhe, die 21% Sauerstoff enthält, beträgt demnach: 760 mm Hg x 0.21 = 160 mm Hg.
Der Sauerstoffpartialdruck wird „PO_2“ abgekürzt.

2.2.3 Wasserdampf, PO_2, PCO_2, Gase in Lösung

2.2.3.1 Wasserdampf

- **Wasserdampfdruck** bei 37°C: **47 mm Hg**
- **PO_2** der wasserdampfgesättigten Inspirationsluft: **150 mm Hg**

Stellt man ein Glas mit Wasser in einen mit trockener Luft gefüllten Raum (Abb. 4-21 E), so wechseln die Wassermoleküle ständig zwischen flüssiger und gasförmiger Phase. Haben die Molekülbewegungen zwischen Wasserdampf und Flüssigkeit ein Gleichgewicht erreicht, ist die gasförmige Phase mit Wasserdampf gesättigt: **Wasserdampfdruck** (PH_2O). Der Partialdruck des Wasserdampfes hängt von der thermischen Energie der Wassermoleküle ab (*Gesetz von Charles*): bei Temperaturerhöhung nimmt der Sättigungsdampfdruck zu, weil mehr Moleküle in die gasförmige Phase überwechseln. Der Partialdruck des Wasserdampfes PH_2O (Wasserdampfdruck) in den Lungenalveolen (37°C) beträgt bei voller Sättigung 47 mm Hg. Eingeatmete Luft strömt über die warme und feuchte Oberfläche der Atemwege (Totraum) und wird dabei mit Wasserdampf gesättigt. Der Gesamtgasdruck des eingeatmeten Luftgemisches ändert sich dadurch nicht, jedoch fallen die Partialdrücke der einzelnen eingeatmeten Gase anteilmäßig ab. Aus diesem Grund ist der PO_2 in der Trachealluft nur noch 150 mm Hg: (760 mm Hg – 47 mm Hg) x 0.21 = 150 mm Hg.

Blutgasanalyse
PO_2-, PCO_2-Messung
- **PO_2**: polarographisch

2.2.3.2 Messung von O_2- und CO_2-Partialdrücken im Blut

O_2-Drücke können mit *polarographischen Methoden* gemessen werden. Die Ladungsverschiebungen eines Stromkreises, der zwischen einer Meßelektrode aus Platin und einer Bezugselektrode hergestellt wird, sind proportional der Zahl der O_2-Moleküle, die an die Meßelektrode diffundieren und dort reduziert werden. Die Zahl der O_2-Moleküle entspricht dem PO_2.

- **PCO_2**:
  - pH im Kapillarblut
  - manometrisch

CO_2-Drücke werden als *pH-Änderung* einer Elektrolytlösung gemessen, die von der Blutprobe durch eine für CO_2 durchgängige Membran getrennt ist.
Bei modernen Geräten genügen für die Messung kleinste Blutmengen von 100 µl, die aus dem gut durchbluteten Ohrläppchen -*Kapillarblut entspricht dem arteriellen Blut* – oder aus Arterien über Punktion oder Katheter gewonnen werden.
Für die **direkte Messung** von Gaskonzentrationen finden manometrische Verfahren z.B. nach van Slyke Anwendung.

Gase in Lösung

- **Gase lösen sich in Wasser** und diffundieren in Flüssigkeiten

2.2.3.3 Gase in Lösung

Gase können mit Wasserdampf gesättigt sein, aber auch die Lösung von Gasen in Wasser ist möglich, wenn Gasmoleküle an die Grenze zu Wasser stoßen. Die Zahl der Oberflächenkollisionen pro Zeit ist proportional dem Partialdruck des Gases. Mit der Zahl der gelösten Moleküle steigt auch die Zahl der Moleküle, die in die Luft entweichen. Im Gleichgewichtszustand ist der Partialdruck jeder Komponente eines Gasgemisches genau so hoch wie der Partialdruck dieser Komponente in Lösung, und es gibt keine Nettobewegung von Gasmolekülen in die eine oder andere Richtung.

- **Henry-Gesetz** ⟹

> Nach dem *Gesetz von Henry* ist im Gleichgewichtszustand die **Konzentration eines gelösten Gases** (Anzahl der Gasmole pro Volumeneinheit Wasser) proportional dem **Partialdruck** und der **Löslichkeit des Gases** (Abb. 4-21 E).

- **CO_2 21 mal besser löslich als O_2**
- **CO_2 diffundiert 20 mal besser als O_2**

Haben 2 Gase den gleichen Partialdruck, sind aber unterschiedlich gut löslich, löst sich eine unterschiedliche Zahl von Molekülen. Je löslicher ein Gas ist, desto wahrscheinlicher ist es, daß eine Oberflächenkollision mit dem Eintreten dieses Gases in die Flüssigkeit endet und desto unwahrscheinlicher ist es, daß eine Kollision mit der Oberfläche der Flüssigkeit mit dem Übertritt in die Gasphase endet. CO_2 ist im Plasma etwa **21 mal besser löslich** als O_2.
Die Geschwindigkeit, mit der ein gelöstes *Gas in Flüssigkeit diffundiert,* ist vom Partialdruck, dem Diffusionsquotienten des Gases, der Temperatur und der Art der Diffusionsstrecke abhängig. Im normalen Körpergewebe **diffundiert CO_2** etwa **20 mal besser** als O_2.

Fragen

Wiederholungsfragen:
1. Welche 3 Faktoren werden durch die Gasgesetze miteinander verknüpft und beschrieben? Wie heißt die Gleichung, die diese Beziehung darstellt?
2. Was versteht man unter dem „Partialdruck" eines Gases? Welche beiden Faktoren bestimmen den Partialdruck?
3. Welche beiden Faktoren bestimmen die Zahl von Gasmolekülen pro Volumeneinheit Wasser, wenn Gase in Wasser gelöst sind?

2.3 Gasaustausch in den Alveolen

Alveolärer Gasaustausch

2.3.1 Zusammensetzung des alveolären Gasgemisches

Alveoläres Gasgemisch

- RQ

Der **respiratorische Quotient (RQ)** beschreibt das Verhältnis von CO_2-Produktion zu O_2-Aufnahme. Der RQ wird von der *Art der verstoffwechselten Substrate beeinflußt.* Die Summengleichung für die Verbrennung von Glukose lautet: $C_6H_{12}O_6 + 6\ O_2 = 6\ CO_2 + 6\ H_2O$.
Würde ausschließlich **Glukose** oxidiert, wäre der RQ = 1. Fett und Eiweiß enthalten jedoch relativ weniger O_2-Moleküle, so daß der RQ unter 1 liegt, für **Fett** bei 0,7 und für **Eiweiß** bei 0,8.

Bei **gemischter Ernährung** ergibt sich ein RQ von 0,8–0,85. Bei körperlicher Ruhe nimmt ein Erwachsener ca. 250 ml O_2/min auf und gibt 210 ml CO_2/min ab. Bei körperlicher Arbeit und Leistungssport können diese Werte auf 5 l/min ansteigen.
In den Alveolen ist der PO_2 niedriger als in der Inspirationsluft, PCO_2 ist höher. Die Zusammensetzung des alveolären Gasgemisches (Abb. 4-22) hängt von der durch die alveoläre Ventilation aufgenommenen O_2- und abgegebenen CO_2-Menge ab. Die **alveoläre Gasgleichung** beschreibt die Beziehung zwischen alveolärem PCO_2, alveolärem PO_2, dem PO_2 der Inspirationsluft und dem respiratorischen Quotienten:
alveolärer PO_2 = PO_2 der Inspirationsluft – (alveolärer PCO_2/RQ)
Der PO_2 der wasserdampfgesättigten Inspirationsluft auf Meereshöhe beträgt ca. 150 mm (Abb. 4-22). Der alveoläre PCO_2 ist unter diesen Bedingungen ca. 40 mm Hg. Bei einem RQ von 0.8 ist nach der alveolären Gasgleichung der alveoläre PO_2 100 mm Hg: 150 mm Hg-(40 mm Hg/0,6).
Die Zusammensetzung des alveolären Gasgemisches ändert sich während eines ruhigen Atemzuges kaum. Dafür gibt es 2 Gründe:
- die *Luftströmung* in den Alveolen ist außerordentlich *gering,* da die Gase sich durch Diffusion bewegen
- der alveoläre Anteil eines *Atemzugvolumens,* welcher etwa 350 ml beträgt, *verteilt* sich *in mehr als 3 l funktioneller Residualkapazität.*

Während der Ausatmung mischt sich alveoläres Gas mit der Luft, die im anatomischen Totraum vorhanden ist und nicht durch Gasaustausch in ihrer Zusammensetzung verändert wurde. Aus diesem Grund hat die Exspirationsluft einen PO_2 von ca. 120 mm Hg und einen PCO_2 von 32 mm Hg (Abb. 4-22).

- **O_2-Aufnahme in körperlicher Ruhe** beträgt ca. **250** ml/min, bei **Arbeit:** bis 5 l/min
- **alveoläre Gasgleichung**
- **alveolärer PO_2** ca. **100, PCO_2** ca. **40** mm Hg
- – keine Änderung bei ruhiger Atmung

2.3.2 Gaspartialdrücke im Blut der Lungen

Gaspartialdrücke

Gemischt-venöses Blut hat einen PO_2 von 40 mm Hg und einen PCO_2 von 46 mm Hg (Abb. 4-22).

- **PO_2 40, PCO_2 46 mm Hg in gemischt-venösem Blut**

Der alveoläre PO_2 ist 100 mm Hg, der PCO_2 40 mm Hg:
- **treibende Kraft für die Diffusion des Sauerstoffs** am Beginn der Lungenkapillaren ist die Differenz zwischen dem PO_2 der Alveolarluft (100 mm Hg) und dem des pulmonalen arteriellen Blutes (40 mmg Hg) d. h. **60 mm Hg**
- die **treibende Kraft für die CO_2-Diffusion** beträgt demgegenüber nur **6 mm Hg.**

Trotzdem werden nahezu die gleichen Mengen O_2 und CO_2 über die Alveolarmembran ausgetauscht, weil **CO_2 einen wesentlich höheren Diffusionsquotienten hat.**

- **Partialdruckdifferenz bewirkt pulmonalen Gasaustausch**

Blut fließt in etwa **1 Sekunde** durch eine Lungenkapillare. Schon im ersten Drittel dieser Sekunde setzen sich die Partialdrücke zwischen Blut und Alveolargas ins Gleichgewicht. Abb. 4-23 zeigt, wie sich der PO_2 bei der Passage des Blutes durch eine Lungenkapillare er-

- **Kontaktzeit Blut/Alveole ca. 1 s**

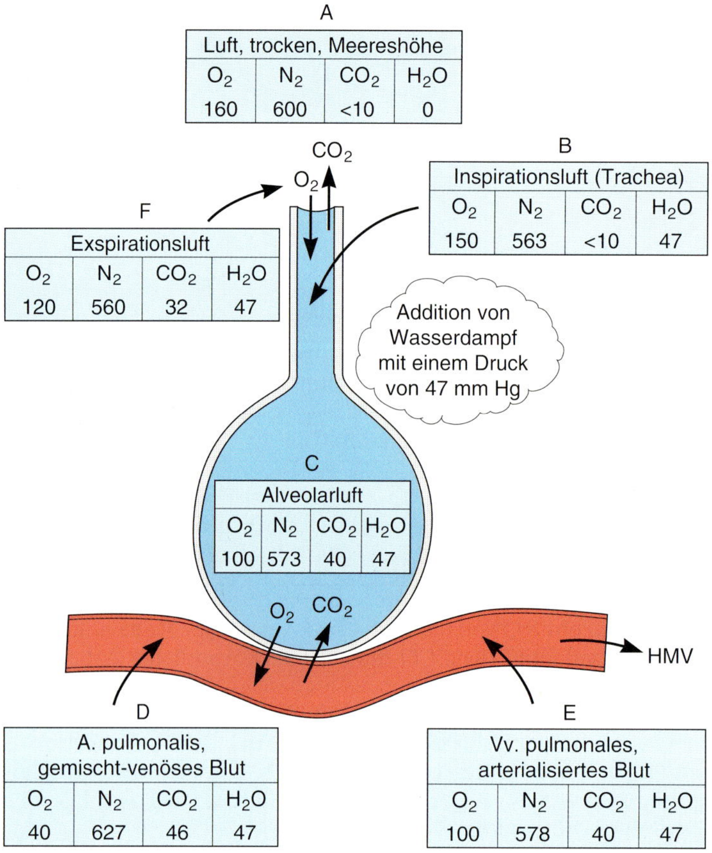

Abb. 4-22: *Partialdrücke* (mm Hg) von Sauerstoff, Kohlendioxid, Stickstoff und Wasserdampf in der *Luft* **(A)**, in der *Trachea* **(B)**, in den *Alveolen* **(C)**, *Pulmonalarterien* **(D)** und *-venen* **(E)** sowie in der Exspirationsluft **(F)** unter physiologischen Bedingungen

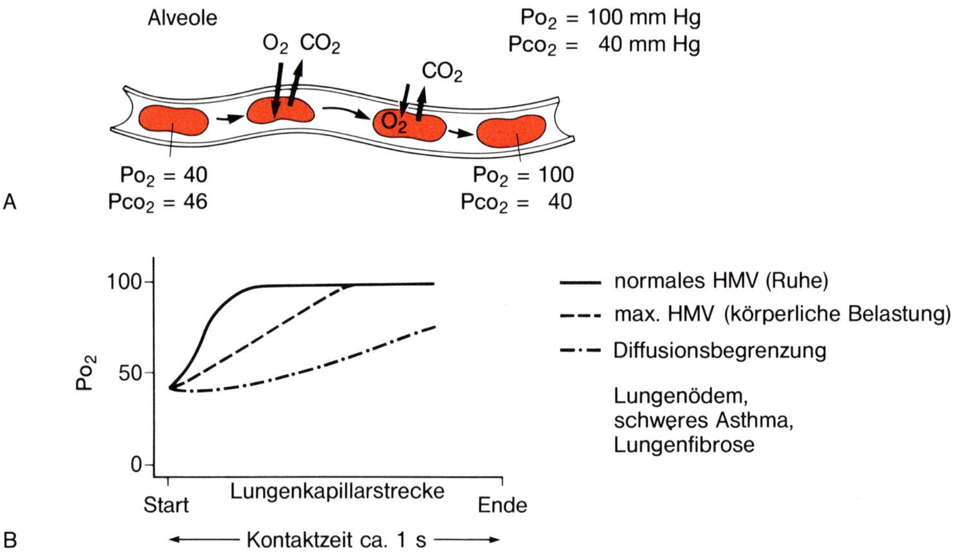

Abb. 4-23: A. Veränderungen der *Gaspartialdrücke* im Blut während der Passage durch eine Lungenkapillare. **B.** Zunahme des PO_2 zwischen Anfang und Ende einer Lungenkapillare. Unter Ruhebedingungen ist das Gleichgewicht zwischen dem PO_2 der Alveolen und dem PO_2 des Blutes bereits nach einem Drittel der Kontaktzeit erreicht, bei hohem Herzminutenvolumen (HMV), wie z. B. bei körperlicher Belastung dauert es etwas länger. Unter pathologischen Bedingungen reicht die Kontaktzeit nicht aus, es besteht eine Diffusionsstörung

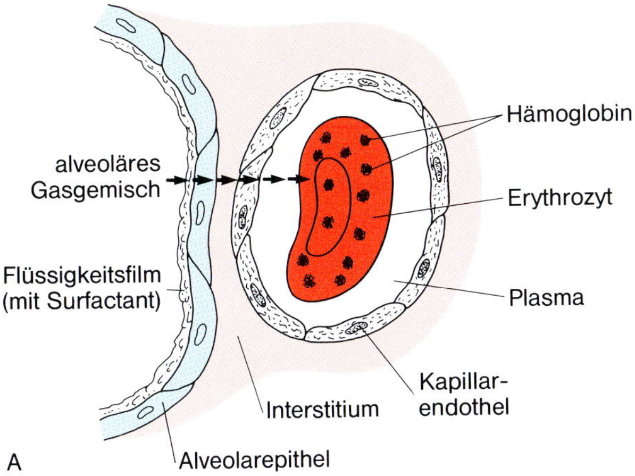

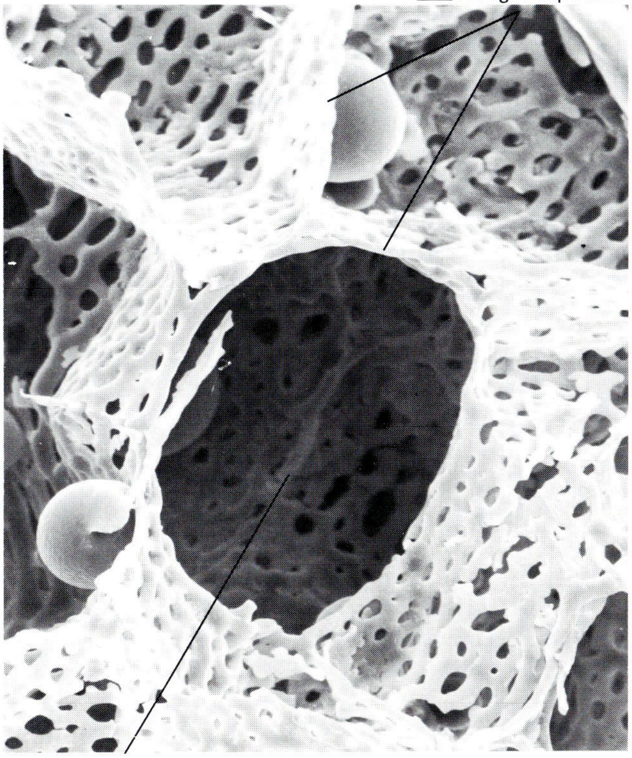

Abb. 4-24: A. *Diffusionsstrecke* zwischen Alveolarluft und Hämoglobin. **B.** Gefäßstruktur des Lungengewebes (Rasterelektronenmikroskopie – Ausgußpräparat: Harzinjektion, Aushärtung, Gewebeentfernung). Die Alveole in der Mitte ist deutlich sichtbar von einem dichten Kapillarnetz umgeben

höht. Bei körperlicher Belastung (Kurve B in Abb. 4-23) kann sich die Durchflußgeschwindigkeit mehr als verdoppeln, trotzdem reicht die Zeit für die Einstellung eines Gleichgewichtszustandes aus, da die Diffusionsstrecke zwischen Alveolarluft und Blut außerordentlich kurz ist (Abb. 4-24).

Da zwischen Alveolargas und Blut ein Gleichgewicht besteht, müßten die Partialdrücke der Gase im arteriellen Blut identisch mit denen im Alveolargas sein. Dies trifft jedoch nicht ganz zu (Kap. IV/1):

- ein kleiner Teil des in die Lunge fließenden Blutes fließt an den Alveolen vorbei (**venöse Beimischung**)
- Ventilation und Perfusion sind nicht in allen Alveolarbezirken **optimal** aufeinander **abgestimmt** (Kap. IV/1., Abb. 4-19).

- **alveolo-arterielle PO_2-Differenz** durch
  - venöse Beimischung
  - Ventilations-Perfusions-Störungen

Normalerweise sind diese Unterschiede jedoch klein und können bei der grundsätzlichen Betrachtung über den Gasaustausch außer Acht gelassen werden. *Bei Lungenerkrankungen* können sie jedoch eine große Rolle spielen, z. B. die erhöhte alveolo-arterielle Sauerstoffdifferenz beim Lungenödem, Emphysem u. a.

Fragen

Wiederholungsfragen:
1. Was ist der „respiratorische Quotient"? Wodurch wird er bestimmt?
2. Welche physikalischen Faktoren bestimmen die Diffusionsraten von O_2 und CO_2 zwischen Blut und Alveolen?
3. Wie kann etwa dieselbe Menge CO_2 gegen O_2 ausgetauscht werden, obwohl der Partialdruck beider Gase sich stark unterscheidet?

O_2-Transport

Hämoglobin

2.4 Sauerstofftransport im Blut

2.4.1 Hämoglobin und physikalische Löslichkeit von Sauerstoff

- **100 ml arterielles Blut enthalten nur** 0.3 ml O_2 physikalisch gelöst

Bei einer Körpertemperatur von 37°C und einem arteriellen PO_2 von 100 mm Hg sind etwa 0,3 ml O_2 in 100 ml Blut **physikalisch gelöst.** Bei einem HMV von 5 l/min werden also 15 ml/min physikalisch gelöster Sauerstoff transportiert. Dies sind jedoch nur 6% des ca. 250 ml/min betragenden O_2 Verbrauches des gesamten Organismus! Das Herzminutenvolumen (HMV) müßte also 80 l/min betragen, wenn der O_2-Verbrauch bei körperlicher Ruhe ausschließlich durch den physikalisch gelösten Sauerstoff gedeckt werden sollte. Diese hohe Pumpleistung kann das Herz nicht erbringen.

- **O_2-Hb-Bindung** ⇨

- Der **O_2-Gehalt des arteriellen Blutes** beträgt ca. 20 ml/100 ml Blut bzw. **20 Vol%** (Tab. 4-8)
- Ca. 99% O_2 werden vom **Hämoglobin (Hb)**, einem O_2-bindenden Protein der Erythrozyten, transportiert (Abb. 4-25, s. Kap. III/2).

- **1 Molekül Hb bindet 4 Moleküle O_2 bei voller Sättigung**

Das Molekül des Chromoproteins Hämoglobin besteht aus 4 Polypeptidketten mit je einer Farbstoffkomponente, dem **Häm.** α-Ketten und β-Ketten sind so angeordnet, daß Raum für die eisenhaltige Hämgruppe entsteht und O_2 gebunden werden kann. Ein Molekül Hb kann 4 Moleküle O_2 binden. Das Hb-Molekulargewicht ist 64 500, und unter Berücksichtigung der *Lohschmidt-Zahl* errechnet sich, daß 1 g Hämoglobin 1,39 ml O_2 bindet. Tatsächlich ist die Bindung jedoch etwas geringer: 1,34 bis 1,36 ml O_2/g Hb (*Hüfner-Zahl*).

- **arterielles Blut: Oxi-Hb** (hellrot)
- **venöses Blut**: desoxigeniertes Hb (dunkelrot)
- **O_2-Bindungskurve hat sigmoiden Verlauf**

Das mit Sauerstoff gesättigte **Oxihämoglobin (Oxi-Hb)** ist hellrot, das nicht voll gesättigte **desoxigenierte Hb** ist dunkelrot. Venöses Blut enthält mehr desoxigeniertes Hb als Oxi-Hb und ist deswegen dunkler als arterielles Blut. Die Bildung von Oxi-Hb aus desoxigeniertem Hämoglobin und O_2 in den Lungenkapillaren dauert weniger als 0,01 s; diese Reaktion ist also kein Faktor, der die O_2-Aufnahme begrenzen könnte.
Je weniger Bindungsstellen des Hämoglobins mit O_2-Molekülen besetzt sind, desto leichter

Tab. 4-8: Blutgase: Volumenprozente, arterielle und gemischt-venöse Drücke

	arteriell	gemischt-venös	arterio-venöse Differenz
Sauerstoff			
PO_2	100 mm Hg	40 mm Hg	60 mm Hg
physik. gelöst	0.3 Vol%	0.1 Vol%	
als HbO_2	19.5 Vol%	14.4 Vol%	
gesamt	19.8 Vol%	14.5 Vol%	5.3 Vol%
Kohlendioxyd			
PCO_2	40 mm Hg	46 mm Hg	6 mm Hg
physik. gelöst	2.7 Vol%	3.1 Vol%	
als Bikarbonat	43.9 Vol%	47.0 Vol%	
CO_2Hb	2.4 Vol%	3.9 Vol%	
gesamt	49.0 Vol%	54.0 Vol%	5.0 Vol%

werden weitere O_2-Moleküle gebunden. Diese Hb-Eigenschaft bedingt den charakteristischen **sigmoiden Verlauf** der O_2-Bindungskurve.

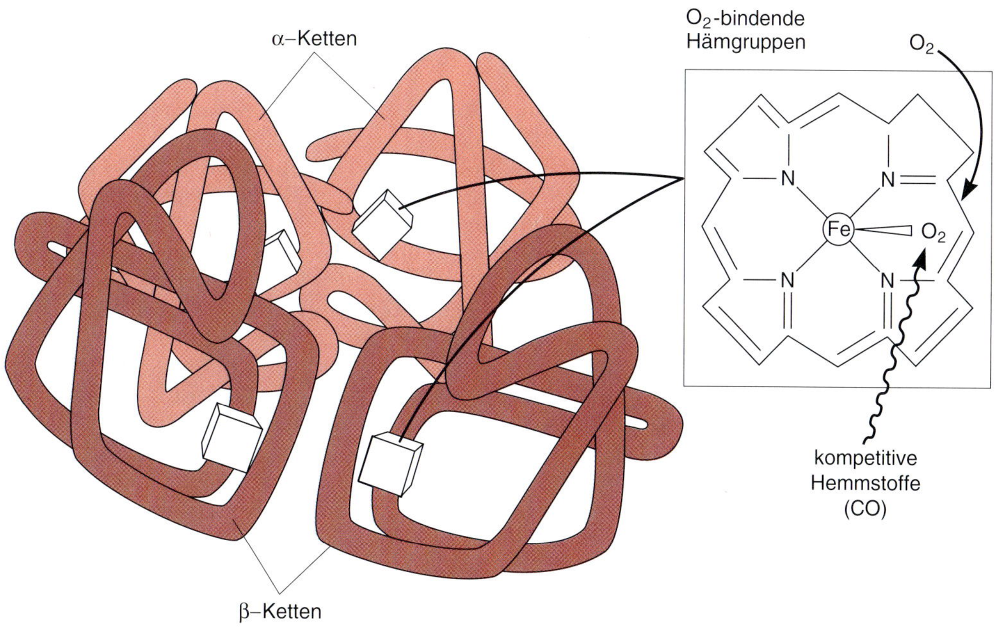

Abb. 4-25: Molekularstruktur des *Hämoglobins (Hb)*

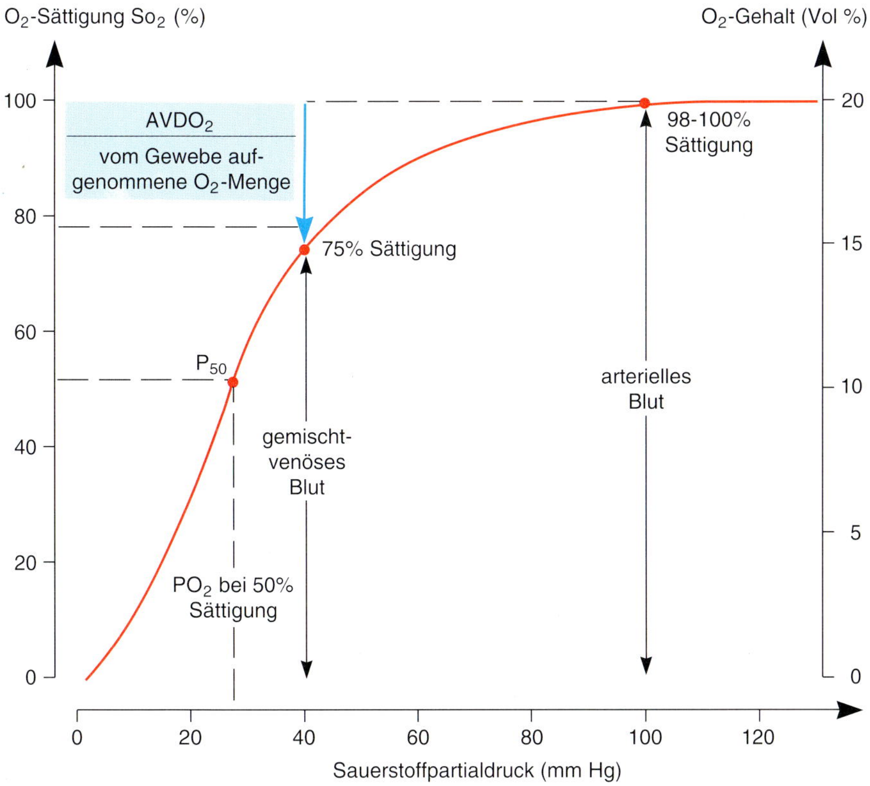

Abb. 4-26: *Sauerstoffbindungskurve* des Hämoglobins. Linke Ordinate: Sättigung mit Sauerstoff in %. Rechte Ordninate: Sauerstoffgehalt in Vol% bei normalem Hämoglobingehalt (15 g/dl). Beim O_2-Halbsättigungsdruck (P_{50}) beträgt die Sättigung 50%. Nach der Passage des Blutes durch den Körper hat die O_2-Sättigung von fast 100% auf ca. 75% abgenommen, der O_2-Gehalt ist von ca. 20 Vol% auf ca. 15 Vol% gefallen

• O_2-**Bindungskurve**

⇨

Die Beziehung zwischen dem PO_2 und der Hb-O_2-Sättigung wird durch die **O_2-Bindungskurve** beschrieben (Abb. 4-26), die die relative Sättigung des Hb mit O_2 in Abhängigkeit vom PO_2 angibt. Der PO_2, bei dem das Hämoglobin zu 50% mit Sauerstoff gesättigt ist (jedes Hämoglobinmolekül hat durchschnittlich 2 Sauerstoffmoleküle gebunden) ist der O_2-Halbsättigungsdruck (P_{50}-Wert) des Hämoglobins. Er beträgt für adultes Hb etwa 26 mm Hg.

• **O_2-Gehalt** abhängig:
  - O_2-Hb-Sättigung
  - Hb-Konzentration des Blutes
• **Hämoglobinmangel vermindert O_2-Gehalt →Anämien**

Der **Sauerstoffgehalt** des Blutes (O_2-Gehalt) hängt sowohl von der O_2-Sättigung des Hämoglobins als auch von dem Hb-Gehalt des Blutes ab.
Klinische Anwendung. Bei Anämien oder pathologischem Hämoglobin ist der O_2-Gehalt erniedrigt. Eine Anämie kann z. B. durch Blutverluste entstehen (**Blutungsanämie**). Bei diätetischem *Eisenmangel* wird zu wenig Hämoglobin gebildet, denn Eisen ist für die Synthese der Hämgruppen notwendig (**Eisenmangelanämie).** Bei der **perniziösen Anämie** ist die Bildung von Erythrozyten durch Vitamin B_{12}-Mangel (diätetisch oder Resorptionsstörung) gestört. Bei der erblichen **Sichelzellenanämie** bildet ein pathologisches Hämoglobin (HbS), bei dem die Aminosäure Glutamin in der β-Kette durch Valin ersetzt ist, bei niedrigem PO_2 längsgerichtete Aggregate, die den Erythrozyten eine charakteristische, sichelartige Form geben und ihre Passage durch die Kapillaren behindern. Erblich bedingte Defekte der DNA, welche die α-, bzw. β-Ketten kodieren, führen zu verschiedenen Formen der **Thalassämie** (Mittelmeeranämie). Bei dieser Erkrankung ist der Hämokrit erhöht, der einzelne Erythrozyt enthält jedoch zu wenig Hämoglobin und die O_2-Bindung ist gestört.

• **Methämoglobin** (Met-Hb)

Im Blut befindet sich eine geringe Hb-Menge mit 3wertigem Eisen, das **Methämoglobin:**

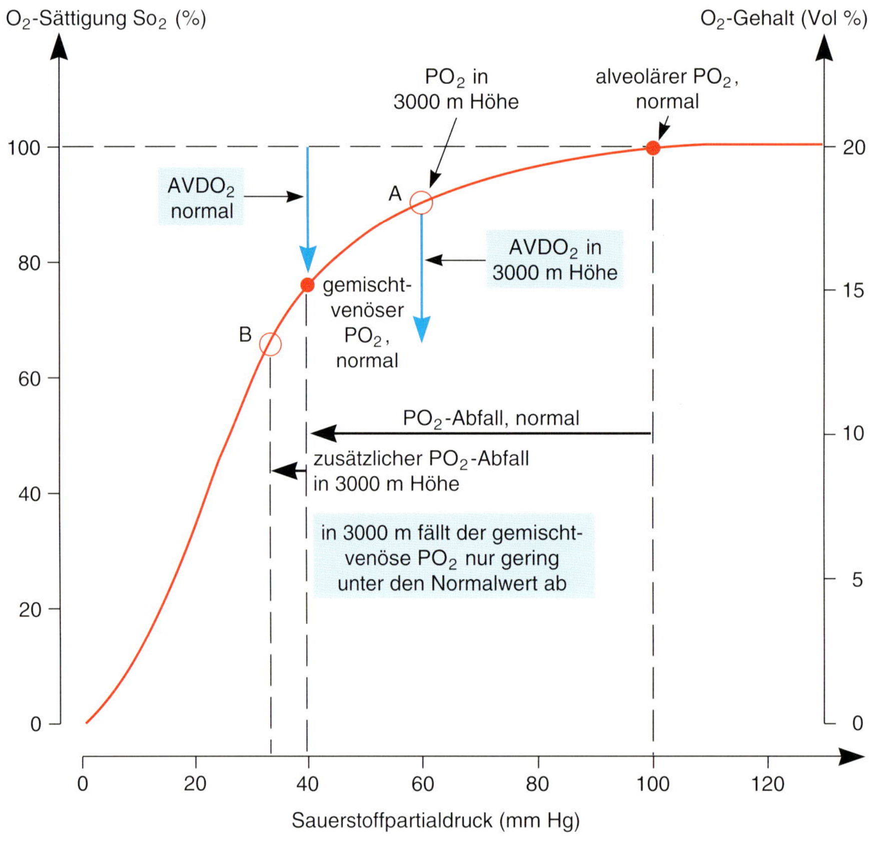

Abb. 4-27: Effekt der *Abnahme* des inspiratorischen *Sauerstoffpartialdruckes* (z. B. in 3000 m Höhe) auf die Sauerstoffabgabe an das Gewebe, den arteriellen und gemischt-venösen Sauerstoffpartialdruck. Die beiden *blauen,* nach abwärts gerichteten Pfeile zeigen die arteriovenöse Sauerstoffdifferenz ($AVDO_2$): 5 Vol%, d. h. 5 ml O_2 in 100 ml Blut. In 3000 m Höhe beträgt der Sauerstoffpartialdruck in der Inspirationsluft etwa 60 mm Hg, das Hämoglobin ist zu 88% gesättigt, der arterielle Sauerstoffgehalt beträgt etwa 18 Vol% *(Punkt A).* Durch den *sigmoiden* Verlauf der O_2-Bindungskurve fällt der gemischt-venöse PO_2 nur gering ab *(schwarzer Pfeil* und *Punkt B)*

0,5% des gesamten Hämoglobins. Met-Hb kann keinen Sauerstoff binden und fällt damit für den O_2-Transport aus. Bei Vergiftungen (Nitrate, Nitrite) wird Hämoglobin in Methämoglobin umgewandelt.

2.4.2 Sauerstoffaufnahme in den Lungen und -abgabe im Gewebe

O_2-Aufnahme, -Abgabe

2.4.2.1 Sauerstoffaufnahme in den Lungen

1. Lungen

Die **sigmoide** Form der O_2-Bindungskurve hat eine große Bedeutung für die O_2-Aufnahme in den Lungen und -Abgabe im Gewebe: Bei einem alveolären **PO_2 von 100 mm Hg** verläuft die **O_2-Bindungskurve flach**: Auch wenn der alveoläre PO_2 abfällt, ist das Hämoglobin noch fast voll gesättigt (Abb. 4-26)

- **flacher Verlauf der O_2-Bindungskurve**

Klinische Anwendung. Diese Tatsache ist von großer physiologischer Bedeutung beim Höhenaufenthalt. So beträgt in 3000 m Höhe der Atmosphärendruck nur 520, der PO_2 der Inspirationsluft nur 110 mm Hg (gegenüber 150 auf Meereshöhe). Wendet man die alveoläre Gasgleichung an und geht von einem RQ von 0,8 und einem alveolären PCO_2 von 40 mm Hg aus – wahrscheinlich ist der PCO_2-Wert bei intakter Atmungsregulation durch Hyperventilation niedriger – so errechnet sich ein alveolärer PO_2 von 60 mm Hg (Punkt A in Abb. 4-27), also eine Abnahme von 50 mm Hg. Bei einem PO_2 von 60 mm Hg ist das Hb jedoch noch zu ca. 88% mit O_2 gesättigt.

- **mäßiger PO_2-Abfall führt zu nur geringer Abnahme der Hb-O_2-Sättigung**

2.4.2.2 Sauerstoffabgabe im Gewebe

2. Gewebe

In der extrazellulären Flüssigkeit, die die Zellen umgibt, beträgt der **PO_2 ca. 40 mm Hg**. Strömt arterialisiertes Blut in die Gewebekapillaren und kommt mit diesem niedrigen PO_2 in Kontakt, so gibt das Hämoglobin einen Teil des gebundenen Sauerstoffs entsprechend dem

- im Gewebe erleichtert der **steile Verlauf der O_2-Bindungskurve** die O_2-Abgabe

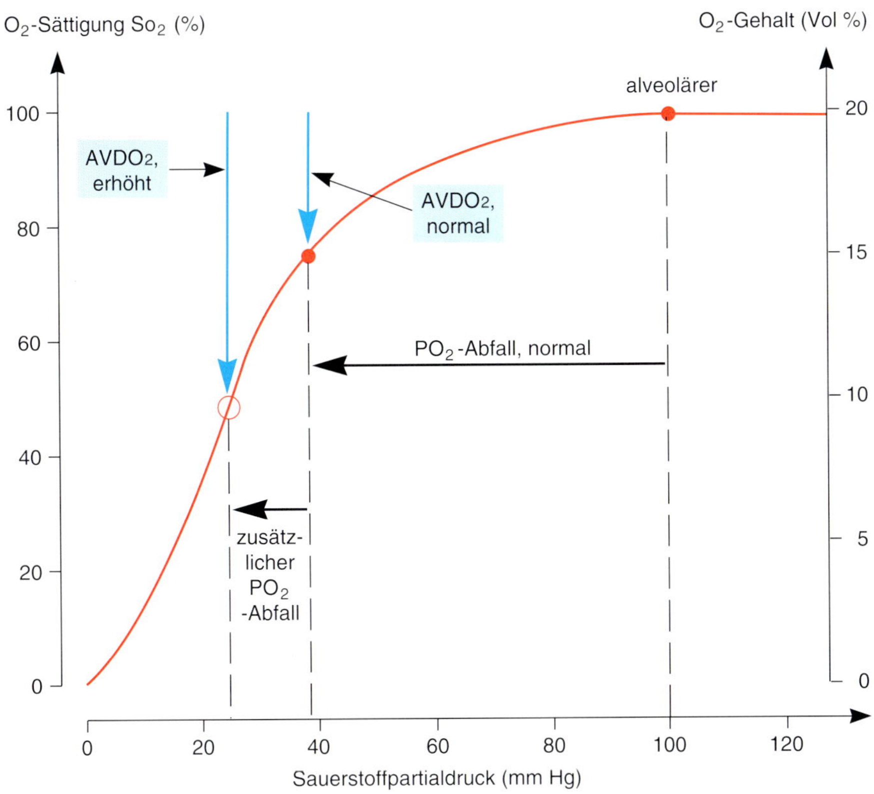

Abb. 4-28: Effekt einer *Stoffwechselerhöhung* auf den gemischt-venösen PO_2 (unter der theoretischen Annahme eines unveränderten Herzminutenvolumens). Bei der normalen arterio-venösen Sauerstoffdifferenz von 5 Vol% (*kurzer*, abwärts gerichteter *Pfeil*) fällt der gemischt-venöse PO_2 auf 40 mm Hg. Erhöht sich die $AVDO_2$ auf 10 Vol% (*langer*, abwärts gerichteter *Pfeil*), fällt der gemischt-venöse PO_2 nur gering unter den Normalwert

Verlauf der O_2-Bindungskurve ab. In diesem PO_2-Bereich ist die **O_2-Bindungskurve steil,** und eine geringe Abnahme des PO_2 erleichtert die O_2-Abgabe.

- **O_2-Abgabe bei Ruhe, Arbeit**

⇨

Bei *körperlicher Arbeit* und hohem O_2-Bedarf spielt der **steile Verlauf** der Kurve eine besondere Rolle:

- Im **Ruhezustand** werden lediglich ca. 5 Vol% O_2 ins Gewebe abgegeben: nur 1 der 4 O_2-Moleküle wird freigesetzt
- Bei **körperlicher Arbeit** nimmt der O_2-Gehalt des Blutes von 20 auf 10 Vol% ab (Abb. 4-28 rechte Seite): In dieser Situation hat das Hb-Molekül also 2 der 4 O_2-Moleküle abgegeben. Die weitere Abnahme des Gewebe-PO_2 um nur 16 mm Hg hat zu einer Verdoppelung der O_2-Abgabe an das Gewebe geführt.

Fragen

Wiederholungsfragen:
1. Was wird durch die prozentuale Sauerstoffsättigung des Hämoglobins ausgedrückt?
2. Wie hoch ist die Sättigung des Hämoglobins im arteriellen und gemischt-venösen Blut?
3. Wieviel % des Sauerstoffgehaltes des arteriellen Blutes werden in körperlicher Ruhe an das Gewebe abgegeben?

CO_2, pH, Temperatur, 2,3-DPG

2.4.2.3 Sauerstoffabgabe ins Gewebe, CO_2, pH, Temperatur und 2,3-DPG

O_2-Abgabe abhängig:

⇨

Die Sauerstoffabgabe im Gewebe wird durch **4 Faktoren** begünstigt, die die Affinität des Hämoglobins für Sauerstoff beeinflussen (Tab. 4-9):

1. **CO_2**: $CO_2 + H_2O \rightarrow HCO_3^- +$ **H^+** $\uparrow \rightarrow$
2. **pH** $\downarrow$:
- **O_2-Abgabe** $\uparrow$ (Rechtsverschiebung)

- **CO_2** und **pH** sind eng miteinander verbunden. CO_2, welches in die Gewebekapillaren diffundiert, reagiert mit Wasser und bildet Kohlensäure, H_2CO_3, die in Bikarbonat und Wasserstoff dissoziiert. Wenn die **H^+**-Konzentration **ansteigt**, der **pH also abfällt,** werden einige

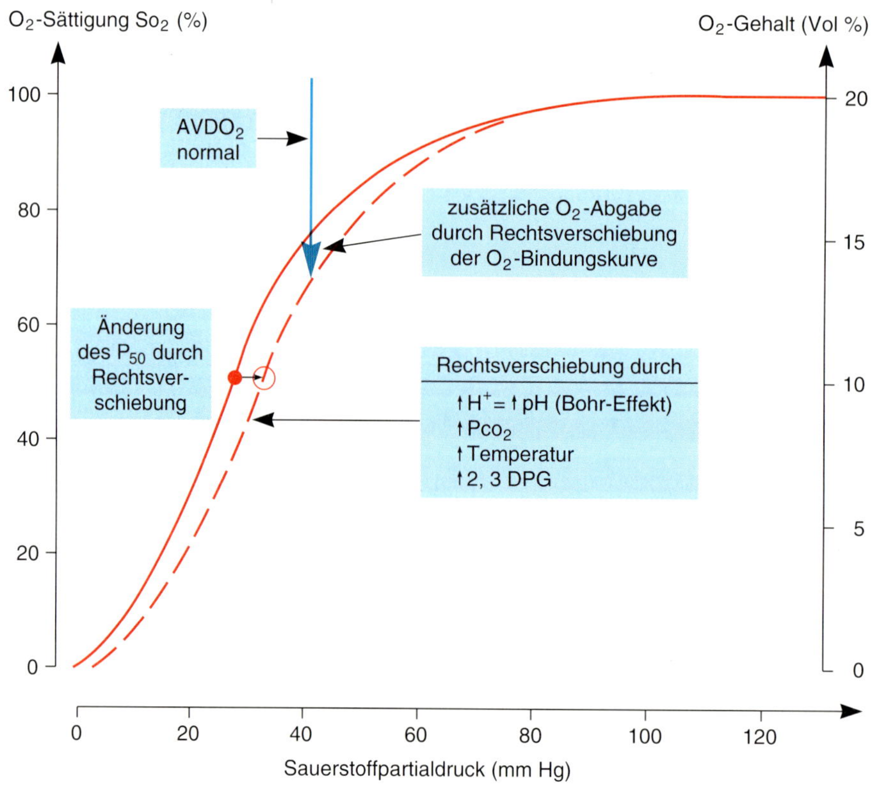

Abb. 4-29: *Rechtsverschiebung* der O_2-Bindungskurve (P_{50} steigt) vermindert die Affinität des Hämoglobins zum Sauerstoff und erhöht die Sauerstoffmenge, die in stoffwechselaktiven Geweben abgegeben wird (schwarzer Teil des blauen *Pfeiles*). In den *Lungenkapillaren* nimmt, da CO_2 abgegeben wird, die Affinität des Hämoglobins zum Sauerstoff zu

Tab. 4-9: Ursachen für eine Rechtsverschiebung der Sauerstoffbindungskurve

Faktor	Ursache
pH-Abfall	erhöhte CO_2^- und Laktatproduktion stoffwechselaktiver Gewebe
erhöhter PCO_2	gesteigert im Venenblut bei erhöhtem aerobem Stoffwechsel; Carb-Hb wird gebildet
Temperaturerhöhung	bei Fieber, in stoffwechselaktivem Gewebe, besonders in Skelettmuskeln
erhöhte 2,3-DPG-Produktion in Erythrozyten	gesteigert bei Anämie und Höhenadaptation

H^+-Ionen an Hämoglobin gebunden, welches dadurch seine Affinität für Sauerstof vermindert: Die *O_2-Bindungskurve wird nach rechts verschoben,* d.h. in Richtung erhöhter Sauerstoffabgabe (gestrichelte Kurve in Abb. 4-29). Ein Teil des CO_2 wird an Hämoglobin gebunden, es entsteht **Carbaminohämoglobin** (Carb-Hb). Auch dieser Vorgang führt zu einer *Rechtsverschiebung der O_2-Bindungskurve.*

• **Carb-Hb**: Rechtsverschiebung

Die Rechtsverschiebung der O_2-Bindungskurve, die durch *pH-Abfall* und *Carb-Hb* ($HbCO_2$) hervorgerufen wird, ist der **Bohr-Effekt.** Er begünstigt die Sauerstoffabgabe an Gewebe, die einen niedrigen pH, hohe CO_2-Produktion und hohen O_2-Bedarf haben. Aus diesem Grund genügt der normale arterielle PO_2 auch für die Sauerstoffversorgung von besonders stoffwechselaktiven Geweben. Die Hämoglobineigenschaften ändern sich durch den Bohr-Effekt entsprechend. Der P_{50}-Wert des Hämoglobins steigt von 26 auf 30 mm Hg an, wenn der pH des Plasmas von 7.4 auf 7.2 abfällt. Der Anstieg des P_{50}-Wertes bewirkt eine Erhöhung der Sauerstoffabgabe um etwa 15%.

• **Bohr-Effekt**: erleichert O_2-Abgabe im Gewebe durch
- pH-Abfall
- CO_2-Anstieg

⇦

• **Temperatur:** Im arbeitenden Skelettmuskel steigt die lokale Temperatur um einige Grade an, da bei erhöhtem Stoffwechsel Wärme gebildet wird. Temperaturerhöhung begünstigt die Sauerstoffabgabe: Der P_{50}-Wert steigt von 26 auf 37 mm Hg bei einer Temperaturerhöhung auf 43°C und fällt auf 18 mm Hg bei 30°C. Die Temperatur in den Lungen liegt etwa 1°C unter der Körperkerntemperatur, wodurch der P_{50}-Wert des Hämoglobins im Lungenblut leicht erniedrigt ist.

3. Temperaturerhöhung begünstigt O_2-Abgabe

• **2,3-DPG:** Der vierte Faktor ist das **2,3-Diphosphoglyzerat** (2,3-DPG), welches in den *Erythrozyten* produziert wird. In schlecht oxygenierten Geweben mit niedrigem PO_2 produzieren die Eythrozyten vermehrt 2,3-DPG. Bei einer Verdoppelung der 2,3-DPG-Konzentration steigt der P_{50}-Wert von 26 auf 35 mm Hg.

4. 2,3-DPG erhöht O_2-Abgabe

• Die Effekte von **pH, CO_2, Temperatur** und **2,3 DPG** addieren sich zu einer *verbesserten Sauerstoffabgabe* des Hämoglobins an stoffwechselaktive Gewebe.

• **Gesamteffekt**

⇦

Klinische Anwendung. In Blutkonserven sinkt demgegenüber die 2,3-DPG-Konzentration ab, die O_2-Bindungskurve wird nach links verschoben, auch wenn pH, PCO_2 und Temperatur normal bleiben.

2.4.3 Sauerstofftransport von der Mutter zum Feten

Fetaler O_2-Transport

Während der intrauterinen Entwicklung muß der Fet ausreichend mit Sauerstoff versorgt werden. Der Austausch von Atemgas und energiereichen Substraten findet in der Plazenta statt, in der mütterliches und fetales Blut voneinander getrennt fließen. Der PO_2 des aus der Plazenta kommenden mütterlichen Blutes beträgt nur etwa 32 mm Hg. Er entspricht einem PO_2, den man im arteriellen Blut in etwa 10000 m Höhe hätte, liegt also weit unter dem Normalwert. Hätte der Fet adultes Hämoglobin, so wäre sein Blut bei diesem PO_2 nur zu 60% gesättigt. Der Fet besitzt jedoch ein strukturell anderes Hämoglobin, das **fetale Hämoglobin, HbF.** Dieses zeigt auch eine sigmoide O_2-Bindungskurve, jedoch ist die Kurve nach links verschoben (Abb. 4-30), weil an Stelle der adulten β-Ketten 2γ-Polypeptidketten vorhanden sind. Durch die Linksverschiebung kann das HbF mehr Sauerstoff aus dem mütterlichen

• **fetales Hämoglobin** (**HbF**) kann mehr O_2 aufnehmen als adultes
• **O_2-Bindungskurve** des HbF ist nach links verschoben

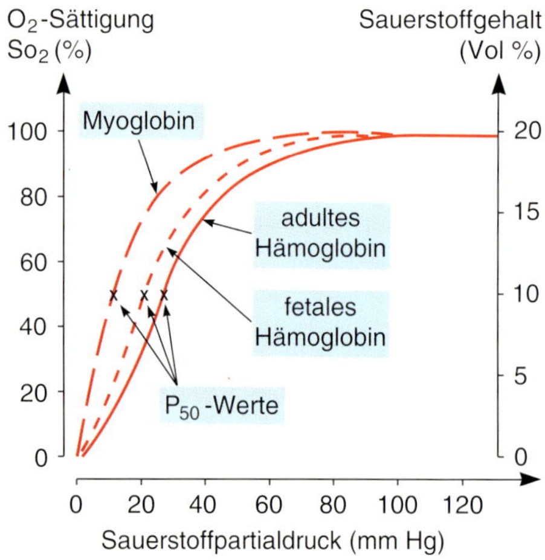

Abb. 4-30: *Sauerstoffbindungskurven* von *adultem* und *fetalem Hämoglobin* sowie von *Myoglobin*. Der PO_2 bestimmt die Sauerstoffsättigung *(linke Ordinate)*, bzw. den Sauerstoffgehalt *(rechte Ordinate,* hier angegeben für 15 g Hämoglobin/dl). Man beachte den unterschiedlichen Verlauf von Hämoglobin- und Myoglobinbindungskurven, deren Lage durch den P_{50}-Wert charakterisiert wird. Je weiter links die Kurve liegt, desto stärker ist die Sauerstoffbindung

Blut aufnehmen. Dadurch ist es bei niedrigerem PO_2 stärker gesättigt als adultes Hämoglobin. Eine vollständige Sättigung wird jedoch nicht erreicht. Das aus der Plazenta durch die Nabelvene in den Fetus einströmende Blut ist zu etwa 80% mit Sauerstoff gesättigt. Durch die höhere Sauerstoffaffinität des HbF findet die O_2-Abgabe im fetalen Gewebe erst bei einem vergleichsweise niedrigen PO_2 statt.

2,3-DPG spielt demgegenüber wahrscheinlich vor der Geburt keine Rolle.

- **fetale O_2-Kapazität ist höher** ⇨

Die **Sauerstoffkapazität** des fetalen Blutes wird durch mehrere Faktoren erhöht:
- fetales Blut hat einen *höheren Hämotokrit* als adultes
- fetale Erythrozyten enthalten *mehr Hämoglobin* als adulte
- der *pH* des fetalen Blutes ist stark in den *sauren Bereich* (pH = 7,24 in der Nabelarterie) verschoben. Dadurch wird der *Bohr-Effekt* stärker wirksam.

Myoglobin

- **Muskelprotein bindet O_2**

2.4.4 Myoglobin – ein intrazelluläres, sauerstoffbindendes Protein

Myoglobin (MG 17 000) kommt in Herz- und Skelettmuskel vor. Es unterscheidet sich vom Hämoglobin dadurch, daß es nur aus einer einzelnen α-Kette besteht und nur eine Hämgruppe enthält.

- **O_2-Bindungskurve** ⇨

Die **O_2-Bindungskurve** des Myoglobins verläuft nicht *sigmoid*, sondern **hyperbol** (Abb. 4-30). Myoglobin hat eine *stärkere* O_2-Affinität als Hämoglobin (Tab. 4-10). Die O_2-Myoglobin-Dissoziationskurve liegt deswegen *links* vom Hämoglobin, so daß bei vergleichbarem PO_2 das Myoglobin stärker mit Sauerstoff gesättigt ist.

- O_2-Speicher im Muskel

Myoglobin ist eine intrazelluläre Sauerstoffreserve der Muskulatur. Außerdem begünstigt es die O_2-Diffusion von der Zelloberfläche in das Zellinnere, wenn der intrazelluläre PO_2 abgefallen ist. Die O_2-Diffusionsrate ist druckgradientenabhängig. In Anwesenheit von Myoglobin kann Sauerstoff in 2 Formen durch das Zytoplasma gelangen:

Tab. 4-10: Zusammensetzung und P_{50}-Werte für Myoglobin, adultes (Hb) und fetales Hämoglobin (HbF)

Hämoprotein	Polypeptidketten	O_2-Halbsättigungsdruck p_{50} (mm Hg O_2)
Hb	α,α,β,β (Tetramer)	26
HbF	α,α,γ,γ (Tetramer)	20
Myoglobin	α (Monomer)	8

- *physikalisch gelöst*
- *auf dem Transportprotein Myoglobin,* welches in oxigenierter Form zu Zellarealen mit niedrigem PO_2 diffundiert. Dieser Mechanismus ist bei niedrigen PO_2-Werten besonders effektiv.

Steht viel Sauerstoff zur Verfügung, speichert die Muskelzelle mit Hilfe des Myoglobins Sauerstoff, der bei Bedarf später für die unterversorgten Zellbezirke bereitgestellt werden kann.

Wiederholungsfragen:

Fragen

1. Welcher Teil der O_2-Bindungskurve wird am stärksten durch Temperatur, CO_2, pH und 2,3 DPG beeinflußt?
2. Welche funktionelle Bedeutung hat eine Rechtsverschiebung der O_2-Bindungskurve?
3. Worin unterscheiden sich die Bindungskurven von Myoglobin und Hämoglobin? Welche funktionelle Bedeutung hat dieser Unterschied?

2.5 CO_2-Transport und Puffersysteme des Blutes

CO_2-Transport, Blutpuffer

2.5.1 CO_2-$H_2CO_3^-$-Gleichgewicht

CO_2- H_2CO_3 – HCO_3^--Gleichgewicht

CO_2 ist das wesentliche Endprodukt des oxidativen (aeroben) Stoffwechsels. Es reagiert mit Wasser und bildet Kohlensäure H_2CO_3. Die Hydratisierung von CO_2 bzw. die Dehydratisierung von H_2CO_3 sind sehr langsame Reaktionen, die mehr Zeit beanspruchen, als der Verweildauer des Blutes in den Kapillaren entspricht. Das Enzym **Karboanhydrase,** welches in Erythrozyten, in den Tubuluszellen der Niere, in Speicheldrüsen und Leber lokalisiert ist, beschleunigt die Einstellung eines Gleichgewichtes zwischen CO_2 und H_2CO_3: Die Kohlensäure disoziiert schnell und spontan in *Bikarbonat* und ein *Wasserstoffion.* Karboanhydrase **erhöht somit die CO_2-Transportkapazität des Blutes**, indem sie die $H_2CO_3^-$-Bildung katalysiert. Die Reaktionsgleichung des Bikarbonat-Puffersystems lautet:

- **Karboanhydrase:** erhöht CO_2-Transportkapazität durch HCO_3^--Bildung

- **Bikarbonat-Puffer-System:** wichtiges Puffersystem im EZR

$$CO_2 + H_2O \rightleftharpoons H_2CO_3 \rightleftharpoons H^+ + HCO_3^-$$

In wäßriger Lösung besteht nach dem Massenwirkungsgesetz ein Gleichgewicht zwischen den Reaktionspartnern, deren relativer Anteil konstant ist, wobei H_2CO_3 einen sehr geringen, zu vernachlässigenden Teil ausmacht und die Konzentration des Wassers konstant bleibt. So ergibt sich: $[H^+] \cdot [HCO_3^-]/[CO_2] = K'$

Die Gleichgewichtskonstante K' ist die Dissoziationskonstante der Säure. Nach Logarithmierung und Umwandlung von – log $[H^+]$ in pH und – log K' in pK' ergibt sich die Henderson-Hasselbalch-Gleichung:

- **Henderson-Hasselbalch-Gleichung**

$$pH = pK' + \log \frac{[HCO_3^-]}{[CO_2]}$$

Für Blutplasma bei 37°C ist der pK' = 6,1.

Die Konzentration des physikalisch gelösten CO_2 beträgt 1,2 mmol/l, nämlich Partialdruck x Löslichkeit, wobei der Löslichkeitskoeffizient für CO_2 bei 37°C 0,03 mmol/l/mm Hg beträgt. Die Bikarbonatkonzentration im arteriellen Plasma macht 24 mmol/l aus. So ergibt sich:

1) $pH = 6{,}1 + \log (HCO_3^-:0{,}03 \times PCO_2)$
2) $pH = 6{,}1 + \log (24:1{,}2)$
3) $pH = 6{,}1 + \log 20$
4) $pH = 7{,}4$

Der größte Teil von CO_2 wird als $\mathbf{HCO_3^-}$ transportiert, der Rest als **Carb-Hb** und **physikalisch gelöst.**

- CO_2-Transport

⇦

2.5.2 Puffersysteme des Blutes und Plasma-pH

Blutpuffer, pH

Eine *Puffersubstanz* kann auf Änderungen der H^+-Ionenkonzentration mit Bindung bzw. Freisetzung von H^+ reagieren. Das System CO_2 – H_2CO_3 – HCO_3^- ist ein Puffersystem (**Bikarbonatpuffer**), in dem die Zunahme der H^+-Konzentration zu vermehrter H_2CO_3-Dissoziation führt. Es ist das wichtigste Puffersystem der extrazellulären Flüssigkeit. Weitere Puffersysteme sind in Tab. 4-11 aufgeführt (s. Kap. V/2.6.2)

1. Bikarbonatpuffer

Erythrozyten enthalten **Hämoglobin,** welches wie alle Proteine -COOH- und NH_3-Gruppen besitzt. Das **Phosphatpuffersystem,** dessen Konzentration im Blut mit 1 mmol/l sehr gering ist, wirkt vor allem für die intrazelluläre Pufferung und die Pufferung des Harns (s. Kap. V/2).

2. Hb-Puffer

3. Phosphatpuffer

Tab. 4-11: Puffersysteme (s. Tab. 5–4)

	Reaktionspartner	Bedeutung
Bikarbonat	$CO_2 + H_2O \leftrightharpoons H_2CO_3 \leftrightharpoons H^+ + HCO_3^-$	wichtigstes Puffersystem in Erythrozyten, Plasma und Extrazellulärraum
Hämoglobin	$Hb\text{-}H \leftrightharpoons Hb^- + H^+$	Puffersystem in Erythrozyten
Phosphat	$H_2PO_4^- \leftrightharpoons H^+PO_4^{--} + H^+$	wichtigstes Puffersystem im Urin; intrazellulärer Puffer
Protein	$Pr\text{-}H^+ \leftrightharpoons Pr^- + H^+$	wichtigstes intrazelluläres Puffersystem, quantitativ wichtigstes Puffersystem des Organismus

4. Proteinpuffer

- **pH 7,4**
  - **Azidose:** pH < 7,4
  - Alkalose: pH > 7,4
- **pH < 6,9: extreme Azidose** (lebensbedrohlich!)
- CO_2-Abatmung beeinflußt den pH →Kompensation einer metabolischen Azidose
- **CO_2-Retention →respiratorische Azidose**

Proteine mit ihren endständigen Amino- und Carboxylgruppen sind ebenfalls vor allem *intrazelluläre Puffer.*
Der normale pH-Wert im arteriellen Plasma beträgt 7,40, dies entspricht einer H^+-Konzentration von 40 nmol/l. Steigt bei einer **Azidose** die H^+-Konzentration auf 44 nmol/l an, so fällt der pH auf 7,36. Fällt bei einer **Alkalose** die H^+-Konzentration auf 36 nmol/l ab, so steigt der pH auf 7,44. Extreme Azidosen mit pH unter 6,9 und Alkalosen mit pH über 7,6 sind lebensbedrohlich, obwohl die Änderung der H^+-Konzentration im Plasma unter dem Bereich von µmol/l liegt.
Die durchschnittliche CO_2-Produktion des Erwachsenen beträgt bei körperlicher Ruhe 200 ml/min (288 l/24 Std.), eine Menge, die der Bildung von 15 mol H^+-Ionen entspräche. Die Kapazität aller Puffersysteme wäre damit weit überfordert. Das im oxidativen Stoffwechsel kontinuierlich gebildete CO_2 wird jedoch sofort abgeatmet, so daß der theoretisch starke Effekt auf den pH ausbleibt. Durch vermehrte oder verminderte Abatmung von CO_2 können auch pH-Änderungen, die durch saure Metabolite hervorgerufen werden, kompensiert werden. Besteht demgegenüber eine CO_2-Retention durch eine zu geringe alveoläre Ventilation, so fällt der pH ab (respiratorische Azidose), wenn keine renale Kompensation (Kap. V/2.6.4) erfolgt. *Die Regulation der alveolären Ventilation hat also einen direkten Einfluß auf die pH-Konstanz.*

CO_2-Aufnahme, Haldane-Effekt

2.5.3 CO_2-Aufnahme im Gewebe, Haldane Effekt

Physikalisch gelöstes CO_2 diffundiert leicht aus den Zellen in die interstitielle Flüssigkeit, in das Plasma und die Erythrozyten.

- **Chlorid-Shift**

In den *Erythrozyten* entsteht mit Hilfe des Enzyms **Karboanhydrase** H_2CO_3, welches in H^+ und HCO_3^- dissoziiert (Abb. 4-31). Da die H^+-Ionen vom Hämoglobin abgepuffert und HCO_3^- gegen Cl^- (**„Chlorid-Shift"**) aus dem Blutplasma ausgetauscht werden, kann diese Reaktion immer weiter laufen und CO_2 kontinuierlich aufgenommen werden. Durch den Chlorid-Shift steigt die HCO_3^--Konzentration im Erythrozyten nicht an, die Dissoziation von H_2CO_3 geht weiter.

- **Haldane-Effekt**

Haldane-Effekt. Mit dem Absinken des Oxi-Hb steigt die CO_2-Aufnahmekapazität des Blutes, weil desoxigeniertes Hb (bei gleichem PCO_2) mehr CO_2 binden kann als Oxi-Hb. Der Haldane-Effekt ist für den CO_2-Transport und die Pufferung von großer Bedeutung (Abb. 4-32).) Er ist das Gegenstück zum Bohr-Effekt, durch den in den Lungen bei zunehmender O_2-Sättigung des Hämoglobins die CO_2-Abgabe erleichtert wird (s. S. 373).
Der *Haldane-Effekt* beruht auf 2 Faktoren:

- desoxigeniertes Hb ist eine bessere Puffersubstanz als Oxi-Hb und erlaubt daher eine *stärkere CO_2-Aufnahme* im Blut
- desoxigeniertes Hb kann besser in *Carbaminohämoglobin* ($HbCO_2$) übergehen als Oxihämoglobin. Quantitativ ist dieser Effekt bedeutender als der durch Pufferung.

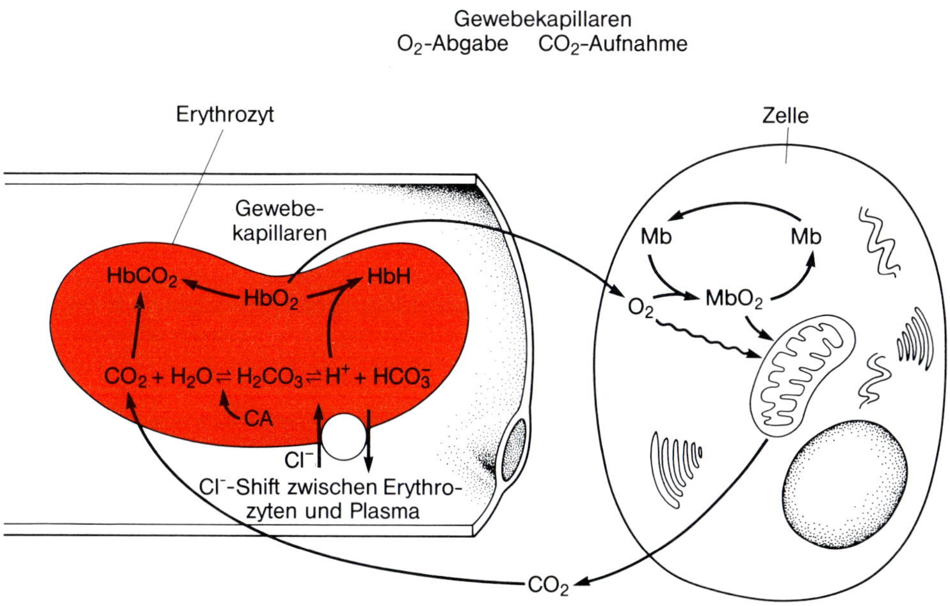

Abb. 4-31: Zusammenwirken von *CO_2-Aufnahme und O_2*-Abgabe im Gewebe. Durch den CO_2-Anstieg im Erythrozyten wird die Dissoziationsreaktion nach rechts verschoben, die Karboanhydrase (CA) beschleunigt die Reaktion, es entstehen H^+ und HCO_3^-. Einige H^+-Ionen werden vom Hämoglobin, dessen Puffereigenschaften durch Sauerstoffabgabe zugenommen haben *(Haldane-Effekt)*, aufgenommen. HCO_3^- wird gegen Cl^- ausgetauscht, so daß die Reaktion weiter von links nach rechts ablaufen kann. Oxihämoglobin wird im sauren Milieu besser desoxygeniert *(Bohr-Effekt)*. Ein Teil des Oxihämoglobins nimmt bei der O_2-Abgabe CO_2 auf und wird zu Carbaminohämoglobin ($HbCO_2$). Myoglobin unterstützt die Diffusion von Sauerstoff in der Zelle

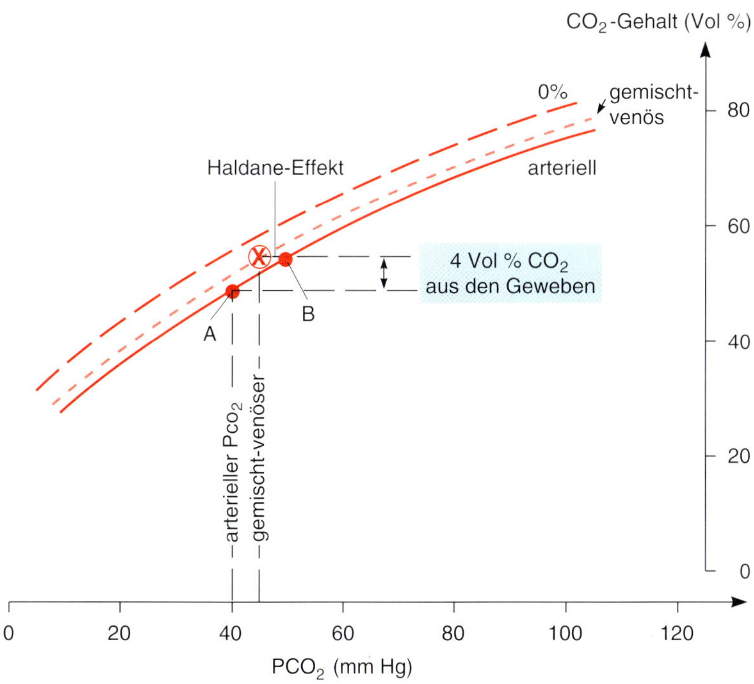

Abb. 4-32: *CO_2-Bindungskurven* für arterielles Blut *(untere Kurve)*, für gemischt-venöses Blut *(mittlere Kurve)* und für vollständig desoxigeniertes Blut *(obere Kurve)*. Je stärker das Blut desoxigeniert ist, desto höher ist sein CO_2-Gehalt. Die CO_2-Bindungskurve verläuft im Gegensatz zur O_2-Bindungskurve über einen weiten Bereich fast *linear*. Bei der Aufnahme von 4 Vol% CO_2 aus den Geweben müßte der PCO_2 des Blutes von A nach B ansteigen. Die CO_2-Aufnahmefähigkeit des Blutes ist jedoch gestiegen, weil mehr Hämoglobin desoxigeniert vorliegt *(Haldane-Effekt)*: dadurch steigt der gemischt-venöse PCO_2 nur auf 46 mm Hg an (X auf der *mittleren Kurve)*

- **CO_2 liegt vor als**
1. Bikarbonat
2. Hb CO_2
3. physikalisch gelöst

Bei der Passage des Blutes durch die Gewebe steigt sein CO_2-Gehalt um 5 Vol%, von 49 auf 54 Vol% (s. Tab. 4-8). Der weitaus größte Teil des CO_2 liegt als *Bikarbonat* (24 mmol/l) vor, der Rest zu etwa gleichen Teilen als *Hb CO_2* und *physikalisch gelöst.*
Bei einer arterio-venösen Differenz für Sauerstoff von 5,3 Vol% und für CO_2 von 5,0 Vol% (s. Tab. 4-8) ergäbe sich z. B. ein respiratorischer Quotient (RQ) von 0,94.

CO_2-Abgabe in Lungen

2.5.4 CO_2-Abgabe in den Lungen

- O_2-Bindungskurve i. d. Lunge linksverschoben

In den Lungen wird, umgekehrt wie im Gewebe, O_2 aufgenommen und CO_2 abgegeben (Abb. 4-33). Die O_2-Bindungskurve des Hämoglobins, die in stoffwechselaktiven Geweben nach rechts verschoben ist, wird im Blut der Lungen durch mehrere Faktoren nach links verschoben, was die O_2-Bindung an das Hämoglobin begünstigt. Die **Linksverschiebung** wird hervorgerufen durch *Temperaturerniedrigung* bei normalem *pH*, geringere *2,3-DPG-Bildung* durch hohen PO_2 und niedrigen PCO_2.
Bei einem hohen alveolären PO_2 diffundiert Sauerstoff ins Blut und sättigt das Hämoglobin zu fast 100%. Wenn desoxigeniertes Hämoglobin in Oxi-Hb übergeht, werden H^+-Ionen frei (Abb. 4-33). Mit Hilfe von HCO_3^-, welches im **"umgekehrten Chlorid-Shift"** aus dem Plasma im Austausch gegen Cl^- nachgeliefert wird, entsteht H_2CO_3, welches die Karboanhydrase beschleunigt in H_2O und CO_2 spaltet. CO_2 wird auch aus Carbaminohämoglobin freigesetzt und abgeatmet, so daß das Hämoglobin erneut für die Sauerstoffaufnahme zur Verfügung steht.

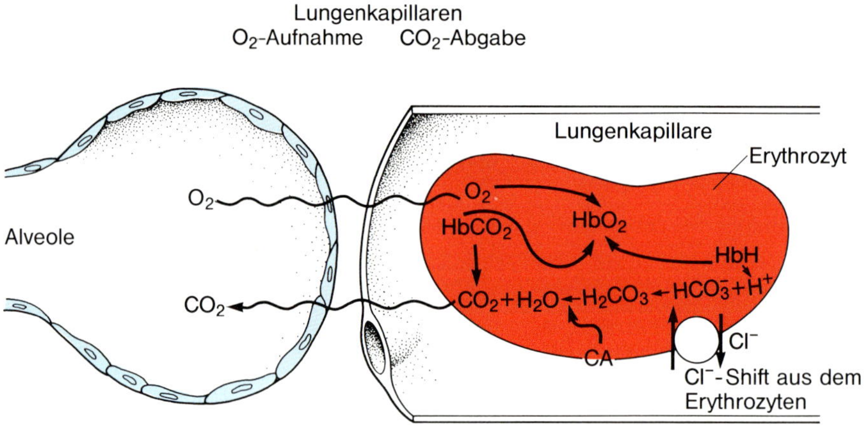

Abb. 4-33: Zusammenwirken von *CO_2-Abgabe und O_2-Aufnahme in der Lunge.* Durch Abnahme des PCO_2 läuft die Dissoziationsreaktion in Pfeilrichtung, beschleunigt durch die Karboanhydrase (CA). Wenn desoxigeniertes Hämoglobin Sauerstoff aufnimmt, gibt es H^+-Ionen ab *(„umgekehrter Haldane-Effekt"). HCO_3^-* wird durch den Chlorid-Shift eingeschleust. Der Anstieg des pH-Wertes erhöht die Sauerstoffbindung an Hämoglobin *(„umgekehrter Bohr-Effekt"). Carbaminohämoglobin gibt CO_2* ab, Hämoglobin ist wieder für die Sauerstoffaufnahme frei

Fragen

Wiederholungsfragen:
1. In welcher Form wird CO_2 im Blut transportiert? Welche Bedeutung hat das Enzym Karboanhydrase für den CO_2-Transport?
2. Worin besteht der Haldane-Effekt? Wie unterscheidet er sich vom Bohr-Effekt?
3. Inwieweit erleichtert der Chlorid-Shift den CO_2-Transport?

2.6 Zusammenfassung

• Gasgemische im Atemtrakt und gelöste Gase in Blut und Gewebe unterliegen den **Gasgesetzen.**
• Ein Gas diffundiert vom Ort des höheren zum Ort des niedrigen **Partialdruckes.**
• Im arteriellen Blut wird **Sauerstoff** hauptsächlich an **Hämoglobin gebunden** transportiert (19,7 Vol%), nur 0,3 Vol% sind **physikalisch** gelöst.
• Durch die **sigmoide** Form der **O_2-Bindungskurve** ist das Hämoglobin auch bei einem geringen Abfall des **alveolären** bzw. arteriellen Sauerstoffpartialdruckes noch fast vollständig gesättigt. Beim niedrigen Sauerstoffpartialdruck im **Gewebe** im steilen Teil der O_2-Bindungskurve wird Sauerstoff leicht abgegeben.
• Durch **pH-Abfall, CO_2**-Anstieg, **Temperaturerhöhung** und **2,3-DPG** im stoffwechselaktiven Gewebe nimmt die Affinität des Hämoglobins zum Sauerstoff ab, die O_2-Bindungskurve ist nach rechts verschoben: Die O_2-Abgabe wird erleichtert.
• Die **fetale O_2-Bindungskurve** ist nach links verschoben, weil fetales Hämoglobin eine höhere Sauerstoffaffinität besitzt als adultes Hämoglobin und das fetale Blut einen sehr niedrigen pH aufweist. Dadurch kann fetales Hämoglobin leichter Sauerstoff aus dem mütterlichen Plazentablut aufnehmen.
• **Myoglobin** hat eine *hohe Sauerstoffaffinität* und stellt dadurch Sauerstoffreserven für den arbeitenden Skelettmuskel bereit.
• Der größte Teil des **CO_2** wird als *HCO_3^-* transportiert, der Rest als *Carbaminohämoglobin* und *physikalisch gelöst.*
• Durch das Enzym **Karboanhydrase** der Erythrozyten wird die Bildung von H_2CO_3 aus H_2O und CO_2 katalysiert. H_2CO_3 dissoziiert in H^+- und HCO_3-Ionen.
Das chemische Gleichgewicht zwischen diesen Komponenten wird durch die **Gleichung** von **Henderson-Hasselbalch** repräsentiert.

2.7 Übungsfragen

1. Warum sind die alveolären Partialdrücke von CO_2 höher und O_2 niedriger als die inspiratorischen Partialdrücke dieser Atemgase?
2. Wie würden sich alveolärer PCO_2 und PO_2 ändern, wenn sich der Stoffwechsel des Gesamtorganismus verdoppeln und die alveoläre Ventilation nicht ändern würde?
3. Welchen Einfluß hat der respiratorische Quotient auf die Zusammensetzung des alveolären Gasgemisches?
4. Welche Faktoren bestimmen die O_2-Kapazität des Blutes?
5. Welche arterio-venöse Sauerstoffdifferenz würde bei normalem Stoffwechsel und auf die Hälfte verminderter Hämoglobinmenge unter der Annahme, daß das Herzminutenvolumen sich nicht ändert, bestehen?
6. Inwiefern repräsentieren die unterschiedlichen O_2-Bindungskurven für fetales und adultes Hämoglobin und für Myoglobin die physiologische Bedeutung dieser Substanzen für die Sauerstoffversorgung?
7. Wie ändert sich der pH des Plasmas bei einer kurzen, willkürlichen Verdopplung der alvolären Ventilation?
8. Warum ist der arterielle PO_2 etwas niedriger als der alveoläre? Warum trifft dies für den PCO_2 nicht zu?
9. Beschreiben Sie Schritte der CO_2-Aufnahme im Gewebe und der CO_2-Abgabe in der Lunge!
10. Wie ändern sich arterieller PO_2, gemischt-venöser PO_2 und arterieller O_2-Gehalt bei einem plötzlichen Barometerdruckabfall auf die Hälfte des Atmosphärendruckes?

2.8 Klinische Physiologie

2.8.1 Kohlenmonoxidvergiftung

Kohlenmonoxid (CO) entsteht bei der unvollständigen Verbrennung von Kohlenwasserstoffen und ist bereits in geringer Konzentration außerordentlich giftig. CO konkurriert mit O_2 um die Bindungsstelle am Hämoglobin und blockiert dadurch die O_2-Bindung. Wenn Hämoglobin CO bindet, entsteht **Carboxihämoglobin, COHb,** welches dem Blut eine charakteristische *kirschrote Farbe* verleiht und damit forensische Bedeutung erlangt.

• Mit CO gesättigte Hämgruppen fallen mehrere Stunden für den O_2-Transport aus, denn die **Affinität des Hämoglobins zum CO ist mehr als 200mal größer als zum Sauerstoff.**
• Außerdem verhindert die Bindung von CO an eine der 4 Bindungsstellen des Hämoglobins die O_2-Bindung an die anderen Stellen; die O_2-Bindungskurve wird nach links verschoben, was die O_2-Abgabe im Gewebe zusätzlich erschwert.

Wegen seiner hohen Affinität zum Hämoglobin genügen bereits sehr geringe Konzentrationen von CO in der Umgebungsluft, um signifikante Mengen von COHb zu bilden und die Sauerstoffkapazität des Blutes entsprechend herabzusetzen. Nichtraucher haben in sauberer Luft weniger als 1% COHb. Bei Rauchern, passiven Rauchern, in Nebel, bei dichtem Autoverkehr und in der Nähe dicht befahrener Straßen kann das COHb bis auf 7% ansteigen. Die verminderte Sauerstoffkapazität des Blutes und die Linksverschiebung der O_2-Bindungskurve betreffen besonders Organe, die einen hohen Sauerstoffbedarf haben, wie das Herz. Möglicherweise wird die Entstehung von Herz-Kreislauf-Erkrankungen durch diese Umstände begünstigt.

2.8.2 Hypoxie und Sauerstofftherapie

Störungen des Gasaustausches in den Lungen oder des Atemgastransportes führen zu unzureichender O_2-Sättigung des Blutes **(Hypoxämie)**, mangelhafter O_2-Versorgung der Gewebe und allgemeiner **Hypoxie**. Die unzureichende Sauerstoffversorgung eines einzelnen Organes kann auch durch eine zu geringe Organdurchblutung bedingt sein (Ischämie, **ischämische Hypoxie**). Hämoglobinmangel oder CO-Vergiftung führen zur **anämischen Hypoxie.** Versagt die Atmung oder wird das Blut in der Lunge nicht ausreichend oxygeniert, spricht man von **Asphyxie.** Die Atmung von „reinem" Sauerstoff (100% O_2, inspiratorische Sauerstofffraktion FIO_2 = 1.0) ist effektiv, wenn alveoläre Ventilation oder pulmonaler Gasaustausch gestört sind.

Sind alveoläre Ventilation und pulmonaler Gasaustausch normal, so ist das arterielle Hämoglobin mit O_2 gesättigt, und die **Atmung reinen Sauerstoffs,** die zur Erhöhung des alveolären und arteriellen Sauerstoffpartialdruckes führt, kann nur den sehr geringen Anteil des physikalisch gelösten Sauerstoffs im Blut erhöhen.

2.8.3 Physiologische Vorgänge beim Tauchen

Nach entsprechendem Training kann man *länger als 1 Minute unter Wasser bleiben,* ohne zu atmen: „Freies Tauchen ohne Gerät". Wale, Seehunde und andere Meeressäugetiere können noch viel längere Zeit unter Wasser verbringen. Da sie nicht atmen, muß der Sauerstoffbedarf aus Oxihämoglobin, Myoglobin und dem noch in den Geweben physikalisch gelösten Sauerstoff gedeckt werden. Da besonders die Funktionen von Gehirn und Herzmuskel von einer ausreichenden Sauerstoffzufuhr abhängig sind, ist deren Aufrechterhaltung ein zentrales Problem beim Tauchen.

Der charakterische **Tauchreflex** tritt bei Säugetieren und beim Menschen auf, wenn das Gesicht in kaltes Wasser eingetaucht wird: Die Herzfrequenz nimmt ab, die respiratorischen Neurone werden gehemmt. Mit Abnahme der Herzfrequenz und peripherer Vasokonstriktion wird bei bestehender Hypothermie der Stoffwechsel vermindert. Das kann die Möglichkeit zum Überleben bei der Gefahr des Ertrinkens in kaltem Wasser verbessern.

Durch Vasokonstriktion nimmt die Durchblutung der Skelettmuskulatur ab. Nachdem der hier an das Myoglobin gebundene Sauerstoff verbraucht ist, tritt **anaerobe Glykolyse** ein. Die so vom Muskel nicht beanspruchten Sauerstoffreserven stehen dann für Gehirn und Herzmuskel zur Verfügung. Die im Muskelstoffwechsel anfallende Milchsäure wird im Herzmuskel verstoffwechselt oder durch die Glukoneogenese in der Leber zu Glukose resynthetisiert (Kap. II/6, VII/1). Der größte Teil der Milchsäure bleibt jedoch in der Skelettmuskulatur und wird beim Auftauchen, wenn die Durchblutung der Muskulatur wieder ansteigt, in das Blut abgegeben.

Gerätetaucher, die in großen Tiefen arbeiten, atmen Luftgemische unter einem Druck, der der Tauchtiefe entspricht. Die einzelnen Gaskomponenten dieser Atemgasgemische lösen sich physikalisch im Blut. Bei zu schnellem Auftauchen gehen die gelösten Gase, vor allem Stickstoff, der den größten Anteil bildet, durch den rapiden Druckabfall wieder in den gasförmigen Zustand über und bilden dabei in Blut und Organen Bläschen, die die Kapillaren verstopfen. **(Taucher- oder Caisson-Krankheit.)** Sie kann durch kontrollierte, langsame Dekompression nach Dekompressionstabellen, bei der die Gaspartialdrücke sich allmählich den atmosphärischen Werten angleichen können, verhindert werden. Bei Tieren, die tief tauchen, tritt dieses Problem nicht auf. Sie atmen vor dem Abtauchen tief aus, vermindern so das intrapulmonale Gasvolumen, welches durch den hohen Umgebungsdruck bei elastischem Thorax weiter reduziert wird (*Gesetz von Boyle*). Die Lungen dieser Tiere sind fast luftleer, eine kleine Luftmenge verbleibt im anatomischen Totraum. Da keine Luft in der Lunge ist, kann auch kein Stickstoff in physikalische Lösung gehen, und beim Wiederauftauchen kann keine Bläschenbildung einsetzen.

Atemregulation

3 Atemregulation

S. Waurick

Dieses Kapitel informiert über:

- Ablauf und Steuerung der **Atemmotorik** und die daran mitwirkenden Strukturen
- Bestimmende Faktoren für **Atemantrieb, Atemfrequenz** und **Atemhub**
- Regelung des **arteriellen PCO_2** durch die **zentralen Chemorezeptoren,** die den Liquor-pH messen, sowie die Afferenzen der **peripheren Chemorezeptoren,** insbesonders bei Hypoxie und kompensierter respiratorischer Alkalose
- Atemverhalten bei **Höhenakklimatisation**
- Atemreaktionen auf akute **metabolische Azidose** und **Lungenerkrankungen**
- Mechanismen der **Arbeitshyperpnoe**

Einführung

- **Atmung:** wie Herzfunktion **spontan,** aber
- jeder Atemzug erfordert **Aktionspotentialsalve**
- **Atmungssteuerung** durch
  - **inneren Antrieb:** PCO_2, pH
  - **willkürliche Beeinflußbarkeit**

3.1 Einführung

Die Atmung verläuft wie die Herztätigkeit *automatisch.* Jedoch sind Generation und Regulation von Atem- und Herzzyklus unterschiedlich. Atemmuskeln sind Skelettmuskeln. Im Gegensatz zum Herzmuskel kontrahieren sich denervierte Atemmuskeln nicht. *Jeder Atemzug* muß von einer *Aktionspotentialsalve* in den Motoneuronen der Atemmuskeln ausgelöst werden. Der nervöse Mechanismus, der den Atemrhythmus zentralnervös erzeugt, ist noch nicht völlig aufgeklärt. Der Atemrhythmus ist zwar *willkürlich beeinflußbar.* Die überragende Rolle des *inneren Antriebs* für die Atemsteuerung wird jedoch dadurch erkennbar, daß die meisten Menschen ihre Atmung nicht länger als *1 Minute willkürlich* anhalten können.

Innere Faktoren für die Atmungssteuerung sind der **PCO_2** und **pH** des arteriellen Blutes. Unter Normalbedingungen weniger wirksam ist der arterielle PO_2. Die Atmungsregulation bewahrt die extrazelluläre Flüssigkeit – und damit die Gewebe – vor einer *Übersäuerung* durch die metabolische CO_2-Produktion. Sie bewirkt ferner eine schnelle *Kompensation von pH-Abweichungen* bei Aufnahme oder Produktion anderer Säuren oder Basen.

Die Atmung dient also nicht nur dem **Gasaustausch**. Gemeinsam mit den *Nieren* (s. Kap. V/1.4.3) reguliert sie den **Säure-Basen-Haushalt** (s. Kap. V/2.6).
Erwähnenswert ist die mit Wasserdampfbildung verbundene **Wärmeabgabe** durch die Atmung, die thermoregulatorisch wirksam ist (besonders beim ‚*Hecheln*').

• **Atemfunktion**

Die Form der O_2-Dissoziationskurve gewährleistet, daß das arterielle Blut unabhängig von Änderungen der Ventilation, die durch ‚Nicht-Atmungsfunktionen' der Atmung ausgelöst werden können, O_2-gesättigt bleibt.
Folgende *Termini technici* müssen beherrscht werden:

- **Eupnoe:** ein der normalen Ruheatmung in Frequenz und Tiefe entsprechender Atemverlauf
- **Hypopnoe:** eine Atmung mit gegenüber dem Normalzustand deutlich verminderter Förderleistung
- **Apnoe:** Atemstillstand
- **Hyperpnoe:** eine gegenüber der normalen Ruheatmung deutlich vergrößerte Atmung, z.B. bei körperlicher Arbeit (*Arbeitshyperpnoe)*
- **Tachypnoe:** beschleunigte, hochfrequente Atmung
- **Hyperventilation:** eine Atmung mit höherer Förderleistung als der energieumsatzabhängige Gaswechsel erfordert. Sie führt insbesondere zu CO_2-Verlusten (**Hypokapnie, Aknapie** kapnos (griech.) Rauch) und demzufolge zur *respiratorischen Alkalose* (s.u.)
- **Hypoventilation:** eine Atmung, deren Förderleistung niedriger ist als der Gaswechsel erfordert. Sie führt zu **Hypoxämie, Hypoxie** (Hypoxidose) und **Hyperkapnie,** infolgedessen auch zur *repiratorischen Azidose* (s.u.)
- **Dyspnoe:** eine Atmung, bei der das Mißverhältnis zwischen Atemantrieb und realisierter Förderleistung mit *subjektiven* und *objektiven Zeichen* der **Atemnot** verbunden ist. Sie geht meist mit verstärkter Atemarbeit einher (Tachy- und Hyperpnoe).

Wichtige Begriffe
- **Eupnoe**
- **Hypopnoe, Apnoe**
- **Hyper-, Tachypnoe**
- **Hypo-, Hyperventilation**
- **Hypo-, Akapnie, Hyperkapnie**
- **Hypoxämie, -oxidose**
- **Dyspnoe**

3.2 Atemrhythmus

Atemrhythmus

3.2.1 Zentralnervöses motorisches Programm für den Atemzyklus

Zentralnervöses motorisches Programm des Atemzyklus

Das **Atemmuster** wird durch Wechselwirkung von spezifischen Hirnstammneuronen, bei Einfluß nervöser Signale auch von anderen Abschnitten des ZNS, mit Afferenzen insbesondere von Chemo- und Propriozeptoren erzeugt (Abb. 4-34).
Neuronengruppen in der *Medulla oblongata* und der *Pons* bringen ein **nervöses Basisprogramm** für die Atemmotorik hervor: ein zeitlich-räumliches Aktionspotentialmuster zur Ansteuerung der spinalen Motoneurone, die Zwerchfell, innere und äußere Zwischenrippenmuskeln, sowie Bauchmuskeln innervieren. Das Zwerchfell wird von den paarig aus dem Halsmark entspringenden *Nn. phrenici* innerviert, die Interkostalmuskeln von den segmentalen *Nn. intercostales* des Thorakalmarks (Abb. 4-34).
Klinische Anwendung. Infolgedessen können *hohe thorakale Rückenmarksverletzungen* zwar zur Lähmung der Interkostal- und Bauchmuskeln, nicht jedoch des Zwerchfells führen.

Atemmuster: nervös erzeugt
1. Nervöse Zentren:
- Pons, Medulla oblongata
- höhere ZNS-Abschnitte

2. Afferenzen: chemorezeptiv, propriorezeptiv
3. Efferenzen: Nn. phrenici, Nn. intercostales

Bei **Ruheatmung** steuert das Atemzentrum hauptsächlich das Zwerchfell an, das *ca. 70% der Thoraxvolumenänderung* bewirkt (Abb. 4-35):
• nach passiver Exspiration – das Lungenvolumen entspricht dann der funktionellen Residualkapazität – sind nur *vereinzelt motorische Fasern* innerhalb des **N. phrenicus** aktiv, das Anwachsen der Anzahl aktiver Fasern, ihre **Rekrutierung**, und eine erhöhte **Aktionspotentialfrequenz** auf jeder aktiven Faser signalisiert den *Beginn der Inspiration.*

• **Atemmotorik bei Ruheatmung**

Dieser Ablauf wird durch periodische Aktivität medullärer inspiratorischer Neurone verursacht, die die Motoneurone des N. phrenicus ansteuern. Die Phrenikusaktivität wird am Ende der Inspiration ziemlich abrupt beendet. Ohne nervöse Erregung erschlafft die Atemmuskulatur und das *elastische Brustkorb-Lungen-System* relaxiert auf das der funktionellen Residualkapazität entsprechende Volumen. Nach kurzer Pause wird dieser Zyklus wiederholt.
Liegt die Förderleistung der Atmung über dem Ruhe-Atemminutenvolumen, werden zusätzlich die Motoneurone der Mm. intercostales externi während der Inspiration rekrutiert (Abb. 4-35).

- aktive Inspiration
- passive Exspiration

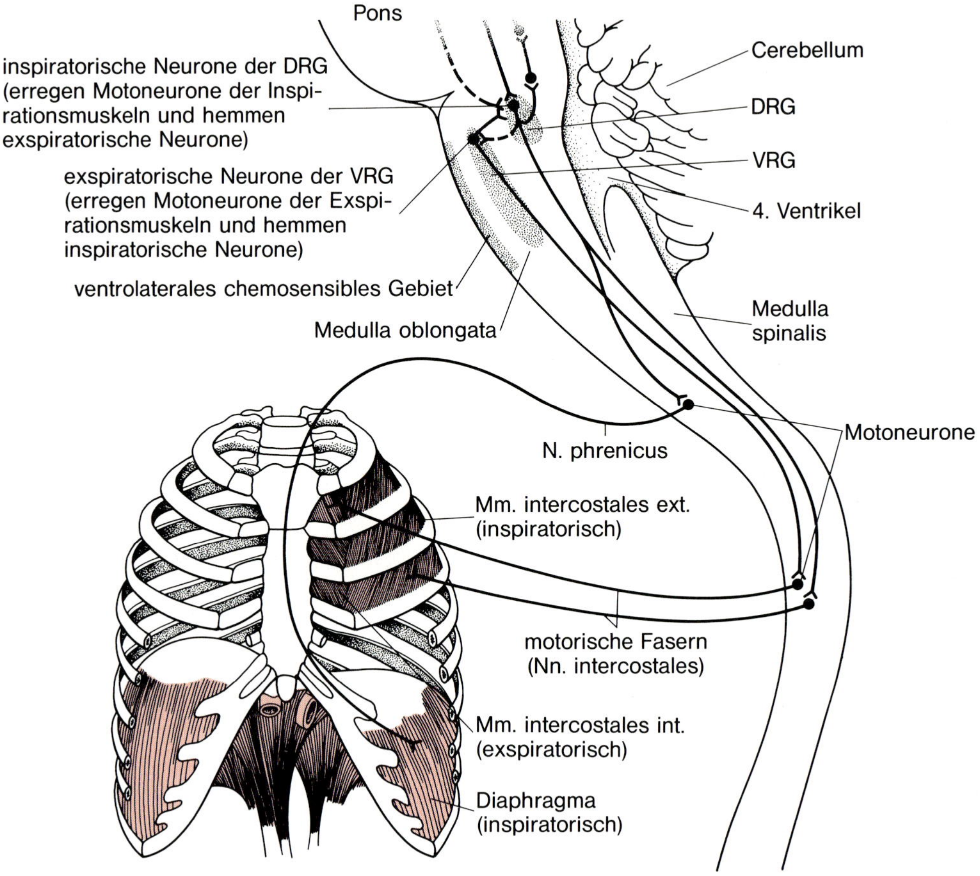

Abb. 4-34: *Pontomedulläres Atemzentrum, zentrales chemosensibles Gebiet* und *motorische Innervation* der Atemmuskeln. Das unter tonischem Antrieb pontomedullär erzeugte periodische Atemmuster wird von medullären *in-* und *exspiratorischen* Neuronen auf Motoneurone zervikaler und thorakaler Rückenmarksegmente übertragen (N. phrenicus: C_3-C_5, Nn. intercostales Th_1-Th_{11}.) *DRG* = dorsale respiratorische Neuronen-Gruppe, Ansammlung inspiratorisch aktiver Neurone; *VRG = ventrale respiratorische Neuronen-Gruppe, Ansammlung exspiratorisch aktiver Neurone im kaudalen und rostralen Teil, inspiratorischer im dazwischen liegenden Abschnitt; erregende* neuronale Verbindungen durchgezogen; *hemmende* neuronale Verbindungen gestrichelt

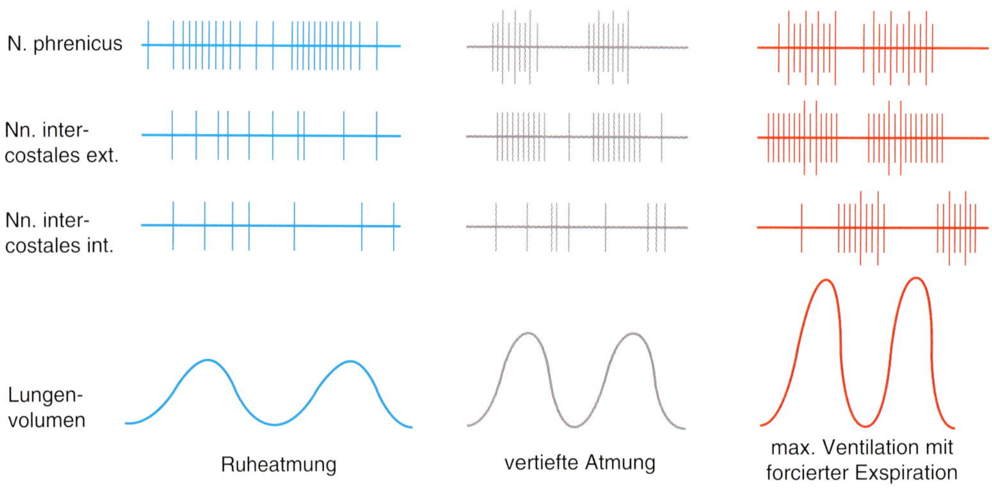

Abb. 4-35: *Erregungsmuster* motorischer Nerven von In- und Exspirationsmuskeln bei unterschiedlicher Atmungsintensität (schematisiert)

Mit dem nervösen motorischen Antrieb wächst zunächst die Inspirationskraft. Ein weiteres Anwachsen des Hubvolumens wird durch **forcierte Exspiration** (Aktivierung der Mm. intercostales interni und der Bauchmuskeln) erreicht. Kontraktion der Exspirationsmuskeln forciert die Luftbewegung aus den Lungen und macht das endexspiratorische Lungenvolumen kleiner als die funktionelle Residualkapazität (s. Kap. IV/1.3.1). Bei Atmung mit *forcierter Exspiration* besteht das motorische Programm aus einer Aktionspotentialfolge an den motorischen Einheiten der Inspirationsmuskeln, gefolgt von einer Aktionspotentialfolge an den motorischen Einheiten der Exspirationsmuskeln (Abb. 4-35).
Das Hubvolumen eines Atemzyklus wird von der Anzahl rekrutierter Motoneurone und der während In- und Exspiration erreichten Aktionspotentialfrequenz bestimmt, die Atemfrequenz vom Zeitintervall zwischen den inspiratorischen „bursts". Frequenz und Tiefe der Atemzüge werden – unbewußt – vom Atemzentrum so eingestellt, daß der zur Atmung erforderliche Energieaufwand so klein als möglich ist.

- **Atemmuster bei vergrößerter Atmung:** IRV-, z.T. auch ERV-Beanspruchung durch verstärkte motorische Innervation von
  - Zwerchfell
  - Zwischenrippen-,
  - Bauchmuskeln

Optimierung der Atemform

3.2.1.1 Willkürliche Atmungssteuerung

Willkürliche Steuerung:

- Sprechen
- Singen
- Atemanhalten
- **Kortikale Kontrolle**

Eine bewußte Steuerung der Atemmuskeln erfolgt z. B. beim *Sprechen, Singen* und *Atemanhalten.* Dabei werden die respiratorischen Motoneurone über die kortikospinale Bahn (s. Kap. II/5) gesteuert. Der Kortex teilt sich demnach die Kontrolle der spinalen motorischen Motoneurone mit den Hirnstammzentren. Einige Axone dieser kortikospinalen Bahn projizieren auch auf die Motoneurone anderer somatischer Muskelgruppen.
Klinische Anwendung. Schäden der kortikospinalen Bahn führen zu Lähmungen, die die *willkürliche* Beeinflussung der Atmung verhindern, die *automatische* Atmungssteuerung dagegen unbeeinflußt lassen. Schäden der nervösen Bahn zwischen Medualla oblongata und respiratorischen Motoneuronen verursachen das *Undine-Syndrom,* bei dem die automatische motorische Atmungssteuerung verlorengegangen ist, die willkürliche hingegen erhalten bleibt. Der Patient muß demzufolge ständig ‚an seine Atmung denken'.

- **Undine-Syndrom:**
  - keine spontane Atmungssteuerung
  - Atmung nur willkürlich möglich

Der Name rührt von einer Legende her, nach der die **Nymphe Undine** ihren *untreuen Ehemann* mit zauberhaftem Entzug seiner Fähigkeit zum willkürlichen Atmen bestraft. Folgerichtig stirbt dieser Mann, als er ermüdet einschläft. Heute können die von einem Undine-Syndrom befallenen Patienten ungefährdet schlafen, wenn sie mit maschineller Beatmung versorgt sind.

3.2.1.2 Unwillkürliche Atmungssteuerung

Unwillkürliche Steuerung durch:

1. Dehnungsrezeptoren (Bronchialwand) →N. vagus

Eine Rückmeldung über das Ausmaß der bestehenden Lungendehnung wird von **Dehnungsrezeptoren** in der Wand der Bronchien und Bronchiolen hervorgebracht, die mit zunehmendem Lungenvolumen erregt werden (Tab. 4-12). Die afferenten markhaltigen Fasern der Dehnungsrezeptoren verlaufen im *N. vagus.* Nach Durchschneidung beider Nn. vagi im Tier-

Tab. 4-12: Lokalisation und adäquater Reiz für Rezeptoren der Atmungssteuerung

Rezeptor	Lokalisation	Reiz
Dehnungsrezeptor	Muskelschicht der Bronchien u. Bronchiolen	Lungendehnung
Oberflächenrezeptor	zwischen Epithelzellen der Luftwege	schädliche Gase, Allergene, Entzündung
J-Rezeptoren	juxtakapilläre Lungengebiete (Bronchiolen, Alveolen)	gestörte Mikrozirkulation (Kongestion, Entzündung, Embolisierung)
zentrale Chemorezeptoren	ventrolaterale Oberfläche der Medulla, nahe Ursprung Nn. IX, X	Liquor-pH bzw. arterielle PCO_2-Änderung
Karotiskörper	Sinus caroticus	arterielle PO_2-Senkung, pH, PCO_2
Aortenkörper	Aortenbogen, große thorakale Arterien	s. Karotiskörper
Propriozeptoren der Atemmotorik	Diaphragma, Interkostalmuskeln, kosto-vertebrale Gelenke	Muskelspannung, Gelenkwinkeländerung

- **Hering-Breuer-Reflex:** begrenzt Inspiration

2. Oberflächenrezeptoren (freie Nervenendigungen des Vagus) →**Schutzreflexe** (Husten, Bronchialsekretion, Bronchokonstriktion)

3. J-Rezeptoren: Vagusendigungen in Bronchiolen und Alveolen
- Tachypnoe, Bradykardie
- Blutdruckabfall

versuch wird das Atemhubvolumen größer. Die Reizung eines proximalen Vagusstumpfes führt für die Dauer des Reizes zu anhaltender Exspiration. Die steigende Erregung der Dehnungsrezeptoren befördert also die Beendigung der Inspiration und den Beginn der Exspiration, **Hering-Breuer-Reflex.** Der Reflex hat allerdings kaum Auswirkungen auf die Ruheatmung Erwachsener.

Klinische Anwendung. Verteilt zwischen den Epithelzellen der Luftwege endende Vagusfasern wirken als **Oberflächenrezeptoren** (Tab. 4-12), die für die Erstickungsempfindungen bei Einatmung giftiger bzw. reizender Gase oder Partikel und die Auslösung des *Hustenreflexes* verantwortlich sind. Die Oberflächenrezeptoren werden auch von chemischen Überträgerstoffen des Immunsystems gereizt, die bei Allergeneinwirkung und Entzündung freigesetzt werden. Fortdauernde Reizung kann *schnelle flache Atmung*, verstärkte *Schleimsekretion* und *Bronchokonstriktion* verursachen.

Tiefere Abschnitte der Lungen wie Bronchiolen und Alveolen, werden von marklosen *vagalen Fasern* erreicht, deren Endigungen (**J-Rezeptoren** = juxtakapilläre R. nach Paintal) insbesondere bei gestörter Mikrozirkulation (Entzündung, Kongestion, Embolisierung) gereizt werden und *schnelle flache Atmung, Blutdruckabfall* sowie *Bradykardie* auslösen.

Grundrhythmus der Atmung

2 Grundmechanismen:

1. Netzwerkmechanismus ⇨

3.2.2 Wie erzeugt das ZNS den Grundrhythmus der Atmung?

2 prinzipielle Möglichkeiten sind bekannt, um eine **periodische nervöse Aktivität** zu erzeugen: *Netzwerk-* und *innerer Mechanismus:*

- In **Neuronennetzen** mit Rückkopplung kann die periodische Efferenz Ergebnis *synaptischer Verbindungen* von Neuronen sein, die einzeln keine rhythmische Aktivität besitzen.

Als Bild für die Entstehung einer Oszillation durch wechselseitige Rückwirkung gekoppelter aktiver Elemente kann das Schaukeln auf einer Wippe dienen: die Schaukelbewegung ist das Ergebnis der Wechselwirkung zwischen 2 Kindern, von denen jedes allein nicht imstande wäre, den periodischen Ablauf zu erzeugen.

2. innerer (zellulärer) Mechanismus ⇨

- Bei einem **internen Mechanismus** sind Zellen infolge *spontaner Oszillation ihres Membranpotentials* rhythmisch aktiv, wie z. B. die Schrittmacherzellen im Erregungsbildungs- und Leitungssystem des Herzens oder Zellen im ZNS von Invertebraten.

Früher nahm man an, daß in der Medulla oblongata *räumlich* und *funktionell* eindeutig *getrennte* **in- und exspiratorische Zentren** vorhanden wären (Tab. 4-13), die entsprechende Populationen spinaler Motoneurone ansteuern würden. Weiter wurde angenommen, daß **wechselseitig hemmende synaptische Verbindungen** zwischen beiden Teilzentren das System oszillieren ließen.

Als Ergebnis von Hirnstammdurchschneidungsversuchen **stehen folgende** respiratorische Zentren fest:

Derzeit erweist sich die Organisation der medullären respiratorischen Zentren als komplizierter. Es sind in beiden Teilzentren sowohl in- als auch exspiratorisch aktive Neurone gefunden worden. Dabei sind manche inspiratorischen Nervenzellen nur zu Beginn eines Atemzyklus, andere in einer späteren Phase aktiv. Diese Ergebnisse schließen einen Netzwerkmechanismus nicht aus. Die verfügbaren elektrophysiologischen Einzelbefunde können aber kaum in ein funktionsfähiges Gesamtmodell eingegliedert werden.

Tab. 4-13: Nervöse Atemzentren

Zentrum	Lokalisation	Funktion
pneumotaktisches Zentrum	obere Brücke	Beendigung der Inspiration
apneustisches Zentrum	untere Brücke	fördert Inspiration
inspiratorisches Zentrum	dorsale Medulla (DRG)	Innervation der Motoneurone von Inspirationsmuskeln, beteiligt an der Rhythmusbildung
exspiratorisches Zentrum	ventrale Medulla (VRG)	Innervation der Motoneurone der Exspirationsmuskeln, enthält auch inspiratorisch aktive Neurone, beteiligt an der Rhythmusbildung

Es ist denkbar, daß ein Teil der respiratorischen Neurone der Medulla spontan aus „innerer Ursache" oszilliert, wie die Schrittmacherzellen des Herzens. Anders als diese erzeugen sie jedoch nicht einzelne, sondern Folgen von Aktionspotentialen, *„bursts"*. Solche Neurone könnten einen Basisrhythmus erzeugen und damit einen von einem Netzwerk bestimmten Rhythmus stabilisieren.

Ein einfacher Test für die Gültigkeit der *Netzwerkhypothese* wurde mit *Hirnstammdurchschneidungen* in unterschiedlicher Höhe durchgeführt. Diese zeigten, daß sich ein unter Ruhebedingungen ausreichendes **Steuerzentrum im pontomedullären Bereich** (zwischen den Schnittebenen 1 und 4 der Abb. 4-36) befindet. Eine Schnittführung oberhalb der Brücke ist ohne Einfluß auf den Ablauf der Atmung und eine Schnittführung unterhalb der Medulla führt zum Atemstillstand. Eine Abtrennung des oberen Brückenabschnitts vom Hirnstamm (Schnittebene 2 in Abb. 4-14) verursacht ein Atemmuster mit *tiefer, sehr langer Einatmung* und sehr *schneller Ausatmung,* **Apneusis.** Dieses Verhalten wird besonders deutlich, wenn auch die *Nn. vagi* durchschnitten sind. Der Verlust des zwischen den Ebenen 1 und 2 gelegenen Hirnstammabschnittes führt also zu einem Übergewicht der Inspiration, der bei Unterbrechung des hemmenden Einflusses der Dehnungsrezeptoren besonders deutlich wird. Die zwischen den Ebenen 1 und 2 gelegenen für die Atmung relevanten Neuronenpopulationen werden **pneumotaktisches Zentrum** genannt (Tab. 4-13, Abb. 4-34, 36). Es bewirkt die zeitgerechte Beendigung jeder Inspiration.

Wird die Medulla von höheren Hirnstammabschnitten isoliert (Schnittebene 3 in Abb. 4-36), ist die Atemfrequenz erhöht und die Exspirationsdauer verlängert. Die zwischen den Schnittebenen 2 und 3 gelegenen respiratorischen Neurone sind das **apneustische Zentrum** (Tab. 4-13; Abb. 4-34, 36). Dieses Zentrum kann die Dauer der *Inspiration verlängern.*

Man könnte sich vorstellen, daß pneumotaktisches und apneustisches Zentrum einen von der Medulla erzeugten Basisrhythmus modulieren. *Weder das pneumotaktische Zentrum noch das apneustische und die zwischen beiden bestehenden Verbindungen sind für die Erzeugung eines Grundrhythmus* erforderlich, da die Atmung auch nach Hirnstammdurchschneidung in Ebene 3 rhythmisch tätig bleibt, obgleich mit unregelmäßigem Hub.

- **pneumotaktisches Z.**: erzeugt zeitgerechte Inspiration (nach Ausschaltung: Apneusis)
- **apneustisches Z.**: verlängert Inspiration (nach Ausschaltung: medullärer Rhythmus)
- **medulläres Z.**: erzeugt instabilen Grundrhythmus (nach Ausschaltung: Atemstillstand)

Das **‚pontomedulläre Atemzentrum'** (= Summe der Teilzentren) integriert Afferenzen zum **Atemantrieb** und setzt diesen in ein angemessenes **periodisches Atemmuster** (Atemhub, Atemfrequenz) um.

Wie der Atemrhythmus auch immer zustandekommt, er wird von tonischen, dem **Antrieb** entsprechenden **spezifischen Einflüssen** modifiziert. Diese stammen
- aus dem retikulären *aktivierenden System* (RES), das auch den Wachheitszustand beeinflußt
- von *chemorezeptiven Afferenzen*, die den arteriellen PCO_2, PO_2 und pH anzeigen
- aus *somatosensorischen, psychischen* und *Einflüssen* aus der *Kreislauf- und Thermoregulation*

- **Spezifische Einflüsse auf Atemrhythmus**

Die bei *Muskelarbeit* wirksamen tonischen Afferenzen sind unterschiedlicher Art und in ihrer Wertigkeit noch strittig (s. u.). Viele somatosensorische Afferenzen können die Atmung **unspezifisch** beeinflussen.

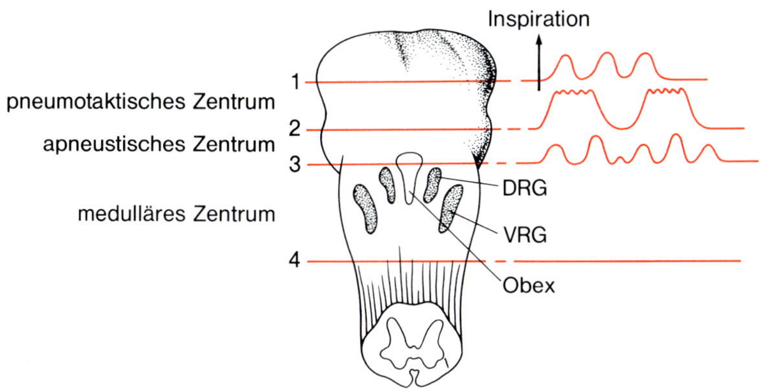

Abb. 4-36: Differenzierung von mit der Atmungssteuerung befaßten Neuronengruppen (*Zentren*) im pontomedullären Bereich mit Hilfe von *Durchschneidungsversuchen.* Die Höhe der Schnittführung ist mit numerierten Linien markiert. Das nach der entsprechenden Hirnstammdurchschneidung beobachtbare Atmungsverhalten ist rechts neben der Schnittebene in Form von Spirogrammen dargestellt; *DRG:* dorsale (medulläre) respiratorische (Neuronen)-Gruppe; *VRG:* ventrale (medulläre) respiratorische (Neuronen)-Gruppe

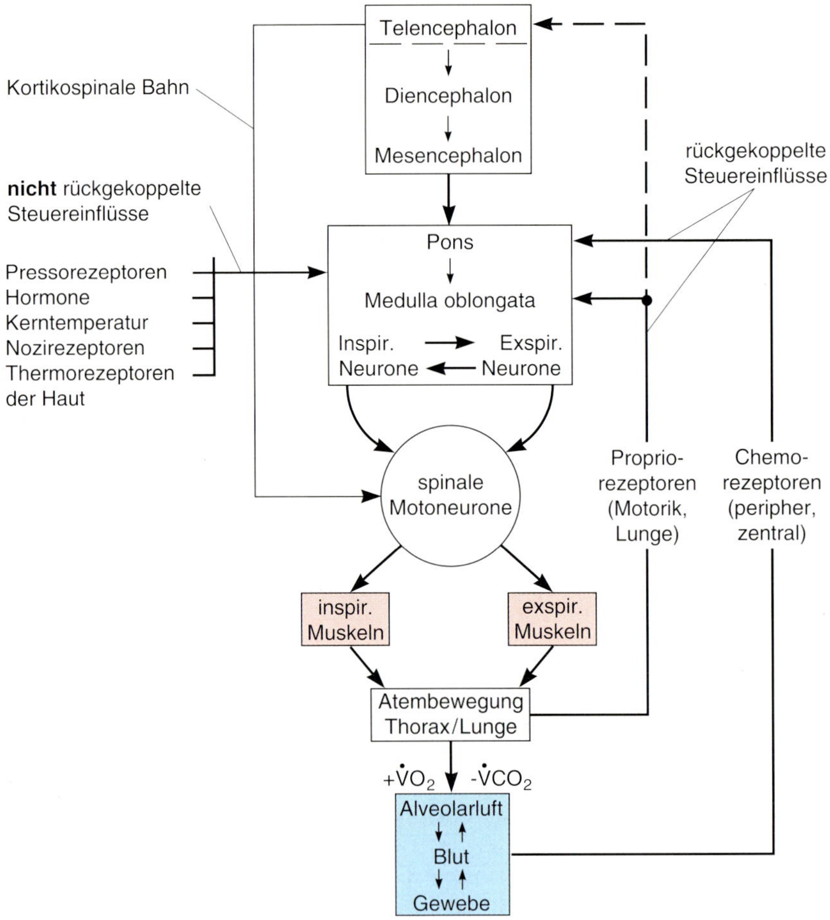

Abb. 4-37: *Signalflußdiagramm der Atmungssteuerung.* Das Zusammenwirken von pontomedullärem nervösen Zentrum, Atemmotorik und Blut- bzw. Gewebszustand bezüglich des PCO_2, PO_2 und pH kann als homöostatische Regelung beschrieben werden, mit den propriozeptiven und chemorezeptiven Afferenzen als negative Rückkopplung (feed back). Die von links und oben auf das pontomedulläre Regelzentrum wirkenden Steuereinflüsse hätten dann die Bedeutung nicht rückgekoppelter Aufschaltungen (feed forward)

- **unspezifische Einflußfaktoren**
  - Kälte: Inspiration ↑
  - Schmerz: Hyperventilation
  - Angst: Atmung ↑
  - Depression: Atmung ↓

Klinische Anwendung. Beispielsweise wird die Atmung beim Eintauchen des Körpers in *kaltes Wasser* oder beim Kaltduschen inspiratorisch betont und vertieft. *Schmerz* erzeugt Hyperventilation, auch emotionale Zustände sind wirksam: *Angst* vergrößert, *Depression* vermindert die Atmung. Die Integration der verschiedensten Einflüsse (Abb. 4-37) ist demnach Grundlage eines kontinuierlichen Antriebs, dessen Stärke in Frequenz und Amplitude der periodischen Atemzüge zum Ausdruck kommt: Das pontomedulläre *Atemzentrum* wandelt den *Atemantrieb* in ein angemessenes periodisches Atemmuster. Meßbares Korrelat für den herrschenden Antrieb ist das momentane Atemzeitvolumen. Unter Ruhebedingungen haben die chemorezeptiven Afferenzen, die in den folgenden Abschnitten besprochen werden, einen bedeutenden Anteil am Antrieb.

Fragen

Wiederholungsfragen:
1. Beschreiben Sie das motorische Programm für Ruheatmung!
2. Was versteht man unter Netzwerkmechanismus und innerem Mechanismus bei der Generation des Atemrhythmus?
3. Was ist Atemantrieb?

3.3 Chemische Atemreize

Chemische Atemreize

3.3.1 Arterieller PCO_2 – zentrale Chemorezeptoren

Arterieller PCO_2 – zentrale Chemorezeptoren

Bei normalem arteriellen PO_2 haben Änderungen des arteriellen PCO_2 einen wesentlich größeren Einfluß auf das Atemminutenvolumen (AMV) als Änderungen des arteriellen PO_2. Beispielsweise verdoppelt ein Anstieg des arteriellen PCO_2, die *Hyperkapnie*, um 2–3 mm Hg das AMV. Im Vergleich dazu müßte der arterielle PO_2 um 30 mm Hg fallen, um eine gleichgroße Atmungsreaktion auszulösen.

Die *größere Empfindlichkeit der Atmungsregulation gegenüber CO_2* ist aus 2 Gründen sinnvoll:
- der sigma- oder s-förmige Verlauf der **O_2-Bindungskurve** schützt bei Abnahme des alveolären PO_2 vor einer wesentlichen Verringerung des O_2-Gehaltes des Blutes (s. Abb. 4-26, *flacher Verlauf im oberen Abschnitt*).
- geringe Änderungen des arteriellen PCO_2 verursachen erhebliche **Verschiebungen des Plasma-pH**, so daß die CO_2-Produktion der Gewebe eine ständige Bedrohung des Säure-Basen-Gleichgewichts darstellt.

- **AMV wird durch art. PCO_2 geregelt**

⟸

Die Atemantwort auf CO_2-Änderungen geht vom ZNS aus. Die **zentralen Chemorezeptoren** befinden sich nach heutiger Kenntnis an der *ventrolateralen Oberfläche der Medulla oblongata.* Die als Chemorezeptoren wirkenden Nervenzellen konnten bisher jedoch nicht eindeutig identifiziert werden. Wie alle Teile des ZNS sind die zentralen Chemorezeptoren von extrazellulärer Flüssigkeit umgeben. Der interstitielle Raum des Gehirns geht in die Ventrikel über. Der **Liquor cerebrospinalis** füllt die Ventrikel und dient dem Hirngewebe als ein großes Reservoir extrazellulärer Flüssigkeit. Der Liquor wird von den **Plexus choroidei,** gefäßreichen Strukturen an den Wänden der Ventrikel gebildet.

zentrale Chemorezeptoren in ventrolateraler Medulla erfassen **Liquor-PCO_2** indirekt über **Liquor-pH**

- **Liquorbildung durch Plexus choroidei**

Im folgenden wird das gesamte extrazelluläre Flüssigkeitsvolumen des Gehirns, das aus dem Liquor und einem kleineren Volumen interstitieller Flüssigkeit besteht, vereinfachend als einheitlicher Liquorraum betrachtet.

Da Hirnkapillaren eine *Blut-Hirn-Schranke* darstellen (s. Kap. III/2.8.4), durch die Ionen wie H^+ und HCO_3^- nicht frei permeieren können, isolieren sie den Liquor und die interstitielle Flüssigkeit wirkungsvoll vom arteriellen Blut. Ohne spezifische Transportmechanismen können Ionen wie H^+ und HCO_3^- die Blut-Hirn-Schranke nicht passieren, dagegen diffundiert gelöstes CO_2 ungehindert (Abb. 4-38). *Die zentralen Chemorezeptoren zeigen den Plasma-PCO_2 nicht direkt an, sondern werden vom pH ihrer unmittelbaren Umgebung, dem Liquor, beeinflußt.* Jedoch verursacht jedes Anwachsen des arteriellen PCO_2 unmittelbar ein äquivalentes Anwachsen des PCO_2 im Liquor. Im **Liquor** reagiert das CO_2 mit Wasser und bildet Kohlensäure, die in H^+ und HCO_3^- dissoziiert: $CO_2 + H_2O \rightleftharpoons H_2CO_3 = HCO_3^- + H^+$ (s. Kap. IV/2.5).
Gemäß dem Massenwirkungsgesetz verschiebt eine Erhöhung des PCO_2 im Liquor diese Reaktion nach rechts und erhöht damit die H^+- und HCO_3^--Konzentration. H^+- und HCO_3^--Ionen, die im Liquor gebildet werden, können diesen wegen der Blut-Hirn-Schranke nicht in Richtung Plasma verlassen (Abb. 4-38).

- **Blut-Hirn-Schranke isoliert Liquor und Blut** (H^+, HCO_3^-), jedoch **nicht für CO_2**
- art. PCO_2 ↑ → Liquor-PCO_2 ↑ → H^+ ↑, HCO_3^- ↑ → Liquor-pH ↓ → **AMV** ↑

Im Vergleich zu Blut ist *Liquor nur schwach gepuffert*, da er nur wenig Eiweiß enthält. Die geringe Pufferkapazität macht den *Liquor-pH* stärker vom Plasma-PCO_2 abhängig:
- Der *Anstieg* des arteriellen *PCO_2* verursacht so einen *proportionalen Anstieg* des PCO_2 im Liquor, der über die CO_2-Reaktion mit Wasser ein **Absinken des pH** zur Folge hat.
- Die Reaktion der **zentralen Chemorezeptoren** auf diese pH-Änderung erhöht den Atemantrieb und damit das AMV.

- **geringe Liquor-Pufferkapazität verursacht bei gleichem PCO_2, ungleichen pH in Plasma und Liquor**

⟸

Ein Diagramm, das den Zusammenhang zwischen eingestelltem Atemminutenvolumen bzw. alveolärer Ventilation und Quantität eines auslösenden Faktors im arteriellen Blut bzw. in der Alveolarluft darstellt, nennt man **Antwortkurve.** Die Beziehung zwischen arteriellem bzw. alveolärem PCO_2 und Atemminutenvolumen, die CO_2-Antwortkurve, ist annähernd linear (Abb. 4-39).

- **Antwortkurven:** Kennlinien der chemischen Atmungsregulation
- **CO_2**-Antwortkurve

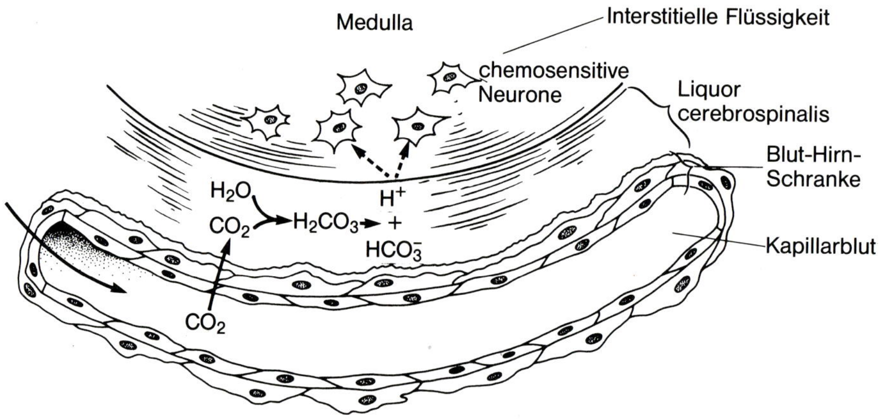

Abb. 4-38: Reizung *zentraler Chemorezeptoren* durch den arteriellen PCO_2. CO_2 diffundiert – im Gegensatz zu H^+ – ungehindert durch die Blut-Hirn-Schranke. Die sich im Liquor bildende Kohlensäure dissoziiert und erniedrigt den pH von Liquor und interstitieller Flüssigkeit. Die als pH-sensible Rezeptoren wirkenden Neurone der ventrolateralen Medulla oblongata-Oberfläche werden erregt

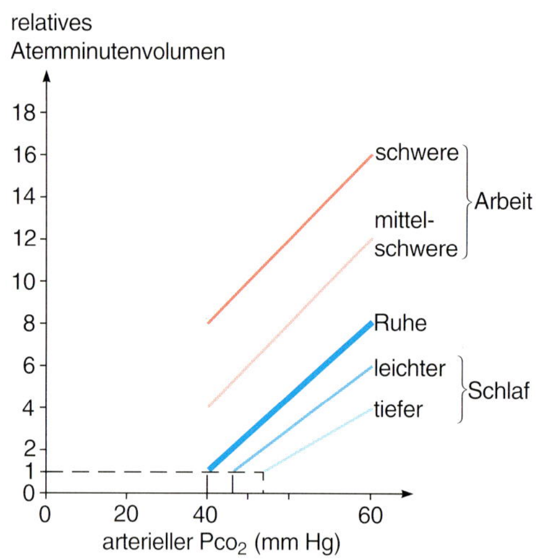

Abb. 4-39: Beziehung zwischen arteriellem PCO_2 und Lungenventilation – *CO_2-Antwortkurve*. Jede Antwortkurve gilt für einen bestimmten Aktivitätszustand. Der Verlauf charakterisiert die Fähigkeit der Atmungssteuerung, Abweichungen des arteriellen PCO_2 mit gegengerichteten Änderungen des Atemzeitvolumens zu begegnen. Der (annähernd) lineare Verlauf ist dem der CO_2-Bindungskurve des Blutes angepaßt (s. O_2-Antwortkurve). Die Abhängigkeit der Antwortkurven vom Aktivitätszustand (PO_2- und pH-Antworten verhalten sich analog!) macht deutlich, daß der Arbeitsbereich der *chemischen Atmungsregulation* in sinnvoller Weise verstellt wird. Die Kennlinienänderungen zeigen, daß bei gleichem Blutgasstatus unterschiedliche Atemzeitvolumina eingehalten werden können

Plexus choroidei und Atmungsregelung

- **Adaption zentraler Chemorezeptoren durch HCO_3^--Transport der Plexus choroidei**

Kennzeichen der Adaptation:

3.3.2 Plexus choroidei und Sollwert der chemischen Atmungsregelung

Obwohl der Liquor, chemisch gesehen, schlecht gepuffert ist, sind die Änderungen seines pH, die von Änderungen des arteriellen PCO_2 ausgelöst werden, geringer und von kürzerer Dauer als die entsprechenden Änderungen des arteriellen pH (Abb. 4-40). *Ursache:* Die Plexus choroidei wirken Änderungen des Liquor-pH mit Erhöhung bzw. Erniedrigung des **HCO_3^--Transports** ins Blut entgegen. In dem Maße, in dem der Liquor-pH auf seinen normalen Wert zurückgeführt wird, vermindert sich der von den zentralen Chemorezeptoren erzeugte Atemantrieb. Im Ergebnis dieses Vorganges, der das Gehirn vor pH-Änderungen schützt, *schalten die Plexus choroidei die zentrale Chemorezeptoraktivität bei langzeitig fortbestehender Änderung des arteriellen PCO_2* auf den Ausgangswert zurück. Der Vorgang hat für die Atmung die gleiche Bedeutung wie die Rezeptoradaption für sensorische Systeme. **Klinische Anwendung.** Änderungen des *Sollwertes der PCO_2-Regelung*, die in Verschiebun-

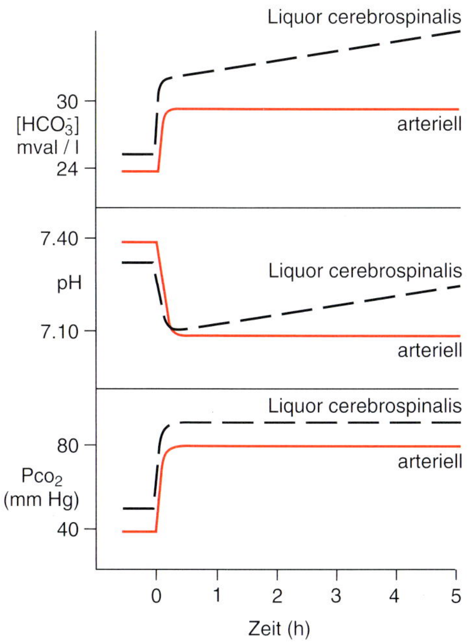

Abb. 4-40: *Zeitverlauf* der Änderungen von PCO_2, pH und HCO_3^--Konzentration im Liquor und arteriellen Blutplasma nach *sprungförmiger CO_2*-Konzentrationserhöhung in der Einatmungsluft zum Zeitpunkt 0. Der PCO_2 im Liquor steigt proportional dem PCO_2 im Blut, jedoch wird der pH-Erniedrigung im Liquor durch Bikarbonatkonzentrationserhöhung entgegengewirkt. Die HCO_3^--Abgabe erfolgt aus den Plexus choroidei. Der Prozeß ist am Ende des dargestellten Zeitraumes (5 h) noch nicht abgeschlossen. Bei einer *Erniedrigung des PCO_2* im arteriellen Blut wäre der Verlauf in entgegengesetzter Richtung analog. Die Bikarbonatkonzentration im Liquor würde zur Erhaltung der Isohydrie vermindert

gen der Antwortkurve (s. Abb. 4-45) zum Ausdruck kommen, sind wichtig bei Zuständen, die mit einer chronischen Änderung des PCO_2 einhergehen, z. B. Lungenerkrankungen (Emphysem) und Höhenanpassung (s. S. 393).

- **Verlagerung der CO_2-Antwortkurve,** z. B. beim Lungenemphysem

3.3.3 Arterieller PO_2 und pH – periphere Chemorezeptoren

Arterieller PO_2 und pH

Obgleich der arterielle PCO_2, erfaßt von den zentralen Chemorezeptoren, für den größten Teil des chemischen Atemantriebs verantwortlich ist, wird das Atemzentrum auch von Änderungen des arteriellen PO_2 und pH beeinflußt, die über *periphere Chemorezeptoren* wirksam werden: die **Glomera carotica** und **aortica** (Abb. 4-41).

periphere Rezeptoren:
- Glomera caroticia
- Glomera aortica

Anders als die *zentralen* stehen die *peripheren Chemorezeptoren* in direktem Kontakt mit arteriellem Blut. *Sie perzipieren*
- am stärksten Änderungen des **arteriellen PO_2**: PO_2-Abfall erhöht die Rezeptoraktivität, zunächst nur geringfügig, bei niedrigen Partialdrücken erheblicher (Abb. 4-42).
- den **arteriellen pH**, insbesondere über die *Glomera aortica*. Die pH-Perzeption macht diese Rezeptoren indirekt auch PCO_2-empfindlich, weil CO_2 mit Wasser HCO_3^- und H^+ erzeugt.

- **Charakteristik** ⇦

Die **Differenzierung der von peripheren und zentralen Chemorezeptoren** ausgelösten Effekte ist schwierig, da dabei nur eine der wirksamen Variablen an einer Rezeptorart manipuliert werden darf. Normalerweise ändern sich PO_2 und PCO_2 in gegensätzlicher Richtung, wenn die alveoläre Ventilation variiert. Außerdem beeinflußt jede PCO_2-Änderung gleichzeitig den pH.
Es mußte demnach eine *Methode* entwickelt werden, die gestattet, *PO_2, PCO_2 und pH unabhängig voneinander zu variieren.* Beispielsweise können die von peripheren Rezeptoren ausgelösten Atmungseffekte bei *künstlicher Durchströmung der Hirnventrikel* untersucht werden. Die Liquorbeschaffenheit bleibt dann unabhängig von experimentellen Änderungen des arteriellen PO_2, PCO_2 oder pH.

Methodik zur unabhängigen Manipulation von PO_2, PCO_2 und pH

- Wenn der arterielle *PO_2 gesenkt* wird, steigt die Aktionspotentialfrequenz der afferenten Nerven, sowohl von den *sinualen*, als auch von den *aortalen* Rezeptoren. Diese gesteigerte Aktivität wird dem pontomedullären Atemzentrum über beide **Nn. glossopharyngei** et **vagi**

1. PO_2 ↓, PCO_2 ↑, pH ↓: Rezeptorenaktivität ↑ →Nn. IX, X →pontomedulläres Zentrum → **AMV** ↑

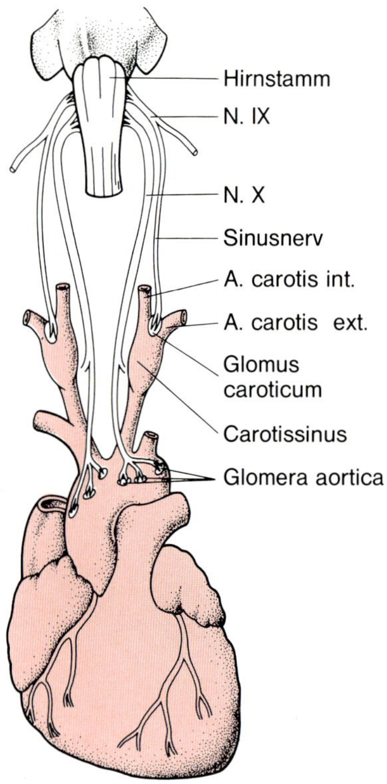

Abb. 4-41:
Lokalisation und Innervation der *peripheren Chemorezeptoren* am Karotissinus und am Aortenbogen. Die dargestellten Chemorezeptoren befinden sich in unmittelbarer Nachbarschaft der in Kap. III/3 besprochenen *Pressorezeptoren,* sind aber sowohl anatomisch als auch funktionell deutlich davon zu unterscheiden

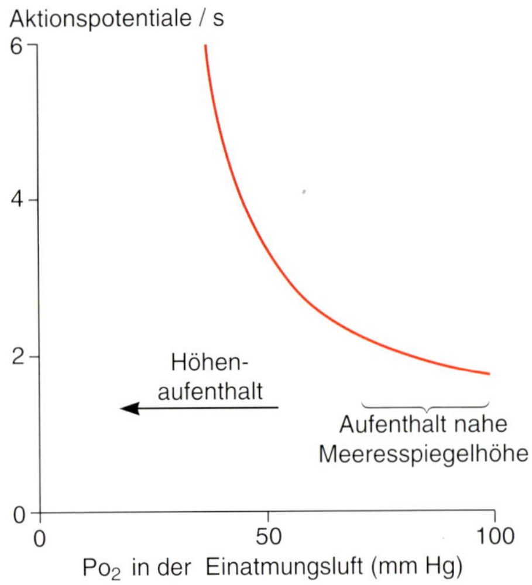

Abb. 4-42:
Aktionspotentialfrequenz von der afferenten Nervenfaser eines peripheren Chemorezeptors als Funktion des O_2-Partialdrucks der Inspirationsluft (*Rezeptorkennlinie*)

zugeleitet. Das Atemzentrum antwortet mit erhöhter Tiefe und Frequenz der Atmung, das Atemminutenvolumen steigt und damit die alveoläre Ventilation. Gleiche Effekte treten bei *Erhöhung* des arteriellen PCO_2 und *Senkung des pH* ein.

2. PO_2 ↓, PCO_2, pH normal: AMV ↑

- Bei *gesenktem* arteriellen PO_2 und *normalem* PCO_2 und *pH* wird die Atmung nur gering vergrößert, bis der PO_2 unter einen Wert von 60–70 mm Hg abgefallen ist (Abb. 4-43). Bei einem PO_2 von 60–70 mm ist das Hämoglobin noch zu 90% mit O_2 gesättigt.

⇨

> Die peripheren Chemorezeptoren erzeugen erst einen wirksamen Atemantrieb, wenn der PO_2 Werte erreicht, bei denen die **O_2-Sättigung des Hämoglobins** steil absinkt. Diese Bedingung wird bei einem Aufenthalt in 3000 m Höhe erfüllt.

Bei einem PO_2 von 60 mm Hg steigt das Minutenvolumen gemäß der **O_2-Antwortkurve** auf den 3fachen Betrag des Ruhewertes (Abb. 4-43). Der mit der *Hyperventilation* verbundene CO_2-Verlust, die Akapnie, wirkt – insbesondere über die zentralen Chemorezeptoren – der

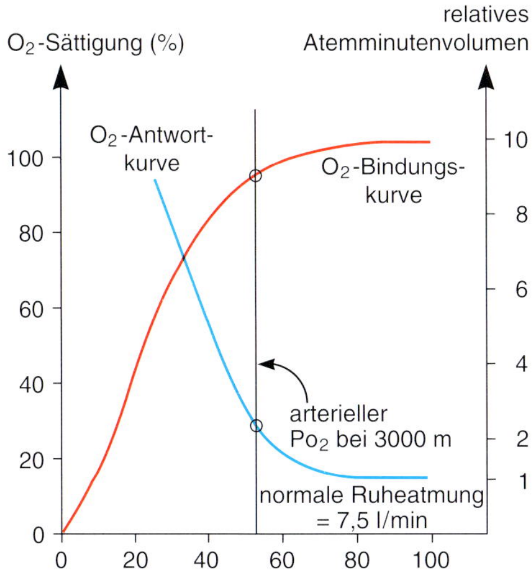

Abb. 4-43 Beziehung zwischen arteriellem PO_2 und Lungenventilation: *O_2-Antwortkurve* (*blau* gezeichnet). Die nichtlineare Charakteristik der O_2-Antwort der chemischen Atmungsregulation ist der O_2-Bindungskurve des Blutes (*rot* gezeichnet) ideal angepaßt: eine wesentliche Atmungsvergrößerung findet erst bei PO_2-Erniedrigungen statt, die den steilen Teil der O_2-Bindungskurve erreichen. Die einem Aufenthalt in 3000 m Höhe entsprechende Partialdruckerniedrigung sowie die ausgelöste O_2-Sättigungsminderung und Atmungsvergrößerung sind markiert (*vertikale Linie;* Schnittpunkte mit O_2-Antwort- und Bindungskurve).
Die dargestellten *Kennlinien* setzen konstanten arteriellen PCO_2 und pH und körperliche Ruhe voraus (s. CO_2- und pH-Antwortkurve)

Atmungssteigerung entgegen, so daß die tatsächliche Atmungssteigerung bis zum Erreichen der Höhenakklimatisation (s. u.) geringer bleibt. Die durch PCO_2-Senkung ausgelöste Verringerung der O_2-Atemantwort läßt sich in einer *Linksverschiebung und Abflachung der O_2-Antwortkurve* abbilden, analog zu den in Abb. 4-45 dargestellen Verhältnissen.
Wie erwähnt, wird die **PCO_2-Wirkung auf periphere Chemorezeptoren** indirekt über die H^+-Ionenkonzentrationen erzielt. Der Beweis dafür wurde mit experimenteller Konstanthaltung des pH bei variiertem PCO_2 erbracht.

- **PO_2 ≤ 60 mm Hg → AMV ↑→Hypokapnie: O_2-Antwortkurve** wird linksverschoben und abgeflacht (Gegeneffekt)
- **Beitrag der peripheren Chemorezeptoren zur Gesamt-CO_2-Antwort**

Die *peripheren Chemorezeptoren* sind für **15–20% der Atemantwort auf PCO_2** verantwortlich. Das unterstreicht die hervorragende Rolle der zentralen Chemorezeptoren für die Homöostase des arteriellen PCO_2.

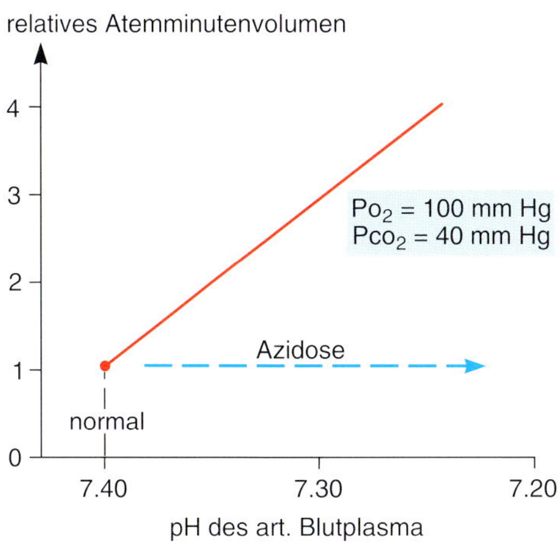

Abb. 4-44: Beziehung zwischen pH des arteriellen Blutes und Lungenventilation: *pH-Antwortkurve*. Die Beziehung ist – wie die CO_2-Antwort und im Gegensatz zur O_2-Antwort – linear; infolgedessen werden schon geringe Erhöhungen der H^+-Ionenkonzentration im Plasma (Azidose) mit einer Atmungsvergrößerung beantwortet. Die peripheren Chemorezeptoren spielen über die Atmung eine wesentliche Rolle bei der Aufrechterhaltung des Säure-Basen-Gleichgewichtes

- **pH-Empfindlichkeit** der peripheren Chemorezeptoren hoch: erfaßt fixe Säuren und Basen

Die Empfindlichkeit der Atmungsregulation gegen Änderungen des **arteriellen pH** ist sehr hoch. Bei normalem PO_2 und PCO_2 führt eine Senkung des arteriellen pH um 0.2 Einheiten zu einer Vervierfachung des Atemminutenvolumens (Abb. 4-44). *Die peripheren Chemorezeptoren sind die einzigen Rezeptoren des Organismus, die Säuren und Basen anzeigen, welche die Blut-Hirn-Schranke nicht passieren können.*

Fragen

Wiederholungsfragen:
1. Warum ist der Liquor-pH von arteriellen PCO_2-Änderungen stärker beeinflußt, als der Plasma-pH? Welche Bedeutung hat die hohe Liquor-pH-Empfindlichkeit gegen arterielle PCO_2-Änderungen?
2. Was versteht man unter Atemantwort (-kurven)?
3. Welche funktionelle Bedeutung haben die zentralen Chemorezeptoren? Welche die peripheren?

Chemische Atmungsregulation

3.4 Chemische Atmungsregulation

Zusammenwirken der Chemorezeptoren

3.4.1 Zusammenwirken zentraler und peripherer Chemorezeptoren

Wie Abb. 4-45 zeigt, wirken zentrale und periphere Chemorezeptoren gewöhnlich **synergistisch.** Es gibt jedoch 4 Zustände, bei denen sie nicht synergistisch wirken:
- *Atemanhalten* nach Hyperventilation
- *Höhenakklimatisation*
- chronische *Azidose* und
- *Lungenkrankheiten* mit Gasaustauschstörungen.

1. Atemanhalten

3.4.1.1 Atemanhalten

- $PCO_2 \uparrow$, $PO_2 \downarrow$ bis breaking point

Beim Atemanhalten steigt der artielle PCO_2, der PO_2 sinkt. An einem bestimmten Punkt (*breaking point*) übersteigt der vorwiegend PCO_2-bedingte Atemantrieb den willkürlichen Widerstand, so daß die Atmung wieder einsetzt. Man kann den Atem länger anhalten, wenn

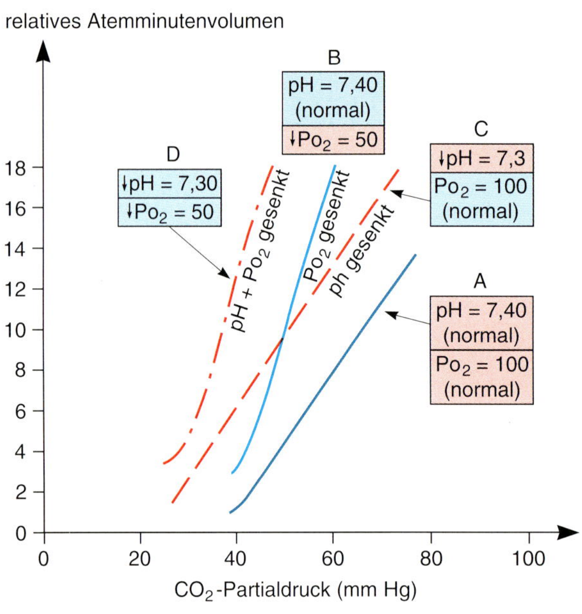

Abb. 4-45: Zusammenwirken *chemischer Atemreize* (PCO_2, PO_2, pH), dargestellt an den Verlaufsänderungen der *CO_2-Antwortkurve.* **A.** CO_2-Antwort bei *normalem* und konstantem arteriellem *PO_2* (100 mm Hg) und *pH* (7,40). **B.** CO_2-Antwort bei *erniedrigtem PO_2* (50 mm Hg) und *normalem pH* (7,40). Die Kurve ist gegenüber A links verlagert und verläuft steiler (Reizüberlagerung wirkt additiv und multiplikativ). **C.** CO_2-Antwort bei *erniedrigtem pH* (7,30) und *normalem PO_2* (100 mm Hg). Die Kurve verläuft gegenüber A links verlagert, jedoch mit gleicher Steilheit (additive Wirkung der Reizüberlagerung). **D.** Kombinierte Wirkung von *PO_2- und pH-Erniedrigung* in dem bei B und C einzeln gezeigten Ausmaß.
In analoger Weise ließen sich Verlagerungen der O_2- und pH-Antwortkurve bei Variationen der beiden jeweils anderen Reizparameter zeigen

dem Manöver eine Inspiration vorausgegangen ist, da das zusätzliche Lungenluftvolumen eine vergrößerte O_2-Abgabe- und CO_2-Aufnahmekapazität darstellt. Obgleich der eintretende PO_2-Abfall nur in geringem Maße am Anwachsen des unwillkürlichen Atemantriebs beteiligt ist, gefährdet die sich beim Atemanhalten entwickelnde *Hypoxie* Herz und Hirn normalerweise nicht.

Klinische Anwendung. Wenn dem Atemanhalten willkürlich eine **Hyperventilationsperiode** vorangegangen ist, wächst die Atemanhaltedauer, weil die Hyperventilation einen initial erniedrigten PCO_2 erzeugt. Die gleichzeitig eintretende PO_2-Erhöhung ist bedeutungslos. Infolgedessen kann die Zeitdauer, die zum Erreichen eines ‚breaking-PCO_2' erforderlich ist, so lang werden, daß eine **hypoxiebedingte Bewußtlosigkeit** auftritt.

- **Hypoxiegefahr bei Atemanhalten** nach Hyperventilation

⇦

Es sind eine Anzahl von **tödlichen Unfällen** bekannt, bei denen Taucher zur Verlängerung der Atemanhaltezeit vorher stark **hyperventiliert** hatten und unter Wasser von *Bewußtlosigkeit* ereilt wurden.

- **Tauchunfälle** nach Hyperventilation möglich!

3.4.1.2 Höhenanpassung

2. Höhenanpassung

Das bekannteste Beispiel **gegensätzlicher Chemorezeptorwirkung** ist bei schnellem Aufstieg in große Höhen zu beobachten. Viele Menschen leben oder halten sich in Höhen, mit eindeutigen Wirkungen auf die O_2-Sättigung des Blutes auf: z.B. wird in einer Höhe von 3000 m, in der sich in Colorado und Kalifornien viele Höhenkurorte befinden, der inspiratorische PO_2 auf 100 mm Hg gesenkt, dadurch fällt der arterielle PO_2 von 95 auf ca. 50 mm Hg. Bei diesem Partialdruck ist das Hämoglobin zu 87% mit O_2 gesättigt (s. Abb. 4-26). Wenn nichtakklimatisierte Personen in solche Höhen reisen, erregt der erniedrigte arterielle PO_2 die peripheren Chemorezeptoren und erhöht dadurch die alveoläre Ventilation (Abb. 4-46). Die Hyperventilation vermindert den arteriellen PCO_2 (*Hypokapnie*) und hemmt damit die zentralen PCO_2-empfindlichen Chemorezeptoren. Bei diesen gegensätzlichen Afferenzen kann die Atmung zwischen Hyperventilation und kurzen Apnoeperioden pendeln.

PO_2-Erniedrigung höhenabhängig
- bei Höhenaufenthalt $\geq$ 3000 m: $PO_2 \downarrow\downarrow \rightarrow$ Hb-Sättigung $\downarrow \rightarrow$ Hyperventilation $\rightarrow$ $PCO_2 \downarrow \rightarrow$ zentrale Rezeptorenregung $\downarrow$

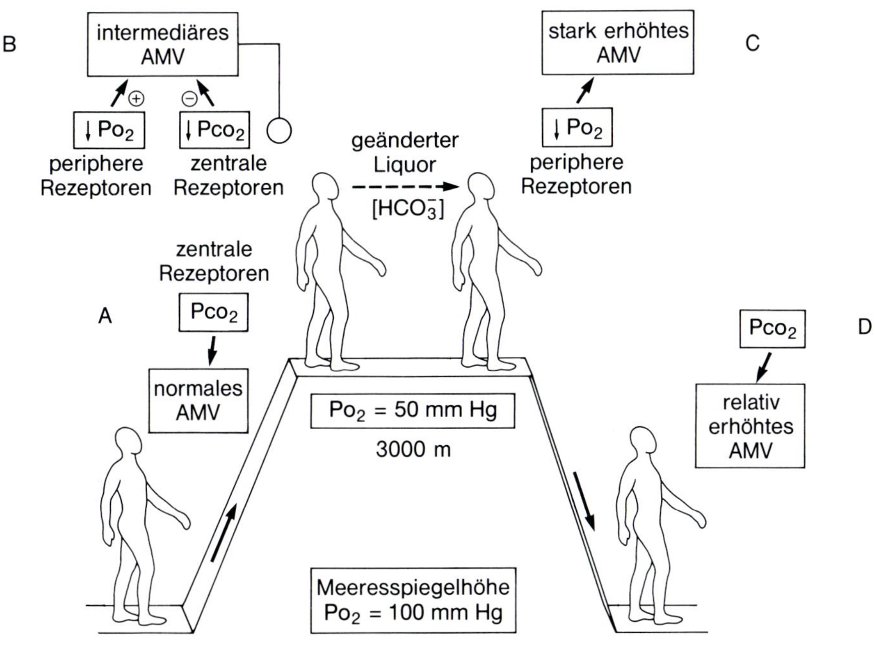

Abb. 4-46: Veränderte Atmungsregulation (AMV:Atemminutenvolumen) während und nach *Höhenanpassung.* **A.** Zustand in der *Ebene;* PCO_2 als Hauptantrieb der Atmung (bei körperlicher Ruhe). **B.** *Unmittelbar nach dem Aufstieg* ist die Ventilationsvergrößerung geringer, als nach der eingetretenen PO_2-Erniedrigung zu erwarten wäre, da die PO_2-bedingte Hyperventilation einen antriebsmindernden PCO_2-Abfall verursacht hat. **C.** Nach reaktiver Minderung des HCO_3^--Gehaltes im Liquor tritt Normalisierung seines pH bei erniedrigtem PCO_2 ein. Es wird die volle PO_2-bedingte Atmungssteigerung erreicht. **D.** Nach Rückkehr auf *Meeresspiegelhöhe* bleibt die Atmung bei wieder normalem PO_2 (und subnormalem PCO_2!) durch einen erniedrigten Liquor-pH vergrößert, bis ein Anstieg der HCO_3^--Konzentration im Liquor die ursprüngliche Pufferkapazität wiederhergestellt hat

Im allgemeinen wird die Atmung auf ein Niveau geregelt, bei dem der *Gewebs-PO_2* unter dem normalen Wert bleibt.

- **PO_2 ↓, PCO_2 ↓, pH ↑: akute Höhenkrankheit**

Klinische Anwendung. Die mit Hypoxie und Akapnie unmittelbar verbundenen Empfindungen sind Müdigkeit, Schwindel, Kopfschmerz und Nausea. Sie stellen die **akute Höhenkrankheit** dar. Die Symptome sind umso eindringlicher, je schneller der Aufstieg erfolgt. Ein Flug von Meeresspiegelhöhe in eine Bergregion von einigen 1000 m Höhe löst die Erscheinungen mit größerer Wahrscheinlichkeit aus, als eine gleiche Höhenunterschiede überwindende Wanderung.

- **Rezeptoradaptation**

⟹

Die **Plexus choroidei** reagieren auf den abnorm hohen Liquor-pH mit einer *Verminderung ihres HCO_3^-*-Transports. Nach einigen Tagen wird dadurch der *Liquor-pH* bei weiter erniedrigtem arteriellen PCO_2 *normalisiert.* Im Ergebnis wirken die zentralen Chemorezeptoren dem peripher, über Senkung des arteriellen PO_2 ausgelösten gesteigerten Atemantrieb nicht mehr entgegen, so daß das **Atemminutenvolumen** (AMV) **vergrößert** werden kann. Die Atmungsregulation ist damit **höhenadaptiert.**

Höhenadaptation:

1. AMV ↑
2. Hämatokritanstieg ↑ (Erythropoetin ↑): Hb > 15 mg %
3. O_2-Dissoziationskurve rechtsverlagert (2,3 DPG ↑, kompensiert Bohr-Effekt bei PCO_2 ↓)
4. Liquor-pH normal (Liquor-HCO_3^- ↓)

Adaption vollzieht sich nicht nur in extremen Höhenlagen, sondern entsprechend dem **herrschenden PO_2**. Der geschilderte Vorgang verläuft im Rahmen des allgemeinen Prozesses der Höhenanpassung, der auch einen **Hämatokritanstieg** (Hk) und eine **Rechtsverlagerung der O_2**-Dissoziationskurve einschließt (Tab. 4-14). Der Hämatokritanstieg wird über die erhöhte *Erythropoetin-Sekretion* der Nieren (s. Kap. III/2) zustandegebracht. Der normale Hämoglobingehalt beträgt 15 g/100 ml. Er kann bei Andenbewohnern in ca. 5000 m Höhe auf 19 g/100 ml steigen. Infolge seiner erhöhten O_2-Bindungskapazität kann das Blut auch bei unvollständiger O_2-Sättigung des Hämoglobin eine ausreichende O_2-Menge transportieren (s. Abb. 4-26). Die Rechtsverschiebung der O_2-Bindungskurve ist Ergebnis der verstärkten **2,3 DPG-Bildung** in den Erythrozyten (s. Kap. IV/2.4.2.3). Die Rechtsverlagerung verbessert die O_2-Bindungsfähigkeit bei gesenktem PO_2 nicht, sondern erleichtert die O_2-Abgabe im Gewebe. Sie wirkt einer Linksverschiebung entgegen, die vom erniedrigten PCO_2 im Sinne des **Bohr-Effektes** ausgelöst wir. Die *Schwelle für diese Anpassungen liegt bei etwa 1600 m Höhe.* Daraus ergibt sich, daß eine ganze Anzahl von Großstadtbewohnern, z. B. in Mexico-City, Denver und Albuquerque, an oder oberhalb dieser Schwelle lebt.

Tab. 4-14: Höhenanpassung

Variable	Änderung	Zeitbedarf	Bemerkungen
Ventilation	↑	7–10 Tage	Antrieb geht von CO_2 auf O_2 über
Hämatokrit	↑	7 Tage	1. Plasmavolumen ↓ 2. Erythropoetinsekretion ↑
Blutviskosität	↑	2–7 Tage	Hämatokritanstieg ↑
HMV	↑	sofort	proportional dem herabgesetzten O_2-Gehalt des Blutes
P_{50} der O_2-Bindungskurve	↑	24 h	2,3 DPG-Bildung ↑ kompensiert die Linksverschiebung infolge pH-Anstiegs

- **Rückadaptation** nach Höhenaufenthalt: PO_2 ↑, PCO_2 ↑ → Hyperventilation → HCO_3^--Transport ↑ → Normoventilation

Nach dem Abstieg einer höhenadaptierten Person läuft der Adaptionsprozeß in umgekehrter Richtung. Der PO_2 steigt auf 100 mm Hg, der von den peripheren Chemorezeptoren herrührende Atemantrieb wird verringert, der arterielle PCO_2 steigt auf seinen normalen Wert und löst damit über die zentralen Chemorezeptoren solange eine Hyperventilation aus, bis die normale Pufferkapazität des Liquor durch vergrößerten HCO_3^--Transport der Plexus choroidei wiederhergestellt ist (Abb. 4-46).

3.4.1.3 Akute Azidose

3. Akute Azidose

Alle neben der Kohlensäure im Blut auftretenden Säuren werden *fixe Säuren* genannt, da sie im Gegensatz zur flüchtigen Kohlensäure nicht mit Hilfe der Atmung aus dem Körper gebracht werden können. Fixe Säuren dissoziieren im Plasma in H^+-Ionen und Anionen, die als *konjugierte Base* bezeichnet werden. Jede von fixen Säuren hervorgerufene Senkung des Plasma-pH nennt man **metabolische Azidose,** auch wenn die betreffende Säure nichtmetabolischer Herkunft ist. Im allgemeinen können konjugierte Basen die Blut-Hirn-Schranke nicht passieren. Die Atmung wird bei metabolischer Azidose trotzdem gesteigert, da ein erniedrigter pH die peripheren Chemorezeptoren reizt. Die dadurch erzeugte Erniedrigung des Plasma-PCO_2 wirkt der von fixen Säuren hervorgerufenen pH-Senkung entgegen.

- **fixe Säuren** verursachen **metabolische Azidosen**

Bei akuter metabolischer *Azidose* entwickelt sich wie bei akutem *Höhenaufstieg* ein **Konflikt zwischen zentralen und peripheren Chemorezeptoren**, der die Effektivität der respiratorischen Kompensation der Azidose mindert:
- bei Azidose bewirken die peripheren Chemorezeptoren eine *Vergrößerung der Atmung;*
- dadurch entwickelt sich ein PCO_2-Abfall, der eine *Normalisierung des arteriellen pH* verursacht, aber gleichzeitig eine *Alkalisierung des Liquor;*
- damit wirken die zentralen Chemorezeptoren der atmungssteigernden Wirkung der peripheren entgegen und *verhindern die vollständige Kompensation* der metabolischen Azidose.

- **akute metabolische Azidose wird respiratorisch nur teilkompensiert**

⇦

Bleibt die Azidose über mehrere Tage bestehen, wird sie also **chronisch,** kann die *pH-Änderung* im Liquor durch die Tätigkeit der Plexus choroidei *aufgehoben* werden. Mit Wegfall der zentral verursachten Hemmung können die peripheren Chemorezeptoren ihre volle Wirkung entfalten und die metabolische Azidose *kompensieren.*
Klinische Anwendung. Es gibt eine Anzahl krankhafter Zustände, bei denen sich saure Stoffwechselprodukte im Plasma ansammeln; die Atmungsreaktion wird unter solchen Bedingungen ein wichtiger Faktor für die Konstanthaltung des Blut-pH.

- **chronische metabolische Azidose:**
  - normalisierter Liquor-pH
  - kann respiratorisch vollständig kompensiert werden

Das Zusammenwirken von Atmung und Niere bei der Erhaltung des Säure-Basen-Gleichgewichts wird in Kap. V/2 beschrieben.

3.4.1.4 Erkrankungen der Atmungsorgane

4. Erkrankungen der Atmungsorgane

Klinische Anwendung. Der arterielle PCO_2 kann bei Lungenkrankheiten, Hirnstammläsionen oder medikamentös ausgelöster zentralnervöser Dämpfung *chronisch erhöht sein.* Wenn die alveoläre Ventilation abnimmt, steigt der arterielle PCO_2, damit sinkt der arterielle pH und gleichzeitig auch der arterielle PO_2 (Abb. 4-47). Alle genannten Änderungen stimulieren die Atmung.

- **Folgen chronischer Hyperkapnie und Hypoxämie:**
  - Adaption der zentralen Chemorezeptoren
  - Isohydrie durch H^+-Sekretion der Niere

Nach Ablauf einer ausreichend langen Zeit (s. o.) adaptieren die zentralen Chemorezeptoren, so daß die peripheren Chemorezeptoren den Hauptantrieb der Atmung erzeugen. Da verstärkte H^+-Ionensekretion der Nieren auch den Plasma-pH normalisiert, wird die **Hypoxie** schließlich zum *einzigen chemischen Antriebsfaktor* der Atmung.

⇦

Versucht man nun, die Hypoxie durch **O_2-Atmung** zu beeinflussen, kann der Atemantrieb unzureichend werden, so daß *Ateminsuffizienz bzw. -stillstand* eintreten und zum Tode führen. Patienten mit chronischer Hypoxie neigen auch unter *Narkose* vermehrt zu Atemstillständen, da die zentral depressive Wirkung vieler Narkotika die beschriebene Herabsetzung des Atemantriebs potenziert.

- **Atemstillstand als Narkosekomplikation bei chronischer Hypoxie**

3.5 Atmung bei Muskelarbeit (Arbeitshyperpnoe)

Arbeitshyperpnoe

Bei Beginn von Muskelarbeit wird die Atmung ebenso wie der Kreislauf *unverzögert* auf ein höheres Niveau verstellt. Dieser **Sofortverstellung** folgt eine **verzögerte** (Abb. 4-48), die im Verlauf von Minuten ein endgültiges Niveau des Atemzeitvolumens erreicht. Die Atmung wird vor allem auf Kosten des *inspratorischen Reservevolumens* (IRV) (s. Abb. 4-51) vertieft und beschleunigt. Die Atemform, d. h. der Ablauf jedes einzelnen Atemzuges, orientiert sich bei gegebenem Ventilationsbedarf nicht nur an der Atemmechanik, sondern auch an der ak-

AMV ↑ (Hub ↑, Frequenze ↑): Sofortreaktion
verzögerte Reaktion

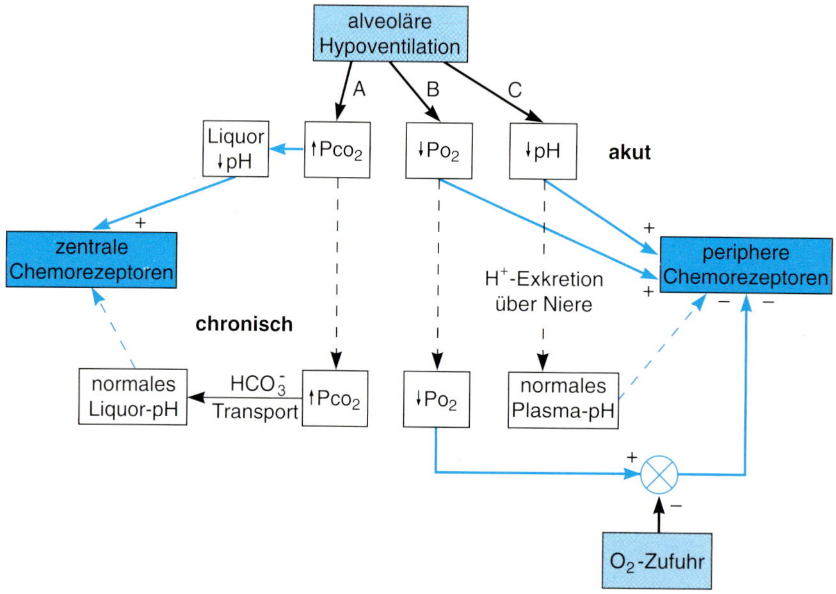

Abb. 4-47: Atmungsverhalten bei *akuter* und *chronischer Hypoventilation.* Akute Folge einer alveolären Hypoventilation (obere Hälfte) sind PCO_2-Anstieg (A), PO_2-Abfall (B) und pH-Erniedrigung (C), die über zentrale und periphere Chemorezeptoren erfaßt und mit Atmungsvergrößerungen beantwortet werden.
Bei chronischer Hypoventilation (untere Hälfte) erfolgen Anpassungen an die pH-Erniedrigung (Kompensation durch Nierentätigkeit) und PCO_2-Erhöhung (Anstieg der HCO_3^--Konzentration im Liquor), so daß die *PO_2-Erniedrigung zum wichtigsten chemischen Atemantrieb* wird. In dieser Situation kann O_2-Zugabe zur Einatmungsluft zu *gefährlicher Atmungshemmung* führen

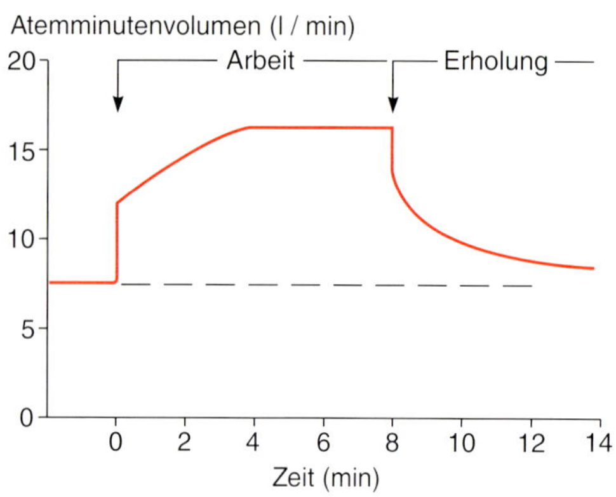

Abb. 4-48: Zeitverlauf des Atemminutenvolumens bei sprungförmig begonnener und beendeter *Ergometerbelastung* gleichbleibender Intensität. Sowohl nach dem Start als auch nach dem Stop der Belastung sind *3 Phasen im Ventilationsverhalten* unterscheidbar: I. unverzögerte *Sofortreaktion*, II. Phase *langsamer Änderung*, III. *stationärer Zustand.* Die Amplituden der Sofortreaktion sind bei Start und Stop nicht gleichgroß. Der relative Anteil der Sofortreaktion an der Gesamtverstellung ist bei geringer Belastung am höchsten

zeitliche Koordination von Atem-, Rumpf- und Extremitätenbewegung

PCO_2, PO_2 und pH weichen kaum vom Ruhewert ab
→**keine** vorwiegend chemische Regulation

- **Verlagerung der Antwortkurven bei Arbeit**

tuellen motorischen Gesamtsituation: Rumpf-, Extremitäten- und Atembewegung werden **zeitlich koordiniert.** Die Größe des im stationären Zustand erreichten Atemminutenvolumens ist von der Energieumsatzrate abhängig (s.a. Abb. 4-49). Es kann ein Anstieg der Ventilation auf den 10- bis 15fachen Ruhewert erreicht werden. Die atmungswirksamen blutchemischen Faktoren **PCO_2, PO_2, pH** bleiben bei leichter Arbeit **unverändert,** bei schwerer Arbeit treten geringe Abweichungen auf (Abb. 4-49). Auf keinen Fall wird also die *Arbeitshyperpnoe* vorwiegend „chemisch" ausgelöst. Das Ausmaß ‚nichtchemischer' Einflüsse auf die Atmungssteuerung wird quantitativ darstellbar, wenn man während einer Arbeitsbelastung CO_2-, O_2- oder pH-**Antwortkurven** registriert: Sie sind gegenüber dem Ruhezustand zu *höheren Atemzeitvolumina (AMV) verschoben* (Abb. 4-48), wobei die Verschiebung mit der Belastung korreliert.
Die **Anwortkurvenverlagerung** läßt sich als Anpassung der chemischen Atmungsregulation an die bei Arbeit erhöhte Kreislaufleistung interpretieren: Die gleiche PCO_2-, PO_2- oder pH-

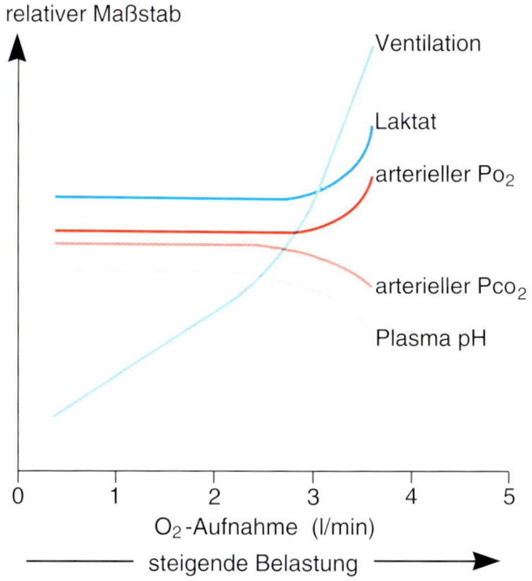

Abb. 4-49:
Atemminutenvolumen, Blutgas-Partialdrücke, Blut-pH und Milchsäurespiegel bei steigender Belastung durch Muskelarbeit, bzw. steigender O_2-Aufnahme. Der Übergang zu *anaerober Energiefreisetzung* wird am Abknicken der Kurven deutlich

Änderung im Blut muß seitens der Atmung umso stärker beantwortet werden, je größer das **Herzminutenvolumen** (HMV) ist, denn die *homöostatische Wirkung* der Atmung ist nur dann möglich, wenn die *funktionell ‚in Reihe‘* liegenden Transportsysteme Kreislauf und Atmung zu jeder Zeit **gleiche Transportleistungen** realisieren. Da die Gastransportkapazität des Kreislaufs sowohl durch ein verändertes **HMV**, als auch eine veränderte **Utilisation** variiert werden kann, muß die Atmungssteuerung beide Faktoren ‚kennen‘.

- **Beziehung zwischen HMV und AMV**
- **steuernder Einfluß der Kreislauf- auf die Atmungsregulation**

Argumente für eine *Kreislaufabhängigkeit der Atmungssteuerung* ergeben sich auch aus folgenden Befunden:
- bei **stoffwechselunabhängig ausgelöster** Kreislaufänderung, z.B. experimentellem arterio-venösem Kurzschluß oder orthostatischer Belastung werden die Antwortkurven in Korrelation zur Kreislaufreaktion verlagert;
- die Atmung ist bei Manipulation von **Pressorezeptoren** gleichsinnig zum Kreislauf beeinflußt;
- die enge topographische Nachbarschaft von kreislauf- und atmungssteuernden Hirnstammgebieten legt auch eine enge funktionelle Beziehung nahe.

Setzt man voraus, daß der Aktivitätszustand der Kreislauf- der Atmungssteuerung mitgeteilt wird, vollzieht sich die Atmungseinstellung über eine *nicht rückgekoppelte kreislaufbezogene Steuerung (feed forward).*
Auf deren Basis wird die mit *rückgekoppelten* Größen *(feed back)* arbeitende **chemische Atmungsregulation** wirksam, die **PCO_2, PO_2 und pH** des Plasmas konstant hält.
Der in Abb. 4-48 dargestellte **Zeitverlauf** der Atmungseinstellung bei sprungförmig einsetzender Belastung ist dann so zu interpretieren:
- Die *Sofortreaktion* für Kreislauf und Atmung wird durch **Mitinnervation** der kardio-respiratorischen Zentren bei skelettmotorischer Aktivierung ausgelöst. Dies entspricht dem regelungstechnischen Prinzip einer **Störgrößenaufschaltung.**
- Auf dieser Basis setzt die von Rückkopplungen abhängige Feineinstellung ein: **Gewebsfaktoren** regeln die lokale Gefäßweite und damit den peripheren Widerstand. An diesen wird das **HMV** reflektorisch (Pressoreflexe!) angepaßt.
- Die Atmung wird während jeder Phase in Korrelation mit dem *Kreislauf gesteuert* und reagiert auf Abweichungen von PCO_2, PO_2 oder pH **zusätzlich** mit Hilfe der **chemischen Atmungsregelung**.

feed forward- und **feed back-** Steuerung der Atmung

Mitinnervation der kardio-respiratorischen Zentren bei Auslösung motorischer Aktivitäten

⇦

Bei der *zentralnervösen Umsetzung* des mit Kreislaufzustand und Blutfaktoren festgelegten Antriebes in ein Dauer und Tiefe der Atemzüge bestimmendes *Atemmuster* spielen schließlich noch propriozeptiv ermittelte atemmechanische Faktoren und die Einordnung des Atemablaufs in die gesamtmotorische Situation eine Rolle.
Wird die Leistungsfähigkeit des kardio-respiratorischen Systems überfordert – limitierend ist immer die Kreislaufleistung – so erfolgt ein Übergang zu **anaerobem Energieumsatz,** der zu *Ermüdung* und schließlich Abbruch der Muskeltätigkeit führt. Die unter aneroben Bedingungen freigesetzte *Milchsäure* verursacht einen pH-Abfall im Blut, der respiratorisch kompensiert wird (s. Kap. IV/3.4.1.3): Abfall von PCO_2 und HCO_3^- bei gesteigerter Atmung. Der arterielle PO_2 bleibt annähernd konstant.

‚Atemmuster‘: atemmechanische und gesamtmotorische Einflüsse

Fragen

Wiederholungsfragen:
1. Welche Rolle spielen die Plexus choroidei bei der Höhenanpassung?
2. In welchen Situationen kann die Adaption der zentralen Chemorezeptoren gefährliche Konsequenzen haben?
3. Welche Sachverhalte sprechen für die Aufschaltung nicht rückgekoppelter Steuergrößen (feed forward) auf die chemische Atmungsregelung bei Muskelarbeit?

3.6 Zusammenfassung

• Bei **Ruheatmung** kommt die *Inspiration* hauptsächlich durch Zwerchfellkontraktion zustande, die *Exspiration* erfolgt passiv. Bei **wachsendem Atemantrieb** wird die *Inspiration* zunehmend von den *Mm. intercostales interni* sowie *Bauchmuskeln* unterstützt.
• Für die rhythmische Ansteuerung der respiratorischen Motoneurone sind in- bzw. exspiratorisch aktive **Neurone der Medulla oblongota** unmittelbar verantwortlich, die ihrerseits von **höheren Zentren,** insbesondere pontinen Neuronenpopulationen *(pneumotaktisches* und *apneustisches Zentrum)* beeinflußt werden.
• Der **Atemantrieb** bestimmt das Atemzeitvolumen. Dauer und Tiefe jedes Atemzugs werden, außer vom Antrieb, von der **Atemmechanik** und der **skelettmotorischen Gesamtsituation** bestimmt. Zur Bildung des ‚Antriebs' werden eine ganze Anzahl nervöser Signale integriert: Wesentliche Afferenzen stammen von *zentralen* und *peripheren Chemorezeptoren* sowie von *Propriozeptoren.* Einflüsse von *Kreislauf-* und *motorischer Steuerung* werden zentralnervös vermittelt, ebenso *thermoregulatorische* und *willkürliche* Einflüsse, z.B. beim Sprechen!
• Unter *Ruhebedingungen* haben die **zentralen Chemorezeptoren,** die den *Liquor-pH* erfassen, wesentlichen Einfluß auf den Atemantrieb. Der Liquor-pH wird (im Zeitintervall von Minuten bis Stunden) vom arteriellen PCO_2 bestimmt.
• Die **peripheren Chemorezeptoren** des Karotissinus und Aortenbogens, die den arteriellen PO_2 und pH und damit indirekt den PCO_2 überwachen, haben unter normalen Bedingungen nur geringeren Einfluß. **Bedeutungsvoll werden sie bei** *Hypoxie* und Störungen des *Säure-Basen-Gleichgewichts.*
• Bei *schnellem Aufstieg* in große Höhen, *akuter metabolischer Azidose* und *pathologischer Lungenfunktion* kann die synergistische, sich **gegenseitig verstärkende Wirkung der zentralen und peripheren Chemorezeptoren** vorübergehend gegensinnig werden. Die **Gegenwirkung** wird im Laufe von Tagen durch die Fähigkeit der *Plexus choroidei* verringert, den *Liquor-pH* bei fortbestehender PCO_2-Abweichung zu korrigieren.
• Die **Arbeitshyperpnoe** wird nicht über die blutgas- bzw. pH-abhängige *'chemische' Atmungsregulation* eingestellt, da diese Faktoren unverändert bleiben. Man geht von **nicht rückgekoppelten Steuerwirkungen (‚feed forward')** aus, die die chemische Atmungsregulation auf die aktuelle Kreislaufleistung einstellen. **Schnelle Kreislauf- und Atmungsreaktionen** bei Beginn und Beendigung einer Muskeltätigkeit werden an die **motorische Steuerung gekoppelt** ausgelöst *(Mitinnervation).*

3.7 Übungsfragen

1. Beschreiben Sie das Erregungsmuster des N. phrenicus während In- und Exspiration für Ruheatmung. Wie ändert sich dieses Muster bei steigendem Atembedarf? Wie ändert sich die Innervation der Mm. intercostales interni et externi unter den gleichen Bedingungen?
2. Wo befinden sich periphere Chemorezeptoren? Auf welche Faktoren sprechen sie an? Wie groß ist ihr Einfluß auf den Atemantrieb unter normalen Bedingungen?
3. Was ist über die Lokalisation der zentralen Chemorezeptoren bekannt? Auf welchen Faktor sprechen sie an? Wie groß ist ihr Einfluß auf den Atemantrieb unter normalen Bedingungen?
4. PCO_2- und PO_2-Antwortkurve verlaufen unterschiedlich. Welche Beziehung besteht für den normalen Arbeitsbereich um $PO_2 = 100$ mm Hg; $PCO_2 = 40$ mm Hg zwischen der Atemantwort auf eine Partialdruckänderung und den Transportbedingungen für die beiden Gase im Blut?
5. Wie unterscheiden sich die Atemantworten auf Änderungen des Liquor-pH und des arteriellen PO_2 voneinander?
6. Nach dem Ersteigen eines 4000 m-Gipfels empfinden die meisten Personen extreme Müdigkeit. Begründen Sie diesen Zustand mit dem Blutgasstatus in 4000 m Höhe und der Reaktion der zentralen und peripheren Chemorezeptoren!
7. Eine Normalperson habe einen arteriellen PO_2 von 50 mmHg, einen PCO_2 von 40 mm Hg und einen pH von 7.4. Beschreiben Sie deren Atmungsverhalten! Welche Chemorezeptoren sind hauptverantwortlich für die Atmungsreaktion?
8. Eine Normalperson habe einen arteriellen PO_2 von 100 mm Hg, einen PCO_2 von 40 mm Hg und einen pH von 7.2. Beschreiben Sie deren Atmungsverhalten! Welche Chemorezeptoren sind hauptverantwortlich für die Atmungsreaktion?
9. Eine Normalperson habe einen arteriellen PO_2 von 100 mm Hg, einen PCO2 von 45 mm Hg und einen pH von 7.4. Beschreiben Sie deren Atmungsverhalten! Welche Chemorezeptoren sind hauptverantwortlich für die Atmungsreaktion?
10. Bei einem Versuchstier werden beide Nn. vagi durchschnitten. Welche unmittelbar eintretende Änderung des Atemhubes ist zu beobachten? Erwarten Sie, daß sich die alveoläre Ventilation mehrere Minuten nach Vagusdurchschneidung vom Ausgangswert unterscheidet? Begründen Sie Ihre Auffassung! Welche Rückkopplung wird durch Vagotomie unterbrochen? Welche Rückkopplungen bleiben intakt?

3.8 Klinische Physiologie: Schlafapnoe, plötzlicher Kindstod, Atemdepression

Einige Erwachsene und Kinder unterbrechen im Schlaf periodisch ihre Atmung für wenige Minuten. Man bezeichnet dieses Phänomen als **Schlafapnoe.** Im Schlaf ist die Empfindlichkeit gegenüber CO_2 herabgesetzt (s.a. Abb. 4-39), so daß sich der arterielle PCO_2 etwas erhöht. Bei Personen, die an Schlafapnoe leiden, ist die Sensibilitätsverminderung zeitweise offenbar so erheblich, daß ein Atemstillstand ausgelöst wird. Nach dem Atemstillstand entwickeln sich Hy-

perkapnie und Hypoxie, die sich bezüglich ihrer Atemantriebswirkung gegenseitig verstärken (s. Abb. 4-45), so daß die Atmung wieder in Gang kommt. Bei Kindern kann diese Apnoe in seltenen Fällen zum Tode führen.
Schlafapnoe soll eine der Hauptursachen für den unerklärten **plötzlichen Kindstod** im Schlaf sein (sudden infant death syndrome: *SIDS*). Frühgeborene reagieren im Gegensatz zu Erwachsenen und reifen Neugeborenen auf Hypoxie mit einer Atemdepression, insbesondere bei gleichzeitiger Abkühlung. SIDS-Opfer erscheinen äußerlich gesund, es existieren jedoch postmortale Hinweise auf geringfügige respiratorische oder metabolische Besonderheiten. Viele SIDS-Opfer weisen *vergrößerte Glomuskörperchen* auf, in manchen Fällen persistieren *braune Fettgewebsdepots*. Braunes Fettgewebe spielt in der Thermoregulation Neugeborener eine physiologische Rolle (s. Kap. VII/1), es verschwindet bei älteren Kindern. Die Umgebungsuntersuchungen von SIDS-Opfern haben offenbart, daß eine *familiäre Disposition* zu herabgesetzter PCO_2- und PO_2-Antwort besteht:

So liegt die Vermutung nahe, daß SIDS-Opfer eine Verminderung der normaler PCO_2-Antwort und auch ein Fehlen deren hypoxiebedingter Verstärkung aufweisen. Infolgedessen könnte sich ein *Circulus vitiosus* ausbilden, bei dem schlafbedingte Depression der CO_2-Antwort Apnoe auslöst und die damit verbundene Hypoxie die Depression vertieft.

Zentralnervös depressiv wirkende Medikamente, wie *Narkotika, Opiate* und *Barbiturate*, auch *Alkohol*, vermindern die Empfindlichkeit gegenüber PCO_2. **Atemdepression** ist die übliche Todesursache bei Überdosierung dieser Mittel. Sie sollten mit besonderer Vorsicht bei Patienten mit möglicherweise erniedrigtem Atemantrieb, z. B. bei chronischen Lungenkrankheiten, eingesetzt werden. Die Empfindlichkeit des Atemzentrums gegenüber Opiaten legt nahe, daß endogen gebildete Morphine *(Endorphine*, s. Kap. II/2) an der Änderung der Empfindlichkeit der chemischen Atmungsregulation beteiligt sind. Falls dies zutrifft, könnten Stoffe, die Opiatrezeptoren blockieren, erfolgversprechend bei der Behandlung der Schlafapnoe angewandt werden.

4 Physiologische Aspekte der körperlichen Arbeit

S. Waurick

Arbeitsphysiologie

4.1 Was ist Arbeitsphysiologie?

Was ist Arbeitsphysiologie?

- **Arbeit** als Tätigkeit der Skelettmuskulatur

Arbeit ist im hier gemeinten Sinn jede Art der Betätigung der Skelettmuskulatur, unabhängig davon, ob sie mit alltäglicher, beruflicher oder sportlicher Zielsetzung erfolgt. Jede Arbeit, insbesondere langzeitige und schwere, beansprucht in umfangreicher Weise die homöostatischen Systeme des Organismus.

- **Arbeitsphysiologie**:
  1. kurzzeitige Belastungen
  2. langfristige Belastungen (Training)

Arbeitsphysiologie beschäftigt sich sowohl mit *homöostatischen Systemen* des Organismus und deren Reaktion auf **kurzzeitige** Belastungen, als auch mit Struktur und Biochemie von *Skelettmuskulatur, Kreislauf* und *Atmung* und deren **langfristiger** Anpassung an wiederholte Belastungen z. B. im Training. Das vorliegende Kapitel verfolgt auch das Ziel, Skelettmotorik, kardiovaskuläres System und Atmung, die in den Abschnitten II, III und IV dargestellt sind, in ihrem natürlichen Zusammenwirken zu betrachten. Die Konsequenzen der Muskelarbeit für den Verdauungsapparat, das endokrine System und die Nierentätigkeit, die ihre ausführliche Einzeldarstellung erst in nachfolgenden Kapiteln erfahren, werden nur teilweise erwähnt. Tab. 4-15 verschafft einen summarischen Überblick.

4.2 Energiequellen der arbeitenden Skelettmuskulatur

Energiequellen der Skelettmuskulatur

- **Typ I-Fasern** (oxidativ): **aerobe Energiefreisetzung**
  - langzeitige Beanspruchung
  - mäßige Kraftentwicklung
  - langsamer Zukkungsverlauf
- **Typ II-Fasern** (glykolytisch): **anaerobe Energiefreisetzung**
  - kurzzeitige Beanspruchung

Wie bekannt, kann ATP bei den Phosphorylierungsschritten der Glykolyse schnell, jedoch unökonomisch gewonnen werden. Ökonomischer ist die an den Krebszyklus gekoppelte **aerobe** Energiefreisetzung. Wie Kap. II/6 ausführlich beschreibt, sind die Skelettmuskelfasern in Fasertypen zu differenzieren, die einen unterschiedlichen Spezialisierungsgrad besitzen,

- entweder für **kurzzeitige Kontraktionen mit hoher Kraft** *(Typ II)* oder
- für **langzeitige mit geringerer Kraft** *(Typ I)*

Den höchsten Spezialisierungsgrad für *kurzzeitige Kontraktionen* weisen die glykolytisch wirksamen, *schnellzuckenden, (fast-twitch)* Fasern vom Typ IIB auf, die nur wenige Mitochondrien besitzen und auf **anaeroben** Stoffwechsel angewiesen sind. Das entgegengesetzte Extrem stellen *langsamzuckende,* **oxidativ** wirksame *(slow-twitch) Typ I-Fasern* dar, die bei geringer Ermüdbarkeit langsamer und schwächer als die übrigen Typ I-Fasern kontrahieren. Schnelle aerobe Fasern vom Typ IIA stehen zwischen diesen beiden Extremen.

- hohe Kraftentwicklung
- schneller Zukkungsverlauf

- **Fasertyp-Zusammensetzung:** für jeden Skelettmuskel genetisch fixiert
- **Muskelbiopsiebefunde** bei Spitzenathleten: auffällige Faserverteilung

Jeder einzelne Muskel ist ein Gemisch von glykolytischen und oxidativen Fasern, wobei die Art der Mischung der normalen Funktion des betreffenden Muskels entspricht. So enthalten Hals- und Rückenmuskeln vorwiegend oxidative Fasern, die Flexoren der oberen Extremität hingegen glykolytische. Man nimmt an, daß die Zahl schneller und langsamer Muskelfasern in einem bestimmten Muskel eine individuell feststehende Größe ist, die sich mit der ontogenetischen Entwicklung der Muskelinnervation eingestellt hat (s. Kap. II/6). Sowohl die Gesamtfaserzahl in einem bestimmten Muskel, als auch die Fasertypverteilung sind wahrscheinlich im hohen Maße **genetisch fixiert** und wenig abhängig von Training und Geschlecht.
Klinische Anwendung. Muskelbiopsiebefunde von Spitzenathleten, sowohl bei Kraft-, als auch Ausdauersportarten, weisen auf *ungewöhnliche Faserverteilungen* hin. Die Kontraktionsfähigkeit und bis zu einem gewissen Grade auch die Stoffwechseleigenschaften der Skelettmuskelfasern sind durch Training beeinflußbar, wie weiter unten dargelegt wird.

Energieumsatz bei Arbeit
Kurz- u. langzeitige Belastungen

4.3 Energieumsatz bei Arbeit

4.3.1 Kurzzeitige und langzeitige Belastungen

Energiequellen:
- **kurzzeitig:**
  - ATP
  - KP
- **langzeitig:**
  - aerobe Phosphorylierung
  - anaerobe Glykolyse

Die direkte Energiequelle für Muskelkontraktionen ist der intrazelluläre Vorrat an **energiereichen Phosphaten:** *ATP*, und *Kreatinphosphat (KP)*. Dieser Vorrat reicht nur für kurzzeitige Belastungen, z.B. für einen Sprint von 5–10 s Dauer, 1min Gehen oder das Heben eines

Tab. 4-15: Physiologische Veränderungen bei Arbeit

Organsystem	beteiligte Faktoren	Ergebnis
1. Herz-Kreislauf-System		
• Herzfrequenz ↑, Kontraktilität ↑	Sympathikustonus ↑, Vagustonus ↓	HMV ↑
• Vasodilatation in aktiver Muskulatur	lokale Vasodilatatoren, β-adrenerge Adrenalinwirkung	Perfusion aktiver Muskeln, ↑ peripherer Widerstand (TPR) ↓
• Vasokonstriktion in Magen-Darm-Kanal, Niere	(α-adrenerger) sympathischer Einfluß auf Blutgefäße ↑	Blutdruckstabilisierung, Blutverteilungsänderung, Blutverteilung zugunsten aktiver Muskeln
• venöser Rückstrom ↑	TPR ↓ Venenkostriktion, Atem- u. Muskelpumpe aktiv	HMV ↑
2. Atmung		
• Hub und Frequenz ↑	nervöser Atemantrieb ↑	Gaswechsel ↑
• Diffusionskapazität ↑	Lungenperfusion ↑	Gasaustausch ↑
3. Endokrinium		
• Adrenalin- und Noradrenalinspiegel ↑	Sympathikustonus ↑	Glykogen- u. Fettabbau ↑
• Kortisolspiegel ↑	ACTH-Ausschüttung ↑ (Hypothalamus)	Glykogen- u. Fettabbau ↑
• Insulinspiegel ↓	Sympathikuswirkung auf endokrines Pankreas	Glykogenbildung aus Glykose ↓
• Glucagonspiegel ↑	Sympathikuswirkung auf endokrines Pankreas	Glykogen- u. Fettabbau ì
4. Thermoregulation		
• Kerntemperatur ↑	zentrale Sollwertverstellung	Energieumsatz ↑ O_2-Abgabe des Hb ↑
• Hautdurchblutung ↑	sympathische Innervation	Wärmeabgabe ↑
• Schweißbildung ↑	sympathische Innervation	Wärmeabgabe ↑

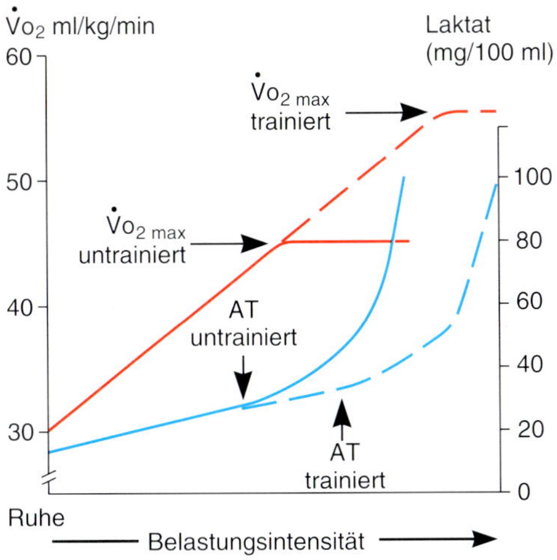

Abb. 4-50: O_2-Aufnahme (*rote* Kurve) und *Milchsäurespiegel* im Blut (*blaue* Kurve) als Funktion der Belastung bei Muskeltätigkeit. Werden Belastungsstufen mit mehr als 50% der maximalen O_2-Aufnahme ($\dot{V}O_2$ max.) erreicht, beginnt der Milchsäurespiegel exponentiell zu steigen. Die *anaerobe Schwelle (AT)* ist überschritten.
Bei ausdauertrainierten Personen (*gestrichelte* Kurven) liegen $\dot{V}O_2$ max. und *AT* höher als bei untrainierten

mittleren Gewichts. Darüber hinausreichende Leistungen erfordern den kontinuierlichen Ersatz der verbrauchten energiereichen Phosphate durch anaerobe Glykolyse oder aerobe Phosphorylierung.

Während kurzzeitiger hoher Arbeitsbelastung ist der Stoffwechsel glykolytischer Fasern so gut wie unabhängig von dem des übrigen Organismus, da diese Fasern keine O_2-Zufuhr benötigen und über große **innere Glykogenvorräte** verfügen. Im Gegensatz zu glykolytischen Fasern sind oxidative ständig vom Blutkreislauf abhängig, der sie mit Glukose, anderen Energieträgern und Sauerstoff versorgen muß. Dieser Unterschied in der **Kreislaufabhängigkeit** spiegelt sich in der *Anzahl von Kapillaren* wider, über die jeder Fasertyp verfügt (s. Tab. 4-17, S. 408).

- **stärkere Kapillarisierung** und Perfusion aerober Muskeln

Der **Glykogenvorrat** eines Muskels begrenzt die Dauer seiner Höchstleistung, da der Kreislauf außerstande ist, den für Höchstleistungen erforderlichen Glukoseverbrauch schnell genug zu ersetzen. Die Erschöpfung der Glykogenvorräte im Muskel äußert sich im

- **dramatischen Abfall** der Leistung und
- subjektiven **Gefühl der Erschöpfung:** Sie wird als **„toter Punkt"** empfunden.

- **Glykogenvorrat – begrenzt Höchstleistungsdauer**

⇦

4.3.2 Glykogenaufladung, Milchsäurebildung

Glykogenaufladung

Glykogenaufladung ist eine im Leistungssport entwickelte Verfahrensweise, mit der eine zeitlich begrenzte, aber signifikante Erhöhung der Glykogenvorräte sowohl in schnellen als auch langsamen Muskelfasern erreicht werden kann. Sie beruht auf der Beobachtung, daß Kohlenhydratverlust die Fähigkeit des Muskels zur Aufnahme und Speicherung von Glukose verbessert.

Klinische Anwendung. Demzufolge werden Athleten in der Wettkampfvorbereitung 2–3 Tage vor dem Einsatz, bei gleichzeitiger Unterbrechung ihres Intensivtrainings, auf kohlenhydratreiche Diät umgestellt. Der Glykogengehalt der Muskeln steigt um mehr als das Doppelte im Vergleich zur alleinigen Hypertrophie. Eine Verdopplung der Glykogenvorräte kann die maximal mögliche Dauer einer Leistung um bis zu 50% verlängern.

Methode zur zeitlich begrenzten Erhöhung der Leistungsdauer
- 2–3 d vor Wettkampf →**kohlenhydratreiche Nahrung** →Muskelglykogen ↑

Die **Milchsäurebildung** steigt mit der Intensität der Belastung. Der Anstieg erfolgt aber wesentlich steiler, wenn die abgeforderte Leistung eine Höhe überschreitet, bei der etwa die Hälfte der maximal möglichen O_2-Aufnahme in Anspruch genommen wird (Abb. 4-50). Die Belastungsstufe, die das schnelle Anwachsen der Milchsäurebildung auslöst, ist die *anaerobe Schwelle.* Der *maximal erreichbare Milchsäurespiegel* im Blut ist ein Maß für die individuell unterschiedliche Fähigkeit, kurzdauernd hohe Muskelleistungen zu vollbringen. Athleten, deren Sportart diese Befähigung voraussetzt (z. B. 400 m Lauf), können sehr hohe Milchsäurespiegel erreichen, während Untrainierte oder in Ausdauersportarten Trainierte nur niedrige oder mittlere Werte erreichen.

Milchsäurebildung
- korreliert mit Belastung
- **anaerobe Schwelle:** sprunghafter Milchsäureanstieg
- **max. Milchsäurespiegel:** Maß für hohe Kurzzeitleistung

- **Milchsäureelimination:**
  - Glukosebildung (Cori-Zyklus)
  - Pyruvat →CO_2 + H_2O

Ein Teil der in glykolytischen Fasern erzeugten Milchsäure kann über den *Cori-Zyklus* (s. Kap. II/6) wieder zu *Glukose* aufgebaut werden, der Rest wird in *Pyruvat* umgesetzt und in Zellen mit aerober Energiefreisetzung, wie oxidativen Skelettmuskelfasern und Herzmuskel zu *CO_2* und *Wasser* abgebaut. So ist von einem allgemeineren, den Gesamtorganismus berücksichtigenden Standpunkt gesehen, Milchsäure ein Intermediärprodukt des Stoffwechsels und nicht nur Endprodukt der glykolytischen Muskelkontraktion: letztlich wird auch diese Leistung vom aeroben Energieumsatz getragen.

Energieumsatzrate

4.3.3 Energieumsatzrate, energetisches Äquivalent, Grundumsatz

- **O_2-Aufnahme** kann um den Faktor 50 ansteigen

Der für eine bestimmte Leistung erforderliche Energieaufwand kann über die zugehörige O_2-Aufnahme ermittelt werden, die die O_2-Mehraufnahme während und unmittelbar nach Beendigung der Arbeit, den Ausgleich der **O_2-Schuld** (s. Kap. II/6) einschließt. Der **Gesamtenergieaufwand,** d.i. *Energieumsatz = Grundumsatz + Leistungszuwachs,* (s.u.) einer Standardperson von 70 kg bei unterschiedlichen Aktivitäten ist in Tab. 4-16 dargestellt. Es soll hervorgehoben werden, daß der Energiebedarf bei schwerer Dauerbelastung wie Marathonlauf auf etwa das 13fache, bei kurzdauernder Höchstbelastung, etwa dem 100 m Lauf, auf das 50fache des Ruhebedarfs ansteigt.

- **Anteile am Arbeitsumsatz:**
  - Kohlenhydrate, Fette 90%
  - Eiweiße 10%
- **Verfügbarkeit** der
  - Kohlenhydrate kurzfristig
  - Fette verzögert, langfristig

Kohlenhydrate und **Fette** sind die Hauptenergiequellen für Muskelarbeit; der **Eiweißumsatz** hat nur einen Anteil von etwa 10% am Gesamtenergieumsatz. Die *Kohlenhydratspeicher* sind Muskelzellen und Leber. Der Kohlenhydratstoffwechsel ist mit 40% am Gesamtenergieumsatz beteiligt, bei maximaler körperlicher Belastung steigt dieser Anteil auf 75–80%. Bei langdauernder Arbeit übernimmt der Fettstoffwechsel einen größeren Anteil am Gesamtumsatz. Fett wird in Depots gespeichert, die an Muskelzellen angrenzen, im Muskel selbst und an anderen Körperstellen. Das bei fortgesetzter schwerer Arbeit verbrauchte Eiweiß stammt aus den Muskelzellen selbst. Der Ersatz in Anspruch genommener Energieträger vollzieht sich in der jeder Belastung folgenden Erholungszeit.

kalorisches oder energetisches Äquivalent für O_2-Verbrauch ⇨

- Bei reinem *Kohlenhydratumsatz* beträgt die bei Verbrauch von 1 l O_2 freigesetzte Energiemenge, das **kalorische oder energetische Äquivalent**, *5,1 kcal* (21 kJ), bei *Eiweißumsatz 4,5 kcal* (19 kJ), bei reinem *Fettumsatz 4,71 kcal* (20 kJ).
- Bei der – normalerweise stattfindenden – gleichzeitigen inanspruchnahme aller 3 Substrate gilt ein ‚gemischtes' kalorisches Äquivalent von *5 kcal/l O_2 (21 kJ/l O_2).*

- **indirekte Kalorimetrie**

Die Ermittlung der Energieumsatzrate aus dem O_2-Verbrauch mit Hilfe des geltenden kalorischen Äquivalents heißt *indirekte Kalorimetrie.* Die Feststellung der Anteile von Kohlenhydraten, Fetten und Eiweißen am Gesamtenergieumsatz in einer zu untersuchenden Situation und damit die Festlegung des geltenden kalorischen Äquivalents stützt sich auf die Messung der Stickstoffausscheidung im Harn und die Bewertung des Verhältnisses von abgegebener Kohlensäure zu aufgenommenem Sauerstoff, des *respiratorischen Quotienten = RQ.* Aus der ausgeschiedenen Stickstoffmenge läßt sich mit dem sog. *Kjeldahl-Faktor* 6,25, da Eiweiße 16% Stickstoff enthalten, die umgesetzte Eiweißmenge errechnen. Der RQ hat, wie die Stöchiometrie zeigt, einen Wert von 1,0 bei Kohlenhydratumsatz und von 0,7 bei reinem Fettumsatz.

- **RQ, Kjeldahlfaktor**

Gesamtumsatz = Grundumsatz + Tätigkeitszuwachs

Der unter *Standardbedingungen* (Ruhe, 12stündige Nüchternheit, indifferente Umgebungstemperatur = 28° C, unbekleidet) meßbare Mindestumsatz heißt **Grundumsatz**. Jede durch Abweichung von diesen Bedingungen erzeugte Umsatzsteigerung heißt **Tätigkeitszuwachs.**

Tab. 4-16: Energieumsatz einer 70 kg-Standardperson bei unterschiedlichen Aktivitäten

Tätigkeit	Umsatz (kcal/min)
Schlafen	1.21
Sitzen	1.67
Stehen	1.83
Hausarbeit, Büroarbeit	2.5
Radfahren (9 km/h)	3.17
Gehen mit 15 kg Gepäck	4.83
Laufen (10 km/h)	12.00
Marathonlauf	16.5
Sprint (25 km/h)	65.17

4.4 Endokrine Antworten

Die Nebennieren bilden *Adrenalin* und *Kortisol*, die den Abbau von Fett und Glykogen erhöhen. Mit der Muskeltätigkeit steigt, ausgelöst von erhöhtem Sympathikustonus, der *Katecholaminspiegel* im Plasma. Der erhöhte Adrenalinspiegel und eine verstärkte Freisetzung von Noradrenalin durch sympathische Innervation von Leber und Fettgewebe fördern die *Mobilisierung von gespeicherten Lipiden und Glykogen*. Adrenalin vergrößert den Glykogenabbau auch im Muskel und hemmt die Neubildung (s. Kap. VII/1).

Dem Anstieg der sympathischen Aktivität folgt innerhalb weniger Minuten eine verstärkte Abgabe von **ACTH**, das die *Kortisolabgabe* stimuliert. **Kortisol** erhöht die Leistungsfähigkeit. Ein ausreichender Kortisolspiegel ist Voraussetzung für die volle Wirksamkeit von Adrenalin und Noradrenalin.

Die Pankreashormone *Insulin* und *Glukagon* haben gegensätzliche Wirkungen auf den Fett- und Glykogenstoffwechsel (s. Kap. VII/1). Muskeltätigkeit hemmt die Insulinsekretion und verstärkt die Glukagonabgabe, wahrscheinlich infolge erhöhter sympathischer Innervation der Langerhans-Inseln. Demzufolge müssen arbeitende Muskeln die Glukoseverwertung bei erniedrigtem Insulinspiegel vollziehen.
Klinische Anwendung. Da die Insulinrezeptoren der Muskulatur durch Arbeit aktiviert werden, kann Muskeltätigkeit die bei Diabetes mellitus erforderliche Insulingabe verringern. Die körperliche Aktivität zu fördern, ist ein wesentliches Therapieprinzip bei Diabetespatienten. Die verstärkte Glukagonsekretion bewirkt gleichsinnig mit der Adrenalin- und Kortisolabgabe eine Freisetzung energiereicher Substrate aus ihren Speichern.

Endokrine Antworten

- **Muskeltätigkeit** erhöht Spiegel von:
  - **Adrenalin**
  - **Noradrenalin**
    Katecholamine mobilisieren Glykogen, Lipide
  - **ACTH, Kortisol**

- Muskeltätigkeit vermindert Insulinspiegel
  - verstärkt Glukagonabgabe
- insulinsparende Wirkung von Muskeltätigkeit, z. B. bei Diabetikern

4.5 Sauerstoffaufnahme und Atmung

Dem Stoffwechselbedarf eines Erwachsenen in körperlicher *Ruhe* entspricht eine **O_2-Aufnahme** von etwa *250 ml/min*. Die O_2-Aufnahme wächst proportional mit der aktivierten Muskelmasse; die Aufnahmerate wird am höchsten, wenn Arme und Beine gleichzeitig betätigt werden. Bei *maximaler Leistung* mit einem Energieumsatz von 10–25 kcal/min (700–1700 W) wächst die *O_2*-Aufnahme auf 2–5 l/min, also auf das 8–20fache. Dem entspricht eine Erhöhung der Lungenventilation von 6–8 l/min auf 120–140 l/min. Diese wird durch eine Vergrößerung von Atemhub und -frequenz erreicht (Abb. 4-51). Die Hubvergrößerung erreicht etwa 50% der Vitalkapazität und erfolgt vorwiegend auf Kosten des inspiratorischen Reservevolumens. Die an der Auslösung der *Arbeitshyperpnoe* beteiligten Faktoren sind in Kap. IV/3.5 besprochen. Es soll noch einmal hervorgehoben werden, daß PCO_2, PO_2 und pH bei mäßiger Arbeit unverändert bleiben (s. Abb. 4-48).
Die vergrößerte Ventilation erhöht die elastische und reibungsbedingte **Atemarbeit,** wodurch der für die Atmung erforderliche Energiebedarf steigt. Der O_2-Verbrauch der Atemmuskeln beträgt in Ruhe etwa 2 ml/min und kann bei schwerer Arbeit auf 100 ml/min anwachsen.
Muskelarbeit vergrößert die **Diffusionskapazität** der Lungen, die ein Maß für die tatsächlich am Gasaustausch teilnehmende Alveolaroberfläche ist. Die Vergrößerung kommt durch die stärkere Entfaltung der Lungen und die Verbesserung des Ventilations-Perfusions-Ver-

Sauerstoffaufnahme und Atmung

- **O_2-Aufnahme**
  - Ruhe 0.25 l/min
  - max. Arbeit 2–5 l/min
- **Atemminutenvolumen:**
  - Ruhe 6–8 l/min
  - max. Arbeit 120–140 l/min
- **O_2-Verbrauch der Atemmuskulatur:**
  - Ruhe 2ml/min
  - bei max. Arbeit 100 ml/min
- **Diffusionskapazität** ↑ bei Arbeit
  - Lungendurchblutung ↑

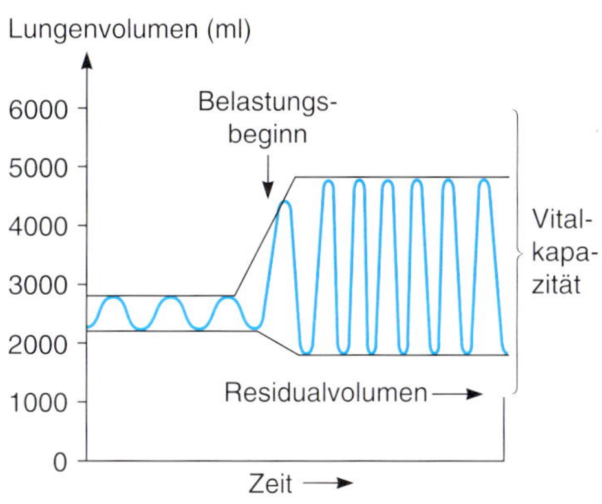

Abb. 4-51:
Änderung der Atemform (Atemtiefe, -frequenz) beim Übergang von Ruhe zu Muskelarbeit (schematisiert). Die Vergrößerung der Atemtiefe erfolgt vor allem auf Kosten des inspiratorischen Reservevolumens

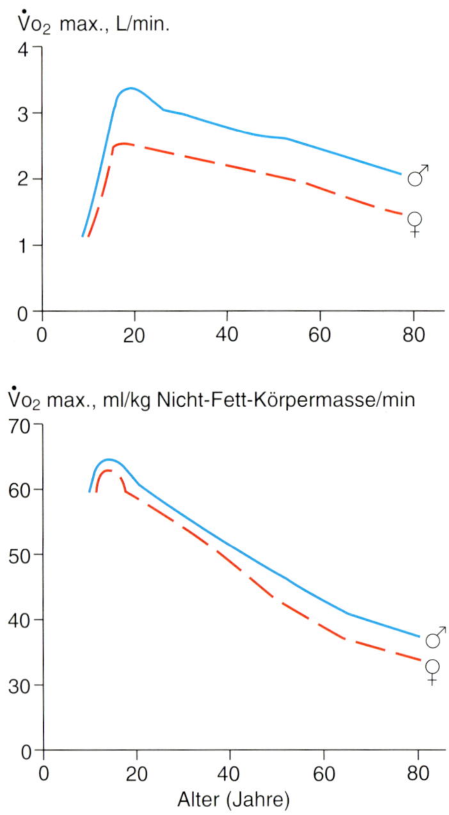

Abb. 4-52:
Oben. *Maximale O_2*-Aufnahme ($\dot{V}O_2$max.) abhängig von Alter und Geschlecht (*Männer: durchgezogene* Kurve, *Frauen: gestrichelte* Kurve). Dargestellt sind Mittelwerte, die bezüglich des Körpergewichts nicht standardisiert sind. Die Steilheit des Abfallens von $\dot{V}O_2$max. nach Überschreiten des 20. Lebensjahres soll durch Training verringert werden. **Unten.** $\dot{V}O_2$max. der Nicht-Fett-Körpermasse in Abhängigkeit von Alter und Geschlecht. Die *Geschlechtsdifferenz ist wesentlich geringer als bei nichtstandardisierter Darstellung*

hältnisses zustande, das von der verstärkten Lungendurchblutung beeinflußt ist (s. Kap. IV/1).

- **$\dot{V}O_2$max.:**
  - individuell, genetisch fixiert
  - alters- und geschlechtsabhängig
  - durch Training in Grenzen variabel

Spitzenathleten können einen O_2-Verbrauch von 7 l/min erreichen. Bezogen auf das Körpergewicht entspricht das einem Wert von 90 ml/kg/min. Die **maximale O_2**-Aufnahme $\dot{V}O_2$ max ist eine individuell charakteristische Größe. Sie wird durch körperliche Inaktivität verringert und durch Training erhöht, jedoch ist die durch Training erreichbare Veränderung auf maximal 25–35% beschränkt. Sowohl bei Männern als auch bei Frauen erreicht $\dot{V}O_2$max seinen höchsten Wert am Ende der Wachstumsperiode, schon im mittleren Lebensalter ist der Wert demgegenüber um etwa 20% verringert (Abb. 4-52). Wird $\dot{V}O_2$max auf die Gesamtkörpermasse bezogen, besteht eine deutliche Geschlechtsdifferenz (s. Abb. 4-50, 52), die bei Bezug auf fettfreie Körpermasse weitgehend verschwindet (s. Abb. 4-51, 52).

Die Variabilität von $\dot{V}O_2$max ist innerhalb einer gesunden Population größer, als durch unterschiedlichen Trainingszustand erklärbar und die Werte von eineiigen Zwillingen liegen wesentlich näher beieinander als die von zweieiigen. Daraus ist zu folgern, daß $\dot{V}O_2$max in erster Linie *genetisch fixiert* ist. Die Dauerleistungsfähigkeit wird von der O_2-Zufuhr zu Herz und arbeitender Skelettmuskulatur begrenzt, da glykolytische Muskelfasern zu Dauerleistungen nicht imstande sind.

- **$\dot{V}O_2$ max. als Maß für potentielle Leistungsfähigkeit**
  - „Eliminierung von Chancenlosen"

Klinische Anwendung. Diese Sachverhalte haben zu der Vorstellung geführt, daß die Potenz für hohe Leistungen in Ausdauersportarten wie Marathonlauf, Skilanglauf oder Radrennfahren durch Reihenuntersuchung des $\dot{V}O_2$max bei prospektiven Leistungssportlern aufgedeckt werden könne. Da für das Erreichen von sportlichen Spitzenleistungen jedoch auch viele andere Faktoren von Belang sind, kann die $\dot{V}O_2$ max-Bestimmung nur die Personen identifizieren, die auf Grund ihrer genetisch fixierten Anlagen voraussichtlich keine Chance zum Vordringen in die Weltspitze besitzen.

Kardiovaskuläres System

1. Herzminutenvolumen:
- Ruhe 5–6 l/min
- Arbeit 30–40 l/min (max.)

4.6 Herz-Kreislauf-System

4.6.1 Herzminutenvolumen (HMV), Hämatokrit, O_2-Utilisation

Die kardiovaskulären Reaktionen auf Muskelarbeit sind in Kap. III/3 dargestellt. Das HMV, das in Ruhe 5–6 l/min beträgt, wächst bei schwerer Arbeit auf 30–40 l/min: es vergrößert sich auf das 6- bis 7fache. Diese Vergrößerung wird durch eine Erhöhung der Herzfrequenz und des Schlagvolumens erreicht. Die Sauerstoffmenge, die von jedem Liter Blut transportiert werden kann, die *Sauerstoff-Transportkapazität* (s. Kap. IV/2), ist ausgesprochen konstant, wenn man geringe Änderungen des Hämatokrit außer Betracht läßt. Wenn die O_2-Aufnahme um den Faktor 20 ansteigen kann, muß in den Kapillaren der Muskelgewebe eine stärkere O_2-Entladung des Hämoglobins, eine größere *Utilisation* erfolgen. Gleichermaßen müssen CO_2-Abgabe und O_2-Aufnahme in den Lungen gesteigert werden. Faktoren, die die O_2-Freisetzung und den CO_2-Abtransport bestimmen, sind pH, PCO_2 und PO_2 der arbeitenden Gewebsabschnitte (s. Kap. IV/2), sowie das Verhältnis von kapillärer Perfusion zu arteriovenöser Kurzschlußdurchströmung (s. Kap. III/2).

• **O_2-Transportkapazität** pro l Blut **konstant**

2. Utilisation
durch Einfluß von PO_2, PCO_2 und pH **variabel**

Der **Hämatokrit** wächst bei Muskelarbeit geringfügig an, da eine Umverteilung von Flüssigkeit aus dem Plasma in den interstitiellen Raum erfolgt. Diese Veränderung vergrößert die O_2-Transportkapazität um einen geringen Betrag.

3. Hämatokrit

Klinische Anwendung. Verschiedene bei Spitzensportlern eingesetzte Verfahren können den *Hämatokrit* wesentlich stärker *manipulieren:*
• Training in großer Höhe steigert die *Erythropoese* (s. Kap IV/3),
• das sog. „*blood doping*“ (s. Kap. III/2.8.1), erhöht den Hämatokrit durch Autotransfusion von Erythrozytensuspensionen, die aus genügend lang vorher entnommenem Eigenblut hergestellt werden.

beeinflußbar durch
• Flüssigkeitsverteilung intra-/extravasal
• Höhentraining
• Autotransfusion (blood doping)

Ob Hämatokritvergrößerung die Leistungsfähigkeit bei auf Normalhöhe Lebenden zu steigern vermag, ist strittig.

Die Verteilung des **Herzminutenvolumens** auf verschiedene Gewebe wird durch Muskelarbeit verändert als
• **erhöhte Durchblutung** arbeitender Muskeln, hauptsächlich durch lokale Wirkung vasodilatatorischer Stoffwechselprodukte;
• **verminderte Durchblutung** nichtarbeitender Muskeln und der Eingeweide infolge zentral erhöhtem Sympathikustonus;
• **vergrößerte Hautdurchblutung**, vorwiegend ausgelöst über die nervöse Thermoregulation.

• **Blutstromsteuerung** ⇦

4.6.2 Dynamische und statische Arbeit

1. Dynamische Arbeit

Die kardiovaskulären Reaktionen werden von der Art der Muskeltätigkeit beeinflußt:
• **Dynamische Arbeit** ist durch die Bewegung von Körperteilen bestimmt, so daß Muskelkontraktionen nicht nur mit *Spannungs-*, sondern auch mit *Längenänderungen* einhergehen, sich außerdem *Kontraktions-* und *Erschlaffungsphasen* meist periodisch abwechseln. Bei dynamischer Arbeit ist Senkung des totalen peripheren Widerstands (TPR) typisch; das Ausmaß ist abhängig vom Anteil der aktiven Muskulatur an der Gesamtmuskelmasse.

• **Wechsel von Kontraktion und Erschlaffung**
  – verringert TPR
  – vergrößert Muskeldurchblutung

2. Statische Arbeit

• **Statische Arbeit** ist durch *isometrische Muskelkontraktionen* gekennzeichnet, also durch Spannungsänderungen ohne Längenänderungen. Insbesondere enthalten Übungen zum „*bodybuilding*“ statische Arbeit, aber auch Gewichtheben und Ringen erfordern vorwiegend isometrische Muskelkontraktionen. Bei statischer Arbeit, die mehr als 20% der maximal möglichen Muskelspannung erfordert, wird die Muskeldurchblutung verschlechtert, da dann der Gewebsdruck den Gefäßinnendruck übersteigt und die im Muskel verlaufenden Gefäße komprimiert werden. Die Verringerung der Durchblutung hat 2 wichtige Konsequenzen:
– die *Energiefreisetzung* muß hauptsächlich *anaerob* erfolgen;
– statische Arbeit läßt den *totalen peripheren Widerstand* ansteigen.

Klinische Anwendung. Das hat einen wesentlich höheren Anstieg des arteriellen Blutdrucks zur Folge , als bei dynamischer Arbeit. Statische Belastung ist eine *potentielle Gefährdung* für alle Personen mit Herz- oder Gefäßkrankheiten.

• **isometrische Muskelkontraktion**
  – erhöht TPR
  – verringert Muskelperfusion
• verursacht:
  – anaerobe Energiefreisetzung
  – Blutdruckerhöhung
  – **Gefährdung Herz- und Gefäßkranker**

4.7 Thermoregulation und Wasserhaushalt

Thermoregulation, Wasserhaushalt

Da der größte Teil des Energieumsatzes als **Wärme** freigesetzt wird, stellt die 10- bis 20fache Steigerung der Umsatzrate bei Muskelarbeit (Tab. 4-16) eine erhebliche Belastung des Wärmehaushaltes dar. Während der ersten Arbeitsminuten steigt die Muskeltemperatur steil an, während die **Kerntemperatur** nur verzögert wächst (Abb. 4-53). Die **Hauttemperatur** wird infolge sympathisch ausgelöster Vasokonstriktion initial gesenkt, steigt dann aber in Korrelation zur Erhöhung der Kerntemperatur, da die zentrale Thermoregulation verstärkte Hautdurchblutung und Schweißsekretion zur Vergrößerung der Wärmeabgabe auslöst. Nach

• **Wärmefreisetzung bei Muskeltätigkeit**

• **Zeitverlauf von Haut- und Kerntemperaturänderung**

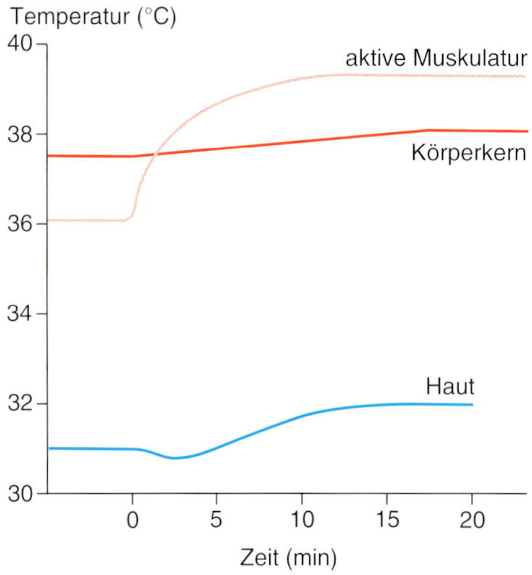

Abb. 4-53:
Änderung von *Muskel-, Kern- und Hauttemperatur* während einer zum Zeitpunkt 0 begonnenen körperlichen Arbeit mit gleichbleibender Belastung

einigen Minuten erreicht die Kerntemperatur einen Gleichgewichtswert, der bei 40–41° C, also über dem Ruhewert liegt. Die erhöhte Kerntemperatur ist Ausdruck eines geänderten *Sollwerts der Thermoregulation,* nicht ihres Versagens. Wahrscheinlich besteht der Nutzen einer erhöhten Körpertemperatur bei Arbeit in einer erhöhten Reaktionsgeschwindigkeit der in den aktiven Geweben ablaufenden chemischen Prozesse und in einer Verbesserung der O_2-Versorgung durch die eintretende Rechtsverschiebung der O_2-Bindungskurve des Hämoglobins (s. Abb. 4-26).

Sollwertverstellung der Thermoregulation

Klinische Anwendung. Wenn die Wärmeabgabe an die Umgebung durch hohe Lufttemperatur und Feuchtigkeit bzw. unangemessene Bekleidung behindert wird, kann die durch Muskelarbeit freigesetzte Wärme die thermische Homöostase des Organismus gefährden, mit der Folge eines unter ungünstigen Umständen tödlichen Kreislaufkollaps *(Hitzschlag).*

- Gefahr des **Hitzschlags** bei ungenügender Wärmeabgabe

In Ruhe werden *etwa 15 ml Wasser pro Stunde* in Form von Wasserdampf von den äußeren und inneren (Atmung!) Oberflächen des Organismus abgegeben. Bei körperlicher Belastung kann der *Wasserverlust* auf 2–5 l/h anwachsen. Bei einem Verlust in der Größenordnung von nur 3% des Körpergewichts beginnt die Leistungsfähigkeit zu sinken. Verluste von 8–10% sind gefährlich. Plasmaelektrolyte wie Na^+, K^+, Cl^- gehen mit dem Schweiß ebenfalls verloren, allerdings in relativ geringerer Menge als Wasser, da Schweiß eine niedrigere Osmolarität als Plasma besitzt.
Arbeit belastet den Elektrolythaushalt erheblich geringer als den Flüssigkeitshaushalt. Demzufolge sind zusätzliche Gaben von Salz oder isotonischer Lösungen während des Trainings von zweifelhaftem Wert, u. U. sogar schädlich.

- **Wasserdampfabgabe**:
  - Ruhe 0.015 l/min
  - Arbeit 2–5 l/min
- **Wasserverlustfolgen**:
  - 3% leistungsmindernd
  - 8–10% lebensgefährlich
- **Elektrolytverluste durch Schweiß**
- **Ersatz von Wasserverlust**

⇨

Klinische Anwendung. Anerkannte Sportmediziner empfehlen Athleten, die bei heißer Witterung trainieren oder an Wettkämpfen teilnehmen, Getränke ad libitum, die nicht mehr als 25 g Glukose, 10 mval Na^+ und 5 mval K^+ pro l enthalten. Derartige *verdünnte Lösungen* sind physiologisch angemessen, werden schnell vom Magen in den Darm überführt und resorbiert.

Im Gegensatz dazu enthalten die meisten kommerziellen alkoholfreien Getränke einschließlich solcher, die besonders für Sportler geeignet sein sollen 80–100 g Zucker pro l. Diese hohe Konzentration verzögert die Magenentleerung (s. Kap. VI/2) und verlangsamt damit die Flüssigkeitsaufnahme deutlich.

Geschlechtsdifferenzen der Leistungsfähigkeit

4.8 Geschlechtsdifferenzen der körperlichen Leistungsfähigkeit

Allgemeine Unterschiede:

4.8.1 Allgemeine Unterschiede

- Männer haben höhere körpergewichtsbezogene Werte für:

Es gibt allgemeine Unterschiede in Bau, Zusammensetzung und Leistung männlicher und weiblicher Individuen nach der Pubertät (s. Kap. VII/3). Insbesondere hat die Skelettmuskulatur bei Männern einen höheren Anteil an der mittleren Körpermasse als bei Frauen. Ebenso sind die gewichtsbezogenen Werte für Herzminutenvolumen, Vitalkapazität, Hämatokrit und Blutvolumen für Männer größer als für Frauen. Einige dieser Unterschiede sind offenbar mit dem Sachverhalt erklärbar, daß der *Fettanteil am Gesamtkörpergewicht* bei Frauen im Mittel höher ist als bei Männern; eine Umrechnung der genannten Werte auf fettfreie Körpermasse verringert einen Großteil der geschlechtsspezifischen Differenzen (s. Abb. 4-52). Allgemein verringert körperliches Training die in einer normalen Population nachweisbaren Leistungsunterschiede zwischen Männern und Frauen.

- Herzminutenvolumen
- Vitalkapazität
- Hämatokrit
- Blutvolumen

• Frauen haben einen höheren körpergewichtsbezogenen
  - Fettanteil

4.8.2 Geschlechtsspezifische Unterschiede

Geschlechtsspezifische Unterschiede:
Training vermindert geschlechtsspezifische Leistungsunterschiede

Die geschlechtsspezifischen Unterschiede in den Gesamtmasse-Anteilen von Muskulatur, Skelett und Fettgewebe sind z.T. die Folge unterschiedlicher metabolischer und ontogenetischer Wirkungen männlicher und weiblicher Geschlechtshormone, zum anderen Teil Ergebnis unterschiedlicher Aktivitätsmuster bei Männern und Frauen (s. Kap. VII/3). Insbesondere stimulieren das männliche Geschlechtshormon **Testosteron** und seine Metabolite Wachstum und funktionellen Zustand der Skelettmuskeln und Knochen. Diese Wirkungen zeigen auch synthetische Abkömmlinge des Testosterons, die *anabolen Steroide,* die von sehr vielen Sportlern beiderlei Geschlechts benutzt werden (s. Kap. II/6).

Hormonale Wirkungen:
• **Testosteron, anabole Steroide:** Stimulation von Muskel- und Knochenwachstum

Frauen unterliegen einem Anstieg und Abfall hormonaler Einflüsse im Verlauf des **menstruellen Zyklus.** Da Geschlechtshormone den Stoffwechsel und Wasserhaushalt beeinflussen, dürften diese periodischen hormonalen Änderungen mit großer Wahrscheinlichkeit die sportliche Leistungsfähigkeit berühren. Es ist allerdings schwer, rein physiologische Wirkungen des menstruellen Zyklus auf die körperliche Leistungsfähigkeit von psychologischen Effekten zu trennen. Einige physiologische Mechanismen sind dennoch bekannt. Beispielsweise erhöht der Anstieg des **Progesterontiters** in der zweiten Zyklushälfte die Empfindlichkeit der chemischen Atmungsregulation durch Linksverschiebung der CO_2-Antwortkurve (s. Kap. V/2), wodurch die Arbeitshyperpnoe verstärkt wird, die Atemarbeit steigt und eine Tendenz zur Entwicklung einer respiratorischen Alkalose besteht. Damit sinkt die Leistungsfähigkeit. Das Phänomen ist bei Sportlerinnen weniger ausgeprägt als bei untrainierten Frauen.

• **menstrueller Zyklus**

2. Zyklushälfte:
Progesteron: → Hyperventilation durch Verlagerung der CO_2-Antwortkurve nach links

Ein normaler Ablauf des menstruellen Zyklus scheint eine Konstitution mit ausreichendem Fettanteil an der Gesamtkörpermasse vorauszusetzen (s. Kap. VII/3). Hervorragende Sportlerinnen haben z.T. nur ausgesprochen wenig Fettgewebe und weisen gleichzeitig unregelmäßige menstruelle Zyklen oder vollständige Ausfälle auf, **Amenorrhoen.** Es scheint, daß eine Amenorrhoe nur geringe, sowohl positive, als auch negative Auswirkungen auf die sportliche Leistungsfähigkeit hat. Sie kann die Entwicklung eines höheren Hämatokritwertes begünstigen, da sie die Eisenverluste des Organismus einschränkt. Andererseits können langdauernde Amenorrhoen über den damit verbundenen **Östrogenmangel** zu einem Kalziumverlust und der Entwicklung einer *Osteoporose* beitragen (s. Kap. VII/1.9.1).

• **trainingsbedingter Fettgewebsmangel kann Zyklusstörungen induzieren:**
  - **Amenorrhoe:** Östrogenmangel → Osteoporose

Obwohl als erwiesen gilt, daß **Androgene** (männliche Geschlechtshormone) hohe körperliche Leistungen begünstigen, haben Frauen in frühen Schwangerschaftsstadien nachweislich hervorragende sportliche Leistungen vollbracht. Die den mütterlichen Organismus auf die Schwangerschaftsbelastungen einstellenden **Plazentahormone** scheinen auch die sportliche Leistungsfähigkeit zu erhöhen.

• Leistungssteigerung bei Gravidität durch **Plazentahormone**

4.9 Beziehungen zwischen körperlicher Beanspruchung und Immunsystem

Körperliche Beanspruchung und Immunsystem

⇐

Maßvolle körperliche Belastung kann die Häufigkeit banaler Infekte vermindern. **Zu Erschöpfung führende Beanspruchungen** vermindern hingegen die Immunreaktionen. Das hängt damit zusammen, daß hohe körperliche Belastung sowohl die Wirksamkeit der **T-,** als auch die Antikörperbildung der **B-Lymphozyten** vermindert.

Die Ursachen dieser Effekte sind unklar. Hervorzuheben ist, daß intensive körperliche Belastung Reaktionen auslöst, die der Immunantwort auf einen Infekt entsprechen. Dazu gehören der *Anstieg der Körperkerntemperatur* und der Anstieg der *Leukozytenzahl* im Blut. Wie in Kap. VII/2 dargestellt, besitzt das Immunsystem negative Rückkopplungen. Möglicherweise löst die *infektionsartige Reaktion* auf schwere körperliche Arbeit eine verzögerte negative Rückwirkung aus, die die Infektabwehr unmittelbar nach einer solchen Belastung

körperliche Belastung und Infekt induzieren vergleichbare Reaktionen

mindert. Außerdem beansprucht schwere Arbeit die metabolischen Reserven und Restitutionsprozesse des Organismus so stark, daß sie einen *physischen Streß* darstellt.

Trainingsadaptation

4.10 Adaptation an körperliche Beanspruchung

Muskelhypertrophie

4.10.1 Muskelhypertrophie, Krafttraining

- **Atrophie** und **Hypertrophie** der Muskulatur je nach Beanspruchung

Die Skelettmuskulatur reagiert auf Grad und Art ihrer Beanspruchung, so daß der Zustand eines bestimmten Muskels von seiner mittleren Beanspruchung in der Zeit abhängt. Bettruhe für einen längeren Zeitabschnitt oder die Ruhigstellung einer Extremität im Gipsverband lösen diffuse *Atrophie*, eine Verringerung der Muskelmasse und der Kontraktilität aus. Training kann die muskuläre Leistungsfähigkeit erhöhen und *Hypertrophie* auslösen. Hypertrophie und Atrophie eines Muskels sind relative Begriffe, die sich auf seine Anpassung an den Gebrauch beziehen. Wie in Tab. 4-17 dargestellt, hängt das Ergebnis eines Trainings von der bevorzugten Beanspruchungsart ab.

Krafttraining bewirkt
- Hypertrophie schnellzuckender (anaerober) Fasern
- gleichbleibende Kapillarisierung
- bessere Aktivierbarkeit der Muskulatur

Krafttraining wird mit Muskelkontraktionen gegen hohe Widerstände vollzogen. Es kann vergrößerte isometrische Spannungsentwicklung und erhöhte Verkürzungsgeschwindigkeit erzeugen. Eines der ersten Ergebnisse eines Krafttrainingsregimes ist die *Erhöhung des Willküreinflusses* auf die Aktivierung motorischer Einheiten. Trainierte Gewichtheber scheinen imstande zu sein, simultane tetanische Kontraktionen in allen motorischen Einheiten beanspruchter Muskeln auszulösen. Neben der simultanen Aktivierung erhöht eine gesteigerte Kontraktilität die entwickelte Muskelkraft. Krafttraining beeinflußt selektiv die schnellzuckenden Fasern eines Muskels.

Tab. 4-17: Trainingseffekte

Faktor	Kraft	Ausdauer
Muskelmasse	erhöht	geringer Effekt
Faserdurchmesser	bei schnellen Fasern vergrößert	bei allen Fasertypen geringer Effekt
Glykogengehalt	erhöht	erhöht
Anzahl der Myofibrillen	bei schnellen Fasern erhöht	geringer Effekt
glykolytische Enzyme	in schnellen Fasern erhöht	geringer Effekt
oxidative Enzyme	geringer Effekt	erhöht in oxid. Fasern
Kapillardichte	vermindert	vergrößert
Mitochondrienzahl	verringert	erhöht
kardiovaskuläres System	geringer Effekt	max. HMV und $\dot{V}O_2$max. erhöht

Hypertrophiefolgen von Typ II-Fasern

⟹

Die wichtigsten **Folgen einer Hypertrophie** der *schnellen Fasern* sind:
- Erhöhung der *Myofibrillenanzahl*
- Vergrößerung der gespeicherten *Glykogenmenge*
- Vergrößerung des *Faserdurchmessers*
- *Zunahme der Masse des Gesamtmuskels*

Klinische Anwendung. Hervorzuheben ist, daß Krafttraining die *Kapillarisierung nicht verbessert.* Vielmehr wird bei wachsender Muskelmasse und gleichbleibender Anzahl von Kapillaren die relative Kapillardichte geringer. Ebenso sinkt die Mitochondrienzahl pro g Muskelmasse.

Gegenwärtig wird eine Vermehrung der Faserzahl unter Trainingseinfluß nicht mehr angenommen. Tierversuche hatten ursprünglich eine Faserneubildung bei Auslösung einer Hypertrophie nahegelegt. Die bei diesen Versuchen eingesetzten Belastungen lagen jedoch erheblich über dem auch für Spitzensportler zumutbaren Niveau.

4.10.2 Ausdauertraining

Ausdauertraining (auch: aerobes Training):

- Hypertrophie oxidativer Fasern
- Kapillarisierung ↑
- anaerobe Schwelle ↑
- $\dot{V}O_2$max. ↑
- HMV ↑

Ausdauertraining, auch *aerobes Training* genannt, kann die Fähigkeit zu submaximaler Dauerleistung und damit die *anaerobe Schwelle* (s. Kap. II/6) erhöhen. Ausdauertraining beeinflußt selektiv die oxidativen Fasern. Die wesentlichen Erscheinungen sind:
1. erhöhte Zahl und Größe der *Mitochondrien*
2. vergrößertes *Kapillar-Faserzahl-Verhältnis*
3. erhöhte Oxidationsfähigkeit für *Fette,* verstärkter Einsatz von Fetten als Energielieferanten
4. erhöhter *Myoglobingehalt.*

Wie oben erwähnt, wächst durch Ausdauertraining $\dot{V}O_2$max. Dies wird ebenso durch vergrößerte O_2-Lieferung über ein sich adaptierendes kardio-respiratorisches System ermöglicht wie über eine verstärkte oxidative Kapazität der Skelettmuskeln.

- **Symptome der Adaptation von Herz und Kreislauf**

⇦

Die **kardiovaskuläre Anpassung** umfaßt:
1. eine vergrößerte Masse und Kontraktilität des *Myokards*
2. eine erniedrigte *Ruheherzfrequenz,* bei gleichzeitig infolge von (1.) vergrößertem Schlagvolumen wird damit der Stellbereich für das *HMV* erweitert
3. eine verstärkte *Kapillarisierung* des Myokards
4. einen herabgesetzten *peripheren Widerstand* in Ruhe.

Klinische Anwendung. Alle genannten Änderungen tragen zur Erhöhung des *maximalen HMV* bei. Die Entwicklung einer solchen Anpassung kann bei gesunden Untrainierten durch ein **Belastungsregime** erreicht werden, *bei dem 3- bis 5mal wöchentlich für 15–60 min eine Herzfrequenz zwischen 60–90% des Maximalwertes erreicht wird.*
Faustregel: Eine Schätzung der maximalen Herzfrequenz ergibt sich aus der Formel: 220 minus Lebensalter (in Jahren).

V Nieren, Wasser- und Elektrolythaushalt

1 Nieren

H. W. Reinhardt, G. Kaczmarczyk

Nieren

Dieses Kapitel informiert über:
- die funktionelle **Anatomie des Harnwegsystems** und die reflektorischen und willkürlichen Vorgänge der **Blasenentleerung**
- den Aufbau der **kortikalen und juxtamedullären Nephrone**
- die **Ultrafiltration** und die Zusammensetzung des **Primärharns** sowie die **Na^+- und Wasserresorption** im proximalen Tubulus mit gleichzeitiger passiver Resorption anderer gelöster Stoffe
- die Mechanismen der **primären und sekundären aktiven Resorption** und der **Sekretion**, sowie das **Transportmaximum**
- den Aufbau eines **osmotischen Gradienten** im Nierenmark und die Rolle des Harnstoffs bei der **Harnkonzentrierung**
- die **Transportprozesse** in den **distalen Tubuli** sowie die Wirkungen von **Aldosteron** und **antidiuretischem Hormon** (ADH)
- den **osmotischen Konzentrationsgradienten** im Nierenmark sowie den **Clearancebegriff**

1.1 Einführung

Einführung
Leistungen der Niere
- **RBF** 20% des HMV: 1 l/min
- **Harnproduktion**: 60–120 ml/h
- 200 l/d **Primärharn**

Die **Nierendurchblutung (RBF)** beträgt etwa 1/5 des Herzminutenvolumens (HMV) in Ruhe, also rund 1 l/min. Sie ist bezogen auf das HMV größer als die Hirndurchblutung und etwa so groß wie die Muskeldurchblutung in Ruhe. Aus dem Plasma, das pro Minute durch die Nieren fließt, werden 1–2 ml/min Endharn gebildet.
Der Endharnbildung geht ein Ultrafiltrationsprozeß voraus, der rund 200 l/Tag von fast eiweißfreiem Filtrat entstehen läßt. Dieses Ultrafiltrat **(Primärharn)** fließt durch dünne Tubuli, die die Zusammensetzung des Primärharns verändern und das Volumen stark reduzieren. So werden im Verlaufe der gesamten tubulären Passage etwa 99% des Primärharns wieder absorbiert, bevor aus dem Primärharn der **Endharn** geworden ist.

3 Hauptfunktionen der Nieren:
1. Ausscheidung
2. Homöostase
3. pH-Kontrolle

Die **3 Hauptfunktionen** der Niere können aus der Art und Weise, in der das „Ultrafiltrat" seine typischen Veränderungen erfährt, abgeleitet werden: Die Nieren
- **eliminieren** Stoffwechselprodukte wie Harnstoff, Harnsäure, Kreatinin, sowie Ammonium-, Phosphat- und Sulfationen
- halten die **Homöostase** der Körperflüssigkeiten aufrecht. Die tägliche Aufnahme von Wasser, Na^+-, Cl^-, K^+- und Ca^{++}-Ionen wird durch eine angemessene Ausscheidung präzise bilanziert
- regeln langfristig die Konstanterhaltung des **Plasma-pH-Wertes.** Dazu werden saure Stoffwechselprodukte ausgeschieden und die HCO_3^--Ausscheidung den Bedürfnissen angepaßt.

Niereninsuffizienz:
- **Dialyse**
- **Transplantation**

Die *ausreichende Nierenfunktion* ist **lebenswichtig:** Menschen ohne Nieren können beschwerdefrei nur einige Tage überleben, weil der Organismus Elektrolyte, Wasser und saure Metaboliten retiniert. Sollen diese Menschen überleben, müssen sie sich einer periodischen „Blutwäsche", der **Dialyse** unterziehen, oder die Nierenfunktionen müssen dauerhaft durch ein **Nierentransplantat** ersetzt werden (s. Kap. V/1.8).

Struktur von Niere, Ureter, Blase

1. Niere, Ureter

Rinde, Mark
- **Rinde:**
  - Primärharnbildung
  - Volumeneinenengung
- **Sammelrohre:**
  - letzte Volumeneinengung

1.2 Funktionelle Morphologie des exkretorischen Systems

1.2.1 Nieren, Ureter, Harnblase

Eine menschliche Niere wiegt etwa 150 g und hat Aussehen und Form einer Faust (Abb. 5-1 A). Makroskopisch läßt sich an Schnitten eine außen liegende *Rinde* und ein innen liegendes *Mark* erkennen. Die **Primärharnbildung** und ein großer Teil der Volumeneinengung finden in der Nierenrinde statt. Der letzte Schritt zur *endgültigen Harnbereitung* erfolgt in den *Sammelrohren,* die parallel angeordnet sind, was zu einem streifenartigen Aussehen der inneren Teile des Nierenmarks führt *(Nierenpyramiden).* Der Endharn gelangt aus den Sammelrohren der Nierenpyramiden in die Kelche, von dort in das *Nierenbecken* und durch die *Harnleiter* in die *Harnblase* (Abb. 5-1 B).

Klinische Anwendung. Durch Röntgenkontrastmittel können die Nieren und ableitenden Harnwege dargestellt werden. Röntgenkontrastmittel sind intravenös applizierbar und gelangen durch Filtration und Sekretion in den Harn. Sie absorbieren Röntgenstrahlen und machen dadurch Kontrastmittel enthaltende Strukturen sichtbar. Kontrastmittelaussparend sind z. B. Steine *(Urolithiasis),* Tumoren.

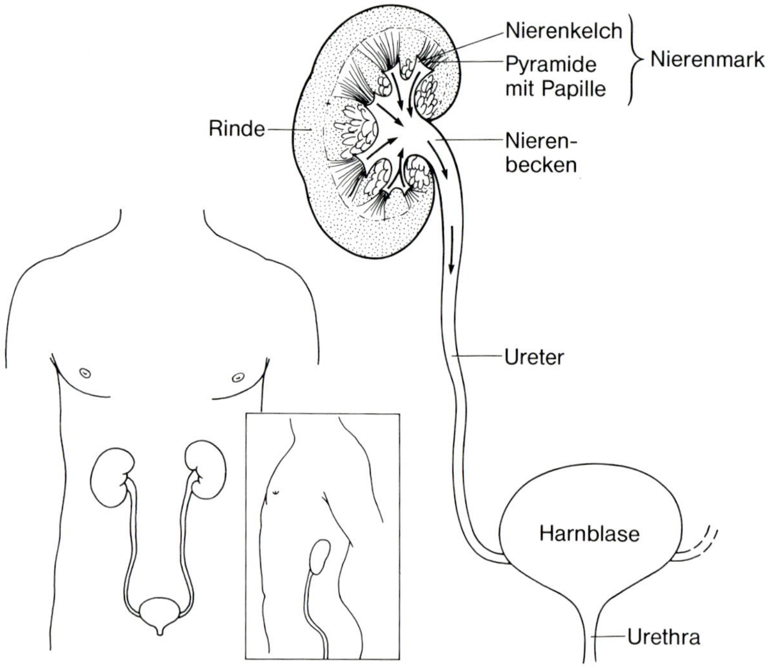

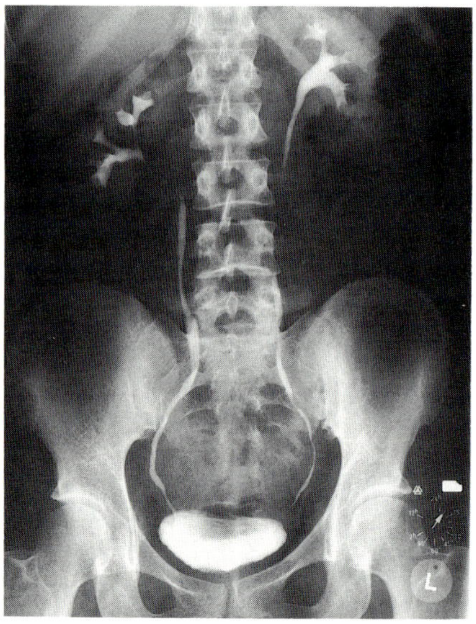

Abb. 5-1:
A. *Nierenstruktur.* Jede Niere besteht aus Rinde (außen) und Mark (innen). Der Harn fließt durch die Pyramiden in die Kelche und in das Becken, dann durch den Ureter in die Harnblase. Die Blase entleert sich durch die Urethra. **B.** *Infusionsurogramm,* Aufnahme 10 min nach Kontrastmittelinfusion. Darstellung beider Nierenbeckenkelchsysteme, Harnleiter und der gefüllten Blase

1.2.1.1 Harnblase: Harnspeicherung, Harnentleerung

Die Harnblase ist einem dichten Sack vergleichbar, dessen Wand aus glatter Muskulatur besteht und der mit einer dehnbaren Übergangsepithelschicht ausgekleidet ist (Abb. 5-1).
Der kontinuierlich gebildete Harn wird bis zur Entleerung (Miktion) in der Harnblase gespeichert.

2. Harnblase

- speichert und
- entleert Harn

> An der Verbindungsstelle zwischen Urethra und Harnblase bildet *glatte* Muskulatur einen *internen Sphinkter*.
> Ein zweiter, externer Sphinkter findet sich an der Basis der Harnblase und besteht aus *quergestreifter* Muskulatur (Abb. 5-2 A).

- **innerer und äußerer Sphinkter**

⇦

Sowohl in der Blasenwand wie auch in der Muskulatur des internen Sphinkters befinden sich Dehnungsrezeptoren. Eine zunehmende Blasenfüllung wird von den **Dehnungsrezeptoren** registriert. Die Erregung dieser Rezeptoren löst reflexartige *Kontraktionen* der glatten *Blasenwandmuskulatur* aus, die sich solange wiederholen wie die Blase verschlossen ist (Abb.

- **interner Sphinkter:**
  - **Dehnungsrezeptorenreflexe**
- **externer Sphinkter:**
  - willkürlich zu beeinflussen

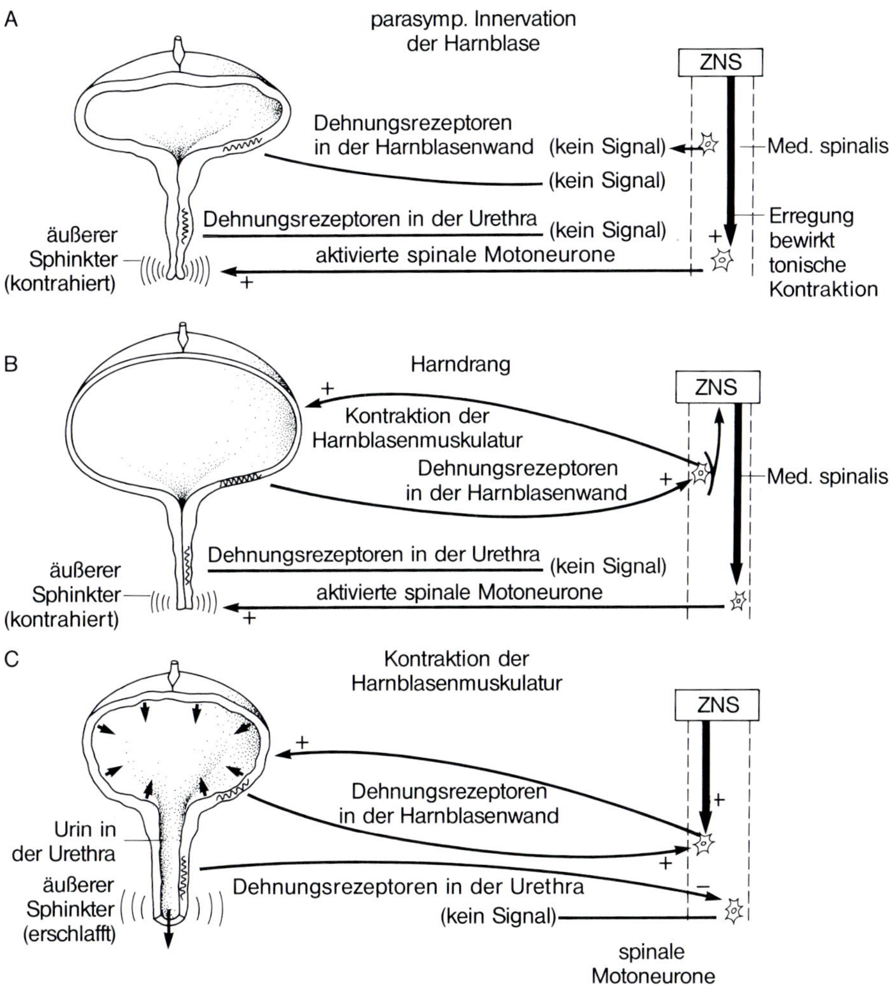

Abb. 5-2: *Miktion.* **A.** Die Harnblase enthält nur wenig Urin, die Dehnungsrezeptoren sind nicht oder nur gering aktiviert, der quergestreifte *äußere Sphinkter* ist vom ZNS über die spinalen Motoneurone tonisiert. **B.** Durch zunehmende Füllung werden die *Dehnungsrezeptoren* aktiviert und die parasympathischen Neurone zur Harnblasenmuskulatur reflektorisch erregt. Die nun auftretenden Kontraktionen verstärken einen *positiv* rückgekoppelten Vorgang. Der äußere Sphinkter ist noch kontrahiert, es tritt jedoch Harndrang auf. **C.** Die *willkürliche* Blasenentleerung erfolgt, wenn der äußere Sphinkter nicht mehr tonisiert wird und die parasympathischen Neurone zur Harnblasenmuskulatur weiter erregt werden. Dabei spielen weiterhin Dehnungsreflexe und die Kontraktionshemmung des äußeren Sphinkters durch den Eintritt von Harn in die Urethra eine Rolle

5-2 B). Nach einigen Kontraktionen wird die **Reflexantwort gehemmt** und es finden vorübergehend keine neuen Blasenwandkontraktionen mehr statt. Diese Periode kann wenige Minuten bis zu einer Stunde dauern, obwohl während dieser Zeit die Blasenfüllung ständig zunimmt. Nach Ablauf einer bestimmten Zeit beginnt der Erregungs-Kontraktionsvorgang erneut. Je größer die Blasenfüllung, desto stärker die Blasenkontraktionen.

- **Entleerungsmechanismus**

> Von einem bestimmten Dehnungszustand an werden die Kontraktionen so stark, daß der *innere Sphinkter geweitet* wird und kleinere *Harnmengen* in die Urethra gelangen. Dieser Vorgang setzt einen *zweiten Reflex* in Gang, der spinale Motoneurone hemmt. Diese sind für die tonische Kontraktion des *externen Sphinkters* verantwortlich. Es kommt zur Harnentleerung, wenn das in der *Urethra* ausgelöste Dehnungsreflexsignal stärker wird als die zentralnervöse Hemmung des externen Sphinkters.

Hat einmal die Blasenentleerung begonnen, erfolgt solange eine Hemmung des externen Sphinktertonus, bis die Harnblase vollständig entleert ist (Abb. 5-2 C). Nur sehr starke zentralnervöse Impulse können dann noch die Hemmung des Sphinktertonus aufheben.

Klinische Anwendung. Diese Beschreibung des Blasenentleerungsvorganges ist stark vereinfacht. Tatsächlich sind noch eine Reihe von anderen Reflexen mitbeteiligt. Dazu ein Beispiel: Ein plötzliches Schreckenereignis kann die zentralnervöse Kontrolle des externen Sphinkters unterbrechen und gleichzeitig die autonome Nervenaktivität in der Blasenwand ansteigen lassen. Das Ergebnis ist ein unfreiwilliger Harnabgang.

- **Blasenentleerung beim Kleinkind**

> Bei *Kleinkindern* erfolgt die Blasenentleerung (Miktion) *reflektorisch*. Die willkürliche Kontrolle der Miktion entwickelt sich erst 2–3 Jahre nach der Geburt.

- **willkürliche** Miktion erst im Alter von 2–3 Jahren möglich

Eine Serie von Blasenkontraktionen, die durch die Dehnungsrezeptoren ausgelöst werden, sind wahrscheinlich das Signal für das ZNS, um das Gefühl des **Harndrangs** zu vermitteln. Die **willkürliche Miktion** wird durch eine zentralnervöse *Hemmung* der *spinalen Motoneurone* eingeleitet, die für die Innervation des externen Sphinkters und Teile der Beckenbodenmuskulatur zuständig sind.
Wenn dieser Weg gehemmt ist, tritt Harn in die Urethra ein und löst eine positive rückgekoppelte Hemmung aus, die zur Miktion führt. Die reflektorische Entleerung der Harnblase wird durch Mitinnervation von der Bauchmuskulatur „*Bauchpresse*" unterstützt. Dieser Vorgang trägt dazu bei, den Blaseninnendruck zu erhöhen und die reflektorischen Kontraktionen der Blasenwand zu unterstützen.

- Nervenschädigungen können Blasenentleerung stören **(Querschnittslähmung!)**

Klinische Anwendung. Schädigungen der Nerven im Becken können den *Blasenentleerungsreflex* ganz *auslöschen* oder so *stark schwächen*, daß die Harnblase chronisch überfüllt ist **(Harnverhaltung).** Eine Schädigung der Nerven, die den externen Sphinkter und die Muskulatur des Beckenbodens versorgen, z. B. bei *Querschnittslähmung* führt zu einem *Verlust des Sphinktertonus* und periodisch zu unfreiwilligem Harnabgang, Harnträufeln, -inkontinenz).

Fragen

Wiederholungsfragen:

1. Welche Rolle spielen Harnblase, Ureter und Urethra für den Transport und die Speicherung des Harnes?
2. Welche muskulären Strukturen sind bei der Harnentleerung wichtig? Welche Muskeln gehören zur quergestreiften und welche zur glatten Muskulatur?
3. Wodurch unterscheidet sich die willkürliche Miktion der Erwachsenen von der reflektorischen beim Kleinkind?

Nephron

- **besteht aus**
  - Glomerulum mit
  - Bowman-Kapsel und
  - Nierentubuli

1.2.1.2 Nephrone: Funktionelle Einheiten der Nieren

Jede Niere besitzt ca. 1 Mio. Nephrone, das sind **Glomerula** mit zugehörigen **Nierentubuli** (Abb. 5-3). Ein Glomerulum besteht aus einem lockeren Kapillarknäuel mit umschließender trichterartiger Kapsel (*Bowman-Kapsel*). Alle Nierenkörperchen liegen in der Nierenrinde. In den Glomerula wird durch Ultrafiltration der *Primärharn* gebildet.
Im Verlauf der tubulären Passage wird der Primärharn zum *Endharn*. Am **Tubulus** unterscheidet man einen am Glomerulum beginnenden, *proximalen* Teil und einen *distalen Teil*. Die gewundenen Teile der proximalen und distalen Tubuli liegen ausschließlich in der Nierenrinde. Zwischen den proximalen und distalen Tubuli liegt jeweils eine haarnadelförmige Struktur, die **Henle-Schleife**. Da die Henle-Schleifen teilweise bis in das *Nierenmark* herun-

- **proximaler Tubulus**
- **distaler Tubulus**
- **Henle-Schleife**

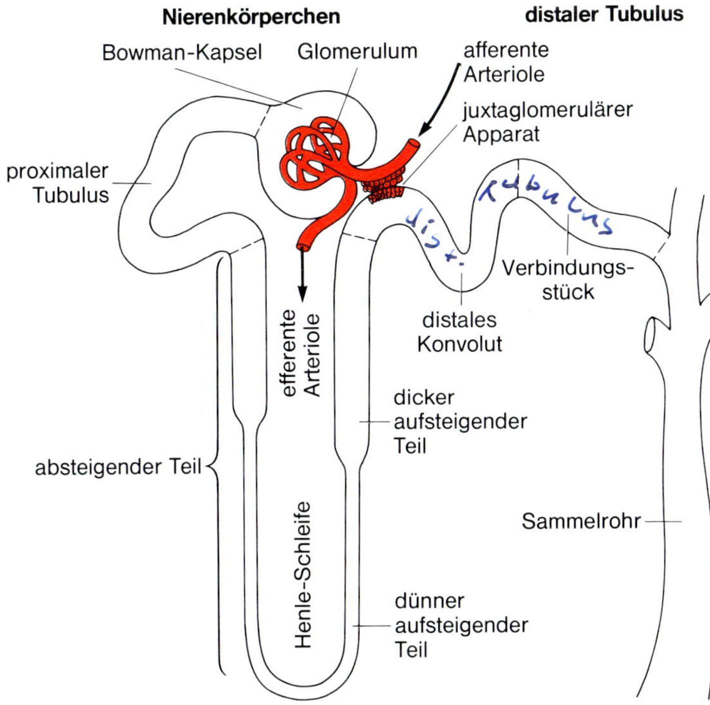

Abb. 5-3: *Funktionelle Anatomie des Nephrons.* Im Glomerulum, das von der Bowman-Kapsel umgeben wird, wird aus dem renalen Plasmafluß ein Ultrafiltrat gebildet. Diese tubuläre Flüssigkeit *(Primärharn)* fließt aus der Bowman-Kapsel in den proximalen Tubulus, durch die Henle-Schleife, den distalen Tubulus und das Sammelrohr. Die Macula densa des distalen Tubulus berührt die afferente und efferente Arteriole desselben Nephrons (s. Abb. 5-7, juxtaglomerulärer Apparat)

terreichen und dort ihren Scheitelpunkt haben, spricht man von *ab-* und *aufsteigenden* Teilen der Henle-Schleifen (Abb. 5-3).
Der distale Tubulus hat funktionell spezialisierte Abschnitte.
Der Anfangsteil des **distalen Tubulus** schließt sich an den aufsteigenden Teil der Henle-Schleife an, ist gewunden und wird daher als *gewundener Teil* des distalen Tubulus bezeichnet. Der anschließende Teil des distalen Tubulus verläuft verhältnismäßig gestreckt und wird *Verbindungsstück* genannt. Das Verbindungsstück bekommt Anschluß an das **Sammelrohrsystem** (Abb. 5-3).
5–10 Nephrone drainieren in ein kortikales Sammelrohr. Die Sammelrohre vereinigen sich etagenweise auf dem Weg ins Nierenmark, so daß schließlich durch *1 Sammelrohr* die tubuläre Flüssigkeit von etwa *3000 Nephronen* in das Nierenbecken fließt. Von dort wird der Harn durch die Ureteren in die Harnblase transportiert (s. Abb. 5-1).
Aufgrund ihrer Position in der Nierenrinde werden *rindennahe* (kortikale) und *marknahe* (juxtamedulläre) Nephrone unterschieden (Abb. 5-4).

- **Sammelrohr (SR)**
  - 5–10 Nephrone → 1 SR
  - nach Vereinigung der SR: **1 SR drainiert 3000 Nephrone**

Kortikale Nephrone haben *kurze Henle-Schleifen,* die überwiegend in der Nierenrinde bleiben und nur mit einem kleinen Stück in die äußere Markzone eintauchen.
Juxtamedulläre Nephrone haben sehr *lange dünne absteigende Henle-Schleifen,* die tief in das Nierenmark hineinreichen. Die aufsteigenden Henle-Schleifen haben innerhalb des Markes eine geringe Wandstärke, die im aufsteigenden Teil zunimmt. Dies bedeutet, daß die aufsteigenden Schleifen der juxtamedullären Nephrone einen dünnen und einen dicken Anteil haben.
Die absteigenden Schleifen der **kortikalen** Nephrone haben zwar auch ein dünnes absteigendes Segment, dieses geht aber noch vor dem Scheitelpunkt in einen dickeren Teil über.

- **kortikale, juxtamedulläre Nephrone**

Wenn auch die Anzahl der juxtamedullären Nephrone wesentlich geringer ist als die der kortikalen, so ist doch ihr Gesamtvolumen größer als das der kortikalen. Dies liegt daran, daß

- **kortikale Nephrone** 85%

aber juxtamed. trotzdem größeres Volumen

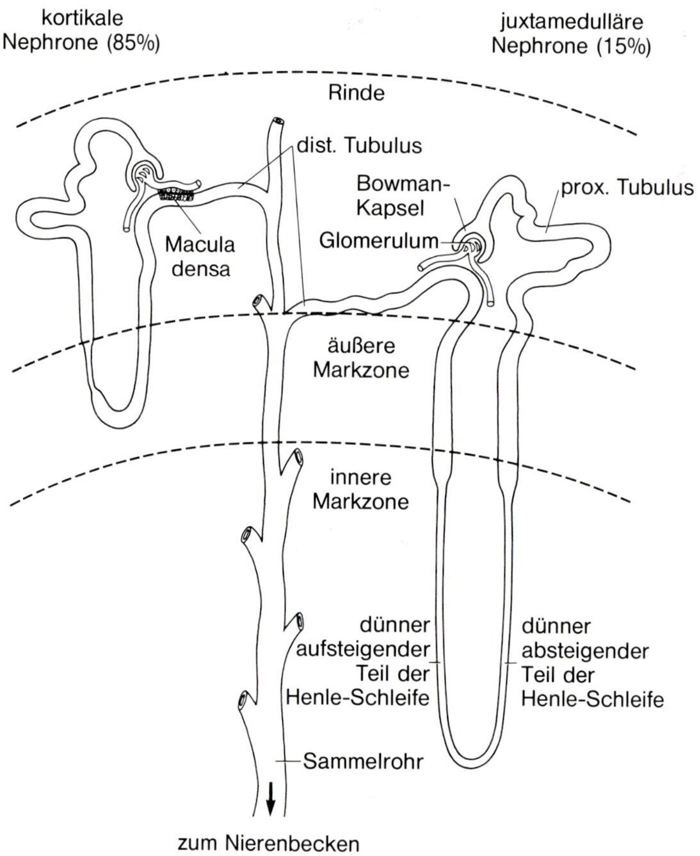

Abb. 5-4: Struktur und Lage der *kortikalen* und *juxtamedullären Nephrone.* Die Nierenkörperchen der kortikalen Nephrone liegen unter der Nierenoberfläche, ihre kurzen Henle-Schleifen reichen nur bis in die äußere Markzone. Die Nierenkörperchen der juxtamedullären Nephrone liegen tiefer, ihre langen Henle-Schleifen reichen tief in die innere Markzone und liegen parallel zu den Sammelrohren

- **juxtamedulläre Nephrone:** 15% haben **lange** Henle-Schleifen
- **Epithelien der Nephrone:**
  - **tight junctions**
  - Mikrovilli an luminaler Fläche
  - basolaterale Zellfläche
- **Transportproteine** der apikalen und basolateralen Zellmembran

Beispiel
Na^+-Ioneneinstrom in Tubuluszellen und **Co- oder Counter-Transport:** Substanzen werden in gleiche oder entgegengesetzte Richtung befördert

die Henle-Schleifen der juxtamedullären Nephrone sehr viel länger sind (die Henle-Schleifen in Abb. 5-4 sind nicht maßstabsgerecht gezeichnet).
Die **Epithelzellen** der Nephrone weisen zwar eine Reihe von morphologischen Unterschieden auf, trotzdem sind einige Gemeinsamkeiten erkennbar: Die einzelnen Zellen sind durch sog. tight junctions oder Schlußleisten miteinander verbunden. Dies sind optisch dichte Strukturen, vergleichbar mit den zur Bündelung benutzten Plastikverbindungen am oberen Rand von Getränkedosen (Abb. 5-5). Die *luminalen,* oft auch als apikal bezeichneten Flächen der Zellen haben Kontakt mit dem Tubuluslumen, und damit zur tubulären Flüssigkeit. Im Beispiel sind dies die Oberseiten der Getränkedosen.
Der größte Teil der luminalen Fläche der Nephrone ist mit **Mikrovilli** besetzt. Mikrovilli sind Ausstülpungen der Zellmembran, dienen der Oberflächenvergrößerung und begünstigen die tubuläre Reabsorption. Besonders ausgeprägt sind die Mikrovilli in den proximalen Tubuli.
Die **basolateralen** Flächen der Tubuluszellen haben keinen Kontakt mit dem Tubuluslumen. Sie entsprechen im Beispiel den Seitenflächen und dem Boden der Getränkedosen.
Die *Transportproteine* der **apikalen und basolateralen Membran** haben *unterschiedliche Funktionen:* An den apikalen Flächen der Zellen werden Substanzen aus dem Tubuluslumen in die Zellen transportiert, und an den basolateralen Flächen aus den Zellen heraus.
Dazu ein *Beispiel:* In fast allen Abschnitten der Nephrone kann Na^+ aus der tubulären Flüssigkeit resorbiert werden. Der erste Schritt dieses Prozesses ist der Einstrom von Na^+ entlang eines Konzentrationsgradienten durch die apikale Zellmembran. Diese „Einwärtsdiffusion" bewirkt häufig den Mittransport anderer Substanzen. Dabei kann der Transport der anderen Substanzen nicht nur in die gleiche Richtung **(Co-Transport)** sondern auch entgegengesetzt **(Counter-Transport)** erfolgen (Kap. I/3). Der transzelluläre Auswärtstransport von Na^+ ist auf die basolaterale Membran beschränkt und geschieht mit Hilfe der Na/K-Pumpen.

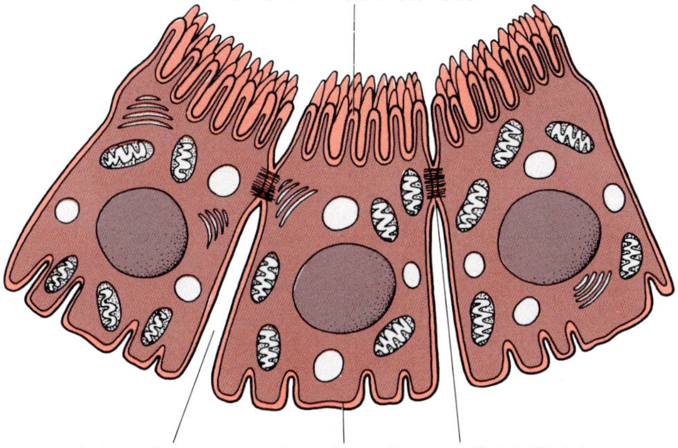

Abb. 5-5: Allgemeiner *Aufbau der Tubuluszellen*

1.2.1.3 Blutgefäße der Nieren, juxtaglomerulärer Apparat

Nierengefäße, juxtaglomerulärer Apparat

Die strukturellen Besonderheiten, die sich aus der engen Nachbarschaft der Nephrone und ihrer Blutgefäßversorgung ergeben (Abb. 5-6 A, B), haben erhebliche funktionelle Bedeutung.

Jede Niere wird von einer **Nierenarterie** versorgt, die sich zunächst im Bereich des Nierenhilus und dann an der Mark-Rindengrenze weiter aufteilt, um über die afferenten Arteriolen die Glomerula zu versorgen. Die glomerulären Kapillaren vereinigen sich, nachdem sie das glomeruläre Gefäßknäuel gebildet haben, wieder zu den efferenten Arteriolen. Aus den efferenten Ateriolen entwickelt sich durch Aufteilung das **peritubuläre Kapillarbett** (Abb. 5-6, C). Die peritubulären Kapillaren der *kortikalen Nephrone* umgeben die kurzen Henle-Schleifen sowie die proximalen und distalen Tubulusabschnitte. Bei den *juxtamedullären Nephronen* entwickeln sich aus den peritubulären Kapillaren, die ebenfalls die kortikalen Tubulusabschnitte versorgen, die **Vasa recta.** Die Vasa recta sind langgestreckte Kapillaren, die die langen Henle-Schleifen bis ins Nierenmark begleiten (Abb. 5-6 C).

- **Nierenarterie**
- afferente und efferente **Arteriolen**
- **Kapillarknäuel**
- **peritubulärere Kapillaren**
- **Vasa recta**

> Das Gefäßsystem der Niere zeigt als Besonderheit *2 in Serie liegende Kapillargebiete*, das **glomeruläre** und das **peritubuläre.**

2 Kapillarkreisläufe ⇦

Die peritubulären Kapillaren vereinigen sich zu Venolen, kleinen Venen und schließlich zur Nierenvene, die am Nierenhilus die Niere verläßt.
Die kortikalen Abschnitte eines Nephrons sind gewunden.

> Bei jedem Nephron tritt der Anfangsteil des *distalen* Tubulus dicht am Glomerulum in Kontakt zur *afferenten Arteriole:* **juxtaglomerulärer Apparat** (s. Abb. 5-3). Er besteht aus:
> - einer Gruppe von spezialisierten tubulären Epithelzellen, **Macula densa Zellen** und
> - den granulierten Mediazellen *oder* **juxtaglomerulären Zellen** in der Wand der afferenten Arteriole (Abb. 5-7).

- **juxtaglomerulärer Apparat, Macula densa** ⇦

Die **afferenten Arteriolen** sind *sympathisch innerviert,* dadurch können Widerstandsänderungen ausgelöst werden, die zu *Änderungen des renalen Blutflusses* führen. Eine *Abnahme* der renalen Durchblutung findet sich z. B. bei schwerer Muskelarbeit (Kap. III/3).

- sympathische Innervation der afferenten Arteriolen → Konstriktion → Durchblutung ↓
- **glomerulo-tubuläre Balance** ⇦

> Die *Funktion* des juxtaglomerulären Apparates liegt wahrscheinlich in der Einstellung und Aufrechterhaltung der **glomerulo-tubulären Balance** mit:
> - **Filtrationsanpassung** an die Resorption über das Nephron: Afferente und efferente Arteriolen können *getrennt* konstringieren oder dilatieren, um bis zum Ende des proximalen Tubulus die Resorption so einzustellen, daß das distale Nephron hydrodynamisch nicht überfordert wird.

⇨

• Stabilisierung der **glomerulären Filtrationsrate** angesichts eines sich ändernden *Perfusionsdruckes*, da das Blutdruckniveau schwanken kann.

- Granulierte Zellen bilden **Renin** → **A I** → **A II** → **A III**

Die granulierten Zellen des juxtaglomerulären Apparates sezernieren nach Reizung die Protease **Renin**. Sie initiiert eine Kaskade von chemischen Reaktionen, die zur Bildung von Angiotensin I(A I), II (A II), und III (A III) führt.

- **A II stimuliert Aldosteronsekretion**

Die *physiologischen Wirkungen* von Angiotensin auf das kardio-zirkulatorische System werden im Kap. III/3 dargestellt. **Angiotensin II** stimuliert die Sekretion des Steroidhormons **Aldosteron** aus der Nebennierenrinde und steigert selbst die tubuläre Resorption von Na^+. Aldosteron und A II sind effektorische Teile einer endokrinen Rückkoppelungsschleife, die in die Kontrolle des Natriumbestandes des Organismus eingeschaltet ist. Die tubulären Wirkungen von Aldosteron werden später beschrieben, die Mitwirkung des Aldosteron bei der Kontrolle des Salz- und Wasserhaushaltes wird im Kap. V/2.3.2 dargestellt.

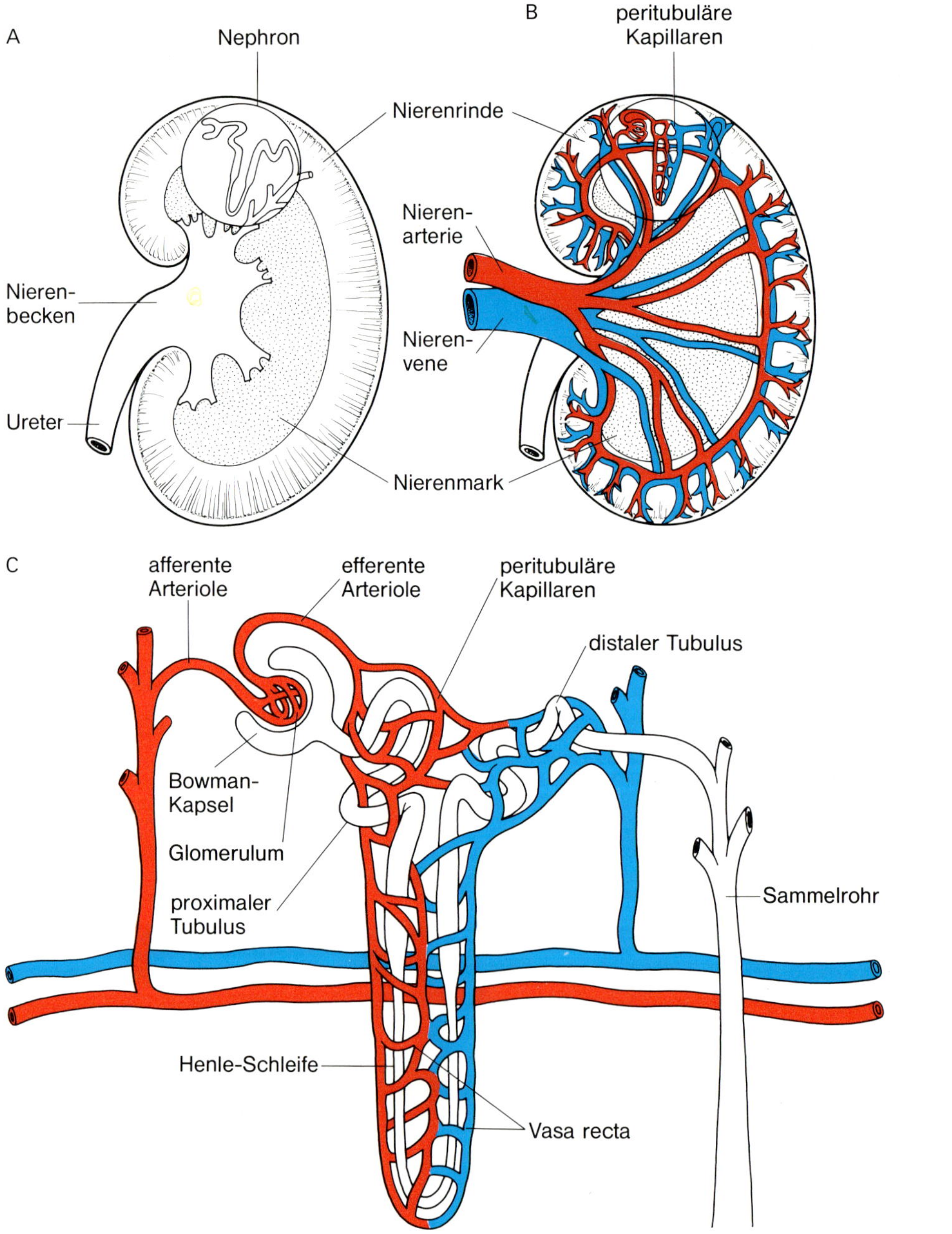

Abb. 5-6. A. *Lage* eines *juxtamedullären Nephrons.* **B.** *Blutgefäße der Niere,* glomeruläre und peritubuläre Kapillaren. **C.** Vergrößerte Ansicht eines Nephrons mit afferenter und efferenter Arteriole, peritubulären Kapillaren und Venolen. Die Vasa recta, Äste der peritubulären Kapillaren, begleiten die Henle-Schleifen bis in die innere Markzone

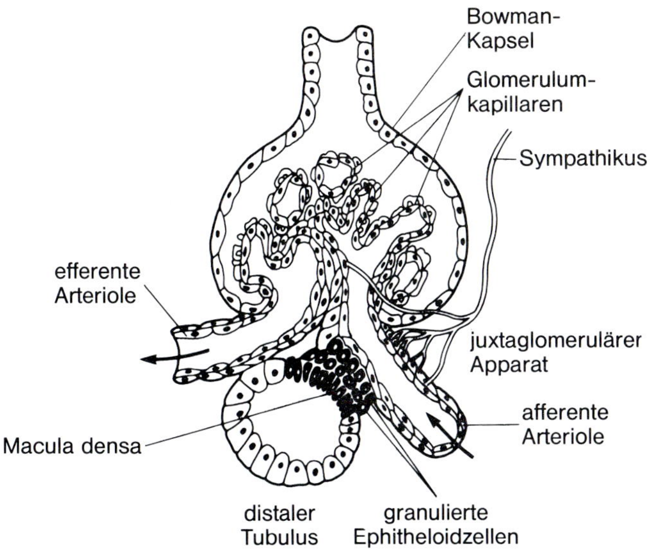

Abb. 5-7: *Juxtaglomerulärer Apparat* und seine Beziehung zum Glomerulus, afferenter und efferenter Arteriole

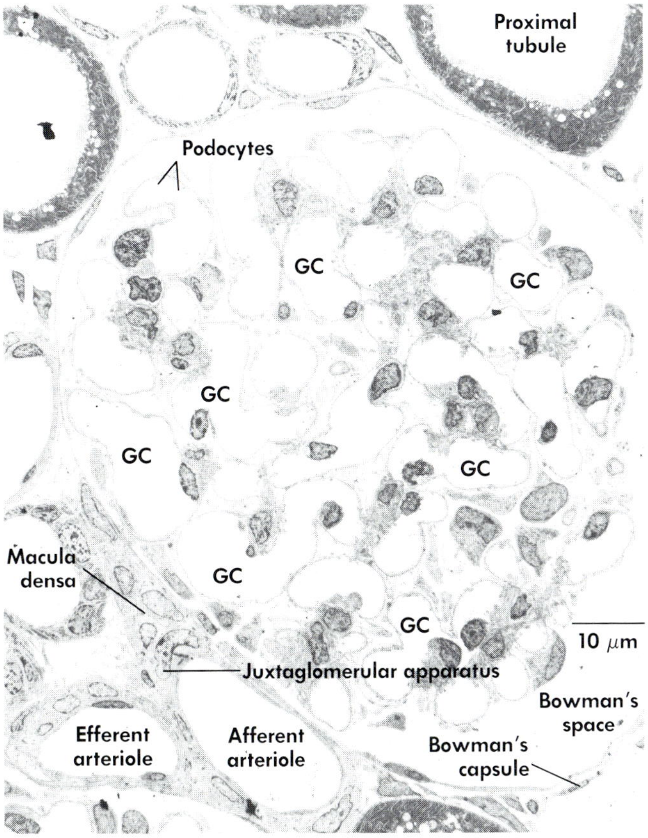

Abb. 5-8: Schnitt durch ein *Glomerulus* mit juxtaglomerulärem Apparat, distalem Tublus, afferenter und efferenter Arteriole

Wiederholungsfragen: Fragen

1. Worin bestehen die strukturellen Unterschiede zwischen kortikalen und juxtamedullären Nephronen?
2. In der Niere liegen zwei Kapillarnetze in Serie. Wie heißen diese und wo sind sie lokalisiert? Wodurch unterscheiden sich die Kapillarnetze der kortikalen und der juxtamedullären Nephrone?
3. Welche Strukturen bilden den juxtaglomerulären Apparat? Welche Abschnitte sind an seiner Bildung beteiligt? Welches sind die beiden Hauptfunktionen des juxtaglomerulären Apparates?

Harnbereitung

Ultrafiltration, Primärharn

- Glomerulumkapillaren haben **3 Schichten:**

1. Lamina fenestrata (großporig)

2. Basalmembran (Proteinfilter)

1.3 Mechanismen der Harnbereitung

1.3.1 Ultrafiltration, Primärharn

Bowman-Kapsel (Abb. 5-9 A) und *glomeruläre Kapillaren* sind so gebaut, daß sie eine starke Flüssigkeitsfiltration zulassen. Die Gesamtoberfläche aller glomerulären Kapillaren ist sehr groß (Abb. 5-9 B). Ihre Wand (Abb. 5-10) läßt *3 Schichten* erkennen:

- **Lamina fenestrata:** gefensterte innere endotheliale *großporige* Schicht. Sie hat möglicherweise nur die Aufgabe, die Verstopfung des glomerulären Filters durch Blutzellen zu verhindern (Abb. 5-11)
- **Basalmembran** als *Filter*, der die großen *Proteinmoleküle* nicht passieren läßt

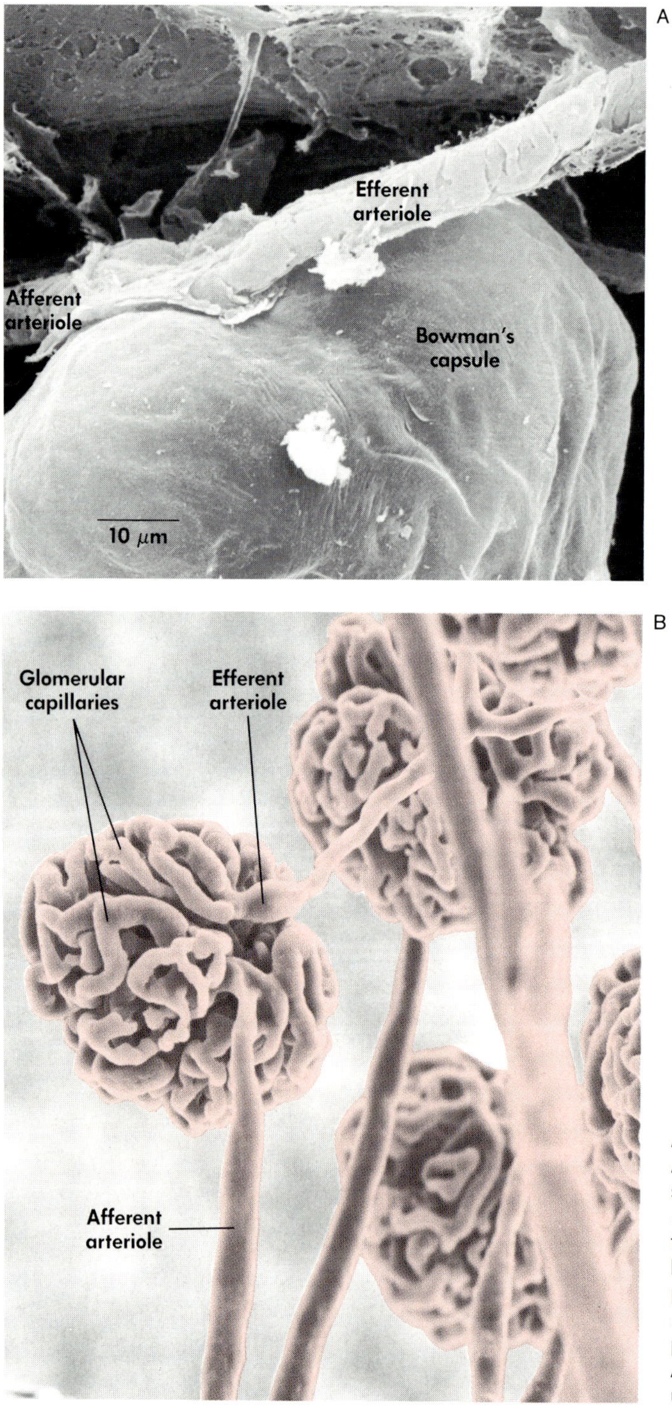

Abb. 5-9:
A. Rasterelektronenmikroskopische Aufnahme der *Bowman-Kapsel* mit afferenter und efferenter Arteriole.
B. Rasterelektronenmikroskopische Aufnahme von *Glomerulumkapillaren* (Ausgußpräparat: Harzinjektion, nach Aushärtung Entfernung des umgebenden Gewebes)

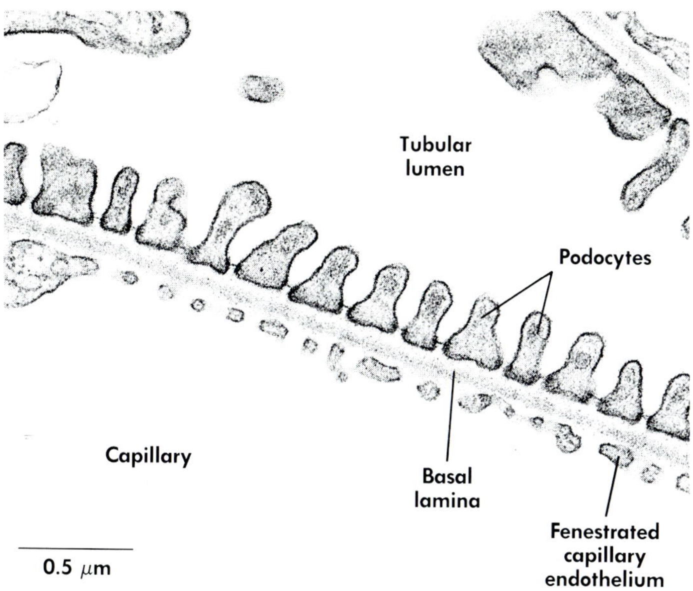

Abb. 5-10: Elektronenoptische Aufnahme der *filtrierenden Kapillarschichten* des Glomerulum

• **Schlitzmembran,** in der wahrscheinlich die *selektivste Filtration* stattfindet. Diese Membran wird durch die füßchenartigen Ausläufer der Deckzellen, **Podozyten** (Abb. 5-10), gebildet.
Die Gesamtheit der filtrierenden Schichten ist frei durchgängig für *Wasser, Elektrolyte,* wie z. B. Na^+, K^+, Ca^{++}, Cl^- und für kleine *organische Moleküle* wie Glukose. Ein nicht unbeträchtlicher Anteil von kleinen Proteinmolekülen mit MG bis 20000 Dalton wird ebenfalls noch filtriert. Plasmaproteine mit einem Molekulargewicht von mehr als 40000 Dalton erscheinen nur in Spuren im Ultrafiltrat. *Die glomerulären Kapillaren haben eine 100fach größere Filtrationspermeabilität als andere Kapillaren.* Dadurch kann auch in den glomerulären Kapillaren mehr Ultrafiltrat gebildet werden als in allen anderen Kapillargebieten des Organismus zusammen. Nach neuen Ansichten spielen auch die elektrischen Ladungen von Ma-

3. Schlitzmembran aus **Podozyten** (selektive Filtration)
- **frei filtrierbar sind:**
  - Elektrolyte
  - kleine Moleküle
  - kleine Proteinmoleküle
- **Filtrationspermeabilität 100mal größer**

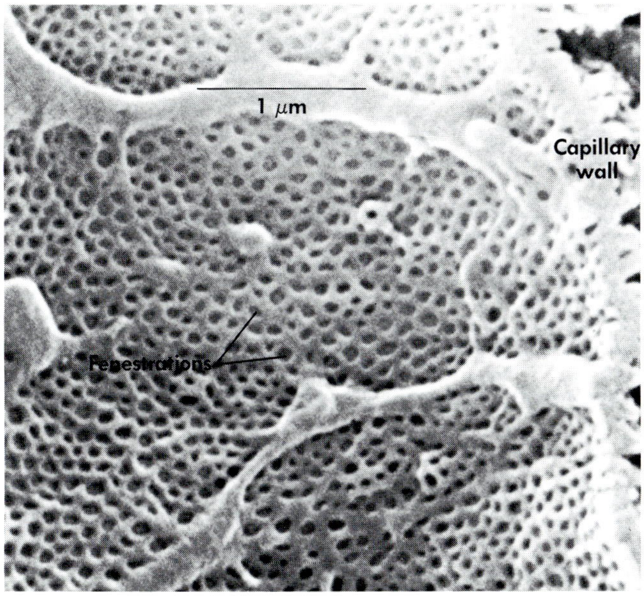

Abb. 5-11: Innere Oberfläche einer *Glomerulumkapillare* in starker Vergrößerung. Durch die *Fenestrierungen* werden Wasser und gelöste Teilchen abgepreßt, die zellulären Blutbestandteile bleiben zurück

kromolekülen eine Rolle für ihren Durchtritt durch die Basalmembran. Das **Glomerulumfiltrat** gelangt in die *Bowman-Kapsel* und wird als **Primärharn** bezeichnet.

GFR, RPF, FF

⇨

Etwa 20% des **renalen Plasmaflusses** (RPF) werden pro Minute filtriert. Dieser Anteil wird als **Filtrationsfraktion** (FF) bezeichnet. Durch die Nieren fließen ~ 1580 l Blut pro Tag. Nimmt man einen Hämatokrit von 45% an, dann beträgt der renale Plasmafluß etwa 870 l pro Tag. Bei einer FF von 20% beträgt die **glomeruläre Filtrationsrate** (GFR) **174 l pro Tag.**

Dies bedeutet, daß das *Plasmavolumen* (ca. 3,0 l) 60 mal pro Tag filtriert wird. Die Niere „sichtet“ das Blutvolumen des Organismus jeweils im Abstand von etwa 30 Minuten einmal vollständig.

- **Filtration** erfolgt durch
- **1. hydrostatische Kräfte:** 35 mm Hg
- **2. (kolloid)-osmotische Kräfte:** 25 mm Hg

In den Filtrationsprozeß sind involviert:

- **hydrostatische Kräfte:** Der mittlere hydrostatische Druck in den *glomerulären Kapillaren* beträgt 45 mm Hg (Abb. 5-12). Der in der *Bowman-Kapsel* bestehende, der Filtration entgegenwirkende hydrostatische Druck beträgt 10 mm Hg oder etwas weniger. Damit liegt der die *Filtration treibende hydrostatische Druck* bei etwa 35 mm Hg
- **osmotische Kräfte:** Plasmaproteine sind negativ geladen. Damit ist der effektive osmotische Druck etwas größer als aus ihrer Konzentration allein abgeleitet werden kann. Der von

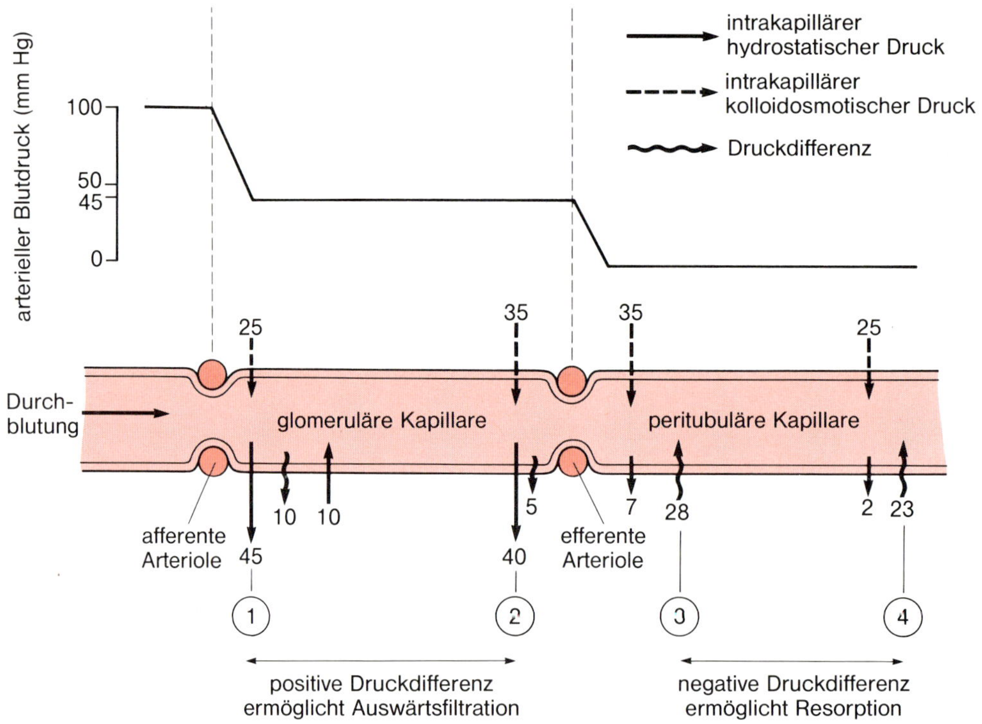

Abb. 5-12: Die für die Filtration und die Resorption von Flüssigkeit in den glomerulären und peritubulären Kapillaren wirksamen **Drücke**: Die afferenten Arteriolen und die efferenten Arteriolen liegen „in Serie“.
Der *hydrostatische Druck* in den glomerulären Kapillaren ist mit 45 mm Hg viel höher als in allen anderen Kapillaren des Organismus.
Diesem der Filtration dienenden Druck wirkt entgegen der durch die Proteine im Plasma verursachte *kolloidosmotische Druck* (KOD), der am Anfangsteil der Kapillare etwa 25 mm Hg beträgt. Im Verlauf der glomerulären Kapillare steigt der KOD an, da Flüssigkeit vom Plasma „abgepreßt“ wird. Ebenso muß der Druck in der *Bowman-Kapsel* überwunden werden, der etwa 10 mm Hg beträgt.
Als *effektiver Filtrationsdruck* bleiben somit 45 – (25 + 10) = 10 mm Hg.
In den peritubulären Kapillaren ist der hydrostatische Druck nicht viel höher als der Venendruck. Aus den Druckdifferenzen ergibt sich eine Begünstigung für die Resorption von Flüssigkeit.
Die geraden Pfeile und die dazugehörigen Zahlen geben Richtung und Größe des herrschenden hydrostatischen Druckes an. Die unterbrochenen Pfeile gelten für den kolloidosmotischen Druck und die geschlängelten Pfeile kennzeichnen die Druckdifferenzen

den Proteinen ausgeübte osmotische Druck wird als *kolloidosmotischer Druck (KOD)* bezeichnet und liegt bei *25 mm Hg.*
Da nur wenig Protein filtriert wird, ist der effektive KOD im Filtrat praktisch 0 mm Hg. Damit beträgt der KO-Druckgradient im nahe der afferenten Arteriole gelegenen Teil der glomerulären Kapillare ca. 25 mm Hg in Richtung „Absorption" (offener einwärts gerichteter Pfeil in Abb. 5-12). Die Nettokraft, die für die Filtration am afferenten arteriolären Ende der glomerulären Kapillare zur Verfügung steht, ist die Differenz aus hydrostatischer und osmotischer Kraft. Sie heißt **effektiver Filtrationsdruck** und beträgt: 35 mm Hg – 25 mm Hg = **10 mm Hg.**

- **effektiver Filtrationsdruck:** 10 mm Hg

Obwohl die meisten Plasmaproteine, die noch durch den glomerulären Filter gekommen sind, schon im Verlaufe des proximalen Tubulus zunächst gespalten und dann wieder resorbiert werden, wird mit dem Harn eine geringe Menge von etwa **30–150 mg Protein pro Tag** ausgeschieden. Bei gesunden Individuen wird dieser geringe Verlust durch die Proteinaufnahme mit der Nahrung kompensiert.

- **physiologische Proteinurie: ca. 100 mg/d**

Klinische Anwendung. Bei einigen **Nierenerkrankungen** ist die *Rückgewinnung der Proteine* deutlich gestört. Bei anderen ist der glomeruläre *Filter beschädigt,* so daß zwangsläufig mehr Proteine filtriert werden. In beiden Fällen kann nicht das gesamte in den Primärharn gelangte Protein zurückgewonnen werden, so daß unterschiedliche Proteinmengen im Endharn erscheinen: **Proteinurie.** Bei schweren Nierenerkrankungen kann der Proteinverlust so groß sein, daß Muskelabbau eintritt, wenn nicht zur Kompensation mit der Nahrung ausreichende Proteinmengen zugeführt werden: sog. große Proteinurie (> 3,5 g Eiweißausscheidung/d). Nach ausdauernder anstrengender Muskelaktivität (z. B. Marathonlauf) erscheinen *Erythrozyten* und *Myoglobin* im Endharn *(Mikrohämaturie, Myoglobinurie).* Auch eine *Marsch-Albuminurie* ist bekannt. Der Urin ist dann bräunlich gefärbt.
Die **glomeruläre Filtrationsrate** wird durch die gleichen Faktoren bestimmt, die auch das Filtrations-Absorptions-Gleichgewicht in den systemischen Kapillaren bestimmen (s. Kap. III/2):

- die GFR *steigt,* wenn der mittlere **glomeruläre Kapillardruck** steigt, entweder als Folge einer Dilatation der afferenten Arteriole oder einer Konstriktion der efferenten Arteriole
- die GFR *steigt,* wenn der **kolloidosmotische Druck** (KOD) im Plasma reduziert ist, weil damit Kräfte, die die Absorption fördern, verringert sind
- die GFR *fällt,* wenn der **Druck in der Bowman-Kapsel** steigt, z. B. nach Okklusion oder Stenosen im Harnleiter
- die GFR *steigt,* wenn **Plasmaproteine in das Ultrafiltrat** gelangen. Dies geschieht, weil das Protein in der Bowman-Kapsel den effektiven osmotischen Druck im Ultrafiltrat größer als 0 mm Hg werden läßt.

- **Proteinurie** bei Nierenerkrankungen
- **Erythrozyt-, Albuminurie**
- **GFR steigt bei**
  - erhöhtem Kapillardruck
  - erniedrigtem KOD
  - Proteingegenwart im Ultrafiltrat
- **GFR fällt bei**
  - erhöhtem Druck in Bowman-Kapsel

1.3.2 Tubulusfunktion: Resorption und Sekretion

Tubulusfunktion

1.3.2.1 Proximaler Tubulus

1. Proximaler Tubulus

Von 174 l/Tag Primärharn verlassen nur 60 l/Tag die proximalen Tubuli und gelangen in die Henle-Schleifen.

Die Hypothese der **„stationären Gradienten"** versucht zu erklären, in welcher Weise die Resorption dieser großen Flüssigkeitsmengen vor sich gehen könnte, *ohne* einen nachweisbaren *osmotischen Gradienten* zwischen der tubulären Flüssigkeit und dem Blut zu benötigen (Abb. 5-13).

- **Hypothese des stationären Gradienten**

Zunächst nehmen die Epithelzellen, die dem Tubuluslumen zugewandt sind, **Na^+**-Ionen und andere gelöste Stoffe auf (Tab. 5-1). Sie werden dann *transzellulär* über die basolaterale Membran in die engen Interzellularspalten zwischen den Tubuluszellen *„gepumpt",* um einen lokalen osmotischen Gradienten zu bilden. Die Schlußleisten (tight junctions) im proximalen Tubulus sind permeabel für Wasser, das in Richtung des osmotischen Gradienten fließt. Der durch den Transport eingestellte lokale osmotische Gradient treibt einen *parazellulären* Wasserfluß. Es kommt so zwischen den transportierten Stoffen und dem Wasser zu ei-

- **transzellulärer Transport:** Na^+ diffundiert in die Zelle → aktiver Na^+-Transport durch basolaterale Membran → **parazellulärer Wasserfluß**

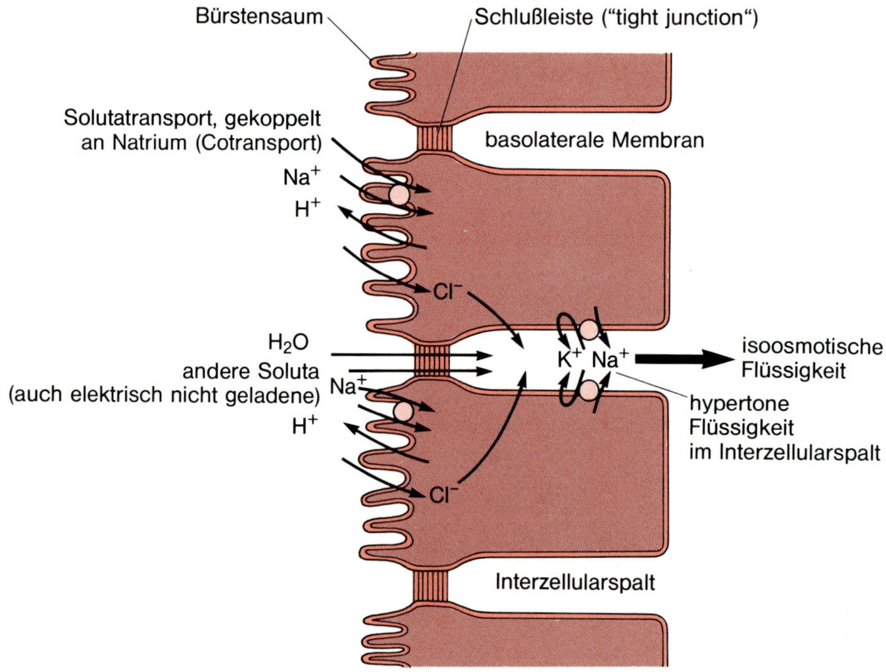

Abb. 5-13: Die zellulären Mechanismen der *Natrium- und Wasserresorption* im proximalen Tubulus: An der basolateralen Membran werden Na^+ und K^+ aktiv transportiert. (Na/K-Pumpe). Aktivierung dieses Transportes führt zu einer Abnahme der intrazellulären Na^+-Konzentration und zu einer Zunahme der intrazellulären K^+-Konzentration. Na^+ kann einem elektro-chemischen Gradienten vom Tubuluslumen in das Zellinnere folgen. Es werden eine Reihe von anderen Stoffen in die gleiche Richtung mittransportiert *(Co-Transport)*. Elektroneutralität wird aufrechterhalten durch Diffusion von Chloridionen in die Zelle hinein und durch Abgabe von Wasserstoffionen in das Tubuluslumen.
In den Interzellularspalten reichert sich Na^+ an, das transzellulär durch aktiven Transport dorthin gelangt ist und osmotisch höher konzentriert ist als das Plasma oder die tubuläre Flüssigkeit: Es entsteht ein Konzentrationsgradient, der einen Wasserfluß durch die tight junctions ermöglicht. Mit diesem Wasserfluß werden geladene Teilchen (z. B. Na^+), aber auch nicht geladene (z. B. Harnstoffmoleküle) „mitgerissen" (solvent drag)

nem osmotischen Gleichgewicht. Damit sind die Tubulusflüssigkeit und die interstitielle Flüssigkeit **isoosmolar.**

• **isoosmolare Resorption**

⇨

Kurz zusammengefaßt: Wasser und osmotisch aktive gelöste Stoffe werden in proximalen Tubuli *isoosmolar* resorbiert. Das Verhältnis der gelösten Teilchen zum Wasser verändert sich nicht: *stationärer Gradient* (Abb. 5-14).

Resorptionmechanismen

1. **Co-Transport** (mit Na^+)
2. **primär aktiver Na^+-Transport:** Transportenergie durch ATP-Spaltung gewonnen
3. **sekundär aktiver Na^+-Transport**
4. **passive Resorption**

Resorptionsmechanismen. Für *einige Substanzen wird die Energie* für ihren *Transport* durch die Na^+-Konzentrationsdifferenz über die apikale Membran in die Tubuluszellen hinein bereitgestellt. Verläuft der Transport in *gleicher Richtung* wie die Na^+-Ionen, liegt ein **Co-Transport** vor: Monosaccharide, Aminosäuren, Sulfat- und Phosphationen (Tab. 5-1) werden in dieser Weise transportiert:

• Erfolgt die Resorption von Na^+-Ionen an der basolateralen Membran, so geht sie über die spezifische ATP-Spaltung der Na/K-ATPase direkt mit Energieverbrauch (O_2-Verbrauch) einher, **primär aktiver Transport**

• Wenn aber zunächst ein Stoff zusammen mit Na^+-Ionen entlang eines Konzentrationsgradienten transportiert wird, spricht man von **sekundär aktivem Transport**

• Aktive (primär oder sekundär) Resorption von gelösten Stoffen zusammen mit Wasser führt dazu, daß die Konzentration von nicht transportierten Stoffen in der Tubulusflüssigkeit ansteigt. Einige von diesen Stoffen können deswegen, weil sich ihre tubuläre Konzentration erhöht, durch **Diffusion** resorbiert werden. *Harnstoff,* ein Stickstoff enthaltendes Endprodukt des Proteinstoffwechsels, ist ein Beispiel für solch eine **passive Resorption** im proximalen Tubulus.

Tab. 5-1: Substanzen, die im proximalen Tubulus resorbiert oder sezerniert werden

resorbierte Substanzen (gekoppelt mit Na^+)	sezernierte Substanzen (unter Energieverbrauch)
Zucker	**Körpereigene Substanzen**
D-Glukose	H^+-, zusammen mit Na^+-Ionenresorption
D-Galaktose	Hydroxybenzoate
	Hippurate z. B. Salze der Paraaminohippursäure
Aminosäuren	
neutrale: z. B. L-Alanin	Neurotransmitter: Dopamin,
L-Glutamin	Azetylcholin, Adrenalin, Gallenfarbstoffe
saure: z. B. L-Glutaminsäure	(gelbe Farbe des Urins)
L-Asparaginsäure	Harnsäure
basische: z. B. L-Arginin	
L-Ornithin	
anorganische Ionen	**Pharmaka und Toxine**
Phosphat	Antibiotika z. B. Penicillin G
Sulfat	Atropin
	Morphin
	Saccharin
Metaboliten	
L-Laktat	
Sukzinat	
Zitrat	

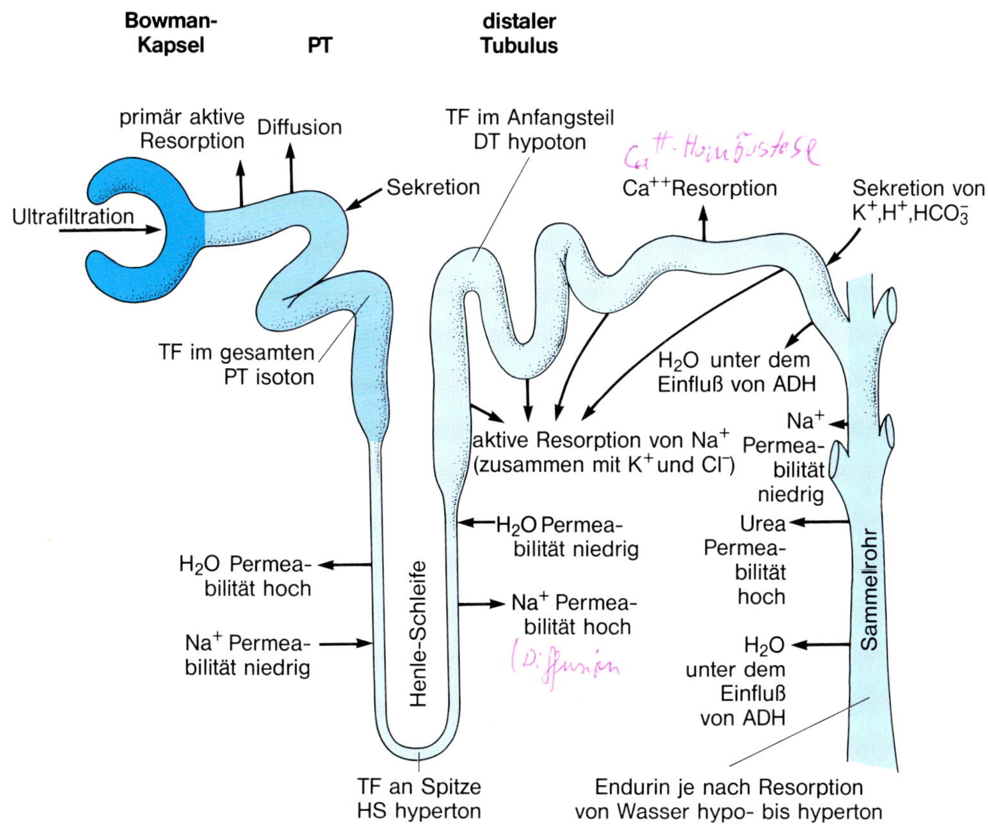

Abb. 5-14: Wasser- und Solutabewegungen aus Tubulus, Henle-Schleife und Sammelrohr; PT: proximaler Tubulus; DT: distaler Tubulus; HS: Henle-Schleife; TF: tubuläre Flüssigkeit

5. spezifisches Transportsysteme
- z. B. für Aminosäuren
- Transportcarrier

Die meisten **intrarenalen Transportwege** sind jedoch für wenige Stoffe mit ähnlicher chemischer Struktur *spezifisch,* z. B. gibt es 5 oder 6 verschiedene Transportsysteme für *Aminosäuren.* Stoffe, die den gleichen Transportweg und den gleichen **"Transportcarrier"**, ein zum transmembranalen Transport benötigtes Protein, benutzen, können untereinander konkurrieren oder sich gegenseitig blockieren. Der Carriertransport ist häufig allosterisch reguliert.

- **Transportmaximum (TM)**

⇨

> Weil die Transportorte spezifisch sind und deren Zahl begrenzt ist, wird auch die tubuläre Resorptionsrate begrenzt, es besteht ein **Transportmaximum (TM)**.

Die Resorption der freifiltrierten Glukose durch den proximalen Tubulus gilt als ein gutes Beispiel für die Erklärung der Grundprinzipien der tubulären Resorption von Nichtelektrolyten.

- **tubuläres Load, GFR**

Für eine beliebige Substanz x ist die *filtrierte Menge* oder das *Load* L_x.
L_x kann pro Zeiteinheit berechnet werden:
$L_x = P_x \cdot GFR$,
wobei P_x die Konzentration von x im Plasma ist – üblicherweise als mg % angegeben. Nehmen wir an, die normale Glukosekonzentration im Plasma sei 100 mg/dl. Das Glukoseload ist dann pro Tag 1.00 g/l mal 174 l/Tag = 174 g/Tag oder etwa 121 mg/min.

- **TM für Glukose**

Die Kurven 1–3 in der Abb. 5-15 stellen die Filtration, Resorption und Exkretion der Glukose bei steigendem Plasmaspiegel dar. Das Transportmaximum für Glukose liegt bei 375 mg/min. Da normalerweise das Glukoseload kleiner ist als das TM, ist die Glukoseresorption fast vollständig (Abb. 5-15, Kurve 2), und nur Spuren von Glukose verbleiben im Urin (Abb. 5-15, Kurve 1). Wenn die Plasmaglukosekonzentration über 300 mg/dl ansteigt, erreicht das Load die Größe des TM von 375 mg/min (Abb. 5-15, Punkt x). Glukose wird im Endharn ausgeschieden (Abb. 5-15, Kurve 3). Die Glukoseausscheidung steigt in dem Maße, wie die Plasmakonzentration steigt.

- **Glukosurie,** wenn TM (ca. 375 mg/min) überschritten wird: **Diabetes mellitus**

Klinische Anwendung. Solche ungewöhnlich hohen Glukoseplasmaspiegel sind charakteristisch für den *Diabetes mellitus.*
Kurzfristig kommen aber hohe Plasmaglukosespiegel auch beim Gesunden nach „Streß" oder reichlicher Kohlenhydrataufnahme vor.

- **Sekretionsmechanismen**

Sekretionsmechanismen. Neben den resorbierenden Prozessen laufen im proximalen Tubulus auch *Sekretionsvorgänge* für zahlreiche Substanzen ab (Abb. 5-14, Tab. 5-1). Einige der

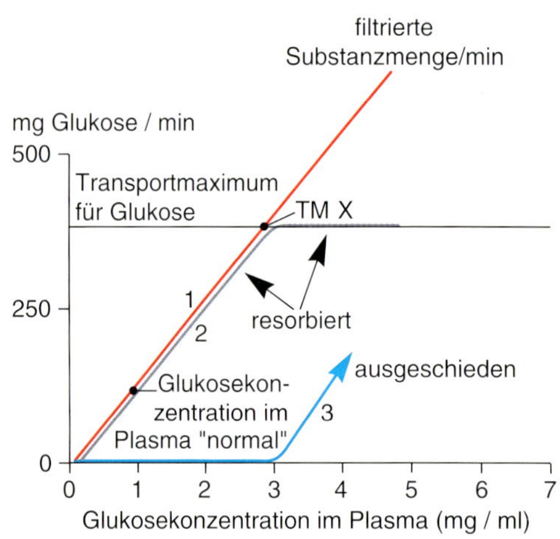

Abb. 5-15: (1). Das *Glukoseload* (pro Minute filtrierte Glukosemenge) als Funktion der Glukosekonzentration im Plasma. **(2).** Die resorbierte Glukosemenge als Funktion der Glukosekonzentration im Plasma. Bis zum Erreichen eines Transportmaximums (TM) für Glukose ist die Resorption aus dem Tubulus (fast) vollständig. Über dieses Maximum hinaus kann die Glukoseresorption nicht gesteigert werden (TM X). **(3).** Die Glukoseausscheidung im Urin als Funktion der Glukosekonzentration im Plasma.
Die Glukoseexkretion entspricht der Differenz der Kurven 1 und 2: Die Glukoseausscheidung ist bis zum Erreichen des Transportmaximums fast Null. Wird aber mehr Glukose filtriert als resorbiert werden kann, erscheint der Überschuß im Urin.
Die Ordinate trägt die Dimension mg Glukose/min. Dies ist eine Glukosemenge pro Zeit. Sie wird dargestellt als filtrierte (1), als resorbierte (2) oder als mit dem Urin ausgeschiedene Menge (3)

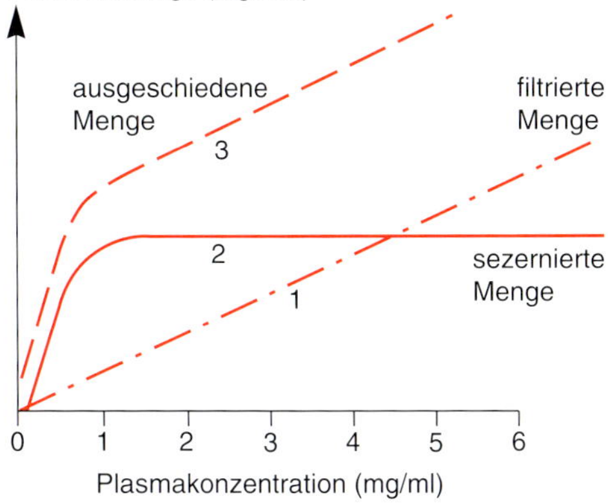

Abb. 5-16: **(1).** Die *filtrierte Menge (Load)* einer Substanz, die sowohl *filtriert* als auch *sezerniert* wird, ist dargestellt als Funktion ihrer Plasmakonzentration. **(2).** Die ins Tubuluslumen *sezernierte* Menge pro min dargestellt als Funktion ihrer Plasmakonzentration. **(3).** Die *ausgeschiedene Menge* pro min dargestellt als Funktion ihrer Plasmakonzentration.
Die mit dem Urin ausgeschiedene Menge pro Zeit ist die Summe der filtrierten und der sezernierten Menge. Die Ordinate trägt die Dimension Substanzmenge pro min (mg/min). Die Substanzmenge wurde entweder filtriert (1), sezerniert (2), oder ausgeschieden (3)

sezernierten Stoffe entstehen im normalen Stoffwechsel. Es werden auch Medikamente und Toxine sezerniert. Die Tubuluszellen transportieren die Substanzen aktiv aus dem nicht filtrierten Blutanteil der peritubulären Kapillaren. Aktive Sekretion durch Zellen des proximalen Tubulus ist besonders für Stoffe mit einer starken Eiweißbindung bedeutend. Ohne den sekretorischen Prozeß würden die Substanzen nur sehr langsam eliminiert werden, da sie dann nur durch Filtration aus dem Organismus entfernt werden können. Die Sekretion reduziert die Verweildauer von einigen Medikamenten im Organismus.

Sekretion von
- Stoffwechselprodukten
- Toxinen
- Medikamenten (z. B. Penizillin)

Klinische Anwendung. *Nierengängige Medikamente* werden oft so schnell ausgeschieden, daß die erwünschten Wirkspiegel mit den üblichen Dosierungen nicht erreicht werden können, *höhere Dosierungen* werden nötig. Ein wichtiges Beispiel ist Penizillin.

Die Sekretion über einen spezifischen Transportweg gehorcht den gleichen Grundprinzipien wie die Resorption. Das Load einer sezernierten Substanz steigt linear mit dem Plasmaspiegel (Abb. 5-16, Kurve 1). Die sezernierte Menge nimmt so lange schnell zu, bis das **TM** für die **Sekretion** erreicht ist. Die sezernierte Menge kann über das TM hinaus nicht weiter ansteigen. Die ausgeschiedene Menge ist die Summe aus filtriertem „Load" und der sezernierten Menge. Wenn die Plasmakonzentration der Substanz das TM für die Sekretion überschreitet, ist der Beitrag durch Sekretion maximal und eine Mehrausscheidung kann nur noch durch zusätzliche Filtration erreicht werden (Abb. 5-16, Kurve 3).

- **Load und TM bei Sekretion**

Kleine Proteine, MG ≤ 20000 Dalton können den glomerulären Filter in erheblichen Mengen *passieren.* Aber, wie schon zuvor beschrieben, wird ein großer Teil der Proteine im proximalen Tubulus wieder resorbiert.

Die Resorption dieser Proteine erfolgt durch Endozytose, anschließend werden die Proteine in den proximalen Tubuluszellen abgebaut. Praktisch alle *Hormone* auf Proteinbasis (Kap. I/2) sind kleinmolekular, und können somit filtriert werden. Die Filtration und anschließende Metabolisierung der Hormone verkürzt ihre Verweilzeit im Blut erheblich. Einige der „Proteohormone" können sich teilweise der tubulären Resorption entziehen und werden so im Urin analysierbar. Damit kann der Status bestimmter Hormone durch Urinanalyse bestimmt werden.

- **Proteinfiltration**
  - z. B. fast alle **Proteohormone**
- **Proteinresorption** durch Endozytose
  - z. B. **Proteohormone** (Choriongonadotropin)

Klinische Anwendung. Ein Beispiel für einen solchen Test ist der von der Frau selbst durchführbare *Schwangerschaftstest.* Mit ihm wird **Choriongonadotropin** festgestellt. Dies ist ein spezifisches Proteinhormon, das durch den Embryo nach der Eiimplantation im Uterus gebildet wird (s. Kap. VII/4).

Wiederholungsfragen:

Fragen

1. Definiere die folgenden Begriffe: Glomeruläre Filtrationsrate (GFR), Filtrationsfraktion (FF), tubuläres Transportmaximum (TM)!
2. Was beschreibt die Hypothese der „stationären Gradienten"? Welche Bedeutung haben in dieser Hypothese die Interzellularräume im proximalen Tubulus?
3. In welchem Verhältnis steht der Proteingehalt des Harns zu dem des Plasmas? Warum gibt es einen Unterschied?

2. Distaler Tubulus

- proximaler Tubulus: **isoosmolare Resorption**
- **distaler Tubulus, Henle-Schleife**

⇨

1.3.2.2 Distaler Tubulus: Produktion von verdünntem Harn

Im proximalen Tubulus wird das Volumen des Primärharns erheblich verringert, die ursprüngliche Zusammensetzung des Ultrafiltrates jedoch nicht verändert. Dies bedeutet u. a., daß die tubuläre Flüssigkeit beim Eintritt in die Henle-Schleifen *isoosmolar* ist.

Für die Produktion eines **Harnes** mit einem **niedrigen osmotischen Druck** sind der *dicke* aufsteigende Teil der Henle-Schleife und der *distale Tubulus* verantwortlich. Der *dicke aufsteigende Schleifenteil* kann osmotisch wirksame Substanzen resorbieren, ohne daß entsprechend Wasser mitresorbiert wird (s. Abb. 5-14). Dies wird durch eine fast *vollständige Impermeabilität der Tubuluswand* für Wasser erreicht (Tab. 5-2).

Im *dicken aufsteigenden Teil der Henle-Schleifen* und im *Anfangsteil des distalen Tubulus* (gewundener Teil) werden **Na**$^+$ und **Cl**$^-$ resorbiert:

Tab. 5-2: Transport und Permeabilitätseigenschaften von Nephronsegmenten, die für Harnkonzentrierung und -verdünnung bedeutend sind

Segment	Permeabilität: aktiver Transport	Permeabilität: Wasser	Permeabilität: NaCl	Permeabilität: Harnstoff	Osmolarität: Anfang	Osmolarität: Ende
proximaler Tubulus	+	+ + + +	+ + +	+ + +	→	→
Henle-Schleife						
absteigender Teil	0	+ + + +	0	+	→	↑
dünner aufsteigender Teil	0	0	+ + +	+	↑	↑
dicker aufsteigender Teil	+ + + +	0	0	0	↑	↓
distaler Tubulus						
gewundener Teil	+	0	0	0	↓	↓
sammelrohrnaher Teil	+ bis > + + +*	0 bis > + + +*	0	0	↓	↓→
Sammelrohr	+	0 bis + + +*	0	+ + +	↓→	↓↑

* abhängig von Hormonen → isoton ↓ hypoton ↑ hyperton

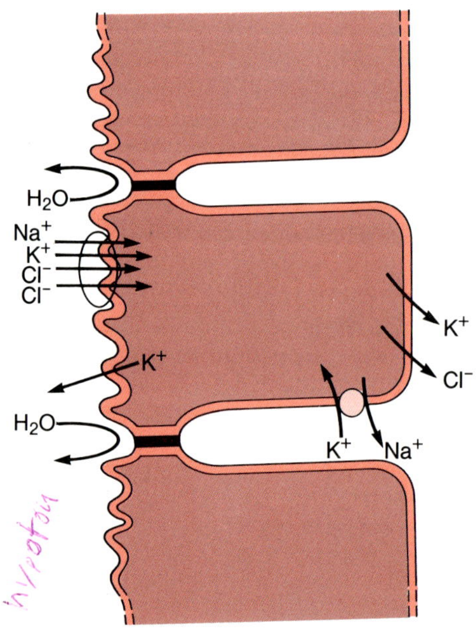

Abb. 5-17:
Na^+- und K^+-Transport im *aufsteigenden dicken Teil* der **Henle-Schleife** und im Anfangsteil des **distalen Tubulus**: Ein *Co-Transport* mit Natriumionen bewirkt den Einstrom von Chlorid- und Kaliumionen aus der Tubulusflüssigkeit in die Zelle. Die Natriumionen werden an der basolateralen Membran durch primär aktiven Transport aus der Zelle ins Interstitium befördert, gleichzeitig werden Kaliumionen wieder in die Zelle befördert. Chlorid- und Kaliumionen diffundieren ins Interstitium. Die Schlußleisten (tight junctions) sind im distalen Tubulus *sehr* dicht, so daß Wasser den Elektrolyten kaum folgen kann (vergl. proximaler Tubulus). Die tubuläre Flüssigkeit wird hypoton

• Zunächst gehen je 1 Na^+- und 1 K^+-Ion zusammen mit 2 Cl^--Ionen durch die apikale Membran (Abb. 5-17), **$Na^+ \cdot K^+ \cdot 2\ Cl^-$-Co-Transport.** Der K^+-Gradient sorgt für die notwendige Energie zur Aufnahme der K^+- und Cl^--Ionen
• nachfolgend wird das Na^+-Ion, das auf diesem Wege in die Zelle gelangt ist, an der basolateralen Membran unter Energieverbauch wieder herausgepumpt.

Das ist ein Beispiel für **sekundären aktiven Transport:** der primär aktive Transport an der basolateralen Membran erhält die Konzentrationsdifferenz für Na^+ über die apikale Membran. Die Cl^--Ionen diffundieren in die interstitielle Flüssigkeit und die K^+-Ionen, die durch apikale und basolaterale Membranenseiten in die Zelle gelangt sind, ersetzen die K^+-Ionen, die ständig aus der Zelle herausdiffundieren.

Der *mittlere Teil* des *distalen Tubulus* (Verbindungsteil) ist wahrscheinlich der Tubulusabschnitt, in dem filtriertes Ca^{++} resorbiert wird. Diesem Segment des Nephrons kommt eine Schlüsselposition in der **Kalziumhomöostase** zu (Kap. V/2). Die wichtigste Funktion des *letzten Teiles des distalen Tubulus* (sammelrohrnaher Bereich) ist die **Resorption von Na^+** und **Cl^-**, hier kann außerdem **H^+** und **K^+** sezerniert und K^+ resorbiert werden.

• **$Na^+ K^+ 2Cl^-$-Co-Transport**

• sekundärer aktiver Transport
• **Ca^{++}-Resorption:** Mittelteil des distalen Tubulus →Kalziumhomöostase
• **sammelrohrnaher Tubulus:**
  – Na^+-, Cl^-- Resorption
  – H^+-, K^+-Sekretion

1.3.3 Bildung von konzentriertem Harn

Harnkonzentrierung

1.3.3.1 Henle-Schleifen und Sammelrohre (SR)

1. Henle-Schleifen, SR

Durch die Bildung eines Harnes, der osmotisch höher konzentriert ist als das Plasma, kann der Organismus toxische Stoffe und osmotisch wirksames Material mit einer vergleichsweise geringen Menge von Wasser ausscheiden. Die Nieren konzentrieren den Harn dadurch, daß die osmotische Konzentration in der interstitiellen Flüssigkeit des Nierenmarkes 4–5 mal höher gehalten werden kann als im Plasma (1400 gegenüber 300 mosm/l).

• max. Harnkonzentrierung: 1400 mosm/l (Plasma: 300 mosm/l)

> Der **osmotische Gradient** zwischen der *interstitiellen Flüssigkeit* und dem verdünnten, durch die Sammelrohre ins Nierenmark eintretenden *Harn* bildet die **treibende Kraft** zur Resorption von Wasser aus dem Tubuluslumen ins Interstitium.

• **Wasserresorption**

Man begann den Konzentrierungsmechanismus der Nieren erst zu verstehen, nachdem erkannt war, daß nur Lebewesen einen konzentrierten Harn bilden können, die über ins Nierenmark reichende Henle-Schleifen verfügen. Untersucht man verschiedene Spezies, so steigt die *maximale Harnkonzentrierung eindeutig proportional* zur *Länge der Henle-Schleifen.*

> *4 Bedingungen* müssen erfüllt sein, um einen konzentrierten Harn zu bilden:
> • die **Henle-Schleifen** müssen *tief* in das Nierenmark hineinreichen, einen definierten *Umkehrpunkt* haben und der *aufsteigende* Schleifenteil *muß* in der *Nähe* des *absteigenden* liegen
> • auf- und absteigender Schleifenteil müssen **unterschiedliche Wasserpermeabilitäten** haben
> • Na^+- und Cl^--Ionentransport darf nur im aufsteigenden Schleifenteil stattfinden
> • die Kapillaren der Vasa recta müssen die Henle-Schleifen begleiten

• **4 Bedingungen der Harnkonzentrierung**

Die **Permeabilitätseigenschaften** und die Transportcharakteristika und damit die notwendigen Einrichtungen zur Energiebereitstellung können allerdings nur zum Teil aus der Struktur der Tubuluszellen abgeleitet werden. Der *absteigende Schleifenteil* hat nur flache Epithelzellen, die wenige Mitochondrien besitzen. Diesen an Organellen armen Zellen traut man einen transepithelialen Na^+-Ionentransport nicht zu. Die Änderungen der Zusammensetzung der tubulären Flüssigkeit, die im absteigenden Schleifenteil vor sich gehen, sind offenbar *passiver Natur* und bestehen in einem Austausch mit der interstitiellen Flüssigkeit (Abb. 5-18). Der absteigende Schleifenteil ist hochgradig permeabel für Wasser, aber weniger gut durchlässig für Salze. Auch der *dünne Teil der aufsteigenden Schleife* hat flache Zellen und transportiert keine Na^+-Ionen. Er ist mit einer schlechten Wasserpermeabilität ausgestattet, dafür aber gut durchlässig für Salze (s. Abb. 5-14).

Die Zellen des *dicken aufsteigenden Schleifenteiles* haben zahlreiche Mitochondrien und andere intrazelluläre Strukturen, die nur in Zellen vorkommen, die aktiv Na^+ transportieren können. Dieser Teil des Nephrons transportiert Na^+ aus der tubulären Flüssigkeit ins Interstitium. Die Diffusionspermeabilität für Wasser und andere Salze hingegen ist sehr niedrig (Tab. 5-2, s. Abb. 5-14).

• **Permeabilitätseigenschaften der Tubulusepithelien**
  – Zellen der absteigenden Schleife: **passive Transporte**

  – Zellen der aufsteigenden Schleife: **aktiver Na^+-Transport**

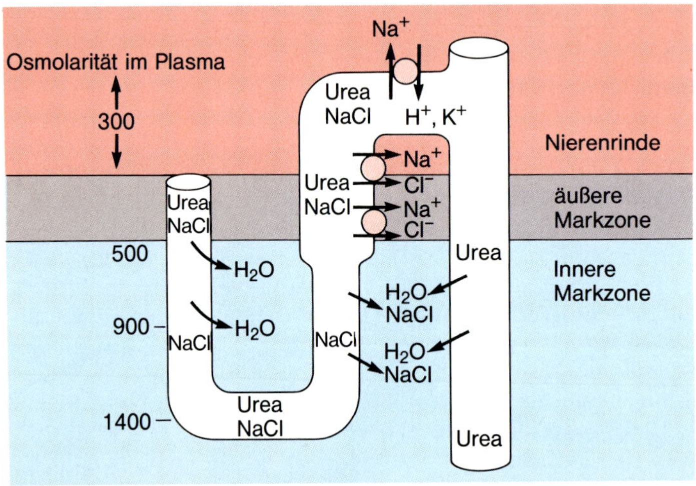

Abb. 5-18: Bildung eines gegenüber dem Plasma osmotisch konzentrierten Urines (zur Erklärung wird die *2-Komponenten-Hypothese* verwendet): Die Osmolarität in der interstitiellen Flüssigkeit, der Nierenrinde und verschiedenen Nierenmarkabschnitten wird durch die Skala am linken Bildrand quantifiziert.
Die Osmolarität der tubulären Flüssigkeit bis zum Ende des *proximalen Tubulus* entspricht der des Plasmas, das ursprünglich filtrierte Volumen ist um mehr als 50 % eingeengt.
Bei der Passage durch den *absteigenden Teil* der Henle-Schleife wird weiter Wasser resorbiert. Der Grund dafür ist die im Interstitium erhöhte osmotische Konzentration. Die Wasserpermeabilität der absteigenden Schleife ist gut. Die tubuläre Flüssigkeit wird dadurch in Richtung Nierenpapille zunehmend osmotisch konzentriert.
Wenn die tubuläre Flüssigkeit durch den *dünnen aufsteigenden* Teil der Henle-Schleife fließt, können Natriumionen mit entsprechenden Anionen aus dem Lumen herausdiffundieren, da rindenwärts die osmotische Konzentration im Interstitium wieder abnimmt.
Im *dicken aufsteigenden Teil der Henle-Schleife* ist die Wasserpermeabilität niedrig, es wird jetzt aber wieder durch aktiven Transport Natrium resorbiert. Dies führt dazu, daß am Anfangsteil des distalen Tubulus die tubuläre Flüssigkeit hypoton gegenüber dem Plasma wird. Durch die Nettoresorption von Wasser über die gesamte Schleife (30–40 % des filtrierten Wassers) wird der Harnstoff konzentriert.
Wenn die tubuläre Flüssigkeit das *Sammelrohr* passiert, können Harnstoff und Wasser entsprechend ihren Konzentrationsgradienten ins Interstitium übertreten. Die im Sammelrohr verbleibenden Solute werden auf dem Weg zur Papillenspitze durch Wasserentzug konzentriert, da unter Mithilfe von ADH die osmotische Konzentration im Interstitium sehr hoch werden kann.
Wird kein *ADH* vom Hypophysenhinterlappen sezerniert, behält der Endurin etwa die osmotische Konzentration, die am Anfangsteil des distalen Tubulus vorhanden war (niedriger als die des Plasmas)

– aktive und passive Transporte: Na^+ gegen K^+ und Cl^-

Da sowohl Na^+ als auch Cl^- aus dem *dicken aufsteigenden Schleifenteil* gegen einen elektrochemischen Gradienten ins Interstitium gelangen, hat es eine Kontroverse darüber gegeben, ob nun Na^+- oder Cl^--Ionen aktiv transportiert werden. Um Na^+-Ionen durch die basolaterale Membran zu transportieren, benötigt dieser Prozeß Energie, die durch ATP-Spaltung bereitgestellt wird. Die Aufnahme von K^+- und Cl^--Ionen durch die apikale Membran wird jedoch durch den transmembranalen Natriumgradienten bewirkt, der durch die Aktivität der basolateralen Na^+/K^+-Pumpe aufgebaut wird.
Die tubuläre Flüssigkeit, die aus dem proximalen Tubulus in die Henle-Schleifen gelangt, hat die Osmolarität und die Na^+-Konzentration des Plasmas und, wie im Plasma, ist das am häufigsten vorkommende Ion das Na^+.

• Wasserresorption in Henle-Schleife

⇨

Bei Passage der tubulären Flüssigkeit durch den *absteigenden Schleifenanteil* wird die umgebende interstitielle Flüssigkeit zunehmend hyperton. Da die Wand für Wasser gut permeabel ist, tritt dieses aus dem Tubuluslumen in das Interstitium über, wobei die tubuläre Flüssigkeit unter Verminderung ihres Volumens ein osmotisches Gleichgewicht mit der interstitiellen Flüssigkeit aufrechterhält. Diese **Wasserresorption** *konzentriert die gelösten Stoffe* in der tubulären Flüssigkeit (s. Abb. 5-14)

• osmotischer Ausgleich im aufsteigenden Schleifenteil

Wenn die tubuläre Flüssigkeit durch die Spitze der Henle-Schleifen geflossen ist, gelangt sie in eine rindenwärts zunehmend verdünnter werdende Umgebung. Die Wand des *dünnen aufsteigenden Schleifenteils* ist impermeabel für Wasser, aber permeabel für Na^+ und Cl^-, so daß im aufsteigenden Teil der osmotische Ausgleich durch Diffusion von Na^+ ins Interstitium erreicht wird.

- **Na^+-Transport im aufsteigenden Schleifenteil**

Im **dicken aufsteigenden Schleifenteil** werden Na^+-Ionen aktiv aus dem Tubuluslumen herausgepumpt, Wasser kann jedoch nicht folgen. Daraus entwickelt sich ein Konzentrationsgradient zwischen der tubulären Flüssigkeit und dem Interstitium. Die tubuläre Flüssigkeit, die die Henle-Schleifen verläßt, erreicht rindenwärts eine niedrigere Natriumkonzentration als im Plasma. Auch bei der Passage durch den distalen Tubulus werden mehr Na^+ und Cl^- resorbiert. Der Na^+-Transport im aufsteigenden Schleifenteil und im distalen Tubulus führt dazu, daß die nicht resorbierten Stoffe die Osmolarität bestimmen. Ein Stoff, der hierbei be-

- niedrige Na^+-Konzentration im **Anfang des distalen Tubulus**
- Harnstoffkonzentration in SR hoch

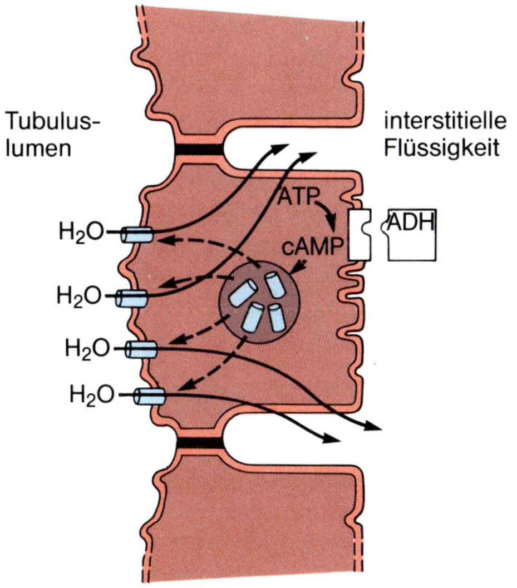

Abb. 5-19: Wirkung von *ADH* auf die Wasserpermeabilität im distalen Tubulus und im Sammelrohr (Hypothese): ADH geht eine Bindung mit einem Rezeptor ein, die einen Anstieg der intrazellulären cAMP-Konzentration zur Folge hat. Dieser Schritt führt dazu, daß präformierte Wasserkanäle in die dem Tubuluslumen zugewandte Membran eingebaut werden

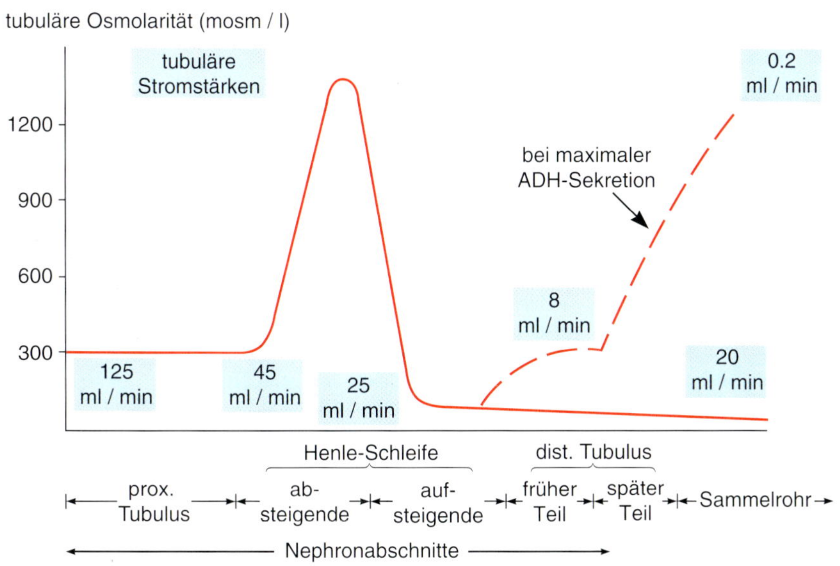

Abb. 5-20: Verlauf der *osmotischen Konzentration* und der *tubulären Stromstärke* (TF/min) entlang des Nephrons (mit und ohne Anwesenheit von ADH): Die *durchgezogene Linie* beschreibt die Osmolarität in der tubulären Flüssigkeit (TF). Zu Beginn des Nephrons ist die TF isoton, sie nimmt über den absteigenden Teil der Henle-Schleife zu (TF hyperton). Im aufsteigenden Schleifenteil verringert sich die Osmolarität wieder, sie ist im Anfangsteil des distalen Tubulus niedriger als die des Plasmas (TF hypoton)! Diese Hypotonizität kann bis zur Nierenpapille noch weiter zunehmen, wenn kein ADH vorhanden ist *(durchgezogene Linie)*. Ist ADH präsent, wird die TF über den distalen Tubulus und das Sammelrohr zunehmend osmotisch konzentriert (TF hyperton).
Die Zahlenwerte in den Kästchen ist die TF/min für alle Nephrone in ml/min. Die Differenz zum jeweiligen Vorwert ist die Wasserresorption über den entsprechenden Tubulusabschnitt.
Die spezifischen Elektrolyttransportschritte und Bedingungen für die verschiedenen Tubulusabschnitte sind zusammengefaßt in Tab. 5-2

sondere Bedeutung erlangt, ist der *Harnstoff.* Wenn die tubuläre Flüssigkeit die Sammelrohre erreicht, ist ihre osmotisch wichtigste Komponente der Harnstoff.

- Na^+-Transport im SR
  - Na^+-Resorption gering
- Wassertransport im SR: Wasserpermeabilität durch **ADH** beeinflußt
- **ADH**
  - erhöht H_2O-Resorption

In den **Sammelrohren (SR)** werden weiterhin kleine Mengen von Na^+-Ionen resorbiert, die Diffusionspermeabilität ist aber gering. Bei der Passage durch die Sammelrohre gelangt die tubuläre Flüssigkeit wieder in eine Umgebung mit einer höheren osmotischen Konzentration. Ein wesentlicher Faktor für die Einstellung der Endharnkonzentration ist die Wasserpermeabilität der Sammelrohrwand, weil dadurch festgelegt wird, wieviel Wasser entlang des osmotischen Gradienten aus dem Sammelrohr in die medulläre interstitielle Flüssigkeit fließen kann. Die Wasserpermeabilität des letzten Teiles des distalen Tubulus und des Sammelrohres wird durch ADH kontrolliert, ein Peptidhormon, das vom Hinterlappen der Hypophyse (Kap. I/2) freigesetzt wird. **ADH** steigert die Wasserpermeabilität durch Öffnen von Poren in den Tubuluszellen (Abb. 5-19).

Ist ADH anwesend, kann Wasser gut durch die Wand der distalen Tubuli und der Sammelrohre in das hypertone Interstitium fließen. Die tubuläre Flüssigkeit im Sammelrohr wird in dem Maße konzentriert, wie Wasser resorbiert werden kann (Abb. 5-20). Weil die Wand des Sammelrohres durchlässig für Harnstoff ist, wird ein Teil des Harnstoffs wieder resorbiert. In diesem Teil des Nephrons ist die Resorption von Na^+ sehr gering. Der Endharn, der die Sammelrohre verläßt ist zwar im Vergleich zum Primärharn sehr stark im Volumen reduziert, kann aber so hoch konzentriert werden wie die interstitielle Flüssigkeit im Inneren des Nierenmarkes (s. Abb. 5-14).

2. Gegenstrommultiplikator als Energiequelle für Harnkonzentrierung

1.3.3.2 Gegenstrommultiplikator, osmotische Komponenten-Hypothese

Wie die Nieren letztlich die hohen Konzentrationen von osmotisch wirksamen Teilchen in der interstitiellen Flüssigkeit des Nierenmarkes zustande bringen, ist zur Zeit noch nicht vollständig geklärt.

Es besteht jedoch kein Zweifel daran, daß die parallele Anordnung der Schenkel der Henle-Schleifen und der Sammelrohre ein wesentlicher Faktor ist, weil in diesen Strukturen die tubuläre Flüssigkeit im Gegenstrom fließt. Eine solche Anordnung wird als *Gegenstrommultiplikator* bezeichnet. Wie der Name vermuten läßt, soll der parallele, entgegengerichtete Fluß im absteigenden und aufsteigenden Schleifenteil die Fähigkeit „multiplizieren", Ionen zum Aufbau eines Konzentrationsgradienten durch die Tubuluswand zu transportieren.

- **Theorien zum Gegenstrommultiplikator**

In der Vergangenheit sind mehrere Versuche unternommen worden, eine Erklärung für die **Funktion des Gegenstrommultiplikators** zu finden:

a) klassische Hypothese

- Die **klassische Hypothese** besagt, daß die hohen osmotischen Konzentrationen an der Spitze der Henle-Schleifen durch *aktiven Ionentransport* aus den aufsteigenden Schleifenteilen bei gleichzeitiger *Wasserauswärtsdiffusion* aus den absteigenden erklärt wird.

Bei dieser Hypothese könnte die Henle-Schleife mit parallel laufenden Aufzügen verglichen werden, wobei der eine aufwärts, der andere abwärts geht. Wenn nun die Benutzer, die den aufsteigenden betreten haben, an verschiedenen Punkten wieder in den absteigenden gebracht werden, so entsteht daraus eine Gruppe von Personen, die versucht, aufwärts zu fahren, ständig aber wieder nach unten transportiert wird.

Als es möglich wurde, die Permeabilitäten und die **Transportcharakteristika** der Henle-Schleifen näher zu definieren, was an dissezierten Tubuli untersucht wurde (s. Tab. 5-2), konnten die experimentellen Befunde diese klassische Hypothese nicht voll bestätigen. Ein schwerwiegender Einwand gegen die klassische Hypothese ist die **Ionenundurchlässigkeit** des **absteigenden** Schleifenteiles. In der Fahrstuhlanalogie bedeutet dies, daß die aus dem aufwärts fahrenden Fahrstuhl herausbeförderten Personen (Na^+-Ionen ins Interstitium) nicht mehr vom abwärtsfahrenden Fahrstuhl aufgenommen werden (keine Aufnahme von Ionen in den absteigenden Schleifenteil).

b) Theorien zum Aufbau der hohen osmotischen Konzentration im Nierenmark **„2-Komponenten-Hypothese"**:
- Komponente 1: **Na^+, Cl^-**
- Komponente 2: **Harnstoff**

- Als Theorie mit dem z. Z. höchsten Wahrscheinlichkeitsgrad wird die osmotische **„2-Komponenten"-Hypothese** diskutiert (Abb. 5-18): Die Hypothese basiert auf der Kenntnis, daß Na^+- und Cl^--Ionen *(1. Komponente)* zusammen mit Harnstoff *(2. Komponente)* den größten Teil der im Interstitium des Nierenmarkes vorkommenden Osmolarität bestimmen. Die Erhöhung der Na^+, Cl^-- und Harnstoffkonzentration soll in folgender Weise zustande kommen: Na^+ und Cl^- sind die osmotischen Hauptkomponenten im dünnen aufsteigenden Schleifenteil, Harnstoff hingegen ist für die osmotische Konzentration vorzugsweise in den medullären Sammelrohren verantwortlich. Die dünnen aufsteigenden Schleifen sind besser permeabel für Na^+ und Cl^- als für Harnstoff und die Sammelrohre sind permeabler für Harnstoff, verglichen mit Na^+ und Cl^-. *2 treibende Kräfte* stehen bei dieser Hypothese zur Verfügung:
- **Na^+ – und Cl^--Gradient** über die Wand des dünnen aufsteigenden Schleifenteiles
- **Harnstoffgradient** über die Wand der Sammelrohre.

Beide Gradienten werden durch aktiven Na^+- und Cl^--Transport im dicken aufsteigenden

15.6.93

Beide Gradienten durch akt. Na+ & Cl⁻-Transport im dicken aufsteigenden Teil aufgebaut

Teil aufgebaut. Durch beide Konzentrationsgradienten werden osmotisch wirksame Substanzen (Na^+-, Cl^--Ionen und Harnstoff) in die interstitielle Flüssigkeit gebracht.

1.3.3.3 Vasa recta und Harnkonzentrierung

Nur noch 10% des ursprünglich filtrierten Wassers ist vorhanden, wenn die tubuläre Flüssigkeit die Sammelrohre erreicht. In den Sammelrohren wird weiter Wasser resorbiert, die Menge ist aber nicht groß genug, um die interstitielle osmotische Konzentration im Nierenmark „auszuwaschen", was die Bildung eines konzentrierten Urins verhindern würde.
Wenn aber die osmotische Konzentration des Plasmas, das durch die Vasa recta fließt, genau so hoch ist, wie in den übrigen Teilen der Zirkulation, würde es sehr schnell zu einem Diffusionsausgleich mit dem Interstitium kommen. Das würde unweigerlich zu einem Abbau des osmotischen Gradienten im Nierenmark führen. Dies wird durch die schleifenartige Anordnung der Vasa recta verhindert: **Gegenstromaustauscher.** Der Gegenstromaustausch von osmotisch aktiven Stoffen zwischen den aufsteigenden und absteigenden Teilen der Vasa recta ist ein *passiver Prozeß*, der überwiegend durch den interstitiellen osmotischen Gradienten bewirkt wird. Die Vasa recta-Kapillaren folgen den haarnadelähnlich gestalteten Henle-Schleifen und sind permeabel für Natrium und Wasser (Abb. 5-21).

3. Vasa recta - Harnkonzentrierung
- **Wassertransport** im SR

Wirkung der Vasa recta:
- verlaufen parallel zu Henle-Schleifen
- **Gegenstromaustauscher:**
  - durch Vasa recta
  - passiv

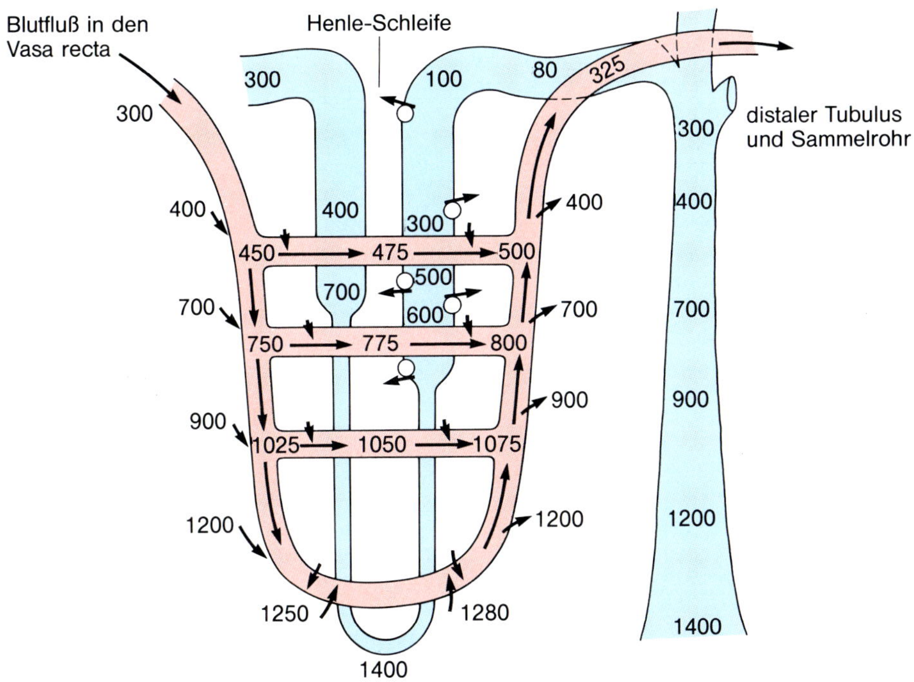

Abb. 5-21: Konzentrierung von Soluten in den *Tubuli* und den *Vasa recta:* Eine Anordnung von teilpermeablen, schleifenförmig parallel liegenden Rohren, in denen die Flüssigkeit gegeneinander fließt, wird als *Gegenstromsystem* bezeichnet.
Solche Systeme können entweder trotz Einstroms einer geringer konzentrierten Lösung einen einmal geschaffenen Konzentrationsgradienten aufrechterhalten *(Sperrsystem)* oder aber, wenn Energie bereitgestellt werden kann, die einfließende Flüssigkeit höher konzentrieren *(Gegenstrommultiplikationssystem).*
Die Nierentubuli bilden mit ihrer Schleifenanordnung ein unter Energieverbrauch arbeitendes *Gegenstrommultiplikationssystem.* Die notwendigen Einzelschritte werden durch aktiven Transport von Na^+ eingerichtet. Durch Gegenstrommultiplikation wird eine Konzentration größer als im Plasma eingerichtet.
In den *Vasa recta* diffundieren Soluten und Wasser von einem Rohr in das andere, was dazu führt, daß sich in beiden Schleifenschenkeln auch angesichts eines Blutflusses ohne Energieverbrauch ein Konzentrationsgleichgewicht einstellt, wenn an einer anderen Stelle ein Konzentrationsgefälle etabliert worden ist *(Sperrsystem).* Dieser Funktion werden die Vasa recta durch ihren Bau als lange, tief ins Mark ziehende Kapillaren gerecht.
Die Zahlenwerte am linken Rand geben die jeweilige Osmolarität des Plasmas, sowie die Osmolarität der tubulären und interstitiellen Flüssigkeit auf verschiedenen Ebenen von der Nierenrinde zum -mark wieder

- **Sperrsystem**

⟹

Bei der Passage durch das Nierenmark wird das Plasma in den Vasa recta zunehmend konzentriert und erreicht die Werte der umgebenden interstitiellen Flüssigkeit. Wenn das Kapillarblut wieder rindenwärts fließt, diffundieren die aufgenommenen osmotisch aktiven Teilchen wieder in das Interstitium und zusätzlich wird Wasser aufgenommen. Das Plasma in den Vasa recta verläßt das Nierenmark mit einer osmotischen Konzentration, die nur wenig größer ist als bei seinem Eintritt. Dies bedeutet, daß der Blutfluß durch die Vasa recta nur wenig gelöste Teilchen endgültig aus dem Mark abtransportiert: **Sperreffekt.**

- V. recta erhalten ≤ 1% des RPF

Selbstverständlich ist dieser Sperreffekt abhängig von der Durchblutung der Vasa recta. Sie beträgt aber meist nur weniger als 1% der Nierendurchblutung und ist damit zu gering, um den medullären osmotischen Gradienten zu zerstören.

4. Hormone – Harnkonzentrierung

- **ADH** „entscheidet" über **Wasserpermeabilität im distalen Tubulus und SR**

1.3.3.4 Endokrine Kontrolle der Harnkonzentrierung

Die sammelrohrnahen Anteile der **distalen Tubuli** und die **Sammelrohre** sind **ohne ADH** für **Wasser** schlecht permeabel, so daß die ADH-unabhängige Wasserresorption in den Sammelrohren minimal ist (Abb. 5–20).

- **Harnstromstärke**

⟹

Da ca 15% des ursprünglichen Primärharnes bis hierher gelangen, kann die **maximale Harnstromstärke** ungefähr **20 ml/min** betragen. Das entspricht einem Tagesharnvolumen von etwa **30 l**, die *obere Grenze der Niere für Wasserausscheidung*.

Sie kann von einem gesunden Individuum kurzfristig nach schnellem Trinken von einigen Litern tatsächlich erreicht werden.

- **Diabetes insipidus centralis:** bis zu 15 l(!) Harn/d
- **Normale Harnausscheidung** unter ADH-Einfluß: 1–1,5 l/d
- minimale Harnausscheidung:
  - **300 ml/d**
  - darunter: Retention harnspflichtiger Substanzen

Klinische Anwendung. Bei Ausfall von *Hypophyse* oder Teilen des *Hypothalamus* ist ein Krankheitsbild bekannt, bei dem wenig oder *kein ADH sezerniert* wird: **Diabetes insipidus centralis** mit Harnvolumina bis zu 15 l/d.

Bei normalen ADH-Sekretionsraten beträgt das Tagesharnvolumen ca. 1–1.5 l/d. Die Harnosmolarität ist gegenüber dem Plasma leicht hyperton. Bei eingeschränkter Wasseraufnahme oder starkem Schwitzen steigt der ADH-Plasmaspiegel und die Urinosmolarität kann auf 1200 bis 1400 mosm/l erhöht werden. Dies ist eine 4–5fache Konzentrationssteigerung gegenüber dem Plasma (Abb. 5–20). Bei *Wassermangel* kann, intakte Nieren vorausgesetzt, die Harnstromstärke auf 0,2 ml/min oder **300 ml/Tag** reduziert werden, ohne daß es zu einer Retention harnpflichtiger Stoffe (Kreatinin, Harnstoff) kommt.

Fragen

Wiederholungsfragen:

1. Welche tubulären Prozesse sind dafür verantwortlich, daß der Urin eine geringere osmotische Konzentration aufweisen kann als das Plasma? Welche Vorgänge konzentrieren den Urin höher als das Plasma?
2. Beschreibe die Vorgänge, die im absteigenden Teil der Henle-Schleife für die Wasserresorption verantwortlich sind!
3. Schildere die Rolle der Vasa recta im Prozeß der Harnkonzentrierung!

Integrale Nierenfunktion

1.4. Integrierte Funktionen der Niere

Renale Clearance

1.4.1 Konzept der renalen Clearance

1. Clearancebegriff

1.4.1.1 Begriff der Clearance

- **renale Behandlung** von filtrierten Stoffen

Die Konzentrationen von frei filtrierbaren Substanzen sind im Ultrafiltrat und im Plasma annähernd gleich. Im Gegensatz dazu sind die Ausscheidungsraten der filtrierten Stoffe im Endharn oft sehr unterschiedlich, da sie im Verlaufe der tubulären Passage resorbiert oder sezerniert werden. Unter **renaler Behandlung** eines Stoffes versteht man die Beschreibung der *Resorptions- und Sekretionsvorgänge, denen dieser Stoff im Nephron unterworfen ist.*

Für verschiedene repräsentative Stoffe ist die renale Behandlung in der Tab. 5-3 aufgeführt. Eine Möglichkeit ihrer Beschreibung und Quantifizierung ergibt sich aus der Bestimmung ihrer renalen Clearance.

- **Definition der Clearance**

Die **Clearance** eines Stoffes ist definiert als das Plasmavolumen, das pro Zeiteinheit von der Substanz vollständig befreit wird. Diese Vorstellung ist im wesentlichen hypothetisch, da bei

Tab. 5-3: Renale Behandlung von wichtigen Stoffen

Substanz	Konzentration im Plasma	in 24 Stunden filtrierte Menge	„aktiv" resorbiert o. sezerniert	mittl. % Exkretion vom Filtrierten	24-Stunden Clearance in (l)
Glukose	100 mg%	174 g	R	0	0
Na^+	142 meq/l	24,7 eq	R	1	1,7
Harnstoff	30 mg%	47,5 g	#	60	105
Phosphat	2 meq/l	348 meq	R	20	35
K^+	5 meq/l	518 meq	R + S	10	17
H^+	10^{-4}meq/l	0,1 meq*	S	800*	1394
Bikarbonat	24 meq/l	4,2 meq	#	0	0
Cl^-	103 meq/l	18 eq	R	1	1,7
Kreatinin	1 mg%	1,4 g	weder/noch	100	171

* Die Netto-Ausscheidung von H^+ ist allein auf tubuläre Sekretion zurückzuführen
Milliaequivalente/l (meq/l) sind gleichbedeutend mit mmol/l x Wertigkeit des Ions
siehe Text
\# R-resorbiert, S-sezerniert

einem einzigen Durchfluß des Plasmas durch die Niere nur wenige Substanzen tatsächlich vollständig eliminiert werden

1.4.1.2 Berechnung der Clearance

2. Clearanceberechnung

Die Clearance (C_x) einer Substanz (X) wird in folgender Weise *berechnet:* Die Plasmakonzentration von X (P_x) wird gemessen als Masse pro Volumen (mg%) oder als Millimol pro Volumen. Die Konzentration der Substanz X im Urin (U_x) hat die gleichen Einheiten. V ist das Harnminutenvolumen (Volumen pro Zeit). Die Menge der Substanz X, die pro Zeiteinheit aus dem Plasma eliminiert worden ist, ist demnach (U_x) · (V), (mg oder meq (mmol) min.)

• **Clearanceformel, Dimension**

Die **Clearanceformel** für die Substanz X lautet daher:

$$C_x = \frac{U_x \cdot \dot{V}}{P_x} \quad / \quad \frac{mg}{ml} \cdot \frac{ml}{min} \cdot \frac{ml}{mg}$$

Weil U_x und P_x die gleichen Dimension haben, kürzen sich die Dimensionen und die Clearance behält die Dimension **Volumen pro Zeit.**

• **Clearance = GFR,** wenn
– Substanz **nur filtriert** wird
≠ GFR:
– Nettoresorption
– Nettosekretion

Wenn die Clearance einer Substanz gleich dem Glomerulumfiltrat (GFR) ist
- muß die pro Zeiteinheit *ausgeschiedene* Menge der *filtrierten* entsprechen
- außerdem darf die Substanz während der tubulären Passage *weder sezerniert* noch *resorbiert* worden sein (Abb. 5–22, Zeile 1).

Ist die Clearance *geringer* als die GFR, hat eine **Nettoresorption** stattgefunden, es wurde weniger ausgeschieden als filtriert (Abb. 5–22, Zeile 2). Die Substanz, die komplett im Verlaufe der tubulären Passage resorbiert wird, hat dementsprechend eine Clearance von 0.
Stoffe, die eine *größere* Clearance als die GFR haben, sind während der tubulären Passage **netto sezerniert** worden (Abb. 5-22, Zeile 3).
Das Harnminutenvolumen ist viel geringer als das Glomerulumfiltrat, da ein großer Teil der filtrierten Flüssigkeit im Verlauf der tubulären Passage resorbiert worden ist. Eine Substanz, die filtriert, aber weder sezerniert noch resorbiert wird, wird durch die Wasserresorption im Verlaufe des Tubulus zunehmend konzentriert. Da die Filtrationsrate einer solchen Substanz proportional zum Glomerulumfiltrat ist, ist ihre Clearance ein zuverlässiges *Maß zur Bestimmung der GFR.*

• Clearance-Beispiel

Die Substanz F in Abb. 5–22 wurde z. B. in den **Bowman-Kapselraum filtriert,** aber im folgenden **weder resorbiert noch sezerniert.** Was ist die Clearance einer solchen Substanz? Die Menge von F, die mit dem Urin ausgeschieden wird, muß die gleiche sein wie die filtrierte:
Filtrierte Menge von F (GFR x P_F) = ausgeschiedene Menge von F (V x U_F)
Die Clearance der Substanz F (Abb. 5–22) muß daher dem gleichzeitig filtrierten Flüssigkeitsvolumen entsprechen. Lösen wir die Gleichung nach GFR auf, so ergibt sich

$$GFR = \frac{(U_F) \cdot \dot{V}}{P_F}$$

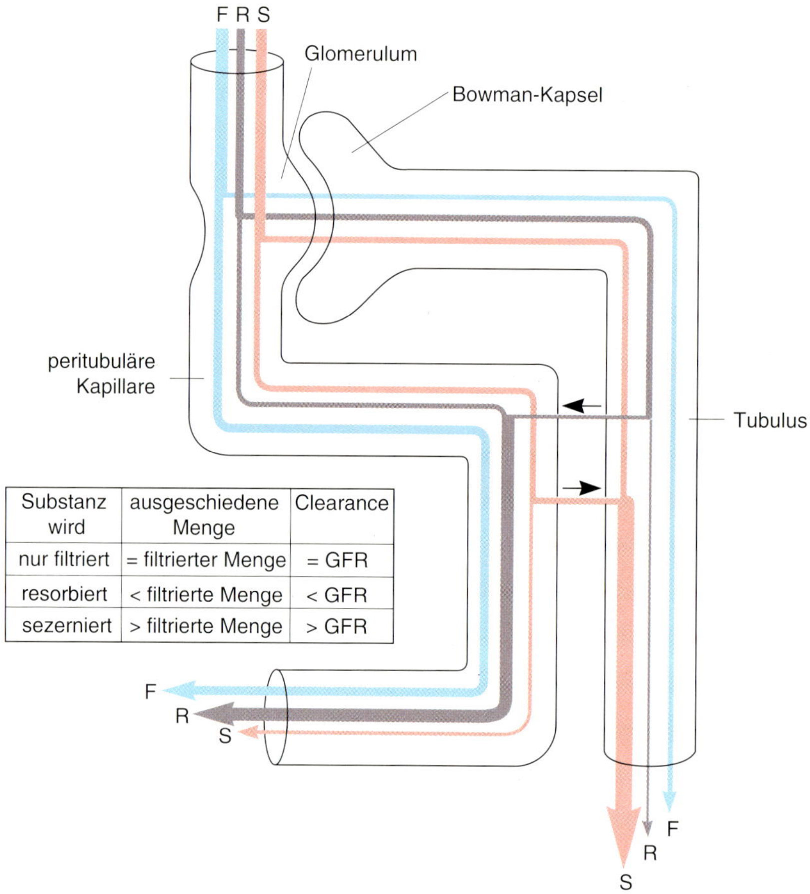

Substanz wird	ausgeschiedene Menge	Clearance
nur filtriert	= filtrierter Menge	= GFR
resorbiert	< filtrierte Menge	< GFR
sezerniert	> filtrierte Menge	> GFR

Abb. 5-22: Frei filtrierbare Substanzen können während der tubulären Passage auf dreierlei Weise behandelt werden: **(1).** Die *Menge pro Zeit (Load),* die filtriert worden ist, *erscheint auch im Endurin.* Während der tubulären Passage wird weder Substanz hinzugefügt noch geht Substanz verloren (blau). **(2).** Die *Menge pro Zeit,* die filtriert worden ist, erscheint *nicht mehr vollständig* im Endurin. Während der tubulären Passage ist (netto) Substanz *resorbiert* worden (lila). **(3).** Die *Menge pro Zeit,* die *im Endurin erscheint, ist größer* als die ursprünglich *filtrierte Menge.* Dies ist nur möglich, wenn während der tubulären Passage Substanz (netto) *sezerniert* worden ist (rot).
Daraus folgt, daß die pro Zeiteinheit mit dem Urin ausgeschiedene Menge gleich, kleiner oder aber auch größer sein kann als die ursprünglich filtrierte Menge.
Die Dicke der Pfeile symbolisiert die Stromstärken der verschiedenen Substanzen in Plasma und Urin

3. Inulin-Clearance

- **Inulin-Clearance = GFR**

1.4.1.3 Inulin- und endogene Kreatinin-Clearance

Inulin, ein pflanzliches Polysaccharid, ist ein Beispiel für eine Substanz, die frei filtriert, aber weder sezerniert noch resorbiert wird. Die Inulin-Clearance wird in folgender Weise bestimmt: Der zu untersuchenden Person wird eine gegebene Menge Inulin intravenös infundiert.

Während der Untersuchungsperiode wird die Konstanz des Plasmaspiegels von Inulin abgewartet (Fließgleichgewicht). Anschließend wird die Inulinkonzentration im ausgeschiedenen Urin und in gleichzeitig entnommenen Plasmaproben gemessen.

Kreatinin-Clearance

- dient der annähernden GFR-Bestimmung in der Praxis!
  - Kreatinin wird **filtriert,** kaum sezerniert

Praktischer ist es, zur Bestimmung der glomerulären Filtrationsrate die **endogene Kreatinin-Clearance** zu benutzen. Kreatinin erscheint kontinuierlich in kleinen Mengen als ein Metabolit des Muskelkreatins im Blut. Es wird weder resorbiert noch in der Niere metabolisiert, sondern lediglich geringfügig sezerniert. Die Messung der Kreatinin-Clearance hat den Vorteil, daß man keine Fremdsubstanz injizieren muß. Ansonsten entspricht das Verfahren dem der Inulin-Clearance.

Klinische Anwendung. Die Kreatinin-Clearance gibt z. B. Auskunft über den Verlauf einer *Niereninsuffizienz.* Die genauere, aber *aufwendigere* Inulin-Clearance beantwortet meist wissenschaftliche Fragestellungen.

1.4.1.4 PAH-Clearance

4. PAH-Clearance

Bei Substanzen, die filtriert und resorbiert werden *(Substanz R in* Abb. 5-22), werden entweder die gesamte filtrierte Menge oder Teile davon wieder in die peritubulären Kapillaren aufgenommen. Dadurch wird die Clearance kleiner als die GFR. Für Substanzen, wie z. B. Glukose, die vollständig resorbiert werden, erreicht die Clearance den Wert 0. Für Substanzen, die filtriert und sezerniert werden **(Substanz S in Abb. 5-22)** gilt, daß ein Teil der Substanz durch Filtrationen in den Primärharn gelangt, eine zusätzliche Menge jedoch aus dem peritubulären Blut in den Primärharn sezerniert wird, was zu einer Clearance führt, die größer ist als die GFR.

- **Clearance < GFR**
  - Glukose: vollständige Resorption (Clearance = 0)
- **Clearance > GFR**
  - Stoffe werden **filtriert und netto sezerniert**
  - Clearance komplett aus dem Plasma entfernter Stoffe: **PAH-Clearance**
- **RPF**

Können die Nieren eine Substanz so effektiv eliminieren, daß der Stoff bei einem Durchfluß komplett aus dem Plasma entfernt wird, entspricht die Clearance dem *totalen renalen Plasmafluß* (**RPF**), weil das gesamte pro Zeitheinheit durch die Niere fließende Plasma von der Substanz befreit worden ist. Diese Clearance umfaßt
- die **filtrierte Fraktion**, die in die Bowman-Kapsel gelangt ist
- den durch **Sekretion** aus den peritubulären Kapillaren transportierten Plasmaanteil.

Ein Beispiel für eine solche Substanz ist die *Paraaminohippursäure*, **PAH.**

- **PAH-Clearance**

Sie entsteht im Organismus in kleinen Mengen als Stoffwechselprodukt der aromatischen Aminosäuren. Ungefähr 90% der PAH, die in eine gesunde Niere gelangt, wird entfernt. Die PAH-Menge, die mit dem Urin ausgeschieden wird ($U_{PAH} \times V$) ist gleich der Plasmakonzentration von PAH (P_{PAH}) mal dem renalen Plasmafluß. Dies bedeutet, daß die Clearance der PAH ungefähr dem renalen Plasmafluß entspricht. Die Gesamtnierendurchblutung (RBF) kann aus der PAH-Clearance durch Division mit dem fraktionellen Plasmaanteil gewonnen werden. Wenn der Hämatokrit 45% beträgt, bedeutet dies, daß eine Fraktion von 0.55 dieser Blutprobe Plasma ist. Damit ist der RBF

- **RBF = RPF : (1-Hk)**

$$RBF = \frac{C_{PAH}}{0{,}55} \quad \text{oder} \quad \frac{\text{renaler Plasmafluß}}{\frac{100 - Hk}{100}}$$

Clearance als globale Bestimmung der Funktion des Nephron

Clearance-Bestimmungen geben Kenntnis davon, was die Niere tut, aber sie können keine Auskunft darüber erteilen, wie die Niere diese Prozesse bewältigt. Sie lassen daher keine Schlüsse auf den Ort im Nephron zu, wo bestimmte Ereignisse stattgefunden haben. So könnte es sein, daß die Substanz in einem Tubulusabschnitt resorbiert worden ist – in einem anderen jedoch sezerniert. Wenn Resorption und Sekretion zufälligerweise gleich groß sind, müßte der Clearance-Wert der Substanz dem Glomerulumfiltrat entsprechen. In einem solchen Falle wäre es falsch zu vermuten, die Substanz sei zwar filtriert, aber weder sezerniert noch resorbiert worden.

1.4.1.5 Filtrationsfraktion (FF)

5. Filtrationsfraktion (FF)

Wenn sowohl der renale Plasmafluß als auch die glomeruläre Filtrationsrate bekannt sind, kann die *Filtrationsfraktion* berechnet werden:

- **FF = GFR : RPF**

$$FF = \frac{GFR}{RPF}$$

Fragen

Wiederholungsfragen:
1. Welche Dimension hat die renale Clearance?
2. Was sind die physiologische Grundlagen zur Benutzung von PAH zur Messung des renalen Plasmaflusses, bzw. die Benutzung von Inulin oder Kreatinin zur Bestimmung der glomerulären Filtrationsrate?
3. Welchen Einfluß haben die tubuläre Sekretion oder Resorption auf die Clearance einer Substanz? Wie ist die Clearance von überwiegend sezernierten oder überwiegend resorbierten Substanzen im Vergleich zum Glomerulumfiltrat?

1. Tubuläre Passage von Na⁺

1.4.2 Tubuläre Passage von Na^+ -und K^+-Ionen

1.4.2.1 Na^+-Ionen

- **obligatorische Na^+-Resorption**

⇨

prox. Tubulus → keine Regulation
dist. Tub.: Aldost.

Etwa **90%** des filtrierten Na^+ werden im Verlaufe der *proximalen Tubuli* und des dicken aufsteigenden Teiles der *Henle-Schleifen* resorbiert. Der Vorgang wird als **obligatorische Natriumresorption** bezeichnet.

- **Aldosteron** kontrolliert Na^+-Resorption im distalen Tubulus 2% (10% statt 8%)

2% ≙ 10% d. Na-Körperbestandes / d

- **Störungen der Steuerung:**
  - M. Addison
  - negative Na^+-Bilanz

Aldost. sekret. → nur 1% d. Na-Filtrats ausgeschieden

Man geht davon aus, daß die Resorption von Na^+ im proximalen Tubulus kaum *einer hormonellen Kontrolle* unterliegt und nicht in Abhängigkeit vom gesamten Körperbestand an Na^+ verändert werden kann. Im Gegensatz dazu wird die Na^+-Resorption *im distalen Tubulus* und im *Sammelrohr* durch **Mineralokortikoide kontrolliert,** die in der Nebennierenrinde gebildet werden. Das wichtigste Mineralokortikoid ist das **Aldosteron**. In **Abwesenheit** von **Aldosteron** resorbiert der distale Tubulus nur noch etwa 8% der 10%, die vom ursprünglich filtrierten Na^+ hierher gelangten. Dies bedeutet, daß die Ausscheidung von etwa **etwa 2%** der filtrierten **Na**$^+$-Ionen durch Aldosteron kontrolliert wird.

Man mag diesen Prozentsatz zunächst für gering halten. Berechnet man die absolute Menge Na^+-Ionen, die pro Tag ausgeschieden würde, wenn kein Aldosteron vorhanden wäre, so liegt sie jedoch in der Größenordnung von 10% des Gesamtbestandes des Körpers an Na^+.

Klinische Anwendung. Bei *Nebennierenrindeninsuffizienz (M. Addison)* werden zu wenig Mineralokortikoide sezerniert. Ohne Hormonsubstitution führt dies zur Ausbildung einer negativen Natriumbilanz.

Ist hingegen eine ausreichende Aldosteronsekretion vorhanden, werden bei niedriger Natriumzufuhr weit weniger als 1% der filtrierten Natriumionen ausgeschieden.

- **Wirkmechanismus von Aldosteron auf zellulärer Ebene**

⇨

Wirkungsbeginn: x Stunden (Bildg. v. Membrankanälen bzw. -Pumpen + Transport zur Membran)

Aldosteron induziert wie andere Steroide (s.Kap.I/2) die Transkription von *messenger RNA* mit Bildung von

- *Proteinen*, die in den *Transport von Na^+-Ionen* involviert sind (Abb.5–23), z.B. entstehen **Natriumkanäle**, die die Diffusion von Na^+ in die Tubuluszellen von der Lumenseite aus erleichtern
- *spezifischen Proteinen*, die den **primären aktiven** Na^+-K^+**-Ionentransport** an der basolateralen Membran verstärken (Kap.I/3).

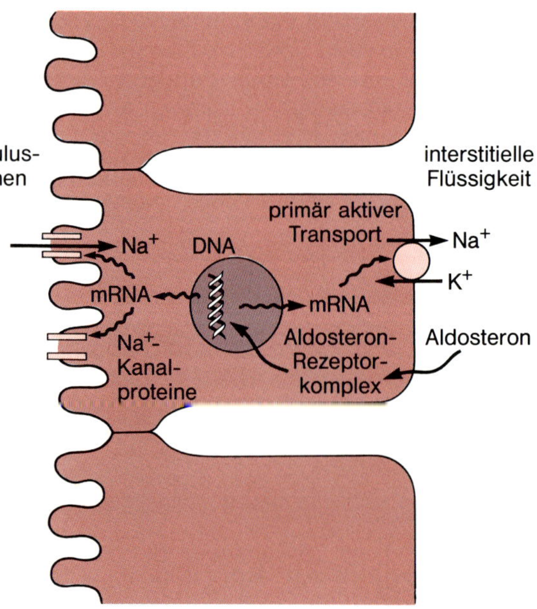

Abb. 5-23: Wirkungsmechanismus von *Aldosteron.* Die Hormonmoleküle dringen in das Zytoplasma ein und bilden einen Aldosteron-Rezeptorkomplex, der in den Zellkern wandert. Dort induziert er die Transskription spezifischer Gene (Bildung von messenger-RNA), die die Synthese verschiedener am Na^+-Transport beteiligter Proteine (Membranproteine, die am aktiven Transport an der basolateralen Membran beteiligt sind sowie Proteine, die als spezifische Na^+-Kanäle funktionieren) steuern

Weil aber neue Proteine nicht nur erst gebildet, sondern auch noch an die Zellmembran transportiert werden müssen, benötigt der *Wirkungseintritt* von Aldosteron verhältnismäßig viel *Zeit*. Bis zum Eintritt der vollen Wirkung vergehen einige *Stunden*.

1.4.2.2 K^+-Ionen

2. Tubuläre Passage von K^+

Die Behandlung von K^+ im Verlauf der tubulären Passage ist ein interessantes Beispiel für das Zusammenwirken von Filtration, Resorption und Sekretion.

- **K^+-Ionen im Nephron**
  - im Glomerulum filtriert
  - in prox. Tubulus und Henle-Schleifen resorbiert

> K^+-Ionen werden frei *filtriert*. Zwischen 85 und 90% werden über den *proximalen Tubulus* und die *Henle-Schleifen* **obligatorisch resorbiert**. Abhängig vom Gesamtkörperkalium kann die K^+-Menge, die im *Endharn* erscheint, entweder < 1% oder > *200%* der filtrierten K^+-Ionenmenge sein.

  - im dist. Tubulus sezerniert oder resorbiert
- **Zellen** zur
  - K^+-Sekretion
  - K^+-Resorption

Dies ist möglich, da der *distale Tubulus* je nach Bedingungen in der Lage ist, entweder **K^+-Ionen zu resorbieren** oder zu **sezernieren.** Möglicherweise ist diese Fähigkeit durch die Existenz von **2 Zelltypen** im Endteil des distalen Nephrons begründet. Der eine Typ ist dabei auf die K^+-Ionensekretion spezialisiert, der andere auf die K^+-Ionenresorption. Es wird diskutiert, ob die K^+-Ionenresorption in konstanter Menge erfolgt, wohingegen die K^+-Sekretion so angepaßt wird, wie es zur Erzielung eines ausgeglichenen Kaliumhaushaltes notwendig ist.

Aldosteron und K^+

> Die Sekretion von K^+-Ionen wird durch **Aldosteron stimuliert**.

Die Rückkoppelungsschleife, durch die Aldosteron sowohl die Natrium- als auch die Kaliumbilanz beeinflußt, ist im Kap. V/2 beschrieben.

1.4.3 Nieren und Säure-Basen-Haushalt

Niere: Säure-Basen-Status

1.4.3.1 Ansäuerung der tubulären Flüssigkeit

1. Ansäuerung der Tubulusflüssigkeit

- **fixe Säuren müssen renal eliminiert werden**

Die Nieren spielen eine bedeutende Rolle bei der Ausscheidung von fixen Säuren und Basen. *Fixe Säuren* sind solche, die nicht in einen flüchtigen gasförmigen Zustand überführbar sind und daher nicht über die Lunge abgeatmet werden können. Das Respirationssystem ist für die Regulation der „Säure" CO_2 hauptverantwortlich. Menschen, die vorzugsweise tierisches Protein verzehren, nehmen damit gleichzeitig bestimmte Mengen an Phosphor und Schwefel auf, die beim Abbau der Aminosäuren zur Bildung von fixen Säuren führen: HCl, H_3PO_4, H_2SO_4. Die **fixen Säuren** müssen durch die **Nieren ausgeschieden** werden. Der Ab-

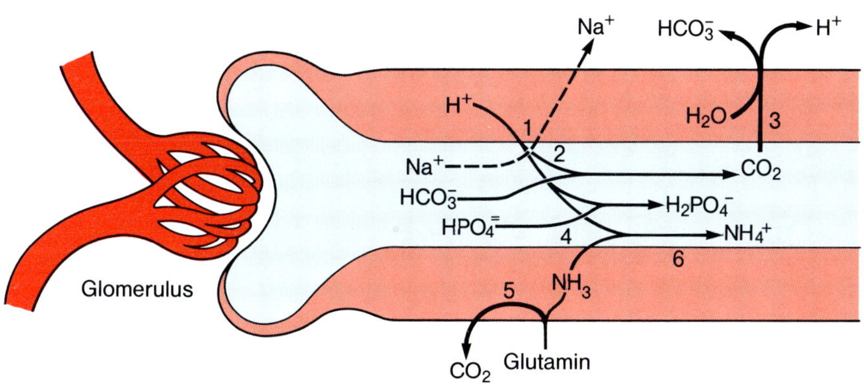

Abb. 5-24: Beziehungen zwischen H^+-Sekretion, HCO_3^--Resorption und *Ammoniakbildung*. H^+ wird vorzugsweise im Tausch gegen Na^+ in das Tubuluslumen sezerniert **(1)**. Die sezernierten H^+-Ionen wandeln das filtrierte HCO_3^- zu CO_2 (und H_2O) **(2)**. CO_2 wird passiv resorbiert **(3)**. Mit diesem Schritt werden vom Organismus sowohl die Wasserstoff- wie auch die Bikarbonationen zurückgewonnen.
Sollen zusätzlich angefallene H^+-Ionen eliminiert werden, müssen diese durch andere harngängige Puffer ausgeschieden werden. Dafür steht Phosphat zur Verfügung **(4)**.
Ein *zweiter Weg* ist die Bildung von NH_4^+: Glutamin wird in den Tubuluszellen desaminiert **(5)**. Es entsteht NH_3-Gas, das in das Tubuluslumen diffundiert. NH_3 nimmt ein H^+-Ion auf und wird zu NH_4^+. Das Ammoniumion NH_4^+ wird mit dem Endharn ausgeschieden

bau von Proteinen führt außerdem zur Bildung von HCO_3^- und NH_4^+ (Ammoniumionen, s.Kap.VII/1). Ein Teil der so gebildeteten Bikarbonat- und Ammonium-Ionen werden zu Harnstoff ($CO[NH_4]_2$) umgewandelt. Die Retention des restlichen HCO_3^- hilft, die Azidifizierung durch die fixe Säureproduktion zu neutralisieren, aber das verbleibende NH_4^+-Ion muß aus dem Körper entfernt werden.

- **Azidifizierung der tubulären Flüssigkeit** durch H^+-Ionensekretion im prox. Tubulus und SR

⇨ Carboanhydrase im Bürstensaum d. prox. Tub.

Eine Ansäuerung der tubulären Flüssigkeit hat daher das Ziel, *fixe Säuren* und *NH_4^+ zu eliminieren* sowie filtriertes *Bikarbonat zurückzugewinnen:*

- Azidifizierung im **proximalen Tubulus** besteht in der *Umwandlung von filtriertem Bikarbonat in CO_2*. Das Enzym Karboanhydrase in den Bürstensäumen der proximalen Tubuluszellen ist für diesen Prozeß verantwortlich. Auch in den Sammelrohren wird angesäuert. Da CO_2 ein elektrisch neutrales Gas ist, kann es frei durch die Zellmembran diffundieren, was dazu führt, daß der größte Teil des in der Zelle gebildeten CO_2 zurück in das Blut gelangt. Dort reagiert CO_2 mit Wasser, bildet Kohlensäure, die ihrerseits schnell nach den Regeln des Massenwirkungsgesetzes in HCO_3^- und H^+ dissoziiert.

- **filtriertes HCO_3^-** wird als **CO_2** von Tubuluszellen aufgenommen und zurückgewonnen
- **Elimination** von H^+ **über Puffer im Harn**

⇨

Unter normalen Bedingungen wird so das filtrierte **Bikarbonat vollständig zurückgewonnen.** Die Bikarbonatrückgewinnung ändert den Säure-Basen-Status des Organismus nicht, weil die H^+- und HCO_3^--Ionen im Gleichgewicht stehen.

Nachdem die HCO_3^--Ionen resorbiert sind, müssen die H^+-Ionen, wenn sie in die tubuläre Flüssigkeit sezerniert werden, durch **andere Puffer** im Harn neutralisiert werden. **Diphosphat** (HPO_4^{--}) kann z.B. 1 H^+ aufnehmen und zu Monophosphat ($H_2PO_4^-$) umgewandelt werden. (Abb. 5-24)

- der H^+-Ionengradient über die Tubuluswand führt zu einer *Netto-H^+-Ionenentfernung* durch Bildung von NH_4^+ (Abb. 5-24).

- **Transaminierung:** (Leber) Bildung von Glutamin
- **$NH_3 \rightarrow NH_4$**

Die **NH_4^+-Ausscheidung** beginnt schon in der Leber, wo die NH_3-Gruppe der Aminosäuren abgespalten wird, bevor es zur Umwandlung des Kohlenstoffskeletts zu Glukose oder Pyruvat kommt. Bei der **Transaminierung** wird die NH_3-Gruppe auf Glutamat transferiert. In diesem Prozeß entsteht Glutamin, welches auf dem Blutwege in die Tubuluszellen transportiert wird. Dort findet eine Desaminierung statt. Aus jedem Molekül Glutamin können innerhalb der Zelle 2 NH_3-Moleküle freigesetzt werden. Das Kohlenstoffskelett von Glutamin wird anschließend von den Zellen metabolisiert, wobei CO_2 entsteht. Ebenso wie CO_2 ist NH_3 elektrisch neutral und ein hoch diffusibles Gas. Es reagiert allerdings sofort mit freien H^+-Ionen und bildet **NH4+**. Die relativen Konzentrationen von H^+- und **NH_4^+**-Ionen werden durch das Massenwirkungsgesetz bestimmt. An der apikalen Seite der Tubuluszellen ist die H^+-Ionenkonzentration größenordnungsmäßig doppelt so hoch wie in der interstitiellen Flüssigkeit. Die Gleichgewichtskonzentration von NH_4^+ in der tubulären Flüssigkeit ist hoch. Wenn NH_3 in die tubuläre Flüssigkeit diffundiert, wird es fast vollständig zu NH_4^+ umgewandelt. NH_4^+ kann nicht mehr in die Tubuluszelle zurückdiffundieren und wird in der tubulären Flüssigkeit ausgeschieden.

- **NH_4^+ kann nicht in Tubuluszellen zurückdiffundieren**

Fragen

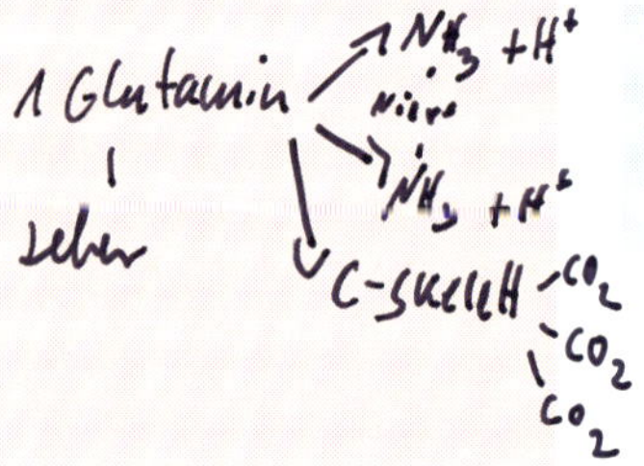

Wiederholungsfragen:

1. Beschreiben Sie die Unterschiede in der Behandlung von Natrium- und Kaliumionen durch die Niere. Was versteht man unter obligatorischer Resorption?
2. Wie beeinflußt Aldosteron die Clearance von Natrium- und Kaliumionen?
3. Was wird durch die Azidifizierung der tubulären Flüssigkeit erreicht? Beschreiben Sie den Mechanismus der H^+ Elimination mit Hilfe von NH_3/NH_4^+ oder anderer Puffersysteme.

1.5 Zusammenfassung

• Das **Harnwegsystem** besteht aus den *Nieren*, den *Ureteren*, die die Nieren mit der *Harnblase* verbinden und der *Urethra*, die die Verbindung mit der Außenwelt herstellt.
Die **Harnentleerung** wird nach initialer dehnungsbedingter Kontraktion der Blasenmuskulatur durch eine reflektorische Eröffnung des äußeren Schließmuskels der Harnblase (quergestreifte Muskelfasern) ermöglicht. Der Harnblasenentleerungsreflex wird zentralnervös moduliert, was eine willkürliche Entleerung ermöglicht.
• **Nephrone** (Glomerulum mit Tubulus) sind funktionelle Einheiten der Nieren. **Kortikale Nephrone** haben die gleichen funktionellen Eigenschaften wie **juxtamedulläre,** zur Harnkonzentrierung leisten sie allerdings keinen Beitrag.
• Etwa 20% des pro Minute durch die Nieren fließenden Plasmas werden als **Ultrafiltrat** in den glomerulären Kapillaren abgepreßt. Der **Primärharn** gleicht in seiner Zusammensetzung dem Plasma. Er enthält nur kleine Mengen von Plasmaproteinen.
• Die **Funktionen der proximalen Tubuli** lassen sich wie folgt zusammenfassen:
- *aktive Resorption* von etwa 2/3 der filtrierten **Natriumionen,** zusammen mit gleichen Anteilen **Wasser**
- *passive Resorption* von gelösten **kleineren Molekülen,** die proportional zu ihrer Konzentration im Primärharn erfolgt. Die Resorption von gelösten Stoffen, wie z.B. *Glukose,* ist an das Vorhandensein eines Na^+-Gradienten gebunden (gekoppelter Transport in die gleiche Richtung, sog. **Co-Transport)**
- *aktive Sekretion* von einigen **organischen Stoffwechselendprodukten**
- *aktive Sekretion* von $\mathbf{H^+}$-Ionen, die der Organismus als fixe Säuren ausscheidet, sowie die Rückgewinnung von filtrierten **Bikarbonationen** durch Umwandlung in CO_2, das in die peritubulären Kapillaren zurückdiffundiert und zu HCO_3^- ($CO_2 + H_2O = HCO_3^- + H^+$)

• In den **Henle-Schleifen** wird der Primärharn dadurch **konzentriert,** daß in den *dicken aufsteigenden Schleifenschenkeln* Elektrolyte resorbiert werden. Dies führt zum Aufbau einer von der Nierenrinde zur Nierenpapille hin zunehmenden osmotischen Konzentration. Die interstitielle Flüssigkeit im Nierenmark wird durch Diffusion von Harnstoff aus den hoch konzentrierenden *Sammelrohren* zusätzlich osmotisch konzentriert.
Der Primärharn in den *aufsteigenden Henle-Schleifen* ist gegenüber dem Plasma osmotisch niedriger konzentriert. Neben der geringeren Wasserpermeabilität dieses Nephronabschnittes, ist dies das Ergebnis der Elektrolytresorption im dicken aufsteigenden Schleifenteil.
• Der **distale Tubulus** resorbiert ebenfalls Na^+-Ionen durch primär aktiven Transport, was zu einer Verdünnung an osmotisch wirksamen Teilchen führt, so daß nun andere Stoffe, wie z.B. Harnstoff einen größeren Anteil an der osmotischen Konzentration ausmachen. Die Resorption von Na^+-Ionen und die *Sekretion von* K^+-Ionen wird durch das Hormon **Aldosteron** beeinflußt.
• In Gegenwart von **ADH** werden die Wände der *Sammelrohre durchlässig für Wasser.* Da Wasser in das Interstitium fließt, kommt es zu einer Zunahme der Konzentration in der tubulären Flüssigkeit. Gleichzeitig diffundiert ein Teil des Harnstoffs, der sich in den Sammelrohren befindet, ins Interstitium zurück. Dort trägt er zur Erhöhung der osmotischen Konzentration bei.
Verringerung der ADH-Konzentration im Blut läßt die Menge an Wasser zunehmen, die nicht resorbiert werden kann. Dies führt zu einer zunehmenden Verdünnung des Endharnes.
• Die schleifenförmige Struktur der **Vasa recta** ist vergleichbar mit der der Henle-Schleifen. Ihre Funktion besteht in der Aufrechterhaltung einer *hohen osmotischen Konzentration im Nierenmark* angesichts der Flüssigkeitsströmung in den Henle-Schleifen. Dies geschieht durch einen Vorgang, der als **Gegenstromaustausch** bezeichnet wird. Das in den absteigenden Vasa recta fließende Plasma gleicht sich osmotisch dem Interstitium durch Wasserentzug an. Das in den aufsteigenden Vasa recta fließende jetzt osmotisch höher konzentrierte Plasma nimmt rindenwärts aus dem zunehmend niedriger konzentrierten Interstitium Wasser auf. Schließlich verläßt das durch die Vasa recta fließende Blut die Nieren mit der gleichen osmotischen Konzentration, mit der es eingeströmt war.
Durch diesen Gegenstromaustausch wird ein „Auswaschen" des osmotischen Gradienten im Nierenmark verhindert.
• Die durch die Nieren ausgeschiedene Menge eines im Plasma vorhandenen Stoffes ist stets die Summe von Filtration und Sekretion, vermindert um die im Verlaufe der tubulären Passage resorbierte Menge. Das Nettoergebnis dieses Prozesses kann für einen Stoff als seine **(renale) Clearance** bezeichnet werden. Die Clearance eines Stoffes ist als die Plasmamenge definiert, die pro Minute vollständig von diesem Stoff gereinigt (geklärt) wird.
Die Clearance eines Stoffes, der filtriert, aber weder sezerniert noch resorbiert wird, ergibt ein *Maß für die pro Minute (Zeit) gebildete Menge* Ultrafiltrat (glomeruläre Filtrationsrate, GFR). Die Clearancewerte für Elektrolyte, wie $\mathbf{Na^+}$-, K^+-, Cl^+-Ionen, oder *Glukose* und *Bikarbonationen* sind **viel kleiner als die GFR.** Die Clearancewerte von stark sezernierten Stoffen wie z.B. Paraaminohippursäure *(PAH)* und H^+-Ionen sind bedeutend **größer als die GFR.**

1.6 Übungsfragen

1. Juxtamedulläre und kortikale Nephrone unterscheiden sich in ihren anatomischen und physiologischen Eigenschaften. Beschreiben Sie die anatomischen Unterschiede und erklären Sie die unterschiedlichen Funktionen!
2. Beschreiben Sie die Blutversorgung der Nieren. Was sind die Aufgaben der beiden in Serie liegenden Kapillargeflechte?
3. Schon eine mäßige Stimulation des sympathischen Nervensystems kann zu einer deutlichen Abnahme der Nierendurchblutung führen, die glomeruläre Filtrationsrate muß sich dabei nicht verändern. Was stabilisiert die glomeruläre Filtrationsrate bei wechselndem arteriellen Blutdruck?
4. In welchem Tubulusabschnitt ist die Flüssigkeit im Vergleich zum Plasma immer hyperosmolar und in welchen Abschnitten immer isoosmotisch?
5. Was ist ein Na^+-Ionen getriebener Co-Transport? Nennen Sie einige Substanzen, die durch diesen Transportmechanismus resorbiert werden!
6. Wie kommt es, daß die Hemmung der ADH-Sekretion, z.B. durch Alkoholaufnahme, zur Ausscheidung von großen Mengen verdünntem Urin führt?
7. Bei einem Patienten mit Diabetes mellitus beträgt die Glukosekonzentration im Plasma 10 mg/ml, die GFR ist 125 ml/min und das

Harnvolumen 10 ml/min. Wie groß ist die filtrierte Glukosemenge („Glukoseload")?
Angenommen das TM für Glukose ist 400 mg/min, wie groß ist dann die tubulär resorbierte und wie groß ist die pro Minute ausgeschiedene Glukosemenge? Wie hoch ist die Glukosekonzentration im Urin?
8. Beschreiben Sie die Hypothese, die die Anreicherung von osmotisch wirksamen Substanzen im Nierenmark und die Bildung eines osmotischen Gradienten erklärt! Welche Argumente sprechen gegen diese Hypothese?
Welche Rolle spielt der Harnstoff bei der Harnkonzentrierung?
9. Welche Faktoren können die Harnkonzentrierungsfähigkeit der Nieren einschränken oder aufheben?
10. Welcher Resorptionsprozeß wird durch die tubuläre Azidifizierung angetrieben?
11. Eine proteinarme Nahrung beeinflußt die Harnkonzentrierungsfähigkeit. Wie sind die möglichen Zusammenhänge?

1.7 Brennpunkte der Physiologie

1.7.1 Spezielle experimentelle Methoden

Zur Funktionsbeschreibung verschiedener Tubulusabschnitte sind spezielle Techniken entwickelt worden: Die **Mikropunktionsmethode** mit der Möglichkeit zur **Perfusion** von Tubulusabschnitten **in situ** und die **Perfusion** aus dem Gewebsverband herausgelöster, **isolierter Tubulusabschnitte.**

Vieles, was wir von der menschlichen Niere zu wissen glauben, stammt aus Untersuchungen, die an Säugernieren (Ratte) gemacht wurden. Aber auch Ergebnisse, die an Amphibien-, Reptilien- und Fischnieren gewonnen wurden, trugen dazu bei, die basalen Mechanismen der Harnbereitung besser verstehen zu lernen.

1.7.1.1 Mikropunktion

Bei der Mikropunktionsmethode werden dünn ausgezogene *Glaskapillaren* mit Hilfe eines Mikromanipulators unter dem Mikroskop in verschiedene an die Nierenoberfläche gelangende **tubuläre Strukturen** eingestochen (Abb. 5-25 A) und zur **Primärharnsammlung** benutzt. Die einzelnen Tubulusabschnitte werden zuvor durch Injektion eines Farbstoffes (z. B. Lissamingrün) sichtbar gemacht. Wieviel vom Ultrafiltrat an den zugänglichen Stellen des Nephrons resorbiert worden ist, läßt sich durch Konzentrationsbestimmung eines nicht resorbierbaren, aber filtrierten Markers bestimmen. Üblicherweise wird als **Marker Inulin** oder das **körpereigene Kreatinin** verwendet (s. Kap. V/1.4.1).
Der Doppelquotient aus der Konzentration einer im Tubulus vorhandenen Substanz und ihrer Konzentration im Plasma sowie dem Quotienten aus der Inulinkonzentration, entnommen im gleichen Tubulusabschnitt, und der Inulinkonzentration im Plasma ist ein Maß dafür, in welchem Umfang die betreffende Substanz bis zur Meßstelle resorbiert oder sezerniert worden ist. Die Zuverlässigkeit dieser Methode hängt von der Analysengenauigkeit in kleinen Probenmengen ab (nl).

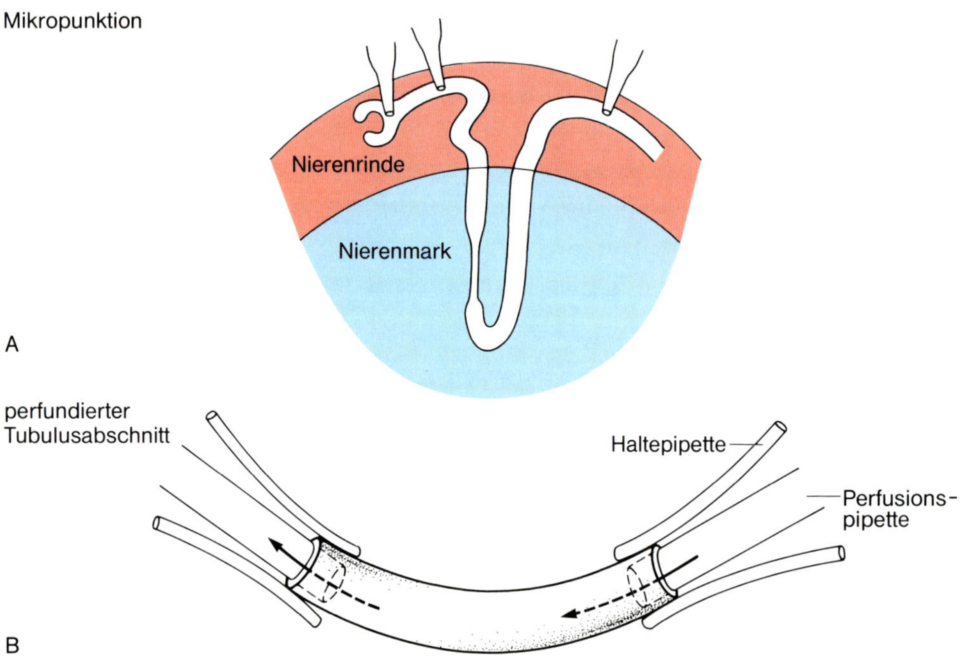

Abb. 5-25: A. *Mikropunktion* von *kortikalen Nephronen* mit feinen Glaspipetten ermöglicht die Gewinnung von Probenmengen im Nanoliterbereich. Es können proximale und distale Tubuluskonvolute punktiert werden, soweit einzelne Schlingen an die Nierenoberfläche gelangen. Die Punktion der Bowman-Kapsel gelingt nur bei oberflächlich gelegenen Glomerula. **B.** Tubulusabschnitte können nach Vorbehandlung des umgebenden Gewebes herausgelöst und zwischen 2 feinen Pipetten aufgespannt werden. Mit feineren Glaspipetten läßt sich der in einer Badlösung aufbewahrte Tubulusabschnitt perfundieren. Änderungen in der Zusammensetzung des Perfusates, die während der Passage entstehen, können gemessen werden. Permeabilitäts- und Transporteigenschaften von Wasser und Elektrolyten lassen sich mit *Radioisotopen* bestimmen

Wie oben ausgeführt, können mit dieser Methode nur solche Strukturen untersucht werden, die an der Oberfläche der Nierenrinde liegen. Die Henle-Schleife oder die juxtamedullären Nephrone können daher so nicht untersucht werden.

1.7.1.2 Mikroperfusion

Bei der Mikroperfusion werden einzelne **Nephronabschnitte** aus ihrem Verband gelöst **(disseziert).** Die so gewonnenen Tubulusabschnitte werden auf 2 Glaskapillaren aufgefädelt (Abb. 5-25 B) und lassen sich mit Pumpen perfundieren, die zur Nachahmung tubulärer Stromstärken kleinste Raten fördern können. Durch Analyse der Perfusionslösung kann auf die Transporteigenschaften des aufgefädelten Nephronabschnitts geschlossen werden. Diese Technik gewährt einen Zugang zu *Strukturen,* die *tiefer im Nierenparenchym gelegen* sind, hat aber den *Nachteil,* daß die Tubulusabschnitte aus ihrem natürlichen Verband herausgelöst werden müssen. Daher können weder der Einfluß der Durchblutung noch die Bedeutung der interstitiellen Flüssigkeit für die tubuläre Resorption erfaßt werden.
Nach einer vorsichtigen **Homogenisierung** der Nierenrinde werden Teile von distalen und proximalen Tubuli frei. Die Enden dieser Bruchstücke tendieren dazu, sich zu verschließen. Wird nun eine Substanz, die aktiv *sezerniert* wird, dem Suspensionsmedium zugefügt, so reichert sie sich in den Tubulussegmenten an. Dies kann, wenn die Substanz farbig ist, zu einem optischen Sekretionsnachweis benutzt werden. Zur Analyse von **tubulären Transportvorgängen** sind **chemische oder Radioisotopenmethoden** ebenfalls gut geeignet. Ein weiterer Untersuchungsfortschritt ergibt sich aus der **Ultraschallbehandlung** von Nierengewebssuspensionen: Die Tubuluszellen werden zerstört und es bilden sich kleine Bläschen **(Membranvesikel),** die entweder aus der apikalen oder basolateralen Membran stammen. Die aus verschiedenen Regionen der Zelle stammenden Vesikel können getrennt und anschließend auf ihre Transporteigenschaften untersucht werden

1.7.1.3 Röntgenmikroanalyse

Kürzlich wurde die Zusammensetzung des Primärharns mit Hilfe einer *Röntgenstrahlmikroanalyse* untersucht: Vitales Nierengewebe wird schockgefroren und geschnitten. Mit einem Elektronenstrahl kann das Gewebe abgetastet werden. Die verschiedenen chemischen Elemente lenken die Elektronen in charakteristischer Weise ab, so daß nach entsprechender Eichung die Zusammensetzung der tubulären Flüssigkeit und des Interstitiums in den verschiedenen Abschnitten der Niere aus dem **Energiespektrum** der abgelenkten Elektronen bestimmt werden kann.

1.7.1.4 Untersuchung an vergleichbaren Geweben

Einige andere epitheliale Gewebe haben Transporteigenschaften, die denen der Tubuluszellen sehr ähnlich sind. Es ist deshalb auch möglich, **transepithelialen Transport** an leichter zugänglichen Strukturen zu untersuchen. So ist z. B. die *Froschhaut* in vielen Eigenschaften dem distalen Tubulus ähnlich. Die Froschhaut ist ein sehr wertvolles Untersuchungsobjekt geworden, da an ihr nicht nur **Diuretikawirkungen** sondern auch die durch die **Hormone** *Aldosteron* und *ADH* beeinflußten **Transportprozesse** untersucht werden können.

1.8 Klinische Physiologie

1.8.1 Nierenversagen – Dialyse und Nierentransplantation

Die Mehrzahl nephrologischer Erkrankungen kann zu einem **chronischen Versagen der Nieren** führen. Die häufigsten Ursachen sind *Harnwegsinfektionen,* Folgen des *Diabetes mellitus,* angeborene *degenerative Erkrankungen* des Nierenparenchyms und Parenchymzerstörungen im Rahmen von *Autoimmunerkrankungen* oder nach *Analgetika-Mißbrauch.* Wenn die Funktionen der Niere gewisse Werte unterschreiten (z. B. wenn das Glomerulumfiltrat zu klein geworden ist), kommt es zur Harnvergiftung **(Urämie).** Es bieten sich zwei Behandlungsverfahren an: *Dialyse* und *Nierentransplantation.*

1.8.1.1 Dialyse

Die Dialyse ist eine Methode zur Entfernung von Stoffwechselendprodukten aus den Körperflüssigkeiten.
Bei der **Hämodialyse** wird auf operativem Wege eine chronische arterio-venöse Kurzschlußverbindung (shunt) geschaffen (meist am Unterarm), die es erlaubt, arterielles Blut über Dialysator (*künstliche Niere)* und *Vene* zurück in den Körper zu leiten. Die **künstliche Niere** funktioniert nach folgendem Prinzip (Abb. 5-26, oben): Das Blut fließt zwischen semipermeablen Kunststoffmembranen (z. B. Zellophan oder Hohlfasern mit ähnlichen Eigenschaften) in einer dünnen Schicht. Durch die Membranen können kleine gelöste Teilchen entlang ihres Konzentrationsgradienten in eine isotone Spülflüssigkeit gelangen, die auf der anderen Seite der Membran im Gegenstrom fließt.
Bei diesem Verfahren wird der Patient etwa 3mal in der Woche für einige Stunden mit der Dialyseeinheit (künstliche Niere) verbunden. In der Zwischenzeit muß der Patient durch eine sorgfältige Kontrolle der Zufuhr von Kochsalz, kaliumhaltigen Nahrungsmitteln und Wasser die Aufnahme so regeln, daß nur die unvermeidlichen Verluste ausgeglichen werden. Darüber hinaus sollte es zu keiner weiteren Aufnahme von Salzen und Wasser kommen, um Einlagerungen speziell von Natrium- und Kaliumsalzen zu vermeiden.
Die Fähigkeit der Nieren, den Natrium-, Kalium- und Wasserbestand automatisch zu **regulieren**, kann mit diesem Prinzip **nicht** erreicht werden.
Ist trotzdem zu viel Wasser aufgenommen worden, kann dies mittels hydrostatischer Druckdifferenz über die filtrierende Fläche mit Hilfe einer Pumpe „abgepreßt" werden. Dieser Vorgang wird als **Hämofiltration** bezeichnet. Die so erzielbare isotone Flüssigkeitsentfernung kann durch kontinuierliche Körpergewichtsbestimmung gemessen werden.
• **Peritonealdialyse.** In einem anderen Verfahren wird das *Peritoneum* als *„natürliche" Dialysemembran* verwendet. Dieses Verfahren kann – was ein großer Vorteil ist – vom Patienten auch ohne größeren apparativen Aufwand *zu*

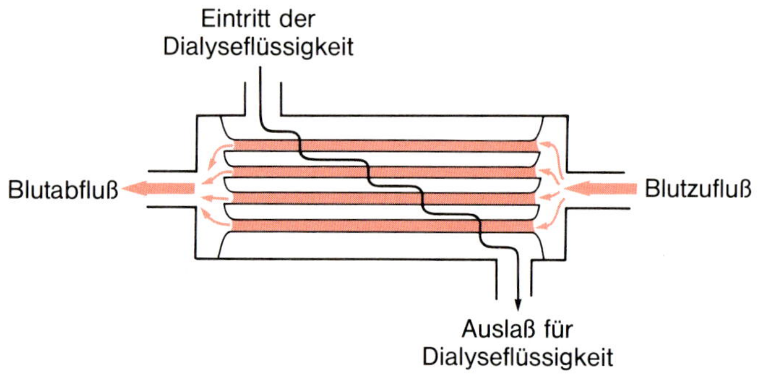

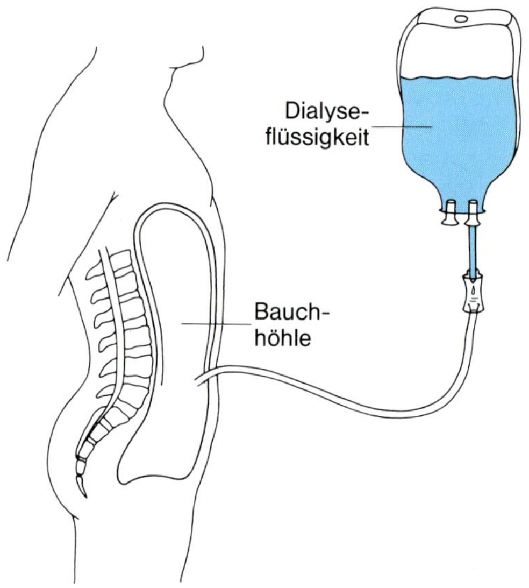

Abb. 5-26:
Oben. Bauprinzip eines *Hohlfaserdialysators* für die Hämodialyse. Das Blut fließt durch ein Hohlfasersystem, welches von isotoner Dialyseflüssigkeit umspült wird. Kleinmolekulare Plasmabestandteile und Stoffwechselendprodukte aus dem Blut treten so durch Diffusion in die Dialyseflüssigkeit über. **Unten.** Kontinuierliche ambulante Peritonealdialyse, *CAPD.* In die Bauchhöhle wird isotone Dialyseflüssigkeit geleitet, in die kleinmolekulare Substanzen und Stoffwechselendprodukte übertreten. Nach einigen Stunden wird die Dialyseflüssigkeit gewechselt

Hause angewendet werden (Heimdialyse): *kontinuierliche ambulante peritoneale Dialyse* **(CAPD).**
Um die Bauchhöhle mit Dialyseflüssigkeit füllen zu können, erhält der Patient einen chronisch implantierten Bauchhöhlenkatheter (Abb. 5-26, unten). Die Dialyseflüssigkeit wird mehrmals am Tage gewechselt. Diät und Flüssigkeitszufuhr müssen nicht so streng kontrolliert werden. Große Sorgfalt muß zur Vermeidung von Infektionen der Bauchhöhle aufgewendet werden *(Peritonitisgefahr).*
In seltenen Fällen wird auch eine Kombination der beiden Verfahren angewendet. Die Dialyse ist als ein lebenserhaltender, wirksamer, aber auch sehr unbequemer und zeitaufwendiger Nierenfunktionsersatz zu bezeichnen. Hämo- und Peritonealdialyse sind nicht nur teuer, sie schränken auch die Lebensqualität und Freizügigkeit des Betroffenen sehr ein.

1.8.1.2 Nierentransplantation

Eine bessere (Dauer-) Lösung ist die Transplantation einer Niere von einem gesunden *Spender*. Theoretisch ist ein Patient mit einer Nierentransplantation von seinem Nierenleiden befreit, doch gibt es einige Einschränkungen. Ein Nierentransplantat von einem lebenden Spender, der genetisch dem Empfänger verwandt ist, hat die größten Erfolgsaussichten (Zwillinge, Eltern, Geschwister). Meistens sind die Spender von gesunden Nieren *hirntote Unfallopfer.* Für diese zur Verfügung stehenden Nieren muß nach Testung der immunologischen Eigenschaften ein passender Empfänger gesucht werden. Die Organisation in Europa, die „passende" Nieren vermittelt, heißt *„Eurotransplant"*. Trotz aller immunologischer Vortestungen kommt es nicht selten zu Nierenabstoßungen durch das Immunsystem der Empfänger, auch bei Organen von engen Verwandten. Die immunologischen Grundlagen der Transplantatrejektion sind in Kap. VII/2 beschrieben. Um eine **Transplantatrejektion** zu vermeiden, wird der Empfänger mit **Immunsuppressiva** behandelt. Diese Medikamente steigern gleichzeitig die *Infektanfälligkeit,* oder sie wirken *toxisch* auf Leber und Knochenmark.

1.8.2 Wirkung von Diuretika

Medikamente, die die *Harnmenge über 2–3 ml/min* steigern, werden **Diuretika** genannt. Diuretika werden benutzt, um das extrazelluläre Flüssigkeitsvolumen zu reduzieren, was als ein bedeutender therapeutischer Beitrag zur Behandlung der **arteriellen Hypertonie** und der **chronischen Herzinsuffizienz** gilt. Wegen der großen Nachfrage nach verschiedenen Wirktypen der Diuretika, insbesondere zur Behandlung des Bluthochdrucks, haben u.a. pharmazeutische Firmen große Anstrengungen unternommen, um die Wirkmechanismen aufzuklären.

1.8.2.1 Osmodiuretika

Eine Diurese kann durch das Zusammenwirken verschiedener intrarenaler Mechanismen zustandekommen.

Eine **Diuresesteigerung** tritt z. B. dann auf, wenn **osmotisch wirksame**, aber tubulär **nicht resorbierbare Substanzen filtriert** werden (Abb. 5-27 (1)). Eine solche praktisch benutzte Substanz ist **Mannitol**.

Wenn im proximalen Tubulus Na^+-Ionen resorbiert werden, fällt die tubuläre Osmolarität ab. Gleichzeitig steigt der transtubuläre Wasserfluß, was zu einer Konzentrationszunahme des Mannitols im Tubulus führt. Da Mannitol nicht resorbiert werden kann, limitiert der osmotisch wirksame Konzentrationsanstieg die Wasserresorption. Sistieren der Resorption von Wasser bei zunächst weitergehender Resorption von Na^+-Ionen führt zu einer erniedrigten tubulären Na^+-Ionenkonzentration und einem größeren Na^+-Ionengradienten. Als Ergebnis des größer werdenden Na^+-Ionengradienten sinkt der aktiv transportierte Na^+-Ionenanteil. Substanzen, die in den Nieren ähnlich behandelt werden wie Mannitol werden **Osmodiuretika** genannt. Nicht alle Osmodiuretika sind spezielle Medikamente. Einige Stoffwechselendprodukte haben den gleichen Effekt. Ein Grund, warum der proximale Tubulus für Harnstoff so permeabel sein muß, ist die Tatsache, daß Harnstoff sonst als ein starkes osmotisches Diuretikum wirken würde. Eine **osmotische Diurese** kann z. B. beim **Diabetes mellitus** auftreten. Dies ist dann der Fall, wenn die Menge der filtrierten **Glukose** das tubuläre **Transportmaximum überschreitet** und damit Teile der Glukose in der tubulären Flüssigkeit verbleiben. Die nicht resorbierte Glukose wirkt wie ein osmotisches Diuretikum.

Manche Pharmaka hemmen den transtubulären Na^+-Ionentransport, was dem Ergebnis einer osmotischen Diurese sehr ähnlich ist. Dieser Mechanismus gilt besonders für Pharmaka, die *Quecksilber* enthalten. Sie wurden vor der Entwicklung moderner Diuretika benutzt, sind aber heute nicht mehr im Gebrauch.

Amilorid **blockiert** die Natriumresorption durch Hemmung des $\mathbf{Na^+}$- und $\mathbf{H^+}$-Ionentransportes (Abb. 5-27 (2)). Das nicht resorbierte Natrium wirkt dann wie ein osmotisches Diuretikum.

1.8.2.2 Karboanhydrasehemmer

Die **Karboanhydrase** wird durch **Acetazolamid** (Diamox) gehemmt. Dies führt zu einer **selektiven Blockierung** der **Bikarbonationenresoption** (Anionen) im proximalen Tubulus, was aus Gründen der Elektroneutralität einen gleichzeitigen Verlust von Na^+-Ionen auslöst. Die Unfähigkeit, Bikarbonat zurückzunehmen, hat den unerwünschten Nebeneffekt, daß die H^+-Konzentration im Plasma steigt.

1.8.2.3 Schleifendiuretika

Schleifendiuretika **hemmen** die Resorption von Na^+- oder Cl^--Ionen im dicken aufsteigenden Teil der *Henle-Schleifen* (Abb. 5-27 (3)). **Furosemid** und **Etacrynsäure** sind Beispiele für Schleifendiuretika. Sie erhöhen außerdem den prozentualen Anteil der filtierten Na^+-Ionen, der den distalen Tubulus erreicht, was zu einem Verlust von K^+- und H^+-Ionen führt. Weil Schleifendiuretika auch zu nicht unerheblichen Verlusten von K^+-Ionen führen, müssen mögliche *Kaliumverluste* durch erhöhte Zufuhr ausgeglichen werden. Schlei-

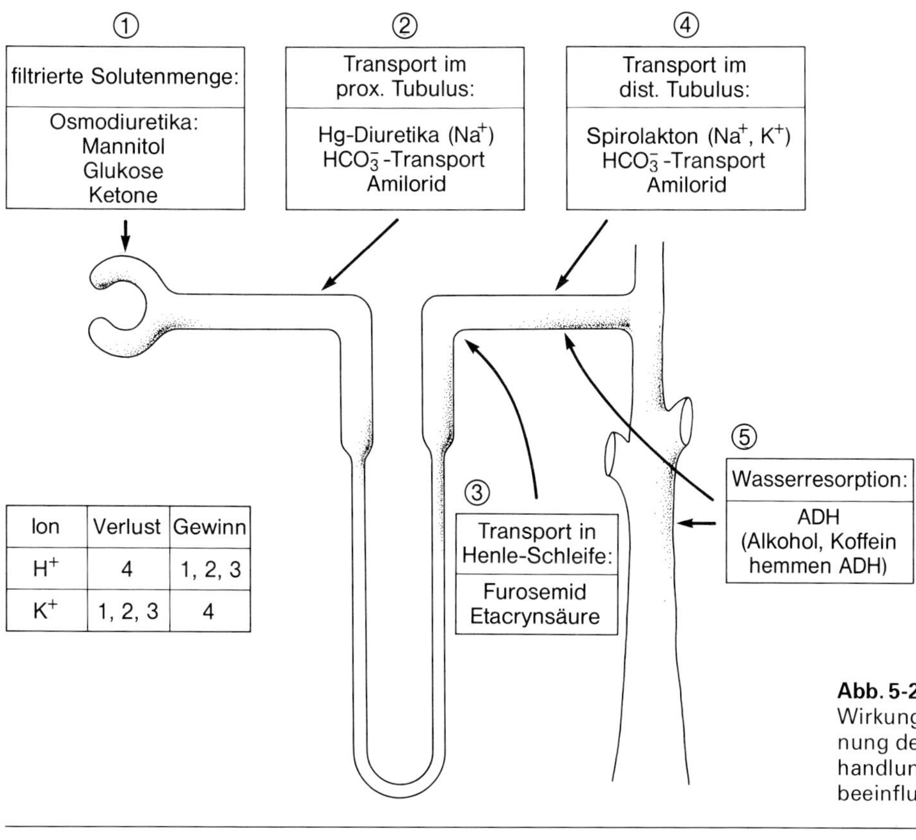

Ion	Verlust	Gewinn
H^+	4	1, 2, 3
K^+	1, 2, 3	4

Abb. 5-27:
Wirkungsorte einzelner Diuretika und Bezeichnung der Orte, an denen diese auch die Behandlung von Wasserstoff- und Kaliumionen beeinflussen (s. Kasten)

fendiuretika stören den renalen Konzentrierungsmechanismus.

1.8.2.4 Aldosteronantagonisten, ADH-"Hemmer"

Antagonisten von Aldosteron wie z.B. **Spironolacton** (Abb. 5-27 (4)). *heben die Aldosteronwirkung auf,* so daß weniger Na^+-Ionen resorbiert werden.

Hemmstoffe der Sekretion von *ADH* sind **Alkohol, Koffein** und *Wasser* (Abb. 5-27 (5)). Da das antidiuretische Hormon nur im distalen Tubulus und im Sammelrohr wirkt, wird die K^+-, Na^+- oder H^+-Ionenexkretion nicht beeinflußt.

Wasser, Elektrolyt- und Säure-Basen-Haushalt

2 Wasser-, Elektrolyt- und Säure-Basen-Haushalt

G. Kaczmarczyk, H. W. Reinhardt

Dieses Kapitel informiert über:
- das **Gesamtkörperwasser** mit seinen intra- und extrazellulären, interstitiellen und vaskulären Kompartimenten
- **Zellvolumen,** zytoplasmatische Proteine, **extrazelluläre Flüssigkeit** und **Natriumkonzentration** einschließlich täglicher **Wasserbilanz,** Plasmaosmolarität, Vorhofdehnung und **ADH-Sekretion**
- **atriales natriuretisches Peptid (ANP)**, **Aldosteron** und Resorption von Natriumionen im distalen Tubulus
- Resorption und Sekretion von **Kalziumionen** und ihre Plasmakonzentration
- Regulation von **Kalzium** und **Phosphat** im Plasma durch **Kalzitonin, Parathormon** und 1,25-**Dihydroxicholecalciferol**
- extrazellulären **pH-Wert** und **Bikarbonatpuffersystem** im Zusammenwirken mit Lunge und Niere, die **H^+-Sekretion** zum Rückgewinn von HCO_3^- und die **renale Ausscheidung von H^+-Ionen**

Einführung

Homöostatische Regelung des **Inneren Milieus:**

2.1 Einführung

Volumen und osmotische Konzentration der extrazellulären Flüssigkeit werden durch Kontrollsysteme in engen Grenzen konstant gehalten, um den Körperzellen ein gleichbleibendes *Milieu intérieur*, durch die **homöostatische Regelung** zu garantieren. Diese Kontrollsysteme miteinander verbundener hormoneller, physikalischer und nervaler Faktoren sorgen dafür,
- daß *Verluste* von Wasser und Elektrolyten durch erhöhte Aufnahme und verminderte Ausscheidung ausgeglichen werden und
- nach *exzessiver Aufnahme* von Wasser und Elektrolyten die Ausscheidung erhöht wird.

Komplexe Regelaufgaben erfordern komplexe Regelsysteme: So werden z.B. **Volumen und Natriumkonzentration** der extrazellulären Flüssigkeit durch mehrere hormonelle Faktoren wie *Aldosteron, Angiotensin II* und das kürzlich entdeckte *atriale natriuretische Peptid* kontrolliert. Auch die Bilanzierung von **Kalium, Kalzium und Phosphat** sowie die Regulation des **Säure-Basen-Haushaltes** stellen vielfältige Anforderungen an die regulierenden Systeme.

- **Ionenhaushalt** und seine Störungen

Einschränkungen der Regulation verursachen **Störungen (Krankheiten),** die sich schnell oder allmählich auswirken. So ändert sich die Erregbarkeit von Nerven- und Muskelzellen schnell, wenn Abweichungen der K^+-, H^+- oder Ca^{++}-Ionen-Konzentration im Plasma bzw. Extrazellulärraum auftreten. Zunahmen des Gesamtnatriumbestandes und des extrazellulären Flüssigkeitsvolumens können dagegen allmählich und unbemerkt auftreten, ehe sie sich klinisch als Herz-Kreislauf-Erkrankungen manifestieren. Auch wenn an gemessenen Werten keine Abweichungen deutlich sind, können *klinische Belastungstests* die Einschränkung der Regulationsbreite von Kontrollsystemen nachweisen.

Flüssigkeitskompartimente
- Wasser ist ein **universelles Lösungsmittel**

2.2 Flüssigkeitskompartimente des Körpers

Wasser hat außergewöhnliche chemische und biologische Eigenschaften, die auf seiner dipolaren Struktur und der Fähigkeit, Wasserstoffbrücken zu bilden, beruhen. Wasser ist ein inertes, universelles Lösungsmittel für alle Substanzen in lebenden Zellen. Wasser hat eine hohe spezifische sowie eine hohe Verdunstungswärme (Thermoregulation), es ist neutral und erleichtert die Ionisation von ionisierbaren Substanzen.

2.2.1 Intra- und extrazelluläres Kompartiment

Intra-, extrazelluläres Kompartiment

Für das Verständnis des folgenden Abschnittes ist es ratsam, Kap. I/1, III/2 zu wiederholen.
Die folgenden Zahlenangaben sind **Näherungswerte;** sie hängen teilweise von Meßmethoden ab.

Der Mensch besteht zum größten Teil aus Wasser, als Säugling zu 75%, als Greis zu 55%. Beim erwachsenen Mann sind 60%, bei der Frau 50% des Körpergewichtes Gesamtkörperwasser, GKW. Die Differenz resultiert aus dem höheren Fettgewebsanteil bei Frauen: Fettgewebe hat einen geringeren Wassergehalt (ca. 10%) als die meisten anderen Körpergewebe, (ca. 73%). Das **GKW** verteilt sich hauptsächlich auf *2 Kompartimente:*
- **das intrazelluläre Kompartiment** (auch intrazelluläres Flüssigkeitsvolumen *IZFV,* Intrazellulärraum *IZR,* u.ä. bezeichnet): Wasser **in** den Zellen und
- **das extrazelluläre Kompartiment** (auch : extrazelluläres Flüssigkeitsvolumen *EZFV,* Extrazellulärraum *EZR,* Extrazellulärvolumen *EZV,* u.ä.): Wasser **außerhalb** der Zellen. Der **EZR** wird weiter unterteilt: *2 größere Kompartimente* sind
- die **interstitielle Flüssigkeit** (auch: Interstitium, interstitielles Flüssigkeitsvolumen *ISFV* u.ä.) und
- das **Blutplasma** (auch: Plasmavolumen *PV*).

Als **transzelluläres Wasser** bezeichnet man das Kammerwasser, Flüssigkeit im Gastrointestinaltrakt, den Liquor und Harn. Sieht man vom transzellulären Wasser ab, so befinden sich 75% des EZV im Interstitium, 25% im Plasma.
Abb. 5-28 zeigt Werte für einen 75 kg schweren Mann mit 45 l GKW: 30 l sind intrazelluläres, 11,25 l interstitielles und 3,75 l Plasmawasser (Merke: Der **IZR** ist *doppelt so groß* wie der **EZR** und enthält 2/3 des **GKW**).

- 50–60 % des Körpergewichtes sind Gesamtkörperwasser (GKW)

GKW-Verteilung.
- **IZR**: 2/3
- **EZR**: 1/3

EZR, (EZV) besteht aus:
- Interstitium (ISFV) und
- Plasmavolumen (PV): 25 % des EZV

- **transzelluläres Wasser,** z.B. Liquor, Harn

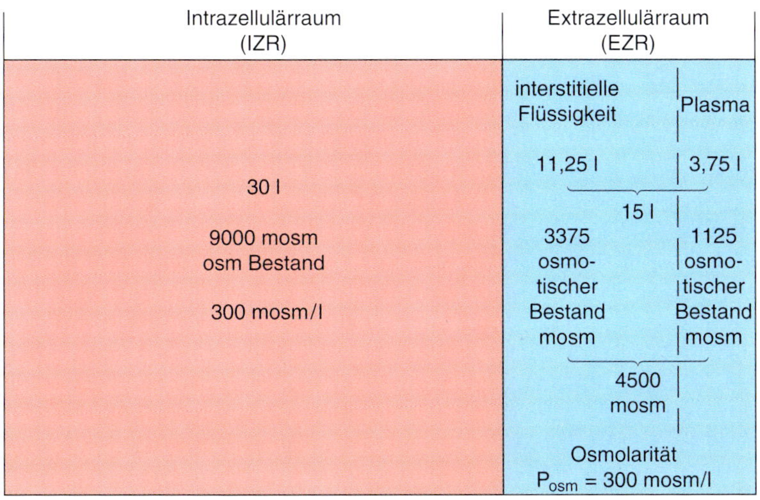

$$\text{Osmolarität (mosm/l)} = \frac{\text{osmotischer Gesamtbestand (mosm)}}{\text{Volumen des Kompartiments}}$$

Abb. 5-28: *Flüssigkeitskompartimente* des Organismus: Das *Gesamtkörperwasser* (GKW) befindet sich zu 2/3 in den Zellen (*intrazelluläres Flüssigkeitsvolumen,* IZFV). Das *extrazelluläre Flüssigkeitsvolumen* (EZFV) befindet sich zu 3/4 in den bindegewebigen Strukturen zwischen den Zellen (*interstitielles Flüssigkeitsvolumen,* ISFV) und zu 1/4 im Plasma (*Plasmavolumen,* PV).
Wenn sich die Kompartimente im Gleichgewicht befinden, herrscht in allen die gleiche osmotische Konzentration (mosm/l).
Als *osmotischer Bestand* wird das Produkt aus Osmolarität und Volumen des Kompartimentes bezeichnet.
Zahlenwerte für die Volumina und die osmotischen Bestände entsprechen denen eines 75 kg schweren Erwachsenen

EZV-, PV-Messung

- Messung von Flüssigkeitsräumen mit **Indikatorverdünnungsverfahren:**

2.2.2 Bestimmung der Flüssigkeitskompartimente

Das Volumen der einzelnen Flüssigkeitskompartimente läßt sich als Verteilungsraum von Indikatoren, z. B. Farbstoffe oder radioaktiv markierte Stoffe (sog. *Indikatorverdünnungsverfahren*) bestimmen. Wenn eine bekannte Menge eines Indikators in ein Volumen unbekannter Größe eingebracht wird, so kann aus der gemessenen Konzentration des Indikators, der sich in dem Volumen nach entsprechender Zeit gleichmäßig verteilt hat, die Größe des Kompartimentes berechnet werden (Menge = Volumen · Konzentration). Bedingungen für derartige Meßverfahren sind u. a., daß der Indikator sich nur auf das zu messende *Volumen verteilt*, nicht *verstoffwechselt wird, nicht toxisch* ist und geeignete *Nachweisverfahren* vorhanden sind. Das **GKW** kann mit *schwerem Wasser* (D_2O) gemessen werden, das **EZV** mit *Inulin* oder Natriumthiosulfat. Das **Plasmavolumen** wird mit Substanzen bestimmt, die sich an Plasmaproteine anlagern und daher den Intravasalraum kaum verlassen können (z. B. die *Farbstoffe* Cardiogreen und Evans Blue) oder mit radioaktiv markiertem *Albumin*. Intrazelluläres und interstitielles Volumen müssen als Differenz zwischen den gemessenen Kompartimenten errechnet werden (GKW-EZV, bzw. EZV-PV).

- **GKW** mit D_2O bestimmbar
- direkt meßbar nur **EZV, PV, GKW**
- **IZV = GKW – EZV**
- ISFV = EZV – PV

1. Natrium

- **Na$^+$** befindet sich im **EZR** und **Knochen**

2.2.2.1 Natrium

Der Natriumbestand des Erwachsenen beträgt 60 mmol/kg Körpergewicht. Etwa die Hälfte davon befindet sich im EZR. 40% des Gesamtnatriumbestandes speichert der Knochen, ein Teil davon ist austauschbar. Die durchschnittliche Aufnahme von Natriumchlorid mit der Nahrung beträgt, je nach individueller Ernährungsgewohnheit und Verfügbarkeit, 50–300 mmol pro Tag (3–17 g). Natrium ist das hauptsächliche Kation der extrazellulären Flüssigkeit (145 mmol/l), auf der Anionenseite sind es Chlorid (Cl^-, 104 mmol/l) und Bikarbonat (HCO_3^-, 24 mmol/l) (Abb. 5-29).

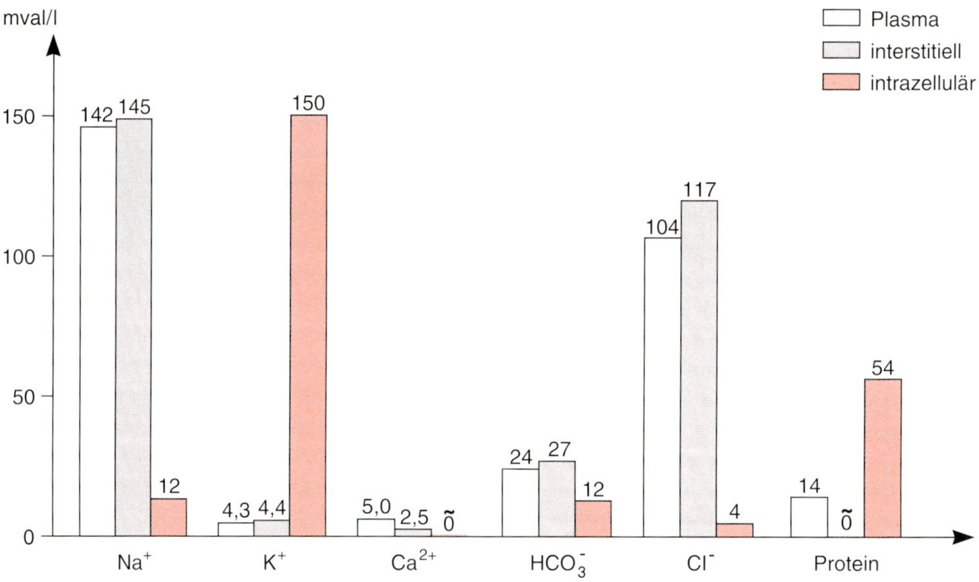

Abb. 5-29: Konzentrationen von Proteinen und wichtigen Elektrolyten in Plasma, interstitieller Flüssigkeit und Intrazellulärraum (mval/l)

2. Osmolarität (Posm)

- Osmolarität (mosm/l)
- Osmolalität (mosm/kg H_2O)
- **osmotischer Druck:** 7,3 atm
- **Posm** wird durch **Gefrierpunktserniedrigung** bestimmt

2.2.2.2 Plasmaosmolarität, onkotischer Druck

Die *Osmolarität* von Plasma und interstitieller Flüssigkeit (Posm) beträgt ca. 300 mosm/l (beachte: Osmola**r**ität = mosm/l, Osmola**l**ität = mosm/kg H_2O).
Die Summe der Konzentration der im Plasma gelösten Teilchen, hauptsächlich Na^+, Cl^- und HCO_3^-, bestimmt den **osmotischen Druck** des Plasmas, der, wenn er mit einer geeigneten Meßvorrichtung an semipermeablen Membranen gemessen würde, ca. 7,3 atm (5600 mmHg = 745 kPa) betrüge (**isoton** bedeutet gleicher osmotischer Druck).
Kalium, Harnstoff und Glukose tragen zur Osmolarität des Plasmas bei, welche durch Gefrierpunktserniedrigung gemessen werden kann.
Eine Annäherungsformel zur Berechnung der Plasmaosmolarität lautet:

$2 \cdot (Na^+ + K^+)$ + Glukose + Harnstoff (alle Werte in mmol/l) oder:
$2 \cdot (Na^+ + K^+)$ + Glukose (mg%)/18 + Harnstoff (mg%)/2,8
Zwischen Plasma und Interstitium besteht ein wesentlicher Unterschied: Im Plasmawasser sind *Proteine* gelöst, die die Kapillarwand im Gegensatz zu allen anderen gelösten Substanzen kaum passieren können.

- **Posm**: Summe aller osmotisch wirksamen Teilchen im Plasma

Die **Proteine** tragen nur gering (0,5%) zur Plasmaosmolarität bei. Der von ihnen ausgeübte osmotische, der **kolloidosmotische oder onkotische Druck** (KOD) beträgt **25–30 mmHg**. Sie binden jedoch, da sie kaum ins Interstitium gelangen können, Wasser. Die Proteine, vor allem das Albumin, wirken so dem hydrostatischen Druck in den Kapillaren entgegen und beeinflussen die **Flüssigkeitsverteilung** zwischen den Kompartimenten (Kap. III/2).

- **kolloidosmotischer Druck (KOD)**

Im Gleichgewichtszustand haben *IZR* und *EZR* die **gleiche Osmolarität.** Die Zellmembran, die beide Kompartimente voneinander trennt, ist zwar für K^+, jedoch nicht für Proteine permeabel. Weil die Konzentration von Teilchen, die die Zellwand nicht passieren können, die Verteilung des Wassers zwischen beiden Kompartimenten bestimmt, ist die **Konzentration zytoplasmatischer Proteine** ein wichtiger Faktor für die **Größe des Flüssigkeitsvolumens des IZR** (Abb. 5-30).

- **intrazelluläre Proteinkonzentration bestimmt IZV**

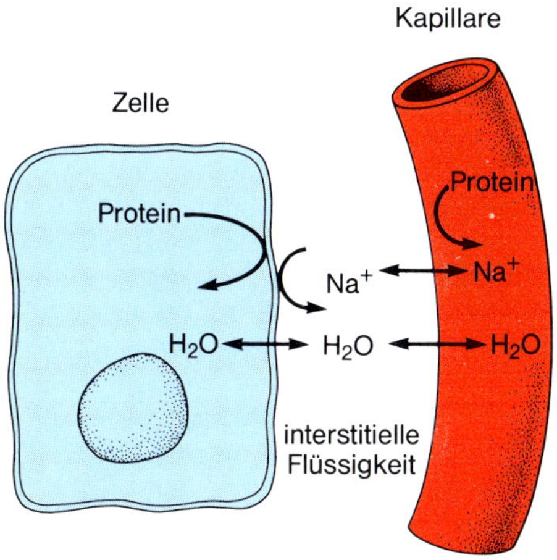

Abb. 5-30: *Permeabilitätseigenschaften von Kapillarmembran* (zwischen Intravasalraum und interstitieller Flüssigkeit) und Zellmembran (zwischen interstitieller Flüssigkeit und Zytoplasma) bestimmen die Stoffverteilung in den Flüssigkeitskompartimenten. Plasma- und Zellproteine können nicht in die interstitielle Flüssigkeit übertreten, Natrium gelangt frei aus dem Plasma in die interstitielle Flüssigkeit, jedoch kaum (s.a. Kap. I/3) in das Zytoplasma, für Wasser gibt es keine Hindernisse, so daß im Gleichgewichtszustand in allen Flüssigkeitskompartimenten Osmolarität bzw. osmotischer Druck gleich sind

2.2.2.3 Kalium, Kalzium, Magnesium

3. Kalium, Kalzium, Magnesium

- **Kalium:** Mit der Nahrung werden täglich etwa 50–100 mmol Kalium aufgenommen. Der Mindestbedarf beträgt ca. 25 mmol, die größtenteils im Harn ausgeschieden werden. Kalium mit ca. 3500 mmol Gesamtbestand ist das hauptsächliche Kation des IZR, dessen Elektroneutralität durch negativ geladene Proteinmoleküle, Phosphat- und Sulfationen hergestellt wird (s. Kap. I/3).
- **Kalzium:** Die Kalziumkonzentration in den Flüssigkeitskompartimenten ist äußerst niedrig (s. Abb. 5-29) und trotzdem von großer physiologischer Bedeutung (Kap. II/1, Abb. 2-20). Kalzium mit einer minimalen Zufuhr von 1 g pro Tag, entspricht 4,3 g Kalziumphosphat, ist ein wichtiger Baustein von Knochen und Zähnen und macht 1,5% des Körpergewichtes aus.
- **Magnesium:** Magnesium mit einem Gesamtbestand des Erwachsenen von ca. 1150 mmol befindet sich überwiegend im Knochen (600 mmol) und in den Zellen (500 mmol), in denen es an wichtigen Funktionen beteiligt ist. Die Plasma-Magnesiumkonzentration beträgt ca. 1 mmol/l, ein Drittel ist an Plasmaproteine gebunden. Der tägliche Mindestbedarf beträgt ca. 3 mmol. *Magnesiummangel* führt zu erhöhter neuromuskulärer Erregbarkeit, Tetanie und Krämpfen.

- **K^+** befindet sich im IZR
  Zufuhr: ≥ 25 mmol/d
- **Ca^{++}**
  wichtiges Kation
  Zufuhr: 1 g/d
- **Mg^{++}**
  wichtiges intrazelluläres Kation
  Zufuhr: 3 mmol/d

Wasserbilanz

- **H_2O-Bedarf:** 1,5–2,5 l/d
- H_2O-Abgabe:
  - Perspiratio insensibilis (0,6–0,9 l/d)
  - 1,5 l/d Harn
  - 0,15 l/d Fäzes
- **Große Wasserverluste** werden durch **-aufnahme** kompensiert
- **Dehydratation:** Abnahme des GKW durch
  - Schwitzen
  - Fieber
  - Erbrechen
  - Durchfall
  - Alkoholabusus
- **direkte** und **indirekte NaCl-Aufnahme**
- hohe extrarenale Na^+-Verluste senken renale Na^+-Ausscheidung
- **Mindestwassermenge: 0,3–0,5 l/d**
- **minimales Harnvolumen: 0,3 l/d**

2.2.3 Wasser- und Elektrolytbilanz

Beim Gesunden werden Wasseraufnahme und -verluste genau bilanziert. Der durchschnittliche Tagesumsatz des Erwachsenen liegt bei 1,5–2,5 l Wasser: man trinkt 0,8–1,5 l, nimmt 0,5–0,7 l mit der Nahrung auf und gewinnt 0,2–0,3 l Wasser aus dem oxidativen Stoffwechsel (Oxidationswasser). Abgegeben werden in 24 h : 0,8–1,5 l Harn, 0,1–0,15 l Wasser in den Fäzes und 0,6–0,9 l Wasser über Atemwege und Haut als **Perspiratio insensibilis.** Durch Schwitzen, die **Perspiratio sensibilis** können zusätzlich beträchtliche Wasserverluste auftreten (Abb. 5-31).

Extrarenale Wasserverluste sind die Summe aller Wasserverluste außer Harn. Sind die extrarenalen Wasserverluste hoch, können sie nur durch erhöhte Wasseraufnahme ausgeglichen werden (Abb. 5-31).

Entsprechendes gilt für extrarenale Natriumverluste.

Klinische Anwendung. Wenn Wasserverluste nicht durch entsprechende Aufnahme ersetzt werden können, kommt es zur Abnahme des Gesamtkörperwassers, *Dehydratation.* Häufige Ursachen von Dehydratation sind starkes Schwitzen und erhöhte Wasserabgabe über die Haut, z.B. bei erhöhter Körpertemperatur, heißer Umgebung, sowie starkes Erbrechen, Durchfall und Nierenerkrankungen, bei denen der renale Konzentrierungsmechanismus (s. Kap. V/1, Abb. 5-21) gestört ist und nur verdünnter Harn produziert werden kann. Auch Alkoholabusus führt durch Hemmung der ADH-Sekretion zur Dehydratation durch hohe renale Wasserverluste.

Zur Aufrechterhaltung der Homöostase der Körperflüssigkeiten müssen Elektrolytzufuhr und -verluste sorgfältig bilanziert werden. Außer der direkten Natriumaufnahme durch Kochsalz (NaCl) nehmen wir Natrium z.T. unbemerkt, enthalten in Konservierungsstoffen, Getränken und Speisen, auf.

Auch traditionelle Ernährungsgewohnheiten beeinflussen die Kochsalzaufnahme. Es ist nicht unwahrscheinlich, daß die hohe Kochsalzaufnahme der Industrieländer und die dort besonders häufig vorkommenden Herz- und Kreislauf-Erkrankungen miteinander zusammenhängen. Natrium wird im Harn ausgeschieden, auch der initiale Schweiß sowie Speichel, Tränen und gastrointestinale Sekrete enthalten Natriumsalze.

Durchfall und starkes Schwitzen können zu starken Natriumverlusten führen. Kompensatorisch kann bei intakten Regelsystemen die gesunde Niere die Natriumausscheidung im Harn stark einschränken.

Bei Wassermangel nimmt die Harnproduktion stark ab. Für die vollständige Ausscheidung harnpflichtiger Stoffwechselendprodukte wird jedoch eine **Mindestwassermenge,** die abhängig von der renalen Konzentrierungsfähigkeit und der Menge anfallender harnpflichtiger Substanzen ist, als Lösungsmittel gebraucht (*minimales Harnvolumen :* **300–500 ml/24 h,** s. Kap. V/1.3.3.4).

Aufnahme
(Trinken und Essen)

↓

Wasserzufuhr		**Wasserverluste**	
präformiertes Wasser	700 ml	Urin	1000 ml
Trinken	1000 ml	Faeces	100 ml
Oxidationswasser bei gemischter Ernährung	300 ml	Perspiratio insensibilis (Haut, Exspirationsluft)	900 ml
	2000 ml		2000 ml

Wasserverluste (fakultativ)

erhöhte extrarenale Verluste (Perspiratio insensibilis und sensibilis [Schweiß] bei Arbeit, Sport, Fieber) bis zu mehreren Litern pro Tag können nur durch Trinken ausgeglichen werden:

mehrere Liter pro Tag!

Abb. 5-31: Faktoren, die auf den Wasserbestand des Körpers wirken

2.2.4 Homöostatische Regelaufgaben

Die folgenden Beispiele sollen *modellhaft* zeigen, wie sich Volumen und Natriumkonzentration der Körperflüssigkeiten nach externen Störungen ändern, und wie es dadurch zu Wasserverschiebungen über die Zellmembran kommt. Die Kompensationen durch Änderung von Ausscheidungen und Aufnahme von Wasser bzw. Natrium bleiben hierbei unberücksichtigt.

Wasser- und Natriumverschiebungen manifestieren sich als:
- **isotone De- oder Hyperhydratation:** Verlust bzw. Zufuhr von isotoner NaCl-Lösung (Abb. 5-32).
- **hypertone Dehydratation, hypotone Hyperhydratation:** Verlust bzw. Zufuhr von *Wasser* (osmotisch freies Wasser, Abb. 5-33).
- **Hypo- und Hypertonizität:** Verlust bzw. Zufuhr von *Kochsalz* (Abb. 5-34).

Oft treten Störungen des Natrium- und Wasserbestandes gleichzeitig auf:

Homöostatische Regulation
- **Na^+- und H_2O-Verschiebungen:**

1. **isotone De-, Hyperhydratation:** isotone NaCl-Lösung
2. **hypertone De-, hypotone Hyperhydratation:** freies Wasser
3. **Hypo-, Hypertonizität:** NaCl

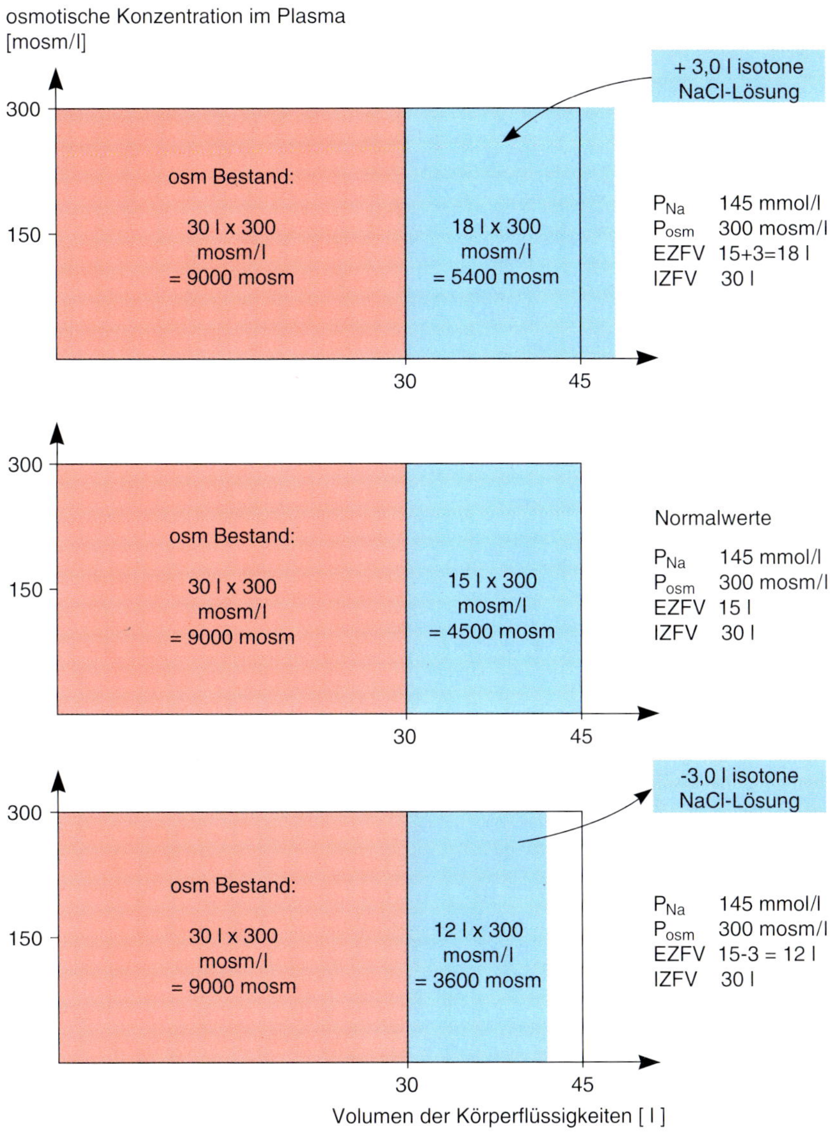

Abb. 5-32: Aufnahme von 3,0 l einer plasmaisotonen Lösung, die 145 mmol Natrium/l und 5 mmol Kalium/l enthält. Unter der Annahme, daß die Kationen nicht in die Zellen gelangen, kommt es zu der berechneten Zunahme des extrazellulären Flüssigkeitsvolumens *(isotone Hyperhydratation)* und des osmotischen Bestandes ohne Änderung der osmotischen Konzentration.
Verlust von 3 l einer plasmaisotonen Lösung (s. o.): Abnahme des extrazellulären Flüssigkeitsvolumens und des osmotischen Bestandes ohne Änderung der osmotischen Konzentration *(isotone Dehydratation)*

4. **hypertone Hyperhydratation**: Na^+ ↑↑, H_2O ↑
5. **hypotone Dehydratation**: Na^+ ↓↓, H_2O ↓

- **hypertone Hyperhydratation:** Natriumbestand ist relativ stärker erhöht als Wasserbestand.
- **hypotone Dehydratation:** Natriumbestand ist relativ stärker vermindert als Wasserbestand.

Die **Normalwerte** stammen von einem *75 kg schweren Menschen* mit 45 l Gesamtkörperwasser (30 l intrazellulär, 15 l extrazellulär), Zufuhr und Verluste sind in diesen Modellen hoch angesetzt.

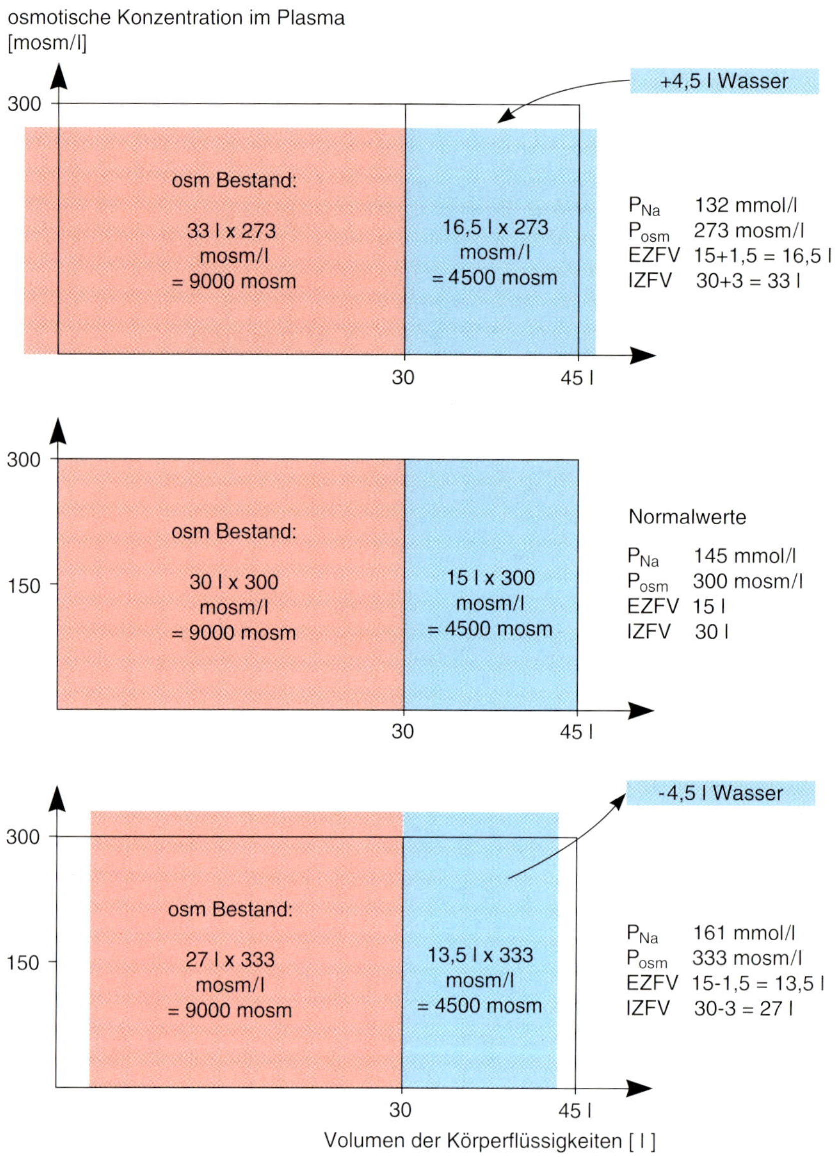

Abb. 5-33: Aufnahme von 4,5 l Wasser (ohne Elektrolyte): Im intra- und extrazellulären Kompartiment nimmt das Volumen zu und die osmotische Konzentration ab *(Dilution)*.
Der osmotische Bestand in beiden Kompartimenten bleibt unverändert.
Berechnung der osmotischen Konzentrationsabnahme: GKW (Gesamtkörperwasser) x P osm = (GKW + Vol) x P'osm
P'osm = 273 mosm/l. (P'osm = P osm nach Dilution = Gleichgewichtskonzentration).
Verteilung der aufgenommenen Flüssigkeit auf EZFV und IZFV im Verhältnis 2 : 1. EZFV = + 1,5 l; IZFV = + 3,0 l.
Verlust von 4,5 l Wasser (ohne Elektrolyte): Im intra- und extrazellulären Kompartiment nimmt das Volumen ab und die osmotische Konzentration zu.
Der osmotische Bestand in beiden Kompartimenten bleibt unverändert.
Berechnung der Zunahme von P osm wie oben. P'osm = 333 mosm/l
Verteilung der abgegebenen Flüssigkeit auf EZFV und IZFV im Verhältnis 2 : 1. EZFV = – 1,5 l; IZFV = – 3,0 l

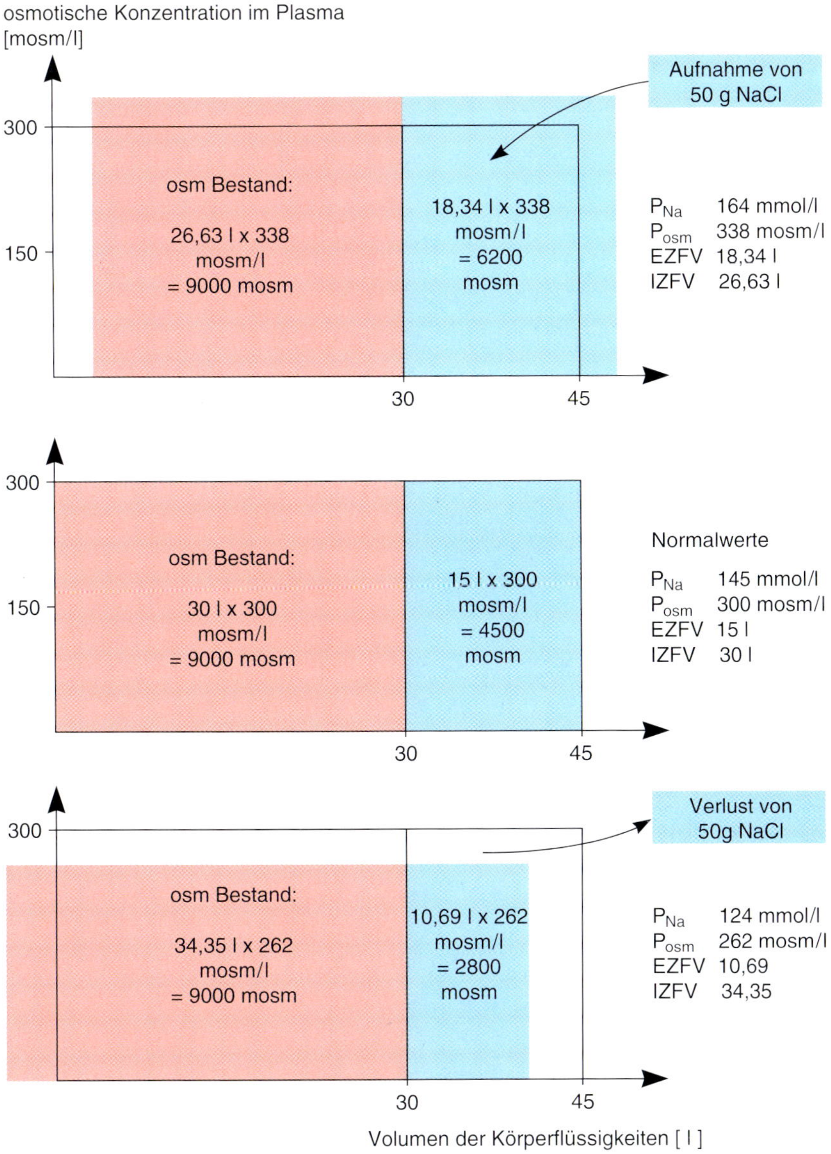

Abb. 5-34: *Aufnahme von 50 g Kochsalz* (1700 mosm):
Unter der Annahme, daß das aufgenommene NaCl nur im extrazellulären Kompartiment verbleibt, nehmen im EZFV der osmotische Bestand und P osm zu.
Eine Erhöhung von P osm führt zu einem Wasserfluß in das extrazelluläre Kompartiment. IZFV wird damit kleiner *(Zellschrumpfung)*.
Berechnung des Wasserflusses: Osmotischer Bestand EZFV: 4500 mosm, es kommen hinzu 1700 mosm. Neuer osmotischer Gesamtbestand des EZFV: 6200 mosm.
Der osmotische Bestand des intra- und extrazellulären Kompartiments zusammen beträgt 15 200 mosm, der sich auf 45 l Wasser verteilt. Damit P osm = 15 200/45 = 338 mosm/l.
Der Wasserfluß errechnet sich aus dem osmotischen Bestand des EZFV und dem „Gleichgewichtswert" von P osm von 338 mosm/l.
6200 mosm/338 = 18,3 l EZFV, dies ist gegenüber dem Ausgangswert von 15 l ein Zuwachs von 3,3 l.
Verlust von 50 g Kochsalz:
Mit dem Verlust von Kochsalz nehmen der osmotische Bestand im EZFV und P osm ab. Es kommt zu einem Wasserfluß in das intrazelluläre Kompartiment *(Zellschwellung)*.
Berechnung des Wasserflusses: Osmotischer Bestand des EZFV ist 4500 mosm, es gehen verloren 1700 mosm. Der neue osmotische Gesamtbestand des EZFV ist 2800 mosm. Der osmotische Bestand des intra- und extrazellulären Kompartiments beträgt zusammen 11 800 mosm, die sich auf 45 l GKW verteilen. Damit P osm = 11 800 mosm/45 l GKW = 262 mosm/l.
Der Wasserfluß errechnet sich aus dem osmotischen Bestand des EZFV und dem „Gleichgewichtswert" von P osm von 262 mosm/l. 2800 mosm/262 mosm/l = 10,7 l EZFV. Das intrazelluläre Kompartiment hat einen Zuwachs von 15.0 l – 10,7 l = 4,3 l

Flüssigkeitsverlust und Zufuhr

1. **isotone NaCl-Lösung**

2.2.4.1 Zufuhr und Verlust von Wasser oder isotoner Flüssigkeit

Abb. 5-32 zeigt die Wirkung von Zufuhr oder Verlust von 3,0 l **isotoner NaCl-Lösung** auf die Flüssigkeitsvolumina des 75 kg schweren Erwachsenen der Abb. 5-28.

Hypo-, Hypervolämie ⟹

> Da die Zellmembranen für Natrium weitgehend undurchlässig sind, ändert sich nur das EZV um 3 l. Diese Änderung betrifft zu 75% das Interstitium, zu 25% das Plasmavolumen (s. Abb. 5-28): Das interstitielle Flüssigkeitsvolumen steigt auf 13,5 l bzw. fällt auf 9,0 l, das Plasmavolumen steigt auf 4,5 l bzw. fällt auf 3,0 l (**Hyper-, Hypovolämie**).

Der extrazelluläre Natriumbestand steigt bzw. fällt um 435 mmol, der extrazelluläre Kaliumbestand steigt bzw. fällt um 15 mmol. Der extrazelluläre Bestand osmotisch wirksamer Teilchen ändert sich um 900 mosm. Qualitativ vergleichbar wären damit die Aufnahme einer salzreichen Mahlzeit bei entsprechend hoher Wasseraufnahme bzw. hohe renale Natrium- und Wasserverluste (Nierenkrankheit).

2. **Wasser**
- **Verlust: IZV →EZV →Zellschrumpfung**
- **Zufuhr: EZV →IZV →Zellödem**
- **Abnahme des GKW** um 1 l erhöht Posm um 7–8 mosm/l

Abb. 5-33 zeigt die Wirkung von Zufuhr oder Verlust von 4,5 l Wasser. Bei **Wasserverlust** aus dem extrazellulären Kompartiment (Schwitzen, Fieber) steigt dessen Osmolarität an: Zwischen intra- und extrazellulärer Flüssigkeit entsteht ein osmotischer Gradient, der solange einen Wasserfluß aus den Zellen in das EZFV bewirkt, bis die Osmolarität in beiden Kompartimenten wieder gleich ist, was *Zellschrumpfung* auslöst. Bei **Wasserzufuhr** durch psychogene Polydipsie oder Infusionstherapie mit zu hoher Zufuhr von osmotisch freiem Wasser tritt Wasser in die Körperzellen ein, bis die Osmolarität in beiden Kompartimenten wieder gleich ist. Das Volumen der beiden Kompartimente ändert sich proportional dem ursprünglichen Volumen (2/3 zu 1/3) – das IZV ändert sich um 3 l mit *Zellschwellung* bzw. *-schrumpfung*, das EZFV ändert sich um 1,5 l. Nimmt das Gesamtkörperwasser um 1 l zu bzw. ab, ändert sich die Osmolarität um 7–8 mosm/l. Die Zufuhr führt zum Abfall, der Verlust zum Anstieg von Posm.

- **Wasser, isotone Flüssigkeit** ⟹

> Der wesentliche Unterschied zwischen Zufuhr bzw. Verlust von **isotoner Flüssigkeit** auf der einen Seite und **Wasser** auf der anderen Seite besteht also darin, daß im ersten Fall nur das *extrazelluläre*, im zweiten Fall *auch* das *intrazelluläre Kompartiment* betroffen ist.

2. NaCl-Zufuhr, -Verlust

2.2.4.2 Zufuhr und Verlust von NaCl

- **Aufnahme:**
  - Hypernatriämie

Abb. 5-34 zeigt die Wirkung von Zufuhr oder Verlust von Kochsalz. Würde z.B. ein 75 kg schwerer Erwachsener 50 g Kochsalz, das sind 1700 mosmol = 850 mmol NaCl, **aufnehmen** ohne zu trinken, so würde die Osmolarität der EZV zunächst auf ca. 413 mosm/l ansteigen, weil die Natriumkonzentration des EZV um ca. 57 mmol/l angestiegen ist (*Hypernatriämie*). Der Anstieg der Osmolarität der EZV führt solange zu einem Wasserübertritt vom IZR in den EZR, bis die Osmolarität in beiden Kompartimenten gleich ist; sie beträgt dann 338 mosm/l (300 mosm/l + 1700 mosm/45 l GKW). Das Flüssigkeitsvolumen des EZR steigt um 3,3 auf 18,3 l. Das IZR verringert sich um 3,3 l. Der **Verlust** der gleichen Menge Kochsalz (1700 mosm) würde das EZV um 4,3 l vermindern.

- **Verlust:**

Dieses Beispiel zeigt die *Bedeutung des Natriumbestandes für die Größe des EZFV.*

- **„physiologische" NaCl-Lösung: 0,9 %**

Beachte: Die 0,9% „physiologische" Kochsalzlösung enthält 154 mmol NaCl/l. Damit hat diese Lösung eine höhere osmotische, Natrium- und Chloridkonzentration als das Plasma.

3. Folgen

2.2.4.3 Hämodynamische und renale Folgen

- **EZV ↑**
  - PV ↑
  - ZVD ↑
  - HMV ↑
  - Blutdruck ↑

Klinische Anwendung. Wenn mit dem EZV das Plasmavolumen steigt, erhöhen sich bei konstantem peripheren Widerstand zentraler Venendruck (ZVD), Herzminutenvolumen (HMV) und mittlerer arterieller Blutdruck. Aufgrund dieser *hämodynamischen Veränderungen* sollten Personen mit Herzerkrankungen oder Bluthochdruck wenig Kochsalz zu sich nehmen. Natürlich würde kaum jemand freiwillig 50 g NaCl auf einmal konsumieren, wie im Beispiel der Abb. 5-34. Personen jedoch, deren *renale Natriumausscheidung* gestört ist und die eine erbliche Anlage zur arteriellen Hypertonie haben, können durchaus über einen längeren Zeitraum bis zu 50 g NaCl retinieren, insbesondere wenn über die Nahrung zuviel Salz aufgenommen wird.

Auf der anderen Seite kann der in dem Beispiel gewählte Kochsalzverlust nur aufgrund langfristiger natriumarmer Ernährung oder bei pathologischen Natriumverlusten (Diarrhoe, Nierenerkrankungen, Verbrennungen) auftreten.

Fragen

Wiederholungsfragen:
1. Welche Substanz, für die die Zellmembranen fast impermeabel sind, bestimmt die Wasserverteilung zwischen intra- und extrazellulärem Kompartiment?
2. Welche Stoffe, für die die Kapillarwände kaum durchlässig sind, haben eine Schlüsselrolle bei der Flüssigkeitsverteilung zwischen vaskulärem und interstitiellem Kompartiment?
3. Warum ist die Regulation des extrazellulären Natriumbestandes mit der Langzeitregulation des Plasmavolumens verbunden?

2.3 Regulation von Wasser- und Natriumbilanz

Na^+-, Wasserbilanz

2.3.1 Glomeruläre Filtrationsrate (GFR)

GFR

- **Primärharn ist plasmaisoton**
- **RBF, GFR sind autoreguliert**

Da der Primärharn die gleiche Osmolarität wie das Plasma hat, also *plasmaisoton* ist, nimmt bei Zu- oder Abnahme der GFR das Angebot isotoner Flüssigkeiten an das nachfolgende tubuläre System der Nieren zu oder ab. Nierendurchblutung und GFR sind in weiten Bereichen auf feste Werte einreguliert, **Autoregulation** (s. Kap. V/1). Sie fallen erst bei starker Sympathikusstimulation und starkem Abfall des arteriellen Blutdruckes, z.B. bei großen Blutverlusten, Schock oder Dehydratation durch Konstriktion der afferenten Arteriolen ab.

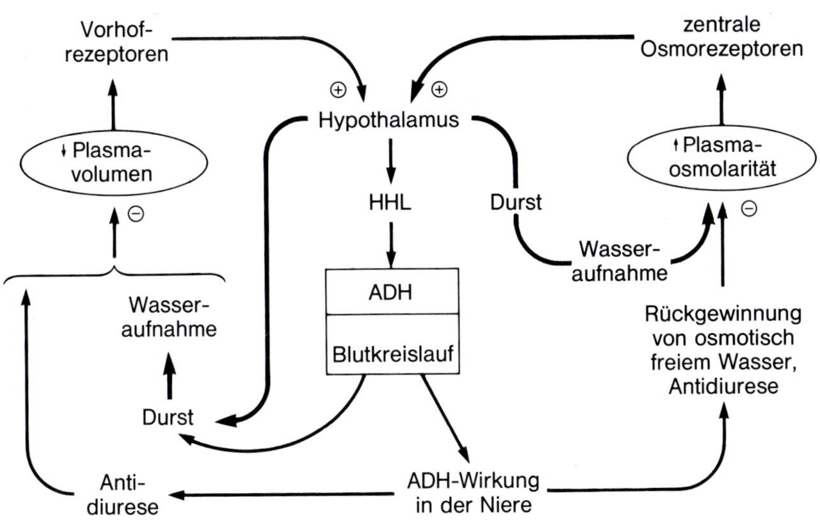

Abb. 5-35: Vereinfachtes Schema zur Stimulation der *ADH-Sekretion* bei Abnahme des Plasmavolumens bzw. Anstieg der Plasmaosmolarität. Durch negative Rückkopplung werden Plasmavolumen und -osmolarität wieder normalisiert. Die Pfeilstärke symbolisiert die quantitative Bedeutung der einzelnen Schritte

Nehmen extrazellulärer Natriumbestand und EZV bei der isotonen Hyperhydratation zu, so steigen Harnvolumen und Natriumausscheidung an, intakte Regulationssysteme vorausgesetzt. Hämodynamische, nervale und hormonelle Faktoren – die in der Abb. 5-36 für die Kompensation der verschiedenen Formen der Dehydratation aufgeführt sind – sind in engmaschiger Verknüpfung daran beteiligt. Das 1980 in den Vorhöfen des Herzens entdeckte **atriale natriuretische Peptid (ANP),** welches atriale Myozyten u.a. bei Vorhofdehnung und Expansion des Plasmavolumens freisetzen, wird für die erhöhte renale Natriumausscheidung mit verantwortlich gemacht.

- **ANP erhöht Na^+**-Ausscheidung

Der **Stellenwert dieses Proteins** für die Regulation des Natriumbestandes ist jedoch noch nicht sicher festgelegt.

ADH – Wasserresorption

2.3.2 Kontrolle renaler Wasserresorption durch das antidiuretische Hormon (ADH)

- **Antidiurese**

⇨

Osmorezeptoren im Nuc. supraopticus (Hypothalamus) *registrieren* Änderungen der **Plasmaosmolarität**, wenn die *Plasmanatriumkonzentration* ansteigt und *regeln* die **ADH-Sekretion** aus dem Hypophysenhinterlappen (s. Kap. I/2). *ADH erhöht die Wasserpermeabilität der Sammelrohre* (s. Kap. V/1.3.3.4) und ermöglicht dadurch einen Wasserfluß in das medulläre Interstitium der Nieren. Die Niere produziert *wenig* und einen hoch konzentierten hypertonen Harn, **Antidiurese**.

Erhöht sich die Osmolarität des EZV (s. Abb. 5-34), so nimmt es auf Kosten des IZV zu. Werden dann jedoch kompensatorisch z. B. 250 ml Harn mit einer Osmolarität von 1200 mosm/l ausgeschieden, so nehmen Gesamtkörperwasser um 250 ml und osmotischer Bestand um 300 mosm ab.

Es läßt sich mit den Zahlen der Abb. 5-34 berechnen, daß dadurch die Plasmaosmolarität auf ca. 333 mosm/l abnimmt und wieder ein Rückfluß von ca. 0,4 l Wasser in den IZR erfolgt. Beachte jedoch, daß zusätzlich durch die schnell erfolgende Wasseraufnahme (*Durst!*) eine weitere Abnahme der extrazellulären Osmolarität eintritt, GKW und IZV wieder zunehmen.

- **Wasserdiurese**

⇨

Fällt die Osmolarität des EZV durch Wasserbelastung unter den Normalwert ab, so nimmt die ADH-Sekretion ab. Die Nieren produzieren große Mengen verdünnten Harns: **Wasserdiurese** mit Harnosmolarität < 300 mosm/l und U/Posm < 1.

Isotone Dehydratation

2.3.2.1 Isotone Dehydratation

- **Abnahme von Na^+-, Wasserbestand:**
  - **PV ↓→Vorhofdruck ↓→ADH ↑→** Antidiurese
  - Vorhofdruck ↑→ Harnvolumen ↑→ Na^+-Ausscheidung ↑:

  Henry-Gauer-Reflex
- ANP-Rolle ?
- **ADH-Sekretion bei:**
  - ZVD ↓

Wenn Wasser- und Natriumbestand gleichermaßen abnehmen, kommt es ohne Veränderung der Plasmanatriumkonzentration zur *isotonen Dehydratation*, bei der sowohl Plasmavolumen (PV) als auch interstitielles Flüssigkeitsvolumen (ISFV) herabgesetzt sind.
Für die Kontrolle des PV spielen Volumenrezeptoren in den Herzvorhöfen, die die Dehnung des Vorhofmyokards registrieren, eine Rolle. Die Dehnung der Herzvorhöfe führt zu einer Hemmung der ADH-Sekretion, auch wenn die Plasmaosmolarität unverändert bleibt. So wird bei experimenteller, akuter Erhöhung der Vorhofdrücke eine Zunahme des Harnvolumens (sog. **Henry-Gauer-Reflex**) und der Natriumausscheidung **(„atriale Natriurese")** beobachtet, unter der Voraussetzung, daß keine anderen hemmenden Einflüsse vorliegen.

Bei einer Zunahme des EZV, die u. a. auch zu einem Anstieg der Vorhofdrücke führt, sorgen viele ineinandergreifende Mechanismen für die Wiederherstellung der Homöostase. Möglicherweise ist hieran auch das bei der Dehnung der Vorhöfe freigesetzte **ANP** beteiligt.

Nach **Blutverlusten** und anderen Formen **isotoner Dehydratation** fallen die Vorhofdrücke ab. Der Druck im rechten Vorhof entspricht dem zentralvenösen Druck. Die ADH-Sekretion steigt an. Durch die ADH-vermittelte Abnahme des Harnvolumens wird zusätzlichen Flüssigkeitsverlusten vorgebeugt und gleichzeitig die Wasseraufnahme stimuliert (Abb. 5-35).
ADH wirkt außerdem vasokonstriktorisch und dadurch blutdrucksteigernd.

Hypertone Dehydratation

2.3.2.2 Hypertone Dehydratation

- ADH-Sekretion ↑
  - Vorhofdruck ↓
  - Posm ↑
- **Osmo- vs. Volumenregulation**

Bei hypertoner Dehydratation (Abb. 5-36) wird die **ADH-Sekretion** sowohl durch den *Abfall der Vorhofdrücke* als auch durch den *Anstieg der Plasmaosmolarität* stark erhöht. Die Regulation der extrazellulären Osmolarität, die von hypothalamischen Osmorezeptoren registriert wird, scheint eine Priorität gegenüber der Regulation des Plasmavolumens (PV) zu haben: Zellvolumen, Nerven- und Muskelzellaktivitäten sind an eine normale extrazelluläre Osmolarität gebunden, deren geringe Abweichung größere Störungen verursacht als geringe Änderungen des PV, die durch verschiedene Adaptationsmechanismen des Kreislaufs wie Reflexe, Umverteilung der Durchblutung und Einstrom interstitieller Flüssigkeit toleriert werden können. Zahlreiche unspezifische Einflüsse auf die ADH-Sekretion sind bekannt: Übelkeit, Streß, Schmerz, Opiate und andere Pharmaka stimulieren, Alkohol hemmt die ADH-Sekretion.

Die Beziehung zwischen ADH-Sekretion und Freisetzung des ANP sind z. Z. noch weitgehend unerforscht und mit der Annahme eines einfachen Antagonismus nicht ausreichend zu charakterisieren.

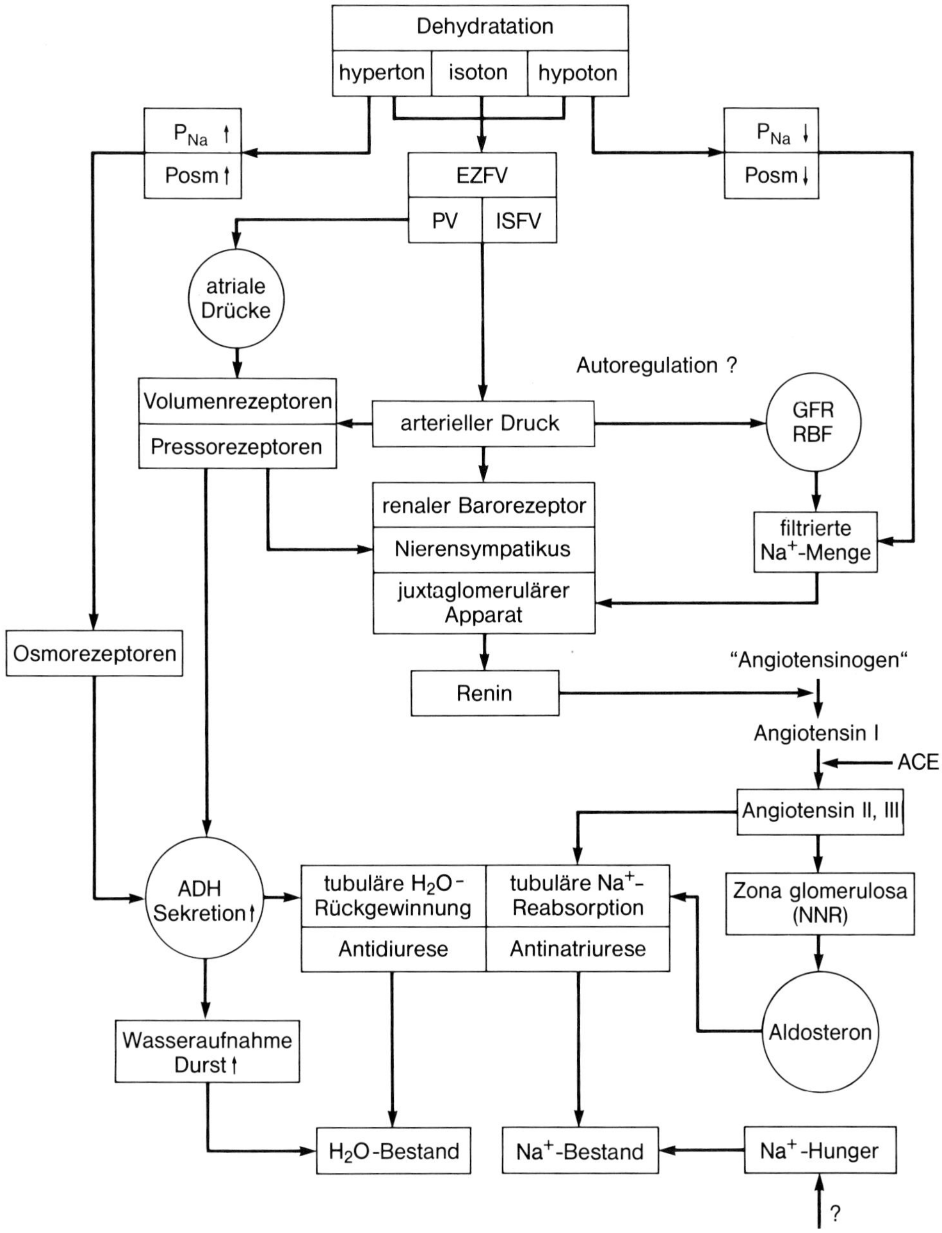

Abb. 5-36: Vereinfachte Übersicht über die wesentlichen, hormonellen, hämodynamischen und nervalen Faktoren, deren Aktivierung bei verschiedenen Formen von Dehydratation zur Wiederherstellung von Natrium- und Wasserbestand (wie auch zur Normalisierung von Plasmavolumen, Extrazellulärvolumen und arteriellem Druck) führt. Die *quantitative* Bedeutung einzelner Schritte kann unterschiedlich sein (starke extrarenale Wasserverluste können z. B. nicht durch Antidiurese ausgeglichen werden!). Pressorezeptoren befinden sich im Karotissinus und Aortenbogen (arterielle P., Barorezeptoren) und in den Vorhöfen des Herzens (atriale P., Vorhofrezeptoren, Volumenrezeptoren). Der Entstehungsmechanismus des Na-Hungers („Salzappetit") ist noch weitgehend unklar. GFR = glomeruläre Filtrationsrate, RBF = renaler Blutfluß, ACE = Angiotensin converting enzyme, Konversionsenzym. Beachte: Natrium- und Wasserbestand werden ggf. unabhängig voneinander geregelt

RAAS

2.3.3 Renin-Angiotensin-Aldosteron-System (RAAS)

Renin

2.3.3.1 Renin, Angiotensin

- **Reninfreisetzung**

⟹

Renin wird freigesetzt durch (s. Kap. V/1.2.1.3 u. Abb. 5-36):
- **Blutdruckabfall** in der afferenten Arteriole („renaler *Barorezeptormechanismus*")
- **Erhöhung der efferenten sympathischen Innervation** der Nieren über β_1-Rezeptoren
- Signale aus der **Macula densa** des distalen Tubulus, wobei die filtrierten Mengen von Na^+ und Cl^- eine Rolle spielen
- außerdem scheinen **renale Prostaglandine** beteiligt zu sein.

Die lokale Freisetzung von Renin ins Nierenvenenblut und in die -lymphe setzt eine Reaktionskette in Gang, durch die schließlich die **tubuläre Natrium- und Wasserresorption gesteigert** sowie der *arterielle Blutdruck erhöht* wird.

Angiotensin
Angiotensinogen →
A I → (ACE) **A II** → A III

Die Protease Renin spaltet das biologisch unwirksame Dekapeptid *Angiotensin I* aus dem Reninsubstrat *Angiotensinogen* ab. Angiotensin I wird schnell in das Oktapeptid *Angiotensin II* umgewandelt, eine Reaktion, die durch das in Gefäßendothelien, besonders in der Lunge, vorhandene **Konversionsenzym ACE** (Angiotensin converting enzyme) katalysiert wird. Blockade dieses Enzyms *(ACE-Hemmer)* verhindert die Bildung von Angiotensin II. Auch Angiotensin III, hat noch biologische Effekte.

- **Angiotensin II**

⟹

Wirkungen von **Angiotensin II** sind:
- **Blutdruckerhöhung** durch Vasokonstriktion
- Stimulation der **Aldosteronsekretion** aus der Zona glomerulosa der Nebennierenrinde
- gesteigerte tubuläre **Natriumresorption** in den Nieren
- Einflüsse auf die **ADH-Sekretion** und Auslösung des **Durstgefühls**

Angiotensin II und III werden durch *Angiotensinasen inaktiviert.*

Aldosteron

2.3.3.2 Aldosteron

- **Wirkung**
  - Na^+-Resorption ↑ in Darm, Niere, Drüsen
- **Hypoaldosteronismus:**
  - NaCl- und Wasserverlust

Aldosteron erhöht die Natriumresorption in den distalen Tubuli und Sammelrohren und kontrolliert damit ca. 2% (*30 g Kochsalz* pro Tag!) – der glomerulär filtrierten Natriummenge, deren Hauptanteil im proximalen Tubulus isoton resorbiert wird (s. Kap. V/1.3.2.1). Ferner erhöht Aldosteron die Natriumresorption im Darm, in Schweiß- und Speicheldrüsen.
Klinische Anwendung. Fehlt Aldosteron z. B. bei *Hypoaldosteronismus,* M. Addison, kommt es zu starken renalen Kochsalz- und Volumenverlusten, die nur über die erhöhte Zufuhr ausgeglichen werden können.

- **SIADH:** kein ADH-Abfall trotz Wasseraufnahme

Nach reichlicher Wasseraufnahme fällt die Plasmaosmolarität nur vorübergehend ab, weil ein prompter ADH-Abfall die Nieren zur Bildung großer Mengen hypotonen Harns veranlaßt. Fällt die ADH-Sekretion nicht adäquat ab, kommt es zur hypotonen Hyperhydratation beim klinischen *Syndrom der inappropriaten ADH-Sekretion, SIADH,* z. B. bei zerebralen und einigen neoplastischen Erkrankungen oder medikamentös induziert.

Durst

2.3.4 Durst und Salzhunger

- **Durstzentrum**
- **ADH-Sekretion**
- **Angiotensin II**
- **trockene Mundschleimhaut**
- **Dehnungsrezeptoren in Ösophagus, Magen**

Bei Wassermangel und Anstieg von Plasmaosmolarität und ADH-Konzentration werden nur geringe Mengen hypertonen Harns ausgeschieden, um zusätzliche Wasserverluste zu vermeiden. Nach *starken Wasserverlusten* jedoch sind Durstgefühl und Wasseraufnahme quantitativ weitaus bedeutender als die Abnahme des Harnvolumens. Die Lage eines **Durstzentrums** in der Nähe des hypothalamischen Nc. supraopticus weist auf den Zusammenhang zwischen Durst und ADH-Sekretion hin. An der **Kontrolle der Wasseraufnahme** sind neben *ADH, Angiotensin II* und andere Faktoren, z. B. *trockene Mundschleimhaut* und *Ösophagogastrale Dehnungsafferenzen* beteiligt.

Klinische Anwendung. Da in der phylogenetischen Entwicklung des Menschen beim Übergang vom Leben im Wasser zum Leben an Land Kochsalz knapp wurde, mußten natriumkonservierende Mechanismen ausgebildet werden. In der modernen Zeit, in der Salz keine Mangelware mehr ist und in weitaus größerer als erforderlicher Menge verzehrt wird, spielt demgegenüber die Notwendigkeit einer prompten Ausscheidung von Natrium eine Rolle. Diese Fähigkeit scheint bei einigen Menschen eingeschränkt zu sein. Offenbar bestehen Verbindungen zwischen diätetischem Kochsalzkonsum, genetischen Faktoren und der Hochdruckkrankheit. Bei **Hypoaldosteronismus** und **diätetischem Natriummangel** nimmt das Verlangen nach Kochsalz zu, was als **„Salzhunger"**, **„Natriumappetit"** bezeichnet wird.

Salzhunger

Wiederholungsfragen:

1. Durch welche Mechanismen wird die ADH-Sekretion erhöht oder vermindert?
   Welche Information ist für die Regulation der Homöostase der Körperflüssigkeiten besonders wichtig?
2. Welche Mechanismen führen zu einer Freisetzung von Renin?
   Was bewirkt Angiotensin II?
   Inwieweit handelt es sich um ein negativ-rückgekoppeltes System?

Fragen

2.4 Regulation des Kaliumbestandes

K^+-Bestand

2.4.1 Kaliumverteilung im Organismus

K^+-Verteilung

Ca. 98% des Kaliumbestandes befinden sich im IZR (s. Abb. 5-29). Jede Zellart regelt ihren Kaliumbestand selbst: Kalium ist das wichtigste **zytoplasmatische Kation**, seine intrazelluläre Konzentration ist in den einzelnen Zellarten unterschiedlich. Um die intrazelluläre Kaliumkonzentration von ca. 150 mmol/l konstant zu halten, müssen also 98% des gesamten Kaliumbestandes durch zelluläre Kaliumpumpen kontrolliert werden. Nur 2% des gesamten Kaliumbestandes bestimmen die extrazelluläre Kaliumkonzentration. Die präzise Regulation der extrazellulären Kaliumkonzentration ist jedoch lebenswichtig.

- 98 % des K^+-Bestandes befinden sich **intra-**, 2 % extrazellulär

Das *Ruhemembranpotential* der Zellen wird wesentlich von dem **transmembranalen Kaliumgradienten** beeinflußt. Bei der hohen intrazellulären Kaliumkonzentration würde sich eine akute Änderung von z. B. 2–3 mmol/l kaum bemerkbar machen, wohingegen dieselbe Änderung der extrazellulären Kaliumkonzentration zu einer erheblichen Veränderung des intra-/extrazellulären Gradienten an allen Zellen und *schweren Funktionsstörungen* führen würde (s. Kap. I/3.5.5; II/1.2.2).

- **Kaliumgradient**

⇦

2.4.2 Regulation der Kaliumexkretion durch Aldosteron

K^+-Exkretion, Aldosteron

Die Plasmakaliumkonzentration wird durch Resorption und Sekretion in den Nieren geregelt. 65% des glomerulär filtrierten Kaliums werden im proximalen Tubulus zusammen mit Wasser wieder resorbiert. 20–30 % werden im Rahmen des Na^+, K^+, 2 Cl^--Co-Transportes im aufsteigenden Teil der Henle-Schleife resorbiert, ein Rest von 10% gelangt in den **distalen** Tubulus, wo die **Feinregulierung** der Kaliumausscheidung stattfindet (s. S. 424).

- **Regulation der K^+-Ausscheidung im distalen Tubulus durch Aldosteron**

Sekretions- und Resorptionsraten von Kalium im distalen Tubulus bestimmen die mit dem Harn ausgeschiedene Kaliummenge. An der luminalen Membran (Abb. 5-37) bestimmter Tubuluszellen wird Kalium aktiv resorbiert und in die Zelle aufgenommen, aus der es dann durch die basolaterale Membran in die interstitielle Flüssigkeit diffundiert. Diese Zellen können bei **Hypokaliämie** die gesamte Kaliummenge, die in den distalen Tubulus gelangt, resorbieren.

- **Resorption bei Hypokaliämie**

Für die **Kaliumsekretion** im distalen Tubulus sorgen Na-K-Pumpen, die an der basolateralen Membran sekretorischer Zellen lokalisiert sind (s. Kap. V/1.3.2). Das aus der interstitiellen peritubulären Flüssigkeit aktiv resorbierte Kalium gelangt passiv durch die luminale Membran in das Tubuluslumen (Abb. 5-37).

- **Sekretion bei Hyperkaliämie**

Aldosteron erhöht sowohl die Aktivität der *basolateralen Na-K-Pumpen* als auch die *Kaliumpermeabilität* der luminalen *Membranseite.*

- K^+-Permeabilität

⇦

Die Aldosteronsekretion steigt, wenn die Plasmakaliumkonzentration, die einen direkten Einfluß auf die Zona glomerulosa der Nebennierenrinde hat, über den Normalwert ansteigt (**Hyperkaliämie,** Abb. 5-38).

Klinische Anwendung. Patienten mit einem **Hyperaldosteronismus** z. B. durch einen Aldosteron sezernierenden Tumor der Nebennierenrinde zeigen Blutdruckerhöhung, Hypokaliämie jedoch meist keine Hypernatriämie *(Conn-Syndrom).* Umgekehrt entstehen Hyponatriämie, Hypovolämie und Hyperkaliämie bei Abnahme der Aldosteronsekretion **(Hypoaldosteronismus,** M. Addison). Akute starke Abweichungen der Plasmakaliumkonzentration vom Normalwert führen zu lebensbedrohlichen *Herzrhythmusstörungen* und *zentralnervösen Funktionsausfällen.*

- **Aldosteron ↑ bei Hyperkaliämie**
- **Hyperaldosteronismus**
  - Conn-Sydrom: Hypokaliämie, Blutdruck ↑
- **Hypoaldosteronismus:**
  - M. Addison: K^+ ↑, Na^+ ↓

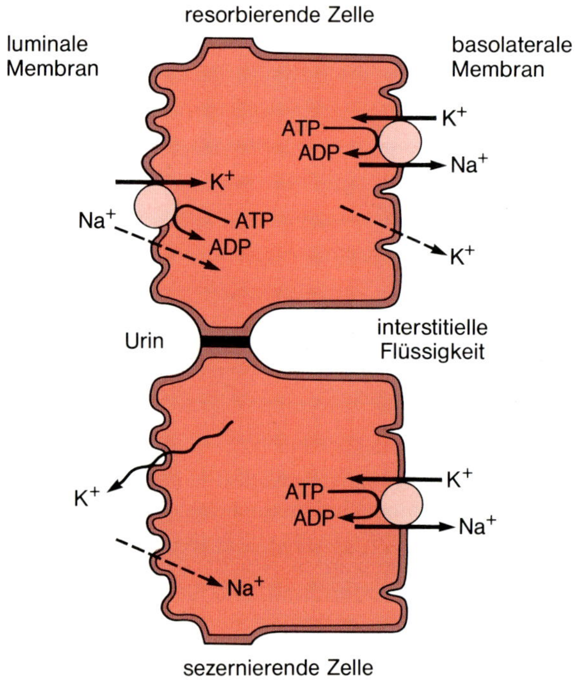

Abb. 5-37: Resorption und Sekretion von *Kaliumionen im distalen Tubulus:*
Resorption (oben): In einer K^+-resorbierenden Zelle ist eine „Pumpe" in der luminalen Membran lokalisiert, die K^+ vom Tubuluslumen in die Zelle transportiert. K^+ diffundiert durch die basolaterale Membran in die interstitielle Flüssigkeit. K^+-resorbierende Zellen können auch Na^+ resorbieren: Na^+ diffundiert vom Tubuluslumen in die Zelle. Es wird an der basolateralen Membran im Austausch gegen K^+ unter Energieverbrauch aus dem Zellinneren herausgepumpt.
Die Menge Kaliumionen, die durch die basolaterale Membran in die interstitielle Flüssigkeit diffundiert ist die Summe des K^+-Transportes über die luminale und die basolaterale Membran.
Sekretion (unten): Bei sezernierenden Zellen erhöht Aldosteron die K^+-Permeabilität in der luminalen Membran. Gleichzeitig wird die Na/K-Pumpe in der basolateralen Membran aktiviert. K^+, das über die basolaterale Membran in die Zelle gelangt ist, diffundiert über die luminale Membran in den Urin. Gleichzeitig kann Na^+ in die Zelle diffundieren und über die basolaterale Na/K-Pumpe wieder zurück ins Interstitium gepumpt werden.
Fazit: Sowohl K^+-sezernierende, wie K^+-resorbierende Zellen können gleichzeitig Na^+ resorbieren

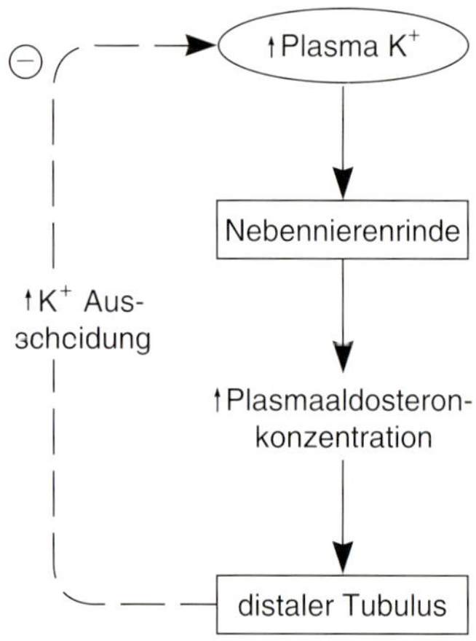

Abb. 5-38:
Ein Anstieg der Plasmakaliumkonzentration stimuliert die *Aldosteronsekretion* der Nebennierenrinde (Zona glomerulosa). Aldosteron steigert die Kaliumsekretion distaler Tubuluszellen, die renale Kaliumausscheidung steigt an, die Plasmakaliumkonzentration fällt wieder ab (gestrichelte Linie)

Na^+, K^+, Säure-Basen-Haushalt

- **prox. Tubulus**
  - Anionen folgen Na^+

2.4.3 Na/K-Regulation und Säure-Basen-Haushalt

Elektroneutralität ist nur gewährleistet, wenn für jedes resorbierte Na^+-Ion entweder ein Anion resorbiert oder ein anderes Kation sezerniert wird. Im *proximalen Tubulus* folgen Cl^- und andere Anionen dem resorbierten Na^+.

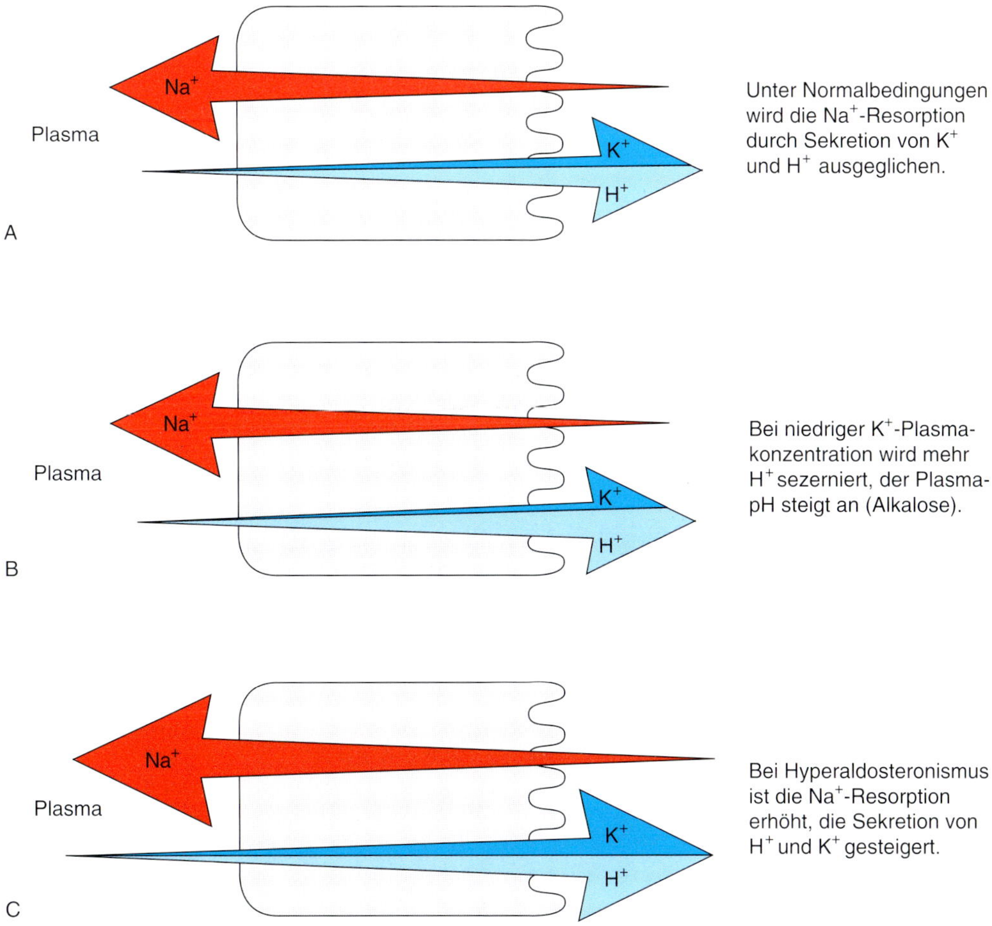

Abb. 5-39: Interaktionen der *Na^+*-Resorption mit der *Sekretion* von *K^+* und *H^+*

Im *distalen Tubulus* ist jedoch die **Permeabilität für Anionen gering**, so daß die Resorption von Na^+ durch die Sekretion von K^+- oder H^+-Ionen ausgeglichen werden muß.
- K^+- und H^+-Ionen **konkurrieren** um die Sekretion (Abb. 5-39 A).

- **distaler Tubulus**

Bei einer **Azidose,** dem Anstieg der H^+-Ionen-Konzentration in Blut und Zellen, führt die vermehrte H^+-Ionensekretion zu einer Abnahme der K^+-Sekretion, **hyperkaliämische Azidose.** Ferner gelangen durch die intrazelluläre Azidose K^+-Ionen durch den transmembranalen K^+/H^+-Austausch in den EZR. Ein Abfall des Plasma-pH um 0,1 entspricht einem Anstieg der Plasmakaliumkonzentration von ca. 0,63 mmol/l.

- **Azidose:**
  - H^+-Sekretion ↑
  - K^+-Sekretion ↓→ **hyperkaliämische Azidose**

Bei einer **Alkalose,** der Abnahme der H^+-Ionen-Konzentration in Blut und Zellen, nimmt demgegenüber die Plasmakaliumkonzentration ab, **hypokaliämische Alkalose** (Abb. 5-39 B).

- **hypokaliämische Alkalose**

Ist der **Abfall der Plasmakaliumkonzentration** das primäre Ereignis, werden mehr H^+-Ionen sezerniert und eine *Alkalose* entsteht, bei einem **Anstieg der Plasmakaliumkonzentration** entsteht eine *Azidose.*

Klinische Anwendung. Die Beziehungen zwischen Natriumresorption, K^+- und H^+-Ionensekretion bedingen charakteristische Veränderungen bei vielen pathologischen Zuständen. So kommt es beim M. Addison durch die geringe Na^+-Resorption zu einer Azidose, weil weniger H^+-Ionen sezerniert werden können. Dagegen bedingen Tumoren, die Aldosteron sezernieren, Hypokaliämie und Alkalose (Abb. 5-39 C). **Osmodiuretika** (s. Kap. V/1.8.2.1), die das Natriumangebot an den distalen Tubulus erhöhen, führen zu Hypokaliämie und Alkalo-

- **Osmodiuretika** verursachen hypokaliämische Alkalose

- **renale Azidose** bei Nierenerkrankungen

se, weil durch die vermehrte distale Na^+-Resorption sowohl H^+- als auch K^+-Sekretion steigen. Bei vielen Nierenerkrankungen sind die H^+- und die K^+-Sekretion reduziert, *Hyperkaliämie* und *Azidose* sind die Folge, **renale Azidose.**

Fragen

Wiederholungsfragen:
1. Warum ist die Regulation der Plasmakaliumkonzentration lebenswichtig?
2. Wodurch wird die K^+- und H^+-Ionen-Sekretion im distalen Tubulus beeinflußt?
3. Warum nehmen bei Hypoaldosteronismus die renale H^+- und K^+-Ionensekretion ab?

Ca^{++}, HPO_4^{--}

2.5 Regulation des Kalzium- und Phosphatbestandes

Verteilung

2.5.1 Kalzium- und Phosphatverteilung

- „freies Kalzium

⟹

Die Konzentration des *freien* oder *ionisierten* **Kalziums** ist biologisch wichtiger als die *Gesamtkonzentration* des Kalziums im Plasma, in dem 46% an Protein, 6% an Phosphat (HPO_4^{--}) gebunden und ca. **48% „frei"** sind. Die normale *Plasmakalziumkonzentration* beträgt *2,5 mmol/l.*
• Nach dem Massenwirkungsgesetz fällt das *freie Kalzium* im Plasma ab, wenn das gebundene Kalzium z.B. durch **Erhöhung der Plasmaproteinkonzentration** zunimmt.
• Auch **pH-Änderungen** beeinflussen durch veränderte elektrische Ladungen an Proteinen das Verhältnis von freiem zu gebundenem Kalzium: Bei einer **Azidose** steigt das freie Kalzium an, bei einer **Alkalose**, z.B. durch Hyperventilation, fällt es ab.

Die Konzentration des freien Ca^{++} muß wegen dessen Wirkung auf die erregbaren Zellmembranen (Nerv, Muskel) äußerst präzise geregelt werden.

- **neuromuskuläre Erregbarkeit** verändert durch Konzentrationsänderung des **freien Ca^{++}**

Klinische Anwendung. *Steigt* die Konzentration des freien Kalziums, nimmt die neuromuskuläre Erregbarkeit ab; es folgen Müdigkeit und Lethargie. *Sinkt* die Konzentration von freiem Kalziums, kommt es zu tetanischen Krämpfen, Konvulsionen und anderen Zeichen gesteigerter neuromuskulärer Erregbarkeit, z.B. bei Hyperventilationstetanie mit respiratorischer Alkalose.

- **Ca^{++}- und HPO_4^{--}-Stoffwechsel**

⟹

Die Regulation des Kalzium ist eng mit der Regulation des **Phosphatbestandes** verknüpft, weil
• auch die **Phosphatkonzentration** im Plasma das Verhältnis von freiem zu gebundenem Ca^{++} beeinflußt
• Ca^{++} ist als Kalziumphosphat in die Knochen, die ca. 99% des gesamten Kalziumbestandes und 85% des Phosphatbestandes enthalten, eingelagert. Im Skelett findet ein ständiger Auf- und Abbau von Knochensubstanz statt. Überwiegt die Tätigkeit der **Osteoblasten** die der **Osteoklasten**, so werden Kalzium und Phosphat aus dem Plasma in den Knochen transportiert und umgekehrt.

- **Knochen ist Kalziumphosphat-Reservoir**
- **Osteoporose**: negative Ca^{++}-Bilanz

Klinische Anwendung. Das *Knochengerüst* ist ein *Reservoir*, mit dessen Hilfe die Plasmakonzentrationen von Kalzium und Phosphat reguliert werden können. Bei zu geringer Aufnahme von Ca^{++} mit der Nahrung und gleichbleibender renaler Ausscheidung manifestiert sich die entstehende negative Kalziumbilanz als Abnahme des Knochenkalziumgehaltes **(Osteoporose).** Die *Kalziumresorption im Dünndarm* ist nicht von der Kalziumzufuhr, sondern vom Bedarf, also der Höhe der Plasmakalziumkonzentration abhängig. Kalzium und Phosphat werden je nach Bedarf (s.w.u.) in den Nierentubuli resorbiert oder ausgeschieden.

Hormonale Regulation

2.5.2 Hormonale Regulation

3 Hormone:

Der Kalziumbestand wird durch *3 Hormone geregelt:*
• *Kalzitonin*, ein Proteohormon, welches von den parafollikulären Zellen der Schilddrüse gebildet wird
• *Parathormon (PTH)*, ein von den Nebenschilddrüsen produziertes Proteohormon
• *1,25-Dihydroxicholecalciferol (1,25-DOHCC)* ein Steroidhormon (aktives Vitamin D-Hormon, Calcitriol), welches in der Niere gebildet wird.

1. Kalzitonin:
– Plasma-Ca^{++} ↓
– Ca^{++} → Knochen

Kalzitonin senkt die Plasmakalziumkonzentration durch Einlagerung von Kalzium in das Knochengerüst (Abb. 5-40).

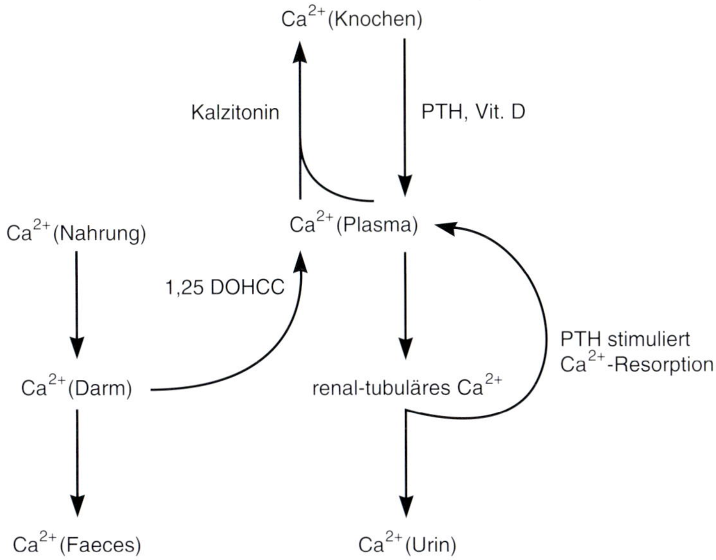

Abb. 5-40: An der *Homöostase des Kalziumhaushaltes* beteiligte Faktoren (Vit. D_3, 1,25-DOHCC, stimuliert die enterale Ca^{++}-Resorption)

Fällt die Konzentration des freien Plasmakalziums, so steigt die Sekretion von **Parathormon** an mit folgenden *3 Angriffspunkten:*
- der **Knochenabbau** wird *gefördert*
- die tubuläre *Kalziumresorption* wird *erhöht,* die tubuläre *Phosphatresorption* in der **Niere** wird *vermindert*
- in Anwesenheit von *Vitamin D* wird die Kalziumresorption im **Darm** *erhöht.*

2. Parathormon:
- **erhöht Plasma-Ca^{++}** durch
  - Knochenabbau
  - Ca^{++}-Resorption aus **Niere, Darm**
  - **HPO_4^{--}**-Ausscheidung

> Die Erhöhung der **renalen Phosphatausscheidung** ist besonders wichtig, weil nur unter dieser Bedingung das aus dem Knochen mobilisierte Kalziumphosphat zu einer *Erhöhung des freien Plasmakalziums* beitragen kann.

⇦

1,25-DOHCC ist ein Derivat aus Vitamin D_3 (Fleisch, Fisch) und Vitamin D_2 (Vegetabilien). Vitamin D_3 kann auch im Organismus aus Cholesterin gebildet werden, wobei in der Haut unter dem Einfluß von UV-Licht einer der Ringe der Steroidstruktur geöffnet wird. D_2 und D_3 werden auch als „Cholecalciferole" bezeichnet.
Cholecalciferole werden zunächst in der Leber, dann in der Niere zu 1,25-DOHCC hydroxyliert. Die Synthese von 1,25-DOHCC wird durch *Parathormon* und eine *erniedrigte Plasmaphosphatkonzentration* stimuliert.
1,25-DOHCC erhöht die Kalzium- und Phosphatresorption im Darm.

3. 1,25-DOHCC:
- erhöht Ca^{++}-Resorption aus dem Darm

Klinische Anwendung. Bei geringer UV-Bestrahlung der Haut wird zu wenig 1,25-DOHCC gebildet, und mit der Nahrung aufgenommenes Kalzium und Phosphat können nicht resorbiert werden:
Bei Kindern entsteht *Rachitis* („Englische Krankheit"), bei Erwachsenen *Osteomalazie.* 1,25-DOHCC ist also für das normale Knochenwachstum durch Stimulation der intestinalen Kalzium- und Phosphatresorption unerläßlich. Auf der anderen Seite fördert PTH, möglicherweise auch 1,25-DOHCC den Knochenabbau und trägt dadurch zur Erhöhung der Kalzium- und Phosphatkonzentration im Plasma bei.

- **Mangel an UV-Licht** führt zur **Synthesestörung** von 1,25-DOHCC:
  - Rachitis
  - Osteomalazie

Abb. 5-41 zeigt, wie PTH und 1,25-DOHCC zusammenwirken, um sowohl die Kalzium- als auch die Phosphatkonzentration im Plasma bei **Hypokalzämie** und **Hypophosphatämie** wieder zu normalisieren. Nimmt die Kalziumkonzentration im Plasma ab, steigt die PTH-Konzentration und die 1,25-DOHCC-Synthese wird erhöht. Beide Hormone mobilisieren Kalziumphosphat aus dem Knochen, 1,25-DOHCC erhöht die Kalziumphosphatresorption im Darm, PTH bewirkt eine vermehrte renale Phosphatausscheidung, so daß die Plasmakalziumkonzentration ansteigen kann. Nimmt die Phosphatkonzentration im Plasma (Normalwert ca. 1 mmol/l) ab, wird in der Niere die Bildung von 1,25-DOHCC erhöht. Die PTH-Konzentration jedoch fällt, weil die Plasmakonzentration des freien Kalziums durch die Abnahme der Phosphatkonzentration und des an Phosphat gebundenen Kalziums angestie-

PTH, 1,25 DOHCC
- **Ca^{++} ↓:**
  - PTH ↑
  - 1,25 DOHCC ↑
- **mobilisieren Ca^{++}** aus:
  - **Knochen**
  - **DOHCC:** $CaPO_4$-Resorption ↑ (Darm)
  - **PTH:** renale HPO_4^{-}-Ausscheidung ↑→ Plasma-Ca^{++} ↑

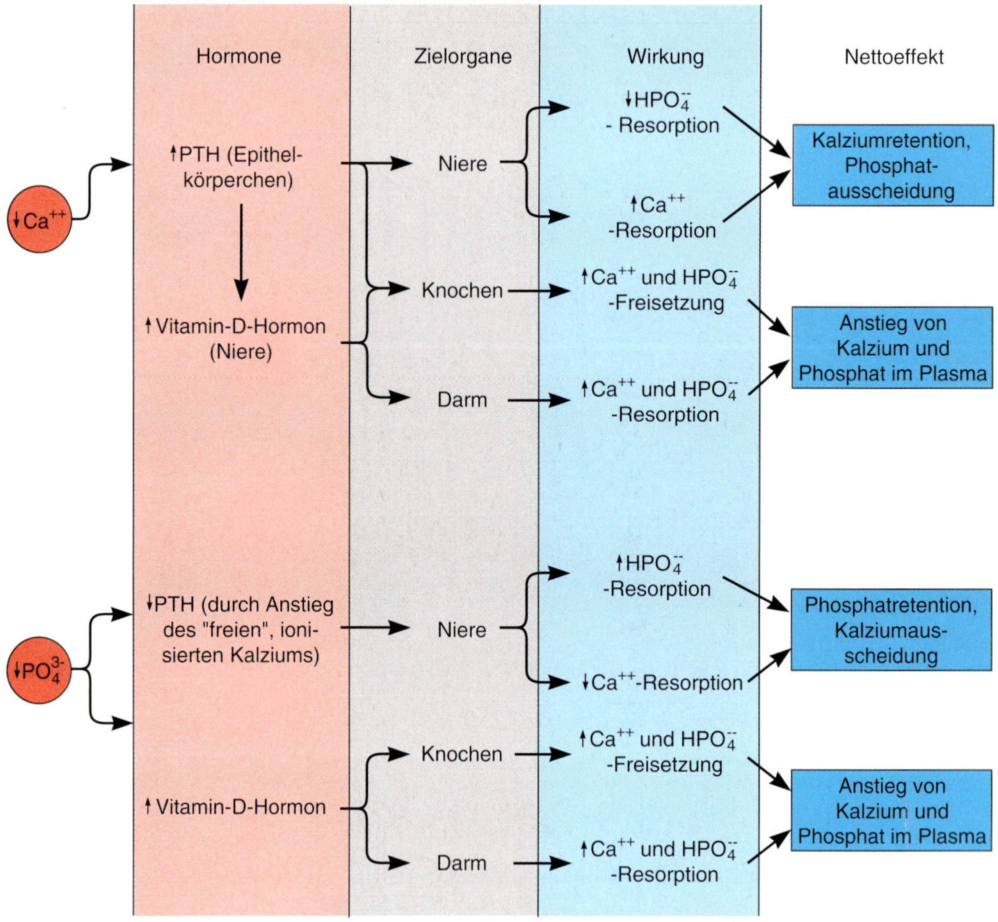

Abb. 5-41: Mechanismen, die bei Abnahme von Kalzium und Phosphat aktiviert werden, um deren Bestand aufrechtzuerhalten, bzw. wiederherzustellen

gen ist. 1,25-DOHCC mobilisiert Kalziumphosphat aus dem Knochen, die Niere erhöht unter dem Einfluß der niedrigen PTH-Konzentration sowohl die Kalziumausscheidung als auch die Phosphatresorption.

- **Hypokalziämie; Hypophosphatämie** ⇨

Der wesentliche *Unterschied* zwischen Hypokalzämie und -phosphatämie liegt also darin:
- daß bei **Hypokalzämie** sowohl *PTH* als auch *1,25-DOHCC ansteigen*
- daß bei **Hypophosphatämie** *PTH fällt* und *1,25-DOHCC steigt* (Abb. 5-41).

Fragen

Wiederholungsfragen:
1. Begründen Sie, warum zwischen freiem und gebundenem Kalzium unterschieden werden muß? Wodurch wird das Verhältnis von freiem zu gebundenem Kalzium im Plasma beeinflußt?
2. Begründen Sie, warum die Kalzium- mit der Phosphatregulation eng verknüpft ist!
3. Nennen Sie den wesentlichen Grund, warum sich die hormonale Reaktion auf Hypokalzämie und Hypophosphatämie unterscheidet!

Säure-Basen-Haushalt

2.6 Säure-Basen-Haushalt

pH-Regulation

2.6.1 Bedeutung der pH-Regulation

- **Enzyme haben pH-Optimum**

Bereits kleine Änderungen der H^+- oder OH^--Ionen-Konzentrationen in den Körperflüssigkeiten haben Auswirkungen auf *Enzymfunktionen.* Das Aktivitätsmaximum einzelner Enzyme ist an einen charakteristischen pH-Wert gebunden **(pH-Optimum)**. Für die meisten Enzyme liegt dieser Wert, abhängig von ihrer Lokalisation, nahe dem intra- oder extrazellulären pH-Wert. Auch die Erregbarkeit von Nerven- und Muskelzellmembranen ist vom pH-Wert abhängig. Sie ist bei niedrigem pH reduziert, bei hohem pH gesteigert.

Der **pH des arteriellen Plasmas wird auf 7,40 (7,38–7,42) bei 37° C** reguliert, der intrazelluläre pH liegt meist etwas tiefer. Dieser Unterschied ist größtenteils Folge der transmembranalen Potentialdifferenz. In vielen Zellen verteilen sich entsprechend dem Membranpotential H^+- und OH^--Ionen offenbar passiv an der Zellmembran. Einige Zellen können wahrscheinlich durch aktive H^+- oder OH^--Transportprozesse ihren pH-Wert regulieren.

• **arterieller pH:** 7,4

pH-Messung. Der pH kann durch **Indikatoren,** schwache *Basen* oder *Säuren,* die bei einem bestimmten pH dissoziieren und ihre Farbe ändern, oder mit **elektrometrischen Meßverfahren** mit Hilfe von *Glaselektroden* gemessen werden. Die Spezialglasmembran der Elektroden läßt nur H^+-Ionen passieren. Die Potentialdifferenz zwischen einer Bezugslösung mit konstantem pH-Wert und der Probe ist nach der Nernst-Gleichung (s. Kap I/3) proportional dem pH-Wert-Unterschied zwischen Lösung und Probe.

• **pH-Messung:**
– Indikatoren
– Glaselektrode

2.6.2 Puffersysteme

Puffersysteme

Für das Verständnis der folgenden Ausführungen ist die Kenntnis von Puffersystemen Voraussetzung. Die wichtigsten Puffersysteme des Organismus sind in Tab. 5-4 zusammengefaßt.

• Säuren dissoziieren in **H^+**-Ionen und in das Anion einer **konjugierten Base.** Jede Säure hat ihre eigene Gleichgewichtskonstante K', die das Verhältnis von dissoziiertem zu undissoziiertem Teil beschreibt *(Dissoziationskonstante).* Es ist zweckmäßig, für Berechnungen den negativen Logarithmus von K', den pK' zu verwenden.
Starke Säuren dissoziieren fast vollständig, sie haben hohe K'-Werte, **schwache Säuren** verhalten sich umgekehrt.

1. Säuren dissoziieren in
– **H^+-Ionen** und
– konjugierte **Basen**

• **Schwache Säuren** und ihre konjugierten Basen sind *Puffersysteme.* Werden H^+-Ionen hinzugefügt, so reagieren diese mit der konjugierten Base und gehen in die undissoziierte Form über, werden H^+-Ionen entfernt, so dissoziiert weitere Säure und die H^+-Konzentration steigt wieder an. Das Puffersystem einer schwachen Säure arbeitet am wirksamsten, wenn der pH in der Nähe des pK'-Wertes der Säure liegt, weil dann die Konzentrationen von undissoziiertem und dissoziiertem Teil fast gleich sind.

2. schwache Säuren und ihre konjugierten Basen sind **Puffersysteme**

• Wird zu einem **Puffersystem,** dessen pK'-Wert dicht bei dem pH liegt, eine *starke Säure* hinzugefügt, so ändert sich der pH zunächst nur gering, bis die Konzentration von konjugierter Base im Vergleich zur Konzentration an Puffersäure verhältnismäßig klein wird. An diesem Punkt führt weitere Addition von Säure zu einem starken pH-Wert-Abfall *(Titrationskurve der konjugierten Base).* Die Säuremenge, die benötigt wird, um die konjugierte Base zu titrieren, ist ein Maß für die **Pufferkapazität** des Systems. Außerdem bestimmt die **Konzentration des Puffers** die Pufferkapazität.

3. Pufferkapazität

• Ein wichtiges Puffersystem des Organismus ist das **Bikarbonat-Puffersystem** (Tab. 5-4):
$CO_2 + H_2O \rightleftarrows H_2CO_3 \rightleftarrows H^+ + HCO_3^-$
Bei der ersten Reaktion, die durch das Enzym Karboanhydrase (KA) katalysiert wird, entsteht aus Wasser und CO_2 Kohlensäure, H_2CO_3, eine schwache Säure, die in H^+ und HCO_3^- dissoziiert. Bei normaler Körpertemperatur ist der pK'-Wert des Bikarbonat-Puffersystems 6,1.

• **HCO_3^--Puffersystem**

Tab. 5-4: Puffersysteme des Organismus (s. Tab. 4-10)

Puffersystem	Funktion
Hämoglobin, intrazelluläre Proteine, Plasmaproteine	Plasmaproteine und Hämoglobin stellen 75% der Gesamtpufferkapazität dar
Bikarbonat	Die Konzentration der Komponenten des Bikarbonat-Puffersystems ist gering und der pK'-Wert dieses Puffersystems liegt bei 6,1 und damit im unphysiologischen Bereich. Trotzdem spielt es eine wichtige Rolle für die Aufrechterhaltung des extrazellulären pH-Wertes, weil Teile dieses „offenen" Systems getrennt reguliert werden können (Lunge, Niere).
Phosphat	Phosphat ist vor allem für die intrazelluläre Pufferung wichtig, es liegt in den Zellen in hoher Konzentration vor. Phosphat ist außerdem ein starker Puffer im Harn.

- Gleichung von **Henderson-Hasselbalch**

Die Gleichung von **Henderson-Hasselbalch** wendet das Massenwirkungsgesetz auf das Bikarbonat-Puffersystem an (s. Kap. V/1):

$$pH = 6{,}1 + \log \frac{[HCO_3]^-}{0{,}03 \times PCO_2}$$

Die physikalische Löslichkeit von CO_2 bei 37° C beträgt 0,03 mmol/l pro mmHg. Bei einem PCO_2 von 40 mmHg ergibt sich eine Kohlensäurekonzentration von 1,2 mmol/l. Die Bikarbonatkonzentration beträgt 24 mmol/l, es errechnet sich ein pH-Wert von 7,40.

pH-Regulation durch Lungen und Nieren

2.6.3 Regulation des Plasma-pH durch Lungen und Nieren

1. Puffersysteme

2.6.3.1 Puffersysteme

Proteine stellen den größten Teil der Pufferkapazität des Organismus dar (s. Tab. 5-4). Proteine einschließlich des Hämoglobins der Erythrozyten befinden sich überwiegend **in** den Körperzellen, deren innere Puffervorgänge schwer zu erfassen sind. So wird im folgenden nur die Regulation des **extrazellulären pH-Wertes** beschrieben.

- **Normalwerte des Plasmas**

Die **Normalwerte** des Bikarbonat-Puffersystems des arteriellen Plasmas sind: **pH = 7,40**, **PCO_2 = 40 mmHg**, d. h. 1,2 mmol/l CO_2 und **(HCO_3^-) = 24 mmol/l.**

- **Azidosen, Alkalosen**

⇨

Azidosen und Alkalosen können 2 Ursachen haben:
- Überschuß bzw. Defizit an **CO_2**
- Überschuß bzw. Defizit an **fixer Säure**

Steigt der PCO_2 an, weil die alveoläre Ventilation für die aktuelle Stoffwechselsituation zu gering ist, entsteht eine **respiratorische Azidose.**
Bei einer zu hohen alveolären Ventilation, z. B. Hyperventilation durch Sauerstoffmangel bei Lungenerkrankungen oder Höhenaufenthalt, fällt der PCO_2, **respiratorische Alkalose.**
Ein Überschuß an fixen Säuren führt zur **metabolischen Azidose**, ein Überschuß an fixen Basen zur **metabolischen Alkalose** (Tab. 5-5).

Die Abb. 5-42 zeigt die Henderson-Hasselbalch-Gleichung in graphischer Form (Davenport-Diagramm). Die Ordinate gibt die Plasmabikarbonatkonzentration an, die Abszisse den arteriellen pH, dessen Normalwert einer Bikarbonatkonzentration von 24 mmol/l entspricht (umrandeter Punkt). Wenn der arterielle PCO_2 konstant 40 mmHg bliebe, so würde die Addition fixer Säure oder Base den pH- und Bikarbonatwert zu neuen Werten auf der mittleren Kurve verschieben.

Tab: 5-5: Störungen im Säure-Basen-Haushalt und deren Ursachen

metabolische Azidose	Bikarbonatverluste aus dem Dünndarm (Durchfallerkrankungen) Nierenerkrankungen (kranke Nieren können kaum H^+-Ionen sezernieren) exzessive Bildung von Ketonkörpern bei entgleistem Diabetes mellitus Hyperkaliämie, Hypoaldosteronismus, Laktatazidose
metabolische Alkalose	Verlust sauren Magensaftes durch Erbrechen Antazidaabusus Hyperaldosteronismus
respiratorische Azidose	alveoläre Hypoventilation pulmonale Ursachen: akute obstruktive Atemwegserkrankungen extrapulmonale Ursachen: *zentrale Atemdepression* durch ZNS-Erkrankungen, durch atemdepressive Pharmaka (Anästhesie) Störungen der neuromuskulären Erregungsübertragung (Vergiftungen), Beatmungsfehler in Anästhesie und Intensivmedizin
respiratorische Alkalose	alveoläre Hyperventilation bei Sauerstoffmangel, Beatmungsfehler in Anästhesie und Intensivmedizin

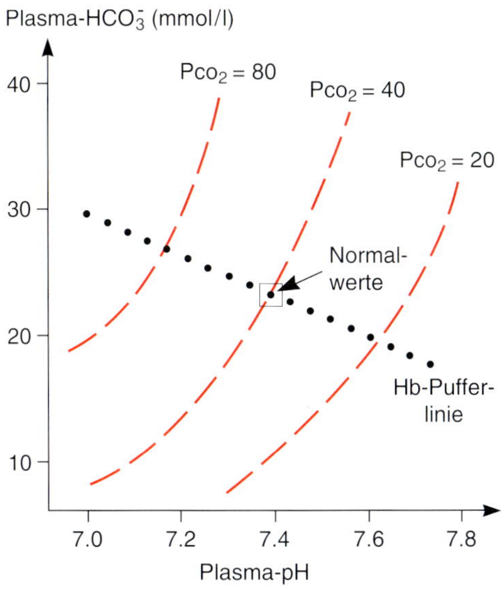

Abb. 5-42: HCO_3^--pH-Diagramm *(Davenport-Diagramm)*. Das Diagramm zeigt die Beziehung zwischen HCO_3^-, pH und PCO_2. Werden dem Bikarbonat-Puffersystem fixe Säuren oder Basen hinzugefügt oder ändert sich der PCO_2, so kann man die sich ergebenden Änderungen der Plasmabikarbonatkonzentration ablesen. Sind 2 dieser Werte normal, so ist nach dem Massenwirkungsgesetz auch der dritte Wert normal. Eine Änderung des PCO_2 (3 Titrationskurven sind als gestrichelte Linien eingezeichnet) führt entlang der Pufferlinie zu entsprechenden Änderungen von pH und Plasmabikarbonatkonzentration; (Hb = Hämoglobin)

Diese Kurve stellt die Titrationskurve des Bikarbonat-Puffersystems bei einem PCO_2 von 40 mmHg dar **(„CO_2-Isobare“)**. Bei einer Abnahme des PCO_2 auf 20 mmHg (rechte Kurve) steigt der pH auf ca. 7,60, die Plasmabikarbonatkonzentration fällt auf ca. 20 mmol/l. Bei einem Anstieg des PCO_2 auf 80 mmHg (linke Kurve) fällt der pH unter 7,2, die Plasmabikarbonatkonzentration steigt auf ca. 28 mmol/l an.

- **CO_2-Isobare**

Auf Änderungen von pH, PCO_2 und (HCO_3^-) reagiert das Puffersystem entlang der punktierten Linie: Pufferlinie des Vollblutes. Je höher die Hämoglobinkonzentration im Blut ist, desto steiler ist die Pufferlinie. Die Pufferlinie des Plasmas (ohne Hämoglobin, Hb) ist flacher. Jeder Punkt der Pufferlinie liegt auf einer Titrationskurve eines bestimmten PCO_2, in Abb. 5-42 sind exemplarisch 3 verschiedene PCO_2-Werte dargestellt.

Die Puffereigenschaften des Blutes werden vor allem durch die Konzentration von Bikarbonat, Plasmaproteinen und Hämoglobin bestimmt. Die Summe aller Basenanionen, die als Puffer wirken können, bezeichnet man als **Gesamtpufferbasen,** ihre Konzentration im arteriellen Blut beträgt etwa 48 mmol/l. Steigt der arterielle CO_2-Partialdruck, bleibt die Konzentration der Gesamtpufferbasen konstant: Die aus H_2CO_3 entstehenden H^+-Ionen werden von den Proteinen (Proteinat) abgepuffert, die HCO_3^--Konzentration im Blut steigt an. Mit steigender Bikarbonatkonzentration fällt die Proteinkonzentration, die Konzentration der Gesamtpufferbasen ändert sich nicht. Änderungen der Konzentration an Gesamtpufferbasen werden auch als **Basenüberschuß** (base excess, **BE**) bzw. **Basendefizit** („negativer Basenüberschuß“) bezeichnet. Der Basenüberschuß ändert sich durch Zunahme oder Abnahme von fixen Säuren im Blut: Bei Zunahme der Konzentration an fixen Säuren wird er negativ.

- **Steilheit der Pufferlinie** ist u.a. von der **Hb-Konzentration** abhängig
- **Bikarbonat, Hb und Proteine** bestimmen die **Puffereigenschaften** des Blutes
- **Gesamtpufferbasen und base excess (BE)**

Der **Basenüberschuß** ist die Menge von Säure oder Base, die notwendig ist, um 1 l Blut bei einem PCO_2 von 40 mmHg und 37° C auf einen normalen pH-Wert zu titrieren.

> Der *pK'-Wert* des **Bikarbonat-Puffersystems** beträgt 6,1 und liegt damit weit außerhalb des physiologischen *Plasma-pH*. Das System ist dennoch ein guter Puffer, weil es biologisch zu einem **„offenen“ System** wird: wenn dem System **fixe Säuren** hinzugefügt worden sind, kann das durch die Titration des Bikarbonat-Puffersystems **freiwerdende CO_2 ausgeatmet werden.**

- **Bikarbonat-Puffersystem**

⇦

Die meisten organischen und anorganischen Säuren, die im Stoffwechsel gebildet werden, sind starke Säuren und bei normalem pH fast vollständig dissoziiert. Bei täglicher Protein-

aufnahme von 100 g mit der Nahrung verbleibt der respektable Betrag von ca. 1 mmol H^+-Ionen/kg Körpergewicht übrig. Das Bikarbonat-Puffersystem verhindert die damit verbundenen Abweichungen des pH-Wertes, muß jedoch auch schnell wieder für weitere Pufferfunktionen zur Verfügung stehen. Dies wird erreicht, indem CO_2 über die Lungen ausgeatmet und H^+-Ionen durch die Niere ausgeschieden werden.
H_2CO_3 ist eine flüchtige Säure, da sie in CO_2 und H_2O zerfällt. CO_2 wird abgeatmet.

2. Metabolische Azidose, Alkalose

2.6.3.2 Metabolische Azidose und Alkalose

Das Zusammenwirken von respiratorischer und renaler Kompensation zur Konstanthaltung des pH zeigt die Abb. 5-43: Geht man von Normalwerten aus und fügt zu dem System fixe Säuren (metabolische Azidose) hinzu, so fallen pH und (HCO_3^-)-Konzentration entlang der CO_2-Isobaren ab (Pfeil 1), weil die Säure vom Bikarbonat gepuffert wird. Die durch die Titration des Puffers anfallende CO_2-Menge ist gering und wird ausgeatmet, so daß der PCO_2 sich zunächst nicht ändert. Gleichzeitig wird der Abfall des arteriellen pH von den **Chemorezeptoren** gemessen und die alveoläre Ventilation erhöht (s. Kap. IV/2). Durch alveoläre Hyperventilation fällt der PCO_2 unter den Normalwert von 40 mmHg ab, und nach dem Massenwirkungsgesetz fallen die (H^+)- und (HCO_3^-)- Konzentrationen ebenfalls. Dadurch steigt der pH allerdings bei Abnahme der (HCO_3^-)-Konzentration (Pfeil 1a in Abb. 5-43). Beachte: das Ende dieses Pfeils liegt auf einer anderen CO_2-Isobaren (s. Abb. 5-42). Die später einsetzende *renale Kompensation* durch vermehrte Ausscheidung von H^+-Ionen führt wieder zu einem Anstieg der Bikarbonatkonzentration im Plasma (Pfeil 1b in Abb. 5-43).

metabolische Azidose wird respiratorisch und renal kompensiert

Da fixe Säuren die Blut-Hirn-Schranke kaum passieren können, wird die *alveoläre Ventilation* zunächst über die Stimulation der peripheren Chemorezeptoren erhöht. Die gleichzeitige Erhöhung des Liquor-pH (PCO_2-Abfall im Liquor bei dessen schlechten Puffereigenschaften) hemmt sie wiederum. Die **respiratorische Kompensation** einer **metabolischen Azidose** ist dadurch meist unvollständig (Abb. 5-43, Tab. 5-6). Bleibt die metabolische Azidose bestehen, so beginnt die sehr effektive **renale Kompensation** (s. Kap. V/2.6.4.2). In der Niere wird dann nicht nur das gesamte filtrierte Bikarbonat resorbiert, sondern zusätzlich „neues" Bikarbonat zur Erhöhung der abgefallenen Plasmabikarbonatkonzentration gebildet (Abb. 5-44). Die Tubuluszellen sezernieren bei einer metabolischen Azidose mehr H^+-Ionen, als zur Rückgewinnung von HCO_3^- gebraucht werden. Mit Hilfe der **Karboanhydrase** im Bürstensaum der proximalen Tubuluszellen werden aus CO_2 und H_2O sowohl HCO_3^-- wie H^+-Ionen gebildet. H^+-Ionen werden in das Tubuluslumen sezerniert und teils in freier Form, teils an Puffersubstanzen gebunden ausgeschieden. Bei intakter Nierenfunktion steigen Plasmabikarbonatkonzentration und pH wieder an (Pfeil 1b in Abb. 5-43). Bei

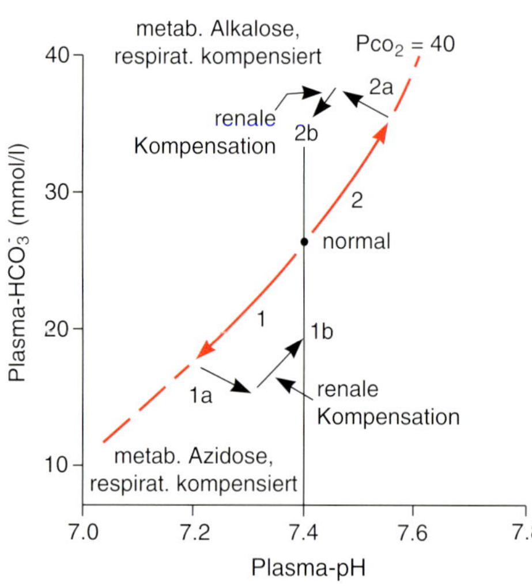

Abb. 5-43: Normalisierung des *Plasma-pH* durch das *Bikarbonat-Puffersystem* bei respiratorischer und renaler Kompensation.
1 : Addition von Säure, 1a: schnelle, inkomplette respiratorische Kompensation (Anstieg der alveolären Ventilation) 1b: allmählich einsetzende, zusätzliche renale Kompensation (s. Text und Kap. V/1) 2: Addition von Base, 2a: schnelle, inkomplette respiratorische Kompensation (Abnahme der alveolären Ventilation wegen des Sauerstoffbedarfs nur begrenzt möglich) 2b: allmählich einsetzende zusätzliche renale Kompensation (s. Text und Kap. V/1)

Tab. 5-6: Veränderungen im Säure-Basen-Haushalt vor und nach renaler bzw. respiratorischer Kompensation

	Kompensation (vor/nach)	HCO_3^-	PCO_2	pH
metabolische Azidose	vor	↓	normal	↓
	nach	↓ oder normal	↓ oder normal	↓ oder normal
metabolische Alkalose	vor	↑	normal	↑
	nach	↑ oder normal	↑ oder normal	↑ oder normal
respiratorische Azidose	vor	↑	↑	↓
	nach	↑	↑	(↓)
respiratorische Alkalose	vor	↓	↓	↑
	nach	↓	↓	↑oder normal

↑ erhöht, ↓ vermindert, (↓) leicht vermindert

vollständiger Kompensation ist der *pH* wieder normal, PCO_2 und Bikarbonat bleiben erniedrigt (s. Kap. V/2.6.4).

metabolische Alkalose wird respiratorisch und renal kompensiert

Das Zusammenwirken von respiratorischer und renaler Kompensation bei **metabolischer Alkalose** zeigt Abb. 5-43. Bei Addition von Base entsteht Bikarbonat aus H_2CO_3. Der pH würde zunächst entlang der Titrationskurve (Pfeil 2 in Abb. 5-43) ansteigen. Der pH-Anstieg führt zu alveolärer Hypoventilation und einem Anstieg des PCO_2 (das Ende des Pfeiles 2a liegt auf einer anderen CO_2-Isobaren). Da durch die alveoläre Hypoventilation gleichzeitig der arterielle Sauerstoffpartialdruck abfällt und dadurch die alveoläre Ventilation wieder ansteigt, bleibt die respiratorische Kompensation einer metabolischen Alkalose meist unvoll-

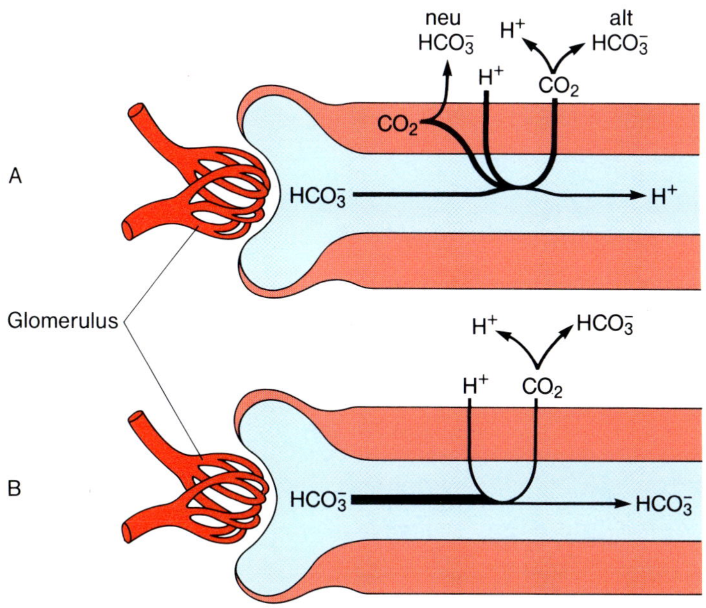

Abb. 5-44: *Tubuläre Reaktionen bei Azidose und Alkalose:* (hier beispielhaft für den proximalen Tubulus dargestellt. Im distalen Tubulus sind die Prozesse sehr ähnlich). **A.** *Azidose.* Die Sekretion von H^+ steigt. Ist die Azidose durch fixe Säuren bedingt, nimmt HCO_3^- ab. Ist aber die Azidose Folge einer respiratorischen Störung, steigt HCO_3^-. In jedem Falle ist die Menge der sezernierten Wasserstoffionen groß genug, um das filtrierte Bikarbonat vollständig zurückzugewinnen. Ist die sezernierte Menge von H^+ jedoch größer, wird zusätzlich HCO_3^- neu gebildet und ins Blut aufgenommen. **B.** *Alkalose:* Bei respiratorischer Alkalose nimmt HCO_3^- ab und bei metabolischer Alkalose zu. In jedem Falle ist die Sekretion von H^+ geringer als normal, sodaß HCO_3^- nicht vollständig zurückgewonnen werden kann. Nicht resorbiertes Bikarbonat führt zum Nettoverlust von Alkali. Sezerniertes H^+ wird in Form von CO_2 wieder ins Blut aufgenommen

ständig. Die Bikarbonatkonzentration steigt weiter an (Pfeil 2a in Abb. 5-43), der pH-Wert fällt wieder.
Von den Tubuluszellen der Nieren wird weniger der erhöht filtrierten Bikarbonatmenge resorbiert und es werden keine H^+-Ionen sezerniert. Für jedes ausgeschiedene HCO_3^- wird ein H^+ zurückgewonnen (Abb. 5-44), der Plasma-pH normalisiert sich (Pfeil 2b in Abb. 5-43).

Renale Kompensation

2.6.4 Renale Kompensationsmechanismen

1. Respiratorische Störungen

2.6.4.1 Respiratorische Störungen

Störungen des Säure-Basen-Haushaltes werden bei Lungenerkrankungen durch die Nieren, bei Nierenerkrankungen durch die Atmung kompensiert (s. Kap. IV/2.5). So steigen durch zentrale *Atemdepression* oder akutes *Lungenversagen* PCO_2 und HCO_3^-, der pH fällt (**respiratorische Azidose,** Pfeil 1 in Abb. 5-45). Die renale Kompensation führt zu weiterem HCO_3^--Anstieg, der pH steigt wieder an (Pfeil 2 in Abb. 5-45).

- **respiratorische Azidose**

⟹

Ist die **renale Kompensation** der respiratorischen Azidose **vollständig**, fallen bei der arteriellen Blutgasanalyse nur noch höhere Werte für $\mathbf{HCO_3^-}$, $\mathbf{PCO_2}$ auf. In diesem Falle ist die Störung *respiratorischen Ursprungs*: bei **metabolischer Azidose sinken $\mathbf{HCO_3^-}$ und $\mathbf{PCO_2}$.**

- **respiratorische Alkalose:** Hyperventilation → pH ↑, HCO_3^- ↓

Eine **respiratorische Alkalose** entsteht durch Hyperventilation, z. B. bei Sauerstoffmangel, bei bestimmten Vergiftungen und aus psychischen Ursachen. Der arterielle pH steigt, die Bikarbonatkonzentration fällt (Pfeil 3 in Abb. 5-45). Durch renale Kompensation (Pfeil 4 in Abb. 5-45) wird der pH auf Kosten eines weiteren Bikarbonatabfalls normalisiert.

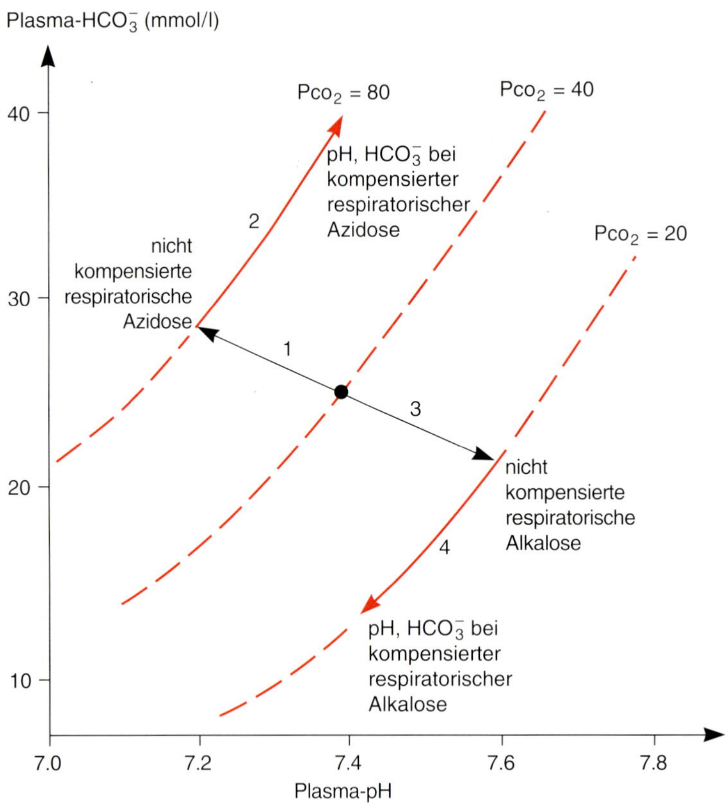

Abb. 5-45: Eine *respiratorische Azidose* (1) wird langsam, aber vollständig renal kompensiert (2). Eine *respiratorische Alkalose* (3) wird ebenfalls langsam, aber vollständig renal kompensiert (4)

2.6.4.2 Metabolische Störungen

Klinische Anwendung. Ein Beispiel für eine metabolische Azidose ist der unbehandelte („entgleiste") Diabetes mellitus, bei dem der Glukosestoffwechsel durch Insulinmangel gestört ist und statt Glukose Fette verstoffwechselt werden. Ihre Endprodukte, die Ketonkörper Azeton, Beta-Oxybuttersäure und Azetessigsäure verursachen die diabetische **Ketoazidose.** Die anfallenden H^+-Ionen können jedoch die Ausscheidungskapazität der Nieren weit übersteigen, so daß kompensatorisch durch alveoläre Ventilationssteigerung mehr CO_2 ausgeatmet werden muß (Azidoseatmung, *Kussmaul-Atmung*).

2. Metabolische Störungen

- **Diabetes mellitus**
- **bei Ketoazidose steigt die alveoläre Ventilation**

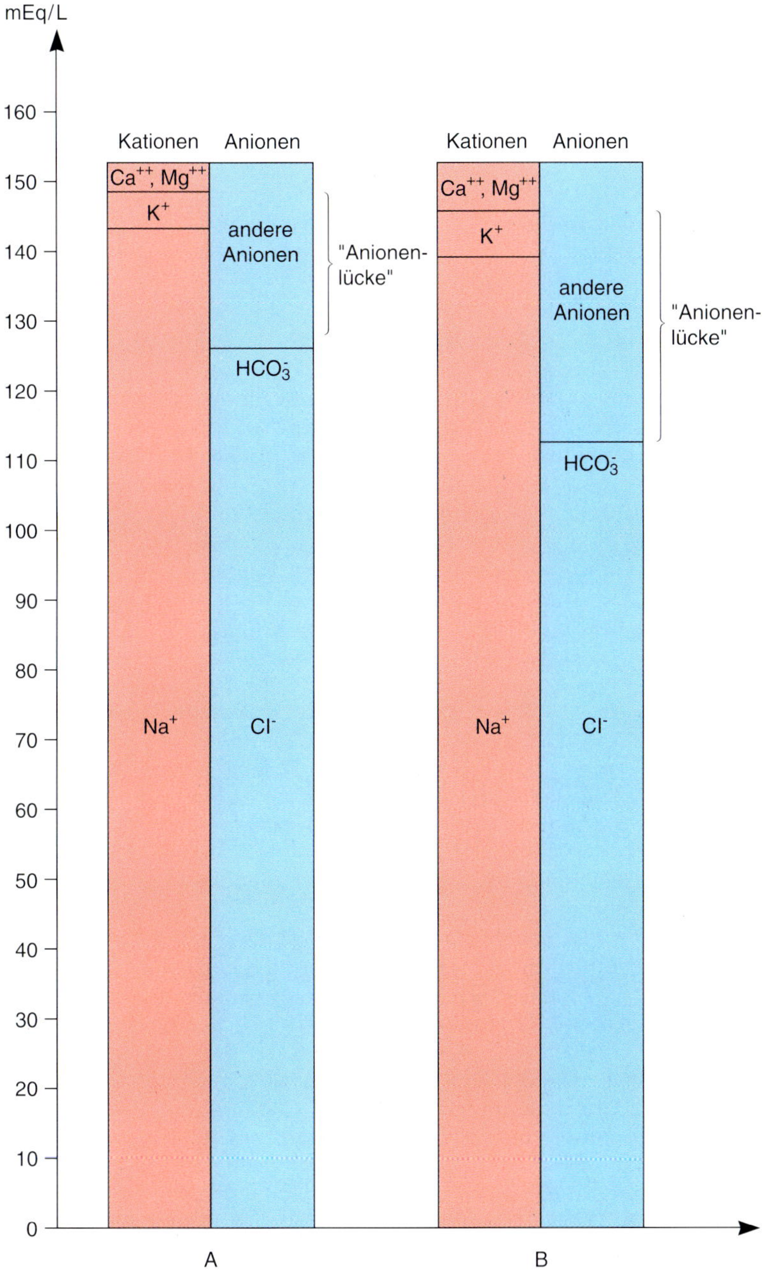

Abb. 5-46: **A.** Normale *Plasmaelektrolytkonzentrationen.* **B.** *Elektroytkonzentrationen* bei unbehandelter diabetischer Azidose, die zu einem Anstieg von Kalium, Kalzium und Magnesium führt. Durch die größere *„Anionenlücke"* (Ketonkörper) nimmt der Anteil von Bikarbonat und Chlorid ab

Anionenlücke

2.6.5 Anionenlücke

⇨

Bei **metabolischer Azidose** findet man oft eine Anionenlücke. Aus Gründen der Elektroneutralität müssen im Plasma gleichviel Anionen und Kationen vorhanden sein (Abb.5-46 A). „*Andere Anionen*" auf dem linken Teil der Abb. 5-46 sind u.a. Laktat, Phosphat, Proteine und Ketonkörper. Bei diabetische Azidose vergrößert sich die Anionenlücke auf über 26 mmol/l, weil die HCO_3^--Konzentration abnimmt und Ketonkörper gebildet werden.

Fragen

Wiederholungsfragen:
1. Durch welche physiologischen Vorgänge wird Bikarbonat ein wirkungsvoller Puffer der extrazellulären Flüssigkeit?
2. Was ist eine Alkalose? Eine Azidose?
Kann ein Patient einen normalen Plasma-pH und trotzdem eine azidotische oder alkalotische Stoffwechsellage haben? Können kombinierte Störungen vorliegen?
3. Was versteht man unter „Anionenlücke"?

2.7 Zusammenfassung

• Das **Gesamtkörperwasser** befindet sich zu 2/3 im **intrazellulären** und zu 1/3 im **extrazellulären Flüssigkeitskompartiment,** welches zu 25% aus *Plasmavolumen und zu 75% interstitieller Flüssigkeit* besteht.

• Die osmotischen Konzentrationen **(Osmolarität)** und damit der osmotische Druck von intrazellulärer und extrazellulärer Flüssigkeit sind gleich. Stoffe, für die die Zellmembranen nicht permeabel sind, bestimmen die Verteilung des Wassers zwischen beiden Kompartimenten. So bestimmt **zytoplasmatisches Protein** das *Zellvolumen,* der **extrazelluläre Natriumbestand** die Größe des *extrazellulären Flüssigkeitskompartimentes.*

• Der tägliche **Wasserumsatz** des Erwachsenen beträgt 1,5–2,5 l. Etwa die Hälfte davon wird als **Harn** ausgeschieden, eine kleine Menge mit dem Stuhl, der Rest wird durch Verdunstung über Haut und Atemwege sowie als Schweiß verloren. Um das Gesamtkörperwasser konstant zu halten, werden hauptsächlich Wasseraufnahme und Harnvolumen geregelt.

• Bei Dehnung der *Vorhöfe des Herzens* wird von atrialen Myozyten das **atriale natriuretische Peptid (ANP)** sezerniert, welches *vasodilatorische* und *natriuretische* Eigenschaften hat. Ihm wird eine Mitwirkung bei der Kontrolle des extrazellulären Natriumbestandes zugeschrieben.

• Änderungen der Plasmaosmolarität werden von **hypothalamischen Osmorezeptoren** registriert, welche die **ADH-Sekretion** aus dem Hypophysenhinterlappen beeinflussen.

ADH ist ein wichtiges Hormon zur Aufrechterhaltung des Wasserbestandes des Körpers. Es *erhöht die Wasserpermeabilität* der Sammelrohre der Nieren, die dadurch hoch konzentrierten, hypertonen Harn ausscheiden können.

ADH ist auch an der Auslösung des *Durstgefühles* beteiligt.

• Das **Renin-Angiotensin-Aldosteron-System (RAAS)** ist ein wichtiges Regelsystem für *Volumen* und *Zusammensetzung* der *extrazellulären Flüssigkeit* sowie für den *Blutdruck.* Blutdruckabfall, Volumen und Zusammensetzung der tubulären Flüssigkeit im Macula densa-Bereich des distalen Tubulus bzw. Aktivierung des Nierensymphatikus stimulieren die **Reninfreisetzung** aus den myoepithelialen, granulierten Zellen des juxtaglomerulären Apparates. Renin katalysiert die Bildung von Angiotensin I aus Angiotensinogen, das Konversionsenzym (ACE) katalysiert die Bildung von Angiotensin II aus Angiotensin I. **Angiotensin II** erhöht den Blutdruck durch *Vasokonstriktion,* erhöht die tubuläre *Natriumresorption* und stimuliert die *Sekretion von Aldosteron* aus der Zona glomerulosa der Nebennierenrinde. **Aldosteron** erhöht im distalen Tubulus der Niere die *Natriumionenresorption* im Austausch gegen Kalium- und H^+-Ionen.

• Die glomerulär filtrierte Kaliummenge wird im proximalen Tubulus und in der Henle-Schleife bis auf einen Rest von ca. 10 % resorbiert. Die **Regulation des Kaliumbestandes** findet im *distalen Tubulus* und im Anfang des *Sammelrohres* statt: Bei erhöhter Plasmakaliumkonzentration steigt die Aldosteronsekretion an. **Aldosteron** erhöht die Natriumionenresorption, das daraus resultierende höhere transzelluläre Potential führt zu einer Erhöhung der Kaliumionensekretion. Die Kaliumionensekretion konkurriert mit der H^+-Ionensekretion.

• **Plasmakalzium- und Phosphatkonzentration** werden durch drei Hormone geregelt: *Kalzitonin* aus der Schilddrüse, *Parathormon* aus den Nebenschilddrüsen und aktives Vitamin-D-Hormon *(1,25-DOHCC),* welches in der Niere gebildet wird. **Kalzitonin** stimuliert die Osteoblasten und bewirkt die Einlagerung von Kalzium in die Knochen, **Parathormon** und **1,25-DOHCC** stimulieren die Osteoklasten und mobilisieren Kalziumphosphat aus den Knochen, sie erhöhen die intestinale und renale Kalziumresorption und steigern die renale Phosphatausscheidung.

• Der **pH** der extrazellulären Flüssigkeit wird durch das **Bikarbonat-Puffersystem** reguliert, welches als „offenes" System durch die Ausscheidungsorgane Lunge und Niere regeneriert werden kann. Bei metabolischer Azidose/Alkalose führt die **respiratorische Kompensation** zum Abfall/Anstieg des PCO_2 und Abfall/Anstieg von HCO_3^-.

Die *renale Kompensation* einer **Azidose** besteht in erhöhter H^+-Ionen-Sekretion zur Rückgewinnung von filtriertem HCO_3^- und Synthese von zusätzlichem HCO_3^-. Eine wichtige Rolle dabei spielt das Enzym *Karboanhydrase,* welches die Reaktion $H_2O + CO_2$ zu $H^+ + HCO_3^-$ katalysiert. Bei der *renalen Kompensation* einer **Alkalose** nimmt die H^+-Sekretion ab, so daß weniger HCO_3^--Ionen zurückgewonnen werden und der Harn alkalisch wird.

2.8. Übungsfragen

1. Eine 40jährige Frau wiegt 48 kg. Die Plasmanatriumkonzentration ist 145 mmol/l.
Wie hoch ist ihr Intrazellulärvolumen, wenn das Gesamtkörperwasser 50% des Körpergewichtes beträgt?
Wie hoch ist der intrazelluläre osmotische Bestand?
Wie hoch ist die intrazelluläre Osmolarität?
Wie hoch ist der Gesamtnatriumbestand?
Wie würden sich diese Werte nach intravenöser Zufuhr von 3 l isotoner Kochsalzlösung ändern?
2. Warum steigt das ANP bei Herzinsuffizienz an?
3. Warum führt eine hohe diätetische Natriumzufuhr nicht zur Hypernatriämie?
4. Warum führt die arteriosklerotische Stenosierung einer Nierenarterie zum Bluthochdruck?
5. Die ADH- und ANP-Sekretion wird durch Vorhofdehnung beeinflußt. Warum ist dieser Teil der Kreislaufregulation so eng an das Regulationssystem für das extrazelluläre Volumen gekoppelt?
6. Lakritze und Glyzerinsäure können zu Hypokaliämie, Alkalose und Natriumretention führen. Welche Wirkung an der Niere ist verantwortlich für diese Symptome?
7. Warum ist die Festigkeit des Knochengerüstes bei Hyperparathyreoidismus herabgesetzt? Welche Abweichungen zeigt die Plasmaphosphatkonzentration in dieser Situation?
8. Warum ist das Bikarbonat-Puffersystem theoretisch ein schlechtes Puffersystem?
Wodurch wird es dennoch zu einem guten Puffersystem?
9. Warum sind respiratorische Kompensationen von metabolischen Störungen meist nicht vollständig?
10. Ein Patient hat einen akuten Abfall der Plasmabikarbonatkonzentration auf 12 mmol/l, sein PCO_2 ist 40 mmHg. Wie hoch ist der Plasma-pH?
Wenn das HCO_3^- bei 12 mmol/l bliebe, durch welche PCO_2-Änderung könnte der pH normalisiert werden?
11. Ein Patient hat einen Plasma-pH von 7,1, die HCO_3^--Konzentration beträgt 24 mmol/l, der PCO_2 80 mmHg. Was liegt vor?

2.9 Klinische Physiologie: Alkohol und Frostschutzmittel

Störungen im Säure-Basen-Haushalt können nicht nur durch die orale Aufnahme von Säuren oder Basen oder ihre Entstehung im Stoffwechsel verursacht werden, sondern auch durch metabolisierte Pharmaka und Toxine bedingt sein. Besondere Probleme entstehen z. B. bei Alkoholikern, die u. a. auch zu Frostschutzmitteln und Scheibenenteisungsflüssigkeiten greifen. Der Hauptbestandteil von Frostschutzmitteln ist das süß schmeckende **Äthylenglykol,** welches auch von Kindern gern getrunken wird. Die Substanz selbst ist relativ harmlos, wird jedoch in der Leber zu toxischen Ketoaldehyden und Oxalsäure metabolisiert. Es entsteht eine **metabolische Azidose,** bei der, wie auch bei der diabetischen Ketoazidose, die *Anionenlücke zunimmt.* Die Diagnose einer Äthylenglykolvergiftung kann oft nicht gestellt werden, weil Blut und Harn von intoxikierten Patienten nicht routinemäßig auf Äthylenglykol untersucht werden. Verdächtig ist jedoch, wenn eine Alkoholvergiftung ausgeschlossen worden ist, eine metabolische Azidose, bei der Oxalatkristalle im Harn nachgewiesen werden.
Die **Therapie** besteht in der Entfernung des Äthylenglykols aus dem Blut durch Dialyse oder Hämofiltration, Korrektur der metabolischen Azidose und Gabe von Alkohol, der in der Leber kompetetiv um Leberenzyme konkurriert, die Äthylenglykol metabolisieren. Die Abbauprodukte des Alkohols sind weniger toxisch als die des Äthylenglykols.

VI Gastrointestinale Physiologie

E. Schubert

1 Funktioneller Aufbau des Magen-Darm-Kanals – Motorik und Sekretion

Fuktioneller Aufbau des Magen-Darm-Kanales: Motorik und Sekretion

Dieses Kapitel informiert über:
- Aufbau und Funktion des Magen-Darm-Traktes
- Wirkungen der sekretorischen und absorptiven **Epithelzellen**
- **Blutversorgung** und **Lymphsystem** des Magen-Darm-Kanals
- **Bedeutung der Muskelkontraktion** für Durchmischung und Transport des Chymus, Segmentation und Peristaltik
- **Aufgaben des Schleimes**
- **Sekretion** von Magen, Dünndarm und Leber (Gallensekretion)
- Wechselverhältnis von **Säure- und Bikarbonatsekretion**
- physiologische Bedeutung der **Gallensalze,**Kreislauf der Galle

1.1 Einführung

Einführung

Hauptfunktionen des gastrointestinalen Systems:
- **Mischung**
- **Transport**
- **Verdauung**

Das gastrointestinale System besteht aus zahlreichen *inneren Hohlräumen,* die aus physiologischer Sicht *außerhalb des Körpers liegen.* Die glatte Muskulatur durchmischt die Nahrung in diesen Hohlräumen und befördert sie von einem Teil des Systems in den folgenden. Der **Verdauung** liegt ein Bedingungsgefüge in diesen Räumen zugrunde, das durch *Temperatur, Sekretion* und *Durchmischung* charakterisiert wird. Dabei werden hochorganisierte Strukturen der Nahrung aus komplexen Makromolekülen zu einfachen Molekülformen abgebaut, die der Absorption durch die Darmschleimhaut zugänglich sind.

Aufgaben:
- **Aufschluß der Nahrung**
- **Verdauung**
- **Absorption**

Die Nahrung setzt sich größtenteils aus relativ intakten Bestandteilen anderer Organismen zusammen. So besteht z.B. ein roher Gemüsesalat aus Pflanzenbruchstücken, in denen Zellen mit intakten Zellwänden enthalten sind. Diese schließen von der Zelle synthetisierte Proteine und andere Makromoleküle ein, die als Nährstoffe dienen können. Eine erste Aufgabe des Magen-Darm-Traktes ist das *Aufbrechen der Strukturen der Nahrung,* um die Nährstoffe der Aufnahme zugänglich zu machen.

Nachdem die Nährstoffe freigesetzt sind, wandelt die *Verdauung* sie chemisch in einfachere Moleküle um. Diese können im Darm *absorbiert* werden. So sind z.B. die Proteine in den Nahrungsmitteln als solche für die Ernährung nutzlos. Sie können im Darm nicht absorbiert werden und selbst wenn sie aufgenommen würden, lassen sie sich nicht direkt in Zellen des menschlichen Körpers einbauen. Ihre Nützlichkeit hängt von der Fähigkeit des Magen-Darm-Kanals ab, sie in die allgemein verwertbare Form der freien Aminosäuren umzuwandeln.

Einflüsse auf Nahrungsaufschluß

Die Aufgaben des Magen-Darm-Traktes werden durch das Kochen und andere Techniken der Nahrungszubereitung beim Aufschließen der Nahrung unterstützt. Auf der anderen Seite führen sie durch Abbau zur Zerstörung notwendiger Nährstoffe.

1.2 Funktionsstrukturen des Verdauungssystems

Funktionsstrukturen

1.2.1 Funktioneller Aufbau von Mund und Ösophagus

Aufbau von Mund und Ösophagus

– Morphologie, Topographie

Morphologie und Topographie des Verdauungssystems sind aus der Anatomie bekannt. Einzelne Organe des Verdauungstraktes können sichtbar gemacht werden, wenn man eine Person eine Bariumlösung trinken läßt, die als Kontrastmittel Röntgenstrahlen absorbiert und

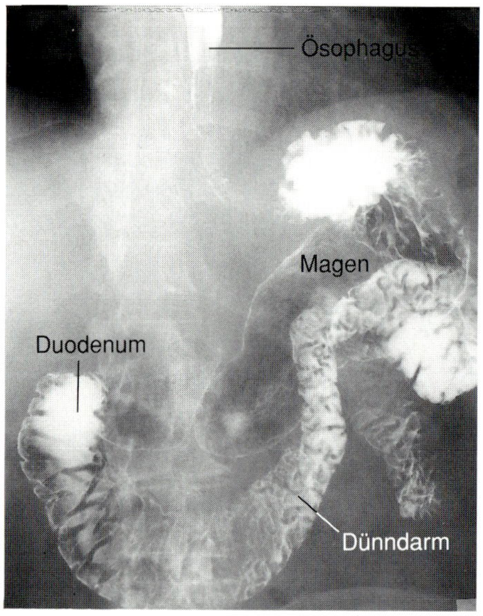

Abb. 6-1:
Röntgenbild von unterem Ösophagus, Magen, Duodenum und oberem Jejunum in Doppelkontrasttechnik

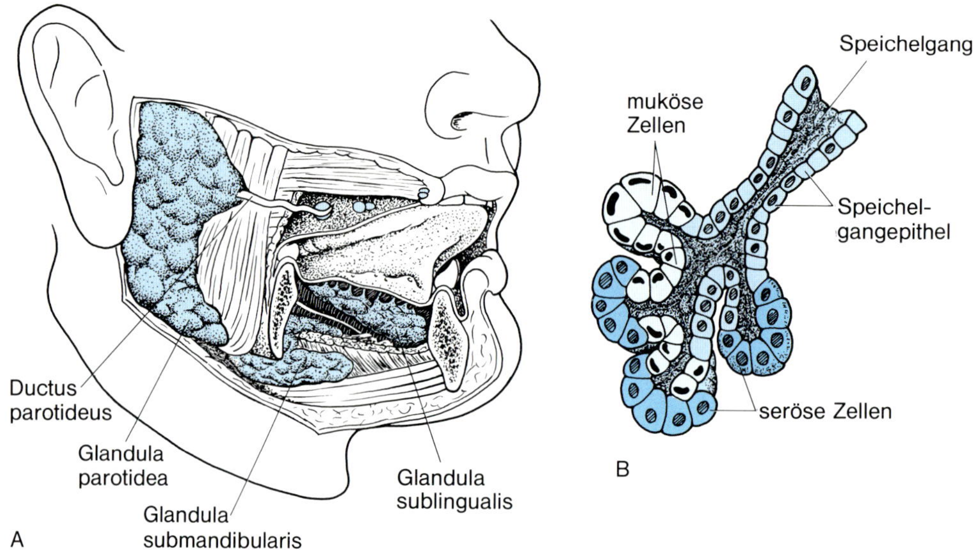

Abb. 6-2: A. *Lokalisation der Speicheldrüsen.* **B.** Schema einer Speicheldrüse und ihres Ausführungsganges **B.** Die Speicheldrüsen unterscheiden sich in dem relativen Gehalt der angeführten Zellarten

dann nach verschiedenen Zeiten Röntgenaufnahmen anfertigt (Abb. 6-1). Die dabei abgebildeten Teile und deren Funktionen gehen aus Tab. 6-1 hervor.

Mund: Mastikation

Ösophagus: quergestreifte und glatte Muskulatur

Im **Mund** verringert die *Mastikation*, das Kauen, die Größe der Nahrungsstücke und vermischt sie mit den Sekreten der 3 Speicheldrüsen (Abb. 6-2 A). Das Enzym *α-Amylase*, auch Ptyalin genannt, findet sich im Speichel und leitet die Verdauung der Stärke ein. Der **Ösophagus** verbindet den Pharynx mit dem Magen. Der obere Teil besteht aus quergestreifter Muskulatur. In seinem mittleren Abschnitt mischen sich quergestreifte und glatte Muskulatur und der untere Teil enthält nur glatte Muskulatur. Im Ösophagus findet die bereits in der Mundhöhle begonnene *Verdauung ihre Fortsetzung.*

Funktioneller Aufbau des Magens

1.2.2 Funktioneller Aufbau des Magens

Die Magenwand wird aus mehreren Lagen glatter Muskulatur gebildet (Abb. 6-3). Der **Magen** selbst ist in 2 Regionen geteilt, die verschiedene Aufgaben ausführen. *Korpus* und *Fundus* sind für Speicherung der Nahrung spezialisiert. Relaxion der Muskulatur von Korpus

Tab. 6-1: Bestandteile des Verdauungstraktes

Organ	Bauteile	funktionelle Rolle
Mund		mechanische Zerkleinerung; Lubrikation mit dem Speichel
Pharynx		Schlucken; Verbindung mit dem Ösophagus durch den oberen Ösophagus-Sphinkter
Ösophagus		Nahrungstransport vom Pharynx in den Magen; Verbindung zwischen Ösophagus und Magen durch den unteren Ösophagus-Sphinkter (Cardia)
Magen	Fundus ventriculi	einleitende Speicherung der Nahrung
	Corpus ventriculi	Speicherung und Sekretion
	Pars pylorica (Antrum)	kräftiges Vermischen der Nahrung mit den Sekreten zur Formung des halbflüssigen Chymus; Trennung von Magen und Duodenum durch den M. sphinkter pylori
Dünndarm	Duodenum	Anteil für Aufnahme der Leber- und Pankreassekrete; wichtiger Ort für Regulation und Koordination der Gesamtfunktion des Magen-Darm-Kanals
	Jejunum	Absorption des größten Teils der Verdauungsprodukte
	Ileum	Flüssigkeitsabsorption; Verbindung zum Dickdarm durch die Valva ileocaecalis als Sphinkter
Dickdarm	Colon ascendens	Flüssigkeitsabsorption
	C. transversum	Flüssigkeitsabsorption
	C. descendens	Flüssigkeitsabsorption
	C.sigmoideum	Speicherung der Fäzes
	Rectum	Speicherung und Ausscheidung der Fäzes
	Anus	Distale Öffnung des Verdauungskanales, reguliert durch inneren und äußeren Analsphinkter

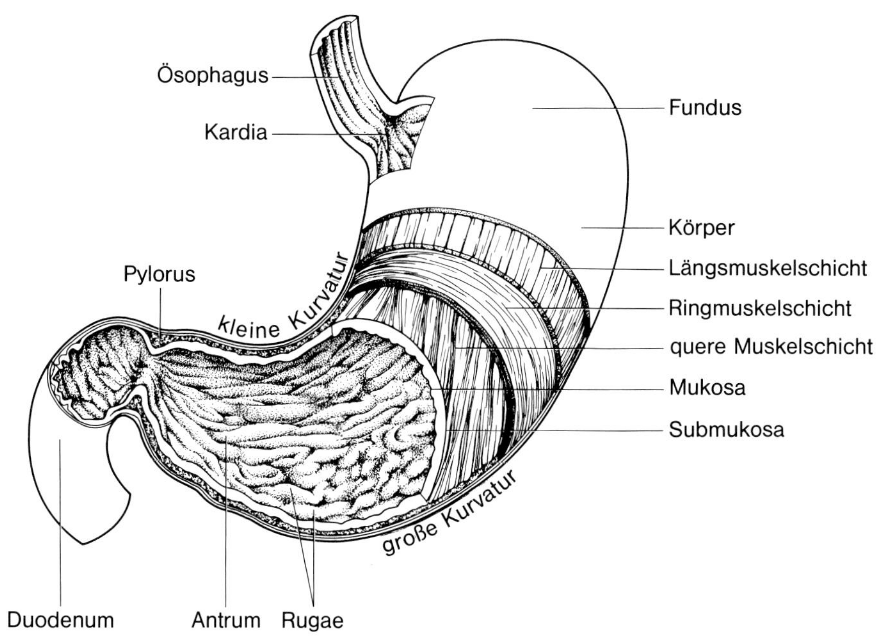

Abb. 6-3: *Aufbau des Magens:* Gezeigt sind die *Wandschichten* sowie die Strukturen der *äußeren* und *inneren Oberfläche*

Makroskopie:
- Fundus
- Korpus
- Antrum:
  - **Speicherfunktion**
  - **Chymusbildung**

und Fundus erlauben dem Magen sich zu dehnen, wenn Nahrung aufgenommen wird. Das *Antrum* (Pars pylorica) hat die Aufgabe, die Nahrung mit den Magensäften zu vermischen, um eine breiförmige Masse zu bilden, den **Chymus**. Im Magen beginnt auch die Verdauung der Proteine. Die *Speicher-* und *Mischungsfunktionen* sind aber wichtiger als die Proteinverdauung.
Die Magenwand weist zahlreiche Falten auf, *Rugae*. Sie sind ohne Mikroskop erkennbar. Magenantrum und Dünndarm sind durch einen Bereich glatter Muskulatur mit einem relativ hohen Tonus, den Pylorus, voneinander getrennt. Er ist normalerweise kontrahiert und wirkt als Sphinkter (M. sphincter pylori). Der Pylorus läßt Wasser und andere Flüssigkeiten durch den Magen hindurchlaufen, verhindert aber die Beförderung des Chymus.

Funktioneller Aufbau des Darmes

1.2.3 Funktioneller Aufbau des Darmes

Der **Dünndarm** enthält ebenfalls Schichten glatter Muskulatur in seiner Wand.

⇨

> Der Dünndarm ist der **Hauptort für Digestion und Absorption.**

Makroskopie
- **Dünndarm: 4–6 m**
  - Duodenum: 30 cm
  - Jejunum: 2,5 m
  - Ileum: 3,5 m

Strukturelle Oberflächenvergrößerung

Dickdarm: 1,5 m
- Kolon
- Rektum
- Anus: 2 Sphinkter

Seine Länge beträgt 4–6 m. Sein mittlerer Durchmesser ist 4 cm. Nach der Funktion unterscheidet man 3 Teile (Tab. 6-2): Das **Duodenum** ist der 30 cm lange erste Abschnitt direkt hinter dem Pyrolus. Hier gelangen die *Sekrete* von *Leber* und *Pankreas* in den Dünndarm. Das Duodenum enthält außerdem zahlreiche *hormonsezernierende Zellen*, die in die Systemkontrolle des Verdauungskanals einbezogen sind (s. Kap. VI/2). Die nächsten 2,5 m des Dünndarmes heißen **Jejunum** und die übrigen 3,5 m **Ileum.** Die Größe der Oberfläche für Verdauung und Absorption wächst in allen Bereichen des Dünndarmes viel stärker, als es die Länge dieses Darmabschnittes anzeigt. Das ist die Folge von strukturellen Besonderheiten, die die Oberfläche vergrößern.
Der **Dickdarm** besteht aus Kolon und Rektum. Das Kolon ist anatomisch unterteilt in aufsteigendes, queres und absteigendes Kolon und das Sigmoideum. Es umfaßt nur ein Drittel der Länge des Dünndarmes. Der Dickdarm *speichert die Fäzes* und *absorbiert Wasser.* Der **Anus,** die Öffnung des am weitesten distal liegenden Teiles des Dickdarmes, wird durch zwei Sphinkteren beherrscht: Der *innere Analsphinkter* ist eine Verdickung der glatten, der *äußere* besteht aus quergestreifter Muskulatur.

Tab. 6-2: Wandaufbau der Organe des Verdauungstraktes

Schicht	Bestandteile	charakteristischer Zelltyp
Serosa		Bindegewebe
Muskularis	Längsmuskelschicht	in Längsrichtung orientierte glatte Muskulatur
	Pl. myentericus (Auerbach)	Ganglienzellen, autonome Fasern, Vagusfasern
	Ringmuskelschicht	zirkulär um das Lumen orientierte Muskelzüge
	Submuköser Plexus (Pl. submucosus, Meißner)	Ganglienzellen, autonome Fasern
Submukosa		zahlreiche Drüsen
Mukosa	Muscularis mucosae Lamina propria Epithel	glatte Muskulatur Lymphknoten resorbierende Zellen, Drüsen, Rezeptorzellen

Histologie des Magen-Darm-Kanales

1.2.4 Funktionelle Histologie des Magen-Darm-Kanales

4 Gewebeschichten (Tab. 6-2)

Die Wand des Magen-Darm-Traktes setzt sich aus 4 Geweben zusammen: *Bindegewebe, glatte Muskulatur, Nerven und Epithelgewebe.* Diese sind in konzentrischen Schichten angelegt, deren Dicke in den einzelnen Abschnitten variiert: Die Serosa, die Muscularis externa, die Submukosa und die Mukosa (Tab. 6-2). Ein Querschnitt des Dünndarmes ist in Abb. 6-3 gezeigt. Während die realtive Dicke jeder einzelnen Schicht und die Größe des Lumens varieren, ist die grundsätzliche Anordnung der Schichten über den ganzen Verdauungskanal gleich.

1. Serosa
2. Längs- und Ringmuskelschicht
dazwischen: **Pl. myentericus**

Die **Serosa** ist die äußere Hülle des Magen-Darm-Traktes und besteht aus Epithelzellen und Bindegewebe. Die **Muskularis** besteht aus den Schichten der glatten Längs- und Ringmuskulatur. Ein Netzwerk autonomer Axone und Ganglien aus Neuronenzellkörpern und synaptischen Verbindungen, Plexus myentericus (Auerbach), liegt zwischen Schichten der Muskularis. Nervenfasern von dem Plexus verlaufen zwischen den Muskelfasern und stellen diffuse synaptische Verbindungen mit ihnen her (Abb. 6-4, Tab. 6-2).

3. Submukosa
- Gefäße
- Drüsen

Die **Submukosa** liegt unterhalb der äußeren Längsmuskelschicht und besteht aus Bindegewebe, Blut- und Lymphgefäßen und einer Vielzahl exokriner Drüsen, die über Ausführgänge sezernieren, während endokrine Drüsen Hormone direkt in das Blut absondern. Um die blinden Endigungen der exokrinen Drüsengänge liegen die Azini, gebildet aus den sekretorischen Zellen. Ausführgänge verbinden die sekretorischen Teile der Drüsen mit dem Lumen des Verdauungstraktes.

- Pl. submucosus

Zu der Submukosa findet sich ringmuskelnahe ein zweites Netzwerk autonomer Nervenfasern, der Plexus submucosus (Meißner). Die beiden autonomen Plexus bilden das Darmwandnervensystem, welches für die Koordination von Muskel- und Drüsenfunktionen verantwortlich ist.

Reflexe der Magen-Darm-Wand:
- über N. vagus
- lokal: DNS

Reflexe für die Kontrolle des Magen-Darm-Traktes gehören zu der konventionellen, also „langen“ Bauweise der Reflexe, bei welcher Afferenzen Informationen bis zum ZNS transportieren und Antworten über das autonome Nervensystem vermittelt werden. Der *Vagus* ist der vorherrschende Weg für diese langen Reflexe. Einige Reflexwege laufen nur innerhalb der Plexus des Darmwandnervensystems (DNS) ab – diese heißen die *Darmreflexe.*

4. Mukosa
Schichten:
- Epithel mit Zotten
- L. propria
- L. muscularis mucosae

Die innerste Schicht der Wand, die **Mukosa,** enthält 3 Bestandteile: *Epithel, Lamina propria* als Basalmembran, auf der die Epithelzellen sitzen und die Schicht zirkulärer Muskeln, die *Muscularis mucosae.* Die Epithelschicht erstreckt eine große Zahl kleiner fingerartiger Fortsätze, Zotten, in das Lumen hinein; sie sind ungefähr 1 mm lang. Am Fuß der Zotten liegen die Öffnungen der röhrenförmigen Lieberkühn-Krypten (Abb. 6-5).

Die Oberfläche des Darmlumens sieht wegen der Zotten pelzartig aus. In jeder *Zotte* finden sich Blutkapillaren und Lymphgefäße (Abb. 6-6). Beide befördern Nährstoffe aus dem Darmlumen in das Blutkreislaufsystem. Unterhalb der Epithelzellen liegt die *Lamina propria,* die aus Bindegewebe besteht und Elastin, Kollagenfasern, Blutgefäße, einige Drüsen

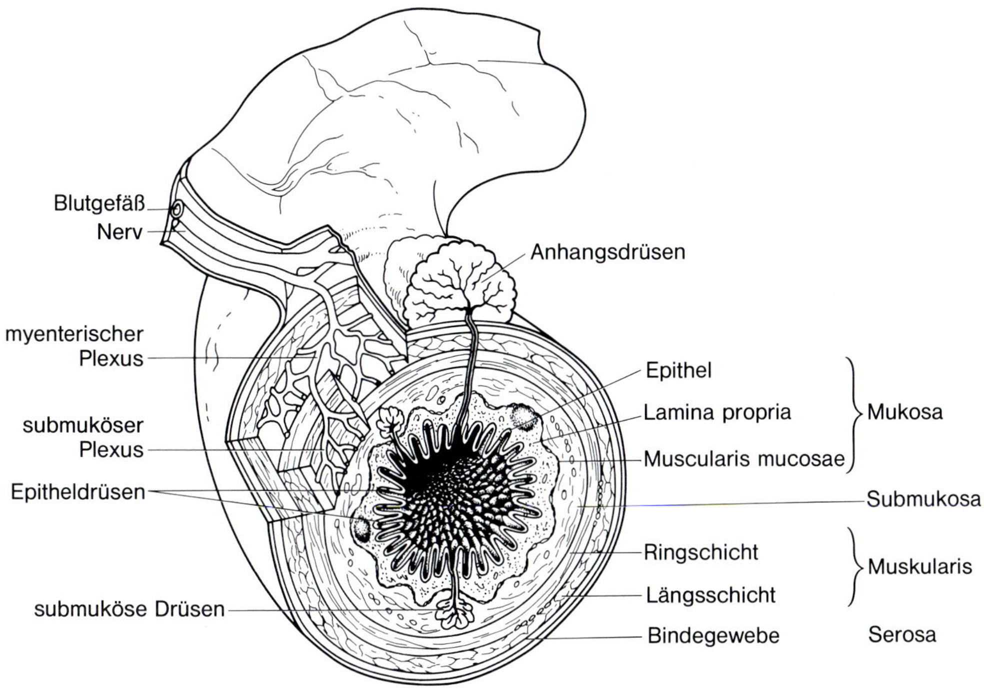

Abb. 6-4: *Querschnitt durch den Dünndarm* mit den 4 konzentrischen Gewebsschichten: Serosa, Muskularis, Submukosa und Mukosa. Die Muskularis ist unterteilt in Längs- und Ringschichten. Ein Netz von Nervenfasern, der Pl. myentericus, liegt zwischen den Muskelschichten. Die Submukosa enthält exokrine Drüsen. Zwischen Submukosa und Ringmuskelschicht liegt der Pl. submucosus. Die Mukosa besteht aus Epithel, Lamina propria und Muscularis muscosae

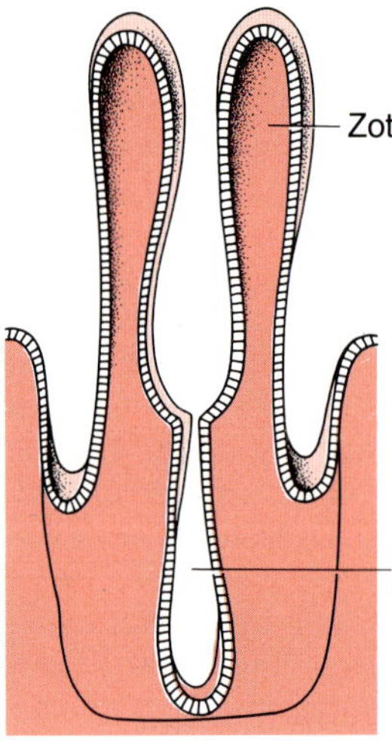

Abb. 6-5:
Aufbau einer *Lieberkühn-Krypte* zwischen zwei Zotten der Darmwand. Krypte und Zotten sind mit Zylinderepithel ausgekleidet

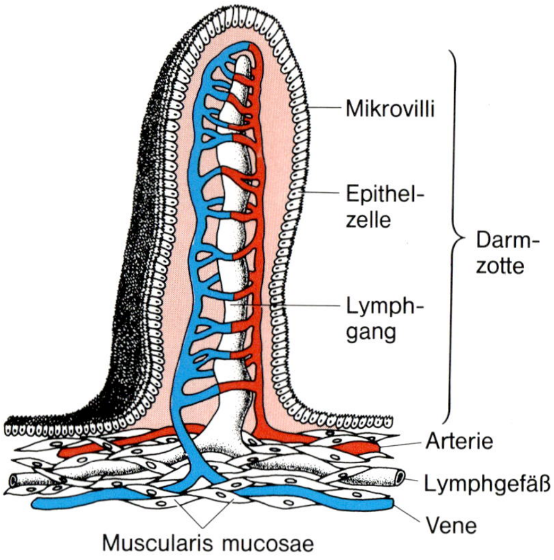

Abb. 6-6:
Schema einer *Dünndarmzotte*

und Lymphknoten enthält. Die *Muscularis mucosae* ist eine dünne Schicht glatter Muskeln, die das Epithel in dauernd bestehende sichtbare Furchen teilt, die als Kerckring-Falten, Plicae circulares, bezeichnet werden.

Oberfläche des Magen-Darm-Traktes
- **Dünndarmoberfläche vergrößern:**
  - Plicae circulares
  - Zotten **30x**
  - Mikrovilli: **30 x**
- **Dickdarm:** umfaßt nur ca. 4% der Oberfläche

Mikrovilli bilden Bürstensaum
- 2 Mrd./cm^2

1.2.5 Oberfläche des Magen-Darm-Traktes

Der **Dünndarm** hat unter allen Teilen des Verdauungstraktes die größte innere Oberfläche im Vergleich zu seiner Außenfläche. *Kerckring-Falten* und *Zotten* vergrößeren zusammen die luminale Oberfläche um das 10-bis 30fache gegenüber einem glatten Zylinder mit gleichem äußeren Durchmesser. Der **Dickdarm** hat einen um die Hälfte größeren Durchmesser und umfaßt ein Drittel der Länge des Dünndarmes (ca. 1,5 m). Aber da er keine Zotten besitzt, macht er nur 3–4% der Gesamtoberfläche des Verdauungskanals aus.
Eine zusätzliche Vergrößerung der Oberfläche entsteht durch *Membranspezialisierungen der Epithelzellen.* Ihre luminalen Membranteile in Magen und Darm enthalten kleinste Fortsätze, die *Mikrovilli:* etwa 1 µm lang, 0,1 µm dick. Diese Mikrovilli bilden den *Bürstensaum,* benannt nach ihrem Aussehen unter dem Lichtmikroskop, und erreichen eine Dichte von 2 Mrd./ cm^2 Darmepithel. Diese erhöhen die Ausdehnung der Oberfläche des Dünndarmes weiterhin um einen Faktor von 20–40.

Dünndarmoberfläche
- **ca 200 m^2**

⇨

> Addiert man die Oberflächenzunahme durch *Zotten* und Kerckring-Falten zu der durch die *Mikrovilli*, so ergibt sich eine vollständige absorptive Oberfläche des **Dünndarmes von etwa 200 m^2.**

1.2.6 Lebenszyklus der Schleimhautepithelzellen

Im Dünndarm entstehen neue Zellen durch Mitose in den Lieberkühn-Krypten (Abb. 6-5). Unreife Zellen besitzen noch keine verdauenden oder absorbierenden Eigenschaften. Im Verlaufe von 2–5 Tagen wandern sie entlang den Wänden der Zotten lumenwärts. Während ihrer Wanderung bilden sie *Verdauungsenzyme* und *Transportproteine*, die für die Absorption von organischem Material und Ionen notwendig sind, und bauen sie in die Zellmembran ein. Die Wanderung neuer Zellen treibt die älteren an die Spitze der Zotten, wo sie in das Darmlumen abgestoßen werden. Die Enzyme und der Schleim in den sekretorischen Zellen werden beim Abstoßen freigesetzt. Das ergänzt die Freisetzung aus den intakten Zellen.
Klinische Anwendung. Die gesamte Auskleidung des Dünndarms erneuert sich in 5–6 Tagen. Die fortlaufende Erneuerung wirkt den Schädigungen entgegen, die durch Abrieb oder Verdauungsenzyme entstehen und macht es dem System möglich, sich schnell von akuten intestinalen Infektionen zu erholen. Ein ähnlicher Ersatzmechanismus findet sich im Magen, wo der Lebenszyklus der Zellen noch kürzer ist als im Darm.

Lebenszyklus der Schleimhautepithelzellen
- **Zellbildung und -differenzierung**
  - Epithelien wandern lumenwärts: 2–5 Tage
  - bilden:
    - Enzyme
    - Transportproteine
- **Erneuerung des Epithels in 5–6 Tagen**

1.2.7 Sekretorische und absorptive Aufgaben der Schleimhaut

Die Epithelzellen des Magen-Darm-Traktes erfüllen 2 Hauptfunktionen: *Absorption und Sekretion* (Tab. 6-3). **Absorbtiv wirkende Zellen** enthalten zahlreiche *Transportsysteme* und *Verdauungsenzyme* in ihrer apikalen, lumenwärts gelegenen Oberflächenmembran und haben Na^+/K^+-Pumpen in ihren basolateralen Membrananteilen (Abb. 6-7). Sie schaffen Zukker, Aminosäuren und Wasser aus dem Lumen in die interstitielle Flüssigkeit und damit zu den Blutkapillaren. Nebeneinander liegende Epithelzellen besitzen Membranverschmelzungen *(tight junctions oder Schlußleisten)* an ihren apikalen Flächen, die den Übertritt von kleinen gelösten Partikeln vom Darmlumen in den Interzellulärraum zulassen, jedoch die Bewegung von großen Molekülen z. B. Proteinen verhindern.
Der häufigste Typ **sekretorischer Epithelzellen,** die *Becherzellen* (Tab. 6-3), findet sich über den ganzen Verdauungstrakt verteilt. Der lumenseitige Teil der schleimsezernierenden Becherzellen weist große Bläschen auf, die mit glykoproteinhaltigem Schleim gefüllt sind. Bei der Exozytose der muzingefüllten Bläschen verbindet sich das freigesetzte Muzin mit Wasser und bildet den Schleim.

Sekretion, Absorption

Epithelien haben 2 Funktionen:
1. Absorption
- von: Glukose, Aminosäuren, H_2O
- durch: Enzyme, Na^+/K^+-Pumpe
- **tight junctions**

2. Sekretion
- **Becherzelle**

> Im **Darm** finden sich am häufigsten *absorptive,* während die Auskleidung des **Magens** vorwiegend aus *sekretorischen* Zellen besteht.

Darm, Magen

Tab. 6-3: Aufgaben der Darmepithelzellen

Funktion	Zelltyp	Kennzeichen	physiologische Aufgabe
Absorption	Zylinderepitel	Mikrovilli	Oberflächenvergrößerung
		membranständige Enzyme	Verdauung
		erleichterte Diffusion und Kotransport	Aufnahme von Salzen und Verdauungsprodukten
		basolaterale Natrium-Kalium-Pumpe	Wasser- und Salzaufnahme
		Schlußleisten (tight junctions)	Lumenabdichtung
exokrine Sekretion	Becherzellen	muzingefüllte Vesikel	Lubrikation; Schutz
	Krypten und Drüsen	in Mukosa und Submukosa lokalisiert und durch Ausführgänge verbunden	Flüssigkeitsabgabe; Enzymabgabe
endokrine Sekretion	parakrine Zellen	sensorische Mikrovilli Vesikel an der Basis	Hormonsekretion

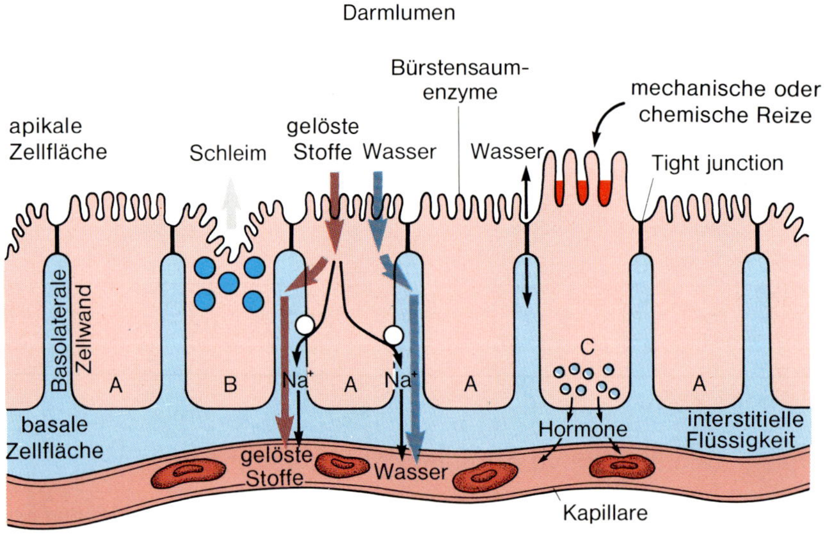

Abb. 6-7: *Epithelzellen* und ihre Wirkungsweise im Magen-Darm-Kanal. Die *absorbierenden Zellen* (**A**) besitzen Transportsysteme und Bürstensaumenzyme an ihrer zum Darmlumen hingewandten apikalen Oberfläche und Na^+-Pumpen an ihren basolateralen Flächen. Sie transportieren Zucker, Aminosäuren (roter Pfeil) und Wasser (blauer Pfeil) aus dem Lumen in die interstitielle Flüssigkeit. Die gelösten Stoffe gelangen dann in das Kapillarblut. Nebeneinander liegende Epithelzellen besitzen enge Verbindungen *(tight junctions),* die große Moleküle daran hindern, den interstitiellen Raum zu erreichen, jedoch Wasser und kleine Ionen entlang einem Diffusionsgefälle wandern lassen. Die *Becherzellen* (**B**) sezernieren Schleim. *Endokrine Zellen* (**C**) wirken als Chemo- oder Mechanorezeptoren und setzen Hormone an ihrer basalen Oberfläche frei

Funktionen des Schleimes
- alkalisches Milieu
- puffert sauren Chymus ab

Die Zusammensetzung des Muzin und der pH-Wert der wässrigen Flüssigkeit, die den Schleim begleitet, ist in den einzelnen Abschnitten des Magen-Darm-Traktes verschieden. Grundsätzlich ist die Zusammensetzung der Flüssigkeit ähnlich der des Plasmas, enthält jedoch mehr HCO_3^-, so daß die Schleimschicht, die das Lumen auskleidet, leicht alkalisch reagiert. Der Schutz, den der alkalische Schleim bildet, ist sehr wichtig für die Zellen im Magen und im Anfangsteil des Dünndarmes, vor allem im Duodenum; denn der saure Chymus aus dem Magen gelangt hierher, während sein pH-Wert erst allmählich durch die Pankreassekrete neutralisiert wird. Das Ausmaß der Schleim- und Flüssigkeitssekretion steigt bei Nahrungsaufnahme an. Schleim dient im Dickdarm auch dazu, nicht verdaubares Material miteinander im Dickdarm zu verkleben.

- **exokrine Zellen**
  - Einbau in Schleimhaut
- **enteroendokrine Zellen**
  - Chemo-, Mechanorezeptoren
  - sezernieren **Hormone**
  - sezernieren **parakrin**
    - Histamin
    - Prostaglandine

Die meisten **exokrinen Zellen** des Verdauungstraktes liegen in Drüsen von Mukosa und Submukosa und sind mit dem Lumen durch Ausführgänge verbunden (s. Abb. 6-4). Im Magen jedoch erscheinen die Öffnungen der Magendrüsen als Grube auf der Oberfläche (Abb. 6-8). Der Verdauungstrakt besitzt darüber hinaus **enteroendokrine** oder argentophile (silberfärbbare) **Zellen** (Abb. 6-7). Sie sind besonders auf Magen und Dünndarm konzentriert und den endokrinen Zellen ähnlich. Die enteroendokrinen Zellen wirken als *Chemo- oder Mechanorezeptoren.* Ihre apikale Oberfläche berührt das Lumen, wo sensorische Mikrovilli die chemischen und physikalischen Eigenschaften des Chymus überwachen. Manche enteroendokrinen Zellen setzen Substanzen in das Blut frei, die die Definition eines *Hormones* erfüllen. Andere geben Substanzen ab, die nur lokal wirken und nicht in die Blutzirkulation Eintritt finden (*parakrine Wirkungen,* s. Kap. I/2).

In manchen Fällen ist es schwierig, zwischen einer hormon- oder einer parakrinen Wirkung zu unterscheiden. Das liegt daran, daß nicht bestimmt werden kann, wie weit sich die Wirksamkeit des Stoffes erstreckt und wo die Rezeptoren lokalisiert sind. Zwei gut bekannte parakrine Wirkstoffe, Histamin und Prostaglandin, besitzen grundsätzliche Wirkungen auf die Magensäuresekretion (s. S. 492).

Fragen

Wiederholungsfragen:
1. Welche Besonderheiten im Aufbau vergrößern die Membranoberfläche im Magen und im Dünndarm?
2. Welche funktionellen Kategorien von Epithelzellen finden sich im Verdauungstrakt?
3. Auf welche Weise unterscheidet sich die Sekretion von Magen und Dünndarm?

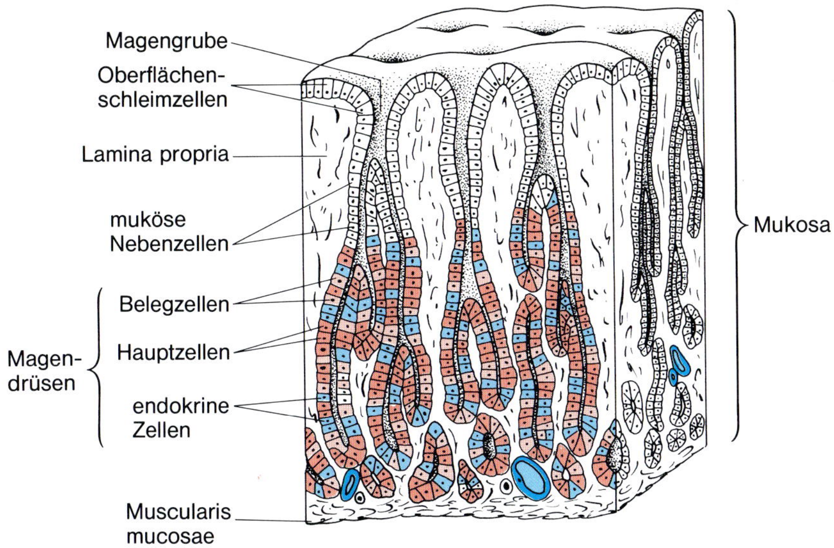

Abb. 6-8: Schema der *Magenwand.* Beachte die verschiedenen Magendrüsen in den -grübchen

1.2.8 Gastrointestinale Motorik

Gastrointestinale Motorik
3 Formen:

Die Motorik des Verdauungstraktes zeigt *3* wesentliche *Formen:*

- Peristaltik
- Segmentierung und Pendelbewegung
- Mischbewegungen von Zotten und Mikrovilli

1. Peristaltik
- **Ablauf:**
  - Längsm. kontrahiert, Ringm. erschlafft
  - 2. Phase: umgekehrt
- **Wirkungsweise:**
  - Druckgefälle

Peristaltik umfaßt Wellen von Kontraktion und Erschlaffung, die über verschiedene Entfernungen laufen, abhängig von Ort und Grad der Verdauung (Abb. 6-9 A). Die erste Phase der Peristaltik ist eine *Kontraktion der Längsmuskelschicht*, verbunden mit der *Erschlaffung der Ringmuskulatur.* In der zweiten Phase *kontrahieren* sich die oralwärts liegenden *Ringschichten* und die Längsmuskulatur erschlafft. Dieses Muster wiederholt sich im folgenden Nachbarabschnitt, wenn die peristaltische Welle über den Verdauungskanal läuft. Grundsätzlich bewirkt das Ablaufmuster der peristaltischen Wellen den Transport des Inhaltes des Magen-Darm-Kanals in einer proximal-distalen Richtung.
Die Wanderungsstrecke einer Welle ist zum Teil von der Wirksamkeit der elektrischen Verbindungen zwischen den Muskelzellen in der betrachteten Region des Verdauungskanals festgelegt. Die Kontraktionswelle erzeugt ein *Druckgefälle,* das Teile des Inhaltes entlang dem Verdauungstrakt transportiert. Peristaltik findet nur dann statt, wenn das Darmwandnervensystem intakt ist. Die Fortpflanzung der Kontraktionswelle wird unterstützt von der

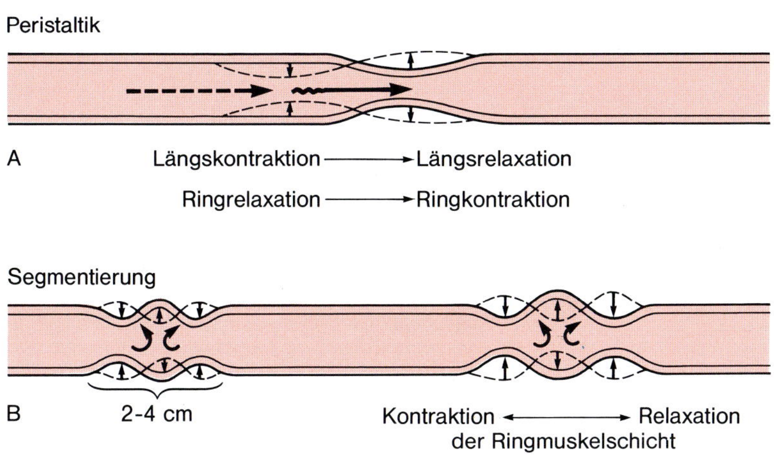

Abb. 6-9: Formen der *gastrointestinalen Motorik.* **A.** *Peristaltik* umfaßt koordinierte Wellen von Kontraktion und Relaxation, die über verschiedene Entfernung wandern und Propulsion bewirken. **B.** *Segmentierung* besteht aus Abwechseln von Kontraktion und Relaxation der Ringmuskulatur und vermischt den Chymus

Dehnung der Wände durch den Chymus. Obwohl Peristaltik überall im Verdauungskanal vorkommt, ist sie *am stärksten* beim Schluckvorgang *im Ösophagus* – so kann man beispielsweise sogar schlucken, wenn man auf dem Kopf steht –, mäßig kräftig im Magen und verhältnismäßig schwach im Darm ausgebildet.

2. Segmentierung und Pendelbewegung
- Segmentierung: Ringmuskelschicht
- Pendelbewegung: Längsmuskelschicht

3. Mischbewegung (Zotten, Mikrovilli)

Segmentierung und Pendelbewegung (Abb. 6-9) finden nur im Darm statt, wo sie wirksamer sind als die peristaltischen Bewegungen. Segmentierung besteht im *Wechsel von Kontraktion und Erschlaffung der Ringmuskelschicht* in einem begrenzten Darmabschnitt, *Pendelbewegung* ist das gleiche bei der *Längsmuskulatur.* Dabei wandert die segmentierende Stelle von Ort zu Ort ohne den Darminhalt weiter zu transportieren. Wie auch bei der peristaltischen Kontraktionswelle wird die Koordination durch das Darmwandnervensystem vermittelt. Mechanische Reizung als Folge der Dehnung des Darmrohres unterstützt das. Diese Bewegungen führen zu einer *Durchmischung des Chymus und zu seiner Hin- und Herbewegung.*

Darmmuskulatur

1.2.9 Glatte Muskulatur des Darmes

- **single unit-Typ A**

Aktionspotential

Die glatten Muskelzellen des Verdauungstraktes sind typische Vertreter des single unit-Typ A (s. Kap. II/6.8.1): 50–100 µm lang, 2–5 µm dick. Ihre Aktionspotentiale zeigen eine kleinere Amplitude und dauern mit 10–20 ms länger als die von Neuronen. Sie sind jedoch kürzer als die am Herzen.

⇨

Wie im Herzmuskel ist auch hier ein **Kalziumeinwärtsstrom** die wichtige Komponente des Aktienpotentials.

Ihre Leitungsgeschwindigkeit entlang den Faserzügen der glatten Muskulatur ist gering, denn die Aktivierung der Kalziumkanäle verläuft langsam.

- **Anordnung und Arbeitsweise**

Die glatten Muskelzellen sind in Schichten angeordnet, die in Längsrichtung oder zirkulär orientiert sind (Abb. 6-3, 4). Diese zweifache Ausrichtung ist nötig, um peristaltische und Segmentierungsbewegungen hervorzurufen.

Schrittmacher

⇨

Glatte Muskelzellen werden durch Aktionspotentiale von anderen Zellen erregt oder bilden ein *eigenes Muster oszillierender Polarisation* aus. Letztes wird als *Schrittmacheraktivität* (s. Kap. II/6.8) bezeichnet. In den meisten Teilen des Verdauungstraktes besitzt die **Schrittmacheraktivität** die Form von *langsamen Depolarisationswellen*, denen eine Repolarisation folgt (Abb. 6-10 A). Jede dieser langsamen Wellen dauert 3–20 s, abhängig vom Ort ihres Auftretens. Sie stellen den *basalen elektrischen Rhythmus* dar, der Frequenz und Fortschreiten der peristaltischen Wellen kontrolliert. **Als Schrittmacher für die langsamen Wellen wirkt die Längsmuskelschicht.**

- **tonische Grundspannung – Kontraktion**

Die langsamen Depolarisationswellen halten eine **tonische Grundspannung** aufrecht. Sie sind aber selbst nicht groß genug, um eine deutliche Kontraktion zu erzeugen. Unter bestimmten Bedingungen jedoch kann die langsame Depolarisation die Schwelle für das Ak-

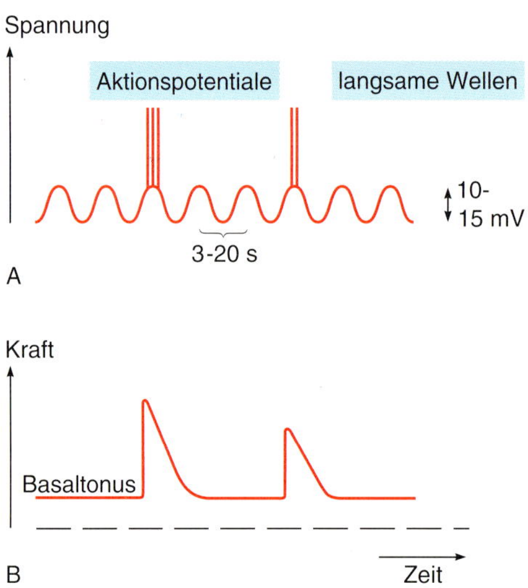

Abb. 6-10:
A. Glatte Muskelzellen zeigen Schrittmacheraktivität, die in langsamen Wellen auftritt und in der Längsmuskelschicht entsteht. Das Membranpotential wechselt dabei um 10–15 mV. Die langsamen Wellen dauern 3–21 Sekunden. Auf den Gipfeln der langsamen Wellen können Serien von Aktionspotentialen entstehen und Kontraktionen des glatten Muskels auslösen. Deren Kraft wird von der Anzahl der Aktionspotentiale bestimmt. **B.** Die Muskeln des Verdauungskanales besitzen überwiegend eine Ruhespannung, den Basaltonus

tionspotential überschreiten, so daß während dieser Welle ein oder mehrere Aktionspotentiale entstehen, die Kontraktionen des Muskels auslösen (Abb. 6-10). Der glatte Muskel kontrahiert sich langsam und die dabei erzeugte Kraft hängt von der Anzahl der Aktionspotentiale ab, die auf dem Gipfel einer langsamen Welle ausgelöst werden (s. 1 und 2 in Abb. 6-10 B).
In der Pause zwischen den Aktionspotentialsalven der langsamen Wellen liegt gewöhnlich eine Spannung der glatten Muskulatur oberhalb von Null vor, der *Basaltonus*.

Außenkontrolle der Motorik

Die **Kontrolle der Motorik von außen** läuft vorwiegend über die *Modifizierung des Basaltonus*. Dehnung löst 2 Antworten aus (Abb. 6-11):
- *Dehnungsaktivierung:* ein kurzer kräftiger Dehnungsimpuls erhöht die Kraft der Kontraktion, worauf Peristaltik und Segmentierung beginnen
- *Dehnungsrelaxation:* Magen und Kolon passen ihren Rauminhalt an, um größere Massen mit nur geringem Anstieg des Innendruckes aufnehmen zu können.

• **Zottenmotorik**

Die Zotten bewegen sich aktiv, da sie mit glatten Muskelzellen ausgestattet sind. Die Zottenbewegung wird stark erhöht, wenn sich Nahrung im Darm befindet.

Der Bewegungsanstieg wird in einem bis jetzt nicht sicher identifizierten Hormon zugeschrieben. Dieses soll durch endokrine Zellen im Verdauungstrakt freigesetzt werden.

• **Bürstensaummotorik**

Mikrovilli bewegen sich ebenfalls. Jeder einzelne Mikrovillus enthält 20–30 Aktinmikrofilamente, die sich in das apikale Zytoplasma der Epithelzellen hinein erstrecken, eine Region, die als Terminalgeflecht bezeichnet wird (s. Abb. 6-9). Aktin gehört zur Muskelkontraktion (s. Kap. II/6.3.1) und könnte Verkürzung und Dehnung der Mikrovilli möglich machen. Die Bewegung der Zotten und der Mikrovilli hilft dabei, den Effekt der unmittelbar an die apikale Zelloberfläche anliegenden unbewegten Flüssigkeit zu verringern. Innerhalb dieser stillstehenden Schicht ist die Bewegung von gelösten Stoffen sehr langsam; denn sie geschieht fast nur durch Diffusion.

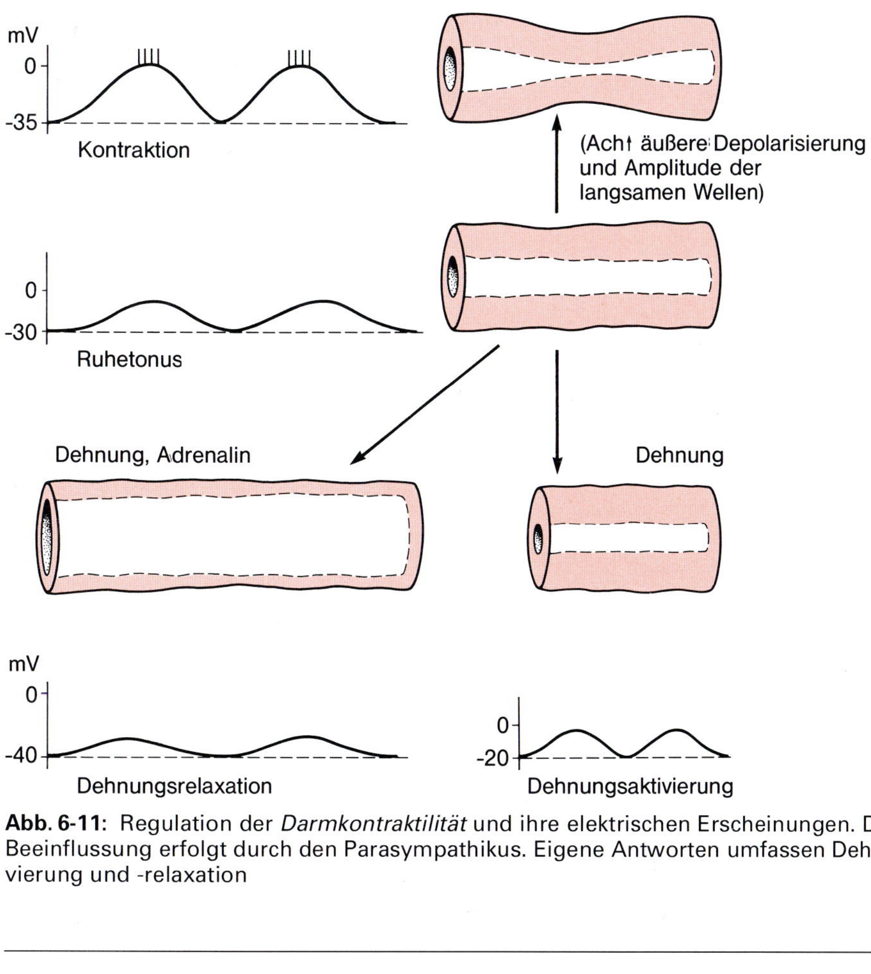

Abb. 6-11: Regulation der *Darmkontraktilität* und ihre elektrischen Erscheinungen. Die externe Beeinflussung erfolgt durch den Parasympathikus. Eigene Antworten umfassen Dehnungsaktivierung und -relaxation

Neurohormonale Regulation der Motorik

- **Wirkungsweise des DNS** als „Organgehirn"

1.2.10 Neurale und hormonale Kontrolle der Motorik

Segmentierung und Peristaltik werden gestartet von der Depolarisation der glatten Muskelzellen. Um zirkuläre und Längsmuskelschichten zu koordinieren, muß das Darmwandnervensystem (DNS) wie ein *Organgehirn* für den Verdauungstrakt wirksam werden (s. Abb. 6-12).

⇨

> Die Mukosa enthält Endigungen sensorischer Zellen, die auf Chemo- und Mechanorezeption spezialisiert sind. Die Körper dieser Rezeptorzellen liegen im Plexus submucosus. Interneurone innerhalb der Darmwand übertragen Informationen zwischen Plexus submucosus und myentericus in distaler Richtung. Effektorneurone im Plexus myentericus antworten auf die sensorischen Signale mit lokalen kontraktilen oder sekretorischen Antworten:
> - *motorische Neurone* des Plexus myentericus innervieren die **Längs- und Ringmuskelschicht** und die **Muscularis mucosae**
> - *andere Neurone* finden synaptischen Kontakt zu solchen im Plexus submucosus, die **sekretorische Zellen** steuern.

- **Einflüsse des vegetativen Nervensystems**

Das DNS unterliegt den Einflüssen des autonomen Nervensystems (Abb. 6-12). Postganglionäre parasympathische Fasern erreichen den Plexus myentericus und aktivieren motorische Neurone oder Interneurone, um Kontraktion oder Sekretion zu beeinflussen. Auch die autonome Kontrolle der Kreislaufversorgung des Verdauungstraktes wird vom ZNS koordiniert. Dabei werden die Wirkungen so aufeinander eingestellt, daß eine für die Aufnahme der Nährstoffe ausreichende Blutversorgung von Magen und Dünndarm sichergestellt wird, wenn Verdauung und Absorption ablaufen. Zusätzlich dazu besitzt das DNS Rezeptoren für Hormone, die seine Funktion modifizieren können (Abb. 6-12).

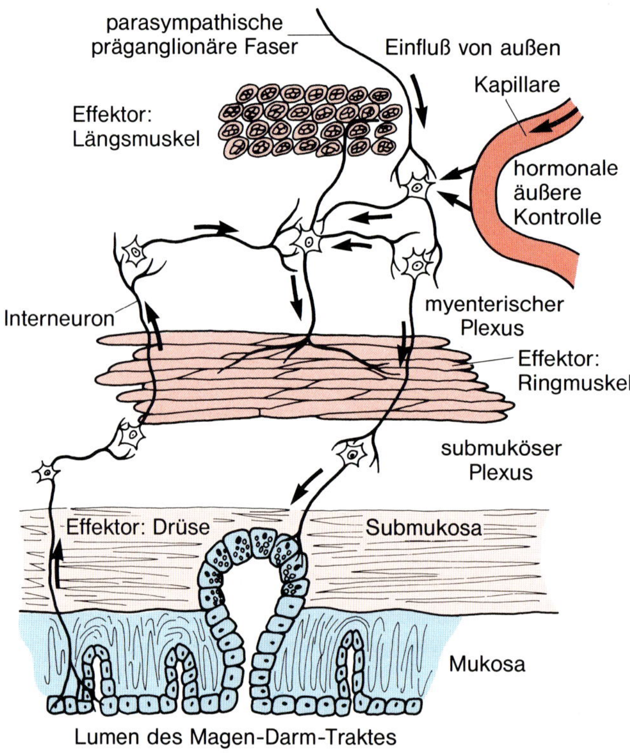

Abb. 6-12: Organisation des *darmeigenen intramuralen Nervensystems.* Neurone im Plexus myentericus kontrollieren vorwiegend die Muskelkontraktion, während solche im Plexus submucosus die Sekretion steuern. Beide Netze sind jedoch intensiv miteinander verbunden. Von außen kommende parasympathische Einflüsse wirken auf den Plexus myentericus. Auch Hormone können von außen wirken

Wiederholungsfragen:
1. Durch welchen elektrischen Mechanismus werden die rhythmischen Kontraktionen der glatten Muskulatur im Verdauungskanal ausgelöst?
2. Welche Strukturen bilden das viszerale „Gehirn" des Darmes?
3. Das Verdauungssystem nimmt einen eigenen Platz unter den Körpersystemen ein insofern, als es seine Funktionen sowohl durch eigene wie auch durch äußere Reflexe reguliert. Was ist die Bedeutung dieser beiden Kontrollmechanismen und welche Auswirkungen können sie hervorrufen?

Fragen

1.3 Bedeutung von Mund und Ösophagus

Rolle von Mund und Ösophagus

1.3.1 Funktion und Kontrolle der Speichelsekretion

Speichelsekretion

3 Bestandteile des Speichels:
- H_2O
- Schleim
- α-Amylase, wichtig für Geschmacksentwicklung

Der Speichel hat 3 Bestandteile:
- *Wasser* als Lösungsmittel, die Nahrung anfeuchtend
- *Schleim*
- das Enzym *Alpha-Amylase*

Die Alpha-Amylase leitet die Kohlenhydratverdauung ein. Obwohl ähnliche Pankreasenzyme alle aufgenommenen Kohlenhydrate vollständig verdauen können, ist die Alpha-Amylase im Speichel notwendig, um den *Geschmack* verschiedener Nahrungsstoffe durch Abbau der Stärke in Zucker hervorzurufen. Die Verdauungstätigkeit der Speichelamylase unterstützt auch die *Reinigung der Zähne,* indem sie Stärke in besser lösliche Bausteine zerlegt.

3 paarige Speicheldrüsen:
- **Submandibularis: sero-mukös**
- **Parotis:** rein **serös**
- **Sublingualis:** überwiegend **mukös**

Von den 3 paarigen Speicheldrüsen (s. Abb. 6-3) liefern die Gll. submandibularis 70% der normalen täglichen Speichelsekretion, die Gll. parotis 25 und die Gll. sublinguales 5%. Die Flußrate des Speichels in den Mund variiert zwischen 0,1 ml/min in Ruhe und 4 ml/min während maximaler Sekretion. Man unterscheidet *3 Zelltypen in den Speicheldrüsen:*
- *seröse* oder *muköse Endstücke* scheiden die primäre Speichelflüssigkeit in die Azini oder Tubuli aus;

Tab. 6-4: Sekretionen in das Lumen des Verdauungstraktes

Drüse	Zelltyp	Sekretion	funktionelle Rolle
Speicheldrüsen	Gangzelle mukös serös	Flüssigkeit ($NaHCO_3$) Schleim Amylase	Verdünnung; Gleitfähig machen; Stärkeverdauung
Magendrüsen	Belegzelle	Salzsäure (HCl)	Lösungsvermittlung; Strukturaufschluß
		Intrinsic Faktor	Absorption von Vit. B_{12}
	Hauptzelle	Pepsin	Proteinverdauung
	Nebenzelle	dünner Schleim	gleitfähig machen
	Oberflächenzelle	dicker Schleim	Schutz der Wand
Pankreas	Azinuszellen (Drüsenendstücke)	Proteasen; Lipasen; Amylase als Zymogengranula	Proteinverdauung: Fettverdauung; Kohlenhydratverdauung
	Drüsengangszellen	Flüssigkeit ($NaHCO_3$)	Pufferung der Magensäure
Leber		Flüssigkeit ($NaCO_3$) Gallensäuren Cholesterin	Säurepuffer; Emulgieren der Fette
		Gallenfarbstoffe, verschiedene organische Verbindungen	Ausscheiden von Abbauprodukten
Dünndarmdrüsen	vorwiegend Becherzellen	Flüssigkeit ($NaHCO_3$) dünner Schleim	Säurepuffer; gleitfähig machen

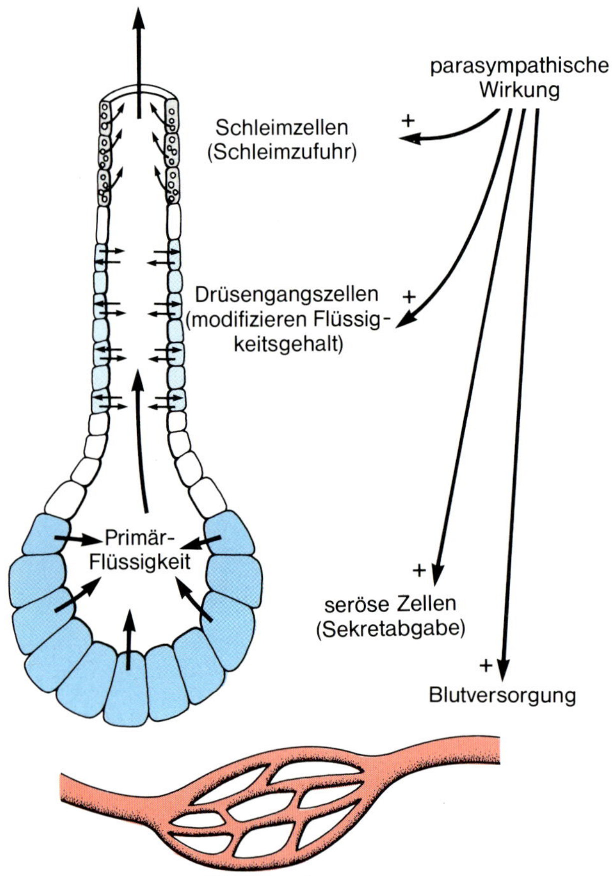

Abb. 6-13: Parasympathische Beeinflussung der *Speichelsekretion*

3 Zelltypen:
- seröse, muköse Endstücke
- Schleimzellen
- Drüsengangzellen

vegetativer Einfluß:
Sekretionssteigerung durch
- Symapthikus
- Parasympathikus
- Nahrungsaufnahme
- Sehen, Geruch u. a.

• *Schleimdrüsen* sezernieren Schleim;
• *Gangepithelien*, welche die Speichelgänge auskleiden, modifizieren die primäre Speichelflüssigkeit (Tab. 6-4, Abb. 6-13).
Die *Submandibulardrüsen* haben vorwiegend seröse Endstücke und Schleimzellen, die *Parotisdrüsen* sind rein serös, und die *sublingualen Drüsen* weisen vorwiegend muköse Endstücke auf. Im Ergebnis hängt die Zusammensetzung des Speichels im Mund von dem relativen Beitrag der Speichelausscheidung jeder dieser 3 Drüsenpaare ab.
Die Speicheldrüsen werden durch das autonome Nervensystem innerviert. Parasympathische und sympathische Reizung fördern die Speichelsekretion. Der *sympathische Effekt* besteht in einer zeitweiligen Steigerung der Sekretion durch Kontraktion der glatten Muskulatur (Myoepithelzellen), die mit den Drüsen verbunden ist. Die *parasympathische Wirkung* ruft eine länger andauernde verbesserte Durchblutung der Drüsen hervor (Abb. 6-13). Die Speichelsekretion wird bei Anwesenheit von Nahrung im Mund über eine innere Reflexschleife sowie durch visuelle, Geruchs- oder Gedächtnisreize verstärkt. Letztes sind äußere Kontrollwege.

Mechanismus der Speichelproduktion

Schritte der Speichelbildung
2 Phasen:
- **Abgabe in den Azinus**
- **Modifikation im Drüsengang**
  - Na^+-Aufnahme
  - K^+-Abgabe

1.3.2 Mechanismus der Speichelproduktion

Der Mechanismus der Speichelproduktion besitzt Elemente, die allen elektrolytsezernierenden Drüsen im Verdauungstrakt gemein sind. Die **Sekretion läuft in 2 Phasen** ab (Abb. 6-13):
• Im ersten Schritt wird eine plasmaähnliche Flüssigkeit durch Kombination aktiver Ionentransporte mit einer Plasmafiltration in die Azini abgesondert. Seröse Zellen geben außerdem Alpha-Amylase ab.
• Im zweiten Schritt verändern die Drüsengangszellen das primäre seröse Sekret auf *zweierlei Weise:*
– *Resorption von Natrium* durch aktiven Transport aus dem Lumen
– *Ausscheidung von Kaliumionen* in das Lumen
Der aktive Natriumtransport senkt die Osmolarität der Flüssigkeit im Lumen. Sind die Drüsengangszellen wasserdurchlässig, so wird der osmotische Gradient, den der Natriumtrans-

port aufbaut, eine Wasserabsorption aus dem Lumen antreiben. Nicht gereizte Drüsengangszellen sind nicht gut für Wasser durchlässig. Parasympathische Reizung erhöht jedoch die Wasserpermeabilität der Drüsengangszellen gleichzeitig mit der Verstärkung der serösen Sekretion.
Die Zusammensetzung des Speichels im Mund hängt von der Sekretionsrate ab.

Wasserausscheidung mit dem Speichel

Bei **hohen Sekretionsraten** der serösen Endstücke haben die Drüsengangszellen nicht viel Zeit, den Bikarbonatgehalt zu verändern: Der Speichel ist HCO_3^- *-reich*. Bei **niedrigen Flußraten** dagegen ist der *pH-Wert neutral*.
Die **Osmolarität** des Speichels ähnelt bei hohen Flußraten der des Plasmas, da die Wasserdurchlässigkeit der Drüsengangsepithelien genügt, um Wasser zurückfließen zu lassen, wenn Natrium resorbiert wird. Bei niedrigen Flußraten wird zwar der größte Teil des luminalen Natriums und Chlorids von den Gangepithelien absorbiert. Da jedoch jetzt die Wasserdurchlässigkeit der Drüsengangszellen niedrig ist, kann Wasser den Salzen nicht folgen und die Osmolarität des Speichels weist nur 25% derjenigen des Plasmas auf.

Zusammensetzung, Osmolarität

⇦

1.3.3 Schluckakt

Schluckakt

Schlucken ist ein stereotypes motorisches Muster, bestehend aus einem Zusammenspiel von quergestreifter und glatter Muskulatur. Man unterscheidet **3 Phasen** des Schluckaktes, die mit der Lage des geschluckten Bissens (Bolus) im Zusammenhang stehen. In der *willkürlichen oralen Phase* (Abb. 6-14 A) wird die Konsistenz des Nahrungsgutes vorbereitet und der Bissen von der Zunge in den hinteren Teil des Mundes geschoben. Die *pharyngeale* und eine *ösophageale* Phase folgen *reflektorisch.*

3 Phasen
- **willkürlich**
1. orale Phase
- **reflektorisch**

Die beiden letzten Phasen werden durch das Schluckzentrum im Hirnstamm gesteuert. In der *pharyngealen Phase,* die etwa eine Sekunde dauert, reizt das Eintreten des Bolus in den Pharynx Rezeptoren, die eine feste Folge von Kontraktionen innerhalb der Pharynxmuskulatur in Gang setzen. Die Pharynxkontraktionen erzeugen Druck, um den Bolus in den Ösophagus zu treiben. Erreicht der Bolus die Speiseröhre, so öffnet sich der obere Speiseröhrensphinkter und die Epiglottis deckt die Öffnung der Luftröhre ab. Nach dem Eintritt des Bolus in den Ösophagus schließt sich der obere Ösophagussphinkter wieder, um einen Rückfluß von Nahrung in den Pharynx zu verhindern (Abb. 6-14 C-E).

2. pharyngeale Phase:
1 s
– Muskelkontraktion

Während der *ösophagealen Phase* läuft eine primäre peristaltische Welle als Kontraktion über den ganzen Ösophagus in Richtung Magen. Sie treibt den Bolus innerhalb von 5–10 Sekunden durch die Speiseröhre. Nähert sich der Bolus dem Magen, so erschlafft der untere Ösophagussphinkter, die Kardia. Nach dem Eintritt des Bolus in den Magen schließt sich der untere Sphinkter wieder und unterbindet so einen Rückfluß. Mit der ösophagealen Phase ist außerdem eine Erschlaffung der Magenwand für die Aufnahme der Nahrung verbunden. Die primäre peristaltische Welle leert normalerweise den Ösophagus. Wenn jedoch Nahrung in ihm zurückbleibt, so löst sie sekundäre peristaltische Wellen aus.

3. ösophageale Phase:
5–10 s
– Peristaltik

Klinische Anwendung. Die pharyngeale Phase wird durch Anästhetika unterdrückt und bei Hirnstammläsionen beeinträchtigt. Coffein und Alkohol hemmen die Kontraktionen der glatten Muskulatur am unteren Ösophagussphinkter. Sinkt die Kontraktionsstärke unter ein bestimmtes Niveau, so kann ein **gastroösophagealer Reflux** eintreten. Die daraus folgende Irritation der Ösophagusschleimhaut durch Salzsäure (*Refluxösophagitis*) erzeugt das *Sodbrennen.*

Beispiele:

– **gastroösophagealer Reflux**

Kann der untere Ösphagussphinkter nicht erschlaffen, so tritt die Nahrung nicht in den Magen über. Dieser Zustand heißt **Achalasie.** Sie ist gewöhnlich das Ergebnis einer Schädigung des Plexus myentericus im Ösophagus. Der Ösophagus erreicht die Bauchhöhle durch die Zwerchfellöffnung des Hiatus oesophageus. Wenn der untere Ösophagussphinkter oder ein Teil des Magens in die Brusthöhle gedrückt wird (*Hiatushernie)* werden oft Reflux von Mageninhalt und Sodbrennen ausgelöst. Bei Frauen in der Spätschwangerschaft ist eine solche Erfahrung nicht unüblich. Sie beruht auf der Druckwirkung des Uterus auf die Abdominalorgane.

– Störungen der Kardiafunktionen: **Achalasie**

Wiederholungsfragen:

Fragen

1. Welche grundsätzlichen Mechanismen nehmen an der Produktion des Speichels teil? Warum ist die Speichelzusammensetzung der des Plasmas ähnlicher, wenn die Flußrate hoch ist?
2. Welche Funktionen hat die Speichelamylase?
3. Welche Strukturen gewährleisten den Schluckakt? Kann der Schluckvorgang willkürlich angehalten werden, wenn Nahrung den Ösophagus erreicht hat? Warum oder warum nicht?

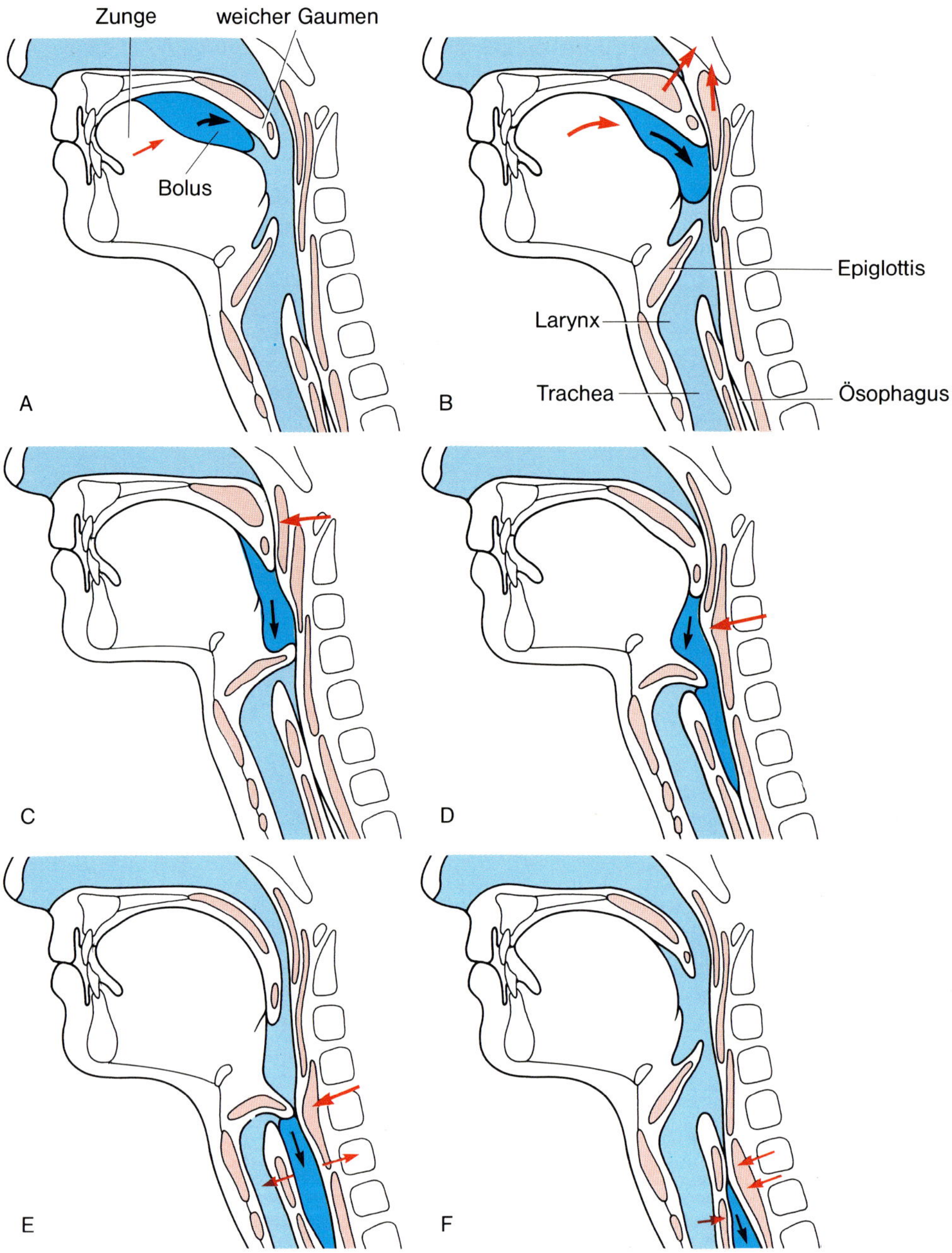

Abb. 6-14 : *Schluckvorgang.* **A.** Während der *willkürlichen Phase* wird ein Bolus (Pfeil) gegen den Pharynx gedrückt. **B-E:** Während der *pharyngealen Phase* schließt der weiche Gaumen den Eingang in den Nasospharynx, und die Epiglottis dichtet den Zugang in die Trachea ab, während Kontraktionen den Bolus in den Ösophagus drücken. **F.** Während der ösophalen Phase wird der Bolus durch aufeinander folgende Kontraktionswellen in den Magen geschoben

Sekretion und Motorik des Magens
Magensekretion

- **Magensäure (HCl)**
  - Bedeutung

1.4 Sekretion und Motorik des Magens

1.4.1 Magensekretion

Die vom Magen sezernierte Säure erfüllt 4 wesentliche Aufgaben:
- erleichtert das Aufschließen der Nahrungspartikel im Chymus
- denaturiert Proteine und Nukleinsäuren
- überführt die inaktive Form der proteolytischen Enzyme des Magens, Pepsinogene, in Pepsin. Dieses kann verstärkt Pepsinogene aktivieren
- zerstört aufgenommene Bakterien.

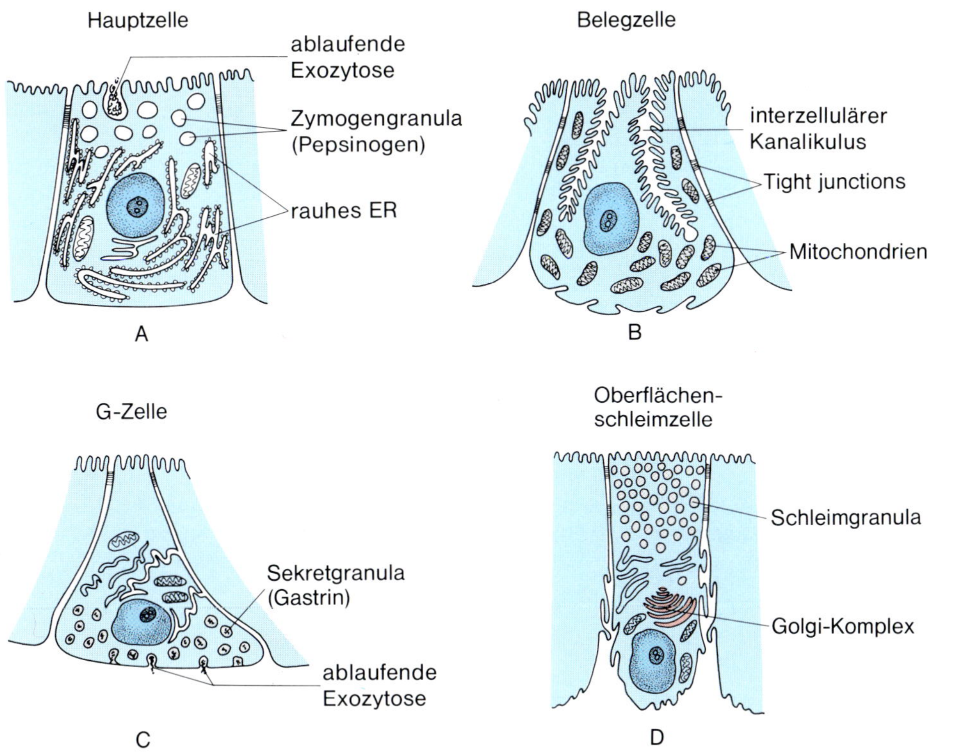

Abb. 6-15: Zelltypen in der *Magenschleimhaut*: **A.** *Hauptzelle* mit rauhem endoplasmatischen Retikulum. **B.** Belegzelle mit vielen Mitochondrien. **C.** *G-Zellen* des Magens mit Gastrin enthaltenden sekretorischen Granula. **D.** *Oberflächenschleimzellen* mit großen Schleimgranula

- **20 000 Magengrübchen/cm^2**

Jeder Quadratzentimeter Magenschleimhaut enthält etwa 20000 Einsenkungen, die Magengrübchen (s. Abb. 6-8)

- **Magendrüsen und ihre Sekrete**

⇦

In jedes Magengrübchen entleert sich das Sekret von 3–7 **Magendrüsen**, die folgende Zellen beherbergen (Tab. 6-3):
• **Hauptzellen:** an der Basis der Drüsen gelegen, geben einen inaktiven Vorläufer des Pepsins, *Pepsinogen*, ab (Abb. 6-15 A).
• **Belegzellen:** liegen verstreut entlang dem Drüsengang (Abb. 6-15 B). Sie sezernieren *HCl* und den *Intrinsic factor*, der für die Aufnahme von Vitamin B_{12} notwendig ist.
• Die Drüsenzellen im Antrum haben keine Belegzellen und geben keine HCl ab; denn wenn der Chymus das Antrum erreicht, ist er bereits angesäuert.
Sie enthalten aber argentophile Zellen, **G-Zellen**, welche das Hormon *Gastrin* sezernieren (Abb. 6-15 C). Die Funktion dieses Hormones wird in Kap. VI/2.7 beschrieben.
Die **Neben- und mukösen Oberflächenzellen** sondern den *dicken Schleim* ab, der das Epithel von Magen und Duodenum gegen die aggressive Säure schützt (Abb. 6-15 D).

Einflüsse auf die Schleimzellen

Die schleimsezernierenden Zellen werden durch mechanische oder chemische Einwirkungen gereizt oder durch den Parasympathikus aktiviert. Die schützende Schleimschicht kann durch bakterielle oder virusbedingte Entzündung zerstört werden, ebenso wie durch einige Nahrungsmittel oder Medikamente, z. B. Aspirin.
Klinische Anwendung. Da Aspirin die Säureproduktion außerdem verstärkt, indem es die Prostaglandinsynthese hemmt, kann es besonders schädlich wirken, wenn es lange und hochdosiert eingenommen wird und Ulcera ventriculi et duodemi verursachen.

– Ulkusgenese

1.4.2 Zellulärer Mechanismus der Säuresekretion

Zellulärer Mechanismus der HCl-Produktion

Abb. 6-16 zeigt den zellulären Mechanismus, der für die HCl-Sekretion durch die Belegzellen verantwortlich gemacht wird. Die abgegebenen Protonen stammen aus der Kombination von H_2O mit CO_2, die bei dem Stoffwechsel der Zelle entstehen:

$(CO_2 + H_2O \rightleftharpoons H_2CO_3 \rightleftharpoons HCO_3^- + H^+)$

Die Belegzelle enthält ein ATP-abhängiges aktives Transportsystem in ihrer luminalen Oberfläche, welches K^+ im Austausch für die abgegebenen Protonen aufnimmt. Das zurückbleibende HCO_3^- verläßt die basolaterale Seite der Zelle und gelangt in den Blutkreislauf. Der Anstieg der H^+-Sekretion in der Folge einer Mahlzeit ruft ein Ansteigen des Plasma-HCO_3^- hervor, eine *Alkaliflut.*

- **H^+/HCO_3^--Abgabe**

Ein Teil des HCO_3^--Transportes durch die basolaterale Membran geschieht im Austausch gegen Cl^- und ein Teil der Cl^--Aufnahme scheint an die Natriumaufnahme in die Zelle gekoppelt zu sein. Allerdings ist der Kopplungsmechanismus noch nicht aufgeklärt. Cl^- verläßt die Zelle auf der luminalen Seite durch erleichterten Transport; er ist möglicherweise an den Kaliumausstrom gebunden, den eine erhöhte HCl-Sekretion begleitet. Das Nettoergebnis der Transportvorgänge der Belegzelle ist Abgabe von HCl.

- **Cl^--Austausch**

Da der Plasma-pH-Wert bei 7,4 und derjenige der abgegebenen Flüssigkeit bei 0,84 liegt, werden die H^+-Ionen gegen einen Konzentrationsgradienten von etwa 2 Mio. zu 1 sezerniert. Das erfordert große Mengen von ATP und nimmt nahezu den gesamten Sauerstoffverbrauch des Magens in Anspruch. Der Energiebedarf dieser Funktion ist erkennbar an der großen Zahl von Mitochondrinen in den Belegzellen (Abb. 6-15 B).

- **pH-Einstellung**

Zusätzlich zu ihren speziellen Transportsystemen besitzen die Belegzellen eine Na^+/K^+-Pumpe auf der basolateralen Seite, um die intrazellulären Konzentrationsgefälle für diese beiden Ionen aufrechtzuerhalten.

- **Na^+/K^+-Pumpe**

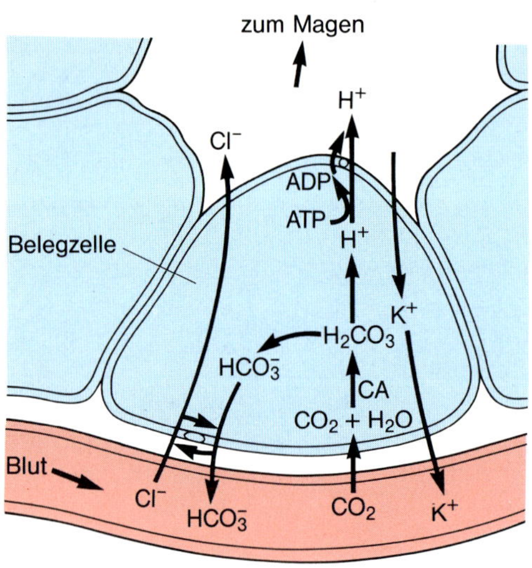

Abb. 6-16:
Schematische Darstellung der *HCl-Sekretion* im Magen

H^+-Produktion gesteigert:

Klinische Anwendung. Jeder Faktor, der die Säuresekretion über das normale Niveau anhebt, kann die protektive Schleimbarriere unwirksam machen und die Wand des Magens schädigen. Er ruft ein peptisches Magengeschwür hervor. Häufiger führt übermäßige Säuresekretion zur Geschwürsbildung im Duodenum oder im Ösophagus (s. Abb. 6-1), die nicht so gut gegen die Säure geschützt sind wie die Magenwand.

- Streß (Angst, Aufregung)
- Alkoholgenuß
- Azetylsalizylsäure (hemmt Prostaglandinsynthese)

Es gibt zahlreiche Ursachen für eine exzessive Säureproduktion: *Angst und Aufregung* können eine gesteigerte Parasympathikusaktivität hervorrufen, welche indirekt die HCl-Sekretion anregt. *Alkohol* reizt direkt die Belegzellen. *Prostaglandine* im normalen Blut hemmen die Säuresekretion. Da Aspirin die Prostaglandinsynthese unterdrückt, kann es die Säuresekretion steigern.

Übermäßige HCl-Sekretion kann durch Medikamente reduziert werden. So blockiert der Histamin-H_2-Blocker Cimetidin die Rezptoren für Histamin, welches die Verstärkung der Säuresekretion der Belegzellen bewirkt.

Magenmotorik

1.4.3 Magenmotorik

Aufgaben

3 Funktionen des Magens werden durch seine Motorik bestimmt:

- er speichert Nahrung in unterschiedlichen Mengen
- er mischt die Nahrung mit den Magensekreten und formt den Chymus
- er gibt den Chymus in den Dünndarm in Portionen ab, welche die folgenden Teile des Verdauungstraktes verarbeiten können.

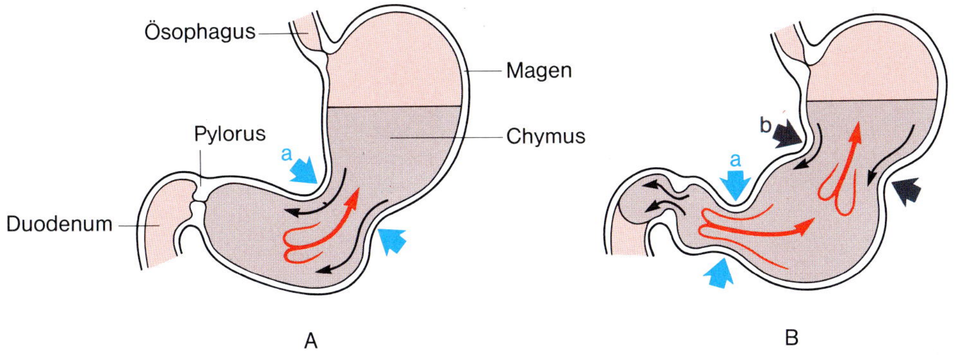

Abb. 6-17: *Peristaltik des Magens.* **A.** Im *Korpus* startende peristaltische Wellen bewegen sich in Richtung Pylorus (a). Die flüssigeren Anteile des Chymus werden dabei gegen den Pylorus gedrückt (schwarze Pfeile), während die festeren im Zentrum liegenden Teile in den Körper zurückgedrängt werden (rote Pfeile). **B.** Zusätzliche peristaltische Wellen (b) wandern in der gleichen Richtung wie unter A beschrieben. Jetzt werden Teile des flüssigen Chymus durch den Pylorus in das Duodenum gedrückt (kleine schwarze Pfeile), während der größte Teil des Chymus wieder in den Körper zurückgedrängt wird, um weiter durchmischt werden zu können: *Retropulsion*

Pylorus-, Antrum-, Mischmotorik

In den ersten Stunden nach einer Mahlzeit drängen langsame schwache Kontraktionen des Magenkörpers seinen Inhalt in Richtung Antrum. **Pylorus- und Antrummotorik ist am stärksten während und kurz nach Mahlzeiten.** Sie sinken im Verlaufe der Zeit ab, wobei die Geschwindigkeit dieser Verringerung von Quantität und Art der Nahrung abhängt. Kräftige **Vermischung** der Nahrung mit HCl, Schleim und Enzymen läuft bei der Formung des Chymus im unteren Teil des Korpus und im Antrum ab.

Die Mischung im Magen kann mit der Wirkung einer Mischpumpe verglichen werden: Wenn eine Portion aufgenommen ist, wirkt ein rotierender Flügel im unteren Teil des Behälters auf das Nahrungsgut, während er das im oberen in unverarbeiteten Brocken liegen läßt. Öffnet sich bei der Nahrungsverarbeitung der Ausgang, der den verflüssigten Portionen im unteren Teil das Abfließen möglich macht, so wird für Nahrung aus den oberen Regionen der Weg zum Hinabsinken frei, wo sie der intensiven Verarbeitung unterliegen. Das geschieht, wenn das vermischte Nahrungsgut durch den Pylorus in den Dünndarm abfließt.

Steuerung, Propulsion, Retropulsion

Die Motorik von Magenkörper und Antrum wird von einer **Schrittmacherregion** kontrolliert, die etwa in der Mitte des *Körpers* liegt. Dieser Schrittmacher setzt in der Längsmuskulatur etwa 3mal/s langsame Wellen in Bewegung, die auf die zirkulären Muskelschichten übergreifen und über das Antrum in Richtung Pylorus wandern. Das Ergebnis ist eine **peristaltische Welle** oder **Propulsion** (Abb. 6-17 A). Wenn diese peristaltische Welle sich dem *Pylorus* nähert, überholt sie den Inhalt, der in diese Richtung getrieben wird. Erreicht sie den Pylorus, kontrahieren sich *Antrum und Pylorus*, um den Sphinkter zu schließen. Nur wenige Milliliter Nahrung können durch den Sphinkter hindurch gelangen. Der größte Teil des Mageninhaltes jedoch wird in das Antrum zurückgedrängt: **Retropulsion** (Abb. 6-17 B).

Magenentleerung

Wenn die Nahrung vom Magen aufgenommen wird, ist sie ein fester Brei. Der Vortrieb ist schwach, so daß nur wenig Nahrung in das Duodenum gelangt. Während der nächsten Stunden wird der Mageninhalt flüssiger, da sich ihm die Magensekretionen beimischen und Propulsion und Retropulsion zunehmen. Die Magenentleerung beschleunigt sich mehr und mehr. Die vollständige Entleerung nach einer Mahlzeit benötigt gewöhnlich mehrere Stunde; denn die Magenbewegung wird durch Signale gehemmt, die im Darm ausgelöst werden. Die Mechanismen dieser Rückkopplung sind in Kap. VI/2.7 beschrieben.

Fragen

Wiederholungsfragen:
1. Welche zellulären Mechanismen tragen zur Sekretion der Magensäure bei?
2. Welche Anteile der Magenmotorik sind in die kräftige Vermischung der Nahrung mit den Magensekreten einbezogen?
3. Welches ist die Funktion des Pylorus?

Sekretion und Motorik im Darm
Alkalisekretion von Darm und Pankreas

1. Darmsekretion
- Elektrolyte mit HCO_3^- (Lieberkühn-Krypten)
- Flüssigkeit (Brunner-Drüsen)

Störungen
- Diarrhoe, Dehydratation

2. exokrine Pankreassekretion

1.5 Sekretion und Motorik im Darm

1.5.1 Alkalisekretion von Darm und Pankreas

Ein fester Nahrungsbrei ist notwendig, um das **Duodenum** vor Enzymen und Säure im Chymus zu schützen. Dagegen ist ein dünnerer Nahrungsbrei für den übrigen Teil des Darmes günstiger. Zusammen mit Schleim sezernieren die Darmepithelzellen eine Elektrolytlösung mit HCO_3^-. Der größte Teil der Darmsekretion stammt von Zellen in den Lieberkühn-Krypten (s. Abb. 6-5). Im Duodenum wird ein substantieller Betrag an Flüssigkeit von den submukösen Drüsen (Brunner) abgegeben, die sich in die Krypten entleeren. Die Sekretion an Darmflüssigkeit steigt bei mechanischer Reizung und durch Anregung der Pankreassekretion.

Klinische Anwendung. Sie kann auch durch Bakterientoxine verstärkt werden, z. B. von den Erregern der Cholera. Übermäßige Abgabe von Darmflüssigkeit führt zu profusem *Durchfall, Dehydratation* und *HCO_3^--Verlust.*

Das **Pankreas** erfüllt 2 vollständig getrennte Aufgaben: die exo- und endokrine. Die **exokrine Drüse** sezerniert $NaHCO_3$ und Verdauungsenzyme in das Lumen des Duodenums über den Pankreasgang. (Abb. 6-18): *Azinuszellen* geben Enzyme, *Gangzellen* die primären Elektrolytlösungen ab.

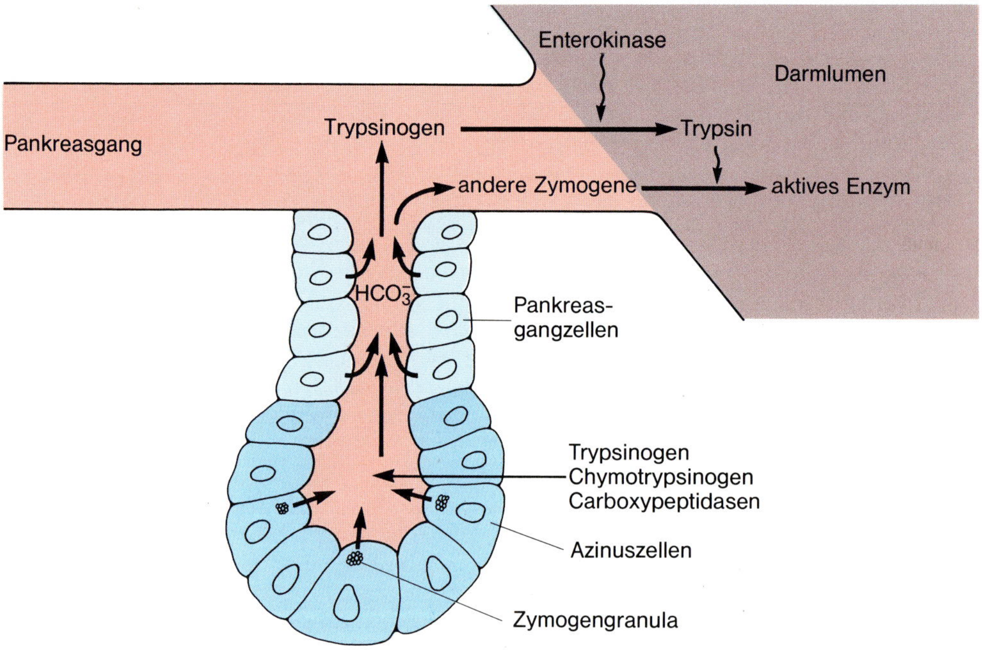

Abb. 6-18: Schematische Darstellung der *Pankreassekretion:* Die Azinuszellen geben Enzyme als Zymogengranula ab, während die Drüsengangszellen Bikarbonat sezernieren. Im Darmlumen spaltet das Enzym Enterokinase von der inaktiven Form des proteolytischen Enzyms Trypsin, dem Trypsinogen, einen Teil ab und setzt dadurch aktives Trypsin frei

Mechanismen der Sekretbildung

Die Flüssigkeitssekretion des Pankreas beträgt etwa 2 l pro Tag, wobei ihr Hauptteil nach den Mahlzeiten erfolgt. Die zellulären Mechanismen für die primäre Flüssigkeitsproduktion sind vergleichbar mit denen der Magensäuresekretion, verlaufen nur in umgekehrter Richtung (Abb. 6-19). Innerhalb der Zellen reagieren CO_2 und H_2O miteinander zu H_2CO_3, welches in H^+ und HCO_3^- dissoziiert. Na^+ fließt entlang seinem Konzentrationsgefälle und treibt in gekoppeltem Transport H^+-Ionen aus dem basalen Teil der Pankreasgangzellen. HCO_3^- fließt im Austausch für Cl^- in den Pankreasgang ab und eine basolaterale Natrium-Kalium-Pumpe hält die intrazelluläre Natriumkonzentration der Gangzellen auf einem normalen Niveau.

Verdünnung des Pankreassekretes

Die Pankreasgangzellen sind frei wasserdurchlässig, so daß das Pankreassekret mit dem Plasma isoton ist. Wie in den Speicheldrüsen wird die primäre Flüssigkeit durch Transportprozesse von den Pankreasgangzellen modifiziert. So hängt die Zusammensetzung der Flüssigkeit von der Strömungsrate ab.

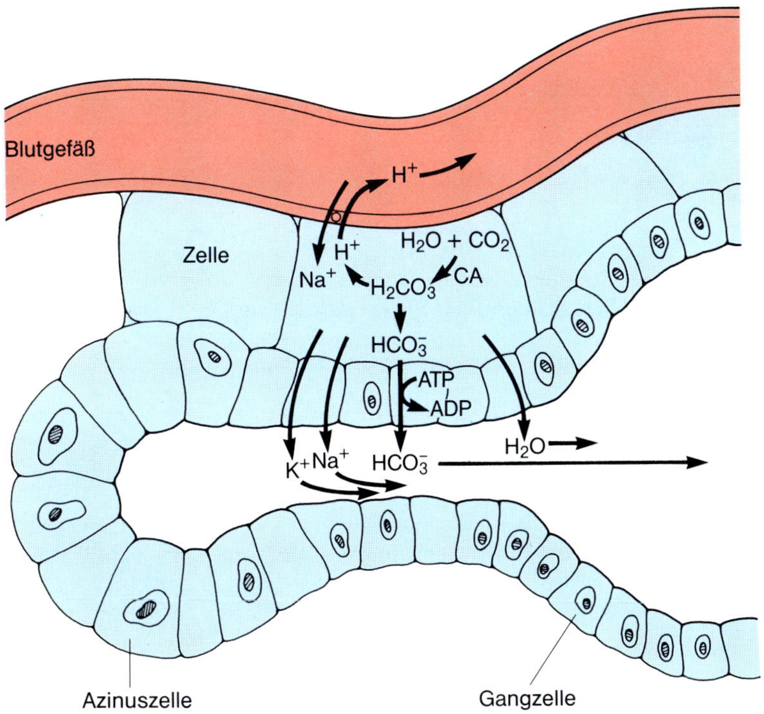

Abb. 6-19: *Bikarbonatsekretion* des Pankreas

Bei hoher Flußrate entspricht sie dem primär sezernierten Sekret und enthält 20 mäqu/l $NaHCO_3$, 30 mquä/l NaCl und einen geringen Betrag von K^+. Bei **geringeren Strömungsraten** steigt die Cl^--Konzentration, die HCO_3^--Konzentration sinkt, während die Na^+-Konzentration nahezu konstant bleibt.

Flußrate

1.5.2 Pankreasenzyme

Pankreasenzyme

⇦

Die Azinuszellen sondern hydrolytische Enzyme in **Zymogengranula** ab (s. Abb. 6-18), das sind inaktive Vorläufer der Verdauungsenzyme, die im Darm aktiviert werden. Die intrazelluläre Produktion und Speicherung inaktiver Enzyme *verhindert die Autodigestion der Pankreaszellen*. Die membrangebundenen Vesikel mit den Zymogenen werden durch Exozytose freigesetzt.
Die **5** wesentlichen **Pankreasenzyme** sind:
- *Proteasen (Peptidasen)*, spezifisch für Peptidbindungen
- *Nukleasen*, die RNA und DNA in ihre Teilnukleotide hydrolisieren
- *Phospholipasen* für den Abbau der Phospholipide zu Fettsäuren und einem polaren Bestandteil
- *Lipasen* zur Zerlegung der Triglyzeride in Fettsäuren und Glycerol und
- eine *Alpha-Amylase* ähnlich der im Speichel.

Auf welche Weise werden nun die inaktiven Pankreaszymogene in aktive umgesetzt? Weiter oben war erwähnt, daß die Pepsine im Magen durch die Säure aktiviert werden. Im Dünndarm findet sich sehr wenig HCl, so daß ein anderer Mechanismus als der für die Pepsinaktivierung im Magen notwendig ist. Die Epithelzellen des Darmes besitzen ein membrangebundenes Enzym, die Enterokinase (s. Abb. 6-18). **Enterokinase** konvertiert das inaktive proteolytische Enzym *Trypsinogen in Trypsin,* welches seinerseits autokatalytisch Trypsinogen aktiviert. Trypsin aktiviert darüber hinaus weitere Pankreaszymogene, Proenzyme, durch die Abspaltung spezifischer kleiner Peptide.

Aktivierung der Zymogene durch **Enterokinase**

Klinische Anwendung. Wenn der Pankreasgang blockiert ist, kann der niedrige endogene Trypsinspiegel im Pankreas so stark ansteigen, daß er den protektiven Effekt der Trypsininhibitoren übersteigt, die ebenfalls im Pankreas enthalten sind: das Pankreas beginnt sich selbst zu verdauen, Pankreatolyse, wie bei der schweren akuten Pankreatitis.

Störungen der Sekretabgabe
Pankreasgangokklusion →Trypsin ↑→ **akute Pankreatitis**

Leber und Galle

1.5.3 Leber und Galle

Fettverdauung benötigt Galle, die die Leber herstellt.

Gallenbestandteile

Die 6 wesentlichen **Bestandteile der Galle** sind:
- *Gallensäuren*
- das Phophoslipid *Lecithin*
- *Cholesterin*
- das Endprodukt des Hämoglobinabbaues *Bilirubin*, das auch als Gallenpigment bezeichnet wird
- *toxische Chemikalien*, die durch die Leber detoxifiziert worden sind
- $NaHCO_3$ wie im Pankreassaft (s. Tab. 6-4).

Gallensäureabgabe

Gallensäuren werden aus Cholesterin (etwa 0,5 g/d) hergestellt und machen etwa die Hälfte der Galle aus. Bevor sie ausgeschieden werden, unterliegen sie einer Umsetzung, *Konjugierung*, die mit den Aminosäuren Glycin oder Taurin abläuft, um sie besser wasserlöslich zu machen.

Konjugierte Gallensäuren heißen Gallensalze. Der vollständige Gallensäuren- und -salzgehalt des Körpers umfaßt nur 3–4 g. Gallensalze werden wiederverwendet. Der vollständige Gallensäurenbestand des Körpers rezirkuliert etwa 10mal am Tag (Abb. 6-20). Die 0,5 g Gallensäure pro Tag, die im Darm verlorengehen, entsprechen ungefähr der normalen Produktion durch die Leber.

- **Gallensalze und ihre Rezirkulation**

Die **Rezirkulation** der abgegebenen **Gallensalze** läuft in Stufen ab:
- Bakterien im **Darm** lösen die *Gallensalzkonjugate in -säuren* auf, die im Dünndarm absorbiert werden und über die V. portae zur Leber gelangen
- die **Leber** wandelt die reabsorbierten Gallensäuren in -salze um und scheidet sie zusammen mit neusynthetisierten Gallensäuren aus.

Gallenblase: Speicherung der Galle

Zwischen den Mahlzeiten wird Galle in der Gallenblase gespeichert (Abb. 6-20). Der Sphinkter Oddi liegt dort, wo Ductus choledochus und D. pancreaticus major das Duode-

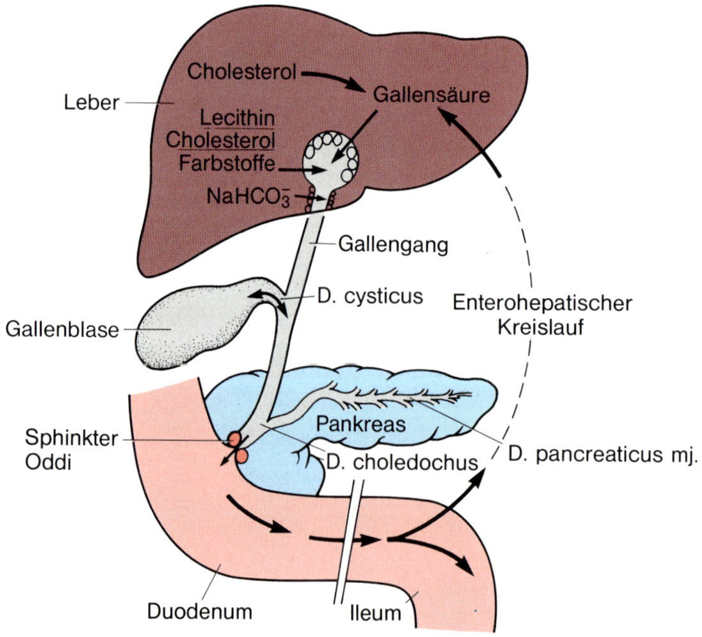

Abb. 6-20: Schematische Darstellung der *Gallensekretion* in das Duodenum: Galle wird in der Leber produziert und in der Gallenblase gespeichert. Der Sphinkter Oddi reguliert den Austritt von Galle und Pankreassaft in das Duodenum. Der größere Teil der Gallensalze wird im Ileum in Gallensäuren umgewandelt und von dort in die Leber zurückgeführt. Darin besteht der *enterohepatische Kreislauf* der Gallensalze

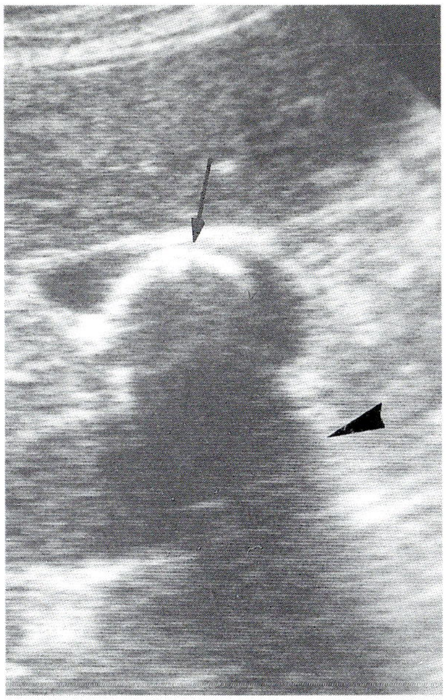

Abb. 6-21:
Solitäres Konkrement mit Kuppenreflex (→) und distalem Schallschatten (➤) im Sonogramm

num erreichen und ist normalerweise verschlossen, so daß die kontinuierlich von der Leber abgegebene Gallenlüssigkeit durch den D. cysticus in die Gallenblase fließt.

Leistung der Gallenblase ⇦

Die **Gallenblase** absorbiert aktiv Natrium und Wasser und konzentriert die Gallenflüssigkeit auf das 5 bis 20fache. Da die Kapazität der Gallenblase etwa 30–40 ml beträgt, kann sie ein Äquivalent von 200–800 ml Gallenflüssigkeit speichern.

Nach geeigneter Reizung erschlafft der Sphinkter Oddi und die glatte Muskulatur der Gallenblase kontrahiert sich, um konzentrierte Galle freizusetzen.

Störungen der Gallenspeicherung

- **Gallensteine**
  - Cholecystolithiasis
  - Choledocholithiasis

Klinische Anwendung. Übermäßige Sekretion von Cholesterin durch die Leber oder eine Überkonzentration in der Gallenblase kann zu einer Übersättigung mit Cholesterin führen. Wird dieser Zustand chronisch, so kann das Cholesterin, welches sich aus der Galle ausscheidet, sand- oder steinförmige Konkremente bilden, Gallengangs- oder Gallenblasensteine, je nach Lokalisation (Abb. 6-21). Die Cholelithiasis verursacht Übelkeit, Schmerzen und behindert die Verdauung, wenn die Steine in den Hauptgallengang wandern und ihn blockieren. Dann entsteht ein Ikterus. Eine neue Technik, die *Lithotripsie,* wird erfolgreich genutzt, um bestimmte Gallensteine zu zerstören, die früher chirurgisch entfernt wurden. Kleine Konkremente können z. T. auch medikamentös aufgelöst werden.

Fragen

Wiederholungsfragen:
1. Welche Enzyme werden vom Pankreas abgegeben?
2. Warum werden Pankreasenzyme als Zymogene gespeichert? Wie werden sie im Darm aktiviert?
3. Was sind die wesentlichen Sekrete der Leber? Welche Rolle spielt die Gallenblase? Welche möglichen Wege durchlaufen die Gallensäuren, die in der Galle den Darm erreichen?

1.5.4 Darmmotorik

Darmmotorik

Aufgaben ⇦

Die Darmmotorik hat 3 Funktionen:
- sie *mischt den Chymus* mit Verdauungsenzymen, Flüssigkeiten und der Galle, die von Pankreas und Gallenblase abgegeben werden (**Mischung**)
- sie *bewegt den Chymus* im Lumen, um den Kontakt mit den absorptiven Epithelzellen zu ermöglichen **(Schleimhautkontakt)**
- sie *treibt den Chymus* in die folgenden Abschnitte des Magen-Darm-Kanales (**Transport**)

Bei häufiger Segmentierung bewegt sich der Chymus langsamer und das Mischen fördert Verdauung und Absorption.

1. Dünndarmperistaltik

Peristaltische Kontraktionen überlagern die Segmentation. Ihre relative Bedeutung wechselt entlang dem **Dünndarm.** In Duodenum und Jejunum sind peristaltische Wellen selten und laufen nur über etwa 10 cm, während die Aktivität der Segmentation hoch ist. Das begrenzt die Chymusbewegung auf etwa 1 cm/min oder 0,5 m/h. In den kaudalen Abschnitten des Jejunums und im Ileum wachsen Amplitude und Dauer der peristaltischen Wellen und beginnen gegenüber der Segmentation vorzuherrschen. Damit verstärken sie den Transport des Darminhaltes in Richtung Dickdarm. Insgesamt gesehen verschiebt sich der Darminhalt über die 7 m vom Pylorus zum Dickdarm in etwa 5 Stunden.

2. Dickdarmmotorik
- Taenien
- Haustren

Die spärliche Längsmuskulatur des **Dickdarmes** ist in 3 Faserzüge, *Taeniae coli* konzentriert. Die Aktivität der Ringmuskulatur dagegen ist hoch, so daß die Motorik im Dickdarm durch *langandauernde Segmentationen* gekennzeichnet wird, den **Haustren** (Abb. 6-22):

⇨

> Sie bewegen den Darminhalt – 1 bis 2 l erreichen den Dickdarm täglich – langsam voran. Sie geben damit ausreichend Zeit für die Absorption des größten Teiles der im Chymus übriggebliebenen Flüssigkeit. Haustren finden sich häufiger im absteigenden und sigmoiden Kolon als im aufsteigenden und Querdarm. Die Fortbewegung des Darminhaltes geschieht mit 5 cm/h.

Massenbewegung
- gastrokolischer Reflex

Der wesentliche Transport im Dickdarm findet nur wenige Male am Tag durch die *Massenbewegungen* statt (Abb. 6-23).

⇨

> Bei einer Massenbewegung ist die Segmentierung unterbrochen und eine starke peristaltische Welle läuft den Dickdarm entlang und drängt Darminhalt in das Rektum. Massenbewegungen können den Chymus vom Zökum bis zum Sigmoideum schieben und ereignen sich gewöhnlich nach einer Mahlzeit als *gastrokolischer Reflex.*

- ilozäkaler Sphinkter

Das Ende des Ileums und der Dickdarm sind voneinander durch den ileozäkalen Sphinkter getrennt, welcher die Entleerungsrate des Dünndarmes festlegt. Er ist über die meiste Zeit verschlossen und verhindert so den Rückfluß vom Dickdarm in das Ileum. Er erschlafft,

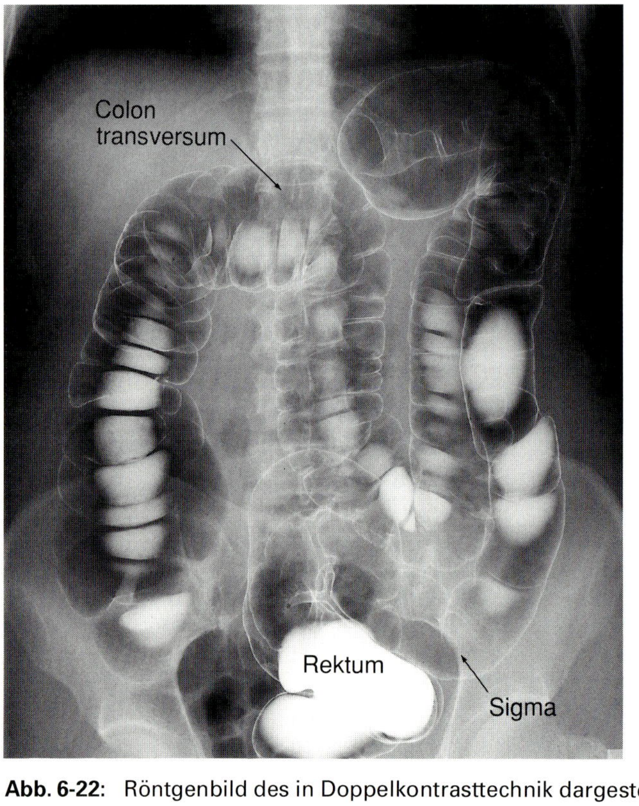

Abb. 6-22: Röntgenbild des in Doppelkontrasttechnik dargestellten Kolonrahmens

wenn das Ende des Ileums durch den Chymus gedehnt wird, und er schließt sich, wenn sich das Kolon kontrahiert. Faktoren, die die Magenbewegung steigern, können den Ileozäkalsphinkter öffnen und die Passage beschleunigen.

1.5.5 Defäkation

Der Analkanal besitzt zwei Schließmuskeln: Den *inneren Analsphinkter*, der aus glatter Muskulatur besteht und autonomer Kontrolle unterliegt und den *externen Analsphinkter* aus quergestreifter Muskulatur, die sowohl willkürlich wie auch durch autonome Kontrolle reguliert wird. Der innere Analsphinkter ist normalerweise geschlossen. Wenn das Rektum zunehmend gedehnt wird, erschlafft der innere Analsphinkter und der äußere kontrahiert sich. Die Dehnung des Rektums erzeugt Stuhldrang. Wenn es die Bedingungen erlauben, wird diesem Drang durch willkürliche Relaxation des äußeren Sphinkters nachgegeben. Eine Reihe von Reflexkontraktionen im absteigenden Dickdarm und Sigmoideum sowie Rektum erlauben dann die Entleerung einer relativ großen Menge Fäzes, die auch die im Rektum gespeicherte umfaßt. Diese Kontraktionen werden von einem Druckanstieg im Bauchraum unterstützt, den eine Kontraktion der Skelettmuskulatur zustande bringt, die *Bauchpresse*. Erlauben die äußeren Bedingungen eine Defäkation nicht, so reichen die Kontraktionen des äußeren Sphinkters, um die Rektumkontraktionen zu stoppen, der Stuhldrang läßt nach. Diese Reizfolge und die danach eintretende willkürliche Verschiebung der Defäkation kann mehrfach wiederholt werden; denn das Rektum kann sich durch Dehnungsrelaxation an eine verhältnismäßig große Kotmenge anpassen.

Defäkation

2 Analsphinkter, Bauchpresse

- M. spincter ani int.: **erschlafft bei Rektumdehnung**
- M. spincter ani ext.:
  - willkürliche Relaxation →**Defäkation**
  - Kontrakion →**Stuhldrang hört auf**
- Bauchpresse

Stuhlverhaltung

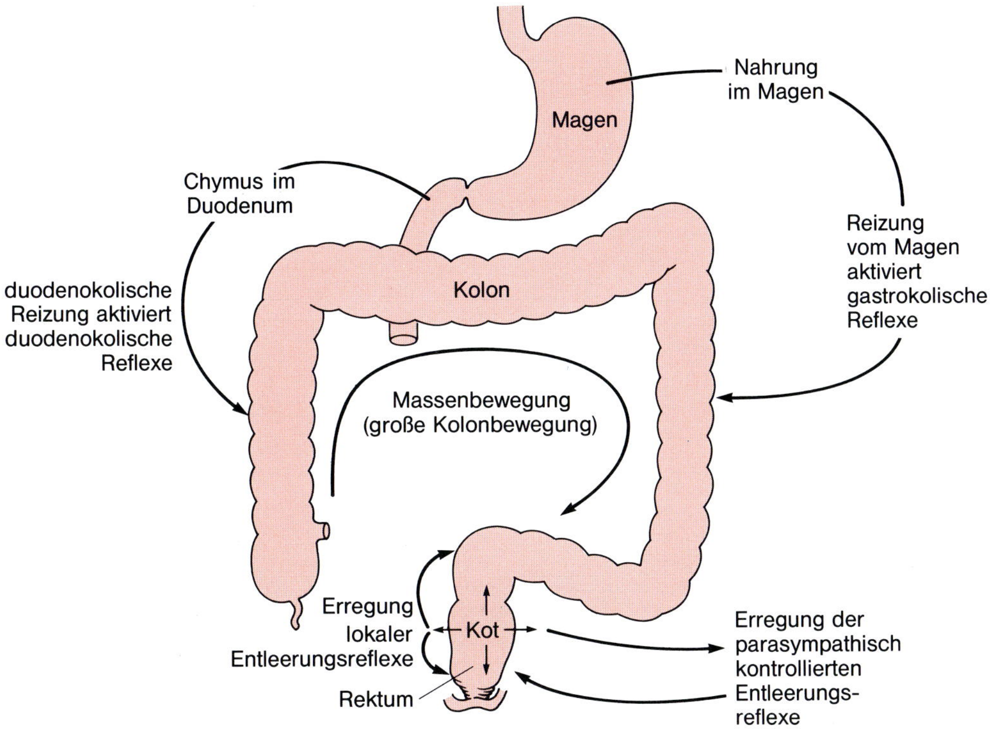

Abb. 6-23: *Reflexe in Kolon und Rektum.* Im Dickdarm laufen mehrmals am Tage peristaltische Wellen ab, sog. große Kolonbewegungen. Der Eintritt von Darminhalt in den Dickdarm wird durch den ileozäkalen Sphinkter reguliert. Als Ergebnis der großen Kolonbewegungen gelangen Fäzes durch den inneren Analsphinkter ins Rektum und lösen Stuhldrang aus. Die Darmentleerung macht eine willkürliche Erschlaffung des äußeren Analsphinkters erforderlich

Täglicher Flüssigkeits- und Solutenaustausch

Austausch im Magen-Darm-Trakt

1.6 Täglicher Flüssigkeits- und Solutenaustausch

1.6.1 Austauschbilanz im Magen-Darm-Trakt

Aufnahmemengen der Nährstoffe

Nahrungs- und Wasseraufnahme wechseln sehr stark von Person zu Person und von Tag zu Tag. Tab. 6-5 faßt die Aufnahmemengen eines Erwachsenen zusammen. Gelöste Nahrung umfaßt 300–800 g Kohlenhydrate, 75 g Protein und 60–100 g Fett, vorwiegend Neutralfette oder Triglyzeride. Fette haben den doppelten Energieinhalt von Kohlenhydraten und Proteinen pro Gewichtseinheit.

Energieaufnahme

⟹

30–40% der aufgenommenen Energie stammen **aus Fetten,** die **Hälfte** der Energie aus **Kohlenhydraten** und **10–20% von Proteinen.** Unter den Kohlenhydraten sind normalerweise 60% Stärke, 30% Zucker und 10% Laktose oder Milchzucker. Der Verdauungstrakt sezerniert ungefähr 20 g Protein in Form der Verdauungsenzyme pro Tag.

Aufnahme und Stoffbedarf

Diese Enzyme werden zusammen mit den zugeführten Proteinen abgebaut und ihre Aminosäuren wieder aufgenommen.
Etwa 4 Stunden werden benötigt, um eine gewöhnliche Mahlzeit zu verdauen. Nur wenige nützliche Bestandteile gehen dabei verloren. Tatsächlich kann der Verdauungstrakt theoretisch etwa 9 kg Glukose täglich absorbieren. Die Fettabsorption ist stärker begrenzt, übertrifft jedoch die Bedürfnisse des Körpers für Lipide. Das Verdauungssystem wirkt so gründlich, daß der Kot vorwiegend aus nichtverdaulichem Material besteht, wie Pflanzenzellulose, anorganisches Material, Zerfallsprodukte der Darmwandzellen und Bakterienbruckstücke. Eine normale Diät deckt die tägliche Aufnahme von 20–30 g NaCl (Tab. 6-5). Zusätzlich werden 30–40 g NaCl in Mund und Magen durch die Sekretion abgegeben. Der größte Teil dieser aufgenommenen und sezernierten NaCl wird absorbiert. Andere Elektrolyte werden in Grammengen aufgenommen. Sie umfassen Kalium, Magnesium, Kalzium und Phosphat. Der Kaliumgehalt der Nahrung und die Kaliumsekretion sind 10–15 mal niedriger als die Werte für Natrium. Im Gegensatz zu der hohen Natriumkonservierung werden etwa 25% des im Darm aufgenommenen Kaliums ausgeschieden. Einige lebensnotwendige *Spurenelemente,* wie Kalzium, Eisen, Zinn, Kupfer, Jod und Fluor werden ebenfalls aufgenommen und in wechselndem Umfang absorbiert.

Wasserbilanz

⟹

Die **Flüssigkeitsingestion** ist im unteren Teil der Tab. 6-5 angegeben. Täglich wird eine *mittlere Wassermenge von 1–1,5 l* aufgenommen. Die Sekretionen des Magen-Darm-Kanals erreichen etwa 7 l/d einschließlich der 1,5 l Speichel, 3 l Magen-, 2 l Pankreassaft – vorwiegend $NaHCO_3$ zur Pufferung der HCl – und 0,5 l Galle. Der größte Teil dieser täglichen Wassermengen von 8,5 l wird im Dünndarm absorbiert, viel weniger im Dickdarm, so daß nur etwa 100 ml im Kot ausgeschieden werden.

Tab. 6-5: Tägliche Stoffaufnahme in den Verdauungstrakt

Stoff	Herkunft	Menge
Kohlenhydrate	Nahrung	300 bis 800 g
Protein	Nahrung	70 bis 80 g
	abgegebene Enzyme	20 g
Fett	Nahrung	60 bis 100 g
Salz (NaCl)	Nahrung	20 bis 30 g
	Sekretion	30 g
Wasser	freies Wasser und in Nährstoffen gebundenes Wasser	1 bis 1,5 l
Sekretionen	Speicheldrüsen ($NaHCO_3$)	1,5 l
	Magen (HCl)	3,0 l
	Pankreas ($NaHCO_3$)	2,0 l
	Leber (Galle)	0,5 l

In Magen und Dünndarm halten sich Sekretion und Absorption von Flüssigkeit etwa die Waage. Im Kolon übersteigt Absorption die Sekretion und das Volumen des Darminhaltes nimmt damit ab.

Wiederholungsfragen:
1. Welche Funktionen erfüllt die Darmmotorik?
2. Was verstehen Sie unter Massenbewegung?
3. Welcher Darmabschnitt hat Haustren?

Fragen

1.7 Zusammenfassung

• Der Aufbau des Verdauungstraktes erlaubt eine **schrittweise Verarbeitung der Nahrung:**
- Im **Mund** wird die Nahrung *zerkleinert* und mit dem *Speichel vermischt.*
- Im **Magen** wird die zerkleinerte Nahrung *angesäuert,* die *Proteinverdauung* setzt ein und das Nahrungsgut wird *gespeichert,* bis der durch das Vermischen von Nahrung mit den Sekreten hergestellte Chymus in den Dünndarm weiterbefördert wird.
- Im **Dünndarm** *neutralisiert* Bikarbonat den Inhalt. *Verdauung* und Absorption von Proteinen, Kohlenhydraten und Fetten laufen ab.
- Die Aufgabe des **Dickdarmes** besteht in der Speicherung nichtabsorbierten Materials.

• **Strukturen des Verdauungstraktes** dienen mannigfaltigen Aufgaben:
- Das **Epithel** umfaßt sekretorische und absorptive Zellen.
- Die **glatte Muskulatur** im Magen-Darm-Kanal besorgt die Bewegung des Inhaltes.
- **Blut- und Lymphgefäße** sichern die Versorgung des Gewebes und den Abstransport der aufgenommenen Nährstoffe.

• Die **Muskeltätigkeit** mischt und bewegt die Nahrung im Verdauungstrakt. Sie ist das Ergebnis von Depolarisation der Membran der glatten Muskelzellen und der Wirkung von Reflexwegen innerhalb der neuralen Plexus der Darmwand. Die *Bewegungsmuster* bestehen in **Pendelbewegung, Segmentierung** und **peristaltischen Wellen.**

• Die **Sekretion** im Verdauungskanal erfüllt zahlreiche Funktionen:
- **Schleim** vermittelt Gleitfähigkeit und schützt alle Regionen des Verdauungskanals. Er findet sich im Speichel zusammen mit Wasser und Alpha-Amylase.
- Im Magen weden **Salzsäure** und **Pepsin** sezerniert.
- In den Dünndarm entleert das Pankreas $\mathbf{HCO_3^-}$ sowie **Enzyme** für die Verdauung von Kohlenhydraten, Proteinen und Lipiden.
- Die von der Leber erzeugte **Galle** gelangt zusammen mit den Pankreassekreten in das Duodenum.

• Die **Säure- und Bikarbonatsekretion** sind das Ergebnis aktiver Transporte und fazilitierter Transportprozesse. Das Blut, welches den Magen verläßt, ist *stärker alkalisch* als im übrigen Kreislauf, vor allem nach einer Mahlzeit. Blut aus Dünndarm und Pankreas, den Orten der Bikarbonatsekretion, ist *saurer als das arterielle Blut.* Über die Zeit gesehen gleichen sich Sekretion von Säure und Basen aus.

• Die in der Leber gebildeten **Gallensalze,** die mit der Gallenflüssigkeit in das Duodenum abgegeben werden, sind wegen ihrer emulgierenden Wirkung für *Fettverdauung und -absorption* notwendig. Wenn sie ihre Aufgabe im proximalen Teil des Dünndarmes erfüllt haben, werden sie von Bakterien zerlegt und in Form der Gallensäuren wieder rückresorbiert **(enterohepatischer Kreislauf).** Die Gallensäuren gelangen als Gallensalze in die Leber zurück.

• Die Verdauungsmotorik mischt Verdauungssäfte und Chymus, fördert die Absorption der Nährstoffe und transportiert den Chymus durch den Darmkanal. Im **proximalen Dünndarm** herrscht *mischende Segmentierung* vor, in den **aboralen Teilen** *Peristaltik. Massenbewegungen* sind die hauptsächliche propulsive Tätigkeit des **Dickdarmes.**

1.8 Übungsfragen

1. Beschreiben Sie die Rolle von Mund, Ösophagus, Magen, Dünndarm und Dickdarm bei der schrittweisen Aufbereitung der Nahrung.
2. In welchen Stufen läuft die Speichelproduktion ab?
3. Der Tonus der glatten Muskulatur im Verdauungstrakt kann gesteigert oder vermindert sein. Wie kommen diese Veränderungen zustande und wie trägt eine solche Tonusveränderung zur Tätigkeit des Verdauungstraktes bei?
4. Erklären Sie, warum im Magen Retropulsion die Propulsion überwiegt und jeweils nur eine kleine Menge Chymus mit jeder peristaltischen Welle in den Dünndarm gelangt.
5. Welche Zellen des Magens besitzen den stärksten oxidativen Stoffwechsel? Welche Funktionen erfüllen diese Zellen?
6. Welch Pankreasenzyme kennen Sie?
7. Was ist Enterokinase und welche Rolle spielt sie bei der Verdauung?
8. Welche willkürlichen und unwillkürlichen Mechanismen sind an der Defäkation beteiligt?

1.9 Klinische Physiologie: Magen-Darm-Erkrankungen und deren Auswirkungen auf den Elektrolyt- und Wasserhaushalt

1.9.1 Erbrechen, Diarrhoe

Erbrechen und Diarrhoe entziehen dem Verdauungstrakt u.U. große Mengen Flüssigkeit (Sekrete) und bedrohen damit die Homöostase.

Erbrechen ist die Antwort des Magens oder des Darmes auf Irritationen durch chemische Wirkstoffe, Bakterien, Virusinfektionen oder Überdehnung. Beim gesunden Menschen löst Erbrechen keine längeren Folgen aus. Manche Krankheiten gehen mit häufigem Erbrechen einher und bedeuten so einen deutlichen Verlust an Körperflüssigkeit und sauren Äquivalenten. Da sich H^+ und K^+ verhalten, also ob sie einen gemeinsamen Carrier benutzen, löst die durch Erbrechen hervorgerufene *Alkolose einen Anstieg der K^+-Sekretion* im distalen Tubulus aus. Es entsteht eine **Hypokaliämie**, die bei chronischem Erbrechen schließlich den Tod durch Arrhythmien des Herzens herbeiführen kann.

Diarrhoe (Durchfall) ist ein Symptom bei Funktionsstörungen oder Infektionen des Darmes. Sie ergibt sich aus verstärkter Motilität oder dem Mißverhältnis zwischen Sekretion und Reabsorption von Flüssigkeiten und Elektrolyten oder aus beidem. Damit der größte Teil des Nahrungswassers und der Sekrete von Magen, Pankreas, Leber und Duodenalschleimhaut absorbiert werden kann, muß der Chymus langsam durch Dünndarm und Dickdarm gelangen. Zahlreiche Bakterien und Viren können die Mukosa des Darmes infizieren und dabei Substanzen freisetzen, die die Segmentation hemmen und die Peristaltik beschleunigen. Eine so verstärkte Motilität treibt den Chymus durch den Dickdarm, ehe Wasser und Elektrolyte ausreichend absorbiert sind. So entsteht die Diarrhoe.

1.9.2 Toxische Diarrhoe, Dehydratation (Exsikkose)

Die gefährlichsten Durchfallserkrankungen entwickeln sich durch Bakterientoxine, die die Darmsekretion stark erhöhen, z.B. das **Choleratoxin.** Seine Wirkung besteht in der Bindung an einen Rezeptor, der normalerweise das Peptidhormon für die Sekretionsregulation im Darm aufnimmt. Bei der Toxinbindung wird die Konzentration von cAMP erhöht. Damit steigt die Sekretion und die Elektrolytabsorption wird gehemmt. Das Sekret enthält größere Mengen an Na^+, K^+ und HCO_3^-. Ihr Verlust zusammen mit dem an Nahrungsflüssigkeit und Elektrolyten, die der Absorption nicht mehr unterliegen, führt schnell zu *Dehydratation* und *Azidose.*

Diese Symptome, und nicht die Infektion selbst, sind die lebensbedrohlichen Auswirkungen der Krankheit. Besonders schnell verläuft eine solche Erkrankung bei Neugeborenen und Kindern, weshalb sie eine wesentliche Ursache der kindlichen Mortalität in Entwicklungsländern ist.

> **Behandlung:** Trinken einer einfachen Lösung mit *Na^+, HCO_3^- und Glukose*. Nur in schweren Fällen sind i.v. Rehydratation und andere Medikamente erforderlich.

Mütter in Ländern der Dritten Welt sind leicht mir solchen Lösungen zu versorgen und zur Behandlung anzuleiten, zumal qualifizierte medizinische Hilfe oft nicht sofort verfügbar ist.

Als besonders verwerflich soll erwähnt werden, daß offenbar **diarrhoeauslösende Toxine** isoliert wurden, um sie für *chemische Kriegsführung* einzusetzen. Ihre Auswirkungen sind sehr unmittelbar und wirken außerordentlich desorganisierend.

Verdauung, Absorption

2 Verdauung und Absorption

Das Kapitel informiert über:

- **Absorption** von Wasser, Aminosäuren und Zucker
- den **transmembranären Natriumgradienten** und den **karriergetriebenen Kotransport** von Aminosäuren und Zucker in den Darmepithelzellen
- **Kohlenhydratverdauung** in Mund, Magen und Dünndarm und die Rolle der **Bürstensaumenzyme** des Dünndarmes
- **Fettverdauung,** Bedeutung der **Galle** für die Emulgierung sowie die **Lipidabsorption** und **Resynthese** in den Epithelzellen und für den Transport in der Lymphe
- Vorgänge der Eisenabsorption
- Absorption wasserlöslicher und fettlöslicher **Vitamine** und die dafür spezialisierten Transportmechanismen
- **kephalische, gastrische und intestinale Phase der Verdauung** und die langen und kurzen Reflexe bei der Verdauungskontrolle
- **gastrointestinale Hormone** Gastrin, Motilin, GIP, Sekretin und Cholezystokinin und ihre Bedeutung für die Magen-Darm-Funktionen.

Einführung

2.1 Einführung

Nahrungsaufnahme ⇨

> Die Absorption von **Wasser**, **Elektrolyten** und **Nährstoffen** läuft *nahezu vollständig im Dünndarm* ab.

Energieaufnahme

Die maximale Absorptionskapazität des Darmes ist viel größer als die normale Nährstoffaufnahme. Auch wenn die *Nahrungsmenge,* die ein Mensch aufnimmt, seine Ernährungsbedürfnisse weit überschreitet, werden vom Dünndarm nahezu 100% der aufgenommenen Fette, Proteine und Kohlenhydrate absorbiert. Die **Energieaufnahme** muß deshalb auf dem Niveau der Nahrungsaufnahme reguliert werden, da sie auf der Ebene der Absorption nicht beeinflußt werden kann. Im Gegensatz dazu werden Kalzium und Eisen gewöhnlich nicht vollständig im Darm absorbiert. Daher sind Anpassungen der Aufnahmerate dieser Substanzen im Magen-Darm-Trakt wichtig für ihre Blutkonzentrationen.

Das Verdauungssystem besitzt eine **Eigenregulation,** deren Umfang von keinem anderen Organsystem erreicht wird:

Eigenregulation durch
- Muskelzelle
- intramurales Nervensystem (DNS)
- eigenes endokrines System

• Seine **glatten Muskelzellen** sind fähig zu *rhythmischer spontaner Kontraktion,* auch wenn keine nervösen oder hormonalen Einflüsse wirksam sind.

• Das **„Organgehirn"** des Verdauungstraktes besteht aus 2 Plexus und enthält ca. 10^8 Neuronen, was etwa der Neuronenzahl des Rückenmarkes entspricht. Die Plexus sind technisch gesehen parasympathische Ganglien. Die meisten Neurone sind jedoch weder dem adrenergen noch cholinergen System zuzuordnen, sondern benutzen kleine *Peptide als Neurotransmitter* und *-modulatoren.*

• Der Verdauungstrakt besitzt auch ein **eigenes endokrines System,** um Motorik und Sekretion in den verschiedenen Teilen dieses Schlauchsystems zu koordinieren. Die Verwandtschaft zwischen den endokrinen Zellen des Verdauungstraktes, den Neuronen des Darmwandnervensystems (DNS) und dem ZNS wird durch ihre chemischen Signale deutlich. Früher nur als „Verdauungshormone" bekannte Peptide haben sich inzwischen als Neurotransmitter in den Plexus und im ZNS nachweisen lassen.

2.2 Aufnahme von Flüssigkeit und Soluten in Blut und Lymphe

Flüssigkeits- und Solutenaufnahme

2.2.1 Absorptionsweg aus dem Verdauungstrakt

Absorptionsweg

4 Barrieren:
- Schleim
- Mukosaepithel
- Interstitium
- Kapillarendothel

Zwischen dem Darmlumen und dem Blut liegen folgende Strukturen (Abb. 6-25):
- Schleimschicht, welche die Mikrovilli bedeckt
- Schleimhautepithel
- Interstitium
- Kapillarendothel.

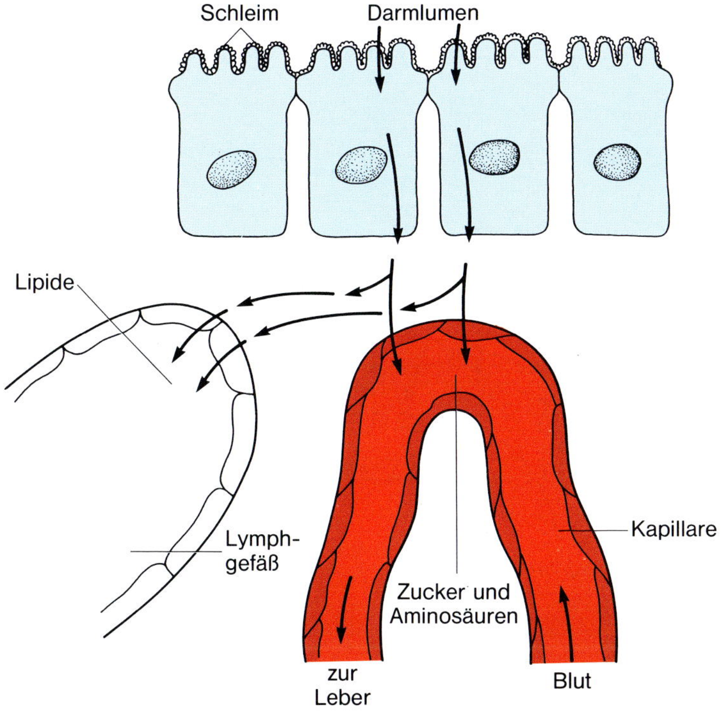

Abb. 6-25: Um in Blut oder Lymphe zu gelangen, müssen die aus dem Darmlumen absorbierten Stoffe durch mehrere Schichten hindurchtreten: die äußere *Schleimschicht,* die *Epithelzellmembran,* das Zytoplasma der Epithelzellen einschließlich dem Zentrum der Mikrovilli, die basolaterale Membran, die *interstitielle Flüssigkeit* und die *Membranen* und das *Zytoplasma* der *kapillären* oder *Lymphgefäßendothelzellen.* Der Weg durch die Schleimhaut in das Blut ist für die Nährstoffe verschieden

Die Wege durch diese Barrieren sind für die einzelnen Substanzen verschieden. Die Nährstoffmoleküle können gewöhnlich nur in ganz anderen Formen in den Körper aufgenommen werden, als sie in den komplexen Molekülen in der Nahrung auftreten. Die Verdauung von Lipiden, Kohlenhydraten und Proteinen hat einen gemeinsamen Schritt: Sie laufen alle über eine Hydrolyse. In hydrolytischen Reaktionen werden die Bindungen gespalten, die die Untereinheiten der Nährstoffmoleküle verbinden und jeweils ein H^+- und OH^--Ion des Wassers werden an die beiden Enden der geteilten Moleküle angefügt. Die Verdauungsenzyme katalysieren die Hydrolyse der spezifischen Arten von Bindungen; ihre Wirkung wird von Sekreten optimiert, die pH-Wert und Osmolarität im Verdauungstrakt anpassen.

Absorptionsmechanismen:

Wenn die Nahrung in aufnahmefähige Moleküle zerlegt ist, beginnt der Prozeß der Absorption. Die meisten Zucker und Aminosäuren werden durch **trägervermittelte Kotransportsysteme** in die Epithelzellen des Dünndarmes aufgenommen. Ihr Antrieb geschieht durch Na^+-Strömung entlang einem Konzentrationsgradienten in die Zellen. Der Energiebedarf für dieses Transportsystem wird durch das ATP geliefert, mit dem die Natrium-Kalium-ATPase die eingeströmten Natriumionen aus der Zelle pumpt. Die großen unlöslichen Fetttropfen müssen, bevor sie im Dünndarm vollständig verdaut werden können, in kleinere zerlegt werden. Während Zucker und Aminosäuren von den Epithelzellen direkt ins Plasma übertreten, folgen die Lipide einem anderen Weg: Sie erreichen zunächst die Lymphgefäße und gelangen mit der Lymphe in das Kreislaufsystem.

Wasser- und Solutentransport

2.2.2 Wasser- und Solutentransport durch die Darmwand

Wasserabsorption erfolgt durch:

Von den 8,5 l Wasser, die täglich in das Verdauungssystem gelangen, werden etwa 7,5 l vom Dünndarm und 0,9 l vom Dickdarm absorbiert. Im Kot verbleiben 100 ml. Die *Wasserabsorption im Verdauungstrakt* läuft vorwiegend über die gleichen Mechanismen wie die in den proximalen Tubuli der Niere:

1. aktiven Na^+-Transport ⇨

• Die **Wasserabsorption wird von einem aktiven Na^+-Transport getrieben:** Eine Na^+-Pumpe an der basolateralen Oberfläche der Darmepithelzellen fördert Na^+ aus dem Zytoplasma der Epithelzellen in die interstitielle Flüssigkeit und senkt damit die intrazelluläre Natriumkonzentration (Abb. 6-26). Als Folge davon tritt das Ion aus dem Lumen des Verdauungstraktes durch Diffusion in die Epithelzellen ein. Eine passive Bewegung von Cl- zusammen mit Na^+ sorgt für elektrische Neutralität.

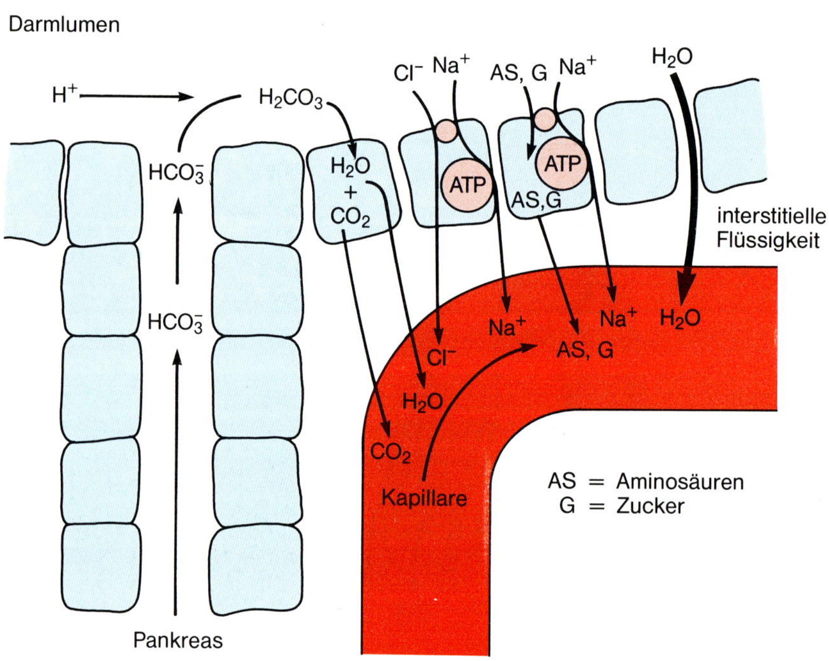

Abb. 6-26: Im Dünndarm erzeugt die Reaktion von H^+ *mit* HCO_3^- *die* H_2CO_3, die im Blut als CO_2 und H_2O in Erscheinung tritt. Die Natriumaufnahme geht einher mit einer passiven Chloridbewegung. Na^+ wird aktiv durch die basolaterale Membran der Zellen gepumpt. Wasser folgt passiv. Zucker und Aminosäuren werden aus dem Lumen in das Blut durch gekoppelte Transportsysteme befördert und ihre Absorption zieht ebenfalls Wasser mit

Der *Nettoeffekt* ist eine Bewegung von NaCl zunächst in die interstitielle Flüssigkeit und dann in die Kapillaren. Der Salztransport baut einen *osmotischen Gradienten* zwischen Lumen und interstitieller Flüssigkeit auf. Dieser vom Natriumtransport abhängige Gradient stellt die wesentliche Triebkraft für die Wasserabsorption in die Kapillaren dar (Abb. 6-26).

2. ionenabhängige Kotransporte →

• *Aminosäuren* und *Kohlenhydrate* werden von den Darmepithelzellen durch spezifische natriumabhängige Kotransportsysteme aufgenommen (Abb. 6-26). Das ist ein zweiter Mechanismus, der einen **osmotischen Gradienten** für Wasserbewegungen aufbaut, denn auch hier ist die NaCl-Aufnahme der Nettoeffekt.

3. Chymusosmolarität↓

• Zusätzlich dazu senkt die Aufnahme von Zucker und Aminosäuren die Osmolarität des Chymus und baut damit eine weitere osmotische Triebkraft für Wasserabsorption auf.

4. H^+ (Magen) + HCO_3^- (Darm) → H_2CO_3 → CO_2, $\mathbf{H_2O}$

• Eine interessante, jedoch geringere Kraft für die Wasserabsorption ist die Reaktion der in den Magen freigesetzten H^+ zusammen mit der Sekretion von HCO_3^- durch das Pankreas und sekretorische Zellen der Darmwand. Diese beiden Ionen verbinden sich zu H_2CO_3, welches Epithelzellen in CO_2 und H_2O zerlegen. Auf diese Weise bilden die beiden Partikel, welche die Osmolarität des Chymus steigern, ein Molekül Wasser und CO_2, die beide in das Blut übertreten (Abb. 6-26).

Wasseraustausch
- Duodenum: hypertoner Chymus
- Jejunum, Ileum: isotoner Chymus

Der vom Magen in das Duodenum entleerte Chymus ist *hyperton*. Die Wasserdurchlässigkeit der Duodenalwand ist hoch, und Wasser fließt osmotisch in den Chymus, um ihn isotonisch zu machen (Tab. 6-6). Nach dem Ausgleich im Duodenum werden Wasser, Elektrolyte und Endprodukte der Verdauung durch die übrigen Teile des Verdauungstraktes absorbiert. Da der Dünndarm wasserdurchlässig ist, bleibt der Chymus im Jejunum und im größten Teil des Ileum **isotonisch,** denn **Wasser- und Elektrolytreabsorption** halten einander die Waage (Tabelle 6-6).

Menge des ausgetauschten Wassers je nach Passagegeschwindigkeit

Die im Verdauungskanal **absorbierte Wassermenge** hängt von der Passagegeschwindigkeit des Chymus ab. Eine schnelle Passage im Dünndarm vermindert die Absorption der gelösten Stoffe. Eine solche reduzierte Absorption von Flüssigkeiten und Elektrolyten tritt dann auf, wenn die Motilität in Folge einer Irritation des Epithels ansteigt. Umgekehrt wird der absorbierte Wasseranteil umso größer, je länger sich das Material im Darm aufhält.

Beispiel:

Klinische Anwendung. Wenn *nichtabsorbierbare Ionen*, wie beispielsweise Mg^{2+}, ein Bestandteil vieler Laxantien und Antazida, eingenommen werden, halten sie die Osmolarität des Darminhaltes hoch und verhindern damit die Absorption von Wasser aus dem Lumen. Die *Diarrhoe* nach einer solchen Abweichung der Wasserreabsorption wird durch einen Mechanismus hervorgerufen, der die Wirkung der „osmotischen" Diuretika kennzeichnet.

osmotische Diarrhoe

Tab. 6-6: Absorption von Wasser und Elektrolyten

Darmabschnitt	Elektrolyttransport (Lumen–Blut)	Wasserdurchlässigkeit	Sekretion	Osmolarität des Darminhalts
Duodenum	mäßig	hoch	hoch	hyperton
Jejunum	hoch	hoch	hoch	isoton
Ileum	mäßig	mäßig	niedrig	isoton
Kolon	mäßig	niedrig	niedrig	hyperton

2.2.3 Leber- und Pfortaderkreislauf

Leber- und Pfortaderkreislauf
a) **Leber und Verdauung →kontinuierliche Gallesekretion**

Die Leber spielt eine wichtige Rolle für die Verdauung, den Energieumsatz, die Biosynthese und die Entgiftung (Tab. 6-7). Die Aufgabe der Leber für den Energiestoffwechsel ist in Kap. VII/1.2.2 beschrieben. Ihre Verdauungsfunktion besteht in der Sekretion der **Galle,** die für die Lipidverdauung im Darm notwendig ist. Galle wird kontinuierlich sezerniert und gelangt aus der Leber in die Gallenblase, um dort gespeichert und konzentriert zu werden. Während der Verdauung befördern Kontraktionen der Gallenblase die Gallenflüssigkeit in das Duodenum.

• **Leberdurchblutung** ⇐

Nach der Passage durch die Kapillaren von *Magen*, *Dick- und Dünndarm*, *Milz* und *Pankreas* wird das Blut durch die **V. portae** in die Leber geleitet (Abb. 6-27). Es durchläuft ein zweites Kapillarnetz:
• 75% kommt aus dem Verdauungstrakt über die V. portae
• 25% sauerstoffreiches Blut für die Leberzellen stammen aus dem Systemkreislauf über die **A. hepatica**
Blut aus beiden Quellen verläßt die Leber in der **V. hepatica.**

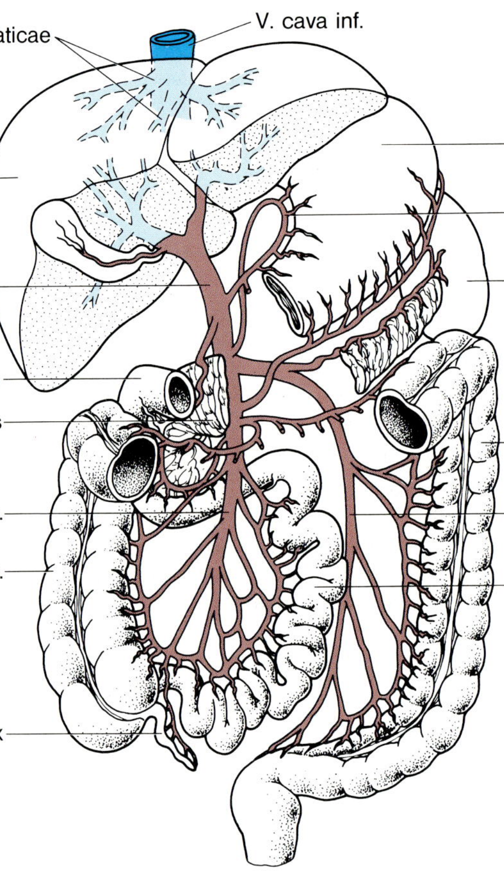

Abb. 6-27: *Pfortadersystem.* Der größte Teil der Blutversorgung der Leber passiert zunächst die Kapillargebiete des Verdauungstraktes und gelangt dann in die Pfortader. Ein geringerer Teil der Leberdurchblutung ist arterielles Blut, welches durch die A. hepatica zur Leber gelangt und sie mit Sauerstoff versorgt. Das Blut sammelt sich in der V. hepatica und gelangt in die V. cava inf.

Tab. 6-7: Funktionen der Leber

Physiologischer Vorgang	Produkt	Wirkungsweise
Verdauung	Gallensalze; -säuren; Lecithin	emulgieren Fette für die Absorption
	Cholesterin	rezirkuliert die Gallensalze über den enterohepathischen Kreislauf
Entgiftung	Harnstoff; entgiftete Pharmaka; inaktivierte Hormone	addiert polare Gruppen an Pharmaka, einige Hormone und Stoffwechselendprodukte für die Ausscheidung durch die Niere; wandelt Ammonium in weniger toxischen Harnstoff um
Biosynthese	Plasmaproteine	synthetisiert alle Plasmaproteine außer Immunglobulinen, einschließlich Gerinnungs- und Komplementfaktoren
	Lipoproteine	bildet Proteincarrier für Cholesterin und die Triglyzeride
Energiestoffwechsel	Glukose; Fettsäuren; Ketone	speichert Glukose als Glykogen; wandelt Aminosäuren in Glukose um; bildet und baut Lipide ab
andere Funktionen	Eisen; Häm; Transferrin	zerlegt gealterte oder geschädigte Erythrozyten

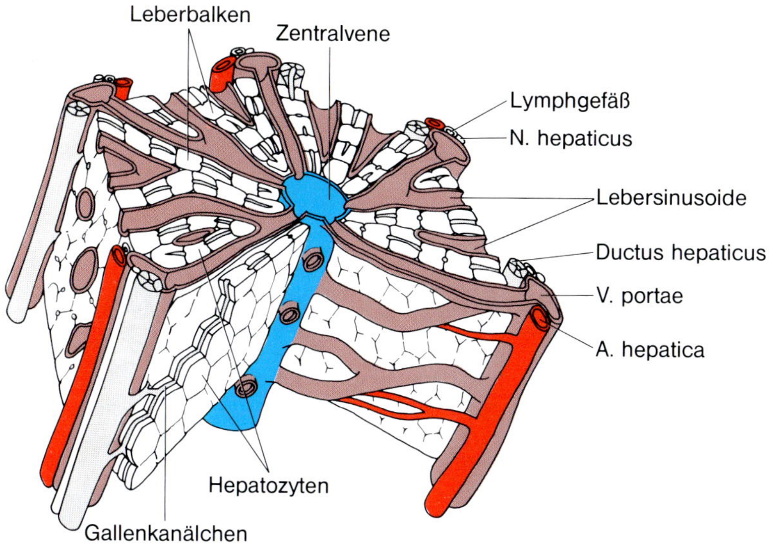

Abb. 6-28: Die *Leber* besteht aus Läppchen, die aus Zellbalken zusammengesetzt sind. Das Blut drainiert diese Schichten in großen Hohlräumen, den Sinusoiden, die in eine Zentralvene münden. In dem hier dargestellten Leberabschnitt sind die Mischung des Blutes aus Leberarterie und Pfortader sowie die Abführung der Galle in die umgekehrte Richtung durch die Leberkanälchen zum Gallengang gezeigt

Die Leberzellen, **Hepatozyten**, sind in einer Reihe von dünnen Schichten angeordnet, die jeweils nur ein oder zwei Zellen dick sind und durch das Netzwerk der Leberkapillaren getrennt werden (Abb.6-28). Die funktionellen Einheiten der Leber, die **Leberläppchen,** sind Schichten von Hepatozyten, die rund um die V. centralis liegen. Große Kapillaren, die **Sinusoide,** laufen zwischen den Schichten der Hepatozyten entlang. Sie nehmen das an absorbierten Nährstoffen reiche Pfortaderblut auf. Es besitzt einen niedrigen O_2-Gehalt, denn es hat bereits Sauerstoff im Verdauungstrakt abgegeben. Die Sinusoide empfangen aber außerdem Blut mit hohem Sauerstoffgehalt aus der Leberarterie, welches sich mit dem Pfortaderblut vermischt.

- **Leberläppchen** →getrennter Blut- (V. portae, A. hepatica) und Gallekreislauf

Die Versorgung über die A. hepatica erfüllt die Anforderungen der Leber an den *Gasaustausch* und die *Regulation von Glukose- und Aminosäurenspiegel* im Kreislaufsystem (s. Kap. VI/2). Die von den Hepatozyten abgesonderte Galle wird nicht in das Blut, sondern in spezialisierte Abführgänge ausgeschieden, die ein Kanalsystem, die **Gallenkanälchen,** bilden und in jedem Leberlappen zu finden sind. Diese fließen schließlich zusammen zum Gallengang.

Die Leber nimmt entscheidend teil an der Umwandlung vieler Substanzen im Blut, besonders von Pharmaka, Hormonen und Stoffwechselendprodukten. Sie wandelt einige Stoffe in besser wasserlösliche Formen um, so daß sie von der Niere ausgeschieden werden können. Meist wird das durch **Konjugation** erreicht. Das ist die Anfügung einer polaren Gruppe, wie Glukuronsäure, Taurin oder Glyzin an diesen Stoff. Ein Beispiel ist das *Bilirubin,* das Produkt toxischer Porphyrine, die beim Abbau des Hämoglobin entstehen. Konjugierte Substanzen können in die Galle ausgeschieden werden oder in das Blut zurückfließen und von der Niere durch Sekretion abgegeben werden, die spezifisch ist für organische Anionen (s. Kap. V/1). Die Leber wandelt Stoffe auch in weniger giftige Formen um, z. B. wird *Ammoniak* in die weniger giftige Harnsäure umgebaut. Enzyme der Leber zerlegen einige Hormone und verwandeln bestimmte Medikamente und Toxine in inaktive Formen, während andere Medikamente und einzelne Toxine sogar durch Reaktionen in der Leber toxischer werden können.

b) **Entgiftung in der Leber durch**
- **Konjugation:** Anbindung einer polaren Gruppe
  - Bilirubin (Glukuronsäure)

Klinische Anwendung. Die Fähigkeit der Leber zur Entgiftung von Medikamenten nimmt mit dem Alter ab – ein Grund für die Dosisreduktion im Alter.

- Funktion im Alter reduziert →**Dosisreduktion**

Eine andere Aufgabe der Leber ist die **Synthese aller Plasmaproteine bis auf Gammaglobuline.** Die von der Leber abgegebenen Proteine umfassen Albumin – wichtig für die Erhaltung des onkotischen Drucks des Plasmas –, die Proteincarrier für den Plasmatransport von Cholesterin und Triglyzeriden, Gerinnungsfaktoren, Angiotensinogen und die in die Immunantwort einbezogenen Komplementproteine (s. Kap. VII/2).

c) **Proteinsynthese der Leber**
- **alle** Plasmaproteine (Ausnahme: γ-Globuline: **Plasmazelle**)

Fragen

Wiederholungsfragen:
1. Welche Rolle spielt das Pfortadersystem?
2. Welche Aufgaben erfüllt das Blut der A. hepatica für die Leberfunktion?
3. Welche Kräfte bestimmen die Verteilung von Wasser innerhalb des Darmepithels?

Kohlenhydratverdauung und -absorption

2.3 Kohlenhydratverdauung und -absorption

Kohlenhydratquellen

2.3.1 Kohlenhydratquellen in der Nahrung

Nahrungskohlenhydrate

Die Kohlenhydrate in der Nahrung besitzen 3 verschiedene Formen: *Mono-, Di- und Polysaccharide:*

⇨

• **Monosaccharide** umfassen *Glukose*, einen sog. Sechserzucker, und *Fruktose*, einen Fünferzucker.
• Die **Nahrungsdisaccharide** enthalten *Saccharose* (Rohrzucker), ein Disaccharid aus Glukose und Fruktose, welches etwa 30% der Kohlenhydrataufnahme ausmacht, und *Laktose* (Milchzucker), zusammengesetzt aus Glukose und *Galaktose*.
Dieses macht 6% der Nahrungskohlenhydrate aus. Die in RNA und DNA enthaltenen Ribose und Desoxyribose und das Disaccharid *Maltose* treten in der Nahrung nur in geringen Beträgen auf.
• *Das hauptsächliche* ***Nahrungspolysaccharid*** *ist Stärke. Pflanzenstärke oder Amylopektin* und tierische Stärke, das *Glykogen*, bestehen aus verzweigten Ketten von Glukose und bilden zusammen über 50% der täglichen Kohlenhydrataufnahme.
• **Zellulose**, das Hauptstrukturelement der Pflanzen, kann, obwohl es ein Polysaccharid aus Glukose ist, nicht verdaut werden, da sie *chemische Bindungen enthält, die resistent gegen den Angriff der Verdauungsenzyme im Magen-Darm-Trakt sind.*

Bei einigen Tieren wie dem Rind kann Zellulose mit Hilfe von Enzymen verdaut werden, die spezielle Mikroben im Verdauungstrakt der Rinder bereitstellen. Die Zellulose in Getreidekorn, Gemüse und Früchten wird teilweise durch Bakterien im menschlichen Dickdarm abgebaut. Dabei wird jedoch nicht genug Glukose freigesetzt, um als wesentlicher Faktor für die Ernährung zu dienen. Nicht verdaute Zellulose bildet wesentliche Teile der Fäzes und stimuliert durch ihr Volumen die Motilität des Dickdarmes. Zellulose bildet daher die Hauptkomponente der **Ballaststoffe.**

Stärkeabbau

2.3.2 Stärkeabbau durch Amylasen und Bürstensaumenzyme

Verdauung der Stärke
• α-Amylase

Die Stärkeverdauung beginnt im Mund, wo das Enzym **Alpha-Amylase** von den Speicheldrüsen freigesetzt wird (Abb. 6-29). Dieses Enzym greift die Bindungen zwischen benachbarten Glukosemolekülen in den gradkettigen Regionen der Polysaccharide an. Speichelamylase wird durch Magensäure inaktiviert, aber das Pankreas sondert eine andere sehr wirksame Alpha-Amylase ab (Tab. 6-8).

• Bürstensaumenzyme

⇨

Die Verdauung der von der **Speichelamylase** nicht gelösten Bindungen der Stärke wird von den **Bürstensaumenzymen** bewerkstelligt, die in den Schleimhautmembranen der Darmzellen enthalten sind (Abb. 6-29).

Monosaccharidabsorption

2.3.3 Monosaccharidabsorption

Obwohl Stärkeverdauung nur Glukose bildet, werden die Nahrungskohlenhydrate Saccharose und Laktose zu Glukose, Galaktose und Fruktose abgebaut.

⇨

Alle 3 Monosaccharide – **Glukose, Galaktose, Fruktose** – können von den Epithelzellen aufgenommen werden.

Die Darmepithelzellmembranen enthalten ein **natriumabhängiges Kotransportsystem** für *Glukose und Galaktose,* ähnlich dem in den proximalen Tubuluszellen der Niere (Abb. 6-30). Da Glukose und Galaktose den gleichen Carrier benutzen, kann dieser von einer größeren Menge eines dieser Zucker oder durch beide gesättigt werden. Die für diesen Transport indi-

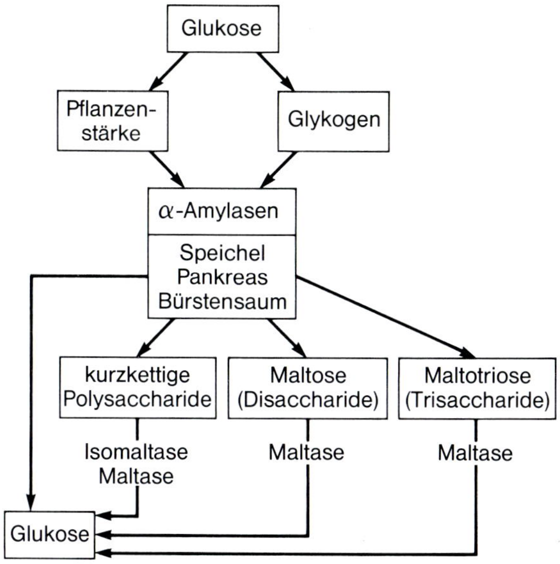

Abb. 6-29: Die beiden *Nahrungsquellen für Kohlenhydrate* bestehen aus Verbindungen von Glukosemolekülen, die durch Alpha-Amylasen hydrolysiert werden können. Die 4 Hauptprodukte der Kohlenhydratverdauung durch die Amylasen sind aufgeführt, die zusammen mit den Bürstensaumenzymen ihre Verdauung zu Glukose vollständig machen

Tab. 6-8: Pankreasenzyme

Enzym	Substrat	Reaktionsprodukte
Amylase	Pflanzenstärke, Glykogen	Maltose, kurze Ketten von Glukosemolekülen
Trypsin, Chymotrypsin	innere Peptidbindungen	freie Aminosäuren, kleine Peptide
Carboxipeptidasen	Peptidbindungen am Carboxylende von Peptiden	freie Aminosäuren
Aminopeptidasen	Peptidbindungen am Aminoende der Peptide	freie Aminosäuren
Elastase, Collagenase	innere Peptidbindungen des Kollagen	kleine Peptide
Lipase	Triglyzeride	freie Fettsäuren, 2-Monoglyzeride, Glycerol
Phospholipase	Phospholipid	Lysophosphatide, freie Fettsäuren
Hydrolase	Cholesterolester	Cholesterin, freie Fettsäuren
RNAase	RNA	kurze Ketten der Ribonukleinsäure
DNAase	DNA	kurze Ketten der Desoxyribonukleinsäure

rekt benutzte Energie stammt aus der Tätigkeit der Natrium-Kalium-Pumpe, welche das mit den Zuckermolekülen eingetretene Natrium aus der Zelle schafft. Dieser Energieaufwand sichert die Erhaltung des für die schnelle Absorption erforderlichen Natriumgradienten.

Zusätzlich zu dem **Na^+-abhängigen Kotransportsystem** gibt es **natriumunabhängige Carriersysteme** für Glukose und Fruktose.

Na^+-(un)abhängige Aufnahme ⇦

Monosaccharide im Zytoplasma der Darmepithelzellen können die interstitielle Flüssigkeit durch *erleichterte Diffusion* über die basolaterale Membran erreichen. Von dort diffundieren diese Monosaccharide in das Blut.

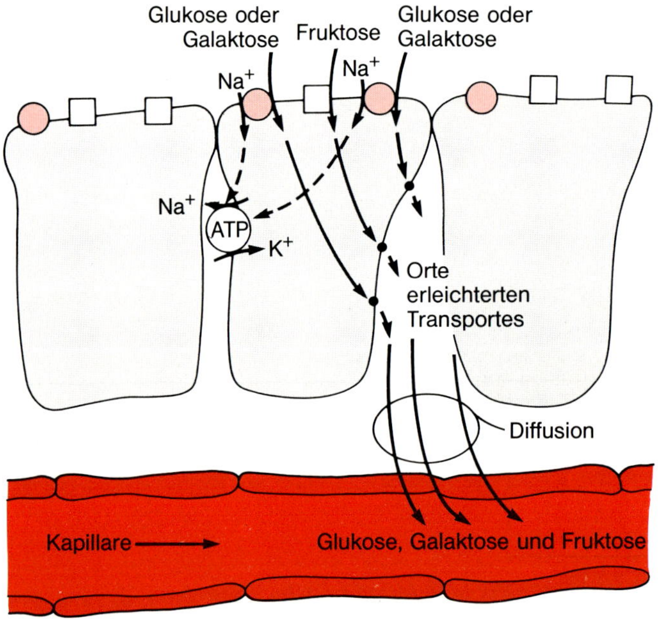

Abb. 6-30: Die *beiden Transportsysteme für Zucker:* Galaktose und Glukose benutzen gemeinsam ein Na^+-abhängiges Kotransportsystem. Fruktose wird durch ein anderes natriumunabhängiges Transportsystem befördert. Die Zucker werden wahrscheinlich durch spezifische Carrier (dunkle Punkte) aus der Zelle herausgeschafft. Ihr Transport in das Blut geschieht durch Diffusion

Fragen

Wiederholungsfragen:

1. Was ist der Unterschied zwischen einem Monosaccharid, einem Disaccharid und einem Polysaccharid? In welcher dieser Formen werden Kohlenhydrate absorbiert?
2. Welche Arten von Enzymen beteiligen sich an der Kohlenhydratverdauung? Warum kann Zellulose nicht verdaut werden?
3. Welche Mechanismen besorgen die intestinale Zuckerabsorption? Welche Triebkräfte ergeben sich bei der Absorption von Glukose und Galaktose?

Proteinverdauung und -absorption

2.4 Proteinverdauung und -absorption

Enzyme

2.4.1 Enzyme der Proteinverdauung

Peptidasenklassen:

1. Exopeptidasen
   - Carboxypeptidasen
   - Aminopeptidasen
2. Endopeptidasen
   - Pepsine des Magens

Es gibt mehr Aminosäuren in den Proteinen als einfache Zucker in den Kohlenhydraten. Proteine werden durch eine Dehydrierungsreaktion gebildet, die das *Karboxylende* einer Aminosäure mit dem *Aminoende* einer anderen verbindet (Abb. 6-31 A). Enzyme, **Peptidasen,** verdauen Proteine, indem sie die *Peptidbindungen* zwischen ihnen in einem hydrolytischen Prozeß trennen. Man unterscheidet 2 Klassen:

- **Endopeptidasen,** die Bindungen im Zentrum der Polypeptidketten aufbrechen
- **Exopeptidasen** die Bindungen an den freien Enden der Polypeptidketten abspalten. Unter diesen werden als *Carboxypeptidasen* solche bezeichnet, die die freien Carboxylenden angreifen, während die *Aminopeptidasen* die Aminoenden abspalten (Abb. 6-31 B).

Die **Pepsine im Magen sind Endopeptidasen** und wirken nur, wenn der pH-Wert unter 3,0 liegt. Niedrige pH-Einstellung bricht einige innere Bindungen auf, die die dreidimensionale Struktur der aufgenommenen Proteine festlegen, **Denaturierung.** Die Denaturierung setzt Peptidbindungen den verdauenden *Endopeptidasen* aus, die normalerweise tief im Inneren der Proteine liegen.

Magen-, Pankreas-, Bürstensaum-peptidasen ⇨

Da eine einzelne Endopeptidase nur für wenige Peptidbindungen eines Proteins spezifisch ist, denaturieren die **Magenendopeptidasen** ca. 15 % der aufgenommenen Proteine zu Polypeptiden. Die Magenpepsine werden inaktiv, wenn die Azidität des Chymus beim Eintritt in das Duodenum durch Pankreas und Duodenalflüssigkeit neutralisiert wird.
85 % der Peptidbindungen können erst im Dünndarm durch *Pankreas* und proteolytische *Bürstensaumenzyme* hydrolisiert werden:

• Etwa *50 %* der aufgenommenen Proteine werden von den **Pankreasenzymen** verdaut. Sowohl Endo- als auch Exopeptidasen finden sich im Pankreassaft, wirken als freie Enzyme und vermischen sich mit dem Chymus. Beispiele für Pankreasendopeptidasen sind das *Trypsin* und das *Chymotrypsin* (Tab. 6-8).
• Die **Bürstensaumpeptidasen** bewirken die restlichen *35 %* der Proteinverdauung, die im Dünndarm abläuft.

Der Bürstensaum der Darmepithelzellen besitzt zahlreiche Endo- und Exopeptidasen.

A

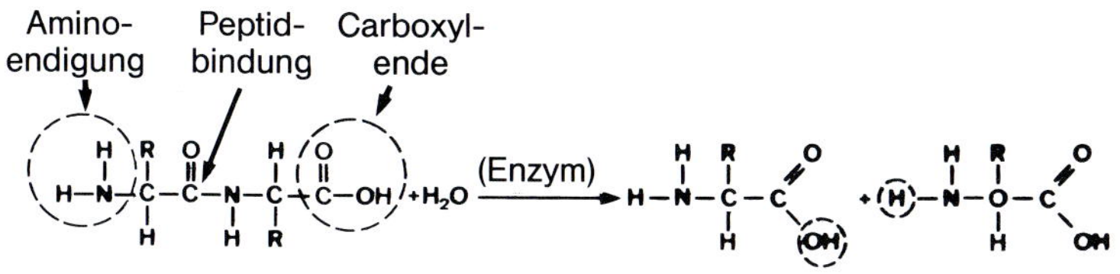

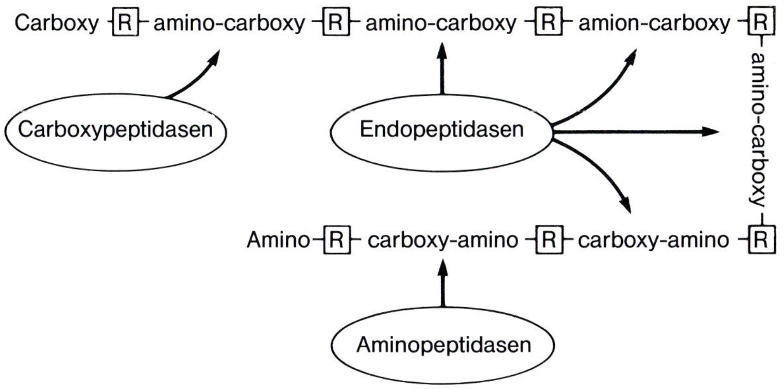

B

Abb. 6-31: **A.** Ein *Dipeptid* aus den durch R bezeichneten Aminosäuren wird zu zwei Aminosäuren hydrolysiert. Die Peptidbindung und die Amino- und Karboxylendungen der Dipeptide sind gekennzeichnet und die Orte der H^+- oder OH^--Anlagerung bei der Lösung der Peptidbindung sind rechts angegeben. **B.** Ein *Polypeptid* aus den Aminosäuren R wird durch 3 Peptidasen verdaut: Die *Karboxypeptidasen* wirken am Karboxylende, die *Aminopeptidasen* am Aminoende. *Endopeptidasen* sind spezifische für die Auflösung von Peptidbindungen innerhalb der Aminosäurenkette

2.4.2 Mechanismen der Aminosäureabsorption

Aminosäureabsorption

• Erkennung der Peptide und Aminosäuren

Die Produkte der Proteinverdauung im Magen-Darm-Trakt sind Aminosäuren und einige kleine Peptide. Die meisten Aminosäuren können als neutrale, basische oder saure klassifiziert werden. Andere besitzen spezielle Struktureigenschaften, die chemische Reaktionen festlegen. Unter den Transportsystemen erkennen einige die Klassen von Aminosäuren, wie die sauren oder basischen, andere können kleine Peptide annehmen. Die in die Darmepithelzellen transportierten Peptide werden dort durch Enzyme des Zellplasmas in ihre Aminosäurebestandteile zerlegt.

• Carriertransport

Die meisten Aminosäuren werden wie die Zucker durch einen Natriumtransport entlang einem Konzentrationsgradienten aus dem Darmlumen in das Zytoplasma der Darmzellen getrieben (s. Abb. 6-26).

Wahrscheinlich gelangen die Aminosäuren durch einen natriumabhängigen Mechanismus auf der anderen Seite aus der Zelle heraus in die interstitielle Flüssigkeit. Befinden sie sich dort, erreichen sie das Blutplasma und gelangen zusammen mit den Produkten der Kohlenhydratverdauung durch die Pfortader in die Leber.

Fragen

Wiederholungsfragen:
1. Welche Unterschiede gibt es für die Proteinverdauung zwischen Magen und Dünndarm?
2. Welches sind die häufigsten Endprodukte der Proteinverdauung im Magen und im Dünndarm?
3. Wo liegen die Ähnlichkeiten der Aminosäureabsorption mit der Zuckerabsorption?

Fettverdauung und -absorption
Fettemulgierung

- **Lipide und Wasserlöslichkeit**

2.5 Fettverdauung und -absorption

2.5.1 Fettemulgierung im Darm

Die meisten Nahrungsfette bestehen aus **Triglyzeriden,** Neutralfetten, **Phospholipiden, Cholesterin** oder **Cholesterinestern** (Cholesterin in Verbindung mit einer einzelnen Fettsäurekette) und einigen **Fettsäuren** (s. Kap. VII/2.2.3). Neutralfette lösen sich nicht in Wasser und bilden große Tropfen, die miteinander konfluieren und sich vollständig von der wässrigen Phase trennen. Fettsäuren und Phospholipide sind etwas besser wasserlöslich, aber sie streben auch noch stark danach, sich zu aggregieren und relativ große Schichten oder Doppelschichten zu bilden, in denen die polaren Gruppen die Außenfläche und die Kohlenwasserstoffgruppen die Innenschicht bilden. Die Fette pflegen an der Oberfläche der aufgenommenen Nahrung zu schwimmen, und die mechanische Verarbeitung des Magens kann die Größe der Lipidtropfen nur geringfügig verändern.
Das erste Problem bei der Verdauung der Lipide ist das Aufbrechen der großen Lipidtropfen in kleinere. Damit wird die Oberfläche für den Angriff der Enzyme in der wässrigen Phase vergrößert.

- **Emulgieren durch Gallensalze**

⇨

Die Gallensekrete enthalten Moleküle, die die Größe von Lipidaggregationen reduzieren, indem sie die Fette wie Detergenzien „verschmieren", **Emulgierung.**

Die **Emulgierung** wird durch Gallensalze vollführt, die von dem Steroidmolekül des Cholesterins abgeleitet sind.

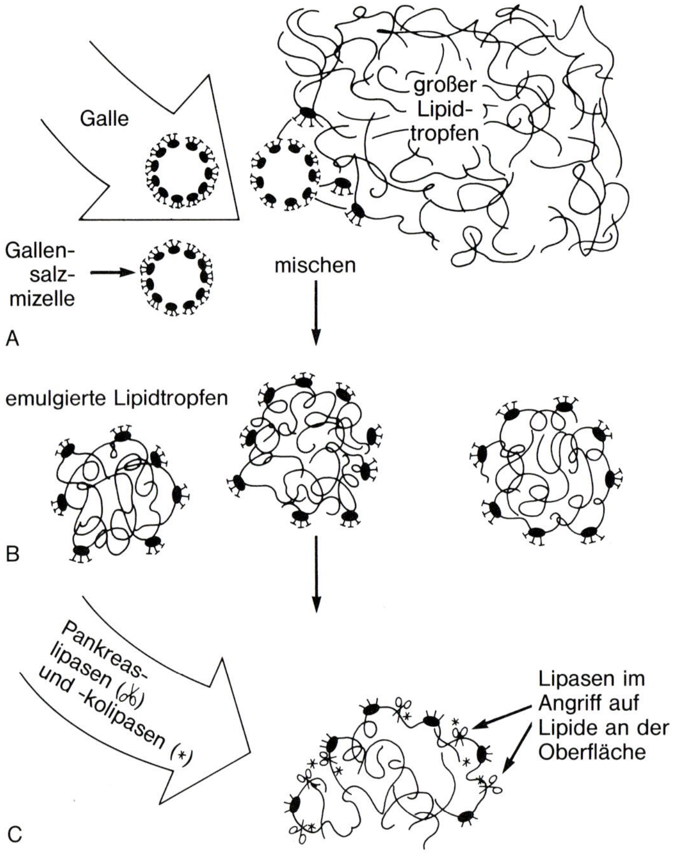

Abb. 6-32: Schritte der *Fettlösung und -verdauung.* **A.** *Gallensalze* gelangen als sphärische Mizellen in das Lumen des Verdauungstraktes. An ihrer Außenseite stehen polare Gruppen in Kontakt mit Wasser. Ihre hydrophoben Regionen sind in Richtung Mizellenzentrum orientiert. Die Vermischung des Darminhaltes bringt die Gallensalzmizellen in Berührung mit großen Lipidtropfen. **B.** Einige *Lipide* trennen sich aus den großen Tropfen ab, wenn ihre Oberflächen von den Gallensalzen bedeckt werden. Dieser Prozeß heißt *Emulgierung.* Er vergrößert die Oberfläche der Lipide. **C.** Die *Pankreaslipasen* greifen mit Hilfe der Kolipase die Lipidbindungen an der Oberfläche der emulgierten Lipidtropfen an

• **Wirkungsweise der Gallensalze**

Gallensalze besitzen polare Gruppen, die sie **ampholytisch** machen: Sie können sich sowohl mit polaren Molekülen wie Wasser als auch mit nichtpolaren Molekülen wie *Lipiden* und *untereinander* verbinden und treten als **Mizellen** in den Darm (Abb. 6-32 A). Die Gallensalze verringern die Oberflächenspannung der Fetttropfen und fördern dadurch die Zerlegung in kleinere Tropfen durch die Segmentation des Darmes. Die kleineren Tropfen umhüllen sich mit Gallensalzen, was ihre Wiedervereinigung verhindert (Abb. 6-32 B).

Das Ergebnis der Vermischung der Gallensalze mit dem Darminhalt ist die Bildung von **emulgierten Tröpfchen** mit einem Durchmesser von etwa 1 μm. Das erhöht die Oberfläche, die für die Wirkung der Verdauungsenzyme zur Verfügung steht, stark und senkt damit den Zeitbedarf für die Lipidverdauung.

Fettverdauung durch Lipasen

2.5.2 Fettverdauung durch Pankreaslipasen

• **Lipasewirkung →Lipolyse**

Die Fettverdauung oder *Lipolyse* wird von den **Lipasen** vollführt, die vom Pankreas abgegeben werden (s. Tab. 6-8; Abb. 6-32 C). Anders als die Proteasen werden die Lipasen in ihrer aktiven Form sezerniert.

Die Pankreaslipase spaltet Triglyzeride in **freie Fettsäuren**, **2-Monoglyzeride** und **Glycerol** (Abb. 6-33).

Der Grund für die Bildung verhältnismäßig großer Mengen von 2-Monoglyceriden liegt in dem Angriff der Lipasen auf die Fettsäureketten an den Endkohlenstoffen des Glycerolgerüstes, bei dem diejenige am zentralen Kohlenstoffatom intakt gelassen wird.

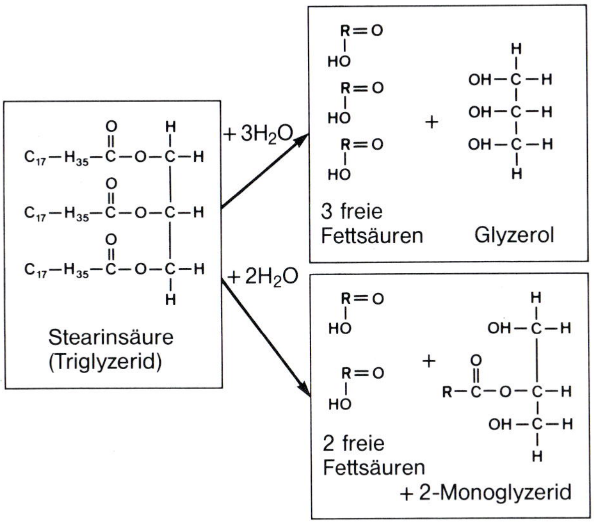

Abb. 6-33: Ein *Triglyzerid,* z. B. Stearinsäure, wird zu Glycerol und 3 Fettsäuren hydrolysiert. Die Fettsäureketten sind durch R gekennzeichnet. Dabei werden 3 Moleküle H_2O eingebaut. Ein anderer Weg, der häufiger abläuft, hydrolisiert die Triglyzeride mit 2 Molekülen H_2O zu 2 freien Fettsäuremolekülen und einem 2-Monoglyzerid

• **Hydrolase- und Phospholipase-wirkung**

Zusätzlich zur Lipase gibt das Pankreas das Enzym **Hydrolase** ab, welches Cholesterinester in Fettsäuren und Cholesterin spaltet. Ein anderes Enzym für die Fettverdauung ist die **Phospholipase** (s. Tab. 6-8). Seine Endprodukte sind die *Lysophosphatide* – Phospholipide, deren zweite Fettsäure abgespaltet worden ist – und *Fettsäuren.* Die Pankreaslipasen wirken nur an der Grenzfläche zwischen Lipidtropfen und Wasser (Abb. 6-32 C). Phospholipasen benötigen für ihre Wirksamkeit auch Gallensalze.

Gesamtleistung der Enzyme

Die lipidverdauenden Enzyme reduzieren die aufgenommenen Lipide zu *Fettsäuren, Cholesterin, Lysophosphatiden, 2-Monoglyzeriden und zu Glycerol.*

- **Kolipasewirkung**
1. verbessert Lipaseeffekt
2. hält Gallensalze fern
3. verändert pH-Optimum

Die Pankreaslipasen können selbst Lipide in emulgierten Tropfen angreifen. Ihre Wirkung wird durch ein *Pankreaspolypeptid,* die **Kolipase** in 3 Richtungen intensiviert:
- sie verstärkt die Fähigkeit der Pankreaslipase, sich an die Lipidtropfen zu binden
- sie hindert die Gallensalze daran, die Lipaseaktivität zu hemmen
- sie verschiebt das für die maximale Lipaseaktivität nötige pH-Optimum in Richtung aktuelle Verhältnisse im Dünndarm

Mizellenbildung

2.5.3 Mizellenbildung und Fettabsorption

- **gemischte Mizellen enthalten:**
  - Lipidbausteine
  - Lezithin
  - Gallensalze
  - Cholesterin
- **Übergang aus Mizelle in Darmzelle**
  - Fettsäuren
  - Monoglyzeride
  - Glycerol

Die Endprodukte von Lipase- und Phospholipasewirkung – freie Fettsäuren, Cholesterin, Lysophosphatide, 2-Monoglyzeride und Glycerol – verbinden sich mit dem Gallenphospholipid Lezithin, Gallensalzen und dem Cholesterin und bilden 50–100 nm dicke Strukturen, **gemischte Mizellen** (Abb. 6-34). In den Mizellen liegen die hydrophoben Moleküle und die hydrophoben Enden der ampholytischen Moleküle im Zentrum der Tropfen, während ihre Oberfläche bedeckt ist mit den polaren Gruppen vorwiegend aus den geladenen Strukturteilen an den Gallensalzen. Diese Mizellen werden mit dem Chymus transportiert und gelangen in Kontakt mit den Mikrovilli der Darmepithelzellen (Abb. 6-34).

Die Mizellen passieren die Membran zwischen Darmlumen und Zytoplasma der Epithelzellen nicht als intakte Strukturen. Vielmehr diffundieren freie Fettsäuren, 2-Monoglyzeride und Glycerol als einzelne Moleküle durch die Lipiddoppelschicht der Zellmembran. Die Produkte der Lipolyse finden sich in den Mizellen in viel höherer Konzentration als in der wässrigen Phase, wobei zwischen beiden Phasen ein Gleichgewicht eingestellt ist. Wenn die Konzentration an Lipiden in der wässrigen Phase sehr hoch wird, nehmen die Mizellen gelöste Lipide auf. Wenn jedoch die Vermischung des Darminhaltes diese geladenen Mizellen in die Nachbarschaft der Mikrovilli bringt, wird die lokale Konzentration an Fettsäuren und

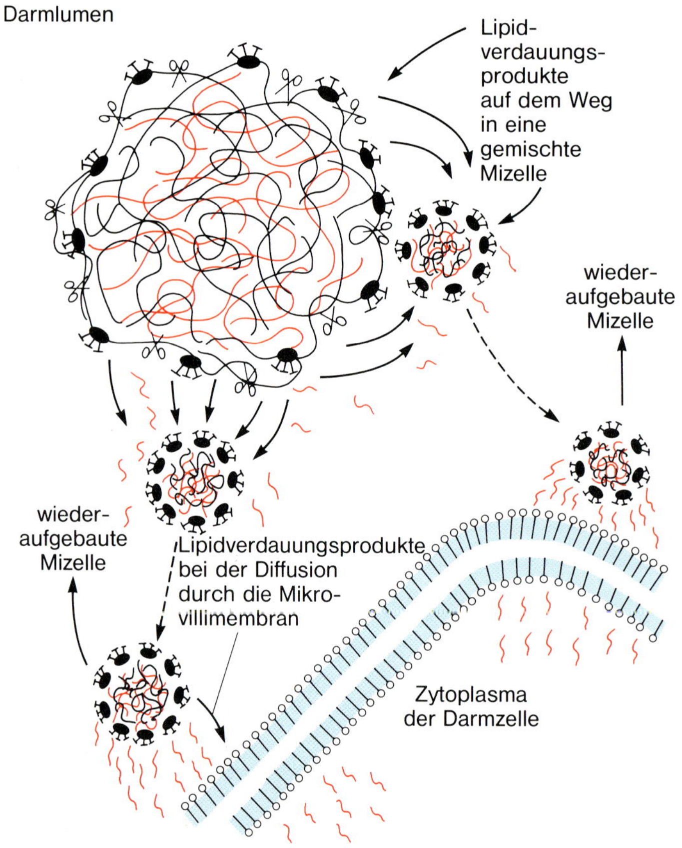

Abb. 6-34: Die *Absorption der Lipide* wird durch Anhäufen von Fettsäuren, Glycerol und anderen Produkten der Fettverdauung in den gemischten Mizellen erleichtert. Das findet dort statt, wo die Lipaseaktivität lokalisiert ist. Die gemischten Mizellen setzen die Produkte ihrer Lipidverdauung in der Nachbarschaft der Mikrovilli frei, wo sie durch die Lipidanteile der Membran diffundieren. Die Mizellen können an die Orte der Lipidverdauung zurückkehren und dort weitere Verdauungsprodukte aufnehmen

2-Monoglyzeriden in der wässrigen Phase viel niedriger, da sie sich in der Lipiddoppelschicht der Zellmembran lösen und dadurch verschwinden. So wird ein neues Gleichgewicht eingestellt:

> Endprodukte der Lipolyse strömen aus der Mizelle entlang ihrem Konzentrationsgefälle in die *wässrige Phase,* von wo sie leicht in die Epithelzelle *diffundieren* können.

– nach Konzentrationsgradienten

Die meisten *Gallensalze treten nicht in die Zellen über.* Sie setzen den Vorgang der Mizellenbildung fort, wenn sie durch den Darm abgelöst und wieder an die Stellen gebracht werden, wo die Lipidverdauung abläuft.

Im *Ileum* werden die **Gallensalze** aktiv in die Epithelzellen aufgenommen und kehren über den Pfortaderkreislauf in die Leber zurück. Ihre Aufnahme in die Leber stimuliert die Gallensalzabgabe. Dadurch wird ihre Abgabe in das Duodenum so lange aufrechterhalten wie der Sphinkter Oddi geöffnet ist (s. Wirkung des CCK weiter unten). Dieser schnelle Gallensalzkreislauf spart Gallensalze und ermöglicht ihren wiederholten Einsatz für die Verdauung z. B. nach einer fettreichen Mahlzeit.

- **Rezirkulation der Gallensalze:** Ileum → Leber → Duodenum

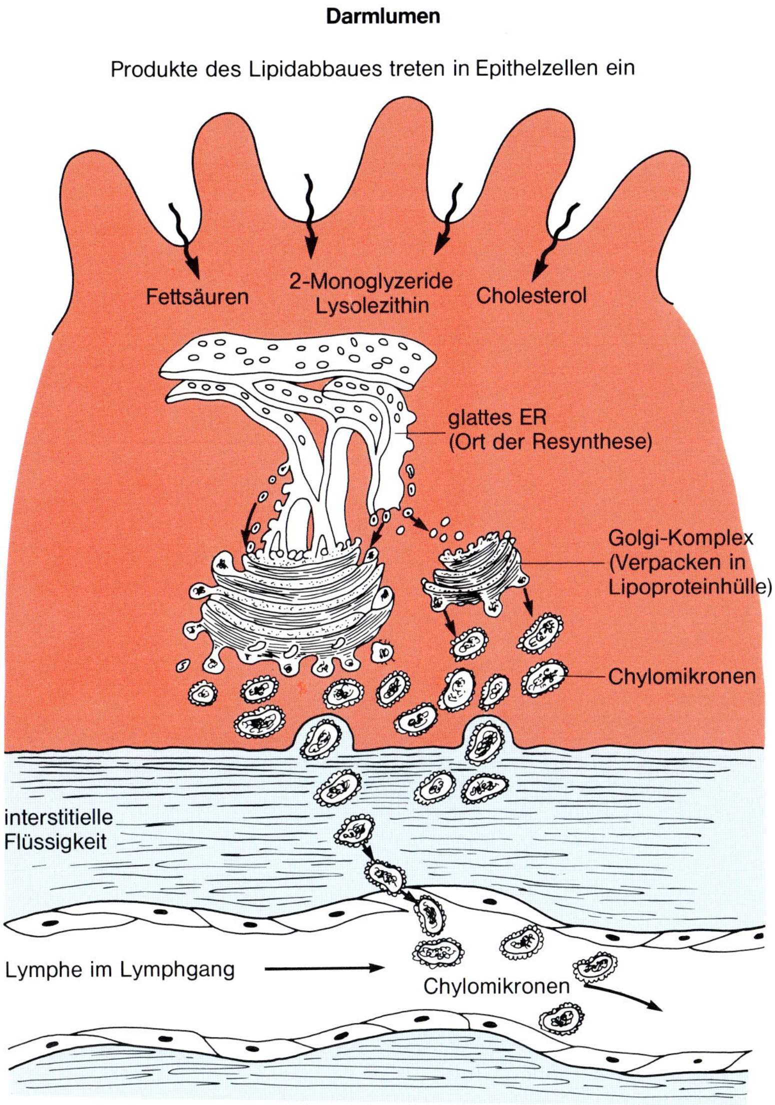

Abb. 6-35: In den Epithelzellen gelangen die *Produkte des Lipidstoffwechsels* an das glatte endoplasmatische Retikulum und werden dort zu größeren Molekülen aus Cholesterinestern und Triglyzeriden resynthetisiert. Im Golgi-Komplex werden sie zusammengepackt und durch Hinzufügen eines Beta-Lipoproteins hydrophil gemacht. Die dadurch entstehenden Lipidtropfen, die *Chylomikronen,* verlassen die Zellen durch Exozytose, wandern durch die interstitielle Flüssigkeit und gelangen in die Lymphgänge

Chylomikronenbildung

Resynthese von Triglyzeriden, Phospholipiden, Cholesterinester zu Bläschen + Lipoprotein → **Chylomikron**

Übergang der Chylomikronen in Lymphgefäße

2.5.4 Chylomikronenbildung in Darmepithelzellen

Nach dem **Eintritt in die Epithelzellen** durchqueren die Fettsäuren, 2-Monoglyzeride, Cholesterin und Lysolezithin nicht einfach die basolaterale Membran in die interstitielle Flüssigkeit. Vielmehr werden Triglyzeride aus Fettsäuren und 2-Monoglyzeriden durch die Enzyme des glatten endoplasmatischen Retikulums synthetisiert (Abb. 6-35). Andere Enzyme verestern hier Cholesterin wieder oder setzen Phospholipide zusammen. Intrazelluläre Triglyzeride, Phospholipide und Cholesterinester werden dann durch den Golgikomplex zu kleinen Bläschen zusammengesetzt (Abb. 6-35). Schließlich wird ein von den Darmzellen gebildetes Lipoprotein in die Oberfläche dieser Bläschen eingebaut und umgibt den Lipidtropfen mit polaren Gruppen. Die in der Darmepithelzelle gebildeten Tropfen heißen **Chylomikronen.**

Die Chylomikronen werden an die basolaterale Fläche der Epithelzellen transportiert, verschmelzen dort mit der Membran und werden durch Exozytose in den Exrazellulärraum freigesetzt. Chylomikronen treten nicht in Kapillaren über, da sie zu groß sind, um die Poren im Kapillarendothel zu durchdringen. Vielmehr werden sie in den Lymphgefäßen transportiert, die in jeder Zotte zu finden sind (s. Abb. 6-25, 35). Die interzellulären Spalten der Lymphgangwände sind groß genug für den Eintritt der Chylomikronen. In der Lymphe gelangen die Chylomikronen in das Kreislaufsystem (rechter und linker Venenwinkel) über Ductus thoracicus und Ductus lymphaticus dexter. Während der Verdauung einer fettreichen Mahlzeit erscheint die Lymphe wegen der vielen Chylomikronen weiß.

Wiederholungsfragen:
1. Welche Struktureigenschaften der Gallensalze befähigen sie zur Emulgierung von Fetten?
2. Warum hängt die Lipasewirkung stark von der Oberflächengröße durch die Emulgierung ab?
3. Wie werden Lipide absorbiert?

Eisen- und Vitaminstoffwechsel

Eisenabsorption

Andere Elemente der Nahrung

- **Eisen** liegt vor
  - als **Häm** (Fe^{++})
  - an **Transferrin** gebunden
  - **gespeichert: Leber,** Milz
- **transferringebundenes Eisen** → **Erythropoese** (s. u.)
- **Eisenspeicher-Blutungen**

⇨

2.6 Eisen- und Vitaminstoffwechsel

2.6.1 Eisenabsorption

Die Nahrung enthält neben Kohlenhydraten, Proteinen und Fetten weitere Stoffe. Auf der positiven Seite stehen Vitamine und Spurenelemente, auf der negativen Seite sind potentiell toxische Stoffe zu finden.

Absorption und Stoffwechsel von Na^+, K^+, Ca^{++} und der Phosphate werden im Zusammenhang mit der Nierenfunktion (Kap. V/2) diskutiert.

Ein weiteres, in relativ großen Mengen im Körper vorhandenes Mineral ist Eisen. Der größte Teil des Eisens wird sehr wirkungsvoll rezirkuliert (Abb. 6-36).
Erythrozyten haben eine mittlere Lebensdauer von 120 Tagen, ungefähr 10% sterben im Kreislaufsystem, der Rest wird durch Phagozyten in Leber und Milz abgebaut, wenn sie sich dem Ende ihrer Lebensdauer nähern. Zerfallene und phagozytierte Erythrozyten werden durch Milz und Leber abgebaut. Das Eisen des Hämoglobins wird
- dem Plasma wieder zugeführt, wo es an **Transferrin,** ein eisentransportierendes Protein, **gebunden** wird oder
- in einer abrufbaren Form in *Leber* und *Milz* **gespeichert:** über die Galle kann es abgegeben und im Darm wieder aufgenommen werden, wenn der Bluteisenspiegel sinkt.

Das ans *Transferrin gebundene Eisen* im Plasma gelangt in das Knochenmark, wo die rote Blutzellbildung erfolgt. Dort kann es unmittelbar in die Synthese des Hämoglobins der sich entwickelnden Erythrozyten einbezogen oder gespeichert werden. Da das Eisen des Körpers sehr wirksam wiedergenutzt wird, muß nur wenig Eisen aus der Nahrung aufgenommen werden, es sei denn, es liegt ein Blutverlust vor.

Bei **Blutverlusten** wirken als Mechanismus:
- die *Knochenmarkzellen* greifen auf ihre *eigenen Eisenspeicher* zurück und vergrößern die Eisenentnahme aus dem zirkulierenden Blut
- das *transferringebundene Eisen* wird teilweise durch Freisetzung aus den Eisenspeichern von Leber und Milz aufgefüllt
- die Aufnahme wird durch *Absorption* reguliert, die nach einer Blutung über mehrere Tage erhöht ist.

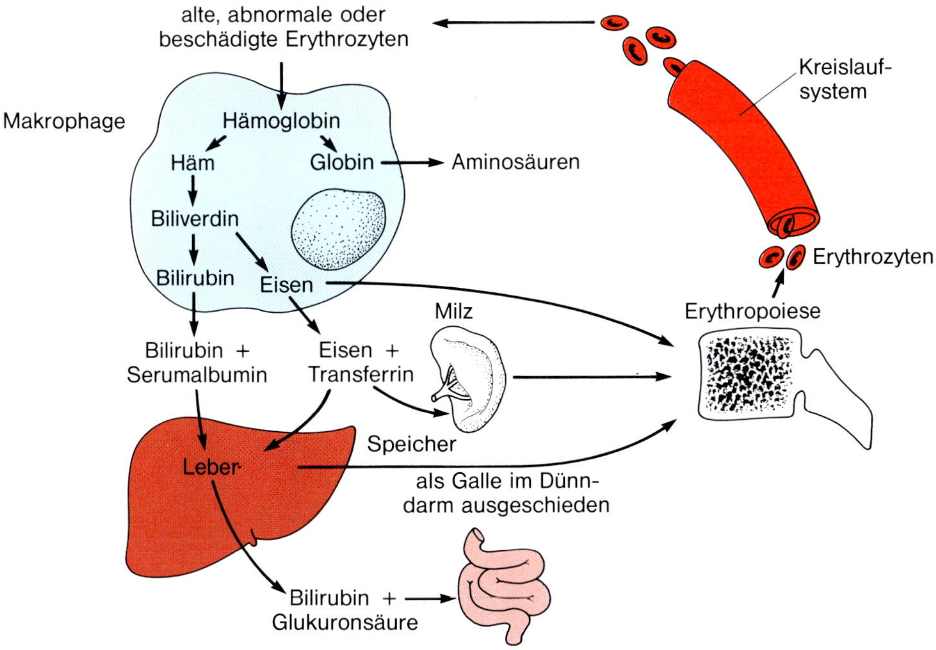

Abb. 6-36: *Eisenkreislauf* im Körper

Die *tägliche Eisenaufnahme* eines Erwachsenen beträgt etwa 0,5–1,0 mg. Sie ist bei Frauen im gebärfähigen Alter doppelt so groß, um den Blutverlust durch die Menstruation auszugleichen. Kinder und schwangere Frauen benötigen mehr Eisen für das größere Transportvolumen im Kreislaufsystem. Auch Menschen, die in größere Höhen aufsteigen oder an chronischen Anämien leiden, und darauf durch eine Zunahme ihrer Erythrozyten reagieren, steigern dadurch die Sauerstofftransportkapazität ihres Blutes. Man nutzt diesen Umstand z. B. durch *Training* in großen Höhen aus.

- **Eisenbedarf:**
  - ♂ 0,5–1 mg/d
  - ♀ bis 1,5–(2,5) mg/d

Ionisiertes Eisen findet sich als F^{++} oder Fe^{3+}. Die Nahrungsquellen für Eisen sind: *Muskelmyoglobin* von Tieren, *Gemüse* und *Früchte*.

- **Eisenstoffwechsel**

⇦

Die Magensalzsäure setzt Eisen aus Pflanzenzellen frei und reduziert es zu **Fe^{++}**, der *absorptionsfähigen Form.* Dieses bildet unlösliche Verbindungen mit anderen Nahrungsbestandteilen. Fe^{3+} ist dazu weniger gut in der Lage (Abb. 6-37).
Die Fe^{++}-Absorption geschieht am wirksamsten in Duodenum und Jejunum. Das von den Epithelzellen sezernierte Transferrin bindet Fe^{++} und macht damit seine Absorption durch das epitheliale Aufnahmesystem möglich. Der *Komplex aus 2 Fe^{++} mit einem Transferrin* wird von einem in den Epithelzellen des Darmes vorhandenen Rezeptor erkannt. Die Bindung an den Rezeptor stimuliert Endozytose, die Transferrin mit seinem Eisen in die Zelle aufnimmt (Abb. 6-37).

Auch die vollständige Häm-Gruppe von Myoglobin oder Hämoglobin tritt in die Epithelzellen ein. Hier spaltet ein Enzym Fe^{++} vom Häm ab. Eisen aus diesen Quellen unterliegt 2 möglichen Verarbeitungswegen, der *Bindung*
- an Transportmoleküle und aktive Abgabe durch die basolaterale Membran in die interstitielle Flüssigkeit
- in unlöslichen Komplexen an **Ferritin,** ein intrazelluläres eisenbindendes Protein, und damit der Speicherung. Sinkt die Eisenzufuhr mit der Nahrung, dann setzt Ferritin Eisen frei, bindet es an den Carrier und läßt es in das Blut gelangen. Geht eine Darmzelle zugrunde, so wird das an Ferritin gebundene Eisen mit dem Kot ausgeschieden (Abb. 6-37).

- **Häm-Fe^{++}:** **→Interstitium** **→F^{++}-Ferritin-Komplex** (intrazellulärer Fe-Speicher!)

Wenn Eisen aus der Epithelzelle herausgeschleust ist, gelangt es durch einen unbekannten Mechanismus, möglicherweise an andere Carrier gebunden, durch die interstitielle Flüssigkeit in das Plasma und bindet sich dort an Transferrinmoleküle, die von den Gefäßendothelzellen produziert werden. Transferringebundenes Eisen steht dem Knochenmark für die Erythropoese zur Verfügung (s. Abb. 6-36).

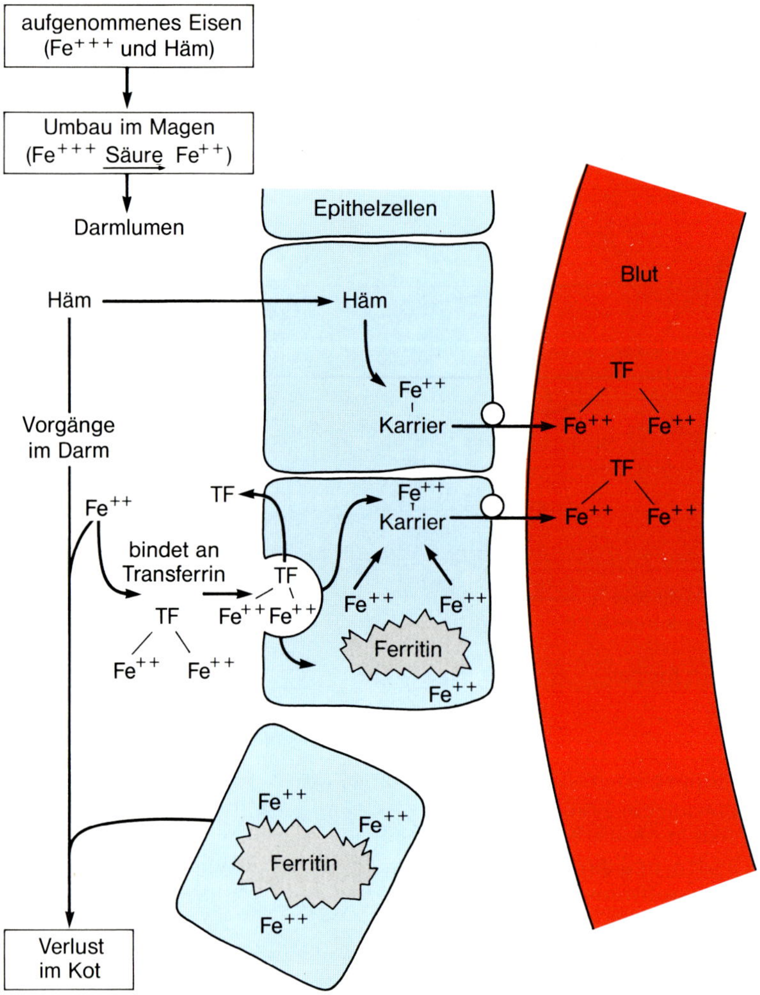

Abb. 6-37: *Absorption* des *Eisens* aus dem Darm und sein *Transport* in das Blut

- **Transferrin begrenzt Eisenabsorption**

⟹

Die **Regulation der Eisenabsorption** durch *Transferrinsekretion* in Magen und Darm und die dann folgende Einschränkung durch die begrenzte Zahl verfügbarer Transferrinmoleküle in der Zelle verhindert eine übermäßige Eisenaufnahme beim Erwachsenen.

→Gefahr der **Eisenüberladung**

Bei Kleinkindern ist die Eisenaufnahme dagegen erhöht.
Klinische Anwendung. Eine Eisenüberladung kann durch zusätzliche Eisenaufnahme bei Erwachsenen (Tabletten, Transfusionen) entstehen. Übermäßig aufgenommenes Eisen kann unlösliche Depots z. B. im Gehirn bilden *(Hämosiderose)*, da seine Ausscheidung nicht gesteigert werden kann.

Vitaminabsorption

2.6.2 Vitaminabsorption

Definition der Vitamine

Vitamine sind für die normale Funktion des Körpers essentielle organische Substanzen. Da sie nicht in ausreichender Menge vom Körper hergestellt werden können, müssen sie aufgenommen werden. Die Vitamine werden vorwiegend über die Nahrung zugeführt. Nur wenige Vitamine stammen von Bakterien im Dickdarm. Tab. 6-9 listet die Vitamine auf, stellt ihre Quellen, ihre physiologischen Wirkungen und Mangelerscheinungen dar.

Klassifizierung:

Die Vitamine lassen sich auf Grund ihrer Lösbarkeit in *2 Gruppen* unterteilen. Die wasserlöslichen Vitamine werden leicht bei der Nahrungszubereitung infolge ihrer Lösbarkeit und ihrer Hitzeempfindlichkeit zerstört. Sie werden in die Darmepithelzellen aufgenommen: In den meisten Fällen haben sich spezifische Rezeptormoleküle für die Erkennung der wasserlöslichen Vitamine bestimmen lassen. Sie gelangen in die Epithelzellen durch *einfachen passiven, erleichterten* oder *aktiven Transport*.

Tab. 6-9: Wichtige Vitamine

Name	Quellen in der Nahrung	Funktion	Mangelsymptome
• **wasserlösliche**			
B_1 (Thiamin)	Getreidekörner, Hefe, Nüsse, Eier, Leber	Koenzym für den Kohlenhydratstoffwechsel	Beriberi; Störungen nervöser Funktionen
B_2 (Riboflavin)	Hülsenfrüchte, Fisch, Hackfrüchte, Fleisch, Getreidekörner	Koenzym für Protein- und Kohlenhydratstoffwechsel	Sehstörungen, Dermatitis, Nausea
Niacin	Hefe, Fleisch, Getreidekörner, Nüsse	Koenzym im Krebszyklus	Pellagra
B_6 (Pyridoxin)	Fleisch, Lachs, Tomaten, Mais, Spinat, Joghurt, Getreide	Koenzym für den Aminosäure- und Lipidstoffwechsel	Dermatitis, Nausea
B_{12} (Cyanocobalamin)	Fleisch, Leber, Niere, Milchprodukte, Eier	Erythropoese, Aminosäurenstoffwechsel	perniziöse Anämie, neurale Störungen
Pantothensäure	Grüne Gemüse, Getreide, Leber, Niere, Hefe	Koenzym bei der Steroidhormonsynthese und im Krebszyklus	neuromuskuläre Degeneration, Nebennierenhormonmangel
Folsäure	grüne Blättergemüse, Leber	Enzym für Purin- und Pyrimidinsynthese und Blutzellproduktion	Anämie, abnormal große Blutzellen
Biotin	Hefe, Leber, Eier, Niere, Darmbakterien	Koenzym für die Fettsäuresynthese, Umwandlung Pyruvat zu Glukose in der Leber	mentale Störungen, Muskelermüdung, Dermatitis
C (Ascorbinsäure)	Zitrusfrüchte, Tomaten, grüne Gemüse	Wirkstoff bei Stoffwechselreaktionen, Wundheilung, Antikörperproduktion und Kollagenbildung	Skorbut, Anämie, Bindegewebsdegeneration
• **fettlösliche**			
A (Retinol)	Fischleberöl, grüne und gelbe Gemüse, Käse	Rhodopsinbildung, Knochen- und Zahnbildung	Nachtblindheit, Epithel- und Nervenstörungen
D (1,25-Dihydroxicalciferol)	Fischleberöl, Eigelb, Milch, UV-Licht auf der Haut	Kalzium und Phosphoraufnahme	Rachitis bei Kindern, erweichte und deformierte Knochen
E (Tocoferol)	Nüsse, Weizenkeime, Pflanzenöle	Antioxidant, Bildung von RNA, DNA und roten Blutzellen	abnormale Membranfunktionen
K	Darmbakterien, grüne Blättergemüse, Leber	Koenzym für Synthese von Prothrombin und Gerinnungsfaktoren	spontane Blutungen, verzögerte Blutgerinnung

• Die **wasserlöslichen Vitamine (B, C)** folgen dem gleichen Weg in den Kreislauf wie Aminosäuren und Zucker.

Eine Ausnahme ist das **Vitamin B_{12}**, da es zu groß und zu stark geladen ist, um den normalen Transportweg durchlaufen zu können. Es wird durch Pinozytose *im Ileum* absorbiert. Dieses Aufnahmesystem erkennt Vitamin B_{12} nur dann, wenn es an den **Intrinsic factor** gebunden ist, ein von den Belegzellen des Magens abgegebenes Glykoprotein. Bei der Aufnahme des Vitamin B_{12}-Intrinsic factor-Komplexes in die Epithelzellen bleibt der Intrinsic factor im Lumen zurück. An der basolateralen Membran der Epithelzellen wird Vitamin B_{12} an ein spezifisches Plasmaprotein als Carrier gebunden.

1. wasserlösliche Vitamine (B, C)
- **Vit. B_{12}-Absorption** gebunden an **Intrinsic factor** im Ileum **(Absorptionsort)**

2. fettlösliche Vitamine (A, D, E, K)

• **Fettlösliche Vitamine (A, D, E, K)** werden in der gleichen Weise wie Lipide absorbiert, nehmen also an der Mizellenbildung teil und gelangen zunächst in die Lymphe, dann in das Kreislaufsystem. Im allgemeinen finden sich diese Vitamine in fetthaltiger Nahrung.

• **Absorption** ⇨

Die Absorption fettlöslicher Vitamine wird gefördert, wenn sie mit fettreicher Nahrung aufgenommen werden, da in diesem Fall ausreichend Galle, Pankreas- und Darmenzyme vorhanden sind.

Hypo- und Hypervitaminosen möglich (Tab. 6-9)

Klinische Anwendung. Übermäßige Zufuhr vor allem von Vitamin A und D, führt zu *Hypervitaminosen,* da die Vitamine in der Leber quasi unbegrenzt gespeichert werden und dann extrem hohe Spiegel erreichen.
Vitamin E wird an verschiedenen Orten gespeichert, vor allem im Körperfett, hohe Aufnahmegrößen können toleriert werden.

Wiederholungsfragen:
1. Welche Bedeutung haben HCl und Transferrin für die Eisenaufnahme?
2. Welche Eisenquellen kann der Körper ausnutzen, wenn durch Blutungen der Eisenplasmaspiegel sinkt?
3. Warum läuft die Absorption fettlöslicher Vitamine effektiver ab, wenn sie nach einer Mahlzeit aufgenommen werden, anstatt bei leerem Magen?

Regulation der Magen-Darm-Funktion

2.7 Regulation der Magen-Darm-Funktion

Kontrollsysteme

2.7.1 Gastrointestinale Kontrollsysteme

Transport und Sekretion im Magen-Darm-Trakt werden über *Reflexwege* koordiniert. Die Reflexe werden durch chemische *Zusammensetzung* und *Volumen* der Nahrung über *Chemo- und Dehnungsrezeptoren* aktiviert. Die Durchblutung des Verdauungstrakts ist bei Absorptionsleistungen erhöht.

• **Reflexkontrollwege** ⇨

Motorik, Verdauung und **Absorption** fördern
- der *Parasympathikus* über Spinalreflexe (Tabelle 6-10)
- das *Darmwandnervensystem* über eigene Reflexe

• **hormonale Kontrollwege**

Daneben reagieren *hormonproduzierende enteroendokrine Zellen* auf Anwesenheit von Nahrung und Sekreten im Magen-Darm-Kanal und können außerdem durch neurale Aktivierung in Gang gesetzt werden. Daher spielen sie eine wichtige Rolle bei der Koordinierung der Aktivitäten in den verschiedenen Abschnitten des Verdauungssystems. Tab. 6-10 stellt

Tab. 6-10: Reflexe des Magen-Darm-Kanales

Bezeichnung	Reiz und Reizwirkung
Reflexe mit Weg über das autonome Nervensystem	
Relaxation bei Nahrungsaufnahme	Schlucken von Nahrung führt zum Erschlaffen des Magenfundus
enterogastrischer Reflex	saure und hypertone Füllung des Duodenum hemmen die Magenentleerung
gastrokolischer Reflex	Dehnung von Magen und Duodenum steigern die Motorik in Ileum, Zäkum und Kolon
gastroilealer Reflex	ileozäkaler Sphinkter öffnet sich bei Einsetzen der Magenentleerung
Reflexe innerhalb des darmeigenen Nervensystems	
myenterischer Reflex	lokale Reizung der Darmwand erzeugt Kontraktion der Muskulatur unmittelbar oberhalb und Erschlaffung unterhalb des Reizortes

die Reize für die Freisetzung der wichtigsten Hormone zusammen und vergleicht ihre Wirkungen auf Sekretion, Motorik und die Abgabe anderer Hormone und deren Bedeutung.

2.7.2 Kephalische Phase der Verdauung

Kephalische Phase

- **Auslösung durch**
  - Vorstellung
  - Geruch
  - Anblick
  - Geschmack von Nahrung

Das Denken an Nahrung kann die erste Stufe der Regulation, die *kephalische Phase der Verdauung* in Gang setzen. Zusätzlich zu der rein mentalen Vorstellung des Essens lösen Anblick und Geruch von Nahrung Antworten im Wirkungsbereich der kephalischen Phase aus, mit denen Mundhöhle und Magen für die Aufnahme von Nahrung vorbereitet werden. Die Geschwindigkeit der Nahrungsaufnahme wird begrenzt von dem Ausmaß, mit dem sie gekaut, mit Speichel vermischt und zu einer Konsistenz gebracht werden kann, die für das Schlucken geeignet ist. Gleichzeitig und parallel zu dem Anstieg der Speichelabgabe im Mund finden sich auch im Magen ein verstärkter Blutstrom, Abgabe von Salzsäure, Schleim und Pepsin. Diese Antworten werden solange die Nahrung gekaut und geschluckt wird stärker (Abb. 6-38).

- **Wirkungen** (nerval, hormonal)
  - Speichelsekretion ↑
  - Magendurchblutung ↑
  - Magensekretion ↑
    - HCl
    - Pepsin
    - Gastrin

Die kephalische Phase wird durch Reflexe über *N. vagus* und auf *hormonalen* Wegen vermittelt. Parasympathische Reize erregen die Speicheldrüsen und besorgen eine zentrale Hemmung des sympathischen Tonus der glatten Muskulatur in den Arteriolen der Magenwand. Parasympathische Reize regen außerdem die Hauptzellen zur *Pepsin-*, die Belegzellen zur *HCl-Abgabe* und G-Zellen zur Abgabe des Hormones *Gastrin* an. Azetylcholin ist nicht der letzte Transmitter auf all diesen Wegen; verschiedene Peptide sollen als Neurotransmitter und -modulatoren wichtige Aufgaben im Darmwandnervensystem erfüllen. Daher ist ihre Pharmakologie verhältnismäßig unübersichtlich.
Gastrin gelangt ins Blut und erreicht über den Kreislauf das Magenepithel, wo es die parasympathische Reizwirkung verstärkt, so daß die Belegzellen Säure sezernieren und besonders die Hauptzellen Pepsinogen abgeben.

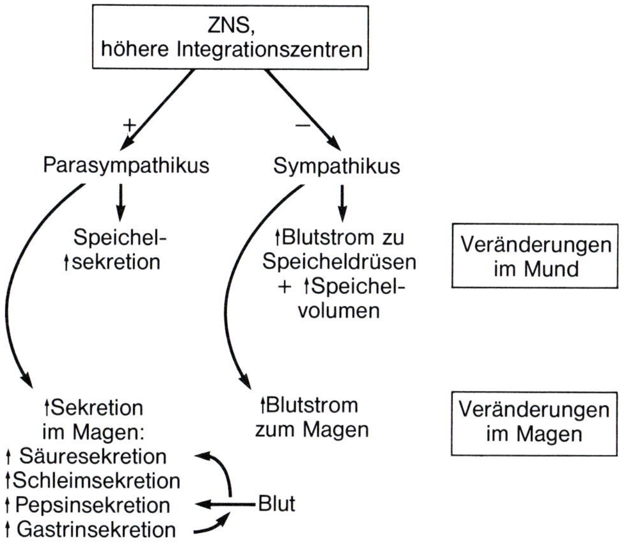

Abb. 6-38: Die Einleitung der *kephalischen Phase* der Verdauung und ihre Teilreaktionen: Aktivierung des Parasympathikus führt zum Anstieg der Sekretion; Hemmung des Sympathikus verstärkt den Blutstrom zu Speicheldrüsen und Magen

2.7.3 Gastrische Phase der Verdauung

Gastrische Phase

- **Auslösung** durch
  - Dehnung→Gastrin
  - Nahrung

Wenn der Magen leer ist, liegen seine Wände in Falten. Sobald die Nahrung den Magen erreicht, beginnt die *gastrische Phase der Verdauung* (Abb. 6-39). Die Reize für die Auslösung dieser Phase hängen von der Gegenwart von Nahrung ab. Die beiden wesentlichen Faktoren dafür sind die *Dehnung* der Magenwand und die *chemische Zusammensetzung* der Nahrung. Dehnung des Antrums fördert die Gastrinabgabe, sowohl durch lokale wie auch durch parasympathisch übermittelte lange Reflexe.

- **pH-Wert** optimieren für **Gastrinsekretion**

Auch beim Einwirken ausreichender Reize kann nur wenig Gastrin freigesetzt werden, wenn der pH-Wert dem niedrigen Nüchternwert entspricht. Am Beginn der gastrischen Phase gelangt Nahrung in den Magen und verdünnt und puffert die Magensäure ab, so daß der pH-

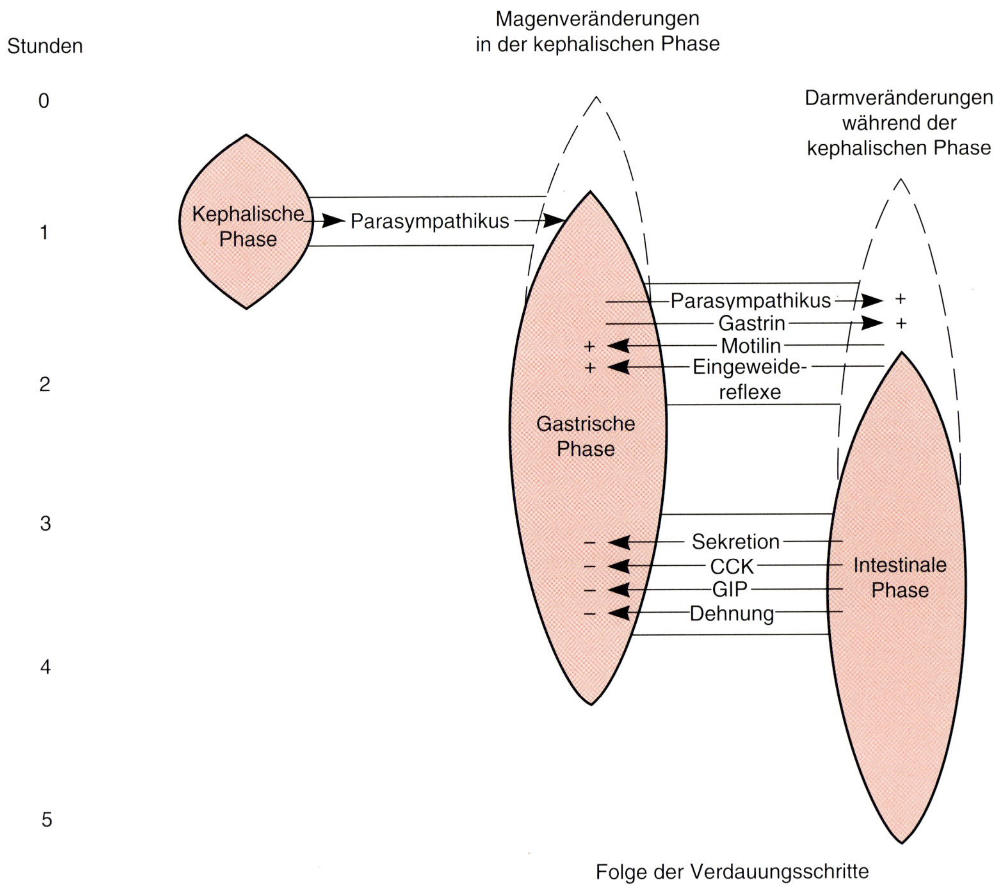

Abb. 6-39: Das zeitliche Überlappen der *3 Phasen der Verdauung* und die Signalflüsse zwischen den verschiedenen Regionen bei der Koordination der Verdauung

- **Reize zur Magensekretion**
  - Proteine
  - freie Aminosäuren

Wert des Mageninhaltes steigt. Dieser pH-Anstieg erlaubt eine optimale Gastrinsekretion auf chemische und neurale Reize.

Die Nahrungsproteine sind ein kräftiger Reiz für die Magensekretion. Diese Proteine treffen auf jene HCl und Pepsine, die in der kephalischen Phase freigesetzt wurden und nun in deren Fortsetzung abgesondert werden. Die Reize wirken so lange, wie Nahrung aufgenommen wird. Die Säure greift die sekundären und tertiären Strukturen der aufgenommenen Proteine an, in den sie ihre Faltungen öffnet und damit die Peptidbindungen besser für die Verdauung durch das Magenpepsin zugänglich macht. Den Verlauf der Verdauung zeigt die Aminosäurenkonzentration des Mageninhaltes an. Die freien Aminosäuren wirken als **Sekretagoga:** Substanzen zur Reizung der Magensekretion durch Förderung der Gastrin- und Pepsinfreisetzung (Abb. 6-40).

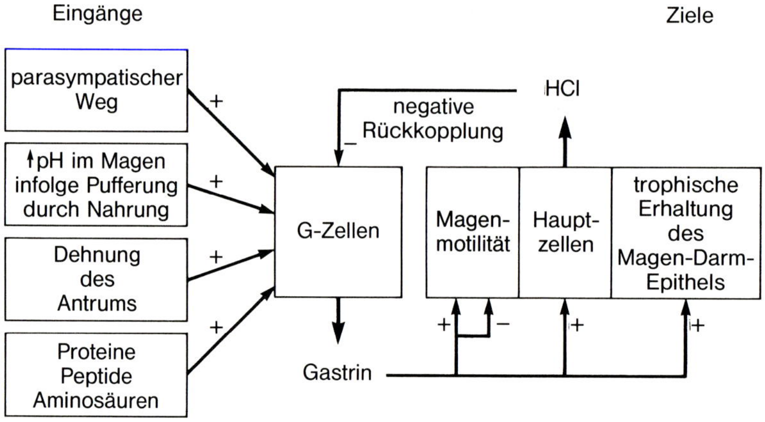

Abb. 6-40: Steuerung der *Gastrinsekretion* und ihre Zielfunktionen

Verschiedene Getränke und Speisen, die oft als erster Gang einer Mahlzeit angeboten werden, enthalten solche Sekretagoga und fördern deshalb die Gastrinfreisetzung. So enthalten z.B. klare Brühen Aminosäuren, die von Chemorezeptoren des Magens wahrgenommen werden, was die Vorbereitung für die Proteinverdauung durch Gastrinabsonderung fördert. Auch Koffein und alkoholische Getränke (z.B. Bier, Wein) sind solche Sekretagoga.

– weitere **Sekretagoga,** z.B. Alkohol

Die Reize für die Gastrinabsonderung bilden eine positive Rückkopplung solange, wie Protein vorhanden ist. Wenn die Säuresekretion in der gastrischen Phase weitergeht, wird die Pufferkapazität der Proteine überschritten, der pH sinkt. Die Gastrinsekretion wird beim Erreichen eines pH-Wertes von 3,0 im Chymus gehemmt (Abb.6-40). Diese Hemmung beendet die Säuresekretion im Magen und gibt damit das Ende der gastrischen Phase an.

• **Rückkopplung der Magensekretion**

2.7.4 Kontrolle von Motorik und Entleerung des Magens

Kontrolle von Magenmotorik und -entleerung

Am Beginn der gastrischen Phase erschlafft die Magenwandmuskulatur, wenn Nahrung eintrifft. Diese **rezeptive Relaxation** erlaubt die Speicherung eines erheblichen Betrages von Nahrung im Magen, bevor kräftige Kontraktionen beginnen. Wird die Nahrungszufuhr fortgesetzt, so nehmen Fundus und oberer Korpus sie auf, während unterer Korpus und Antrum sie mit Schleim, Pufferlösungen, Säure und Enzymen vermischen und daraus den Chymus herstellen. Wenn der Chymus flüssiger wird, kann er durch den Pylorus in den ersten Teil des Dünndarmes befördert werden.

• **rezeptive Relaxation der Magenwand**

Auf eine hohe **Gastrinkonzentration** lassen sich zurückführen:
- Fundus und Korpus sind erschlafft und wirken als Speicher
- die Erregbarkeit der Muskulatur im Pylorus ist gesteigert. Die Pyloruskontraktion während peristaltischer Wellen schränkt die Beförderung des Chymus in das Duodenum stark ein.
- der Tonus des unteren Ösophagussphinkters (Kardia) ist erhöht und verhindert, daß Magenkontraktionen einen Reflux von Chymus in den Ösophagus auslösen
- der **gastroileakale Reflex** (s. Tab.6-10) läßt den Sphinkter zwischen Ileum und Dickdarm erschlaffen. Diese reflektorische Relaxation tritt auf, wenn die Magenkontraktionen kräftig sind und fördert die Passage vom Ileum in das Kolon in Vorwegnahme des Transportes von Chymus in das Duodenum
- die Auslösung der Dickdarmmotorik während der gastrischen Phase. Sie heißt **gastrokolischer Reflex** (s. Tab.6-10).

• **zentrale Bedeutung von Gastrin**

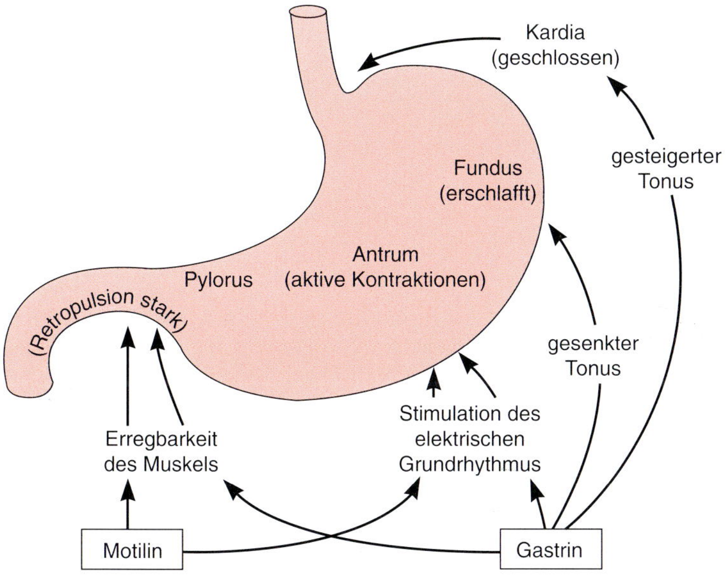

Abb.6-41: Auswirkungen von *Gastrin* und *Motilin* auf die *Magentätigkeit*

Tab. 6-11: Gastrointestinale Hormone

Hormon	Reiz	Reizwirkung	biologische Aufgabe
Gastrin	Aminosäuren, Dehnung, pH > 3, parasympathische Aktivierung	steigert Säuresekretion Antrummotilität Pepsinogensekretion	fördert Verdauung im Magen
GIP	Glukose, Fette, hypertoner Inhalt	steigert Darmmotilität senkt Magensekretion und -motilität	begrenzt Magenentleerung; bereitet den Darm auf Chymusaufnahme vor
Motilin	pH > 4,5	steigert Magenmotilität Darmmotilität Pepsinogensekretion	fördert Verdauung im Darm
Sekretin	hypertoner Inhalt; pH < 4,5; parasympathische Aktivierung	steigert Pankreasbicarbonatabgabe; senkt Magenmotilität und -sekretion	begrenzt Magenentleerung; neutralisiert Chymus nach Verlassen des Magens
CCK	Fette, Aminosäuren	steigert Pankreasenzymsekretion Darmsekretion und -motilität, Gallenblasenkontraktion senkt Magensekretion	begrenzt Magenentleerung; fördert Verdauung im Dünndarm

- **Einflüsse auf das Pankreas**
  - Parasympatische Stimulation
  - Gastrin wirkt CCK-ähnlich

Der gastrokolische Reflex wird wahrscheinlich durch Gastrin und über große neurale Reflexe zuwege gebracht und bewirkt die *Massenbewegungen*, die oft auf Mahlzeiten folgen.
Während der gastrischen Phase wird die Pankreassekretion stimuliert, damit der Darm auf die Aufnahme der Nahrung vorbereitet ist (Abb. 6-39). Die Dehnung des Magens reizt direkt die Flüssigkeits- und Enzymsekretion des Pankreas über einen Parasympatikusreflex. Gastrin erregt außerdem die Enzymsekretion des Pankreas, denn es ist chemisch sehr ähnlich aufgebaut wie das Hormon **Cholezystokinin (CCK),** welches die Pankreassekretion als Antwort auf die Nahrungsaufnahme in den Darm in Gang bringt.

- **Motilin** → Mischfunktion
  - Kontraktion ↑
  - Pylorustonus ↑
  - Pepsinsekretion ↑

Der Magen empfängt außerdem Signale vom Darm, bevor und unmittelbar nachdem der Chymus in den Darm gelangt ist. Das Hormon **Motilin** steigert die Intensität der Magenkontraktionen und den Tonus des Sphinkter pylori (Tab. 6-11; Abb. 6-41). Motilin wird von den *argentophilen (enteroendokrinen) Zellen* im Duodenum freigesetzt *(Mo-Zellen),* wenn der pH-Wert des Duodenalinhaltes über 4,5 steigt. Die Motilinsekretion ist unmittelbar nach einer Mahlzeit hoch, wenn nur wenig saurer Chymus den Dünndarm ausfüllt. Ihre Rolle besteht darin, die *Mischfunktion des Magens* zu stimulieren. Außerdem löst Motilinsekretion die *Abgabe von Pepsin* aus.

Intestinale Phase

2.7.5 Intestinale Phase der Verdauung

- **Auslösung**
  - Dehnung
  - Nahrung

Sobald Speise das Duodenum erreicht, wird die *intestinale Phase der Verdauung* ausgelöst. Die dabei aktivierten Hormone und ihre Wirkungen sind in Tab. 6-11 angeführt. Wie bei der gastrischen Phase hängen auch die Reize für die intestinale Phase von der *Dehnung* der Darmwand und der *chemischen Zusammensetzung* des Nahrungsbreies ab. Der Darm ist der Ort für die völlige Verdauung aller Nährstoffe. Die Mengen an Enzymen, die abgegeben werden, und die Zeit, die für die Verdauung zur Verfügung steht, werden von den Mengen an Proteinen, Kohlenhydraten und Fetten im Chymus festgelegt. Sowohl enteropankreatische (vago-vagale) Reflexe wie Hormone wirken als Mediatoren dieser Wirkungen der Speisezusammensetzung auf die intestinale Aktivität (s. Abb. 6-29).

1. Kohlenhydrat- und Proteinverdauung

Kohlenhydrate und Proteine werden leichter verdaut als Lipide, so daß eine fettreiche Mahlzeit eine viel längere Zeit für die Verdauung und Absorption benötigt als andere. Am Anfang der intestinalen Phase wird der Chymus durch den Darmschleim und die Bicarbonatsekretion gepuffert, die als Teil der gastrischen Phase freigesetzt wurden. Jetzt lösen Aminosäuren, die in das Duodenum gelangen, eine viel stärkere Gastrinabgabe über Reflexe im darmeigenen Nervensystem aus. Daher hat während dieser zeitigen Periode die Rückkopplung von den intestinalen Rezeptoren einen positiven Effekt auf die Aktivität des Magens und die HCl-Sekretion im Magen bleibt hoch. Das erleichtert die Vorbereitung der Proteine auf die Verdauung im Darm. In späteren Abschnitten der intestinalen Phase wirkt die Rückkopplung auf den Magen vorwiegend hemmend (s. Abb. 6-39).

Pufferung →Gastrin ↑ → HCl↑: Proteinverdauung gefördert!

später: Gastrin ↓

Duodenale *Rezeptoren* messen die Wandspannung des Duodenums und damit den Betrag an Chymus, der vom Magen in das Duodenum befördert wurde. Diese Mechanorezeptoren *hemmen die Magenmotilität* und *steigern den Pylorustonus* über einen parasympathischen Rückkopplungsweg, den **enterogastrischen Reflex** (s. Tab. 6-10).

- **enterogastrischer Reflex**

⇐

Klinische Anwendung. Die chirurgische parasympathische Denervierung des Verdauungstraktes wurde zur Behandlung von Magen- und Duodenalgeschwüren eingesetzt. Da diese Prozedur aber auch den enterogastrischen Reflex zerstört, bewirkt sie eine schnelle Entleerung des Mageninhaltes in den Dünndarm und löst damit chronische Diarrhoe aus. Deshalb ist man von der totalen *(trunkuläre Vagotomie)* zur selektiv proximalen Vagotomie, die die Vagusversorgung des Antrums schont, übergegangen.

Beispiel:
Vagotomie bei gastroduodenalen Ulzera

Osmorezeptoren antworten auf die Osmolarität des Chymus und erlauben dem System, zwischen Dehnung durch Flüssigkeitsaufnahme und einer solchen durch Nahrungsaufnahme zu unterscheiden. Ist Nahrung vorhanden, so werden Dehnung, erhöhter osmotischer Druck und das Vorhandensein von Nahrungsmolekülen festgestellt. Diese Reize bewirken die Freisetzung des **gastrischen inhibitorischen Peptid (GIP)** aus den *K-Zellen* der Dünndarmmukosa. Dieses Hormon bewirkt zusammen mit anderen Signalen aus dem Darm eine Verlangsamung der verdauenden Aktivität des Magens und stellt ihn mehr auf seine Speicherrolle um (s. Abb. 6-39). GIP bewirkt diese Effekte durch Einschränkung der Pepsin-, HCl-Sekretion und der Magenmotorik.

- **GIP:**
  - HCl-Sekretion ↓
  - Pepsinsekretion ↓
  - Magenmotorik ↓

→Magen wird zum Speicher

Für die Wirkung der Darmenzyme ist ein neutraler pH-Wert notwendig.

- **Sekretin und Darm-pH**

⇐

Die Azidität des eintreffenden Chymus ist der stärkste Reiz für die Auslösung der intestinalen Verdauungsphase: Die säureempfindlichen Chemorezeptoren stimulieren die Abgabe des Hormones **Sekretin** aus den *S-Zellen* des Duodenums (Abb. 6-42), wenn der pH-Wert des Chymus im Duodenum unter 4,5 fällt. Hypertone Bedingungen und Fett im Chymus regen die Sekretinabgabe außerdem an.

Sekretin veranlaßt das Pankreas, eine Flüssigkeit mit hohem Bicarbonatgehalt, nicht dagegen Enzyme, zu sezernieren, um die HCl zu puffern. Sekretin hemmt außerdem die Motilität des Magens und regt die Pepsinsekretion an.

Im neutralen Milieu des Darmes wirken die im Magen abgegebenen Pepsine nicht. Die schnelle Pufferung des Chymus dagegen macht es den starken Darmenzymen aus Pankreas und Bürstensaum möglich, die Verdauung der Nahrung einzuleiten. *Sekretin ist der einzige Hemmer der Gastrinabgabe* und damit der Säuresekretion. So bestehen 2 Mechanismen für eine negative Rückkopplung durch die Sekretinfreisetzung:

- eine Herabsetzung der Azidität des Chymus durch *verminderte HCl-Produktion*
- eine Senkung der Azidität durch die *Pufferwirkung der Pankreasbikarbonatsekretion* (Abb. 6-42).

- **negative Rückkopplung durch Sekretin →Azidität ↓**
  - HCl-Sekretion ↓
  - Bikarbonatpuffer

CCK. Fette und **Fettsäuren** im Chymus werden von den duodenalen Chemorezeptoren wahrgenommen. Diese und in einem geringeren Umfang auch Aminosäuren, Polypeptide und Proteine stimulieren die CCK-Abgabe (Abb. 6-43). Dieses Hormon besitzt 7 *Aufgaben*, es

- steigert die *Enzymsekretion* des Pankreas
- relaxiert den *Sphinkter Oddi*
- löst die *Gallenblasenkontraktion* aus
- hemmt die *Magenentleerung*
- verstärkt die *Sekretinwirkung* auf die Pankreasenzymsekretion
- steigert Sekretion und Motilität im *Dünndarm*
- ist ein *trophisches Hormon* für das Pankreas.

2. Lipidverdauung
- **Lipide→CCK-Abgabe**
- **CCK-Funktionen:**
  - Pankreasenzyme ↑
  - Gallenblasenkontraktion ↑
  - Magenentleerung ↓

Die *negative Rückkopplung* für die CCK-Abgabe wirkt über verminderten Fett- und Proteingehalt im Chymus des Darmes, da diese verdaut und absorbiert werden. Eine spezifische Hemmung verursacht *Trypsin*, welches somit die Enzymsekretion herabsetzt (Abb. 6-43).

- **Hemmung der CCK-Abgabe durch:**
  - zunehmende Verdauung
  - **Trypsin**

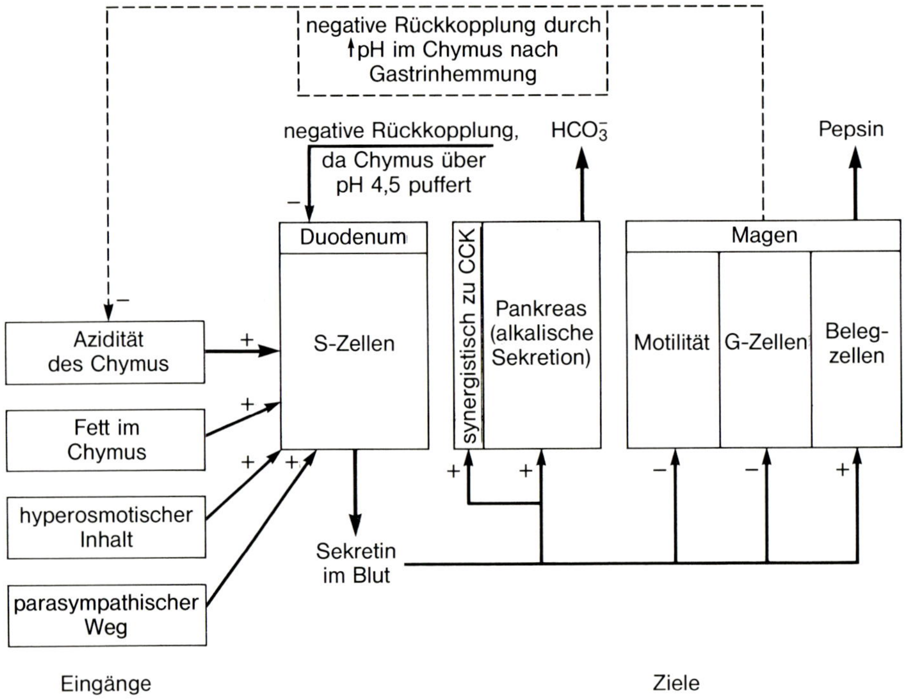

Abb. 6-42: Steuerung der *Sekretinausschüttung* und ihre Zielfunktionen

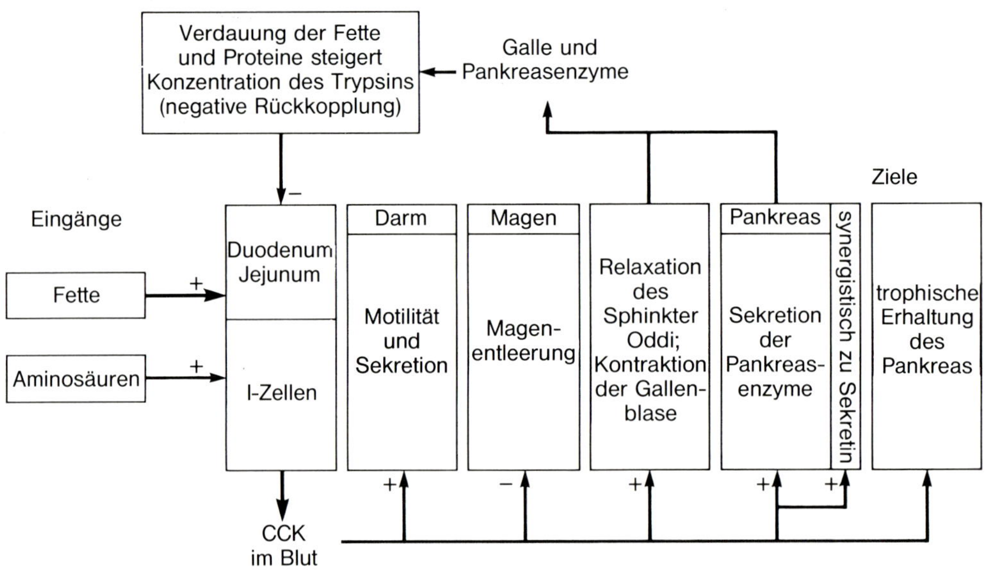

Abb. 6-43: Steuerung der *CCK-Sekretion* und ihre Zielfunktionen

• **Lipidgehalt** und **Verdauung** ⇨

Fett im Duodenum steigert außerdem die Sekretion von GIP. *Sekretin, GIP und CCK* senken gemeinsam direkt die Motilität des Magens (s. Tab. 6-11). Eine fettreiche Mahlzeit dehnt die gastrische und intestinale Phase der Verdauung stark aus, wobei die langsame Verarbeitung der Fette im Darm die Magenentleerung hemmt.

Fragen

Wiederholungsfragen:

1. Wenn die peristaltische Aktivität des Magens stark ist, ist auch die Reizbarkeit der Muskulatur des Pylorussphinkters hoch. Welchen Effekt hat die Sphinktererregbarkeit auf die Magenentleerung?
2. Auf welche Weise führt ein saurer Chymus im Duodenum zu einer gesteigerten Pankreassekretion?
3. Durch welche Mechanismen kann eine fettreiche Mahlzeit die Magenentleerung verzögern und warum ist diese Wirkung stärker als bei einer kohlenhydratreichen Mahlzeit?

2.8 Zusammenfassung

• Die **Aufnahme von Wasser, Aminosäuren und Zucker** aus dem Verdauungskanal hängt weitgehend von dem **Natriumtransport** ab. Natriumionen diffundieren aus dem Lumen in die Epithelzellen und folgen damit einem Gradienten, den ein aktiver Transport von Natrium aus den Zellen in die interstitielle Flüssigkeit aufbaut. Wenn Na^+ aus dem Lumen transportiert wird, folgt ihm Wasser durch Osmose. Der Natriumgradient treibt auch den *carriervermittelten Transport* der meisten Aminosäuren und Zucker in die Epithelzellen hinein. Die Carrier erkennen einzelne Zukkern und Aminosäuren.

• Die **Verdauung der Makromoleküle** aus der Nahrung wird durch Enzyme zustande gebracht, die *hydrolytische Reaktionen* katalysieren. **Amylase** beginnt die Kohlenhydratverdauung im Mund, **Pepsine** die Proteinverdauung im Magen. Der größte Teil der Verdauung läuft im Dünndarm durch Enzyme aus Pankreas und den **Bürstensaummembranen** des Darmes ab.

• **Fettverdauung** benötigt die emulgierende Wirkung der **Gallensäuren,** um die Oberfläche der Lipidtropfen so zu vergrößern, daß die **Pankreaslipasen** sie hydrolisieren können. **Kolipase** unterstützt die Lipasewirkung. Gallensäuren erleichtern auch die Absorption durch die Vereinigung der Lipidverdauungsprodukte in den **gemischten Mizellen.** Eine Resynthese von Lipiden findet in den Epithelzellen statt; die Lipide werden in den kleinen Tropfen der **Chylomikronen** in die Lymphe abgegeben.

• **Eisenabsorption** wird durch die Sekretion des Carriermoleküls **Transferrin** in das Darmlumen reguliert. Das meiste Eisen des Körpers rezirkuliert zwischen absterbenden Erythrozyten und Knochenmarkszellen für die Erythropoese. Die *Leber* gewinnt Eisen aus dem **Häm,** und dieses Eisen wird in das Blut abgegeben, von wo es durch **Transferrin** in das Knochenmark gebracht wird.

• **Vitamine** unterteilt man in **wasser-** und **fettlösliche.** Die meisten *wasserlöslichen Vitamine* werden durch Transportmechanismen absorbiert. **Vitamin B_{12}** muß an einen Carrier, den **Intrinsic factor**, gebunden werden, der von den Belegzellen sezerniert wird, um in die Darmepithelien aufgenommen zu werden. *Fettlösliche Vitamine* werden zusammen mit den Fetten in die **gemischten Mizellen** und **Chylomikronen** eingebaut.

• Die Verdauung wird in 3 Phasen unterteilt, abhängig davon, wo die Nahrungsreize wirksam werden:

• Die **kephalische Phase** beginnt schon vor der Nahrungsaufnahme, wenn Gedanken oder von der Gegenwart der Nahrung stammende gustatorische, optische u. a. Reize auftreten.

• Die **gastrische Phase** der Verdauung beginnt, sobald die Nahrung den Magen erreicht.

• Die **intestinale Phase** nimmt von dem Erreichen des Darmes durch die Nahrung ihren Anfang.

Die 3 Phasen überlagern sich daher beträchtlich in ihren Ablaufszeiten.

• Reize von der physikalischen und chemischen Gegenwart der Nahrung in Mund, Magen und Darm regulieren den Transport des Darminhalts durch den Verdauungstrakt und die Sekretionsrate der Enzyme. Die Regulation der Verdauung benutzt Reflexe, die auf langen *parasympathischen Wegen* oder kurzen Schleifen des *Darmwandnervensystems* und *hormonalen Sekretionen* ablaufen.

• Die am besten bekannten **Hormone des Verdauungstraktes** sind *Gastrin, Motilin, GIP, Sekretin und CCK.* **Gastrin** erregt Magensäure und Pepsinogensekretion und die Magenmotilität. **Motilin** steuert die Magen- und Darmmotilität und die Pepsinogenabgabe. **GIP** erregt die intestinale und Pankreassekretion und hemmt Sekretion und Motilität des Magens. **Sekretin** steigert die Pankreassekretion (Bicarbonat) und hemmt Magensekretion und -motorik. **CCK** stimuliert Gallenblasenkontraktion und Pankreasenzymsekretion und hemmt die Magensekretion.

2.9 Übungsfragen

1. Auf welche Weise sind die einzelnen Regionen des Verdauungstraktes funktionell für Verdauung und Reabsorption spezialisiert: Mund, Ösophagus, Magen, Duodenum, Jejunum und Ileum oder Dickdarm?

2. Welchen Enzyme verdauen Kohlenhydrate? Wo findet der größte Teil der Kohlenhydratverdauung statt? Wie werden Kohlenhydrate absorbiert?

3. Wie läuft die Proteinverdauung ab? An welchen beiden Orten findet Proteinverdauung statt? Wie werden Aminosäuren absorbiert? Können Peptide absorbiert werden?

4. Welche Rolle spielen die Gallensalze für Fettverdauung und Absorption?

5. Wie unterscheidet sich die Fettabsorption von derjenigen der Aminosäuren und Kohlenhydrate?

6. Geben Sie für jedes der folgenden Verdauungshormone ihre Quelle, den wichtigsten physiologischen Reiz für ihre Freisetzung, den wichtigsten Hemmer ihrer Freisetzung und ihr Zielorgan an: Gastrin, Sekretin, Cholezystokinin, gastrisches inhibitorisches Peptid (GIP)!

7. Was geschieht während der kephalischen Phase der Verdauung? Welche Vorgänge kennzeichnen die gastrische, welche die intestinale Phase?

8. Welche Faktoren bestimmen das Ausmaß der Magenentleerung? Wird eine Mahlzeit mit hohem Fettgehalt schneller oder langsamer als eine solche mit hohem Kohlenhydratgehalt den Magen durchlaufen? Welche Rückkopplungsmechanismen werden hier eingeschaltet?

2.10 Klinische Physiologie

2.10.1 Laktoseintoleranz

Normalerweise sind Verdauung und Absorption der Kohlenhydrate etwa in der Mitte des Jejunums abgeschlossen, und nur wenige Monosaccharide gelangen in das Ileum. Das Ileum besitzt eine viel geringere Kapazität für die Absorption von Monosacchariden und kann deshalb überlastet werden, wenn der Dünndarm erkrankt ist. Das Pankreas gibt das Enzym Amylase in viel größeren Mengen als notwendig ab. Am häufigsten beruht Malabsorption auf kohlenhydratspezifischen Enzymdefekten in den Membranen der Darmepithelien. Wie bei der **Laktoseintoleranz.** Laktose ist die Hauptkomponente der Kohlenhydrate der Milch. Sie wird von dem Bürstensaumenzym **Laktase** zu Glukose und Galaktose abgebaut. Dieses Enzym findet sich normalerweise bei Kindern, aber es verschwindet bei den meisten Menschen nach den ersten Lebensjahren aus dem

Darm. Die meisten Europäer und weißen Amerikaner jedoch bilden es weiter, obwohl ca. 10% von ihnen Laktase entweder im Erwachsenenalter verlieren oder sie schon kongenital nicht besitzen. Wenn Laktase fehlt, kann Laktose weder verdaut noch absorbiert werden. Sie bleibt statt dessen im Darmlumen, wo sie osmotisch aktiv wie das Magnesium der Laxantien wirkt. Das Ergebnis sind Durchfall und Flüssigkeitsverlust. Zusätzlich zerlegen Bakterien im Dickdarm Laktose und produzieren dabei große Mengen von CO_2-Gas, welches Blähungen und Schmerzen hervorruft. Eine zeitweilige Intoleranz gegen Laktose kann auch bei Kindern auftreten, die Laktase besitzen, wenn eine Darminfektion dazu führt, daß die Zellen der Darmwand schneller als gewöhnlich abgestoßen werden. Da die unreifen Zellen nicht so viele wirksame Enzyme besitzen, ist nun die Verdauung der Laktose weniger wirksam. Individuen mit Laktoseintoleranz können Milchprodukte wie Joghurt und Käse sehr gut verdauen, da deren Bakterien die Laktose bereits vor der Aufnahme gespalten haben. Milch mit Kulturen von laktoseverdauenden Bakterien (Acidophilus lactis) bietet eine andere Möglichkeit, Laktoseintoleranz zu behandeln.

2.10.2 Appetit, Sättigung, Nahrungstrieb

2.10.2.1 Energiebilanz und Adipositas

Um die Körpermasse im Gleichgewicht zu halten, muß die Aufnahme an Energie die Abgabe ausgleichen. Die Genauigkeit des Ausgleiches ist kritisch; denn von einem Zeithorizont von Monaten oder Jahren her gesehen werden die Werte der Energieaufnahme und -abgabe, die auszugleichen sind, groß im Vergleich zu dem Umfang an Energie, die als Fett gespeichert werden kann. Schon eine kleine Abweichung muß über längere Zeit zu einer erheblichen Gewichtszunahme führen. Von diesem Gesichtspunkt her gesehen regulieren die meisten Menschen ihr Körpergewicht recht gut. Unglücklicherweise liegt das einregulierte Gewicht häufig etwas höher als der Wert, der für Gesundheit und Selbstachtung optimal ist.

Ungefähr ein Drittel der Erwachsenen in den entwickelten Nationen ist **übergewichtig.**

Genaue Zahlen können kaum angegeben werden; denn es ist sehr schwierig, ein Idealgewicht exakt zu definieren. Das ausgeglichene Körpergewicht für jedes einzelne Individuum hängt von einer komplexen Wechselwirkung metabolischer Regulationssysteme ab, unter die Appetit, Verfügbarkeit der Nahrung und die Regulation von Energieumwandlung in Wärme oder Speicherung zählen.

2.10.2.2 Appetit und endogene Opiate

Die **Appetitregulation** bezieht Wechselwirkungen zwischen verschiedenen regulatorischen Systemen des Gehirns ein. Einige von ihnen nehmen Informationen aus Magen und Darm auf und beziehen auch die **endogenen Opiate,** *Enkephaline* und *Endorphine,* als Modulatoren ein. Diese Neuromodulatoren gehören gewöhnlich in die Wirkungswege von Anstrengung oder Streß und Belohnung und fördern die Nahrungsaufnahme. Ein *hypothetischer Kreislauf von Überernährung* entwickelt sich, wenn emotionaler Streß die Opiatspiegel über den Punkt steigert, der normale Sättigung vermittelt. Die Gewichtszunahme steigert den Streß und führt somit zu verstärktem Eßtrieb. Schließlich entwickelt sich eine Anpassung an hohe Opiatspiegel und ein solches Verhalten stellt sich fest ein, da die Rückkehr zu normalen Eßgewohnheiten zu Beschwerden ähnlich den Entzugssyndromen bei Drogenabhängigen führt.

2.10.2.3 Anorexia nervosa und Bulimie

Das Auftreten von Störungen der Eßgewohnheiten, die *Anorexia nervosa* und die *Bulimie,* haben in den letzten Jahren erheblich zugenommen. In den USA zeigen ungefähr 1% der erwachsenen Frauen Anorexie und bis zu 19% der Akademikerinnen eine Bulimie. Die Inzidenz unter Männern ist beträchtlich niedriger.

Die **Anorexia nervosa** läßt sich am besten umschreiben als selbst auferlegtes Fasten; die Betroffenen werden gefährlich mager, wobei sie Hungergefühl negieren.

Bulimie ist das umgekehrte Extrem: Die Patienten schwanken zwischen „Freßgelagen", tageweisem Fasten, selbst erregtem Erbrechen und dem Mißbrauch von Abführmitteln und Diuretika für ihre Gewichtskontrolle. Diese Krankheiten stellen möglicherweise verschiedene Gesichtspunkte einer gleichen Störung dar, denn manche Patienten zeigen Eigenheiten von beidem. Nach der Ansicht mancher Therapeuten kann diese Störung auch beschrieben werden als eine Art *Freßsucht.* Menschen mit Anorexie leugnen ihre Sucht erfolgreich, solche mit Bulimie geben sich ihr hin.

Störungen der Nahrungsaufnahme sind die Anzeichen für allgemeinere Störungen der mentalen Funktionen, der sozialen Anpassung und des Körpergefühles. Zusätzlich zu dem Streß wirken sich solche Krankheiten auf die Energiebalance des Körpers aus und sind mögliche fatale Einwirkungen auf die Homöostase der Körperflüssigkeiten.

Komplikationen: Wiederholt ausgelöstes Erbrechen kann zu *Alkalose* und *Hypokaliämie* und schließlich zu *Arrhythmien des Herzens* führen. Mißbrauch von Diuretika und Abführmitteln erzeugen Hypovolämie und Störungen des Elektrolyt- und Säure-Basen-Haushaltes.

Da Patienten mit Anorexie und Bulimie kennzeichnenderweise ihre gesundheitlichen Probleme verleugnen, werden sie gewöhnlich nicht rechtzeitig medizinisch behandelt: Wiederholtes Erbrechen erzeugt *erkennbare Erosionsmuster im Zahnschmelz* und auch eine leicht erkennbare *Vergrößerung der Speicheldrüsen.* Den **Zahnärzten kommt eine wichtige Rolle in der Erkennung solcher Störungen der Nahrungsaufnahme** zu.

VII Wachstum, Stoffwechsel, Fortpflanzung, Immunsystem

Wachstum, Stoffwechsel, Fortpflanzung, Immunabwehr

1 Endokrine Regulation von Organstoffwechsel und Wachstum

E. Schubert

Endokrine Kontrolle von Organstoffwechsel und Wachstum

Dieses Kapitel informiert über:
- **Regulation des Blutzuckerspiegels** durch Insulin und Glukagon
- **absorptive und postabsorptive Phase**
- Unterschiede zwischen **Typ I- und Typ II-Diabetes**
- **Sättigungsgefühl** und Blutzuckerspiegel, aufgenommene Nahrung, neurale und hormonale Signale
- Langzeitregulation des **Körpergewichtes**
- **Proportionen** von Fett, Muskel und Skelett im Verlaufe des Lebens
- **Stoffwechselintensität** und Schilddrüsenhormon
- Mechanismen der **Fiebererzeugung** bei Infektionen
- Anpassung des Körpers an **Nahrungsmangel.**

1.1 Einführung

Einführung

Zeithorizonte der Stoffwechselregulationen:
- Nährstoffspiegel
- Appetit
- Metabolismus

Der Stoffwechsel des Körpers ist innerhalb *verschiedener Zeitbereiche* reguliert:
- die **Blutspiegel** von Nährstoffen wie Glukose werden in einer Zeitskala von *Minuten* kontrolliert
- **Appetit** auf Nahrung wird mit den Bedürfnissen für Energie, Reproduktion und Wachstum in einem Zeitbereich von *Stunden bis Tagen* ausgeglichen
- die *längste regulatorische Zeitskala* umfaßt die **metabolischen Bedürfnisse** der verschiedenen Lebensalter. Kleinkinder, Heranwachsende, Erwachsene und alte Menschen zeigen verschiedene Grundmuster ihres Stoffwechsels. Weitere Unterschiede bestehen zwischen Mann und Frau, und bei der Frau wirken sich Schwangerschaft und Laktation aus.

Bei Erwachsenen mit einem stabilen Körpergewicht ist der Körperstoffwechsel grundsätzlich ausgeglichen, obwohl die meisten Gewebe fortlaufend abgebaut und ersetzt werden.

stabile Einstellung des Körpergewichtes

> Ein **leichter Überschuß** der Kohlenhydrat- und Fettaufnahme über den Abbau zu CO_2, Wasser und Energie erzeugt einen geringen täglichen Extrabetrag an Fett, der in den Fettzellen abgelagert wird. Über längere Zeit gesehen führen auch kleine Störungen des Gleichgewichtes zu großen Veränderungen der Fettmassen. **Geringes Ungleichgewicht** zugunsten des Abbaues von Kohlenhydraten und Fett gegenüber ihrer Aufnahme haben das umgekehrte Ergebnis: einen fortlaufenden Abbau zunächst der Fettreserven und schließlich der Proteinstrukturen des Körpers.

In vielen unterentwickelten Gesellschaften gehört das Hungergefühl zum täglichen Leben. Auch in den hochentwickelten Gesellschaften können manche Menschen zeitweilig ihren täglichen Nahrungsbedarf nicht befriedigen. Bei **Unterernährung** befindet sich der Stoffwechsel vorwiegend im Zustand der *kurzen Fastenperioden,* die normalerweise zwischen der letzten Mahlzeit eines Tages und dem Frühstück am nächsten auftreten: Gespeicherte Nahrungsstoffe werden vom Blut aufgenommen und in Formen umgewandelt, die die Energieversorgung aufrechterhalten. Bei Unterernährung ist der Stoffwechsel grundsätzlich umgestellt, die Zellen gehen sparsamer mit Energie um. Unterernährung, vor allem wenn sie die *Proteinaufnahme* betrifft, behindert grundsätzlich das normale Wachstum der Organsysteme, vor allem des ZNS und des Skelettes.

Unterernährung führt zu
- **Stoffwechselumstellung**
- **Energieeinsparung**
- **Wachstumsbehinderung** (ZNS!)

Absorptive Phase

1.2 Kennzeichen der absorptiven Phase des Stoffwechsels

Insulin

1.2.1 Insulin

Bedeutung

1.2.1.1 Bedeutung

Anabolismus – Katabolismus

⇨

Der Erwachsenenorganismus macht am Tag Phasen des **Anabolismus,** d. h. Synthese, Aufbau und des **Katabolismus,** d.i. Abbaustoffwechsel, durch (Tab. 7-1).

- *Anabole Prozesse* umfassen die Glykogenbildung aus Glukose, **Glykogenese,** die Triglyzeridbildung, **Lipogenese,** die Ketonbildung, **Ketogenese** und die Glukosebildung aus Aminosäuren, **Glukoneogenese.**
- *Katabole Prozesse* umfassen den Glykogenabbau, **Glykogenolyse,** den Lipidabbau, **Lipolyse** und den Abbau von Protein, **Proteolyse.**

Abstimmung von Auf- und Abbau

Einige Prozesse im Körper, z. B. das gleichzeitige Verlieren und Ersetzen der Epithelzellauskleidung des Magen-Darm-Trakts laufen kontinuierlich ab. Die Differenz zwischen Anabo-

Tab. 7-1: Anabole und katabole Prozesse

Kategorie	Prozeß	Beschreibung
anabol:	Glykogenese	Bildung von Glykogen aus Glukose
	Lipogenese	Bildung von Fettsäuren und Triglyzeriden (Veresterung)
	Ketogenese	Synthese von Ketonkörpern
	Glukoneogenese	Synthese von Glukose aus Aminosäuren
katabol:	Glykogenolyse	Abbau von Glykogen zu Glukose
	Lipolyse	Abbau von Triclyzeriden zu Fettsäuren und Glycerol und daraus zu Acetyl-CoA
	Proteolyse	Abbau von Protein zu Aminosäuren

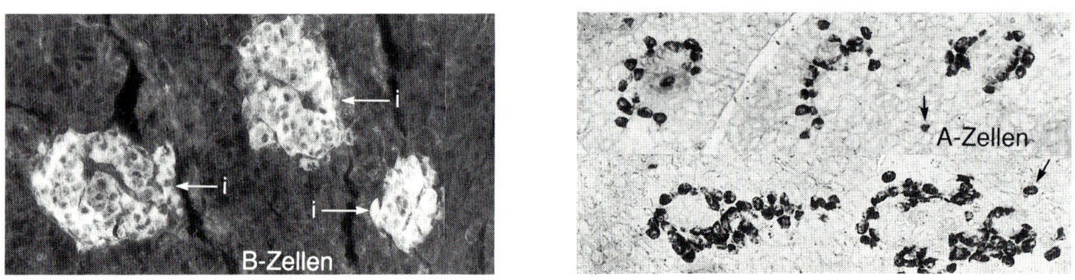

A B

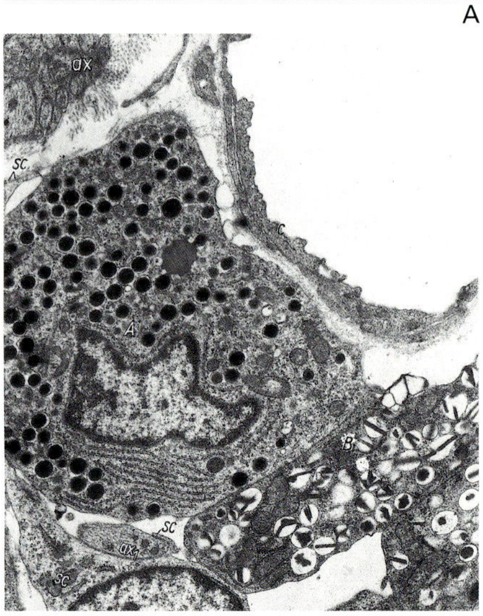

C

Abb. 7-1:
Langerhans-Inseln (i) sind von exokrinem Pankreasgewebe umgeben. **A.** B-Zellen stellen ca. 80 % der endokrinen Zellpopulation des Pankreas; sie sind im Zentrum einer jeden Insel konzentriert (Immunfluoreszenzmethode). **B.** A-Zellen sind der zweithäufigste Zelltyp, sie liegen bevorzugt in der Inselperipherie, gelegentlich auch außerhalb der Inseln (Pfeil; PAP-Technik). **C.** Elektronenmikroskopische Darstellung eines Inselausschnitts: A- (A) und B-Zelle (B) in enger Nachbarschaft zu Nerven (ax), Schwann-Zelle (sc) und Kapillare (c)

Tab. 7-2: Hormone zur Stoffwechselregulation

Hormon	chemische Charakteristik	Herkunft
Insulin	Protein	B-Zellen der Langerhans-Inseln
Glukagon	Protein	A-Zellen der Langerhans-Inseln
Adrenalin	Katecholamin	Nebennierenmark
Kortisol	Glukokortikosteroid	Nebennierenrinde
T_3, T_4	jodierte Thyronine (Tyrosinderivate)	Schilddrüse
Wachstumshormon	Protein	Hypophysenvorderlappen
Somatostatin	kleines Protein (14 Aminosäuren)	D-Zellen der Langerhans-Inseln

lismus und Katabolismus wird daher davon bestimmt, wie der Körper mit Nährstoffen umgeht, wenn sie absorbiert oder nicht absorbiert werden.

absorptive Phase
Speicherung als
– Glykogen
– Fett

Die Periode der Nahrungsaufnahme aus dem Darm heißt **absorptive Phase** des Stoffwechsels. Während der **postabsorptiven Phase** werden keine Nährstoffe in den Körper aufgenommen. Sie müssen vielmehr aus inneren Speichern verfügbar gemacht werden. Die Umstellung am Ende der absorptiven Phase beruht auf Veränderungen von Hormonspiegeln und der Aktivität des autonomen Nervensystems. In der absorptiven Phase werden Nährstoffe als *Glykogen* und *Fett* gespeichert, die in der postabsorptiven Phase wieder abgebaut und freigesetzt werden, um die Bedürfnisse des Körpers für Energie- und Baustoffwechsel zu erfüllen.

Insulin
- **Bildung:** Proinsulin in den B-Zellen

Während der absorptiven Phase reguliert das Hormon **Insulin** den Eintritt von Glukose und Aminosäuren in die Zellen. Insulin stammt aus den *B-Zellen der Langerhans-Inseln* des Pankreas (Tab. 7-2, Abb. 7-1). Es wird aus einem inaktiven Vorläufer, dem **Proinsulin,** synthetisiert und danach in sekretorische Vesikel im Golgi-Apparat abgelegt. Proinsulin wird innerhalb der sekretorischen Vesikeln durch ein proteolytisches Enzym zu Insulin hydrolisiert. Dieses wird dann durch Exozytose wie ein Neurotransmitter freigesetzt. Der normale *Plasmaglukosespiegel* liegt in einem Bereich von *80–110 mg/100 ml* (mg %) Plasma. Bei diesem Spiegel beträgt der *Plasmainsulinspiegel* etwa 10 µE/ml.

- **Nüchternblutzucker:** 80–110 mg%

1.2.1.2 Freisetzung

Insulinfreisetzung

durch
1. Glukose

- Der **stärkste Reiz für die Insulinabgabe** ist ein *erhöhter Glukosespiegel* im Blut (Abb. 7-2, Tab. 7-3). Die Insulinsekretion ist *Null,* wenn der Plasmaglukosespiegel unter 50 mg/100 ml fällt und maximal bei einem Spiegel von 300 mg/100 ml.

2. Glukoserezeptoren

- Die Abgabe des Insulins hängt außerdem von der **Anzahl der Glukoserezeptoren** in der B-Zelle ab.

⇦

> Diäten mit *hohem Kohlenhydratanteil erhöhen die Glukoserezeptordichte* der B-Zellen, so daß das Rückkopplungssystem empfindlicher eingestellt wird und *umgekehrt.*

3. hormonale und nervale Einflüsse: Aminosäuren, GIP, CCK, Parasympathikus

- Zusätzlich zum Glukosespiegel werden die B-Zellen auch durch **erhöhten Aminosäurespiegel** im Blut zur Insulinabgabe stimuliert.

Tab. 7-3: Einstellfaktoren des Plasmaspiegels von Insulin und Glukagon

Faktor	Insulinsekretion	Glukagonsekretion
Hyperglykämie	Anstieg	Abfall
Hypoglykämie	Abfall	Anstieg
erhöhter Aminosäurespiegel	Anstieg	Anstieg
parasympathische Aktivierung des Pankreas	Anstieg	Abfall
sympathische Aktivierung des Pankreas	Abfall	Anstieg
Somatostatin	Abfall	Abfall

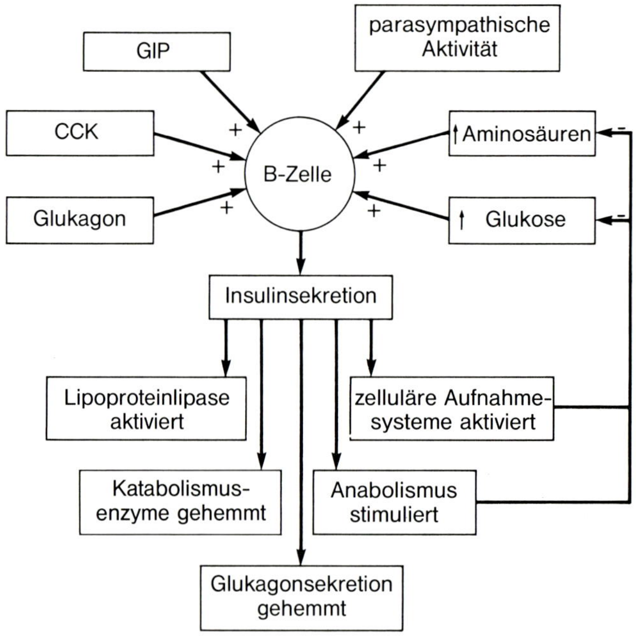

Abb. 7-2: *Einwirkungen* auf die *Beta(B)-Zellen* und Wirkungen des *Insulin* einschließlich der negativen Rückkopplung auf Glukose und Aminosäurespiegel

- Daneben steigern die Hormone **GIP** und **CCK** sowie erhöhte **parasympathische Aktivität** die Insulinabgabe (Abb. 7-2).
- Andere Hormone können den Plasmaglukosespiegel erhöhen mit sekundären stimulierenden Effekten auf die Insulinfreisetzung.

Aufgaben des Insulin

- **Glukoseeinschleusung** in die Zelle

1.2.1.3 Aufgaben, Wirkungsweise

Insulin wird das Überflußhormon genannt, da es die Ausnutzung von Glukose, Aminosäuren und Fetten fördert, wenn diese während der absorptiven Phase in das Blut gelangen (Tab. 7-4). Insulin wird für den Glukosetransport in nahezu alle Zellen benötigt. *Ausnahmen: Leber, Gehirn, Erythrozyten, Nierenmark.*

Tab. 7-4: Haupteffekte des Insulins während der absorptiven Phase

Zielgewebe	Insulineffekt	Stoffwechselfolgen
Muskel	steigert Glukoseaufnahme; steigert Aufnahme einiger Aminosäuren	gesteigertes Muskelglykogen; gesteigerte Proteinsynthese
Leber	stimuliert Enzyme der Glykogensynthese; hemmt Enzyme des Glykogenabbaues	Anstieg des Leberglykogen
	stimuliert Enzyme zur Fettbildung aus Fettsäuren und Ketonsäuren	Aminosäuren und Fettsäuren werden in Lipide umgewandelt und zu Fettzellen transportiert
Fettgewebe	steigert Glukoseaufnahme	Plasmaglukose wird in Alphaglycerophosphat umgewandelt und zur Fettsynthese verwendet
	stimuliert Lipoproteinlipase	Plasmalipide werden für Fettsynthese eingesetzt
	hemmt die hormonsensitive Lipase	verringerter Fettabbau in den Fettzellen

Insulin ist ein anaboles Hormon, es fördert
- den **Aufbau von Strukturen,** die aus Proteinen und Lipiden bestehen: Verstärkte Aufnahme von Glukose, Aminosäuren und Fetten führt zu hohen *intrazellulären Spiegeln,* die die Synthese entsprechend dem *Massenwirkungsgesetz* steigern
- die **Speicherung** überschüssiger Nährstoffe als *Glykogen* in Muskel- und Leberzellen und *Fett* in Leber- und Fettzellen durch Stimulierung von Enzymen

Wirkungsweisen des Insulin

Durch diese Substratspeicherung unterdrückt Insulin die katabolen Stoffwechselwege: Es verhindert den Abbau von Glykogen und Fettreserven durch Hemmung von hormonabhängigen Enzymen (Abb. 7-2).

- **antikatabole Wirkung**
  - kein Glykogen- und Fettabbau

Fragen

Wiederholungsfragen:
1. Definieren Sie Anabolismus und Katabolismus, geben Sie Beispiele für den Umgang des Körpers mit Proteinen, Kohlenhydraten und Fetten.
2. Wie steht das Massenwirkungsgesetz in Verbindung mit der Insulinwirkung auf direkte metabolische Wege während der absorptiven Phase?
3. Auf welche Weise stimuliert Insulin den Anabolismus in der absorptiven Phase?

1.2.2 Aufgaben der Leber

Aufgaben der Leber

Das Pfortadersystem leitet das nährstoffreiche Blut aus dem Verdauungstrakt direkt zur Leber, wo ca. 75% der im Darm absorbierten Glukose und Aminosäuren aufgenommen werden können (s. Abb. 6-27, 28). Während der absorptiven Phase werden die Nährstoffe in komplexere Substanzen umgebaut, sofern diese speicherungsfähig sind. In Abhängigkeit von ihrer Struktur lassen sich **Aminosäuren** zu *Pyruvat* umwandeln, um dem Glykogenaufbau zugeführt zu werden, oder direkt in *Zwischenprodukte der Fettsäuresynthese* verwandeln (Abb. 7-3).

Leberfunktion im Stoffwechsel:
- Speicherung
- Aminosäureumbau

Leberzellen benötigen kein Insulin für die Aufnahme von Aminosäuren und Glukose. Das Hormon beeinflußt jedoch indirekt über die Leberzellenzyme den **Kohlenhydratstoffwechsel:**

Insulin und Kohlenhydratumbau

- Während der Glykolyse wird Glukose zu **Glukose-6-phosphat** verwandelt, welche nicht in der Lage ist, durch die Leberzellmembran hindurch zu diffundieren. Diese Konversion wird durch Insulin angeregt, womit es Glukose wirkungsvoll innerhalb der Leberzelle festhält, also *speichert* (Abb. 7-3).

- Die Synthese von Glykogen aus *Glukose-6-phosphat* wird gleichzeitig durch ein anderes umsatzabhängiges und insulinempfindliches Enzym, die **Glykogensynthetase,** stimuliert. Wenn die Leber auch Glykogen hauptsächlich aus *Glukose* herstellt, so wird es doch teilweise auch aus *Laktat* gewonnen, welches der Leber aus den weißen glykolytischen Muskelzellen zugeführt worden ist (Abb. 7-4).

- **Glykogengewinnung aus**
  - **Glukose** (s. o.)
  - Laktat

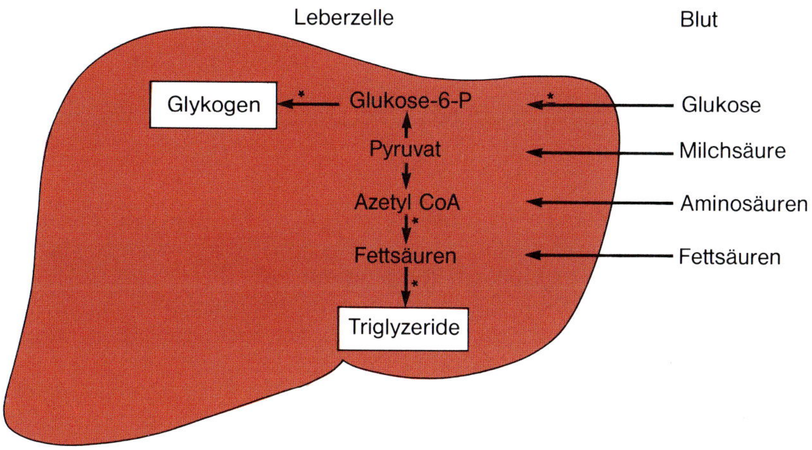

Abb. 7-3: *Reaktionen der Leberzellen* in der absorptiven Phase. Stern (*) kennzeichnet die durch Insulin ausgelösten Schritte

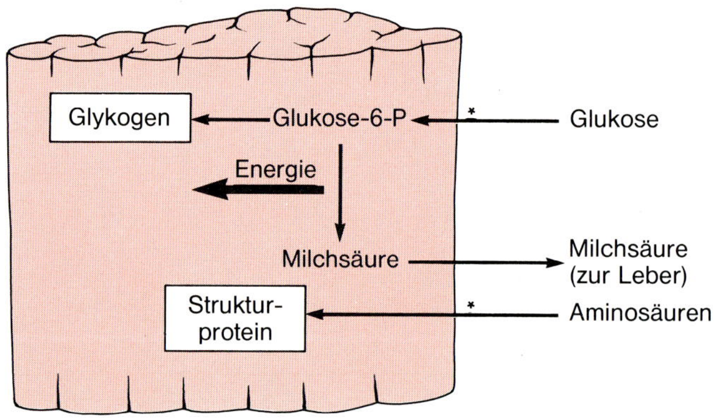

Abb. 7-4: *Reaktionen der weißen Muskelzelle* in der absorptiven Phase. Vom Insulin ausgelöste Schritte sind durch * gekennzeichnet

Lipidtransport, -speicherung

1.2.3 Transport und Speicherung der Lipide

- **Lipidbildung in der Leber**
Glukose →Acetyl-Coenzym A:
→Fettsäuren
→Ketone

Von der Leber können durchschnittlich etwa 200 g Glykogen gespeichert werden. Trotzdem werden die meisten von der Leber aufgenommenen Nährstoffe auf Stoffwechselwege in Richtung Lipide geleitet. Die zu Acetyl-Coenzym A umgesetzte Glukose wird für die Bildung der Fettsäuren der Triglyzeride benutzt. Triglyzeride lassen sich in der Leber als solche speichern oder in das Plasma freisetzen, um zu den **Fettzellen** zu gelangen (Abb. 7-5). Wird im Kohlenhydrat- oder Aminosäurenstoffwechsel überschüssiges Acetyl-Coenzym A gebildet, dann kann die Leber auch **Ketone** produzieren: kleine organische Säuren, die von den meisten Geweben abgebaut werden können (Tab. 7-1). Auf diese Weise nehmen Aminosäuren auch an der Lipogenese teil.

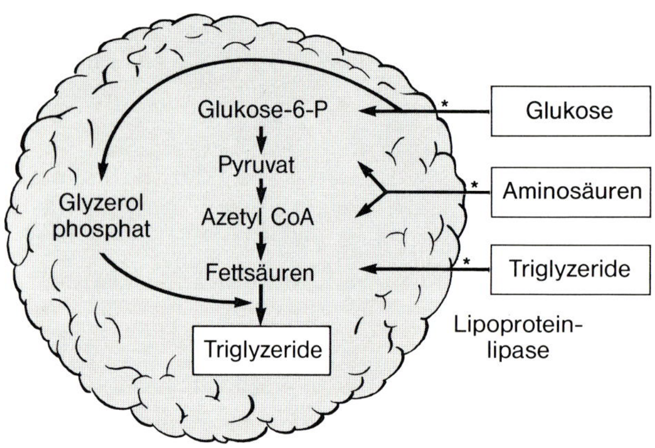

Abb. 7-5: *Reaktionen in Fettzellen* in der absorptiven Phase. Vom Insulin ausgelöste Schritte sind durch * gekennzeichnet

- **Lipoproteinbildung**

Nach einer Mahlzeit ist das Blut reich an Lipiden, die als Chylomikronen aus dem Lymphstrom in das Blut gelangt oder von der Leber synthetisiert worden sind (s. Kap. VI/2.5.1; Abb. 7-6). Die Leber setzt **Lipide in Teilchenform** frei:

1. VLDL, LDL

- **V**ery-**l**ow-**d**ensity-**l**ipoproteine **(VLDL),** Lipoproteine sehr niedriger Dichte, die ca. 3 Stunden zirkulieren (s. Kap. VII/1.9.2). Wenn die VLDL ihre leichtesten Elemente an Zellen abgeben, werden sie zu
- **L**ow-**d**ensity-**l**ipoproteinen **(LDL),** Lipoproteine niedriger Dichte, die zur Leber zurückkehren (Abb. 7-6).

Triglyzeridaufnahme abhängig von

Die Chylomikronen haben im Plasma eine relativ kurze Lebensdauer von ungefähr 8 min. VLDL und Chylomikronen enthalten Triglyzeride, die erst nach Abbau in die Zellen eintreten können. *2 Faktoren sind von besonderer Wichtigkeit für die Fettaufnahme:*

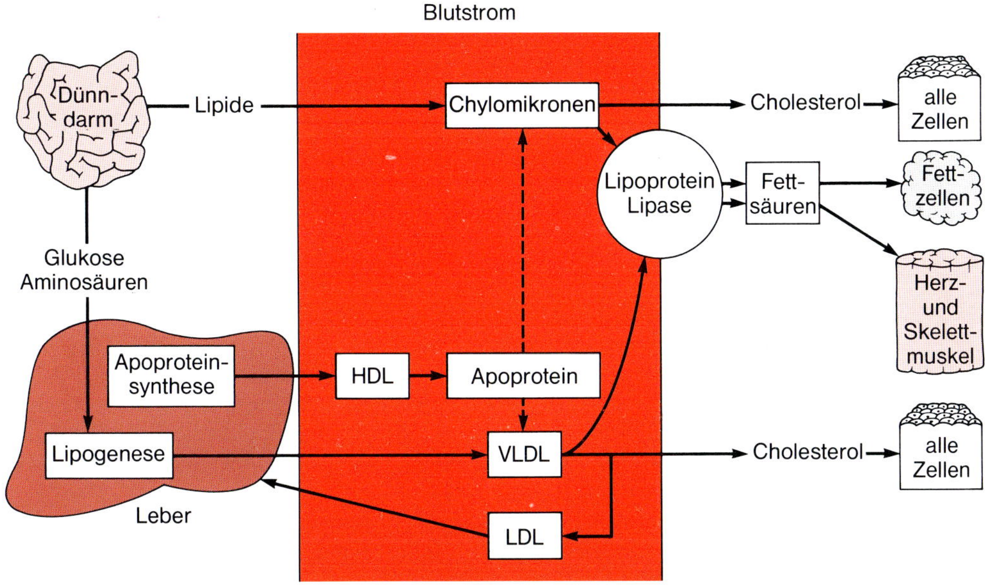

Abb. 7-6: Wege der *Fettumsetzungen* während der absorptiven Phase. *Apoprotein wird von der Leber synthetisiert und an die Very-low-density-lipoproteine (VLDL)* durch die High-density-lipoproteine *(HDL)* übertragen. Die Apoproteine erleichtern die Lipidaufnahme. Low-density-lipoproteine *(LDL)* und Reste der Chylomikronen rezirkulieren

- **Lipoprotein-** oder **Kapillarlipase** (Abb. 7-6), die in den *Endothel*zellen der Kapillaren, im *Fettgewebe* und zu einem geringeren Ausmaß auch im Herz- und Skelettmuskel gebildet wird. Sie befreit die Fettsäuren enzymatisch von den Triglyzeriden und legt fest, welches Gewebe Lipide aufnimmt. U. a. stimuliert Insulin die Lipoproteinlipase (Abb. 7-5, s. Tab. 7-4).
- **H**igh-**d**ensity-**l**ipoproteine **(HDL),** Lipoproteine hoher Dichte, die in der Hauptsache von der Leber, daneben vom Darm synthetisiert werden.

a) Lipoprotein-, Kapillarlipase
b) HDL (s. u.)

2. HDL – schwere Lipoproteine

Die im Plasma zirkulierenden HDL-Teilchen erleichtern die Lipidaufnahme, indem sie die *Apoprotein*moleküle an die VLDL und Chylomikronen überführen. Diese sind notwendig für die Anheftung der HDL-Partikel an Membranen und die Aktivierung der Lipoproteinlipase. Die HDL-Teilchen beschleunigen die Triglyzeridaufnahme und unterstützen diese Vorgänge durch Ansammlung des Cholesterins, was von den Zellmembranen in das Plasma freigesetzt worden ist.
Klinische Anwendung. Ein hohes Verhältnis von HDL zu LDL verringert die Entwicklung der *Atherosklerose. Körperliche Arbeit* und *Fischölverzehr* sind als Faktoren für die erwünschte Erhöhung der HDL im Blut erkannt worden, sie sind also „*Antiatherosklerosefaktoren*" (s. Kap. VII/1.9.2).

Nach Aufnahme in Fettzellen werden die Fettsäuren mit einem Glycerolgerüst verestert und formen die Triglyzeride (Abb. 7-5). Dieser Vorgang ist komplex, da die intrazelluläre Veresterung der Triglyzeridsynthese eine intermediäre phosphorylierte Form der Glycerolmoleküle, das **Glycerolphosphat,** erforderlich macht. Die Fettzellen nehmen das Glycerol nicht mit den Fettsäuren auf, sondern müssen Glycerolphosphat aus Glukose herstellen. Das bedeutet 2 Einschränkungen für die Fettsynthese und Speicherung in den Fettzellen:
- Das Blut muß ein *ausreichendes Angebot an Glukose* bereitstellen, um die Aufnahme für die Glycerolphosphatherstellung zu sichern
- *Insulin muß vorhanden sein,* um die Glukoseaufnahme in die Zelle zu erleichtern (Abb. 7-5).

- **Fettspeicherung in Fettzellen** abhängig von
  - Glukose → **Glycerolphosphat**
  - **Insulin** →intrazelluläre Glukoseaufnahme

Die Speicherung von Triglyzeriden benötigt **Insulin,** obwohl die **Lipoproteinlipase** den Fettsäuren den Eintritt in die Fettzellen auch unabhängig von Hormonen erlaubt.

Proteinaufbau

1.2.4 Proteinstoffwechsel

Proteinsynthese des Muskels

Hohe Aminosäurespiegel im Blut fördern die Proteinsynthese (s. Kap. VI/2.4) im ganzen Körper. Die **Muskulatur** umfaßt etwa die Hälfte des Körpergewichtes und bildet daher die größte Konzentration von Proteinen im Körper.

⇨

> Im Gegensatz zu Glykogen und Fett wird **Protein** grundsätzlich *nicht für die Energiespeicherung* verwendet, sondern **bildet die strukturellen und funktionellen Bauteile der Zelle.** Ein Zuwachs der Muskelmasse macht muskelbildende Übung und eine adäquate Proteinversorgung notwendig.

Trotzdem besteht ein normaler Umsatz von Muskelprotein und die Synthese steigt in der absorptiven Phase, wenn Aminosäuren im Überfluß angeboten werden (s. Abb. 7-4).

Rolle der essentiellen Aminosäuren

Die Proteinsynthese setzt nicht nur die Verfügbarkeit einiger Aminosäuren voraus, sondern erfordert, daß alle *essentiellen Aminosäuren,* die der Körper nicht selbst herstellen kann, in der **richtigen Proportion** gleichzeitig zur Verfügung stehen. Anderenfalls findet die Synthese einiger Proteine nicht statt.

⇨

> Aminosäuren werden nicht gespeichert; überschüssige Aminosäuren gelangen in den Stoffwechsel zur Fettsäuresynthese.
> **Klinische Anwendung.** Eine ausgeglichene Zufuhr von essentiellen Aminosäuren bedeutet
> - die Nahrung muß *komplette Proteine,* d. h. alle essentiellen Aminosäuren enthalten, wie z. B. Fleisch, oder es müssen
> - *komplementäre unvollständige Proteine* aufgenommen werden.

vegetarische Ernährung

Vegetarische Ernährung besteht u. a. aus einer Kombination von Getreidekörnern, Hülsenfrüchten oder Nüssen und Milchprodukten. Auf diese Weise enthalten sie alle essentiellen Aminosäuren.

Somatostatin

1.2.5 Somatostatin

- **allgemeine Hemmungswirkung auf den Stoffwechsel**
- **schützt vor „Überflutung" mit Nährstoffen**

Somatostatin (Tab. 7-2) wird von den **D-Zellen** des Pankreas und ähnlichen endokrinen Zellen in der Darmmukosa sezerniert. Es senkt die Motilität und Sekretion des Verdauungstraktes, die Pankreassekretion und die Freisetzung von Insulin und Glukagon. Die Abgabe von Somatostatin wird durch hohe Plasmaspiegel von Glukose und Aminosäuren verstärkt. Normalerweise steigen die Somatostatinplasmaspiegel während der absorptiven Phase nur leicht an. Sie erreichen erheblich höhere Werte nach Aufnahme größerer Nahrungsmengen, die ei-

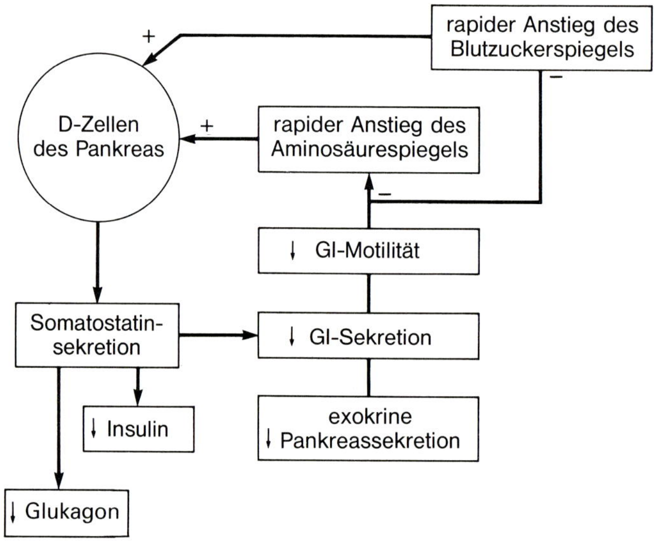

Abb. 7-7: Einwirkungen auf die *Delta(D)-Zellen* und Wirkungen des *Somatostatin* einschließlich der negativen Rückkopplung auf die Aminosäuren- und Glukoseplasmaspiegel

nen starken Anstieg der Aminosäurespiegel hervorrufen. Unter diesen Umständen ist Somatostatin in der Lage, alle Vorgänge der Digestion und Absorption zu bremsen (Abb. 7-7) und verlängert damit die absorptiven Phase: Die Nährstoffe werden nicht schneller aufgenommen, als ihre Verarbeitungs- und Speicherungsmechanismen wirksam werden können.

Fragen

Wiederholungsfragen:
1. Wie wird die Zahl der Glukoserezeptoren auf den B-Zellen durch die Ernährung angepaßt?
2. Warum hängt der Proteinaufbau im Körper von der Aufnahme von Eiweißen ab, die alle essentiellen Aminosäuren in der gleichen Mahlzeit enthalten?
3. Welche Rolle spielen die Aproproteine für die Lipidabsorption und warum ist ein hohes Verhältnis der HDL gegenüber LDL von Vorteil?

1.3 Kennzeichen der postabsorptiven Phase

Postabsorptive Phase

1.3.1 Beginn der postabsorptiven Phase

Beginn

Postabsorption beginnt nachts mit **Abfall des Insulinspiegels**

Bei dem typischen Ernährungsmuster mit 3 Mahlzeiten am Tag wird die volle Wirkung der postabsorptiven Phase während des Tages kaum erreicht. Daher zeigt der Körper den postabsorptiven Zustand einigermaßen vollständig nur während der Nacht, und zwar vor dem „Brechen der Fasten" (breakfast) kurz vor dem Frühstück. Im ersten Abschnitt der 8–12 Stunden zwischen Abendessen und Frühstück fördert Insulin die Glykogen- und Fettspeicherung in der Leber und im Fettgewebe und die Nettosynthese in allen Körperzellen. Wenn die *Glukose- und Aminosäurespiegel zu sinken* beginnen, nimmt auch die *Stimulierung der B-Zellen* ab. Das führt automatisch zu einem Abfall des Insulinspiegels und korreliert mit dem Beginn der postabsorptiven Phase (Tab. 7-3).
Der **Abfall des Insulinspiegels** leitet den Körper in die Periode über, in welcher Nährstoffe von den Körperspeichern verfügbar gemacht werden müssen.

Glykogeno-, Lipolyse ⇦

Der herabgesetzte Insulinspiegel schränkt die *insulinabhängigen Stoffwechselwege* ein und hebt die Hemmungen auf, die das Insulin auf *katabole Stoffwechselwege* im Kohlenhydrat- und Lipidabbau auswirkt. Die **Glykogenolyse** in der Leber und die **Lipolyse** in Leber und Fettgewebe werden beschleunigt. (s. Tab. 7-1).

Die Glykogenspeicher der Leber sind ausreichend, um die Glukoseversorgung des Körpers in der Periode zwischen dem Ende der absorptiven Phase nach dem Abendessen bis zum Frühstück zu sichern. Die postabsorptive Phase jedoch setzt eigene Hormone frei. Diese wirken dem Insulin entgegen und fördern die Transformation von Glykogen, Fetten und Protein in für den Energiestoffwechsel nutzbare Moleküle. Die Aktivität dieser Hormone wird von der Dauer der postabsorptiven Phase und anderen Faktoren bestimmt, wie körperliche Arbeit oder emotionaler Streß.

verändertes Hormonmuster

1.3.2 Glukagon

Glukagon

1.3.2.1 Aufgaben

Aufgaben

Glukagon ist das wesentliche Hormon der postabsorptiven Phase und wird von den A-Zellen der Langerhans-Inseln freigesetzt (s. Abb. 7-1):

- **postabsorptives Zuckerstoffwechselhormon** ⇦

Glukagon ist ein *kataboles Hormon* und fördert die **Glykogenolyse** in der Leber (Abb. 7-8, Tab. 7-5). Gleichzeitig mit der erhöhten Glukosefreisetzung aus dem gespeicherten Glykogen wird die Leber auch angeregt, andere Moleküle, vor allem *Pyruvat, Milchsäure, Aminosäuren* und *Glycerol* in Glukose umzubauen. Dieser Vorgang heißt **Glukoneogenese** (s. Tab. 7-1).

Der Hauptort der Glukoneogenese ist der Muskel, der sowohl Glykogen speichern kann wie auch große Mengen kontraktiler Proteine besitzt. Die Reaktionen der Muskelzellen im postabsorptiven Zustand sind in Abb. 7-9 B dargestellt.

- **Glukoneogenese:** Muskel

Glukagon stimuliert auch die Lipolyse in Fettgeweben, indem es die hormonabhängige Lipase aktiviert (Abb. 7-10 B; s. Tab. 7-1). Die von der Lipolyse freigesetzten Fettsäuren werden im Blut an Serumalbumin gebunden transportiert, bis sie von den Zellen aufgenommen wer-

- **fördert die Lipolyse**

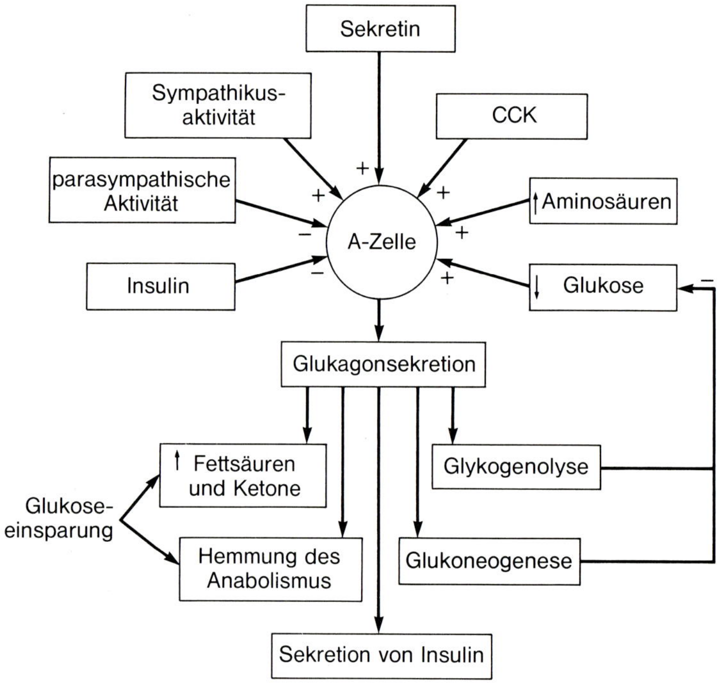

Abb. 7-8: Einwirkungen auf die *Alpha(A)-Zellen* und Wirkungen des *Glukagons* einschließlich der negativen Rückkopplung auf den Plasmaglukosespiegel

Tab. 7-5: Glukagon und Katecholamine in der postabsorptiven Phase

Zielgewebe	Hormoneffekte	Stoffwechselfolgen
Leber	stimuliert Enzyme des Glykogenabbaues; hemmt Enzyme der Glykogensynthese	Umwandlung von Glykogen in Glukose, die in das Blut freigesetzt wird
	stimuliert Enzyme der Glukoneogenese	Umwandlung der vom Muskel produzierten Milchsäure in Glukose für den Umsatz im ZNS
	stimuliert Enzyme der Fettsäureoxidation; hemmt Enzyme der Lipogenese	Umwandlung der aus dem Fettgewebe freigesetzten Fettsäuren in Ketonkörper zur Energieherstellung durch die meisten Zellen, um Glukose für das ZNS zu sparen
Fettgewebe	stimuliert die hormonsensitive Lipase	gesteigerte Lipolyse im Fettgewebe, was Fettsäuren und Glycerol für die Umwandlung in Ketone durch die Leber freisetzt

- **fördert Glukosesparmechanismen:**
  - Fettsäurenverwendung →Acetyl CoA ↑ →Ketonkörper (= **alternative Energiequelle**)

den. Glukagon erhöht also die Blutspiegel für Glukose, Fettsäuren und Glycerol. Wenn der Insulinspiegel niedrig ist, kann Glukose in die meisten Zellen nur schwer eintreten. Viele Zellen verbrauchen vorzugsweise Fettsäuren und überlassen die Glukose jenen Zellen, die keinen *insulinabhängigen Aufnahmemechanismus* besitzen, vor allem den *Neuronen*. Glukagon fördert auch die Verwendung von Fettsäuren als alternative Energiequelle. Ihre Umsetzung für den Energiehaushalt steigert den Spiegel des Acetyl-Coenzym A in der Leber. Dies begünstigt die Abgabe von **Ketonkörper** aus den Leberzellen (Abb. 7-11 B). Die Ketone umfassen *Aceton, Acetessigsäure* und *Beta-Hydroxybuttersäure*, die als alternative Energiequellen dienen können. Eine solche Bevorzugung von Fettsäuren und Ketonen als Energiequellen heißt **Glukosesparmechanismus.** Zusätzlich zu seiner Anregung kataboler und glukoneogenetischer Stoffwechselwege hemmt das Glukagon diejenigen Enzyme, die von Insulin für glykogene und lipogene metabolische Wege stimuliert werden (s. Abb. 7-8; Tab. 7-5).

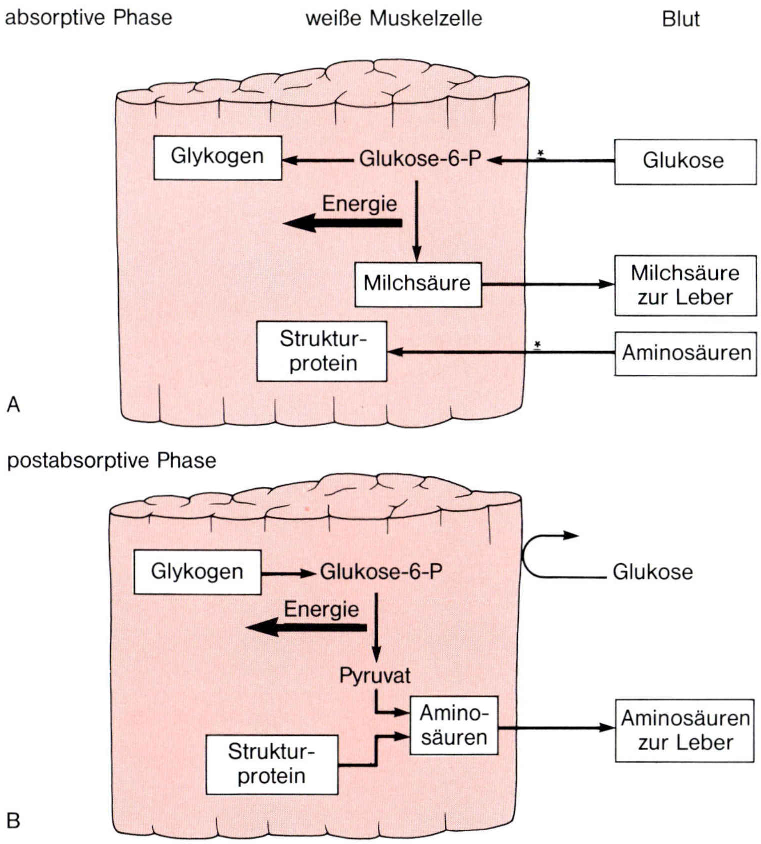

Abb. 7-9: *Reaktionen in der weißen Muskelzelle* während der absorptiven **(A)** und der postabsorptiven Phase **(B)**. Die durch Insulin geförderten Wirkungen sind durch * gekennzeichnet. Das Fehlen von Insulin in der postabsorptiven Phase hemmt die Glukoseaufnahme

1.3.2.2 Freisetzung

Glukagonfreisetzung

Nervale und Blutzuckersteuerung
Hemmung durch
- Glukose
- Parasympathikus

Insuläre Achse:
A- und B-Zellen

Die Glukagonsekretion wird durch den für die absorptive Phase typischen *Glukosespiegel* gehemmt. Die gleiche Wirkung hat die starke *parasympathische Aktivierung* während der frühen Phase der Verdauung.

> Aufgrund der Wechselwirkungen im Pankreas werden die glukagonproduzierenden A-Zellen gehemmt, wenn die B-Zellen stimuliert sind und umgekehrt (s. Tab. 7-3). In der postabsorptiven Phase sinken Plasmaglukosespiegel, Insulinsekretion und parasympathische Aktivität, während die Glukagonsekretion steigt. Auf diese Weise verhindert Glukagon einen weiteren Abfall der Plasmaglukose.

- **intestinale Hormone** fördern Sekretion
  - CCK, Sekretin

Unter gewissen Umständen spielt das Glukagon eine wichtige Rolle in der **absorptiven Phase.** Plasmaaminosäuren und die Hormone CCK und Sekretin steigern die Glukagon- gleichzeitig mit der Insulinsekretion (Abb. 7-12; s. Tab. 7-3).

- **simultane Sekretion:** Glukagon, Insulin

> Nach einer *kohlenhydratreichen Mahlzeit* setzt sich der Blutzuckeranstieg über die Stimulation von Aminosäuren, CCK und Sekretin hinweg und hält den Glukagonspiegel niedrig. Nach einer *protein- oder fettreichen Mahlzeit* gelangt nur wenig Glukose ins Blut, die Reizwirkung auf die Glukagonabgabe überwiegt. Wird Glukagon nicht gleichzeitig mit Insulin freigesetzt, um Glukosespeicher zu entleeren, kann ein unkontrollierter Abfall des Plasmaglukosespiegels eintreten (Abb. 7-12).

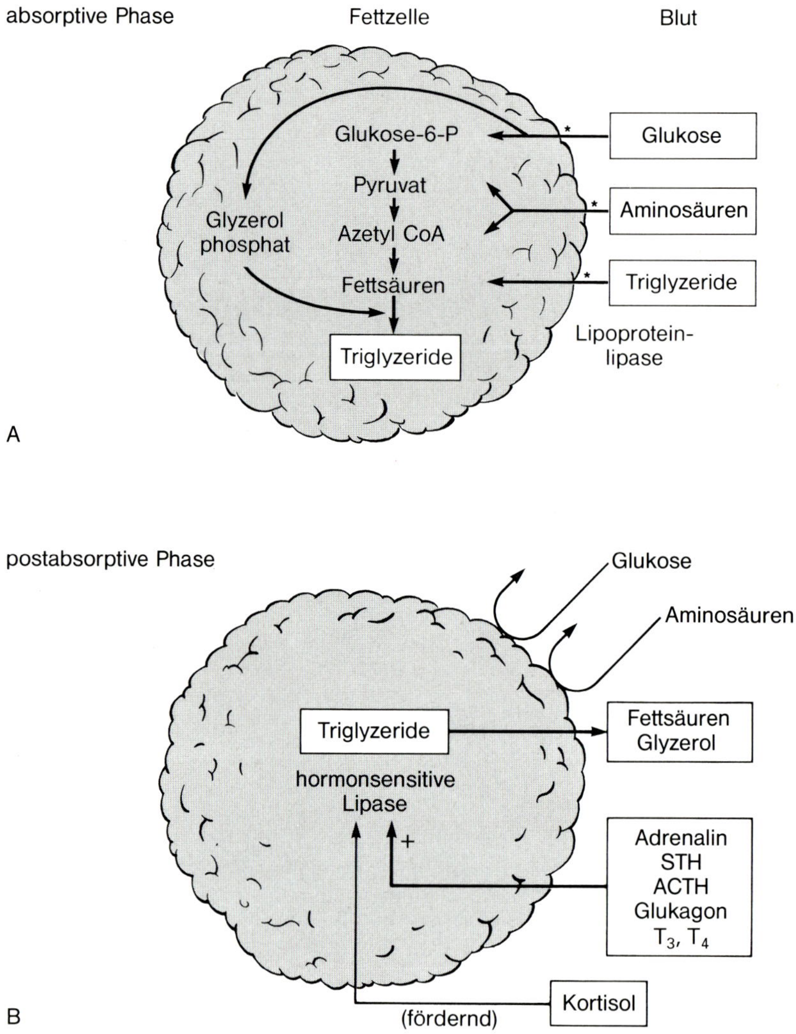

Abb. 7-10: *Reaktionen in den Fettzellen* in der absorptiven **(A)** und postabsorptiven Phase **(B)**. Schritte über Insulin sind durch * gekennzeichnet. Bei Abwesenheit von Insulin ist die Aufnahme von Glukose und Aminosäuren in der postabsorptiven Phase blockiert

- **Sympathikusaktivität** (Arbeit, Streß) fördert Sekretion

Die Glukagonsekretion steigt auch immer dann an, wenn der *Sympathikus* aktiviert wird (s. Abb. 7-8; s. Tab. 7-3). Das geschieht während körperlicher Arbeit und in Streßsituationen. Der Blutzuckerspiegel ist dann in Vorwegnahme gesteigerter Bedürfnisse der Gewebe erhöht. Die Glukagonfreisetzung hemmt jetzt die Insulinsekretion nicht, sondern fördert sie. Infolgedessen kann während Arbeit oder Streß die auf die Glukagonreizung hin freigesetzte Glukose vom Körper ausgenutzt werden, da Insulin ebenfalls vorhanden ist.

Fragen

Wiederholungsfragen:

1. Warum ist die Senkung des Insulinspiegels der wichtigste Gesichtspunkt der hormonalen Regulation in der postabsorptiven Phase?
2. Welche Rolle spielt Glukagon in der postabsorptiven Phase? Unter welchen Umständen ist seine Sekretion in der absorptiven Phase nötig?
3. Welche Wirkung hat die Insulin- auf die Glukagonsekretion? Hat Glukagon die gleiche Wirkung auf die Insulinsekretion?

absorptive Phase — Leberzelle — Blut

A

postabsorptive Phase

B

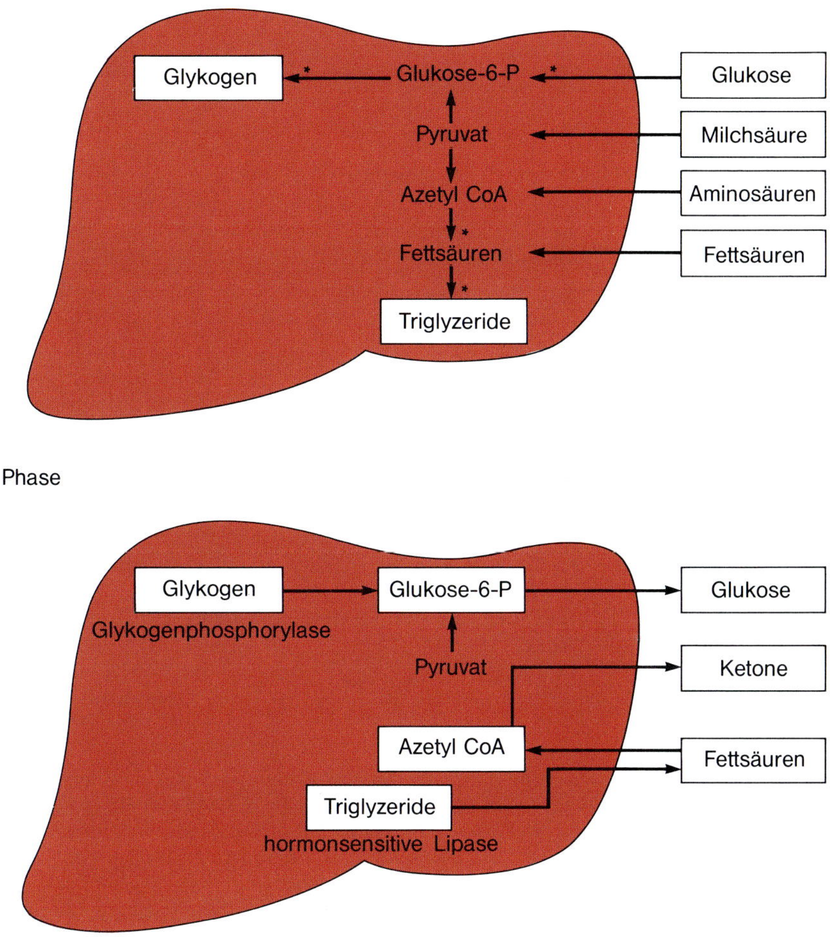

Abb. 7-11: *Reaktionen in der Leberzelle* im absorptiven **(A)** und postabsorptiven Zustand **(B)**. Insulingeförderte Schritte sind durch * gekennzeichnet

1.3.3 Umwandlung von Proteinen in Glukose

Proteinumwandlung in Glukose
- **Proteinumbildung im Muskel**
  - essentielle AS → Proteinsynthese
  - nichtessentielle AS → Energiestoffwechsel
- **Aminosäurenbildung im Muskel**
  - nichtessentielle AS

Proteine werden in allen Geweben abgebaut. Den größten Proteingehalt im Körper hat jedoch der Skelettmuskel, so daß hier der Proteinumsatz am auffälligsten ist. In der postabsorptiven Phase übersteigt die Abgabe von Aminosäuren (AS) aus dem Muskel ihre Aufnahme (s. Abb. 7-9 B). Die Aminosäuren im Muskelprotein gelangen nicht im gleichen Verhältnis in das Blut, in welchem sie im Muskel auftreten, da sie unterschiedlich verarbeitet werden: Die **essentiellen Aminosäuren** dienen der *Proteinsynthese* des Muskels, die **nichtessentiellen** gelangen als *Energielieferanten* in das Blut.
Einige nichtessentielle Aminosäuren werden aus Kohlenhydraten im Muskel synthetisiert und für Energiebedürfnisse anderer Gewebe zur Verfügung gestellt. So kann beispielsweise Pyruvat Muskelzellen nicht verlassen. Es kann jedoch mit Aminogruppen, die von anderen Aminosäuren entnommen werden, aminiert und in Alanin oder Glutamat transformiert werden. Die Konzentration von Alanin im Blut steigt während der postabsorptiven Phase an (s. Abb. 7-9).

1.3.4 Nebennierenhormone

Nebennierenhormone

1. Kortisol (Glukokortikoid)

⇦

Das von der *Nebennierenrinde* bereitgestellte Hormon **Kortisol** muß gegenwärtig sein, wenn Glukagon die katabolen Stoffwechselwege anregt (s. Tab. 7-2).

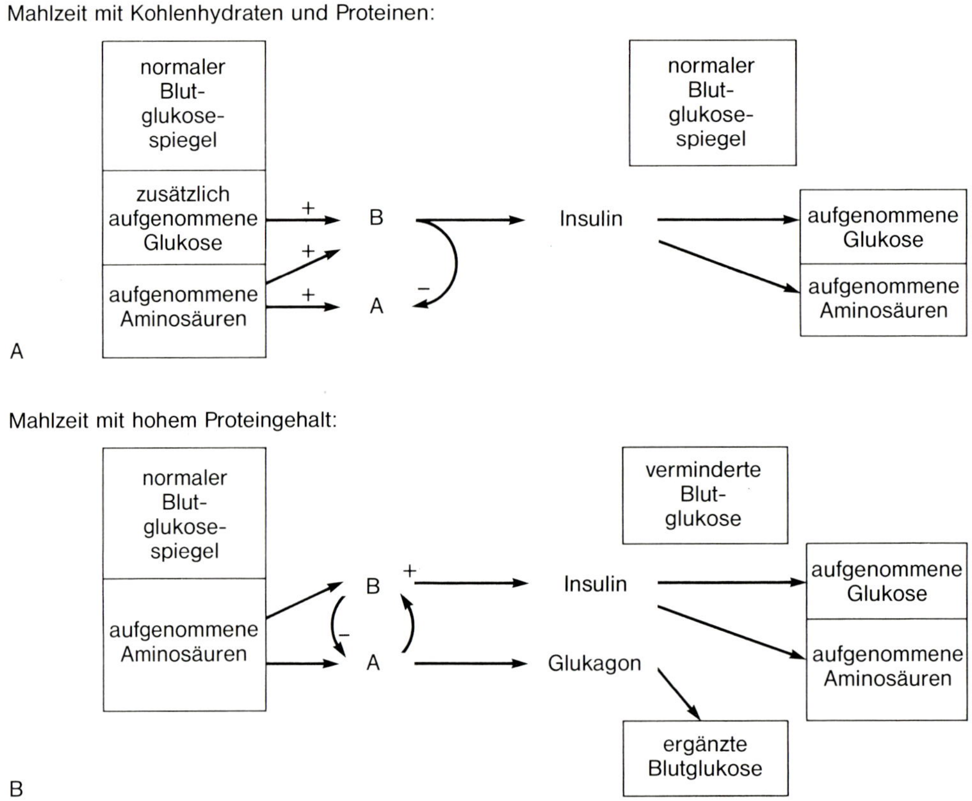

Abb. 7-12: Vergleich zwischen den hormonalen Reaktionen auf eine typische *Kohlenhydrat- und Proteinmahlzeit* **(A)** und denen auf eine *Mahlzeit mit hohem Proteingehalt ohne Kohlenhydrate* **(B)**: Auch wenn keine Glukose im Darm aufgenommen wird, fördert Insulin den Transport von Glukose in die Zellen. Die Einstellung eines normalen Blutglukosespiegels wird durch die von Glukagon ausgelöste Glykogenolyse gesichert

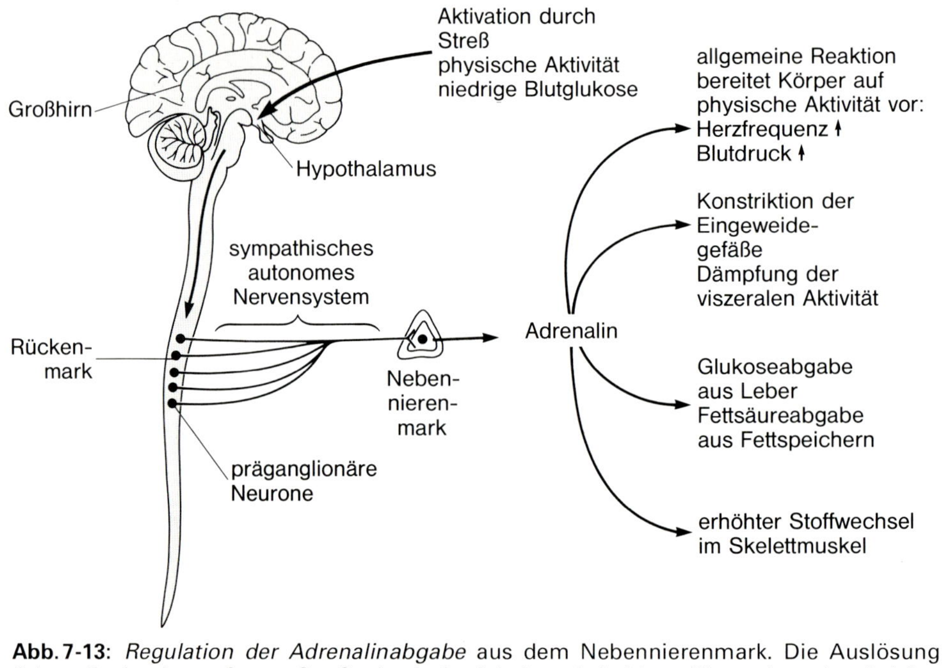

Abb. 7-13: *Regulation der Adrenalinabgabe* aus dem Nebennierenmark. Die Auslösung der Adrenalinabgabe umfassen Streß, physische Arbeit und niedrigen Blutzuckerspiegel. Adrenalin erhöht Glukose, blockiert die Glukoseverwertung in den Zellen, die ein insulinabhängiges Aufnahmesystem besitzen, induziert Glukoseeinsparung und fördert die Lipidverfügbarkeit

Obwohl Kortisol in der postabsorptiven Phase nicht deutlich erhöht ist, wird es für die Gesamtreaktion des Körpers in dieser Phase gebraucht. Kortisol gehört zur Familie der Steroide, die wegen ihrer Wichtigkeit für die Aufrechterhaltung des Blutzuckerspiegels **Glukokortikoide** genannt werden (s. Kap. I/2.).

2. Adrenalin

Adrenalin wirkt ebenfalls an der postabsorptiven Phase mit, vor allem bei Streßsituationen (s. Tab. 7-2; Abb. 7-13). Das Streßausmaß in der postabsorptiven Phase wird teilweise davon bestimmt, wie schnell der Plasmaglukosespiegel absinkt. Fällt er sehr schnell, wird das sympathische Nervensystem aktiviert und setzt Adrenalin aus dem *Nebennierenmark* frei. Nervosität und Reizbarkeit im Hunger erklären sich aus diesem erhöhten Adrenalinspiegel. Die Leber und das Fettgewebe werden von sympathischen Nervenendigungen innerviert, die Noradrenalin freisetzen.

Stoffwechselwirkung

Noradrenalin regt zusammen mit **Adrenalin** die *Glukoneogenese* und die *Glykogenolyse* der Leber sowie die hormonabhängige *Lipaseaktivierung* der Fettzellen an. **Adrenalin** fördert ebenfalls die Glukagon- und hemmt die Insulinabgabe.

1.3.5 Diabetes mellitus: zellulärer Hunger inmitten von Überfluß

Diabetes mellitus

- **Hyperglykämie → Glukosurie**

Diabetes mellitus ist das Ergebnis einer unzureichenden Glukoseaufnahme der Körperzellen aus dem Blut, die einen hohen Blutzuckerspiegel, **Hyperglykämie,** erzeugt. Dieser sättigt das Glukosetransportsystem in der Niere, so daß Glukose im Urin nachweisbar wird: **Glukosurie.** Sie macht den Urin süß, was die Ärzte älterer Zeiten direkt durch Schmecken diagnostiziert haben.

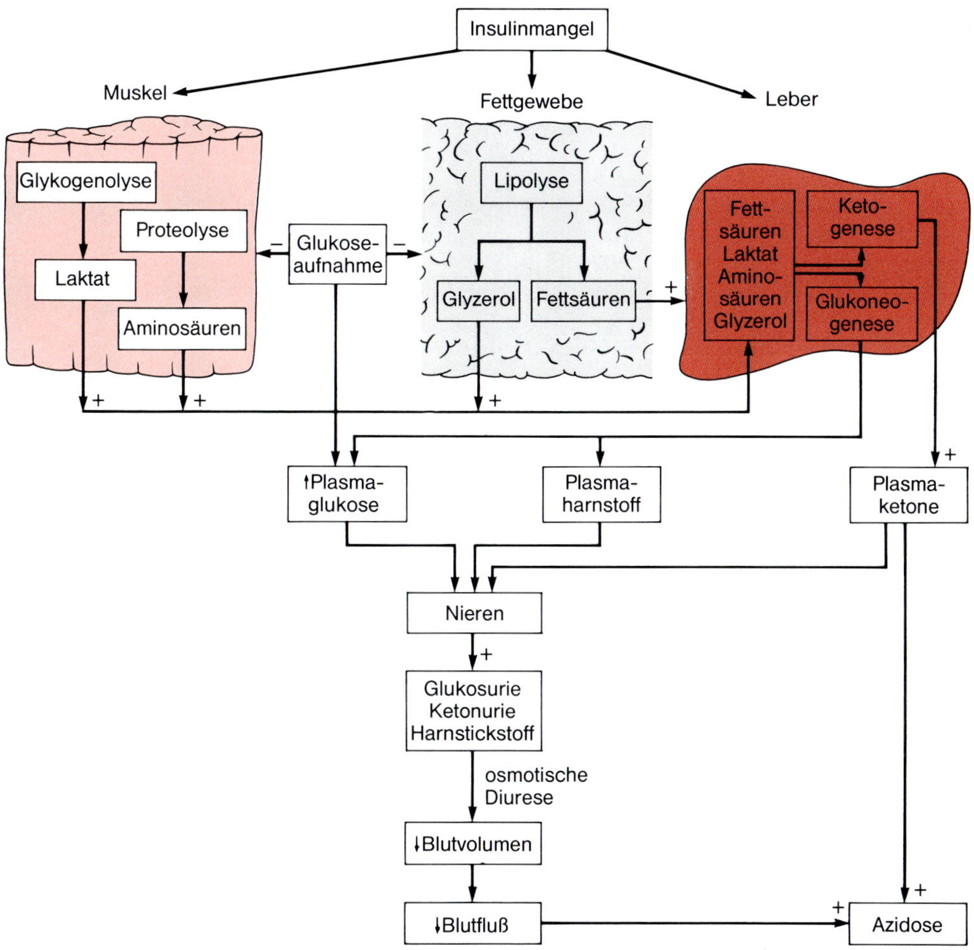

Abb. 7-14: Folgen des *Insulinmangels*

- **Langzeitfolgen des Diabetes:**
  - Retinopathie
  - Nephropathie
  - Angiopathie

Klinische Anwendung. Der abnorm hohe Blutglukosespiegel und die Ernährungsstörungen der Zellen, die Glukose nicht mehr ausnutzen können, führt zu verschiedenen Funktionsstörungen, wie Erblindung, Atherosklerose und Mikrozirkulationsstörungen. Letztes macht den Patienten empfänglich für Komplikationen wie Infekte und Gangrän. Im Urin findet sich nicht nur ein hoher Blutzuckerspiegel. *Harnstoff* aus dem gesteigerten Proteinabbau und *Ketone* aus der erhöhten Fettoxidation treten auf. Alle diese wirken wie osmotische Diuretika (Abb. 7-14), indem sie eine erhöhte Urinausscheidung als Kennzeichen des unbehandelten Diabetes mellitus hervorrufen.
Man unterscheidet *2 Typen der Zuckerkrankheit:*

1. IDDM, Typ I-Diabetes
- **absoluter Insulinmangel** infolge B-Zellunterfunktion

- **Typ I-Diabetes** befällt etwa 20% der Patienten und hat eine unzureichende Insulinabgabe aus den B-Zellen zur Ursache. Der Typ I-Diabetes heißt auch **insulinabhängiger Diabetes** *(IDDM)*, da er durch Insulinsubstitution behandelt werden kann. Wird Insulin nicht substituiert, so führt die Unfähigkeit, Glukose zu nutzen und die katabolen Stoffwechselwege der Glukoneogenese in der Leber zu hemmen, zu verschiedenen Stoffwechselstörungen (Abb. 7-14). Am gefährlichsten ist die Produktion von sauren Ketonkörpern aus den Fettsäuren in der Leber. Bei einem nichtdiabetischen fastenden Menschen kann die Ketonproduktion die Spiegel, die bei einer **metabolischen Azidose** herrschen, nicht erreichen: Sie wird durch Insulin unterdrückt. Bei Diabetikern ist diese negative Rückkopplung nicht wirksam und die folgende **Ketoazidose** kann so schwerwiegend werden, daß sie ein **diabetisches Koma** und den Tod hervorruft.

- **Komplikationen:**
  - diabetische Ketoazidose
  - Coma diabeticum
  - Hypoglykämie, hypoglykämischer Schock

Insulinapplikation ohne gleichzeitige Kohlenhydrataufnahme bringt einen Diabetiker in die Gefahr eines Blutglukoseabsturzes. Abnahmen des Plasmaglukosespiegels um 20–30 mg/100 ml können zum hypoglykämischen Schock führen, der wegen seiner Wirkung auf das Gehirn lebensgefährlich ist. Schnelle Glukosezufuhr hebt ihn auf. Neue Methoden der Insulinapplikation, z. B. mit Minipumpen, haben die Möglichkeit für die Patienten erheblich verbessert, die Versorgung mit Insulin an die jeweiligen Körperbedürfnisse anzupassen.

2. NIDDM, Typ II-Diabetes

- 80% der Diabetiker zeigen einen **insulinunabhängigen** *(NIDDM)* oder **Typ II-Diabetes** mit normaler Insulinabgabe.

> Dieser sehr häufigen Stoffwechselstörung liegt ein *vermindertes Ansprechen* oder eine *herabgesetzte Anzahl* von **Insulinrezeptoren** zugrunde (Insulinresistenz im peripheren Gewebe).

- **Pathophysiologie-down regulation**

Insulininjektion kann hier zu einer weiteren Reduktion der Rezeptoren an den Zielzellen führen, sog. *down regulation.* Die Behandlung der Typ II-Patienten mit Diät und gesteigerter physischer Aktivität fördert die Glukoseaufnahme in die Muskelzellen und die Bildung von Insulinrezeptoren.

- **Typ IIb-Diabetes:**
  - Insulinspiegel ↑ →Rezeptorenanzahl ↓ (up regulation)

70–80% der Typ II-Diabetiker sind oft übergewichtig (Typ IIb). Die Abnahme der Insulinrezeptoren wird bei diesen adipösen Diabetikern auf den ständig erhöhten Insulinspiegel zurückgeführt, der durch die exzessive Nahrungsaufnahme ausgelöst wird. Eine Einschränkung der Energiezufuhr macht eine *up regulation,* Heraufregelung, möglich: Die Insulinrezeptoren in den Membranen der Zielzellen werden vermehrt. Dieser Effekt wird in wenigen Tagen sichtbar, bevor überhaupt ein deutlicher Gewichtsverlust eingetreten ist.

Fragen

Wiederholungsfragen:
1. Welche Rollen spielen Kortisol und Adrenalin im postabsorptiven Zustand?
2. Vergleichen Sie die Regulation der Insulinrezeptoren an den Zielzellen beim Typ II-Diabetes mit jener bei Gesunden!
3. Warum muß die diabetische Antwort auf erhöhten Glukosespiegel als Maladaptation aufgefaßt werden?

Regulation der Nahrungsaufnahme
Kurzzeitregulation

1.4 Regulation der Nahrungsaufnahme

1.4.1 Kurzzeitregulation und Sättigungssignale

- **Nahrungsaufnahme** abhängig:
  - Häufigkeit, Dauer der Mahlzeit

Nahrung wird nicht kontinuierlich, sondern periodisch aufgenommen. Proteine, Kohlenhydrate und Fette unterscheiden sich in ihrem Energieinhalt (Tab. 7-6). Die Gesamtaufnahme hängt ab von Häufigkeit und Dauer der Mahlzeit, der Nahrungsmenge pro Mahlzeit und dem Nährstoffgehalt (Abb. 7-15). Welche Signale beginnen und beenden die Nahrungsaufnahme? *Hunger* korreliert nicht besonders gut mit dem Ernährungszustand des Körpers, ge-

Tab. 7-6: Energiegehalt der Nährstoffe

Stoff	Energiegehalt (kcal/g)	Energie (pro Liter O_2)
Kohlenhydrat	4,2	5,0
Protein	4,3	4,5
Fett	9,4	4,7

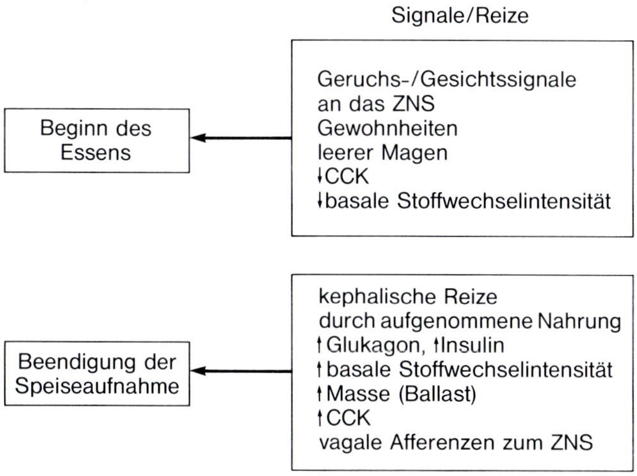

Abb. 7-15: Die *Kontrolle der Nahrungsaufnahme* wird durch die Menge der bei der Mahlzeit zugeführten Nahrung und die Länge des Intervalles zwischen den Mahlzeiten bewirkt. Nahrungsaufnahme wird durch Signale reguliert. Die bekanntesten Reize für deren Beginn und Ende sind auf der rechten Seite angegeben

messen am Blutzuckerspiegel oder den gespeicherten Fettmengen. Das Bedürfnis zu essen wird z. B. durch soziale Gepflogenheiten oder aromatische und visuelle Reize gesteuert. Es scheint jedoch einige Signale zu geben, die die Mengen der aufgenommenen Nahrung und die Gesamtenergiezufuhr einstellen.

- Nährstoffgehalt
- Nahrungsmenge

Änderungen in der Stoffwechselintensität treten schon ein, bevor Nahrung aufgenommen wird. Diese werden durch hormonale Reize in der *kephalischen Phase* der Verdauung hervorgerufen (s. Kap. VI/2.7.2). Eine Einschätzung der Nahrungsmenge kann auf der Grundlage vorausgegangener Erfahrungen gemacht werden, welche die zirkulierende Hormonkonzentration vor Beginn der Nahrungsaufnahme beeinflussen.

Sättigungssignale sind
- **psychische Einflüsse**

Insulin- und Glukagonspiegel sind während der kephalischen Phase, also vor der Absorption der Nahrung, erhöht. Auf diese Weise werden gespeicherte Nährstoffe mobilisiert und ihre Aufnahme in die Zellen angeregt. Eine neurale Verbindung zwischen Zuckerrezeptoren im Mund und dem Hypothalamus ist ein Weg, der diese hormonalen Veränderungen anregt. Zeitige Signale über Nahrungsaufnahme führen zu Stoffwechseländerungen, die das Gefühl der *Sättigung* hervorrufen bevor die Absorption richtig einsetzt.

- **hormonale Signale**

Das Sättigungsgefühl fördern **Magen-Darm-Signale** über Quantität *(Dehnung)* und Qualität *(Energiegehalt)* der Nahrung (Abb. 7-15). Dehnungsrezeptoren des Magens sprechen zunächst an.

- **Magen-Darm-Signale**
  - Dehnung
  - Energiegehalt

Klinische Anwendung. So können Hungerschmerzen infolge von Kontraktionen des leeren Magens durch Aufnahme von Ballaststoffen gelindert werden. In Experimenten mit einer Aufnahme von nährstoffarmen Ballaststoffen wird die Mahlzeit vor einer hinreichenden Energieaufnahme beendet. Die Überwachung des Ernährungszustandes des Körpers kann damit „überlistet" werden, so daß die Versuchspersonen mit der Zeit die Aufnahme energiearmer Nahrung erhöhen.

Anwendung: Adipöse sollen Ballaststoffe aufnehmen!

Sättigungssignale aus Duodenum und Pfortadersystem (s. Kap. VI/2.2.3) sind wichtiger als die Sättigungssignale aus dem Magen. Eintritt von Chymus in das Duodenum steigert den **CCK-Spiegel** im Blut, und das Gehirn besitzt CCK-Rezeptoren. Das Intervall zwischen Mahlzeiten wird beeinflußt durch die Zeit, in der der CCK-Spiegel im Blut erhöht ist. Schließlich hält die **Temperaturerhöhung** mit dem Ablauf der Verdauung während der ganzen absorptiven Phase an, und das Streben, erneut Nahrung aufzunehmen, ist mit dem Abfall der Stoffwechselintensität korreliert, bei der der Körper die postabsorptive Phase erreicht (Abb. 7-15).

- **CCK:** Chymus im Duodenum steigert CCK-Spiegel
- **Körpertemperaturerhöhung** bei Absorption

- **Hypothalamussignale**
  - hypothalamisches Hunger- und
  - Sättigungszentrum

2 **Zentren des Hypothalamus** sind in die Regulation von Nahrungsaufnahme und Sättigung einbezogen. Tierversuche mit Zerstörungen spezifischer Hypothalamusregionen belegen die Anwesenheit eines **Hungerzentrums** im lateralen und eines **Sättigungszentrums** im venteromedialen Hypothalamus.

Das ist jedoch nicht der einzige Ort im Gehirn, der mit der Nahrungsaufnahme in Verbindung steht, da viele relevante Signale durch höhere Gehirnregionen laufen. Neuere Forschungsergebnisse haben die Komplexität der Wege und der verschiedenen Signale für die Regulation der Nahrungsaufnahme deutlich gemacht. Eine einfache neurale Kontrolle für die Nahrungsaufnahme, die alle experimentellen Beobachtungen befriedigt, ist jedoch noch nicht gefunden.

Langzeitkontrolle

1.4.2 Langzeitkontrolle durch den Ernährungszustand

- **Hypothesen zur Langzeitkontrolle**
  - glukostatische H.
  - lipostatische H.

Obwohl der Blutglukosespiegel nicht sehr gut mit dem täglichen Muster der Nahrungsaufnahme korreliert, erzeugt langzeitiger Kohlenhydratmangel Hunger. Die **glukostatische Hypothese** der Langzeitregulation für die Nahrungsaufnahme beruht auf einer Rückkopplung über die Verfügbarkeit von Glukose für die Körperzellen. Diese Theorie ist zum Teil ergänzt worden durch eine **lipostatische Hypothese,** nach der Frequenz und Dauer der Nahrungsaufnahme durch ein Signal aus den Fettspeichern im Körper festgelegt werden.

- **Stoffwechselwärme als Sättigungssignal**
  - thermostatische H.

Der allgemeine Ernährungszustand des Körpers steht im Bezug zur Aufnahme von Nahrung. Kohlenhydrate, Fette und Aminosäuren tragen zu den anabolen Reaktionen der absorptiven Phase bei und die dadurch erzeugte Wärme ist ein weiteres Signal über die totale Nahrungsaufnahme.

Es besteht einige Wahrscheinlichkeit dafür, daß die aus dem Nährstoffanabolismus stammende **Wärme** ebenfalls als Sättigungssignal wirkt. Wenn Körperfett angesammelt wird, steigt die Stoffwechselrate begleitet von einer Anhebung der Wärmeproduktion. Wenn die Wärmeproduktion während der anabolen Phase ein Faktor für die Begrenzung des Verbrauches ist, dann kann die Erhöhung der Körpertemperatur bei einer Ansammlung überschüssigen Körperfettes als automatischer Mechanismus für die Rückkehr des Körpers zu einem leichteren Gewicht angesehen werden. Das ist die **thermostatische Hypothese** der Körpergewichtsregulation.

Stoffwechsel und Lebensperioden

Wachstum und STH

1.5 Änderungen des Stoffwechsels im Lebensverlauf

1.5.1 Wachstum und Wachstumshormon (STH)

humanes Wachstumshormon – STH

- **STH-Wirkung:**
  - Chondrogenese
  - Ossifikation
  - fördert Proteinsynthese
  - mobilisiert Energie, Körperfett

Die fetale und frühe postnatale Entwicklung bedarf keines Wachstumshormones, *somatotropes Hormon* **(STH)** auch *Somatotropin.* (s. Kap. I/2). Die Wirkung des STH kann aber an Kindern beobachtet werden. Die hohe Stoffwechselrate von Heranwachsenden ist vorwiegend der anabolen Stimulation durch STH in diesen Altersstufen zuzuschreiben. STH wird benötigt für die Knorpelbildung **(Chrondrogenese)** und für die folgende Kalzifikation **(Ossifikation)** der Knochen durch die Osteoblasten. Diese Vorgänge werden durch STH-Stimulation von Mitose und Proteinsynthese der Zellen der **Epiphysen,** das sind die Wachstumsregionen der langen Röhrenknochen, gefördert (s. Abb. 7-16). *Proteinsynthese* tritt auch im Muskel auf und wird gegenüber allen anderen Stoffwechselwegen durch STH begünstigt. Schnell heranwachsende Kinder haben wenig Körperfett und belegen damit diese Wirkungen des Hormones auf den Stoffwechsel. Körperfett wird als Energiequelle durch STH mobilisiert, während gleichzeitig Aminosäuren, die andere ausgiebige Energiequelle, in Proteine eingebaut werden.

- **STH-Sekretion aus dem HVL**
  - pulsatil durch GRH
  - gehemmt durch Somatostatin

STH wird vom Hypophysenvorderlappen (HVL) in oszillierendem oder pulsatilen Verlauf sezerniert (s. Kap. I/1), dessen Gipfel während der frühen Stunden des Schlafzyklus auftritt (Abb. 7-17). Diese Freisetzung wird durch den **Wachstumshormon-Releasingfaktor (GRH)** aus dem Hypothalamus stimuliert und durch **Somatostatin** (s. Kap. VII/1.2.5), **wachstumshormonhemmendes Hormon** inhibiert.

- **Wirkungswege des STH**

⇨

STH löst seine Wirkungen durch Induktion der **Somatomedine,** Hormone, die die Leber und möglicherweise andere Gewebe in das Blut abgeben, aus. Somatomedine sind dem Insulin in ihrer molekularen Struktur ähnlich und wirken auf Zielorgane durch die Förderung von Mitose und Proteinsynthese (Abb. 7-17). Die Enzyminduktion und Ribosomenbildung, die für die Proteinsynthese in den Zielzellen erforderlich sind, benötigen einige Zeit. Daher treten die STH-Wirkungen langsamer ein als die anderer Hormone, die über die bereits in den Zellen vorhandenen Enzyme wirksam sind.

- Somatomedine fördern die Proteinsynthese durch Aufnahme von Aminosäuren in den Muskel, ein insulinähnlicher Effekt, und steigern damit die Verfügbarkeit von Aminosäuren in den Muskelzellen, indem sie die Aminosäuren der Glukoneogenese entziehen.

- **STH wirkt gegen Fettspeicherung**, indem es Glukoseaufnahme und Utilisierung in Fettgeweben senkt. Umgekehrt steigert STH die Synthese der kapillaren Lipasen, die für die Aufnahme der Nahrungstriglyzeride in Fettgewebe notwendig sind und fördert den Triglyzeridabbau, so daß Fettsäuren freigesetzt werden können.
- Auf diese Weise hält STH den Blutglukosespiegel stabil, verhindert die Fettspeicherung und fördert die Ausnutzung von Fettsäuren als Energielieferanten.

Diese Wirkung des STH auf den Fettstoffwechsel wird nur sichtbar, wenn der Plasmainsulinspiegel niedrig ist: Insulin hemmt den Fettabbau über die intrazellulären hormonsensitiven Lipasen.

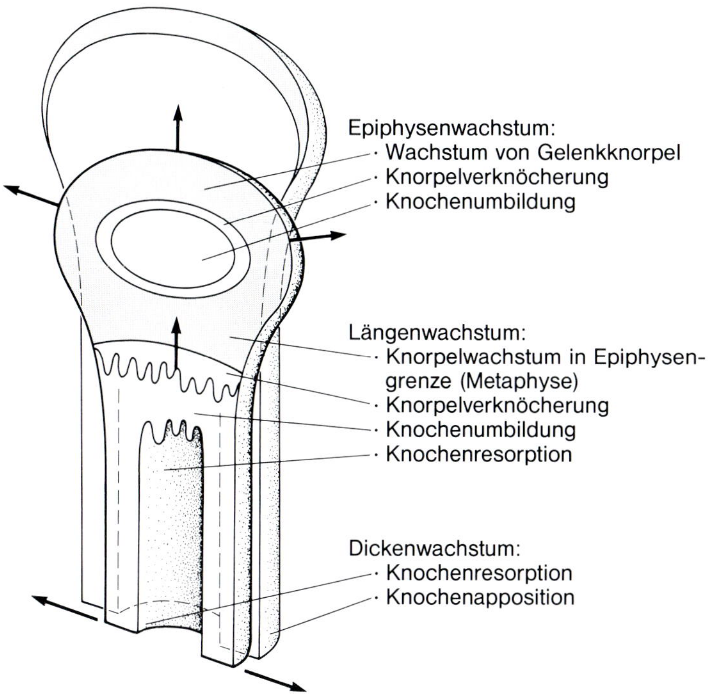

Abb. 7-16: Das *Wachstum* der langen Röhrenknochen vollzieht sich an der *Knochenoberfläche* (Periost) und in den *Epiphysenfugen*. Oberflächenwachstum verstärkt die *Dicke* der Knochen und ist jederzeit möglich. Die Oberfläche ist der Hauptort für das Knochenwachstum bei mechanischer Belastung. *Längenzuwachs* erfolgt an den Epiphysen und kann nur bis zum Verknöchern der Epiphysen stattfinden. Die Epiphysenfugen schließen sich im Alter von 20 Jahren oder früher

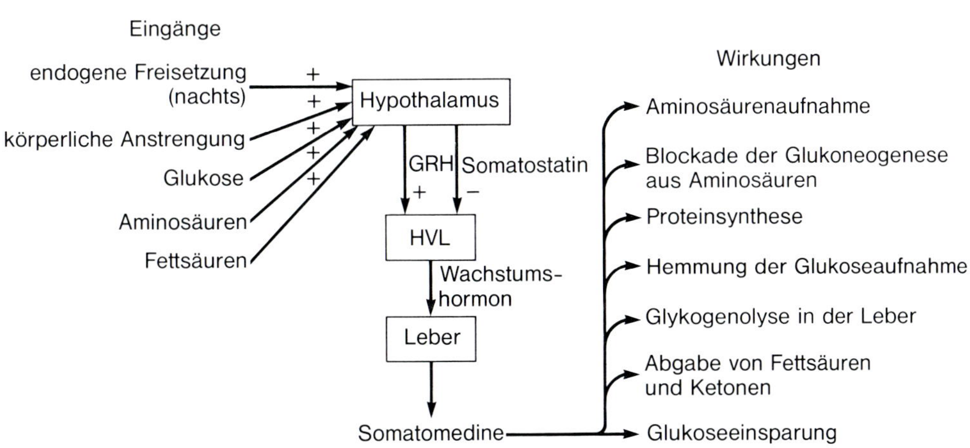

Abb. 7-17: Steuerung der Sekretion des Wachstumshormons (STH) und dessen Wirkungsübertragung durch Somatomedine. Diese Steuerung zeigt eine nächtliche Sekretionspitze. Andere Einwirkungen können den Betrag des freigesetzten STH steigern

- **STH-Mangel bei Kindern:**
  - hypophysärer Zwergwuchs
- **STH-Exzeß:** Gigantismus

Klinische Anwendung. *Mangel an STH oder an STH-Rezeptoren* beim **Kleinkind** führt zu **Zwergwuchs.** Die Statur der Pygmäen ist offensichtlich darauf zurückzuführen. Ein abnormal *hoher STH-Spiegel* führt zu exzessivem Wachstum der langen Röhrenknochen und damit zum **Gigantismus** oder Riesenwuchs. STH-Applikation in der Kindheit und in der Pubertät kann so zu zusätzlichem Wachstum der langen Röhrenknochen führen und macht eine normale Entwicklung von Kindern mit HVL-Insuffizienz möglich.

Biotechnologische Methoden haben jetzt die Kosten für die Herstellung von STH gesenkt. Manche Eltern fordern mißbräuchlich die Hormongabe bei ihren Kindern trotz normalen Wachstums, um ein verstärktes Längenwachstum zu erzielen.

- **STH-Mangel bei Erwachsenen**
  - ohne Folgen
- **STH-Exzeß:**
  - **Akromegalie**

Bei **Erwachsenen** ist die STH-Sekretion erhöht bei *Streß,* infolge körperlicher Arbeit und *Hunger.* In beiden Fällen bewirkt STH eine Konservierung der Proteinspeicher des Körpers. Da die Epiphysen bereits geschlossen sind, hat STH keinen Effekt auf das Knochenwachstum. Gleichwohl führt exzessive STH-Sekretion bei Hypophysenadenomen zur **Akromegalie:** Dickenzunahme der Knochen von Schädel, Finger und Füßen, Muskelhypertrophie, disproportionales Wachstum der flachen Knochen des Rückens und des Gesichtes und rauhe Haut.
STH-Mangel bei Erwachsenen ist nicht behandlungsbedürftig:

Die arbeitsinduzierte Hypertrophie von Muskeln, Heilungsprozesse und der normale Wechsel der Körperzellen benötigen kein STH.

Alter und Körperzusammensetzung
Proportionen von Muskel und Fettgewebe verschieben sich zugunsten des Fetts

1.5.2 Alter und Körperzusammensetzung

Die relativen Beiträge des Skeletts, des Muskel- und des Fettgewebes zum totalen Körpergewicht ändern sich im Laufe des Lebens. Beim Erwachsenen verschieben sich die Gewichtsproportionen allmählich infolge Änderungen des Körperproteins, des Fettes und des Skelettes auch bei stabilem Gesamtgewicht. Nahezu alle Menschen verlieren mit dem Alter Muskelgewebe, weil *Muskelmasse* – durch den Verlust von Filamentproteinen – und *Muskelzellen* zugrunde gehen. Abnahme der Muskelmasse ist bei Menschen mit täglicher physischer Anstrengung kaum zu beobachten, wird jedoch sichtbar bei Inaktivität. Wie die Abb. 7-18 zeigt, wächst beim Mann der Anteil des Fettes am gesamten Körpergewicht zwischen dem 20. und 55. Lebensjahr auf das Doppelte.

Stoffwechselaktivität nimmt mit Fettzunahme ab:
→Adipositas
→Arteriosklerose

Da der Muskel eine viel höhere Stoffwechselaktivität besitzt als Fett, senkt die Verschiebung der Gewichtsanteile von der Muskelmasse zum Fett auch die allgemeine Stoffwechselaktivität des Körpers. Idealerweise sollten die Änderungen der Körperzusammensetzung automatisch zu einer reduzierten Nahrungsaufnahme führen. Jahrzehntelange Eßgewohnheiten lassen sich aber nur schwer ändern. Mangel an Bewegung verstärkt das Problem gerade zu einer Zeit, da Gewichtszunahme und Arteriosklerose drohen.

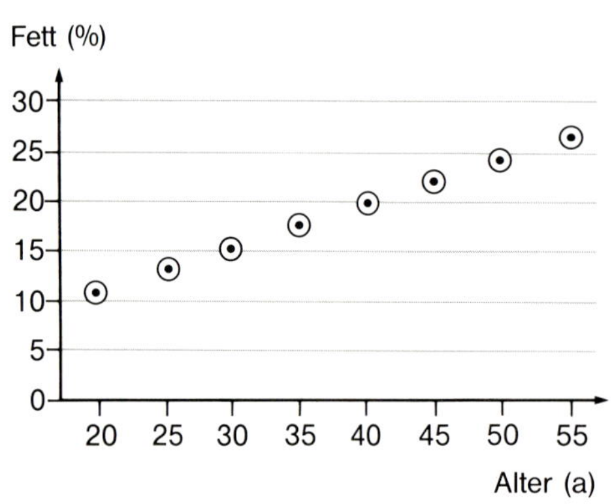

Abb. 7-18:
Durchschnittlicher *Fettzuwachs* am Körpergewicht mit zunehmendem Alter beim *Mann*

Wiederholungsfragen:
1. Auf welche Weise beeinflussen die relativen Proportionen von Muskel und Fett die Gesamtstoffwechselrate?
2. Auf welchen Wegen beeinflussen das Wachstumshormon und die Somatomedine den Stoffwechsel?

1.6 Stoffwechselreaktionen in Gefahrensituationen

1.6.1 Schilddrüsenhormone

1.6.1.1 Basale Stoffwechselrate

Einen Standardvergleich von Stoffwechselraten liefert der **Grundumsatz:** Umsatz gespeicherter Energie in wachem, aber ruhendem Zustand 12 Stunden nach Nahrungsaufnahme. Die direkte Messung des Grundumsatzes erfolgt in einem abgeschlossenen Raum mit Sensoren, wo die vom Körper freigesetzte Wärme bestimmt wird. Als indirekte Methode wird die Messung der Sauerstoffaufnahme mit der Atmung eingesetzt, da die aus der Nahrung stammende Energie quantitativ mit der Sauerstoffaufnahme verknüpft ist (Tabelle 7-6). Während der postabsorptiven Phase werden durch Oxidation von Nährstoffen ca. 4,8 kcal/l mit der Atmung aufgenommenen Sauerstoffes freigesetzt. Der Grundumsatz Erwachsener liegt bei 20 kcal/kg Körpergewicht und Tag oder ca. bei 1 kcal/min für den Normalgewichtigen. Der *Gesamtstoffwechsel* eines Individuums hängt vom Geschlecht, der physischen Aktivität und genetischen Faktoren ab. Durchschnittswerte liegen bei 39 kcal/kg pro Tag für den Mann und 34 für Frauen, das entspricht 164 kJ und 142kJ.

Klinische Anwendung. Grundumsatzbestimmungen sind aufwendig und klinisch selten erforderlich.

Zahlreiche Hormone beeinflussen den Gesamtenergieumsatz zu CO_2, Wasser, ATP und Wärme. Diese schließen die Stoffwechselhormone ein, welche auf Kurzzeitänderung im Ernährungszustand reagieren (s. Tab. 7-2); z.B. kann die Wirkung des Insulins den Grundumsatz bis zu 20% während der absorptiven Phase anheben. Sexualhormone wirken auf den Stoffwechsel, wie es der Geschlechtsunterschied des Grundumsatzes zeigt. Sie sind jedoch nicht in dessen Regulation einbezogen.

Die **Schilddrüsenhormone** (s. Tab. 7-2) besitzen eine besondere Bedeutung für die Regulation des *Grundumsatzes* und die Langzeitanpassung an *Streß*, einschließlich langer Exposition gegen *Kälte*. Die Hauptform des sezernierten Schilddrüsenhormones ist das **Thyroxin (T_4).** Ein großer Teil des sezernierten T_4 wird durch Leber und Niere in die aktivere Form des **Trijodthyronin (T_3)** umgewandelt, indem ein Jodatom abgespalten wird. **T_3 hat eine 3–8 mal stärkere Stoffwechselwirkung.**

1.6.1.2 Synthese, Wirkung

Die gut durchblutete Schilddrüse enthält sphärische Follikel, in welche das Speicherprotein Thyreoglobulin sezerniert wird (Abb. 7-19). Schilddrüsenhormone werden aus der Aminosäure *Tyrosin* in einem zweistufigen Prozeß hergestellt (Abb. 7-20). Zuerst werden die Tyrosinreste am Thyreoglobulin einfach oder zweifach jodiert und bilden *Mono-* oder *Dijodtyrosin.* Danach werden je ein Mono- und Dijodtyrosin zu T_3 oder 2 Dijodtyrosin zu T_4 zusammengesetzt. Dann wird das Hormon von dem Thyreoglobulin abgespalten und in das

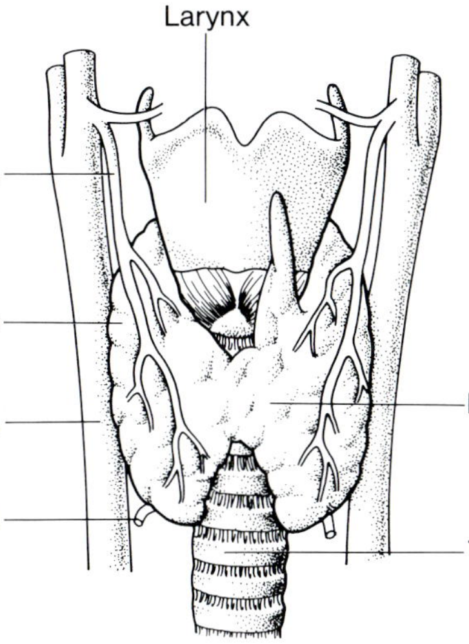

Abb. 7-19: Topographie der Schilddrüse

Stoffwechsel bei Gefahr

Schilddrüsenhormone

Basaler Stoffwechsel

- **Grundumsatz** wird als Stoffwechselrate gemessen
  - direkt: Körperwärme
  - indirekt: O_2-Aufnahme

- ca. 20 kcal/kg/d
- Gesamtstoffwechsel:
  ♂ 39 kcal/kg/d
  ♀ 34 kcal/kg/d

- **Hormone steigern Stoffwechsel:**
  - **Insulin:** ≤ 20%
  - **Sexualhormone**
  - **T_3, T_4**

⇦

T_3-, T_4-Synthese, -Wirkung

Bildung von **T_3, T_4**
- Tyrosin → Mono-, Dijodtyrosin
- **T_3**: 1 Mono-, 1 Dijodtyrosin (20%)
- **T_4**: 2 Dijodtyrosin (80%)

Blut abgegeben (Abb. 7-20). Etwa 80 % des sezernierten Hormones ist T_4. Der Jodbedarf für die Synthese des Hormones wird durch aktive Aufnahme von Jodid (J^-) durch die Schilddrüse aus dem Blut gedeckt.

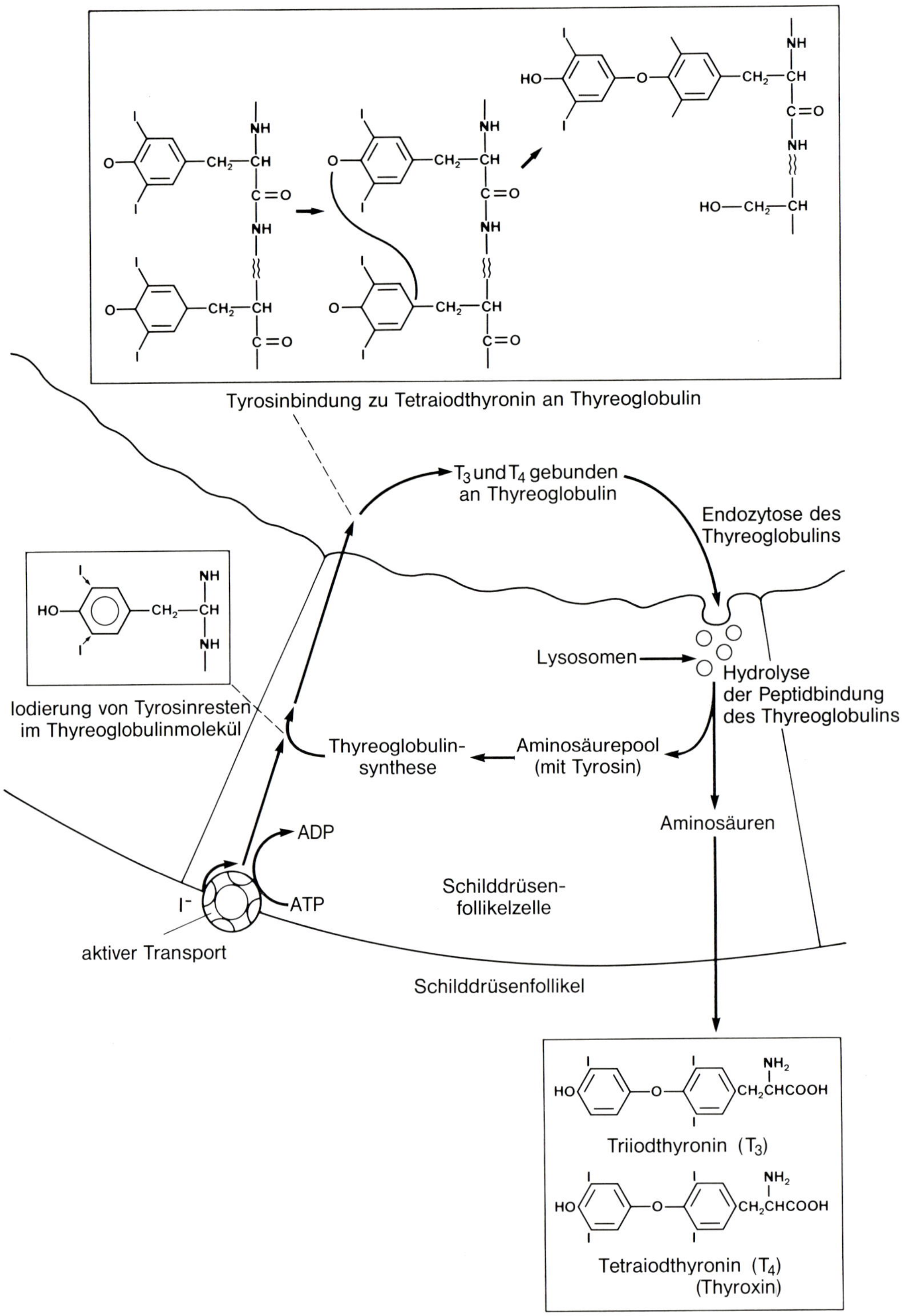

Abb. 7-20: Intrazelluläre *Synthese* und *Sekretion* von T_3 und T_4

Die Rezeptoren für das Schilddrüsenhormon liegen in den Zellkernen. Die **Affinität dieser Rezeptoren** ist für T_3 bedeutend höher als für T_4.
Der **Haupteffekt der Schilddrüsenhormone** besteht in der Beeinflussung der Enzymsysteme, die die Stoffwechselrate festlegen. T_3 und T_4 steigern die Stoffwechselrate durch Induktion
- spezifischer Proteine, wie *Rezeptoren in der Zellmembran,* z. B. die Natrium-ATPase
- *Enzyme,* die in spezifische anabole Stoffwechselwege einbezogen sind.

Das Ergebnis ist ein *Anstieg* des Sauerstoffverbrauches, also des *Grundumsatzes,* und der *Proteinsynthese* in der Zelle. Die Schilddrüsenhormonwirkungen auf Lipid- und Kohlenhydratstoffwechsel führen zu einer gesteigerten *Glukoseaufnahme, Glykogenolyse* und *Fettsäureabbau.*

Wirkungsweise von T_3, T_4

1.6.1.3 Hypo- und Hyperthyreose

Hypo-, Hyperthyreose

- T_3, T_4 beeinflussen ZNS-Entwicklung
- **Hyperthyreose:**
  - Grundumsatz ↑
  - Tachykardie
  - Gewichtsabnahme
  - Nervosität

T_3 und T_4 potenzieren die Wirkung zahlreicher anderer Hormone. Schilddrüsenhormon ist notwendig für *Wachstum und Entwicklung,* besonders des *ZNS.*
Klinische Anwendung. Schilddrüsenhormonmangel in der frühen *Kindheit* führt zu schwerer mentaler Retardierung: Kretin. Bei *Erwachsenen* wird das ZNS durch die Schilddrüsenhormone beeinflußt, indem deren normale Spiegel die Wachheit, das Gedächtnis und den allge-

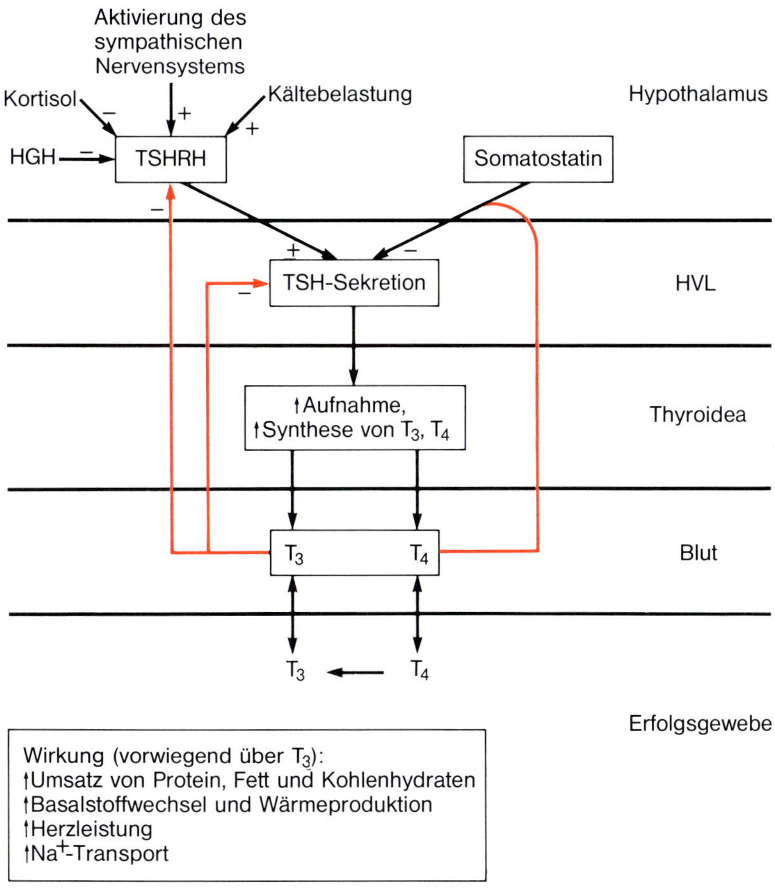

Abb. 7-21: Steuerung der *Sekretion von Schilddrüsenhormonen.* Der Hypothalamus setzt einen Releasing Factor, das Thyreotropin-Releasing-Hormon (TSHRH) und ein hemmendes Hormon, Somatostatin (thyreoidhemmendes Hormon), frei. Sie regulieren die Abgabe des schilddrüsenstimulierenden Hormones (TSH) durch den Hypophysenvorderlappen (HVL). Verschiedene Einflußfaktoren auf die TSHRH-Abgabe sind angeführt. Die Blutspiegel für T_3 und T_4 werden durch die Sekretionsraten der Schilddrüse und durch die Umsetzungen von T_3 und T_4 in den Zielgeweben beeinflußt. Eine rückgekoppelte Kontrolle der Schilddrüsenfunktion wird teilweise durch den Plasmaspiegel von T_3 und T_4 auf die Hypophysensekretion von TSH und auf die Hypothalamussekretion des TSHRH und des Somatostatin ausgeübt. Die Rückkopplungsschleifen sind rot angegeben

- **Hypothyreose:**
  - Kindheit: Kretin
  - Erwachsener: Stoffwechsel, Antriebsarmut u. a.

meinen emotionalen Tonus steigern. Eine Zunahme der Schilddrüsenhormonsekretion, **Hyperthyreose,** steigert den Grundumsatz und macht die Patienten reizbar, nervös, verursacht Gewichtsabnahme, Tachykardie u. a. Ein Hormonmangel, **Hypothyreose,** senkt den Stoffwechsel, die physische und geistige Aktivität sind vermindert. Bei Kindern fördert das Schilddrüsenhormon das *Knochenwachstum* und die *Reifung* und ist auch für die normale Entwicklung der *Fortpflanzungsorgane* notwendig. Schilddrüsenhormon wird außerdem für Teilfunktionen der *Niere* bei Erwachsenen und Kindern benötigt.

Regulation der Schilddrüsenfunktion

- **TSHRH →TSH →Schilddrüse**
- **Sympathikus** stimuliert Schilddrüse
- **STH, Kortisol** inhibieren TSH
- **Jod** hemmt Wachstum der Schilddrüse

- **Jodmangelwirkung**
  - $J^- \downarrow \rightarrow T_4 \downarrow \rightarrow$ TSH $\uparrow \rightarrow$ **Struma**

1.6.1.4 Regulation der Schilddrüsenfunktion

Der Hauptreiz für die Schilddrüsenhormonsekretion ist das schilddrüsenstimulierende (s. Kap. I/2) oder **thyreotrope Hormon (TSH)** des Hypophysenvorderlappens (HVL, Abb. 7-21). Die Sekretion des TSH wiederum wird vom Hypothalamus durch die Abgabe des **TSH-Releasinghormons** (TSHRH) überwacht. Normalerweise ist die TSH-Sekretion nahezu konstant, ebenso wie die Abgabe des Schilddrüsenhormones. Aktivierung des Sympathikus stimuliert die Schilddrüse direkt. STH und Kortisol hemmen die TSH-Sekretion, während Jod, (J^-), welches für die Synthese der Schilddrüsenhormone notwendig ist, das Wachstum der Schilddrüse direkt hemmt. Das Schilddrüsenhormon hat einen negativen Rückkopplungseffekt auf die Freisetzung von TSHRH und TSH.

Klinische Anwendung. Ein Beispiel für die Unterbrechung der Rückkopplungsschleife wird bei ernährungsbedingtem Jodmangel deutlich. Wenn nicht genug Jod aufgenommen werden kann, um T_4 zu produzieren, sinkt der T_4-Plasmaspiegel, wodurch die TSH-Sekretion steigt. Die zusätzliche TSH-Abgabe ruft eine Schilddrüsenvergrößerung hervor, eine charakteristische Schwellung des Halses, den *Kropf* oder die *Struma.*

Stoffwechsel und Kälte

- **Wärmeproduktion im Körper,** vor allem
  - Muskel
  - Leber, Niere
- **Wärmeabgabe:**
  - Haut
  - Evaporation

- **Körperkerntemperatur**
  - 36–37,5 °C
  - ≥ 45 °C lebensgefährlich

1.6.1.5 Stoffwechselanpassung an Kälte, braunes Fett

Die Körperwärme entsteht als Folge der Stoffwechselreaktionen. Ein Teil der Energie, die bei der Lösung der chemischen Bindungen freigesetzt wird, entsteht in Form von Wärme. Je stoffwechselaktiver ein Gewebe ist, umso mehr Wärme produziert es. Die *hauptwärmeproduzierenden Organe* im Körper sind Muskel und Eingeweide wie Leber und Niere. Haut und Atemflächen sind die *Hauptplätze der Wärmeabgabe* an die Umgebung. Wenn die Wärmeproduktion des Körpers größer ist als für die Aufrechterhaltung der Körpertemperatur erforderlich, dann steigert der Blutstrom zur Haut den Wärmetransport und die -abgabe an die Umgebung. Evaporative Wärmeabgabe ist der einzige Mechanismus zur Kühlung des Körpers in einer Umgebungstemperatur oberhalb der Körpertemperatur.

Der normale Bereich für die **Körperkerntemperatur** – die Temperatur von Herz, Gehirn, Thorax, Bauchorganen und Blut in den großen Gefäßen – liegt beim Erwachsenen zwischen

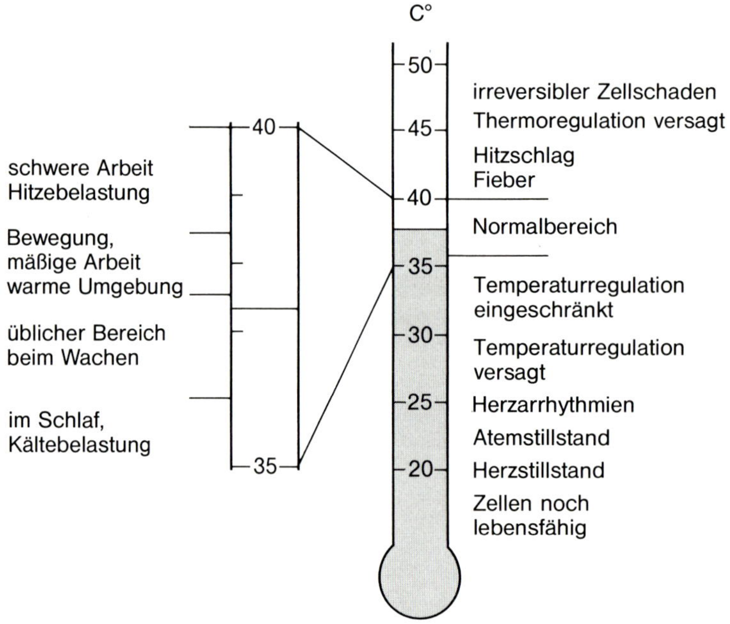

Abb. 7-22: Normalbereich der Körpertemperatur und Auswirkungen von Abweichungen

36 und 37,5 °C (Abb. 7-22). Abweichungen aus diesem engen Bereich sind lebensgefährlich, vor allem wenn die Körpertemperatur über 45 °C steigt. Normalerweise fällt sie im Schlaf und bei Kälte in Richtung des unteren Bereiches ab. Bei Arbeit und unter Hitzebelastung steigt sie zur oberen Grenze des Normalbereiches. Die Körpertemperatur kann bis zu 43 °C ansteigen, wenn im Fieber ihr Sollwert erhöht ist.

Die **Regulation der Körpertemperatur** erlaubt 2 grundsätzliche Reaktionen:

- Die Modulation der *Wärmeabgabe*
- die Modulation der *Wärmeproduktion* (Abb. 7-23, Tab. 7-7).

- **Thermoregulation:**
  - Wärmeabgabe
  - Wärmeproduktion
- **Kälteabwehr, Wärmebildung:**

Liegt die Außentemperatur deutlich unter der Körpertemperatur, so wird das Blut vorwiegend durch die inneren Organe geleitet und von der Haut ferngehalten. Durch das Wahrnehmen der Kälte werden Verhaltensweisen für die Verkleinerung der wärmeabgebenden Hautoberfläche, wie Verschränken der Arme und Einziehen der Schultern eingenommen. **Thermogenese durch Zittern** wird über Aktivierung des motorischen Nervensystems eingeleitet. Zittern steigert die Wärmeproduktion des Körpers durch das Auslösen wiederholter asynchroner Kontraktionen der Skelettmuskelfasern, was Synthese und Hydrolyse von ATP mit der sie begleitenden Wärmeproduktion hervorruft. Obwohl auch periphere *Temperaturrezeptoren* bei diesen Reaktionen mitwirken, wird ihre Information mit der von Rezeptoren im *Hypothalamus* verglichen, die die Bluttemperatur messen. Das wird deutlich durch den experimentellen Befund veränderter Blutverteilung, vom Schwitzen oder Zittern, wenn lokale Bereiche im Hypothalamus erwärmt oder gekühlt werden.

Thermogenese durch Zittern (ATP-Synthese) regulieren
- **Hypothalamus**
- Temperaturrezeptoren

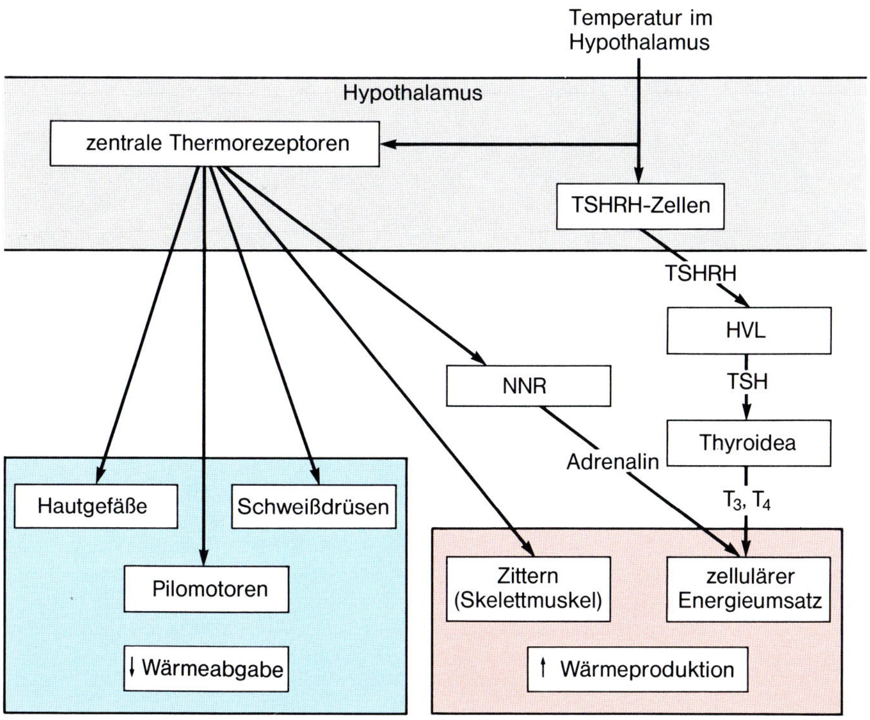

Abb. 7-23: Wege der zentralen Kontrolle der *Körperkerntemperatur* durch *hypothalamische Zentren.* Die Antworten der Effektoren auf Abweichungen von dem thermostatischen Sollwert sind in Tab. 7-7 aufgeführt

Tab. 7-7: Zentrale Reaktionen der Thermoregulation

Effektoren	Temperatur im Hypothalamus	
	über dem Sollwert	unter dem Sollwert
Hautarteriolen	erweitert	verengt
Schweißdrüsen	schweißabsondernd	keine Schweißabgabe
Pilomotoren	erschlafft	kontrahiert („Gänsehaut")
Skelettmuskel		Thermogenese durch Zittern
Nebennierenmark		Adrenalinsekretion erhöht
Schilddrüse		Sekretion erhöht

- **zitterfreie Thermogenese,** beteiligt:
  - **Schilddrüse**
  - **Sympathikus, NNM**
  - **Kälte:** TRH ↑ →TSH ↑ →$T_{3,4}$ ↑

Der Grundumsatz wird ebenso wie die Wärmeproduktion nach langzeitiger Einwirkung von Kälte in der **zitterfreien Thermogenese** von Reaktionen der Schilddrüse gesteuert, die in Verbindung mit dem Sympathikus und einer Adrenalinfreisetzung aus dem Nebennierenmark (NNM) ablaufen. *Kälteeinwirkung* stimuliert bei verschiedenen Säugetieren die TSHRH-Sekretion über einen neuralen Weg im Hypothalamus, was die TSH- und Schilddrüsenhormonabgabe steigert. Beim Menschen ist die Schilddrüse für Anpassungen an Kälte notwendig, wobei die Hormonspiegel im Blut nicht deutlich erhöht sind. Das kann auf stärkere Verbrauchsraten hinweisen.

- **T_3, T_4**

Die **Hauptwirkung von T_3, T_4** bei der zitterfreien Thermogenese besteht in der **verstärkten Synthese** von **Adrenalin-Rezeptoren** im Zielgewebe, speziell: Leber, Pankreas und Muskel. Diese Organe erhöhen dann unter Einfluß des Adrenalins ihre Stoffwechselrate. Erst in zweiter Linie kommt die Wirkung über einen *direkt erhöhten Zellstoffwechsel* in Betracht.

- **Grundumsatzsteigerung in Kälte** durch:
  - gesteigerte Membranpermeabilität für Na^+
  - ATP-Synthese↑

T_3 und T_4 können den Grundumsatz der Zellen auch über eine verstärkte Membranpermeabilität für Natrium erhöhen. Damit steigen die Bedürfnisse für die ATP-Produktion zum Antrieb der Natrium-Kalium-Pumpe und die Durchsatzraten von *nutzlosen Stoffwechselkreisen,* in denen gespeicherte Moleküle wiederholt synthetisiert und abgebaut werden, was Energie verbraucht und damit als wärmeproduzierende Reaktion zu Buche schlägt. Resultat ist eine Erhöhung des Grundumsatzes des Körpers. Individuen, die auf diese Weise angepaßt sind, können Kälte überstehen, die Nichtangepaßte töten kann.

Thermogenese im braunen Fettgewebe
- bei Kleinkindern: Hals, Brust, Rücken
- Wärmeabgabe in Thorax, Gehirn

Kleinkinder haben eine sehr begrenzte Kapazität zur Regulation der Körpertemperatur durch Schwitzen oder Zittern. Ihre Wärmeproduktion gehorcht einem anderen Mechanismus, der nach dem ersten Lebensjahr verloren geht, während er bei vielen anderen Säugetieren länger bestehen bleibt. Sie läuft im braunen Fettgewebe ab:

• **Braunes Fettgewebe** ist ein spezielles stoffwechselaktives Gewebe. Es findet sich beim Kind am Hals, an der Brust und zwischen den Schulterblättern, wodurch die Abgabe von Wärme in den Thorax und in die Aa. carotides (Gehirn) konzentriert wird. Die Farbe des braunen Fettgewebes rührt von der großen Zahl der Mitochondrien her, welche seine hohe Stoffwechselaktivität im Vergleich zum weißen Fett und zahlreichen Blutgefäßen reflektieren. Sympathikuseinwirkung aktiviert das braune Fett und ruft Wärmeproduktion auf Wegen hervor, auf denen der oxidative Stoffwechselweg weitgehend von der Phosphorylierung abgekoppelt ist. Als Ergebnis werden gespeicherte Lipide abgebaut, jedoch an der ATP-Produktion gemessen, sehr wenig nutzbare Arbeit ausgeführt, so daß der einzige Zweck dieser Fettumsetzung eine schnelle Wärmeproduktion ist.

Temperaturregulation und Fieber
- **Fieber als Sollwertverstellung im** Hypothalamus

1.6.2 Temperaturregulation und Fieber

Die Zentren für die Körpertemperaturregulation im Hypothalamus arbeiten im Gegentakt von gesteigerter oder verminderter Retention der Körperwärme. Die Körpertemperatur wird dadurch auf einen Temperatursollwert eingestellt. Fieber als Steigerung der Körpertemperatur z. B. bei Infektionen ergibt sich als Verstellung des *Sollwertes* im Hypothalamus. Die Sollwertverstellung auf eine höhere Temperatur und deren Nutzen bei Infektionen sind erst in jüngerer Zeit genauer untersucht worden.

- **Fieberauslösung durch Pyrogene**

In den Körper von außen eindringende fiebererzeugende Stoffe heißen **exogene Pyrogene** (Abb. 7-24). *Bakterientoxine* und Bruchstücke der *Bakterienwandmembran* wirken als exogene Pyrogene. Wenn *Makrophagen* mit Bakterien oder Pyrogenen reagieren, setzen sie das Hormon **Interleukin 1** frei, welches u. a. als **endogenes Pyrogen** wirkt. Die Wechselwirkung von Interleukin 1 mit dem Hypothalamus stellt den Sollwert der Körpertemperatur indirekt auf ein höheres Niveau ein. Interleukin 1 selbst kann die Blut-Hirn-Schranke nicht durchdringen. Die Sollwertumstellung wird der Induktion einer *Prostaglandinfreisetzung* im Gehirn zugeschrieben. Die intrazerebralen Prostaglandine sind daher auch als endogene Pyrogene anzusehen.

- **Antipyretika**

Klinische Anwendung. Allgemein wird Fieber durch **Antipyretika** oder Antiphlogistika unterdrückt, z. B. *Salicylsäure-*, oder *Pyrazolonderivate.* Beide wirken durch *Blockade der Prostaglandinsynthese.*

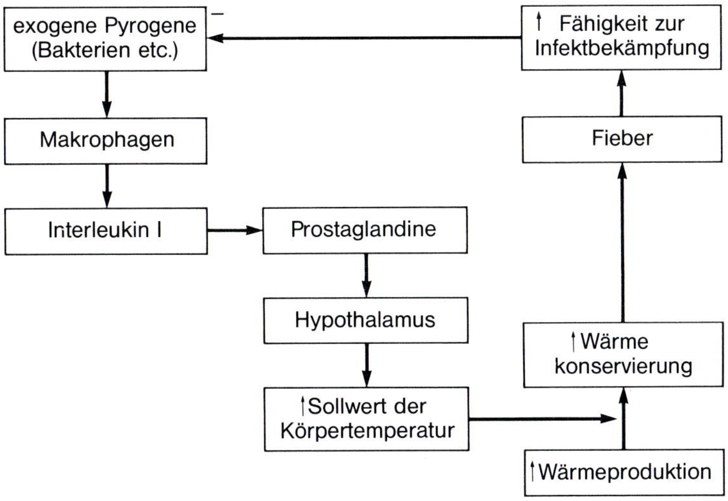

Abb. 7-24: *Auslösung von Fieber* durch *Pyrogene* vermittels Verschiebung des Sollwertes der Körpertemperatur im Hypothalamus. Die erhöhte Körpertemperatur wird durch verminderte Wärmeabgabe innerhalb einiger Stunden erreicht. Zusätzliche Wärme kann durch *Zittern* produziert werden. Das Fieber unterstützt die Krankheitsabwehrmechanismen des Körpers

- **Regulation im Fieber**:
  - über Niveauverstellung im Hypothalamus

Nachdem der Hypothalamus durch die Pyrogene auf einen höheren Sollwert eingestellt worden ist, wird diese Temperatur genauso exakt um den neuen Wert reguliert, wie das mit der Temperatur beim gesunden Menschen geschieht. Der Unterschied besteht darin, daß die Summe von Wärmeverlusten und -erzeugung auf eine höhere Temperatur eingestellt wird. Abhängig von den äußeren Bedingungen kann ein Individuum nicht nur die Wärmeabgabe des Körpers einschränken, sondern auch zu zittern beginnen, um die Wärmeproduktion des Körpers anzuheben. Diese Reaktion ist begleitet von dem Gefühl des Fröstelns, obwohl die Körpertemperatur ansteigt.

- **Bedeutung des Fiebers**

⇦

Fieber ist nützlich, da es die **Immunabwehr** bei der Abtötung eindringender Krankheitskeime **verstärkt.**

Experimente an verschiedenen Warm- und Kaltblütern – letzte können die Körpertemperatur nur durch Verhaltensanpassung umstellen – belegen, daß die Fähigkeit zum Überleben von Infektionen größer wird, wenn die Steigerung der Körpertemperatur nicht blockiert ist. Fieber stellt also einen wichtigen Anpassungsmechanismus dar! *Antipyretika* sollten daher nicht routinemäßig bei mildem oder mäßigem Fieber (z.B. bis 38,5 °C) eingesetzt werden.
Die Zunahme der Körpertemperatur bei Arbeit ist z.T. verbunden mit der Freisetzung von Interleukin 1 und der dadurch hervorgerufenen zeitweiligen Steigerung des hypothalamischen Sollwertes. So kann Arbeit zur Erhaltung der aeroben Kapazität und eines gesundheitsförderlichen Körpergewichtes beitragen.

- keine Antipyretika bei mäßigem Fieber!
- **erhöhte Körpertemperatur bei Arbeit**
  - Interleukin 1-Freisetzung

1.6.3 Hungern

Hungern

1.6.3.1 Hungerstoffwechsel

Hungerstoffwechsel

Längeres Fasten oder unzureichende Nahrungsaufnahme führen den Körper in einen veränderten Stoffwechselzustand, der sich von der postabsorptiven Phase unterscheidet. So ist eine fortschreitende *Abnahme des Grundumsatzes* festzustellen, die die Möglichkeiten zum Überleben verbessert, da die Energiespeicher des Körpers nicht so schnell verbraucht werden. Die „Überlebensspeicher" bestehen vorwiegend aus Fetten und Muskelprotein. Fette enthalten etwa doppelt so viel Energie wie Kohlenhydrate oder Protein. Das Fettgewebe eines Erwachsenen – ca. 10 kg – sichert das Überleben während einer 30- bis 40tägigen Fastenperiode. Ein weiterer kleinerer Fettanteil kann von der Leber zur Verfügung gestellt werden. Fette werden als Energielieferant während des Hungers praktisch genauso wie in der postabsorptiven Phase genutzt, da die Insulinsekretion gesenkt und der Glukagonspiegel erhöht sind. Die Proteine in Muskel und Knochen können umgesetzt werden, um die Überlebensperiode bis zu 2 Monaten zu verlängern (Tab. 7-8).

- Grundumsatz sinkt → Energieeinsparung
- in Fastenperioden können 30–40 Tage überlebt werden

Tab. 7-8: Substratverbrauch und -speicherung

Substanz	täglicher Umsatz (g)	Speicherform	Organ	gespeicherte Mengen (g)	funktionelle Reserve für
Glukose	250	Glykogen	Leber, Muskel	200 200	< 1 Tag
Aminosäuren	150	Protein	Muskel	6000	1–2 Wochen
Fette	100	Triglyzeride	Fettgewebe, Leber	10000 400	4–6 Wochen 1–2 Tage

Adrenalinwirkung

1.6.3.2 Rolle des Adrenalins

Die Belastung des Fastens und Hungerns aktiviert den Sympathikus. Die daraus folgende Abgabe von Adrenalin aus dem Nebennierenmark steigert die Glukoseabgabe der Leber.

- **Adrenalin hemmt:**
  - Insulinfreisetzung
- **Adrenalin fördert:**
  - Glukagonsekretion
  - Enzyme für Fettabbau
- **Adrenalin hat Glukosespareffekt**

Adrenalin

• hemmt die *Insulinfreisetzung,* so daß die Glukoseaufnahme der Zelle stark begrenzt wird und steigert die *Glukagonfreisetzung*

• stimuliert die *Enzyme* für die Mobilisierung der Fettspeicher. Die Glukoneogenese erhöht den Milchsäureverbrauch der Leber und fördert die Glykogenolyse, um den Plasmaglukosespiegel zu steigern

• spart Glukose auch durch Anregung der Lipolyse in den Fettgeweben und der Leber und die Aufnahme von Fettsäuren in den Muskel.

⟹ Das **Gesamtergebnis der Adrenalinwirkung** ist ein Stoffwechselmuster, welches dem der postabsorptiven Phase sehr ähnelt, nur noch stärker ausgeprägt ist.

Kortisolwirkung

1.6.3.3 Rolle des Kortisols

- Adrenalin → ACTH↑ → Kortisol↑
- ACTH↑ durch: CRH, Vasopressin, CCK

Zahlreiche Wirkungen des Adrenalin machen die gleichzeitige Anwesenheit von Kortisol notwendig. Adrenalin regt die Kortisolsekretion an, indem es im HVL die Abgabe des **adrenokortikotropen Hormones (ACTH)** bewirkt (s. Kap. II/2). Die Steuerung der Glukokortikoidsekretion wirkt auch auf den Hypothalamus, der 3 Faktoren für die Auslösung der ACTH-Sekretion freisetzt (Abb. 7-25): Das **Cortikotropin-Releasinghormon (CRH), Vasopressin** und **CCK.** Belastende Situationen aktivieren antidiuretische Reaktionen durch periphere Wirkungen des Vasopressin.

- **Kortisol im Hunger:**
  - **Sekretion** erhöht durch Blutzuckerabfall, Infektionen
  - **Wirkung:** Fettsäuren→Ketonkörper (Leber); Aminosäuren→Glukoneogenese

Kortisol steigert die Wirkungen von Glukagon und Noradrenalin. Wie die Adrenalinsekretion ist auch die Kortisolabgabe immer dann erhöht, wenn der Blutzuckerspiegel schnell abfällt. Andere Reize für die Kortisolfreisetzung sind Gewebsschäden und Infektionen. Kortisol ist ein streng kataboles Hormon, indem es dem anabolen Effekt des Insulin entgegenwirkt und gespeicherte Nährstoffe mobilisiert. Daher ist seine Gegenwart während des

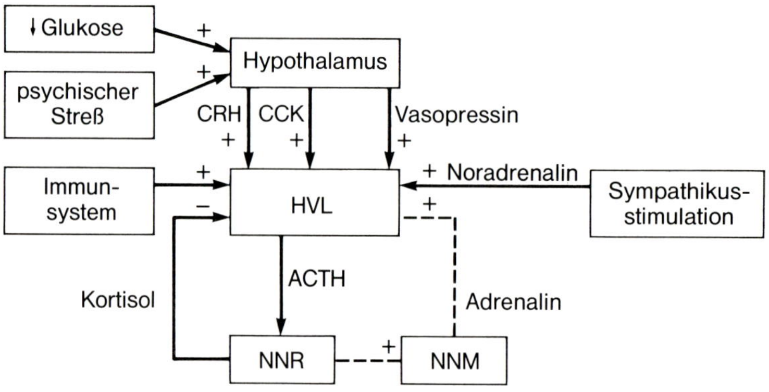

Abb. 7-25: *Glukokortikoidabgabe* (Kortisol) über die Freisetzung von Hormonen aus dem Hypothalamus; solche Hormone werden bei Sinken des Plasmaglukosespiegels und bei psychischem Streß abgegeben. *Immunsystem* und *Sympathikusaktivierung* sowie *Adrenalin* können auf der Ebene des HVL Kortisolabgabe auslösen. Kortisol stimuliert die Adrenalinsynthese. Negative Rückkopplung üben die Glukokortikoide im HVL aus

Hungerns notwendig, um Aminosäuren aus Muskelproteinen für die Energieumsetzung, Lipogenese und Glukoneogenese gewinnen zu können (Abb. 7-26). In der Leber steigert Kortisol die Umsetzungsrate von Fettsäuren in Ketonkörper.

1.6.3.4 Proteinabbau, Glukoneogenese

Proteinabbau, Glukoneogenese

Das Muskelprotein kann den totalen Körperstoffwechsel über mehrere Wochen aufrechterhalten bis ein gefährlicher Proteinmangel eintritt.

STH schützt bei verlängertem Fasten vor extensivem Proteinabbau, der durch erhöhte Adrenalin- und Kortisolspiegel eintreten würde.

- **STH, Proteinabbau** ⇦

Die Leber spielt im Hungerzustand eine essentielle Rolle: Sie setzt *Aminosäuren in Glukose um.* Für die Gehirnfunktion muß der Blutglukosespiegel aufrechterhalten bleiben, und Fette können nicht in Glukose umgewandelt werden. Die meisten Zellen setzen Fette für die Energiegewinnung ein. Das **Gehirn,** welches bei normaler Nahrungszufuhr ein *obligater Glukoseutilisator* ist, kann seine Enzyme nach 1 Woche Fasten bis zur Hälfte seines Energiebedarfes auf Ketonkörper umstellen (Abb. 7-26). Nur 2 Organe sind während des Fastens sehr lange gegen einen Katabolismus geschützt: Herz, Gehirn.

- **Leber:** AS→Glukose **(Glukoneogenese)**
- **ZNS, Herz:** lange vor Katabolismus geschützt

Fragen

Wiederholungsfragen:
1. Es gibt mehr T_4 als T_3 im Blut, aber T_3 ist stärker wirksam, warum?
2. STH wird beim Hungern freigesetzt, welche Rolle spielt es?
3. In welcher Folge von Ereignissen kann eine bakterielle Infektion Fieber auslösen? Wieso ist Fieber von Vorteil?

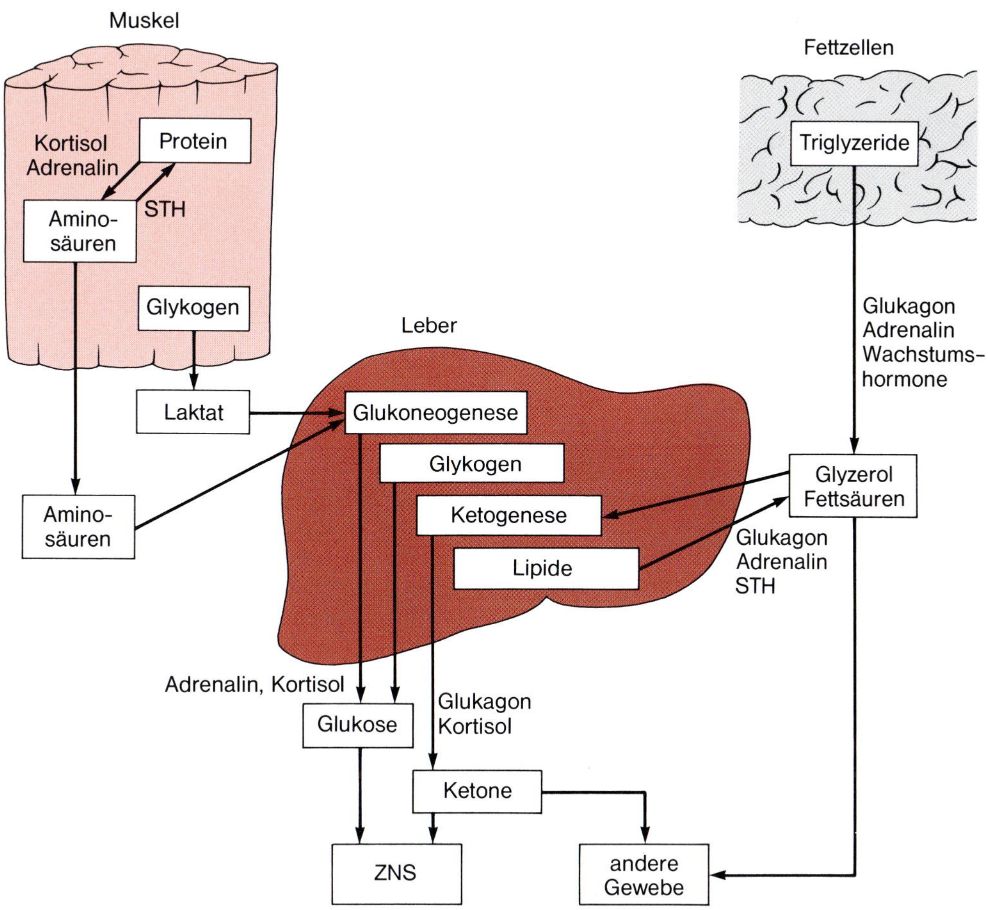

Abb. 7-26: *Nährstoffversorgung* von *ZNS* und *Körperzellen* (links) während des *Fastens* und des *Hungerns.* Gespeichertes Glykogen und Fett bilden zusammen mit Muskelproteinen die Quelle der Nährstoffe. Leber erzeugt Glukose und Ketonkörper

1.7 Zusammenfassung

• Die vom Pankreas abgegebenen Hormone regulieren den Blutzuckerspiegel; **Insulin** fördert die Glukoseaufnahme, wenn das Angebot im Blut hoch ist; **Glukagon** steigert den Blutzuckerspiegel, indem es **Glykogenolyse, Glukoneogenese** und **Glukosespareffekte** bewirkt.
• Die **postabsorptive Phase** ist definiert durch einen Abfall der Glukose- und damit der Insulinkonzentration im Blut. Der Insulinabfall beseitigt die Hemmung der katabolen Stoffwechselwege und Glukagonsekretion stimuliert sie.
• Diabetes erzeugt eine postabsorptive Phase in Gegenwart eines Glukoseüberschusses:
– die Insulinsekretion ist unzureichend oder fehlt: **Typ-I-Diabetes**
– Mangel an Insulinrezeptoren: Insulin kann seine Wirkung nicht entfalten – **Typ-II-Diabetes.**
• Der katabole Stoffwechselweg wird bereits ausgelöst ehe Nahrung aufgenommen oder absorbiert wird. Die folgende Steigerung des Blutzuckerspiegels, die Ballastwirkung der aufgenommenen Nahrung und neurale und hormonale Signale (CCK) erzeugen das **Sättigungsgefühl.**
• Die Langzeitregulation des Körpergewichtes erfordert den Ausgleich zwischen Nahrungsaufnahme und Nährstoffverbrauch. Die für die Zellen verfügbare Glukose, Signale von den Fettzellen und die Wärmeproduktion zusammen mit den Umsetzungen von Fetten, Kohlenhydraten und Proteinen tragen zur Regulation der Nahrungsaufnahme bei.
• Die relativen Verhältnisse von Fett, Muskel und knöchernem Skelett, die das Körpergewicht ausmachen, wechseln im Verlaufe des Lebens. Muskel und Skelettgewicht erreichen um das 35. Jahr ihren Gipfel. Fett steigt als Anteil am Körpergewicht an, wenn Muskel und Skelettgewicht danach sinken. Der Ersatz des weniger stoffwechselaktiven Fettes anstelle der Muskulatur senkt die gesamte Stoffwechselrate des Körpers.
• Die **Schilddrüsenhormone** legen die Stoffwechselrate des Körpers fest, welche als Antwort auf Kälte erhöht werden kann. Schilddrüsenhormone und die Aktivierung des Sympathikus fördern die Anpassung an Kälte.
• **Interleukin 1** wird von Makrophagen bei Infektionen freigesetzt, es stimuliert die **Prostaglandin**abgabe im Gehirn, und der hypothalamische Regler für die Körpertemperatur erfährt eine Sollwertverstellung, so daß Fieber resultiert. Die erhöhte Temperatur fördert die Körperabwehr und ist deshalb nützlich.
• Im Hunger fördert Adrenalin das postabsorptive Muster der Energieumsetzung. STH schützt das Muskelprotein durch Mobilisierung von Fettsäuren und bessere Ausnutzung als Nährstoff.

1.8 Studienfragen

1. Wo werden Lipide im Körper gespeichert? Wo Kohlenhydrate? Wo ist das meiste Protein im Körper lokalisiert?
2. Welche Nährstoffe tragen am meisten zur Energiegewinnung des Körpers während der absorptiven Phase bei? Welche während der postabsorptiven Phase?
3. Kohlenhydrate und Aminosäuren können durch die Leberzellen in Lipide umgewandelt werden. Was geschieht dann mit den Lipiden?
4. Welche Wirkungen hat das Insulin auf den Kohlenhydrat-, Protein- und Lipidstoffwechsel im Muskel, im Fettgewebe und in den Leberzellen?
5. Welche Faktoren steigern die Insulinsekretion?
6. Welche Hormone wirken dem Insulin entgegen? Welche Signale führen nach einer proteinreichen Mahlzeit zur Steigerung von Insulin- und Glukagonspiegel?
7. Welche Faktoren sollen zu dem Gefühl der Sättigung beitragen? Wo liegen die Nahrungs- und Sättigungszentren im Gehirn?
8. Warum ist ein hohes Verhältnis von HDL zu LDL mit einem vergrößerten Risiko für die Arteriosklerose verbunden?
9. Warum sind Frauen stärker gefährdet, eine Osteoporose zu entwickeln als Männer? Welche Faktoren können das Fortschreiten der Osteoporose verlangsamen?
10. Beschreiben Sie die Hauptwirkungen von STH und Adrenalin!
11. Welche Hormone fördern die Kälteanpassung und wie erzeugen sie ihre Wirkungen? Worin liegen die Unterschiede der Reaktion eines Kindes gegenüber der eines Erwachsenen? Welche Stoffwechselantworten können durch chronische Kälteeinwirkung hervorgerufen werden und welche Hormone wirken dabei mit?
12. In welcher Reihenfolge verbraucht eine hungernde Person die Vorräte des Körpers an Nährstoffen? Welche Rolle spielt dabei a) Adrenalin, b) Kortisol und c) STH während des Hungerns?

1.9 Klinische Physiologie

1.9.1 Osteoporose

1.9.1.1 Kalziumhaushalt und Östrogenspiegel

Die Abnahme der Muskelmasse mit dem Altern ist von einer Dekalzifizierung des Skeletts, *Osteoporose*, begleitet. Dieser Kalziumverlust geht mit Zellverlust und Ablagerung von Kalziumsalzen einher und ist deshalb weitgehend irreversibel. Vor allem Frauen nach der Menopause leiden häufig an der Osteoporose, da bei ihnen die Erhaltung der Knochenmasse auch vom Östrogenspiegel abhängt, der nach der Menopause sinkt. Beim Mann entwickelt sich die Osteoporose langsamer, da dieser eine größere Knochenmasse besitzt, wenn der Prozeß beginnt. Hier tritt daher die Schwächung des Skelettes mit möglichen Frakturen nicht vor dem 70.–80. Lebensjahr ein.

1.9.1.2 Kalziumaufnahme, Östrogene, Fluorid

• Die häufigen osteoporotisch bedingten *Knochenfrakturen* führen zu der Empfehlung, die **Kalziumaufnahme** mit der Nahrung zu steigern. Einen großen Teil dieses Kalziums kann der Körper nicht aufnehmen; sogar das Kalzium im Spinat ist nicht absorbierbar. Milchprodukte sind die besten und sichersten Quellen für Kalzium.
• **Östrogene** können den Knochenabbau bei Frauen nach der Menopause reduzieren.
• Eine andere Substanz für den Schutz der Knochenstruktur ist **Fluorid,** welches auch die kalziumhaltigen Zähne schützt.

1.9.1.3 Physische Aktivität – Inaktivität

In neueren Untersuchungen zur Osteoporose wurden Frauengruppen miteinander verglichen, die in Hinsicht auf die **Risikofaktoren** für die Osteoporose, wie niedrige *Kalziumaufnahme, Zigarettenrauchen,* mäßige *Alkoholaufnah-*

me und einen bestimmten Skeletttyp vergleichbar, jedoch im Umfang ihrer täglichen körperlichen Belastung verschieden waren. Die Untersuchung ergab, daß eine lebenslange physische Konditionierung signifikant vor Osteoporose schützt. Die Belastungen müssen als *gewichtsbelastend* wirken, so wie z.B. das Laufen. Andere, sonst nützliche Belastungen wie etwa Schwimmen verbrauchen zwar Energie, tragen aber weniger zur Erhaltung des Skelettes bei.

1.9.2 Kontrolle der Blutcholesterinspiegel durch die Leber

1.9.2.1 Cholesterin: Aufnahme und Zufuhr

Cholesterin ist das Grundmolekül für die Synthese von Steroidhormonen und Gallensalzen. Cholesterin gelangt aus zwei Quellen in den Blutstrom:

- Aufnahme mit der Nahrung
- Synthese in der Leber

Das **Nahrungscholesterin** kommt in *Chylomikronen* in das Blut, die sich relativ schnell aus dem Kreislauf in die Leber begeben. Das mit der Nahrung aufgenommene Cholesterin reduziert die Cholesterinsynthese der Leber, hebt sie jedoch nicht auf. Quellen für Lipide und Cholesterin sind die typischen Eßgewohnheiten in den Industrieländern, und das Problem liegt nicht im zu wenigen, sondern zu vielen Cholesterin. Diätstrategien enthalten reduzierte tierische Fette, die viel Cholesterin besitzen, und Nahrungsmittel, die die Cholesterinabsorption aus dem Darm reduzieren oder die Rezirkulierung der Gallensalze blockieren. *Haferkleie* z.B. vermindert den Blutcholesterinspiegel nicht nur wegen des Ballaststoffgehaltes, sondern auch aufgrund eigener Affinität für Cholesterin.

1.9.2.2 Einstellung des Cholesterinspiegels

Erhöhte Serumcholesterinspiegel *(Hypercholesterinämie)* fördern die Atherosklerose, Ablagerungen in der Arterienwand, die schließlich zum Verschluß des Arterienlumens führen können. Warum Serumcholesterinspiegel nicht im physiologischen Bereiche verharren, wird erst neuerdings bekannt.

- Ein Beitrag dazu stammt aus der zufälligen Beobachtung von Fettsucht bei einem einzelnen Kaninchen, die zur Aufzucht eines **Kaninchenstammes** mit einem Fehler in der Cholesterinaufnahme geführt hat. Dieses Modell ermöglichte es, dem Weg des Cholesterins aus dem Blut in die Gewebe folgen zu können.
- Ein anderer Beitrag wurde durch die Entdeckung von Substanzen geliefert, die ein Schlüsselenzym in der Cholesterinsynthese hemmen.

1.9.2.3 Cholesterin und LDL-Rezeptoren

Cholesterin aus der Leber folgt dem gleichen Stoffwechselweg wie Triglyzeride, die das Blut in VLDL-Partikel erreichen. Während die Triglyzeride unter der Kontrolle der Lipoproteinlipase in die Zellen gelangen, bleibt der größte Teil des Cholesterins in den VLDL-Partikeln zurück, die zu **LDL** umgesetzt werden, nachdem die VLDL-Partikel ihre leichteren Elemente abgeladen haben. Die LDL kehren normalerweise zur Leber zurück, wo sie aus dem Plasma durch zwei Aufnahmesysteme entfernt werden. Der wichtigste LDL-Aufnahmemechanismus wird durch die LDL-Rezeptoren gesteuert, die die Leber synthetisiert. Exzessive Cholesterinaufnahme kann die LDL-Rezeptoren absättigen oder die Leber synthetisiert weniger Rezeptoren, wenn der LDL-Blutspiegel hoch ist – ein Beispiel für eine Herunterregulation (down regulation). Daher ist die LDL-Aufnahme weniger wirksam, wenn Cholesterinüberfluß herrscht. Aufnahme von gesättigten Triglyzeriden, wie sie aus tierischen Nahrungsmitteln stammen, verschlechtert die Situation; sie behindern das LDL-Aufnahmesystem der Leber und stimulieren die Synthese zusätzlichen Cholesterins. Daraus ergibt sich, daß die Diät eine sehr wichtige Rolle für die Einstellung des Cholesterinspiegels bei Menschen mit normalem Fettstoffwechsel darstellt. Der bei einigen gefundene gefährlich hohen LDL-Plasmaspiegel geht auf einen genetischen Defekt zurück, LDL-Rezeptoren zu synthetisieren *(primäre Hypercholesterinämie)*.

1.9.2.4 LDL-Spiegel im Alter

Das **Altern** steigert den LDL-Spiegel im Blut. Es ist nicht bekannt, ob dieser von der Nahrungsaufnahme unabhängige Anstieg auf eine Abnahme der Wirksamkeit der LDL-Aufnahme, eine größere Cholesterinsynthese durch die Leber oder eine Kombination beider Faktoren zurückzuführen ist. Kenntnisse über den Weg des Cholesterins haben es möglich gemacht, Behandlungsmethoden auszuarbeiten, die zu einer Stimulation der LDL-Rezeptorsynthese führen oder eine Hemmung der Cholesterinsynthese durch die Leber hervorrufen.

Immunsystem

2 Immunsystem

Dieses Kapitel informiert über:
- die **zellulären Komponenten des Immunsystems** einschließlich der Subklassen von Leukozyten und Lymphozyten
- die **Struktur der Antikörper** als Wirkstoffe der humoralen Immunität und ihre große Variabilität
- **Agglutination, Opsonisierung** und **Aktivierung des Komplementsystems**
- die physiologischen Aufgaben der **Antikörperklassen IgG, IgM, IgE, IgA und IgD**
- die Rolle des **Histokompatibilitätsantigens** bei der zellulären Immunität
- die klonale Differenzierung der **T-Zellen** im Thymus und die Eigenschaften der **T-Zellrezeptoren** für Antikkörper
- die Erkennungs- und Angriffsmechanismen der **Killer- und zytotoxischen T-Zellen** sowie die Rolle der **Helfer-T-Zellen** bei der Immunantwort
- die **Entzündung** einschließlich der Rolle von **Bradykinin** und **Histamin**
- die **Aktivierung der Komplementkaskade** durch Antikörperbindung und Gegenwart von Bakterienzellwandkomponenten
- das **AB0-Blutgruppensystem** und seine **Transfusionsreaktionen**
- die **Autoimmunerkrankungen** als Folge fehlender Autoantigene, die Immunantworten unterdrücken.

Einführung

2.1 Einführung

Gegenstand der Immunologie

Immunologie beschäftigt sich mit der Resistenz des Körpers gegen das Eindringen anderer Organismen.

⇨

Das Immunsystem kann Freunde und Feinde voneinander unterscheiden und sich an alte Schädlinge „erinnern". Die **molekulare Basis des Erkennens** und des Gedächtnisses ist prinzipiell ähnlich der Bindung von Hormonen oder Neurotransmittern an Rezeptoren, aber sie benutzt andere spezifische Proteine.

Wirkungen des Immunsystems bei
- Krebsentstehung
- Infektionen

Ohne das Immunsystem würde der Körper schnell von Bakterien infiziert werden, die bei intaktem Immunsystem keine Gefahr darstellen. Ohne die Wachsamkeit des Immunsystems müßte die dauernde Transformation von normalen in präkanzeröse Zellen viel häufiger zu *Krebserkrankungen* führen. Einige Störungen im Immunsystem werden sichtbar beim erworbenen Immunmangelsyndrom AIDS, bei dem eine Virusinfektion Elemente des Immunsystems zerstört. Tod durch Krebs oder Infektion ist eins der häufigsten Ergebnisse einer Infektion mit dem HIV-Virus (s. Kap. VII/2.5).

Fehlleistungen der Immunmechanismen
- z. B. allergische Reaktionen

Fehlleistungen des Immunsystems gegen die Gewebe seines Wirtes werden für zahlreiche Krankheiten verantwortlich gemacht. Falsche Antworten liegen z. B. den *Allergien* zugrunde: Positive Rückkopplungselemente des Systems beschleunigen normalerweise die Immunantwort. Unter bestimmten Umständen können sie jedoch Reaktionen hervorrufen, die in keinem Verhältnis zur drohenden Gefahr stehen und so für sich selbst das Leben ihres Wirtes gefährden.

Immunologie als molekulare Biologie

Die Methoden der Molekularbiologie haben zum Verständnis des Immunsystems beigetragen und das Immunsystem selbst hat auch die Biologen mit verschiedenen wirksamen Mitteln für molekulare Forschung ausgestattet. Immunologie ist eine schnell voranschreitende Wissenschaft.
Dieses Kapitel berücksichtigt moderne Forschungsergebnisse und konzentriert sich auf für den Medizinstudenten relevante Schwerpunkte, soweit sie von der Physiologie her erschließbar sind.

Mannigfaltigkeit des Immunsystems

2.2 Mannigfaltigkeit des Immunsystems

Immunreaktionen

2.2.1 Spezifische und unspezifische Immunreaktionen

Bestandteile des Immunsystems
- Stammzelle

Das Immunsystem besteht aus einer Familie von Zellen, die aus derselben Stammzelle wie Erythrozyten und Thrombozyten (s. Kap. III/2) abgeleitet wird (Abb. 7-27). Zusammen mit chemischen Faktoren für die Koordination des Immunsystems mit anderen Gewebe richtet es seinen Angriff gegen *fremde Substanzen* und *eindringende Zellen:*

unspezifische, spezifische Immunreaktion, Antigeneigenschaften

- Das Immunsystem reagiert auf *Verletzungen* und *Fremdkörperinkorporation* mit einer **unspezifischen Immunantwort**, bestehend aus *Entzündung* und *Phagozytose* durch Makrophagen.
- Bei der **spezifischen Immunität** unterscheidet das Immunsystem zwischen *Substanzen*, die im Blut vorkommen oder nicht vorkommen und zwischen normal reagierenden Zellen und abnormalen wie körperfremden Zellen. Spezifische Immunität besteht in einer gezielten heftigen Reaktion gegen eingedrungene Lebewesen oder Substanzen, die Prozesse der chemischen Erkennung durch das Immunsystem ausgelöst haben.
- Stoffe, die durch das Immunsystem erkannt werden können, heißen **Antigene** (Ag). Um als Ag zu wirken, muß ein Molekül eine Mindestgröße besitzen und bestimmte chemische Eigenschaften aufweisen. Kleine Moleküle, **Haptene**, können als Ag wirksam werden, wenn sie sich chemisch an größere Moleküle binden lassen.

Im Blut zirkulierende antigene Substanzen heißen **eigene Antigene** oder **Autoantigene**, solche, die normalerweise im Blut nicht auftreten, sind **körperfremde Antigene.**

- Autoantigene → **Autoimmunkrankheit**
- körperfremde Ag

Klinische Anwendung. Im allgemeinen werden Immunreaktionen nur gegen körperfremde Antigene aufgebaut, aber die Unterscheidung kann mitunter falsch laufen, so daß eine **Autoimmunkrankheit** hervorgerufen wird.

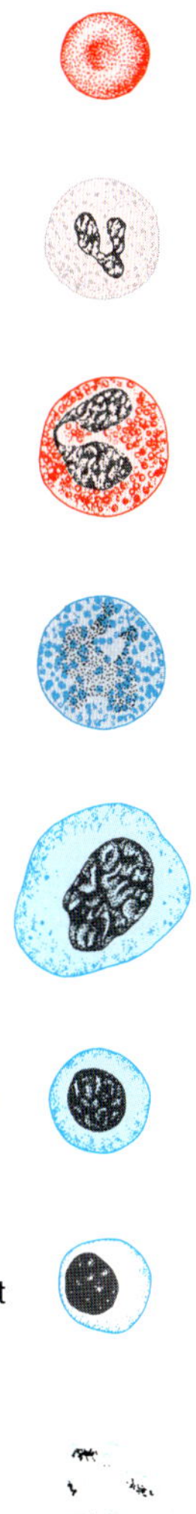

Blutzelle	Funktion
Erythrozyt	O_2- und CO_2-Transport
Neutrophiler	Immunabwehr (Phagozytose)
Eosinophiler	Abwehr gegen Parasiten
Basophiler	Entzündungsreaktion
Monozyt	Immunabwehr (Vorläufer für Gewebsmakrophagen)
B-Lymphozyt	Antikörperproduktion (Vorläufer für Plasmazellen)
T- Lymphozyt	zelluläre Immunreaktion
Thrombozyt	Blutgerinnung

Abb. 7-27: Blutzellen (s. Abb. 3-1)

Zelluläre Elemente

2.2.2 Zelluläre Elemente des Immunsystems

Leukozyten:

Leukozyten stellen die zirkulierenden Effektoren des Immunsystems dar. Die Hauptklasse der Leukozyten heißt **Granulozyten,** da ihr Zytoplasma zahlreiche kleine Vesikel enthält. Nach ihrer Affinität zu histologischen Farbstoffen unterscheidet man 3 Typen (in der Reihenfolge ihrer Häufigkeit): *Neutrophile, Eosinophile, Basophile* (Abb. 7-27).

- Neutrophile (50–75%) = Phagozyten
- Eosinophile (1–6%)
- Basophile (< 1%)

Neutrophile umfassen 50–75% der Leukozytenpopulation. Sie sind **Phagozyten,** d.h. sie können Bakterien und andere Fremdmaterialien in sich aufnehmen und verdauen. **Eosinophile** machen 1–6% der Leukozyten aus und sind besonders bei Parasiteninfektionen vermehrt. **Basophile,** weniger als 1%, setzen **Histamin** und andere lokale Mediatoren frei, die für komplexe Immunantworten wie **Entzündung** zuständig sind. Histaminfreisetzung wird ausgelöst durch spezifische Immunantworten. **Mastzellen** spielen die gleiche Rolle wie Basophile, mit Ausnahme der Tatsache, daß sie sich permanent im Gewebe aufhalten und nicht im Blut zirkulieren.

Mastzellen: Histamin

Monozyten (1–10%) →**Makrophagen** →Phagozytose

Monzyten machen 1–10% der Leukozytenpopulation aus. Sie verlassen den Blutstrom und dringen in das Interstitium ein, wo sie in **Makrophagen** umgewandelt werden. Diese sind für *Phagozytose* spezialisiert und tragen zu spezifischen Immunantworten bei. Verschiedene Makrophagen werden ständige Bewohner der Lymphknoten oder innerer Organe, während andere *„wandernde" Makrophagen* im Interstitium zirkulieren.

Lymphozyten (20–45%): spezifische Immunantwort
- B-Zellen
- T-Zellen

Die spezifischen Immunantworten werden durch zirkulierende Zellen, die **Lymphozyten,** ausgelöst. Lymphozyten machen 20–45% der Leukozytenpopulation aus und lassen sich in 2 Haupttypen trennen: **B-Zellen** und **T-Zellen.** Die beiden Zelltypen haben verschiedene Funktionen. Lebensgeschichte und Funktion der Lymphozyten spielen sich in verschiedenen **Lymphgeweben** ab, zu denen die Lymphknoten, das Knochenmark, die Milz und der Thymus zählen. Dazu kommen die vielen Lymphozyten außerhalb der lymphatischen Organe und der Zirkulation, z.B. im darmassoziierten Gewebe *(GALT),* bronchiusassoziiert *(BALT)* und in der *Epidermis.*

Fragen

Wiederholungsfragen
1. Beschreiben Sie den grundsätzlichen Unterschied zwischen spezifischer und unspezifischer Immunität!
2. Was verstehen Sie unter dem Begriff „Immunologisches Gedächtnis"?
3. Was ist ein Antigen?

B-Lymphozyten, antikörpervermittelte Immunität
Begriffe

2.2.3 B-Lymphozyten und antikörpervermittelte Immunität

2.2.3.1 Begriffsbestimmungen

Zum Verständnis des Immunsystems sind Antworten auf 2 Fragen notwendig:
- Wie kann das Immunsystem spezifische Antigene (Ag) erkennen?
- Wie unterscheidet es eigene Antigene von körperfremden?

Ein wichtiger Schritt für das Verständnis der Immunität wurde mit der Entdeckung gemacht, daß Menchen, die von bestimmten Krankheiten genesen waren, Substanzen in ihrem Blutplasma enthielten, mit denen andere zeitweilig gegen diese Krankheit immun gemacht werden können.

humorale Immunität – Antikörper (Ak)

Die spezifische Krankheitsresistenz durch die Stoffe im Plasma immuner Individuen heißt **humorale Immunität.** Humorale Immunität wird durch Substanzen übertragen, die **Antikörper** heißen.

Dieser Begriff wurde durch den deutschen Arzt *Emil von Behring* gegen Ende des letzten Jahrhunderts geprägt, bevor irgend etwas über Struktur oder Herkunft der Antikörper bekannt war.

- **Antikörper = Immun-, Gammaglobuline**
  - Ursprung: **Plasmazelle**

Antikörper bilden eine Familie von Plasmaproteinen, die **Immun-** oder **Gammaglobuline.** Humorale Immunantworten bestehen aus der Abgabe spezifischer Antikörper (Ak) in das Plasma durch **Plasmazellen,** spezialisierte, von den B-Lymphozyten abstammende Zellen (Abb. 7-28). Das Serum als flüssiger Rest des Plasmas nach abgelaufener Blutgerinnung enthält bei immunisierten Menschen Ak und heißt deshalb **Antiserum.**

aktive Immunisierung durch
- erfolgte Infektion (z.B. Masern)
- Vakzination

Klinische Anwendung. Der Erwerb der Immunität nach einer erstmaligen Exposition gegenüber körperfremden Antigenen wird bei Masern, Mumps und Pocken illustriert. Der Gedächtnismechanismus des Immunsystems macht das Kind **permanent immun** gegen jeden Rückfall dieser Krankheiten. Dauernde Immunität kann auch durch Injektion eines abgeschwächten Bakteriums oder Virus, die **Vakzination,** hervorgerufen werden. Die Bildung spezifischer Antikörper auf ein Antigen heißt **aktive Immunisierung** (Tab. 7-9).

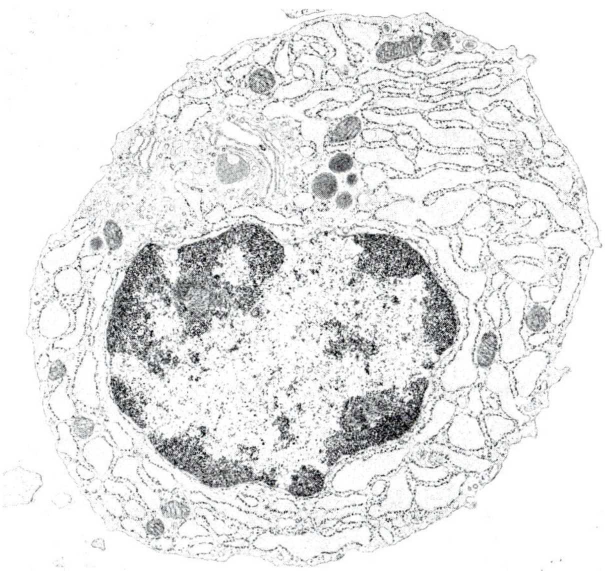

Abb. 7-28: Struktur der *Plasmazellen.* Das Zytoplasma ist mit rauhem endoplasmatischem Retikulum für die Synthese der Antikörperproteine angefüllt

Tab. 7-9: Vergleich zwischen aktiver und passiver Immunität

	Charakteristik	Beispiele	
		natürliche	praktizierte
aktive Immunität	der Mensch bildet eigene Abwehrstoffe als Antikörper oder T-Zellen	Infektion durch Bakterien oder Viren	Vakzination mit abgeschwächtem Virus- oder Bakterienantigen
passive Immunität	dem Menschen werden von aktiv immunisierten Lebewesen gebildete Antikörper zugeführt	Übertragung des IgG von der Mutter auf den Feten diaplazentar und des IgA mit der Muttermilch	Immunglobulingabe; Therapie mit monoklonalen Antikörpern

Übertragung der von anderen Individuen erzeugten Immunglobuline heißt **passive Immunisierung.** Sie hält nur wenige Tage oder Wochen an (Tab. 7-9). Passive Immunität wird erreicht durch Injektion von Antiseren oder gereinigten Immunglobulinen. Die Übertragung von Antikörpern *diaplazentar* und postpartal über die *Muttermilch* sind Beispiele für eine *natürliche* passive Immunisierung.

passive Immunisierung durch
- Immunglobulingabe
- Ak-Übertragung diaplazentar

2.2.3.2 Antikörperstruktur

Grundstruktur der Ak
- 1 Paar leichte Ketten
- 1 Paar schwere Ketten
- F_{ab}: variabel

Die grundsätzliche Struktur von Antikörpern (Ak) ist ein Y-förmiges Protein. Es enthält 1 Paar leichter und 1 Paar schwerer Aminosäureketten, die durch Disulfidbrücken miteinander verbunden sind (Abb. 7-29). An dem aufgezweigten Ende des Moleküls $\mathbf{F_{ab}}$ formieren die schweren und die leichten Ketten zwei identische Bindungsplätze für ein einzelnes spezifisches Antigen. F_{ab} bezeichnet das **antigenbindende Fragment.** Die Aminosäuresequenz in diesem F_{ab}-Ende muß für jedes Antigen anders sein. Daher wird dieser Teil des Moleküls als die **variable Region** bezeichnet.

Antigenbindung – Determinante

Innerhalb der variablen Region bilden 3 kurze **„hypervariable Segmente"** einen Spalt, der als Bindungsplatz für das Ag wirkt. Derjenige Teil des Antigenmoleküls, den die F_{ab}-Region des Ak erkennt und bindet, heißt die **Determinante** des Ag. Das Zusammenpassen von Spalt und Determinantenregion des Ag ähnelt der Weise, in der ein Schlüssel in sein Schlüsselloch paßt. Determinanten müssen verschiedene Erfordernisse an Größe und chemischer Reaktionsfähigkeit erfüllen. So können zu kleine oder chemisch mit dem F_{ab}-Bindungsort zu we-

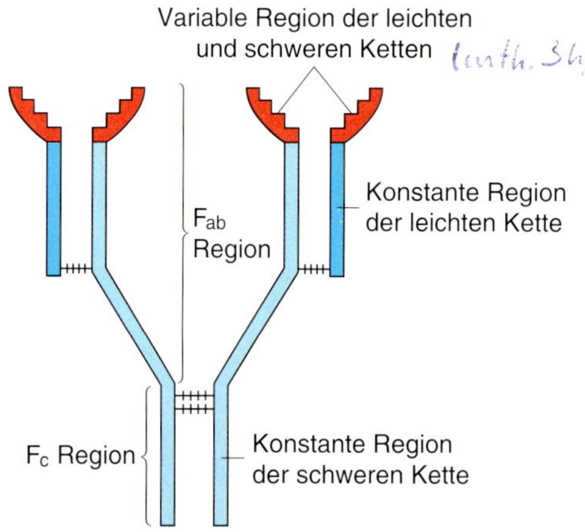

Abb. 7-29: *Aufbau eines Antikörpers.* Antikörper bestehen aus je zwei durch Disulfidbrücken miteinander verbundene schwere und leichte Ketten. Die *variable Region* (rot) bindet an das Antigen. Die *konstante Region* des Antikörpers (schwarz) kann die Komplimentreaktion aktivieren oder den Antikörper an die Zellmembran von Makrophagen, Basophilen oder Mastzellen anheften. Die Sprengung der Disulfidbrücken führt zur Bildung von 2 **a**ntigen**b**indenden F_{ab}-Fragmenten für die Bindung der Antigene und ein **c**hristallisierbares F_c-Fragment

nig reaktionsfähige Moleküle keine antikörpervermittelten Immunantworten erzeugen. Umgekehrt kann ein großes Antigenmolekül mehr als nur eine Determinante besitzen, so daß sehr wohl mehrere Ak spezifisch für ein einzelnes Ag sein können. Dabei erkennt jeder einzelne eine andere Determinante des Ag (Abb. 7-30).

Variabilität der Ak-Bildung
– 10^6–10^{20} Ak

Die Untersuchungen des österreichischen Wissenschaftlers *Karl Landsteiner* zu Beginn dieses Jahrhunderts zeigten, daß das Immunsystem fähig ist, Ak für sehr viele verschiedener Ag zu bilden. Derzeit rechnet man mit 10^6–10^{20} Ak! Die außerordentliche Variabilität der Aminosäurensequenzen der hypervariablen Segmente ist im wesentlichen verantwortlich für diese immense Zahl. In den Chromosomen des Menschen existieren nur wenige hundert Gene, die Immunproteine kodieren. Das reicht bei weitem nicht aus, um die große Zahl verschiedener Aminosäuresequenzen in den F_{ab}-Regionen zu erklären. Woher kommt nun diese außerordentliche Vielfalt?

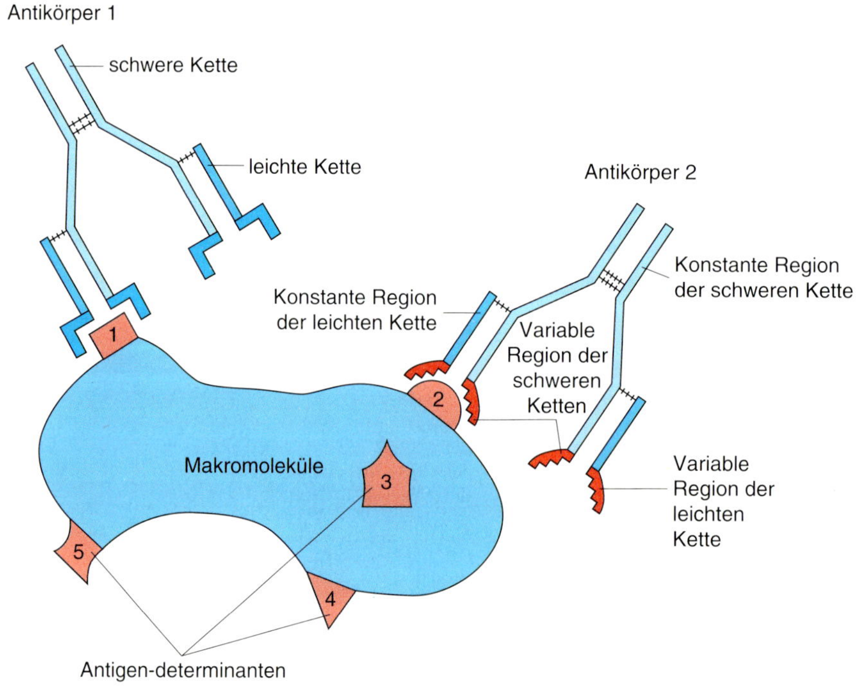

Abb. 7-30: *Antikörper* können diejenigen Regionen eines Antigenmoleküles erkennen, welche die *Antigendeterminanten* darstellen

2.2.3.3 Theorie der Antikörperbildung, genetische Formierung

Theorie der Ak-Bildung

klonale Selektionstheorie

Die gültige **klonale Selektionstheorie** besagt, daß sich Lymphozyten während ihrer Entwicklung zufällig in verschiedene **Klone** differenzieren, von denen jedes aus wenigen identischen Zellen besteht, die einen spezifischen Ak synthetisieren. Klone, die zufällig Ak gegen körpereigene Ag herstellen, werden während der folgenden Entwicklung weitgehend eliminiert oder funktionell inaktiv. Die übrigen Klone „ruhen" solange, bis ihr korrespondierendes Ag in den Blutstrom gelangt, um dann zu *proliferieren* und *spezifische* Antikörper zu synthetisieren.

genetische Formierung der Ak-Zellklone
- **somatisches Rearrangement**
  - 16000 schwere
  - 1200 leichte Ketten →20 Mio. Kombination möglich
- **somatische Mutation**
- **Zusammenfügungsfehler**

Die genetischen Quellen für die Variabilität der Klone sind erst 1975 erkannt worden. Die größere Quelle ist das **somatische Rearrangement:** Immunrezeptorgene sind keine kontinuierlichen Nukleotidsequenzen, sondern müssen durch Verbindung mehrerer einzelner Segmente von DNA zusammengestellt werden, die ursprünglich an verschiedenen Orten im Chromosom sitzen. Das Zusammenführen dieser Fragmente der genetischen Information ist ein Schlüsselereignis in dem Prozeß der klonalen Formierung, die abläuft, wenn Immunzellen sich gegenüber anderen fetalen Körperzellen differenziert haben. In der Gründerzelle jedes einzelnen Klons wird das für die einzelne variable Region des Antikörpers spezifische Gen, welchen das Klon herstellen wird, aus einem Speicher möglicher Sequenzen ausgewählt. Es gibt ca. 16000 mögliche schwere Ketten und 1200 mögliche leichte Ketten. So können prinzipiell ungefähr 20 Mio. mögliche Kombinationen verschiedener leichter und schwerer Ketten gebildet werden (Abb. 7-31). Zusätzliche Vielfalt wird durch **somatische Mutationen** herbeigeführt. Das sind Fehler bei der Basenpaarung während der chromosomalen Replikation in der Mitose. Weiterhin wirken **Zusammenfügungsfehler,** die entstehen, wenn die DNA-Segmente zur Bildung des Antikörpergens zusammengefügt werden. Die Kombination dieser 3 Möglichkeiten der Variationen führt zu einer großen Anzahl von F_{ab}-Unterschieden. Jeder B-Zell-Klon kann einen einzelnen F_{ab}-Typ herstellen.

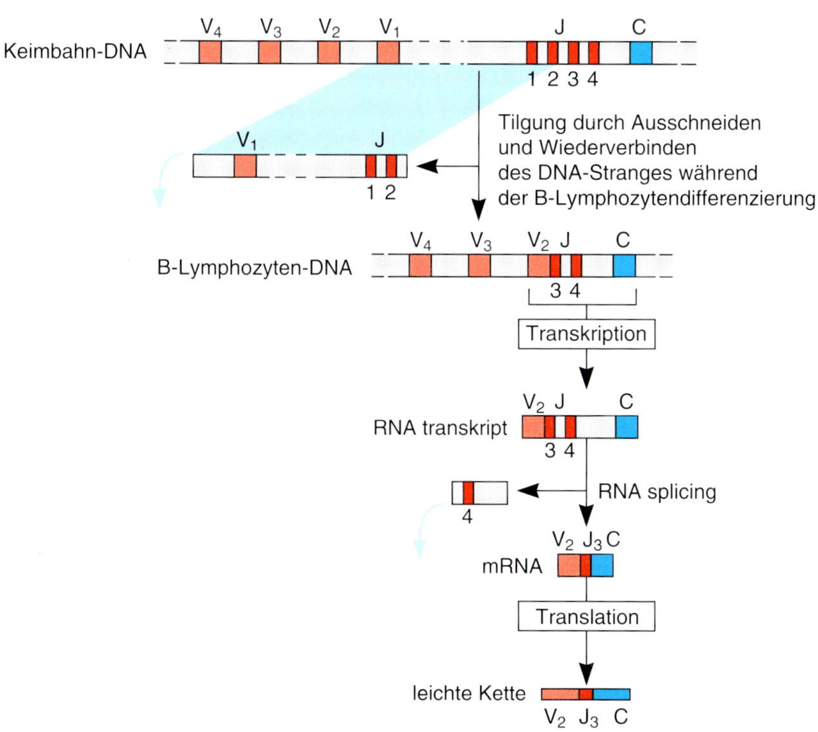

Abb. 7-31: Das *Gen* für die *variable Region* einer schweren Kette setzt sich aus Segmenten zusammen, die willkürlich aus einer großen Menge von verfügbaren DNA-Segmenten ausgewählt werden können. Die Auswahl ist für jedes Clon verschieden, so daß sich eine große Zahl verschiedener variabler Regionen bilden läßt

B-Lymphozytenklonierung

Stammzelle →B-Lymphozyt-Vorläufer →klonale Differenzierung im Lymphgewebe (Leber, Milz) →**Klone bilden Ak**

2.2.3.4 B-Lymphozytenklonierung, Immunantwort

Die Folge von Ereignissen bei der Entwicklung der B-Lymphozytenklone läuft etwa so ab: Zuerst werden die Vorläufer der B-Lymphozyten durch Mitose aus den Stammzellen im Knochenmark gebildet (Abb. 7-32). Sie wandern in embryonales Lymphgewebe, wo die klonale Differenzierung abläuft. Bei Vögeln findet diese klonale Differenzierung in einem Lymphgewebe statt, der **Bursa Fabricii.** Dieses hat keine Entsprechung bei den Säugetieren. Der Name B-Zelle ist die Kurzbezeichnung für **Bursa-Zellen.** Die Orte der klonalen Differenzierung beim Säugetier sind nicht genau bekannt. Milz, Leber und Knochenmark werden dafür verantwortlich gemacht. Wenn sich die Klone ausgebildet haben, werden diejenigen eliminiert, die Ak gegen Stoffe im fetalen Plasma erzeugen. Die übrigen Klone breiten sich über Blut und Lymphgewebe aus. Das postnatale Schicksal der Klone hängt davon ab, welchen Ag der Körper ausgesetzt wird.

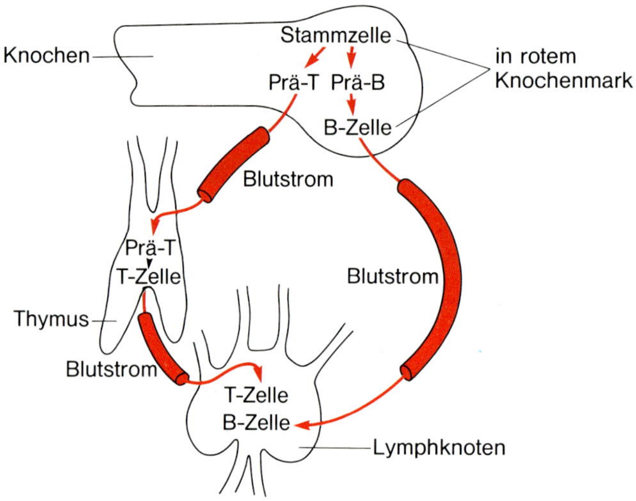

Abb. 7-32: Differenzierung von *B-* und *T-Zellen* aus einer *Stammzelle* im fetalen Knochenmark: Klonale Differenzierung und Ausschwemmung von in sich spezifischen Klonen findet an bestimmten Stellen im Körper statt. Die T-Zellen werden im Thymus geprägt, die B-Zellen im Knochenmark, welches bei den Säugetieren das Äquivalent der Bursa Fabrizii für die B-Zellen darstellt

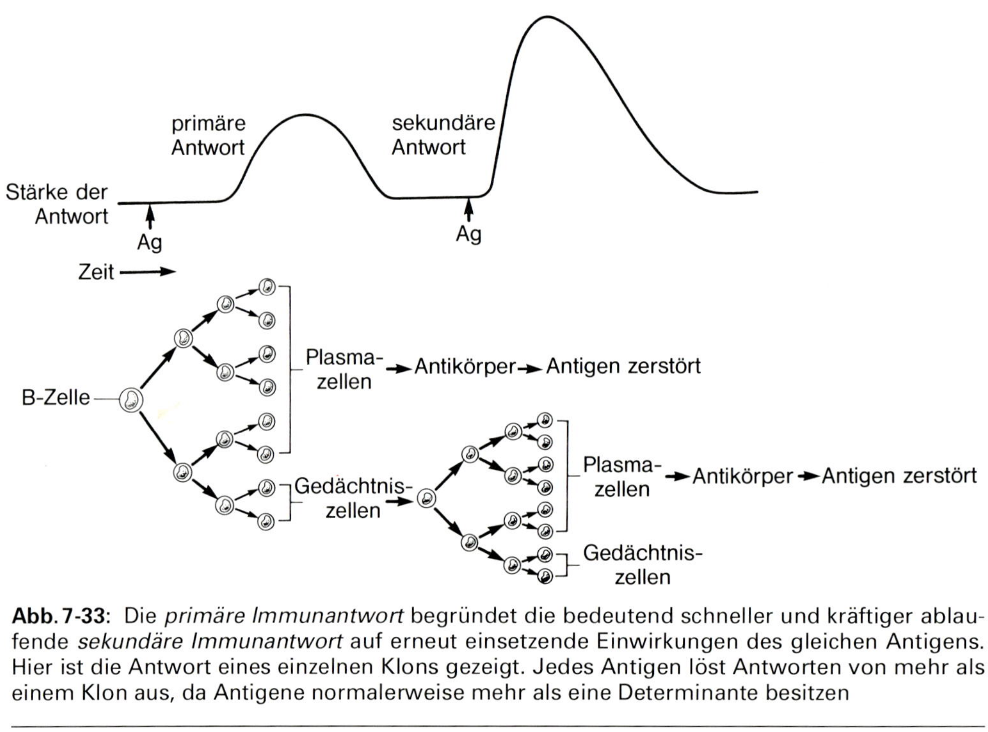

Abb. 7-33: Die *primäre Immunantwort* begründet die bedeutend schneller und kräftiger ablaufende *sekundäre Immunantwort* auf erneut einsetzende Einwirkungen des gleichen Antigens. Hier ist die Antwort eines einzelnen Klons gezeigt. Jedes Antigen löst Antworten von mehr als einem Klon aus, da Antigene normalerweise mehr als eine Determinante besitzen

• **Primäre Immunantwort:** erste Antwort auf das Eindringen eines neuen Antigens. Der Gedächtniseffekt entsteht dadurch, daß während der primären Immunantwort die reagierenden Klone einer Mitose unterzogen werden (Abb. 7-33):
– einige der Tochterzellen werden zu Plasmazellen und sezernieren Ak
– andere werden **Gedächtniszellen** und erwerben die Fähigkeit, eine *sekundäre Immunantwort* auszubilden, wenn das Ag erneut auftritt. Die primäre Immunantwort benötigt *ca. 20 Tage* bis zum Gipfel der Antikörperproduktion. Sie ist gewöhnlich zu langsam und zu schwach, um eine Erkrankung zu verhindern.
• Bei der **sekundären Reaktion** werden für die max. Produktion von Ak nur noch 5–14 Tage benötigt. Ihre Zahl ist sehr viel größer, da deutlich mehr Zellen in den reagierenden Klonen vorhanden sind. Bei manchen Krankheiten reicht die sekundäre Reaktion aus, um eine Exazerbation zu verhindern. In anderen Fällen sorgt die sekundäre Reaktion wenigstens dafür, daß das Krankheitsgeschehen weniger schwer verläuft.

primäre und sekundäre Immunantwort

Wiederholungsfragen:
1. Was bedeutet der Ausdruck klonale Auslese?
2. Was ist ein Hapten?
3. Was ist der Unterschied zwischen primärer und sekundärer Immunantwort?

Fragen

2.2.4 Antikörperklassen

Antikörperklassen

2.2.4.1 IgA-, IgD-, IgE-, IgG-, IgM-Antikörper

IgG-, IgM-, IgE-, IgA-, IgD

Der kristallisierbare Teil, der F_c-Abschnitt des Antikörpermoleküls, ist der Stamm des Y (s. Abb. 7-29). Im Gegensatz zu der sehr großen Anzahl möglicher F_{ab}-Abschnitte gibt es nur 5 F_c-Strukturen, die als IgG, IgM, IgE, IgA oder IgD bezeichnet werden (Tab. 7-10, Abb. 7-34). Ig steht für Immunglobulin, so daß IgG auch als Immunglobulin G bezeichnet wird. Wenn sich die F_{ab}-Region an ein Antigen gebunden hat, leitet die F_c-Region die Reaktionen für die Zerstörung der eingedrungenen Fremdkörper ein. Die Struktur der F_c-Region bestimmt den Typ der Abwehrantwort, die durch die Bindung des Ak ausgelöst wird.

– Ig = Immunglobulin

Ein Klon kann seine eigene Art von F_{ab} zur Herstellung von mehr als einer Klasse von Antikörpern verwenden, indem es das F_{ab} an mehrere F_c-Strukturen anheftet. Das wird sichtbar in der Mischung von Antikörperklassen bei der primären und sekundären Immunantwort auf das gleiche Ag. Die wesentliche Klasse der von *unreifen B-Lymphozytenklonen* bei einer primären Antwort erzeugten Immunglobuline ist **IgM;** die Produktion von IgG kommt langsamer in Gang (Tab. 7-11). Die viel kräftigere und schnellere Produktion von Ak bei einer *sekundären Immunantwort* wird durch eine stärkere und kräftigere Produktion von **IgG** erzeugt; die Synthese von IgM bleibt etwa auf dem gleichen Niveau wie bei der primären Antwort (Tab. 7-11).

Ak-Bildung
- F_{ab} kann sich an mehrere F_c-Strukturen anheften
- IgM
- IgG

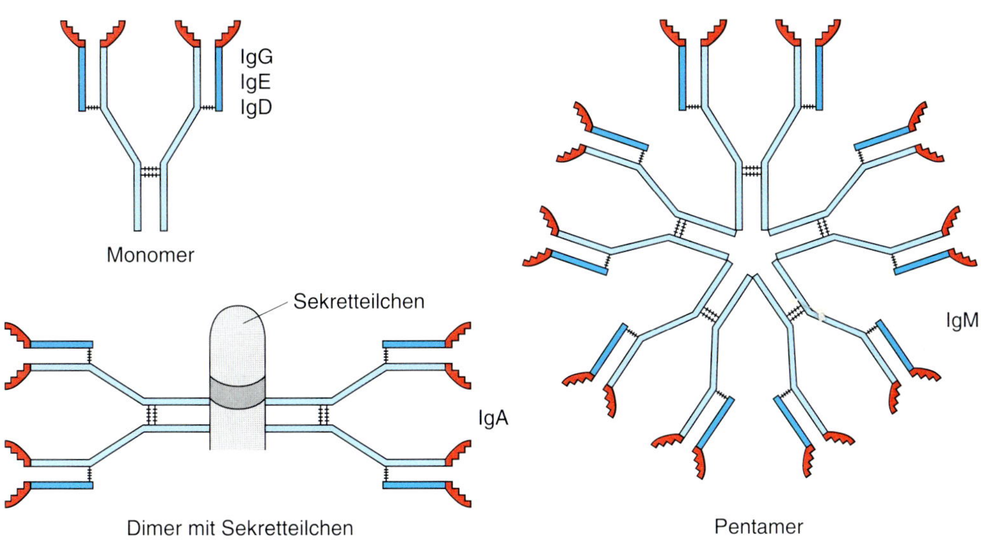

Abb. 7-34: Die *Grundeinheit* des Antikörpers ist ein *Monomer.* IgA ist ein *Dimer* und IgM ein *Pentamer*

Tab. 7-10: Immunglobulinklassen

Klasse	Eigenschaft	Funktion
IgG	stimuliert Phagozytose und Komplementreaktionen (Plazentapassage möglich)	identifiziert Mikroorganismen für die Pagozytose oder Lyse und verleiht Neugeborenen passive Immunität
IgE	bindet an Mastzellen und Basophile; stimuliert Histaminabgabe	verhindert Parasiteninvasion; beteiligt sich an allergischen Reaktionen
IgD	unbekannt	unbekannt
IgA	tritt in Speichel, Tränen, Muttermilch und Verdauungssekreten auf	agglutiniert infektiöse Stoffe in den Sekreten außerhalb des Körpers
IgM	stimuliert Phagozytose und Komplementreaktionen	identifiziert Mikroorganismen für die Phagozytose und Lyse

Tab. 7-11: Vergleich zwischen unreifen und Gedächtnis-B-Zellen

Charakteristik	unreife B-Zellen	Gedächtnis-B-Zellen
Antwort auf Antigen	differenzieren zu Plasmazellen bzw. formen sich in Gedächtniszellen um (langsame Antwort)	beginnen Antigenbildung nach kurzer Latenz
gebildete Antikörperklassen	IgM zuerst, später IgG	ausschließlich IgG
Lebensdauer	unreife Klone bestehen über das ganze Leben; Plasmazellen bestehen wenige Wochen nach der primären Antwort	Gedächtniszellen leben Monate bis Jahre

Wirkungsweisen der Ak

3 Ak-Reaktionen:
1. Agglutination
– 1 Ak – 2 Ag-Bindungsplätze
2. Opsonisierung
– gebundene Ak werden für Makrophagen erkennbar
3. Komplementaktivierung
– Destruktion eindringender Zellen
– Entzündung

- IgM
  – aktiviert Komplementsystem
- IgG:
  – aktiviert Komplementsystem
  – **aktiviert Makrophagen**
  – häufigster Ak

2.2.4.2 Antikörperreaktionen

Ak reagieren auf antigentragenden Eindringlinge nach einer von 3 Möglichkeiten:
• **Agglutination.** Einmal kann jede Antikörpereinheit 2 Ag miteinander verbinden, da der grundsätzliche Antikörperaufbau 2 identische Bindungsplätze anbietet. So werden beispielsweise zwei Bakterienzellen aneinander gebunden wie zusammengekettete Gefangene, wenn die beiden Ag auf 2 verschiedenen Bakterienzellen sitzen. Dadurch wird ihre Fähigkeit eingeschränkt, sich im Körper auszubreiten. Große Klumpen von Ak und Ag werden auf diese Weise zusammengefügt (Agglutination).
• **Opsonisierung.** Zum anderen kennzeichnet die Gegenwart gebundener Ak auf der Oberfläche von penetrierenden Zellen sie als Eindringlinge, so daß sie sehr leicht von Makrophagen erkannt werden können (Opsonisierung).
• **Komplementaktivierung.** Schließlich aktiviert die Antikörperbindung bestimmte Plasmaproteine (Komplementsystem), die eine Kaskade von Reaktionen mit positiven und negativen Rückkopplungseffekten auslösen. Einige Elemente des Komplementsystems zerstören eindringende Zellen, andere verstärken die unspezifische Immunantwort auf die Infektion, die **Entzündung.**
Während einer primären Immunantwort ist als vorherrschende Antikörperklasse die Gruppe **IgM** anwesend, von der ein großer Teil auf der Oberfläche der B-Zellen lokalisiert ist. Diese Immunglobuline können das Komplementsystem aktivieren und bringen einzelne Ag zur Agglutination, aber sie können Makrophagen nicht aktivieren. Mit fortdauernder oder erneuter Exposition der Ag wird sehr viel **IgG** sezerniert. IgG ist das am häufigsten auftretende Immunglobulin im Blut. Die F_c-Region des IgG aktiviert das Komplementsystem und steigert die Aktivität der Makrophagen.
IgA findet sich in exokrinen Sekreten wie Muttermilch, Schleim aus dem Respirations- oder Verdauungstrakt, Speichel und Tränen. IgA verhindert das Eindringen fremder Ag durch die

Körperoberfläche. Die Anwesenheit von IgA in der Muttermilch ist verantwortlich für die gesteigerte Resistenz gestillter Säuglinge gegenüber Magen-Darm-Erkrankungen. IgA verhindert das Anheften von Bakterien und wirkt damit gegen die Formierung von Bakterienkolonien an der Körperoberfläche, aber es kann Bakterien nicht zerstören, da die Proteine des Komplementsystems in exokrinen Sekreten nicht vorkommen.

Die Aufgaben von IgE und IgD sind weniger klar. **IgE** bringt Mastzellen und Basophile zur Abgabe von Histamin, und stimuliert so die Entzündungsreaktion. IgE spielt eine wichtige Rolle bei allergischen Reaktionen und trägt durch Aktivierung der Eosinophilen, welche zytotoxisch auf *Parasiten* wirken, zur Abwehr von Parasiteninfektionen bei.

Klinische Anwendung. Eosinophilie bei Parasiteninfektion.

IgD sitzt auf der Oberfläche der B-Zellen, seine Funktion ist unbekannt.

- **IgA**
  - „Ag-Schutz" auf Körperoberfläche
  - in Sekreten: Speichel, Milch, Schleim
- **IgE**
  - stimuliert Basophile, Mastzellen: **Histaminabgabe** (→ Entzündung)
  - Parasitenabwehr **(Eosinophilie)**

2.2.5 Histokompatibilitätsantigene

Histokompatibilitätsantigene

Alle kernhaltigen Zellen sind markiert durch eine Kombination von Histokompatibilitätsantigenen auf ihrer Oberfläche, den *Identifizierungskennzeichen der Zellen*. Beim Menschen finden sich 2 Familien dieser Antigene: **MHC-1** und **MHC-2**. MHC steht für **„Haupthistokompatibilitätskomplex" (HLA)**. Die MHC-Familien besitzen unterschiedliche funktionelle Rollen:

- *MHC-1-Antigene* finden sich auf den Oberflächen aller Körperzellen außer Erythrozyten und Thrombozyten
- *MHC-2-Antigene* treten normalerweise nur auf der Oberfläche von B-Zellen, Makrophagen und einigen T-Zellen auf. Die Struktur des MHC-Antigens ist in Abb. 7-35 dargestellt.

Identifizierungskennzeichen der Zellen, MHC-1 und MHC-2

Die MHC-Antigene sind durch die am stärksten polymorphen menschlichen Gene kodiert. Jedes Gen kann durch 1 von mindestens 50 verschiedenen Formen, *Allele*, repräsentiert sein. Die Kombination der MHC-Gene ist für jedes Individuum so spezifisch wie ein Fingerabdruck, und nur eineiige Zwillinge besitzen die gleiche Kombination von MHC-Antigenen. Je näher Individuen miteinander verwandt sind, umso wahrscheinlicher besitzen sie einige gemeinsame MHC-Antigene.

MHC-Ag-Kombination: **spezifisch wie Fingerabdruck**

Klinische Anwendung. Aus diesem Grunde sind *Organtransplantationen* um so erfolgreicher, je enger Spender und Empfänger miteinander verwandt sind. Deshalb erfolgt routinemäßig eine *HLA-Typisierung*.

bei Transplantation **HLA-Typisierung** erforderlich

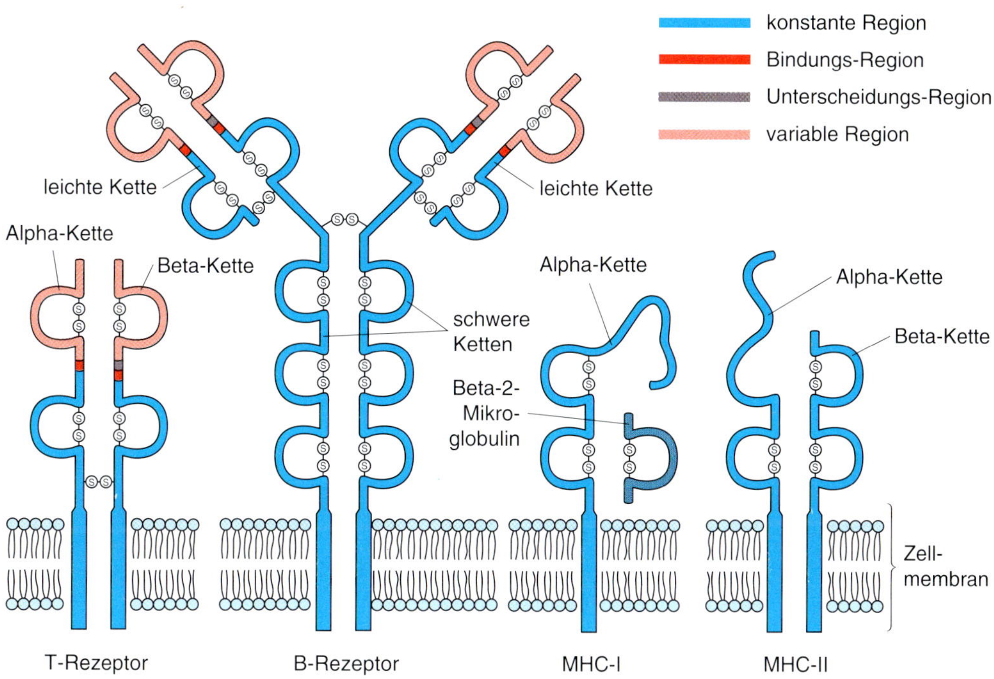

Abb. 7-35: Ähnlichkeiten im Aufbau der *MHC-Antigene, T-Zellrezeptoren* und *Antikörper* (B-Rezeptoren). Alle 4 Klassen von Molekülen besitzen ähnliche Molekülstrukturen und vergleichbare Aminosäuresequenzen. Die Schleifen werden durch Bindung mit Disulfidbrücken hergestellt

T-Lymphozyten, zellvermittelte Immunität

- **Membraneigenschaften der T-Lymphozyten**

⟹

2.2.6 T-Lymphozyten und zellvermittelte Immunität

T-Lymphozyten sondern keine Immunglobuline ab, sondern besitzen **antigenspezifische Rezeptoren** auf ihrer Membranoberfläche, die Ag durch einen ähnlichen Mechanismus erkennen. Die Vielfältigkeit dieser Rezeptoren ist vergleichbar der von Ak und wird durch ähnliche Mechanismen erzeugt. Die Struktur des T-Zellrezeptors kann an einen Arm eines Ak gebunden werden (Abb. 7-35). Sie besteht aus einer **Alpha-** und einer **Beta-Kette.**

- **Thymus**
  - **Bildung der T-Lymphozyten**
  - Hormonabgabe
  - atrophiert postpubertär

T-Lymphozyten haben ihren Namen vom Thymus. Vorläufer der T-Zellen gelangen aus der fetalen Leber, der Milz und dem Knochenmark in dieses Organ (s. Abb. 7-32) und erfahren eine Differenzierung in viele antigenspezifische Klone ähnlich der Verschiedenheit der B-Zellen. Gegen sich selbst gerichtete Klone werden eliminiert. Die Klone wandern dann ins Blut und die anderen Lymphgewebe. Der Thymus ist in der Kindheit groß und beginnt während der zweiten Dekade des Lebens zu atrophieren, ohne im Senium ganz zu verschwinden. Zusätzlich zu seiner Aufgabe als Differenzierungsort der T-Zellen sezerniert der Thymus verschiedene Hormone, die für die Bildung neuer T-Zellen wichtig sind. Seine Atrophie kann zu einem Abfall der T-Zellbildung beitragen.

Fragen

Wiederholungsfragen:
1. Was ist ein MHC-Antigen?
2. Beschreiben Sie die strukturellen Ähnlichkeiten und Unterschiede zwischen Antikörper und T-Zellrezeptor.
3. Warum kann der T-Zellrezeptor freies, für ihn spezifisches Antigen nicht binden?

Killer-T-Zellen, Rejektion

- **zellgebundene Immunität: Killer-T-Zellen** →Transplantatrejektion

2.2.7 Killer-T-Zellen und Abstoßungsreaktionen der Gewebe

Zytotoxische oder *Killer-T-Zellen* sind die Grundlage der **zellgebundenen Immunität.** Wenn Gewebe homolog von Menschen zu Mensch transplantiert wird, reagiert das Immunsystem des Empfängers schnell, um das fremde Gewebe zu zerstören: **Rejektion des Transplantates;** ein praktisch sehr bedeutsames Beispiel für zellvermittelte Immunität.

Es ist dies jedoch eine zufällige, artifizielle Rolle des zellgebundenen Immunsystems, denn es ist unwahrscheinlich, daß die natürliche Selektion das Immunsystem so aufgebaut hat, daß es der „unnatürlichen" Organtransplantation widerstehen kann.

Aufgaben der Killer-Zellen

⟹

Funktionen der Killer-T-Zellen:
- Sie erkennen Zellen, mit denen Fehlentwicklungen abgelaufen sind
- T-Zellklone können zusätzlich zu *fremden* Zellen auch solche erkennen, die neue *Ag* als Ergebnis einer *Virusinfektion* entwickelt haben oder die *abnormal* geworden sind. Um das neue Ag zu binden, muß die T-Zelle also das MHC-Antigen (Abb. 7-36) erkennen.

Freie Antigenmoleküle werden von T-Zellen nicht erkannt.

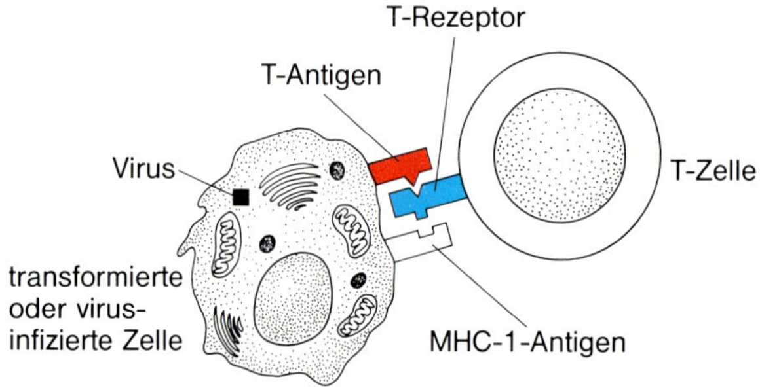

Abb. 7-36: Erkennen einer virusinfizierten oder transformierten Zelle durch eine *Killer-T-Zelle* macht das gleichzeitige Erkennen des *MHC1-Antigens* und eines körperfremden („non-self") Antigens notwendig

Viren sind kleine Pakete genetischen Materials in eine Proteinhülle eingepackt, die ihre Gene im intrazellulären Milieu replizieren können. Sie übernehmen den proteinbildenden Apparat der Zelle und zwingen ihn, Virusproteine zu synthetisieren. Nach einiger Zeit füllt sich die infizierte Zelle mit Viren, platzt und setzt die Viren frei zur Infektion anderer Zellen.

Virusinfektionen können auf verschiedene Weise bekämpft werden. Zunächst bilden infizierte Zellen einen Stoff, das **Interferon,** der die Replikation verschiedener viraler Gene hemmt. Interferon kann von infizierten Zellen auf nichtinfizierte als eine Art unspezifischer Immunität übertragen werden. Weiterhin können Ag der Proteinhülle freier Viren von Ak erkannt werden. Schließlich bilden virusinfizierte Zellen ähnlich den transformierten Zellen neue Oberflächenantigene, so daß sie von Killer-T-Zellen angegriffen werden, um die Ausbreitung der Infektion zu verhindern (Abb. 7-36).

Immunwirkung gegen Virusinfektion:
- **Interferon**
  - gebildet durch infizierte Zelle
  - hemmt Virusgene
  - überträgt unspez. Immunität

Die Bindung einer Killer-T-Zelle an eine Zielzelle löst die Sekretion von Proteintoxinen aus der T-Zelle aus, die die Zerstörung der Zielzelle bewirken: **Perforin.** Perforinmoleküle verbinden sich zu einem Ring (Abb. 7-37) und bilden eine Pore in der Membran der Zielzelle. Die Interaktion zwischen den Perforinmolekülen ist *kalziumabhängig.* Die Pore führt zu einem Wassereinstrom in die Zielzelle, sie platzt: **Lyse.**

- **Perforin**

⇦

Natürliche Killerzellen (NK) ähneln den zytotoxischen T-Zellen, außer daß sie *nicht antigenspezifisch* sind und ihre Aktivität keine *vorherige Exposition zu einem Ag* notwenig macht (Tab. 7-12). Es scheint mehrere Gruppen von NK-Zellen zu geben, von denen jede unter-

natürliche Killerzellen: Unterschied zu Killer-T-Zellen:
- nicht antigenspezifisch
- Wirksamkeit ohne vorherige Ag-Exposition

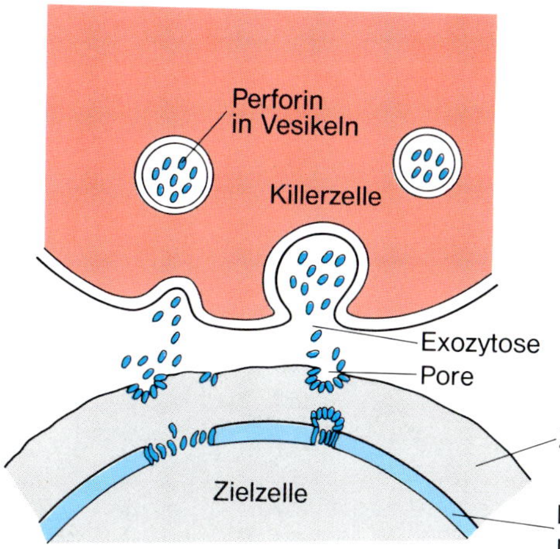

Abb. 7-37: Nach dem sich *Killer-T-Zellen* an ihre Zielzelle gebunden haben, sezernieren sie *Perforin,* welches sich in einem großen Kanal ansammelt und Löcher in der Membran der Targetzelle verursacht

Tab. 7-12: T-Lymphozytenklassen

Bezeichnung	funktionelle Rolle
zytotoxische oder Killer-T-Zellen	Erkennung und Zerstörung von Zellen, die durch ein Virus infiziert sind oder irgendwie transformiert wurden, z. B. Krebszellen
natürliche Killerzellen	ähneln zytotoxischen T-Zellen, müssen aber für ihre Aktivierung vorher nicht einem Antigen ausgesetzt werden
Helfer-T-Zellen	Regulatoren der Immunantwort; steigern die Anzahl der zytotoxischen T-Zellen, aktivieren B-Zellen und sezernieren verschiedene Lymphokine
Induktor-T-Zellen	werden von Helfer-T-Zellen aktiviert, stimulieren Produktion neuer T-Zellen
Suppressor-T-Zellen	hemmen zellvermittelte (T-Zellaktivität) sowie humorale (B-zellvermittelte) Immunität, begrenzen die sonst unkontrollierte Reaktion

schiedliche körperfremde Ag erkennt. Diese Zellen sollen in die Abwehr einiger Krebsarten einbezogen sein. Interferon stimuliert die Aktivität der NK-Zellen und kann so bei der Krebstherapie nützlich sein.

Koordination im Immunsystem

Helfer- und Suppressor-T-Zellen

Helfer-T-Zellen:
- kontrollieren **B-, T-Zellproliferation**
- Immunantwort, sobald **Ag-tragende Makrophagen** Lymphgewebe erreicht

Antigenpräsentation der Makrophagen

⇨

2.3 Koordination im Immunsystem

2.3.1 Kontrolle der Immunreaktion durch Helfer- und Suppressor-T-Zellen

Die Proliferation der B- und T-Zellen wird durch die **Helfer-T-Zellen** kontrolliert, die eine kritische Rolle in der Auslösung der Immunreaktion und für die Koordination der humoralen und zellulären Systeme übernehmen (Tab. 7-12). Das auslösende Ereignis für eine spezifische Immunantwort ist das Eintreffen von Makrophagen im Lymphgewebe, die Ag aufgenommen haben.

Wenn Makrophagen fremde Ag aufnehmen, werden diese modifiziert und auf der Oberfläche der Makrophagenzelle *zur Schau gestellt*, **Antigenpräsentation** (Abb. 7-38 A): Sie steigert die Fähigkeit der Ag erheblich, eine Antwort der ihnen entsprechenden Klone der B- und C-Zellen auszulösen.

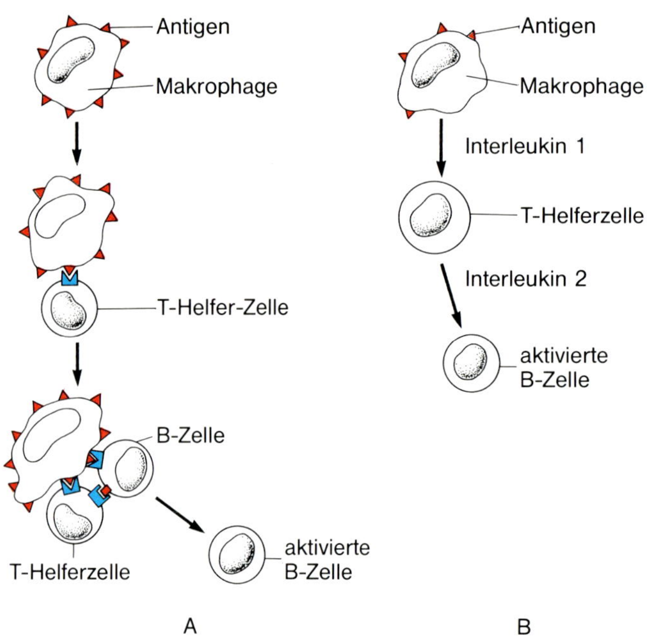

Abb. 7-38: *Aktivierung von B-Zellen.* **A.** Ein *Makrophage* präsentiert einer Helfer-T-Zelle und einer B-Zelle Antigen und startet damit die Antworten des humoralen und des zellulären Immunsystems. **B.** Ein *Makrophage* bildet *Interleukin 1,* welches eine Helfer-T-Zelle zur Produktion von Interleukin 2 für die Aktivierung einer B-Zelle veranlaßt

Makrophagen bewegen sich ständig zu den Orten von Infektionen auf dem Wege des Blutstromes und bei ihrer Rückkehr zu den Lymphknoten entlang den Lymphgefäßen.

Aktivierung und Wirkung der Helfer-T-Zellen

⇨

Beim Passieren der Lymphknoten gelangen die Makrophagen in Kontakt mit **Helfer-T-Zellen**. Die zu den entsprechenden Klonen gehörenden T-Zellen erkennen die Kombination der körperfremden Ag und des MHC-2-Ag und werden aktiviert (Abb. 7-39). Die aktivierten Helfer-T-Zellen stimulieren die *zytotoxischen T-Zellen.* Helfer-T-Zellen aktivieren außerdem die zugehörigen *B-Zellklone.*

Dieser Prozeß scheint auf folgende Weise zu funktionieren: aktivierte T-Zellen können sich an B-Zellen binden, die den entsprechenden Ak auf ihrer Oberfläche ausstellen. Diese Bin-

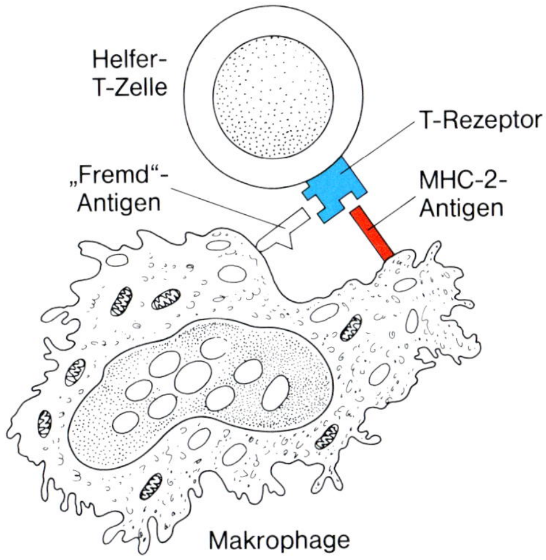

Abb. 7-39:
Das *Präsentieren eines Antigens* gegenüber einer Helfer-T-Zelle durch einen Makrophagen wird durch das gleichzeitige Erkennen des MHC2-Antigens des Makrophagen und des Fremdantigens vermittelt

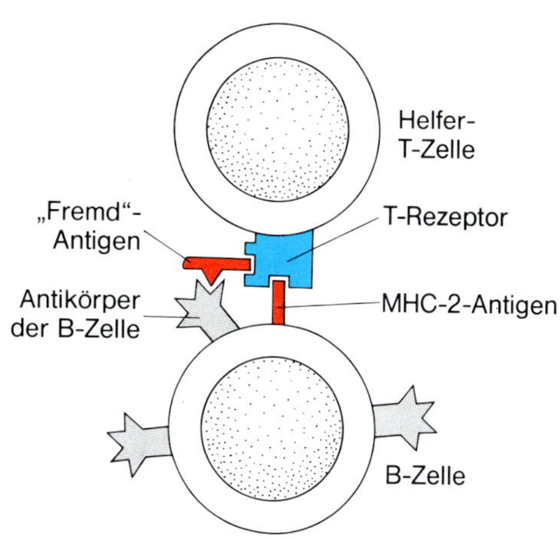

Abb. 7-40:
Eine *Helfer-T-Zelle* aktiviert eine Zelle eines geeigneten B-Zell-Klones. Die T-Zelle erkennt die B-Zelle an ihrem MHC2-Antigen, die B-Zelle erkennt das Antigen mit seinem Antikörper

dung enthält eine Wechselwirkung zwischen 4 Molekülen: dem *fremden Ag*, den *MHC-2-Ag der B-Zelle*, den *Ak der B-Zelle*, dem *T-Zellrezeptor* (Abb. 7-40).
Diese Bindung aktiviert die B-Zelle zur Proliferation und löst die Bildung von Gedächtnis- und Plasmazellen aus.
Helfer-T-Zellen triggern auf verschiedene Weise die Immunantwort auf von Makrophagen freigesetzte Ag. In Antwort auf das Hormon **Interleukin 1,** welches von Makrophagen abgegeben wird (Abb. 7-38 B), erhöhen Helfer-T-Zellen die Anzahl der entsprechenden Killer-T-Zellen durch Abgabe von **Interleukin 2,** welches die T-Zellenvermehrung stimuliert, sowie durch Aktivierung von **T-Induktorzellen,** die die Differenzierung neuer T-Zellen auslösen (s. Tab. 7-12). Aktivierte Helfer-T-Zellen sezernieren außerdem eine Gruppe von Substanzen mit dem Namen **Lymphokine,** die die Aktivität der Makrophagen steuert, indem sie sie in „erregte" Makrophagen umwandelt. Eines dieser Lympokine ist der **Makrophagenwanderungshemmfaktor** (*MIF:* **m**igration **i**nhibition **f**actor). Er bringt die Makrophagen dazu, sich am Ort der Infektion zu versammeln. Für die Auslösung der Proliferation spezifischer B-Zellklone ist die Unterstützung durch Helfer-T-Zellen erforderlich.

Bindung aus
- aktivierten T-Zellen
- B-Zellen mit Ak
- Wechselwirkung mit 4 Molekülen

Interleukinwirkung – Lymphokine – T-Induktorzellen
- **Interleukin 1**
  - von Makrophagen stammend
  - Helfer-T-Zellen geben ab:
- **Interleukin 2**
  - Killer-T-Zellen ↑ →T-Zellvermehrung ↑

Lymphokine
- **aktivieren Makrophagen durch MIF**

Suppressor-T-Zellen

⇐

Gleichzeitig mit der Auslöung der Immunantwort aktivieren die Helfer-T-Zellen auch **Suppressor-T-Zellen:**
Ihnen wird die Fähigkeit zugeschrieben, die zellulären und humoralen Komponenten der Reaktion zu hemmen (s. Tab. 7-12). Diese Wirkung kann zunächst als Selbstschädigung erscheinen, aber ihr Ergebnis ist die Begrenzung eines Ablaufes, der ohne Kontrolle wie eine positive Rückkopplungsreaktion ablaufen würde. Wenn die Suppressor-T-Zellen nicht richtig funktionieren, können unangepaßt Immunantworten ausgelöst werden oder zu einer übermäßigen Zerstörung von Wirtsgewebe führen.

Wiederholungsfragen:

Fragen

1. Welches sind die funktionellen Differenzen zwischen Killer-T-Zellen und Helfer-T-Zellen? Wie werden diese Unterschiede in ihren MHC-Rezeptoren abgebildet?
2. Welche Bedeutung hat die Antigenpräsentation für die spezifische Immunantwort?
3. Welche Bedeutung haben die Suppressor-T-Zellen?

Entzündung

Kennzeichen

⇨

2.3.2 Entzündung

Zerstörung, Verletzung oder Infektion von Gewebe äußert sich lokal in *Rötung, Schwellung, Erwärmung,* Schmerz und Funktionsausfall als Kennzeichen der **Entzündung** (Tab. 7-13). 3 Vorgänge sind beteiligt:
- der Blutstrom in die entzündete Region steigt an *(Hyperämie)* und erzeugt Rötung und Erwärmung **(Rubor, Calor)**
- die Kapillarwandpermabilität steigt an *(Exsudation)* und erlaubt den humoralen Faktoren der Immunreaktion den Zutritt zur entzündeten Region; sie führt zu Schwellung, Schmerz und Funktionsausfall (**Tumor, Dolor, Functio laesa**)
- Leukozyten wandern aus den Blutgefäßen in das infizierte Gewebe, angezogen von Substanzen, die bei dem Entzündungsprozeß freigesetzt werden: **Chemotaxis.**

Tab. 7-13: Vermittler der Entzündungsreaktion

Substanzen	Wirkungen
Bradykinin (Histamin)	Vasodilatation; verstärkte Kapillarpermeabilität; Aktivierung von Schmerzfasern
Komplement	Lyse von Bakterienzellen; Anlocken von Leukozyten; Stimulieren von Phagozyten
Prostaglandine	verstärken Bradykininwirkung; erhöhen Sollwert der Körpertemperatur

Die Entzündungsreaktion ist unspezifisch, da viele ihrer Elemente durch Substanzen aus dem zerstörten Gewebe ohne Rücksicht auf die spezifische Ursache des Schadens hervorgerufen werden. Die Antwort wird verstärkt, wenn Antigene beteiligt sind, die durch Makrophagen in die Lymphknoten transportiert und dort vom spezifischen Immunsystem erkannt werden.

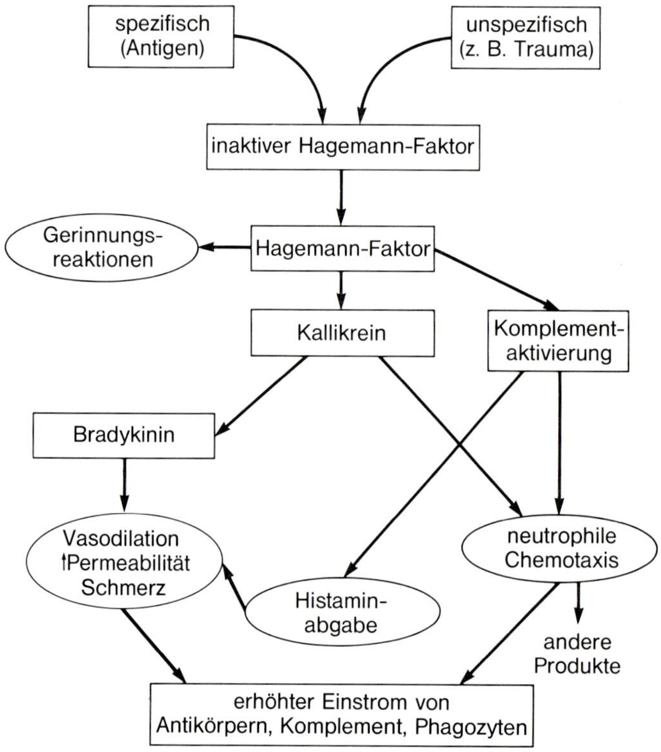

Abb. 7-41: Reaktionswege des Kallikrein-Kinin-Systemes

Entzündung ist zum Teil vermittelt durch zwei Kaskadensysteme von proteolytischen Enzymen in den Körperflüssigkeiten. Diese Systeme sind in die Bildung und Auflösung von Blutgerinnseln einbezogen und werden daher im Kap. III/2.2.2 beschrieben. Die 2 für die Entzündung bedeutsamen Kaskadensysteme sind das **Kallikrein-Kinin-** und das **Komplementsystem.** Eine dritte Klasse von Stoffen, die **Prostaglandine,** scheinen die Stärke der Entzündung zu bestimmen.

Entzündungsstoffe:
- **Kallikrein**
- **Komplement**
- Prostaglandine

2.3.2.1 Kallikrein-Kinin-System

1. Kallikrein-Kinin-System

Das Kallikrein-Kinin-System wird durch verletzte Gewebsoberflächen aktiviert. Die Endprodukte der Reaktionskaskade sind die *Kinine*, von denen das wichtigste das **Bradykinin** darstellt (Abb. 7-41). Bradykinin erzeugt eine *Vasodilatation*, die für die Rötung und Erwärmung der entzündeten Region verantwortlich ist. Es löst außerdem die *gesteigerte Kapillarpermabilität* aus, die ein lokales Ödem und einen gesteigerten Lymphabstrom aus der geschädigten Region hervorruft. Bradykinin aktiviert neurale Afferenzen, deren Aktivität als *brennender Schmerz* empfunden wird und charakteristisch ist für Hautabschürfungen und Verbrennungen. Das von Mastzellen und Basophilen freigesetzte **Histamin** hat ähnliche Effekte wie das Bradykinin.

- **Bradykininwirkungen**
  - Vasodilatation
  - Kapillarpermeabilität ↑
  - Schmerz
- **Histamin** wirkt ähnlich

2.3.2.2 Komplementsystem

2. Komplementsystem

Das Komplementsystem organisiert den Angriff auf bakterielle Eindringlinge. Es besteht aus 9 Plasmaproteinen, C 1–C 9 und einigen Fragmenten, gekennzeichnet durch kleine

Wirkungen der Komplementkaskade C 1–C 9 auf die Bakterienmembran

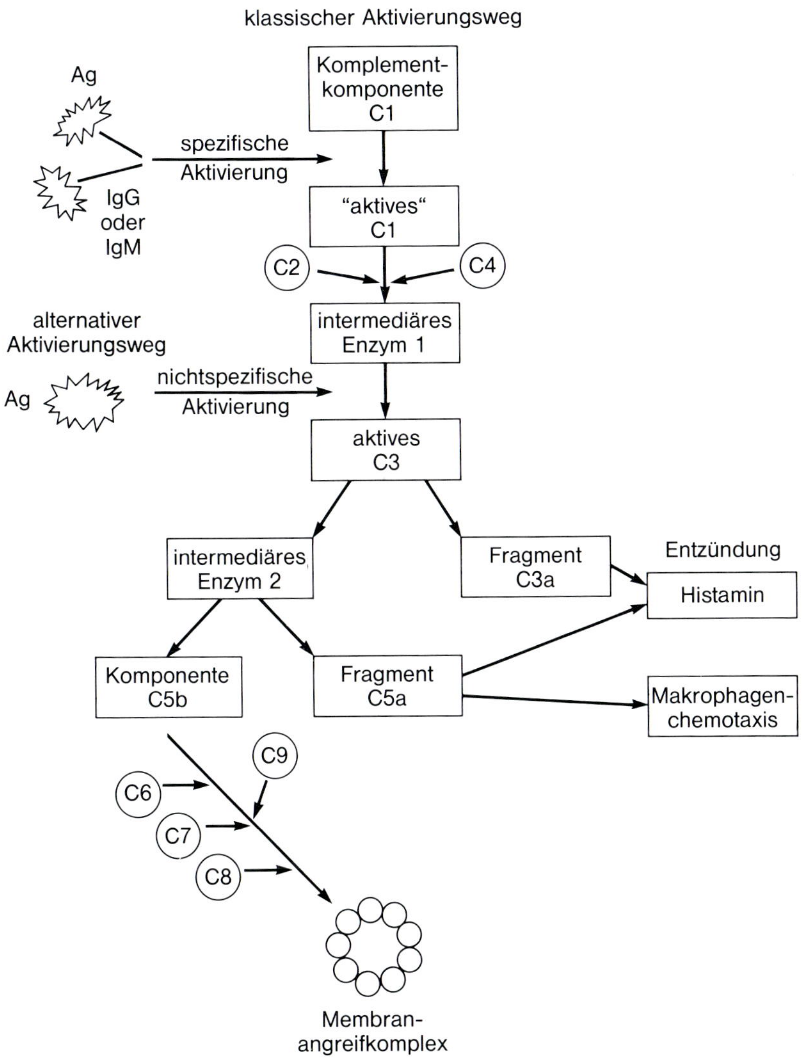

Abb. 7-42: Aktivierungsweg des *Komplementsystems*

Buchstaben. Das Komplementsystem kann durch Bestandteile des spezifischen Immunsystems aktiviert werden. Das ist der *klassische Weg*. Auch Elemente des unspezifischen Immunsystems, der *alternative Weg*, können es aktivieren (Abb. 7-42).

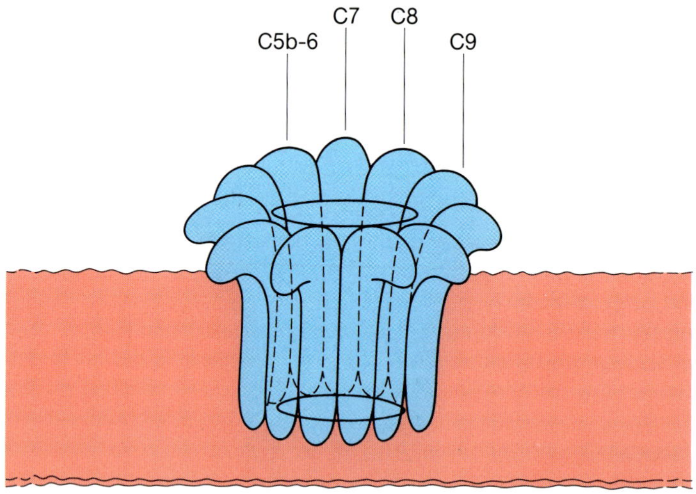

Abb. 7-43: Ein *Membranangreifkomplex* setzt sich zusammen aus jeweils einem Komplementprotein C 5 bis C 8 und einer variablen Anzahl an Proteinen C 9

2 Wege

Der **klassische Weg** beginnt mit der *Bindung des Antikörpers* – IgG oder IgM – an *ein Antigenmolekül* auf der Oberfläche der Bakterienzelle. Der **alternative Weg** kann durch Moleküle ausgelöst werden, die typisch sind für die Bakterienzellwand. Er benötigt daher *keine Antikörperbindung*. Der Punkt, an dem diese beiden Wege zusammenlaufen, ist die *Überführung des Komplementfragmentes C 3b* in seine aktive Form. Aktives C 3b stimuliert dann die übrigen Komponenten der Kaskade, welche sich zusammenschließen zu einem **Membranangreifkomplex** (Abb. 7-43), der sich an die Bakterienzellwand anheftet. Der Komplex bildet ein Loch, welches zur Zellyse führt.

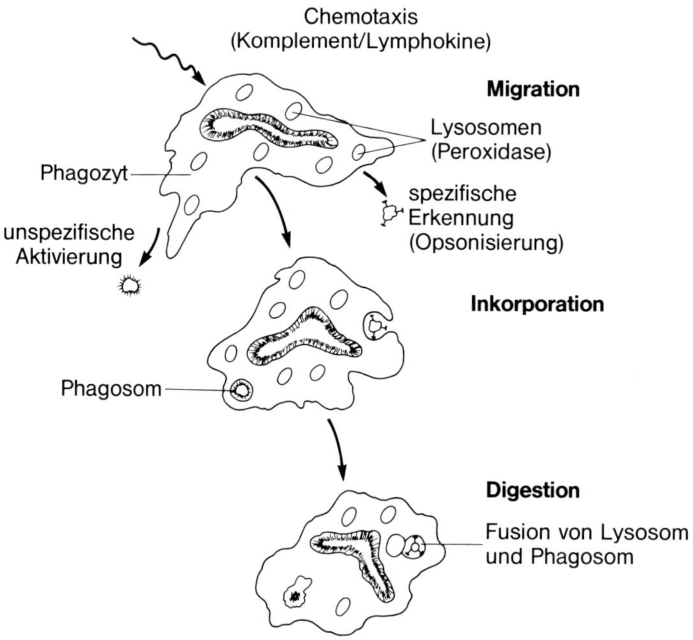

Abb. 7-44: *Phagozytose* wird durch spezifische und unspezifische Faktoren stimuliert

Dieser Prozeß ähnelt der Auflösung von Zielzellen durch das von T-Zellen freigesetzte *Perforin.*

Zusätzlich zur Bildung des Membranangreifkomplexes besitzen die Komponenten der Komplementkaskade Wirkungen zur Auslösung der Entzündung und zur Anregung der Phagozyten, eindringende Zellen anzugreifen. Einige der Komplementproteine haben vaskuläre Wirkungen ähnlich denen der Kinine. Andere rufen die Freisetzung von Histamin aus Mastzellen hervor. Noch andere bewirken die Chemotaxis wandernder Neutrophiler in das entzündete Gewebe und reizen sie zur Phagozytose (Abb. 7-44).

Zusätzliche Komplementwirkungen:
- Entzündung
- Phagozytose

Wiederholungsfragen:
1. Wie läuft die Entzündung ab?
2. Welcher Mechanismus führt zur Zellyse durch den Membranangreifkomplex?
3. Was ist der Unterschied zwischen dem klassischen und dem alternativen Weg der Komplementaktivierung?

Fragen

2.3.2.3 Prostaglandine bei Entzündung und Fieber

3. Prostaglandine

Prostaglandine sind Derivate der *Arachidonsäure.* Makrophagen sind die wichtigste Quelle von Prostaglandinen im Immunsystem. Sie produzieren hauptsächlich das Prostaglandin **PGE_2.** Dieses verstärkt die schmerzauslösende Eigenschaft des Bradykinins und die Gefäßveränderungen bei Entzündung erheblich.

Klinische Anwendung. Medikamente zur Schmerz- und Entzündungsbekämpfung entfalten ihre Wirkung auf Grund ihres Eingriffes in Stoffwechselwege der Arachidonsäure z. B. Azytylsalizylsäure (ASS), Glukokortikosteroide (Abb. 7-45).

PGE_2 soll den Arbeitspunkt der thermoregulatorischen Reflexe erhöhen und dadurch **Fieber** auslösen (s. Kap. VI/1.6.2). Der unmittelbare Reiz für Produktion und Abgabe der Prostaglandine im Gehirn ist das *Interleukin 1* aus Makrophagen. Dieses Hormon ist verantwortlich für mehrere nichtspezifische Reaktionen auf Infektionen. Eine der interessantesten Antworten auf Interleukin 1 ist die *Reduktion der Plasmakonzentrationen an Eisen* und *Zink.* Die verminderte Freisetzung des in der Leber an *Transferrin* gebundenen Eisens und die Bindung freien Eisens durch *Laktoferrin* aus Neutrophilen begrenzt das verfügbare Eisen für Bakterien und hemmt dadurch ihre Vermehrung nachhaltig. Der reduzierte Plasmazinkspiegel wirkt ähnlich.

- **PGE_2**
  - aus Makrophagen
  - verstärkt Bradykininwirkung
- **Ass, Glukokortikoide hemmen PGE_2-Synthese**

PGE_2 und Thermoregulation
- **Interleukin 1:**
  - stumuliert PGE_2-Abgabe
  - **reduziert Fe-, Zn-Spiegel** →entzündungshemmend

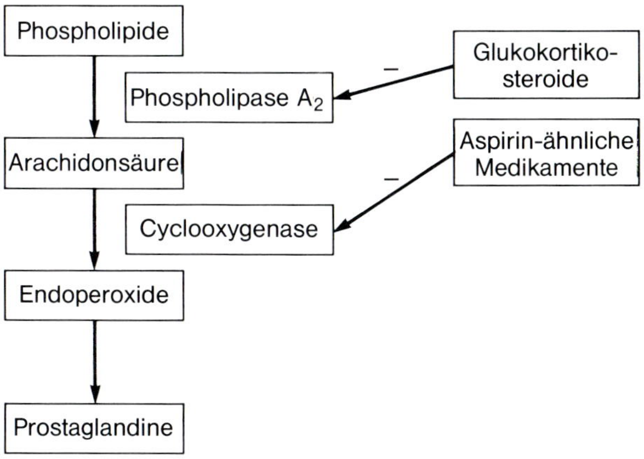

Abb. 7-45: Abgekürzter Weg der *Prostaglandinsynthese* mit den Schritten, in denen entzündungshemmende Steroide und aspirinähnliche Medikamente wirksam werden

2.3.3 Transfusionsreaktionen

Transfusionsreaktionen

Blut war das erste erfolgreich transplantierte Gewebe. Die Erythrozyten tragen keine MHC-Antigene. Sie besitzen jedoch andere *Oberflächenantigene,* die *Transfusionsreaktionen* des Empfängers hervorrufen können, eine Form der *Rejektion von Gewebstransplantaten.* Die wichtigsten sind das AB0- und das Rh-System.

Oberflächenantigene der Erythrozyten wichtig sind:
- **AB0-System**
- **Rh-System**

1. Rh-System

- **Rh-Inkompatibilität** bei Rh-positivem Fetus (Vater) und Rh-negativer Mutter ab 2. Schwangerschaft:
  - M. haemolyticus fetalis
  - **Prophylaxe:** Rh-Antikörpergabe

2.3.3.1 Rh-System

Menschen mit Rh-Antigen werden als **Rh-positiv** bezeichnet. **Rh-negativen Menschen** fehlt es.

Klinische Anwendung. Das Ag ist die Ursache für die Rhesus-Inkompatibilität, einen Zustand, bei dem die Plazenta den Fetus nicht gegen einen Immunangriff der Mutter schützen kann. Die Ak gegen das Rh-Ag können die Plazenta passieren. Fetale Erythrozyten treten normalerweise nicht in den Kreislauf der Mutter über, tuen es aber am Ende der Schwangerschaft oder unter der Geburt, wenn die plazentaren Blutgefäße verletzt sind *(Mikrotransfusion)*. Ist die Mutter Rh-negativ, der Fetus jedoch Rh-positiv – Gen des Rh-positiven Vaters – dann lösen die fetalen Erythrozyten eine primäre Immunantwort bei der Mutter aus. In einer *folgenden Schwangerschaft* können die Rh-Ak die Plazenta passieren und die fetalen Blutzellen angreifen und so die fetale **Erythroblastose** (M. haemolyticus fetalis) hervorrufen, eine schwere **Rh-Inkompatibilität** (Abb. 7-46). Diese Erkrankung kann durch Infusion von Rh-Antikörpern (meist: Anti-D) in das mütterliche Kreislaufsystem sofort nach jeder Geburt verhindert werden. Die infundierten Rh-Ak zerstören alle fetalen Zellen, die in den mütterlichen Kreislauf gelangt sein können, bevor das Ag eine primäre Reaktion auslösen kann.

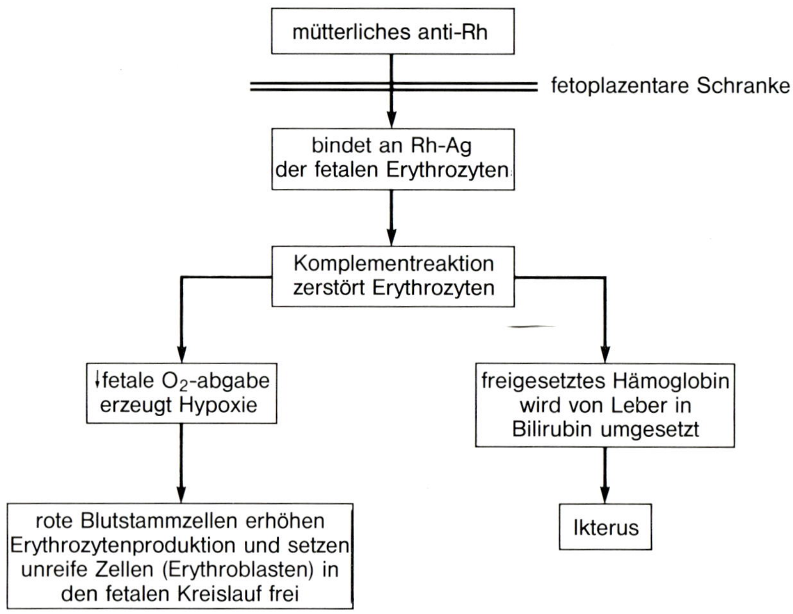

Abb. 7-46: Entwicklung der *Rh-Inkompatibilität*

2. AB0-System

- **3 antigene Merkmale:**
  - A
  - B
  - H (bei Blutgruppe 0)
- **Antikörper des AB0-Systems sind**
  - Anti-B bei Blutgruppe **A** (48%)
  - Anti-A bei **B** (9%)
  - Anti-A, -B bei **0** (39%)
  - keine bei **AB** (4%)

2.3.3.2 AB0-System

Die bekannteste Gruppe von Erythrozytenantigenen bildet die Grundlage für das *AB0-Blutgruppensystem.* Jeder Mensch besitzt 2 homologe Gene für Ag dieser Gruppe und es gibt 3 verschiedene Allele. Die Determinanten dieser Ag sind kleine verzweigte Ketten von Oligosacchariden, die entweder an Lipid- oder Proteinmoleküle der Zellmembran der roten Blutzellen angeheftet sind. Die 3 von den Allelen kodierten Determinanten heißen A, B und H. Die A- und B-Antigene entstehen, wenn entweder ein einzelnes N-Acetylgalaktosamin (A) oder Galaktose (B) an ein Vorläuferoligosacharid (H) angeheftet wird. Menschen mit verschiedenen Allelen produzieren beide Ag. Beispielsweise erzeugen solche mit dem als AB bezeichneten Bluttyp die Antigene A und B. Menschen mit dem Bluttyp 0 (Null) haben weder A- noch B-Allele und produzieren lediglich das Vorläuferglykoprotein H.

Außergewöhnlich für das AB0-System ist, daß Immunität zu körperfremden Ag entwickelt wird, obwohl keine Exposition gegenüber diesem durch Transfusion abgelaufen ist. Daher besitzen Menschen mit der Blutgruppe A *(49%)* Antikörper für das B-Antigen, auch wenn sie nie eine Transfusion mit inkompatiblem Blut empfangen haben und umgekehrt. Die Blutgruppe B *(9%)* hat A-Antigene. Menschen ohne A- und B-Allele besitzen die Blutgruppe Null *(39%)* und produzieren Antikörper gegen beide Antigene. Menschen mit der Blutgruppe AB *(4%)* produzieren keine Antikörper gegen beide Antigene. Das Vorläuferoligosaccharid H ist ein körperfremdes Antigen bei allen Menschen außer einer kleinen Gruppe, bei denen das Gen für das H-Oligosaccharid verlorengegangen ist.

Wie die Anti-A- und Anti-B-Antikörper ohne Exposition zu dem Antigen entstehen können, ist noch unbekannt. Es könnten Antikörper sein, die sich als Reaktion auf Antigene entwickeln, denen nahezu jeder Mensch ausgesetzt ist, wie gewöhnliche Mikroorganismen, und welche nur zufällig mit dem A- und B-Antigen kreuzreagieren.

Inkompatibilitäten im AB0-System

Klinische Anwendung. Inkompatiblitäten im AB0-System sind in Tabelle 7-14 dargestellt.

Die **Transfusionsreaktionen** werden durch die Verdünnung des Spenderplasmas in dem größeren Volumen des Empfängerblutes beeinflußt. Wenn z. B. eine Person mit der Blutgruppe A Blut der Gruppe B erhält, laufen 2 Antigen-Antikörper-Reaktionen ab:
(1) Das Spender-Anti-A reagiert mit dem A-Antigen der Empfängererythrozyten
(2) das Empfänger-Anti-B reagiert mit dem B-Antigen der Spendererythrozyten
Die *erste* Reaktion hat geringe Folgen, da die gespendeten Antikörper durch das Plasma des Empfängers stark verdünnt werden. Die *zweite* Reaktion ist schwer, da das Empfängerplasma nur sehr wenig von dem transfundierten Plasma verdünnt wird. Sie **zerstört** die transfundierten **Zellen**, setzt *Hämoglobin* und *Zellfragmente* in das Plasma frei und behindert so die **Nierenfunktion**. Außerdem löst sie eine umfangreiche **Komplementreaktion** aus, die meist deletäre Folgen hat.

- **Universalempfänger:** Blutgruppe **AB**
- **Universalspender:** Blutgruppe **0**

Klinische Anwendung. Menschen mit der *Blutgruppe AB* könnten Null-, A- und B-Blut empfangen *(Universalempfänger)*. Es entsteht nur eine geringe Reaktion, da die Spenderantikörper stark verdünnt werden. In ähnlicher Weise sind Menschen mit der Blutgruppe 0 *Universalspender* für A-, B- oder AB Blutgruppen, obwohl dieses sowohl Anti-A wie Anti-B enthält, da der Verdünnungseffekt den Empfänger vor einer schweren Reaktion schützt (Tab. 7–14). In der Praxis müssen jedoch die Untergruppen beachtet werden, so daß nur gruppengleiche Übertragungen erlaubt sind.

Blutgruppen und Kreuzprobe

Es soll nochmals betont werden, daß das AB0- und das Rh-System nur 2 von den zahlreichen Blutgruppensystemen sind. Bevor eine Bluttransfusion ausgeführt wird, muß die Kompatibilität zwischen Spender- und Empfängerblut sorgfältig getestet werden durch eine *Kreuzprobe,* bei dem Spenderblut und Empfängerplasma und umgekehrt miteinander vermischt werden. Eine nochmalige Überprüfung erfolgt durch den *Bedside-Test!* Inkompatibilität wird durch Agglutination der Zellen angezeigt. Wie Tab. 7-14 zeigt, könnte Blut prinzipiell zwischen Menschen verschiedener AB0-Typen ausgetauscht werden.
Klinische Anwendung. Diese Kreuztyp-Transfusionen sind nur in **Notfällen** erlaubt, z. B. bei Konservenmangel der seltenen Blutgruppen.

So sind AB-identische Polytransfusionen bei Massenunfällen wegen der Seltenheit dieser Gruppe (4 %) oft nicht möglich.

Tab. 7-14: Zusammenfassung der Transfusionsreaktionen

Empfänger-blutgruppe	Spenderblutgruppe			
	Gruppe A	Gruppe B	Gruppe AB	Gruppe 0
A	nein*	ja**	ja	(nein)
B	ja	nein	ja	(nein)
AB	nein	nein	nein	nein
0	ja	ja	ja	nein

* keine Transfusionsreaktion
** Transfusionszwischenfall wird eintreten

2.3.4 Allergie und Hypersensibilität

Allergie

- **durch Allergene ausgelöst**
  - hypersensitives Immunsystem

Allergien sind Krankheitserscheinungen nach wiederholtem Kontakt mit einem Antigen *(Allergen)*, die mit Unwohlsein, Erkrankung, ggf. Tod einhergehen und auf eine gesteigerte Immunreaktion *(Hyperergie)* zurückzuführen sind. Das Immunsystem ist gegen diese Antigene *hypersensitiv* geworden. Allergene sind häufig Komponenten der Umwelt, beispielsweise Pflanzenpollen, Mikroorganismen oder Haushaltschemikalien. Viele Allergene sind harmlos, außer, daß sie bei empfänglichen Menschen Hypersensibilität auslösen können.

Allergie vom Frühtyp – anaphylaktische Reaktion
- **IgE**-vermittelte **Freisetzung von Entzündungsmediatoren**

Überempfindlichkeitsreaktionen vom Frühtyp sind durch akute Antworten gekennzeichnet, die innerhalb weniger Sekunden oder Minuten nach Einwirken des Allergens auftreten. Heuschnupfen, Asthma bronchiale, Nahrungsmittelallergien und Urtikaria sind Beispiele dafür. Hier wird das Allergen durch *IgE-Antikörper* erkannt, was zu einer Freisetzung von Histamin, Leukotrienen und anderen Entzündungsmediatoren am Ort der Reaktion führt. *Inhalationsallergene* lösen eine kräftige Kontraktion der Bronchioli und kleinen Bronchien aus, welche einen Asthma bronchiale-Anfall verursachen kann. In schweren akuten Reaktionen können die Entzündungsmediatoren in Mengen ins Blut gelangen und eine *anaphylaktische Reaktion* auslösen: allgemeine Vasodilatation, Blutdruckabfall bis hin zu Herzversagen *(anaphylaktischer Schock)*.

- **anaphylaktischer Schock**: lebensgefährlich

Hypersensibilität
- T-Zellwirkung
- verzögert: Stunden bis Tage

Die **Hypersensibilität vom Spättyp** werden durch *T-Zellen* vermittelt. Sie tritt verzögert ein und benötigt Stunden oder Tage bis zur vollen Intensität. Bei der verzögerten Überempfindlichkeit ist die T-Zell-Antwort so kräftig und weit ausgebreitet, daß sonst gesundes Gewebe mit zerstört wird. Das *Masernexanthem* und die Reaktionen auf *Efeu- oder Eichengift* sind Beispiele.

Stärke allergischer Reaktionen beeinflußt durch
- Gene
- Allgemeinzustand

Die Stärke allergischer Reaktionen wird durch den Gesundheits- und emotionellen Zustand beeinflußt. Die Empfänglichkeit für Allergien scheint außerdem genetisch determiniert zu sein und beruht wahrscheinlich auf der Erblichkeit partikulärer MHC-Komplex-Gene.

Autoimmunkrankheiten

2.3.5 Autoimmunerkrankungen: fehlgeleitete Reaktionen des Immunsystems

- **Auslösung**

⇨

> Autoimmunerkrankungen führt man auf Attacken des Immunsystems auf Organe und Systeme des Körpers zurück.

Organspezifischen (z.B. Diabetes mellitus Typ I) und nicht organspezifischen (z.B. Krankheiten des rheumatischen Formenkreises) Autoimmunerkrankungen (Tab. 7-15) liegen folgende pathophysiologische Mechanismen zugrunde:
- Freisetzung eines *endogenen Antigens*, welches pränatal, als die Autoimmunklone eliminiert wurden, nicht vorhanden war
- *Kreuzreaktion* eines Antikörpers, der gegen ein exogenes Ag ausgebildet wurde, mit einem körpereigenen Ag
- *Immunantwort* auf ein exogenes Ag mit *Zerstörung umgebenden Gewebes*
- Fehler des *MHC-Selbstidentifizierungssystems* beim Schutz gesunder Zellen
- Fehlerhafte *Suppressor-T-Zellen-Funktion*

Tab. 7-15: Autoimmunerkrankungen (Auswahl)

Krankheit	befallenes Organsystem
Typ-I Diabetes	B-Zellen des endokrinen Pankreas
rheumatoide Arthritis	Gelenke
Spondylitis ankylosans	Wirbelsäule
multiple Sklerose	Myelin im ZNS
Thyreotoxikose	Thyreoglobulin
rheumatisches Fieber	Herzklappen
Myasthenia gravis	Azethylcholinrezeptoren der neuromuskulären Synapse
Colitis ulcerosa	Darm
männliche Infertilität	Spermatozoen
systemischer Lupus erythematosus	fast alle Organe
amyotrophe Lateralsklerose	Motoneurone des Rückenmarkes

Klinische Anwendung. Beim *rheumatischen Fieber* kreuzreagiert ein gegen das Antigen von Streptokokken gebildeter Antikörper mit einem Protein, welches sich in den Herzklappen befindet, und zerstört diese.
Akute bakterielle Erkrankungen können zur Bildung von Immunkomplexen führen (Ag und Ak) die sich z.B. in den Nierenglomeruli ansammeln. Die Entzündung, die diese Komplexe in Gang bringt, führt zur *Glomerulonephritis.*
Zahlreiche Autoimmunkrankheiten können mit einem Allel des MHC-Systems zusammenhängen: 90% der M. Bechterew-Patienten mit *Spondylitis ankylosans* besitzen das B_{27}-Antigen des MHC-Komplexes, während diese Wirbelsäulenversteifung nur 8% der Nicht-Antigenträger befällt. *Rheumatoide Arthritis, multiple Sklerose* und *Myastenia gravis* sind Beispiele für Immunangriffe gegen die Gelenke, die Myelinscheide der Nerven und die Azetylcholinrezeptoren. Das Auftreten einzelner MHC-Antigene bei diesen Patienten ist etwa zweimal so häufig wie in der normalen Bevölkerung.

- **Formen**
  - rheumatisches Fieber
  - Glomerulonephritis
  - Spondylitis ankylosans (Bechterew)

Ein **Fehler der Selbsterkennungsfähigkeit**, der durch das *MHC-System* vermittelt wird, könnte demnach der wesentliche pathophysiologische Faktor dieser Krankheiten ist.

- **Ursache**

⇦

Fragen

Wiederholungsfragen:
1. Welche Faktoren führen zu einer Transfusionsreaktion? Warum ist das für den Empfänger gefährlich?
2. Was ist eine Autoimmunkrankheit?
3. Wie kann die Existenz von Autoimmunkrankheiten mit der Theorie in Übereinstimmung gebracht werden, daß autoimmune Klone aus dem Immunsystem in der frühen Entwicklung entfernt werden?

2.4 Zusammenfassung

• Das Immunsystem besteht aus folgenden **Bausteinen**
A. **Leukozyten**
a) *Granulozyten:* neutro-, eosino- und basophile
b) *Lymphozyten:* B-Zellen und Plamazellen;
zahlreiche T-Zelltypen, einschließlich Helfer-, Killer-, Suppressor- und Induktor-T-Zellen
B. **humoralen Komponenten**
a) von Plasmazellen abgegebene Antikörper
b) Komplementproteine
C. **Makrophagen**
D. **Mastzellen**

• Die **Antikörper** als Wirkstoffe der humoralen Immunität setzen sich aus Grundeinheiten zusammen, die aus *2 schweren* Proteinketten bestehen, verbunden durch *2 leichte Ketten* in der Form eines Y. Dessen Arme, die $\mathbf{F_{ab}}$-Regionen, enthalten stark variierende Aminosäuresequenzen. Diese Variabilität schafft viele Bindungsplätze, die verschiedene **Antigendeterminanten** erkennen können. Die starke Variabilität der F_{ab}-Region entsteht in einem Prozeß des somatischen Rearrangementes: die für diese Region codierenden DNA-Segmente werden während der klonalen Differenzierung der B-Zellen in zufälliger Folge miteinander verbunden.

• Die Antikörperbindung kann auf das Zielantigen durch **Agglutination, Opsonisierung** oder **Aktivierung des Komplementsystems** einwirken.

• Antikörper werden als **IgG, IgM, IgE, IgA oder IgD** klassifiziert entsprechend der Funktion der $\mathbf{F_c}$**-Anteils** ihres Moleküls, dem Stamm des Y.

• **Histokompatibilitätsantigene** sind *Identitätskennzeichen* für das zellvermittelte Immunsystem. Sie sind für jedes Individuum einzigartig und entstehen aus den außerordentlich vielfältigen Genlokalisierungen. **MHC-1**-Antigen findet sich auf allen kernhaltigen Körperzellen und lenkt *Killer-T-Lymphozyten* auf ihre Ziele; **MHC-2**-Antigen findet sich auf B-Zellen, Makrophagen und einigen T-Zellen und vermittelt die *Wechselwirkungen zwischen T- und B-Zellen* im Verlaufe einer spezifischen Immunreaktion.

• T-Zellen unterliegen einer *klonalen Differenzierung* im Thymus. Dabei entstehen verschiedene Klone, jedes mit einer anderen Rezeptorspezifität. Der **T-Zellrezeptor** ähnelt dem Antikörper, aber er kann ein fremdes Antigen nur in der Gegenwart des Histokompatibilitätsantigens binden.

• **Killer-** oder **zytotoxische T-Zellen** erkennen und attakkieren Zellen, die gleichzeitig MHC-1-Antigen und körperfremdes Antigen vorweisen. **Natürliche Killerzellen** sind nicht spezifisch, sondern wirken gegen viele körperfremde Antigene.

• **Helfer-T-Zellen** werden durch die von Makrophagen präsentierten Antigene aktiviert und stimulieren *Induktor-T-Zellen,* das Antigen freizusetzen, um *B-Zellklone* für die Proliferation und Bildung von Gedächtnis- und Plasmazellen zu aktivieren. Gleichzeitig stimulieren Helfer-T-Zellen die Aktivität von **Suppressor-T-Zellen,** welche *Dauer und Umfang der Immunreaktion* begrenzen.

• **Entzündung** ist durch Gefäßerweiterung und nervöse Aktivitäten gekennzeichnet, die Rötung, Schwellung, Erwärmung, Schmerz und Funktionsausfall hervorrufen. Diese Kennzeichen können der *Bradykininwirkung* zugeordnet werden, welches durch zerstörtes Gewebe freigesetzt wird, sowie der Wirkung des am Orte der Infektion aus *Mastzellen* und *Basophilen* freigesetzten **Histamin.** Die Antworten sind nicht spezifisch, werden aber durch das spezifische Immunsystem erheblich verstärkt.

• Eine Kaskade von **Komplementproteinen** wird durch Antikörperbindung oder die Gegenwart bakterieller Zellwandkompomenten aktiviert. Eine Auswirkung der Komplementaktivierung besteht in der Bildung des *Membranangreifkomplexes,* der Löcher in der Bakterienzellwand erzeugt, die die *Lyse der Zellen* einleiten. Einige Komplementproteine haben kininähnliche Wirkung.
• **Erythrozyten tragen Blutgruppenantigene,** die vom Immunsystem erkannt werden können. *Transfusionsreaktionen,* bei denen die transfundierten Zellen durch Antikörper des Empfängers zerstört werden, können zustande kommen, wenn **ABO-Blutgruppen** bei Spender und Empfänger nicht übereinstimmen oder wenn der Empfänger als Ergebnis einer früheren Transfusion Antikörper gegen ein anderes Blutgruppenantigen entwickelt hat. *Rh-Inkompatibilität* entsteht in Feten mit Rh-Antigen, deren Mutter kein Rh-Antigen besitzt und in einer vorausgegangenen Schwangerschaft Rh-Antikörper entwickelt hat.
• **Autoimmunkrankheiten** entstehen,
– wenn eine Erkrankung zur *Freisetzung von Auto-antigenen* führt, die vorher nicht im Blut aufgetreten sind
– wenn *Antikörper* gegen körperfremde Antigene auch diese Autoantikörper erkennen oder
– wenn die Mechanismen für die normale *Suppression von Immunantworten* auf Autoantikörper versagen.

2.5 Übungsfragen

1. Welche Vorgänge lösen Schwellung und Schmerz am Ort einer Infektion aus?
2. Die Zellen des Immunsystems gehören zu sich überlappenden Klassen. Was sind Phagozyten, Granulozyten, Leukozyten, Lymphozyten? Was ist die funktionelle Ähnlichkeit zwischen Basophilen und Mastzellen?
3. Welche Vorteile bringt das Vorhandensein der Kaskade der Komplementreaktionen, die durch Antikörperbindung aktiviert werden?
4. Warum gelingen Organtransplantationen dann besser, wenn der Spender eng mit dem Empfänger verwandt ist? Warum werden sogar verwandte Spender vom Empfänger nicht vollständig akzeptiert?
5. Welche Mechanismen führen bei Antikörperbindung zur Schädigung der infizierenden Mikroorganismen?
6. Was haben Killer-T-Zellen und das Komplementsystem gemeinsam?
7. Menschen mit Typ I-Diabetes können nach Insulinbehandlung Antikörper gegen Insulin ausbilden; Menschen ohne Diabetes entwickeln keine solchen Antikörper. Wie ist das zu erklären?
8. Welche Rolle spielt das Immunsystem bei der Verhütung des Krebses? Können Altersvorgänge im Immunsystem dazu beitragen, daß Krebs bei älteren Menschen häufiger ist?
9. Zeichnen Sie die Vorgänge einer primären Immunantwort auf eine lokale Infektion auf. Worin unterscheidet sich eine sekundäre Reaktion?
10. Welche Fehler der Differenzierung und Kontrolle des Immunsystems können Autoimmunerkrankungen hervorrufen?
11. Welche Rolle spielen Suppressor-T-Zellen bei einer Immunantwort?
12. In den meisten Fällen sind Transfusionszwischenfälle das Ergebnis eines Angriffes von Antikörpern des Empfängers auf die transfundierten Zellen. In welchen Situationen ist ein Angriff der Spenderantikörper auf die Empfängerzellen denkbar? Solche Reaktionen sind gewöhnlich kein Problem, warum?

2.6 Klinische Physiologie

2.6.1 AIDS

1981 entdeckte man im Nationalen Zentrum für Infektionskrankheiten in Atlanta den ersten Fall einer neuen sexuell übertragenen Krankheit, die den Namen **erworbenes Immunmangelsyndrom (AIDS a**quired **i**mmune **d**eficiency **s**yndrom) erhielt. Die Erkrankung ist weitgehend dadurch verursacht, daß der Körper die Fähigkeit zu einer wirksamen spezifischen Immunabwehr verliert. Das Syndrom ist gekennzeichnet durch Geschwulst- und Infektionskrankheiten, die normalerweise selten auftreten, z.B. *Pneumonien,* die durch das Protozoum Pneumocystis carinii verursacht wird oder maligne Tumoren wie das *Kaposi-Sarkom.* Opportunistische Infektionen sind häufig. Der Krankheitsverlauf ist unterschiedlich. 30–40% der innerhalb von 3 Jahren Infizierten haben milde Symptome: Fieber, Nachtschweiß, Ermüdung, Gewichtsverlust, Lymphknotenschwellung. Dies wird als *AIDS-bezogener Komplex* (**ARC: A**IDS-**r**elated **c**omplex) bezeichnet. 15–20% entwickeln das volle Syndrom, welches innerhalb von 2 Jahren zum Tode führt.

Die **Übertragung** erfolgt durch
• homo- oder heterosexuellen *Geschlechtsverkehr*
• *Transfusion* oder Verabfolgung infizierter Blutprodukte
• Austausch von HIV-kontaminierten *Spritzen* (i.v. Drogenabhängige)
• *diaplazentar, perinatal* durch infizierte Mütter
• *Organtransplantation*

Die Entdeckung des humanen Immunodefizienz-Virus (**HIV**), welches AIDS hervorruft, wird heute F. Barre-Sinoussi, J.-C. Chermann und *L. Montagnier* vom Pasteur-Institut in Paris zugeschrieben. Es ist ein **Retrovirus,** dessen genetisches Material aus RNA statt aus DNA besteht (Abb. 7-47). Wenn Retroviren eine Zelle infizieren, wird die Nukleotidsequenz der viralen RNA durch die **reverse Transskriptase,** die das Virus trägt, auf DNA transkribiert. Das kehrt die übliche Sequenz in den Zellen um, in denen die genetische Information normalerweise in der chromosonalen DNA niedergelegt ist und auf die RNA transskribiert wird, um die Proteinsynthese zu steuern. Die neue virale DNA kann dann durch die Gastzelle in virale Proteine transskribiert werden. In einigen Fällen vereinigt sich die virale DNA mit der Gast-DNA und wird so behandelt, als wäre sie ein Teil des originellen genetischen Materials der Zelle. In diesen Fällen führt die virale DNA zu einer **latenten Infektion.** Diese kann über viele Jahre bestehen, ehe die viralen Gene exprimiert zu werden beginnen und Symptome in Erscheinung treten (Abb. 7-48).

Das HIV-Virus kann *Epithelzellen, Neurone* und *Makrophagen* infizieren. Die immunsuppressive Charakteristik des AIDS stammt jedoch aus der **Infektion der Helfer-T-Zellen** durch das Virus. Es erkennt Helfer-T-Lymphozyten durch Binden an einen T-zellspezifischen Zelloberflächenrezeptor, der die Lymphozyten dazu bringt, den Rezeptor und das gebundene Virus aufzunehmen. Dieser Vorgang heißt Endozytose. Die Infektion bleibt latent, bis der infizierte Lymphozyt durch eine zweite Infektion stimuliert wird. Ein von den Lymphozyten nach der Aktivierung erzeugtes Kontrollprotein stimuliert die Abgabe von Lymphokinen; dieses Kontrollprotein aktiviert nun auch die Synthese viraler Proteine. Es folgt ein immenser Ausbruch viraler Reproduktion in der Zelle, der sie tötet und Viren für die Infektion anderer Zellen freisetzt. Schließlich ver-

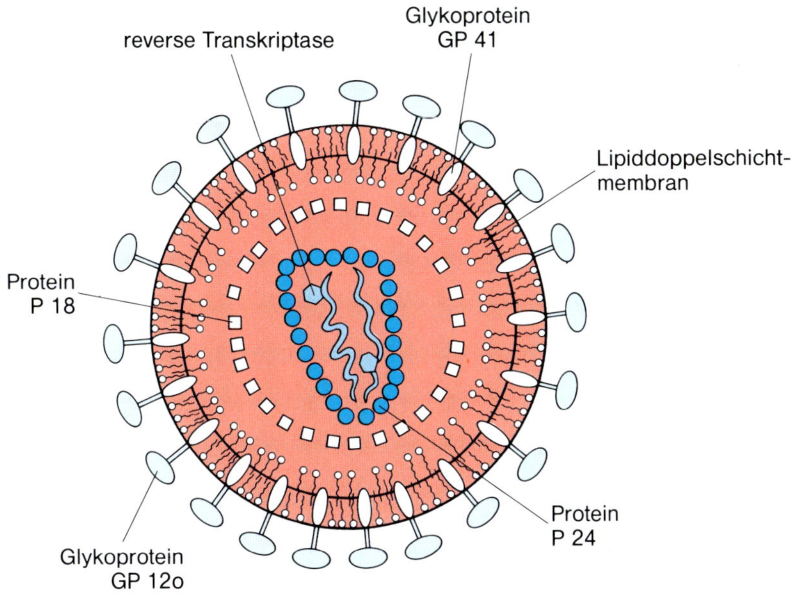

Abb. 7-47:
Struktur des HIV-Virus. Das HIV ist umgeben von einer Proteinhülle, auf der Rezeptoren für korrespondierende Moleküle an der Lymphozytenzellmembran angeheftet sind. Die Innenseite der Hülle enthält virale RNA und reverse Transkriptase

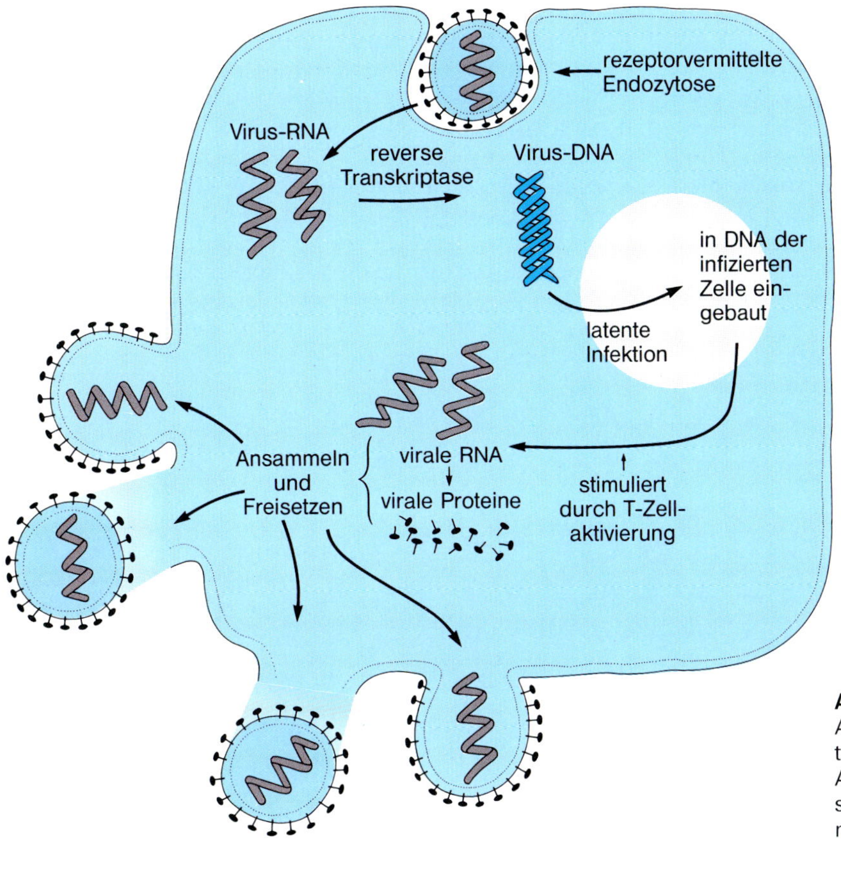

Abb. 7-48:
Algorithmus der *T-Zellen-Infektion* zur latenten Infektion, der zu einem späteren Zeitpunkt Aktivierung der viralen Replikation und Zerstörung der infizierten Zelle mit Freisetzung neuer Viren folgt

schwinden nahezu alle Helfer-T-Zellen aus der Lymphozytenpopulation. Da die Helfer-T-Zellen der Eckpfeiler der spezifischen Immunreaktion sind, wird das Immunsystem nun unfähig, eine Reaktion gegen das HIV-Virus selbst oder gegen andere Infektionen oder Krebszellen zustande zu bringen.

Diagnose und Erfassung von **kontaminiertem** Blut hängt von der Gegenwart antiviraler Antikörper im Blut ab. Antikörper sind erst 4-7 Wochen nach der Infektion vorhanden. Die Latenzperiode zwischen Infektion und AIDS-Vollbild dauert mehr als 1 Jahr und kann bis zu 5–8 Jahren anhalten.

Wie groß wird das Problem AIDS am Ende dieses Jahrhunderts sein? Der US-Public-Health-Service schätzt, daß 1992 etwa 270000 Menschen an AIDS erkranken und 179000 Todesfälle auftreten werden. Die weitere Ausbreitung der

Krankheit kann durch Aufklärung, Kondombenutzung und Vermeidung intravenöser Suchtmittel reduziert, jedoch nicht angehalten werden. Die **Entwicklung eines Impfstoffes** ist eine Herausforderung, da das Antigen der Proteinhülle des HI-Virus, wie bei anderen Viren, eine sehr schnelle Entwicklung nimmt. Medikamente wie **Azidothymidin (AZT),** die in die Virusvermehrung eingreifen, können in der Unterdrückung der Ausbildung der Krankheit wirksam sein, aber sie können zur Zeit nicht vor der Infektion schützen.

2.6.2 Monoklonale Antikörper in der Medizin

Antikörper können mit großer Genauigkeit für das Erkennen spezifischer Moleküle eingesetzt werden. Im Laboratorium lassen sich Antikörper aus Blutplasma von Tieren gewinnen, nachdem ihnen Antigen injiziert wurde und sie eine sekundäre Immunantwort entwickelt haben. Da jedes Antigen mehrere mögliche Determinanten besitzt, stellt die Population von Antikörpern, die auf diese Weise gewonnen werden, eine Mischung verschiedener Determinanten dar. Solch ein Gemisch von Antikörpern heißt *polyklonal.*

Polyklonale Antikörper können nicht nur verschiedene Determinanten auf dem gleichen Antigenmolekül erkennen. Sie besitzen mit hoher Wahrscheinlichkeit auch einige antigenbindende Plätze, die mit unterschiedlichen Molekülen kreuzreagieren. Die Genauigkeit des Erkennens könnte erhöht werden, wenn sich Wege finden lassen, auf denen **monoklonale Antikörper** gegen ein Antigen gebildet werden: Sie müssen von einem einzelnen B-Zell-Klon abstammen und nur für eine Determinante spezifisch sein. So etwas wäre möglich, wenn eine einzelne *Plasmazelle* eines geeigneten Klons sich *endlos in einer Zellkultur vermehrt.* Plasmazellen vermehren sich jedoch nicht gut oder leben in Kulturen oder im Körper nicht sehr lange.

1984 erhielten der britische Wissenschaftler C. *Milstein* und der Schweizer G. *Kohler* den Nobelpreis für ihre Entdeckung einer Methode, große Mengen von monoklonalen Antikörpern herzustellen: Plasmazellen vermehren sich dann in einer Kultur, wenn sie mit *Myelomzellen* hybridisieren, einer Abart von Krebszellen, die sich ununterbrochen in geeigneten Kulturen teilen. Diese Hybriden, die *Hybridomzellen* heißen, lassen sich durch Zellfusion herstellen. Dafür werden Plasmazellen zusammen mit Myelomzellen kultiviert. Einzelne Zellen verschmelzen miteinander, so daß neue Zellen entstehen, die sich wie Krebszellen teilen, aber gleichzeitig weiter mit der Bildung von Antikörpern fortfahren (Abb. 7-49). Diejenigen Zellen, die an der Verschmelzung nicht teilnehmen, können entfernt werden. Die Krebszellen sterben ab, wenn sie nicht die notwendigen Nährstoffe erhalten. Die nicht verschmolzenen Plasmazellen überleben in der Kultur nicht lange. So werden einzelne Hybridomzellen isoliert und vermehren sich danach zu einer Population von *genetisch identischen Zellen,* die einen **Klon** bilden und unbegrenzt lange in Kultur zu halten sind. Der von jedem auf diese Weise hergestellten Klon produzierte Antikörper kann dann auf seine Spezifität überprüft werden.

Monoklonale Antikörper lassen sich an fluoresierende Moleküle binden, die unter dem Lichtmikroskop ihre Bindungsplätze sichtbar machen oder an schwermetallhaltige Moleküle, wie z. B. goldhaltige, durch die ihre Lokalisation im Elektronenmikroskop festgestellt werden kann. Monoklonale Antikörper für spezifische Neurotransmitter werden für die Darstellung von neuralen Leitungswegen im Nervensystem eingesetzt. Mit Hilfe der Affinitätschromatographie lassen sich monoklonale Antikörper auch für die reine Darstellung größerer Mengen ihres Antigens benutzen. Dazu werden Gewebsextrakte durch eine Lage von Teilchen geführt, an die die Antikörper angelagert worden sind. Die Antikörper halten das gewünschte Antigen fest und lassen die anderen Substanzen passieren. Der erste mit dieser Technik kommerziell gereinigte Stoff war das **Interferon.**

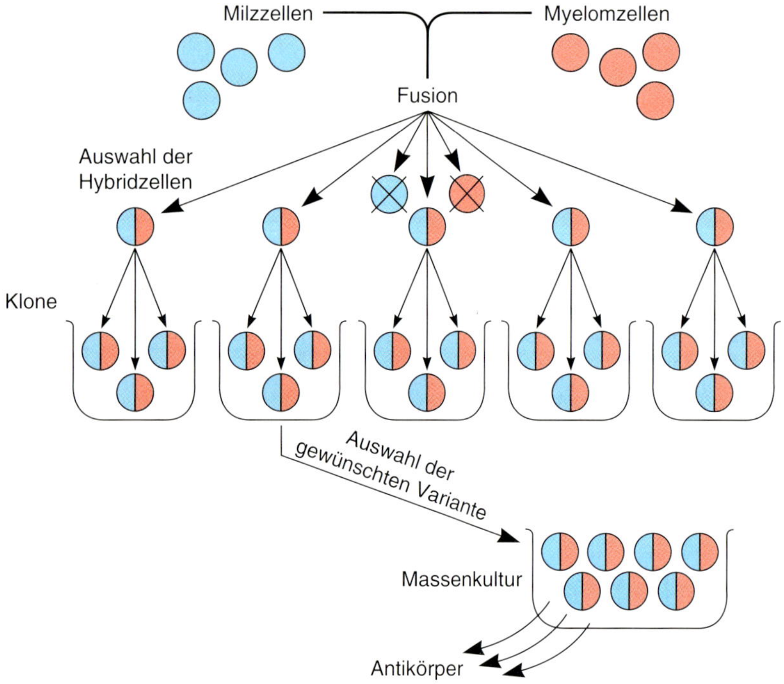

Abb. 7-49:
Produktion eines *Hybridomklons* durch Zellfusion und Selektion der antikörpersezernierenden Klone mit folgender Auswahl und Massenkultur von einem Klon, welches den gewünschten Antikörper herstellt

Es gibt Einsatzmöglichkeiten für monoklonale Antikörper sowohl in der *Diagnostik wie in der Therapie:*

- **Tumorzellen** können z. B. durch monoklonale Antikörper identifiziert werden, die für ein besonderes Antigen spezifisch sind. Die Lokalisation des Tumors im Körper wird durch Konjugation des Antikörpers an einen radioaktiven Marker und dessen Entdeckung durch entsprechendes Absuchen des Körpers festgestellt.
- Monoklonale Antikörper können das *Immunsystem* eines Patienten direkt auf **einen Tumor hinweisen.**
- Schließlich können sie als „Träger" spezifische toxische Substanzen an die Tumorzellen bringen und sie damit abtöten.

3 Fortpflanzung und ihre endokrine Steuerung

Fortpflanzung und endokrine Steuerung

Dieses Kapitel informiert über:

- **Aufbau** von männlichen und weiblichen **Fortpflanzungsorganen**
- die **Bestimmung des genetischen und Gonadengeschlechtes** durch den Geschlechtschromosomensatz und **Störungen der Geschlechtsentwicklung**
- die Ausbildung der männlichen und weiblichen **Keimzellen**
- die endokrinen Vorgänge bei der **Pubertät** sowie die endokrinen Rückkopplungen der **Gonadenfunktion** bei Mann und Frau
- den **menstruellen Zyklus** und die endokrine Bedeutung von Hypothalamus, Hypophysenvorderlappen, Graaf-Follikel und Corpus luteum bei der Zykluskontrolle.

3.1 Einführung

Einführung

- **pränatale Geschlechtsentwicklung**

Zwischen Konzeption und ausgereiftem Organismus durchläuft die Geschlechtsentwicklung mehrere Stufen. Eine erste Verzweigung dieses Weges geschieht zur Zeit der Konzeption – ein Beitrag des Vaters sind die Gene, die das Geschlecht bestimmen.

> Ein spezifisches Signal aus dem genetischen Material veranlaßt die Fortpflanzungsorgane eines männlichen Feten, sich bereits vor der Geburt zum männlichen Organismus zu entwickeln. Dieses Signal findet sich bei weiblichen Feten nicht, daher entwickeln sich die weiblichen Fortpflanzungsorgane *„automatisch"*.

⇦

- **Ausbildung der Geschlechtsidentität**
  - 6 Monate postpartal Wahrnehmung
  - 10–14 Jahre postpartal: Fortpflanzungsfähigkeit

Etwa 6 Monate nach der Geburt beginnt das Kind die Wahrnehmung seiner Identität als Mädchen oder Junge auszubilden. Die Entwicklung einer entsprechenden sexuellen Identität hängt in hohem Maße von Wechselwirkungen mit den Erwachsenen ab, die für das Kind Sorge tragen. 10–14 Jahre nach der Geburt lösen vom Gehirn sezernierte Hormone die Entwicklung der Reproduktionsfähigkeit aus, die physischen Kennzeichen von reifem Mann und reifer Frau werden sichtbar. An jedem wichtigen Punkt in dieser Entwicklung besitzt der Körper grundsätzlich die Möglichkeit, sich entweder in weibliche oder in männliche Richtung zu entwickeln.

- **Bildung der Geschlechtszellen**
  - ♀: Millionen, einige hundert können befruchtet werden
  - ♂: nahezu unbegrenzte Zahl

Das endgültige Ziel der sexuellen Entwicklung ist die Erzeugung der für die Fortpflanzung dienenden Zellen, die die Gene auf die nächste Generation übertragen. Jedes einzelne Individuum stellt eine große Zahl solcher Zellen her: Bei der Geburt besitzt das **weibliche Neugeborene** einen Speicher von mehreren Millionen fortpflanzungsfähiger Zellen, von denen nur einige hundert die Chance haben, befruchtet zu werden – die übrigen degenerieren in verschiedenen Stadien. Beim **Mann** werden die Fortpflanzungszellen vom Erreichen der sexuellen Reife an fortlaufend gebildet. Die Ejakulation setzt ungefähr 100 Mio. Zellen frei. Jede einzelne von einem Menschen gebildete Zelle besitzt die vollständigen Gene. Infolgedessen verfügt jedes Kind über eine der vielen Genkombinationen der Eltern.

3.2 Funktionelle Morphologie der Fortpflanzungsorgane

Aufbau der Fortpflanzungsorgane

3.2.1 Weibliche Geschlechtsorgane

Weibliches Fortpflanzungssystem

primäre und sekundäre Geschlechtsorgane

Bei beiden Geschlechtern besteht das *Fortpflanzungssystem* oder die Genitalien aus den primären Fortpflanzungsorganen oder **Gonaden,** die Fortpflanzungszellen bilden und die Ge-

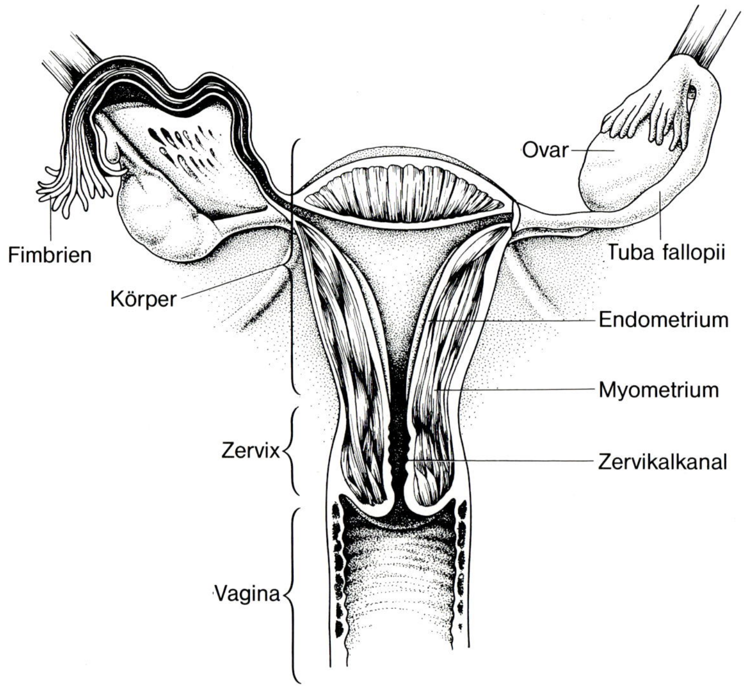

Abb. 7-50: *Innere weibliche Geschlechtsorgane* und ihre akzessorischen Strukturen. Tuben und Uterus sind im Querschnitt gezeigt

schlechtshormone sezernieren, sowie den **akzessorischen Strukturen,** die die Funktion der Gonaden unterstützen.

1. primäre Geschlechtsorgane

⇨

2. sekundäre Geschlechtsorgane
- **Tuba uterina (Fallopi)**

Bei der Frau werden die *Gonaden* von den **Ovarien** gebildet (Abb. 7-50, Tab. 7-16).

Jedes Ovar wiegt etwa 15 g und ist zwischen Beckenwand und Uterus durch je ein feines Ligament befestigt. Der 10–12 cm lange **Eileiter,** Tuba uterina (Fallopi) bildet in Verbindung mit dem zugehörigen Ovar für die weibliche Fortpflanzungszelle, **Ovum**, den Weg in die Gebärmutter. Auch die Tuben sind mit dem Uterus verbunden, jedoch nicht mit dem Ovar.

Tab. 7-16: Männliches und weibliches Fortpflanzungssystem

	männlich	weiblich
Gonaden	Testes	Ovarien
Steroidhormone	Testosteron	Östrogene (vorwiegend Estradiol), Progesteron
akzessorische Strukturen	Penis, Skrotum Gangsysteme aus: Rete testis, Ductuli efferentes, Nebenhoden, Vasa deferentia, Ductus ejaculatorius und Urethra Drüsen mit Prostata, Samendrüsen, Cowper-Drüsen	Tuba uterina, Uterus, Vagina, Labia majora, Labia minora, Klitoris
sekundäre Geschlechtsmerkmale	männliche Körper-, Scham- und Gesichtsbehaarung, größerer Larynx (tiefere Stimme); größere Knochenmasse und längeres Wachstum der Röhrenknochen, engeres Becken, größerer Anteil der Muskelmasse am Körpergewicht, höherer Hämatokritwert, männliches Verhalten	weibliche Körper- und Schambehaarung, breiteres Becken; größerer Anteil der Fettmasse am Körpergewicht; weibliches Muster des Fettansatzes; weibliches Verhalten

Stattdessen umgeben fingerartige Fortsätze der Tuben, **Fimbrien,** das Ovar zur Zeit der Ovulation teilweise.

Die Gebärmutter, **Uterus,** ist ein stark muskulöses Organ zwischen Blase und Rektum und mit der Bauchwand durch Ligamente verbunden (Abb. 7-50). Der Uterus umschließt und unterstützt die sich entwickelnde Leibesfrucht, den **Fetus,** und bringt den reifen Fetus durch die Wehen zur *Geburt.* Die Wand des Uterus besteht aus einer Auskleidung, dem **Endometrium,** und einer Schicht glatter Muskulatur, dem **Myometrium.** Der Innenraum des Uterus ist sehr klein, vergrößert sich aber in der Schwangerschaft. Die enge Passage am unteren Ende des Uterus heißt **Zervikalkanal.** Die Zervix des Uterus führt in einen muskulären Kanal, die **Vagina,** die die Verbindung zum Körperäußeren herstellt. Die Vaginalöffnung liegt unterhalb der Urethra und vor dem Rektum. Obwohl die Vagina an einem Ende offen ist, wird der Uterus gegen das Eindringen von Fremdkörpern durch die enge Zervix und einen dicken Schleimpfropf darin geschützt.

- **Uterus:**
  - Endometrium
  - Myometrium
  - Zervixkanal

Die Strukturen um die äußere Öffnung der Vagina heißen zusammengefaßt **äußere Genitalien**. Sie umfassen die **Klitoris**, eine Struktur, die als sensibles Zentrum bei der sexuellen Reaktion wirkt, die **Labia majora** und **Labia minora**, die die Vaginal- und Urethralöffnung umgeben und abdecken. Eileiter, Uterus, Vagina, Klitoris, Labia minora und majora sind die weiblichen **akzessorischen Geschlechtsorgane** (Tab. 7-16).

äußere Geschlechtsorgane

Wiederholungsfragen:
1. Was sind und wo liegen die weiblichen Gonaden?
2. Was sind die weiblichen akzessorischen (äußeren) Geschlechtsorgane?

Fragen

3.2.2 Männliche Geschlechtsorgane

Männliches Fortpflanzungssystem

1. primäre Geschlechtsorgane
- **Testes** →Spermien

Die männlichen Gonaden, die Hoden oder **Testes,** erzeugen die männlichen Fortpflanzungszellen, die **Spermatozoen** oder Samenzellen (Abb. 7-51). Beim Fetus liegen die Testes im Abdomen. Vor der Geburt sinken sie gewöhnlich in das **Skrotum** an der Außenseite des Abdomens ab, wo die Temperatur unter derjenigen des Körperkernes liegt. Kommt der Descensus testis nicht zustande, so bleiben die Testes im Bereiche der Körperkerntemperatur und die Spermatozoen können sich nicht normal entwickeln.

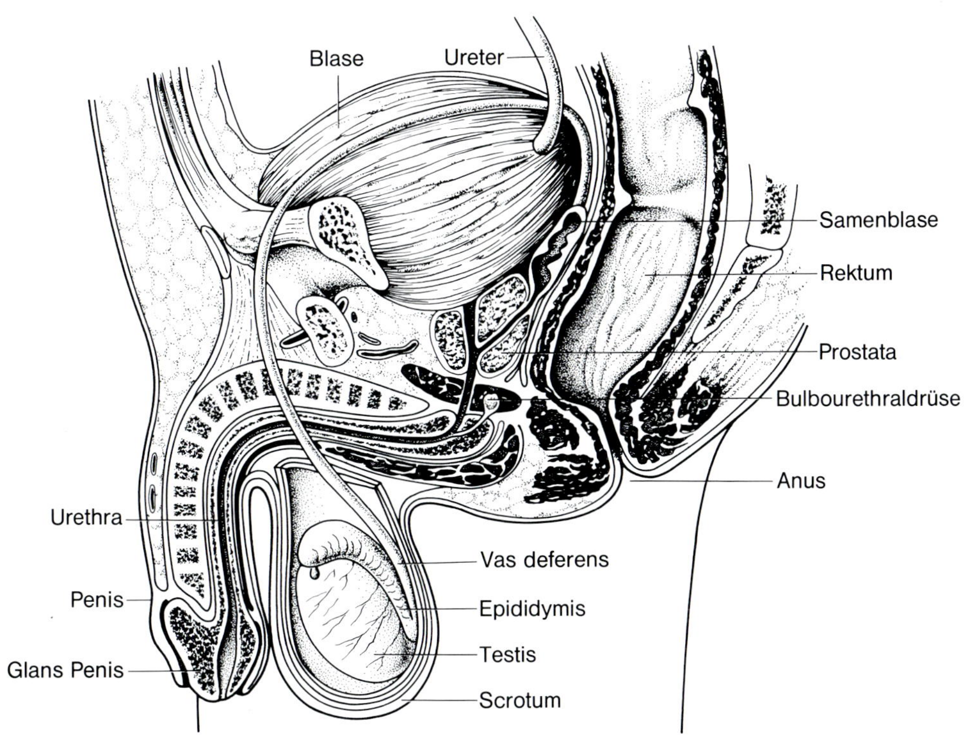

Abb. 7-51: *Hoden* und die männlichen *akzessorischen Fortpflanzungsorgane*

Funktion der Testes

• Innerhalb der Testes läuft die **Spermatogenese** in den *Samenkanälchen* oder *Tubuli seminiferi* ab, die etwa 80% der Hodenmasse ausmachen (Abb. 7-52)
• Die Samenkanälchen enthalten die **Spermatogonien**, Zellen, aus denen sich **Spermatozoen** entwickeln, während die *Sertoli-Zellen* die sich entwickelnden Spermatozoen ernähren
• In den Samenkanälchen befinden sich außerdem Zellen verschiedener Reifestadien der Spermatozoen, **Spermatozyten** und **Spermatiden**.
Zwischen den Samenkanälchen liegen die interstitiellen **Leydig-Zellen**, die das männliche Sexualhormon **Testosteron** sezernieren.

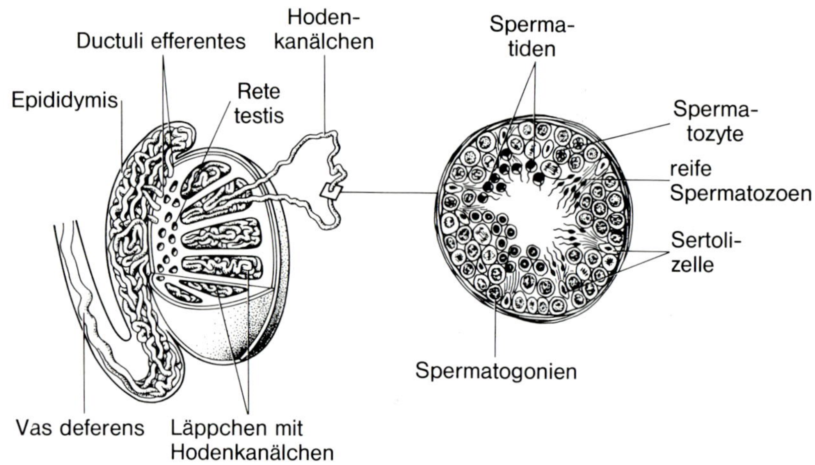

Abb. 7-52: *Links:* Hoden und Nebenhoden mit Vas deferens. Herausgehoben ist die Anordnung von Rete testis und Hodenkanälchen. *Rechts:* Querschnitt durch ein einzelnes Hodenkanälchen mit Spermatogonien- und Sertoli-Zellen sowie Zellen in verschiedenen Stadien der Meiose und der Spermiogenese

2. akzessorische Geschlechtsorgane
• Kanalsysteme

Die akzessorischen männlichen Strukturen umfassen ein System von Gängen und Drüsen und den Penis, der die Spermatozoen in die Vagina transportiert und das Zentrum der Empfindungen der männlichen Sexualreaktion darstellt (Tab. 7-16, Abb. 7-51,52). Beginnend bei den Samenkanälchen folgen als Gänge das **Rete testis,** die **Ductuli efferentes** – diese beiden Strukturen liegen innerhalb des Hodens –, der Nebenhoden, **Epididymis,** das **Vas deferens,** welches von jedem Hoden zum **Ductus ejaculatorius** führt, und schließlich die **Harnröhre.** Von diesen sind bis auf die Harnröhre alle doppelt angelegt.

• Drüsen

Die Drüsen des männlichen Systems umfassen 2 **Samendrüsen** und die **Prostata**, die sich in das **Vas deferens** und die Ductus ejaculatorii ausleeren, sowie die **Cowper-Drüsen**, Bulbourethraldrüsen, die in die Urethra münden.

• Sperma
– 10% sind Spermien

Die Sekrete aller dieser Drüsen mit den Spermatozoen und der Flüssigkeit aus dem Vas deferens bilden zusammen die Samenflüssigkeit. Die Spermatozoen selbst machen weniger als ein Zehntel des Samens aus. Die Hauptmasse des Volumens wird durch die Samendrüsen beigesteuert, weniger von Prostata und Bulbourethraldrüsen. Der Samen wird in der Urethra gemischt und durch Kontraktion der glatten Muskulatur des Abführgangsystemes während der **Ejakulation** ausgetrieben.

• Samenflüssigkeit:
– Fruktose
– Bikarbonat
– Prostaglandine
– Gerinnungsfaktoren

Der Samen enthält mehrere Bestandteile zur Sicherung der Lebensfähigkeit der in die Vagina abgelagerten Spermatozoen. Sie umfassen *Fruktose,* die Energie für die Beweglichkeit der Spermatozoen liefert, *Bikarbonat* als Puffer für das saure Milieu der Vagina, *Prostaglandine* für die Auslösung der Kontraktionen des weiblichen Reproduktionstraktes zur Unterstützung des Spermatozoentransportes sowie *Faktoren zur Gerinnung* des Samens, um ihn in der Vagina zu halten.
Penis und Klitoris entwickeln sich aus der gleichen embryonalen Struktur.

• **Penis**

Der Penis enthält 3 Gefäßsinus: die 2 **Corpora cavernosa** und das **Corpus spongiosum**, durch welches die Harnröhre läuft. Diese 3 bilden die **erektilen Gewebe**, die sich bei der Erektion des Penis mit Blut füllen. Ähnlich gebaute, jedoch kleinere Strukturen verursachen die Erektion der Klitoris bei der Frau.

Ein großer Teil der sensorischen Reize vom Penis stammen aus einer dichten Ansammlung von Rezeptoren in der **Glans penis** (s. Abb. 7-51). Die Klitorisspitze besitzt ebenfalls eine dichte Population ähnlicher Rezeptoren.

Fragen

Wiederholungsfragen:

1. Benennen und beschreiben Sie die Funktion der 3 wichtigsten Hodenzellen!
2. Welches sind und wo liegen die erektilen Gewebe im männlichen Genitalsystem? Welches sind die entsprechenden Gewebe im weiblichen Genitalsystem?
3. Aus welchen Komponenten besteht das männliche Drüsen- und Abführungssystem?

3.3 Genetische Grundlagen von Fortpflanzung und Geschlechtsbestimmung

Grundlagen von Fortpflanzung und Geschlechtsbestimmung

3.3.1 Meiosis – Bildung haploider Gameten

Meiosis, Gametogenese

• **Chromosomensatz**

Menschliche Zellkerne enthalten insgesamt 46 Chromosomen: die **22 homologen Paare** von **autosomalen oder somatischen Chromosomen** und ein homologes Paar von **Geschlechtschromosomen** (Abb. 7-53).

Jedes einzelne Chromosom eines homologen Paares stammt von einem der beiden Eltern. Außer den Geschlechtschromosomen sind die beiden Teile eines Paares von homologen Chromosomen unter dem Mikroskop identisch in Größe und Erscheinung und tragen die gleichen Gene. Jedes Geschlechtschromosomenpaar besteht entweder aus 1 **X**- und 1 **Y-Chromosom** beim Mann oder 2 X-Chromosomen bei der Frau.

• **diploider Chromosomensatz**

Die Gesamtzahl der **46** Chromosomen entspricht der doppelten Anzahl der von jedem Elternteil beigetragenen Chromosomen und heißt **diploider Chromosomensatz.**

Bei der mitotischen Zellteilung während des Wachstums repliziert sich jedes Chromosom selbst und jede Tochterzelle empfängt einen vollen Satz von Chromosomen, der identisch mit dem der Mutterzelle ist.

• **Meiose: Gametogenese – Reduktionsteilungen**
– 1. Reifeteilung
– 2. Reifeteilung

Meiosis ist die Art von Zellteilung, die **Gameten** oder Fortpflanzungszellen in Ovar und Testes erzeugt. Ergebnis der Meiose sind Zellen mit **haploidem Chromosomensatz.** Die Meiosis umfaßt 2 sich folgende Zellteilungen, die als **erste** und **zweite meiotische Teilung** oder 1. und 2. Reifeteilung bezeichnet werden. Am Ende der Meiosis besitzt jede der 4 entstandenen Gameten einen einzelnen aus den homologen Paaren von autosomalen Chromosomensätzen

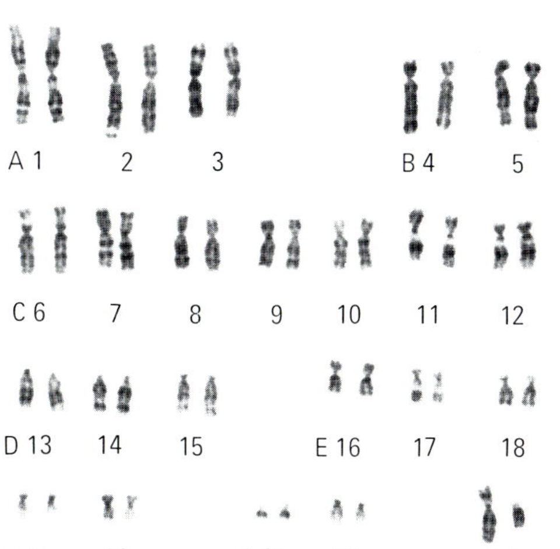

Abb. 7-53:
Normaler *männlicher diploider Chromosomensatz* in der Metaphase einer Mitose. Die Chromosomen werden nach Lymphozytenkulturen mikroskopisch aufgearbeitet, fotografisch dokumentiert und danach paarweise sortiert. Jedes Chromosom muß seinen Partner finden: Sie bilden ein Paar. Nur die männlichen Geschlechtschromosomen sind unterschiedlich groß. Die paarweise Zuordnung ergibt sich nach Spezialfärbung der Chromosomen (*Banding-Methode*) entsprechend internationaler Übereinkunft

sowie eins der Geschlechtschromosomen. Die Verschmelzung der Zellen der beiden Gameten bei der Befruchtung stellt den diploiden Chromosomensatz im befruchteten Ei, der **Zygote,** wieder her.
Auf der Ebene der Chromosomen sind die Vorgänge der Meiosis für Ovar und Testes ähnlich. Für eine einfachere Erklärung soll zuerst die *Spermatogenese* im Hoden beschrieben werden, um dann die wichtigen Unterschiede zwischen Spermatogenese und Oogenese aufzuzeigen.

Spermatogenese

3.3.1.1 Spermatogenese

- **Spermatogonien**

Im Hoden des geschlechtsreifen Mannes unterliegen die Spermatogonien einer fortwährenden mitotischen Teilung. Eine der dabei entstandenen Tochterzellen verbleibt als **Spermatogonie,** die andere bildet eine Zellinie, die 16 Spermatozoen entstehen läßt. Auf diese Weise wird die Zahl der Spermatogonien eingehalten und gleichzeitig die Spermatozoenproduktion über das ganze Leben fortlaufend möglich gemacht.

- **Spermatozyten**
- **primäre S.** (46, XY)

Die Zellinie, die schließlich zu den Spermatozoen führt, durchläuft *2 weitere Mitosezyklen* (Abb. 7-54). Deren Ergebnis sind 4 **primäre Spermatozyten** (S. I. Ordnung), von denen jede eine meiotische Teilung erfährt. Die primären Spermatozyten sind wie die Spermatogonien diploide Zellen (46, XY). Vor der **ersten meiotischen Teilung** replizieren sich die Chromosomen jeder primären Spermatoyzte. Jedes einzelne Chromosom und seine Kopie bleiben aneinandergeheftet und bilden *ein Doppel.* Zu diesem Zeitpunkt enthält jede primäre Spermatozyte 23 homologe Paare von Doppeln. Wenn die primären Spermatozyten die 1. meiotische Teilung durchlaufen, empfängt jede Tochterzelle als **sekundäre Spermatozyte** (Präspermatiden, Spermatozyten II. Ordnung) eines der Doppel von jedem homologen Paar. Auf diese Weise besitzt jede der 8 sekundären Spermtozyten aus einem einzelnen Spermatogonium 2 Kopien von jedem der originalen 23 homologen Chromosomenpaare (23, X; 23, Y).

- **sekundäre S.** (23, Y; 23, X) nach 1. Reifeteilung

- **Chromosomensatz und Gene**
- Allele
- sekundäre Spermatozyten sind genetisch nicht identisch

Einzelne Gene sind an spezifischen Stellen auf den jeweiligen Chromosomen lokalisiert. Der Platz eines Gens auf einem Chromosom kann von einer der Genformen, den **Allelen,** eingenommen sein. Unterschiedliche Allele sind in der Hauptsache verantwortlich für verschiedene Merkmale. Z. B. sind die Kennzeichen des Körper- und Kopfhaares von einer Familie von

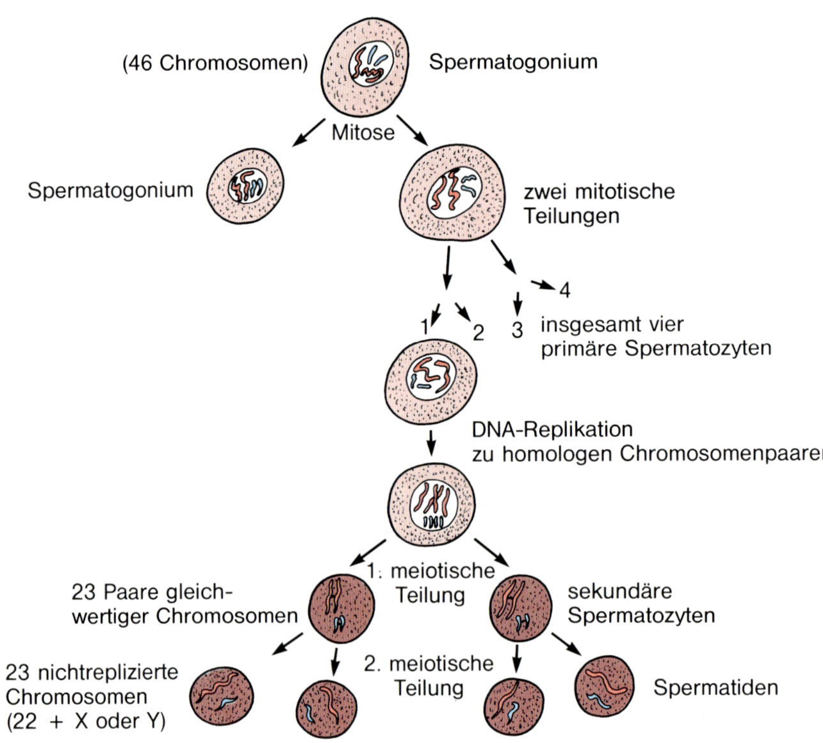

Abb. 7-54: Ablauf der *Spermatogenese* im Hoden. Der Einfachheit halber sind nur 2 Paare homologer Chromosomen statt der normalen Anzahl von 23 aufgezeichnet. Die Tochterzelle der Gameten in der ersten mitotischen Teilung durchläuft 2 weitere Mitosezyklen, in denen 4 primäre Spermatozyten entstehen. Von ihnen führt jede zwei weitere meiotische Teilungen durch. Die Darstellung folgt den Schritten der Meiose nur für eine der vier primären Spermatozyten

Genen codiert. Gegenwart und Wechselwirkung verschiedener Allele dieser Gene bestimmen, ob das Haar glatt oder lockig, dunkel oder blond usw. wird. Auch wenn homologe Chromosomen unter dem Mikroskop gleich aussehen und gleiche Gene tragen, sind sie nicht identisch, denn sie enthalten verschiedene Allele vieler dieser Gene. Infolgedessen sind zwei sekundäre Spermatozyten, die aus der ersten meiotischen Teilung entstehen, genetisch nicht identisch.

Die 1. Reifeteilung ist die wesentliche Quelle der außerordentlich großen genetischen Variabilität unter den reproduktiven Zellen, die von einem einzelnen Individuum erzeugt werden. Da die Doppel zufällig unter den Tochterzellen verteilt sind, müssen die von den Eltern stammenden Chromosomen in einer großen Zahl unterschiedlicher neuer Kombinationen auftreten. Die primären Spermatozyten eines Individuums können für mehr als 4 Mio verschiedener Kombinationen von Paaren in der sekundären Spermatozyte verantwortlich sein. Eine noch größere Variabilität in dem möglichen genetischen Muster der sekundären Spermatozyten wird durch einen Vorgang zustandegebracht, der **crossing over** heißt. Bei dieser Kreuzung tauschen homologe Doppel einzelne Stücke untereinander aus, während sie für die meiotischen Teilung ausgerichtet werden (Abb. 7-54).

- **genetische Vielfalt** durch
  - 1. Reifeteilung (Chromosomenteilung)
  - crossing over

Für jede der sekundären Spermatozyten aus der ersten meiotischen Teilung einer primären Spermatozyte erfolgt dann die **2. meiotische Reifeteilung** (Abb. 7-54). Dabei spaltet sich jedes Doppel und jede der 2 Tochterzellen oder **Spermatiden** empfängt eins dieser Teile. So hat jede Spermatide eine Kopie jedes Chromosoms aus jedem homologen Chromosomenpaar, die in der sekundären Spermatozyte vorhanden sind. Da 2 meiotische Teilungszyklen ablaufen, ist jede der 4 primären Spermatozyten (I. Ordnung) der Vorläufer von 2 sekundären Spermatozyten (II. Ordnung) und 4 Spermatiden. So endet die Zellinie aus der originellen mitotischen Teilung eines einzelnen Spermatogoniums mit 16 Spermatiden. Jede Spermatide hat 23 Chromosomen, einen haploiden Satz.

- **Chromosomensatz der Spermatiden**
  - 2. Reifeteilung: 1 sekundärer Spermatozyt→2 Spermatiden

3.3.1.2 Spermiogenese

Spermiogenese

Obwohl die Spermatiden nach der **Spermatogenese** haploid sind, können sie noch nicht als Fortpflanzungszelle wirksam werden. Ihnen fehlt die Ausrüstung, um eine Eizelle zu erreichen und zu befruchten. Bei der **Spermiogenese** oder Spermatohistogenese erwerben die Spermatiden diese speziellen Strukturen der Spermatozoe (Abb. 7-55).

Während der Spermiogenese wird der größte Teil des Zytoplasmas abgestreift, so daß ein Kopf der Zelle mit 2–3 μm Durchmesser und 5 μm lang zurückbleibt, der aus einem Kern und der ihn dicht umgebenden Plasmamembran besteht. Jede Spermatide entwickelt einen **Schwanz** für die Fortbewegung, ein **Mittelstück** mit Mitochondrien für die ATP-Versorgung zur Bewegung des Schwanzes und ein **Akrosom** am Kopf. Das Akrosom liegt nahe der Plasmamembran und enthält die für die Penetration des Eies erforderlichen Enzyme *Hyaluronidase, Protease* und *koronapenetrierendes* Enzym.

Spermatozoen = Spermium = Samenfaden
- **Bau**

Im Gegensatz zu den meisten von Glukoseversorgung abhängigen Zellen werden die Spermatozoen durch *Fruktose* aus den Samenblasen mit Energie versorgt. Die durchschnittliche Wanderungsgeschwindigkeit der Spermatozoen beträgt etwa 50 μm/sec. oder *3 mm/min.* Ejakulierte Spermatozoen können ein Ei nicht befruchten, bevor sie **kapazitiert** worden sind. Das geschieht durch einen noch unbekannten chemischen Faktor im weiblichen Fortpflan-

- **Verhalten**
  - Fortbewegung: 3 mm/min
  - Kapazitation: Aktivierungsprozeß

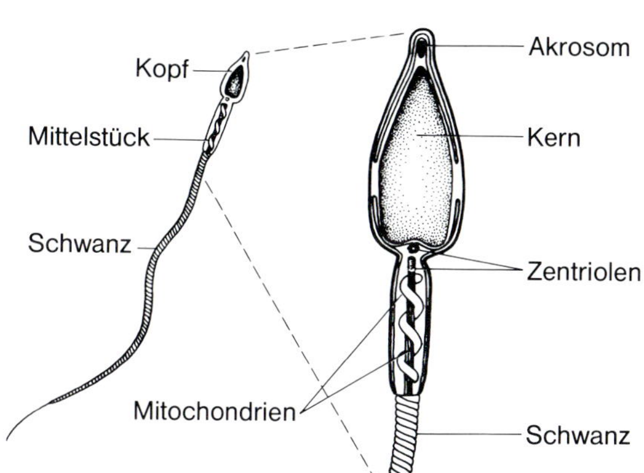

Abb. 7-55:
Struktur der *Spermatozoe*

zungsorgan. Die Notwendigkeit dieser Kapazitierung war ein Problem der Entwicklung der In-vitro-Fertilisation (s. Kap. VII/3.9),

Oogenese, Follikelentwicklung

- **Oogenese vs. Spermatogenese**

⟹

3.3.1.3 Oogenese und Follikelentwicklung

Oogenese und Spermatogenese unterscheiden sich
- in der Zeitfolge der Vorgänge ihres Lebenszyklus
- in dem Schicksal ihrer Tochterzelle und
- in der Differenzierung der zytoplasmischen Teile der Zelle (Tab. 7-17)

Spermatogenese beginnt mit der Pubertät und hält bis zu hohem Alter an.
In den Ovarien werden alle Oogonien vor der Geburt in primäre Oozyten umgewandelt.

Die 1. Reifeteilung der **primären Oozyten** beginnt in der Fetalperiode und wird während der Metaphase angehalten (Abb. 7-56). Um die Zeit der Geburt enthält jedes Ovar etwa 2 Mio. **Primordialfollikel,** von denen jedes aus einer *primären Oozyte* und einer einfachen Schicht Follikelepithelzellen (Granulosazellen) besteht. Jede primäre Oozyte enthält 46 homologe Paare von Doppeln.

- **Follikelreifung im Lebenslauf**

Während des Lebens verfallen Follikel der Degeneration oder **Atresie.** Ungefähr 400 000 Follikel erreichen den Zeitabschnitt der Pubertät. Nach der Pubertät beginnen die **Ovulationszyklen.** In jedem von ihnen reifen mehrere Follikel zu **Primärfollikeln,** aber gewöhnlich schließt nur ein Follikel die Reifung ab und setzt seine Oozyte frei. Zum Zeitpunkt der **Menopause** ist der Vorrat der Oozyten nahezu erschöpft. Diese Einstellung der Ovarialfunktion geschieht normalerweise in der fünften Lebensdekade. Während der reproduktiven Phase einer Frau reifen nur wenige hundert von der ursprünglichen Zahl der Follikel und werden freigesetzt. Der Rest degeneriert.

- **Chromosomensatz der Oozyte**
  - **1 primäre O.** (46, XX) →1 sekundäre O. (23, X) →1. Polkörperchen
  - 2. Reifeteilung nach Befruchtung: →1 Ovum (23, X) →2. Polkörperchen (23, X)
- **Embryonalentwicklung** beginnt nach Befruchtung

Die 1. Reifeteilung der primären Oozyte (46, XX) wird um die Zeit der Ovulation wieder aufgenommen (Abb. 7-56). Die Teilung des Zytoplasmas ist nicht gleichmäßig. Eine der beiden Tochterzellen erhält nahezu alles und wird eine **sekundäre Oozyte** (23, X). Die andere Tochterzelle bildet den kleinen **ersten Polkörper** und hat keine weitere Zukunft. Sie teilt sich und geht zugrunde. Wenn die sekundäre Oozyte von einem Spermium penetriert wird, setzt die 2. Reifeteilung ein (Abb. 7-56). Wie in der 1. Teilung ist auch hier die Teilung der Chromosomen gleich, jedoch die des Zytoplasmas ungleich, so daß ein **zweites Polkörperchen** (23, X) und ein relativ großes **Ei** (23, X) entstehen. Nach der Befruchtung verschmilzt der Kern des Spermiums mit dem des Eies und stellt den diploiden Chromosomensatz wieder her. Die folgenden Mitosezyklen stellen den **Beginn der Embryonalentwicklung** dar. Der Embryo durchläuft wesentliche Entwicklungsstufen und Zellteilungen, bevor er aus dem mütterli-

Tab. 7-17: Vergleich zwischen Oogenese und Spermatogenese

	Oogenese	Spermatogenese
Stammzellen	Oogonien	Spermatogonien
Zeitplan der Meiose	unterbrochen vor der Geburt in der ersten meiotischen Metaphase; fortgesetzt für die Ovulation nach der Pubertät; zweite meiotische Teilung nach der Befruchtung; Vorgänge enden zur Menopause	beginnt mit der Pubertät und hält bis zum Tode an
Schicksal der Tochterzellen	zur Geburt bestehen nur primäre Oozyten; aus jeder primären Oozyte wird eine Eizelle, die anderen Tochterzellen degenieren als Polkörperchen	aus jeder Spermatogonie entstehen 16 Spermatiden, von denen jede zu einer Speramtozoe wird
Teilung des Zytoplasmas	die Oozyte erhält jeweils den größten Teil des Zytoplasmas, die Polkörperchen besitzen Chromosomen, aber nahezu kein Zytoplasma	das Zytoplasma wird gleichmäßig unter die Tochterzellen aufgeteilt, während der Spermiogenese wird praktisch alles Zytoplasma abgestreift

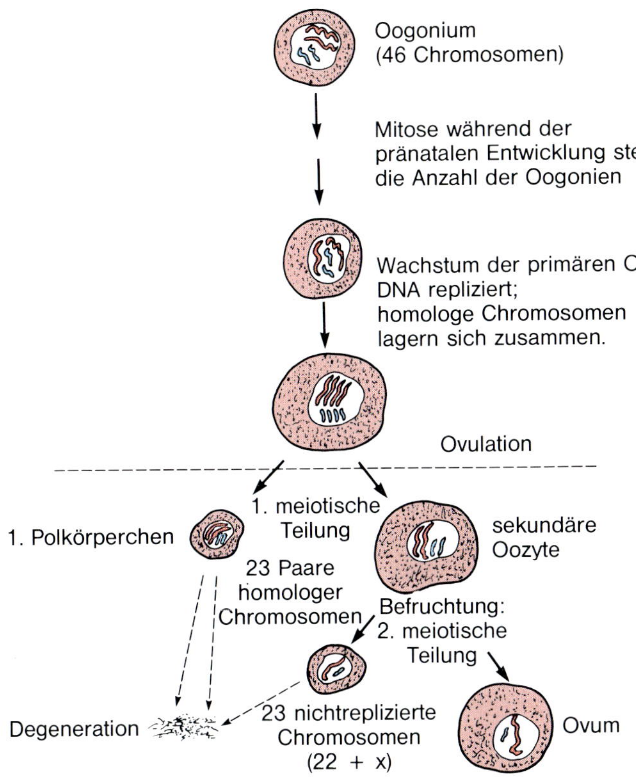

Abb. 7-56: Ablauf der *Oogenese* im Ovar. Wegen der ungleichen Teilung des Zytoplasmas bei der Meiose im Ovar entsteht aus jeder primären Oozyte nur eine einzelne Eizelle

chen Körper Nahrung empfangen kann. Die ungleiche Teilung des Zytoplasmas bei der Meiose gewährleistet die Versorgung des Eies mit Nährstoffen und zellulären Organellen, die auf den jungen Embryo übertragen werden.

Fragen

Wiederholungsfragen:
1. Was ist ein diploider Chromosomensatz? Was sind homologe Chromosomen? Was ist ein Doppel?
2. Worin bestehen die Unterschiede zwischen Spermatogenese und Oogenese?
3. Was ist der Unterschied zwischen Spermatogenese und Spermiogenese?

3.3.1.4 Festlegung des genetischen Geschlechtes

Genetisches Geschlecht
- **Spermatozoe hat entweder**
  - **X-Chromosom** oder
  - **Y-Chromosom**

Bei der Spermatogenese führt die Reduktion der Chromosomen auf den haploiden Satz während der 1. Reifeteilung zu Spermatozoen, die entweder ein X- oder ein Y-Chromosom besitzen (23 X; 23 Y). Die autosomalen Chromosomen und das X-Chromosom tragen spezifische Gene für die grundsätzlichen Strukturen und Funktionen des Körpers bei beiden Geschlechtern. Sie tragen *keine Gene für die Geschlechtsentwicklung.*

Das **Y-Chromosom** ist viel kleiner als das X-Chromosom (s. Abb. 7-53) und enthält nur wenige Gene, aber unter diesen sind das oder diejenigen für die *Ausbildung von Testes in den Gonaden* des Fetus.

Bei der Oogenese tragen *alle* Gameten ein X-Chromosom, denn die Oogonien haben wie alle anderen Zellen einer Frau kein Y-Chromosom. Spermatozoen enthalten entweder ein X- oder ein Y-Chromosom. Das genetische Geschlecht der Zygote wird durch das Spermium bestimmt. Trägt es ein Y-Chromosom, so wird der Chromosomensatz der Zygote XY enthalten, trägt es ein X, dann enthält der Zygotensatz XX.

- **genetisches Geschlecht** bestimmt durch
  - Y-Chromosom

Das Vorhandensein eines Y-Chromosoms bestimmt das **männliche genetische Geschlecht**, die Abwesenheit des Y-Chromosoms bestimmt das **weibliche genetische Geschlecht**.

Entwicklung der Fortpflanzungsorgane
- **Gonaden- und Genitalgeschlecht**
1. Spermium (X oder Y) legt **Gonadengeschlecht** fest
2. Ausbildung von akzessorischen Organen: **Genitalgeschlecht**

3.3.1.5 Embryonale Entwicklung der Fortpflanzungsorgane

Die *intrauterine* Entwicklung der Fortpflanzungsorgane besteht aus 2 Schritten (Abb. 7-57):
- im ersten Schritt löst das genetische Geschlecht des Fetus, welches durch das Spermium-Geschlechtschromosom festgelegt wurde, die Entwicklung der entsprechenden Gonaden aus und entwickelt damit das **Gonadengeschlecht**
- der zweite Schritt ist die Ausbildung der zugehörigen männlichen oder weiblichen **akzessorischen Organe,** die innere und äußere Genitalien umfassen: Die Entwicklung männlicher Strukturen ergibt sich aus der Gegenwart der *Testes.*

Die Entwicklung der entsprechenden äußeren Genitalorgane legt das **Genitalgeschlecht** fest, mit dem feststeht, ob der Fetus als männliches oder weibliches Neugeborenes zur Welt kommt.

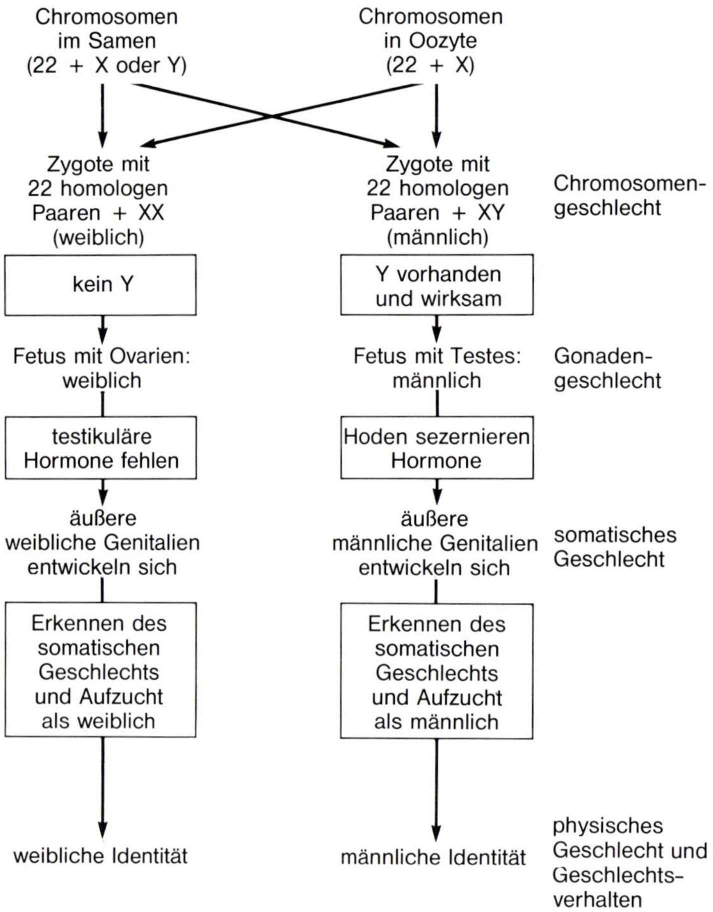

Abb. 7-57: Die *Vererbung der Geschlechtschromosomen* löst eine Folge von Schritten aus, in denen die pränatale Entwicklung die passenden Keimdrüsen und Geschlechtsorgane differenziert. Im Heranwachsen erwirbt das Kind die entsprechende Geschlechtsidentität und die sexuelle Orientierung. Störungen der Sexualentwicklung können in jedem Schritt dieser Folge eintreten

- **primitive Gonaden des Embryo** ⇨

Der Embryo besitzt bis zur 7. Embryonalwoche morphologisch identische, **indifferente Gonaden**, die sowohl Testes wie Ovarien werden können und einen **primitiven Urogenitaltrakt**, der entweder männliche oder weibliche Geschlechtsorgane ausbilden kann.

– **3 Zelltypen:** Gametenbildner, „Ernährungszellen", „Hormonzellen"

Die indifferenten Gonaden weisen 3 Zelltypen auf:
- Zelltypen, die Gameten, also *Oogonien* oder *Spermatogonien* bilden können.
- Vorläufer von Zellen für die Ernährung der sich entwickelnden Gameten, also Granulosazellen im Ovar oder Sertoli-Zellen im Testes und

• Voräufer der Zellen für die Produktion der Geschlechtshormone, also Theka-Zellen im Ovar oder Leydig-Zellen im Hoden.

Der primitive Urogenitaltrakt besteht aus *2 Gangsystemen*, dem **Wolff-Gang,** der die männlichen Drüsen und Gangsysteme zum Ziel hat, und dem **Müller-Gang,** der sich zu den weib-

- **2 Schläuche:**
  - Wolff-Gang
  - Müller-Gang

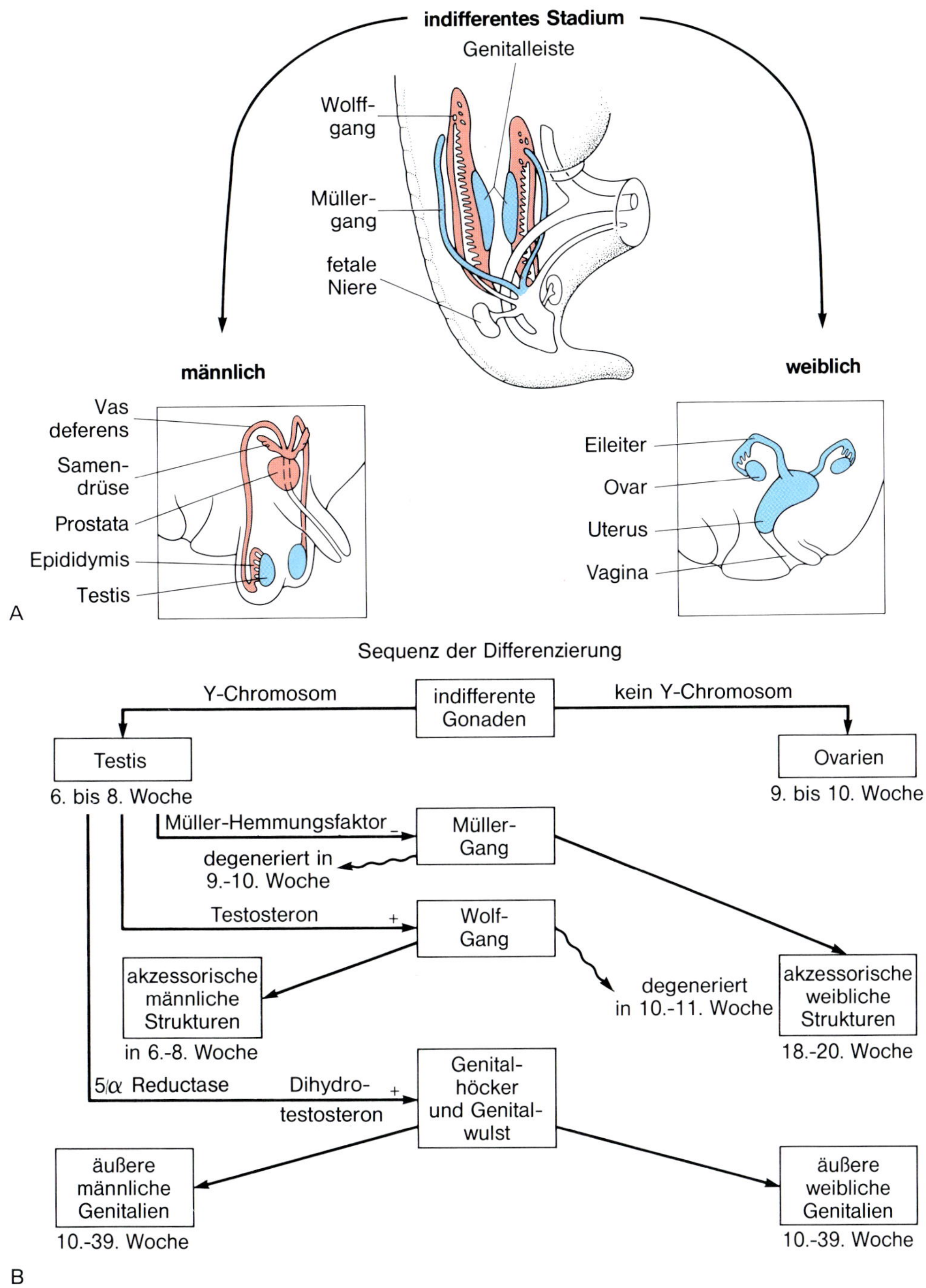

Abb. 7-58: A. Der frühe Embryo (Mitte) ist sexuell pluripotent. Die Gonaden können sich entweder zu *Ovarien* (rechts) oder *Testes* (links) entwickeln, je nach der Gegenwart oder Abwesenheit eines *Y-Chromosoms.* Im Falle eines männlichen Gonadengeschlechtes bewirkt die Sekretion von Testosteron die Entwicklung des *Wolff-Ganges* in die männlichen inneren akzessorischen Strukturen (links); der *Müller-Hemmungsfaktor,* den die Testes abgeben, bringt die *Müller-Gänge* zur Rückbildung. Testosteron bewirkt auch, daß die äußeren Genitalien männlich werden. Sind keine Hoden vorhanden, so degenerieren die Wolff-Gänge, die Müller-Gänge entwickeln sich zu den weiblichen inneren akzessorischen Strukturen und die äußeren Geschlechtsorgane nehmen die weibliche Form an. **B.** Folge und Zeitplan der *Geschlechtsdifferenzierung*

lichen akzessorischen Strukturen entwickeln kann (Abb. 7-58). Der Embryo besitzt Genitalhöcker, Urogenitalrinne und Genitalhügel (Abb. 7-59), die sich in männliche oder weibliche äußere Genitalien differenzieren können. So sind die **Gonaden** und die akzessorischen Fortpflanzungsorgane beim frühen Embryo **pluripotent.** Wenn das Signal des Y-Chromosoms vorliegt, wird die Realisierung des männlichen Potentials vollzogen. Das weibliche Potential wird automatisch in der Entwicklung exprimiert.

- **Fingerprotein des Y-Chromosom** = Schlüsselgen für männliche Entwicklung
- **weibliche Gonadenentwicklung**: aus Müler-Gang
  - Tuben
  - Uterus
  - Teile der Vagina
  - **Genitalgeschlecht** aus äußerem Genitalhöcker

Neuere Studien belegen, daß ein Schlüsselgen im Y-Chromosom ein Protein codiert, welches zu den sog. **Fingerproteinen** gezählt wird. Die fingerähnliche Struktur kann direkt mit der DNA der spezifischen Gene in Wechselwirkung treten, um die Transkription zu steuern. Vermutlich beeinflußt das Fingerprotein die Aktivität des oder der Gene, deren Produkte die indifferenten Gonaden von ihrem eingebauten weiblichen Muster in das männliche Entwicklungsmuster umschalten.

Liegt *kein* Y-Chromosom vor, so entwickeln sich um die 9.–10. Woche nach der Befruchtung die undifferenzierten Gonaden zu Ovarien und bilden das **weibliche Gonadengeschlecht** (Abb. 7-58). Um die 18.–20. Woche bilden sich aus dem Müller-Gang die Tubae uterinae, der Uterus und das innere Viertel der Vagina. Der Wolff-Gang degeneriert spontan um die 10.–11. Woche, so daß keine männlichen akzessorischen Geschlechtsorgane in Erscheinung treten. Der *äußere Genitalhöcker* differenziert sich in die äußeren drei Viertel der Vagina, die Labia majora und minora und die Klitoris und bilden damit das **weibliche Genitalgeschlecht.**

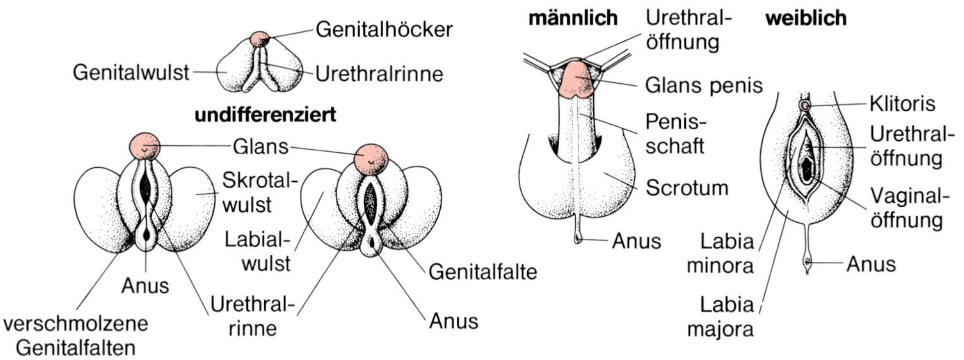

Abb. 7-59: *Differenzierung der äußeren Geschlechtsorgane.* Die verschiedenen Wege der puripotenten embryonalen Strukturen sind durch verschiedene Farben gekennzeichnet

- **männliche Gonadenentwicklung**: Y-Chromosom → **Testes** → **Gonadengeschlecht**
  - **Wolff-Gang**
  - **MRF** u. **Testosteron** induzieren **Genitalgeschlecht**

Die Gegenwart des *Y-Chromosoms* mit seinem Kontrollgen verhindert den Ablauf dieser Folgen. Die Kontrolle des Genes veranlaßt die Gonaden, sich um die 6.–8. Woche in *Testes* zu differenzieren, 2–3 Wochen bevor sonst Ovarien entstehen würden. Die Gegenwart der Testes bestimmt das **männliche Gonadengeschlecht.** Kurz nach der Differenzierung der Testes beginnen die Leydig-Zellen *Testosteron* zu sezernieren. Diese frühe Testosteronproduktion bringt die Wolff-Gänge dazu, sich in die männlichen Drüsen- und Gangsysteme, Nebenhoden, Samenleiter und -drüsen zu differenzieren (s. Abb. 7-51, 59). Die Sertoli-Zellen der Hoden differenzieren sich zwischen 9.–10. Woche und geben ein Protein, den **Müller-Regressionsfaktor MRF,** ab, von dem die Entwicklung der vom Müller-Gang abgeleiteten Strukturen unterdrückt wird. Testosteron hemmt auch die Differenzierung der äußeren Genitalien in weibliche Strukturen und stimuliert den primitiven Urogenitaltrakt zur Entwicklung in Prostata und äußere männliche Genitalien: Das **männliche Genitalgeschlecht** ist ausgebildet (Abb. 7-58, 59).

Fragen

Wiederholungsfragen:

1. Was ist die Entwicklungsbasis für die Behauptung, daß der menschliche Bauplan weiblich ist?
2. Nennen Sie die Faktoren für die Bestimmung des genetischen, Gonaden- und Genitalgeschlechtes!

3.4 Hormonelle Steuerung der Geschlechtsreifung

3.4.1 Rolle von Hypothalamus und Hypophysenvorderlappen (HVL) in der Pubertät

Die Gonaden und akzessorischen Geschlechtsorgane wachsen langsam, produzieren keine Gameten und sezernieren während der Kindheit (10–12 Jahre) vor dem Einsetzen der Geschlechtsreifung sehr wenig Hormone.

> Das Einsetzen der Geschlechtsreifung heißt **Pubertät**. Ihr erstes erkennbares Zeichen ist der Sekretionsanstieg der gonadotropen Hormone, wobei zunächst **FSH (follikelstimulierendes Hormon)**, später **LH** (luteinisierendes Hormon) durch den HVL gebildet wird.

Diese Hormone sind nach ihren Wirkungen bei der Frau benannt, aber sie sind auch beim Mann wirksam (Tab. 7-18).
Die Sekretion der HVL-Hormone wird durch Releasing-Hormone (RH) und Inhibiting-Hormone (IH) des Hypothalamus gesteuert. (s. Kap. I/2). Die Sekretion von LH und FSH wird nur vom **Gonadotropinreleasing-Hormon (GnRH)** kontrolliert.

Tab. 7-18: Wirkungen der Gonadotropine

	beim Mann	bei der Frau
follikel-stimulierendes Hormon (FSH)	stimuliert Spermatogenese und Spermiogenese durch Anregen der Sertoli-Zellen	stimuliert Follikelreifung; ist notwendig für Umwandlung des Follikels in den Sekundärfollikel und Beginn der Estradiolsekretion
luteinisierendes Hormon (LH)	steigert die Testosteronsekretion durch Anregen der Leydig-Zellen; LH ist für Spermatogenese nötig, da hierzu Testosteron gebraucht wird	Anstieg des LH bringt reifenden Graaf-Follikel zu Ovulation und Umbildung in das Corpus luteum, der Luteinisierung

> Die **Wirkung des Gonadotropins** besteht in der *Stimulierung von* **Gonadenwachstum** zu ihrer endgültigen Größe, Gametogenese und **Sekretion der Geschlechtssteroide**. Diese Sekretion bringt die geschlechtsspezifischen Veränderungen in Körperwachstum und in der Entwicklung der **sekundären Geschlechtsmerkmale** in Gang, die sich nach der Pubertät ausbilden (s. Tab. 7-16).

Bei Frauen läuft die Gonadotropinabgabe *zyklisch* ab und lenkt damit den weiblichen Fortpflanzungs- oder **Menstruationszyklus.** Beim Mann ist die Hormonabgabe relativ *gleichmäßig* über die Zeit von vielen Tagen, aber *pulsatil* innerhalb von 24 Stunden.
Wie der *Pubertätszeitpunkt* durch das Gehirn festgelegt wird, ist unklar. Beim Mädchen ist die erste Menstruation oder **Menarche** erkennbarer Zeitpunkt der Pubertät. Offensichtlich ist ein Mindestgewicht des Körpers für das Eintreten der Pubertät notwendig, so daß auch ernährungsbedingte Faktoren Einfluß haben. Das mittlere Menarchealter hat seit dem Beginn des letzten Jahrhunderts in der europäischen Bevölkerung fortlaufend abgenommen (Abb. 7-60). Neben der Ernährung könnten auch kulturelle Einflüsse Ursache dafür sein.

3.4.2 Gonadale Steroide und sexuelle Reifung

Das hauptsächliche beim Mann produzierte Steroid ist das **Testosteron,** welches die sekundären Geschlechtsmerkmale zur Pubertät maskulinisiert (Tab. 7-19). Testosteron verursacht Wachstum von *Larynx, Penis* und *Samenbläschen.* Testosteron ist im wesentlichen verantwortlich für die Auslösung des pubertären *Wachstumsschubes* und schließt das *Längenwachstum* mit dem Schluß der Epiphysenfugen der langen Röhrenknochen ab. Testosteron stimuliert das *Muskelwachstum* und ist wahrscheinlich für den *höheren Hämatokrit* des Mannes verantwortlich. Es ist notwendig für die *Spermatogenese* und spielt eine wichtige Rolle für die Ausbildung und Erhaltung des Geschlechtstriebes, der *Libido.*

Steuerung der Geschlechtsreifung
Hypothalamus, HVL und Pubertät

- **hormonale Kennzeichen der Pubertät**

⇦

- **Geschlechtshormone in Hypothalamus, Hypophyse:**
  - **GnRH** stimuliert **FSH, LH**

⇦

- **Hormonabgabemuster:**
  - ♀: zyklisch
  - ♂: azyklisch, pulsatil
- **Pubertätsauslösung**
  - Kennzeichen: **Menarche**
  - Ernährungs- und Allgemeinzustand

Gonadale Steroide

- **Testosteronwirkungen (Tab. 7-19)**

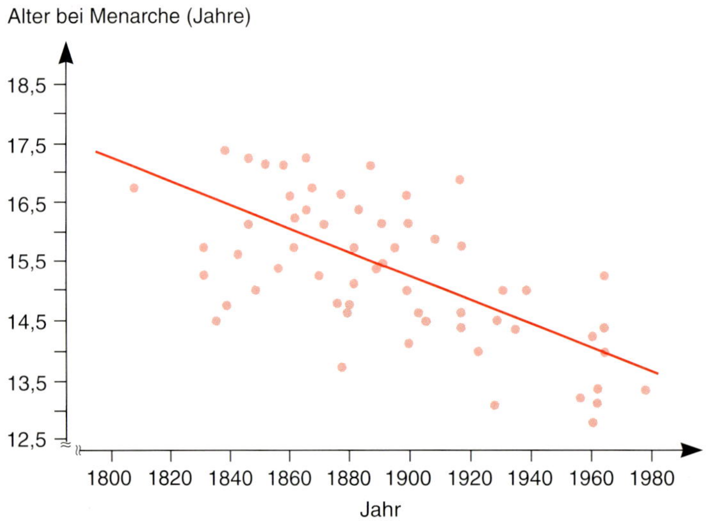

Abb. 7-60: Verschiebung des mittleren Menarchealters für einige europäische Populationen

Tab. 7-19: Wirkungen des Testosteron und seiner Metabolite

pränatal	um die Pubertät
1. hemmt die Entwicklung der Müller-Strukturen (weibliche innere akzessorische Organe) 2. maskulinisiert die äußeren Genitalien 3. prägt das männliche Muster der gleichmäßigen Abgabe von Gonadotropinen nach der Pubertät	1. stimuliert Proteinsynthese, um Wachstum und reife Muskelmasse zu erhöhen 2. steigert den Grundumsatz 3. stimuliert Wachstum der langen Röhrenknochen und Schluß der Epiphysenfugen 4. stimuliert Entwicklung der männlichen akzessorischen Geschlechtsorgane und erhält ihren funktionellen Zustand 5. prägt die männlichen sekundären Geschlechtsmerkmale 6. notwendig für die Spermatogenese 7. stimuliert Bildung von Erythrozyten 8. stimuliert Libido (und weitere einschlägige Verhaltensmuster)

Tab. 7-20: Endokrine Störungen und Ausprägung des Gonadengeschlechtes

Name	Defekt	Auswirkung
adrenogenitales Syndrom (AGS)	Nebennieren produzieren DHEA im Überschuß	makulinisierte weibliche äußere Genitalien
Androgenunempfindlichkeitssyndrom (testikuläre Feminisierung)	mangehafter Androgenrezeptor	XY-Genotyp mit fehlendem Descensus testis, weiblichem Körperbau und weiblichen äußeren Genitalien; keine inneren akzessorischen Strukturen
5-Alpha-Reduktasemangel	Testosteron wird nicht in Dihydrotestosteron umgewandelt	XY-Genotyp mit Testes und männlichen inneren akzessorischen Organen, aber unvollständig maskulinisierten äußeren Genitalien
hypogonadotroper Hypogonadismus	unzureichende Sekretion von FSH bzw. LH	schwache Pubertätsentwicklung und reduzierte Fruchtbarkeit bei beiden Geschlechtern; abgeschwächte Libido beim Mann

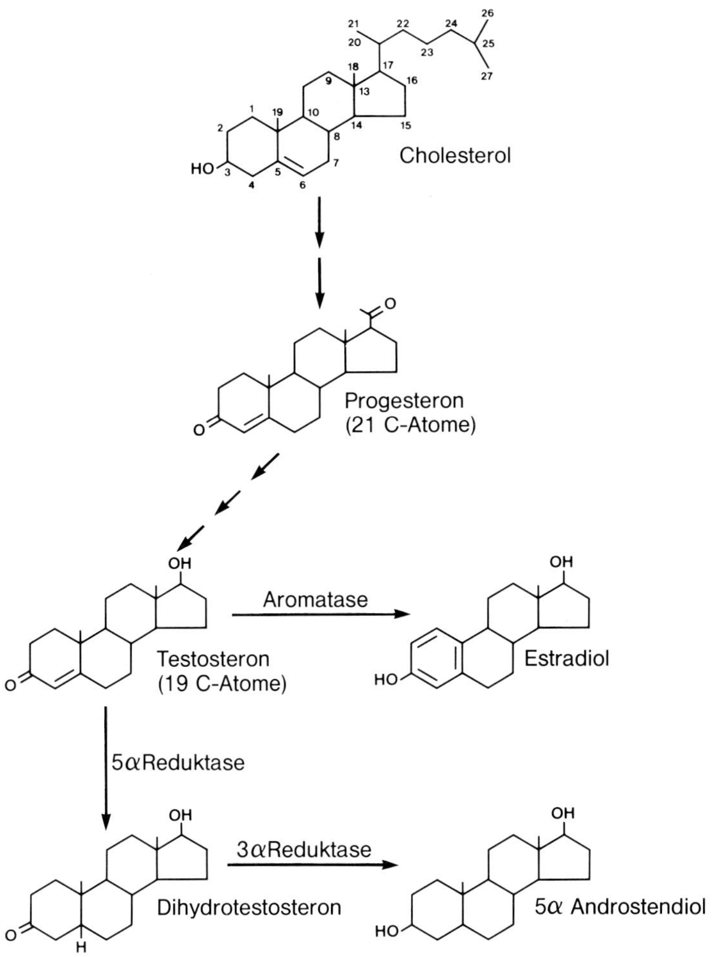

Abb. 7-61: *Steroidsynthese* und *-stoffwechsel.* In den Hoden wird Testosteron aus Cholesterin über einen Weg synthetisiert, der Progesteron einschließt. Mehrere Pfeile weisen auf Zwischenschritte dieses Weges. In einigen Zielgeweben kann Testosteron zu Estradiol, Dihydrotestosteron oder 5-Alpha-androstendiol umgesetzt werden. Im Ovar entsteht Estradiol auf einem ähnlichen Wege. Die einzelnen Kohlenstoffatome des Steroidgerüstes sind numeriert, um die Reaktion an ihnen leichter erkennbar zu machen – so zum Beispiel löst das Enzym 5-Alpha-Reduktase die Doppelbindung zwischen den Kohlenstoffatomen 4 und 5

Einige Zielgewebe müssen Testosteron zu **Estradiol, Dihydrotestosteron** oder **5-Alpha-Androstendiol** umwandeln, um es an ihre Rezeptoren zu binden. Diese Umwandlung wird durch Enzyme der Zielgewebe katalysiert: die *Aromatase*, wenn Estradiol gebildet wird, die *5-Alpha-Reduktase* für die Bildung von Dihydrotestosteron und die *3-Alpha-Reduktase* und 5-Alpha-Reduktase für die Bildung von 5-Alpha-Androstendiol (Abb. 7-61).

- **Testosteronumbau in Zielgeweben zu**
  - Estradiol
  - Dihydrotestosteron
  - 5-Alpha-Androstendiol
- **Dihydrotestosteronwirkungen**

Dihydrotestosteron löst das Wachstum von *Skrotum* und *Prostata* aus und bringt die *Prostatasekretion* in Gang. Es ist die für die Maskulinisierung der äußeren Genitalien bei der fetalen Entwicklung notwendige Form des Testosteron (s. Abb. 7-57). Ein angeborener Mangel der Reduktase löst eine Störung der Geschlechtsentwicklung aus, bei der die Wolff-Strukturen, die durch Testosteron aktiviert sind, sich normal entwickeln, aber die äußeren Genitalien nicht vollständig ausgebildet sind (Tab. 7-20). Dihydrotestosteron und 5-Alpha-Androstendiol regen Wachstum von Gesichts-, Körper- und Schamhaar an und tragen zum männlichen Haarausfall bei.
Bei Frauen finden sich 2 hauptsächliche Reproduktionssteroide, das *Estradiol,* ein Östrogen, und das *Progesteron,* ein Progestin (Abb. 7-61).

- **Estradiol** verantwortet fast alle spezifischen Veränderungen, die nach der weiblichen Pubertät auftreten (Tab. 7-21).

- **Estradiolwirkung**

⇦

Tab. 7-21: Wirkungen des Östrogen zur Pubertät

1. bestimmt Muster von Fettansatz, Knochenwachstum und Körperbehaarung
2. stimuliert Wachstum der äußeren Genitalien
3. fördert Wachstum der inneren akzessorischen Geschlechtsorgane und erhält ihren funktionellen Zustand
4. stimuliert Brustwachstum, besonders das Gangsystem
5. stimuliert Wachstum des Endometriums in der Follikelphase des Menstruationszyklus

Die *Brustdrüse* und ihr Fettgewebe werden durch Estradiol zum Wachstum stimuliert, ebenso die subkutanen *Fettpolster* mit dem Ergebnis, daß die Gesamtfettmasse etwa doppelt so groß wie beim Mann ist, während Muskel- und Skelettmasse nur etwa zwei Drittel des Durchschnitts beim Mann ausmachen. Das *breitere Becken* und eine *kürzere Wachstumsperiode* der langen Röhrenknochen sind ebenfalls Estradiolwirkungen. Nach der Pubertät erhält das Estradiol die normalen Funktionen und Strukturen der akzessorischen Geschlechtsorgane aufrecht.

• **Rolle der Nebennierensteroide:**

• **Dehydroepiandrosteron (DHEA).** Kurz vor der Geschlechtsreifung nehmen Größe und Aktivität der Nebennieren zu. Die Nebennierenrinde produziert kleine Mengen von Androgen als Nebenprodukt der Kortisol- und Aldosteronsynthese.

– DHEA

Die wesentlichen von der Nebenniere hergestellten Androgene sind das **DHEA** und das **Androstendion.** Obwohl diese schwächere Androgene als das Testosteron sind, stimulieren sie Reifungsprozesse der Frau, da hier die Nebenniere die wesentliche *Androgenquelle* ist.

– Behaarungstyp

– psychische Einstellung

Das Nebennierenandrogen ist im wesentlichen verantwortlich für das Wachstum von *Scham- und Achselbehaarung* bei der Frau und seine metabolischen Effekte tragen zu dem Wachstumsschub während der weiblichen Pubertät bei. Auch die Herausbildung von psychischer Einstellung und sexueller Zuwendung der Frau hängt von adäquaten Spiegeln des Androgens ab, jedenfalls stärker als von den eigentlichen weiblichen Geschlechtshormonen Estradiol und Progesteron. Etwa die Hälfte der bei der Frau produzierten Androgene stammt aus den Nebennieren, der Rest wird von den *Thekazellen* synthetisiert. Mit der Menopause fällt die Steroidsekretion der Ovarien ab, aber die Androgenproduktion der Nebennieren bleibt bestehen und erhält das sexuelle Interesse.

Fragen

Wiederholungsfragen:
1. Wodurch werden die Gonaden mit der Pubertät zum Einsetzen ihrer Funktion gebracht?
2. Was sind männliche und weibliche sekundäre Geschlechtsmerkmale? Wodurch entwickeln sie sich beim Mann und bei der Frau?
3. Welches sind die Quellen und die Aufgaben der Androgene bei der Frau?

Geschlechtshormone und Nervensystem

• Testosteronwirkungen im ZNS

3.4.3 Geschlechtshormone und Entwicklung des Nervensystems

Es gibt anatomische und funktionelle Unterschiede im Nervensystem zwischen Mann und Frau.

Bei **Tieren** bewirkt die Einwirkung von Testosteron auf Gehirn und HVL vor der Geburt,
• daß postpubertät die *männlichen* Sekretionsmuster der gleichmäßigen Abgabe von Gonadotropinen entstehen und
• *Testosteron* die Funktion der lumbalen Rückenmarksneurone erhält, die in die Reflexkontrolle von Erektion und Ejakulation eingebunden sind. Interessanterweise müssen Gehirnzellen Testosteron in Estradiol umwandeln, bevor dessen hormonelle Nachricht aufgenommen werden kann (Abb. 7-61). Es existieren kleine Unterschiede in der Struktur zwischen männlichem und weiblichem Gehirn, deren Bedeutung z. Z. untersucht wird.

• Testosteroneinfluß und Verhalten

Unterschiede im Verhalten männlicher und weiblicher Tiere sind bei Säugetieren charakteristisch. Für Versuchstiere ist bekannt, daß **pränatale Einwirkung von Testosteron** beim männlichen Individuum wichtig ist für die Entwicklung normalen männlichen *Sexualverhaltens* ebenso wie für die Ausprägung anderer typisch *männlicher Verhaltensweisen.* Die pränatale Einwirkung von Testosteron kann auch die Expression männlichen Verhaltens bei genetisch weiblich geprägten Tieren ausbilden. Die Evidenz für die pränatalen Hormonwirkungen auf das menschliche Verhalten ist nicht ganz sicher, obwohl die in diese Verhaltensweisen einbezogenen Hirnregionen bei Mensch und anderen Säugetieren grundsätzlich die gleichen sind. Bei Säugetieren finden sich Rezeptoren für Steroidhormone über das ganze Gehirn verbreitet.

Manche Kinder werden mit äußeren Geschlechtsorganen geboren, die zwischen männlichen und weiblichen Strukturen liegen, so daß es schwierig wird, sie einem Gonadengeschlecht zuzuordnen.

Studien an Kindern, die mit solchem gegenüber ihrem eigenen Gonadengeschlecht anderen Geschlecht aufgezogen wurden, zeigen eindeutig daß die Geschlechtsidentifizierung sehr viel stärker von frühen *sozialen Prägungen* als vom Gonaden- oder genetischen Geschlecht abhängt.

- **soziale Prägung und Geschlechtsidentifizierung**

⇦

Klinische Anwendung. Die **sexuelle Orientierung** – die Bevorzugung für Partner des gleichen oder des Gegengeschlechtes – ist offensichtlich nach der sexuellen Ausreifung *nicht im hormonalen Muster* abgebildet. Ob es eine pränatale Bestimmung der sexuellen Orientierung gibt, ist nicht bekannt. Manche Menschen sind sexuell verstimmt – sie fühlen sich stark beeinträchtigt von ihrem Genitalgeschlecht und dem Sexualempfinden, welches daraus folgt. Solche Menschen können mitunter erfolgreich durch geschlechtsverändernde Operationen und folgende Behandlung mit den entsprechenden Geschlechtshormonen behandelt werden. Für die transsexuelle Mann-zu-Frau-Umwandlung ist es relativ einfach, eine funktionelle Vagina zu konstruieren. Der Aufbau eines Penis durch plastische Chirurgie ist weniger erfolgreich. Gegenwärtig wird die **Geschlechtsdysphorie** eher als psychologisches denn als endokrines Problem angesehen.

- **sexuelle Orientierung**
  - nicht hormonell angelegt
  - Geschlechtsdysphorie eher psychologisches Problem

3.4.4 Störungen der sexuellen Differenzierung

Störungen der sexuellen Differenzierung

Das homologe Geschlechtschromosom kann sich bei der Meiose nicht ordentlich abteilen, so daß Spermatozoen oder Oozyten ohne ein oder mit 2 Geschlechtschromosomen als Aberration entstehen. Nehmen solche abnormalen Gameten an der Bildung einer Zygote teil, so entstehen Chromosomensätze von XO beim Turner-Syndrom – hierbei meint O, daß eins der Gameten kein Sexchromosom beigesteuert hat – oder XXY- beim Klinefelter-Syndrom, XYY- oder XXX-Konfiguration (Tab. 7-22).

Klinische Anwendung. Das Turner-Syndrom (**XO**) führt zu weiblichem Gonadengeschlecht und der Körper ist bei Abwesenheit des Y-Chromosoms ebenfalls weiblich.

- **Chromosomen-Aberrationen:**
  - **Turner-Syndrom: XO**

Offenbar sind jedoch zwei X-Chromosomen für die normale Ovarialfunktion notwendig: Die Ovarien entwickeln sich daher nicht über den primitiven Zustand hinaus und nehmen bei der Pubertät weder reproduktive noch endokrine Funktionen auf.

⇦

Diese Frauen sind daher unfruchtbar. Es muß eine Östrogen- und Gestagensubstitution erfolgen, um die weibliche Pubertät in Gang zu setzen und die sekundären Geschlechtsmerkmale aufrechtzuerhalten. Diese Substitution ist bis ins Alter fortzusetzen, da sonst *Herz-Kreislauf-Schäden, Osteoporose* und *Gelenkveränderungen* früher auftreten.

Tab. 7-22: Störungen des genetischen Geschlechtes (Chromosomen-Aberrationen)

Name	Geschlechtschromosom	Körperbauplan	Auswirkungen
Turner-Syndrom	XO	weiblich	Unfruchtbarkeit, keine Pubertät
Klinefelter-Syndrom	XXY	männlich	unterentwickelte Testes, Unfruchtbarkeit, Eunuchoidismus
Trisomie XYY (supermale Syndrom)	XYY	männlich	nicht bekannt
Trisomie XXX (superfemale Syndrom)	XXX	weiblich	verminderte Fruchtbarkeit

- **Klinefelter Syndrom: XXY**

⇨

• Beim **Kinefelter-Syndrom** (**XXY**) sind Gonaden- und Körperbau männlich. Die Patienten erfahren höchstens eine schwach muskulinisierende Pubertät. Sie sind gewöhnlich schmal und lang, da das Wachstum der langen Röhrenknochen länger anhält als bei Testosterongegenwart.

- **XYY-Syndrom**

⇨

• Das **XYY-Syndrom „Superman"** führt zu männlicher Ausprägung, die relativ normal erscheint (Hochwuchs, Hypogenitalismus).

- **XXX-Syndrom**

⇨

• Das **XXX-Syndrom** wurde *Superfemale* genannt. Bei Frauen mit diesem Chromosomensatz ist die Fruchtbarkeit eingeschränkt.

Alle möglichen sexuellen **Chromosomen-Aberrationen** sind mehr oder weniger von mentaler Retardierung oder Problemen in der Persönlichkeitsentwicklung begleitet. Die Gene der Sexchromosome sind also auch für *andere physiologische Funktionen* außer der sexuellen Differenzierung wichtig.

• **adrenogenitales Syndrom**
- Maskulinisierung weiblicher Feten

• *Exzessive Androgenproduktion* der Nebennieren kann die äußeren Genitalien eines Fetus, dessen genetisches und Gonadengeschlecht weiblich ist, zum **adrenogenitalen Syndrom** maskulinisieren (s. Tab. 7-20). Man findet es als Resultat eines genetischen Defektes des Fetus oder der Mutter, der den Schritt des Steroidstoffwechsels zu Kortisol und Aldosteron blockiert. Mangel an Kortisol erzeugt einen Anstieg der ACTH-Sekretion, welche den Steroidstoffwechsel in der Nebenniere kräftig anreizt. Exzessive Produktion von Androgen kommt zustande, wenn Steroidmoleküle, die als Vorläufer für Kortisol und Aldosteron dienen, sich oberhalb der blockierten Schritte ansammeln. Diese Vorläufer werden dann über DHEA und Androstendion geführt. Deren Blutspiegel steigen so hoch, wie für die maskuline Entwicklung der äußeren Genitalien erforderlich ist. Der Grad der Maskulinisierung ist variabel, kann aber so stark sein, daß bei der Geburt ein Irrtum der Geschlechtszuordnung entsteht. Dieser Irrtum wird erst deutlich, wenn eine feminisierende Pubertät eintritt.

• **Gendefekte der 5-Alpha-Reduktase**
- Hypogenitalismus

• Bei manchen genetischen Männern findet sich ein Defekt im Gen für das *Enzym 5-Alpha-Reduktase.* Da einige Teile der primitiven Urogenitalrinne stärker von Dihydrotestosteron als von der Testosteronwirkung beeinflußt werden, führt der Mangel dieses Enzyms vor der Geburt zu Entwicklungsstörungen der äußeren Genitalien. Die Urogenitalfurche kann nicht geschlossen werden und der Penis bleibt klein.

• **testikuläre Feminisierung:**
- **männliches Gonadengeschlecht**
- Androgenrezeptorendefekt

Ein Beispiel mangelhafter männlicher Entwicklung ist das **Syndrom der testikulären Feminisierung,** des Pseudohermaphroditismus femininus, in dem genetisches und Gonadengeschlecht männlich sind, aber die Andorgenrezeptoren nicht funktionieren. Die Müller-Strukturen degenerieren, da der MRF sezerniert wird, aber die Wolff-Strukturen entwickeln sich nicht, da ihre Rezeptoren nicht auf das testikuläre Androgen reagieren. So entsteht weder ein weibliches noch ein männliches inneres akzessorisches System und die Testes verbleiben in Abdomen, Leistenkanal, Leistenbeugen oder Labia majora.

- Neugeborene erscheinen weiblich, sind unfruchtbar

Die Unempfindlichkeit des Genitalhöckers gegen Androgene bewirkt eine Ausbildung der äußeren Genitalien zum weiblichen Muster, obwohl Testosteron vorhanden ist. Infolgedessen erscheinen solche Patienten bei Geburt weiblich. Sie erfahren eine weibliche Pubertät unter dem Einfluß der von den Testes produzierten Östrogene, obwohl sehr viel mehr Androgene produziert werden. Frauen mit diesem Syndrom sind genetisch und gonadal männlich, aber ihr Verhalten und Genitalgeschlecht sind weiblich. Diese Differenzierungsstörung gelangt gewöhnlich in ärztliche Behandlung, weil mit der Pubertät die Menstruation nicht einsetzt oder Unfruchtbarkeit vorliegt.

Wiederholungsfragen:
1. Welche Faktoren sollen in die Entwicklung der psychischen Geschlechtsidentität einbezogen sein?
2. Welche Ergebnisse hat das Auftreten von zu vielen oder zu wenigen X-Chromosomen? Stellen Sie diese Wirkungen solchen von zu vielen oder zu wenigen Y-Chromosomen gegenüber.

3.5 Endokrine Steuerung der männlichen Fortpflanzungsfunktionen

Steuerung der männlichen Fortpflanzung

3.5.1 Rückgekoppelte Steuerung der Spermatogenese und der Testosteronsekretion

Steuerung von Spermatogenese, Testosteronsekretion

Der männliche Hypothalamus sezerniert GnRH (Gonadotropinreleasing-Hormon) *in Pulsen* über den Tag verteilt, aber die GnRH-Menge bleibt von Tag zu Tag gleich. GnRH steigert die Sekretion der Gonadotropine FSH und LH durch die Hypophyse.

- **GnRH-Ausschüttung**
  - pulsatil, aber Tagesmenge identisch
  - stimuliert **FSH-, LH-Sekretion**
- **FSH, Inhibin**

Das **hypophysäre FSH** steuert die Spermatogenese durch Stimulation der Sertoli-Zellen (Abb. 7-62, s. Tab. 7-19). Die Sertoli-Zellen üben durch ihr Hormon **Inhibin** eine negative Rückopplung auf die Hypophyse aus.
Die Inhibinsekretion schließt die Rückkopplungsschleife, mit der die Spermatogenese unabhängig von der endokrinen Funktion des Hodens reguliert wird.

Produktion und Sekretion von Testosteron leisten die Leydig-Zellen.

- **Testosteron**
- **LH-Kontrolle**

Testosteron kontrolliert rückgekoppelt die **LH**-Sekretion auf mehreren Ebenen (Abb. 7-62). Stark erhöhte Testosteronspiegel hemmen die Sekretion von LH und FSH durch verminderte GnRH-Abgabe.

Klinische Anwendung. Aus diesem Grunde erzeugt Mißbrauch von Androgenen beim Body Building Unfruchtbarkeit.

Ein subtilerer Effekt vollzieht sich auf der Ebene des HVL.

Der erhöhte Testosteronspiegel hemmt spezifisch die LH-Abgabe durch den HVL. Das vervollständigt die Rückkopplungsschleife, mit der die endokrine Funktion des Hodens weitgehend unabhängig von der Spermatogenese reguliert wird.

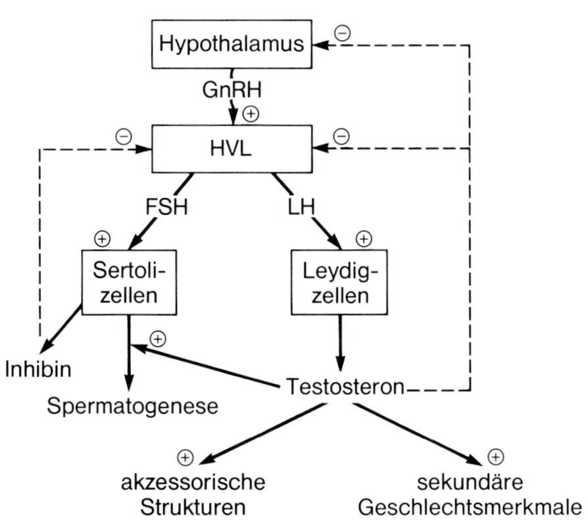

Abb. 7-62: Negative Rückkopplungswirkungen von *Testosteron* und *Inhibin* aus den Hoden regulieren die LH- und FSH-Sekretion des Hypophysenvorderlappens. Testosteron ist notwendig für die Spermatogenese, es stimuliert außerdem Wachstum und erhält die Funktion der akzessorischen Strukturen und der sekundären Geschlechtsmerkmale

3.5.2 Veränderungen der Hodenfunktion im Alter

Hodenfunktion im Alter

- **Testosteronspiegel**
  - Max. 20. Lebensjahr
  - im Alter: langsamer Abfall

Der Testosteronspiegel steigt nach der Pubertät an und stabilisiert sich bei seinem Maximalwert etwa im 20. Lebensjahr. Danach bleibt er verhältnismäßig stabil bis zur 4. Lebensdekade, in der ein Trend zu leichtem Abfall sichtbar wird (Abb. 7-63). Das Ausmaß des Abfalles mit dem Alter ist interindividuell verschieden.

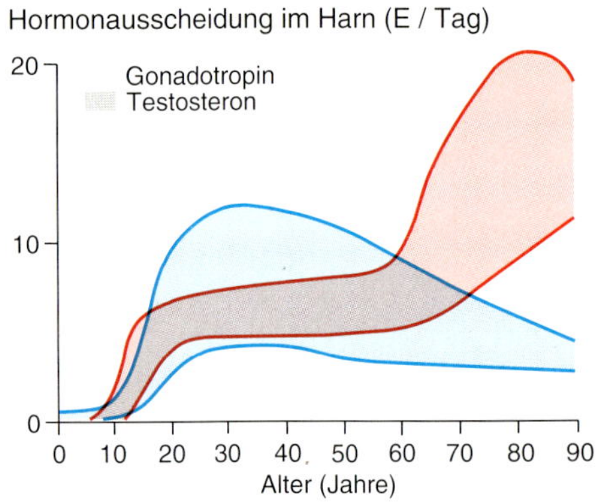

Abb. 7-63: Urinausscheidung von *Androgenen* und *Gonadotropin* über die Lebenszeit des Mannes. Sie können als grobe Anzeige des Plasmaspiegels dieser Hormone angesehen werden. Der größte Teil der Androgene im männlichen Plasma ist Testosteron. Da der Plasmatestosteronspiegel im späteren Leben abfällt, bewirkt die Abnahme der negativen Rückkopplung ein Anwachsen des Gonadotropinspiegels

- **Gonadotropinspiegel steigt**

Gleichzeitig mit verminderter Testosteronsekretion findet sich eine Zunahme des Gonadotropinspiegels (Abb. 7-63). Dieses Muster belegt, daß der Abfall der Testosteronsekretion nicht mit der Änderung der Gonadotropinabgabe im Alter zusammenhängt. Das Gehirn älterer Männer ist ebenso fähig zur Abgabe von GnRH und der HVL ist ebenso in der Lage, LH und FSH abzugeben wie bei jungen Männern. Hypothalamus und HVL antworten auf den Abfall der Testosteronsekretion, wie es von der negativen Rückkopplungsschleife zu erwarten ist (Abb. 7-62). So wird der Hoden selbst und nicht sein hormonelles Kontrollsystem vom Alter beeinflußt.

- **Steuerung der Testosteronrezeptoren**

Die Zielgewebe regulieren ihre Testosteronrezeptoren aufwärts, wenn der Testosteronspiegel fällt und dämpfen damit den physiologischen Effekt des geänderten Testosteronspiegels etwas ab. Trotz des Testosteronspiegelabfalles ist er ausreichend für die Spermatogenese bis in das hohe Alter, für die Funktionserhaltung der akzessorischen Strukturen und für die Wahrung des sexuellen Interesses.

Fragen

Wiederholungsfragen:
1. Beschreiben Sie die Funktionen folgender Hormone beim Mann: FSH, LH, Testosteron, Inhibin!
2. Beschreiben Sie die beiden hormonellen Rückkopplungsschleifen für die Regulation der männlichen Gonadenfunktion.

Steuerung der weiblichen Fortpflanzung

3.6 Endokrine Steuerung der weiblichen Fortpflanzungsfunktionen

Sexualzyklus

3.6.1 Weiblicher Sexualzyklus

- **Ovarialzyklus**
  - Follikelreifung
  - Follikel sezerniert Estradiol
  - Ovulation

Die Ovarien von Frauen in generationsfähigem Alter unterliegen einem regulären Zyklus, bei dem Reifung und *Ovulation eines Follikels* von einer Periode gefolgt sind, in der Hormone aus den Überresten des ovulierten Follikels den Uterus für die Implantation eines Embryos empfänglich machen (Abb. 7-64). Der reifende Follikel funktioniert ebenfalls als ein endokrines Organ, indem er *Estradiol sezerniert.* Bei der Ovulation reißt der reife Follikel, setzt eine Eizelle in die Bauchhöhle frei, wo sie durch die Fimbrien in die anliegende Tuba uterina aufgenommen und dort befruchtet wird.

- **Corpus luteum** sezerniert Estradiol, Progesteron
- **Menstruation:** C. luteum-Sekretion endet

Nach der Ovulation entsteht aus dem Rest des Follikels das **Corpus luteum.** Es erhält die Empfänglichkeit des Uterus für eine Schwangerschaft durch Abgabe von *Estradiol* und *Progesteron.* Tritt keine Schwangerschaft ein, so endet die empfängliche Periode des Uterus ca. 2 Wochen nach der Ovulation infolge der Degeneration des Corpus luteum. Der sich daraus ergebende Abfall der Estradiol- und Progesteronspiegel löst eine Ablösung des Endometriums aus, **Menstruation.** Da die Menstruationsphase des Zyklus am leichtesten zu beobachten ist, heißt der weibliche Sexualzyklus **Menstruationszyklus.**

Bei manchen Säugetieren ist der Anstieg des Estrogenspiegels um die Zeit der Ovulation von einem starken Anwachsen der sexuellen Aktivität begleitet, welcher **Östrus** genannt wird. Davon leitet sich der Begriff Östrogen ab.

Tab. 7-23: Phasen des Menstruationszyklus

Tage	Ovar	Uterus	hormonales Muster
1–4	Follikelphase beginnt: Corpus luteum degeneriert, einige Follikel beginnen zu reifen	Menstruation: Oberfläche des Endometriums wird nach Abfall des Östradiol- und Progesteronspiegels abgestoßen	Spiegel von Estradiol, Progesteron, FSH und LH niedrig
5–13	Follikelphase läuft weiter: FSH stimuliert Follikelreifung	Proliferationsphase: das Endometrium wächst nach	Estradiol steigt an, Progesteron niedrig, FSH und LH niedrig
14	Ovulation, plötzlicher FSH-Anstieg löst Ovulation aus	Zervikalschleim wird dünn und wäßrig	scharfer Gipfel von LH und FSH, Östradiol fällt nach Ovulation ab
15–28	Corpus luteum-Phase: Corpus luteum sezerniert Estradiol und Progesteron	Sekretionphase: Endometrium sezerniert „Uterusmilch"	Estradiol und Progesteron hoch, FSH und LH niedrig

Der Zyklus dauert i. d. R. *28 Tage,* der normale Bereich liegt zwischen *25 und 31 Tagen.* Der erste Menstruationstag wird mit Tag eins bezeichnet.

- **Zyklusdauer und -phasen:**
  - 25–31 Tage, **28 Tage**

Die Ovulation ereignet sich etwa um den Tag 14 eines typischen 28-Tage-Zyklus und teilt ihn in 2 Teile, die *follikuläre* und die *luteale Phase* (Tab. 7-23). Die Follikelphase heißt auch **Proliferationsphase** und dauert vom ersten Menstruationstag bis zur Ovulation. Die luteale oder **Sekretionsphase** liegt zwischen der Ovulation und dem ersten Menstruationstag des folgenden Zyklus.

Die Variabilität der Zykluslänge ruft Schwierigkeiten bei der Bestimmung des fruchtbaren Teils des Zyklus hervor. Man kann aber den Ovulationstermin durch Aufzeichnen der Körpertemperatur und der Eigenschaften von Zervikalschleim und Zervix voraussagen. Die Körpertemperatur, die am besten beim Aufwachen gemessen wird, steigt als Zeichen des LH-Anstieges leicht an und bleibt für den Rest des Zyklus erhöht. Der Anstieg beträgt etwa 0,5 °C.

Der **Zervikalschleim** schützt den Eingang des Uterus. Er besitzt in der ersten Hälfte des Zyklus unter dem Einfluß der Östrogene dünne und flüssige Konsistenz und kann dadurch von Samenzellen zur Zeit der Ovulation leicht penetriert werden. Nach der Ovulation wird der Schleim dickflüssig und verhältnismäßig undurchdringlich für die Samenzellen. Die Öffnung des Zervikalkanales ändert sich sichtbar etwa um die Zeit der Ovulation: sie erscheint, wenn sie durch ein Spekulum beobachtet wird, während des größten Teils der Proliferations- und Sekretionsphase des Zyklus geschlossen. Durch die Östrogene ist der äußere Muttermund zur Zeit der Ovulation weitgestellt und erscheint leicht geöffnet. Bei hinreichender Erfahrung kann eine Frau die Öffnung des Zervikalkanales durch Tasten feststellen.

- **Zyklusphase** abschätzbar durch
  - Basaltemperatur
  - Zervixschleim
  - Zervixöffnung (s. u.)
- **Verhalten der Zervix:**
  - präovulatorisch: „seröser" Schleim
  - postovulatorisch: „muköser" Schleim
  - Zervix bei Ovulation leicht geöffnet

3.6.2 Reifung und Ovulation des Follikels

Reifung und Ovulation des Follikels

Die Reifung eines Follikels beginnt mit der Teilung der Follikelzellen um die Eizelle herum und der Sekretion einer viskösen Substanz durch die Follikelzellen, die die **Zona pellucida** als Schicht zwischen Eizelle und Follikelzellen bilden (Abb. 7-65). Eizelle und Follikelzellen bleiben jedoch über dünne Züge von Zytoplasma in Kontakt miteinander. Während der Follikel sich infolge der Proliferation der Follikelzellen weiter entwickelt, setzt sich durch Differenzierung der umgebenden interstitiellen Zellen eine Außenschicht von Thekazellen an. Das Ergebnis zeigt das Ei des partiell entwickelten Follikels von innen nach außen umgeben von mehreren konzentrischen Strukturen:

- der **Zona pellucida**
- der Schicht der **Follikelepithelzellen** und
- den **Thekazellen** als Differenzierung der bindegewebigen Kapsel des Ovars, der *Theca folliculi* (Abb. 7-64). Ein Follikel in diesem Stadium heißt **Sekundärfollikel.** Seine Reifung hängt *nicht von FSH* ab.

- **Follikelreifung**
  - Follikelzellvermehrung
  - Zona pellucida
  - Thekazellen → **Sekundärfollikel**

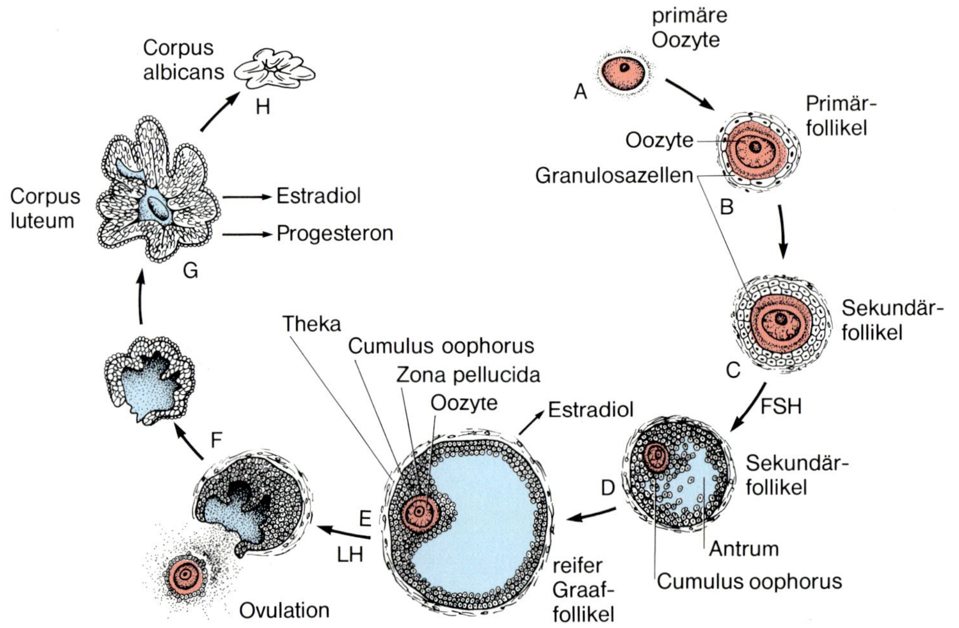

Abb. 7-64: *Lebenszyklus eines Ovarfollikels.* Eine einzelne primäre *Oozyte* (A) bildet den Ausgangspunkt für einen *primären Follikel* (B). Einige primäre Follikel erreichen über mehrere Menstruationszyklen das Stadium des *Sekundärfollikels* (C). Gewöhnlich entwickelt sich unter dem Einfluß des FSH nur *ein Follikel* per Zyklus zur Reife (D) und erreicht das Stadium des *Graaf-Follikels* (E). Der Anstieg des LH in der Mitte des Zyklus bringt den Graaf-Follikel zur *Ovulation* (F). Danach entwickelt sich der Rest des Follikels zum *Corpus luteum* (G). Tritt keine Schwangerschaft ein, so degeneriert es nach etwa 12–14 Tagen und wird zu einem narbigen *Corpus albicans* (H)

- **Hormonproduktion des Follikels:**
  - Androgen → **Estradiol**
  - **Inhibin**

Während der Reifung wird der Follikel eine *aktive endokrine Drüse.* Die Thekazellen versorgen die Follikelepithelzellen mit Androgen, welches in Estradiol umgewandelt und in das Blut abgegeben wird (Abb. 7-61, 66). Der Follikel sezerniert außerdem das Hormon **Inhibin.** Wie im männlichen Fortpflanzungssystem überträgt Inhibin Informationen über den Stand der Gametenentwicklung an die Hypophyse und läßt damit eine Regulation der FSH-Sekretion unabhängig von der LH-Abgabe zu.

- **Antrum folliculi:**
  - Hohlräume durch Sekretion
  - Auskleidung mit Granulosa-Zellen
  - durch differente Proliferation entsteht **Eihügel**

Die Reifung des Sekundärfollikels macht die Gegenwart von FSH notwendig (Abb. 7-64, 65). Die Proliferation der Follikel und Thekazellen läuft weiter, aber die wesentliche Entwicklung dieses Stadiums ist die Ausbildung eines *flüssigkeitsgefüllten Hohlraumes,* des **Antrum folliculi,** welches von **Granulosazellen** ausgekleidet wird. Das Antrum entsteht durch die Sekretion von Flüssigkeit aus den Follikelzellen in das Zentrum des Follikels. Ein dünner Ring von Follikelzellen umgibt den Rand des Follikels genau innerhalb der Thekazellen, während andere Follikelzellen schneller proliferieren und einen Hügel um die Eizelle bilden, den **Cumulus oophorus.** Der Anstoß zur Follikelreifung geht von FSH aus: Die Follikel erreichen die sekundäre Phase nur, wenn die Gonadotropinsekretion nach der Pubertät ansteigt.

- **Graaf-Follikel = Tertiärfollikel**
  - 1,8–2,2 cm
- **Reifung mehrerer Follikel**

Im Endstadium der Follikelreifung wird das Antrum folliculi so groß, daß die Eizelle und die mit ihr verbundenen Follikelzellen in der Atrumflüssigkeit schwimmen und nur durch dünne Follikelzellstränge mit den äußeren Follikel- und Thekazellen verbunden bleiben. Dieser Follikel heißt **Graaf-Follikel** (Bläschen- oder Tertiärfollikel). Der Graaf-Follikel hat einen Durchmesser von etwa 1,8–2,2 cm und buckelt die Oberfläche des Ovars sichtbar aus.

Während jedes Menstruationszyklus beginnen mehrere Sekundärfollikel, ein Antrum folliculi zu bilden. Gewöhnlich erreicht aber nur ein einziger Follikel mit einer Eizelle das Stadium des Graaf-Follikels und gelangt zur Ovulation. Die anderen teilweise ausgebildeten Follikel unterliegen der Atresie. Die Follikel scheinen in der Lage zu sein, ihre Reifung gegenseitig zu hemmen. Die jeweilige Reifung nur eines einzigen Graaf-Follikels kann als Ergebnis eines Wettlaufes aufgefaßt werden, in dem der Gewinner zu einem Zeitpunkt die Führung übernimmt und die weitere Reifung seiner Mitstreiter hemmt. In wenigen menstruellen Zyklen ist der Wettkampf unentschieden und mehr als ein Graaf-Follikel reift und kommt zur Ovulation. Bei verschiedenen Tieren laufen gewöhnlich zahlreiche Ovulationen ab. Sie sind auch bei Frauen die häufigste Ursache für Zwillingsgeburten. Die so entstehenden Kin-

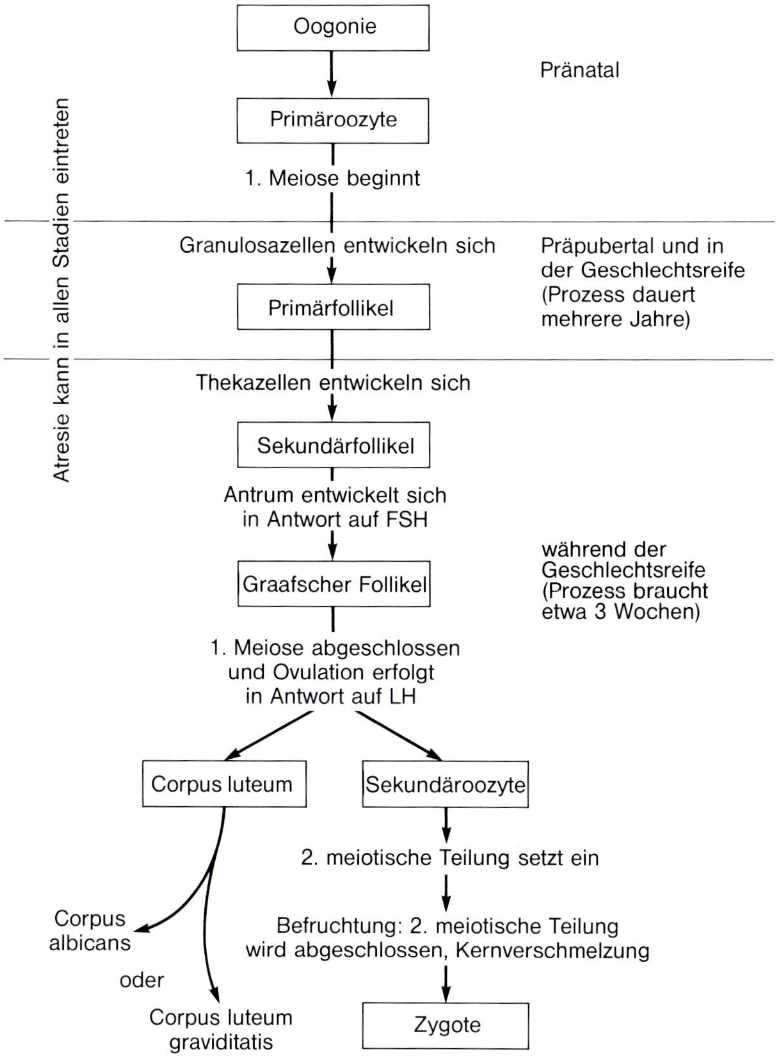

Abb. 7-65: Ablaufplan der *Oogenese* und der *Follikelentwicklung*

der heißen **zweieiige Zwillinge.** Sie sind genetisch nicht identisch und können verschiedenes Geschlecht tragen.

– Ergebnis: **zweieiige Zwillinge**

3.6.3 Rückgekoppelte Steuerung der endokrinen Funktion des Ovars

Steuerung der Ovarfunktion

Die Ovarien sind die Hauptquellen für Östrogene bei nichtschwangeren Frauen.

• **Thekazellfunktion, Hormone**

Als Antwort auf das von der Hypophyse sezernierte LH synthetisieren die *Thekazellen* des reifenden Follikels **Androgene** (Abb. 7-65, 66). Diese gelangen in die benachbarten Zellen des Stratum granulosum, wo sie durch Enzymsyteme, die von der Gegenwart des FSH abhängen, in Östrogene umgewandelt werden. Die **Östrogene**, vorwiegend *Estradiol*, werden ins Blut und in die Follikelflüssigkeit abgegeben. Sowohl FSH wie LH werden für den Zyklus benötigt. Fehlt FSH, kann LH keine Östrogenproduktion hervorrufen, da die Granulosazellen Androgene nicht in Östrogene umwandeln können.

• **3 FSH-Funktionen**

Das hypophysäre FSH
- läßt die Granulosazellen proliferieren, wenn der Follikel reift: FSH ist ein östrogenstimulierendes tropes Hormon
- reguliert die Androgen-zu-Östrogenumwandlung und -abgabe durch die Granulosazellen
- sichert eine hohe Affinität der Thekazellen für LH

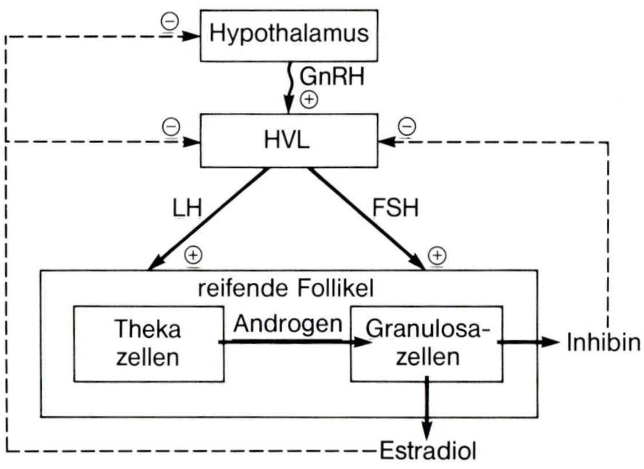

Abb. 7-66: Negative Rückkopplungsschleifen für die *Regulation der Gonadotropinsekretion* des HVL durch hemmende Wirkung von Estradiol und Inhibin aus dem Ovar. Die negative Rückkopplung ist der Hauptfaktor für die Regulierung der Gonadotropinsekretion während der Corpus luteum-Phase des Menstruationszyklus

- **Estradiolwirkungen im Zyklus** ⇨

Im allgemeinen übt **Estradiol** eine *negative Rückkopplung* sowohl auf die Freisetzung von *GnR*H aus dem Hypothalamus wie auch auf die Abgabe von *FSH* und *LH* aus der Hypophyse aus (Abb. 7-66).

- **Inhibin**: hemmt FSH
- **LH-Sekretion** ↑, wenn **Estradiol** ↑

Zusätzlich zu der direkten Rückkopplung auf Hypophyse und Hypothalamus durch Estradiol geben Granulosazellen **Inhibin** ab, welches die Sekretion von FSH im HVL spezifisch hemmt. Die LH-Sekretion verhält sich nicht immer so, als ob sie durch negative Rückkopplung gesteuert wäre – der Anstieg der LH-Sekretion zur Auslösung der Ovulation findet gerade dann statt, wenn der Estradiolspiegel steigt (Abb. 7-67). Dieser LH-Anstieg kann durch die Tatsache erklärt werden, daß der HVL auf Änderungen des Estradiolplasmaspiegels antwortet. Sind die Plasmaspiegel konstant und besonders auf einem niedrigen Niveau, dann herrscht die negative Kontrolle der Gonadotropinsekretion vor. Steigt der Estradiolspiegel plötzlich auf ein hohes Niveau, so wie es während der Follikelphase geschieht, wird die negative Rückkopplungsschleife ineffektiv (Abb. 7-67). Die Hypophyse ist bereits zur Abgabe von mehr Gonadotropin durch den ansteigenden Estradiolspiegel stimuliert.

- **Estradiol in der Follikelphase**

3 Faktoren sollen vor allem verantwortlich sein für die *positive Rückkopplung* auf die Estradiolsekretion während der Follikelphase (Abb. 7-68):

- Estradiol stimuliert die Granulosazellteilung und fördert weitere Estradiolsekretion
- Estradiol steigert die Fähigkeiten der Granulosazellen zur FSH-Bindung
- Estradiol und FSH verbinden sich, um die Ausbildung von LH-Rezeptoren an den Granulosazellen auszuprägen, und die Bindung des LH an Granulosazellen stimuliert die Estradiolproduktion weiterhin.

Das Ergebnis ist ein schneller Anstieg des Plasmaestradiolspiegels, während zur gleichen Zeit Granulosazellen außerordentlich empfindlich gegen die hypophysäre Freisetzung von LH werden. Die Granulosazell-LH-Rezeptoren sind außerdem verantwortlich für die Vergrößerung des Antrumbereiches des Graaf-Follikels und die Ausschüttung hydrolytischer Enzyme bei der Ovulation.

LH-Anstieg zur Zyklusmitte ⇨

Diese positive Rückkopplung führt zu einem Anstieg von LH (**LH-Gipfel**) und einem geringeren Anstieg von FSH genau vor der Ovulation (Abb. 7-67). Die Wirkung von LH ist stärker als von FSH, da die positiven Rückkopplungswirkungen des Estrogens auf die Hypophyse vorwiegend die LH-Sekretion beeinflussen und das Inhibin fortlaufend die FSH-Sekretion hemmt.

- **Hypothalamus und LH-FSH-Zyklus**
  - Hypothalamus beeinflußt LH-, FSH-Sekretion bei Ovulation nicht

Neuere Untersuchungen sprechen dafür, daß bei Primaten der gesamte Zyklus der positiven Rückkopplung, die zur Ovulation führt, von Ovar und Hypophyse ausgeführt werden kann. Wenn die Verbindung zwischen Hypothalamus und Hypophyse experimentell unterbrochen wird und Pulse von GnRH mit einer Rate von etwa einmal jede Stunde gegeben werden, läuft die Ovulation normal ab. Der Zyklus findet nicht statt, wenn GnRH nicht vorliegt oder

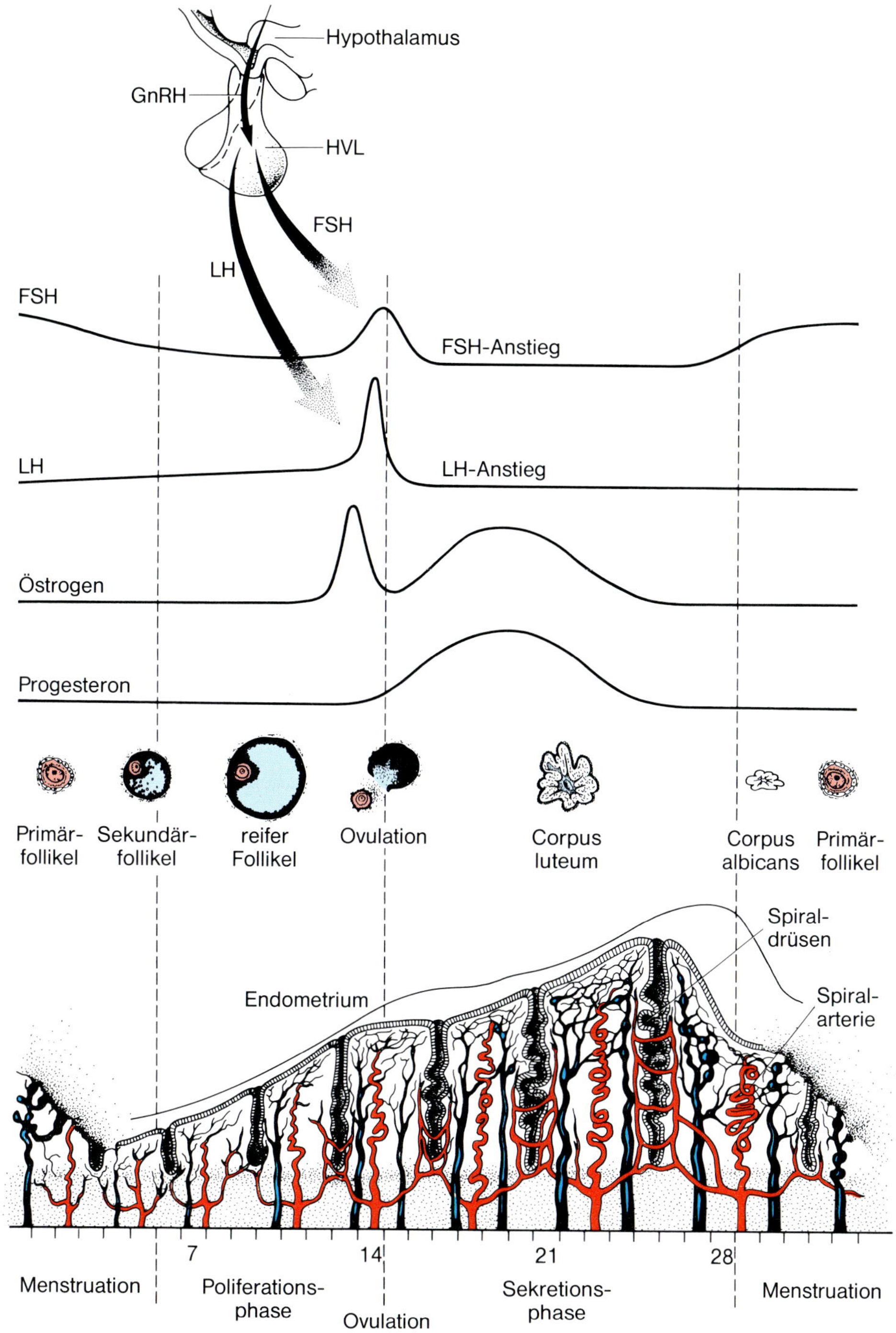

Abb. 7-67: Die Teilprozesse des *Menstruationszyklus* auf der Ebene des *Hypophysenvorderlappens* (oben), des *Ovars* (mitte) und des *Uterus* (unten). Die Abbildung beginnt mit dem ersten Tag der Menstruation (Tag 1) und läuft bis zur Menstruationsphase des folgenden Zyklus. Die 4 Kurven geben die Plasmaspiegel der Gonadotropine, des Östrogens und des Progesteron an. In der Mitte der Abbildung ist die entsprechende Entwicklung des Eierstockfollikels aufgezeichnet, der in diesem Zyklus reift und zur Ovulation gelangt. Der untere Teil zeigt das *Endometrium* mit seiner menstruellen Proliferations- und Sekretionsphase vor dem Eintritt der Menstruationsphase des beginnenden nächsten Zyklus

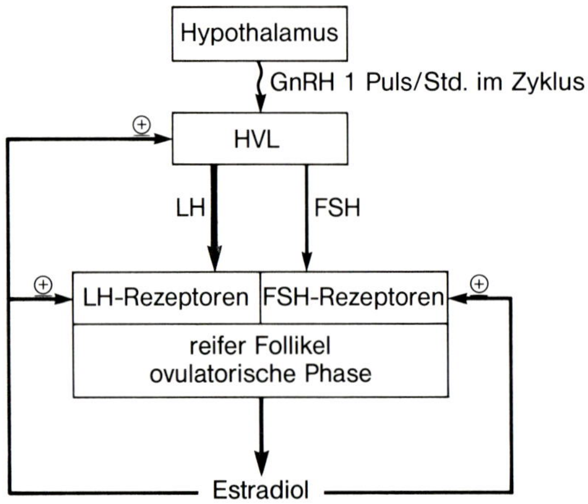

Abb. 7-68: Wege für die positive Rückkopplung auf die *LH-Sekretion* während des follikulären Stadiums des Menstruationszyklus (Proliferationsphase). Die positive Rückkopplung gipfelt in dem *LH-Anstieg,* der die Ovulation des Graaf-Follikels auslöst (s. Abb. 7-67)

LH-Hemmung in lutealer Phase

wenn die Zeitfolge der Pulse abnormal ist. Daraus folgt, daß der Hypothalamus keine direkte Rolle für den Zeitablauf der Anstiege des LH und FSH spielt, die die Ovulation auslösen. Während der *lutealen Phase* des Zyklus modifiziert die Gegenwart des Progesterons die Empfindlichkeit des HVL gegen hohe Estradiolspiegel und verhindert die positive Rückkopplung, die einen weiteren LH-Gipfel auslösen könnte.

⇨

> Während der lutealen Phase herrscht die negative Rückkopplung vor und die Gonadotropinsekretion wird auf einem gleichmäßigen, relativ niedrigen Spiegel eingestellt (Abb. 7-67).

- **Mechanismus der Menopause**
  - keine Follikel → keine endokrine Ovarfunktion mehr
  - LH-, FSH werden sezerniert
- **Auswirkungen der Menopause: Östrogenmangel!**
  - Osteoporose

Dieser zyklische Ablauf in der Östrogen- und Progesteronsekretion durch die Ovarien hält zur Menopause an. Um die Menopause scheint der Vorrat an Follikeln erschöpft zu sein und die Ovarien sind nicht mehr in der Lage, Steroide in Antwort auf die Gonadotropineinwirkung zu sezernieren. Dieser Verlust der ovariellen Funktion ist vollständig im Gegensatz zu der langsamen Abnahme der Hodenfunktion mit zunehmendem Alter. Als Hinweis dafür, daß diese Änderungen im Ovar selbst und nicht in ihrem Kontrollsystem liegen, ist in dem Anstieg des Gonadotropinspiegels um die Menopause zu sehen (Abb. 7-69). So findet sich, wie im Hoden, die Auswirkung des Alterns im Ovar, welches schließlich inkompetent wird, seine Funktionen auszuführen, während die negativen Rückkopplungen erhalten bleiben.

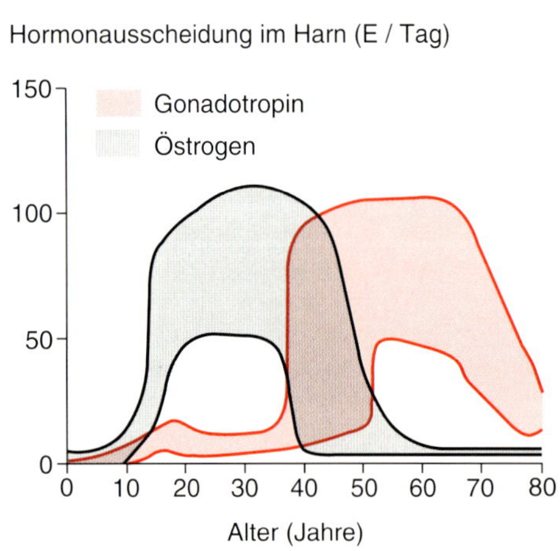

Abb. 7-69: Urinausscheidung der *Gonadotropine* und *Östrogene* für Frauen verschiedenen Alters. Die Ausscheidung gibt die Plasmaspiegel der entsprechenden Hormone wieder. Während der fruchtbaren Jahre ist ein großer Teil der Variationen der Normalwerte den Änderungen innerhalb des Menstruationszyklus zuzuschreiben

Klinische Anwendung. Der Abfall der Östrogene zur Menopause führt zu einer Reduktion der Verweiblichung, die um die Pubertät eingetreten ist. Die geschlechtsspezifischen Fettablagerungen und der größte Teil der akzessorischen Fortpflanzungsstrukturen vermindern sich und die Abnahme der Kalzifizierung der Knochen kann zur *Osteoporose* (s. Kap. VII/1.9.1) führen.

Fragen

Wiederholungsfragen:
1. Der Menstruationszyklus des Uterus kann in 3 Phasen geteilt werden. Welche Ereignisse und Abläufe sind charakteristisch für jede dieser Phasen? In welcher Weise antworten die Uterusphasen auf die Vorgänge in den Ovarien?
2. Welche Rolle spielen Follikel- bzw. Granulosa- und Thekazellen für die Estradiolproduktion im Ovar?
3. Unter welchen Bedingungen hemmt Estradiol die Gonadotropinsekretion? Wann stimuliert sie? Was ist die Aufgabe der positiven Rückkopplung der Estradiolsekretion auf die Gonadotropinabgabe im Menstruationszyklus?

3.6.4 Steuerung von Ovulation und Luteinisierung durch LH

Steuerung von Ovulation und Luteinisierung durch LH

- **Graaf-Follikel bei der Ovulation**

Wenn sich der Menstruationszyklus der Ovulationsphase nähert, steigt der **Estradiolplasmaspiegel** (Abb. 7-67). Die Ovulation des Graaf-Follikels wird durch einen plötzlichen LH-Anstieg in der Mitte des Zyklus ausgelöst. Innerhalb der 48 Stunden dieses **LH-Anstieges** erfährt der Graaf-Follikel 4 Veränderungen:
- die primäre *Oozyte beendet die 1. Reifeteilung* und wird zu einer sekundären Oozyte, wobei sie das erste Polkörperchen abgibt (s. Abb. 7-56)
- es beginnt *Progesteronsekretion* durch die Granulosazellen zusätzlich zur Estradiolabgabe mit plötzlicher Zunahme der Antrumflüssigkeit
- der *Follikel* schwillt an und *sezerniert hydrolytische Enzyme* an der Stelle, wo der Graaf-Follikel das Ovar verläßt. Diese Enzyme zerstören die Oberfläche des Ovars und ermöglichen damit die *Freisetzung der Oozyte*, die jetzt Ovum, Ei, genannt wird, obwohl die 2. Reifeteilung noch nicht abgelaufen ist.
- nach der Ovulation umgibt sich das Ei mit der *Zona pellucida* und den *Follikelzellen* des Eihügels.

- **Eitransport in die Tube**
  - Zilien, Muskel
  - **Ei:** 10–12 h befruchtungsfähig
  - **Spermien:** 3 d befruchtungsfähig
  - **Befruchtung**

Das Ei wird von den Fimbrien in die Tuba uterina befördert. Es bewegt sich durch die fortlaufende Aktivität der Zilien, die von Muskelkontraktionen des Eileiters unterstützt wird, in Richtung Uterus. Die Eizelle kann nur innerhalb von 10–12 Stunden nach Ovulation befruchtet werden. Spermatozoen überleben in den weiblichen Fortpflanzungsorganen etwa 3 Tage, so daß Geschlechtsverkehr oder künstliche Insemination nur in einer relativ kurzen Zeitspanne eine Schwangerschaft auslösen kann.

Die Befruchtung erfolgt in der Tuba uterina nahe dem Ovar (*Ampulla tubae*) so daß die Spermatozoen durch den Uterus und den größten Teil des Eileiters wandern müssen.

- **Spermatozoenwanderung**
  - Eileiter hilft!
  - wenige Spermien erreichen das Ziel → **Spermiendichte**: > 20 Mio./ml

Einige Spermatozoen können schon Minuten nach ihrer Freisetzung in die Vagina im Eileiter erscheinen. Sie würden diesen Weg nicht so schnell zurücklegen, wenn sie nur von ihrer eigenen Motilität angetrieben wären. Das läßt vermuten, daß die Tuba uterina das gezielte Aufeinandertreffen von Spermatozoen und Eizelle reguliert. Gleichwohl erreicht nur ein relativ kleiner Teil der Spermatozoen die Nähe der Eizelle. Die Spermatozoendichte muß daher mit *mehr als 20 Mio./ml* sehr hoch sein.

3.6.5 Befruchtung

Befruchtung

- **Penetrationsschichten für das Spermium**
  - Corona radiata
  - Zona pellucida
  - Zellmembran

Um die Befruchtung zu erreichen, muß eine Spermatozoe ihr Ziel erkennen und die *Corona radiata* der Follikelzellen, die *Zona pellucida*, und die *Zellmembran der Oozyte* durchdringen. Diese Aufgabe erscheint recht schwierig, wenn man die außerordentliche Größendifferenz zwischen Oozyte und Spermatozoe betrachtet. Die bei der Berührung des Spermatozoenkopfes mit der Corona radiata (Abb. 7-70) ablaufende Erkennung kann mit der Bindung an einen Rezeptor verglichen werden.

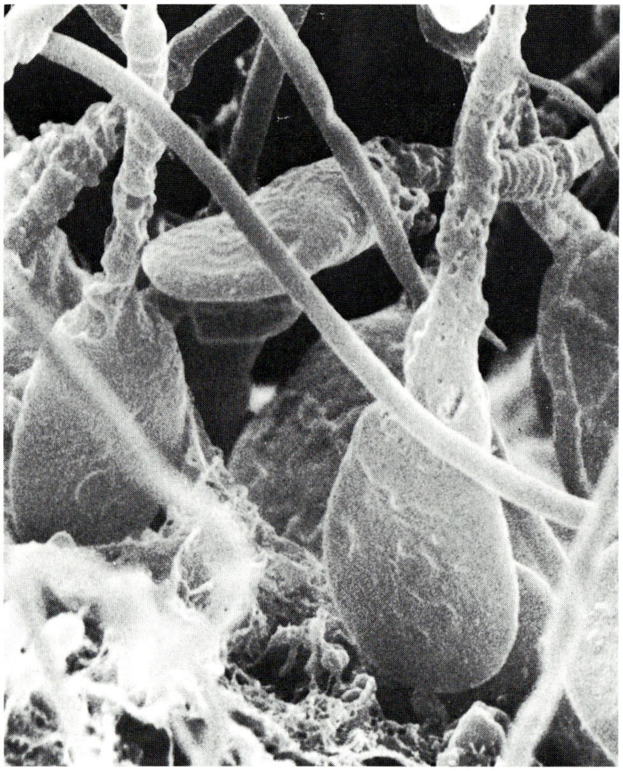

Abb. 7-70: Rasterelektronenmikroskopische Aufnahme von *Spermatozoen* bei ihrer Anlagerung an die Eizelle. Die Aufnahme wurde unter Laboratoriumsbedingungen gemacht; die Dichte der Spermatozoen ist hier viel größer als in situ

- **Akrosomenreaktion, Kapazitation**

⇨

Das Akrosom enthält das Enzym Hyaluronidase, die zur Ablösung der Follikelzellen führt. Die Bindung der Erkennungsrezeptoren veranlaßt das Akrosom zur Abgabe des Enzyms. Diese **Akrosomenreaktion** geschieht nur in den Spermatozoen, die vorher *kapazitiert* worden sind. Wenn der Spermatozoenkopf in Kontakt mit der Eizelle gelangt, verschmelzen die Zellmembranen der beiden Zellen und der Kern der Spermatozoe tritt in das Zytoplasma der Eizelle ein.

- **Bildung der Befruchtungsmembran**
- **Polyspermie**
  - mehrere Spermien in der Eizelle
  - selten!

Innerhalb von Sekunden nach dem Eintritt des Samenzellkerns läuft an der Zellmembran der Oozyte eine **Rindenreaktion** ab. Vesikel direkt unter der Zellmembran verschmelzen mit ihr und bilden die **Befruchtungsmembran** (Abb. 7-71). Die Reaktion geht mit einem Eintritt von Kalzium einher. Dieser Vorgang ähnelt der Freisetzung synaptischer Bläschen.
Die gleichzeitige Befruchtung einer Eizelle durch mehr als eine Spermatozoe führt zur **Polyspermie,** ein Zustand, der die normale Entwicklung der Zygote verhindert. Die Polyspermie ist äußerst selten: relativ wenige Spermatozoen können den Weg in die Ampulla tubae zurücklegen und die Bildung der Fertilisationsmembran macht das Eindringen weiterer Spermien in die Oozyte unmöglich.

- **Zygote**
  - mit Befruchtung beginnt 2. Reifeteilung
  - Furchungsteilungen →**Morula**

Nach dem Eindringen des Spermatozoenkopfes in das Zytoplasma des Eies findet die 2. Reifeteilung statt und das 2. Polkörperchen wird gebildet (Abb. 7-71). Das befruchtete Ei, die *Zygote,* wandert langsam uteruswärts. Mitosezyklen führen über verschiedene Furchungsteilungen zur **Morula,** die in das Uteruslumen gelangt. Mit jeder Zellteilung wird jede der entstehenden Zellen kleiner.

Corpus luteum

3.6.6 Bildung des Corpus luteum

- **Ausbildung des Gelbkörpers**
  - **Luteinisierung:** Zellproliferation

Während die Zygote durch die Tube wandert, *poliferieren* die in dem geplatzten Follikel zurückbleibenden **Granulosazellen** und füllen die leere Antrumhöhle, wobei sie sie in das Corpus luteum umbilden (s. Abb. 7-64). Diese Bildung des Corpus luteum, die **Luteinisierung,** benötigt LH. Während relativ große Mengen von LH zur Bildung des Corpus luteum erforderlich sind, genügen niedrigere LH-Plasmaspiegel zur Aufrechterhaltung seiner Funktion.

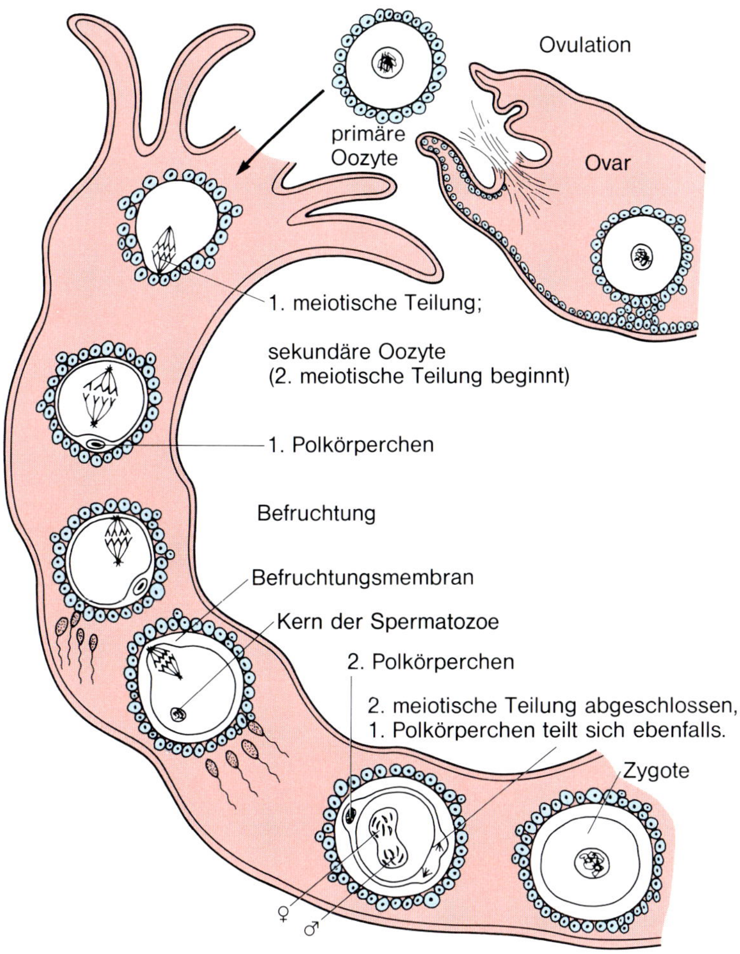

Abb. 7-71: Vorgänge zwischen *Ovulation* und *Befruchtung.* Die bei der Ovulation freigesetzte primäre Oozyte, Ovum, durchläuft die erste meiotische Teilung und tritt in die Tube ein. Nach der Befruchtung entwickelt sie eine Befruchtungsmembran, die den Eintritt weiterer Spermatozoenköpfe verhindert. Danach durchläuft sie die zweite meiotische Teilung (2. Reifeteilung) und die Kerne von Eizelle und Spermatozoe verschmelzen. Die resultierende Zygote setzt ihren Weg im Eileiter uteruswärts fort

Der Abschnitt des Menstruationszyklus, in dem das Corpus luteum wirksam ist, heißt luteale Phase des Zyklus (s. Abb. 7-67).

• **Funktion und Untergang des Gelbkörpers**

⇦

Die Granulosazellen des Corpus luteum setzen die Sekretion großer Mengen von *Östrogenen* und *Progesteron* fort, so daß nach der Luteinisierung die Blutspiegel der Östrogene hoch bleiben und die des Progesterons ansteigen (s. Abb. 7-67). Das *luteale Progesteron* hält den Uterus in einem Zustand, der für die Aufnahme und Ernährung der Zygote geeignet ist. Wenn keine Befruchtung abläuft, besteht das Corpus luteum längstens 10–14 Tage und degeneriert dann in das **Corpus albicans** (s. Abb. 7-67).

Ein von dem alternden Corpus luteum abgegebenes Prostaglandin bewirkt diesen Vorgang, so daß das Corpus luteum sich sozusagen selbst abbaut.

3.6.7 Funktion des Endometriums im Menstruationszyklus

Endometrium und Menstruationszyklus

1. Proliferationsphase
- Östrogene ↑→Dikkenzunahme
- Spiralarterien, -drüsen

Am Beginn des Menstruationszyklus ist die innere Auskleidung des Uterus, das Endometrium, ca. 1 mm dick. Während des Anstieges des Östrogenspiegels in der Follikelphase der Ovarien vermehren sich die Zellen der Funktionalis des Endometriums auf eine Dicke von 2–3 mm. Zahlreiche Blutgefäße, **Spiralarterien,** wachsen aus und exokrine Drüsen, **Spiraldrüsen,** entwickeln sich (s. Abb. 7-67, Tab. 7-23): **proliferative Phase** der Endometriumentwicklung.

2. Sekretionsphase

⇒

Das Endometrium ist der Ort der Progesteronwirkung in der *lutealen Phase* des Zyklus. Es kann aber nur dann auf Progesteron reagieren, wenn es durch Östrogene während der Follikelphase darauf vorbereitet worden ist. Nach der Ovulation wandeln die vom Corpus luteum abgegebenen Östrogene und Progesteron das Endometrium um. Es erfolgt weitere Verdickung und, noch wichtiger, **Sekretion** wird veranlaßt.

– Sekretion von **Uterusmilch**

Die innere Oberfläche des Endometriums legt sich in Falten, während seine Spiraldrüsen geschlängelt werden und eine kohlenhydratreiche Flüssigkeit, die sog. **Uterusmilch,** absondern, die den sich entwickelnden Embryo ernährt, bis er in der Lage ist, sich in der Uteruswand zu implantieren: **sekretorische Phase** des Uteruszyklus (s. Tab. 7-23). Sie korrespondiert mit der lutealen Phase des ovariellen Zyklus (s. Abb. 7-67). Die Dicke, die Stoffwechselrate und der Glykogengehalt des Endometriums sind am höchsten, wenn Östrogen- und Progesteronspiegel am 22.–23. Zyklustag ihren Gipfel erreichen, das sind etwa 7–8 Tage nach der Ovulation.

- **Verhalten der Zervix:**
  – Schleimkonsistenz ändert sich

Der Uteruszyklus beeinflußt auch die Zusammensetzung des **Zervixschleims.** Während der proliferativen Phase ändert sich der Scheim von einem dicken, unelastischen in ein dünnes, wässriges Sekret. Nach der Luteinisierung wird der Schleim so dick wie am Beginn des Zyklus.
Klinische Anwendung. Frauen, die keine andere Methode der Geburtenkontrolle benutzen wollen, können sich am Zervikalschleim orientieren.

3. Menstruation: Funktionalis degeneriert

Die Funktionalis des Endometriums degeneriert mit dem Abfall des Östrogen- und Progesteronspiegels am Ende des Menstruationszyklus (s. Abb. 7-67) hauptsächlich, weil *Östrogene und Progesteron die Synthese von einem Prostaglandin* hemmen, welches als lokaler Vasokonstriktor im Uterus wirkt.

Ablauf

⇒

Wenn Östrogen- und Progesteronspiegel sinken, steigt die Prostaglandinsynthese an und bewirkt eine Vasokonstriktion der Spiralarterien mit Ischämie und lokalen Nekrosen. Lysosomale Enzyme zerstören außerdem die extrazelluläre Matrix, die die Endometriumzellen zusammenhält. Das Ergebnis ist die Ablösung der gesamten Innenschicht des Endometriums.

– 4–5 Tage
– Blutverlust: 50 ml

Der Menstruationsfluß dauert gewöhnlich 4–5 Tage und geht mit einem Blutverlust von ungefähr 50 ml einher. Die Menstruationsperiode entspricht den ersten Tagen der Follikelphase des Ovars (Tab. 7-23).

Fragen

Wiederholungsfragen:
1. Welche Vorgänge laufen bei der Ovulation ab? Wie verändert sich das Ei nach der Ovulation? Wo findet die Befruchtung statt? Was geschieht bei der Befruchtung?
2. Welche Aufgabe hat das Corpus luteum? Aus welcher Struktur leitet es sich her?
3. Welche Veränderungen vollziehen sich im Endometrium während des Menstruationszyklus? Welche Wirkungen haben Estradiol und Progesteron auf das Endometrium? Welche Vorgänge sind verantwortlich für das Einsetzen der Menstruation?

Geburtenkontrolle und Empfängnisförderung

3.6.8 Geburtenkontrolle, Empfängnisförderung, Kontrazeption

- **Östrogen/Gestagenpille**

⇒

Ein gleichmäßiger Östrogenspiegel in Gegenwart von Progesteron hemmt die Gonadotropinsekretion und so Follikelreifung und Ovulation.
Klinische Anwendung. Das für die hormonelle Geburtenkontrolle angewendete Regime ahmt meist den normalen Menstruationszyklus nach. Östrogene werden in Kombination mit einem Gestagen über 20–22 Tage gegeben. Daran schließt sich eine 7tägige Pause an, in der die *Hormonentzugsblutung* der Menstruation eintritt. Wird eine periodische Menstruation nicht zugelassen, so wird das Endometrium *hypertrophisch umgewandelt*, und es treten Blutungen auf (Spottings, Durchbruchblutungen)

- **Nebeneffekte der Kontrazeptiva:**
  – niedrige Dosen wirken kontrazeptiv, nicht anovulatorisch

Kein Medikament, welches Auswirkungen auf einen so komplizierten Prozeß wie die Fortpflanzung besitzt, ist frei von Nebenwirkungen. Um sie zu vermeiden verwendet man niedrige Hormondosen. Die reduzierten Dosen verhindern die Ovulation nicht immer, reichen aber als wirksame Kontrazeptiva aus (Tab. 7-24). Das liegt daran, daß Teilvorgänge der Empfängnis von exogenen Steroiden beeinflußt werden. Dazu gehören der Transport der Gameten in der Tube, die Aufnahmefähigkeit der Uterusschleimhaut für die Zygote, die Durchdringungsfähigkeit des Zervixschleims für die Spermatozoen und der pH-Wert der Vaginalflüssigkeit.

Man versucht, Steroide durch nichtsteroidale Hormone zu ersetzen. Beispielsweise hat das **Inhibin** Aussichten, als Kontrazeptivum für *Mann* und *Frau* wirksam zu sein: Es unterdrückt die Keimzellbildung, ohne die endokrine Funktion der Gonaden zu berühren. Kontrazeptiva auf der Grundlage von **Prostaglandinen** treten in Wechselwirkung mit der Implantantion. Ihre Entwicklung kann jedoch auf ethische Probleme stoßen, da von manchen Menschen bereits diese Wirkung als Unterbrechung einer Schwangerschaft angesehen wird.
Etwa 1 von 7 Ehepaaren leidet unter Unfruchtbarkeit.

- **Nichtsteroide Kontrazeptiva**
  - **Inhibin:** keine Gametenbildung
  - **Prostaglandine:** stören Implantation

Weibliche Unfruchtbarkeit kann in einigen Fällen durch Behandlung mit *Gonadotropinen* beherrscht werden, die Entwicklung und Ovulation des Follikels stimulieren. Sie führen aber mitunter zu *multiplen Ovulationen* und zur Konzeption von bis zu 6 oder 7 Embryonen gleichzeitig.

- **Unfruchtbarkeit:** ca. 15% der Ehen

Mehrlingsgeburten sind gefährlich für Feten und Mutter. Solche Schwangerschaften machen einen erheblichen Umfang an medizinischer Betreuung notwendig und sind kostspielig. Die ovulationsfähigen Follikeln in einem Zyklus können bei einer mit Gonadotropinen behandelten Patientin z.B. *sonographisch* ermittelt werden. Eine Konzeption kann dann verhindert werden, wenn multiple Ovulationen wahrscheinlich sind.

- **Mehrlingsgeburten:** Komplikationsrate bei Müttern steigt

3.6.9 Nichthormonelle Methoden der Kontrazeption

Nichthormonelle Kontrazeption

Eine Reihe von barrierebildenden Methoden wie **Kondom**, **Diaphragma**, **Zervikalkappe** und **Vaginalschwamm** blockieren den Zugang zur Zervix für die Spermatozoen. Die physikalischen Barrieren können mit einer chemischen Barriere, den **Spermiziden**, kombiniert werden.
Klinische Anwendung: Ein permanenter Block für den Gametentransport ist durch die **Tubenligatur** zu erreichen: Die Eileiter werden unterbunden und durchtrennt.
Die analoge Operation beim Mann heißt **Vasektomie**: Die beiden Vasa deferentia werden unterbunden und ebenfalls durchtrennt.
Das **Intrauterinpessar** ist keine eigentliche Barrieremethode der Kontrazeption.

- **barrierebildende Verfahren**
- **Intrauterinpessar**
  - Implantation nicht möglich

Tab. 7-24: Versagensrate kontrazeptiver Methoden (Einheiten: Schwangerschaften pro 100 Frauen pro Jahr)

Methode	theoretische Wirksamkeit (z.T. Schätzwerte)	praktische Wirkung
Tubenligatur	0,004	0,006
Vasektomie	0,15	0,15
„Pille“ (Östrogen/Gestagen)	0,34	4–10
nur Gestagenpille	1–15	5–10
Kondom mit Spermizid	< 1	5
Intrauterinpessar	1–3	0,5–4
Kondom	3	10
Diaphragma mit Spermizid	3	2–20
Zervixkappe	3	2–20
Spermizid allein	3	2–30
Vaginalschwamm	9–11	13–16
Koitus interruptus	0–9	20–25
Rhythmus-Intervall-Methode (Knaus-Ogino)	2,5–13	21–40
ungeschützter Verkehr	90	90
Abstinenz	0	?

• **Wirksamkeit der Methoden** (Tab. 7-24)

Sein Wirkungsmechanismus ist nicht genau klar. Es verändert offensichtlich das Endometrium, sodaß die Vorgänge für die Implantation des Embryo nicht normal ablaufen können. Uterinpessare sind durch zahlreiche Nebenwirkungen belastet.
Die Wirksamkeit der verschiedenen Kontrazeptiva hängt von physiologischen und anatomischen Faktoren ab, die von Mensch zu Mensch verschieden sind (Tab. 7-24).

Fragen

Wiederholungsfragen:
1. Beschreiben Sie die üblichen Methoden der hormonalen Geburtenkontrolle. Welche Alternativen zu hormonalen Kontrazeptiva sind anwendbar?
2. Erklären Sie die physiologischen Mechanismen der „Pille"!

3.7 Zusammenfassung

• Die primären Fortpflanzungsorgane, **Ovarien** und **Hoden,** entstehen aus pluripotenten indifferenten Gonaden in der Fetalentwicklung. Ovarien entwickeln sich automatisch, wenn das auf den Y-Chromosom codierte Protein nicht vorhanden ist.
• Die weiblichen inneren Geschlechtsorgane, **Tuba uterina, Uterus** und die **innere Vagina,** entstehen embryonal aus dem **Müller Gang**system automatisch dann, wenn kein von den Testes abgegebener MRF vorhanden ist. Die männlichen inneren Drüsen und Gangsysteme wie **Rete testis, Vasa efferentia, Nebenhoden, Vas deferens, Samendrüsen, Prostata** und **Ductus ejaculatorius** entstehen embryonal aus den **Wolff-Gängen,** sofern die fetalen Testes Testosteron sezernieren.
• Die **äußeren weiblichen Genitalien,** Labia majora, Labia minora, Klitoris und Vagina, entwickeln sich aus der embryonalen Urogenitalrinne und dem Genitalhöcker automatisch, wenn **Dihydrotestosteron,** ein Derivat des im Hoden hergestellten Testosteron, nicht vorhanden ist. In seiner Gegenwart schließt sich die Urogenitalrinne vollständig und bildet die Urethra des Penis. Die Genitalwülste verschmelzen, um das **Skrotum** zu bilden, in welches die Testes absteigen. Aus dem Genitalhöcker entsteht der **Penis.**
• Die Stammzellen für die Gametenbildung, die **Spermatogonien** im Hoden und die **Oogonien** im Ovar, erfahren Mitosen und bilden damit Zellen, die zur Gametenbildung geeignet sind, die *primären Oozyten* oder die *primären Spermatozyten* (I). Letzte durchlaufen die *Meiose,* wobei der Chromosomensatz auf die haploide Anzahl von 23 Chromosomen reduziert wird. Jede primäre Spermatozyte bildet 4 Spermatiden, die sich schließlich in **Spermatozoen** (Spermien) differenzieren. Bei der Oogenese sind die Ergebnisse dieses Vorganges eine **Eizelle** und die Polkörperchen.
• Die Pubertät wird durch Anstieg der Gonadotropinensekretion aus der Hypophyse in Gang gesetzt. Sie veranlaßt die Gonaden zur Abgabe von Sexualsteroiden und zur Produktion der Gameten. Die Hoden sezernieren das Steroid **Testosteron.** Die Ovarien sezernieren **Östrogene,** vorwiegend Estradiol, und **Progesteron.** Die Testosteronsekretion ist relativ gleichmäßig. Die Sekretion von Östrogen und Progesteron folgt einem ovariellen Zyklus der Follikelreifung, in dem Ovulation und Konversion des **Follikels** in das **Corpus luteum** den Abschluß bilden.
• Zur Pubertät lösen die Sexualhormone **geschlechtsspezifische Entwicklungen** aus, die Auswirkungen auf *Fettansatz, Muskelausbildung* und *Knochenwachstum* sowie auf *Wachstum der akzessorischen Fortpflanzungsstrukturen* und auf das Verhalten und die Stärke der *sexuellen Zuwendung* besitzen.
• Die **Sertoli-Zellen** der Hoden unterstützen die Spermatogenese und die Spermiogenese. **Leydig-Zellen** sezernieren Testosteron. *Spermatogenese* wird durch eine Rückkopplungsschleife über **Inhibin** aus den Sertoli-Zellen kontrolliert, die die FSH-Sekretion hemmt. Testosteronsekretion wird durch Rückkopplungsschleifen über hohe Testosteronspiegel mit Hemmung der GnRH-Sekretion aus dem Hypothalamus und der LH-Abgabe durch die Hypophyse kontrolliert.
• Der **Ovarialzyklus** besteht aus der **follikulären Proliferations-** und der **lutealen Sekretionsphase.** Jeder reifende Follikel enthält eine primäre Oozyte, eine Schicht von **Granulosazellen** und die **Theka.** Thekazellen bilden Androgene, welche durch die Granulosazellen in Estradiol umgewandelt werden. Schließlich wird ein Follikel zum **Graaf-Follikel.** Die Sekretion der Östrogene steigt stark an, wenn der Graaf-Follikel wächst, so daß eine Spitze der LH-Sekretion ausgelöst wird, welche zur Ovulation führt. Nach der Ovulation verwandelt LH den Rest des Follikels in das *Corpus luteum.* Dieses sezerniert *Estradiol* und *Progesteron* während der folgenden lutealen Sekretionsphase des Zyklus. Das endet mit dem Zusammenbruch des Corpus luteum.
• Der **Uteruszyklus** beginnt mit der Menstruation, dem Verlust der Auskleidung des uterinen Endometriums. Während der follikulären Phase des Ovars regt Estradiol die Neubildung des Endometriums als dessen **proliferative Phase** an. Nach der Ovulation bewirken vom Corpus luteum sezerniertes Estradiol und Progesteron die Absonderung der *Uterusmilch* durch das Endometrium in der **sekretorischen Phase,** wodurch die für die Implantation des Embryos notwendigen Voraussetzungen geschaffen werden.

3.8 Übungsfragen

1. Nennen Sie die primären Fortpflanzungsorgane und akzessorischen Fortpflanzungsstrukturen für Mann und Frau!
2. Beschreiben Sie die Bestimmungsfaktoren für die Differenzierung der inneren Sexualorgane in männliche oder weibliche. Welche Strukturen entstehen aus dem Müller-, welche aus dem Wolff-Gang?
3. Welche Faktoren bestimmen die Entwicklung der äußeren Genitalien in männliche oder weibliche? Wie können Störungen der Entwicklung bei einem Menschen ablaufen, dessen genitales Ge-

schlecht mit seinem Gonaden- und genetischen Geschlecht übereinstimmt?

4. Beschreiben Sie die Funktion der folgenden Strukturen: Graaf-Follikel, Follikel- oder Granulosazelle, Thekazelle, Corpus luteum!

5. Zeichnen Sie die Veränderungen der LH-, FSH-, Estradiol- und Progesteronabgabe während eines Menstruationszyklus auf. Welche physiologische Rolle spielen diese 4 Hormone?

6. Welche wesentlichen physiologischen Aufgaben haben folgende Strukturen: Sertoli-Zellen, Vas deferens, Leydig-Zellen und Samenblase?

7. Welches ist die Funktion des Mittelstückes eines Spermiums, des Akrosoms? Worin liegt die Bedeutung der Kapazitation der Spermatozoen? Wofür dient die kortikale Reaktion der Oozyten?

8. Warum kann der Graaf-Follikel eine Ovulation durch Estrogenabgabe auslösen, während die Pille durch Östrogen die Ovulation unterdrücken kann?

9. An welchen Orten und mit welchen physiologischen Wirkungen werden die folgenden Hormone sezerniert: GnRH, FSH, LH, Testosteron, Estradiol, Progesteron und Inhibin.

10. Welche Konsequenzen sind für männliche Neugeborene zu erwarten, die den genetischen Defekt besitzen, der bei weiblichen Kindern das adrenogenitale Syndrom (AGS) auslöst?

3.9 Klinische Physiologie

In-vitro-Fertilisierung – letzte Zuflucht für kinderlose Ehepaare

Etwa ein Drittel der **weiblichen Unfruchtbarkeit** beruhen auf einer Beteiligung der Tuben. Vernarbungen oder Blokkierungen der Eileiter sind häufig Ergebnis entzündlicher Prozesse im Becken, sexuell übertragbarer Krankheiten oder einer Endometriose.

Andere Ursachen liegen in Uterus oder Zervix selbst, die den Samentransport oder die Implantation der Zygote in den Uterus unmöglich machen. **Männliche Unfruchtbarkeit** beruht u. a. in Blockaden der Samenleiter. Varikose der Venen (Varikozele) im Skrotum können die Fruchtbarkeit durch Erhöhen der Hodentemperatur reduzieren. Strukturdefekte beim männlichen und weiblichen System können oft chirurgisch behandelt werden.

Bei einigen Frauen wird die Schleimsekretion der Zervix nie für Spermatozoen durchlässig. Bei anderen sind die Sekrete der Vagina zu stark sauer oder enthalten Antikörper gegen Spermatozoen. In diesen Fällen kann **homologe Insemination** durch Einbringen einer frischen Probe von Samen des Ehemannes direkt in den Uterus das Problem lösen.

Helfen andere Verfahren nicht, ist die **In-vitro-Fertilisierung** die letzte Zuflucht für ein kinderloses Ehepaar. Dabei wird eine Gonadotropinbehandlung eingeleitet, um die Reifung mehrerer Follikel in einem einzelnen Zyklus in Gang zu bringen. Die Reifung der Follikel wird durch Ultrasonographie beobachtet. Wenn sich einige Follikel ihrer Reifung nähern, wird die Bauchdecke der Frau inzidiert, um ein Laparoskop, eine Fiberoptik, in das Abdomen einzuführen. Die Ovarien können direkt beobachtet und ein reifer Follikel punktiert werden, um die dabei freigesetzten Oozyten abzusaugen. Die Oozyten können auch durch Punktion der Ovarien von der Vagina aus gewonnen werden. Mehrere Oozyten werden auf diese Weise gewonnen und mit Spermatozoen des Ehemannes befruchtet. Die Spermatozoen müssen **kapazitiert** sein. Das wird durch Waschen mit einem Kulturmedium erreicht, welches ähnlich den Flüssigkeiten auf dem Weg durch Uterus, Zervix und Tuben zusammengesetzt ist. Dieses Vorgehen war der entscheidende Schritt für den Erfolg der Methode; denn die Spermatozoen können keine Eizelle erfolgreich befruchten, wenn sie diesen Prozeß nicht durchlaufen haben. Sind die Eizellen erfolgreich befruchtet, beginn die Zellteilung. Diese Eizellen werden in den Uterus der Frau zurückgeführt. Eine oder mehrere von ihnen erreichen die Implantation und führen zu einer Schwangerschaft, die von diesem Zeitpunkt an wie eine normale natürliche Schwangerschaft abläuft. Das Ergebnis ist ein *„Retortenbaby"*.

Das Verfahren ist mit Unzulänglichkeiten behaftet. Die Prozedur führt in ungefähr *1 von 3 Fällen* zur Schwangerschaft, so daß sie oftmals wiederholt werden muß. Sie führt auch häufig zu *Mehrlingsgeburten.* Die Hormonbehandlung zur Einleitung der Ovulation wirkt sich auf die Implantation in der Uterusschleimhaut ungünstig aus. Dieses Problem wurde durch die Gefrierkonservierung einiger Embryos und ihre Implantation bei späteren unstimulierten Zyklen gelöst.

Der Erfolg der Methode könnte auch verbessert werden, wenn es die Möglichkeit gäbe, zu bestimmen, welcher der Embryonen am wahrscheinlichsten im Uterus überleben kann. Dieser müßte dann herausgesucht werden. Ethische Probleme ergeben sich aus der Auswahl und dem Experimentieren an Embryonen.

Sexuelle Reaktion, Schwangerschaft, Geburt und Laktation

4 Sexuelle Reaktion, Schwangerschaft, Geburt und Laktation

Dieses Kapitel informiert über:
- die **sexuellen Reaktionen** bei Mann und Frau
- die frühe Entwicklung der menschlichen **Zygote,** ihre **Implantation** im Uterus und die Differenzierung von **Embryo** und **Chorion**
- die **endokrine Funktion** des **Corpus luteum** und der **Plazenta**
- Aufbau und Aufgaben der **fetalen Zirkulation** sowie die Veränderungen des Kreislaufsystems unter der Geburt
- die Zeitfolge der **embryonalen** und **fetalen Entwicklung** sowie der mütterlichen Adaptationen in der Schwangerschaft
- die Stadien der **Geburt** und die **endokrinen Veränderungen,** welche sie einleiten und steuern
- **Entwicklung der Brustdrüsen** und der Milchproduktion sowie das Einschießen der Milch beim **Stillen** und deren hormonale Steuerung

Einführung

- **Ablauf der Reproduktionsvorgänge**
- **intrauterine Entwicklung – Geburt**

4.1 Einführung

Das vorhergehende Kapitel beschrieb Aufbau, Entwicklung und Steuerung des Fortpflanzungssystems. Hier wird gezeigt, wie sich die Gameten vereinigen, wie sich das Kind intrauterin bis zur Geburt entwickelt und welche Umstellungsprobleme postpartal auftreten.
Die pränatale Entwicklung hängt von der nutritiven und endokrinen Funktion der **Plazenta** ab, einem Organ, welches den sich entwickelnden Feten mit dem Kreislaufsystem der Mutter verbindet und ein optimales Milieu für den Fetus aufrechterhält. Nach 38 Entwicklungswochen bringen starke Kontraktionen der Uterusmuskulatur das Kind als physisch eigenständiges Lebewesen zur Welt. Wodurch die Geburt ausgelöst wird, ist noch nicht vollständig klar.
Das Neugeborene muß für das Überleben sehr schnell erhebliche Anpassungen seines Kreislauf- und Atemsystems und des Stoffwechsels vornehmen. Nach der Geburt setzen Kind und Mutter ihre unabhängige Beziehung zueinander fort. Durch Stillen kann die Mutter das Kind mit *Nährstoffen* und einem *Immunschutz* versorgen. Das Saugen des Kindes hat im Gegenspiel eine kräftige Wirkung auf das Endokrinium der Mutter und sorgt damit für fortlaufende Milchproduktion, die Rückbildung der Gebärmutter, und anfänglich noch für die Unterdrükkung der Ovulation.

Sexuelle Reaktion

Reaktion des ganzen Körpers

- **Untersuchung der sexuellen Reaktion**
  – Masters u. Johnson

4.2 Sexuelle Reaktion

4.2.1 Sexuelle Reaktion – eine Antwort des gesamten Körpers

Gegen Ende der fünfziger Jahre begannen William Masters und Virginia Johnson die physiologischen Veränderungen im Körper des Mannes und der Frau während der sexuellen Reaktion zu registrieren. Bis dahin hatten Physiologen und Ärzte nahezu keine Informationen über die physiologischen Begleiterscheinungen der sexuellen Funktionen. Masters und Johnson zeigten, daß emotionale und genitale Komponenten der Reaktion begleitet sind von Veränderungen in Blutdruck, Atmung und den regionalen Kreislaufverhältnissen. Diese Veränderungen beziehen das vegetative Nervensystem ein.

- **Ablauf in 4 Phasen**

Bei der Betrachtung der genitalen und extragenitalen Veränderungen kann die sexuelle Reaktion für Mann und Frau in **4 Phasen** unterteilt werden (Tab. 7-25):
- eine anfängliche **Erregungsphase** mit dem Eintreten genitaler und extragenitaler Veränderungen
- die **Plateauphase** mit der Aufrechterhaltung dieser Veränderungen
- die **Orgasmusphase** mit der höchsten Intensität der emotionalen wie der physiologischen Reaktionen
- die **Rückbildungsphase** mit dem Abflauen der Erregung und der Rückkehr der physiologischen Parameter zu ihren Normwerten

Tab. 7-25: Phasen der sexuellen Reaktion

Phase	charakteristische Veränderungen		
	beim Mann	bei der Frau	bei beiden Geschlechtern
Erregungsphase	Erektion	Lubrikation der Vagina und Anschwellen der Klitoris	Blutdruck, Skelettmuskeltonus steigen, Blutstrom in die Beckengefäße nimmt zu, Hyperventilation
Plateauphase	Skrotum kontrahiert sich, zieht die Testes nach oben	orgastische Manschette bildet sich, Uterus richtet sich auf, öffnet die Vagina	Sexflush erscheint, Hyperventilation, Herzfrequenz steigt auf 100–160/min
Orgasmusphase	Ejakulation	orgastische Manschette kontrahiert sich rhythmisch	Herzfrequenz steigt auf 110–180/min, Blutdruck und Atemfrequenz erreichen ihr Maximum
Rückbildungsphase	Erektion läßt nach, Refraktärperiode tritt ein	Uterus kehrt in die normale Lage zurück	Atmung, Blutdruck erreichen Normalwerte, Vasodilatation der Beckengefäße geht zurück, Skelettmuskeltonus sinkt ab

Beim **Mann** findet sich eine kennzeichnende *Refraktärperiode* unterschiedlicher Dauer zwischen Orgasmen. Bei der **Frau** sind Intensität und Anzahl der *Orgasmusgipfel* variabel. Frauen können wiederholt in die orgastische Phase zurückkehren, ohne die Rückbildungsphase zu durchlaufen (Abb. 7-72).

- Mann: refraktär nach Ejakulation
- Frau: nicht refraktär

Bei beiden Geschlechtern erhöhen sich während der Erregungsphase *Blutdruck* und *Skelettmuskeltonus*, was sich während der Orgasmusphase noch steigert. Mit dem Übergang in die Orgasmusphase zeigen Mann und Frau eine ausschlagähnliche Vasodilatation, den *Sexflush*, an Gesicht und Brustwand. Eine spezifische *Vasodilatation* im *Genitalbereich* wird durch parasympathische Innervation ausgelöst, die die Blutgefäße der Genitalien versorgt. Das ist eine Ausnahme von der Regel, daß Blutgefäße nur sympathischen Zugang besitzen. Wie früher beschrieben, stammen die männlichen und weiblichen äußeren Genitalien von den gleichen Embryonalstrukturen ab, und in beiden ist die Vasodilatation eine wichtige genitale Komponente der sexuellen Reaktion.

- **vegetative Begleitreaktionen**
  - Blutdruckanstieg
  - Muskeltonus erhöht
  - Sexflush
  - genitale Vasodilatation

Es könnte vermutet werden, daß die subjektiven Empfindungen von Mann und Frau während der sexuellen Reaktion unterschiedlich sind, da Strukturen und funktionelle Rollen der männlichen und weiblichen Genitalien verschieden sind. Eine genaue Untersuchung an Männern und Frauen mit der Beschreibung der Reaktionen zeigte jedoch, daß es nicht möglich ist, eine sichere Differenzierung zwischen männlicher und weiblicher Antwort zu finden, wenn alle direkten Bezüge zum Geschlecht der untersuchten Personen aus den Auswertungen ausgelassen wurden.

- **subjektive Empfindungen:**
  - bei Mann u. Frau ähnlich

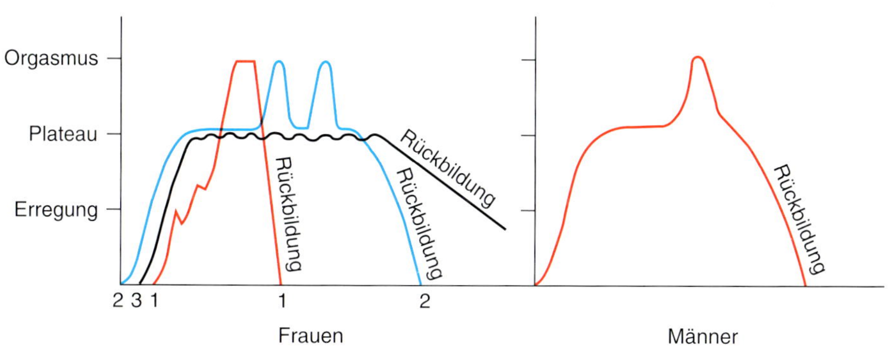

Abb. 7-72: *Sexuelle Reaktion* bei Mann und Frau. Die *weibliche Antwort* kann variabel sein, wobei eine kürzere oder längere Plateauphase und keine oder mehrere orgastische Phasen ablaufen. Die *männliche Reaktion* ist normalerweise uniform

Männliche Genitalreaktion
1. Mechanismus der Erektion:
- **Arteriolendilatation**
- **Sinus** von C. spongiosum und cavernosum **füllen** sich
- **Sinus komprimieren Venen**
- **erektile Impotenz** (I. coeundi)

2. Ejakulation:
- **spinaler Reflex**
- **2 Stufen:**
  - Emission
  - Expulsion

4.2.1.1 Männliche Genitalreaktion

Der Penis muß fest werden, um in die weibliche Vagina eindringen zu können. Dieser Vorgang heißt **Erektion.** Der Penis besitzt ein umfangreiches Netzwerk venöser Sinus in *Corpus spongiosum et Corpora cavernosa.* Der Blutzustrom in diese steht unter nervaler Kontrolle. Ohne sexuelle Stimulation sind die hierhin leitenden Arteriolen konstringiert und der Abstromwiderstand der Venen aus den Sinus ist niedrig. Infolgedessen findet sich wenig Blut in den venösen Sinus und der Penis ist schlaff. Während der **Erregungsphase** steigern visuelle, olfaktorische oder taktile Reize sowie Phantasievorstellungen die parasympathische Aktivität und es sinkt die Sympathikusaktivität. Im Ergebnis dieser Signale dilatieren die in das Corpus spongiosum und die Corpora cavernosa führenden Arteriolen und das Blut fließt unter höherem Druck in die Sinus. Während sich diese mit Blut füllen, komprimieren sie die Venen, die das erektile Gewebe drainieren und steigern damit deren Abstromwiderstand. Der Blutdruck in den venösen Sinus kann infolgedessen bis zum mittleren arteriellen Blutdruck ansteigen.

Klinische Anwendung. Die Unfähigkeit zur Erektion, **Impotenz,** kann *psychisch, medikamentös* aber auch *organisch* bedingt sein.

Während der **Ejakulation** wird die Samenflüssigkeit durch den Penis ausgetrieben. Das ist der wesentliche genitale Vorgang der männlichen Orgasmusphase. Die Ejakulation ist ein spinaler Reflex, der über sympathische Nerven läuft. Diese stimulieren die Kontraktion der glatten Muskulatur der Gangsysteme, der akzessorischen Drüsen und der Skelettmuskulatur an der Basis des Penis. Die Ejakulation läuft in 2 Stufen ab:

- **Emission:** Kontraktion der glatten Muskelwände der inneren Drüsen und Gangsysteme, die die Samenflüssigkeit aus dem Nebenhoden in die Urethra treiben
- **Expulsion:** Kontraktion der Urethramuskulatur sowie der Skelettmuskeln an der Basis des Penis, die rhythmisch den Samen durch die Urethra treiben. Diese Kontraktionen sind von Wahrnehmungen mit starken positiven Emotionen begleitet.

Der Sphinkter an dem Blasenausgang schließt sich während der Ejakulation, so daß die Samenflüssigkeit nicht in die Blase zurücktreten kann.

3. nervale Steuerung ⇨

> Die Auslösung der männlichen Sexualreaktion wird durch verschiedene **Rückenmarkszentren** zuwege gebracht:
> – Die über eine parasympathische Erregung laufende **Erektion** wird aus den sakralen *parasympathischen Zentren in den Segmenten S 2–4* eingeleitet,
> – die **Ejakulation** ist durch *sympathische* Aktivität aus den *Segmenten Th 12–L 4* bewirkt.
> **Klinische Anwendung.** Diese verschiedene Lokalisation kann bei Verletzungen der entsprechenden Rückenmarksabschnitte, z. B. bei Wirbelsäulenverletzungen, **Querschnittsläsionen**, von Bedeutung sein.

4. emotionale Komponenten:
- **aufsteigende u.**
- **absteigende Bahnen**

Die **emotionalen Komponenten** der sexuellen Reaktion beruhen auf der Tatsache, daß die sensiblen Afferenzen in den sakralen bzw. lumbalen Zentren nicht nur auf die entsprechenden vegetativen efferenten Steuerungen umgeschaltet werden, sondern außerdem über *aufsteigende Bahnen* bis in zentrale Regionen der Rinde geleitet werden und dort die entsprechenden emotionalen und sensorischen Erlebnisinhalte hervorrufen. Auch ohne periphere Reizungen können die Reaktionen, vor allem die Erektion, ausgelöst werden, obwohl die *absteigenden Bahnen* normalerweise weitgehend hemmend auf den reflektorischen Ablauf der Reaktionen einwirken. Die komplexe Verarbeitung in dem reflektorischen System der Sexualreaktion ist die Ursache für verschiedene Ausfallserscheinungen, vor allem die unterschiedlichen teilweisen Ausfälle bei Verletzungen des Rückenmarks in verschiedenen Segmenten.

Weibliche Genitalreaktion
1. vaginale Reaktion:
- **Klitoriserektion**
- **Lubrikation**

2. Orgasmusauslösung
- durch Klitorisreizung

4.2.1.2 Weibliche Genitalreaktion

Die Vasodilatation während der Erregungsphase erzeugt eine *Erektion der Klitoris* und eine gesteigerte Sekretion von Vaginalflüssigkeit in der Scheidenwand, die **vaginale Lubrikation.** Die Flüssigkeit unterstützt die *Neutralisierung* des normalerweise sauren pH der Vagina und ist daher bedeutungsvoll für das Überleben der Spermatozoen in diesem Milieu.

So wie beim Mann der Penis ist bei der Frau die Klitoris der wesentliche Ort für die sensorischen Reizungen während der sexuellen Aktivität. Stimulation der Klitoris durch direkten Kontakt oder Berührung mit den Labia ist stets notwendig für die Auslösung des Orgasmus. Die Klitoris ist damit nicht unbedingt ein Fortpflanzungsorgan, da sie keinen direkten Anteil an dem Zustandebringen der Gametenzusammenführung nimmt. Das **Orgasmus-Plateau,** eine Konstriktion des äußeren Drittels der Scheidenmuskulatur, bildet sich etwa am Ende der Plateauphase. Die orgasmische Phase ist gekennzeichnet durch *rhythmische Kontraktionen der Muskulatur* der Scheide und des Uterus sowie eine Aufrichtung des Uterus. Während der Rückbildungsphase kehrt der Uterus in seine normale Position im Becken zurück und der Blutstrom in die Beckenregion verringert sich auf sein Ruheniveau.

Auch die weibliche Genitalreaktion ist nervös aus verschiedenen Segmenten des Rückenmarkes gesteuert. Die der Erektion entsprechenden Durchblutungssteigerungen der venösen Sinus werden parasympathisch aus den Segmenten L 2–4 ausgelöst. Die folgenden zum Orgasmus führenden Reaktionen unterliegen sympathischer Steuerung aus den Segmenten Th 12–L 4 und den entsprechenden zentralen Verarbeitungen.

- **Orgasmus-Plateau**
  - Muskelkontraktionen von Scheide, Uterus

3. nervale Steuerung:
- **Sakralparasympathikus:** L 2–4
- **Sympathikus:** Th 12–L 4

Wiederholungsfragen:
1. Welches sind die Stufen der weiblichen und männlichen Sexualreaktionen? Welche Veränderungen kennzeichnen diese Phasen?
2. Welche autonomen Aktivierungen sind für Erektion und Ejakulation verantwortlich?
3. Worin besteht die funktionelle Ähnlichkeit von Penis und Klitoris und in welchen Eigenschaften unterscheiden sie sich?

Fragen

4.3 Schwangerschaft

Schwangerschaft

4.3.1 Von der Befruchtung zur Implantation

Befruchtung – Implantation

Nach der Befruchtung werden 4 Tage benötigt, damit die Zygote, jetzt als **Morula,** den Uterus erreicht. Während der Tubenpassage wandelt sich der postovulatorische Follikel zum Corpus luteum um und der *Menstruationszyklus* der Mutter tritt in die *luteale Phase* ein. Das vom Corpus luteum abgegebene Estradiol unterhält das dicke Endometrium und das *Progesteron* löst die **Sekretion der Uterusdrüsen** aus. Die Morula besteht aus *48 Zellen,* wenn sie den Uterus erreicht hat. Sie wandert frei im Lumen des Uterus und wird durch das Uterussekret ernährt, wobei es seine weitere Entwicklung zum *Blastozysten* erfährt (Abb. 7-73).

- **Morula:**
  - C. luteum entsteht
  - luteale Menstruationsphase
  - Uterussekretion (Progesteron)

Der **Blastozyst** besteht aus einer Hohlkugel von Zellen, dem *Trophoblast,* welcher den *Embryoblasten* enthält. Aus den **Embryoblasten** entsteht der **Embryo**, der sich zum Feten weiterentwickelt; der **Trophoblast** wird zum **Chorion**, aus dem die äußere Hülle des Embryos entsteht. Das Chorion bildet den *fetalen* Teil der **Plazenta**, des Organes für den *Transport* von Nährstoffen, Gasen und Endprodukten zwischen mütterlichem und fetalem Blut, und die *Hormonsekretion* zur Aufrechterhaltung der Schwangerschaft.

- **Blastozyst**

⇦

7 Tage nach der Ovulation legt sich der Blastozyst auf das Endometrium. Sekretionen des Trophoblasten lösen das Endometrium auf und der Blastozyst frißt sich sozusagen seinen Weg in das Endometrium hinein, wobei er durch die enzymatische Aktivität ernährt wird. Dieser Prozeß heißt **Implantation.** Schließlich ist der Blastozyst vollständig eingebettet im Endometrium (Deziduazellen) und von seinem Chorion umgeben (Abb. 7-74).

- **Implantation**
  - 7. postovulatorischer Tag
  - Trophoblast wächst **invasiv**

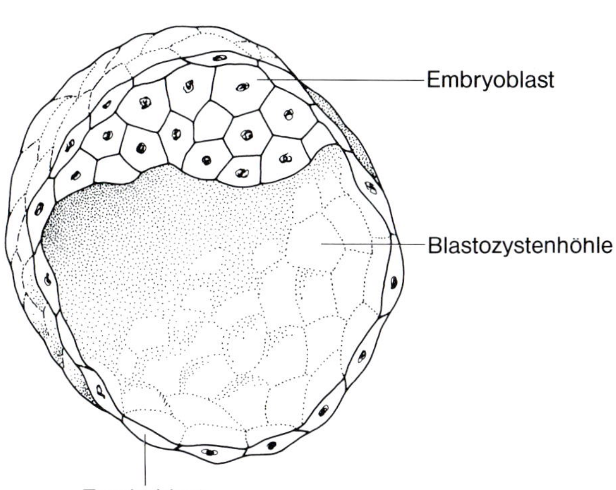

Abb. 7-73:
Blastozyst vor der Implantation

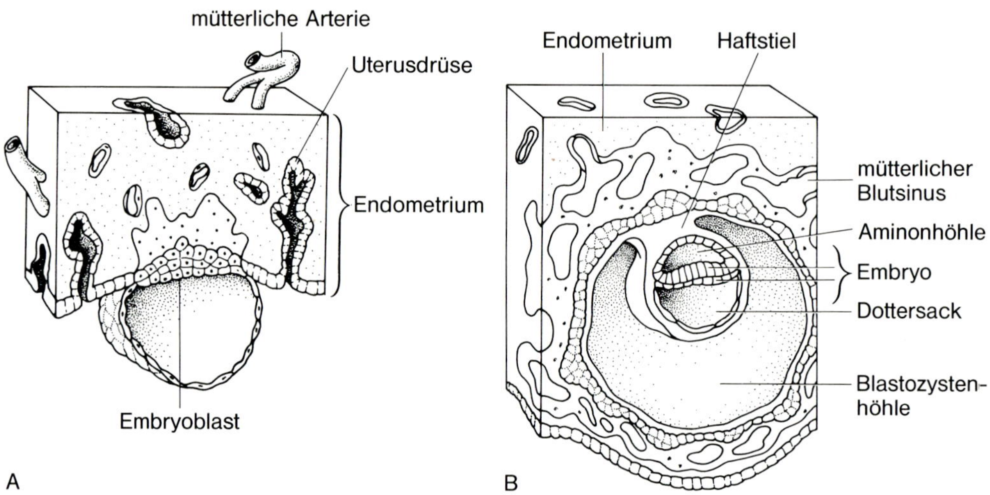

Abb. 7-74: **A.** Beginnende *Implantation.* **B.** *Nach der Implantation:* Der Embryoblast differenziert sich in den Embryo, das Amnion und den Dottersack. Das Chorion stimuliert das Wachstum der umgebenden mütterlichen Blutgefäße

– Bedingungen zur Implantation

⇨

Mit dem Beginn der **lutealen Phase** hat das vom Corpus luteum sezernierte Progesteron den Uterus in einem der Schwangerschaft ähnlichen Zustand erhalten, auch wenn kein Fetus vorhanden ist.

– Schwangerschaftbeginn mit Vereinigung der Gameten

Die *Schwangerschaft beginnt* mit Verschmelzung der Gameten. Prostaglandine können die Implantation verhindern *(Kontrazeptivum).* Vermutlich sterben die Hälfte aller Zygoten ab, da sie die Implantation nicht bewerkstelligen. In diesen Fällen wird es der Mutter nicht bewußt, daß eine Befruchtung stattgefunden hatte. Biologisch können diese Schwangerschaften nachgewiesen werden.

- **Embryo und mütterliches Immunsystem;**
  - Trophoblast
  - Plazenta

  sichern Embryo-Existenz

Die Situation des erfolgreich implantierten Embryos ist noch immer nicht sicher. Er hat zwar einen Weg hinter sich gebracht, der im Verhältnis zu seiner Größe außerordentlich ist, jedoch

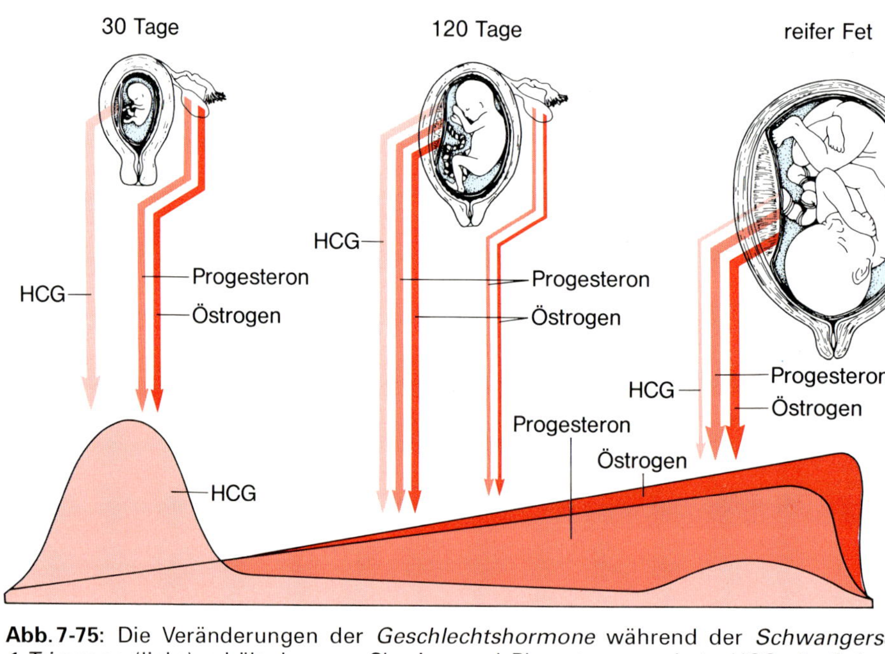

Abb. 7-75: Die Veränderungen der *Geschlechtshormone* während der *Schwangerschaft:* Im *1. Trimenon* (links) erhält das von Chorion und Plazenta sezernierte HCG die Sekretion von Östrogen und Progesteron durch das Corpus luteum im Ovar. Im *2. Trimenon* (mitte) beginnt die Plazenta die Östrogen- und Progesteronsekretion vom Corpus luteum zu übernehmen und die HCG-Sekretion sinkt ab. Während des *3. Trimenons* (rechts) ist die Plazenta die Hauptquelle für Östrogen und Progesteron. *Östrogene* und *Progesteron* fallen kurz vor der Geburt ab

im Vergleich zu der Größe seiner Mutter ist er noch sehr klein und besteht aus nur wenigen hundert Zellen. Vom Gesichtspunkt des Immunsystems der Mutter ist der Embryo ein Eindringling. Schließlich hängt das Überleben des Embryos von der Fortsetzung der Östrogen- und Progesteronsekretion aus dem Corpus luteum ab. Ohne ein Signal über den Beginn der Schwangerschaft stirbt das Corpus luteum in nur wenigen Tagen ab. Die daraus folgende Abstoßung des Endometriums würde die Schwangerschaft abschließen. Auch die normalen spontanen Kontraktionen des Uterus wären dann ausreichend, um den Embryo zu entfernen. *Chorion* und *Plazenta* liefern den Ausweg aus all diesen Problemen. Die Entwicklung des *Säugetiertrophoblasten* und der *Plazenta* waren eine wichtige Anpassung für die Entwicklung des Feten.

4.3.2 Endokrine Funktion von Trophoblasten und Plazenta

Funktion von Trophoblasten, Plazenta

Das Chorion und später die Plazenta sezernieren mehrere Hormone (Tab. 7-26). Unmittelbar nach der Implantation beginnt der Trophoblast das **humane Choriongonadotropin (HCG)** zu sezernieren (Abb. 7-75). Es verhindert die Selbstzerstörung des Corpus luteum und veranlaßt dieses, die Sekretion von Östrogenen und Progesteron aufrechtzuerhalten, die

- **HCG:**
  - sichert **C. luteum:** Östrogen-, Progesteronsekretion
  - weist Gravidität nach
  - **sichert Schwangerschaft**

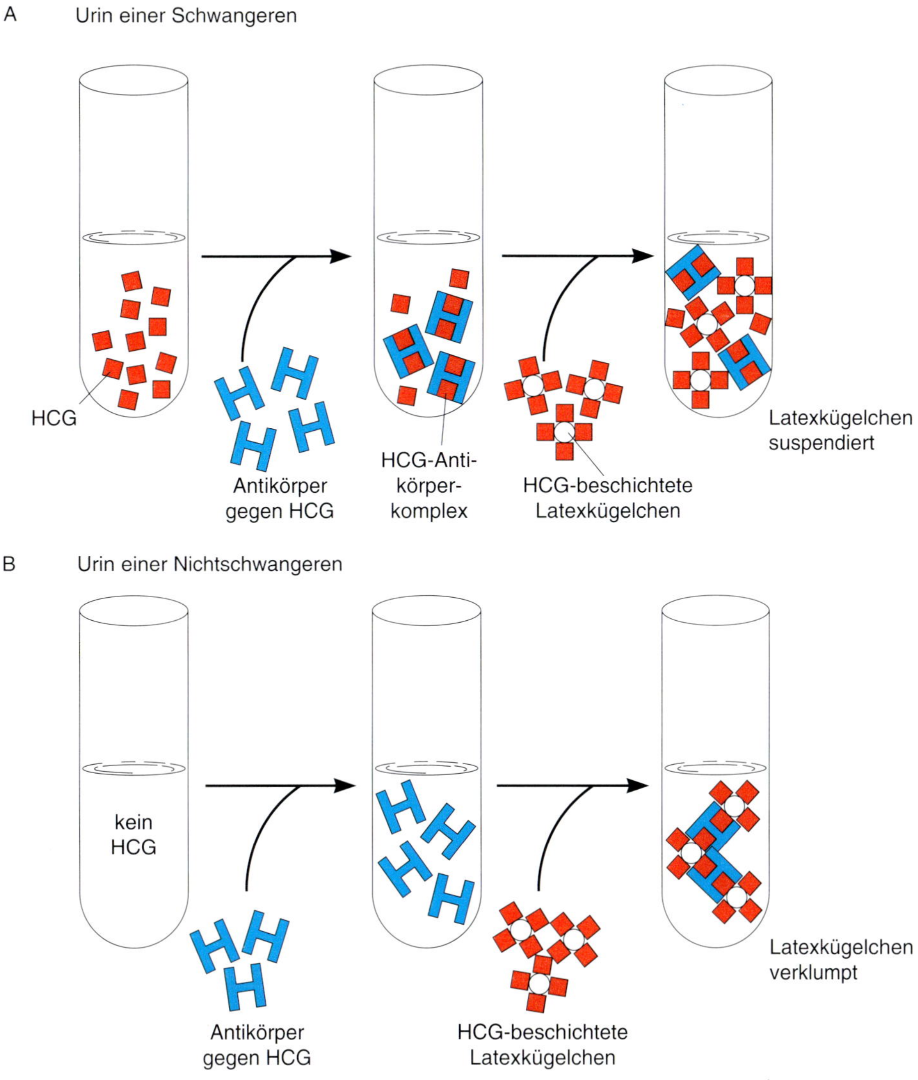

Abb. 7-76: A. Die Gegenwart von HCG in einer Blut- oder Urinprobe einer *schwangeren Frau* wird durch ein *HCG-Antikörperassay* festgestellt. Sind Antikörper vorhanden, bindet HCG an die Antikörper und sättigt deren Bindungsstellen. Wenn danach mit HCG beladene Latexkügelchen hinzugefügt werden, können diese nicht agglutiniert werden, da alle antikörperbindenden Stellen schon besetzt sind. **B.** Eine Blut- oder Urinprobe einer *nichtschwangeren Frau* enthält kein HCG. So können die Antikörper der Testprobe HCG an den Latexkügelchen binden. Sie erzeugen eine sichtbare Verklumpung, die den *negativen Test* anzeigt

Tab. 7-26: Entwicklung der Organsysteme während der 3 Trimenons

Organsystem	Periode der Schwangerschaft		
	1. Trimenon	2. Trimenon	3. Trimenon
Nervensystem	wesentliche Einteilungen werden ausgebildet, Auge und Ohr werden angelegt. Nervenzellen erscheinen im Gehirn	die Gliedmaßen werden innerviert, Vestibular- und olfaktorisches System bilden sich aus, Reflexe werden deutlich, spontane Körperbewegungen treten auf	Augen entwickeln sich
Kreislaufsystem	röhrenförmiges Herz wird gebildet, beginnt zu schlagen, Blutbildung setzt ein	Herz zeigt 4 Kammern, Leber bildet Blutzellen	Herztöne werden hörbar, Knochenmark übernimmt die Blutzellbildung
Atmungssystem	primäre Bronchien, Trachea	sekundäre und tertiäre Bronchien bilden sich aus, Trachealknorpel erscheint	
Muskel-, Skelettsystem	Körpersegmente bilden sich aus, Gliedmaßenknospen erscheinen	Vorläufer der Muskulatur treten in die Gliedmaßen ein, Finger und Zehen formen sich, Knorpelskelett bildet sich	Knochenbildung beginnt, Muskeln erlangen ausgebildete Formen
endokrines System	Schilddrüse bildet sich	Schilddrüse an der Stelle des Erwachsenen	
	Hypophyse bildet sich	Nebennieren bilden sich	
Haut		sensorische Rezeptoren in der Haut treten auf	sensorische Rezeptoren in der Haut treten auf
Ausscheidungssystem		Nieren differenzieren sich	Nieren werden arbeitsfähig
Fortpflanzungssystem	Wolff- und Müller-System bilden sich	Gonaden differenzieren sich	äußere Genitalien differenzieren sich, inneres akzessorisches System bildet sich aus
Verdauungssystem	Magen und Darm sind erkennbar	Leber und Pankreas bilden sich aus, die Zahnknospen werden sichtbar	Fet schluckt Amnionflüssigkeit
	grobe Teilungen des Magen-Darm-Kanals bilden sich aus		
Immunsystem	Thymus bildet sich aus	Milz erscheint	

nötig ist, um die Abstoßung des Endometrium zu verhindern. Der Nachweis von HCG in Blut und Urin der Mutter ist der sichere Indikator für den Beginn einer Schwangerschaft (Abb. 7-76). Ein Immunoassay für HCG dient dem frühen Schwangerschaftsnachweis. Er ist durch den Arzt und auch kommerziell erhältlich für den Hausgebrauch einsetzbar. Die Sekretion des HCG durch Trophoblasten und Plazenta hält während der gesamten Schwangerschaft an und hat in den ersten drei Monaten (70–90. Tag), dem *ersten Trimenon,* ihren Gipfel.

- **EPF:** Schwangerschaftsnachweis

Das von den vereinigten Gameten sezernierte Protein **EPF** (early pregnancy factor) ist ebenfalls schon früh nachzuweisen.

- **matero-feto-plazentare Einheit:** ⇨

> Mit dem Beginn des *zweiten Trimenons* erreicht die Plazenta ihre volle Entwicklung und übernimmt die Verantwortung für die Sekretion von *Östrogenen, HCG und Progesteron.*

Obwohl die Plazenta Progesteron aus Cholesterin bilden kann, ist sie nicht in der Lage, den vollen Syntheseweg der Östrogene aus Cholesterin durchzuführen. Die mütterliche und die fetale Nebenniere kann *Progestine* zu Dehydroepiandrosteron *(DHEA)* umwandeln. Die Plazenta beendet dann die Synthese der Östrogene aus DHEA. Die fetale Nebenniere hängt auch von der Plazenta ab, die Progesteron für die Umwandlung in Kortisol zur Verfügung stellen muß. Diese Wege des Steroidstoffwechsels sind ein gutes Beispiel für die Wechselwirkung innerhalb der materno-feto-plazentaren Einheit. Wenn die Plazenta genügend Östrogene und Progesteron für die Erhaltung der Schwangerschaft zu sezernieren beginnt, nimmt die HCG-Abgabe der Plazenta ab und das Corpus luteum graviditatis hat seine Bedeutung für die Aufrechterhaltung der Schwangerschaft verloren. Im zweiten und dritten Trimenon steigen die Plasmaspiegel von Östrogenen und Progesteron kontinuierlich an und erreichen ihren Höchstwert mit dem Eintritt der Geburt (Abb. 7-75).

- für Hormonsynthese
- Östrogene aus DHEA
- Östrogen- u. Progesteronspiegel ↑
- plazentares HCG ↓

Zusätzlich zu *HCG*, *Östrogenen* und *Progesteron* gibt die Plazenta das Hormon **humanes Plazentalaktogen (HPL)** ab.

- **Plazentalaktogen (HPL)**

Der Spiegel des HPL steigt im ersten und zweiten Trimenon und erreicht im letzten Monat der Schwangerschaft seinen Gipfel. Plazentalaktogen *ähnelt* im Aufbau den beiden *Wachstumshormonen* und dem *Prolaktin*, welches die Milchproduktion steuert. HPL stimuliert die Brustentwicklung in Vorbereitung für die **postnatale Milchproduktion,** fördert das fetale Knochenwachstum und steuert die Verwendung der Stoffwechselsubstrate bei der Mutter, um Glukose durch Lipide als zelluläre Energiequellen zu ersetzen. Die Lipidverwertung der Mutter macht mehr Glukose für den Fetus verfügbar. Die Plazenta sezerniert außerdem antidiuretisches Hormon (ADH), Aldosteron und Renin. Alle diese Hormone bewirken einen Anstieg des mütterlichen extrazellulären Flüssigkeitsvolumens, um die Anforderungen durch Fetus und Plazenta erfüllen zu können.

- ähnelt STH, Prolaktin
- stimuliert Mammae-Entwicklung, fetalen Knochenbau
- **ADH-Sekretion**
Alle Hormone steigern Blutvolumen

Relaxin wurde als Schwangerschaftshormon erst kürzlich entdeckt. Ähnlich wie Östrogene und Progesteron wird Relaxin anfangs vom Corpus luteum gebildet.

- **Relaxin:**

In der Schwangerschaft stammt das meiste Relaxin wahrscheinlich aus dem Uterusmuskel und der Plazenta. Es hat folgende Wirkungen:

- Relaxin erweicht das Bindegewebe zwischen den Knochen des Beckenringes, so daß die *Beckenöffnung* vergrößert wird und das Kind bei der Geburt leichter austreten kann.
- Relaxin erweicht auch die *Zervix* und kann eine Rolle bei der Einleitung der Wehen am Ende der Schwangerschaft spielen

Relaxin kann inzwischen gentechnologisch als Arzneimittel hergestellt werden.

- erleichtert Beckenöffnung
- relaxiert Zervix

4.3.3 Aufbau und Funktionen der Plazenta

Aufbau, Funktion der Plazenta

Mit zunehmendem Wachstum kann der Embryo nicht länger ausreichend durch Diffusion ernährt und mit Sauerstoff versorgt sowie von CO_2 und Endprodukten entsorgt werden. Dieses Problem wird teilweise durch **Plazentation** gelöst: der Fetus bildet ein Kreislaufsystem und das Chorion den fetalen Teil der Plazenta aus, da das fetale Blut in unmittelbare Nachbarschaft zum mütterlichen treten muß, damit der Austausch ablaufen kann. Eine direkte Mischung beider Blutströme würde zu einer Immunattacke der Mutter gegen den Fetus führen. Deshalb darf fetales und mütterliches Blut nicht vermischt werden. Stattdessen ist der Aufbau der Plazenta so, daß Plazentazotten mit fetalen Kapillaren in **mütterliche Blutsinus** eintauchen (Abb. 7-77). Austausch von Gasen und Nährstoffen durch Diffusion oder aktiven Transport erfolgen über die Kapillarwände. Die Wände bilden die **fetomaternale Barriere,** die Plazenta und Fetus gegen eine mütterliche Immunreaktion schützt. Trotzdem werden einige mütterliche Antikörper auf den Fetus übertragen und schützen ihn gegen Krankheiten, gegen welche die Mutter immun ist.

- **Plazentation:**
Plazentabildung mit fetomaternalem Kreislauf
- **fetomaternale Barriere**
  - schützt vor Immunreaktion

Klinische Anwendung. Die Fähigkeit der Plazenta, die mütterliche Materialbereitstellung für alle Erfordernisse des Fetus zu sichern, wird deutlich bei **ektoper Schwangerschaft,** in der der Blastozyst sich außerhalb des Uterus implantiert. Mögliche Orte dafür sind die *Abdominalhöhle* und die *Tube*. Auch bei solchen ektopen Schwangerschaften schützt die Plazenta den Fetus gegen Immunangriffe und stimuliert das Wachstum ausreichender mütterlicher Blutgefäße für die Entwicklung des Feten. Embryonen mit Implantation in den Tuben, der häufigsten Extrauteringravidität (*EU;* 95%) können deren Ruptur mit lebensgefährlicher

- **ektope Schwangerschaften:**
  - Abdominalgravidität
  - Ovarialgravidität
  - **Tubargravidität** →Tubarruptur (Notfall!)

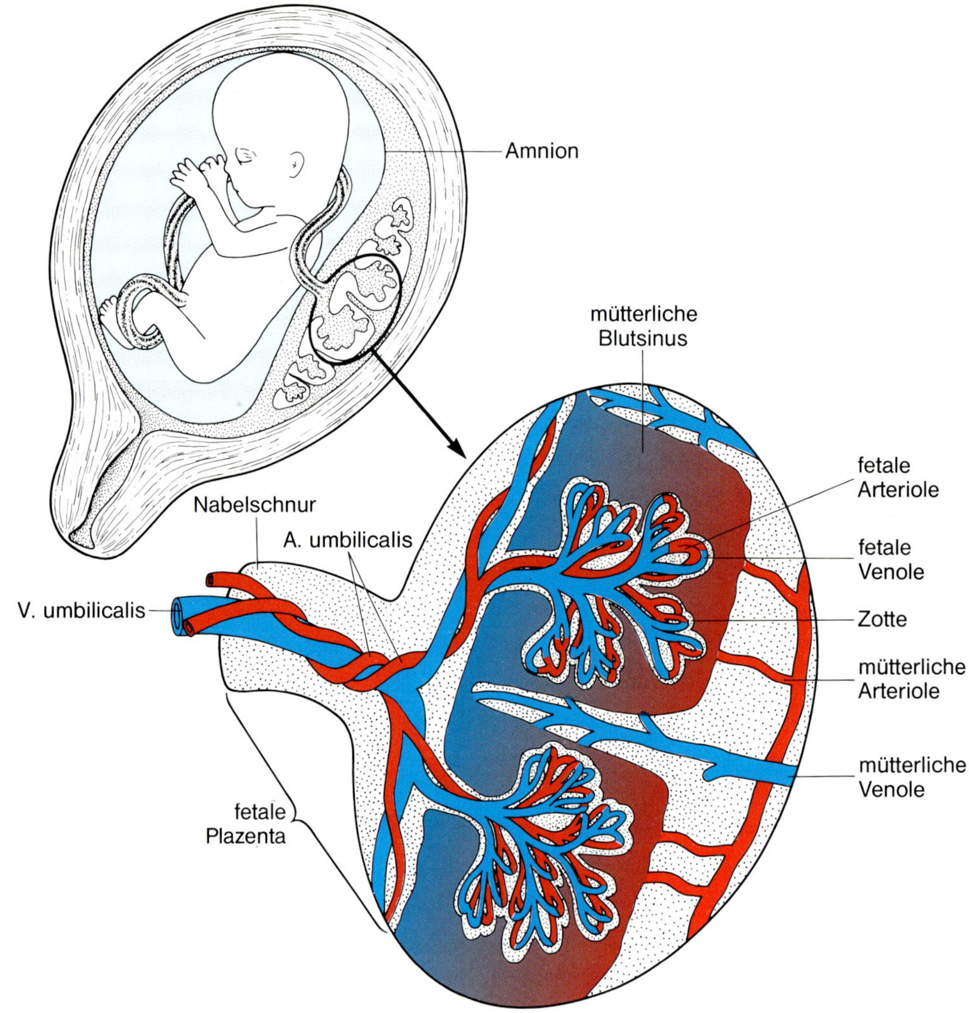

Abb. 7-77: Aufbau der *Grenzschicht* zwischen mütterlicher und fetaler Zirkulation in der Plazenta

Blutung in die Bauchhöhle hervorrufen. Solche Schwangerschaften müssen abgebrochen werden.

Andere Extrauteringraviditäten können unentdeckt ablaufen, bis die Schwangerschaft nahezu abgeschlossen ist. In diesen Fällen ist es häufig möglich, das Kind durch einen Kaiserschnitt zu entwickeln.

Wiederholungsfragen:
1. Welche mütterlichen Hormone sichern die Erhaltung der Schwangerschaft? Welche Hormone erzeugt der Fetus und was sind deren Aufgaben?
2. Was ist ein Blastozyst? Aus welchem Teil des Blastozysten entsteht der fetale Teil der Plazenta? Welcher Teil bildet den Embryo?
3. Was bedeuten die Begriffe luteale Phase und plazentare Phase der Schwangerschaft? Überlappen sie zeitlich? Welches sind die endokrinen Funktionen des Corpus luteum und der Plazenta?

Fetalkreislauf

- **Gefäße:**
  - 2 Nabelarterien
  - 1 Nabelvene

4.3.4 Fetalkreislauf

Das fetale Kreislaufsystem ist an die Verbindung mit der Plazentadurchblutung angepaßt (Abb. 7-78). **2 Aa. umbilicales** zweigen von der fetalen Aorta descendens ab und laufen über die Nabelschnur, die den Feten mit der Plazenta verbindet. Die **V. umbilicalis** führt das Blut von der Plazenta zurück.

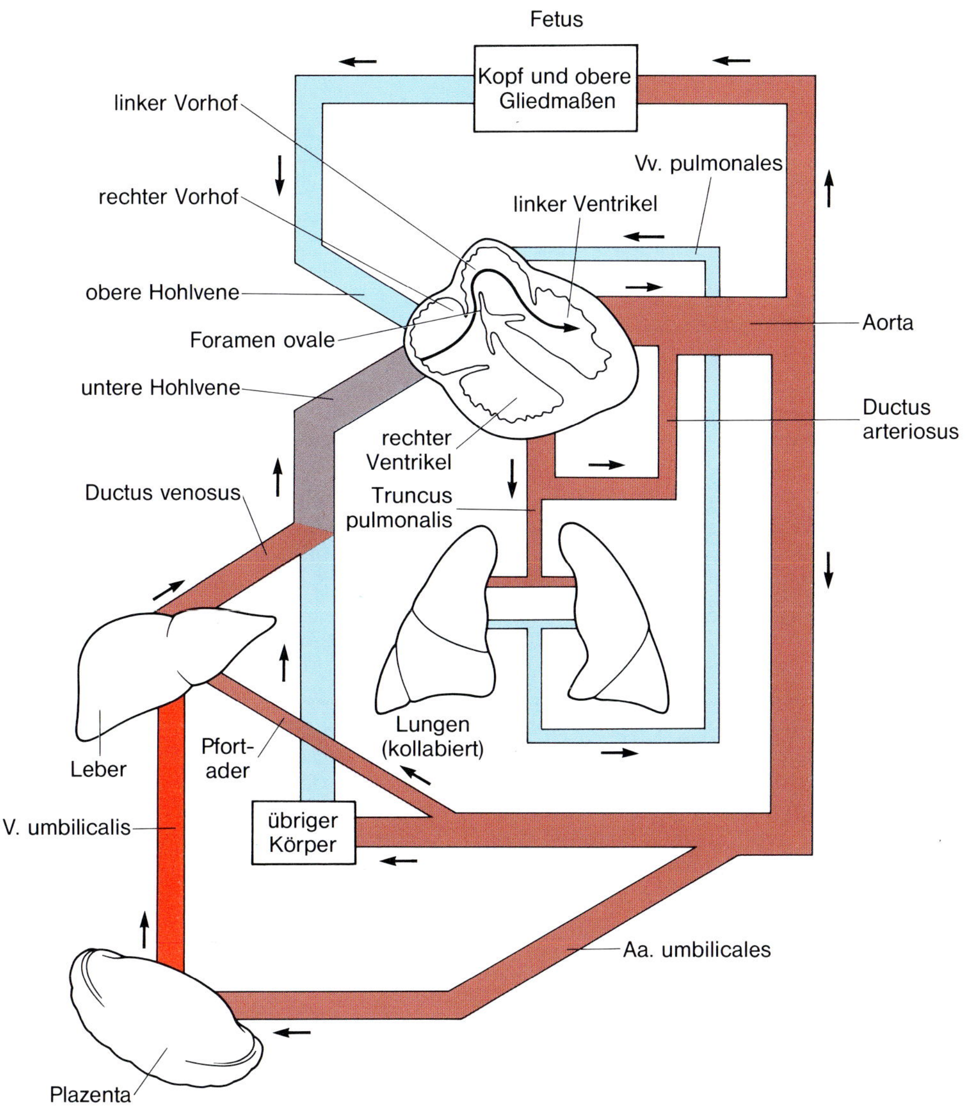

Abb. 7-78: *Fetalkreislauf* mit Angabe der *Sauerstoffsättigung:* Blut mit dem höchsten Sauerstoffgehalt ist dunkelrot, mittlere Werte sind rot bis purpur und die niedrigsten Werte blau angegeben

Die Nabelvene mündet in den venösen Abstrom der fetalen Leber, der durch den **Ductus venosus** mit der V. cava inferior verbunden ist. Dieser Kurzschluß erlaubt die Rückkehr des Blutes aus der Plazenta direkt in die V. cava inferior – ein Weg mit niedrigem Strömungswiderstand. Das Blut in der fetalen V. cava inferior ist eine Mischung aus dem relativ gut oxigenierten Blut der Nabelvene und dem weniger oxigenierten Blut der Pfortader des Feten.

Beim Einstrom dieses Blutes aus dem Ductus venosus in die Vena cava inferior findet eine weitere Vermischung mit fetalem venösen Blut statt.
Die Lungen des Fetus sind kollabiert und bilden einen hohen Widerstand für den Blutstrom. Da sie vor der Geburt keine Atmungsfunktion auszuführen haben, fließt nicht das ganze Herzminutenvolumen durch den Lungenkreislauf. Der venöse Rückstrom aus dem Körper mischt sich mit dem Plazentablut und gelangt so zum rechten Herzen. Der größte Teil dieses Blutes wird nicht in die Lungen gepumpt, sondern benutzt einen der *beiden Kurzschlußwege* in den Systemkreislauf:

- **Kurzschlüsse:**
1. D. venosus (s. o.)

2. F. orale,
3. D. arteriosus

⇨

- Ein Kurzschluß ist das **Foramen ovale** im Septum zwischen den Vorhöfen
- der andere wird vom **Ductus arteriosus Botalli**, einer Verbindung zwischen Aorta und A. pulmonalis, hergestellt.

- O_2-Sättigung: 80%
- fetales ven. Blut: 27%
- fetales art. Blut: 58%

Diese Anordnung der plazentaren Zirkulation hat Folgen: Das plazentare Blut gelangt im Austausch mit dem teilweise desoxigenierten mütterlichen Blut und kehrt zum Fetus mit nur 80% *Sauerstoffsättigung* zurück. Es mischt sich mit dem *fetalen Venenblut,* welches nur zu 27% gesättigt ist, so daß das *arterielle Blut* des Feten eine Sättigung von nur 58% erreicht.

- **fetale O_2-Versorgung** gesichert durch
1. HbF: steigert O_2-Transport um 30%

2. Bohr-Effekt:

Die **Sauerstoffversorgung** des Fetus ist tatsächlich ein physiologisches Problem, und die fetalen Gewebe und Organe sind an niedrigere Sauerstoffpartialdrücke angepaßt, als die des Säuglings. Diese Situation wäre noch ungünstiger, wenn das fetale Hämoglobin nicht an einen effektiveren Sauerstofftransport bei niedrigem O_2-partialdruck angepaßt wäre. Das **fetale Hämoglobin** (HbF) ist ein Tetramer ähnlich dem adulten Hämoglobin, hat jedoch 2 Gamma-Untereinheiten anstelle der 2 Beta-Untereinheiten des adulten Hämoglobins. Diese Substitution verschiebt die Sauerstoffdissoziationskurve nach links (Abb. 7-79). Die Verschiebung macht es dem fetalen Hämoglobin möglich, sich aus dem teilweise desoxigenierten mütterlichen Blut zu sättigen und steigert seine *Sauerstofftransportkapazität um 20–30%* bei dem PO_2 des plazentaren venösen Blutes. Hinzu kommt, daß der pH des fetalen Blutes niedriger ist. Dadurch wird der **Bohr-Effekt** gut wirksam: Das stärker saure fetale Blut kann mehr O_2 binden. Die Übernahme von CO_2, also sauren Valenzen, durch die Mutter fördert umgekehrt die O_2-Abgabe aus dem mütterlichen Blut.

- **Geburtsumstellungen:** Verschluß von
1. D. venosus
2. D. arteriosus
3. F. orale

Zur Geburt müssen das fetale Kreislauf- und Atmungssystem dramatische Veränderungen vollführen, um ihre Funktion im extrauterinen Milieu ausfüllen zu können (Abb. 7-80). Wenn die Nabelschnurzirkulation unterbrochen wird, verschließen sich **Ductus venosus** und *Nabelarterien und schrumpfen.* Der **Ductus arteriosus** konstringiert und wird später vollständig verschlossen. Die Belüftung der Lunge mit dem ersten Atemzug senkt den Widerstand des Lungenkreislaufes und der gesamte Blutdruck in ihm fällt unter die entsprechenden Werte des großen Kreislaufs. Das **Foramen ovale** ist eine Klappe, die dem Blut die Möglichkeit eröffnet, vom rechten zum linken Vorhof zu fließen, jedoch nicht in umgekehrter Richtung. Die Entwicklung eines Druckgradienten zwischen rechtem und linkem Vorhof verursacht den Verschluß dieser Klappe. Meist verwächst die Klappe mit dem übrigen Vorhofseptum und damit ist eine vollständige und bleibende Trennung zwischen Lungen- und Körperkreislauf erreicht.

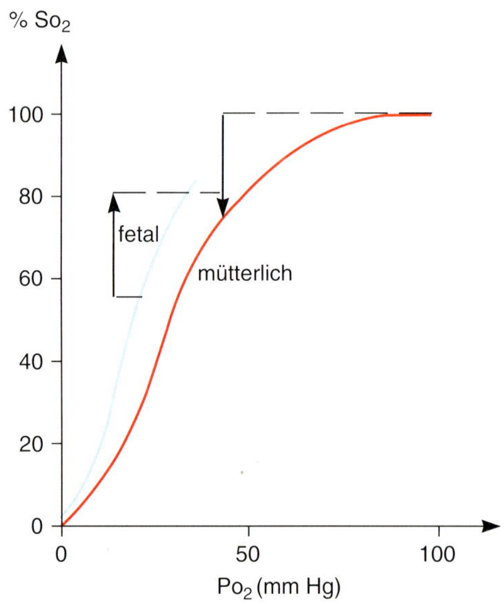

Abb. 7-79: *Sauerstoffdissoziationskurven* von mütterlichem und fetalem *Hämoglobin.* Die nach links verschobene Kurve des fetalen Hämoglobins zeigt höhere Sauerstoffaffinität an. Erreicht das mütterliche Blut die Sinus der Plazenta, so sinkt der PO_2 und Sauerstoff wird freigesetzt (nach unten zeigender Pfeil). Den freigesetzten Sauerstoff nimmt das fetale Hämoglobin auf (aufwärtszeigender Pfeil). Infolge der Linksverschiebung ist das fetale Hämoglobin auch beim Verlassen der Plazenta noch nicht vollständig mit Sauerstoff gesättigt

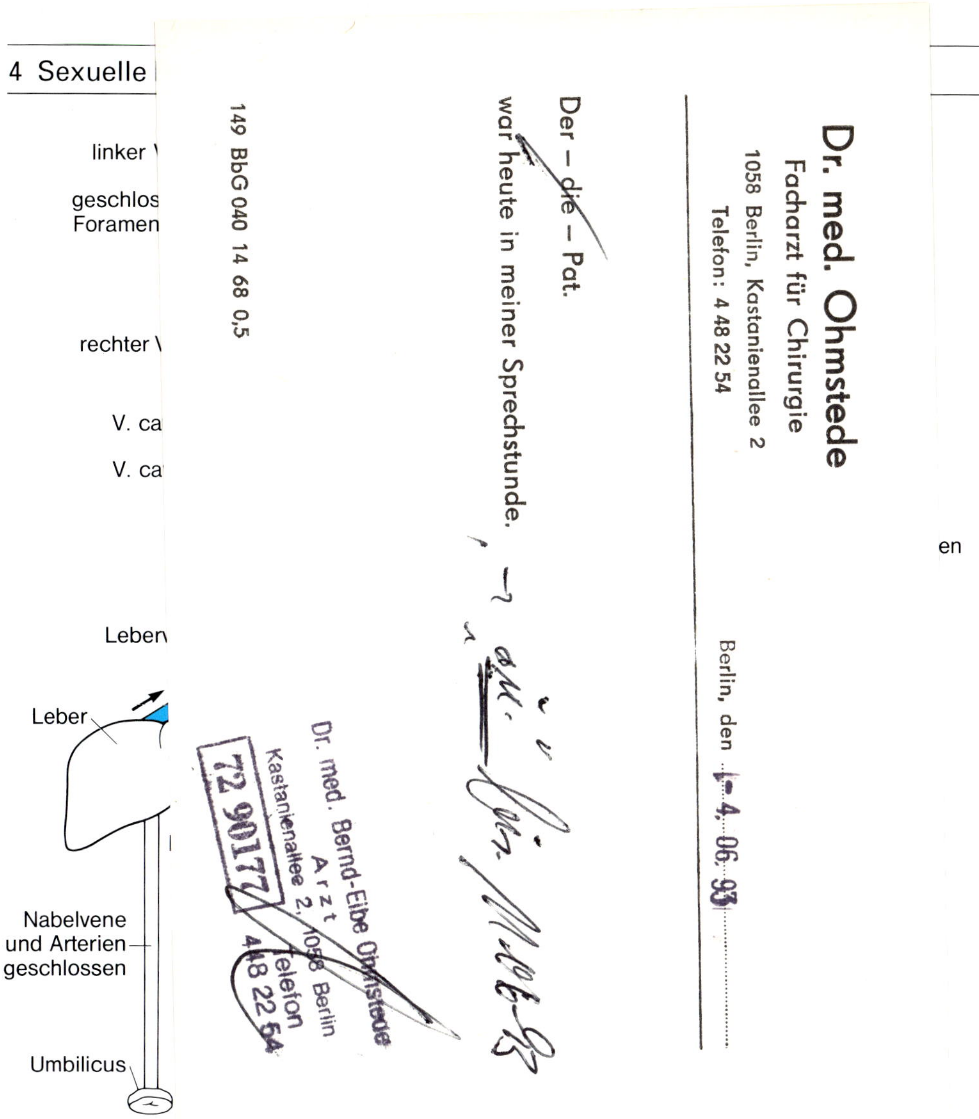

Abb. 7-80: Veränderungen des *Kreislaufsystems nach der Geburt.* Voll oxigeniertes Blut ist rot, weniger oxigeniertes Blut ist blau dargestellt

Klinische Anwendung. In seltenen Fällen bleiben Kurzschlüsse zwischen Lungen- und Körperkreislauf nach der Geburt erhalten. So kann z. B. der Ductus arteriosus nicht vollständig schließen: *Ductus arteriosus apertus.* Jede Kurzschlußverbindung zwischen den beiden Kreislaufsystemen läßt nach der Geburt Blut aus dem großen in den kleinen Kreislauf überfließen, da der Druck im Lungenkreislauf niedriger als im Körperkreislauf ist.

- **Fehler der Umstellung**

1. offener D. arteriosus
2. offenes F. orale

Wiederholungsfragen:

Fragen

1. Was ist ein Gefäßkurzschluß? Welches sind die 3 Kurzschlüsse im Fetalkreislauf? Was geschieht mit diesen Kurzschlüssen unter der Geburt?
2. Wo im Fetalkreislauf ist das Blut am stärksten und am wenigsten gut oxigeniert? Warum ist das Blut in der fetalen dorsalen Aorta weniger mit Sauerstoff gesättigt als in der Nabelvene?
3. Warum hat der fetale Lungenkreislauf einen hohen Widerstand? Welche Auswirkungen hat das auf den Blutstrom?

4.3.5 Von Implantation bis Geburt – der Entwicklungsfahrplan

Implantation – Geburt

Schwangerschaftsperioden

Die **menschliche Schwangerschaft** dauert 40 Wochen, gezählt von der letzten Menstruation an. Man unterteilt die Schwangerschaft in **erstes, zweites und drittes Trimenon.**
Klinische Anwendung. Die meisten Organsysteme entwickeln sich innerhalb der **Embryonalperiode,** den ersten 8 Wochen der Schwangerschaft, die besonders anfällig für Mißbildungen (Embryopathien) ist, z. B. durch Medikamenten- und Alkoholabusus oder andere chemische Substanzen.
Die folgenden 32 Wochen der Entwicklung heißen **Fetalperiode.**

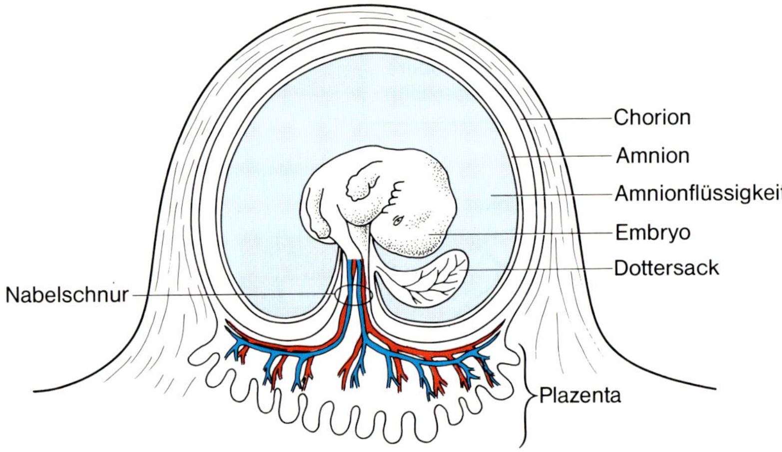

Abb. 7-81: *Embryo* und die ihn umgebenden Strukturen etwa am Ende des 1. Entwicklungsmonats

- **1. Trimenon**
  - alle Organe werden angelegt

1 Woche nach der Implantation lassen sich die ersten Entwicklungsschritte für Herz- und Nervensystem erkennen. 2–3 Wochen nach der Implantation beginnt das Herz zu schlagen, ohne daß die Mutter ihre Schwangerschaft ahnt. In der 3.–4. Woche beginnen die meisten Organsysteme, sich zu entwickeln: embryonale Schilddrüse, Nebenschilddrüsen, Leber und Pankreas, der Genitalhöcker sind erkennbar, Gliedmaßen, Augen und Nase haben ihre Ausformung begonnen. Zu diesem Zeitpunkt ist der Körper des Embryos ungefähr 0,5 cm lang (s. Tab. 7-26, Abb. 7-81). Er befindet sich in einer doppelwandigen Kammer, die durch die Plazenta an das Endometrium angeschlossen ist. Die äußere Wand ist das Chorion, welches direkt mit der Plazenta verbunden ist, die innere Wand das **Amnion** (Abb. 7-81). Im **Amnion** schwimmt der Embryo in einer **Flüssigkeit,** wobei er durch die Nabelschnur mit der Plazenta verbunden ist. Ein an das Abdomen des Embryo angehefteter **Dottersack** enthält gespeicherte Nährstoffe und bildet die ersten Blutzellen. In der sechsten Entwicklungswoche zeigt das embryonale ZNS, beginnend als Neuralrohr, Unterteilungen, die denen des entwickelten ZNS entsprechen. Außerdem entwickeln sich Augen und Ohren (s. Tab. 7-26).

- **2., 3. Trimenon:** Fetus

Am Ende des ersten Trimenons ist der Embryo ein **Fetus** und 7–8 cm lang. Der Herzschlag kann beobachtet werden. Gesicht und Extremitäten sind erkennbar, das Genitalgeschlecht kann bestimmt werden. Die Entwicklung jedes einzelnen Organsystems läßt sich als ein Faden auffassen, verwoben mit anderen Fäden für die Erzeugung eines Organismus, der mit dem Fortlauf der Entwicklung zunehmend zu einem unabhängigen Leben befähigt wird

Tab. 7-27: Hormone in Schwangerschaft, bei Geburt und Laktation

Hormone	sezerniert aus	Wirkungen
Östrogene	Corpus luteum, Plazenta	erhält Endometrium und trägt zur Entwicklung der Brustdrüsen bei
Progesteron	Corpus luteum, Plazenta	erhält Endometrium, hemmt Myometriumkontraktionen, stimuliert Brustdrüsenentwicklung
plazentares Somatomammotropin (fetales Laktogen)	Plazenta	steigert Fett- und Kohlenhydratabbau der Mutter, macht die gespeicherten Nährstoffe für den Fetus zugreifbar, trägt zur Brustdrüsenentwicklung bei
Oxytocin	Hypophysenhinterlappen	stimuliert Uteruskontraktion, bewirkt Einschießen der Milch
Relaxin	Corpus luteum, Plazenta, Uterus	erweicht die Zervix, lockert die Beckenbänder, hemmt Uteruskontraktionen, steigert die Oxytocinwirkung
Prolaktin	Hypophysenvorderlappen	erhält die Milchbildung nach der Geburt

(s. Tab. 7-26). Am Ende des zweiten Trimenons ist der Fetus 25–37 cm lang, wiegt 550–700 g und die Differenzierung all seiner Organsysteme ist weitgehend abgeschlossen. Er überlebt jetzt eine Frühgeburt. Während des dritten Trimenons wächst der Fetus rasch und sammelt einen Fettspeicher für die ersten Tage nach der Geburt. Einige Organe wie Herz und Niere sind bereits funktionsfähig. Etwa um den 8. Monat beginnen sich die Lungen durch die Sekretion des *Surfactant* auf ihre Funktion vorzubereiten. Der Surfactant steigert die Überlebensfähigkeit nach einer Fühgeburt erheblich.

Zum Zeitpunkt der Geburt wiegt das Neugeborene zwischen 3 und 3,5 kg und ist etwa 50 cm lang. Die Geburt ist ein Meilenstein in dem Entwicklungsprozeß. Er kennzeichnet jedoch nicht dessen Ende, denn viele Organsysteme einschließlich ZNS, Fortpflanzungssystem und Muskel-Skelettsystem erreichen ihre endgültige Ausprägung nicht vor dem Eintritt der Pubertät oder sogar noch später.

- **Neugeborenes**
  - 3–3,5 kg schwer
  - ca 50 cm lang

4.3.6 Auswirkungen der Schwangerschaft auf die Mutter

Schwangerschaftsauswirkung auf die Mutter
- **Körperumstellungen und Hormonwirkungen**

Eine Schwangerschaft hat eingreifende Auswirkungen auf die physiologischen Vorgänge des mütterlichen Organismus.

Die meisten Veränderungen werden offensichtlich durch die von der Plazenta produzierten Hormone bewirkt (Tab. 7-27):
- normalerweise nehmen Frauen während der Schwangerschaft an **Gewicht zu**, vor allem während der letzten beiden Trimenons (Abb. 7-82). Nur etwa 30% kommen durch Fetus und Plazenta zustande; der Rest beruht auf Veränderungen im Körper der Mutter, die Schwangerschaft und folgende Laktation unterstützen (Tab. 7-28)
- am Ende der Schwangerschaft ist das **Blutvolumen** als Auswirkung der Steroidabgabe der Plazenta sowie der gestiegenen Aldosteronsekretion der mütterlichen Nebennieren um etwa 30% angewachsen
- sein Anstieg ruft ein ähnlich starkes Anwachsen des **Herzminutenvolumens** hervor.

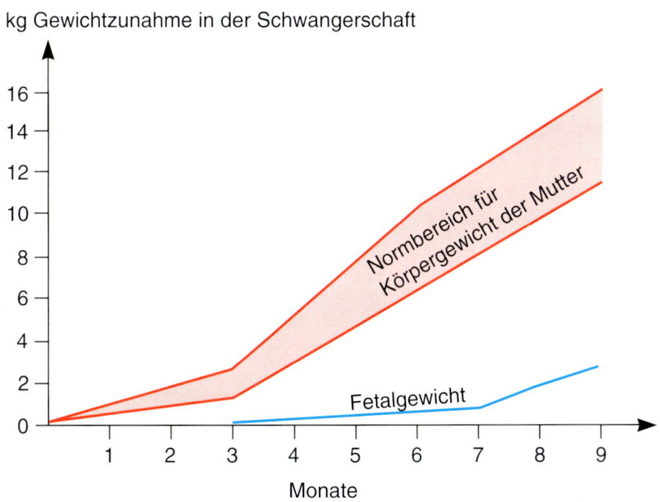

Abb. 7-82: Entwicklung des *Körpergewichts der Mutter* während der Schwangerschaft. Die untere Kurve gibt den Anteil der Gewichtszunahme infolge des Wachstums des Fetus an

Einige Athletinnen sind während der Schwangerschaft zu ausgezeichneten olympischen Leistungen gekommen, so daß die Vorstellung entsteht, daß die Veränderungen des kardiovaskulären Systemes und des Stoffwechsels unter der Einwirkung der Plazenta die Leistungsfähigkeit nicht einschränken und möglicherweise Ausdauer und maximale Kraftentwicklung sogar noch fördern.

Die **Ernährung der Mutter** während des ersten Trimenons ist von Wichtigkeit: in dieser Zeit kann die Aufnahme von Proteinen, Vitaminen wie Folsäure sowie Mineralien z. B. Kalzium, Phosphor und Eisen, die unmittelbaren Bedürfnisse des Embryos übersteigen. Die zusätzlichen Nährstoffe und Mineralien werden während des ersten Trimenons gespeichert und stehen dann im zweiten und dritten zur Verfügung, wenn das fetale Wachstum größere Bedürfnisse erzeugt, als sie durch die Aufnahme erfüllt werden können.

- **Schwangerenernährung**

Tab. 7-28: Faktoren der mütterlichen Gewichtszunahme während der Schwangerschaft

Faktoren	Gewicht (kg)
Fetus	3,2
Plazenta	0,5
Amnionflüssigkeit	0,9
Brustdrüsen	0,9
Blut	1,4
Uterus	0,9
andere	8,1
insgesamt	15,9

Fragen

Wiederholungsfragen:
1. Nennen Sie wesentliche Vorgänge in der Embryonalperiode!
2. Welche wichtigen Auswirkungen hat die Schwangerschaft auf den mütterlichen Organismus?

Geburt und Laktation

4.4 Geburt und Laktation

Schwangerschaftsdauer

4.4.1 Was bestimmt die Dauer der Schwangerschaft?

- **Schwangerschaftswehen**
  - Dehnungsaktivierung
- **Oxytocinsekretion:** →Wehenintensität ↑

Das Wachstum des Fetus dehnt die Uterusmuskulatur. Dehnung erhöht die Kontraktilität des Muskels durch **Dehnungsaktivierung.** Unkoordinierte Kontraktionen können bis zu 1 Monat vor dem Einsetzen der Wehen als **Schwangerschaftswehen** beobachtet werden. Man glaubt, daß diese Kontraktionen Trainingsübungen für die Uterusmuskulatur darstellen. Mit dem Einsetzen der Wehen löst der Druck des fetalen Kopfes gegen die Zervix einen hormonalen Reflex zur Sekretion des Peptidhormones **Oxytocin** aus dem Hypophysenhinterlappen aus (Abb. 7-83). Oxytocin verstärkt die Uteruskontraktionen und bringt eine positive Rückkopplung von starken koordinierten Kontraktionswellen zustande, die anhält, bis die Geburt vollständig abgelaufen ist.

- **Auslösung der Geburtswehen:**

Welche Faktoren setzen den Beginn der Wehen fest? Die Fähigkeit des Oxytocins, Wehen zu stimulieren, nimmt mit dem Ende der Schwangerschaft zu. In der Frühschwangerschaft finden sich keine Oxytocinrezeptoren im Uterus, später sind sie vorhanden. Die Bindung von Oxytocin an seine Rezeptoren hat 2 Auswirkungen:
- Kontraktionen der glatten Uterusmuskulatur
- Stimulation des Uterus zur Prostaglandinsynthese, die ebenfalls die Uterusmuskulatur aktiviert.

Die Afferenzen für diesen neuroendokrinen Reflex sind Dehnungsrezeptoren in der Zervix.

- **Oxytocin, Prostataglandin**

⟹

> Obwohl die Wehen von der **Oxytocinsekretion** bestimmt werden, ist die uterine **Prostaglandinproduktion** zusätzlich notwendig. Ohne sie dehnt sich die Zervix nicht ausreichend, die Wehenentwicklung ist nicht ausreichend.

Klinische Anwendung. Dieser Mechanismus hat praktische Bedeutung: Frühgeburten erfordern einen großen medizinischen Aufwand, ihre Überlebenschancen sind geringer.

- **hormonales Signal zur Geburtsauslösung:**
  - **Kortisolsekretion**

Die in den Zeitablauf der Wehenentwicklung einbezogenen Faktoren sind bisher nicht genau bekannt und können bei den verschiedenen Tierspezies, die bisher zur Untersuchung dieser Frage eingesetzt wurden, auch verschieden sein. Es scheint wahrscheinlich, daß ein hormonales Signal vom Fetus notwendig ist, um die normale Wehentätigkeit in Gang zu setzen. Besondere Beachtung hat die **Kortisolabgabe** durch die fetale Nebennierenrinde erfahren. Kortisol ist erforderlich, um das Kind für die Anstrengungen des postnatalen Lebens vorzubereiten. Es stimuliert die Sekretion des Surfactants und erhöht die Fähigkeit, zwischen den Mahlzeiten und für die Thermoregulation Stoffwechselspeicher zu mobilisieren.

⟹

> Bei manchen Tieren findet sich einige Wochen vor der Geburt ein drastischer **Anstieg der Kortisolsekretion** durch die Nebennierenrinde. Diese soll als Signal für das mütterliche endokrine System dienen, die Wehentätigkeit auszulösen (Abb. 7-83).

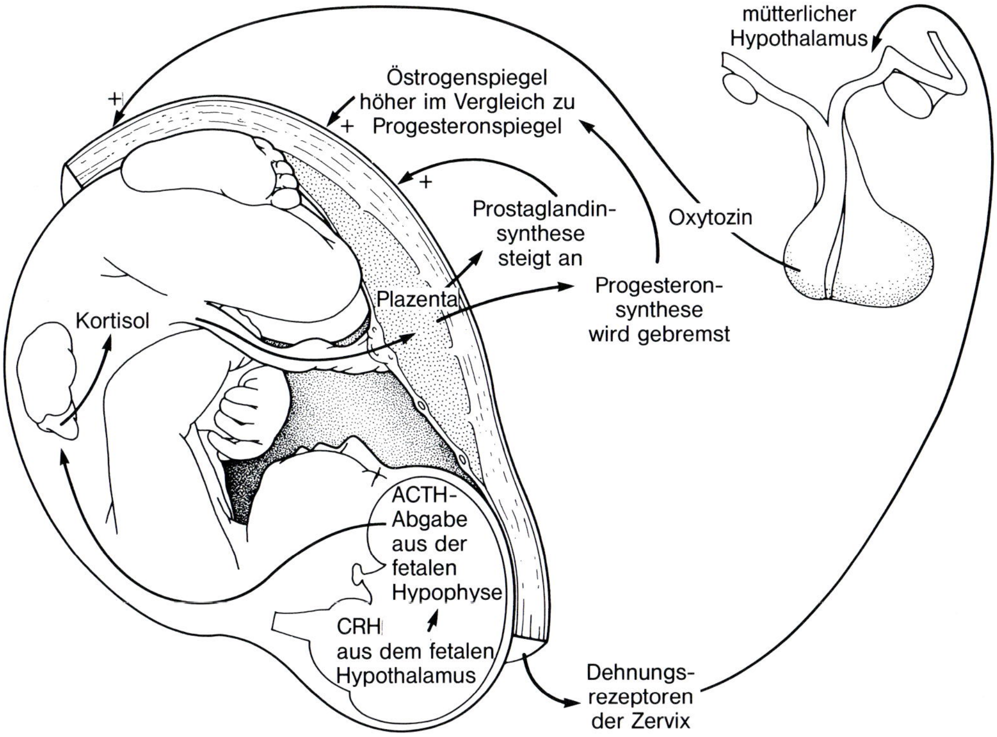

Abb. 7-83: Faktoren zur *Auslösung der Wehen:* Die Sekretion von *ACTH* aus der fetalen Hypophyse steigt am Ende der Schwangerschaft an und löst eine Zunahme der *Kortisolsekretion* der fetalen Nebennieren aus. Dieses soll die *Progesteronsynthese* der Plazenta hemmen und so zu einem Anstieg des *Östrogenspiegels* relativ zum Progesteronspiegel führen. Damit wird die Synthese eines *Prostaglandins* gesteigert, welches die Erregbarkeit des Myometriums heraufsetzt. Werden die Kontraktionen des Uterus stark genug, um eine Oxytocinsekretion auszulösen, so bringt diese einen positiven Rückkopplungseffekt in Gang

Der Oxytocinspiegel des mütterlichen Plasma steigt nicht plötzlich vor dem Einsetzen der Wehen an, sondern er ist bereits in den späten Stadien der Schwangerschaft relativ hoch, ebenfalls sind Oxytocinrezeptoren vorhanden. Es ist nicht klar, was eine vorzeitige Wehentätigkeit verhindern kann:

- ein *Hemmungsfaktor* könnte die Tatsache sein, daß der **Progesteronspiegel** während der Schwangerschft hoch ist und Progesteron eine hemmende Wirkung auf die glatte Uterusmuskulatur ausübt, während es gleichzeitig dessen Antwort auf Oxytocin und Prostaglandin blockiert. Als Medikament eingesetzt, kann Progesteron häufig eine vorzeitige Wehentätigkeit unterbinden. Trotzdem fällt der mütterliche Progesteronspiegel nicht abrupt vor dem Einsetzen der Wehen ab
- ein anderer möglicher *Hemmfaktor* für den Zeitpunkt des Weheneinsatzes ist das **Relaxin,** welches die Oxytocinrezeptoren in der Uterusmuskulatur vermehrt. Relaxin erreicht direkt vor der Geburt seinen Spitzenwert und fällt dann rapide ab, so daß der relaxierende Effekt auf die Uterusmuskulatur beseitigt wird.

- **Hemmungsfaktoren vorzeitiger Wehentätigkeit:**
1. **Progesteron**
2. **Relaxin**

Welche Faktoren auch teilnehmen können, die Protektion gegen vorzeitige Wehen ist nicht vollständig.

Klinische Anwendung. Wehen können auch medizinisch durch Gabe von Oxytocin **eingeleitet** werden. Wenn die Wehentätigkeit beginnt, wird die Oxytocinsekretion durch die positive Rückkopplung, die während der Geburt anhält, auf einem hohen Spiegel gehalten (Abb. 7-83).

4.4.2 Phasen der Wehentätigkeit

Phasen der Wehentätigkeit
- **Geburtslage des Fetus**

Während des letzten Trimenons nimmt der Fetus gewöhnlich eine Position mit dem Kopf nach unten gegen die Zervix ein. Normalerweise erfolgt daher die Geburt mit dem Kopf als erstem. Jede andere Position führt vorzugsweise zur **Steißgeburt,** in der verschiedene andere Teile des Körpers die Zervix als erste passieren. Das Einsetzen der Wehentätigkeit wird

• **Zervix relaxiert**

durch das **Verstreichen** oder das Dünnerwerden **der Zervix** in Antwort auf die Relaxinwirkung angezeigt und durch die Uteruskontraktionen vorangetrieben.

• **Geburtsstadien**

⇨

Man unterscheidet **3 Stadien der Geburt** (Abb. 7-84):
• Stadium 1: Einsetzen regulärer Uteruskontraktionen für die **Dilatation der Zervix** von 0–2 cm vor den Wehen auf 7–10 cm danach. Während dieser Phase treten wellenförmige Uteruskontraktionen mit Intervallen von 3 min auf. Die Dauer der Phase ist sehr variabel (ca. 7–10 h)
• Phase 2: beginnt mit der Austreibung der Frucht durch den Zervixkanal und endet mit der vollendeten Geburt. Sie kann bei Erstgebärenden mehrere Stunden, bei Mehrgebärenden bis zu wenigen Minuten in Anspruch nehmen
• *Stadium 3*: die Nachgeburt (Plazenta, Eihäute) wird ausgestoßen. Diese Phase dauert nur wenige Minuten (< 30 min).

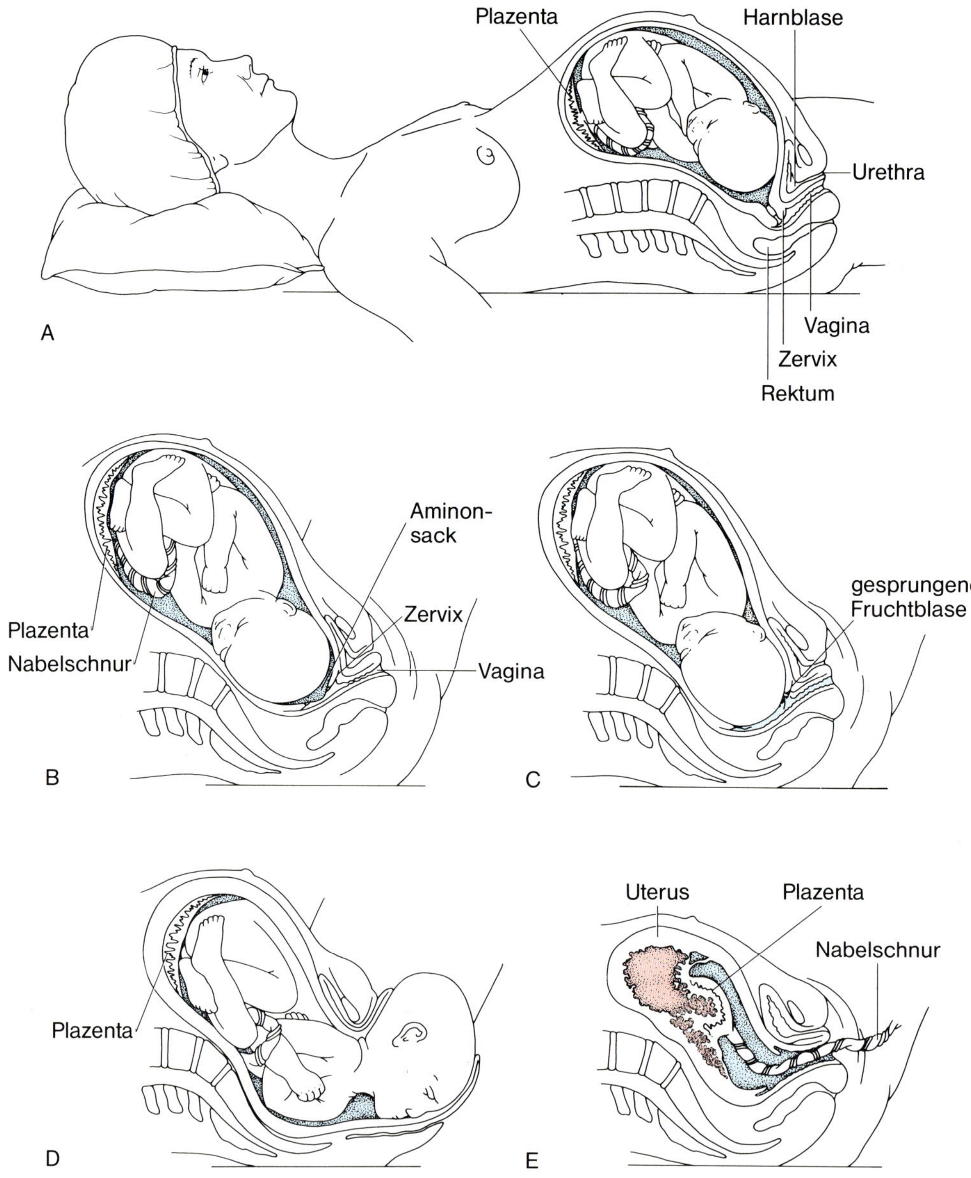

Abb. 7-84: *Stadien des Geburtsvorganges.* **A.** *Lage des Fetus* vor dem Beginn der Wehen. **B.** *Erstes Stadium der Geburt.* **C.** *Uteruskontraktionen* haben zum Sprung der Fruchtblase geführt. **D.** *Sekundäres Stadium* der Austreibung beginnt. **E.** Im *dritten Stadium* der Austreibung erfolgt die Ablösung der Plazenta (Nachgeburt)

Wiederholungsfragen:

Fragen

1. Welche Faktoren sollen für das Einsetzen der Wehentätigkeit verantwortlich sein? Welche Rolle spielt das Oxytocin für die Wehentätigkeit?
2. Beschreiben Sie die 3 Phasen der Geburt.

4.4.3 Prolaktin und Laktation

Prolaktin und Laktation

- Ausbildung der Brustdrüsen

Die Entwicklung der Brustdrüsen aus Schweißdrüsen ist ein wichtiger Schritt für die Entwicklung der Säugetiere. Die Form der Brüste bei nichtstillenden Frauen wird nahezu vollständig durch die Verteilung von Fettgewebe als sekundärem Geschlechtsmerkmal festgelegt, welches nicht zur Milchproduktion beiträgt. Während der Stillperiode findet die Milchproduktion in den *Alveolen* der Brustdrüse statt (Abb. 7-85). Die Milch aus den Alveolen wird in eine Reihe von *Milchsinus* freigesetzt, die von glatter Muskulatur umfaßt sind, welche durch die Ausführgänge zur Brustwarze führen.

- Brustentwicklung in der Pubertät:

Mit der **Pubertät** wird die Brustentwicklung vorwiegend durch *Estradiol* stimuliert, obwohl Insulin, Schilddrüsenhormon, Kortisol und Wachstumshormon außerdem permissive Wir-

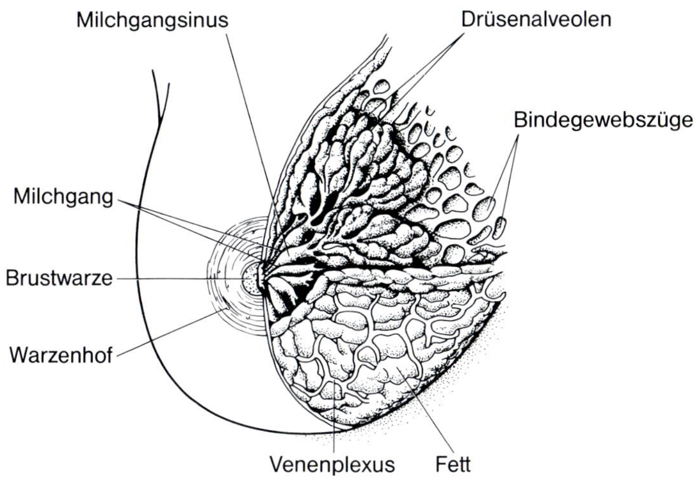

Abb. 7-85: *Struktur der Brustdrüse:* Der größte Teil der Brust besteht aus Fett; die Gestalt wird durch ein Netzwerk von stützenden Bindegewebszügen erhalten. Die Brustdrüsen bestehen aus Alveolen, die sich in ein System von Sinus entleeren, von wo Gänge zur Brustwarze führen

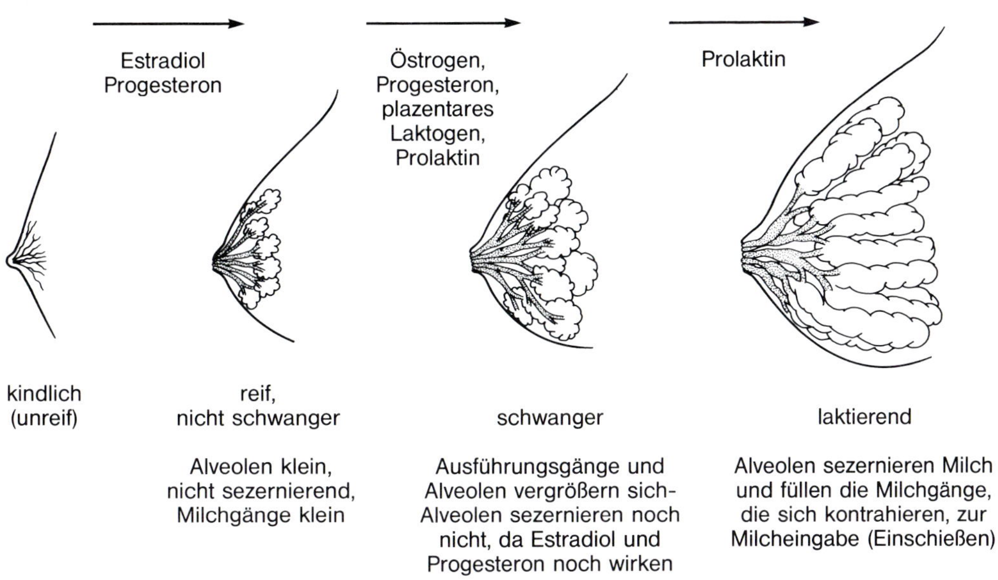

Abb. 7-86: Hormonale Einflüsse auf die *Brust* in der *Pubertät*, während der *Schwangerschaft* und während der *Laktation*

kung haben (Abb. 7-86). *Progesteron* führt zur Proliferation der Sinus und Gänge und einer allgemeinen Vergrößerung der Brüste, so daß auch die Form während des menstruellen Zyklus variiert.

- **Brustveränderungen in der Schwangerschaft**

⟹

Während der **Schwangerschaft** sind *Östrogen-* und *Progesteronspiegel* stärker erhöht als in der lutealen Phase des Menstruationszyklus, daher proliferieren die Alveolen und Alveolargänge beträchtlich. 2 andere Hormone, das *Prolaktin* und das *plazentare Laktogen*, besitzen außerdem Bedeutung für die Vorbereitung der Brüste zur Milchproduktion, Prolaktin stimuliert die alveoläre Entwicklung und Milchproduktion.

- **Prolaktinausschüttung**

Wie der Hypothalamus die **Prolaktinfreisetzung** kontrolliert, ist noch nicht vollständig aufgeklärt. Offensichtlich wird die Prolaktinabgabe durch den Neurotransmitter Dopamin gehemmt und durch ein kleines Polypeptid aus dem HHL stimuliert. Diese Stimulierung durch einen aus dem Blut stammenden Faktor ist eine Ausnahme von der grundsätzlichen Regel, daß Releasingfaktoren aus der Hypophyse den HVL über das hypothalamisch-hypophysäre Pfortadersystem erreichen.

- **Prolaktin, Laktogen und Laktation**
  - Prolaktinsekretion ↑
  - Laktogensekretion ↑
  - Östrogen-, Progesteronsekretion ↓→**Milchproduktion setzt ein**

Die **Prolaktinsekretion** beginnt in der Pubertät und wird während der Schwangerschaft stark angehoben, Höhepunkt ist die Zeit der Laktation. Prolaktin fördert Wachstum und sekretorische Aktivität der Brustdrüsenalveolen. Das **plazentare Laktogen** wirkt ähnlich wie Prolaktin, indem es das Wachstum der Alveolen verstärkt. Obwohl Prolaktin und plazentares Laktogen im Plasma zum Ende der Schwangerschaft hohe Spiegel erreichen, beginnt die Milchproduktion wegen des hemmenden Effektes der Östrogen- und Progesteronspiegel zu diesem Zeitpunkt noch nicht. Im Endeffekt sind die Brüste für die Milchproduktion während der Schwangerschaft lediglich vorbereitet. Die Östrogen- und Progesteronspiegel fallen nach der Geburt stark ab (keine Plazenta, keine reifen Follikel im Ovar). Dieser Abfall setzt die Milchproduktion in Gang.

- **Erhaltung der Laktation**
  - **Stillen** →Prolaktinsekretion ↑

Die Milchbildung wird durch die fortlaufende Prolaktinsekretion aufrechterhalten, solange das Neugeborene gestillt wird. Entsprechend einer gegenwärtigen Hypothese lösen sensorische Signale von den Brustdrüsen beim Saugen des Kindes im Hypothalamus eine erhöhte Sekretion des Prolaktin-Releasingfaktors für den HVL aus, der die Prolaktinplasmaspiegel und die Milchbildung hoch hält. Prolaktinfreisetzung kann auch durch einen Abfall der Dopaminfreisetzung unterhalten werden. Häufigeres und längeres Stillen stimuliert die Prolaktinfreisetzung mit einer Zeitverzögerung von ca. 1 Tag, so daß die Milchbildung ansteigt, um die Bedürfnisse des wachsenden Säuglings zu erfüllen. Stillt eine Mutter ihr Kind nicht, so fällt der Prolaktinspiegel ab und nach einigen Tagen setzt die Milchbildung aus.

Einschießen der Milch

4.4.4 Oxytocin und Einschießen der Milch

- Milchbildung und Transport: **Einschießen der Milch**

Die Milchbildung und der Transport der Milch aus den Alveolen in die Milchgänge, das Einschießen der Milch sind getrennte Vorgänge.

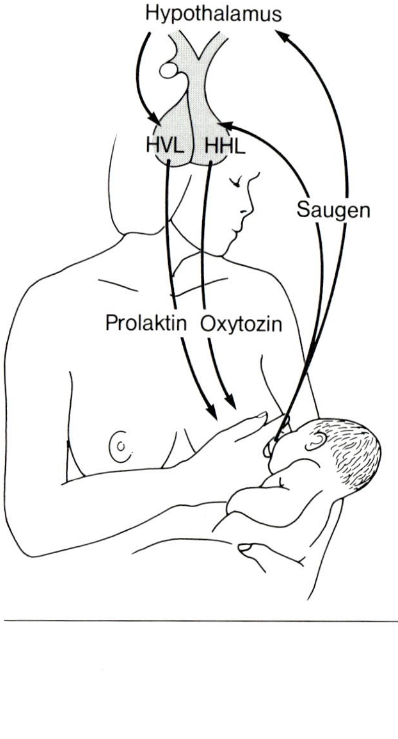

Abb. 7-87:
Hormonale Reflexe auf *Saugreiz:* Afferenzen aus den Brustwarzen stimulieren Prolaktinabgabe aus dem HVL und Oxytocinausschüttung aus dem HHL. Prolaktin unterhält die Milchsekretion und Oxytocin bewirkt die Ableitung in die Milchgänge

Das **Einschießen der Milch** macht einen Reflex notwendig, bei dem die Reizung der Brustwarze durch das Saugen des Kindes eine **Oxytocinfreisetzung** aus dem HHL auslöst (Abb. 7-87). Oxytocin bewirkt Kontraktion der glatten Muskelzellen um die Alveoli und fördert die Milch in die Brustwarze.

Dieser Reflex wird nach einiger Zeit konditioniert, so daß die Geräusche oder die Ansicht des Kindes bereits das Einschießen der Milch auslösen können, bevor das Stillen selbst beginnt. Das in Antwort auf das Saugen freigesetzte Oxytocin stimuliert auch Uteruskontraktionen. Dieser Nebeneffekt der Brusternährung ist nach der Geburt wichtig, da er die Rückbildung des gedehnten Uterus in seine normale Größe beschleunigt.

Die Milchbildung beginnt erst etwa einen Tag nach der Geburt. Während dieser Zeit sezernieren die Brüste das **Kolostrum,** eine gelbe wässrige Flüssigkeit, welche große Mengen mütterlicher Antikörper enthält. Die Antikörpersekretion hält auch nach dem Einsetzen der Milchbildung an und im vierten Monat kann sie bis zu 0,5 g pro Tag betragen. Das ist ein Beispiel für **passive Immunisierung** (s. Kap. VII/2.2.3).

- **Antikörper der Muttermilch** (Kolostrum)
  - 4. Monat: 0,5 g Ak/d → **passive Immunisierung**

4.4.5 Kontrazeptive Wirkung der Laktation

Wirkung der Laktation

- **Dauer des Stillens**

Schwangerschaft und Laktation belasten den Stoffwechsel und die Ernährungsbilanz der Mutter erheblich. Bei einigen Völkern werden Kinder über mehrere Jahre nach der Geburt gestillt. Es muß einen erheblichen Selektionsdruck auf das sich entwickelnde menschliche endokrine System gegeben haben, der zur Vermeidung einer Schwangerschaft führt, während die Mutter noch stillt.

Neuere Ergebnisse sprechen dafür, daß das Stillen eine deutliche Auswirkung auf die Abstände der Geburten in den Entwicklungsländern besitzt.

- **kontrazeptive Wirkung des Stillens**

Die kontrazeptive Wirkung des Stillens beruht auf der reflektorischen **Hemmung der Gonadotropinsekretion** durch den Saugreiz. Der Effekt ist am deutlichsten, wenn bei der Ernährung des Kindes nicht zugefüttert wird und die Mutter ihr Kind mindestens 6mal täglich für insgesamt mindestens 1 Stunde am Tag stillt. Unter diesen Bedingungen kommt keine Ovulation zustande, so daß Laktation mindestens so wirksam wie jede künstliche Maßnahme der Kontrazeption ist.

Mehr als 80 % der Ehepaare in Entwicklungsländern benutzen keine künstlichen Methoden der Geburtenkontrolle, so daß die Laktation die am weitesten angewandte Kontrazeption in dieser Bevölkerung darstellt. Umfangreiche Verbreitung künstlicher Milchprodukte in den Dritte-Welt-Ländern müssen dann erwartungsgemäß zu einer starken Abnahme der natürlichen Geburtenregelung durch die Laktation führen.

Fragen

Wiederholungsfragen:
1. Welche Faktoren sind verantwortlich für die Ausprägung der Brüste zur Milchproduktion während der Schwangerschaft?
2. Welche Rolle spielen Prolaktin und Oxytocin für die Laktation?
3. Welche Rolle spielt die Prolaktinsekretion auf die Gonadotropinabgabe und den Ovulationszyklus?

4.5 Zusammenfassung

- Die **sexuelle Reaktion** ist eine Ganzkörperreaktion und umfaßt das autonome Nervensystem (Sympathikus, Parasympathikus) ebenso wie das ZNS. Die Antwort kann in **Erregungsphase, Plateauphase, Orgasmusphase** und **Rückbildungsphase** unterteilt werden.
- Nach der Befruchtung in der Ampulla tubae teilt sich die Zygote und bildet zuerst eine **Morula** undifferenzierter Zellen, dann den **Blastozysten** aus **Trophoblast** und **Embryoblast.** Nach der Implantation wird aus dem Trophoblasten das **Chorion,** welches die fetale Komponente der **Plazenta** bildet. Der Embryoblast wird zum **Embryo.** Aus ihm entsteht nach der 8. Entwicklungswoche der **Fetus.**
- Der Implantation folgt rasch die Sekretion des **humanen Choriongonadotropins,** welches das Corpus luteum für die Schwangerschaft aufrechterhält.
- Die Plazenta tauscht Nährstoffe und Gase mit dem mütterlichen Blut aus und schützt den Fetus gegen Angriffe des mütterlichen Immunsystems. Die Plazenta sezerniert außerdem **Östrogene** und **Progesteron,** um im Uterus günstige Bedingungen einzustellen, sowie das **plazentare Laktogen** für die Vorbereitung der Brustdrüsen auf die Milchbildung und für die Mobilisierung von Nährstoffen aus den mütterlichen Speichern.
- Der Fetalkreislauf besitzt 3 Kurzschlüsse:
  - **Ductus venosus** für die Verbindung *V. umbilicalis – V. cava inferior* unter Umgehung der Leberzirkulation

- **Ductus arteriosus** zwischen *Pulmonalarterien* und *Aorta*
- **Foramen ovale** zwischen *rechtem* und *linkem Vorhof*.

Die letzten beiden Kurzschlußwege gestatten dem Blut, den Lungenkreislauf zu umgehen, da die Lungen kollabiert sind und nicht arbeiten. Die Kurzschlüsse verschließen sich normalerweise kurz nach der Geburt. Das fetale Blut muß ausreichende Mengen **Sauerstoff bei niedrigerem Partialdruck** als beim Erwachsenen aufnehmen und transportieren. Daher ist die Sauerstoffdissoziationskurve des fetalen Hämoglobins gegenüber der des Erwachsenen nach links verschoben. Außerdem fördert der **Bohr-Effekt** O_2-Aufnahme im fetalen und Abgabe im mütterlichen Blut.

• Die Entwicklung der Organsysteme beginnt in der **Embryonalperiode** – den ersten 8 Entwicklungswochen, in denen die Gefahr kongenitaler *Mißbildungen* besonders hoch ist. Am Ende des zweiten Trimenons sind die Organsysteme nahezu vollständig ausgebildet. Im dritten Trimenon finden Wachstum und Aufbau von Nährstoffspeichern für die unabhängige Führung des Lebens des Neugeborenen statt.

• **Wehen** setzen normalerweise nach 40 Wochen Schwangerschaft ein. Der Geburtsverlauf zeigt 3 Phasen: In der *Phase 1* dilatieren die Uteruskontraktionen die **Zervix,** in der *Phase 2* wird die **Frucht** durch die Zervix **ausgetrieben,** in der *Phase 3* wird die **Nachgeburt** abgestoßen. Die Auslösung der Wehen ist noch nicht vollständig aufgeklärt. Der Fortgang der Wehentätigkeit wird durch das Hormon **Oxytocin** unterstützt, welches die Uteruskontraktionen stimuliert. Zum Ende der Schwangerschaft nimmt die Anzahl der Oxytocinrezeptoren zu. Die ersten Wehen setzen einen positiven Rückkopplungsreflex in Gang, der die Oxytocinsekretion aus dem HHL steigert. Oxytocin stimuliert außerdem die Sekretion der Prostaglandine, welche für die Erweiterung der Zervix und die Wehentätigkeit wichtig sind.

• Die **Brustdrüsen** werden durch hohe Spiegel von *Östrogenen* und *Progesteron* aus der Plazenta für die **Milchbildung** geprägt. Die Milchbildung wird nach der Geburt durch die Abgabe eines kleinen Polypeptids aus dem HHL mit stimulierender Wirkung für die Prolaktinsekretion aus dem Hypophysenvorderlappen und Wegfall der Östrogene und Progesteron in Gang gebracht.

• Das **Einschießen der Milch** ist ein hormonal ausgelöster Reflex, bei dem die Reizung der Brustwarzen Oxytocinsekretion auslöst, welches seinerseits die glatte Muskulatur der Ductuli lactiferi zur Kontraktion bringt.

• Laktation kann **kontrazeptiv** wirken und die Ovulation für einige Zeit nach der Schwangerschaft unterdrücken, vor allem, wenn das Kind in häufigen Intervallen über den Tag gestillt wird und keine Zufütterung erhält.

4.6 Übungsfragen

1. Welche Faktoren stimulieren die Oxytocinsekretion? Welche Rolle spielt Oxytocin für Wehen und Laktation? Sind die Zielgewebe in vergleichbarer Weise in die Vorgänge einbezogen?
2. Auf welche Weise wird die Prolaktinsekretion kontrolliert? Welche Rolle spielt Prolaktin für die Laktation?
3. Was ist eine ektope Schwangerschaft? Zu welchen Ergebnissen kann eine solche Schwangerschaft führen?
4. Benennen Sie 6 Plazentahormone und beschreiben Sie ihre Wirkungen auf die Funktionen des mütterlichen Organismus!
5. Worin besteht der Wert einer Ernährungsumstellung der Mutter in der frühen Schwangerschaft?
6. Wenn eine Frühgeburt droht, kann der Fetus mit Kortisol behandelt werden. Welchen Nutzen hat das?
7. Während der ersten 8 Wochen wird die Entwicklung des Kindes durch Mißbildungen bedroht. Welche Entwicklungsprozesse laufen in dieser Zeit ab?
8. Welche mögliche Folgen hat ein Ductus arteriosus apertus (nach der Geburt) auf den *Blutstrom* durch den großen Kreislauf, die *Oxigenierung* des arteriellen Systemblutes, den *Blutdruck* im Lungenkreislauf?
9. Welche Rollen besitzt Progesteron in der Schwangerschaft? Progesteron wird als Medikament zur Verhinderung einer Frühgeburt eingesetzt. Welche Begründung steht hinter dieser Anwendung?
10. Wie verhalten sich Struktur und Sauerstoffbindung des fetalen Hämoglobins im Vergleich zu dem adulten? Worin liegt der Wert für die Sauerstoffbindungsfähigkeit?

4.7 Klinische Physiologie

4.7.1 Genaue Kenntnisse über den Geburtsverlauf steigern die Überlebenschancen des Neugeborenen

Unter der Geburt sind Kinder zeitweilig durch die Kompression der Nabelschnur von der Sauerstoffversorgung abgeschnitten. Nach der Geburt müssen sie sich schnell an eine Umwelt gewöhnen, in der sie Luft zu atmen haben, Thermoregulation ausführen müssen und nur zu bestimmten Zeiten, anstatt fortlaufend, Nahrung aufnehmen können. Der Streß einer normalen vaginalen Geburt stimuliert die Sekretion von **Katecholaminen, vor allem Noradrenalin,** die das Überleben des Kindes während der vaginalen Geburt unterstützen und die physiologischen Adaptationen im extrauterinen Leben einleiten helfen.

Der erste Hinweis für die Rolle der Katecholamine während der Geburt war der Befund einer Steigerung des Katecholaminspiegels im Blut gesunder Kinder nach der Geburt auf mehr als das Fünffache gegenüber den höchsten Werten von Erwachsenen während körperlicher Arbeit. Die Entfernung der Nebennieren aus neugeborenen Tieren senkte deren Überlebensfähigkeit von hypoxischen Episoden, wie sie durch die Uteruskontraktionen während der Wehen zustandegebracht werden.

In fetalen Tieren unterbricht die Injektion von Adrenalin die **Sekretion der Flüssigkeit** in die Lungen und führt zu ihrer Reabsorption. Sie wird damit aus der Lunge entfernt, so daß Luftatmung wirkungsvoll ablaufen kann. Katecholamine stimulieren auch die Sekretion des **pulmonalen Surfactant,** der die Atemarbeit senkt.

Die Mobilisierung von **Nährstoffspeichern** und die **Wärmeproduktion** werden bei Kindern ebenso wie bei Erwachsenen von Katecholaminen angeregt. Dieser Effekt kann dem Neugeborenen zum Überleben am ersten Tag nach der Geburt helfen, da die Milchbildung normalerweise erst am zweiten Tag beginnt. Auskühlung nach der Geburt ist eine Gefahr, zumal ein nasses Neugeborenes etwa 200 cal/kg/min an Wärme verlieren kann. Im Gegensatz dazu beträgt die maximale Wärmebildungsrate eines ruhenden Erwachsenen nur etwa 90 cal/kg/min. Das Neugeborene besitzt ein besonderes Wärmeproduktionsorgan: den Speicher von **braunem Fettgewebe,** der unmittelbar unter der Haut des oberen Thorax liegt und zwischen 2–6 % des Körpergewichtes ausmacht. Die zahlreichen Mitochondrien färben es braun. Unter dem Einfluß der Katecholami-

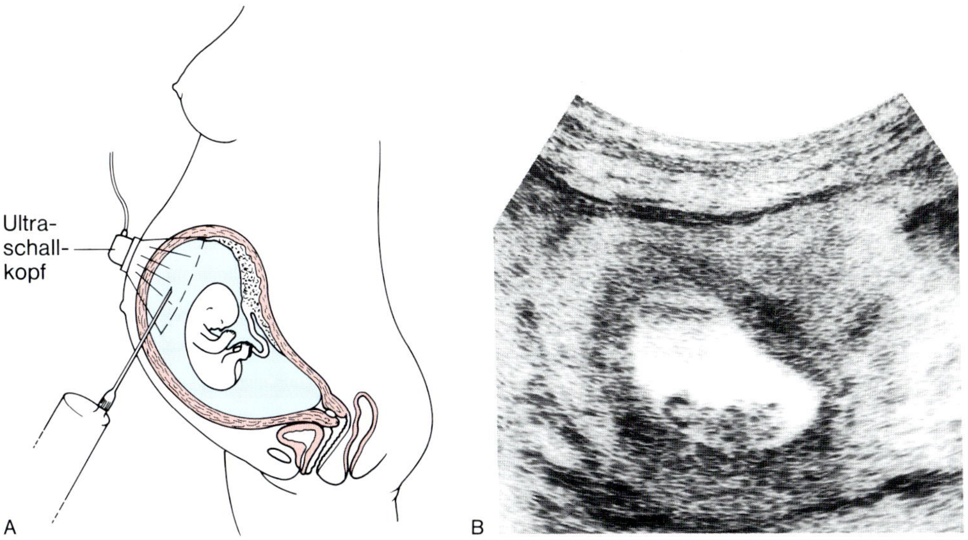

Abb. 7-88: **A.** Amniozentese. Beim Einführen der Kanüle in das Amnion darf der Fetus nicht verletzt werden. Daher erfolgt die Punktion heute unter Ultraschallkontrolle ab 16. Schwangerschaftswoche. **B.** Sonographische Darstellung eines Fetus in der 8. bzw. 9. Schwangerschaftswoche

ne setzt das braune Fett große Wärmemengen frei: In den Mitochondrien dieses Gewebes ist der oxidative Stoffwechsel nicht an Phosphorilierung gekoppelt, so daß die gesamte potentielle Energie des Fettes in Wärme umgesetzt wird. Das braune Fettgewebe verschwindet wenige Wochen nach der Geburt.

Die Sekretion von Adrenalin und Noradrenalin aus dem Nebennierenmark wird bei Kindern und Erwachsenen als Antwort auf eine Streßsituation durch die Aktivierung der sympathischen präganglionären Nerven zur Nebenniere in Gang gebracht. Zum Zeitpunkt der Geburt ist jedoch das autonome Nervensystem noch nicht vollständig ausgereift und die Nebennieren besitzen noch keinen Anschluß an das Nervensystem. Die Abgabe von Katecholaminen aus der Nebenniere muß daher bei Neugeborenen indirekt ausgelöst werden. 2 Faktoren, *Hypoxie* und *Druck* auf den Kopf scheinen eine Rolle dabei zu spielen. Diese Reize werden vom Kind während der vaginalen Geburt, jedoch nicht während einer **Kaiserschnittgeburt,** erfahren. Gerade die Schnittgeburt hat in den entwickelten Ländern zugenommen, um die Gefahren der Spontangeburt zu umgehen. Die solchermaßen Entbundenen haben jedoch keine solche normale hormonale Reaktion, die zum Überleben unmittelbar nach der Geburt beiträgt.

4.7.2 Pränatale Diagnostik genetischer Erkrankungen

Die am häufigsten angewandte Methode zur pränatalen Diagnostik genetischer Störungen heißt **Amniozentese.** Sie wird etwa in der 16. Schwangerschaftswoche vorgenommen. Der Fetus ist in den aus fetalen Zellen gebildeten Amnionsack eingeschlossen. Eine Kanüle wird unter Ultraschallkontrolle durch die Bauchdecke der Mutter eingeführt (Abb. 7-88). Die damit entnommene Amnionflüssigkeit enthält lebende Zellen, die kultiviert werden können. Die Chromosomen der sich teilenden Zellen können unter dem Mikroskop auf Abnormalitäten untersucht werden. Hier achtet man besonders auf ein zusätzliches Chromosom 21 (Trisomie 21) als Ursache für das **Down-Syndrom** mit Oligophrenie, das bei Kindern *älterer Mütter* auftreten kann. Die fetalen Zellen lassen sich auch auf Substanzen untersuchen, die genetische Abnormitäten wie abnormale Enzyme, z. B. das **Tay-Sachs-Syndrom** mit einer verhinderten Myenilisierung der Neurone, anzeigen.

Als Teil dieses Vorgehens wird auch das genetische Geschlecht des Fetus bestimmt.

Die Amniozentese besitzt auch *Nachteile:* Sie kann nicht vor der 14. Schwangerschaftswoche ausgeführt werden, da zu wenig Flüssigkeit vorhanden ist. 2 Wochen werden für die Zellkultur benötigt, so daß die Schwangerschaft zum Zeitpunkt der Diagnose schon verhältnismäßig weit fortgeschritten ist.

Eine neuere Technik, die **Chorionbiopsie** ermöglicht die Entnahme einer Plazentagewebsprobe. Dieses Verfahren liefert diagnostische Informationen schon um die *10. Schwangerschaftswoche.*

Genetische Defekte können durch beide Methoden erkannt und mögliche Konsequenzen (z. B. Schwangerschaftsunterbrechung) eingeleitet werden.

Die **Ultraschalldiagnostik** erlaubt die fortlaufende Beobachtung des Feten. Sie wird daher bei der Schwangerschaftsüberwachung eingesetzt. An einigen Kliniken werden bereits chirurgische Eingriffe an entwicklungsgestörten menschlichen Feten unter Ultraschallkontrolle durchgeführt. Sie erlauben die Korrekturen schwerwiegender Entwicklungsfehler.

Anhang

Anhang 1 SI-Einheiten

In Übereinstimmung mit dem SI-Einheitensystem werden für die physiologischen Kenngrößen die in dem internationalen System festgelegten Einheiten verwendet:

Länge	m (Meter)
Volumen	m^3 und l (Liter)
Zeit	s, min, h (Stunde) und d (Tag)
Masse	kg (Kilogramm)
Kraft, Belastung	N (Newton) entsprechend $1\ N = 1\ kgms^{-2}$
Druck, Spannung	Pa (Pascal) nach $1\ Pa = 1\ Nm^{-2} = 1\ kgm^{-1}s^{-2}$
Arbeit, Energie	J (Joule) nach $1\ J = 1\ Nm = 1\ kgm^2s^{-2}$
elektrische Stromstärke	A (Ampére)
elektrische Spannung	V (Volt) nach $1\ V = 1\ J \times A^{-1}\ s^{-1}$
elektrischer Widerstand	Ω (Ohm) nach $1\ \Omega = 1\ VA^{-1}$
Temperatur	K (Kelvin) nach °C (Grad Celsius)
Stoffmenge	mol

Alle Einheiten können mit den Teil- und Vielfachbezeichnungen $\mu(\cdot 10^{-6})$; m $(\cdot 10^{-3})$; k $(\cdot 10^{3})$; M $(\cdot 10^{6})$ usw. versehen werden. Massen- und Volumenverhältnisse finden in den Maßeinheiten für Masse und Volumen bzw. ihren erlaubten Untereinheiten Verwendung, z.B. g/l oder cm^3/l bzw. ml/l. Die Brechkraft von Linsen wird in der Einheit m^{-1} oder Dioptrien gemessen.
Für Umrechnungen mit den alten Maßeinheiten gelten die Beziehungen:

für Druck	$1\ bar = 1 \cdot 10^5\ Pa$ oder $1\ mbar = 100\ Pa$
	1 Torr = 133,3 Pa, also 30 Torr = 4 kPa
	1 cm $H_2O \cong 100$ Pa (genau 98,06 Pa)
	also 1 Pa $\cong$ 10 μbar $\cong$ 0,0075 Torr = 0,1 mm H_2O
	1 Torr = 1 mmHg
für Energie	1cal 4,18 J
	also 1 J = 0,239 cal

Temperaturdifferenzen werden nur in K gemessen. Die Differenz von 1 K entspricht d em Schritt von 1 °C. Nullpunkt für °C ist 273,16 K.
Abgeleitete Einheiten werden entsprechend den lt. Definition angegebenen Beziehungen umgerechnet. Die beiden Nomogramme erleichtern die Orientierung.

Anhang 2 Physiologische Referenzwerte

Parameter	Normalbereich	Einheiten
Zelluläre Elemente des Blutes		
Hämatokrit	40–45	%
Hämoglobin	140–180	g/l
Erythrozyten	4,6–6,2	T/l (10^{12}/l)
weiße Blutzellen	5000–10000	G/l (10^{9}/l)
Blutplasma		
Albumin	32–56	g/l
Bikarbonat	21–27	mmol/l
Kalzium total	4,3–5,3	mval/l
ionisiertes Kalzium	2,1–2,6	mval/l
Chlorid	95–103	mmol/l
Cholesterin	1,5–2,5	g/l
Immunglobuline	23–35	g/l
Glukose	0,9–1,0 (3,6–5,6)	g/l = (mmol/l)
Fe-Eisen	0,5–1,5	mg/l
Milchsäure (Laktat)	50–200 (1,2)	mg/l (mmol/l)
Magnesium	1,5–2,5	mval/l = 0,02 g/l
Osmolarität	280–290	mOsm/l
pH	7,38–7,42	
Phosphat	1,8–2,6	mmol/l
Kalium	4,0–4,8	mmol/l
Natrium	136–142	mmol/l
Sulfat	0,2–1,3	mval/l
Harnstoff	80–200 (1,3–3,3)	mg/l (mmol/l)
Harnsäure	21–75	mg/l
Herz-Kreislauf-System		
Herzminutenvolumen (Ruhe)	4,0–8,0 (6,0)	l/min
arteriovenöse Sauerstoffdifferenz	35–50	ml/l
Körperkreislauf		
zentraler Venendruck	2–7	mmHg
diastolischer Druck	60–90	mmHg
systolischer Druck	90–140	mmHg
mittlerer Arteriendruck	70–105	mmHg
Lungenkreislauf		
diastolischer Druck	4–13	mmHg
systolischer Druck	17–32	mmHg
mittlerer Druck	7–19	mmHg
Linker Ventrikel		
diastolischer Druck	5–12	mmHg
systolischer Druck	90–140	mmHg
Lungenvolumen		
Statische Lungenvolumen und Kapazitäten		
alveoläre Ventilation	5,0	l/min
anatomischer Totraum	150	ml
expiratorisches Reservevolumen	1200	ml
Residualvolumen	1200	ml
funktionelle Residualkapazität	2500	ml
Atemzugvolumen	500	ml
inspiratorisches Reservevolumen	3000	ml
inspiratorische Kapazität	3500	ml
Vitalkapazität	5000	ml
Totalkapazität	6000	ml
Atemminutenvolumen	7500	ml/min

Parameter	mittlerer Wert	Einheiten
Dynamische Lungenvolumen		
forciertes Expirationsvolumen ($FEV_{1.0}$)	4000	ml
forcierte Vitalkapazität (FVC)	5000	ml
Blutgase – *arterielle Blutgase*		
CO_2-Gehalt	470–510	ml/l
O_2-Gehalt	165–200	ml/l
PCO_2	35–45	mmHg
PO_2	93–97	mmHg
Sauerstoffsättigung	96–98	%
venöse Blutgase		
CO_2-Gehalt	510–550	ml/l
Sauerstoffsättigung	70–80	%
PCO_2	41–51	mmHg
PO_2	35–45	mmHg
Niere und Urin		
Ammoniak normal	20–75	mequ/24 h
Ammonium (Säurebelastung)	70–160	mequ/ 24 h
Kalzium	100–250	mequ/ 24 h
Chlorid	110–250	mequ/ 24 h
Kreatininclearance	100–135	ml/min
Osmolarität – Normalbereich	500–800	mOsm/l
Extremwerte	40–1400	mOsm/l
pH normal	6,0–6,6	
Extremwerte	4,6–8,0	
Phosphat	0,9–1,3	g/24 h
Kalium	25–100	mmol/24 h
Natrium (nach Zufuhr)	10–260	mmol/24 h
Harnstoff	6–17	g/24 h
Harnsäure	250–750	mg/24 h
Normalvolumen	600–1600	ml/24 h

Anhang 3 Mineralien und Vitamine

Mineral	minimaler Tagesbedarf	Aufgaben
Wichtige Körpermineralien		
Kalzium	0,8–1,2 g	Knochen- und Zahnbildung, Blutgerinnung, Muskelkontraktion, Nervenaktivität
Chlorid	1,7–5,1 g	Säure-Basen-Haushalt, Säureproduktion im Magen
Chrom	0,05–0,20 mg	Enzyme des Glukosestoffwechsels
Kobalt	unbekannt	Baustein von Vitamin B_{12} Erythrozytenproduktion
Kupfer	2,0–3,0 mg	Hämoglobin und Melaninproduktion, Komponente der Elektronentransportkette
Fluorid	1,5–4,0 mg	Zahnbildung
Jodid	100–150 µg	Schilddrüsenhormonproduktion Aufrechterhaltung der normalen Stoffwechselrate
Eisen	10–18 mg	Baustein des Hämoglobins, ATP-Produktion in der Elektronentransportkette
Magnesium	300–350 mg	Koenzymbestandteil, Knochenbildung, Muskel- und Nervenfunktion
Mangan	2,5–5,0 mg	Hämoglobinsynthese, Wachstum, Aktivierung verschiedener Enzyme
Molybdän	0,15–0,5 mg	Enzymbaustein
Phosphor	800–1200 mg	Knochen- und Zahnbildung, Energieübertragung durch ATP, Baustein der Nukleinsäuren
Kalium	1,8–5,6 g	Muskel- und Nervenfunktion, Herzfrequenz
Selen	0,05–0,2 mg	Baustein mehrerer Enzyme
Natrium	1,1–3,3 g	Regulation der Osmolarität, Nerven- und Muskelfunktion
Schwefel	unbekannt	Hormonbaustein, Vitamin- und Proteinbaustein
Zink	10–15 mg	Baustein verschiedener Enzyme, CO_2-Transport und Stoffwechsel, Proteinstoffwechsel

Vitamine	Fett- oder Wasserlöslichkeit	täglicher Minimalbedarf	Aufgabe
A 1 (Retinol)	fettlöslich	1,7 mg	Rhodopsinbildung, Knochenwachstum, Epithelzellerhaltung
B 1 (Thiamin)	wasserlöslich	1,6 mg	Kohlenhydrat- und Aminosäurenstoffwechsel, Wachstumssteuerung
B 2 (Riboflavin)	wasserlöslich	1,8 mg	Baustein des FAD, im Krebszyklus eingebaut
Pantothensäure	wasserlöslich	unbekannt	Bestandteil des Coenzym A, Glukosebildung
B 3 (Nikotinsäure)	wasserlöslich	20 mg	Komponente des NAD, Glykolyse und Krebszyklus
B 6 (Pyridoxin)	wasserlöslich	2 mg	Aminosäurenstoffwechsel
Folsäure	wasserlöslich	0,25 mg	Blutbildung, Nukleinsäuresynthese
B 12 (Cyanokobalamin)	wasserlöslich	2–10 µg	Erythrozytenproduktion, Aminosäurestoffwechsel
C (Ascorbinsäure)	wasserlöslich	80 mg	Kollagenbildung, Proteinstoffwechsel

Vitamine	Fett- oder Wasserlöslichkeit	täglicher Minimalbedarf	Aufgabe
D (Cholekalziferol)	fettlöslich	10 µg	fördert Kalzium- und Phosphatstoffwechsel, Wachstum, Knochen- und Zahnbildung
E (Tokopherole)	fettlöslich	12 mg	schützt gegen den Abbau einiger Fettsäuren
H (Biotin)	wasserlöslich	unbekannt	Fettsäure- und Purinbildung, Pyruvateinspeisung in den Krebszyklus
K	fettlöslich	1–2 mg	Bildung der Gerinnungsfaktoren, Prothrombinsynthese

Antworten auf die Übungsfragen

Kapitel I/1

1. „Lebewesen essen, da sie Nahrung brauchen.“ „Das Herz schlägt bei Arbeit schneller, denn die arbeitenden Muskeln brauchen mehr Blut.“ „Die Körpertemperatur steigt bei Infektionen an, weil eine höhere Temperatur die Reproduktion der Mikroorganismen hemmt.“
Wenn ein Lebensprinzip Organismen von unbelebten Objekten unterscheiden läßt, dann können alle diese Fragen mit der Feststellung umschrieben werden: „Lebewesen sind so wie sie sind, denn das Lebensprinzip macht sie so.“
2. Das innere Milieu vielzelliger Lebewesen kann reguliert werden; das Vorhandensein vieler Zellen macht die funktionelle Spezialisierung unterschiedlicher Zelltypen möglich.
3. Die Bewegung von Soluten durch Diffusion läuft in Raten ab, die hoch genug sind, um physiologische Wirkungen zu erzeugen. Das geschieht, wenn die Transportdistanz in der Größenordnung von 1–10 µm liegt. Ist die Entfernung größer, sind die Diffusionsraten viel zu klein, um physiologische Wirkungen hervorzurufen.
4. Umweltstreß ist die Summe aller Vorgänge, die den Organismus in ein chemisches und physikalisches Gleichgewicht mit der Umwelt zu bringen streben. Je nach vorhandener Umwelt umfassen sie Heizen, Kühlen, Trocknen, Verdünnen usw.
5. Natürliche Auswahl ist die Bezeichnung dafür, daß Umwelteinwirkungen zur Prädominanz von solchen Genen führen, die Reproduktion und Überleben begünstigen. Das geschieht durch deren unterschiedliches Einwirken auf Überleben und Reproduktion genetisch unterschiedlicher Individuen in einer Population.
6. s. Abb. 1-4

Kapitel I/2

1. Ein einfacher Regelkreis enthält einen oder mehrere Sensoren (Fühler), das Regelzentrum und einen oder mehrere Effektoren (Stellglieder).
2. Die Verstärkung legt fest, wie weit die regulierte Größe durch Störgrößen von ihrem Sollwert abgelenkt wird. Bei einer gegebenen Störung konstanter Größe ist die Verstärkung umso höher, je größer die Antwort des Effektors ist und je eher die regulierte Variable auf ihren Sollwert zurückkehrt.
3. Totzeiten im Regelkreis führen zu einer Verspätung der Regelantwort gegenüber dem Störsignal. Ändert sich das Störsignal fortlaufend, so läuft die Antwort des Effektors hinter den Änderungen her. Als Ergebnis entsteht eine Phasenverschiebung.
4. Auf intrazellulärem Niveau, auf lokalem oder Gewebsniveau und auf dem äußeren Niveau nervöser oder endokriner Regulationsantworten von Organsystemen.
5. Beispiele s. Kap. „Homöostatische Regulation“ (Kap. I/2.2.3.1).
6. s. „Chemische Klassen der Hormone“ (Kap. I/2.3.4.6)
7. Durch das Vorhandensein von Hormonrezeptoren im Zielorgan.
8. Im allgemeinen beeinflussen Hormone die Aktivität von Enzymsystemen, die bereits in der Zelle vorhanden sind oder sie steuern die Syntheserate von Enzymen durch Einwirkung auf die relevanten Gene.
9. Prostaglandine werden aus Zellmembranlipiden synthetisiert und wirken typischerweise auf lokalem Niveau.
10. s. I/2.3.4.3
11. Der Hypophysenhinterlappen (HHL) enthält sekretorische Nervenendigungen, die kleine Peptide als Neurohormone freisetzen. Der Hypophysenvorderlappen (HVL) enthält keine Neurone, seine Hormone sind Proteine.
12. In einigen Fällen läuft die Hormonsekretion nicht gleichmäßig ab, sondern in Pulsen über den Tag oder zu bestimmten Zeiten des Tages oder in Antwort auf bestimmte zeitliche Reize wie Arbeit, Essen, Streß oder Erregung (pulsatile Sekretion).

Kapitel I/3

1. Das Flüssigkeitsmosaikmodell beschreibt die Lipide der Zellmembran als hinreichend flüssig, um den Membranproteinen Bewegung innerhalb der Ebene der Membran zu erlauben. Sie können jedoch nicht in der Ebene der Membran rotieren oder von einer Seite der Membran auf die andere wandern. Daher bleiben Proteine, die anfänglich an der einen oder anderen Stelle der Membranoberfläche eingefügt sind, gewöhnlich an dieser Stelle und Proteine, die die Membran durchdringen, halten eine feste Orientierung in Bezug auf die beiden Membranoberflächen ein.
2. Einige Faktoren können in Abhängigkeit von dem Solut wichtig sein:
a) die Lipidlöslichkeit des Solutes
b) die Größe des Solutes
c) für Elektrolyte die Frage, ob das Solut in einem ungeladenen und dadurch stärker lipidlöslichen Zustand existieren kann
d) das Vorhandensein von Proteinen in der Membran, die spezifische Wege für den Durchtritt bilden oder als Transportproteine für dieses Solut wirksam werden können.
3. a) für einen Nichtelektrolyten 300 mosm = 300 mmol
b) für einen in 2 univalente Ionen zerfallenden Soluten, z. B. NaCl 150 mmol = 300 mosm, bei Vernachlässigung des Isotoniekoeffizienten
c) für einen in 1 divalentes und 2 univalente Ionen dissoziierenden Solut, z. B. $CaCl_2$, 100 mmol = 300 mosm, wieder unter Vernachlässigung der Ionenstärke
4. Die Antwort hängt davon ab, welche Solute die Zellmembran durchdringen können. Ein osmotischer Gradient durch die Zellmembran ist nicht möglich, aber nichtpermeable Solute können zur osmotischen Bewegung von Wasser durch die Membran beitragen.
5. Die Natrium Kalium-Pumpe macht die Membran praktisch undurchlässig für Natrium. Sie erlaubt dem extrazellulären Natrium, den osmotischen Effekt intrazellulärer Proteine auszugleichen.
6. 2 Dinge erklären die negative Innenladung beim Ruhepotential: Die Membran ist hauptsächlich für Kalium durchlässig und der Kaliumgradient zeigt nach außen.
7. Eine Erhöhung der extrazellulären Kaliumkonzentration senkt den transmembranären Kaliumgradienten und verschiebt das Membranpotential näher an das Natriumgleichgewichtspotential. Das Ergebnis ist eine Depolarisation.

8. Vermittelte Transportsysteme umfassen die Membrantransportproteine der Carrier, die für einzelne Molekültypen spezifisch sind und die gesättigt werden, wenn die Konzentrationen der transportierten Moleküle ansteigen.

Kapitel II/1

1. Diese Gifte verlängern die Öffnungszeit der Natriumkanäle und steigern damit die Dauer des Spikeanteils des Aktionspotentials. Da die Kanäle länger offen bleiben, hat die Spitze des Aktionspotentials mehr Zeit, um das Natriumgleichgewichtspotential erreichen zu können, so daß seine Amplitude leicht ansteigt. Da der Spike länger dauert, ist auch die absolute Refraktärperiode, die diesem Anteil des Aktionspotentiales entspricht, länger.
2. s. Erregungsleitung „Fortleitung von Aktionspotentialen" (II/1.7)
3. s. Abb. 2-13, 2-16, 2-17
4. Die Höhe oder Amplitude des Potentials wird durch die Anzahl der Natrium-Kanäle, die offen sind, und die Dauer der Öffnungszeit der Kanäle bestimmt. Das entspricht mit anderen Worten der Stärke des Natriumeinwärtsstromes im Verhältnis zu dem konstanten Kaliumauswärtsstrom. Ein Reiz, der das Schwellenniveau der Depolarisation übersteigt, setzt einen positiven Rückkopplungskreis in Gang, der alle Natriumkanäle öffnet. Daher sind Aktionspotentiale nicht nach der Reizstärke graduiert.
5. Inaktivierung der Natriumkanäle und Öffnung der spannungsempfindlichen Kaliumkanäle.
6. Inaktivierte Kanäle werden im geschlossenen Zustand festgehalten und können sich nicht wieder öffnen, bevor das Membranpotential repolarisiert ist. Die Reaktivierung läßt die Kanäle in geschlossenem Zustand verharren. Sie können dann in Antwort auf eine Depolarisation wieder öffnen.
7. s. Fortleitung von Aktionspotentialen (II/1.7.4)
8. In einem Nerven folgt jedes einzelne Axon dem Alles-oder-Nichts-Gesetz. Das Summenaktionspotential ergibt sich aus allen elektrischen Strömen, die durch die Population der erregten Axone im Nerven zustande gebracht werden. Die Schwellenstärke für verschiedene Klassen der Axone ist verschieden. Einige werden bei niedriger Reizintensität aktiviert, andere können erst von höheren Reizstärken erregt werden.
9. Eine Abnahme der Dichte aktiver Kanäle hebt die Schwelle an – die anfängliche Depolarisation muß viel stärker werden, um die positive Rückkopplung starten zu lassen. Sind genügend Kanäle blockiert, wird die Fortleitung eines Aktionspotentials unmöglich und Reize von der anästhesierten Fläche können nicht mehr zum ZNS übertragen werden.

Kapitel II/2

1. s. „Neuronale Struktur und Informationsübertragung" (II/2.2)
2. Typische Telefone sind keine festgelegten Leitungen, da ein jedes Anrufe von jedem anderen Telefon erhalten kann. Im Gegensatz dazu ist ein Intercomsystem, welches ein Telefon mit einem zweiten Gerät an einem bekannten Ort verbindet, eine festgelegte Verbindung
3. Das rezeptive Feld eines Hautrezeptors kann durch die Registrierung von dem Axon des Rezeptors aufgezeichnet werden, wenn die Haut mit einzelnen Berührungsreizen eines mechanischen Stimulators wie einer feinen Nadel abgetastet wird. Summierte Antworten können bei schnell wiederholten Reizen auf dem gleichen Punkt oder bei gleichzeitiger Berührung von mehr als einem Punkt in dem rezeptiven Feld hervorgerufen werden.
4. Zeitliche Summation bezieht sich auf wiederholte Reizung auf dem gleichen begrenzten Teil des Eingangssegmentes eines Neurons. Räumliche Summation ist durch gleichzeitige Reizung an verschiedenen Punkten des Zelleingangssegmentes festgelegt.
5. Depolarisation ist das Ergebnis eines Anstieges der Natriumleitfähigkeit, obwohl einige Kanäle, die depolarisierende Rezeptorpotentiale aufnehmen, auch andere Ionen leiten können. Hyperpolarisation ist gewöhnlich durch gesteigerte Kaliumleitfähigkeit hervorgerufen. Fotorezeptoren bilden eine Ausnahme dieser Regel; ihre Hyperpolarisation als Antwort auf Licht ergibt sich aus einem Abfall der Natriumpermeabilität, da einige Natriumkanäle im Dunklen stets geöffnet sind und bei Licht schließen.
6. Siehe Erzeugung des neuralen Code (II/2.4). Der Schlüssel zu diesem Vorgang ist eine initial graduierte Antwort, das Rezeptorpotential, welches eine porportiale Frequenz der Aktionspotentiale im Ausgangssegment des Rezeptors auslöst.
7. Phasische Rezeptoren geben Information über das Einsetzen des Reizes und die Stärke der Änderung seiner Intensität. Tonische Rezeptoren informieren über gleichmäßiges Einwirken von Reizen. Häufig erfolgen verschiedene Antworten auf im Vergleich zu alten neue Reize. Das kann beispielsweise durch neuronale Verbindungen zustande gebracht werden, in denen ein Satz von Effektoren durch Einwirkungen von phasischen Rezeptoren erregt und durch Einflüsse von tonischen Rezeptoren gehemmt wird.
8. Verabredungsgemäß vermitteln Neurotransmitter die Leitfähigkeitsänderungen im Millisekundenbereich, die bei der chemischen Transmission durch den Synapsenspalt auftreten, während Neuromodulatoren für die längeren Erscheinungen der synaptischen Wirksamkeit verantwortlich sind. Definitionsgemäß müssen Neurohormone durch den Blutstrom zu ihren Zielzellen gebracht werden. Eine größere Zahl von Substanzen können als Neurotransmitter, Neuromodulatoren oder Neurohormone wirken. Es gibt keinen Grund dafür, daß die gleiche Substanz nicht alle drei Funktionen an verschiedenen Orten im Körper ausfüllen kann.

Kapitel II/3

1. Normalerweise haben Gebiete mit einer feinen Zwei-Punkt-Diskrimination, also hohem räumlichen Auslösungsvermögen, eine unproportional große Repräsentation im primären somatosensorischen Kortex (s. Abb. 2-70). Die Rezeptoren solcher Bereiche haben gewöhnlich kleine rezeptive Felder und die rezeptiven Felder überlappen sich stark, so daß die Rezeptordichte sehr hoch ist.
2. s. ARAS unter „Somatosensorisches System" (Kap. II/3.4.2.4) und „Schlaf- und Wachzustand" (Kap. II/3.7)
3. Wenn ein Gedächtnisinhalt erst einmal im Langzeitgedächtnis niedergelegt ist, wird er gewöhnlich durch Zerstörung eines diskreten Teiles des Gehirnes nicht mehr vollständig ausgelöscht.
4. Solche Ausfälle finden sich bei Menschen, die Schädigungen der Sprachgebiete der dominanten Hemisphäre erlitten haben, vor allen Dingen des Broka-Zentrums oder der Verbindungen zwischen diesem und anderen Sprechzentren. Musikalische Fähigkeiten sind gewöhnlich in der nichtdominanten Hemisphäre lokalisiert, vor allem bei Menschen mit intensiver musikalischer Ausbildung.
5. Gemischte Nerven enthalten afferente und efferente Axone. Das gilt für alle Spinalnerven und die meisten Hirnnerven.
6. s. Abb. 2-67
7. Die weiße Substanz enthält myenilisierte Axone, die graue Substanz die neuronalen Zellkörper. Im Gehirn sind die äußeren Schichten grau und die inneren weiß. Im Rückenmark ist das Gegenteil der Fall.
8. Der Tractus lemnisci medialis oder die dorsale aufsteigende Bahn führt modalitätsspezifisch feine Berührung, Propriozeption und Oberflächenschmerz über den Thalamus zum primären somatosensorischen Kortex. Der unspezifische Weg projiziert hauptsächlich zu den Teilen des limbischen Systems und führt Informationen über Wärme, Kälte, Tiefenschmerz und brennenden Schmerz.
9. s. „Somatosensorisches System" (II/3.4.1.1)

Kapitel II/4

1. Plötzliche sehr laute Geräusche können das Ohr während der ersten 10 Millisekunden der Verzögerung der Reflexschleife schädigen.
2. Siehe Frequenzlokalisation in der Cochlea unter Hörsystem.
3. Laterale Hemmung zwischen Afferenzen von der Cochlea ist wichtig für die Auflösung reiner Töne ähnlicher Frequenzen.
4. Die Polarität der Rezeptorpotentiale von H-Zellen wird durch die Richtung der Anordnung der Stereozilien festgelegt. Drehungen des Kopfes veranlassen die Endolymphe der Ampulle zu einer Relativbewegung gegenüber der Cupula. In welche Richtung die Stereozilien gebogen werden, hängt von der Richtung der Kopfdrehung ab.
5. Beim Beginn der Bewegung des Kopfes verursacht die Trägheit eine Verzögerung der Endolymphbewegung gegenüber der Wandbewegung der Ampulle, was die Cupula verbiegt. Die Reizung der H-Zellen führt zu kompensatorischen Augenbewegungen, dem Nystagmus. Nach einiger Zeit beschleunigt die Reibung zwischen Ampullen und Endolymphe die Endolymphe so stark, daß Endolymphe und Ampulle mit der gleichen Geschwindigkeit rotieren und die Cupula nicht länger verbogen wird. Beim Anhalten der Kopfdrehung zwingt die Trägheit der Endolymphe sie, sich weiter zu bewegen und nun die Cupula in umgekehrter Richtung auszulenken. Der daraus folgende Nystagmus zeigt nun in die umgekehrte Richtung.
6. s. Abb. 2-102
7. s. Abb. 2-101
8. Als einfache Hypothese könnte eine einzelne Zelle Informationen von einigen on-Zentrum-off-Peripherie Ganglienzellen erhalten, deren rezeptive Felder eine Reihe auf der Retinaoberfläche bilden (Abb. 2-106). Wenn ein stabförmiger Reiz oder seine Kante längs den exzitatorischen Zentren des rezeptiven Feldes liegt, wird die einzelne Zelle maximal erregt. Wenn der Stab unmittelbar auf der einen Seite der Reihe von on-Zentren liegt, reizt er die off-Peripherie der Ganglienzellen und die Einzelzelle ist maximal gehemmt. Die für eine komplexe Zelle notwendigen Verbindungen sind verständlicherweise viel komplizierter. Eine komplexe Zelle hat Informationen von mehreren parallelen Reihen von Ganglienzellen mit neuralen Verbindungen zwischen den Reihen aufzunehmen, um Bewegungssensibilität zu entfalten. Zur Zeit werden solche Verbindungen als von den amakrinen Zellen gebildet betrachtet, aber die Einzelheiten der Verschaltung sind nicht klar.
9. Geschmacksrezeptoren sind modifizierte Epithelzellen, während Riechzellen Neurone sind. In beiden Fällen ist die Diskriminierung nicht das Ergebnis von rezeptorspezifischen Reizungen, denn die einzelnen Rezeptoren können auf mehr als einen Duft- oder Geschmacksstoff antworten. So muß das Gehirn, um einen gegebenen Geruch oder Geschmack aufnehmen zu können, die Informationen von einer größeren Zahl von Rezeptoren mit unterschiedlichen Antwortspektren integrieren.
10. Die Zahl der erkennbaren Gerüche ist so groß, daß die Zahl primärer Geruchsqualitäten, wenn es solche primären Qualitäten gäbe, auch außerordentlich groß sein müßte. Praktisch entstehen nahezu alle Geruchssensationen aus komplexen Mischungen von Geruchsmolekülen.

Kapitel II/5

1. Proximale Muskeln des Rumpfes, die an der Einstellung der Haltung und an Massenbewegungen teilnehmen, werden von Motoneuronen mit Zellkörpern in der medialen Region des Ventralhornes des Rückenmarkes innerviert. Distale Muskeln in den Extremitäten, die an Handlungen beteiligt werden, besitzen eine Innervation von Neuronen, deren Zellkörper in den lateralen Regionen des Vorderhornes liegt. Die Pyramidenbahn bildet die direkten Verbindungen zwischen dem Motorkortex und den spinalen Motoneuronen für die feine Kontrolle der Arm-, Hand- und Fingerbewegungen.
2. s. „Muskelspindel“(Kap. II/5.3.3) und „Rückenmarksreflexe und stabile Körperhaltung“ (II/5.3.2)
3. Die Streckreflexe werden während der Willkürbewegungen aktiviert, wenn die aktuelle Muskellänge von einem durch die Gamma-Aktivierung neu festgelegten Sollwert abweicht. Die zusätzlich aktivierten Muskelfasern erhöhen die Verstärkung der Rückkopplungsschleife. Bei der Alpha-Gamma-Koaktivierung ist die Aktivierung der Gamma-Motoneurone diejenige, die den Längensollwert des Reflexes festsetzt. Wird dieser Reflexsollwert nicht neu festgelegt, dann würde der Reflex der willkürlichen Längenänderung entgegenwirken.
4. s. Sehnenspindel (II/5.3.5)
5. Muskelgruppen für die Bewegung eines Gelenkes in einer Richtung besitzen als Antagonisten solche, die das Gelenk in die umgekehrte Richtung bewegen. Normalerweise sind die spinalen Verschaltungen so aufgebaut, daß eine Aktivierung der Motoneurone für Agonisten die der Antagonisten hemmt: reziproke Innervation. Diese Innervationsart ist wichtig für Reflexe der Extremitätenstreckung wie den Streckreflex und den gekreuzten Streckreflex und für diejenigen, die schnelle Beugung, z.B. den Fluchtreflex, auslösen. Sie hindert nämlich den Tonus der antagonistischen Muskeln daran, als Hemmnis auf die Agonisten zu wirken, wenn der Reflex aktiviert wird.
6. Bahnung ist ein benutzungsbezogenes Anwachsen der Antwortfähigkeit eines Motorneurons auf exzitatorischen synaptischen Einfluß von Afferenzen. Häufig ist es das Ergebnis räumlicher Summation bei anwachsendem erregendem Einstrom auf das Motorneuron von zentralen Interneuronen. Die Empfindlichkeit spinaler Streckungs- und Haltungsreflexwege wird durch Einwirkungen aus dem vestibulären System des Hirnstammes über den vestibulospinalen Leitungsweg moduliert.
7. s. „Kleinhirn und Bewegungskoordination“ (Kap. II/5.4.4)
8. Nucleus caudatus, Putamen und Globus pallidus. Es gibt zwei Beweise dafür, daß diese subkortikalen Kerne motorische Programme besitzen: bei Primaten bewirkt eine Zerstörung der Basalganglien die Ausführung nichtangepaßter motorischer Programme; bei Nichtprimaten kann ein relativ weiter Bereich von Aktivitäten durch das dekortizierte Lebewesen ausgeführt werden.
9. s. „Motorische Programme des ZNS“ (Kap. II/5.4.6)
10. Cholinerge Rezeptoren besitzen den Nikotin- und Muskarin-Typ. Unter den adrenergen Rezeptoren finden sich Alpha $_1$-, Alpha$_2$-, Beta$_1$- und Beta$_2$-Rezeptoren. Beispiele für ihre Lokalisierung und Auswirkungen finden sich in Tab. 2-11, 2-12, 2-13.
11. s. „Zusammenfassung“ (Kap. II/5.7) Punkt 1–3
12. 2 wichtige Beispiele sind die glatte Gefäßmuskulatur, die in den meisten Teilen des Körpers nur sympathische vasokonstriktorische Informationen empfängt, und die ventrikulären Teile des Myokards, die nur sympathische erregende Informationen erhalten (s. Tab. 2-11). Die Auswirkung autonomer Informationen ist nicht nur durch die Rezeptorarten des Effektors bestimmt, sondern auch durch die Art der sekundären Boten, die durch Bindung des Transmitters an den Rezeptor in den speziellen Geweben in Gang gesetzt werden. So kann die Aktivierung des gleichen Rezeptortyps erregende oder hemmende Auswirkungen erbringen in Abhängigkeit von dem betrachteten Gewebe.

Kapitel II/6

1. Die Vorgänge können in 3 Gruppen geteilt werden: Präsynaptische Abläufe, postsynaptische Vorgänge und Vorgänge unter Einschluß des kontraktilen Apparates. Die präsynaptischen Vorgänge konzentrieren sich auf die Transmitterfreisetzung. Die postsynaptischen Vorgänge beginnen mit der Bindung des Azetylcholins an den nikotinergen Rezeptor der postsynaptischen Membran und

leiten zur Auslösung des Aktionspotentials an der Muskelzelle. Das freigesetzte Kalzium aktiviert den kontraktilen Apparat. Die Einzelheiten für jeden Schritt dieser Sequenz finden sich bei den entsprechenden Abschnitten des Textes.
2. Die transversalen Tubuli leiten Aktionspotentiale in das Innere der Muskelzellen und vermitteln die Freisetzung von Inositoltriphosphat, welches in den terminalen Zisternen des saroplasmatischen Retikulums eine Freisetzung von Kalzium auslöst, das während der Ruhe aufgenommen worden war. Das Kalzium diffundiert zu den regulatorischen Untereinheiten des Troponins, löst dort eine Konformationsänderung aus, so daß Tropomyosin von den Aktin-Myosin-bindenden Plätzen auf dem dünnen Filament weggeschoben wird. Die Myosinköpfe binden an das Aktin und die Kontraktion beginnt.
3. In Abwesenheit von ATP werden die Myosinköpfe in einem nichtgespannten Zustand irreversibel an Aktin gebunden und sind nicht in der Lage, Kraftentwicklung zu vollführen – daraus folgt die Steifheit der Totenstarre. In Abwesenheit von Kalzium werden die Myosinköpfe gespannt, aber Tropomyosin hindert sie an der Bindung an Aktin. Das ist der charakteristische Zustand des ruhenden Muskels.
4. Bei isotonischer Kontraktion verkürzt sich der Muskel gegen eine feste Last. Bei isometrischer Kontraktion kann sich der Muskel nicht verkürzen. Beim Heben einer Last vollführt ein Mensch praktisch eine isotonische Kontraktion. Die Kontraktion ist nicht vollständig isotonisch, denn die Auswirkung des Hebens verändert die Last auf die einzelnen Muskeln, da die Elemente des Gelenkes sich relativ zueinander verschieben. Isometrische Kontraktionen finden sich, wenn ein Mensch eine Last zu heben versucht, die zu schwer ist oder wenn die Last in einer festen Position gehalten wird.
5. In den Flexoren des linken Armes werden bei einer leichten Belastung relativ wenige Motoneurone zu einem Zeitpunkt aktiv sein, und die meisten dieser aktiven Motoneurone sind langsame Einheiten. In den Flexoren des rechten Armes werden viele langsame Muskeleinheiten aktiviert und einige zeigen schnelle Ausbrüche von Aktionspotentialen. Außerdem werden einige motorische Einheiten schneller Muskelfasern rekrutiert sein, aber wenn ein Kilogramm deutlich weniger ist als die maximale Last, die die meisten Menschen mit einer Hand tragen können, sind wahrscheinlich kaum viele schnelle Einheiten rekrutiert. Andere sind für nur sehr kurze Perioden aktiv.
6. s. „Muskelfasertypen und Energiestoffwechsel" (Kap II/6.6.2)
7. s. „Muskelermüdung" (Kap II/6.6.5)
8. Wichtige Unterschiede umfassen:
– den kontraktilen Apparat, (s. Abb. 2-143, 2-161)
– die Organisation der Myofibrillen in der Zelle, (s. Abb. 2-137, 2-159)
– kontraktile Eigenschaften, (s. Abb. 2-148, 2-160)
– Mechanismen der elektromechanischen Kopplung, (s. Tab 2-18)
– Innervation (s. Abb. 2-162).
9. Der kontraktile Apparat der glatten Muskulatur muß häufig gleichmäßigen Kräften standhalten. Beispielsweise hat die glatte Muskulatur der Arterien den Blutdruck auszuhalten, der sonst die Arterienwand ausdehnen würde. Eingeklinkte Brücken sind ein ökonomischer Weg, einen Widerstand gegen Dehnung über lange Zeit aufrechtzuerhalten.
10. Bei der glatten single-unit-Muskulatur bringt die Aktivierung einer einzelnen Zelle die gesamte Population der Zellen als Ergebnis der elektrischen Kopplung zwischen den Zellen zur Kontraktion.
Herzmuskelfasern kontrahieren synchron während eines Herzschlages, denn sie sind durch Schlußleisten miteinander verbunden. Am Herzen stammt der Reiz zur Kontraktion wie bei der single-unit-Muskulatur von Schrittmacherzellen. In glatten multi-unit-Muskeln wird jede Faser einzeln innerviert.

Kapitel III/1

1. Da während jedes Herzschlages alle Herzmuskelfasern aktiviert sind, ist die einzige Möglichkeit, die Gesamtkraft zu erhöhen, ein Anstieg der von jeder einzelnen Faser erzeugten Kraftentwicklung. Solche Anstiege können sich aus erhöhter Ventrikelfüllung, aus angestiegenem adrenergen Antrieb oder aus beidem ergeben: s. „Autoregulation des Schlagvolumens" (Kap. III/1.4.1.2) und „Bestimmungsgrößen des Herzminutenvolumens" (Kap. III/1.4.2). Im Skelettmuskel wird während einer Zuckung mehr Kalzium freigesetzt, als nötig ist, um alle Troponinmoleküle zu sättigen und so alle Myosinköpfe zu aktivieren. Das soll im Herzmuskel nicht so sein, so daß hier im Gegensatz zum Skelettmuskel der intrazelluläre Kalziumspiegel die Krafterzeugung modulieren kann.
2. s. Abb. 3-16
3. s. Abb. 3-16
4. Während der Ventrikelkontraktion repolarisieren die Vorhöfe. Normalerweise ist das elektrische Signal der Vorhofsrepolarisation im EKG nicht sichtbar, denn es wird durch das viel größere Signal der Ventrikeldepolarisation überlagert. Während dieser Phase ist der Druck im linken Ventrikel größer als im Vorhof, aber kleiner als in der Aorta.
5. Das Plateau bringt die Dauer des langsamen Einwärtsstromes von Natrium und Kalzium zum Ausdruck; ein anderer Faktor, der zur Länge des Plateaus beiträgt, ist das langsame Einsetzen des Kalziumauswärtsstromes, vor allem im Vergleich gegenüber Nerv- und Skelettmuskel.
6. s. Abb. 3-14, 15, 16
7. Die Fasern mit der schnellsten diastolischen Depolarisationsgeschwindigkeit haben die höchste eigene Depolarisationsrate und treiben daher den übrigen Teil des Herzens in ihrem Rhythmus.
8. s. „Irregularitäten des Herzrhythmus" (Kap. III/1.3.3.1).
9. s. Abb. 3-4 und 3-15. Wiedereintritt wird in dem Kap. „Irregularitäten des Herzrhythmus" beschrieben (Kap. III/1.3.3.1).
10. s. „Elektromechanische Ankopplung in den Myokardzellen" (Kap. III/1.3.4) und Abb. 3-10. Die Auswirkung adrenerger Antriebe auf die Myokardzelle findet sich in einem Anstieg der Kontraktionskraft und einem Abfall der Dauer des aktiven Zustandes. Beides macht die Systole kräftiger und kürzer (Kap. III/1.4.1).
11. s. „Autoregulation des Schlagvolumens" (Kap. III/1.4.1.2).
12. s. „Bestimmungsgrößen des Herzminutenvolumens" (Kap. III/1.4.2 und Abb. 3-22).

Kapitel III/2

1. Wie in anderen Regulationskaskaden machen mehrfache Schritte die Verstärkung des Signals möglich und erlauben es, mehrere Prozesse durch einen einzelnen auslösenden Vorgang in Gang zu setzen oder zu kontrollieren. Da jeder Schritt in der Kaskade normalerweise durch allosterische Effektoren reguliert wird, führen multiple Schritte auch zu einer feineren Kontrolle, als das in einem Schritt möglich wäre. In der frühen Phase der Thrombusbildung setzen Blutplättchen, die durch den Kontakt mit einer abnormalen Oberfläche klebrig gemacht worden sind, ADP frei. Das ist ein Signal, welches benachbarte Plättchen ebenfalls „klebrig macht". Wenn Fibrin gebildet ist, werden mehr und mehr Plättchen zur Freisetzung von ADP stimuliert. Eine negative Rückkopplung erfolgt durch die Bildung des thrombenauflösenden Plasmins, das ein Produkt der Gerinnungskaskade darstellt.
2. s. Abb. 3-33 und 3-37. Da es sehr viel mehr Kapillaren als Arteriolen gibt, ist der Gesamtquerschnitt aller Kapillaren zusammen größer als der aller Arteriolen. Daher ist der Gesamtwiderstand des Kapillargebietes viel kleiner als der Gesamtwiderstand des Arteriolengebietes.
3. Ein Anstieg im kolloidosmotischen Druck der Gewebsflüssigkeit führt zu einer Abnahme des transkapillären osmotischen

Gradienten. Daraus folgt eine Zunahme des interstitiellen Flüssigkeitsvolumens, die ein Ödem bilden kann. Der Anstieg des Venendruckes erhöht den kapillären hydrostatischen Druck und führt so zu einer Zunahme des interstitiellen Flüssigkeitsvolumens (s. Tab. 3-8).
4. Die Dehnbarkeit der Wände des Arterienbaumes nimmt mit steigendem Alter ab. Die daraus folgende Abnahme der Gefäßcompliance (s. Abb. 3-32) läßt den systolischen Druck ansteigen.
5. Eine Abnahme der venösen Compliance muß zu einer Abnahme des venösen Volumens und einem Anstieg im venösen Druck führen. Der venöse Rückstrom steigt an, aber der gesamte periphere Widerstand ist kaum beeinflußt, da der Beitrag des Innenwiderstandes zum totalen peripheren Widerstand grundsätzlich sehr klein ist. Arterioläre Dilatation senkt den totalen peripheren Widerstand, erleichtert den Blutstrom von den Arterien zu den Venen und erhöht den venösen Rückstrom.
6. Das Ergebnis hängt von zwei Faktoren ab, der Anzahl der Zweige und ihren Dimensionen. Grundsätzlich ist der Durchmesser der Zweiggefäße kleiner als der des Stammgefässes. Da der Gefäßwiderstand sehr stark von dem Durchmesser abhängt, hat jedes Verzweigungsgefäß einen bedeutend höheren Widerstand als das Stammgefäß. Die Abnahme des Durchmessers mit der Verzweigung führt zu einem Anstieg des Gesamtwiderstandes, aber dieser Effekt kann überspielt werden, wenn die Anzahl der Zweiggefäße sehr groß ist.
7. s. Abb. 3-29 und 3-30.
8. Das totale Blutvolumen in dem Röhrchen entspricht 21 plus 29 mm gleich 50 mm. Der Hämatokrit (Hk) ist (21 mm geteilt durch 50 mm) mal 100 gleich 42%: (21 mm/50 mm) · 100 = 42%.
9. A Vasokonstriktion: Abnahme des Blutstromes, der vorwiegende Effekt im peripheren Kreislauf.
B Vasodilatation: Anstieg des Blutstromes, wichtig im Skelettmuskel bei mäßigem Adrenalinspiegel
C Vasodilatation: Anstieg des Blutstromes, tritt im Skelettmuskel vor Arbeitsbeginn auf
D Vasodilatation: Anstieg des Blutstromes, verantwortlich für die erhöhte Durchblutung der Genitalorgane während der sexuellen Erregung.
10. Das Verhältnis der Strömungswiderstände ist wie 1 zu 2^4. Das zeigt die Proportionalität des Widerstandes mit der 4. Potenz des Radius an und bedeutet, daß der Strom durch das kleinere Gefäß ein Sechzehntel von dem durch das größere Gefäß ist. Der Strom durch beide Gefäße beträgt 10 ml/min; der Strom durch das kleinere Gefäß, 10 ml/min mal ein Sechzehntel gleich 0,625 ml/min und der Strom durch das größere Gefäß ist 9,375 ml/min.
11. Steigender osmotischer Druck im Gewebe erhöht das interstitielle Flüssigkeitsvolumen wegen sinkender Reabsorption. Anstieg des zentralen Venendruckes steigert den hydrostatischen Kapillardruck. Es folgt verstärkte Filtration, das interstitielle Volumen wächst.

Kapitel III/3

1. Auswirkungen auf den venösen Rückstrom:
- Transfusion: Zunahme
- Arteriolenkonstriktion: Abnahme
- verminderte venöse Dehnbarkeit: Abnahme (s. Abb. 3-53).

2. Die Arteriolenerweiterung im arbeitenden Muskel steigert den venösen Rückstrom. Das Frank-Starling-Gesetz führt zu einem Anstieg des Herzminutenvolumens.
3. Keine reflektorische Kompensation vorausgesetzt, führen Anstiege der Kontraktilität des Herzens zur Zunahme des mittleren arteriellen Druckes. Das Herzminutenvolumen steigt an, der zentrale Venendruck sinkt (Abb. 3-54).
4. s. Abb. 3-54
5. Antworten auf plötzlichen Übergang in aufrechte Stellung:
A die Barorezeptoraktivität (Aktionspotentialfrequenz) nimmt ab,
B der parasympathische Antrieb des Sinusknotens sinkt, der sympathische steigt: Anstieg der Herzfrequenz,
C der kapilläre hydrostatische Druck in den unteren Körperpartien wächst an,
D verstärkte sympathische Aktivierung der Venen senkt die venöse Compliance,
E andere Reflexantworten: zunehmende Sympathikusaktivität konstringiert die Arteriolen und erhöht die Kontraktilität des Myokards.
6. Eine Abnahme des Blutvolumens senkt den mittleren arteriellen Druck außer, wenn der arterielle Druck von dem Barorezeptorreflex „geschützt" wird. der reflektorische Anstieg der Arteriolenkonstriktion senkt den mittleren kapillären hydrostatischen Druck, verschiebt so die Balance der Kapillarfiltration zugunsten eines Nettostromes von Flüssigkeit aus dem interstitiellen Raum in die Kapillaren. Die daraus folgende Übertragung von Flüssigkeit aus dem interstitiellen Raum in das Plasma ersetzt das verlorene Plasmavolumen innerhalb kurzer Zeit, aber die verlorenen Erythrozyten können nicht so schnell nachgeliefert werden. Daher sinkt der Hämatokrit.
7. Vor der Kompensation des Blutverlustes:
Herzminutenvolumen: sinkt
zentraler Venendruck: sinkt
totaler peripherer Widerstand: unverändert
mittlerer arterieller Druck: sinkt.
8. Nach dem reflektorischen Ausgleich des Blutverlustes:
totaler peripherer Widerstand: nimmt zu
zentraler Venendruck: nimmt ab
Gehirndurchblutung: unverändert, da der Reflex den mittleren Karotisarteriendruck reguliert
Nierendurchblutung: reduziert durch reflektorische Arteriolenkonstriktion.
9. Eine Hitzebelastung löst reflektorisch eine Vasodilatation der Hautgefäße aus. Die durch die erweiterten Hautarteriolen erzeugte Abnahme des peripheren Widerstandes addiert sich zu der, die durch die im arbeitenden Skelettmuskel erweiterten Arteriolen hervorgerufen ist. Unter diesen Bedingungen ist es nicht möglich, den mittleren Arteriendruck ohne Konstriktion der Hautarteriolen aufrechtzuerhalten. Allerdings erhöht diese Konstriktion die Wärmebelastung. Gewöhnlich ist der Blutstrom durch die Hautgefäße reflektorisch so eingerichtet, daß er die Bedürfnisse der Thermoregulation erfüllt, solange wie der mittlere Arteriendruck normal ist. Wenn jedoch der arterielle Druck deutlich absinkt, bewirkt das kardiovaskuläre Zentrum eine Hautvasokonstriktion, auch wenn Wärmebelastung besteht.

Kapitel IV/1

1. s. Abb. 4-1 und Tab. 4-1.
2. s. Abb. 4-4.
3. Der anatomische Totraum ist das Volumen der Atemwegsstrukturen einschließlich von Nasenpassage, Trachea, Bronchien, Bronchiolen bis zum Niveau der respiratorischen Bronchiolen. Für den durch einen Schnorchel atmenden Taucher ist der Gesamttotraum 300 ml. Die Totraumventilation bei 12 Atemzügen pro Minute beträgt 12 Züge pro Minute mal 300 ml pro Atemzug gleich 3600 ml/min. Um eine alveoläre Ventilation von 3000 ml/min aufrechtzuerhalten, muß die totale Ventilation 3600 ml/min plus 3000 ml/min gleich 6600 ml/min sein. Das dafür notwendige Atemzugvolumen bei 12 Atemzügen pro Minute beträgt somit 6600 ml/min geteilt durch 12 Atemzüge pro Minute gleich 550 ml/Atemzug.
4. s. Tab. 4-3.
5. Das „Warum" kann 3 verschiedene Fragen bedeuten:
Als erste, welche physikalischen Eigenschaften des Systems Brustkorb-Lungen rufen einen negativen intrapleuralen Druck hervor? Die Antwort darauf ist, daß der negative Druck das Ergebnis der

gegeneinander wirksamen Kräfte der nach außen ziehenden Elastizität des Thorax und der nach innen ziehenden Retraktion der Lungen ist.
Zum zweiten – welche Entwicklungsprozesse zu dieser Situation führen. Während das Volumen der intrapleuralen Flüssigkeit sehr klein bleibt, führt das Wachstum des Thorax relativ zu dem der Lungen während der frühen Entwicklung zu einem Ansteigen des intrapulmunalen Volumens und dehnt die Lungenwände.
Zum dritten, welcher Vorteil ergibt sich daraus, daß die Lunge stets etwas luftgefüllt ist? Um diese teleologische Frage zu beantworten, muß eine andere Alternative betrachtet werden. Würden die Lungen am Ende eines Atemzuges vollständig entleert, so würden die Alveolaroberflächen sich in Folge der Oberflächenspannung aneinander legen. Wiederbelüftung bei dem nächsten Atemzug würde ganz erhebliche Entfaltungsenergie notwendig machen. Außerdem würde der Gasaustausch während des Teiles des Atemzyklus, in dem die Alveolen vollständig luftleer sind, unterbrochen werden.
6. s. „Brustkorb-Lungen-System" (Kap. IV/1.4.1).
7. s. Abb. 4-15 und den zugehörigen Text.
Ein Teil der für den Atemzyklus verbrauchten Energie wird für die Dehnung gegen die Elastizität des Systems Lungen-Thorax eingesetzt. Der Rest wird für die Überwindung der Strömungswiderstände der Luftwege verbraucht. Der intrapleurale Druck und seine Änderungen geben sowohl elastische wie Strömungswiderstandskomponenten wider. Der Alveolardruck wird nur durch den Strömungswiderstand beeinflußt.
8. s. Abb. 4-14.
9. Ohne pulmonalen Surfactant ist die Oberflächenspannung der Alveolen größer. Daher würde die Retraktionskraft der Lungen zunehmen und die funktionelle Residualkapazität vermindert werden.
10. Wenn die Compliance der Lungen verringert ist, wächst der Strömungswiderstandsanteil der Arbeit für die Belüftung der Lungen und die Ventilation benötigt zusätzliche Energie.
11. s. Abb. 4-19.
12. Wenn der Luftwegwiderstand wächst, benötigt die Erhaltung einer normalen alveolären Ventilation einen größeren Druckgradienten zwischen Atmosphäre und Alveolarraum. Daher müssen Alveolardruck und intrapleuraler Druck während der Inspiration stärker negativ werden. Der daraus folgende Anstieg der Strömungskomponente der Atemarbeit erhöht die Gesamtarbeit der Atmung. Andere Folgen der zunehmenden Strömungswiderstände: Kap. „Resistance und Compliance bei Lungenkrankheiten" (IV/1.4.5).

Kapitel IV/2

1. Die Auswirkung des Totraumes (s. Kap. IV/1) macht den Austausch der Alveolarluft mit der atmosphärischen Luft unvollständig (s. „Zusammensetzung des alveolaren Gasgemisches" (Kap. IV/2.3.1). Steigerungen des oxidativen Stoffwechsels müßten, wenn sie nicht durch Ventilationsänderungen ausgeglichen würden, den PCO_2 steigern und den PO_2 der Alveolarluft senken. Da das durch die Lungenkapillaren fließende Blut sich mit der Alveolarluft ins Gleichgewicht setzt, müßten der PCO_2 des arteriellen Blutes ansteigen und der PO_2 sinken.
2. Die Beziehung wird durch die Gleichung des Alveolargases beschrieben. Diese Gleichung kann entweder für den alveolären PCO_2 oder den PO_2 als abhängige Variable gelöst werden.
3. Der Hämoglobingehalt. Gewöhnlich ist der Hämatokritwert ein guter Indikator für den Hämoglobingehalt. Das geht davon aus, daß nahezu das gesamte Hämoglobin wirksam ist. Ist einiges nicht wirksam, zum Beispiel wenn es durch CO in Carboxihämoglobin umgewandelt ist, dann ist die Sauerstofftransportkapazität entsprechend reduziert.
4. Wenn die Sauerstofftransportkapazität des Blutes halbiert ist, z. B. bei einer schweren Anämie, bleibt der arterielle PO_2 normal, aber der Sauerstoffgehalt des arteriellen Blutes ist nur halb so groß. Das würde am Anfang zu einem Abfallen der Sauerstofffreisetzung und einem Sinken im Gewebs-PO_2 führen. Ein neues Gleichgewicht wäre erreicht, wenn der Gewebs-PO_2 einen Wert einnimmt, der hinreichend niedrig ist, um die ausreichende Menge Sauerstoff aus dem Blut zu entnehmen. Der gemischtvenöse PO_2 würde diesen niedrigen Gewebs-PO_2 widergeben und die arteriovenöse PO_2-Differenz müßte zugenommen haben.
5. Die Gleichgewichtskonzentrationen von Myoglobin und Oxi-Myoglobin bei unterschiedlichen PO_2-Werten sind durch das Massenwirkungsgesetz festgelegt. Der Verlauf der entsprechenden Dissoziationskurve ist hyperbolisch. Die S-förmige Dissoziationskurve für Hämoglobin ist das Ergebnis des Zusammenwirkens der vier Untereinheiten des Hämoglobinmoleküls – ein allosterischer Effekt, der die Bindungskonstante für Sauerstoff entsprechend der Anzahl der Sauerstoffmoleküle, die schon an das Hämoglobin gebunden sind, verändert. Die Sauerstoffaffinität des Myoglobins ist größer als die von Hämoglobin, vor allem in dem Bereich der PO_2-Werte, die für die Kapillargebiete des großen Kreislaufes kennzeichnend sind. Auf diese Weise kann Sauerstoff ausreichend vom Hämoglobin auf Myoglobin übertragen und den Mitochondrien zur Verfügung gestellt werden.
6. Verdopplung der alveolären Ventilation ohne entsprechenden Anstieg der oxydativen Stoffwechselvorgänge müßten den PCO_2 der Alveolarluft und damit auch den des arteriellen Blutes erniedrigen. Diese Abnahme würde das Gleichgewicht des Plasmabikarbonatpuffers nach links verschieben, so daß sowohl das Plasma-HCO_3^- wie auch das Plasma-H^+ sinken. Auf diese Weise steigt der Plasma-pH. Das ist ein Beispiel für eine respiratorische Alkalose.
7. Kleine Differenzen zwischen dem PO_2 in der Alveolarluft und dem im arteriellen Blut können als Ergebnis eines unausgeglichenen Ventilations-Perfusions-Verhältnisses der Lungen entstehen. Das erzeugt einen physiologischen Kurzschluß, der eine Nettoüberperfusion der Alveolen darstellt, oder einen physiologischen Totraum, eine Nettounterperfusion (s. Kap. IV/1). Beim Emphysem und anderen fibrotischen Lungenkrankheiten ist der Diffusionsweg für den Gasaustausch zwischen Alveolen und Lungenkapillaren vergrößert, und das Kapillarblut kann sich nicht voll mit der Alveolarluft ins Gleichgewicht setzen (s. Abb. 4-23). Diese Diffusionsbeschränkungen gelten für O_2 und CO_2.
8. A s. Abb. 4-31
B s. Abb. 4-5 und 4-24 A
9. s. Abb. 4-27

Kapitel IV/3

1. s. Abb. 4-35
2. s. Abb. 4-41.
Periphere Chemorezeptoren antworten vorwiegend auf Änderungen des PO_2, aber auch auf pH-Änderungen und damit indirekt auf solche des PCO_2. Unter normalen Bedingungen tragen sie relativ wenig zum Atemantrieb bei. Eine Halbierung des atmosphärischen Druckes würde den PO_2 der Einatmungsluft auch halbieren. Der alveoläre PO_2 müßte sinken. Die Erregung der peripheren Chemorezeptoren wird bedeutsam, wenn der arterielle PO_2 unter 60–70 mm Hg fällt oder wenn der Plasma-pH absinkt.
3. s. Abb. 4-38
Die genaue Lokalisierung der chemosensitiven Zellen ist nicht bekannt. Die zentralen Chemorezeptoren antworten auf pH-Änderungen der zerebrospinalen Flüssigkeit. Damit reagieren sie indirekt auf den PCO_2 des arteriellen Blutes. Sie machen unter normalen Bedingungen die größte einzelne Mitwirkung am Atemantrieb aus.
4. s. „Arterieller PCO_2 – zentrale Chemorezeptoren" (Kap. IV/3.3.1)

5. s. Abb. 4-39 und 4-42
6. s. Abb. 4-43 und die linke Seite der Abb. 4-46.
14 000 Fuß entsprechen 4 300 m, so daß bei dieser Höhe das arterielle Hämoglobin beträchtlich weniger als vollständig gesättigt ist. Somit würde ein Anstieg des Atemantriebes durch diese peripheren Rezeptoren eingeleitet werden. Aber der Plasma-PCO_2 ist auch abgesunken, was die zentrale Komponente des respiratorischen Antriebes bei nichtakklimatisierten Menschen senkt. Infolge der Kongruenz zwischen zentralen und peripheren Signalen ist eine vollständige ventilatorische Kompensation für den abgefallenen PO_2 der Atemluft nicht möglich, bis eine Höhenakklimatisation eingetreten ist. Die verminderte Sauerstoffabgabe an die arbeitenden Muskeln führt zu einer schneller eintretenden Ermüdung.
7. Dieser Mensch ist hypoxisch, aber Plasma-pH und PCO_2 sind normal, s. Kurve B in Abb. 4-45. Die Ventilation ist durch die peripheren Chemorezeptoren auf das 3–4fache über den Normalwert gesteigert. Der Informationszustrom von diesen Rezeptoren macht die Atemregulationszentren jedoch auch empfindlicher gegen jede Veränderung des PCO_2.
8. s. Abb. 4-44, die eine Zunahme der Ventilation auf das 4–5fache voraussagen läßt. Wenn der Plasma-PCO_2 normal ist, wird die Atemantwort wahrscheinlich durch die peripheren Chemorezeptoren angetrieben, vor allem wenn die Veränderung im Plasma-pH sehr frisch ist.
9. Da der arterielle pH normal ist, kann der gesteigerte PCO_2 die peripheren Chemorezeptoren nicht beeinflussen. Daher wirkt jeder Effekt auf die zentralen Chemorezeptoren. Ist der Anstieg des arteriellen PCO_2 akut, dann muß die Ventilation um ein Vielfaches ansteigen (s. Abb. 4-39 und Kurve A der Abb. 4-45).
10. Vagotomie hebt den hemmenden Einfluß von Lungen- und Thoraxdehnungsrezeptoren auf, der normalerweise während der Inspiration wirkt (s. Abb. 4-37). Die Zuströme von den Aortenbogenchemorezeptoren werden auch erschwert, was einen Teil des Zustromes von den zentralen Chemorezeptoren aufhebt. Der unmittelbare Effekt der Unterbrechung der Dehnungsrezeptorenafferenzen ist ein Anstieg des Zugvolumens ohne Veränderung der Frequenz. Die resultierende Zunahme der alveolären Ventilation führt zu einer vorübergehenden respiratorischen Alkalose. Die Rückkopplungsschleife von den zentralen Chemorezeptoren zum Atemzentrum ist intakt und die Auswirkung der Alkalose auf diese Schleife führt die Atemfrequenz auf ein Niveau, welches den Plasma-CO_2 und -pH auf ihre Sollwertgrößen zurückführt. Wenige Minuten nach der Vagotomie ist das Atemzugvolumen wieder gesteigert, aber die Atemfrequenz reflektorisch gesenkt und die alveoläre Ventilation liegt nahe ihren Werten vor der Vagotomie.

Kapitel V/1

1. Für den anatomischen Vergleich s. Abb. 5-4. Die wesentliche bekannte funktionelle Differenz zwischen diesen beiden ist, daß juxtamedulläre Nephrone in die Bildung eines konzentrierten Urins einbezogen sind, während das für die kortikalen nicht gilt.
2. Die Anatomie des Nierenkreislaufes ist in Abb. 5-6 wiedergegeben. Wie in Abb. 5-12 gezeigt, begünstigt der gesamte Druckgradient in den Gluomerulumkapillaren eine Filtration, die zur Bildung des Primärharns führt. In den peritubulären Kapillaren ist die Richtung des Druckgradienten umgekehrt, so daß Flüssigkeit aus dem Primärharn in die Zirkulation zurückgeführt werden kann.
3. Unterschiedliche Regulation des Tonus der afferenten und efferenten Arteriolen erlauben es, die GFR trotz Veränderungen im RBF fest einzustellen. In diesem Falle wird eine Konstriktion des Vas afferens durch Sympathikuswirkung durch eine Konstriktion des Vas efferens ausgeglichen, so daß der Nettodruckgradient zwischen Glomerulumkapillaren und Baumann-Kapsel konstant bleibt. Diese Art der Autoregulation heißt glomerulotubuläre Balance und wird durch den juxtaglomerulären Apparat vermittelt.
4. s. Abb. 5-21.
5. Bei dem durch den Natriumgradienten vermittelten Cotransport wird die Energie des transmembranären Natriumgradienten zum Antrieb der gleichzeitigen Bergabbewegung von Natrium ausgenutzt, welche mit dem Bergauftransport von Soluten in die Zelle verbunden ist. Sowohl Monosaccharide wie Aminosäuren können durch diesen Vorgang transportiert werden.
6. Die Hemmung der ADH-Sekretion führt zu einer Abnahme der Wasserdurchlässigkeit der Sammelrohre, welches das Ausmaß der Wasserresorption hier reduziert. Die Konsequenz ist eine Zusammensetzung des Endharnes, die ähnlicher der des distalen Tubulusharns ist (Abb. 5-21) und das zusätzlich nicht rückresorbierte Wasser wird dem Urinvolumen hinzugefügt.
7. Die filtrierte Glukose ergibt sich aus der Plasmakonzentration (100 mg/l) multipliziert mit der GFR (125 ml/min), woraus sich 1250 mg/min errechnen. Die filtrierte Menge überschreitet das Transportmaximum von 400 mg/min. So wird die Resorptionsrate 400 mg/min und die Ausscheidungsrate ist gleich der filtrierten Menge 1250 mg/min abzüglich der Resorptionsrate von 400, also 850 mg/min. Die Urinkonzentration an Glukose ergibt sich aus der Ausscheidungsrate geteilt durch den Urinfluß, also 850 mg/min geteilt durch 10 ml/min gleich 85 mg/ml.
8. s. „Henle-Schleife und Sammelrohr" (Kap. V/1.3.3.1)
9. Einige mögliche Faktoren:
a) ADH-Mangel (Diabetes insipidus)
b) Hemmung des Natriumchloridtransportes in dem dicken aufsteigenden Teil der Henle-Schleife: Wirkung von Schleifendiuretika
c) s. Antwort auf Frage 11.
10. Eine tubuläre Ansäuerung befördert die Reabsorption des filtrierten Bikarbonats. Da das chemische Gleichgewicht zwischen NH_3, H^+ und NH_4^+ die Konzentration von NH_4^+ im Urin festlegt, ist der Urin umso saurer, je mehr Ammonium ausgeschieden wird.
11. Nach der Zwei-Soluten-Hypothese liefert der Konzentrationsgradient für Harnstoff einen Teil der treibenden Kraft für die Wasseraufnahme aus dem Sammelrohr. Wenn eine Diät ausreichende Mengen Kalorien, aber kein Exzessprotein enthält, wird nur wenig Harnstoff produziert. Die Reduktion der Konzentrationsfähigkeit der Niere durch solche Diäten ist ein Belegstück für die Zwei-Soluten-Hypothese.

Kapitel V/2

1. Das gesamte Körperwasser macht die Hälfte des Körpergewichtes, also 24 l aus. Das EZV stellt ein Drittel des totalen Körperwassers, also 8 l und der Rest, das IZV sind 16 l. Wenn die intrazelluläre Solutkonzentration 300 mOsm/l ist, so müssen die vollständigen intrazellulären Solute 16 mal 300 mOsm/l gleich 4,8 Osmol ausmachen. Nimmt man an, daß alles Körpernatrium im EZR ist, so beträgt die vollständige Natriummenge des Körpers 8 l mal 145 mmol/l gleich 1,16 Mol. Nach Hinzufügen von 3 l isotonischer Lösung nimmt der EZR 11 l ein. Das IZV ändert sich nicht, da Natrium praktisch nicht in Zellen hineinpermeiren kann. Die extrazelluläre Osmolarität ändert sich nicht, denn die Lösung ist isotonisch. Isotonische Lösungen von 300 mOsm/l enthalten 150 mmol/l an Natrium. Die Körpernatriummenge nimmt durch 3 l mal 150 mmol/l gleich 0,45 Mol auf einen Gesamtwert von 1,16 Mol plus 0,40 Mol gleich 1,61 Mol zu.
2. Bei kongestiven Herzfehlern steigt der rechte Vorhofdruck, das ist der zentrale venöse Druck, an und dehnt die Vorhöfe. Das reizt zur Abgabe von ANP (atriales natriuretisches Peptid).
3. Die Konzentration an Natrium im EZV wird stabilisiert dadurch, daß das ADH-System den osmotischen Transfer von Flüssigkeit aus dem IZV durch ein Durstgefühl und Konservierung renaler Flüssigkeit zustandebringt. Dies alles führt zu einer Zunahme des EZV als hauptsächliche Folge einer Zunahme der totalen Natriumkonzentration des Körpers. Da auch der arterielle Blutdruck

durch kardiovaskuläre Reflexe gut einreguliert wird, werden Volumenzunahmen sehr wahrscheinlich bei Menschen, deren Fähigkeit zur Blutdruckregulation gestört ist, eine arterielle Hypertonie erzeugen.
4. Die Reduzierung des Blutstromes durch die Nieren ist ein kräftiger Reiz für die Reninsekretion. Die so beeinflußte Niere setzt große Mengen von Renin frei, was in unangepaßter Weise den Aldosteronspiegel erhöht. Das überflüssige Aldosteron kann sehr gut einen Anstieg des totalen Körper-Na^+ und des EZV hervorrufen, was ausreicht, um die reflektorische Kontrolle zu überspielen und den arteriellen Blutdruck ansteigen zu lassen.
5. Wie in Abb. 3-53 gezeigt, wird der Druck im rechten Vorhof, und damit der ZVD, direkt durch Änderungen des Plasmavolumens (PV) beeinflußt. Darüber hinaus verstärken die reflektorischen Antworten bei der Regulation des mittleren arteriellen Blutdrukkes in Antwort auf Plasmavolumenveränderungen die Umstellungen im rechten Vorhof. Daher ist der Vorhofsdruck ein weit besserer Indikator für das PV als der mittlere arterielle Druck.
6. Glyzerinsäure ist ein Aldosteronagonist.
7. Beim Hyperparathyreoidismus überwiegt der Knochenabbau die Knochenbildung. Die Gesamtmasse des Knochens nimmt ab und die extrazellulären Spiegel für Kalzium und Phosphat steigen an. Die steigende Kalziumkonzentration senkt die Erregbarkeit von Nerv und Muskel (s. „Extrazelluläres Kalzium und Erregbarkeit", (Kap II/1.6.4)
8. s. „Puffersysteme" (Kap. V/2.6.2)
9. s. „Regulation des Plasma-pH durch Lungen und Nieren" (Kap. 2.6.3)
10. Der Plasma-pH würde ungefähr 7,1 betragen und ein PCO_2 von etwa 20 mm Hg wäre nötig für die vollständige respiratorische Kompensation, wie es aus Abb. 5-42 folgt.
11. Der PCO_2 von 80 mm zeigt eine respiratorische Azidose an. PH und Bikarbonatkonzentration sind jedoch etwas niedriger, als das für reine respiratorische Azidose zu erwarten ist, vor allem wenn ausreichend Zeit vergangen ist für eine renale Kompensation. Das läßt eine kombinierte respiratorische und metabolische Azidose vermuten (s. Abb. 5-43).

Kapitel VI/1

1. s. Tab. 6-1. Beim Beantworten dieser Frage beachte folgendes: physikalische Änderungen, Nahrungstransport im Darmsystem, Speicherung, Sekretion, Verdauung, Absorption.
2. s. „Mechanismus der Speichelsekretion" (Kap. VI/1.3.2)
3. Eine vollständige Antwort auf diese Frage sollte intrazelluläre Mechanismen der Kontraktionskontrolle des glatten Muskels (Kap II/6.8), die Muster der Motilität um Gastrointestinaltrakt (Kap. VI/1.2.8) und die Auswirkungen der autonomen Innervation (Kap. VI/1.2.10) berücksichtigen.
4. s. „Sekretion und Motorik des Magens" (Kap. VI/1.4).
5. Belegzellen sind gut mit Mitochondrien ausgestattet (Abb. 6-15), was die großen Energiebeträge wiedergibt, die für den Transport von H^+ in das Magenlumen gegen den pH-Gradienten von mehreren Größenordnungen benötigt werden.
6. s. „Pankreasenzyme" (Kap. VI/1.5.2) und Tab. 6-4.
7. Enterokinase ist eine von den Darmzellen abgegebene Protease, die Trypsinogen aktiviert. Das gebildete Trypsin aktiviert die restlichen Pankreasenzyme.
8. s. „Defäkation" (Kap. VI/1.5.5)

Kapitel VI/2

1. Bei der Beantwortung dieser Frage sind folgende Aspekte zu berücksichtigen:
a) die Rolle der Verdauung in jedem Strukturbereich dieser Liste (wie in Kap. VI/1 beschrieben)
b) die besonderen anatomischen Spezialisierungen jedes Abschnittes, wie Krypten, Magendrüsen, Speicheldrüsen usw.
c) das chemische Milieu jeder Region, welches aus der Sekretion der Verdauungsdrüsen und der gastrointestinalen Mukosa resultiert und
d) die zellulären Spezialisierungen wie Mikrovilli und Membrantransportsysteme.
2. s. „Kohlenhydratverdauung und -absorption" (Kap. VI/2.3)
3. s. „Proteinverdauung und -absorption" (Kap. VI/2.4)
4. A die Emulgierung der Fette durch die Gallensalze verstärkt die Lipase- und Phospholipaseaktivität erheblich.
B Gallensalze stabilisieren freie Fettsäuren, Monoglyzeride und Diglyzeride in der Form von Mizellen, in welcher die verdauten Lipide an die Mukosaoberfläche der Darmzellen transportiert werden.
5. Drei wesentliche Unterschiede sind:
a) Die Lipidabsorption in die Darmzellen verläuft stärker passiv als aktiv.
b) Im Gegensatz zu den Monosacchariden und Aminosäuren unterliegen die Produkte der Fettverdauung, nämlich die freien Fettsäuren, die Monoglyzeride und das Glyzerol, einem Wiederaufbau in Triglyzeride innerhalb der Darmzelle.
c) Die wieder zusammengesetzten Lipide durchdringen die Darmzellen in Bläschen und nicht als Solute. Sie gelangen durch das Lymphsystem in das Blut, anstatt direkt in die Darmkapillaren zu passieren. Infolgedessen erreichen sie das Kreislaufsystem direkt, statt durch die Leber über den Pfortaderkreislauf zu gelangen (s. Abb. 6-32 bis 6-35).
6. s. Tab. 6-11.
7. s. Abb. 6-3, 6-39.
8. Die Magenentleerung wird durch Reflexe und Hormone beeinflußt, welche beide auf Volumen und Azidität des Chymus sowie auf die Gegenwart besonderer Nahrungsstoffe reagieren (s. Abb. 6-40 bis 6-43 und Tab. 6-10, 6-11).

Kapitel VII/1

1. Lipide: Fettgewebe
Kohlenhydrate: Leber und Skelettmuskel
Protein: der Muskel beherbergt die größte intrazelluläre Proteinmasse.
2. Während der absorptiven Phase stammt der größte Teil der Energie aus Glukose und Aminosäuren, die durch den Darm absorbiert wurden. Während der postabsorptiven Phase veranlaßt der Abfall des Insulinspiegels und der Anstieg von Glukagon- und Adrenalinspiegel den Körper, sich auf gespeichertes Glykogen und Fett als Energiequelle umzustellen.
3. s. „Transport und Speicherung der Lipide" (Kap. VII/1.2.3).
4. A Im Muskel fördert das Insulin Speicherung von Glukose als Glykogen und begünstigt die Proteinbildung, denn es fördert die Aufnahme von Aminosäuren. Ein Teil der Glukose wird zu Laktat abgebaut. Das Laktat gelangt in das Blut und ein Teil davon unterliegt in der Leber der Glukoneogenese (s. Abb. 7-9).
B In Fettzellen fördert das Insulin die Fettablagerung durch Stimulierung der Glukoseaufnahme. Nach der Aufnahme wird die Glukose in Glyzerol umgewandelt, welches die Gerüststruktur der Triglyzeride bildet (s. Abb. 7-10).
C Die Aufnahme von Glukose und Aminosäuren durch die Leber ist unabhängig von Insulin. Insulin stimuliert jedoch die Enzyme der Glykogensynthese und fördert damit indirekt Glukoseaufnah-

me und Umwandlung von absorbierter Glukose in Leberglykogen (s. Abb. 7-11).
5. s. Tab. 7-3.
6. Glukagon, Adrenalin und Kortisol. Grundsätzlich wirken Insulin und Glukagonsekretion gegensätzlich, aber die Sekretion beider Hormone wird bei einem Anstieg des Plasma-Aminosäuren-Spiegels stimuliert.
7. s. „Kurzzeitregulation und Sättigungssignale" (Kap. VII/1.4.1).
8. s. „Transport und Speicherung der Lipide" (Kap. VII/1.2.3) und „Kontrolle der Blutcholesterinspiegel durch die Leber" (Kap. VII/1.9.2).
9. Testosteron und Östrogen stimulieren die Kalzifizierung und begünstigen die Erhaltung der Knochenmasse. Da die Menopause, die Beendigung des weiblichen Reproduktionszyklus, einen Abfall im Östrogenspiegel hervorruft, ist die Wahrscheinlichkeit für Frauen nach der Menopause größer, eine Osteoporose zu entwickeln, als für Männer im gleichen Alter. Eine Substitution des Östrogen kann die Osteoporose verhindern. Die Kalziumaufnahme mit der Nahrung muß angemessen sein, aber es ist noch nicht klar, ob exzessive Kalziumaufnahme einen positiven Effekt besitzt. Arbeit mit Belastung der Knochen schützt die Knochenmasse ebenso wie Fluoridzufuhr.
10. Für STH: s. VII/1.5.1, für Adrenalin s. Tab. 7-5.
11. s. „Stoffwechselanpassung an Kälte" (Kap. VII/1.6.1.5).
12. s. „Hungern" (Kap. VII/1.6.3).

Kapitel VII/2

1. s. „Entzündung" (Kap. VII/2.3.2).
2. Die 2 Haupttypen von Phagozyten sind Makrophagen – das sind transformierte Monozyten – und Neutrophile, also Granulozyten. Die 3 Klassen der Granulozyten sind die neutrophilen, die basophilen und die eosinophilen.
Leukozyt ist der allgemeine Name für weiße Blutzellen, einschließlich der Granulozyten, Monozyten und Lymphozyten.
Lymphozyten sind die Leukozytenklasse, die für die spezifischen Immunantworten verantwortlich zeichnet; sie enthalten die Grundtypen der B- und T-Zellen.
Basophile und Mastzellen sezernieren Histamin, einen Entzündungsmediator.
3. Die Komplementkaskade verstärkt wie andere regulatorische Kaskaden das Anfangssignal, welches durch die Bindung eines Antikörpers an ein Antigen ausgelöst wurde, und verteilt das Signal auf die Aktivierung mehrerer verschiedener Elemente der Immunreaktion.
4. Je näher Spender und Empfänger miteinander verwandt sind, umso wahrscheinlicher besitzen sie ähnliche Haupthistokompatibilitätsantigene. Es gibt jedoch einige verschiedene MHC-Antigene und nur identische Zwillinge (eineiige Zwillinge) besitzen einen identischen MHC-Antigensatz.
5. s. „Komplementsystem" (Kap. VII/2.3.2.2).
6. Beide töten die Zielzellen durch die Bildung langer Proteinporen in der Membran der Zielzellen. Die für die Porenbildung benutzten Proteine sind jedoch bei diesen beiden Systemen nicht die gleichen.
7. Beim Typ I-Diabetes sezerniert das Pankreas wahrscheinlich überhaupt kein Insulin. Entsprechend der Hypothese einer klonalen Selektion werden die für die Antiinsulinproduktion tätigen Klone nicht eliminiert, wenn kein Insulin im Blut vorhanden ist zu der Zeit, in der die klonale Selektion der B-Zellen abläuft. Infolgedessen überleben diese Klone und erzeugen eine primäre Immunreaktion, wenn Insulin gegeben wird. Andererseits könnte das Pankreas anfänglich normal funktionieren. Wenn dann aus irgendwelchen Gründen Klone, die eine Immunreaktion gegen Pankreaszellen ausüben können, nicht eliminiert werden, führt dieser Irrtum zu einer Autoimmunattacke auf das Pankreas. Dieser Angriff stoppt die Insulinsekretion durch Zerstörung der B-Zellen und müßte so wahrscheinlich auch die Bildung von Antikörpern gegen Insulin in der gleichen Weise wie die anderer Proteine durch die Pankreaszellen in Gang setzen.
8. Das Immunsystem beseitigt normalerweise erfolgreich Zellen, die neue Antigene bilden, einschließlich der Krebszellen. Die Wachsamkeit des Immunsystems nimmt jedoch mit zunehmendem Alter ab.
9. s. „Mannigfaltigkeit des Immunsystems" (Kap. VII/2.2) und Abb. 7-33.
10. s. „Autoimmunkrankheiten: fehlgeleitete Reaktionen des Immunsystems" (Kap. VII/2.3.5).
11. Suppressor-T-Zellen verändern die Stärke der zellvermittelten spezifischen Immunreaktion. Sie sind ein Teil eines negativen Rückkopplungssystems, welches übermäßige Schädigungen des Wirtsgewebes bei einer Immunreaktion verhindert. S. „Kontrolle der Immunreaktion durch Helfer- und Suppressor-T-Zellen" (Kap. VII/2.3.1).
12. Gewöhnlich ist das Volumen des gespendeten Plasmas klein im Vergleich zum Empfängerplasmavolumen, so daß die Antikörper des Spenderblutes in dem viel größeren Volumen des Empfängerplasmas verdünnt werden. So sind die Spenderantikörper nicht hinreichend stark konzentriert, um eine deutliche Komplementreaktion auszulösen oder eine größere Zahl der Empfängererythrozyten zu agglutinieren. Das Gegenteil ist gültig für die Empfängerantikörper gegenüber gespendeten Zellen. Diese Mechanismen sind jedoch nicht sicher und dürfen daher für die Transfusion von Blut beim Menschen nicht zugrunde gelegt werden.

Kapitel VII/3

1. s. Tab. 7-16 und Zusammenfassung 1, 2.
2. s. Abb. 7-57 und 7-58.
3. Für die Kontrollfaktoren zur Differenzierung der äußeren Genitalien s. Abb. 7-57 und 7-58. Für Störungen vergleiche „Störungen der sexuellen Differenzierung" (Kap. VII/3.4.4).
4. Der Graaf-Follikel ist das Endstadium der Follikelentwicklung. Er enthält und ernährt eine reifende Oozyte und sezerniert Östrogen. Die Thekazellen des Follikels synthetisieren Androgen und befördern es zu den Granulosazellen, welche daraus Östrogen herstellen, das hauptsächlich für die weiblichen sekundären Geschlechtskennzeichen verantwortlich ist. Nach der Ovulation bildet sich der verbleibende Follikel in das Corpus luteum um, welches Östrogen und Progesteron sezerniert. Diese beiden Hormone erhalten die Sekretionsphase des Endometriums bis zum Ende des Zyklus.
5. s. Abb. 7-67. Das luteinisierende Hormon LH und das follikelstimulierende Hormon FSH sind trope Hormone für die Erhaltung der Ovar- und Testikelfunktion. Bei der Frau steuern die Zyklen der FSH- und LH-Freisetzung Reifung und Ovulation des Follikels und seine Umwandlung in das Corpus luteum. Östrogen erhält die weiblichen sekundären Kennzeichen; sein Anstieg während der Follikelphase des Zyklus erzeugt die Proliferation des Endometriums. Progesteron verwandelt das Endometrium in der Sekretionsphase als Vorbereitung für die Implantation der Zygote, die aus der befruchteten Eizelle entsteht.
6. Sertoli-Zellen: Hodenzellen für die Ernährung der reifenden Spermatozoen.
Leydig-Zellen: Hodenzellen für die Sekretion des Testosteron.
Vas deferens: Die beiden Vasa deferentia verbinden die Hoden mit den übrigen männlichen Drüsen- und Gangsystemen (s. Abb. 7-51).
Die beiden Samenbläschen sind Drüsen, die zusammen mit Prostata und Cowper-Drüsen die flüssigen Samenanteile produzieren.
7. s. „Spermiogenese" (Kap. VII/3.3.1.2) und „Befruchtung" (Kap. VII/3.6.5).
8. s. „Geburtenkontrolle, Empfängnisförderung, Kontrazeption" (Kap. VII/3.6.8).

9. GnRH ist das Gonadotropin-Releasing-Hormon des Hypothalamus für die Freisetzung der Hypophysenvorderlappenhormone LH und FSH. Die Aufgaben des LH und FSH sind in Tab. 7-18 angeführt. Die Aufgaben der Steroidhormone Testosteron, Östradiol und Progesteron sind in Tab. 7-19 und 7-21 beschrieben.
10. Die männlichen äußeren Genitalien werden auf jeden Fall während der frühen Entwicklung durch das testikuläre Androgen maskulinisiert. Wenn jedoch eine starke Sekretion von Nebennierenandrogenen nach der Geburt anhält, bildet sich eine vorzeitige Pubertät heraus. In Abhängigkeit von der Lokalisation des Fehlers im Wege der Steroidumsetzung in den Nebennieren kann eine exzessive Androgensekretion von einer exzessiven Kortisolsekretion begleitet sein, was die Immunreaktion senkt oder von einer exzessiven Aldosteronsekretion, die eine Hypertonie auslöst.

Kapitel VII/4

1. Das sezernierte Oxytocin wird durch Dehnung der Zervix unter der Geburt und durch Saugen des Neugeborenen stimuliert. Unter der Geburt besitzt es die Aufgabe, die Uteruskontraktionen auszulösen. Während der Laktation stimuliert es das Einschießen der Milch. Beide Prozesse benötigen eine verstärkte Aktivität glatter Muskulatur.
2. Prolaktin erhält die Milchbildung und fördert damit das Stillen. Seine Freisetzung ist unter „Prolaktin und Laktation" (Kap. VII/4.4.3) beschrieben.
3. Ektop bedeutet „am falschen Platze". Das Ergebnis hängt vom Ort der Implantation ab. Blastozysten mit einer Implantation im Eileiter können zu keiner erfolgreichen Schwangerschaft führen. Wenn sie die Tube rupturieren, wird ein chirurgischer Notfall ausgelöst. Extrauteringravidität führt sehr selten zur Geburt (Schnittentbindung).
4. s. „Endokrine Funktionen von Trophoblasten und Plazenta" (Kap. VII/4.3.2).
5. s. „Auswirkungen der Schwangerschaft auf die Mutter" (Kap. VII/4.3.6). Während der frühen Schwangerschaft kann die Mutter in Vorbereitung für die viel höheren Bedürfnisse des Fetus in den späteren Phasen der Schwangerschaft Speicher verschiedener Nahrungsstoffe anlegen. Folsäure ist ein gutes Beispiel dafür. Die Bedeutung dieses Vitamins für die Entwicklung ist so groß, daß dessen Einnahme während der Schwangerschaft empfohlen wird.
6. Kortisol stimuliert die fetalen Lungen zur Sekretion des pulmonalen Surfactant. Die Bedeutung dieser Sekretion für die Atmung ist im Kap. IV/1.4.4 erklärt. Surfactant-Mangel löst das Membransyndrom aus.
7. Die Organogenese läuft in der Embryonalperiode ab. Der Embryo reagiert daher besonders empfindlich auf Teratogene (s. Tab. 7-26).
8. Auswirkungen des offenen Ductus arteriosus:
Nach der Geburt fällt der Widerstand im Lungen- unter den des Systemkreislaufs. Infolgedessen kann ein Teil des Auswurfvolumens des linken Herzens durch den Ductus fließen und in den Lungenkreislauf zurückgelangen. Damit wird die effektive Reserve des Herzens für den Betrieb des großen Kreislaufs herabgesetzt. Dieser Links-Rechts-Kurzschluß (shunt) erhöht den Druck im Lungenkreislauf. Da ein Teil des Blutes im Verhältnis zu einem Durchfluß durch den Körperkreislauf mehr als einmal durch den Lungenkreislauf fließt, hat dieses zurückkehrende Blut aktuell eine zusätzliche Möglichkeit, oxigeniert zu werden, und die Sauerstoffsättigung des Blutes im arteriellen Körperkreislauf ist normal.
9. Progesteron erhält das Endometrium während der Schwangerschaft und hemmt Kontraktionen der glatten Uterusmuskulatur, so daß es vorzeitige Wehen unterbindet. Daher ist bei Frauen, die zu vorzeitigem Weheneinsatz neigen, offenbar die vom Corpus luteum abgegebene Progesteronmenge nicht ausreichend, um das Einsetzen dehnungsinduzierter Kontraktionen zu verhindern. Das kann durch die zusätzliche Gabe von Progesteron korrigiert werden.
10. s. „Fetalkreislauf" (Kap. VII/4.3.4).

Sachregister

Die **halbfett** gedruckten Seitenzahlen weisen auf Hauptfundstellen hin, die *kursiv* gedruckten beziehen sich auf Abbildungen